D. Müller (Hrsg.)

Operationstechnische Assistenz

Elsevier GmbH, Bernhard-Wicki-Str. 5, 80636 München, Deutschland
Wir freuen uns über Ihr Feedback und Ihre Anregungen an kundendienst@elsevier.com

ISBN 978-3-437-45900-9
eISBN 978-3-437-09776-8

1. Auflage 2023

Wichtiger Hinweis für den Benutzer
Die medizinischen Wissenschaften unterliegen einem sehr schnellen Wissenszuwachs. Der stetige Wandel von Methoden, Wirkstoffen und Erkenntnissen ist allen an diesem Werk Beteiligten bewusst. Sowohl der Verlag als auch die Autorinnen und Autoren und alle, die an der Entstehung dieses Werkes beteiligt waren, haben große Sorgfalt darauf verwandt, dass die Angaben zu Methoden, Anweisungen, Produkten, Anwendungen oder Konzepten dem aktuellen Wissensstand zum Zeitpunkt der Fertigstellung des Werkes entsprechen. Der Verlag kann jedoch keine Gewähr für Angaben zu Dosierung und Applikationsformen übernehmen. Es sollte stets eine unabhängige und sorgfältige Überprüfung von Diagnosen und Arzneimitteldosierungen sowie möglicher Kontraindikationen erfolgen. Jede Dosierung oder Applikation liegt in der Verantwortung der Anwenderin oder des Anwenders. Die Elsevier GmbH, die Autorinnen und Autoren und alle, die an der Entstehung des Werkes mitgewirkt haben, können keinerlei Haftung in Bezug auf jegliche Verletzung und/oder Schäden an Personen oder Eigentum, im Rahmen von Produkthaftung, Fahrlässigkeit oder anderweitig übernehmen.

Für die Vollständigkeit und Auswahl der aufgeführten Medikamente übernimmt der Verlag keine Gewähr.
Geschützte Warennamen (Warenzeichen) werden in der Regel besonders kenntlich gemacht (®). Aus dem Fehlen eines solchen Hinweises kann jedoch nicht automatisch geschlossen werden, dass es sich um einen freien Warennamen handelt.

Bibliografische Information der Deutschen Nationalbibliothek
Die Deutsche Nationalbibliothek verzeichnet diese Publikation in der Deutschen Nationalbibliografie; detaillierte bibliografische Daten sind im Internet über https://www.dnb.de abrufbar.

24 25 26 27 5 4 3 2

In ihren Veröffentlichungen verfolgt die Elsevier GmbH das Ziel, genderneutrale Formulierungen für Personengruppen zu verwenden. Um jedoch den Textfluss nicht zu stören sowie die gestalterische Freiheit nicht einzuschränken, wurden bisweilen Kompromisse eingegangen. Selbstverständlich sind **immer alle Geschlechter** gemeint.

Planung: Martina Lauster, München
Projektmanagement: Dagmar Wiederhold, München
Redaktion: Sigrid Schäfer, Sindelfingen; Michaela Mohr/Michael Kraft, mimo-booxx|textwerk. – Büro für Verlagsdienstleistungen, Augsburg
Rechteklärung: Andrea Ispan, München
Satz: STRAIVE, Puducherry/Indien
Druck und Bindung: Drukarnia Dimograf Sp. z o. o., Bielsko-Biała/Polen
Umschlaggestaltung: SpieszDesign, Neu-Ulm
Titelillustrationen: © Feodora – stock.adobe.de, SpieszDesign, © Colourbox.de
Algorithmen auf der hinteren Umschlagklappe: Heike Hübner, Berlin (nach Vorlage von P. Ebbeke)

Aktuelle Informationen finden Sie im Internet unter www.elsevier.de

Vorwort

Mit diesem Buch haben wir es uns zur Aufgabe gemacht, ein Begleitwerk für die aus dem Funktionsdienst OP nicht mehr wegzudenkende Ausbildung zur Operationstechnischen Assistenz (OTA) zu erschaffen, das alle relevanten Kompetenzentwicklungen in den drei Jahren Ausbildung fundiert, fachlich und praxisnah unterstützt. Das Buch orientiert sich dabei an dem am 1.1.2022 in Kraft getretenen Gesetz über den Beruf der Anästhesietechnischen Assistentin und des Anästhesietechnischen Assistenten und über den Beruf der Operationstechnischen Assistentin und des Operationstechnischen Assistenten (ATA-OTA-G) und der dazugehörigen Ausbildungs- und Prüfungsverordnung über die Ausbildung zur Anästhesietechnischen Assistentin und zum Anästhesietechnischen Assistenten und über die Ausbildung zur Operationstechnischen Assistentin und zum Operationstechnischen Assistenten (ATA-OTA-APrV), welche die Ausbildung zur OTA regeln und damit die bisher geltenden Empfehlungen der Deutschen Krankenhausgesellschaft abgelöst haben.

Das bedeutet, dass die einzelnen Kapitel dieses Lehrbuchs nach den acht Kompetenzschwerpunkten des theoretischen und fachpraktischen Unterrichts der OTA-Ausbildung, so, wie sie in der ATA-OTA-APrV hinterlegt sind, strukturiert und konzipiert worden sind. Sie lassen sich daher angenehm und unproblematisch in den handlungsorientierten Unterrichtsalltag der OTA-Schulen in ganz Deutschland integrieren. Wir legen dabei Wert auf einen modernen Sachstand und aktuelle Fachlichkeit. Mit diesem Lehrbuch soll jede auszubildende Operationstechnische Assistenzkraft sowie jede Lehrkraft alles Wissenswerte und Notwendige in der Hand halten, um die Ausbildung zur Operationstechnischen Assistenz erfolgreich zu meistern. Wir verstehen dieses Buch dabei nicht nur als Unterstützung bestehender Unterrichtskonzepte, sondern auch als Anreiz und Inspiration, das eigene Interesse an den präsentierten Themenkomplexen weiterzuverfolgen und die grundlegenden Informationen dieser Lektüre zu nutzen, um mit weiteren, eigenen tiefergehenden Recherchen die eigene berufliche Entwicklung zu fordern und zu fördern.

Ein besonderer Dank gilt hierbei allen beteiligten Autorinnen und Autoren sowie dem gesamten Verlagsteam des Verlagshauses Elsevier. Ohne ihre Aufopferung und Hingabe für die Thematik wäre dieses Lehrbuch nicht möglich gewesen.

Hamburg, im Januar 2023
Dennis Müller

Benutzerhinweise

In Kapitel 4, in der Tabelle 4.18, finden Sie QR-Codes bzw. Kurzlinks auf Videos, die Ihnen verschiedene Patientenpositionierungen bzw. Abdeckungen zeigen.

Fehler gefunden?

https://else4.de/978-3-437-45900-9

An unsere Inhalte haben wir sehr hohe Ansprüche. Trotz aller Sorgfalt kann es jedoch passieren, dass sich ein Fehler einschleicht oder fachlich-inhaltliche Aktualisierungen notwendig geworden sind.

Sobald ein relevanter Fehler entdeckt wird, stellen wir eine Korrektur zur Verfügung. Mit diesem QR-Code gelingt der schnelle Zugriff.

Wir sind dankbar für jeden Hinweis, der uns hilft, dieses Werk zu verbessern. Bitte richten Sie Ihre Anregungen, Lob und Kritik an folgende E-Mail-Adresse: kundendienst@elsevier.com

Herausgeber und Autor*innen

Dennis Müller (Herausgeber), gelernter OTA mit schwerpunktmäßigem Einsatz in der Herzchirurgie, Gynäkologie und Urologie des Klinikums Oldenburg; Master of Arts in der Gesundheitsbildung und -pädagogik mit Schwerpunkt angewandte Gesundheitsbildung und -förderung sowie curriculare Entwicklung; seit 2016 in schulleiterischer Funktion in der ATA-OTA-Ausbildung; seit April 2022 am Bildungszentrum für Gesundheitsberufe der Asklepios Kliniken Hamburg gGmbH

Bruno Amann, Krankenpfleger mit Weiterbildung Innere Medizin und Intensivpflege, Weiterbildung Operationsdienst; Fachwirt im Sozial- und Gesundheitswesen DIHK; staatl. anerkannte Hygienefachkraft; Mitglied der DGSV e.V., dort im Fachausschuss Qualität; Mitglied im Herausgeberbeirat „Internationales FORUM“ Dr. Fengler

Sebastian Binger, Fachkrankenpfleger für den Operationsdienst Augenklinik St. Johannes Hospital Dortmund

Antje Bischoff, Krankenschwester; 19-jährige Tätigkeit in der ZSVA, davon 10 Jahre in leitender Position; seit 18 Jahren im OP tätig mit Schwerpunkt HNO, Handchirurgie und Plastische Chirurgie

Markus Brand, Dr. med., Studium der Humanmedizin in Dresden; seit 2017 Facharzt für Innere Medizin und Gastroenterologie; seit 2019 Oberarzt am Universitätsklinikum Würzburg; Stellvertretender Leiter der Endoskopieabteilung; Strahlenschutzbeauftragter

Carola Dargel-Lapp, Fachkrankenschwester für operative und endoskopische Pflege, Praxisanleiterin; 40 Jahre Berufserfahrung im Zentral-OP (Neurochirurgie/Unfallchirurgie/Orthopädie/Handchirurgie/Viszeralchirurgie/Thoraxchirurgie); seit 2017 Lehrkraft am Hanse-Institut Oldenburg

Juliane Engel, Krankenschwester mit Weiterbildung Pflege für die Psychiatrie (DKG), Dozentin in der Erwachsenenbildung (SfG), Mitglied in der DFPP, Deeskalationstrainerin, PMR-Trainerin, Resilienz-Trainerin

Thomas W. Fengler, Dr. med, Dipl.-Ing., Ingenieurstudium, anschließende Approbation als Arzt; Tätigkeiten in der Forschung, von Zahnmedizin über Laserchirurgie zur minimalinvasiven Operation mit Mikro-Instrumenten, Definition von Anforderungen an die Funktion wie Zerlegbarkeit, Reinigungsfähigkeit von MIC-Instrumenten bis hin zu flexiblen Endoskopen; Promotion zur Reparaturanfälligkeit von laparoskopischen Instrumenten; Organisation und Durchführung der ersten klinischen Studie zur Frage von Protein-haltigen Rückständen nach der Reinigung (vor Desinfektion) an sechs Standorten in Deutschland; seit 1993 zahlreiche Publikationen und Vorträge weltweit

Jürgen Floß, evangelischer Pfarrer, ab 2004 Klinikseelsorger am Zentralklinikum Augsburg; Qualifizierung in Ethikberatung am ZfG Hannover (Zentrum für Gesundheitsethik); Gründungsmitglied von AFEM e.V. (Augsburger Forum für Ethik in der Medizin); Praxis und Lehrtätigkeit in MEFES (Multiprofessionelle Ethikberatung in schwierigen Entscheidungssituationen); seit 2014 Klinikseelsorger am Uniklinikum Würzburg; Mitglied im Klinischen Ethikkomitee

Thomas Gehrke, PD Dr. med., Studium der Humanmedizin in München; seit 2016 Facharzt für HNO-Heilkunde; seit 2017 Oberarzt am Universitätsklinikum Würzburg; Zusatzweiterbildung plastische Operationen

Sebastian Häusler, Prof., Weiterbildung u.a. an der Universitätsfrauenklinik Würzburg zum Facharzt für Frauenheilkunde und Geburtshilfe mit Schwerpunktbezeichnungen „Gynäkologische Onkologie“ sowie „Gynäkologische Endokrinologie und Reproduktionsmedizin“; seit 2021 Leitung der „Abteilung für Gynäkologische Onkologie“ sowie des Endometriosezentrums an der Frauenklinik an der Klinik St. Hedwig; Sitz des Lehrstuhls für Gynäkologie und Geburtshilfe, Schwerpunkt Geburtshilfe der Universität Regensburg; Forschungsgebiet: immunologische Fragestellungen insbesondere bei gynäkologischen Tumoren; Veröffentlichung zahlreicher Artikel, Buchbeiträge und Vorträge

Ingmar Hellhoff, Dr. med., Urologe und Belegarzt am Krankenhaus Johanneum, MVZ-Johanneum in Wildeshausen

Christian Hohm, Dipl.-Theologe, Pastoralreferent; Klinikseelsorger in verschiedenen Kliniken seit 2008 (zuletzt am Universitätsklinikum Würzburg); seit 2005 Dozent für berufsethischen Unterricht an unterschiedlichen Berufsfachschulen; systemischer Supervisor und Coach

Stéphane Itasse, studierte Islamkunde, Germanistik und Philosophie in Würzburg und Kiel; tätig als freier Journalist

Verena Joneleit, Fachgesundheits- und Krankenpflegerin für den Operationsdienst und Praxisanleiterin, Augenklinik St.-Johannes-Hospital Dortmund

Simone Kastl, Qualifikation zur Operationstechnischen Assistentin im Klinikum Dritter Orden in München; dort in verschiedenen Bereichen tätig; seit 2017 stellvertretende OP-Leitung

Günther Leimberger, Fachkrankenpfleger für Anästhesie und Intensivmedizin, Diplomkaufmann; 7 Jahre Tätigkeit in der Intensiv- und Anästhesiepflege, 6 Jahre Stationsleitung Intensivpflege, 6 Jahre Pflegedienstleitung eines Hauses der Grund- und Regelversorgung; Pflegedirektor des Robert-Bosch-Krankenhauses; kaufmännischer Referent und Verwaltungsleitung am Klinikum München-Schwabing; Verwaltungsdirektor des Rotkreuzklinikums München; 9 Jahre Pflegedirektor und Vorstand des Universitätsklinikums Würzburg; seit 2020 Standortleiter des Nordklinikums am Klinikum Nürnberg; seit über 20 Jahren Qualitätsmanager und KTQ-Visitor

Felix Mensch, Berufspädagoge im Gesundheitswesen Fachrichtung Pflege B.A., Fachkrankenpfleger für den Operationsdienst, Praxisanleiter; seit 2015 Lehrkraft an der Berufsfachschule für Anästhesie- und Operationstechnische Assistenz des Universitätsklinikums Würzburg, seit 2020 Leitung dieser Schule

Bernd Müller, Sozialversicherungsfachangestellter (Krankenversicherung) mit Verwaltungsdiplom, Weiterbildung zum Qualitätsmanagementbeauftragten (TÜV) im Gesundheitswesen; bis 1989 bei verschiedenen Krankenkassen und Kassenverbänden in Leitungsfunktion tätig; seit 1990 freiberuflicher Dozent in der

Fort- und Weiterbildung im Gesundheitswesen (Heim- und Pflegedienstleitung, Leitung von ambulanten Pflegediensten); seit 2003 zusätzlich Dozent in der Ausbildung von Erziehern, Heilerziehungspflegern, OTA/ATA und Heilpädagogen

Urs Müller-Richter, Prof. für Mund-, Kiefer- und Gesichtschirurgie, Plastische Operationen am Universitätsklinikum Würzburg sowie onkologischer Oberarzt am Nationalen Centrum für Tumorerkrankungen WERA (NCT-WERA) mit dem Schwerpunkt translationale Kopf-Hals-Onkologie und klinische Studien; langjährige Erfahrung sowohl in der operativen MKG-Chirurgie mit den Schwerpunkten Tumor- und Fehlbildungschirurgie, in der medikamentösen Tumortherapie als auch der supportiven Therapie von Kopf-Hals-Patienten

Dominik Peter, Dr. med., Facharzt für Gefäßchirurgie; Oberarzt Gefäßchirurgie am Universitätsklinikum Würzburg; Dozent an der Berufsfachschule für Anästhesie- und Operationstechnische Assistenz des Universitätsklinikums Würzburg

Mareike Pusch, Berufspädagogin für Pflege (M.A.), Gesundheits- und Krankenpflegerin für die Notfallpflege (DKG); Pädagogin in der Fachweiterbildung Notfallpflege an der Bildungsakademie der Gesundheit Nord gGmbH in Bremen

Daniel Röder, Dr. med., Studium der Humanmedizin in Würzburg und Heidelberg; seit 2011 Facharzt für Anästhesiologie; seit 2015 Oberarzt am Universitätsklinikum Würzburg; seit 2020 Leiter der Anästhesiologischen Intensivstation und des ARDS/ECMO Zentrums; Dozent an der Berufsfachschule für ATA/OTA in Würzburg

Karl-Heinz Rorzyczka, Dr. med., Facharzt für Chirurgie mit Zusatzbezeichnung Unfallchirurgie; Oberarzt der Zentralen Notaufnahme, Leopoldina-Krankenhaus Schweinfurt

Maren Schiel, Dr. med., 2003–2006 Ausbildung zur Ergotherapeutin, 2006–2012 Studium der Humanmedizin an der Philipps-Universität Marburg; im Anschluss Weiterbildung im Fach Kinderheilkunde in Fulda und Würzburg; 2016–2018 Tätigkeit in der Kinderchirurgie des Uniklinikums Würzburg im Rahmen der Weiterbildung

Anna-Luise Schrader, Operationstechnische Assistentin, Medizinpädagogin (B.A.), pädagogische Mitarbeiterin an der ATA- und OTA-Schule am Bildungszentrum für Gesundheitsberufe der Asklepios Kliniken Hamburg

Jana Schürmann, staatl. anerkannte Operationstechnische Assistentin, Gesundheitspädagogin (M.Sc.), Pädagogische Mitarbeiterin an der ATA- und OTA-Schule am Bildungszentrum für Gesundheitsberufe der Asklepios Kliniken Hamburg

Claudia Stahr, medizinisch-technische Radiologieassistentin, Diplom Psychologin; freiberufliche Beraterin und Coach; seit 2011 in der Personalentwicklung am Universitätsklinikum Würzburg tätig

Egbert Stanka, Fachkrankenpfleger für den Operationsdienst, Diplompflegewirt, Pflegepädagoge; seit 1995 in den Operationsbereichen einer Uniklinik tätig; war Leitung FWB-OP, OP-Koordinator und Leiter einer OTA-Schule; derzeit freigestellte Lehrkraft in der Praxis, Schwerpunkt Theorie-/Praxistransfer

Leo Strotmann, Krankenpfleger; 1995–1997 Tätigkeit im Zentral-OP im Pius-Hospital Oldenburg, Fachgebiet: Allgemeinchirurgie, Gefäß- und Thoraxchirurgie, Orthopädie; 2000–2002 Fachweiterbildung für den Operationsdienst an der Berufsgenossenschaftlichen Unfallklinik Murnau im Verbund mit der Klinik rechts der Isar München; seit 2003 Zentral-OP im Pius-Hospital Oldenburg; 2011–2013 Studium Bachelor of Nursing am Hanse Institut Oldenburg im Verbund mit der Hanzehogeschool Groningen

Olivia Uncrut, examinierte Krankenschwester mit Weiterbildung für den Operationsdienst (DKG); Weiterqualifikation zur Qualitätsbeauftragen; Mitglied Hygiene AG OP am Universitätsklinikum Würzburg; Berufspädagogin im Gesundheitswesen – Fachrichtung Pflege (B.A.); Leitung der Fachweiterbildung für den Operationsdienst am Uniklinikum Würzburg

Elfi Vogel, Pflegemanagement B.A., Fachgesundheits- und Krankenpflegerin OP/Endo, Praxisanleitung, Technische Sterilisationsassistentin mit erweiterter Aufgabenstellung; seit 2019 als Lehrkraft am Hanse Institut Oldenburg tätig

Jonas Weinzierl, Diplom Theologe, Trauerbegleiter, Exerzitien- und Geistlicher Begleiter, Heilpraktiker für Psychotherapie; von 2008 bis 2019 Trauerbegleiter in einem Bestattungsinstitut, dort Begleitung von Angehörigen und Schulung v.a. von Pflegeschulklassen in den Bereichen „Sterben“, „Tod“ und „Bestattungskultur“, derzeit Leiter des Fachbereichs Exerzitien und Geistliche Begleitung Ehrenamtlicher in der Erzdiözese München und Freising

Stefan Westerholt, Gesundheits- und Krankenpfleger, Dipl. Pflegewirt (FH); Dozent in pflegerischen Fachweiterbildungen und Beauftragter für digitale Lehr- und Lernmethoden; Wissenschaftlicher Mitarbeiter im Projekt „Pflegeinnovationszentrum" mit dem Themenschwerpunkt der Digitalisierung des Gesundheitswesens

Alexander Wilm, Berufspädagoge im Gesundheitswesen Fachrichtung Pflege B.A., Fachkrankenpfleger für den Operationsdienst, Praxisanleiter; seit 2017 Lehrkraft an der Berufsfachschule für Anästhesie- und Operationstechnische Assistenz des Universitätsklinikums Würzburg

Marie Zimmermann, Gesundheits- und Krankenpflegerin; 2013–2015 Weiterbildung zur Fachkraft operative und endoskopische Pflege; seit 2018 Tätigkeit am Evangelischen Krankenhaus Oldenburg; 2019–2022 berufsbegleitendes Studium der Pflegewissenschaft

Abkürzungen

Symbol

CO_2	Kohlen(stoff)dioxid
N_2	Stickstoff
N_2O	Distickstoffmonoxid
O_2	Sauerstoff

A

AA	Arbeitsanweisung/en
AAA	abdominales Aortenaneurysma
ABBA	axillo-bilateral-breast Approach
ABI	Knöchel-Arm-Index (Ankle-Brachial-Index)
AC	Adenokarzinom
ACE	Angiotensin-Konversions-Enzym
ACVB	Aorto-Coronaren-Venen-Bypass
AEG	Adenokarzinomen des ösophagogastralen Übergangs
AEMP	Aufbereitungseinheit für Medizinprodukte
AIDS	erworbenes Immunschwächesyndrom (Acquired Immunodeficiency Syndrome)
ALARA	as low as reasonably achievable
ALARP	As Low As Reasonably Practicable
Als	Advanced Life Support
ALT	Anterior Lateral Thigh Flap
AMD	altersbedingte Makuladegeneration
AMG	Arzneimittelgesetz
AOZ	Ambulantes Versorgungszentrum
a.-p.	anterior-posterior
APC	Argon-Plasma-Koagulation
APS	Aktionsbündnis Patientensicherheit e. V.
AQL	Acceptable Quality Level
Ar	Argon
ArbMedVV	Verordnung zur Arbeitsmedizinischen Versorgung-vorschrift
ArbSchG	Arbeitsschutzgesetz
ArbZG	Arbeitszeitgesetz
ASA	American Society of Anesthesiologists
ASB	Arbeiter-Samariter-Bund
ASD	Atriumseptumdefekt
ATA	anästhesietechnische/r Assistent/in
ATA|OTA	Deutscher Berufsverband Anästhesietechnischer und Operationstechnischer Assistenz
ATA-OTA-APrV	Ausbildungs- und Prüfungsverordnung über die Ausbildung zur Anästhesietechnischen Assistentin und zum Anästhesietechnischen Assistenten und über die Ausbildung zur Operationstechnischen Assistentin und zum Operationstechnischen Assistenten
ATA-OTA-G	Gesetz über die Ausbildung zur Anästhesietechnischen Assistentin und zum Anästhesietechnischen Assistenten und über die Ausbildung zur Operationstechnischen Assistentin und zum Operationstechnischen Assistenten
AV	allgemeine Stromversorgung
AVK	arterielle Verschlusskrankheit
AVSD	atrioventrikulärer Septumdefekt
AWR	Aufwachraum
AWT	automatischer Wagentransport
AZ	Allgemeinzustand

B

BAG	Bundesarbeitsgericht
BBK	Bundesamt für Bevölkerungsschutz und Katastrophenhilfe
BCG	Bacillus-Calmette-Guérin
BDSG	Bundesdatenschutzgesetz
BEO	brusterhaltende Operation
BET	brusterhaltende Therapie
BetrVG	Betriebsverfassungsgesetz
BfArM	Bundesinstitut für Arzneimittel und Medizinprodukte
BGA	Blutgasanalyse
BGB	Bürgerliches Gesetzbuch
BGH	Bundesgerichtshof
BGzA	Bundeszentrale für gesundheitliche Aufklärung
BIBB	Bundesinstitut für Berufsbildung
BioStoffV	Verordnung über Sicherheit und Gesundheitsschutz bei Tätigkeiten mit Biologischen Arbeitsstoffen (Biostoff-verordnung)
BIS	Bispektralindex
BLS	Basic Life Support
BMG	Bundesministerium für Gesundheit
BMI	Bundesministerium für das Innere
BMT	Best Medical Treatment
BPE	benigne Prostatavergrößerung (Benign Prostate Enlargement)
BPH	benigne Prostatahyperplasie
BPS	benignes Prostatasyndrom
BQ	Betriebsqualifikation
BSE	bovine spongiforme Enzephalopathie
BSG	Blutkörperchensenkungsgeschwindigkeit
BSV	batteriegestütztes zentrales Stromversorgungssystem
BTM	Betäubungsmittel
BURP	Backward Upward Rightward Pressure
BVMed	Bundesverband Medizintechnologie e. V.
BWK	Brustwirbelkörper
BZ	Blutzucker

C

CABG	Coronary Artery Bypass Graft
CAPA	Corrective and Preventive Actions
CAS	Carotid Artery Stenting
CBT	Computer-based Training/s
CCD	Charged Coupled Device
CCS	Canadian Cardiovascular Society
CDAD	Clostridium difficile-assoziierte Diarrhö
CEA	carcinoembryonales Antigen; Carotid Endarterectomy
CED	chronisch-entzündliche Darmerkrankung/en
CEN	Europäisches Komitee für Normung
CFK	kohlefaserverstärkter (carbonfaserverstärkter) Kunststoff
Ch	Charrière
CIN	zervikale intraepitheliale Neoplasie/n
CIRS	Critical Incident Reporting System
CJK	Creutzfeld Jakob-Krankheit
CLIS	Carcinoma lobulare in situ
COPD	chronisch obstruktive Lungenerkrankung
CPC	Cyclophotocoagulation

CPR	kardiopulmonale Reanimation
CRMO	chronisch rezidivierende multifokale Osteomyelitis
CSE	kombinierte Spinal-Epiduralanästhesie
CT	Computertomografie
CVI	chronisch-venöse Insuffizienz
CW	Continous Wave

D

d	Tag/e
DBBOTA	Deutscher Berufsverband Operationstechnischer Assistenten
DBVSA	Deutscher Bundesverband der Schulen für Anästhesie-technische Assistentinnen und Assistenten e.V.
DCIS	duktales Carcinoma in situ
DGAI	Deutschen Gesellschaft für Anästhesiologie und Intensivmedizin
DGE	Deutsche Gesellschaft für Ernährung
DGKH	Deutsche Gesellschaft für Krankenhaushygiene e.V.
DGSV	Deutsche Gesellschaft für Sterilgutversorgung e.V.
DHS	dynamische Hüftschraube
DIN	Deutsches Institut für Normung
DIVI	Deutsche interdisziplinäre Vereinigung für Intensiv- und Notfallmedizin
DKG	Deutsche Krankenhausgesellschaft
DLRg	Deutsche Lebens-Rettungs-Gesellschaft e. V.
DMEK	Descemet Membrane Endothelial Keratoplasty
DANN	Desoxyribonukleinsäure
DOSV	Deutscher OTA-Schulträger-Verband
DRG	Diagnostic Related Groups
DRK	Deutsches Rotes Kreuz
DSA	digitale Subtraktionsangiografie
DSGVO	Datenschutz-Grundverordnung

E

ECMO	extrakorporale Membranoxygenation
EEA	Eversionsendarteriektomie
EEG	Elektroenzephalografie
EFQM	European Foundation of Quality Management
EG	Europäische Gemeinschaft
EIN	endometriale intraepitheliale Neoplasie
EK	Erythrozytenkonzentrat/e
EKG	Elektrokardiogramm
EN	Europäische Norm/en
EO	Ethylenoxid
EP	Europäische Pharmakopöe
ePA	elektronische Patientenakte
EPALS	European Paediatric Advanced Life Support
ePTFE	expanded Polytetrafluoroethylen
ERBT	En-bloc-Resektion von Blasentumoren
ERCP	endoskopisch retrograde Cholangiografie
ESBL	Extended-Spektrum-β-Lactamasen
ESGE	Europäische Gesellschaft für Gastrointestinale Endoskopie
ESI	Emergency Severity Index
ESWL	extrakorporale Stoßwellenlithotripsie
EU	Europäische Union
EUG	Extrauteringravidität
EUS	endoskopischer Ultraschall, Endosonografie
EVAR	Endovascular Aneurysm/Aortic Repair
EWG	Europäische Wirtschaftsgemeinschaft

F

FAP	familiäre adenomatöse Polyposis
FAST	Notfallsonografie des Abdomens
FCDS	farbcodierte Duplexsonografie
FCR	(Musculus) Flexor carpi radialis
FDA	US Food and Drug Administration
FFP	Fresh Frozen Plasma; Filtering Face Piece
FiFo	First in – First out
FK	Fachkraft
FMA	Fachkraft für Medizinprodukteaufbereitung
FMD	fibromuskuläre Dysplasie
FMEA	Fehlermöglichkeits- und Einflussanalyse
FNH	fokale noduläre Hyperplasie/n
FO	Formaldehyd
FOI	fiberoptische Wachintubation

G

GBA	Gemeinsame Bundesausschuss
GCS	Glasgow Coma Scale/Score
GefStoffV	Verordnung zum Schutz vor Gefahrstoffen (Gefahrstoffverordnung)
GEKA	Gemeinschaft zur Erarbeitung und Konzeption von Richtlinien für die Ausbildung von Operationstechnischen Assistenten
GG	Grundgesetz der Bundesrepublik Deutschland
GIT	Gastrointestinaltrakt
GLP	Good Laboratory Practice
GmbH	Gesellschaft mit beschränkter Haftung
GMP	Good Manufactory Practice
GNB	Gefäß-Nerven-Bündel
GKV	gesetzliche Krankenversicherung
GO	Gewerbeordnung
GRC	Deutscher Rat für Wiederbelebung – German Resuscitation Council e. V.
GTS	geführtes Trepan-System
GWG	geringwertige Wirtschaftsgüter
Gy	Gray

H

h	Stunde/n
HACCP	Hazard Analysis and Critical Control Points
HAV	Hepatitis-A-Virus
HBV	Hepatitis-B-Virus
HCV	Hepatitis-C-Virus
HD	Hämodialyse
HDM	Händedesinfektionsmittel
HDV	Hepatitis-D-Virus
He	Helium
HEV	Hepatitis-E-Virus
HF	Hochfrequenz
HFK	Hygienefachkraft/-kräfte
HGB	Handelsgesetzbuch
HI	Herstellerinformation/en
HIV	humanes Immunschwächevirus (Human Immunodeficiency Virus)
HLM	Herz-Lungen-Maschine
HNPCC	hereditäres, nichtpolypöses Kolonkarzinom
HoLEP	Holmium-Laser-Enukleation der Prostata

HPS	Hyperperfusionssyndrom
HPV	humanes Papillomavirus
HTEP	Hüfttotalendoprothese
HWZ	Halbwertszeit

I

iAAA	intaktes asymptomatisches abdominales Aortenaneurysma
IABP	intraaortale Ballonpumpe
ICB	intrazerebrale Blutung
ICD	International Classification of Diseases
ICR	Interkostalraum
ICSI	intrazytoplasmatische Spermieninjektion
i. d. R.	in der Regel
IfSG	Infektionsschutzgesetzt
IFU	Instructions for Use
i. m.	Intramuskulär
IMC	Intermediate Care
INOX	inoxydable
i. o.	Intraossär
IPK	intermittierende pneumatische Kompression
IQ	Installationsqualifikation
IQWiG	Institut für Qualität und Wirtschaftlichkeit im Gesundheitswesen
ISG	Iliosakralgelenk; Infektionsschutzgesetz
ISO	Internationale Organisation für Normung
ITA	intraoperative transluminale Angioplastie
i. v.	intravenös
IVENA	interdisziplinärer Versorgungsnachweis
IVF	In-vitro-Fertilisation

J

J.	Jahr/e
JCI	Joint Commission on Accreditation in Health Care
JUH	Johanniter-Unfall-Hilfe

K

K	Kelvin
KBV	Kassenärztliche Bundesvereinigung
KEL	Krankenhauseinsatzleitung
KG	Körpergewicht
KHEntG	Krankenhausentgeltgesetz
KHG	Krankenhausfinanzierungsgesetz
KHK	koronare Herzkrankheit
KI	Kontraindikation/en
KIS	Krankenhausinformationssystem
KISS	Krankenhaus-Infektions-Surveillance-System
kPa	Kilopascal
KRINKO	Kommission für Krankenhaushygiene und Infektionsprävention
KRK	kolorektales Karzinom
KSA	kollektive Schutzausrüstung
KSchG	Kündigungsschutzgesetz
KTQ	Kooperation für Transparenz und Qualität
KTW	Krankentransportwagen
kV	Kilovolt

L

LA	Lokalanästhetikum
LAF	Lamina-Airflow
LAN	Local Area Network
Laser	Light Amplification by Stimulated Emission of Radiation
LASH	laparoskopische suprazervikale Hysterektomie
LAVH	laparoskopisch assistierte Hysterektomie
LIN	lobuläre intraepitheliale Neoplasie
Lj.	Lebensjahr/e
LKSS	Lippen-Kiefer-Gaumen-Segel-Spalten
LLETZ	Large Loop Excision of the Transformation Zone
LMS	Learning-Management-Systemen
LQ	Leistungsqualifizierung
LUTS	Lower Urinary Tract Symptoms
LWK	Lendenwirbelkörper
LWS	Lendenwirbelsäule

M

MAD	Mucosal Atomization Device
MANV	Massenanfall von Verletzten
MBO-Ä	Musterberufsordnung für deutsche Ärztinnen und Ärzte
MDR	Medical Device Regulation
MFA	medizinische Fachangestellte
MHD	Malteser Hilfsdienst
MHK	Mitelhandknochen
MIC	minimalinvasive Chirurgie
Min.	Minute/n
MIO	minimalinvasive Ösophagektomie
MIVAT	minimalinvasive videoassistierte Thyreoidetomie
MKG	Mund-, Kiefer- und Gesichtschirurgie
MKS	medizinische/r Kompressionsstrumpf/-strümpfe
MNS	Mund-Nasen-Schutz
MOCA	Mechano-chemische Ablation
Mon.	Monat/e
Moodle	Modular Object Oriented Learning Enviroment
MP	Medizinprodukt/e
MPBetreibV	Medizinprodukte-Betreiberverordnung
MPDG	Medizinprodukterecht-Durchführungsgesetz
MPG	Medizinproduktegesetz
MPKPV	Verordnung über klinische Prüfungen von Medizinprodukten
MPSV	Medizinprodukte-Sicherheitsplanverordnung
MRE	multiresistente Erreger
MRGN	Multiresistente gramnegative Bakterien
mRS	modifizierte Rankin-Skala
MRSA	Methicillin-resistenter *Staphylococcus aureus*
MRT	Magnetresonanztomografie
MS	multiple Sklerose
MTA	medizinisch-technische/r Assistent/in
MTK	medizintechnische Kontrolle/n
MTRA	medizinisch-technische/r Radiologieassistent/in
MTS	Manchester Triage System
MVZ	Medizinisches Versorgungszentrum
MZB	maximal zulässige Bestrahlung

N

NAFuO	Normausschuss Feinmechanik und Optik
NAPS	Nurse-administered Propofol Sedation

NDTF	Niedertemperatur-Dampf-Formaldehyd-Sterilisatoren
NE	Neutralelektrode
NEF	Notarzteinsatzfahrzeug
NEO	Nationaler Ethikkodex des ATA|OTA
NI	nosokomiale Infektion
NIBP	nichtinvasive Blutdruckmessung
NIRS	Near Infrared Spectroscopy
NKG	nicht kondensierbare/s Gas/e
NOPA	Nichtopioidanalgetikum/a
NPIAP	National Pressure Injury Advisory Panel
NRS	numerische Rating-Skala
NRZ	nationales Referenzzentrum
NSAR	nichtsteroidale/s Antirheumatikum/a
NST	(of) no special type
NUB	Entgelt/e für neue Untersuchungs-und Behandlungsmethoden

O

OAR	Open Aneurysm/Aortic Repair
ÖGD	Ösophagogastroduodenoskopie
OMIT	offen minimalinvasive Thyreoidektomie
OPCAB	Off Pump Coronary Artery Bypass
OPSI	Overwhelming-Post-Splenectomy-Infection-Syndrom
OQ	Funktionsbeurteilung
ORN	Operative Registered Nurses
ORT	Operating Room Technicans
OSG	oberes Sprunggelenk

P

Pa	Pascal
PA	Physician Assistant/s
PAA	Poplitealarterienaneurysma
PACS	Bildspeichersystem/e (Picture Archiving and Communication System)
PAE	Prostata-Arterien-Embolisation
PAK	Pulmonalarteriekatheter
PALS	Paediatric Advanced Life Support
PAP	prostataspezifische saure Phosphatase
PAU	penetrierendes Aortenulkus
pAVK	periphere arterielle Verschlusskrankheit
PBLS	Peadiatric Basic Life Support
PC	Plattenepithelkarzinom
PCEA	patientenkontrollierte Epiduralanalgesie
PCIA	patientenkontrollierte intravenöse Analgesie
PCNL (PNL)	perkutane Nephrolithotomie
PD	Peritonealdialyse
PDCA	Plan, Do, Check, Act
PDD	fotodynamische Diagnostik
PDL	Pflegedienstleiter
PDSG	Patientendatenschutzgesetz
PDT	fotodynamische Therapie
PEI	Paul-Ehrlich-Institut
PET	Positronenemissionstomografie; Polyethylenterephthalat
pEVAR	perkutane Endovascular Aneurysm/Aortic Repair
PFN	proximaler Femurnagel
PFO	persistierendes Foramen ovale
Ph. Eur.	Pharmakopoea Europea
PID	Pelvic Inflammatory Disease
PKV	private Krankenversicherung
p. m.	post menstruationem
PNS	peripheres Nervensystem
p. o.	per os, peroral
PORP	Partial Ossicular Chain Reconstructive Prosthesis
PP	Polypropylen
pPCI	perkutane Koronar-Intervention
PPI	Protonenpumpenhemmer (-inhibitor/en)
PPSU	Polyphenylsulphon
PPV	Pars-plana-Vitrektomie
PQ	Leistungsqualifizierung
PSA	persönliche Schutzausrüstung; prostataspezifisches Antigen
PTA	perkutane transluminale Angioplastie
PTB	Physikalisch-Technische Bundesanstalt
PTBS	posttraumatische Belastungsstörung
PTFE	Polytetrafluoroethylen
PVC	Polyvinylchlorid

Q

QM	Qualitätsmanagement

R

rAAA	rupturiertes abdominales Aortenaneurysma
RADAR	Radial Artery Deviation and Reimplantation
RDG	Reinigungs- und Desinfektionsgerät/e
RDG-E	Reinigungs- und Desinfektionsgerät für Endoskope
RKI	Robert Koch-Institut
RLTA	raumlufttechnische Anlage/n
RM	Rotatorenmanschette
RNA	Ribonukleinsäure
RR	Blutdruck (Riva-Rocci-Apparat)
RSI	Rapid Sequence Induction (and Intubation)
RTH	Rettungshubschrauber
RTW	Rettungswagen

S

s	Sekunde/n
SAA	Standardarbeitsanweisung/en
sAAA	symptomatisches abdominales Aortenaneurysma
SAB	Subarachnoidalblutung
SAL	Sterility Assurance Level (Sterilisationssicherheitsniveau)
SAPV	spezialisierte ambulante Palliativversorgung
SBS	Sterilbarrieresystem/e
s. c.	subkutan
SEP	somato-sensibel evozierte Potenziale
SGB	Sozialgesetzbuch
SGV	selektiv-gastrale Vagotomie
SLN	Wächterlymphknoten (Sentinel Lymph Node)
SNB	Sentinel-Node-Biopsie
SOP	Standard Operating Procedure/s (Standardarbeitsanweisung/en)
SP	Superpuls(-Mode)
SPECT	Single Photon Emission Computed Tomography

SPRM	selektive/r Progesteron-Rezeptor-Modulator/en
S-RTW	Schwerlast-Rettungswagen
SSA	sterile Saalassistenz
SSI	Postoperative Wundinfektion (Surgical Site Infections)
SSL	Steinschnittlage
SSW	Schwangerschaftswoche/n
STE	Sterilguteinheit
StGB	Strafgesetzbuch
STIKO	Ständige Impfkommission
STK	sicherheitstechnische Kontrolle/n
SV	Sicherheitsstromversorgung
Sv	Sievert

T

TAPP	transabdominale präperitoneale Netzimplantation
TAV	turbulenzarme Verdrängungsströmung
TCD	Transkranial-Doppler
TEA	Thrombendarteriektomie
TEE	transösophageale Echokardiografie
TEEP	totale extraperitoneale endoskopische Plastik
TEP	totale extraperitoneale Plastik; Totalendoprothese
ThuLEP	Thulium-Laser-Enukleation der Prostata
THW	Technisches Hilfswerk
TIA	transitorische ischämische Attacke
TIPS	transjugulärer intrahepatischer portosystemischer Shunt
TIVA	totale intravenöse Anästhesie
TK	Thrombozytenkonzentrate
TLH	totale laparoskopische Hysterektomie
TML	turbulente Mischlüftung
TMV	totaler Muttermundverschluss
TNBC	Triple Negative Breast Cancer
TNM	Tumor, Nodes, Metastasen
TOA	Technische Operations-Assistent/en
TORP	Total Ossicular Chain Reconstructive Prosthesis
TOT	transobturatorische Bänder
TRBA	Technische Regel für Biologische Arbeitsstoffe
TRH	Thyreotropin-Releasing-Hormon
TSH	Thyroidea-stimulierendes Hormon
TTO	Team-Time-out
TUR	transurethrale Resektion
TUR-B	transurethrale Blasentumorresektion
TUR-P	transurethrale Prostataresektion
TV	trunkuläre Vagotomie
TVT	tiefe (Bein-)Venenthrombose; Tension-free Vaginal Tape
TW	Tränenweg

U

UAW	unerwünschte Arzneimittelwirkungen
UDI	Unique Device Identifikation
UN	Vereinte Nationen (United Nations)
URS	Ureterorenoskopie
US	Ultraschall
USA	unsterile Saalassistenz
USP	United States Pharmacopeia
UVV	Unfallverhütungsvorschrift/en

V

VA	Verfahrensanweisung/en
V. a.	Verdacht auf
VAI	vaginale intraepitheliale Neoplasie/n
VATS	videoassistierte Thorakoskopie
vCJK	variante Creutzfeldt-Jakob-Krankheit
VE	voll entsalzt
VIN	vulväre intraepitheliale Neoplasie
VKB	vorderes Kreuzband
VRE	Vancomycin-resistente Enterokokken
VSD	Ventrikelseptumdefekt

W

WBT	Web-based Training/s
WHO	Weltgesundheitsorganisation
Wo.	Wochen/n

Z

ZE	Zusatzentgelt/e
z. n.	Zustand nach
ZNA	Zentrale Notaufnahme
ZNS	zentrales Nervensystem
ZSV	zusätzliche Sicherheitsstromversorgung
ZSVA	zentrale Sterilgutversorgungsabteilung/-versorgung
ZVK	zentraler Venenkatheter

Abbildungsnachweis

Der Verweis auf die jeweilige Abbildungsquelle befindet sich bei allen Abbildungen im Werk am Ende des Legendentextes in eckigen Klammern. Alle nicht besonders gekennzeichneten Grafiken und Abbildungen © Elsevier GmbH, München.

A400-190	G. Raichle, Ulm in Verbindung mit der Reihe Pflege konkret, Elsevier GmbH, Urban & Fischer Verlag
B501	Benninghoff Taschenbuch, Elsevier GmbH, Urban & Fischer Verlag
E325	Kumar, P./Clark. M.: Kumar and Clark's Clinical Medicine. 7th Edition. Elsevier Saunders, 2009
E342-012	Chabner, D.-E.: The Language of Medicine. 12th Edition. Elsevier Saunders, 2020
E402-004	Drake, R. L. et al.: Gray's Anatomy for Students, 4th Edition. Elsevier Churchill Livingstone, 2020
E431	Pane, A/ Simcock, P.: Practical Ophthalmology. 1st Edition. Elsevier Churchill Livingstone, 2005
E439-021	Townsend et al.: Sabiston Textbook of Surgery: The Biological Basis of Modern Surgical Practice, 21st Edition, Elsevier, 2021
E460	Drake, R./ Vogl, A.W./ et al: Gray´s anatomy for students. 1st Edition. Elsevier Churchill Livingstone, 2007
E638	Hallett et al.: Comprehensive Vascular and Endovascular Surgery. 2nd Edition, Elsevier Mosby, 2009
E720	Bostwick, D./ Cheng, L.: Urologic Surgical Pathology, 2nd Edition. Elsevier Mosby, 2008
E846-016	Rothrock, J.: Alexander's Care of the Patient in Surgery, 16th Edition. Elsevier Inc., 2019
E846-017	Rothrock, J.: Alexander's Care of the Patient in Surgery. 17th Edition. Elsevier/Mosby, 2022
E1143-E	Shiland: Medical Assistant: Nervous System, Law and Ethics, Psychology and Therapeutic Procedures—Module E, Second Edition. Elsevier Inc.
E1143-G	Shiland: Medical Assistant: Nervous System, Law and Ethics, Psychology and Therapeutic Procedures—Module G, Second Edition. Elsevier Inc.
E1144	Barral: Manipulations viscérales avancées approche neuroendocrine de l'abdomen. 1st Edition. Elsevier Masson SAS, 2018
E1145	Retrograde Ureteroscopy: Handbook of Endourology, Elsevier, 2016
E1146	Taneja's Complications of Urologic Surgery: Diagnosis, Prevention, and Management. 5th Edition, Elsevier, 2017
E1147	Ja Hyeon Ku: Bladder Cancer. 1st Edition, Elsevier, 2017
E1148	Endoscopic Diagnosis and Treatment in Urinary Bladder Pathology: Handbook of Endourology. Elsevier, 2016
E1149	Nelson/ Couto: Small Animal Internal Medicine, 6th Edition, Elsevier, 2019
E1150	Dautel/ Merle: Emergency Surgery of the Hand, Elsevier Masson SAS, 2017
E1151	Persing et al.: Plastic Surgery: Indications and Practice. 1st Edition, Elsevier Inc., 2009
E1152	Braunwald's Heart Disease: A Textbook of Cardiovascular Medicine. 11th Edition, Elsevier Inc., 2019
E1153	Diagnostic Imaging: Interventional Procedures. 2nd Edition, Elsevier Inc., 2018
E1154	Grainger & Allison's Diagnostic Radiology: A Textbook of Medical Imaging. 7th Edition, Elsevier Ltd., 2021
E1155	Ferrando: Comprehensive Care of the Transgender Patient. 1st Edition, Elsevier Inc., 2020
E1156	Codner et al.: Techniques in Aesthetic Plastic Surgery: Aesthetic Breast Surgery, Elsevier Ltd., 2009
E1157	Neligan et al.: Core Procedures in Plastic Surgery, 2nd Edition, Elsevier Inc., 2020
E1158	Lesperance et al.: Cummings Otorrinolaringologia: CIRURGIA DE CABEÇA E PESCOÇO, Elsevier Editora Ltda., 2019
E1159	Cushing/ Harris/ Auerbach: Auerbach's Wilderness Medicine, 7th Edition, Elsevier Inc., 2017
E1160	Perioperative Nursing: An Introduction. 3rd Edition, Elsevier Inc., 2022
E1161	Kain/ Mannix: Neonatal Nursing in Australia and New Zealand: Principles for Practice. Elsevier, 2018
E1162	Samirt et al: Abdominal Imaging: The Core Requisites, Elsevier Inc., 2022
F240-002	Durko et al.: Characteristics of Surgical Prosthetic Heart Valves and Problems Around Labelling: A Document from the European Association for Cardio-Thoracic Surgery (EACTS)–The Society of Thoracic Surgeons (STS)–American Association for Thoracic Surgery (AATS) Valve Labelling Task Force. In: The Annals of Thoracic Surgery. Volume 108, Issue 1, Pages 292-303, Elsevier, July 2019
F453	Brychta, P., Die Verbrennungswunde- Pathophysiologie und Therapieprinzipien, HARTMANN Wund Forum, 3/1995, S. 20
F781-034	Olasveengen, T.M.; Semeraro, F.; Ristagno, G. et al. Basismaßnahmen zur Wiederbelebung Erwachsener („Basic Life Support", „BSL") Leitlinien des European Resuscitation Council 2021 Notfall Rettungsmed (2021) www.springermedizin.de/link/10.1007/s10049-021-00885-x
F788-002	Meffert et al.: Übersichtsarbeit Diagnostik und Therapie von Handverletzungen in Mannschaftssportarten Diagnosis and Treatment of Hand-injuries in Team sports. In: Sports Orthopaedics and Traumatology. Volume 32, Issue 4, Pages 340-348, Elsevier, December 2016
F1019-01	Gage SM/ Ahluwalia HS/ Laswon JH.: Salvaging Vascular Access and Treatment of Severe Limb Edema, Case Reports on the Novel Use of the Hemodialysis Reliable Outflow Vascular Access Device. In: Annals of Vascular Surgery. Volume 25, Issue 3, Pages 387.e1-387.e5. Elsevier, April 2011
F1125-001	Pascart/ Flipo/ La goutte: Présentations cliniques et diagnostic. Revue du Rhumatisme. 2011; 78 (Supplement 3), Pages 116-121, Elsevier Masson SAS, 2011

F1126-001	Panoulas et al.: The Role of Mechanical Circulatory Support in Patients with Severe Left Ventricular Impairment Treated with Transcatheter Aortic Valve Implantation and Percutaneous Coronary Intervention. In Journal: Cardiovascular Revascularization Medicine. Volume 28, Supplement, Pages 169-175, Elsevier, 2021
F1127-001	Walter et al.: Repair of Congenital Mitral Valve Insufficiency. In: Operative Techniques in Cardiac and Thoracic Surgery. Volume 15, Issue 4, Pages 260-272, Elsevier, 2010
F1128-001	Fourdrain et al: Toracotomie laterali e posterolaterali. In: EMC - Tecniche Chirurgiche - Chirurgia Generale. Volume 19, Issue 1, Pages 1-9, Elsevier Masson SAS, 2020
F1129-001	A. Cram/ A. Aly: Thigh reduction in the massive weight loss patient. In: Clinics in Plastic Surgery Volume 35, Issue 1, Pages 165-172, Elsevier, 2008
G046-003	Niamtu: Cosmetic Facial Surgery, 3rd Edition, Elsevier Inc., 2023
G054-012	Cameron, J. L.: Current Surgical Therapy, 12th edition. Elsevier, 2016
G408-008	Cohen et al.: Green's Operative Hand Surgery, 8th Edition, Elsevier Inc., 2022
G570-012	Wein, A. J. et al.: Campbell-Walsh Urology: 3 Volume Set. 12th Edition. Elsevier Saunders, 2020
G715-009	Lamignano et al.: Bontrager's Textbook of Radiographic Positioning and Related Anatomy, 9th Edition, Elsevier Mosby, 2017
G879	Schmittenbecher, P. P.: Pädiatrische Chirurgie. Elsevier/ Urban & Fischer, 1. Aufl. 2010
G934	Townsend CM, et al.: Sabiston Textbook of Surgery. 20th Edition, Elsevier. 2017
G1161	Ball et al.: Seidel's Guide to Physical Examination: An Interprofessional Approach, 10th Edition, Elsevier, 2023
G1207	Hoffmann/ Krimmer: Checkliste Handchirurgie. 3. Aufl., Thieme, 2009
J751-103	iStockphoto.com/ WHPics
K115	Andreas Walle, Hamburg
K436	Martin Wilczynski, Hatten
L106	Henriette Rintelen, Velbert
L107	Michael Budowick, Atlanta, USA
L123	Jonathan Dimes
L126	Dr. med. Katja Dalkowski, Erlangen
L127	Jörg Mair, Illustration, München
L138	Martha Kosthorst, Borken
L141	Stefan Elsberger, Planegg
L143	Heike Hübner, Berlin
L157	Susanne Adler, Lübeck
L190	Gerda Raichle, Ulm
L231	Stefan Dangl, München
L234	Helmut Holtermann, Dannenberg
L235	Willi Schittek, Duisburg
L238	Sonja Klebe, Großhelfendorf
L239	Otto Nehren, Achern
L255	Irina Kart, Berlin
L264	Claudia Flüss, München
L275	Martin Hoffmann, Neu-Ulm
L308	Moritz Klingenstein
M161	Michael Zimmer, Baumental
M285	A. Messall, Zirndorf
M300	A. Hipler, Castrop-Brauxel
M438	Prof. Dr. med. Marion Kiechle
M453	Dr. med. Axel Valet, Frauenklinik Dillenburg
M521	Timo A. Spanholtz, Köln
M561	Frau Dr. Meike von zur Mühlen, Hamburg
M582	Prof. Dr. med. Reinhard Larsen, Homburg/ Saarland
M614	Prof. Dr. Wolfgang Rüther, Hamburg
M737	Prof. Dr. med. Karl-Ernst Grund, Tübingen
M818	Prof. Dr. med Ingo Marzi, Klinikum der Johann Wolfgang Goethe Universität
M881	Prof. Dr. med. Wilfried Schmeller, Hanse-Klinik Lübeck
M1115	Herr Alexander Wilm, Würzburg
O530	Prof. Dr. med. Dr. sci. nat. Christoph Klein, Dr. von Haunerschen Kinderspitals, München
O904	Kim Burkert, Hannover
O1082	Andrea Ispan, Hohenbrunn
O1122	Dr. Dirk Manski, Stadtbergen
P133	Dr. Berit Hackenberg, Bonn
P342	Dr. med. Brigitte Gansera, Klinikum München Bogenhausen
P951	Dr. Karen Krüger, Berlin
P1032	Dr. Karl-Heinz Rorzyczka, Leopoldina Krankenhaus Schweinfurt
P1291	Bruno Amann, Leopoldina Krankenhaus, Schweinfurt
P1292	Dr. med. Markus Brand, Universitätsklinikum Würzburg
P1293	Marie Zimmermann, Oldenburg
P1294	Leo Strotmann, Oldenburg
P1295	PD Dr. med. Thomas Gehrke, Universitätsklinikum Würzburg
P1296	Prof. Dr. med. Urs Müller-Richter, Universitätsklinikum Würzburg
P1297	Prof. Dr. med. Markus Kohlhaas, St. Johannes Hospital Dortmund
P1298	Verena Joneleit, St. Johannes Hospital Dortmund
P1299	Egbert Stanka, Universitätsklinikum Würzburg
P1300	Dr. Sascha Zachariah, Klinikum Bassum, Landkreis Diepholz
R172	Mims, C./et al.: Medical Microbiology. Elsevier/Mosby, 3. Aufl. 2004
R190-005	Michalk/ Schönau: Differenzialdiagnose Pädiatrie, 5. Auflage, Elsevier GmbH, Urban & Fischer Verlag, 2021
R234	H.-P. Bruch, O. Trentz: Berchtold Chirurgie, 6.Aufl., Elsevier GmbH, Urban & Fischer Verlag, München 2008
R236	M. Classen, V. Diehl, K, Kochsiek: Innere Medizin, 6. Aufl., Elsevier GmbH, Urban & Fischer Verlag 2009
R256	I. Steinbrück/ D. Baumhoer: Intensivkurs Anatomie, Elsevier GmbH, Urban & Fischer Verlag, 2008

R276	Schirmer, M.: Neurochirurgie. Elsevier/Urban & Fischer, 10. Aufl. 2005
R303-3	Univ.-Prof. Dr. Michael Wagner, Professur für Mikrobielle Ökologie an der Fakultät für Lebenswissenschaften, Universität Wien. In: Rüter, A./Trentz, O./Wagner, M.: Unfallchirurgie. Elsevier Urban & Fischer, 2. Aufl. 2004
R365	Moore/ Persaud/ Torchia: Embryologie, 6. Aufl., Elsevier Urban & Fischer Verlag, 2013
S007-1-24	Paulsen, F./Waschke, J.: Sobotta. Atlas der Anatomie des Menschen. Band 1: Allgemeine Anatomie und Bewegungsapparat. Elsevier/Urban & Fischer, 24. Aufl., 2017
S007-2-24	Paulsen, F./Waschke, J.: Sobotta. Atlas der Anatomie des Menschen. Band 2: Innere Organe. Elsevier/Urban & Fischer, 24. Aufl., 2017
S007-3-24	Paulsen, F./Waschke, J.: Sobotta. Atlas der Anatomie des Menschen. Band 3: Kopf, Hals und Neuroanatomie. Elsevier/Urban & Fischer, 24. Aufl., 2017
T534	Prof. Dr. med. Matthias Sitzer, Klinik für Neurologie, Klinikum Herford
T605	Prof. Dr. Friedemann Schulz von Thun, Schulz von Thun-Institut für Kommunikation
T698	Prof. Dr. med. Stefan Rehart, AGAPLESION Markus-Krankenhaus
T837	Prof. Dr. Martin Trepel
T848	Prof. Dr. med. B. Reichart, München
T1282	Herr Ingo Gläser, Otto von Guericke Universität Magdeburg
T1283	Medizinisches Versorgungszentrum Johanneum gGmbH, Wildeshausen
U223	B. Braun Melsungen AG, Melsungen
U244	Medtronics (ehem. Covidien)
U349	Mölnlycke Health Care GmbH
U403	© Lohmann & Rauscher GmbH & CO.KG, Wien
V072	3M Deutschland GmbH, Neuss
V076	Ethicon GmbH, Endo-Surgery Deutschland, Norderstedt
V122	Gebrüder Martin GmbH & Co. KG, Tuttlingen
V132	Aesculap AG, Tuttingen
V141	Getinge Deutschlang GmbH, Rastatt
V170-01	Medtronic GmbH, Meerbusch
V348	VBM Medizintechnik GmbH, Sulz a.N.
V397	Arthrex GmbH
V405	Stryker GmbH & Co KG, Duisburg
V472	Devemed GmbH, Neuhausen ob Eck
V556	Pharm-Allergan GmbH
V630	Johnson & Johnson Medical GmbH, Nordstedt
V666	Mediaform Informationssysteme GmbH, Reinbeck
V749	Drägerwerk AG & Co. KGaA
V796	Deutsche Gesellschaft für Sterilgutversorgung - DGSV e.V.
V992	SERAG-WIESSNER GmbH & Co. KG
V1003	nordiska GmbH & Co.KG, Gummersbach
V1005	Schürr Schuhvertrieb GmbH, Schwarzenbach a.d. Saale
W162	DSO, Deutsche Stiftung Organtransplantation
W193	Statistisches Bundesamt, Wiesbaden
W245	Deutsche Gesellschaft für Ernährung e. V., Bonn
W978-001	World Health Organization (WHO), Genf. WHO Surgical Safety Checklist (www.who.int/patientsafety/safesurgery/checklist/en/ abgerufen am 02.02.2020)
W1175	Ausschuss für Biologische Arbeitsstoffe (ABAS) Bundesanstalt für Arbeitsschutz und Arbeitsmedizin, Berlin
W1205	Deutscher Berufsverband Anästhesietechnischer und Operationstechnischer Assistenz (ATA-OTA)
W1207	UNECE © United Nations Economic Commission for Europe
X221	Robert Koch-Institut, Berlin
X381-006	Wellcome Collection: Immanuel Kant. Strippe engraving by F.W. Bollinger

Inhaltsverzeichnis

KAPITEL

1

Felix Mensch und Dennis Müller

Medizinisch-technische Geräte kennen und anwenden

1.1 Grundlagen im Medizinprodukterecht-Durchführungsgesetz

Alle medizinischen Geräte und Gase, die im OP verwendet werden, unterliegen dem **Medizinprodukterecht-Durchführungsgesetz** (MPDG), welches seinerseits die Umsetzung der EU-Verordnung (EU) 2017/745 über Medizinprodukte regelt. Am 26.5.2021 löste es damit das bis dato geltende Medizinproduktegesetz (MPG) in Deutschland ab. Beide Gesetze regelten bzw. regeln die Herstellung, die Wartung und die Anwendung von Medizinprodukten. Sowohl im MPG als auch nunmehr im MPDG wird im Speziellen beschrieben, von wem und wie ein Gerät oder Gas in Anwendung gebracht werden darf. Die deutsche Gesetzesgrundlage auf Basis der EU-Verordnung erlaubt es den Herstellern, Medizinprodukte auch in ganz Europa zu vertreiben und zur Anwendung zu bringen.

MERKE

EU-Verordnung über Medizinprodukte (Medical Device Regulation, MDR)

Art. 1 Gegenstand und Geltungsbereich

(1) Mit dieser Verordnung werden Regeln für das Inverkehrbringen, die Bereitstellung auf dem Markt und die Inbetriebnahme von für den menschlichen Gebrauch bestimmten Medizinprodukten und deren Zubehör in der Union festgelegt. Diese Verordnung gilt ferner für in der Union durchgeführte klinische Prüfungen, die diese Medizinprodukte und dieses Zubehör betreffen.

DEFINITION

Ein **Medizinprodukt** bezeichnet einen Gegenstand oder einen Stoff, der zu medizinisch-therapeutischen oder -diagnostischen Zwecken für Menschen verwendet wird, wobei die bestimmungsgemäße Hauptwirkung im Unterschied zu Arzneimitteln primär nicht pharmakologisch, metabolisch oder immunologisch, sondern meist physikalisch oder physikochemisch erfolgt. Die Abgrenzung der Medizinprodukte zu Arzneimitteln ist bedeutsam, da Marktzugang und Verkehrsfähigkeit unterschiedlich geregelt sind (nach Bundesverband Medizintechnologie e. V., BVMed).

Beispiele für Medizinprodukte im OP sind:
- Instrumente
- Implantate
- Katheter
- Verbandstoffe
- Abdeckmaterialien
- Nahtmaterial
- Alle technischen Geräte des OP

Medizinprodukte sind in **vier Klassen** aufgeteilt und nach folgenden **Klassifizierungskriterien** unterteilt:
- Dauer der Anwendung (≤ 60 Min., ≤ 30 d, > 30 d)
- Ort der Anwendung
- Grad der Invasivität (invasiv, chirurgisch-invasiv, implantierbar)
- Anwendbarkeit am zentralen Kreislaufsystem oder am zentralen Nervensystem (ZNS)
- Wieder aufbereitbar (z. B. chirurgisches Instrument)
- Aktives Medizinprodukt (aktives therapeutisches Medizinprodukt/aktives diagnostisches Medizinprodukt, z. B. technische Geräte)
- Verwendung von biologischem Material (tierischen oder menschlichen Ursprungs)

Die **Klassen** sind EU-weit durch den Anhang VIII der MDR festgelegt (➤ Tab. 1.1):

Zum Nachweis der Qualität müssen alle Hersteller eine CE Kennzeichnung der Produkte nachweisen. Ohne diese Kennzeichnung dürfen Medizinprodukte nicht im Krankenhaus angewandt werden, weil der europäische Standard in Sicherheit und Wirksamkeit nicht erfüllt ist. Als elementarer Baustein des MPDG ist die **Medizinprodukte-Betreiberverordnung** (MPBetreibV) anzusehen. In dieser sind Richtlinien zum Anwenden und zur Wartung von Medizinprodukten geregelt. Auch die entsprechenden Zuständigkeitsbereiche sind hier beschrieben, u. a. die Benennung eines Beauftragten für Medizinproduktesicherheit (im allgemeinen Sprachgebrauch als **Gerätebeauftragter** bezeichnet). Die Vielfältigkeit der Aufgaben (z. B. Geräteeinweisung) und großem Verantwortungsbereich ist in der MPBetreibV klar definiert.

Tab. 1.1 Medizinprodukte-Klassen nach Anhang VIII der MDR

Klasse	Kriterien
I	• Keine methodischen Risiken • Geringer Invasivitätsgrad • Kein oder unkritischer Hautkontakt • Vorübergehende Anwendung ≤ 60 Min.
IIa	• Geringer bis mäßiger Invasivitätsgrad • Kurzzeitige Anwendungen im Körper (im Auge, intestinal, in chirurgisch geschaffenen Körperöffnungen) • Durchleitung oder Aufbewahrung von Blut, anderen Körperflüssigkeiten, -zellen oder -geweben, Flüssigkeiten oder Gasen zum Zwecke einer Infusion • Kurzzeitig ≤ 30 d, ununterbrochen oder wiederholter Einsatz des gleichen Produkts
IIb	• Erhöhtes methodisches Risiko • Systemische Wirkungen • Langzeitanwendungen • Nichtinvasive Empfängnisverhütung • Vorwiegender Einsatz bei Hautverletzungen mit Durchtrennung der Dermis oder Schleimhaut • Langzeitig ≥ 30 d, sonst wie bei kurzzeitig
III	• Entspricht hohem Gefahrenpotenzial • Besonders hohes methodisches Risiko • Zur langfristigen Medikamentenabgabe • Inhaltsstoff tierischen Ursprungs und im Körper • Unmittelbare Anwendung an Herz, zentralem Kreislaufsystem oder zentralem Nervensystem • Natürliche invasive Empfängnisverhütung

Eine Geräteeinweisung durch den Beauftragten ist erst dann möglich, wenn dieser durch den Hersteller auf dem jeweiligen Gerät speziell geschult wurde.

Kein Mitarbeiter im OP darf ein Gerät, das unter die Regelung des MDR bzw. MPDG fällt, ohne eine vorhergehende Einweisung benutzen oder zum Einsatz bringen. Diese Einweisung ist schriftlich zu dokumentieren und im Gerätepass des Mitarbeiters einzutragen.

MERKE

- Ohne qualifizierende Einweisung keine Nutzung.
- An jedem Gerät sollte eine Kurzanleitung angebracht sein.
- Die Gebrauchsanweisung muss jederzeit zur Verfügung stehen.
- Ohne regelmäßigen Funktionstest keine Inbetriebnahme.
- Durch den Anwender sind Reinigung, Desinfektion und ggf. Sterilisation zu sichern.

! **Durch eine Nichtbeachtung der Regelungen aus der MDR, des MPDG bzw. der MPBetreibV macht sich der Anwender strafbar!**

Das Bundesinstitut für Arzneimittel und Medizinprodukte, das Paul-Ehrlich-Institut und die Physikalisch-Technische Bundesanstalt (PTB) sind als Institutionen für die Einhaltung der MDR bzw. des MPDG zuständig.

1.2 Hochfrequenzchirurgie

1.2.1 Grundlagen der HF-Chirurgie

Gleichstrom

Gleichstrom, wie er z. B. durch eine Batterie generiert wird, eignet sich nicht für den elektrochirurgischen Einsatz, da neben dem gewollten thermischen Effekt der ungewollte elektrolytische Effekt Säuren und Laugen an den Elektroden erzeugt **(Verätzungsgefahr!)**.

Wechselstrom

Wechselstrom mit einer Frequenz, wie sie z. B. im Haushalt üblich ist (50–60 Hz), eignet sich nicht für die Elektrochirurgie, da neben dem gewollten thermischen Effekt der ungewollte faradische Effekt neuromuskuläre Reizungen zur Folge hat **(Muskelkontraktionen!)**.

Das Prinzip der HF-Chirurgie resultiert aus dem Joule-Gesetz (James Prescot Joule, Physiker). Es entsteht Wärme, wenn elektrischer Strom durch einen leitfähigen Körper fließt.

MERKE

Hohe Stromdichte in einem elektrischen Leiter verursacht eine Erwärmung.

Bei Anwendung eines HF-Chirurgiegeräts wird Wechselstrom eingesetzt. Wechselstrom ist Strom, bei dem die Pole periodisch zwischen Plus und Minus wechseln und daher die Elektronen ständig ihre Bewegungsrichtung ändern. Die Häufigkeit, mit dem dies geschieht, heißt Frequenz des Wechselstroms.

Fließt Strom durch ein leitfähiges Material, so erwärmt es sich umso mehr, je größer der elektrische Widerstand ist. Deshalb werden dünne Kabel, die einen höheren Widerstand als dicke Kabel haben, bei gleichem Stromfluss heiß.

Diesen Effekt nutzt die HF-Chirurgie: Körpergewebe hat einen höheren Widerstand als die metallene Schneideelektrode. Durch den Stromfluss wird das umliegende Gewebe aufgeheizt, aber nicht die Elektrode. Besonders stark ist dieser Effekt in der Nähe der Nadelelektrode, da der gesamte Strom dort durch einen sehr kleinen Gewebequerschnitt fließt.

An der Neutralelektrode (NE) wird der zurückfließende Strom auf eine große Fläche verteilt, daher entsteht dort nur eine geringe Erwärmung des Gewebes

Hochfrequente Ströme (300–2.000 kHz) werden zum Schneiden und Koagulieren von Körpergewebe verwendet. Die hohen Frequenzen vermeiden neuromuskuläre Kontraktionen.

1.2.2 Thermische Effekte im Gewebe

➢ Abb. 1.1. Ab etwa

- 40 °C: reversible Zellschädigung
- 49 °C: irreversible Zellschädigung
- 70 °C: Koagulation
- 100 °C: Desikkation
- 200 °C: Karbonisation

1.2.3 Thermische Effekte: Schneiden

- Voraussetzung: Lichtbogen!
- Maximale Stromdichte
- Sehr schnelles Verdampfen der Zellflüssigkeit führt zum Zerreißen der Zellmembran
- Keine mechanische Kraft erforderlich
- Gleichzeitige Hämostase (einstellbar)
- (Vaporisation)

1.2.4 Thermische Effekte: Koagulation

Blutstillung durch

- „Koagulation" von Proteinen
- Desikkation und Schrumpfung durch langsame Verdampfung von Zellflüssigkeit, einhergehend mit dem Gefäßverschluss

Ebenso ist das Devitalisieren von Tumoren und Läsionen möglich.

1.2.5 Sicherheit

- Der Patient muss trocken und elektrisch isoliert gelagert werden.
- Der Patient darf nicht mit elektrisch leitfähigen Gegenständen in Berührung kommen, z. B.:
  - OP-Tisch (geerdet)
  - Infusionsständer

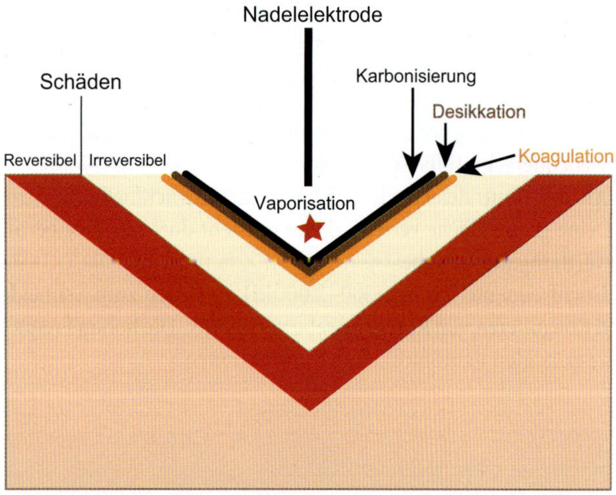

Abb. 1.1 Thermische Effekte im Gewebe [L138]

- Keine punktuellen Haut-zu-Haut-Kontakte
- Die HF-Kabel sollen weder den Patienten noch andere Leitungen berühren.
- Zwischen der aktiven HF-Elektrode und einer EKG-Elektrode muss ein Abstand von mindestens 15 cm sein.
- Bei Patienten mit Herzschrittmachern oder Schrittmacherelektroden muss bei der Anwendung von HF-Strom mit irreparablen Schäden am Schrittmacher und mit Beeinflussung der Schrittmacherfunktionen gerechnet werden.
- Den Elektrodenhandgriff weder direkt auf oder neben den Patienten noch auf die Abdecktücher legen.
- Der Elektrodenhandgriff muss immer auf die Instrumentenablage oder in den entsprechenden Köcher.
- Bei chirurgischen Eingriffen, bei denen der HF-Strom durch Organe oder Gefäße mit relativ kleinem Querschnitt fließt, lassen sich unerwünschte thermische Schädigungen sicher vermeiden, indem die bipolare Technik eingesetzt wird.

VORSICHT

Desinfektionsmittel

Der darin enthaltene Alkohol kann sich durch einen elektrischen Funken entzünden.

1.2.6 Formen der HF-Chirurgie

Monopolare HF-Chirurgie

Charakteristisch für eine monopolare Anwendung ist der gleichzeitige Einsatz von zwei getrennten Elektroden, der aktiven und der großflächigen neutralen Elektrode. Als aktive Elektrode wird die „Arbeitselektrode" bezeichnet. Als Neutralelektrode wird die großflächige „Ableitelektrode" bezeichnet, die immer fest mit dem Patienten verbunden ist. Der Strom wird durch den Körper des Patienten abgeleitet, es entsteht ein unkontrollierbarer Stromfluss hin zur Neutralelektrode. **Achtung Verbrennungsgefahr!**

Es ist die am häufigsten eingesetzte Methode, da sie sehr flexibel in allen Bereichen der Chirurgie angewandt werden kann und exakte Gewebeschnitte ermöglicht.

- **Vorteile:** durch Elektrodenwechsel vielseitige Anwendung, schnelle Blutstillung.
- **Nachteile:** NE muss geklebt werden, Verbrennungsgefahr, Stromfluss durch den Körper nicht genau kontrollierbar, Kurzschlüsse möglich.

Bipolare HF-Chirurgie

Charakteristisch für die bipolare Hochfrequenzchirurgie ist, dass zwei aktive Elektroden in einem Instrument zusammengefasst sind (z. B. bipolare Pinzette). Es wird keine Neutralelektrode benötigt. Der Strom fließt ausschließlich zwischen den Branchen des Instruments. Ein exakter Gewebeschnitt ist nicht so leicht möglich, allerdings sinkt die Verbrennungsgefahr!

- **Vorteile:** geringe Stromstärke nötig, der Weg des Stroms ist genau kalkulierbar, das Verbrennungsrisiko an der NE entfällt.
- **Nachteile:** Gewebeschnitt erschwert.

1.2.7 Risiken der HF-Chirurgie

- Verbrennung
- Isolationsfehler (am Instrument)
- Direkte Koppelung zweier Instrumente
- Störung der Funktion eines Herzschrittmachers
- Nekrotisierung, z. B. von Knochen durch Erhitzen einer Endoprothese

1.2.8 Neutralelektrode

Grundlagen

Die Neutralelektrode hat die Aufgabe, den Stromkreis zwischen Hochfrequenzchirurgiegerät und aktiver Elektrode zu schließen. Der HF-Strom, der die Neutralelektrode (NE) durchfließt, ist nahezu identisch mit dem Strom, der an der aktiven Elektrode fließt. Deshalb ist es notwendig, die Fläche einer Neutralelektrode ausreichend groß zu wählen, um eine Erwärmung und dadurch eine thermische Schädigung des Gewebes durch hohe Stromdichten zu vermeiden. Die Neutralelektrode, auch Dispersionselektrode genannt, gewährleistet beim monopolaren Arbeiten, dass der Strom zurück zum HF-Gerät fließen kann. Um Hautverbrennungen des Patienten zu vermeiden, sind strenge Sicherheitsmaßnahmen zu beachten. Falsche Positionierung der Neutralelektrode ➤ Kap. 2.8.4.

Der Kontakt zwischen Neutralelektrode und Haut muss immer großflächig und eng anliegend sein. Gut geeignet sind:

- Oberschenkel
- Oberarme
- Flanken des Patienten

Die intraoperative Verschlechterung der Kontaktfläche, z. B. durch Ablösen der Neutralelektrode, kann zur thermischen Schädigung der Haut führen.

- Die gesamte NE-Fläche muss auf der Haut aufliegen.
- Um guten Kontakt sicherzustellen, müssen gegebenenfalls Haare an der Klebestelle entfernt werden.
- Die NE muss möglichst nahe am Operationsfeld positioniert werden, idealerweise an einer geeigneten Extremität (Oberarm, Oberschenkel).
- Die NE immer mit der langen Kante zum OP-Feld positionieren (ausgenommen NESSY Omega).
- NE so groß wie möglich wählen. **Achtung Kinderchirurgie:** Hier an das Gewicht angepasste bzw. extra für Kinder konzipierte NE verwenden.

Ungeeignet für das Anbringen der NE sind:

- Knochige oder unebene Oberflächen
- Stellen, unter denen ein Implantat liegt
- Stellen mit dicken Fettschichten wie z. B. Bauch oder Gesäß
- Vernarbtes Gewebe

PRAXISTIPP

Nach einer Patientenumpositionierung, immer Neutralelektrode prüfen!

1.3 Gase

VORSICHT

Gase haben grundsätzlich unterschiedliche Anwendungsgebiete, bergen entsprechend unterschiedliche Gefahren und bedürfen unterschiedlicher Handhabung. Immer auf die Kennzeichnung der Flaschen bzw. der jährlich geprüften Wandanschlüsse achten. Es dürfen nur Anlagen, die den Richtlinien des Robert Koch-Instituts entsprechen, in Betrieb genommen werden.

Die medizinische Gasversorgung wird in ihrer Gesamtheit als aktives Medizinprodukt der Klasse IIb gesehen.

MERKE

Zu beachtende Faktoren:

- Unverwechselbarkeit verschiedener Gassysteme
- Reservegasversorgung
- Sachgerechte Installation
- Regel-, Überwachungs- und Alarmsysteme
- Beschriftung
- Prüfung, Inbetriebnahme und Zertifizierung
- Reinheit der Gase

1.3.1 Sauerstoff (O_2)

Eigenschaften: Sauerstoff ist unter Normbedingungen ein gasförmiges, chemisches Element.

- Farblos
- Geruchlos
- Geschmacklos
- Kondensiert bei –183 °C zu einer bläulichen Flüssigkeit
- In Wasser wenig löslich
- Selbst nicht brennbar, fordert jedoch die Verbrennung (Oxidation) anderer Stoffe

Sauerstoff ist von großer Bedeutung, da er wesentlich an den Atmungsprozessen der meisten lebenden Zellen und an Verbrennungsprozessen beteiligt ist. Es ist das am häufigsten vorkommende Element der Erdkruste. Die Luft besteht zu fast einem Fünftel (Volumen) aus Sauerstoff. Ungebundener gasförmiger Sauerstoff besteht normalerweise aus einem zweiatomigen Molekül (O_2), aber es gibt ihn auch in dreiatomiger Form (O_3), besser bekannt unter der Bezeichnung Ozon.

VORSICHT

Das Einatmen von 50–100 % reinem Sauerstoff bei normalem Druck über einen längeren Zeitraum verursacht Lungenschäden.

Einsatz: Eine Sauerstoffbehandlung ist angezeigt bei Zuständen einer Sauerstoffverknappung (Hypoxie oder Hypoxämie), die verschiedene Ursachen haben kann. In der Anästhesie wird Sauerstoff

1

auch im Gemisch mit Narkosegasen angewandt. Dabei dient der Sauerstoffanteil (mind. 25 %) als Träger und zur Vermeidung einer Sauerstoffunterversorgung.
Gefahren in sauerstoffangereicherter Atmosphäre:
- Sauerstoff gibt keine Warnung: Die menschliche Wahrnehmung erkennt die Sauerstoffanreicherung nicht.
- Luft enthält normalerweise 21 % Sauerstoff. Nimmt die Sauerstoffkonzentration zu, wird das Einatmen der Luft gefährlich.
- Leicht entflammbar (**cave:** HF-Chirurgie und leicht brennbare Flüssigkeiten!).
- Oxidation an metallischen Oberflächen (Rostbildung). Medizinischer Sauerstoff gilt als Arzneimittel.

1.3.2 Kohlendioxid (CO_2)

Eigenschaften: Kohlenstoffdioxid (im normalen Sprachgebrauch meist Kohlendioxid, oft aber auch fälschlich Kohlensäure genannt) ist eine chemische Verbindung aus Kohlen- und Sauerstoff.
Bei Raumtemperatur:
- Farblos
- Geruchlos
- Unbrennbares Gas
- Natürlicher Bestandteil der Atmosphäre
- Verfügt über hohe Dichte und wiegt etwa das 1,5-Fache von Luft

Damit ist es das schwerste Gas in der Luft, in der es nur einen Anteil von 0,03 % ausmacht. Deshalb sinkt reines Kohlendioxidgas auf den Boden, was bei Kohlendioxidvergiftung von Bedeutung ist.

Bei einer Temperatur von –78 °C geht Kohlendioxid aus dem festen Aggregatzustand (Trockeneis) durch Sublimation direkt in den gasförmigen Zustand über.
Einsatz:
- Äußere Anwendung: Verödung, Vereisung
- Innere Anwendung: Insufflation Laparoskopie, Inhalation im Gemisch mit Sauerstoff

Gefahren: Die gesundheitsschädliche Wirkung von CO_2 liegt primär in der Verdrängung von Sauerstoff. Da CO_2 schwerer als Luft ist, tritt eine schädliche Wirkung besonders in Bodennähe und in Bodensenken auf. Eine CO_2-Konzentration von 1,5 % bewirkt eine Erhöhung des Atemzeitvolumens des Menschen um mindestens 40 %. Bei 5 % CO_2-Konzentration reagiert der Mensch mit Schwindel und Kopfschmerzen. CO_2-Konzentrationen von 8–10 % führen bereits zu Atemnot, Schwächegefühlen und zur Bewusstlosigkeit. Der Tod des Menschen tritt dann nach 30–60 Min. ein. Bei einer CO_2-Konzentration von 20 % kommt es zur sofortigen Bewusstlosigkeit und zum Tod nach 5–10 Min.

1.3.3 Distickstoffmonoxid (N_2O) – Lachgas

Eigenschaften:
- Gut wasserlöslich.
- Nicht brennbar, kann aber andere Stoffe oxidieren. Daher wirkt es brandfördernd.
- Lebensmittelzusatzstoff unter der Bezeichnung E 942; als Treibgas, z. B. für Schlagsahne, zugelassen.
- Das Lachgas ist dem Kohlendioxid in seinen physikalischen Eigenschaften sehr ähnlich.

Einsatz:
- Analgetisch wirkendes Gas zu Narkosezwecken.
- In fixer Kombination von 50 % Lachgas und 50 % Sauerstoff zur Schmerzbehandlung für kurze, mäßig schmerzhafte chirurgische Eingriffe.
- Sogenannte titrierbare Lachgassedierung in der Zahnmedizin.
- Relativ schwaches Anästhetikum, hauptsächlich unterstützend.
- Geringer Teil diffundiert durch die Haut.
- Problematisch kann die Diffusion von Lachgas in luftgefüllte Körperhohlräume werden, hierbei kann es zur Diffusionshypoxie in der Lunge kommen. Dabei verdrängt Lachgas den Sauerstoff aus den Lungenbläschen.

Gefahr: Durch zu langes inhalieren besteht die Gefahr, dass der Sauerstoff aus der Atemluft verdrängt wird und der Konsument durch den Sauerstoffmangel bewusstlos wird.

1.3.4 Argon (Ar)

Eigenschaft:
- Schwerer als Luft.
- Konzentration in der Luft: 0,934 Vol.-%.
- Edelgas; nicht brennbar.
- Nicht giftig.
- Erstickend in hohen Konzentrationen; tiefgekühltes flüssiges Gas kann Erfrierungen hervorrufen.
- Beim Umgang mit dem Produkt für ausreichende Belüftung sorgen.

Einsatz: thermisches Hochfrequenzverfahren, das zur Koagulation von Gewebe genutzt wird.
Gefahren: Freigesetzt an der Luft verdunstet die Argon-Flüssigkeit sehr schnell, was zu einer Übersättigung der Luft mit Argon führt. In engen Räumlichkeiten steigt das Risiko, zu ersticken. Das Gas ist träge und wird als Stickgas eingestuft. Einatmen von überhöhten Konzentrationen kann zu Übelkeit, Bewusstseinsstörung und -verlust, Kopfschmerzen, Schwindel, Ersticken, Erbrechen und Tod führen.

1.3.5 Druckluft

Druckluft, umgangssprachlich auch Pressluft, bezeichnet komprimierte Luft. Sie dient verschiedenen Zwecken.
Einsatz:
- Energieträger, z. B. zum Betrieb von Druckluftbremsen bei Schienenfahrzeugen oder zum Antrieb von Motoren
- Reinigung
- Atemgas
- Kühlung
- Stickstofferzeugung

Werden statt Luft spezielle Gase oder Gemische verwendet, spricht man von Druckgas.

Gefahren:

- Druckluft ist nicht nur gewöhnliche Luft. Bei Druckluft handelt es sich um einen Luftstrom mit hohem Druck und hoher Geschwindigkeit, der beim Bediener und bei Personen in dessen Nähe zu schweren Verletzungen führen kann.
- Mit Druckluft zu spielen, kann lebensgefährlich sein. Ein falsch gerichteter Druckluftstrahl gegen den Kopf kann zu gefährlichen Augenverletzungen führen und das Trommelfell im Ohr zum Platzen bringen. Wenn die Druckluft in den Mund gerichtet wird, können die Lungen und der Magen geschädigt werden.
- Der gefährlichste Schaden, der durch Druckluft verursacht werden kann, entsteht, wenn Druckluft unter die Haut geblasen wird, z. B. durch eine Wunde. Dies kann zu einer Luftembolie führen, bei der Luftblasen in die Blutgefäße gedrückt und über die Blutbahn weitertransportiert werden.

1.3.6 Vakuum

Vakuum ist kein Gas. Hier wird nur ein Unterdruck im Verhältnis zum normalen Luftdruck beschrieben. Im OP wird das Vakuum zentral über Wandanschlüsse oder dezentral über fahrbare elektrische Sauganlagen zur Verfügung gestellt. Aufgrund der Bereitstellung des Vakuums über die zentrale Gasversorgung findet es hier Erwähnung.

Einsatz:

- OP-Sauger
- Vakuummatratze
- Blutsperre/-leere
- Spezielle Vakuumverbände

Im Bereich des OP-Saugers wird die Stärke in der Saugleistung in Kilopascal (kPa) angegeben. Hier sollte das Manometer auf Werte zwischen −50 und −80 kPa eingestellt sein.

1.4 Stromversorgung

Die Stromversorgung und ihre Sicherstellung sind im Betrieb einer OP-Einheit elementar. Aufgrund der steigenden Anforderungen durch die stetig wachsende Anzahl von elektrischen Verbrauchern, ist es enorm wichtig, die Verbraucher immer, entsprechend dem Risiko, an den korrekten Steckdosen anzuschließen.

MERKE

Je höher das Risiko für den Patienten bei einem Ausfall des elektrisch betriebenen Geräts, umso schneller muss die Notstromversorgung greifen bzw. unterbrechungsfrei sein.

1.4.1 Allgemeine Stromversorgung (AV)

- Weiße Steckdosen, schwarz beschriftet.
- Versorgt ausschließlich von externen Stromanbietern.
- Bei Netzausfall sind die Steckdosen und die Beleuchtung nicht funktionsfähig.
- Nicht für lebenserhaltende elektrische Geräte geeignet.
- Im Fehlerfall wird der entsprechende Stromkreis bzw. die FI-Gruppe abgeschaltet.

1.4.2 Sicherheitsstromversorgung (SV)

- Weiße Steckdosen, grün beschriftet.
- Versorgt durch externen Stromanbieter.
- Bei Netzausfall startet Notstromaggregat.
- Nach spätestens 15 Sek. steht die Spannung wieder zur Verfügung.
- Steckdosen und Beleuchtung funktionieren wieder.

Durch Notstromaggregate mit einer entsprechenden Leistung wird eine autarke Stromversorgung über mehrere Stunden gesichert. Hierzu müssen die Notstromaggregate permanent geprüft und gewartet werden, z. B. einstündiger Probelauf im 3-wöchigen Rhythmus.

1.4.3 Zusätzliche Sicherheitsstromversorgung (ZSV)

Die **neue Bezeichnung ist BSV** (batteriegestütztes zentrales Stromversorgungssystem).

Es sind zwei Varianten möglich:

- Zentrale Versorgung über zusätzliches Notstromaggregat
- Dezentrale, batteriegepufferte, rotierende Anlagen

Sie ist nötig als zweite, zusätzliche Notstromversorgung für medizinisch notwendige Verbraucher in Räumen der Gruppe 2 (➤ Kap. 1.4.4). Die Umschaltzeit, d. h. die Zeit, in denen die Spannung wieder zur Verfügung steht, liegt zwischen 0,5 und 15 Sek. ZSV-Systeme werden z. B. auch zur Versorgung von OP-Leuchten verwendet. Hier liegt die Reaktionszeit bei maximal 0,5 Sek.

1.4.4 Einteilung der Räume in Gruppen medizinisch genutzter Bereiche nach DIN VDE 0100–710

Die Einteilung der Räume in Gruppe 0, 1 oder 2 erfolgt i. d. R. durch den Medizintechnikplaner in Zusammenarbeit mit dem medizinischen Personal, z. T. wird auch die Technik einbezogen.

Die Einteilung der Räume in Gruppen hat unmittelbaren Einfluss auf die Qualität der Stromversorgung (AV, SV, IT-Netze).

Gruppe 0

- *„Medizinisch genutzter Bereich, in dem die elektrische Anlage bei Auftreten eines Körper- oder Erdschlusses oder Ausfall des allgemeinen Netzes abgeschaltet werden kann. Untersuchungen und Behandlungen von Patienten können abgebrochen und wiederholt werden. In diesem medizinisch genutzten Bereich werden keine Anwendungsteile verwendet.“* (Norm 2002)

- *„Medizinisch genutzter Bereich, in dem Anwendungsteile zum Einsatz nicht vorgesehen sind und in dem eine Unterbrechung (Fehler) in der Stromversorgung eine Lebensgefahr nicht verursachen kann."* (Norm 2012)
- Beispielsweise Arztgespräche, „einfache" Untersuchungen, Wartebereiche.
- Steckdosen nur AV-versorgt, d. h. keine Notstromversorgung.

Gruppe 1

- *„Medizinisch genutzter Bereich, in dem die elektrische Anlage bei Auftreten eines ersten Körper- oder Erdschlusses oder Ausfall des allgemeinen Netzes abgeschaltet werden kann. Untersuchungen und Behandlungen von Patienten können abgebrochen und wiederholt werden. Die Untersuchungs- und/oder Behandlungsmethoden erfordern zusätzliche Maßnahmen. In diesem medizinisch genutzten Bereich sollen die Anwendungsteile äußerlich bzw. invasiv zu jedem beliebigen Teil des Körpers, ausgenommen nach Anwendung der Gruppe 2 eingesetzt werden."* (Norm 2002)
- *„Medizinisch genutzter Bereich, in dem die Unterbrechung der Stromversorgung eine Bedrohung für die Sicherheit des Patienten nicht darstellt und in dem Anwendungsteile wie folgt eingesetzt werden:*
  - *äußerlich,*
  - *invasiv zu dem beliebigen Teil des Körpers, ausgenommen in Gruppe 2"* (Norm 2002).
- Beispielsweise Bettenzimmer, Entbindungsraum, EEG, Endoskopieraum, U + B-Raum, Hydrotherapie, Physiotherapie, Nuklearmedizinraum.
- OP-Vorbereitung, OP-Gipsraum, OP-Aufwachraum (evtl. Gruppe 2).
- Steckdosen AV- und SV-versorgt.

Gruppe 2

- *„Medizinisch genutzter Bereich, in dem die elektrische Anlage bei Auftreten eines ersten Körper- oder Erdschlusses oder Ausfall des allgemeinen Netzes nicht abgeschaltet werden darf. Die Untersuchung und Behandlung ist für den Patienten gefährlich, eine Wiederholung unzumutbar oder die Beschaffung von Untersuchungsergebnissen nicht erneut möglich. In diesem medizinisch genutzten Bereich werden die Anwendungsteile für Anwendungen wie intrakardiale Verfahren in Operationssälen und lebenswichtige Behandlungen eingesetzt, wo eine Unregelmäßigkeit (ein Fehler) in der Stromversorgung Lebensgefahr verursachen kann."* (Norm 2002)
- *„Medizinisch genutzter Bereich, in dem Anwendungsteile wie folgt eingesetzt werden:*
  - *intrakardiale Verfahren oder*
  - *lebenswichtige Behandlungen und chirurgische Operationen, wo eine Unterbrechung (Fehler) in der Stromversorgung Lebensgefahr verursachen kann."* (Norm 2012)
- Beispielsweise Anästhesieraum, OP-Raum, Herzkatheterraum, Intensivpflege, Angiografieraum, Frühgeborenenraum.
- OP-Vorbereitung, OP-Gipsraum, OP-Aufwachraum (evtl. Gruppe 1).
- Einsatz von medizinischen IT-Systemen für Steckdosenstromkreise, die medizinische elektrische Geräte versorgen.

1.4.5 IT-Systeme, Besonderheit der Stromversorgung in Räumen der Gruppe 2

SV-IT (elektrische Geräte am bzw. für Patienten, hohe Versorgungs- und Ausfallsicherheit)

- Standardmäßig: Versorgung der Verbraucher über die SV-Zuleitung. Bei Ausfall bzw. Unterbrechung der Stromversorgung wird auf die zweite unabhängige Leitung, der AV umgeschaltet.
- Steckdosen sind grün eingefärbt.

ZSV-IT (elektrische Geräte am bzw. für Patienten, höchste Versorgungs- und Ausfallsicherheit)

- Standardmäßig: Versorgung der Verbraucher über die ZSV-Zuleitung. Bei Ausfall bzw. Unterbrechung der Stromversorgung wird auf die zweite unabhängige Leitung, der SV umgeschaltet.
- Steckdosen sind orange eingefärbt.

Wie sind medizinisch elektrische Geräte anzuschließen?

Stromquelle nach medizinscher Wichtigkeit wählen: SV-IT oder ZSV-IT. Alle Schutz- und Betriebsleiter der medizinisch elektrischen Geräte sind an die Potenzialausgleichsdosen anzuschließen, um

- Potenzialdifferenzen zwischen ME-Geräten in der Patientenumgebung auszugleichen,
- ein einheitliches Potenzial in Verbindung mit dem zentralen Erdungspunkt zu schaffen,
- den Ausfall des Schutzleiters zu verhindern.

1.4.6 Melde- und Bedienkombinationen – „Tableaus"

Melden und Bedienen am Tableau bzw. an der MK (Melde- und Bedienkombination). Tableaus sind in den Räumen der Gruppe 2 (OP-, Eingriffsräume, Angiografie, Intensivbereichen etc.) zu finden. Sie dienen der Überwachung, Steuerung und Kontrolle von

- Stromversorgung (AV/SV bzw. SV/ZSV),
- OP-Tischen,
- Beleuchtung, auch OP-Leuchten,
- medizinischen Gasen,

- Lüftung und
- Raumtemperatur.

Der Einbau einer Sprechanlage ist möglich. Sie dient zur ständigen Information des medizinischen und technischen Personals über Anlagenzustände durch Klartextanzeigen und dem Informationsaustausch über Bussysteme, Weitergabe der Daten an eine zentrale Leitstelle (Haustechnik).

MERKE

Das Tableau muss arbeitstäglich geprüft werden, nur durch diesen Funktionstest der IT-System-Überwachung (Isolations-, Laststrom-, Transformatortemperatur- und Anschlussüberwachung), lassen sich Fehlerquellen schnell ausschließen.

PRAXISTIPP

Bei Isolationsfehlern: Ursache ist meist Gerätefehler → fehlerhaftes Gerät herausfinden!
Vorgehensweise:
- Im Display des Tableaus steht Raumnummer → Meldung
- Ein Gerät ausstecken. **Wichtig:** ca. 5 Sek. warten!
- Wenn Störung weiterhin ansteht, nächstes Gerät ausstecken etc.

Die technischen Geräte in einem Krankenhaus sind durch den technischen Dienst zu prüfen:
- Funktionstest der Umschalteinrichtung (halbjährlich)
- Funktionstest der IT-System-Überwachung – Isolations-, Laststrom-, Transformatortemperatur- und Anschlussüberwachung (halbjährlich)
- Kontrolle der Einstellwerte und Umschaltzeiten (jährlich)
- Prüfen der Umschalteinrichtung der IT-System-Überwachung und der Ankopplung zur GLT sowie Zusammenwirken der Komponenten im System (zweijährig)
- FI-Schutzschalter (halbjährlich)
- Notstromaggregate (alle 3 Wo.)
- ZSV-Anlagen (monatlich)

1.5 Raumlufttechnische Anlagen (RLT)

Auf Grundlage der RKI-Richtlinie werden in Abhängigkeit von den Anforderungen an die Keimarmut die folgenden Raumklassen definiert:
- Raumklasse Ia
- Raumklasse Ib
- Raumklasse II

Zum Ausscheiden von teilchenförmigen Verunreinigungen einschließlich Mikroorganismen ist eine mehrstufige Filterung der Zuluft erforderlich. Für Räume der Raumklasse II ist eine 2-stufige und für Räume der Raumklasse I eine 3-stufige Filterung erforderlich. Für den Operationsbereich sind nach der RKI-Richtlinie alle Räume und Flächen einschließlich Flure mindestens entsprechend der Raumklasse II, die Operationsräume entsprechend Raumklasse I auszuführen.

Begründung:
- OP-Personal keinen großen Temperaturdifferenzen zwischen Fensterlüftung und Klimatisierung aussetzen
- Vermeidung von Schimmelpilzeinträgen durch Fensterlüftung
- Keine Beeinflussung der Strömungsrichtungen bei Windstößen

Operationsräume werden unterschieden in:
- OP mit Luftführungssystemen mit turbulenzarmer Verdrängungsströmung (TAV) zur Erzielung eines Schutzbereiches, in dem die Operation stattfindet und die Instrumente positioniert werden (Raumklasse Ia)
- OP mit Luftführungssystemen mit Mischströmungen oder Verdrängungsströmungen (Raumklasse Ib)

1.5.1 OP-Raumklasse Ia

- Orthopädie und Unfallchirurgie
- Allgemein- und Viszeralchirurgie
- Herz- und Gefäßchirurgie
- Gynäkologie
- Transplantationen
- Großflächige Tumoroperationen

1.5.2 OP-Raumklasse Ib

Für alle Operationen, die nicht unter TAV durchgeführt werden müssen. In OP-Räumen mit Mischströmung lässt sich kein Schutzbereich abgrenzen, sodass diese zur Minimierung aerogener Kontaminationen auf OP-Feld und Instrumentarium im Überdruck zu den angrenzenden Räumen zu halten sind.

Ib möglich:
- Diagnostische Arthoskopie
- Schrittmacherimplantationen
- Linksherzkatheteruntersuchungen
- Mediastino- und Thorakoskopie

Allgemeine raumlufttechnische Anforderungen: Gelegentliche Abweichungen der Raumfeuchte sowie der Temperaturen an wenigen Tagen im Jahr sind zulässig.
- Optimaler Temperaturbereich: 22–26 °C
- Mindestvolumenstrom: OP 1200 m^3/h, Nebenräume 40 m^3/h
- Relative Luftfeuchte: 35–65 %

Laminar-Airflow-Systeme:
Optionen:
- Minimierung des Eintrags sekundärer Luftkeime aus angrenzenden Raumbereichen
- Beschleunigte Elimination der vom OP-Team emittierten sekundären Luftkeime
- Bauliche Optimierung, Mehrkammerschleusen entfallen
- Erfordernis der Schutzdruckhaltung entfällt
- Minimierung des Außenluftvolumenstroms
- Klimaphysiologische Optimierung für Operateure und Anästhesie

1

1.5.3 Reinigung, Desinfektion und Instandhaltung

Die Instandhaltung muss durch regelmäßige Wartungen, Reinigung und erforderlichenfalls Desinfektion sichergestellt werden. Die Reinigung und Desinfektion der Leitungsabschnitte hinter der 3. Filterstufe ist unmittelbar vor der hygienetechnischen Abnahmeprüfung sowie nach Anlagenstillstand durchzuführen. Nach Beendigung der Arbeiten an den Filtern der 3. Filterstufe (Filterwechsel) müssen die Lüftungsleitungen hinter der 3. Filterstufe einschließlich der angeschlossenen Räume desinfiziert werden. In OP-Räumen ist außerhalb der Betriebszeiten eine Reduzierung des Volumenstroms zulässig, dabei ist eine Strömungsumkehr aber auszuschließen. Regeleinrichtungen sind so anzuordnen, dass sie nur von befugtem Personal betätigt werden können und dass bei Inbetriebnahme, Wartung oder Reparaturen Räume der Raumklasse I nicht betreten werden müssen.

1.5.4 Umluft-, Abluft- und Fortluftdurchlässe

Als Umluft darf nur Abluft aus demselben Raum und funktionell zugeordneten Nebenräumen der gleichen Raumklasse verwendet werden. Gegen die Verwendung von Umluft können aufgrund von Belastungen der Abluft mit Schadgasen hygienisch-toxikologische Bedenken bestehen. Umluft-, Abluft- und Fortluftdurchlässe sind so anzuordnen, dass die Raumluftdurchströmungen auch lokal eine Überschreitung von Schadstoffgrenzwerten sicher unterbindet.

1.5.5 Auslässe für turbulenzarme Verdrängungsströmung (TAV)

Ein TAV Auslass im Sinne der Norm ist ein typgeprüftes Zuluftsystem mit vertikalem Luftaustritt zur Sicherstellung einer turbulenzarmen Verdrängungsströmung im Schutzbereich. Die Zuluft muss während allen Betriebszuständen immer mit einer gegenüber der Raumluft geringeren Temperatur eingebracht werden. Nur so kann ein Auftrieb vermieden werden (Luft an Wänden runter → Mitte Auftrieb).

- **TAV-Auslässe ohne Mischfunktion:** Die Umluftförderung, Mischung und vollständige Homogenisierung von Außen- und Umluft erfolgt in einem zentralen Klimagerät außerhalb der OP-Einheit.
- **TAV-Auslässe mit Mischfunktion:** Die Umluftförderung, Mischung und vollständige Homogenisierung von Außen- und Umluft erfolgt innerhalb des TAV-Auslasses.
  Diese Ausführung ist im begründeten Einzelfall bei Sanierungsmaßnahmen zulässig, jedoch nicht im Neubau!

PRAXISTIPP

Türen geschlossen halten, Gespräche reduzieren und nicht mehr Personal(-bewegung) im OP-Saal wie nötig.

1.5.6 Begriffsklärungen RLT

Reinheit: Unter Reinheit der Luft am Arbeitsplatz ist die partikuläre Reinheit, d. h., das Fehlen von störenden luftgetragenen Verunreinigungen zu verstehen.

Erstluft: Luft, die nach dem letzten Filter in den Bereich austritt.

Turbulenzarme Verdrängungsströmung (TAV)**:** Strömung, bei der ein gleichgerichteter Luftstrom über den gesamten Querschnitt eines abgegrenzten Bereichs mit möglichst gleichförmiger Geschwindigkeit und nahezu parallelen Stromlinien fließt. Sie bewirkt einen schnellen, gerichteten Abtransport der freigesetzten Partikel.

Turbulente Mischlüftung: Lüftungsform, bei der in den Raum eintretende Erstluft mit der höher kontaminierten Raumluft durch Induktion vermischt wird. Sie bewirkt eine Verdünnung der Partikelkonzentration. Damit Patienten und Mitarbeiter in einem vorteilhaften Raumklima liegen und arbeiten können und keine krank machenden Keime zusätzlich die Heilung des Patienten beeinträchtigen, sind alle Räume eines Krankenhauses klimatisiert, das ist Aufgabe der **r**aum**l**uft**t**echnischen Anlage.

Überdruck, Unterdruck, Druckkaskade: Das Eindringen äußerer Verunreinigungen in Reinräumen ist durch einen Luftüberdruck im Reinraum zu verhindern. Hierzu muss an sämtlichen Öffnungen und Leckagen ganzflächig eine Luftströmung in Richtung des unreinen Bereichs gewährleistet sein. Für Innenräume mit Zugang über Bereiche mit kontrollierter Reinheit reicht i. d. R. eine Druckdifferenz von 10 Pa bei geschlossenen Türen aus.

Entstehen in einem Reinraum luftgetragene Verunreinigungen, die nicht in die Umgebung gelangen dürfen, so muss in diesem Raum ein entsprechender Unterdruck gehalten werden. Bei zusammenhängenden Räumen mit unterschiedlichen Reinheitsklassen ist eine Druckstufung (Kaskade) einzuhalten.

Besonderheit Schleusen: Um einen erforderlichen Über- oder Unterdruck in Reinräumen aufrechterhalten zu können, sind bei Übergängen von Reinraumbereichen zur Umgebung Schleusen erforderlich, so z. B. an regelmäßig genutzten Personalein- und ausgängen sowie Materialein- und ausläufen.

1.6 Der Endoskopieturm

Der Endoskopieturm oder auch MIC-Turm (minimalinvasive Chirurgie) dient sowohl in der Endoskopieabteilung als auch in OP-Abteilungen (z. B. Laparoskopie) zur diagnostischen und therapeutischen Betrachtung von Hohlorganen bzw. Körperhöhlen mittels einer Kamera.

1.6.1 Bestandteile eines Endoskopieturms

Zu einem Endoskopieturm gehören verschiedene technische Geräte. Diese können je nach Bedarf auf das Einsatzgebiet abgestimmt werden: z. B. Monitore, Kamera, Kamerasteuereinheit, Lichtquelle,

Insufflator, Saug-Spül-Gerät. Zumeist sind die Geräte auf einem fahrbaren Wagen aufgebaut. Es können aber auch Deckenstative Verwendung finden.

Monitor

Die endoskopische Bildgebung wird hier dargestellt. Im OP sollten mehrere synchronisierte Monitore vorhanden sein, sodass jedes Teammitglied ein optimales Sichtfeld hat. Sinnvolle Möglichkeiten wären hier eine Montage an mobilen Gerätewagen, an speziellen Schwenkarmen oder an Deckenstativen. Hier haben sich 26-Zoll-UHD-Monitore als optimal herausgestellt. Diese sollten eine hohe Reaktionszeit aufweisen, sodass die Aktionen des Untersuchers oder Operateurs in Echtzeit dargestellt werden.

Kamera und Kamerasteuergerät

Im Kamerasteuergerät werden die zur Dokumentation nötigen Aufnahmen gespeichert und mit den Patientendaten verbunden. Am Steuergerät können die Aufnahmen optimiert und z. B. der Weißabgleich durchgeführt werden.

Die Kamera ist meist eine Ein- oder Dreichipkamera, welche steril eingepackt und mit der sterilen Optik konvertiert wird. Auch hier sollte eine Aufnahmemöglichkeit mindestens in HD-Qualität vorliegen.

Lichtquelle

In der sog. Kaltlichtquelle wird via Projektion das Licht generiert, welches über ein steriles Kaltlichtkabel an die Optik transportiert wird. Hierfür ist eine sehr leistungsstarke Lichtquelle nötig, die Xenon-, Halogen- oder LED-Lampen als Leuchtmittel nutzt. Um immer eine optimale Sicht zu gewährleisten, kann die Lichtstärke reguliert werden und es sollte immer ein Notfallleuchtmittel im Gerät verbaut sein.

Lichtleiterkabel sind mit ihren Anschlüssen passgenau auf die jeweilige Lichtquelle zugeschnitten. Im Notfall können auch Lichtleiter anderer Firmen per Adapter an die Quelle angeschlossen werden.

PRAXISTIPP

- Kaltlicht ist nicht thermisch kalt. Auch Kaltlicht kann Löcher in die Abdeckung brennen!
- Hier wird vom Lichtspektrum (Farbe des Lichtes) gesprochen. Das Spektrum von kaltweißem Licht liegt bei 8.000 K (Kelvin). Normales Licht bzw. Tageslichtweiß liegt bei 7.400 K.

MERKE

Lichtleiterkabel niemals knicken!

CO_2-Insufflator

Wird benötigt zum kontrollierten Aufbau und der Aufrechterhaltung eines Pneumoperitoneums während laparoskopischen Operationen.

Funktioniert mit medizinischem CO_2 (➤ Kap. 1.3.2)**:**

- Schlechte Resorption
- Nicht brennbar
- Kann über die Atmung und die Niere ausgeschieden werden
- Hat evtl. Rauchgasabsaugung und Gaserwärmung
- Standardeinstellung Druck: **15 mmHg,** max. **20 mmHg**

Gefahren:

- Absorption: Hieraus resultiert die Gefahr einer Gasembolie.
- Beatmungsprobleme.
- Speicherung von Narkosemedikamenten im Fettgewebe, das postoperativ rückresorbiert wird!

Hochfrequenzchirurgiegerät

➤ Kap. 1.2.

Saugspülung

Ein Gerät, das sowohl zum Aussaugen als auch zum Spülen von Körperhöhlen verwendet wird. Als Spülflüssigkeit wird meist 0,9-prozentige NaCl-Lösung verwendet, die entweder mittels Druckbeutel oder Rollenpumpe appliziert wird. Der Sog wird meist per Vakuum (➤ Kap. 1.3.6) generiert.

Endoskopische Präparationssysteme

Es werden hier Geräte zum Koagulieren bzw. Durchtrennen von Geweben eingesetzt, z. B.:

- Ultracision® (Fa. Ethicon)
- Sonosurg (Fa. Olympus)
- LigaSure™ (Fa. Covidien)
- EnSeal® (Fa. Ethicon)

Dokumentation

Die Patientendaten werden hier mit verschiedenen digitalen Medien (Fotos, Videos) verknüpft. Die Daten können direkt per Schnittstelle (z. B. Capture Box) in das Netzwerk das Klinikums übertragen werden. Sonstige Speichermedien wie USB-Festplatten/-Sticks oder CD/DVD ROM sollten auch möglich sein.

1

1.6.2 Umgang mit Insufflatoren

Vorbereitung:
- Gerät einschalten.
- Funktionstest → akustisches Warnsignal.
- Überprüfung der CO_2-Flasche → richtiges Gas! Flasche offen! Füllstand ausreichend!
- Abdominelle Druckanzeige/Pressure prüfen.
- Normaldruck liegt bei 15 mmHg, 3–25 mmHg möglich, der intraabdominelle Druck sollte nicht höher als 20 mmHg sein.
- Flussmodus/Flow Rate überprüfen (variiert je nach Hersteller).
- Volumenanzeige auf 0 l.
- Filter.

Einsatz von Einzelkomponenten:
- Die Chipkamera wird in den dafür vorgesehenen Anschluss des Kamerasteuergeräts eingesteckt. Anschließend wird sie vom Springer in den sterilen Kamerabezug eingeführt, der dann über das Kabel nach unten gezogen wird.
- Die instrumentierende Kraft setzt am anderen Ende der Kamera die Optik ein und fixiert dort den Kamerabezug mittels eines Klebestreifens.
- Das Kaltlichtkabel wird mit dem entsprechenden Ende an den Springer abgegeben und mit der Lichtquelle verbunden. Auf der sterilen Seite wird es an die Optik angeschlossen.

Einsatz eines ENDOEYE: Hier müssen lediglich der Kameraanschluss und das Kaltlichtkabel an den Springer abgegeben und mit den entsprechenden Geräten verbunden werden, da die Kabel bereits steril sind.
- Durchführen eines Weißabgleichs, indem die Optik auf eine weiße Kompresse gehalten und am Kamerasteuergerät der entsprechende Knopf gedrückt wird.
- Die Kabel für den bipolaren und monopolaren Strom werden mit dem HF-Gerät konnektiert.
- Alle benötigten Fußschalter werden für den Operateur gut erreichbar bereitgestellt.
- Das Ende des Saugschlauchs wird an den Sauger angeschlossen und dieser aufgedreht.
- Wird eine Spülung benötigt, wird der Zulaufschlauch mit dem Spülbeutel mit 0,9-prozentiger NaCl-Lösung verbunden.

Ist der Trokar oder die Veres-Nadel platziert, kann die Insufflation durch Drücken des Startknopfs am Insufflationsgerät beginnen. Wenn sichergestellt ist, dass das Gas ungehindert in die gewünschte Körperhöhle gelangt – abzulesen an der Flow-Rate-Anzeige –, kann der Fluss auf High Flow gestellt werden.

Mögliche Fehler:
- **In der entsprechenden Körperhöhle wird kein Druck aufgebaut!**
  - Der CO_2-Insufflator ist nicht betriebsbereit.
  - Die Gasflasche wurde nicht aufgedreht.
  - Der Wegehahn der Veres-Nadel oder des Trokars ist geschlossen.
  - Der zuführende Gasschlauch ist abgeknickt.
  - Eine flache Narkose verursacht eine Muskelspannung und verhindert die Gaszufuhr.
- **Es wird kein Bild angezeigt!**
  - Der Monitor, die Lichtquelle oder das Kamerasteuergerät sind nicht betriebsbereit.
  - Eines der Kabel, die die verschiedenen Komponenten untereinander verbinden, hat sich gelockert oder ist komplett diskonnektiert.
  - Die Kamera wurde nicht korrekt an das Kamerasteuergerät angeschlossen oder ist defekt.
  - Das Kaltlichtkabel wurde nicht oder nicht richtig mit der Lichtquelle verbunden oder ist defekt.

1.6.3 Aufbereitung nach der OP

➢ Kap. 34

1.7 Röntgendiagnostik

In der Radiologie finden unterschiedliche Verfahren Anwendung, die zwar alle der medizinischen Bildgebung und Therapiesteuerung dienen, die aber nicht alle Röntgenstrahlung nutzen. Röntgenaufnahme, Durchleuchtung und Computertomografie basieren auf dem Einsatz von Röntgenstrahlen. **Röntgenstrahlen** gehören zu den ionisierenden Strahlen und können mit dem durchstrahlten Stoff in Wechselwirkung treten. Aufgrund der möglichen schädigenden Wirkung der Strahlung unterliegt ihr Einsatz gesetzlichen Vorschriften und Qualitätskontrollen. Die Anwendung von Röntgenstrahlung darf nur von Personen mit einer Fachkunde im Strahlenschutz vorgenommen oder beaufsichtigt werden. Insbesondere in der Unfallchirurgie und Orthopädie – aber auch in vielen weiteren Disziplinen – ist die Röntgendurchleuchtung mit mobilen Geräten im OP fest etabliert.

Der **Computertomograf** als stationäres Großgerät ist in der Röntgenabteilung im Einsatz und wird oft in der Nähe des Schockraums für die Notfalldiagnostik platziert. Mobile CT-Systeme kommen langsam auf den Markt, sind aber im OP und auf der Intensivstation nur selten anzutreffen. Magnetresonanztomografie und Sonografie beruhen auf anderen Techniken zur Bilderzeugung und sind daher nicht mit den Gefahren der Röntgenstrahlung belastet.

Als weiteres bildgebendes Fach ist die **Nuklearmedizin** zu erwähnen. Die **Sonografie** als mobiles und einfach anwendbares Verfahren wird insbesondere in der Leber- und Nierenchirurgie zur perioperativen Lokalisationsdiagnostik eingesetzt. Die **MRT** erfordert aufgrund des starken Magnetfeldes und der Hochfrequenzimpulse eine spezielle Raumausstattung und ist eine aufwendige Großgeräteinstallation. Derzeit spielt die MRT für den intraoperativen Einsatz lediglich in der Neurochirurgie eine gewisse Rolle. In der nuklearmedizinischen Diagnostik werden strahlende Nuklide (radioaktive Isotope) eingesetzt, die perioperativ z. B. in der Lokalisationsdiagnostik von tumorbefallenen Lymphknoten (Wächterlymphknotenszintigrafie) verwendet werden.

1.7.1 Entstehung der Röntgenstrahlung

Röntgenstrahlen sind elektromagnetische Wellen. Die Strahlung wird in einer Röntgenröhre erzeugt. Die Röntgenröhre enthält eine negativ geladene Kathode und eine positiv geladene Anode. Aus der Kathode werden Elektronen freigesetzt, die durch eine zwischen Kathode und Anode angelegte Hochspannung zur Anode hin beschleunigt werden. Diese Hochspannung wird in Kilovolt (kV) angegeben und ist die Beschleunigungsspannung. Die beschleunigten Elektronen treffen mit hoher Geschwindigkeit auf die Anode und werden im Metall der Anode abgebremst. Die dabei frei werdende Energie wird größtenteils in Wärme umgewandelt und nur ein kleiner Prozentsatz tritt als Röntgenbremsstrahlung aus. Die Anode ist insbesondere bei Durchleuchtungsuntersuchungen sehr hohen thermischen Belastungen ausgesetzt, sodass sowohl für die Konstruktion als auch den Betrieb einer Röntgenröhre eine effektive Wärmeableitung und Kühlung der Röhre von großer Wichtigkeit ist.

1.7.2 Nutzstrahlung und Streustrahlung

Die Röntgenstrahlung verlässt die durch ein Metallgehäuse abgeschirmte Röntgenröhre durch das Strahlenaustrittsfenster. Die Größe des Strahlenaustrittsfensters wird durch ein vom Untersucher einstellbares Blendensystem auf das benötigte Format gebracht.

Streustrahlung entsteht durch Ablenkung von Röntgenstrahlung beim Auftreffen auf das Objekt und bei der Objektpassage. Durch die Ablenkung ist die Streustrahlung ungerichtet und trägt nicht zur Bildinformation bei. Da Streustrahlung ungerichtet von Objekten im Strahlengang und vom Patienten ausgeht, wird durch konsequente Einblendung nicht nur die Qualität des Bildes, sondern auch die Strahlenexposition von Untersucher und Assistenzpersonal im Untersuchungsraum verringert.

1.7.3 Strahlungsarten

Es wird zwischen weicher und harter Strahlung unterschieden. Die Qualität oder Härte der Röntgenstrahlung wird durch die Beschleunigungsspannung und durch die eingesetzte Filterung bestimmt.

Weiche Strahlung ist Röntgenstrahlung zwischen 20 und 60 kV und wird dann eingesetzt, wenn Gewebe mit geringen Dichteunterschieden und insgesamt geringer Röntgenabsorption untersucht wird (z. B. Mammografie).

Mittelharte Strahlung mit einer Strahlungsenergie zwischen 60 und 100 kV wird im Regelfall bei Durchleuchtungen, Gefäßdarstellungen und muskuloskelettalen Untersuchungen verwendet.

Die sog. Hartstahltechnik (100–150 kV) findet bei der Lungendiagnostik Anwendung. Durch die höhere Energie werden die überlagernden Knochen transparenter dargestellt und in der Lunge liegende Veränderungen sind besser sichtbar.

Da die entstehende Röntgenstrahlung ein Energiespektrum von niedriger bis hoher Energie darstellt, wird durch spezielle Filter am Austrittsfenster der nicht gewünschte Anteil des Strahlungsspektrums herausgefiltert. Da die weichen (energiearmen) Strahlen bereits in den oberflächlichen Körperschichten des Patienten absorbiert werden, tragen sie zur Bilderzeugung nicht bei und erhöhen nur unnötig die Strahlenexposition. Dieser energiearme Anteil des Röntgenbremsspektrums wird durch Filter aus Aluminium oder Kupfer ausgefiltert. Diese Filterung führt zu einer Aufhärtung und Vereinheitlichung der Strahlenqualität.

1.7.4 Strahlendurchtritt und Bilderzeugung

Bei der Passage durch das durchstrahlte Objekt wird die Strahlung unterschiedlich stark geschwächt. Dichtes Gewebe, wie z. B. kalziumhaltiger Knochen, schwächt die Strahlung stärker als Muskelgewebe oder innere Organe, die aus leichteren Elementen (Sauerstoff, Kohlenstoff, Wasserstoff) aufgebaut sind. Nach der Objektpassage trifft die verbliebene Strahlung auf das Bilderzeugersystem. Hierbei kann es sich um einen konventionellen Röntgenfilm, eine Speicherfolie, einen Bildverstärker oder einen Festkörperdetektor handeln. Heutzutage werden in den meisten Röntgenanlagen Festkörperdetektoren verwendet, die die auftreffenden Röntgenstrahlen in Lichtblitze und diese in elektrische Signale umwandeln. Das Bild liegt sofort in digitaler Form vor und kann auf einem Bildschirm sichtbar gemacht oder in einem Bildspeicher abgelegt werden. Die Intensität der auf dem Detektor eintreffenden Strahlung ist umgekehrt proportional zur Absorption der im Strahlengang befindlichen Strukturen. Trifft keine Strahlung ein, dann bleibt das Areal dunkel. Erreichen zahlreiche Röntgenstrahlen den Bildempfänger, wird das Areal hell dargestellt. Durch die Tradition der Röntgenfilmentwicklung erfolgt die Grauwertdarstellung von Röntgenaufnahmen typischerweise genau umgekehrt. Für die Abbildung eines Objekts gelten die Regeln der Zentralprojektion. Die Strahlung breitet sich von einer punktförmigen Quelle (Brennfleck der Anode) kegelartig aus. Somit ist die Abbildung immer größer als das aufgenommene Objekt. Die Vergrößerung ist umso geringer, je größer der Abstand von Brennfleck und Objekt und je geringer der Abstand zwischen Objekt und Detektor ist.

VORSICHT

Grundsätzlich sollte der Patient möglichst weit von der Röhre entfernt und möglichst nah am Bildempfänger positioniert sein.

Liegt das abzubildende Objekt dicht am Bildempfänger, erreicht die aus dem Körper austretende Strahlung den Detektor ohne weitere Schwächung. Auch unter Strahlenschutzaspekten ist eine Position des zu durchleuchtenden Objekts nah am Bildempfänger sinnvoll. Aus dem Körper austretende Streustrahlung wird vom Bildempfänger und Gehäuseteilen abgefangen und erreicht den Untersucher nur in geringem Umfang.

1.7.5 Wechselwirkung von Strahlung mit Materie

Trifft Röntgenstrahlung auf Gewebe, wird Energie übertragen. Hierbei kann es zu einer Anregung (Übertragung eines Elektrons auf eine energetisch höhere Schale des Atoms) oder zur Ionisation (Freisetzung eines Elektrons aus der Atomhülle und Entstehung eines positiv geladenen Ions) kommen. Die Röntgenstrahlung wird daher mit der γ- und UV-Strahlung und der Korpuskularstrahlung als **ionisierende Strahlung** bezeichnet. Anregung oder Ionisation können biochemische Zellprozesse beeinflussen oder die molekulare Struktur bis hin zur Erbinformation (DNA) verändern. Bei einer Veränderung der genetischen Information spricht man von einer Mutation. Mutationen können das Erscheinungsbild oder den Stoffwechsel verändern, eine bösartige Entartung auslösen oder zum Tod der Zelle oder des gesamten Individuums führen. Werden Körperzellen verändert, so handelt es sich um eine somatische Mutation, sind die Keimzellen (Gonaden) betroffen, handelt es sich um eine Keimzellmutation. Somatische Mutationen wirken sich nur auf den Betroffenen aus, Keimzellmutationen können hingegen durch Vererbung weitreichende Folgen für die Nachkommen des Betroffen haben. Der verantwortungsvolle Umgang mit ionisierender Strahlung ist von größter Bedeutung für den Schutz des Patienten und des Untersuchers vor den schädigenden Wirkungen der Strahlung. Insbesondere im chirurgischen Arbeitsumfeld im Operationssaal und bei Verwendung mobiler Röntgengeräte sind die Möglichkeiten des baulichen und apparativen Strahlenschutzes gegenüber den klassischen Röntgenuntersuchungsräumen und fest eingebauten Geräten eingeschränkt, sodass insbesondere kurze Durchleuchtungszeiten mit dosissparenden Programmen, optimale Einblendung und adäquate Schutzkleidung des Personals wichtig sind.

1.7.6 Dosimetrische Messgrößen

Der Mensch kann ionisierende Strahlung weder sehen noch fühlen. Um die Wirkung von Strahlung auf den Menschen abschätzen zu können, ist ein Maß für die eingesetzte Strahlungsmenge und deren biologische Wirkung nötig.

MERKE

Die von der Strahlung übertragene Energie wird in der Einheit Gray (Gy) angegeben und heißt Energiedosis. Die Energiedosis ist die absorbierte Strahlungsenergie, bezogen auf die Masse des absorbierenden Materials. In der Röntgendiagnostik wird die eingesetzte Dosis mit Angabe der bestrahlten Fläche als Dosis-Flächen-Produkt (Energie Å~ bestrahlte Fläche) mit der Einheit cGyÅ~cm^2 dokumentiert.

Die Energiedosis ist eine rein physikalische Größe. Da sich die Gewebe und Organe im Körper hinsichtlich ihrer Strahlenempfindlichkeit unterscheiden, wird die Energiedosis biologisch bewertet. Dies erfolgt durch spezielle, von der Strahlungsart und dem bestrahlten Organ abhängigen, Wichtungsfaktoren. Die Organdosis oder effektive Dosis ist eine berechnete Größe und ist ein Maß für das Risiko von Strahlenschaden. Sie wird in der Einheit Sievert (Sv) angegeben.

1.7.7 Strahlenschutz

Aufgrund der potenziell schädigenden Wirkung von Röntgenstrahlen auf den Menschen unterliegt der Einsatz von Röntgenstrahlung besonderen Regelungen. Diese Regelungen haben zum Ziel, dass Strahlung nur bei nachvollziehbarer und dokumentierter Indikation eingesetzt wird und dass Strahlung von geschulten Personen mit entsprechender Erfahrung angewandt wird. Grundlage der verschiedenen Regelungen und Verordnungen ist das auf der EU-Richtlinie 2013/59 basierende Strahlenschutzgesetz. Röntgenstrahlung darf am Menschen nur angewandt werden, wenn ein Arzt mit der entsprechenden Fachkunde im Strahlenschutz die Rechtfertigung bestätigt hat. Das bedeutet, dass die Indikation zur Röntgenuntersuchung oder Durchleuchtung von einem fachkundigen Arzt überprüft und bestätigt sein muss, was im OP-Bericht oder Röntgenbefund dokumentiert werden muss. Dies gilt ebenfalls für den Einsatz der nuklearmedizinischen Diagnostik und natürlich auch in der Strahlentherapie.

Fachkunde und Kenntnisse im Strahlenschutz

Zum Erwerb der Fachkunde im Strahlenschutz gehört der Besuch von speziellen Strahlenschutzkursen. Neben den Kursen, die notwendiges theoretisches Wissen vermitteln, muss in Abhängigkeit von der angestrebten Fachkunde unterschiedliche lange praktische Erfahrung unter Anleitung und Verantwortung eines fachkundigen Arztes (Sachkunde) nachgewiesen werden. Erst dann kann die Fachkunde bei der zuständigen Ärztekammer beantragt werden. Medizinisch-technische Radiologieassistenten (MTRA) erhalten die Fachkunde mit dem Berufsabschluss. Sie können dann Untersuchungen am Menschen mit Röntgenstrahlung auf Anordnung eines fachkundigen Arztes technisch selbstständig durchführen. Anders verhält es sich bei medizinischem Assistenzpersonal (medizinische Fachangestellte, Krankenpflegepersonal, OTA/ATA, Rettungsassistent).

MERKE

Medizinisches Assistenzpersonal darf nur auf direkte Anweisung des anwesenden fachkundigen und verantwortlichen Arztes Röntgeneinrichtungen (z. B. C-Bogen) im Rahmen einer Operation oder Intervention bedienen. Die erforderlichen Fertigkeiten werden nach einer zu dokumentierenden Einweisung am Gerät durch praktische Tätigkeit unter Aufsicht erworben. Zudem muss ein von der zuständigen Stelle anerkannter 20-stündiger Kurs „Kenntnisse im Strahlenschutz" zur Vermittlung von theoretischen Grundlagen besucht werden, welcher alle 5 J. per 8-stündigem Kurs aufzufrischen ist.

Der Erwerb der Kenntnisse im Strahlenschutz ist in manchen Bundesländern von der Ärztekammer gesondert zu beurkunden.

Einweisung des Personals

Röntgeneinrichtungen dürfen nur durch Personal bedient werden, das in die Benutzung des jeweiligen Geräts eingewiesen ist. Die Einweisung muss alle Personen erfassen, die an der Röntgeneinrichtung beschäftigt sind. Die erfolgte Einweisung ist pro Gerät im Gerätebuch zu dokumentieren. Die Einweisung hat zum Ziel, dass Untersuchungen in optimaler Qualität und möglichst dosissparend durchgeführt werden. Daher ist bei der Einweisung insbesondere auf dosiseinsparende Programme und Einstellungen hinzuweisen. Werden mehrere Röntgeneinrichtungen gleicher Art betrieben, können Einweisungen und deren Aufzeichnungen an einer dieser Röntgeneinrichtung vorgenommen werden und gelten dann auch für andere baugleiche Systeme. Bei Erstinbetriebnahme muss die Einweisung durch den Hersteller oder Lieferanten erfolgen.

Arbeitsanweisungen

Wenn eine Untersuchung oder Behandlung im Jahresdurchschnitt mindestens einmal pro Arbeitswoche in grundsätzlich gleicher Weise durchgeführt wird, muss eine anwendungs- und arbeitsplatzspezifische Arbeitsanweisung erstellt werden (Standard Operating Procedure, SOP). Bei selten durchgeführten Untersuchungen sollten vor der Untersuchung die Arbeitsschritte genau festgelegt werden, um eine sach- und fachgerechte Durchführung sicherzustellen. Die Indikation, Patientenvorbereitung, Untersuchungsvoraussetzungen und der Untersuchungsablauf sind ebenso wie die Aufnahmeparameter des Geräts in den Arbeitsanweisungen aufzuführen, selbst wenn diese Parameter in dem Gerät abrufbar sind (programmierte Aufnahmetechnik).

Dokumentation

Über die Anwendung von Röntgenstrahlung sind Aufzeichnungen anzufertigen, aus denen insbesondere die Körperdosen ermittelt werden können. Bei den Aufzeichnungen können auch Informationen der Röntgenbilder berücksichtigt werden, wie etwa das Format der Aufnahme oder die untersuchte Körperregion.

MERKE

Neben den Angaben zum Patienten und zur Art der Untersuchung an sich, sind auch die Angaben zur Rechtfertigung und die technischen Einstellparameter, die für die Ermittlung der Strahlenexposition des Patienten bedeutsam sind, zu dokumentieren. Für jede Aufnahme oder Exposition ist grundsätzlich die Röhrenspannung (kV), das Strom-Zeit-Produkt (mAs) und das Dosis-Flächen-Produkt (cGyÅ~cm^2) festzuhalten sowie die Anzahl der Bilder.

Bei allen physikalischen Größen müssen zwingend die Maßeinheiten angegeben werden. Dies ist wichtig, da nicht alle Geräte mit gleichen internen Einstellungen arbeiten. Meist wird das Dosis-Flächen-Produkt in cGyÅ~cm^2 ausgegeben. Man findet aber auch dGyÅ~cm^2 oder µGyÅ~m^2 als Größenordnung. Bei der Durchleuchtung müssen zudem die Durchleuchtungszeit und der Durchleuchtungsmodus (gepulst, Dosisleistungsstufe etc.) dokumentiert werden. Bei Serienaufnahmen ist das aufsummierte Dosis-Flächen-Produkt zu erfassen. Wird das Dosis-Flächen-Produkt bei kombinierten Durchleuchtungsuntersuchungen und Einzelbildaufnahmen (wie z. B. in der Angiografie) für die Bilder separat ausgewiesen, so ist auch dieser Wert aufzuzeichnen. Die Unterlagen und die Bilder müssen bei diagnostischen Untersuchungen mindestens 10 J. nach der letzten Untersuchung aufbewahrt werden. Bei Behandlungen mit Röntgenstrahlung in der Nuklearmedizin oder Strahlentherapie gilt eine Aufbewahrungsdauer von mindestens 30 J. nach der letzten Behandlung.

1.7.8 Schutz beruflich strahlenexponierter Personen

In der Radiologie werden zwei **Strahlenschutzbereiche,** der Überwachungsbereich und der Kontrollbereich unterschieden. In der Strahlentherapie oder der Nuklearmedizin kommt noch der **Sperrbereich** hinzu.

Im **Sperrbereich** gilt mit Ausnahme des Patienten bei seiner Behandlung Aufenthaltsverbot. Sperrbereich und Kontrollbereich sind besonders zu kennzeichnen und abzugrenzen, sodass ein versehentliches Betreten verhindert wird. Die Kennzeichnung muss deutlich sichtbar mindestens die Worte **„Kein Zutritt – Röntgen"** enthalten; sie muss auch während der Betriebsbereitschaft vorhanden sein. Während der Einschaltzeit der Röntgenröhre muss eine zusätzliche Kennzeichnung erfolgen, meist durch eine Warnlampe. Überwachungsbereiche sind nicht zum **Kontrollbereich** gehörende betriebliche Bereiche, in denen Personen im Kalenderjahr eine effektive Dosis von > 1 mSv erhalten können. Ein Beispiel ist der Flur neben dem Röntgenraum oder eine Wartezone in der Röntgenabteilung. Für diese Bereiche besteht keine Kennzeichnungspflicht. Personen, die sich im Kontrollbereich aufhalten oder außerhalb des Kontrollbereiches mit der Anwendung von Röntgenstrahlung befasst sind, müssen über Sicherheits- und Schutzmaßnahmen sowie über den Inhalt der Röntgenverordnung unterwiesen werden. Bei der **Unterweisung von Frauen** muss darauf hingewiesen werden, dass eine Schwangerschaft im Hinblick auf die Risiken einer Strahlenexposition für das ungeborene Kind so früh wie möglich dem Strahlenschutzbeauftragten mitzuteilen ist. Die Unterweisung erfolgt i. d. R. durch den zuständigen Strahlenschutzbeauftragten und ist in jährlichen Abständen, ähnlich wie Arbeitsschutz- und Hygienemaßnahmen, zu wiederholen und zu dokumentieren. Im Kontrollbereich dürfen sich also nur vorher im Strahlenschutz unterwiesene Personen aufhalten. Es gilt eine generelle **Dosimetertragepflicht.**

Die 3 A des Strahlenschutzes sind:

- Abstand
- Aufenthaltsdauer
- Abschirmung

Durch den wiederholten Aufenthalt im Streustrahlenbereich besteht ein erhöhtes Risiko für Strahlenschäden. Bei Beachtung aller Strahlenschutzmaßnahmen kommt es aber heute praktisch zu keiner erhöhten Strahlenbelastung des Personals.

1

Abstand

Der Abstand von der Strahlenquelle und dem durchstrahlten Patienten sollte möglichst groß sein. Der Abstand ist von größter Bedeutung, da die Dosisleistung mit dem Quadrat des Abstands von der Strahlenquelle abnimmt (Abstandsquadratgesetz). Dies bedeutet, dass bei einem Abstand von 2 m zur Strahlenquelle die Strahlenexposition nur noch ein Viertel der Dosis beträgt, die den Untersucher oder Assistenten in einem Abstand von 1 m zur Strahlenquelle treffen würde.

MERKE

Die von Patient oder Tisch ausgehende Streustrahlung ist auf der Eintrittsseite, also auf der Seite der Röntgenröhre, am stärksten. Daher sollte Personal auf der röhrenabgewandten Seite, also neben dem Bildempfänger, positioniert sein. Auch Arbeiten am Patienten unter Durchleuchtung sollten möglichst von der röhrenabgewandten Seite erfolgen.

Aufenthaltsdauer

Die Aufenthaltsdauer im Untersuchungsraum bei Durchleuchtungen ist so kurz wie möglich zu halten. Es muss immer überlegt werden, welche Personen bei einer Röntgenexposition überhaupt im Raum anwesend sein müssen. Nicht benötigtes Personal sollte den Raum verlassen. Bei Durchleuchtungen muss immer daran gedacht werden, dass die Strahlenexposition für Untersucher und Patient proportional zur Durchleuchtungszeit ansteigt. Dies bedeutet, dass bei 2 Min. Durchleuchtungszeit die Strahlenexposition dem Doppelten von 1 Min. Durchleuchtungszeit entspricht. Außerordentlich wichtig ist daher, die Einschaltzeiten der Röhre so kurz wie möglich zu halten. Hierzu gehört natürlich auch eine ausreichende Erfahrung des Untersuchers.

Abschirmung

Eine Abschirmung der Strahlung durch spezielles Baumaterial, mobile Strahlenschutzwände aus Metall oder Bleiglasscheiben, Bleigummi um den Patienten und den Untersuchungstisch sowie Schutzkleidung reduzieren die Strahlenbelastung des Personals und sind bei allen Untersuchungen vorgeschrieben. Ausreichende und passende Schutzkleidung muss vom Arbeitgeber bereitgestellt werden. Während Durchleuchtungsuntersuchungen oder interventionellen Eingriffen, bei denen sich das Personal in der Nähe des Patienten aufhalten muss, ist Schutzkleidung (Bleischürze, Schilddrüsenschutz und ggf. Strahlenschutzbrille) im Untersuchungsraum obligat.

Personendosimetrie

Zur Bestimmung einer eventuell erfolgten Strahlenexposition müssen beruflich strahlenexponierte Personen ein Dosimeter tragen. Wird Schutzkleidung verwendet, so ist das Dosimeter unter der Schutzkleidung angebracht. Die Schutzkleidung schützt wirksam vor weicher und mittelharter Röntgenstrahlung. Zur Überwachung der Personendosis werden meist Filmdosimeter (sog. Röntgenplakette) verwendet, die in regelmäßigen Abständen an die zuständige Strahlenmessstelle zu schicken sind und dort ausgelesen werden. Jede Person, die im Kontrollbereich arbeitet, muss ein persönlich zugeordnetes Dosimeter tragen. Die Ergebnisse der Personendosimetrie werden durch den Strahlenschutzbeauftragten regelmäßig kontrolliert.

1.7.9 Strahlenschutz des Patienten

Die wichtigste Maßnahme im Strahlenschutz für den Patienten ist die strenge Indikationsstellung. Röntgenuntersuchungen und Durchleuchtungen dürfen nur dann eingesetzt werden, wenn sie auch wirklich erforderlich sind, also für den Patienten ein medizinischer Nutzen erwartet wird, und keine anderen Verfahren gleichartige Aussagen ermöglichen. In der Röntgendiagnostik muss zudem immer eine Abwägung zwischen der Strahlenbelastung des Patienten und der Güte des Bildes erfolgen. Eine ausreichende Strahlendichte am Bildempfänger ist für eine diagnostische Aussagekraft erforderlich. Es macht keinen Sinn, den Patienten durch extrem niedrige Dosiseinstellungen einer geringen aber diagnostisch nicht aussagekräftigen Strahlung auszusetzen. Bei einer hohen Strahlenexposition wird das Bild zwar klarer, wenn aber alle nötigen Details erkennbar sind, wird die diagnostische Aussage durch eine weitere Erhöhung der Strahlendosis auch nicht besser. Dieses wichtige Prinzip wird im Englischen mit ALARA abgekürzt (as low as reasonably achievable). Übersetzt bedeutet dies, das die eingesetzte Strahlendosis so niedrig wie sinnvollerweise erreichbar sein sollte, aber eben nicht niedriger. Wiederholungsaufnahmen und Fehlbelichtungen müssen vermieden werden. Dies lässt sich durch sorgfältige Positionierung des Patienten, angepasste Einstellung der Blenden und korrekte Wahl der Belichtungsparameter erreichen, sodass die erste Aufnahme bereits diagnostisch ausreichend ist. Eine möglichst exakte Einblendung auf die maximal notwendige Bildgröße und die Ausfilterung der weichen Anteile des Röntgenspektrums reduzieren die Strahlenexposition. Zur Vermeidung einer unnötigen Strahlenbelastung empfindlicher Gewebe und Organe können Bleiabdeckungen diese Regionen von der Nutzstrahlung, aber auch vor Streustrahlung schützen. Dafür gibt es spezielle Strahlenschutzmittel wie Schutzfolien für die Augenlinsen oder Hodenkapseln.

1.7.10 Röntgenbild

Die Schwärzung des Röntgenfilms ist ein chemischer Prozess, der durch die auftreffende Strahlung in einer fotografischen Beschichtung des Films ausgelöst wird. Im Rahmen der Filmentwicklung wird dies sichtbar gemacht und die Stellen, die stärker belichtet wurden, werden geschwärzt. Der **Röntgenfilm** ist also eine **Negativdarstellung.** Dies erklärt, warum im ersten Eindruck verwirrende Begriffe existieren. Helle Gebiete auf dem Röntgenbild werden oft als Verschattung und dunkle Stellen als Aufhellung bezeichnet.

Auf einem positiven Bild, wie es bei der Durchleuchtung entsteht, passen diese Bezeichnungen dann wieder zum Bildeindruck und die Aufhellung ist hell und die Verschattung ist dunkel. Die Empfindlichkeit des Röntgenfilms kann durch Verstärkerfolien erhöht werden, sodass mit geringerer Strahlendosis gearbeitet werden kann. Diese Folien sind mit dem Film in der Röntgenfilmkassette, die das Ganze lichtdicht abschließt. Zur Entwicklung wird der Film in einer Entwicklungsmaschine aus der Kassette herausgeholt und als Röntgenfilm entwickelt. Der konventionelle Film ist mittlerweile fast vollständig durch Speicherfolien (digitale Lumineszenzradiografie) oder Festkörperdetektoren (Direktradiografie) verdrängt worden. Die Speicherfolie ist, wie der Röntgenfilm, in einer lichtdichten Kassette mit Verstärkerfolien eingeschlossen. Die Speicherfolie speichert die Energie der einfallenden Röntgenstrahlung bis zur Auslesung in einer speziellen Auslesemaschine. Hier wird die gespeicherte Energie in Lichtblitze zurückverwandelt, die dann als digitalisiertes Bild weiterverarbeitet werden. Die Speicherfolie selbst wird wiederverwendet. Der Festkörperdetektor wandelt die eintreffenden Röntgenstrahlen direkt in einem Fotoleiter in elektrische Ladung um, deren Stärke proportional zur eintreffenden Strahlung ist. Festkörperdetektoren können sowohl als Bildempfänger für Röntgenbilder als auch bei Durchleuchtungsgeräten eingesetzt werden. Da der Festkörperdetektor das Röntgenbild unmittelbar nach der Aufnahme liefert und per Kabel oder WLAN in das Bildnetz des Krankenhauses einspeist, sind die Bilder ohne Entwicklungsprozess sehr schnell verfügbar. Die Festkörperdetektoren liefern eine sehr hohe Auflösung bei großer Dosiseffizienz, sind aber vergleichsweise teuer. Zudem sind die tragbaren Detektoren, wie sie im OP und auf Intensivstation anstelle von Speicherfolienkassetten eingesetzt werden, schwerer und voluminöser als die herkömmliche Kassette. In der Handhabung bestehen daher gewisse Nachteile, die aber durch die bessere Bildqualität und die geringere Dosis kompensiert werden. Die allgemeinen Vorteile der digitalen Radiografie gegenüber der konventionellen Röntgenfilmtechnik sind die bessere Bildnachbearbeitung sowie ihr großer Empfindlichkeitsbereich mit deutlich selteneren Über- und Unterbelichtungen. Digitale Röntgenbilder sind letztlich die Grundvoraussetzung der digitalen Speicherung in Bildspeichersystemen (PACS) und der teleradiologischen Übertragung.

In der intraoperativen Diagnostik werden Röntgenaufnahmen neben der Durchleuchtung zur Kontrolle und Dokumentation eines Operationsergebnisses eingesetzt. Auf der Intensivstation ist die Thorax-Röntgenaufnahme Basisdiagnostik zur Beurteilung des kardiozirkulatorischen und pulmonalen Status, der Lungenbelüftung bei beatmeten Patienten und zur Dokumentation der Lage von Tuben, Sonden und Kathetern.

1.7.11 Durchleuchtung

Im Gegensatz zur Röntgenaufnahme, bei der Strahlung nur im Millisekundenbereich aktiv ist und eine Momentaufnahme entsteht, wird bei der Durchleuchtung kontinuierlich Strahlung eingesetzt und das Bild auf einem Bildschirm im augenblicklichen Zustand dargestellt. So können physiologische Abläufe, wie z. B. der Schluckakt oder der Fluss von Kontrastmittel durch ein Blutgefäß „live“ dargestellt werden.

MERKE

Als Maßnahme zur Verringerung der Strahlenexposition erfolgt die Durchleuchtung an modernen Systemen nicht durch eine dauerhafte Strahlung, sondern gepulst. Strahlung tritt dabei in einer bestimmten Frequenz aus. Für die meisten Eingriffe reichen 3–7 Bilder/Sek. aus, was gegenüber einer dauerhaften Strahlung eine signifikante Verringerung der Strahlenexposition für Patient und Personal bedeutet. Die Pulsfrequenz kann am Gerät eingestellt und den jeweiligen Erfordernissen angepasst werden.

Die Röntgenröhre ist bei Durchleuchtungsgeräten normalerweise unter dem Patiententisch und das Empfangssystem über dem Patienten angebracht. Gefäßdarstellung nach Kontrastmitteleinspritzung (Angiografie) und Herzuntersuchungen (Koronarangiografie) werden an speziellen und leistungsstarken Durchleuchtungsgeräten (Angiografiesystemen) durchgeführt. Eine besondere Form der Durchleuchtung ist der **mobile C-Bogen,** der sehr häufig im Operationssaal eingesetzt wird. Der Name ist von dem C-förmigen Bogen abgeleitet, über den die Röntgenröhre und das Empfangssystem (Bildverstärker oder Festkörperdetektor) gegenüberliegend fest miteinander verbunden sind. Der Bogen ist sehr flexibel dreh- und schwenkbar, sodass in fast jeder Orientierung und Winkelstellung durchleuchtet werden kann. Neben dem C-Bogen mit Röntgenröhre und Bildempfänger gehören zum System noch der Generator, die Steuereinheit mit Einstellmöglichkeit von Bildfeld, Blenden, Strahlungsintensität und meist ein Doppelmonitor für die Darstellung von Durchleuchtungsbild und Referenzbildern. Der C-Bogen wird beim Einsatz im OP komplett steril überzogen und kann so problemlos an das Operationsfeld herangebracht werden. Für die intraoperative Durchleuchtung ist es besonders wichtig, die Lagerung des Patienten, den Zugang für den Operateur und den Durchleuchter und die Aufstellung des Geräts gut zu planen, damit eine optimale Bildqualität, gute Sicht auf den Monitor und ein ausreichender Patientenzugang für den Operateur gewährleistet sind. Zur eigentlichen Durchleuchtung sollte der Bildempfänger möglichst nah an das Objekt herangebracht werden, um ein möglichst scharfes und kontrastreiches Bild zu erhalten. Hierbei kann es, je nach durchzuführender Operation, manchmal sinnvoll sein, die Röhre über dem Patienten und den Bildempfänger unter dem Patienten zu positionieren. Eine Einblendung auf das interessierende Areal verbessert die Bildqualität und reduziert die Streustrahlung für den Untersucher.

1.7.12 Angiografie

Die Angiografie ist eine Sonderform der Durchleuchtungsuntersuchung und dient der Gefäßdiagnostik und kathetergestützten Gefäßtherapie. Für die Gefäßdarstellung ist die Einbringung eines Röntgenkontrastmittels in das Gefäßsystem notwendig. Dies kann durch eine direkte Punktion des zu untersuchenden Gefäßes nach

1

Kontrastmittelinjektion über die Punktionsnadel erfolgen. Der Abstrom des Kontrastmittels wird unter Durchleuchtung verfolgt oder in Form von Serienaufnahmen dokumentiert. Eine Sonderform der Aufnahme ist die **digitale Subtraktionsangiografie** (DSA). Bei diesem Verfahren wird zunächst ein Maskenbild vor der Kontrastinjektion aufgenommen (Leerbild), von dem dann im Bildrechner der Anlage die nachfolgenden Bilder (Füllungsbild) nach Kontrastmittelfüllung abgezogen werden. Hierdurch entsteht ein Subtraktionsbild, das nur die Änderung im Bild durch das Kontrastmittel darstellt und den anatomischen Hintergrund und überlagernde Strukturen aus dem Bild entfernt. Diese Technik ist heute Standard in der Angiografie der Hirngefäße, der Aorta und der Becken-Bein-Arterien und lässt sich im OP mit modernen C-Bogensystemen oder an den zunehmend häufiger anzutreffenden Hybrid-OPs mit eingebauter Angiografieanlage nutzen. Bei endovaskulären Behandlungen in der Gefäßchirurgie werden im Gefäßsystem Katheter unter Durchleuchtungskontrolle gesteuert. Zur Erweiterung von Gefäßverengungen können Ballonkatheter am Ort der Verengung expandiert werden oder es werden dehnbare Metallstents in die Gefäßwand gepresst. Mit Prothesenmaterial beschichte Stents finden als Endoprothesen zur Behandlung von Gefäßverletzungen oder Aneurysmen Anwendung.

1.7.13 Röntgenkontrastmittel

Mit Ausnahme von Knochen und in geringem Maße dem Fettgewebe besitzen die verschiedenen Körpergewebe nur geringe Unterschiede in ihrer Dichte, sodass auf Röntgenbildern einzelne Organbestandteile nicht erkannt werden. Durch den Einsatz von Kontrastmittel kann die Aussagekraft von Röntgenaufnahmen erhöht werden. Auch in der Computertomografie und Magnetresonanztomografie werden regelhaft Kontrastmittel eingesetzt, um Blutgefäße darzustellen, die Durchblutung von Gewebe zu beurteilen oder unterschiedliche Gewebearten voneinander abzugrenzen. Für die Gefäßdarstellung in der Angiografie ist die Gabe von injizierbaren Kontrastmitteln unabdingbar. Es gibt nur wenige geeignete Substanzen, die in der Praxis eingesetzt werden. Röntgenkontrastmittel müssen gut verträglich sein und dürfen den Stoffwechsel nicht beeinträchtigen und sie müssen vollständig aus dem Körper ausgeschieden werden. Röntgenkontrastmittel verändern die Röntgendichte und werden in positive (die Röntgendichte wird erhöht) und in negative (die Röntgendichte wird herabgesetzt) unterschieden.

Bei den positiven Kontrastmitteln können **jodhaltige** und **bariumhaltige Kontrastmittel** unterschieden werden. Die typischen jodhaltigen Kontrastmittel sind wasserlöslich und werden intravenös und intraarteriell injiziert. Bariumsulfat wird aufgrund der hohen Dichte und guten Darstellung der intestinalen Schleimhaut als positives orales Kontrastmittel für die Diagnostik von Ösophagus-, Magen- und Darmerkrankungen verwendet. Bariumsulfat ist bei Verdacht auf eine Perforation oder Aspiration als Kontrastmittel kontraindiziert, da die Gefahr einer Fremdkörperreaktion mit Pneumonie und Peritonitis besteht. In diesen Fällen muss, wenn auch diagnostisch etwas schlechter, wasserlösliches jodhaltiges Kontrastmittel verwendet werden. Die jodhaltigen Kontrastmittel sind i. d. R. sehr gut verträglich. Nebenwirkungen sind selten möglich, können aber schwerwiegend verlaufen und müssen daher in der Indikationsstellung und Anamneseerhebung vor der Untersuchung berücksichtigt werden. Durch das im Kontrastmittel enthaltene Jod kann die **Schilddrüsenfunktion** beeinträchtigt werden. Bei Patienten mit einer (latenten) Überfunktion der Schilddrüse **(Hyperthyreose)** löst das erhöhte Jodangebot eine massive Produktionssteigerung von Schilddrüsenhormon bis zur Überfunktionskrise aus. Daher sollte insbesondere bei älteren Patienten, die häufiger unter einer Schilddrüsenfunktionsstörung leiden, die Schilddrüsenfunktion laborchemisch (Bestimmung des TSH-Wertes) vor einer geplanten Kontrastmittelgabe überprüft werden. Die wasserlöslichen Kontrastmittel werden über die Niere ausgeschieden, können aber die **Nierenfunktion** bei vorgeschädigtem Organ selbst schädigen. Die Nierenfunktion (glomeruläre Filtrationsrate, Kreatinin im Serum) muss vor einer Kontrastmittelgabe bekannt sein. Dies gilt insbesondere für Patienten mit erhöhtem Risiko für eine Nierenschädigung wie Diabetiker und ältere Patienten. Bei Patienten mit eingeschränkter Nierenfunktion (GFR < 60 ml/min/1,73 m^2) muss durch zusätzliche Flüssigkeitsgabe vor und nach der Kontrastmittelinjektion die Nierenausscheidung angeregt werden. Zudem sollte die Kontrastmittelmenge möglichst reduziert werden. Einige Patienten entwickeln nach der Kontrastmittelinjektion Überempfindlichkeitsreaktionen, die von Übelkeit und Hautauschlag bis zu ausgeprägten allergoiden Reaktionen und zum Kreislaufstillstand führen können. Die Häufigkeit tödlicher Zwischenfälle nach intravenöser Kontrastmittelgabe ist schwer zu ermitteln, wird aber bei 1:130.000 angegeben. 90 % aller schweren Reaktionen treten in den ersten 15 Min. nach der Kontrastmittelinjektion auf. Bei leichter Empfindlichkeitsreaktion ist neben einer ärztlichen Beobachtung die Gabe eines Antihistaminikums und eines Kortisonpräparats sinnvoll. Schwere Reaktionen können die intensivmedizinische Behandlung bis zur Schocktherapie und Intubation mit Beatmung erfordern. Typische Beispiele für negative Kontrastmittel sind Luft und Kohlendioxid. CO_2 kann für die arterielle Gefäßdarstellung bei Patienten mit Niereninsuffizienz oder einer Unverträglichkeit gegen jodhaltige Röntgenkontrastmittel eingesetzt werden.

Luft findet als Kontrastmittel in Verbindung mit der Gabe von Bariumsulfat bei Magen- und Darmuntersuchungen (Doppelkontrastdarstellung) Anwendung.

1.7.14 Computertomografie

Die Computertomografie ist ein digitales radiologisches Schnittbildverfahren und erzeugt Querschnittsbilder des durchstrahlten Objekts. Hierzu wird eine Röntgenröhre in einer Kreisbahn um den auf dem Untersuchungstisch liegenden Patienten bewegt. Gegenüber der Röhre befindet sich ein Detektorsystem als Bildempfänger, das sich ebenfalls mit der Röhre um den Patienten bewegt. Die Röntgenröhre und das Detektorsystem sind neben weiteren elektronischen Bauteilen in einem ringartigen Gehäuse, der **Gantry,** untergebracht. Der Untersuchungstisch mit dem dort gelagerten Patienten bewegt sich während der Aufnahme kontinuierlich oder schrittweise durch diesen Ring. Die vom Detektor registrierten Signale werden in einem Bildrechner zu Schichtaufnahmen verarbeitet.

Die heutigen Geräte können zahlreiche Schichten simultan aufnehmen. Die meisten im Einsatz befindlichen Mehrschicht-CT-Systeme erfassen 64 oder 128 Schichten von 0,5–0,75 mm Schichtdicke. Aus diesen sehr dünnen Schichten werden für die diagnostische Betrachtung meist 3–5 mm dicke Schichten fusioniert. Aufgrund der sehr feinen primären Schichtdicke gelingt es trotz der transversalen Aufnahmerichtung problemlos, Bildrekonstruktionen in sagittaler oder koronarer Orientierung anzufertigen. Mit geeigneter Software lassen sich auch eindrucksvolle dreidimensionale Rekonstruktionen des untersuchten Körpers anfertigen, die eine sehr genaue anatomische Orientierung ermöglichen. Die Untersuchung dauert bei den modernen Mehrschichtsystemen nur noch wenige Sekunden für die Abtastung von Thorax oder Abdomen. Die hohe **Detailgenauigkeit** der Aufnahmen und die **schnelle unkomplizierte Untersuchungsdurchführung** haben die Computertomografie zur **zentralen radiologischen Methode** werden lassen, die insbesondere in der Notfalldiagnostik aber auch in vielen anderen Indikationen eingesetzt wird. Im Vergleich mit der konventionellen Projektionsradiografie ist die Empfindlichkeit der CT in der Darstellung pathologischer Veränderungen deutlich höher. Durch die intravenöse Injektion eines jodhaltigen Röntgenkontrastmittels lassen sich nichtinvasiv Gefäße darstellen und die Durchblutung von Organen und Tumoren beurteilen. **Nachteil** der CT ist die relativ hohe Strahlenexposition für den Patienten. Je nach Untersuchung und untersuchtem Organ liegt die Strahlenbelastung um den Faktor 20–100 über derjenigen der vergleichbaren Röntgenaufnahme. Somit ist die Indikation zur CT besonders eng zu stellen, aufgrund des sehr hohen Informationsgehalts ist die Computertomografie aber aus dem klinischen Alltag nicht wegzudenken.

1.7.15 Magnetresonanztomografie

Die Magnetresonanztomografie (MRT, Kernspintomografie) ist ein komplexes Schnittbildverfahren, welches auf der sog. Kernresonanz beruht. Der zu untersuchende Patient wird im MRT einem sehr starken Magnetfeld ausgesetzt, welches im Körper zur Ausrichtung magnetischer Dipole führt. Die Geräte besitzen meist einen ringförmigen tunnelartigen Magneten, in dessen Tunnel (Bohrung) der Patient auf einem Untersuchungstisch liegend in das Magnetfeld eingebracht wird. Durch Einstrahlung von Hochfrequenzimpulsen mit der spezifischen Resonanzfrequenz der Dipole im Körper werden diese angeregt. Nach Abschalten des Impulses wird die aufgenommene Energie wieder abgestrahlt und kann von empfindlichen Antennen (Empfangsspule), die dicht am Patienten angebracht sind, aufgezeichnet werden. Unterschiedliche Anregungstechniken erzeugen eine große Zahl an Bildkontrasten, was eine sehr genaue Analyse von Gewebeparametern erlaubt.

Die MRT ist das Verfahren mit dem **höchsten Weichteilkontrast** und wird insbesondere in der Diagnostik des Hirns eingesetzt, liefert aber auch sehr gute Bilder von inneren Organen und eignet sich exzellent für die Untersuchung von Muskeln, Bändern und Gelenken. Als Verfahren ohne ionisierende Strahlung ist die MRT ohne Patientengefährdung, sofern einige Sicherheitsregeln beachtet werden, einsetzbar. Das sehr starke Magnetfeld zieht magnetisierbare Metalle mit großer Kraft an, sodass Metallteile (Rollstuhl, Bett, Infusionspumpe) nicht in den Untersuchungsraum gebracht werden dürfen. Der Patient darf keine magnetisierbaren Metallteile (Granatsplitter, Piercings) haben. Viele medizinische Implantate (Osteosynthesematerial, Stents, Herzklappen) sind MR-kompatibel, d. h., sie können dem Magnetfeld ausgesetzt werden, ohne den Patienten zu schädigen oder selbst beschädigt zu werden. Selbst Herzschrittmacher sind mittlerweile als MR-kompatible Systeme erhältlich. Da anderseits zahlreiche implantierte Systeme weiterhin nicht MR-tauglich sind, muss im Einzelfall geklärt werden, ob eine MR-Untersuchung möglich ist.

1.7.16 Sonografie

Die Sonografie ist ein digitales Schnittbildverfahren und beruht auf der Aussendung von Schallwellen im nicht hörbaren Ultraschallspektrum in das zu untersuchende Gewebe und dem Empfang der im Gewebe reflektierten Schallwellen (Echo). Schallwellen sind mechanische Schwingungen und breiten sich im Gewebe aus. Trifft der Schall beim Durchtritt durch das Gewebe auf Grenzflächen von Gewebearten mit unterschiedlicher Schallleitungsfähigkeit, werden die Schallwellen je nach lokalen Gegebenheiten reflektiert, gebrochen, absorbiert oder gestreut. Dies ist die Grundlage für die Bildentstehung. Über einen Schallkopf, der auf das zu untersuchende Gewebe aufgesetzt wird, werden Schallwellen in das Gewebe ausgesendet. Damit die Schallwellen ungehindert ohne Grenzflächen in das Gewebe eindringen können, wird zwischen Schallkopf und Haut ein wasserhaltiges Gel aufgetragen. Der Schallkopf ist gleichzeitig Sender und Empfänger. Die im Gewebe veränderten und reflektierten Schallwellen werden am Schallkopf wieder registriert. Die am Echo erkennbare Veränderung der Stärke (Amplitude) der ausgesandten Schallwelle gibt ebenso wie die Reflexion (Laufzeit der Schallwelle im Gewebe bis zur Rückkehr an den Schallkopf) Informationen über das durchstrahlte Gewebe. Aussendung, Empfang und Bildberechnung erfolgen so schnell, dass mehr als 20 Bilder/Sek. erzeugt werden und das Bild am Monitor die Gegebenheiten in der untersuchten Region in Echtzeit darstellt.

Die Sonografie ist durch die hohe zeitliche Auflösung sehr gut zur Darstellung von Bewegung geeignet und wird intensiv in der Herzdiagnostik (Echokardiografie) genutzt. Durch spezielle Techniken (Doppler- oder Farbduplexsonografie) ist es möglich, mittels Sonografie fließendes Blut darzustellen und Blutflussgeschwindigkeiten zu messen. Die Sonografie ist ohne relevante Nebenwirkungen und kann daher großzügig eingesetzt werden. Als kostengünstige, aussagekräftige und schnell verfügbare Bildgebungsmethode wird sie besonders in der Diagnostik von inneren Organen eingesetzt, eignet sich aber auch sehr gut für die Darstellungen von Muskeln, Gelenken und als Farbduplexsonografie für Gefäßuntersuchungen. Nachteil ist die Abhängigkeit von einem erfahrenen Untersucher.

Neben qualitativ hochwertigen Geräten existieren auch sehr handliche tragbare Geräte, die unkompliziert am Patientenbett eingesetzt werden können.

1.7.17 Nuklearmedizin

In der nuklearmedizinischen Diagnostik werden Isotope (radioaktive Atome, Radionuklide) eingesetzt, die in sehr kleinen Mengen in den menschlichen Stoffwechsel eingeschleust werden, um die Funktion von Organen zu prüfen und Stoffwechselvorgänge sichtbar zu machen. Nach Verabreichung des Radionuklids tritt durch den Zerfall der Isotope γ-Strahlung aus dem Körper aus. Mit einer Gammakamera wird die Strahlung gemessen. Spezielle Blendensysteme (Kollimatoren) sorgen dafür, dass nur senkrecht auf den Detektor auftreffende Strahlen zur Bilderzeugung beitragen, sodass sich die Ausgangspunkte der γ-Strahlen im Körper exakt bestimmen lassen.

Die nuklearmedizinische Diagnostik ist vorwiegend Funktionsdiagnostik und liefert im Vergleich zu den Röntgenverfahren nur sehr schlechte anatomische Details. Die bildliche Darstellung der Aktivität der Nuklide im Körper ist das Szintigramm. Im chirurgisch-operativen Umfeld hat die **Szintigrafie** erst in den letzten Jahren durch das Konzept des Wächterlymphknotens (Sentinel-Lymphknoten) größere Bedeutung erlangt. Als **Wächterlymphknoten** wird der Lymphknoten bezeichnet, der im Abflussgebiet der Lymphflüssigkeit eines bösartigen Tumors an erster Stelle liegt. Ist dieser Lymphknoten bereits von Tumorzellen befallen, so finden sich mit hoher Wahrscheinlichkeit auch weitere Metastasen in der Umgebung. Ist der Wächterlymphknoten tumorfrei, ist die Wahrscheinlichkeit gering, dass weitere Lymphknotenmetastasen vorliegen, und die Lymphabflussgebiete müssen nicht radikal entfernt werden. Daher kommt dem Status des Wächterlymphknotens (befallen oder nicht befallen) große Bedeutung in der Entscheidung über das Ausmaß der operativen Therapie des Tumors zu. Der Wächterlymphknoten muss dafür zuverlässig identifiziert, herausoperiert und histologisch untersucht werden. Durch die Lymphabflussszintigrafie kann der erste Lymphknoten im Abflussgebiet eines Tumors grob lokalisiert und durch eine Messsonde auf der Haut exakt nachgewiesen werden. Die Haut mit dem darunterliegenden Lymphknoten wird markiert und es kann dann gezielt operiert werden. Die Wächterlymphknotenmarkierung und -biopsie wird insbesondere bei Brustkrebs, beim malignen Melanom und dem Prostatakarzinom eingesetzt, kann aber auch bei anderen Tumoren (Vulvakarzinom, Peniskarzinom) sinnvoll sein. Durch die sehr geringen injizierten Aktivitäten ist die Strahlenexposition für den Patienten mit 0,5–1,5 mSv eher gering. Für den Operateur oder das OP-Personal ist mit einer je nach Abstand und Aufenthaltszeit variablen aber geringen Strahlenbelastung im Bereich um 0,2–9 µSv zu rechnen. Die nuklearmedizinischen Verfahren stehen nicht in Konkurrenz zu den anatomisch viel exakteren radiologischen Verfahren, sondern ergänzen und erweitern die diagnostischen Möglichkeiten durch Informationen zur Funktion, Durchblutung oder Rezeptorendichte. So lässt sich z. B. durch eine Schilddrüsenszintigrafie ein Knoten nachweisen, der eine erhöhte (heißer Knoten) oder erniedrigte (kalter Knoten) Stoffwechselaktivität hat (➢ Kap. 4.20 und ➢ Kap. 4.21). Die Ultraschalluntersuchung kann das zugrunde liegende Gewebe (solides Material, Zyste) differenzieren, gibt aber zum Stoffwechsel keine Informationen. Erst die Kombination beider Methoden erlaubt in vielen Fällen eine sichere Interpretation der Befunde. Durch spezielle Methoden wie SPECT (Single Photon Emission Computed Tomography) oder PET (Positronenemissionstomografie) lassen sich Schnittbilder der Aktivitätsverteilung erstellen, die eine bessere Lokalisationsdiagnostik ermöglichen. Durch Hybridsysteme (SPECT-CT, PET-CT) gelingt es, die funktionelle und Stoffwechselinformation mit der detailgenaueren anatomischen Abbildung der CT in einem Untersuchungsgang simultan zu erfassen und in einem Fusionsbild sichtbar zu machen. Insbesondere in der Onkologie gewinnt die PET-CT immer größeren Stellenwert.

1.8 Druckluftbetriebene und elektrisch betriebene Antriebsmaschinen

Vor dem Betrieb von Antriebsmaschinen aller Art sind wichtige Kennzeichen zu beachten.

Das Gerät entspricht den Anforderungen der Richtlinie 93/42/EWG für Medizingeräte. Es ist von einer unabhängigen benannten Stelle zugelassen. Hierfür trägt es die CE-Kennzeichnung.

Das Gerät erfüllt die folgenden Normen IEC 60601-1/60601-1-1/60601-1-2/60601-1-4 IEC 61000-6-1/61000-6-2/61000-6-3/61000-6-4 sowie medizinisches elektrisches Gerät UL 60601-1. In Bezug auf elektrischen Schlag, Feuer, mechanische Gefährdung nur in Übereinstimmung mit UL 60601–1 und CAN/CSA C22.2 No. 601.1

MERKE

Ohne eine solche Kennzeichnung darf die Antriebsmaschine nicht am Patienten in Betrieb genommen werden!

Antriebsarten von Antriebsmaschinen:

- Elektrisch betriebene Antriebsmaschinen:
  - Kabelgebunden
  - Akkubetrieben
- Druckluftbetriebene Antriebsmaschinen

Dementsprechend verschiedene Handstücke: z. B. AO-Bohraufsatz, verschiedene-Sechskantschäfte, Jakobs-Futter, Schnellspannfutter für Kirschner-Drähte, Sagittal- und Stichsägeaufsatz.

1.8.1 Kabelgebundene Antriebsmaschinen

Beispiele:

- Stryker: Core (Nachfolger von TPS)
- DePuy Synthes: Electric Pen Drive
- Bien-Air: CHIROPRO L
- Aesculap: Elan-E; Microtron EC

Handhabung:

- Basisstation an Steckdose anschließen und anschalten.
- ! **Achtung:** unterschiedliche Kabelenden nicht verwechseln, da das Ende für die Basisstation vom Springer unsteril in diese eingesteckt wird.
- Das Übertragungskabel muss sicher in die Basisstation eingesteckt werden, beim Aesculap Elan E oder Microtron EC muss die sog. Biegewelle sicher in der Antriebseinheit eingerastet sein.
- Bei der Antriebsmaschine von Aesculap wird die Rotation in der Basisstation erzeugt und mittels einer sog. Biegewelle an das Bohrhandstück übertragen.
- ! **Achtung:** Die Aesculap Antriebsmaschine kann nur mit verriegeltem Handstück in Betrieb genommen werden, da die Biegewelle sich sonst verspannt und es so zu einem Schaden an der Basisstation kommen kann.
- Bei Antriebsmaschinen, die nur mittels Kabel an der Basisstation angeschlossen sind, muss nun der Antriebsmotor für das Handstück aufgesetzt werden.
- An den Basisstationen lassen sich Fußschalter anschließen. Mit diesen kann der Operateur noch Einstellungen an der Basisstation vornehmen, wie z. B. die Wasserkühlung ein- und ausschalten oder die Drehzahl regulieren.
- In vielen Basisstationen sind Pumpen zur Wasserkühlung des Bohrers integriert, dort kann bei Bedarf ein steriler Kunststoffschlauch eingelegt werden.
- Eine weitere Möglichkeit zur Drehzahlregulierung ist ein Handschalter, der auf den Antriebsmotor aufgesetzt wird. **Vorsicht:** Dieser muss bei Nichtbenutzung immer verriegelt werden, da man die Antriebsmaschine sonst sehr schnell versehentlich aktiviert. Eine weitere Gefahr bergen Magnetplatten, die zur Absturzsicherung von Instrumenten auf den Patienten gelegt werden. Diese können den Handschalter aktivieren, wenn dieser auf der Platte liegt!
- Des Weiteren ist zu beachten, dass der Antriebsmotor niemals auf dem Patienten abgelegt werden darf. Es besteht eine sehr hohe Verletzungsgefahr bei versehentlichem Auslösen der Antriebseinheit.

1.8.2 Akkubetriebene Antriebsmaschinen

Beispiele:

- Synthes: Battery Line; Colibri und Power Drive
- Stryker: cordless Driver 3; S6 und S5
- Aesculap: Acculan 3Ti

Handhabung:.

- **Drehzahlsteuerung und Entriegelung:**
  - Vorwärtslauf: Durch Umschalten von Stellung OFF nach FWD wird die Maschine entsichert und auf Vorwärtslauf eingestellt. Zum Starten der Maschine und Steuern der Drehzahl ist der Drücker im Handgriff zu betätigen.
  - Rückwärtslauf: Durch Umschalten des Wahlschalters, Betriebsart in Stellung REV im Rückwärtslauf betreiben.
  - Bei manchen Antriebsmaschinen (z. B. Synthes Colibri) lässt sich noch die Option „Oszillierend" am Wahlschalter einstellen.
- **Akku einlegen:**
  - Richtigen Akku zur entsprechenden Antriebsmaschine wählen; meist sind Akkus nicht steril, daher Einführhilfe zum Einlegen der Batterie verwenden. Diese nimmt der unsterile Springer nach dem Einlegen ab.
  - Den Akkupack (Akkugehäuse mit eingesetztem Akku) von unten in den Aufnahmeschacht des Handstücks einschieben und bis zum Einrasten hineindrücken. Die Geometrie des Akkugehäuses verhindert falsches Anschließen. Den korrekten Sitz durch Ziehen am Akkugehäuse überprüfen (➤ Abb. 1.2).

    Den Bohraufsatz in die Aufsatzkupplung stecken. Falls die Positionierstifte nicht gleich einrasten, den Aufsatz etwas nach rechts oder links drehen, bis er in der entsprechenden Position einrastet. Durch leichtes Ziehen den korrekten Sitz des Aufsatzes überprüfen. Demontage der Aufsätze: Die Entriegelungsknöpfe gleichzeitig drücken und den Aufsatz aus der Kupplung entfernen.

VORSICHT

Um eventuellen Verletzungen vorzubeugen, muss die Maschine bei jeder Manipulation mit dem Sicherungssystem blockiert werden.

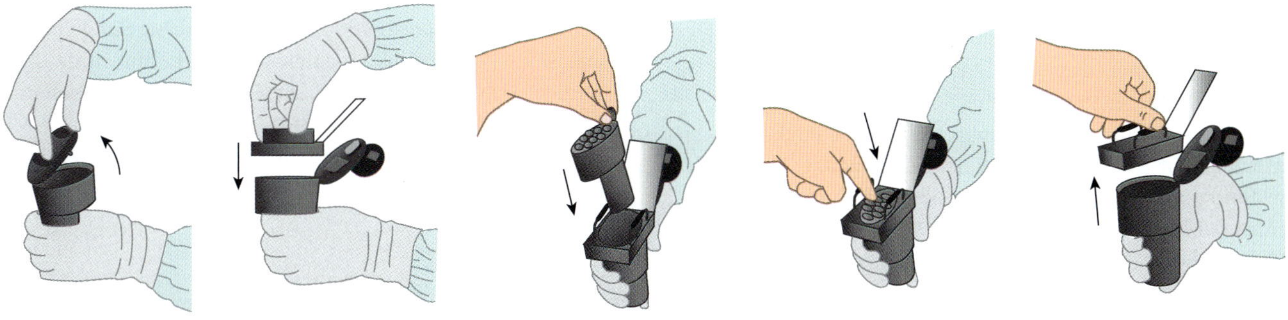

Abb. 1.2 Einlegen eines Akkus [L138]

1

- Demontage des Akkupacks: Die beiden Entriegelungsknöpfe für das Akkugehäuse mit einer Hand gleichzeitig drücken und den Akkupack mit der anderen Hand nach unten aus dem Handstück ziehen. Entfernen des Akkus aus dem Akkugehäuse: Gehäuse öffnen und den Akku entnehmen oder das geöffnete Akkugehäuse einer zweiten Person zur Entnahme des Akkus hinhalten. Darauf achten, dass der Akku dabei nicht mit der Außenseite des Akkugehäuses in Kontakt kommt, um eine Kontamination des Akkus zu verhindern. Bei Kontamination des Akkus mit Flächendesinfektionsmittel feucht abwischen und vor nächster Ladung abtrocknen lassen.
- Lagerung des Akkus: Der Akku ist im entsprechenden Ladegerät aufzubewahren. Hierdurch ist gewährleistet, dass keine Entladung stattfindet und der Akku vollgeladen und einsatzbereit ist. Vor der ersten Verwendung oder nach Lagerung des Akkus außerhalb des Ladegeräts für mehr als einen Monat können bis zu fünf Ladezyklen erforderlich sein, um die volle Akkuleistung wieder zu erlangen. Die Ladestation sollte immer eingeschaltet sein!

1.8.3 Druckluftbetriebene Antriebsmaschinen

Beispiele:
- Synthes Air Pen Drive; ComPact Air Drive II
- Zeppelin Highspeed Bohrer

Handhabung: Aktivieren und Verriegeln der Antriebseinheit analog zur Akku-Antriebsmaschine.

VORSICHT
- Um eventuellen Verletzungen vorzubeugen, muss die Maschine bei jeder Manipulation mit dem Sicherungssystem blockiert werden. Beim Demontieren des Aufsatzes zunächst Entriegelungsknopf drücken, erst dann am Aufsatz selbst ziehen. Anderenfalls könnte der Aufsatz verklemmen.
- Druckluftschläuche müssen immer korrekt angeschlossen und eingerastet sein, durch Zugprobe überprüfen!
- Druckluftschläuche dürfen niemals von scharfkantigen Objekten zusammengequetscht oder durch Gewicht zusammengedrückt werden. Eine Missachtung dieser Vorsichtsmaßnahme kann den äußeren Schlauch zum Platzen bringen! Der Betriebsdruck liegt bei 6–9 bar.

1.8.4 Allgemeine Reinigungshinweise

Im Allgemeinen sind die Maschinen laut RKI als „Kritisch A“ einzustufen, es sei denn, sie haben eine Durchbohrung für Kirschner-Drähte, dann sind sie mit „Kritisch B“ zu bewerten.

Besondere Aufmerksamkeit muss auf folgende Punkte gerichtet werden, die für jede Phase (Vorreinigung, Reinigung, Spülen, Desinfektion) zusammen mit der Dauer überprüft und aufgezeichnet werden müssen:
- Pumpendruck oder Fließgeschwindigkeit des Wassers.
- Temperatur des Wassers (diese darf 94 °C nicht übersteigen).
- Volumen (Konzentration) und pH-Wert aller chemischen Zusätze sowie Zeitpunkt, zu dem sie beigegeben werden.
- Die Maschineneinsätze sollten auf die zu reinigenden Produkte angepasst sein, um sicherzustellen, dass alle Oberflächen, besonders Durchbohrungen und Engstellen, gereinigt und desinfiziert werden und dem Wasserstrahl richtig ausgesetzt sind. Die Artikel dürfen durch den Wasserstrahl nicht verschoben werden und müssen ungehindert abtropfen können.
- Durchbohrungen müssen mit passenden Bürsten vorgereinigt werden (siehe Beschreibung in den Gebrauchsanweisungen!). Je nach Reinigungs-/Desinfektionsgerät könnte die Durchbohrung eventuell auch mit einem gerichteten Reinigungsstrahl (z. B. spezielle Injektordüsen) durchspült werden.
- Die Produkte dürfen nicht in Reinigungslösung eingetaucht werden; sie können aber damit bespritzt werden (wie in einem Standardreinigungs- und -desinfektionsgerät). Eine Ausnahme stellt die Biegewelle der Firma Aesculap dar, diese muss manuell aufbereitet werden.
- Mindestens beim letzten Spülgang muss vollständig demineralisiertes Wasser verwendet werden, um Korrosion und Fleckenbildung zu verhindern.
- Nach der Reinigung sicherstellen, dass keine Flüssigkeit mehr im Innern der Maschine ist. Die Maschine eventuell mit einem Tuch trocken reiben oder gut trocknen lassen.
- Nach jeder Reinigung und Desinfektion ist die Maschine gemäß der Gebrauchsanweisung zu ölen.
- Die Wiederaufbereitung ist unmittelbar nach der Verwendung vorzunehmen. Das Antrocknen von Blut und Gewebe ist unbedingt auszuschließen.
- Maschinen und Zubehör dürfen nicht zusammen mit Implantaten aufbereitet werden, da Schmierstoffe und Öle auf die Implantate übertragen werden könnten.
- So weit wie möglich zerlegen (Bohraufsatz abnehmen).
- Elektrische Kabel müssen vor der maschinellen Reinigung mit speziellen Dichtungskappen verschlossen werden, damit die elektrischen Kontakte nicht mit Wasser/Reinigungsmittel in Kontakt kommen.
- Dichtungskappen unbedingt vor dem Sterilisieren wieder entfernen.
- Darauf achten, dass die elektrischen Kontakte von Kabel und Handstück nicht beschädigt werden, z. B. bei manueller Vorreinigung mittels Bürste.
- Die Kabel nicht knicken, da diese sonst beschädigt werden.
- Die Durchbohrung des Kirschner-Draht-Aufsatzes ist mit einer Reinigungsbürste manuell vorzureinigen.
- Batteriebetriebene Maschinen müssen für die maschinelle Reinigung schräg positioniert sein, damit Wasser und Reinigungsmittel problemlos auslaufen können. Hierfür wurde eine spezielle Halterung entwickelt. Diese kann in Kombination mit den meisten Standardwaschkörben (z. B. von Miele oder HAMO) verwendet werden und eignet sich für sämtliche batteriebetriebenen Handstücke.

PRAXISTIPP
Antriebsmaschinen, v. a. Dichtungen und Lager, werden bei der maschinellen Aufbereitung mehr beansprucht als bei der Reinigung von Hand. Deshalb ist eine regelmäßige Inspektion nötig!

VORSICHT

Basisstation wird mit Flächendesinfektionsmittel feucht abgewischt. Hierfür sind keine weiteren Desinfektionsmaßnahmen nötig. Nicht sterilisierbar!

Besonderheit bei der Reinigung von luftbetriebenen Antriebsmaschinen:

- Der Lufteinlass der Antriebsmaschinen muss mit einer Dichtungskappe abgedichtet werden. Es darf kein Wasser oder Reinigungsmittel in den Lufteinlass gelangen.
- Synthes-Druckluftschläuche können ebenfalls im Reinigungs-/Desinfektionsgerät gewaschen werden. Hierzu müssen vorher die beiden Schlauchenden zusammengekuppelt werden. Es darf kein Reinigungsmittel in die Schläuche gelangen.
- Bei Schläuchen mit Dräger- oder BOC-Kupplungen muss zum Zusammenkuppeln der Schlauchenden das entsprechende Zwischenstück verwendet werden.
- Vor dem Sterilisieren müssen die Schläuche wieder entkuppelt werden.

1.8.5 Sterilisation

Bis auf wenige Ausnahmen wie Basisstationen, Wasserschläuche aus Kunststoff und fast alle Akkus können alle Antriebsmaschinen und ihr Zubehör bei 134 °C sterilisiert werden. Wasserschläuche aus Silikon sind bei 134 °C sterilisierbar, allerdings bieten die meisten Hersteller sterile Einmalwasserschläuche aus Kunststoff an.

1.9 Blutsperre und Blutleere

DEFINITION

Blutsperre: Chirurgisch versteht man unter Blutsperre die künstliche Drosselung der Blutzufuhr in einem begrenzten Kreislaufgebiet.
Blutleere: Chirurgisch versteht man unter Blutleere die künstlich herbeigeführte Ischämie zur Verminderung der intraoperativen Blutung bzw. des Blutverlustes, z. B. an Gliedmaßen.

1.9.1 Vorteile

- Bessere Übersicht im Operationsgebiet
- Atraumatisches Präparieren wird erleichtert
- Einschränkung des Blutverlustes

1.9.2 Nachteile

- Austrocknen des Wundgebiets
- Mehr Wundheilungsstörungen
- Antibiotikagabe während des Eingriffs wirkungslos
- Reperfusionsschäden des Gewebes

1.9.3 Dokumentation

Unbedingt dokumentiert werden müssen:

- Art: Blutleere oder Blutsperre
- Dauer
- Höhe des Drucks
- Ob die Blutleere vor oder nach dem Hautverschluss geöffnet wurde
- Eventuelle Hautveränderungen nach Entfernung

1.9.4 Komplikationen und Gefahren

- Schädigung der Haut
- Muskel und Nervenschädigung unter der Haut
- Zirkulationsstörungen
  - Spätere Hämatome
  - Postoperativer Arterienspasmus
  - Blutdruckanstieg intraoperativ
  - Blutdruckabfall nach Öffnen der Blutsperre/-leere
- Beeinflussung der Laborparameter
- Lungenembolien nach dem Öffnen
- Postoperatives Kompartment

1.9.5 Kontraindikationen für eine Blutsperre

- Stenosierende Gefäßveränderungen
- Schwere Haut-, Weichteilschädigungen, z. B. Frakturen III. und IV. Grades
- Manifestes Kompartmentsyndrom mit gefährdeter Muskeldurchblutung
- Z. n. mikrochirurgischer Muskellappen- bzw. Hauttransposition
- Vorausgegangene gefäßchirurgische Rekonstruktion
- V. a. tiefe Beckenvenenthrombose
- Periphere arterielle Verschlusskrankheit
- Akute Weichteil- und Knocheninfektionen
- Nichtbenigne Tumoren
- Ggf. chronische Weichteil- u. Knocheninfektionen
- Ggf. rekonstruktive Eingriffe in schlecht durchbluteten Gliedmaßenabschnitten

1.9.6 Benötigte Materialien

- Druckluftmanschette mit Schnallen- oder Klettverschluss in unterschiedlichen Größen:
  - 8 cm für den Oberarm
  - 10 und 12 cm für den Oberschenkel
  - 6 cm für Kinder (je nach Alter)
- Ein einwandfrei funktionierendes Kompressionsgerät mit einstellbarem Monitor von 0–700 mmHg. Vorteilhaft ist eine in das Kompressionsgerät integrierte Zeitschaltuhr mit Alarmfunktion.
- Gewebefreundliche Watte zur Unterpolsterung der Manschette.

- Klebestreifen zum Sichern der Manschette.
- Evtl. mit wasserdichter Folie abkleben.

Bei kleineren Eingriffen, z.B. am Finger, gelegentlich auch als Tourniquet:

- Abgeschnittener Handschuhfinger
- Ganzer Handschuh
- Gummischlauch

1.9.7 Druckwerte

- Generell gilt: Der pneumatische Manchettendruck soll so hoch wie unbedingt nötig und so niedrig wie möglich sein.
- Der Manschettendruck sollte am Arm 70–100 mmHg über dem systolischen Druck liegen, d.h. 250–300 mmHg.
- Bei Eingriffen am Bein liegt der Wert bei ca. 350–400 mmHg.
- Bei adipösen und muskulösen Extremitäten kann der Druck bei Bedarf auch höher eingestellt werden.
- Am Arm sollten Werte von 300 mmHg, am Bein Werte von 500 mmHg nicht überschritten werden.
- Bei zierlichen und dünnen Extremitäten sollte der Druck niedriger sein. Dies gilt auch für Kinder < 12 J.

VORSICHT

Die Druckwerte werden ausschließlich vom Operateur bestimmt, da er die alleinige Verantwortung trägt!

1.9.8 Dauer der Blutsperre/Blutleere

Generell gilt: so lange wie nötig, so kurz wie möglich.

- Es ist eine Dauer von max. 60–90 Min. anzustreben.
- Bei jüngeren Patienten, bei denen das Muskelgewebe noch regenerationsfähig ist, kann die Blutsperre auf 2 Std. ausgedehnt werden.
- Falls die Operation wesentlich länger als 2 Std. dauert, muss die Blutsperre intraoperativ mind. 20 Min. geöffnet werden und kann anschließend noch einmal für 30–40 Min. geschlossen werden.
- Es empfiehlt sich, die bestehende Druckzeit stündlich bzw. halbstündlich dem Operateur mitzuteilen.

1.9.9 Durchführung

- Unterpolsterung mit synthetischer Watte
- Anbringen der Druckmanschette
- Sichern gegen Aufspringen mit Binde oder Klebestreifen
- Sorgfältiges Verlegen des Druckschlauchs und Sicherung gegen Abknicken
- Ggf. wasserdichtes Abkleben, z.B. mit OpSite-Folie

1.10 Laser

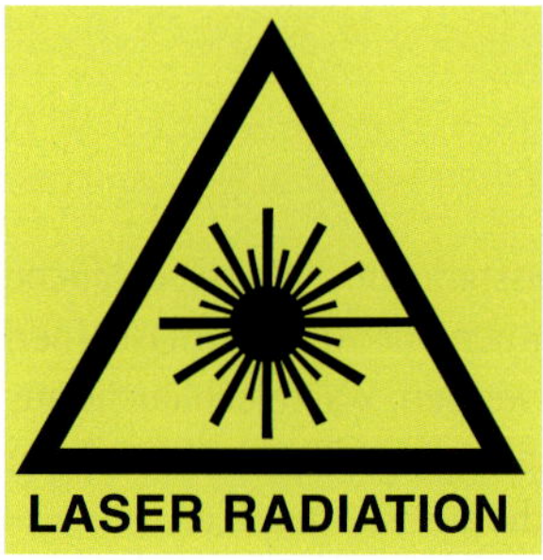

Abb. 1.3 Lasersymbol [E1143-G]

DEFINITION

Laser (**L**ight **A**mplification by **S**timulated **E**mission of **R**adiation; > Abb. 1.3): Lichtverstärkung durch stimulierte Aussendung von Strahlung. Vom Laser abgegebenes Licht ist im Vergleich zu „normalem" Licht annähernd parallel, **monochromastisch** (von einheitlicher Wellenlänge), **kohärent** (von gleicher Phasendifferenz) und von hoher Energiedichte (> Abb. 1.4).

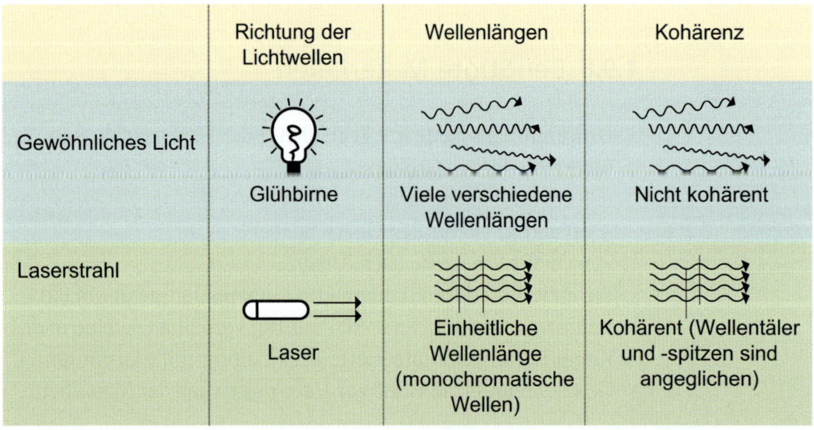

Abb. 1.4 Vergleich normales Licht zu Laserlicht [L138]

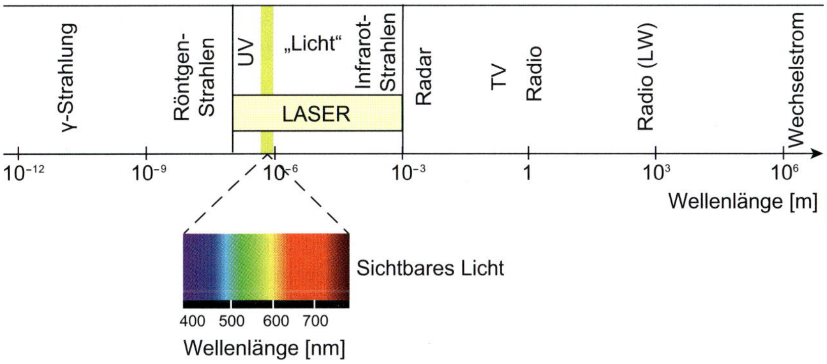

Abb. 1.5 Elektromagnetisches Spektrum, Laser und sichtbares Licht [L138]

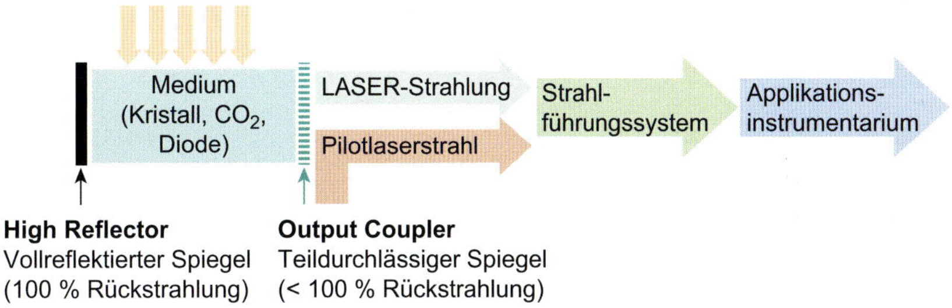

Abb. 1.6 Funktionsprinzip eines Lasers [L138]

1.10.1 Grundlagen

Lichtspektrum

Licht ist physikalisch betrachtet ein kleiner Teil der elektromagnetischen Strahlung (➤ Abb. 1.5). Die einzelnen Bereiche elektromagnetischer Strahlung unterscheiden sich abhängig von der **Wellenlänge** (Abstand zwischen den beiden Spitzen einer Welle) der Strahlen voneinander. Für das menschliche Auge wahrnehmbar ist der sog. **visuelle** (sichtbare) **Bereich** mit Wellenlängen zwischen 380 und 780 nm. Die **optische Strahlung** umfasst die Bereiche ultraviolette Strahlung, sichtbares Licht und Infrarotstrahlung. In diesem Bereich existiert Laserstrahlung.

Funktionsprinzip

Dem **Lasermedium** wird Energie zugeführt, z. B. in Form von Licht (gelbe Pfeile; ➤ Abb. 1.6). Die Atome des Lasermediums nehmen die zugeführte Energie auf und wechseln dadurch von einem niedrigen Energiezustand (Grundniveau) auf ein höheres Energieniveau (angeregter Zustand). Dieser angeregte Zustand ist instabil, d. h., das Atom ist bestrebt in den Grundzustand zurückzukehren. Dabei wird die zuvor aufgenommene Energie in Form von Licht abgegeben. Trifft dieses Licht auf andere Atome in angeregtem Zustand, verstärkt sich die Lichtemission.

Das Lasermedium ist zwischen parallel angeordneten Spiegeln platziert. Das Hin- und Herlaufen der Lichtstrahlen zwischen den Spiegeln verstärkt das Licht weiter. Dabei spiegelt der High-Reflector die senkrecht auftreffenden Lichtwellen zu 100 % ins Lasermedium zurück, der Output-Coupler lässt einen Teil der auftreffenden Lichtwellen passieren. Diese bilden den Laserstrahl. Da die so erzeugte LASER-Strahlung für das menschliche Auge nicht sichtbar ist, wird ein sog. Pilotlaserstrahl in den Strahlengang ergänzt (roter Pfeil). Dieser Pilotlaserstrahl arbeitet im sichtbaren Spektrum und dient dem Anwender als eine Zielvorrichtung, um das Ziel des eigentlichen Laserstrahls zu sehen.

1.10.2 Gewebewechselwirkungen

Trifft Laserlicht auf biologisches Gewebe, so wird es **reflektiert, transmittiert** („durchgeschickt“), **gestreut** oder **absorbiert** (aufgenommen). Insbesondere die absorbierte Lichtenergie ist entscheidend für den therapeutischen Nutzen der Laserstrahlung (➤ Abb. 1.7).

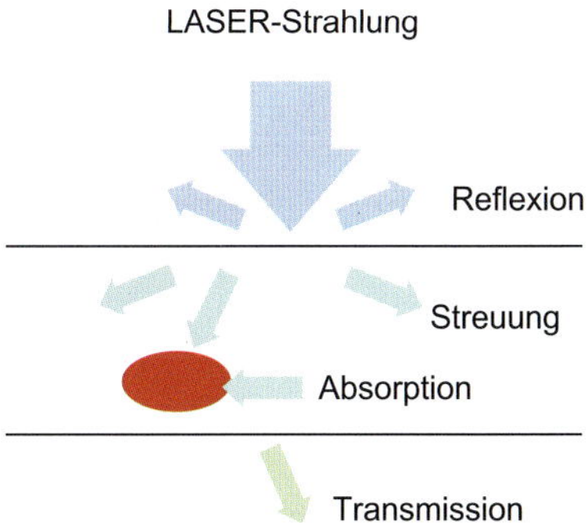

Abb. 1.7 Trifft Laserlicht auf biologisches Gewebe, so werden die Strahlen entweder reflektiert, transmittiert, gestreut oder absorbiert. [L138]

Abhängig von der Intensität der Laserstrahlung (Leistungsdichte in W/cm^2) und der Einwirkzeit resultieren u. a. **fotochemische** und **fotothermische Effekte** im Gewebe.

Fotochemischer Effekt

Der **fotochemische Effekt** der Laserstrahlung beruht darauf, dass das absorbierte Laserlicht zu chemischen Reaktionen im betroffenen Gewebe führt. So können z. B. mit entsprechenden Chemikalien angereicherte (Tumor-)Zellen unter bestimmten Lichtspektren sichtbar gemacht (fotodynamische Diagnostik, PDD) oder sogar gezielt zerstört werden (fotodynamische Therapie, PDT), ohne das gesunde Zellgewebe zu beeinträchtigen.

- 10–1000 s; 10–3–1 W/cm^2
- PDT und PDD mit KTP/Dye-Laser

Fotothermischer Effekt

Der **fotothermische Effekt** der Laserstrahlung beruht darauf, dass absorbiertes Laserlicht das Gewebe aufheizt. Wie stark das Gewebe erwärmt wird, hängt von vielen Faktoren ab (v. a. von der applizierten Energiemenge und Wellenlänge, der Applikationszeit, dem Absorptionsverhalten des Gewebes sowie einer evtl. Kühlung). Welche Folgen die Erwärmung für das Gewebe hat, hängt von der erreichten Temperatur ab (➤ Abb. 1.8):

- ≤ 40 °C keine bis kaum relevante Beeinflussung des Gewebes
- ≥ 40 °C reversible Beeinflussung des Gewebes
- ≥ 60 °C Devitalisierung/Koagulation (Denaturierung der Proteine) und Nekrosen
- > 150 °C Karbonisation (Verkohlung)
- > 300 °C Vaporisation (Verdampfung)

Der fotothermische Effekt tritt auf bei einer Einwirkzeit von 1 ms–100 s und einer Leistungsdichte von 1–106 W/cm^2.

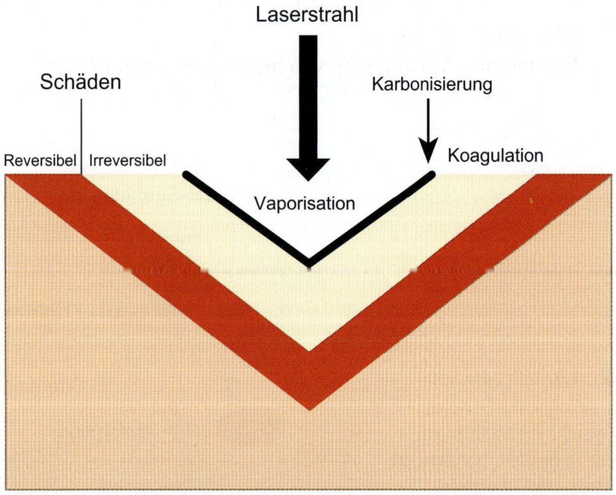

Abb. 1.8 Fotothermischer Effekt [L138]

MERKE

Für die **Laseranwendung im OP** ist v. a. der fotothermische Effekt des Lasers bedeutsam, da man damit die Gewebedurchtrennung und gleichzeitige Koagulation und somit Blutstillung von Gewebe erreichen kann.

PRAXISTIPP

Koagulation und Vaporisation sind abhängig von der Leistung, dem Spotdurchmesser und der Expositionszeit.

1.10.3 Nd-YAG-Laser

DEFINITION

Nd-YAG-Laser: Festkörperlaser, der als Lasermedium einen Kristall aus neodymdotiertem Yttrium-Aluminium-Granat anwendet. Als Energiequelle dient eine Kryptonlampe, die Wellenlänge liegt mit 1064 nm im Infrarotbereich.

Vorteile und Nachteile

- Geringe Absorption in Wasser, daher sehr gute Tiefenkoagulation (Tiefeneffekt: ca. 8 mm ohne Kühlung)
- Möglichkeit, in Flüssigkeit zu arbeiten
- Übertragung durch flexible Quarzfasern
- Hinreichende Schneideeffekte mit der Quarzfaser im Kontakt oder mit dem Fokussierhandstück im Non-Kontakt

Diodengepumpter Nd-YAG-Laser

- Festkörperlaser mit Kristall aus neodym-dotiertem Yttrium-Aluminium-Granat
- Energiequelle: Laserdiode
- Wellenlänge: 1320 nm (infrarot)
- Vorteile Wellenlänge 1320 nm:
  - 10 × höhere Absorption in Wasser als beim klassischen Nd-YAG-Laser
  - Ideal für Koagulation, Schneiden und Versiegeln bei der Anwendung im Lungenparenchym
- Vorteile der Diode im Vergleich zum klassischen Nd-YAG-Laser:
  - Höherer Effizienzgrad
  - Geringe Wärmeentwicklung
  - Geräuscharme Kühlung
- Übertragung durch flexible Quarzfasern
- Schneiden mit der Quarzfaser im Kontakt oder mit dem Fokussierhandstück im Non-Kontakt

Schneiden mit dem Nd-YAG-Laser

- Geringer Schneideeffekt
- Schneiden mit Invasivfasern (Bare-Fiber), Einsatz erfolgt innerhalb des Körpers und im Kontakt mit dem Gewebe (ggf. Bare-Fiber präkarbonisieren)
- Sehr guter Koagulationseffekt

1.10.4 CO_2-Laser

- Lasermedium: Gasgemisch aus Helium (He), Stickstoff (N_2), Kohlendioxid (CO_2)
- Wellenlänge: 10.600 nm, im hohen Infrarotbereich, unsichtbar
- Übertragung des Laserlichts durch einen Spiegelgelenkarm mit besten optischen Eigenschaften und hoher Strahlungssicherheit
- Alternativ teilweise auch mit flexiblem Hohlleiter (allerdings geringe optische Präzision, höhere Leistungsverluste)
- Hohe Absorption in Wasser/biologischem Gewebe
- Hervorragende Schneideeffekte
- Geringer Koagulationseffekt
- Oberflächliche Vaporisation
- Keine Möglichkeit, in Flüssigkeiten zu arbeiten

Mikromanipulator mit Spiegelsystem

- Dient zum Einsatz eines Lasers mit Operationsmikroskop oder Kolposkop (HNO/GYN)
- Präzise Führung eines Laserstrahls mit einem Joystick und Mikroschalter
- Ermöglicht je nach gewählter Brennweite der optischen Systeme die optimale Strahlführung innerhalb eines Beobachtungsfeldes

Schneiden mit dem CO_2-Laser

- Hervorragender Schneideeffekt.
- Im Dauerstrichbetrieb (CW), die Abgabe einer Lichtwelle konstanter Intensität, geringe Karbonisation und Koagulation.
- Geringer Hämostaseeffekt.
- Der Superpuls-Mode (SP), die Abgabe einer Lichtwelle mit ständig ab- und wieder zunehmender Intensität (Pulsfrequenz), ermöglicht einen sehr feinen und sauberen Schnitt ohne thermische Auswirkungen auf umliegende Gewebe.

1.10.5 Diodenlaser

- Laserstrahlung durch Dioden
- Wellenlängen:
  - 810–850 nm unsichtbar
  - 940–980 nm unsichtbar
  - 1550 nm unsichtbar
- Geringer Platzbedarf, leicht transportabel
- Absorption in Blut bzw. Wasser ist stark abhängig von der Wellenlänge:
  - Um 1000 nm: identische Reaktion wie beim Nd-YAG
  - 800–1000 nm: abnehmende Tiefenwirkung und stärkere Absorption in den roten Bestandteilen des Blutes, jedoch bessere Schneidleistung
  - Bei höheren Wellenlängen (1.320 nm, 1.550 nm): stärkere Absorption in Wasser, abnehmende Tiefenwirkung

1.10.6 Gefahrenprävention – sieben goldene Regeln

Für den Betrieb eines Lasers macht die Unfallverhütungsvorschrift der Berufsgenossenschaft (BGV B2, gemäß DIN EN 60825–1) folgende Auflagen:

- Der Betrieb des Lasers ist vor der ersten Inbetriebnahme der Berufsgenossenschaft und der für den Arbeitsschutz zuständigen Landesbehörde anzuzeigen.
- Der Laserbereich ist während des Betriebs abzugrenzen und zu kennzeichnen.
- Es ist ein Laserschutzbeauftragter zu bestimmen.
- Gefährdung durch reflektierte oder gestreute Laserstrahlung ist zu verhindern; es sind lasergeeignete (mattierte) OP-Instrumente zu verwenden.
- Alle Anwesenden müssen über das richtige Verhalten unterwiesen worden sein und die Schutzeinrichtungen (z. B. Schutzbrillen) benutzen.

Aus diesen Auflagen lassen sich folgende **sieben goldene Regeln zum Umgang mit Lasersystemen** ableiten:

1. Laser in Stand-by-Modus:
   - Wenn nicht gelasert wird, Laser in Stand-by-Modus, um unbeabsichtigtes Auslösen des Laserstrahls zu vermeiden.
   - Im Notfall den roten Not-Aus-Schalter betätigen.
2. Maximal möglichen Abstand halten: Betrifft alle, die nicht am Eingriff beteiligt sind, um das Risiko kleinstmöglich zu halten.
3. Schutzbrillen im gesamten Laserbereich tragen:
   - Auf die Wahl der richtigen Brille achten; immer abhängig von der jeweiligen Wellenlänge des verwendeten Lasers; es gibt folglich nicht die eine Brille für alle Systeme.
   - „Laserbereich“: gekennzeichneter Bereich, in dem MZB-Werte (maximal zulässige Bestrahlung) überschritten werden.
4. Laser ist kein Zeigestock:
   - Menschen sind keine Zielschiebe (Gefährdungspotenzial).
   - Denn: Laserstrahlung ist stark kollimiert, d. h., das Strahlenbündel ist fast parallel zueinander. Über große Entfernung nimmt ein Laserstrahl nur wenig an Durchmesser zu.
5. Laserstrahl unter Kontrolle halten:
   - Nicht unkontrolliert auf Instrumente oder andere reflektierende Gegenstände lasern.
   - Empfehlung: Verwendung von mattierten Instrumenten.
6. Nicht auf entflammbares Material lasern! Insbesondere bei entflammbaren Trachealtuben.
7. Information und Schulung sicherstellen. Dazu gehören:
   - Einweisungen (inkl. Dokumentation)
   - Lasersachkundekurs und Laserfachkundekurse für die jeweilige Disziplin

VORSICHT

Während der Verwendung eines Lasers in einem OP-Saal ist dies unbedingt außen durch das dreieckige Laserwarnschild zu kennzeichnen (➤ Abb. 1.3). Die Türen sind während des Laserbetriebs geschlossen zu halten.

1.11 Computergestützte Chirurgie – Navigation und Robotik

Navigationssysteme operieren nicht selbstständig, ersetzen also nicht den Chirurgen, sondern unterstützen den Chirurgen dadurch, dass zusätzliche visuelle oder grafische Informationen bereitgestellt werden, die ein präziseres Operieren ermöglichen. Das technische Prinzip ist bei allen Navigationssystemen ähnlich. Bilddaten aus MRT oder CT werden in das Navigationssystem eingelesen. Dann werden diese Daten durch den sog. Matching-Prozess mit dem auf dem OP-Tisch liegenden Patienten abgeglichen, sodass das Navigationssystem jeden Punkt im Operationssitus im Bilddatensatz wiederfindet und auf dem Monitor anzeigt. Hierzu werden die chirurgischen Instrumente und ggf. der Patient mit Markerkugeln markiert. Das Navigationssystem kann dann die chirurgischen Instrumente oder Implantate über die Kamera (infrarot) wahrnehmen und die Lokalisation der Instrumente zusammen mit den Bilddaten auf dem Navigationsbildschirm für den Chirurgen in Echtzeit darstellen. Das Navigationssystem im Auto funktioniert ähnlich. Die angefertigte Bildgebung entspricht den „Landkarten" des Navigationssystems im Auto, und der GPS-Satellit entspricht der Kombination aus LED-Marker und Kamera. Die Indikationen für die Computernavigation sind vielfältig.

Vorteile der Anwendung eines Navigationssystems sind:

- Unterstützung und Ergänzung der räumlichen Vorstellung des Chirurgen
- Verringerung der intraoperativen Strahlenbelastung, da der Bildwandler seltener, ggf. gar nicht, eingesetzt werden muss
- Kleinere chirurgische Zugänge
- Erhöhung der Präzision, z. B. bei der Implantatplatzierung

1.11.1 Einsatzgebiete

Traumatologie/Orthopädie

In der Traumatologie und Orthopädie kann die Navigation eingesetzt werden zur Unterstützung der Implantation von

- künstlichen Hüft-, Kniegelenken,
- Kreuzbandplastiken,
- Pedikelschrauben sowie
- ISG-Verschraubungen (ISG = Iliosakralgelenk).

In der Endoprothetik des Kniegelenks kann der Operateur die Schnittebenen der Osteotomien mit dem Navigationssystem überprüfen, um so die Lage des Implantats zu optimieren.

MERKE

Je genauer ein Implantat in der Belastungsachse liegt, desto geringer ist die Wahrscheinlichkeit einer frühzeitigen Lockerung.

Die neueste Entwicklung in diesem Bereich ist ein auf den „iPod Touch" abgestimmtes Navigationssystem der Firma „BrainLab", das sog. „Dash Navi". Der iPod dient hierbei zugleich als Monitor, Messinstrument und Schaltfläche. Infrarotkugeln, die sowohl am iPod als auch an Messinstrumenten angebracht sind, werden an Resektionsschnittblöcken sowie an den bereits resezierten Flächen positioniert. Durch ein Durchbewegen des zu operierenden Gelenks werden genaue Angaben über Beinlänge und Vagus-/Valgus-Stellung am iPod angegeben, um eine präzise Resektion und im weiteren Verlauf eine korrektere Implantatpositionierung zu gewährleisten. In der Kreuzbandchirurgie dient die Navigation der genaueren Bestimmung der Ansatzpunkte für das Transplantat, die beim alleineinigen Blick durch das Arthroskop, v. a. für den Anfänger, unter Umständen schwer zu erkennen sind.

Bei der Verschraubung von Sakrumfrakturen kann das Navigationssystem zur Positionierung der K-Drähte für kanülierte Schrauben verwendet werden. Der besondere Vorteil der Navigation besteht hier darin, dass es deutlich leichter und sicherer ist, die Bohrdrähte an den sensiblen Strukturen vorbei (Neuroforamen, Spinalkanal, Bandscheibe) sicher in die Wirbelkörper des Kreuzbeins zu positionieren.

Neurochirurgie

Einen weiteren großen Einsatzbereich bietet die Neurochirurgie. Bei Operationen am Gehirn, z. B. bei der Entfernung von Tumoren wie Meningeomen, Gliomen oder Missbildungen von Hirngewebe, helfen Navigationssysteme unterstützend, indem sie intraoperativ die exakte Lagebestimmung eines Tumors erleichtern und dadurch die Schonung nicht erkrankten Gewebes ermöglichen.

Die sog. Neuronavigation hat ihren Ursprung in der Stereotaxie, bei der ein Zielführungssystem Röntgenstrahlen oder Sonden an einen definierten Bezirk des Gehirns bringt, um z. B. den Morbus Parkinson oder chronische Schmerzen zu behandeln. Bestehend aus Halterung, Rundbügel und Führungssonden kam dieses System auch für Punktionen kleinerer Tumoren zum Einsatz. Aus diesen Gewebestücken kann der Pathologe durch eine Schnellschnittuntersuchung die Tumorart und den Schweregrad der Erkrankung bestimmen. Die heute eingesetzten NENA-Systeme bestehen aus einem Zeigestab (Pointer), einer Workstation (Navigationscomputer), die mit wichtigen Patientendaten geladen wird, und zwei Infrarotkameras. Dafür wird der Kopf des Patienten nach der Narkose und der Operationspositionierung in der 3-Punkt-Mayfield-Halterung mit dem Zeigestab (Pointer) abgetastet. Auf dem Pointer befestigt sind 2 LED-Markerkugeln.

Die Kamera der Neuronavigation nimmt die Reflexionen der Kugeln auf. Dadurch erkennt die Workstation den Pointer und kann die Position millimetergenau in die Anatomie des Kopfes einbauen. Durch das Zusammenfügen mit den CT-/MRT-Bildern kommt es zu einem dreidimensionalen Bild auf dem Monitor, das es zulässt, eine konkrete Aussage zur Lage des Tumors zu treffen. Nun kann der genaue Zugangsweg bestimmt und die Größe der Kraniotomie eingegrenzt werden.

Intraoperativ bestätigt die Anwendung des Pointers, dass sich die Instrumente im korrekten Areal des Gehirns befinden und zeigt die Grenzen des Tumors auf. Folgeschäden einer Gehirnoperation wie z. B. Lähmungen oder Gedächtnisschäden können so minimiert werden. Computernavigationssysteme stehen für Qualität und zuverlässige Arbeitsabläufe. Um diese Qualität aufrechtzuerhalten, müssen die Mitarbeiter an allen Geräten geschult werden, wie das MPG (> Kap. 1.1) es fordert.

1.11.2 Praktische Anwendung

Bei allen Navigationssystemen müssen Sicherheitsregeln und Schutzmaßnahmen erfolgen. Im Operationssaal werden die Komponenten des Navigationssystems so positioniert, dass sie gut zu bedienen sind, die Bildschirme für das Team gut einsehbar sind und ggf. ein Sterilbezug bereit liegt, der eine Bedienung der Systeme durch das OP-Team erlaubt.

Des Weiteren muss das Navigationsgerät so positioniert werden können, dass das Sichtfeld der Kameras des Navigationssystems nicht eingeschränkt ist, sodass alle Komponenten (Patient, chirurgische Instrumente) zu jedem Zeitpunkt für das System sichtbar sind.

Vorbereitung

Steht das Gerät in der richtigen Position, werden alle Netzstecker angeschlossen. Manchmal ist es sinnvoll, die einzelnen Kabel zu beschriften oder farblich zu codieren, v. a. wenn die Navigation noch mit dem Mikroskop und der Sonografiestation verbunden werden muss. Der Hauptschalter der Navigation wird aktiviert und das Gerät hochgefahren. Die Patientendaten müssen korrekt eingegeben werden, um die gesammelten Daten ggf. zu archivieren und keinesfalls eine Verwechslung zu provozieren. Die Kameras der Navigation brauchen jederzeit eine freie Sicht auf die Navigationsinstrumente, um erkennen können, wo sich der Operateur befindet. Die Markerkugeln müssen sicher und fest auf den Instrumenten befestigt sein. Einstellungen oder Korrekturen werden in Absprache mit dem Operateur vorgenommen.

Nachbereitung

Nach dem Gebrauch der Navigation müssen Bilder oder Videos gespeichert werden, wenn möglich werden die Aufnahmen versendet. Zum Ende des Eingriffs wird das System korrekt heruntergefahren und am Hauptschalter deaktiviert. Die Reinigung des Geräts erfolgt nach Vorschrift, die Bildschirme werden gesondert gereinigt. Vor dem Transport werden gepolsterte Schutzfolien über die Monitore und die Kameras gezogen. Reparaturen, Änderungs- oder Wartungsarbeiten dürfen nur durch autorisiertes Personal durchgeführt werden.

1.11.3 Roboterassistierte Chirurgie

In der klinischen Routine werden Robotersysteme gegenwärtig u. a. in der Urologie („Da-Vinci-System“, Fa. Intuitive Surgical) eingesetzt. Das „Da-Vinci-System“ wird vorwiegend bei der radikalen Entfernung der Prostata (radikale Prostatektomie), bösartigen Blasentumoren sowie Nierentumoren verwendet. Früher war für diese Operationen ein großer medialer Unterbauchschnitt nötig, durch die Etablierung der minimalinvasiven Chirurgie (MIC) werden nur noch kleine Hautschnitte erforderlich. Das Robotersystem unterstützt diese Operation zudem durch extrem feine Präparationsmöglichkeiten. Das „Da-Vinci-System“ besteht aus zwei großen Hauptkonsolen, der Kontrollkonsole und einem fahrbaren Stativ. Durch die Verbindung der zwei Hauptkomponenten erhält der Operateur vergrößerte Bilder des Operationsgebiets und die 3-D-Darstellung erleichtert die Durchführung der Operationsschritte sowie die Orientierung. In der Konsole befinden sich Joystick-Arme, über die die Hand- und Fingerbewegungen des Operateurs präzise auf die Operationsinstrumente im Situs übertragen werden.

Der Operateur sitzt an einer Konsole, dazu muss er sich keiner chirurgischen Händedesinfektion unterziehen, denn am Patienten selbst bringen die Assistenten die Trokare und die Arbeitsinstrumente ein und befestigen diese an den drei interaktiven Armen des Roboters. Das OP-Personal muss mit diesem System vertraut sein, um die Vorbereitungen treffen zu können, die einzelnen Arme des Systems steril zu beziehen und die Instrumente zu verbinden. Das System führt jede Bewegung des Operateurs präzise aus und gleicht physiologische Abweichungen, die manuell nicht zu vermeiden sind, aus. Die Handbewegungen werden präzisiert und so eine höhere Qualität der Operationstechnik erreicht.

1.12 OP-Mikroskop

Operationsmikroskope werden in verschiedenen Variationen angeboten: vom einfachen Operationsmikroskop, welches lediglich einen vergrößerten Blick auf das Operationsgebiet liefert, bis zum ultramodernen High-End-Mikroskop, welches eine Vielzahl an Funktionen vereint. Weder Neurochirurgie, Handchirurgie noch Ophtalmologie, um nur einige Fachgebiete zu nennen, können auf den Einsatz von Operationsmikroskopen verzichten. In viel zu feinen Strukturen bewegen sich die Operateure, die oftmals in kürzester Zeit Entscheidungen fällen müssen, die massive Konsequenzen für die Patienten haben können. Hier kann das Operationsmikroskop als Entscheidungshilfe dienen.

Der erste Einsatz eines OP-Mikroskops erfolgte in der Neurochirurgie in den USA 1957 durch den Neurochirurgen Theodore Kurze. In Deutschland setzte der Neurochirurg Friedrich Loew das Mikroskop erstmals 1963 in der Bandscheibenchirurgie ein.

Mit den Mikroskopen von damals haben die heutigen OP-Mikroskope wenig gemeinsam. Vielmehr handelt es sich heutzutage um ultramoderne Hightechgeräte, die nicht nur einen vergrößernden Blick auf das Operationsgebiet gewährleisten, sondern z. B. folgende Funktionen haben können:

- Präsentationsfähige Videoaufzeichnung und -archivierung
- Screenshot-Archivierung durch MultiVision-Datenspiegelung und Patientendatenarchivierung
- Fluoreszenzgestützte Tumorresektion und Angiografie (intraoperative Diagnostik)
- Benutzerfreundlichkeit
- Autofokus- sowie Laserfokussierhilfe

- Automatische Funktionen wie AutoBalance und AutoDrape
- Netzwerkfähigkeit durch DICOM-Schnittstelle

Neben fest installierten Deckenmikroskopen gibt es hauptsächlich transportable Mikroskope, die jeweils aus dem Hauptkörper (Stativ) und dem Mikroskop bestehen. Der Hauptkörper des Mikroskops beinhaltet oftmals die Software und einen Monitor mit Touchscreen, worüber sich verschiedene Funktionen des Mikroskops steuern lassen, wie z. B.:

- Lichteinstellung
- Patientendatenerfassung
- AutoDrape- und AutoBalance-Funktion
- Umschaltung der Beobachter (Face-to-Face, Left-Right)
- Videoaufzeichnung, Standbild und Screenshot-Speicherung
- Umschaltung auf Vollbildmodus

1.12.1 Funktionen des Operationsmikroskops

Durch die Vergrößerung (manche Mikroskope erreichen eine bis zu 40-fache Vergrößerung) bietet ein Mikroskop die Möglichkeit, die Inzisionen sehr viel kleiner zu halten, das hochauflösende Bild zeigt das Operationsfeld klar, hell und deutlich, die Ausleuchtung ist optimal und kann jederzeit vom Operateur verändert werden. Die intraoperative Handhabung kann einfach und schnell über das Mikroskop oder einen angeschlossenen Fußschalter erfolgen. Über die Handgriffe (Joysticks) ist es dem Chirurgen möglich, intraoperativ und im sterilen Rahmen auf jede Funktion des Mikroskops zuzugreifen. Über die an den Handgriffen installierten Knöpfe und Hebel können z. B. Lichtintensität, Fokus, Zoom etc. eingestellt oder es kann vom Weißlichtmodus in den Infrarot- oder Fluoreszenzmodus gewechselt werden.

Zudem kann das Mikroskop durch austauschbare Komponenten der jeweiligen Operation individuell angepasst werden. So kann z. B. der seitliche Beobachter (Tubus) an der Gegenseite angebracht werden, je nach Positionierung des Assistenten. Für Operationen in sitzender Position kann das Brückenverbindungsstück des frontalen Beobachters entfernt werden, um den Winkel des Mikroskops weiter zu erhöhen und den Abstand zum Operationsfeld zu verringern. Das Ansaugsystem des Mikroskops (AutoDrape) saugt die verbliebene Luft nach dem sterilen Beziehen des Mikroskops aus dem Bezug, damit sich dieser möglichst eng an das Mikroskop anlegt. Die Luft muss also nicht manuell aus dem Mikroskopbezug herausgepresst werden, und intraoperativ behindert kein luftgefüllter oder hängender Bezug den Instrumentierenden, Operateur oder Assistenten. Um die Okulare der einzelnen Beobachter komfortabel für Brillenträger oder Nichtbrillenträger, sprich für deren erforderliche Dioptrien einzustellen, werden in der Vorbereitung die Okulare hinein- oder herausgedreht. Ein hinterlegter Plan der Einstellung der einzelnen Operateure erleichtert die Vorbereitung.

Die AutoBalance-Funktion des Mikroskops sorgt dafür, dass sich das Mikroskop während der Operation leicht oder auch nur mit einer Hand über die Joysticks bewegen lässt. Um diese Funktion zu gewährleisten, muss nach jedem Start und abgeschlossenem Hochfahren der Software des Mikroskops sowie nach jedem Umbau eine Autobalancierung des gesamten Systems vorgenommen werden. Hier wird nicht nur die vordere Mikroskopeinheit, sondern ebenfalls der Mikroskoparm ausbalanciert. Wird die AutoBalance-Funktion nicht ausgelöst, besonders nach einem Umbau, lässt sich das Mikroskop nicht adäquat verwenden, da es sehr schwer über die Joysticks zu bewegen ist. Außerdem kann es zu ernsthaften Schäden am Mikroskop kommen, weil die Bremsen überbelastet werden, wenn sich Veränderungen der Einstellungen nur mit Kraftaufwand durchführen lassen.

Im neurochirurgischen Betrieb sind folgende Eigenschaften des Operationsmikroskops jedoch sehr bedeutsam:

- Es bietet die Möglichkeiten der fluoreszenzgestützten Tumorentfernung und der Infrarotangiografie.
- Durch die Fluoreszenz ist es möglich, intraoperativ Tumorgewebe von gesundem Hirngewebe zu unterscheiden und somit einen Hirntumor zu entfernen, ohne angrenzendes gesundes Gewebe zu verletzen. Dazu wird vorher ein entsprechendes Medikament intravenös injiziert, das sich in den Gewebestrukturen unterschiedlich ablagert.
- Die videogestützte Infrarotangiografie dient intraoperativ der Gefäßdarstellung, um den Blutfluss in einem Gefäß darstellen zu können. So ist es möglich, perforierende Arterien mit einem Durchmesser im Submillimeterbereich abzubilden. Durch die hohe Genauigkeit beim Erkennen unvollständig abgeklippter Aneurysmen und unabsichtlich verschlossener Blutgefäße ist das Mikroskop ein wichtiger Bestandteil in der Aneurysmachirurgie.
- Der Operateur kann auf einem speziellen Stuhl sitzen, der über ein Kabel mit dem Mikroskop verbunden ist, dadurch sind die Stuhlposition wie auch Funktionen des Mikroskops über die Fußschalter des Stuhls steuerbar. Des Weiteren hat dieser Stuhl feste Armaufleger, die ein entspanntes Ablegen der Arme ermöglichen, um auf kleinstem Raum ohne Ermüdungserscheinungen der Armmuskulatur mit Mikroinstrumenten zu arbeiten.
- Mit Navigationssoft-und -hardware kann ein OP-Mikroskop auch als Orientierungshilfe dienen, z. B. bei der Lokalisation von Gehirntumoren.

1.12.2 Vorbereitung und Einsatz des Mikroskops

Nach Einschalten des Mikroskops (die Einführung gemäß MPG für das Mikroskop vorausgesetzt) und einer fehlerfreien Initialisierung können Patientendaten eingegeben werden, um ggf. Bilder oder Videos, die intraoperativ aufgenommen wurden (z. B. Angiografie bei Aneurysmaclipping) korrekt zu dokumentieren und dem Patienten zuordnen zu können. Eventuelle Veränderungen, die abweichen von der Grundeinstellung des Mikroskops, können vorgenommen werden.

Anschließend werden die Arbeitstuben je nach Operation positioniert. Dazu muss aus dem Operationsplan klar ersichtlich sein, ob der Assistent rechts oder links vom Operateur oder gegenübersteht, denn dementsprechend müssen die Arbeitstuben umgebaut werden. Die Okulare werden auf die Operateure eingestellt. Erst nach vollständiger Montage des Mikroskops für die Operation kann dieses schließlich via AutoBalance-Funktion ausbalanciert werden.

Natürlich ist ein steriler Bezug des Mikroskops notwendig. Das Beziehen mit einem speziell für die Art des Mikroskops erhältlichen Klarsichtbezug bedarf einiger Übung und sollte zuvor unter unsterilen Bedingungen eingeübt werden. Beim Beziehen streift der Instrumentierende den Bezug über das Mikroskopteil und der Springer greift von innen in den Bezug und hilft, indem er den Bezug über den Mikroskoparm zieht und am Ende mit einem Klebeband fixiert. Die im Bezug des Mikroskops verbleibende Luft wird vom Mikroskop abgesaugt, damit der Bezug so eng wie möglich anliegt (z. B. AutoDrape-Funktion) und somit das Anstoßen an unsterile Gegenstände minimiert wird.

Nach der Abdeckung des Operatationsfeldes wird das OP-Mikroskop schließlich so positioniert, dass einer hindernisfreien Bewegung desselben nichts im Wege steht. Intraoperative Einstellungen können vom Operateur via Fußschalter, Joystick, bei manchen Mikroskopen auch per Mundstück, vorgenommen werden. Veränderungen am OP-Tisch, z. B. das Verstellen der Höhe oder der Ebene, machen oft eine Neueinstellung des Mikroskops erforderlich und sollten daher schon vor Operationsbeginn und Ausrichtung des Mikroskops erledigt sein.

Ist die Operation beendet oder wird das Arbeitsmikroskop nicht mehr benötigt, wird es vorsichtig vom Springer wieder zurückgeschoben und das Licht heruntergefahren, bevor es ausgeschaltet wird. Der Mikroskopbezug wird entfernt und entsorgt. Findet im Anschluss eine weitere Operation statt, werden die Arbeitstuben je nach Operationsart wieder umgebaut und das Mikroskop erneut über Auto-Balance ausbalanciert. Findet keine weitere Operation statt, wird das Mikroskop wieder in die Transportposition (das Mikroskop muss im Notfall durch die Türen passen) und falls nötig die Arbeitstuben wieder in die Grundposition gebracht. Zum Schutz des Mikroskops wird die Schutzhülle darübergezogen.

1.12.3 Instrumentation unter dem Mikroskop

Wird eine Operation mit OP-Mikroskop durchgeführt, so ist es sinnvoll, dass die Augen von Operateur und Assistent während der Operation auf den Okularen des Mikroskops verbleiben, um das OP-Gebiet nicht aus dem Auge zu verlieren. Damit sich der Operateur nicht bei jedem Instrumentenwechsel neu orientieren muss, liegt es an der OP-Pflegekraft/OTA, dem Operateur die Instrumente sicher in die Hand zu platzieren und auch sicher wieder entgegenzunehmen, damit ein reibungsloser Workflow erreicht wird.

Aufgrund der extremen Vergrößerung unter dem Mikroskop ist es unerlässlich, die Instrumente blut- und fusselfrei anzureichen. Dazu werden sie nach jedem Einsatz im Operationsfeld mit einem nicht fusselnden Tuch gesäubert. Für die feinen Gewebestrukturen ist spezielles Mikroinstrumentarium nötig.

KAPITEL

2 Springertätigkeit geplant und strukturiert ausführen

Alexander Wilm, Felix Mensch, Egbert Stanka und Dennis Müller

In der Operationsabteilung sind OTA entweder als **Springer** (m/w/d; auch **unsterile [Saal-]Assistenz** oder **Beidienst**) oder als **Instrumentierende** (m/w/d; **sterile [Saal-]Assistenz**) eingesetzt.

- Die Hauptaufgaben der/des **Instrumentierenden** sind die Vor- und Nachbereitung der für die OP benötigten Instrumente und Geräte sowie das Anreichen, Entgegennehmen und Kontrollieren der Instrumente und anderen Materialien während der OP (Instrumentiertätigkeit allgemein ➢ Kap. 3)
- Der **Springer** arbeitet eng mit dem steril eingekleideten Instrumentierenden zusammen und übernimmt Aufgaben, die dieser nicht ausführen kann. Im Wesentlichen sind dies (➢ Kap. 2.8, ➢ Kap. 2.9 und ➢ Kap. 2.10):
  - Vorbereitung des OP-Saals und des OP-Tisches für die einzelnen Operationen
  - Einschleusen des Patienten und Transport in den Einleitungsraum bzw. OP-Saal
  - Unmittelbar präoperative Vorbereitung des Patienten
  - Positionierung des Patienten
  - Assistenz des Instrumentierenden während der OP
  - Versorgung von Präparaten
  - Dokumentation
  - Unmittelbar postoperative Versorgung des Patienten und Transport in den AWR

2.1 Patiententransfer in den OP-Trakt

Alexander Wilm und Dennis Müller

Meist werden die Patienten entweder zu einem festgesetzten Zeitpunkt (im OP-Plan des Tages vermerkt) oder auf Abruf in den OP gebracht, d. h., die Station wird telefonisch vom OP-Koordinator informiert.

In aller Regel ist es vom Zustand des Patienten abhängig, wer den Transport in den OP begleitet:

- Patienten von Allgemeinstationen werden überwiegend von Pflegefachkräften der Station in den OP gebracht:
  - Kleine Kinder werden meist zusätzlich von einem Elternteil begleitet.
  - Bei Patienten, die unter gerichtlich angeordneter Betreuung stehen, sollte der Betreuer anwesend sein.
  - Patienten, die sich sprachlich nicht mit dem OP-Personal verständigen können, sollten zusätzlich von einem Dolmetscher (kann auch ein Angehöriger sein) begleitet werden.
- Patienten aus der Notaufnahme oder von der Intensivstation werden i. d. R. von einem Arzt und einer Pflegefachperson begleitet.

Manche Kliniken haben spezielle Krankentransportdienste, die (Routine-)Patiententransporte übernehmen.

2.1.1 Übernahme des Patienten an der Schleuse

DEFINITION

Schleusen trennen den OP-Bereich räumlich vom Rest des Krankenhauses, um Keimeinschleppungen in den OP so weit wie möglich zu vermeiden. Wie die Personalschleuse gliedert sich auch die **Patientenschleuse** in einen **unreinen** und einen **reinen** (OP-seitigen) Bereich. Die meisten Patientenschleusen verfügen über eine fest eingebaute **mechanische Umbettanlage** (➢ Kap. 2.1.2), die gleichzeitig den unreinen Bereich der Schleuse vom reinen Bereich trennt.

In der Schleuse übernehmen die Mitarbeitenden des OPs den Patienten. In der Regel handelt es sich hierbei um Personal der Anästhesie, immer häufiger trifft man dort auch speziell für die Schleusentätigkeit abgestellte und qualifizierte Pflegefachkräfte an. Gegebenenfalls sind zusätzlich Pflegende und/oder Ärzte der Anästhesie dabei, v. a. bei Kindern, Patienten aus der Notaufnahme oder Intensivpatienten.

Zuerst begrüßt die schleusende Kraft den Patienten und stellt sich selbst mit Namen und Funktion vor. Vor allem bei sehr ängstlichen Patienten dazu ggf. kurz die Maske abnehmen: Ein „unmaskiertes Gesicht" kann sehr beruhigend wirken.

VORSICHT

Bei infektiösen Patienten ist auch auf ein nur kurzes Abnehmen der Maske aus Gründen des Infektionsschutzes unbedingt zu verzichten.

Jede Operation stellt für den Patienten eine **Stresssituation** dar, die meist mit Nervosität, Unsicherheit und mehr oder weniger großen Ängsten verbunden ist. Ein freundlicher Empfang des Patienten in ruhiger Atmosphäre, gut verständliche Informationen über alles, was geschieht, sowie empathisches und kompetentes Auftreten vermitteln dem Patienten Sicherheit und können wesentlich dazu beitragen, seine Ängste und Unsicherheiten zu mildern.

VORSICHT

Die meisten Patienten erhalten präoperativ eine **Prämedikation,** die v. a. angstlösend und beruhigend wirken soll. Insbesondere ältere Patienten können jedoch **paradox** (gegensätzlich) auf die Prämedikation reagieren, z. B. mit Verwirrtheit und/oder Unruhe. Zudem können sedierende Medikamente die Atmung dämpfen. Aus diesen Gründen ist der **Patient zu keiner Zeit unbeaufsichtigt zu lassen** und kontinuierlich zu beobachten, um im Fall bedrohlicher Situationen rasch handeln zu können.

Abfrage der Patientendaten

Bevor der Patient mittels der Umbettanlage auf den OP-Tisch positioniert wird, erfragt die Schleusenkraft die **Patientendaten,** um ihn/sie eindeutig zu identifizieren und wichtige Informationen zu erhalten, die relevant für die Operation sind. Dies dient der Patientensicherheit (➤ Kap. 2.5). Die Pflegefachpersonen, die den Patienten zur Schleuse gebracht haben, sowie ggf. die begleitenden Eltern, Dolmetscher oder Betreuer, werden bei Bedarf in das Übernahmegespräch einbezogen.

Erfragt werden:

- Vollständiger **Name und Geburtsdatum des Patienten.** Dabei ist so zu fragen, dass der Patient **nicht** mit „Ja" oder „Nein" antworten kann, sondern selbst seinen Namen und sein Geburtsdatum nennt, also z. B. „Wie heißen Sie? Nennen Sie mir bitte Ihren vollständigen Namen und Ihr Geburtsdatum." Dies dient dazu, versehentliche falsche Antworten des Patienten zu vermeiden und einen ersten Eindruck über die Orientierung und Hörfähigkeit des Patienten zu erhalten. Den genannten Namen und das Geburtsdatum mit den **Angaben auf dem Patientenarmband** und der **Patientenakte** vergleichen (➤ Kap. 2.5).
- Geplanter Eingriff, ggf. auch Eingriffsort.
- Bekannte (Vor-)Erkrankungen bzw. Leiden des Patienten.
  - Bewegungseinschränkungen wie z. B. Paresen oder Plegien (unvollständige oder vollständige Lähmungen) oder Kontrakturen (eingeschränkte Gelenkbeweglichkeit)
  - Veränderungen des Hautzustands, v. a. Entzündungen oder Geschwüre (z. B. Drucknekrosen)
- Allergien des Patienten, z. B. Latex, Medikamente.
- Vorhandene Implantate und Piercings.

VORSICHT

Durch die etwaige Leitfähigkeit eines Implantats oder Piercings besteht eine erhöhte Verbrennungsgefahr und/oder das Implantat kann beschädigt werden.

- Fremdmaterial im Körper, z. B. Zugänge, Drainagen, Katheter o. Ä.
- Letzte Aufnahme von Nahrung und Flüssigkeiten.

MERKE

Präoperative Nüchternheit senkt den Magensäurespiegel und verhindert das Risiko für den Patienten eben diese bei der Intubation einzuatmen (gesenkte Aspirationsgefahr).

Die erfragten Informationen gleicht die schleusende Kraft mit denen der mitgebrachten **Patientenakte** ab und prüft die **Unterlagen** auf Vollständigkeit:

- OP- und Anästhesieaufklärungsbogen müssen vollständig ausgefüllt und die Einverständniserklärungen unterschrieben sein.
- Die Befunde von präoperativ angeordneten (Labor-)Untersuchungen müssen vorliegen.
- Patientenetiketten müssen in ausreichender Anzahl vorhanden sein.
- Darüber hinaus überprüft die schleusende Kraft, ob
  - ggf. das OP-Gebiet markiert wurde, i. d. R. geschieht dies per Kreuz,
  - Schmuck, Brillen u. a. lose Gegenstände abgelegt wurden,
  - Make-up (Schminke, Nagellack u. Ä.) aufgetragen wurde.

PRAXISTIPP

Verfügt der Patient über ein Hörgerät, so kann dieses durchaus bis zur Narkose getragen und erst dann entfernt werden. So ist der Patient noch immer in der Lage, sämtliche Anweisungen und Erklärungen gut zu verstehen und fühlt sich mitunter weniger ausgeliefert.

MERKE

Müssen in der Schleuse lose Wertgegenstände vom Patienten abgelegt werden, so sind diese im OP sicher zu verwahren oder der überbringenden Pflegefachkraft zur sicheren Verwahrung auszuhändigen. In beiden Fällen müssen der Verbleib und die Patientenzugehörigkeit des Gegenstandes ordnungsgemäß dokumentiert werden.

VORSICHT

Fehlt eine Unterschrift auf einer der Aufklärungen, informiert die schleusende Kraft unverzüglich den betreffende Anästhesisten bzw. Operateur. Nach Einnahme der Prämedikation ist der Patient nicht mehr geschäftsfähig, d. h., er kann dann auch nicht mehr in eine Operation einwilligen. Die OP muss dann abgesetzt bzw. verschoben werden.

PRAXISTIPP

Viele Kliniken folgen der Empfehlung des Aktionsbündnisses für Patientensicherheit und führen **OP-Checklisten** (Beispiel ➤ Abb. 2.21), in denen wesentliche Ergebnisse der erfragten bzw. überprüften Informationen dokumentiert werden.

2.1.2 Transfer vom Bett auf den OP-Tisch

Nachdem alle Unterlagen vollständig, die Fragen korrekt beantwortet und die Checkliste ausgefüllt wurde, beginnt der eigentliche Patiententransfer auf den OP-Tisch.

Den OP-Tisch, ggf. mit den für die OP notwendigen Anbauten, bereitet die schleusende Kraft möglichst schon vor der Ankunft des Patienten in der Schleuse vor (➤ Kap. 2.1.1).

Die Abdeckung und Polsterung erfolgt i. d. R. abteilungs- und bedarfsspezifisch. Dennoch gibt es gewisse Standardvorgehen, die übergeordnete Gültigkeit besitzen. Es sollte stets eine gepolsterte Unterlage aus Schaumstoff oder Gel benutzt werden, über die ein Einmallaken, zum Schutz vor Verschmutzung und Feuchtigkeit ausgebreitet wird. Eine Knierolle, ein Kopfkissen, ein Sicherheitsgurt und Fersenpolster sollten griffbereit liegen. Die OP-Decke sollte idealerweise vorgewärmt sein (➤ Kap. 2.6.3). Manche Kliniken verwenden Einwegdecken mit eingearbeiteten Wärmeelementen. Weitere Systeme zur Wärmeregulation erfolgen innerhalb des Narkoseeinleitungsprozesses und darüber hinaus (➤ Kap. 2.3.6 und ➤ Kap. 2.3.7)

Es gibt zwei Möglichkeiten, einen Patienten umzubetten. Zum einen gibt es eine offene Schleuse, zum anderen gibt es eine mechanische Schleuse (➤ Abb. 2.1).

Umbettvorgang

Bei der offenen Schleuse wird der Patient mithilfe des Schleusenpersonals, auf den OP-Tisch umgelagert. Bei der mechanischen Umbetteinrichtung übernimmt dies ein Förderband. Diese mechanische Umbettanlage darf nur nach einer vorher erfolgten Einweisung bedient werden.

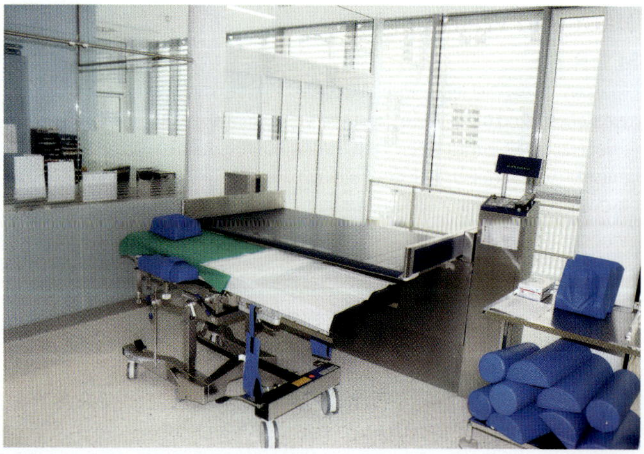

Abb. 2.1 Mechanische Patientenumbettanlage [M1115]

Während der Umlagerung muss der Patient über jegliche Arbeitsschritte vorher informiert werden. Die vorhandenen Ressourcen des Patienten sollten dabei zudem genutzt werden. Dies gilt besonders bei der Benutzung einer mechanischen Umbetteinrichtung, da der Patient evtl. verängstigt sein könnte. Aus diesem Grund empfiehlt es sich, den Umbettvorgang im Rahmen einer Übung einmal selbst kennenzulernen. Um die hygienischen Richtlinien im Operationstrakt gewährleisten zu können, sollte dem Patient eine Kopfhaube aufgesetzt werden.

Nachdem der Patient auf dem OP-Tisch liegt, sollte der Tisch, soweit möglich, den Bedürfnissen des Patienten angepasst werden. Es ist darauf zu achten, dass die Knie- und Fersenpolster korrekt und für den Patienten bequem angebracht werden. Auch sollte das Kopfkissen richtig platziert werden. Abschließend sollte sich die schleusende Kraft nochmals beim Patienten vergewissern, ob dieser auch den Umständen entsprechend bequem liegt. Bevor der Patient nun mit dem OP-Tisch bewegt wird, muss eine Sicherung mittels eines Gurtes erfolgen. Dieser Gurt sollte etwa eine Handbreit oberhalb der Knie angelegt werden.

MERKE

- Patienten immer am OP-Tisch, oberhalb der Knie sichern!
- Patienten während der Umbettung niemals allein lassen!

Nachdem der Patient gesichert wurde, erfolgt i. d. R. der Transport zu den und die Übergabe an die Kolleginnen und Kollegen der anästhesiologischen Abteilung. Im Rahmen der Übergabe müssen alle für die OP relevanten Angaben weitergegeben werden wie z. B. Vorerkrankungen, Allergien etc.

PRAXISTIPP

Falls nach dem Einschleusvorgang keine Pflegekraft der Anästhesie den Patienten in der Einleitung übernehmen kann, darf dieser unter keinen Umständen allein gelassen werden. Beim Warten auf das zuständige Anästhesiepersonal kann schon mit dem Anschließen des Monitorings begonnen werden.

MERKE

Bei Kindern oder Schwerverletzten kann es indiziert sein, dass von den gewohnten Abläufen bzw. üblichen Standards beim Einschleusen, z. B. aufgrund der besonderen Bedürfnisse des Kindes oder zugunsten einer lebensrettenden sofortigen Intervention, abgewichen werden muss. In diesen Fällen, ist es sehr wichtig, dass man mit allen beteiligten Berufsgruppen kommuniziert und dass keine relevanten Informationen übersehen werden (von zur Mühlen und Keller 2018).

2.2 Patientenpositionierung

Felix Mensch und Dennis Müller

MERKE

Die Patientenpositionierung und deren Überwachung ist eine gemeinsame Aufgabe von Operateur, Anästhesist und pflegerischem Personal!
Dies geht aus einer Vereinbarung des Berufsverbandes Deutscher Anästhesisten und des Berufsverbandes Deutscher Chirurgen bzw. des Berufsverbandes der Ärzte für Orthopädie hervor.

2.2.1 Verantwortlichkeiten bei der Positionierung im Detail

Tab. 2.1 Verantwortlichkeiten bei der Patientenpositionierung

	Anästhesist/in	Operateur/in	Pflegepersonal
Präoperativ	Verantwortung von Einleitung der Narkose bis zum Beginn der OP-Positionierung		Verantwortung vom Einschleusen bis zur Einleitung
Auswahl der Position zur OP	Hinweispflicht bei Positionierungsfehlern und Gefahren für Patient und Narkose	Trifft grundsätzlich die Entscheidung über die richtige Positionierung unter Rücksicht auf die Anästhesie	
Positionierung auf dem OP-Tisch	Hinweispflicht bei erkennbaren Fehlern; verantwortlich für die Position der Extremitäten, die für Überwachung und Medikamentengabe benötigt werden	Durchführung und Kontrolle der Positionierung fällt prinzipiell in seinen/ihren Aufgabenbereich	Handeln und positionieren im Auftrag der Operateure
Intraoperative Positionsveränderungen	Beobachtung der Lage und mitteilen etwaiger ungewollter und gewollter Lageveränderung („Tisch bewegt sich")	Entscheidet über diese und trägt die Verantwortung für Lageveränderung am Körper	Korrekte Durchführung und Korrektur von Lageveränderung nach Anweisung des Operateurs
Postoperativ	Trägt die Verantwortung für die Positionierung ab Beendigung der OP bis zur Übergabe an die postoperative Station		

MERKE

- Wenn Positionierungen aus chirurgischer Sicht die Überwachung des Patienten gefährden, muss der Anästhesist dem Operateur dies mitteilen.
- **Nutzen und Risiko einer Positionierung kritisch abwägen!**

2.2.2 Dokumentation

Positionierungsprobleme müssen im Vorfeld zwischen Operateur und Anästhesist abgesprochen und dem OP-Koordinator mitgeteilt werden.

Besonderheiten und vom Standard abweichende Positionen müssen im OP-Plan vorgemerkt und mit dem Funktionspersonal abgesprochen werden.

Die angewandte Standardpositionierung und deren Abweichungen müssen in einem geeigneten Dokumentationssystem patientenbezogen mit Hinweisen auf die verantwortlichen Mitarbeiter festgehalten werden.

2.2.3 Grundregeln der Patientenpositionierung

- Patient muss trocken und isoliert positioniert werden.
- Patient darf nicht mit elektrisch leitfähigen Gegenständen in Berührung kommen (Infusionsständer, Metallteile am OP-Tisch u. Ä.).
- Bei lang andauernden OP ist der Urin abzuleiten (Dauerkatheter, Cystofix).
- Nasse OP-Tischauflagen oder Tücher entfernen, wenn möglich durch trockene ersetzen.
- Kein punktueller Haut-zu-Haut-Kontakt (z. B. zw. Finger und Oberschenkel).
- Anschlusskabel so ableiten, dass sie den Patienten nicht berühren.
- Positionierungsmittel und Instrumente nicht auf dem Patienten ablegen.
- Vorsicht mit Desinfektionsmitteln, der darin enthaltene Alkohol kann sich durch elektrische Funken entzünden.

2.2.4 Positionierungsschäden

VORSICHT

Inzidenz: Bei 50 von 10.000 Narkosen kommt es statistisch zu Schäden am Patienten.

Risikostrukturen:

- Haut und oberflächliche Weichteile
- Gelenke und Bandapparat
- Nerven und Nervengeflechte
- Gefäße
- Augen

Haut und Weichteile

- Druckschäden der Haut und Weichteile.
- Besonders gefährdet sind exponierte Stellen wie Fersen oder Kreuzbein.

Ursachen:

- Patienten mit Vorerkrankungen wie z. B. Diabetes mellitus oder Arteriosklerose, ältere Patienten
- Schlechte Perfusion durch längere Hypotoniephasen oder Auskühlung
- Intraoperative Verstellung des OP-Tisches; hierdurch Einklemmen von Weichteilen zw. Operationstisch und angebrachten Haltevorrichtungen

Prophylaxe:
- Polsterung exponierter Stellen durch Silikongel- und oder Schaumstoffkissen, gepolsterte Manschetten für Extremitäten.
- Angewärmte Decken, Wärmematten, Warm Touch™, angewärmte Spüllösung.
- Intraoperative Verstellung des OP-Tisches oder Lageaufhebung dürfen nur unter Sicht der betroffenen Körperteile erfolgen.

Gelenke und Bandapparat

Ursachen:
- Forcierte Bewegungen am relaxierten, seiner Schutzreflexe und Schmerzreaktionen beraubten Patienten
- Vor allem bei vorhandenen degenerativen oder traumatischen Veränderungen

Prophylaxe:
- Im Einzelfall evtl. Probepositionierung am wachen Patienten (zur Abschätzung einer tolerablen Position)
- Extremitäten vor dem Herabfallen sichern

Nerven

Ursachen der Schädigung allgemein:
- Direkte Kompression
- Zug oder Druck bei unphysiologischer Gelenkstellung
- Einzelfall auch durch zu lange Blutsperre/Blutleere

Wichtige zu berücksichtigende Nerven:
- Plexus brachialis
- Nervus ulnaris
- Nervus radialis
- Nervus medianus
- Nervus ischiadicus
- Nervus peronaeus

Plexus brachialis

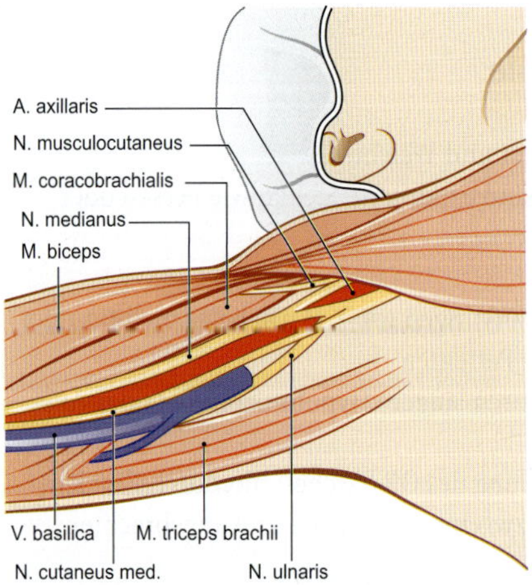

Abb. 2.2 Plexus brachialis [L126]

Dehnung des Plexus verursacht eine Mangeldurchblutung der Nervenfasern (➤ Abb. 2.2).

Ursachen:
- Zu weit nach medial angebrachte Schulterstützen → Einklemmen des Plexus zwischen Klavikula und 1. Rippe
- Zurückfallen des Schultergürtels
- Hyperextension der Halswirbelsäule und Kopfdrehung zur Gegenseite
- Oberarmabduktion > 90°
- Starke Außenrotation des Oberarms

Prophylaxe:
- Bei Abduktion der Arme im Bereich 60–90° i. d. R. immer in Supinationsstellung
- Unterpolsterung der Schulter

Nervus ulnaris

Anatomisch exponierte Lage: medial am Epicondylus humeri und im geringen Umfang auch am Handgelenk (➤ Abb. 2.3).

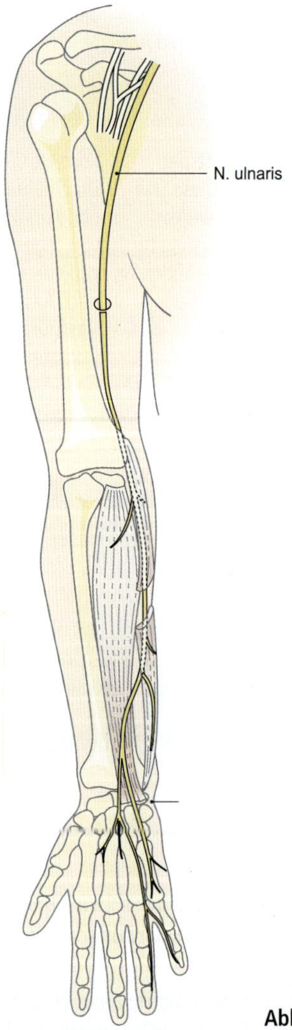

Abb. 2.3 Nervus ulnaris [L141/T534]

Ursachen:

- Durch starke Flexion des Ellenbogengelenks und/oder Pronation des Unterarms wird die Exposition verstärkt.
- Ungünstig verlaufende Kabel oder Infusionsleitungen (selten).
- Zu weit nach distal über den Ellenbogen angelegte Blutdruckmanschette.
- In Supinationsstellung besteht ein gewisser Schutz durch das Olekranon.

Prophylaxe:

- Abpolsterung des Ellenbogens
- Vermeidung einer Lagerung in Pronationsstellung der Hand
- Vermeidung einer starken Flexion im Ellenbogengelenk
- Vermeidung einer dichten Adduktion an den Körper des Patienten
- Bei angelagertem Arm einen gepolsterten „Muff" bilden
- Darauf achten, dass ausreichend Platz auf dem Operationstisch für den angelagerten Arm vorhanden ist; evtl. Verbreiterung des Tisches

Nervus radialis

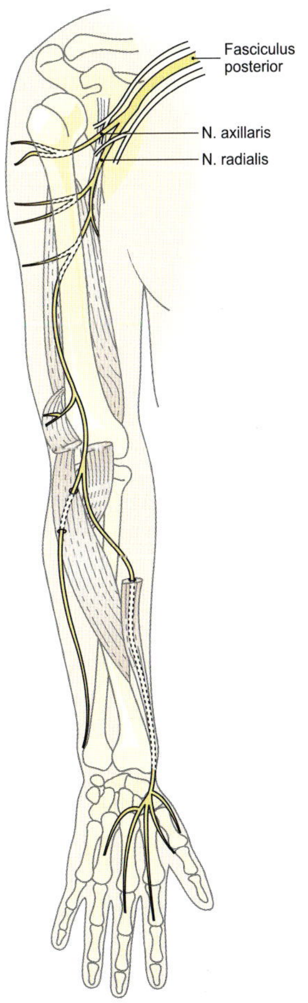

Abb. 2.4 Nervus radialis [L141/T534]

Ursachen:

- Klettbänder zu straff angezogen (Handgelenkbereich)
- Proximaler Bereich (Oberarminnenseite) durch Druck gegen OP-Tischkanten (auch Assistenten/Studierende dürfen sich nicht anlehnen)
- Drückende Halterungen oder Instrumententische (mittlerer bis distaler Oberarm)

Prophylaxe:

- Klettbänder nicht zu straff anlegen.
- Arm darf nicht über die Tischkante herunterhängen.
- Ausreichender Abstand zu Bügeln, Retraktoren und Tischkanten.

Nervus medianus

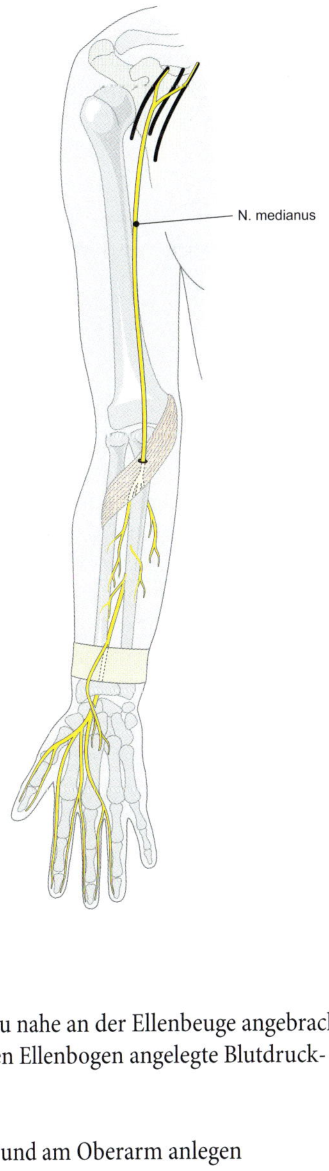

Abb. 2.5 Nervus medianus [L106/T873]

Ursachen:

- Klettbänder zu straff und zu nahe an der Ellenbeuge angebracht
- Zu weit nach distal über den Ellenbogen angelegte Blutdruckmanschette

Prophylaxe:

- Klettbänder nicht zu straff und am Oberarm anlegen
- Blutdruckmanschette immer zwei Fingerbreit oberhalb der Ellenbeuge anbringen

Nervus ischiadicus

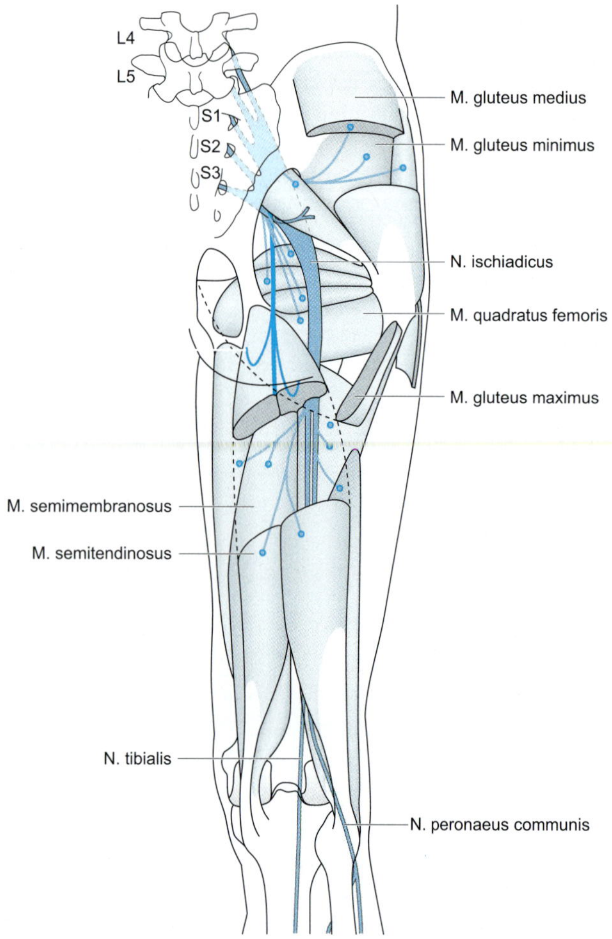

Abb. 2.6 Nervus ischiadicus [L234]

Ursache: starke Beugung und Außenrotation im Hüftgelenk.
Prophylaxe: starke Beugung und Außenrotation vermeiden, z. B. bei Steinschnittlagerung.

Nervus peronaeus

Exponierte Lage unterhalb des Fibulaköpfchens.
Ursachen:
- Falsche Lage der Kniepolster
- Falsche Positionierung in Beinstützen

Gefäße

Ursachen:
- Direkte Kompression zwischen Hilfsmittel und Knochen, gerade von oberflächlich verlaufenden Gefäßen der Extremitäten
- Kontinuierliches Abknicken bei extremen Positionen
- Zu lang anliegende Blutsperre/ Blutleere
- Begünstigt durch pAVK und/oder tiefer Beinvenenthrombose

Prophylaxe:
- Vermeidung extremer Positionierung
- Großzügige Polsterung, gerade in Bereichen der Extremitäten
- Engmaschige Beobachtung der Blutsperrensituation
- Konsequenter Verzicht auf eine Blutsperre/-leere bei Patienten mit Gefäßerkrankungen

Augen

Ursachen:
- Druck auf die Augenhöhlen durch z.B. direkte Auflage auf ein Kissen in Bauchlage
- Stumpfes oder scharfes Trauma durch herunterfallende Materialien/Hilfsmittel
- Flüssigkeiten wie zum Beispiel Desinfektionsmittel
- Austrocknen durch nicht vorhandenen oder inkompletten Lidschluss

Prophylaxe:
- Verwendung eines passenden Kopfpolsters, gerade in der Bauchlage, um die Augenpartie freizuhalten
- Verwendung spezieller Schutzpolster für die Augen, gegen Traumata und Flüssigkeiten
- Verwendung von Augengel oder -pflastern, um ein Austrocknen zu verhindern

2.2.5 Standardpositionierung Rücken

Kopf

- Unterpolstern mit Kopfkissen, Gelring o. Ä.
- Halswirbelsäule in Mittel/Neutralstellung (Wachzustand); Vermeidung: punktueller Druck am Hinterkopf

Arme

Auslagerung der Arme

➢ Abb. 2.7, ➢ Abb. 2.8.
- Anheben des Arms über das Niveau des Schultergelenks und unterpolstern der Schulter.
- Auslagerung auf eine gepolsterte Schiene.
- Oberarm im Schultergelenk leicht innenrotiert.
- Max. 90° abduziert.
- Ellenbogengelenk leicht gebeugt (ca. 150°).
- Hand supiniert.
- Arm sichern (Klettband).
- Eine leichte Drehung des Kopfes zum ausgelagerten Arm nimmt Zug vom Plexus.

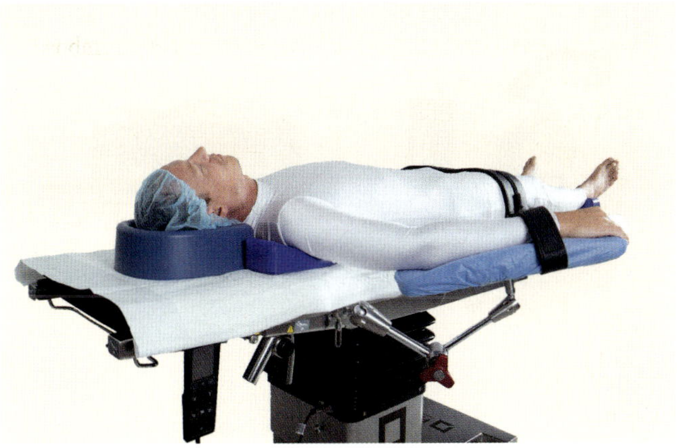

Abb. 2.7 Abduzierter Arm mit Polsterung und Fixierung auf langer Armlagerungsvorrichtung [V1003]

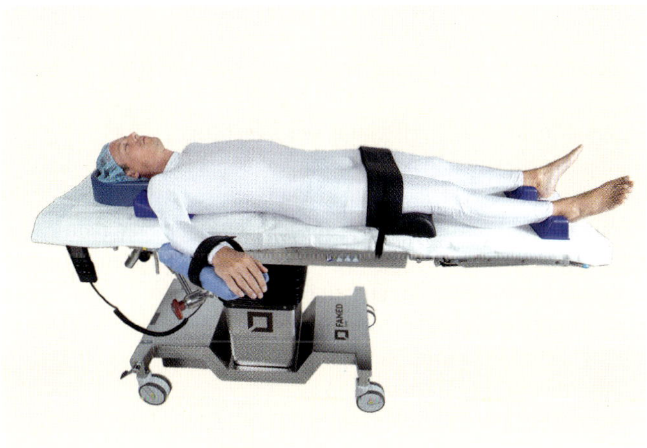

Abb. 2.8 Abduzierte Arme [V1003]

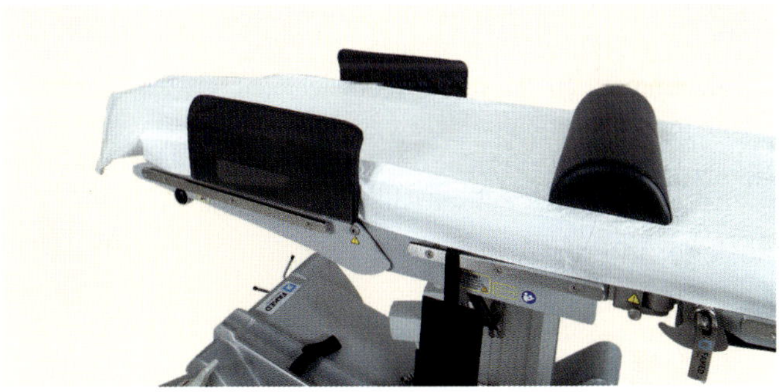

Abb. 2.9 Armpolsterung [V1003]

VORSICHT

Arm muss gesichert werden, da es beim Herabfallen des relaxierten Arms zu einer Schulterluxation und/oder akuten Überdehnung des Plexus brachialis mit Funktionsverlust kommen kann.

MERKE

- Schulter durch Unterpolsterung von der Tischebene abheben.
- Das distale Gelenk liegt höher als das proximale Gelenk.

D. h.: Das Ellenbogengelenk liegt höher als das Schultergelenk, das Handgelenk höher als das Ellenbogengelenk (Aschemann 2005).

Arme angelagert

- Arm polstern, besonders im Ellenbogengelenk.
- Kein Hautkontakt zum Oberkörper.
- Operateur nicht gegen den Arm anlehnen.
- Arme müssen auf den OP-Tisch passen (sonst Tischerweiterung).
- Sicherheitsgurte (je nach Lagerungsmaterial).
- Ellenbogenbereich leicht gebeugt.

Bei der in ➤ Abb. 2.9 dargestellten Armpolsterung ist sogar ein Anlehnen möglich!

Beine

- Hüft- und Kniegelenke physiologisch (d. h. leicht gebeugt) positionieren.
- Kniepolster (versetzt), Vermeidung der N.-peronaeus-Schädigung.
- Achillessehne und Ferse dürfen nicht über den Operationstisch hinausragen und werden gegen Druck gesichert.

2.2.6 Positionierung der Beine in Steinschnittlage

Auf eine Ausführung der Positionierung des Rumpfes und der oberen Extremitäten wird verzichtet, da diese analog zur Rückenlage sind. Die Positionierung verursacht erhebliche respiratorische und zirkulatorische Veränderungen, die Beweglichkeit des Zwerchfells wird eingeschränkt.

- Durch das Hochlagern der Beine wird eine Autotransfusion von bis zu 600 ml Blut mit einer Zunahme des intrathorakalen Blutvolumens bewirkt. **Vorsicht** bei Patient mit Herzinsuffizienz.
- Die Position ist für die Nervenversorgung und Durchblutung problematisch – eine Schädigung des N. ischiadicus und ein Kompartmentsyndrom werden nicht selten beschrieben; vorsichtige und an die Beweglichkeit des Patienten angepasste Beugung im Hüftgelenk.
- Schädigung des N. peronaeus erfolgt durch Kompression zwischen Halterung und Fibulaköpfchen; möglichst große Auflagefläche und Polsterung (Gelkissen) verwenden.
- Starke Flexion im Hüftgelenk kann zu venöser Abflussbehinderung führen, Stase und schließlich Thrombose.
- Bei einem Winkel > 90° kommt es zur arteriellen Gefäßkompression bis hin zum Verschluss der Leistengefäße.
- Beinhalterung kann im Bereich der Kniekehle und Wade zu einer Kompression führen. **Vorsicht** bei Patienten mit peripherer arterieller Gefäßerkrankung (➤ Abb. 2.10).
- Bei angelagerten Armen sind Hände und Finger verletzungsgefährdet, wenn Beinschienen intraoperativ verstellt bzw. nach der OP zurückverlagert werden.

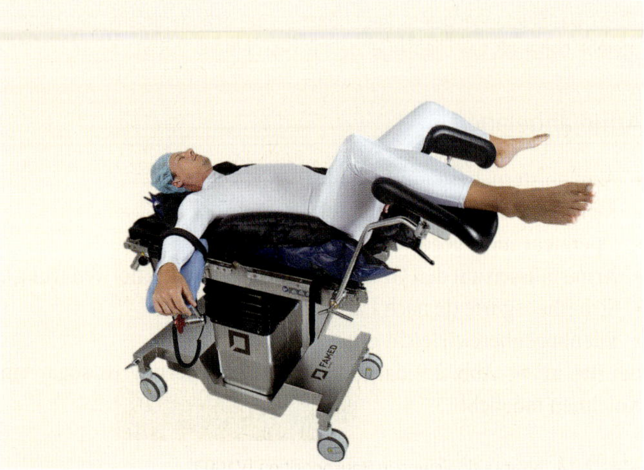

Abb. 2.10 Falsche Positionierung der Beine im Beinhalter nach Goepel, ohne Polsterung und mit Druck auf das Fibulaköpfchen [V1003]

2.2.7 Seitenposition

PRAXISTIPP

Während der Umpositionierung werden nicht unmittelbar benötigte Leitungen kurzfristig diskonnektiert.

Kopf

- Die Kopfpositionierung erfolgt so, dass Hals- und Brustwirbelsäule eine Gerade bilden (Neutralstellung).
- Das unten liegende Ohr nicht knicken oder quetschen (Gelring).
- Augen frei von Polster, Kabel, Schläuchen usw.

Schulter und Arme

- Unter dem oberen Brustkorb kaudal der Axilla eine „Rolle" platzieren; Entlastung der Schulter und des Gefäß-Nerven-Bündels. Anforderungen an die Rolle:
  - Sie muss so dick sein, dass der Thorax weit genug angehoben wird, um die Schulter zu entlasten.
  - Die Rolle muss breit genug sein, damit der Auflagedruck auf mehrere Rippen verteilt wird.
- Nicht zu hoch in die Axilla: Gefahr der Gefäß-Nerven-Bündel-Komprimierung.
- Untere Schulter mit Arm nach vorn ziehen.
- Bei Seitenposition > 90° sollte der unten liegende Arm parallel zum Körper nach hinten positioniert werden; hilfreich ist die Überprüfung des Radialispulses nach Positionierung.
- Oberer Arm, möglichst waagerecht – auf keinen Fall kopfwärts – steil vom Körper weggeführt auf gepolsterte Stütze auslagern. **Cave:** Plexusschäden durch Zug.
- Abstützung der Schulter mit Seitenstütze (➤ Abb. 2.11).

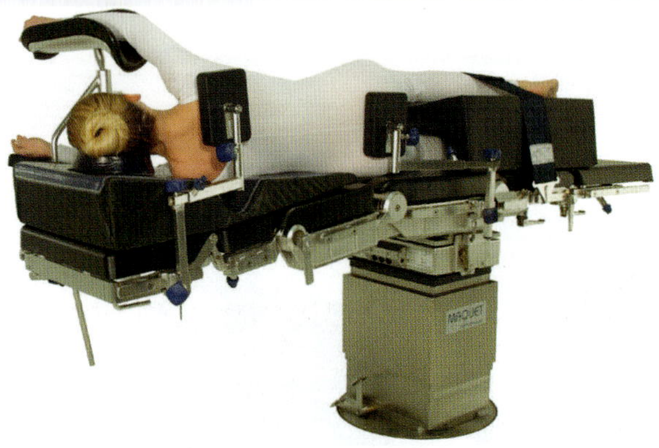

Abb. 2.11 Abstützung von Schulter und Sakrum [V141]

Becken und Beine

- Becken mit zwei Seitenstützen an Symphyse und Sakrum abstützen.
- Beingelenke in Neutralstellung (leicht gebeugt).
- Abpolstern des Fibulaköpfchens am unteren Bein, damit der N. peronaeus nicht gegen die Tischplatte drückt.
- Abpolstern des Knöchels (Sprunggelenk) am unteren Bein.
- Polsterkissen zwischen beiden Knien und Sprunggelenken zum Schutz gegen Druck des oberen Beines.
- ♂: Kontrolle der Hoden, damit diese nicht zwischen den Oberschenkel eingeklemmt werden.
- Sicherheitsgurte anbringen.
- Beim Abknicken des OP-Tisches darauf achten, dass der Drehpunkt in Höhe der Darmbeinschaufel liegt.
- Druck im Bereich der Flanke oder unteren Rippen erhöht den intraabdominellen Druck und schränkt die Atmung ein. Zudem Gefahr einer Obstruktion der V. cava inferior.
- Patient in Seitenposition bringen.
- Vakuummatte an den Patient anmodellieren.
- Luft mit Sauger aus der Matte entziehen.
- Evtl. Seitenstützen in Höhe des Sakrum und der Symphyse (diese an der Vakuummatte abstützen, ➤ Abb. 2.12).

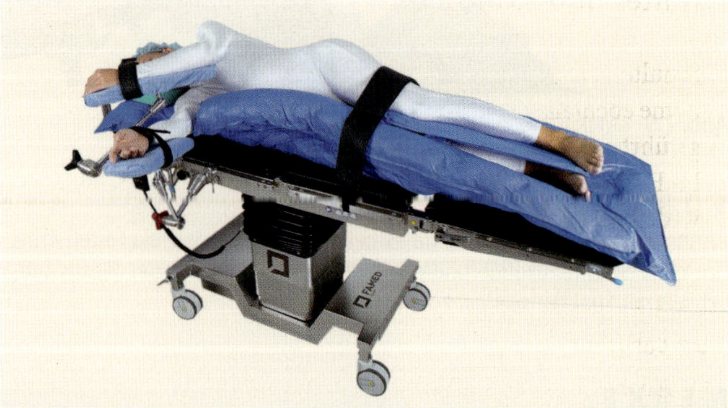

Abb. 2.12 Seitenposition mit Vakuummatte [V1003]

2.2.8 Bauchposition

Kopf

➤ Abb. 2.13, ➤ Abb. 2.15

- Kopf in spezielle Kopfschale bzw. -halterung für Bauchlage positionieren:
  - Druckverteilung auf Stirn, Jochbein und Wangen durch entsprechende Polsterung.
  - Die Nase und das Kinn als exponierte Stelle müssen zwingend frei liegen.
  - Augäpfel vor Druck schützen; Schutz vor Visusminderung oder gar Erblindung.
- Der Hals muss frei positioniert sein (venöser Abfluss aus dem Kopf).

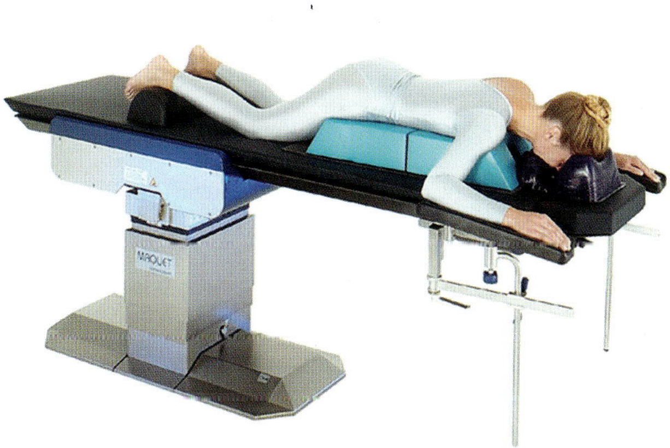

Abb. 2.13 Bauchposition auf der CFK-Operationslagerfläche [V141]

- Druck auf Karotissinus kann Herzrhythmusstörungen und Blutdruckabfall verursachen.
- Augensalbe und ggf. abkleben der Lider; Schutz vor Hornhauterosionen.

Schulter und Arme

- Schultergelenk nach vorn unten hängen
- Arme ebenfalls nach vorn (max. 90°) und leicht nach unten geführt auf gepolsterte Schiene positionieren
- Im Ellenbogengelenk ca. 90° gebeugt, Ellenbogengelenk entweder frei oder gut unterpolstern

MERKE

Armpositionierung in Bauchposition

Das Ellenbogengelenk liegt tiefer als das Schultergelenk, das Handgelenk tiefer als das Ellenbogengelenk (➤ Abb. 2.14).

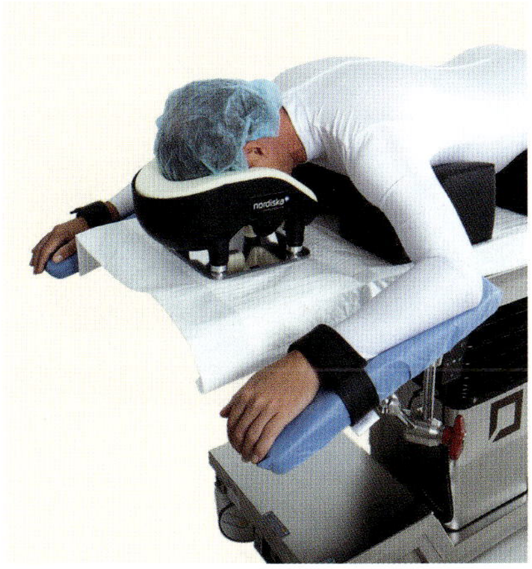

Abb. 2.14 Armpositionierung in Bauchposition [V1003]

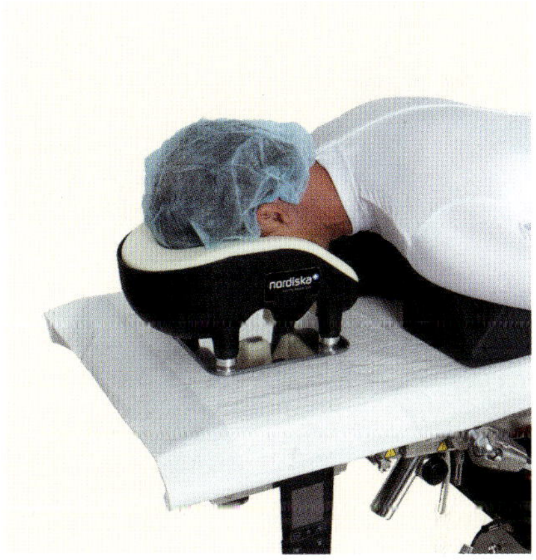

Abb. 2.15 Positionierung des Gesichts bei Bauchposition [V1003]

Arme anlagern

- Arme mit leichter Beugung an den Körper anlagern.
- Arme müssen auf den OP-Tisch passen bzw. aufliegen.

Thorax und Abdomen

- Polster unter Thorax unterhalb des Jugulum bis max. 6. Rippe
- Bauchwand unbedingt frei halten (durch die Erhöhung des intraabdominellen Drucks wird die Zwerchfellbeweglichkeit eingeschränkt)

Becken und Beine

➤ Abb. 2.16

- Beckenkissen nicht zu weit unten in der Leistenbeuge platzieren (Orientierung an den Darmbeinschaufeln).

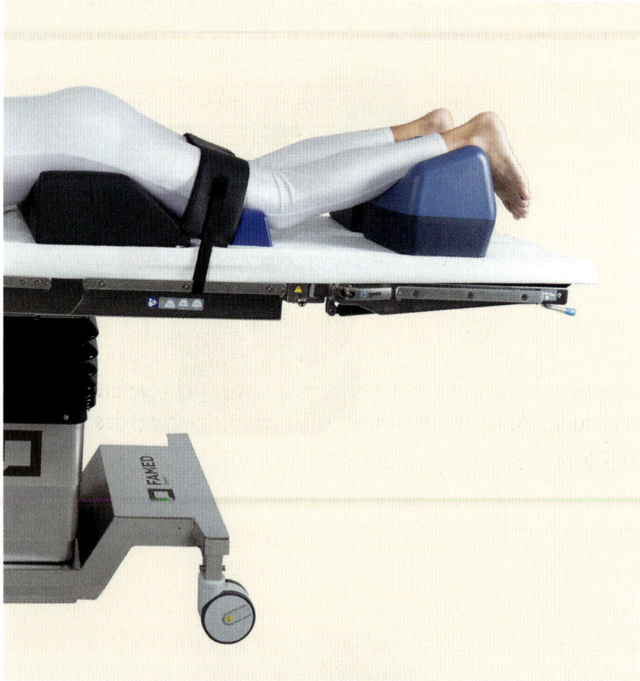

Abb. 2.16 Positionierung von Becken und Beinen in Bauchposition [V1003]

VORSICHT
- Gefahr der Durchblutungseinschränkung der Beine
- Bei Zweifeln Pulskontrolle: A. poplitea, A. tibialis posterior und A. dorsalis pedis

- ♂: Kontrolle der Genitalien und vor Druck schützen.
- Bei Lage eines Blasenkatheters: ohne Zug und Einklemmung positionieren.
- Knie und Füße des Patienten werden durch Unterlegen eines breiten Keilkissens, einer Rolle, eines Halbmonds, evtl. einer kleinen Gelmatte im Kniebereich vor Druckstellen geschützt positioniert.

2.3 Gefahren und präventive Maßnahmen

Felix Mensch und Dennis Müller

2.3.1 Dekubitus

Als Dekubitus (Druckgeschwür) ist der Bereich einer lokalisierten Schädigung der Haut und des darunterliegenden Gewebes bezeichnet. Die Stadieneinteilung der Dekubitalulzera wird nach NPIAP (National Pressure Injury Advisory Panel) beschrieben. Der Schweregrad richtet sich danach, wie viele Gewebeschichten zerstört sind.

- **1. Grad:** Gefäßkompression (Druck): Bei Fingerdruck („Fingertest") nicht ablassende umschriebene Hautrötung bei intakter Haut. Weitere klinische Zeichen können Ödembildung, Verhartung und lokale Überwärmung sein. Bei dunkelhäutigen Personen kann auch eine Verfärbung der Haut auf einen Dekubitus 1. Grades hindeuten.
- **2. Grad:** Durchblutungsstörung (Ischämie):
  - Teilverlust der Haut.
  - Die Epidermis (Oberhaut) bis hin zu Anteilen der Dermis (Lederhaut) ist geschädigt. Der Druckschaden ist oberflächlich und stellt sich klinisch als Blase, Hautabschürfung oder flaches Geschwür dar.
- **3. Grad:** Stofftransportschädigung (Anoxie):
  - Verlust aller Hautschichten und Schädigung oder Nekrose des subkutanen Gewebes, die bis auf die darunterliegende Faszie reichen kann.
  - Der Dekubitus zeigt sich klinisch als tiefes, offenes Geschwür.
- **4. Grad:** Zellfunktionsstörung/Zelluntergang: Verlust aller Hautschichten mit ausgedehnter Zerstörung, Gewebsnekrose oder Schädigung von Muskeln, Knochen oder unterstützenden Strukturen (Sehnen, Gelenkkapsel).

Risikofaktoren

Es werden extrinsische (von außen einwirkend) und intrinsische Faktoren (personenbedingte) für die Entstehung eines Dekubitus verantwortlich gemacht.

Extrinsische Faktoren

Druck/Zeit:
- Druck **von außen,** z. B. Einschnürungen, Falten in Unterlagen, Schienen, Katheter, Sonden.
- Druck **von innen,** z. B. Knochen, die ohne Muskel oder Fett direkt unter der Haut liegen.

Beim Faktor **Zeit** handelt es sich um den Zeitraum, in dem das Gewebe einem bestimmten Druck ausgesetzt ist.

So können schon zwei Stunden ausreichen, je nach Gewebetoleranz der Haut, um einen Dekubitus entstehen zu lassen. Natürlich spielen hierbei außer Zeit und Druck auch noch andere Faktoren eine Rolle.

Scher- und Reibungskräfte: Reibungskräfte entstehen meistens in Verbindung mit Scherkräften. Bei den Scherkräften kommt es zur Verschiebung zwischen den Gewebeschichten, die obere Hautschicht folgt der Bewegung, aber die darunterliegenden nicht. Durch Reißen, Ziehen und Schieben des Patienten, z. B. bei einer Änderung der Lagerung auf dem OP-Tisch, kann es zu Scher- und Reibungskräften kommen. Daher sollten die Patienten bei Lagerungsveränderungen wenn möglich immer gehoben werden.

Feuchtigkeit: Die Feuchtigkeit der Haut wird primär durch das Schwitzen eines Patienten verursacht. Diese Feuchtigkeit führt zum Aufquellen der oberen Hautschicht und versetzt sie damit in einen leicht verletzbaren Zustand.

Intrinsische Faktoren

Bewegungseinschränkung/Immobilität: Dieser Faktor trägt wesentlich dazu bei, einen Dekubitus entstehen zu lassen. Durch stark reduzierte Mobilität ist es dem Patienten oft gar nicht oder nur unzureichend möglich, seine Lage zu verändern. Er kann dem Druck auf bestimmte Körperregionen keine Entlastung entgegensetzen. Das äußert sich während und nach der Operation durch Lähmungen, Schonhaltung aufgrund von Schmerzen, Depressionen und allgemeine Schwäche durch einen reduzierten Allgemeinzustand.

Alter: Die Haut älterer Menschen weist Strukturveränderungen wie z. B. Elastizitätsverlust sowie häufig eine Austrocknung auf, außerdem sind häufiger Stoffwechselerkrankungen diagnostiziert, die das Dekubitusrisiko erhöhen.

Vorerkrankungen: Arterielle Verschlusskrankheit, Anämien, Diabetes mellitus sowie verschiedene neurologische Erkrankungen begünstigen die Entstehung eines Dekubitus.

Gewicht: Sehr dünne (kachektische) sowie dicke (adipöse) Personen neigen stärker zur Entwicklung eines Dekubitus als Normalgewichtige, da aufgrund der anatomischen und physikalischen Verhältnisse große Druckwerte auf die gefährdeten Körperteile einwirken.

Weitere Risikofaktoren

Harn- und Stuhlinkontinenz, Eiweißmangel, Fieber, Medikamente wie Glukokortikoide, Sensibilitätsstörungen, z. B aufgrund neurologischer Erkrankungen.

Gefährdete Stellen

Grundsätzlich kann sich an jeder Stelle des Körpers ein Dekubitus entwickeln, jedoch sind die Flächen am Körper, an dem der Druck von außen durch Druck von innen (Knochen, Knorpel) verstärkt wird, wesentlich gefährdeter. Besonders gefährdet sind folgende Körperstellen: Hinterkopf, Stirn, Ohrmuschel, Wirbelsäule, Schulterblätter, Ellenbogen, Rippen, Kreuzbein, Steißbein, Gesäß, Trochanter major (kräftiger Vorsprung am Oberschenkelknochen), Beckenknochen, Kniescheiben, Ferse, Fußknöchel, Zehen.

Möglichkeiten der Prävention

Risiko erkennen: Um zu verhindern, dass ein Dekubitus entsteht, gilt es, das Risiko des Patienten richtig einzuschätzen. Auf der Station kann die Feststellung anhand der Braden-Skala erfolgen, im OP kann der Gefährdungsgrad außerdem noch durch andere Faktoren ermittelt werden, wie Art und Dauer des Eingriffs, Allgemeinzustand des Patienten.

Druckentlastung: Auf der Station kann dies durch Mobilisation und verschiedene Lagerungstechniken geschehen, im OP nutzen wir die beschriebenen Lagerungshilfsmittel.

Optimierte Hautpflege: Auf der peripheren Station werden verschiedene Pflegemaßnahmen durchgeführt, um das Hautbild des Patienten zu optimieren.

Im Operationssaal achten wir darauf, dass es keinen direkten Kontakt mit Kunststoff oder Schaumstoffpolstern gibt. Bei adipösen Patienten werden absorbierende Tücher zwischen die Hautfalten gelegt, um die Haut vor Feuchtigkeit zu schützen.

Wärmemanagement: Ein Auskühlen des Patienten muss unbedingt vermieden werden. Folge einer zu geringen Körpertemperatur ist u. a. eine geringe Durchblutung und somit eine steigende Dekubitusgefährdung.

Weitere allgemeine Maßnahmen: Frühzeitige Mobilisation und angepasste Ernährung mit Vermeidung von Dehydratation (Austrocknung), Mangel- und Unterernährung verringern das Dekubitusrisiko.

2.3.2 Thrombose

Eine Thrombose ist eine Gefäßerkrankung, bei der sich ein Blutgerinnsel (Thrombus) in einem Gefäß bildet. Meistens betrifft dieser Vorgang die Venen, seltener die Arterien. Man spricht auch von einer Phlebothrombose oder **t**iefen (Bein-)**V**enen**t**hrombose (TVT)

Die Ursachen der Thrombose sind grundlegend auf die sog. Virchow-Trias nach Rudolph Virchow (Pathologe, Berlin, 1821–1902) zurückzuführen:

1. Schädigungen/Veränderungen der Gefäßwand
2. Verlangsamter Blutstrom
3. Veränderte Blutzusammensetzung (Viskosität)

Risikofaktoren

Zunehmendes Lebensalter (> 60 J.), lange Immobilisation, operative Eingriffe, Übergewicht, Krebsleiden, Rauchen, Schwangerschaft, Blutgerinnungsstörungen und die Einnahme von Kontrazeptiva, v. a. in Kombination mit Rauchen.

Möglichkeiten der Prävention

Patientenpositionierung: Extrem harte oder falsch platzierte Rollen unter den Kniegelenken erhöhen den Druck auf die Gefäße und können diese komprimieren.

Venenkompression: Medizinische Thromboseprophylaxestrümpfe, umgangssprachlich Antithrombosestrümpfe, müssen korrekt angepasst sein. Es wirkt kontraproduktiv, wenn die Strümpfe zu groß, zu klein, zu kurz oder zu eng sind, sie dürfen nicht zu Abschnürungen führen. Besser eignen sich Venenkompressionssysteme (IPK, intermittierende pneumatische Kompression), deren Beinmanschetten sich an die Beine anmodellieren lassen. Das System pumpt die Manschetten im regelmäßigen Intervall auf und übernimmt so vorübergehend die Arbeit der Beinmuskulatur.

Medikamentöse Antikoagulationstherapie: Die vermehrte Gerinnungsneigung des Blutes wird i. d. R. durch die Gabe von verschiedenen Formen von Heparin herabgesetzt.

Frühmobilisation und ausreichende **Flüssigkeitsgabe.**

2.3.3 Pneumonie

DEFINITION

- **Pneumonie:** Akute bzw. chronische Entzündung von Lungengewebe.
- Man unterscheidet primäre und sekundäre Pneumonien:
- Primär: Entstehung beim gesunden Menschen
- Sekundär: als Folgeerkrankung

Ursachen

- Bakterien
- Viren
- Protozoen
- Aspirationen (Magensaft)
- Fremdkörper
- Einatmen von Giftgasen

Die Pneumonie ist eine der häufigsten nosokomialen Infektionen im Krankenhaus; maschinelle Beatmung.

Risikofaktoren

- Nikotin und Alkoholabusus
- Fehlende Nüchternheit bei Intubation/Reflux
- Geschwächtes Immunsystem/schlechter AZ
- Kinder < 4 J., Erwachsene > 60 J.
- Vorerkrankungen der Atemwege
- Beatmete Patienten

Möglichkeiten der Prävention

Bei der Intubation:
- Hygieneregeln im Umgang mit Tubus
- RSI bei fehlender Nüchternheit
- Absaugen und Magensonde legen

Während der OP:
- Regelmäßige Cuffdruckmessung
- Atemgasbefeuchtung
- Verwendung von Filtersystemen

Bei der Extubation:
- Schmerzmanagement
- Vermeidung von Atemdepressionen
- Sekretmanagement

Spezielle Hinweise zur Positionierung im OP:
- Keine zu langen Kopftieflagerungen
- Oberkörperhochlagerung bei In-und Extubation

2.3.4 Kontrakturen

Als Kontrakturen werden bleibende Funktions- und Bewegungseinschränkungen von Gelenken bezeichnet, die bis zur Versteifung führen können. Sie werden nach Ursache und Entstehung der Gewebsschädigung eingeteilt:
- Hautkontraktur (dermatogen), z. B. Narbenbildung nach Verbrennungen.
- Sehnen-/Muskelkontraktur (tendomyogen): Durch Immobilität verkürzen sich Sehnen und Muskeln.
- Gelenkkontraktur (arthrogen), z. B. Rheuma.
- Nervenkontraktur (neurogen), z. B. Kinderlähmung oder spastische Lähmung.
- Schmerzkontraktur (dologen) durch schmerzbedingte Schonhaltung.
- Durchblutungskontraktur (ischämisch): Durch eine Mangelversorgung des Muskels nach einer Gefäßverletzung kommt es zur Schrumpfung und Verkürzung eines oder mehrerer Muskelgruppen, z. B. Volkmann-Kontraktur.

Positionierungsdeformitäten entstehen durch ungenügende Mobilisation und nicht fachgerechte Positionierung bei immobilen Patienten (z. B. der Spitzfuß).

Grundsätzlich können alle Gelenke eine Kontraktur aufweisen, die großen Gelenke wie Hüft- und Kniegelenke, Schulter oder Ellenbogen sind jedoch häufiger betroffen. Risikofaktoren für die Entstehung einer Kontraktur sind je nach Ursache Immobilität, Inaktivität z.B Gipsverbände, Pflege- und Behandlungsfehler, verschiedene Nervenerkrankungen, Schonhaltung durch Schmerzen.

Möglichkeiten der Prävention

Frühzeitige Mobilisation, professionelle Behandlung und Pflege der Risikopatienten nach Expertenstandards, rechtzeitige Schmerzbehandlung mit Medikamenten, um Schonhaltungen zu vermeiden.

MERKE

Grundsätzlich ist die Entstehung einer Kontraktur als ein langwierigerer Prozess zu betrachten. Die Chance, dass dieses Phänomen bei einer falschen Patientenpositionierung während einer Operation auftritt, ist eher als höchst unwahrscheinlich zu werten.

2.3.5 Verbrennungen

Eine Verbrennung ist eine Schädigung von Gewebe durch übermäßige Hitzeeinwirkung. Die Verbrennungen werden je nach Zerstörung des Gewebes in verschiedene Grade eingeteilt.
- **1. Grad:** Schmerzhafte, mit Schwellung einhergehende Rötung der Haut. Betroffen ist die Epidermis. Narbenlose Abheilung.
- **2. Grad:**
  - Oberflächlich (2a): sehr schmerzhafte Blasenbildung. Betroffen sind die Epidermis und die Dermis. Die Verbrennung heilt i. d. R. ohne Narbenbildung aus.

- Tief (2b): tiefe dermale Verbrennung, ggf. können Sensibilitätsstörungen auftreten. Ausheilung mit Narbenbildung je nach Tiefenausdehnung.
- **3. Grad:** Das verbrannte Gewebe dehnt sich bis zum Unterhautfettgewebe aus, es weist eine weißbraune oder ledrig-schwarzbraune Verfärbung auf. In dieser Phase ist das Gewebe irreversibel geschädigt und heilt nicht spontan aus. Es kommt immer zur Narbenbildung.
- **4. Grad:** Die Verbrennungen gehen über die Haut hinaus und betreffen Sehnen, Muskeln, Faszie und Knochen. Da in der Chirurgie mit hochfrequentem Strom gearbeitet wird, kann es bei unsachgemäßer Anwendung zu Verbrennungen am Patienten kommen.

Möglichkeiten der Prävention

Verbrennungen sind nicht nur ein Trauma, welches den Betroffenen im Rahmen einer therapeutischen Intervention in den OP führt, sie können auch während des Aufenthalts im OP entstehen, z. B. durch fehlerhafte Wärmemanagement- oder Hochfrequenzchirurgiesysteme sowie unsachgemäße Anwendung dieser. Aus diesem Grund müssen alle Anwender und das beteiligte Personal zwingend in die Anwendung der HF-Geräte und Wärmemanagementsysteme eingewiesen sein. Alle Vorsichtsmaßnahmen sowie die Wirkungsweise der HF-Geräte und Wärmemanagementsysteme müssen bekannt sein und beachtet werden.

2.3.6 Unterkühlung

Ein Absinken der Körpertemperatur von 36,5–37 °C auf < 35 °C wird als Unterkühlung (Hypothermie) bezeichnet. Eine leichte Unterkühlung äußert sich zunächst durch Muskelzittern, vertiefte Atmung, schnellen Puls, bläuliche Verfärbung der Haut und Unruhe. Mit zunehmender Absenkung der Temperatur wird der Betroffene ruhiger, teilnahmslos oder verwirrt. Die Atmung wird langsamer und er kann das Bewusstsein verlieren. Schließlich kommt es zum Tod. Im OP kann es bei Patienten zu einer Auskühlung kommen, da die minimale Bekleidung des Patienten, seine Angst vor dem Eingriff und die kühlen Temperaturen im klimatisierten OP die Körpertemperatur schon um ca. 0,3 °C verringern. Hinzu kommen die länger andauernde Operationspositionierung, kalte, alkoholische Desinfektionslösungen oder nicht ausreichend angewärmte Spül- oder Infusionslösungen. Folgen dieser Auskühlung sind der steigende Verbrauch von Narkosemedikamenten, eine längere Aufwachphase sowie eine erhöhte Dekubitusgefährdung, Wundheilungsstörungen und ein höheres Infektionsrisiko aufgrund einer geringeren Durchblutung. Ausgekühlte Patienten sind häufig nachbeatmungspflichtig, weil sie einen erhöhten O_2-Bedarf haben.

MERKE

Mögliche Komplikationen durch Hypothermie

- Postoperatives Shivering
- Erhöhte Infektionsgefahr
- Erhöhter Schmerzmittelbedarf
- Verlängerte Aufwachphase

Möglichkeiten der Prävention

Verzicht auf ein vollständiges Entkleiden des Patienten. In der Regel wird der Patient vor dem Akt des Einschleusens vollkommen entkleidet bzw. trägt nichts weiter als ein dünnes OP-Hemd. Häufig wird ihm dieses Kleidungsstück noch in der Patientenschleuse abgenommen, obwohl es frisch angelegt wurde. Ein Belassen dieses durch den Körper angewärmten Hemds unterstützt nicht nur die Wahrung der Intimssphäre und senkt das Gefühl der Unbehaglichkeit beim Patienten, sondern trägt als einfache Isolationsschicht auch als Schutz vor Wärmeabstrahlung bei.

Ein sog. **Pre-Warming** mittels großflächiger Auflage von Luftwärmematten oder vorgewärmten Decken über den gesamten Körper bereits vor der Narkoseeinleitung. Entscheidend ist, dass diese Maßnahme über den gesamten Verlauf des OP-Aufenthalts bis zum Ausschleusen bestmöglich weiterverfolgt wird.

Erwärmen von Infusionen und Transfusionen vor der Applikation entlastet das Körpersystem des Patienten. Je größer das Infusions- bzw. Transfusionsvolumen ist, umso bedeutender ist die Erwärmung dieser vor der Zufuhr auf Körpertemperaturniveau. Damit entlastet man den Patientenkörper, der ansonsten notwendige Energie zur Temperaturregulation aufbringen müsste, um die ihm zugeführten kälteren Flüssigkeiten auf Körpertemperatur zu bringen.

MERKE

Es ist immer leichter und effizienter, einen bereits warmen Körper auf Temperatur zu halten, als einen abgekühlten Körper wieder zu erwärmen!

2.3.7 Überwärmung

Zur Überwärmung des Körpers kann es durch verschiedene Faktoren kommen. Bei Fieber ist es die Antwort des Organismus auf Krankheiten, außerdem kann die Umgebungstemperatur eine Rolle bei der Überwärmung spielen. Bei entzündlichen Veränderungen, z. B. im Kniegelenk, kann es auch zu lokalen Überwärmungen kommen.

Bei der Hyperthermie ist die künstliche Erhöhung der Körpertemperatur von der malignen Hyperthermie zu unterscheiden. Die künstlich erzeugte Erhöhung der Körpertemperatur wird in der Medizin bei verschiedenen Erkrankungen als Therapieansatz angewandt.

Eine Sonderform ist die maligne Hyperthermie, hier tritt die erhöhte Körpertemperatur als unerwünschte Arzneimittelwirkung auf, sie kann als eine sehr seltene, jedoch lebensbedrohliche Komplikation bei Narkosen auftreten.

2.4 Katheterisierung des Patienten

Alexander Wilm und Dennis Müller

DEFINITION

Unter einer **Katheterisierung** versteht man die unterstützende Ableitung des Urins eines Patienten aus der Harnblase unter Zuhilfenahme eines Instruments, dem Katheter.

Es gibt zwei Möglichkeiten, einen Blasenkatheter einzubringen, um eine kontinuierliche Harnableitung zu gewährleisten. Zum einen, die Anlage eines Blasenkatheters über die Harnröhre, die sog. **transurethrale Blasenkatheteranlage.** Die zweite Möglichkeit ist eine Anlage über die Bauchdecke, ein sog. **suprapubischer Blasenkatheter,** welcher über die Bauchdecke in die Blase eingestochen wird, dies erfolgt meist im Rahmen einer Operation und wird von ärztlichen Mitarbeitern durchgeführt.

Man unterscheidet grundsätzlich zwei verschiedene Arten der Katheter, die je nach Indikation ausgeführt werden. Es gibt **Einmalkatheter,** die unmittelbar nach Entleerung der Harnblase wieder entfernt werden, und **Dauerkatheter** (➢ Kap. 2.14), die mittels eines blockbaren Ballons in der Harnblase verbleiben und kontinuierlich den Urin ableiten. Die Einbringung des Katheters erfolgt in beiden Fällen identisch.

MERKE

Da eine Katheterisierung immer das Einbringen eines Fremdkörpers in das Körpersystem des Patienten bedeutet, ist gerade die Indikation zur Dauerkatheterisierung streng zu stellen. Nutzen und Gefahren sind hier gegeneinander abzuwiegen. In der Regel sprechen zu erwartende Operationszeiten von mind. zwei Stunden und/oder Eingriffe in näherer Umgebung der Harnblase, bei denen eine gefüllte Blase hinderlich wirkt, für die Anlage. Die endgültige Entscheidung trifft immer der Operateur.

Die Blasenkatheteranlage im OP erfolgt i. d. R. erst, nachdem der Patient narkotisiert wurde. Ausnahmen wären Notsituationen. Im Rahmen dieser Blasenkatheteranlage ist unbedingt die Intimsphäre des Patienten zu wahren. Auch darf eine Anlage nur erfolgen, wenn folgende Kontraindikationen ausgeschlossen werden können:

- Harnröhrenstrikturen
- Entzündungen an der Urethra, Prostata und den Nebenhoden
- Verletzungen der Harnröhre, z. B. Einrisse

2.4.1 Benötigte Materialien zur Katheterisierung

Um eine Blasenkatheteranlage fachgerecht ausführen zu können werden folgende Materialien benötigt:

- **Blasenverweilkatheter** in der sterilen Umverpackung (➢ Kap. 2.13.1).
- **Katheterbeutel** evtl. mit Stundenmesssystem.
- In den meisten Abteilungen werden standardisierte **Kathetersets** verwendet (➢ Abb. 2.17).

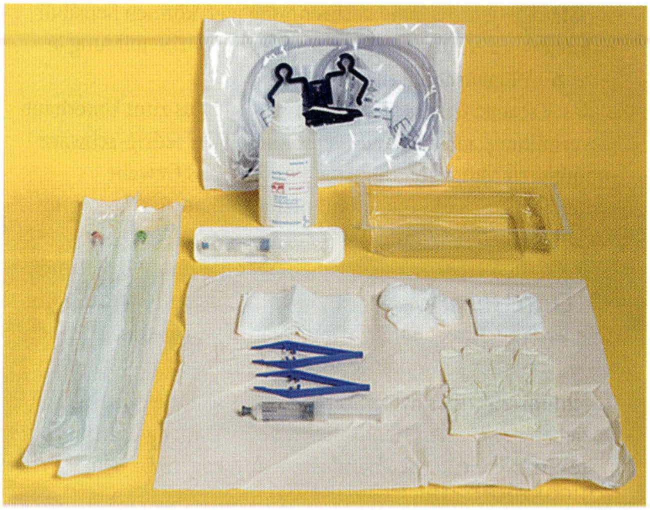

Abb. 2.17 Inhalt eines Kathetersets [K115]

Sollte ein Katheterset nicht verfügbar sein, werden folgende Materialien benötigt:

- Schleimhautdesinfektionsmittel.
- 2 Paar sterile Einweghandschuhe, das zweite Paar Handschuhe wird zur Katheterisierung des Mannes benötigt.
- Sterile Arbeitsunterlage ca. 70 × 70 cm.
- Flüssigkeitsundurchlässiges Unterlegtuch bzw. Saugtuch als Nässeschutz (➢ Kap. 2.4.3 und ➢ Kap. 2.4.4)
- Urinauffangschale mit Graduierung.
- Lochtuch.
- Einwegpinzette zur Durchführung der Desinfektion oder der Einlage des Katheters.
- 5–6 Tupfer, pflaumengroß.
- Gleitmittel, evtl. in Kombination mit Lokalanästhetikum, z. B. Instillagel.
- Einmalspritze 10 ml mit Aqua iniectabilia zum Blocken des Katheters.

2.4.2 Vorbereitung der Katheterisierung

Der Patient sollte zur Katheterisierung auf den Rücken gelagert werden, bei der Katheterisierung einer Frau ist es hilfreich, wenn die Beine etwas angehoben und gespreizt werden. Idealerweise unterstützt Sie ein/e Kollege/in und sichert die Beine der Patientin. Falls kein/e Kollege/in zur Verfügung steht, ist es hilfreich, wenn Sie die Fußinnenflächen der beiden Füße gegeneinander lagern und so die Beine einen Widerstand erfahren und in der gespreizten Position verbleiben. Diese Positionierung darf nur angewandt werden, wenn keine Schädigungen an Knien und Hüften bestehen und das Herabfallen eines der Beine sicher vermieden werden kann. Die Einbringung eines Polsters unterhalb des Beckens kann evtl. weitere Hilfestellung bei der Katheterisierung von Frauen bieten. Ein kleiner Beistelltisch zum Richten der Materialien ist sehr sinnvoll. Die Patientin sollte auf einem wasserundurchlässigen Tuch bzw. einem Saugtuch gelagert werden.

Der Materialvorbereitung sollte unbedingt eine hygienische Händedesinfektion vorausgegangen sein. Das Anziehen einer Schutzschürze zum Eigenschutz empfiehlt sich. Als nächstes empfiehlt es sich, das Katheterset aus der Umverpackung zu nehmen und die Innenverhüllung auf der Arbeitsfläche auszubreiten. Jetzt werden alle benötigten Materialen geöffnet und so drapiert, dass sie einfach mit einer Hand zu erreichen sind.

2.4.3 Durchführung der Katheterisierung bei einer Frau

- Durchführung einer hygienischen Händedesinfektion.
- Anziehen der sterilen Handschuhe, beim Vorgang ohne Pinzette sollte ein zweiter steriler Handschuh angezogen werden, welcher nach der Desinfektion abgeworfen wird.
- Genitalbereich mit dem nach unten geöffnetem Schlitztuch abdecken.
- Mit einer Hand die Labien (äußere und innere Schamlippen) spreizen und Spreizhaltung beibehalten, bis der Katheter eingeführt ist.
- Mit der Pinzette und je einen Tupfer von der Harnröhrenöffnung zur Symphyse (Schamfuge) in Richtung Anus desinfizieren.
- Mit dem letzten Tupfer nur die Harnröhrenöffnung desinfizieren.
- Einen Tupfer auf die Vaginalöffnung legen und während des Katheterisierens dort belassen.
- Pinzette abwerfen, beim Vorgehen ohne Pinzette sollte nun der übergezogene Handschuh abgeworfen werden.
- Desinfektionszeit beachten.
- Gleitgel (Instillagel®) in die Harnröhre instillieren und die Einwirkzeit beachten.
- Katheter mit der Pinzette oder mit einem zweiten sterilen Handschuh, welcher im Vorfeld schon angezogen worden ist, in die Harnröhre einführen, bis Urin fließt (bei Widerstand oder verstärkten Schmerzen Vorgang abbrechen, ➤ Abb. 2.18).
- Bei Ablaufmengen > 500 ml Katheter zur Vermeidung einer Makrohämaturie zwischendurch abklemmen, Abklemmung nach 5–10 Min. wieder lösen.
- Der Dauerkatheter wird mit dem bereitgelegten Urinauffangsystem verbunden und sogleich geblockt (Blockerspritze).
- Dauerkatheter leicht zum Blasenrand zurückziehen (Kontrolle der Blockung, ➤ Abb. 2.19).
- Tupfer nach der Überprüfung der Blockung wieder aus dem Scheidenausgang entnehmen.
- Genitalbereich reinigen und abtrocknen und Handschuhe ausziehen.
- Hygienische Händedesinfektion zum Abschluss.

1 Patientin flach auf dem Rücken positionieren (Oberkörper kann ggf. leicht erhöht sein), evtl. Becken durch Unterlegen eines Kissens anheben; Knie anwinkeln und Beine spreizen lassen

2 Bei den handelsüblichen Kathetersets die oben liegende Schutzunterlage sowie das Lochtuch vorsichtig entnehmen, ohne die sterile Fläche oder die übrigen Materialien mit den Händen zu berühren

3 Schutzunterlage unter das Gesäß der Patientin legen und Schlitztuch so auflegen, dass die Vulva gut sichtbar und zugänglich ist (Tuch nur an den Rändern fassen)

4 Sterile Handschuhe anziehen

5 Beim Legen eines Dauerkatheters: Katheter auf der Arbeitsfläche mit dem Urinauffangsystem verbinden

6 Spritze mit anästhesierendem Gleitgel öffnen

7 Kugeltupfer in der kleinen Schale des Auffanggefäßes oder in separater Schale mit Schleimhautdesinfektionsmittel tränken

8 Auffanggefäß auf die Schutzunterlage zwischen die Beine der Patientin stellen

9 Desinfektion
Tupfer mit der Pinzette entnehmen und große Schamlippen mit je einem Tupfer von der Symphyse zum Anus desinfizieren

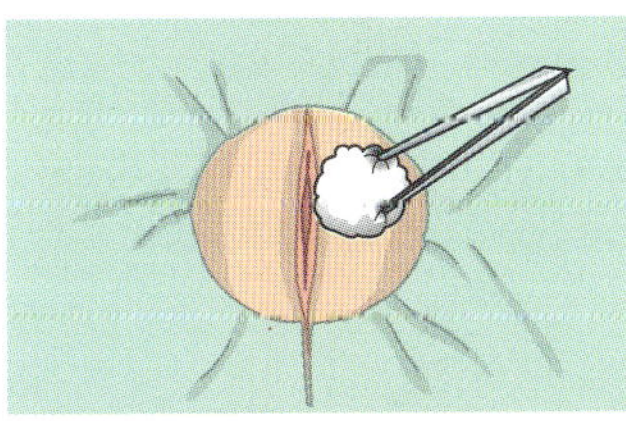

Schamlippen mit einer Hand spreizen (die Hand verbleibt bis nach Einführen des Katheters in dieser Position). Kleine Schamlippen …

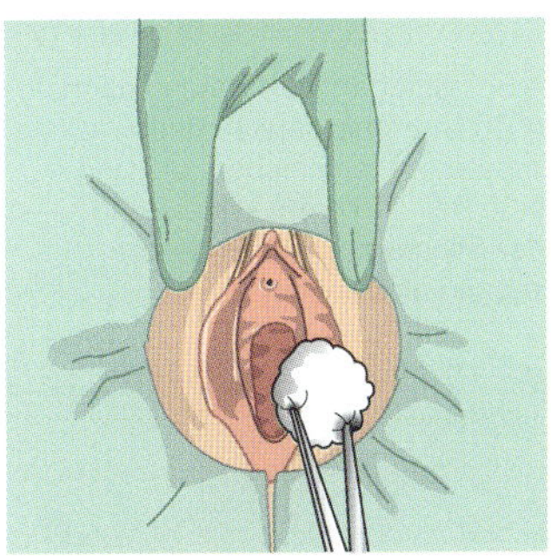

…und Harnröhrenmündung mit je einem Tupfer desinfizieren.

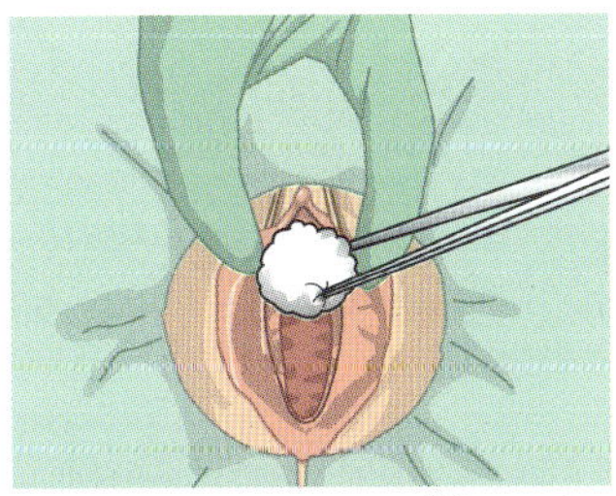

Sechsten Tupfer vor die Öffnung der Vagina legen

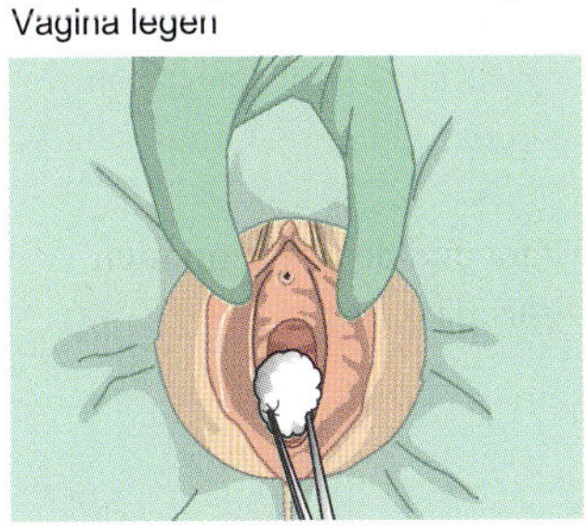

10 Einwirkzeit des Desinfektionsmittels beachten

11 Gleitgel auf die Katheterspitze geben

12 Katheter, ggf. mit angeschlossenem Urinauffangsystem, von der Arbeitsfläche nehmen

13 Katheter ohne Pinzette (weil Pinzette zum Desinfizieren genutzt wurde) einführen, bis Urin fließt. Bei Widerstand Vorgang abbrechen

14 Bei der Einmalkatheterisierung Urin in der großen Kammer der Auffangschale auffangen. Zur vollständigen Entleerung der Blase von außen einen sanften Druck auf die Blase ausuben. Danach Katheter vorsichtig entfernen

15 Beim Legen eines Dauerkatheters den Katheter – nachdem der Urin fließt – noch etwas weiterschieben, damit das anschließende Blocken (Füllen des Ballons mit 8–10 ml Aqua dest., bei Säuglingen und Kindern entsprechend der Beschriftung weniger) nicht in der Harnröhre geschieht. Position des Katheters bis zur vollständigen Blockung mit einer Hand fixieren, damit er nicht versehentlich herausrutscht, z.B. wenn die Patientin hustet

16 Geblockten Dauerkatheter vorsichtig ein wenig zurückziehen, sodass der Blockungsballon vor der Harnröhre liegt

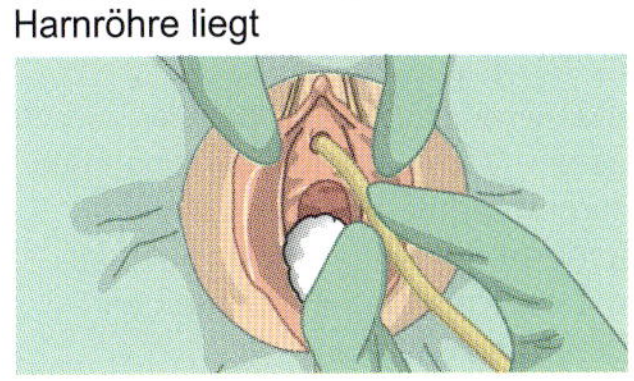

Abb. 2.18 Durchführung einer Katheteranlage bei einer Frau [L138]

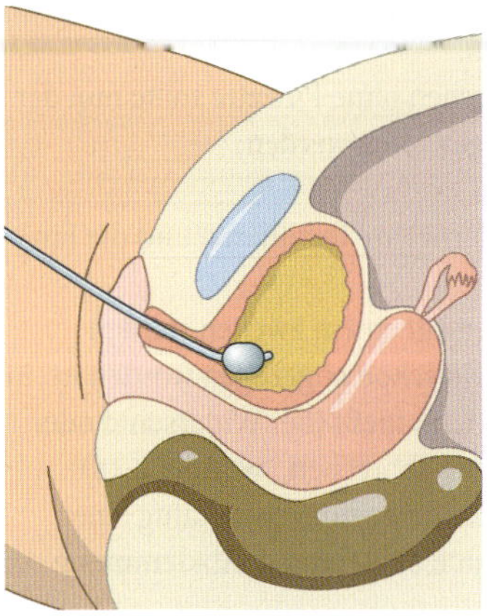

Abb. 2.19 Korrekte Lage eines Blasenkatheters bei der Frau [L138]

PRAXISTIPP

Bei Fehlanlage des Katheters, den Katheter verwerfen und einen frischen Katheter für den erneuten Versuch benutzen! Dies beugt einem unnötigen Einbringen von Fremdkeimen in die Blase und damit einer Infektion vor.

2.4.4 Katheterisierung beim Mann

- Durchführung einer hygienischen Händedesinfektion.
- Anziehen der sterilen Handschuhe.
- Genitalbereich mit nach unten geöffnetem Schlitztuch abdecken, es sollte nur der Penisschaft mit Meatus frei bleiben.
- Mit einer Hand Penisschaft fassen, Vorhaut zurückschieben. Es empfiehlt sich, während der Katheterisierung den Penis leicht unter Zug zu halten.
- Tupfer mit Pinzette entnehmen und die Eichel vom Meatus (Harnröhrenöffnung) zum Kranz von oben nach unten desinfizieren.
- Für jede Wischbewegung einen neuen Tupfer nehmen.
- Mit dem letzten Tupfer wird nur der Meatus desinfiziert.
- Einwirkzeit des Desinfektionsmittels beachten.
- Gleitmittel (Instillagel®) in die Harnröhre einspritzen und Penisschaft unterhalb der Eichel zudrücken oder Penisklemme ansetzen, dadurch wird ein frühzeitiges Herausfließen des instillierten Mittels bewirkt. Einwirkzeit beachten.
- Penis strecken und hochhalten, Katheter evtl. mit zweiter Pinzette oder mit einem zweiten sterilen Handschuh zügig vorschieben. Bei geringem Widerstand nach ca. 10 cm Penis senken und Katheter weiterschieben, bei weiterem Widerstand oder verstärkten Schmerzen Vorgang abbrechen; es sollte eine Information an den zuständigen Operateur erfolgen (➤ Abb. 2.20).
- Penis wieder strecken, weiteres Vorschieben des Katheters bis Urin fließt.
- Bei Ablaufmengen > 500 ml, Katheter zur Vermeidung einer Makrohämaturie kurzzeitig abklemmen, Abklemmung nach 5–10 Min. wieder lösen.

1 Patienten flach auf dem Rücken positionieren (Oberkörper kann ggf. leicht erhöht sein); Beine leicht spreizen

2 Bei den handelsüblichen Kathetersets die oben liegende Schutzunterlage sowie das Lochtuch vorsichtig entnehmen, ohne die sterile Fläche oder die übrigen Materialien mit den Händen zu berühren

3 Lochtuch so auflegen, dass es nur den Penis frei lässt oder Tuch ohne Loch auf die Oberschenkel legen (Tuch nur an den Rändern fassen)

4 Sterile Handschuhe anziehen

5 Beim Legen eines Dauerkatheters: Katheter auf der Arbeitsfläche mit dem Urinauffangsystem verbinden

6 Spritze mit anästhesierendem Gleitgel öffnen

7 Kugeltupfer in der kleinen Schale des Auffanggefäßes oder in separater Schale mit Schleimhautdesinfektionsmittel tränken

8 Auffanggefäß auf die Schutzunterlage zwischen die Beine des Patienten stellen

9 Mit einer Hand Penisschaft fassen, Vorhaut zurückschieben und Harnröhrenmündung vorsichtig spreizen. Mit anderer Hand Tupfer (mit der Pinzette) entnehmen und Eichel desinfizieren

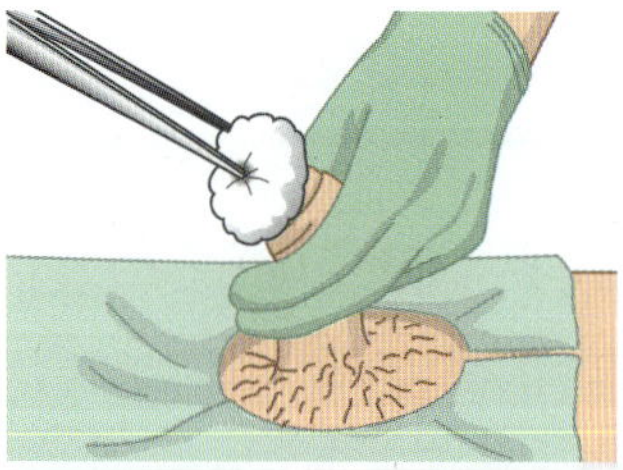

10 Einwirkzeit des Desinfektionsmittels beachten

11 Gleitgel auf die Harnröhrenmündung und in die Harnröhre geben

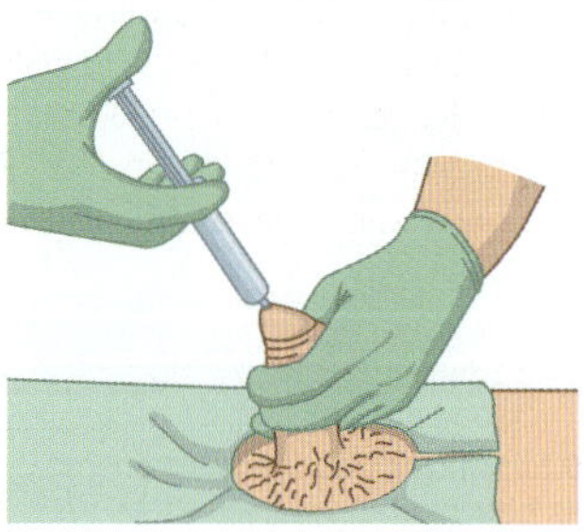

12 Katheter, ggf. mit angeschlossenem Urinauffangsystem, von der Arbeitsfläche nehmen

13 Penis strecken und Katheter mit oder ohne Pinzette (wenn Pinzette zum Desinfizieren genutzt wurde) einführen. Wird ein Tiemann-Katheter verwendet, muss die Krümmung beim Einführen nach oben zeigen

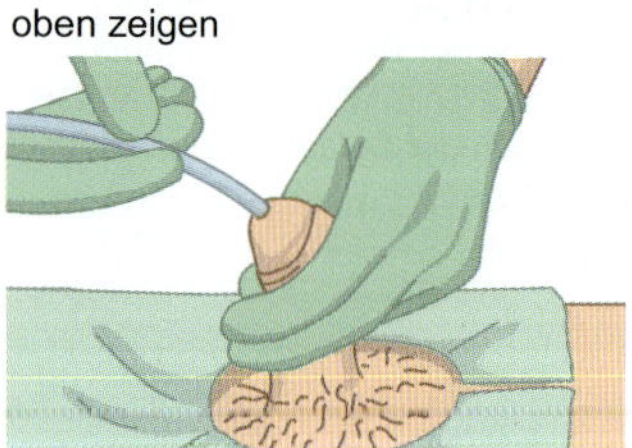

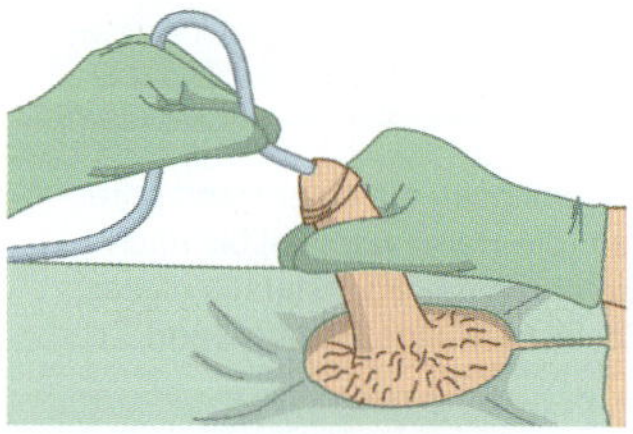

14 Bei geringem Widerstand nach ca. 10 cm Penis senken und Katheter weiterschieben, bis Urin fließt. Bei stärkerem Widerstand oder Schmerzen des Patienten Vorgang abbrechen

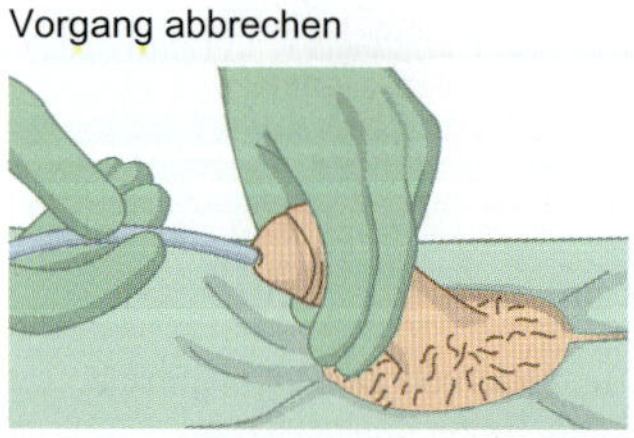

15 Bei der Einmalkatheterisierung Urin in der großen Kammer der Auffangschale auffangen. Zur vollständigen Entleerung der Blase von außen einen sanften Druck auf die Blase ausüben. Danach Katheter vorsichtig entfernen

16 Beim Legen eines Dauerkatheters den Katheter – nachdem der Urin fließt – so weit wie möglich weiterschieben, damit das anschließende Blocken (Füllen des Ballons mit 8–10 ml Aqua dest., bei Säuglingen und Kindern entsprechend der Beschrif- tung weniger) nicht in der Harnröhre geschieht

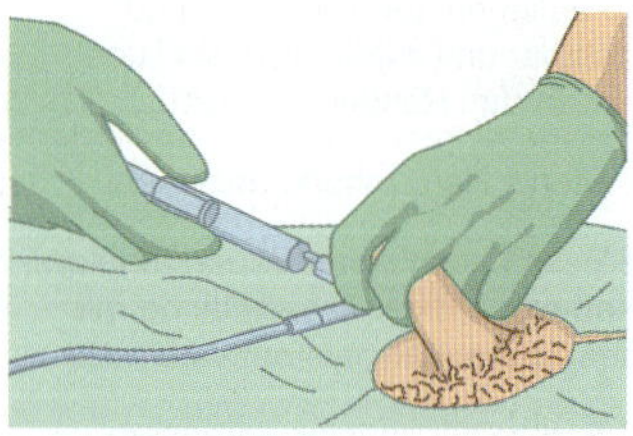

17 Geblockten Dauerkatheter vorsichtig ein wenig zurückziehen, sodass der Blockungsballon vor der Harnröhre liegt

Abb. 2.20 Durchführung einer Katheteranlage beim Mann [L138]

- Der Katheter wird mit dem bereitgelegten Urinauffangsystem verbunden und der Katheterballon wird mit der bereitgelegten Spritze geblockt.
- Der Katheter sollte sicherheitshalber so weit wie möglich in die Blase vorgeschoben werden, bevor die Blockung erfolgt, damit der Ballon nicht in der Harnröhre geblockt wird.
- Zur Kontrolle der Blockung sollte der Dauerkatheter vorsichtig und leicht zum Blasenrand zurückgezogen werden.
- Reponierte Vorhaut muss unbedingt wieder über die Glans geschoben werden, um einer Paraphimose vorzubeugen.
- Genitalbereich reinigen und abtrocknen und Handschuhe ausziehen.
- Hygienische Händedesinfektion zum Abschluss.

PRAXISTIPP

- Leichter Zug am Penis vereinfacht die Katheterisierung.
- Bei auftretendem **leichtem** Widerstand in der Harnröhre den Zug leicht erhöhen und erneute Gabe von Gleitmittel → Keine Kraft aufwenden, ansonsten Abbruch und Übergabe an den Operateur.
- Sollte der Urin nicht gleich fließen, mit der leeren Blockerspritze am Anschluss für das Urinauffangsystem einmal kurz aspirieren, um die Reste des Gleitmittels, welche den Abfluss behindern könnten, zu entfernen.

VORSICHT

Die Vorhaut des Patienten muss unbedingt wieder reponiert werden, da sonst eine Paraphimose auftritt, die evtl. operativ behoben werden muss.

2.4.5 Nachbereitung

Nach erfolgreicher Anlage eines Blasenkatheters wird der Genitalbereich gesäubert und alle Tücher zum Unterlegen entfernt. Nun folgt die Kontrolle, ob Flüssigkeit während der Katheterisierung unter den Patienten gelangt ist, was ein Verbrennungsrisiko, bei Benutzung der HF-Chirurgie darstellen kann. Genauso kann es durch Feuchtigkeit am Steiß zu schweren Hautirritationen kommen. Zum Abschluss erfolgt die Dokumentation nach kliniküblichem Standard.

VORSICHT

- Widerstände in der Harnröhre sollten äußerst vorsichtig und, falls überhaupt, niemals mit Kraftaufwand überwunden werden.
- Bei Auftreten einer stärkeren Blutung muss ein sofortiger Abbruch erfolgen und umgehend der Operateur informiert werden.
- Katheter mit Tiemann-Spitze (➤ Kap. 2.13.1) dürfen wegen der gebogenen Spitze höchstens minimal (maximal 30° nach beiden Seiten) während der Anlage gedreht werden. Ein weiteres Drehen muss unbedingt unterbleiben!
- Die Anlage eines Blasenkatheters sollte immer unter sterilen Bedingungen erfolgen! Eine Keimverschleppung in Harnröhre bzw. Blase kann zu aufsteigenden Harnwegsinfektionen führen.

MERKE

- Prinzipiell sollte jede Katheterisierung ohne Aufwendung von Kraft erfolgen!

- Bei Widerstand in der Harnröhre kann das Rotieren des Katheters evtl. helfen.
- Ein Spasmus der Harnröhre legt sich nach einer kurzen Wartezeit wieder.
- Bei männlichen Patienten die Kathetergröße nicht zu klein wählen, mind. 14 Ch. Zu dünne Katheter können, in der Harnröhre vor der Prostata umschlagen!
- Zur Blockung des Katheters sollte Aqua iniectabilia oder eine 10%-ige Glyzerinlösung verwendet werden. NaCl birgt die Gefahr der Auskristallisierung des Salzanteils, was eine Entblockung und Entfernung des Katheters erschwert.
- Vor dem Anziehen der sterilen Handschuhe sollten alle sterilen Materialien bereitliegen, am besten gedanklich den gesamten Vorgang noch einmal durchgehen.

2.5 Patientensicherheit

Alexander Wilm und Dennis Müller

Die Patientensicherheit stellt einen Grundpfeiler unseres Handelns dar. Die Sicherheit des Patienten ist sehr wichtig, gerade auch im Hinblick darauf, dass unsere Patienten meist narkotisiert sind und sich nicht mit eigenen Worten oder Gesten bemerkbar machen können. Aus diesen Gründen ist die Gewährleistung der Patientensicherheit im OP-Bereich, wie auch in jedem anderen Bereich, sehr wichtig und sollte von jedem Mitarbeiter, egal welcher Abteilung und Stellung geachtet, beachtet und umgesetzt werden. Die Empfehlungen der Organisationen sollten von den Mitarbeitern in den Arbeitsalltag integriert werden, sodass diese zu einem unverzichtbaren Prozess werden und alle Mitarbeiter so weit sensibilisiert werden, dass alle diese Maßnahmen ausführen und diese auch interdisziplinär umgesetzt werden. Diese Pflicht ergibt sich aus den Pflegeleitbildern der einzelnen Kliniken, in denen der Patient der Mittelpunkt unseres Handelns sein muss, deshalb sollte die Sicherheit des Patienten mit allen gegebenen Mitteln geschützt werden.

DEFINITION

Patientensicherheit ist die Abwesenheit unerwünschter Ereignisse während des Behandlungs- und Versorgungsprozesses. Weil dies ein kaum erreichbares Ideal ist, wird Patientensicherheit auch definiert als Reduktion des Risikos vermeidbarer Patientenschäden auf ein akzeptables Minimum. Patientensicherheit ist einerseits das Ergebnis des klinischen Risikomanagements, andererseits das Resultat optimaler Behandlungspraxis (Aktionsbündnis Patientensicherheit 2018).

Schäden im Rahmen der Patientenversorgung entspringen meist aufgrund von unerwünschten Ereignissen. Diese unerwünschten Ereignisse können vermeidbar sein oder schicksalhafter Natur, aufgrund von nicht beeinflussbaren oder steuerbaren Risiken während einer Behandlung und oder Erkrankung. Dies bedeutet, ein vermeidbares unerwünschtes Ereignis hängt meist mit Behandlungsfehlern zusammen wie z. B.

- Verwechslungen des Patienten, von Eingriffen oder der Seite,
- Positionierungsschäden, Verbrennungen durch die HF-Chirurgie oder
- unbeabsichtigt belassene Fremdkörper im Patienten.

2

Ein unerwünschtes Ereignis ist ein schädliches Vorkommnis, das eher auf der Behandlung denn auf der Erkrankung beruht und welches im Vorfeld nicht klar definiert bzw. ausgeschlossen werden kann. Dieses schicksalhafte Ereignis kann auch vermeidbar gewesen sein wie z. B. eine Allergie auf Kontrastmittel oder die Antibiose.

Die zweite Möglichkeit zur Verbesserung der Patientensicherheit, neben der optimalen Behandlung, ist ein klinisches Risikomanagement. Risikomanagement beinhaltet alle Strukturen, Prozesse, Instrumente und Aktivitäten, welche den Mitarbeitern einer Gesundheitseinrichtung helfen, Risiken zu erkennen und zu minimieren (Enneker 2007).

2.5.1 Aktionsbündnis Patientensicherheit e. V.

Es gibt mannigfaltige Organisationen und Vereinigungen, die sich zum Ziel erkoren haben, die Patientensicherheit zu verbessern und um das akzeptable Minimum noch weiter zu reduzieren. Viele Organisationen arbeiten auf internationaler Ebene zusammen und werden auf nationaler Ebene durch staatliche Institutionen wie z. B. in Deutschland das Bundesministerium für Gesundheit gefördert bzw. finanziert. Das Ziel dieser Bündnisse und Organisationen ist es, durch Studien und die Erhebung von Daten, Empfehlungen zu erarbeiten und so zur Unterstützung der Krankenhäuser bei der Minimierung von Patientenschäden beizutragen. Selbst die Reduzierung der Patientenschäden auf ein akzeptables Minimum bedeutet immer noch, dass Menschen physische oder psychische Schäden im Rahmen ihres Krankenhausaufhalts davontragen. Deshalb sollte mit hoher Priorität daran gearbeitet werden, dass Empfehlungen dieser Bündnisse umgesetzt werden und Kliniken ihr Personal so weit sensibilisieren, dass diese Empfehlungen von den Mitarbeitern in die täglichen Arbeitsstrukturen und -abläufe integriert werden und so jeder Mitarbeiter dazu beiträgt, die Patientensicherheit zu erhöhen.

Das Aktionsbündnis Patientensicherheit e. V. ist ein in Deutschland ansässiger gemeinnütziger Verein, der sich 2005 gegründet hat und sich für die Verbesserung der Sicherheit in der Patientenversorgung einsetzt. Durch Erforschung, Entwicklung und Verbreitung von geeigneten Medien und Methoden soll eine Verbesserung der Patientensicherheit vorangetrieben werden. Das Aktionsbündnis Patientensicherheit e. V. ist ein Zusammenschluss von Vertretern der Gesundheitsberufe, ihrer Verbände und diverser Patientenorganisationen, welche sich in interdisziplinäre und multiprofessionelle Arbeits- und Expertengruppen aufteilen und konkrete Projekte angehen. Die Arbeit dieser Gruppen beruht auf empirischen Studien bzw. der Erstellung solcher Studien. Nach Auswertung der erhobenen Daten folgt eine Handlungsempfehlung, welche allen Einrichtungen und Interessierten im deutschen Gesundheitssystem kostenlos zu Verfügung gestellt wird. Das Aktionsbündnis Patientensicherheit e. V. sieht sich selbst auch als Plattform für Patientensicherheit, da sich die verschiedenen Vertreter der Institutionen und Berufe zu einem Netzwerk zusammengeschlossen haben und durch Gremienarbeit, Fachtagungen und Kongresse ein gegenseitiger aktiver Austausch stattfindet. Mitglieder im Bündnis sind

- Patientenorganisationen,
- Krankenhäuser,
- Fachgesellschaften,
- Berufsverbände,
- Krankenkassen,
- Haftpflichtversicherer,
- Hersteller und Beratungsfirmen sowie
- Einzelpersonen aus allen Bereichen des Gesundheitswesens.

Die Finanzierung des Bündnisses wird zum größten Teil durch Spenden abgedeckt. Der Elsevier Verlag beispielsweise ist ein Premiumpartner des Aktionsbündnisses Patientensicherheit e. V. und unterstützt diesen mit jährlichen Zuwendungen. Das Bundesministerium für Gesundheit ist ein Förderer und Kooperationspartner des Aktionsbündnisses.

2.5.2 Methoden und Instrumente zur Erhöhung der Patientensicherheit

Bereits jetzt werden im klinischen Alltag sehr viele Möglichkeiten zur Verbesserung der Patientensicherung durchgeführt und auch evaluiert (ausgewertet). In vielen Kliniken sind diese bereits standardisiert und werden im alltäglichen Ablauf integriert und sind kaum noch aus den Operationssälen wegzudenken. Die gängigsten Methoden und Instrumente sind das Critical Incident Reporting System (CIRS), Checklisten und patientenspezifische Identifikationsarmbänder. Diese Methoden haben sich in der Praxis bereits bewährt und sind ohne größeren Aufwand durchzuführen.

CIRS

Das **Critical Incident Reporting System** (CIRS) ist eine Plattform, die entweder klinikintern oder auf nationaler Ebene funktioniert, auf der Ärzte, Pfleger und sonstige Beteiligte des Behandlungsprozesses über Fehler, kritische Ereignisse, unsichere Handlungen und Zustände freiwillig berichten können. Die Berichte erscheinen anonym und können nicht zurückverfolgt werden, um die Identität des Verfassers zu schützen. Ziel des Critical Incident Reportings ist die Erhöhung der Behandlungssicherheit mittels einer Analyse der eingegangenen Berichte und darauf aufbauender Verbesserungsmaßnahmen. Der Zugang zu diesem System erfolgt über die Homepage, dort kann man entweder die Berichte anderer lesen oder selbst über die vorgefertigte Maske Berichte verfassen und veröffentlichen. Die Entwicklung von CIRS basiert auf einem ähnlichem System aus der Luftfahrt. 1978 veröffentlichte Jeffrey Cooper erste Studien zur Vermeidung von unerwünschten Ereignissen im Krankenhaus. In der Schweiz begann man 1995 mit Critical-Incident-Reporting-Systemen zu arbeiten, meist nur auf klinikinterner Ebene. 2002 führte die Schweiz das erste nationale CIRS ein. In Deutschland führte als erste Klinik das Universitätsklinikum Marburg ein klinikinternes CIRS ein. Das **Aktionsbündnis Patientensicherheit e. V.** (APS) fördert durch die Bereitstellung entsprechender Handlungsempfehlungen und Schulungen die Einrichtung von krankenhausinternen und nationalen CIRS. Nach Einschätzungen von Experten soll die stetig wachsende

Zahl der Krankenhäuser, die CIRS betreiben, derzeit bei etwa 30 % liegen. Aktuell fördern die Landesärztekammern und das Aktionsbündnis verstärkt den Aufbau regionaler und nationaler CIRS-Netzwerke (Thüß 2012). Das CIRS ist eines der weitestverbreiteten Instrumente zur Steigerung der Patientensicherheit, leider aber wirkt es letzendlich „ex post", d. h., erst nachdem etwas passiert oder fast passiert ist. Das ganze System wäre nutzlos, wenn aus den dort festgestellten Fehlern und Beinahefehlern kein Nutzen gezogen würde (Merkle 2014).

Aus diesem Grund ist es wichtig, dass jeder Mitarbeiter im Umgang mit den CIRS-Systemen geschult und der Umgang mit diesem System allen Mitarbeitern ermöglicht wird. Des Weiteren sollte auch ein Umdenken in der weitverbreiteten derzeitigen Fehlerkultur erfolgen und dieses System nicht als Instrument zur Denunzierung von Mitarbeiter und Berufsgruppen gesehen werden, sondern vielmehr als das, was es im eigentlichen Sinne ist: ein valides (wirksames) Instrument zur Vermeidung von unerwünschten Ereignissen während der Behandlung (➤ Kap. 2.5.1).

Checklisten

Ein sehr gutes Instrument, zur Vermeidung von unerwünschten Ereignissen sind **Checklisten** (➤ Abb. 2.21). Diese Checklisten müssen von allen Beteiligten an einer OP und unter aktiver Mitarbeit ausgefüllt und überprüft werden. Aus diesem Grund ist dies ein relativ gutes, günstiges und v. a. schnell einzuführendes Instrument. Die Umsetzung einer Checkliste ist schnell verstanden und erfolgt ohne größeren Schulungsbedarf der Mitarbeiter. Das Instrument der Checklisten entstammt der Verkehrsfliegerei. Nach Untersuchungen von Flugunfällen durch diverse Fehlbedienungen der Fluginstrumente wurden Checklisten für die entscheidenden Phasen des Fluges eingeführt. Der Sinn einer solchen Checkliste ergibt sich daraus, dass alle wichtigen Handlungen, Vorbereitungen und Kontrollen ausgeführt sein müssen, bevor die Checklisten in interdisziplinärer Zusammenarbeit ausgefüllt werden, d. h., jeder Mitarbeiter jeglicher Stellung und Abteilung füllt den ihm zugeordneten Bereich aus und **präoperativ** unmittelbar vor dem Schnitt, halten alle an der Operation Beteiligten im OP-Trakt inne und führen das sog. Team-Time-out (TTO; ➤ Kap. 2.9.1) durch. Im Rahmen dieses Team-Time-outs werden alle Daten miteinander verglichen bzw. abgeglichen. Der Moderator (z. B. der Springer) liest alle zu checkenden Daten vor und alle Mitarbeiter, die an dieser Operation beteiligt sind, antworten wahrheitsgemäß. Des Weiteren werden alle Eventualitäten und möglichen Komplikationen der bevorstehenden Operation aufgezählt und die zuständigen Mitarbeiter befragt, ob die entsprechenden Gegenmaßnahmen bereit sind. Der Schnitt darf

Sicherheits-Checkliste Chirurgie

Weltgesundheitsorganisation | Patientensicherheit
Globale Initiative für Sicherheit im Gesundheitswesen

Vor Beginn der Anästhesie →

(Mindestens mit Pflegeperson und Anästhesist)

Bestätigt Patient Identität, Operationsgebiet, Art des Eingriffs und Einwilligung?
- ☐ Ja

Ist das Operationsgebiet markiert?
- ☐ Ja
- ☐ Nicht anwendbar

Narkosegerät auf Funktion getestet und Medikamente vollständig?
- ☐ Ja

Pulsoxymeter am Patienten angeschlossen und funktionsfähig?
- ☐ Ja

Hat der Patient:

Bekannte Allergien?
- ☐ Nein
- ☐ Ja

Einen schwierigen Atemweg oder ein Aspirationsrisiko?
- ☐ Nein
- ☐ Ja, Material für Airwaymanagement verfügbar

Risiko für Blutverlust > 500 ml (7 ml/kg bei Kindern)?
- ☐ Nein
- ☐ Ja, zwei i.v.-Zugänge/ZVK geplant und Infusionen bzw. Blutprodukte verfügbar

Vor Hautschnitt →

(Mit Pflegeperson, Anästhesist und Operateur)

- ☐ **Alle Mitglieder des Teams haben sich mit Name/Funktion vorgestellt**
- ☐ **Bestätigen: Name des Patienten, Eingriff und wo der Hautschnitt erfolgt**

Wurde die Antibiotikaprophylaxe innerhalb der letzten Stunde verabreicht?
- ☐ Ja
- ☐ Nicht anwendbar

Vorhersehbare kritische Ereignisse

Operateur
- ☐ Besonderheiten, außergewöhnliches Vorgehen?
- ☐ Geplante Dauer des Eingriffs?
- ☐ Erwarteter Blutverlust?

Anästhesist
- ☐ Patientenspezifische Probleme?

Instrumentierende Pflegeperson/Springer
- ☐ Sterilität sichergestellt (einschließlich der Steri-Indikatoren)?
- ☐ Probleme bzgl. der Instrumente?

Benötigte Bilder (Rö, CT, MRT) sichtbar?
- ☐ Ja
- ☐ Nicht anwendbar

Bevor Patient den OP-Saal verlässt

(Mit Pflegeperson, Anästhesist und Operateur)

Pflegekraft bestätigt mündlich:
- ☐ Durchgeführter Eingriff
- ☐ Vollständigkeit von Instrumenten, Tupfern, Bauchtüchern, Nadeln etc.
- ☐ Korrekte Beschriftung der Gefäße mit Proben inkl. Patientenname
- ☐ Jegliche Probleme oder Fehlfunktionen seitens der Gerätschaften

Operateur, Anästhesist und Pflegeperson definieren:
- ☐ Wichtige Aspekte für Aufwachraum und weitere postoperative Phase

Diese Checkliste erhebt keinen Anspruch auf Vollständigkeit. Ergänzungen und Änderungen zur Anpassung an die örtliche Praxis werden empfohlen. Überarbeitete Version 1/2009 © WHO, 2009

Abb. 2.21 Sicherheitscheckliste für chirurgische Eingriffe der WHO [W798-001]

erst nach Durchführung und vollständiger Korrektheit der Checkliste erfolgen.

Postoperativ erfolgt die Patientenversorgung weiterhin unter Zuhilfenahme solcher Checklisten. Weitere Vorteile der Benutzung von Checklisten sind z. B. eine klare Regelung von Zuständig- und Verantwortlichkeiten, die Förderung der Teamentwicklung durch die interdisziplinäre Kommunikation, die Etablierung einheitlicher Vorgehensweisen in den verschiedenen Abteilungen und eine strukturierte Kommunikation unter allen an der Operation Beteiligten und des gesamten Klinikums. Diese Punkte wiederum führen dazu, dass Prozesse weitestgehend optimiert und standardisiert werden.

Patientenidenfikationsarmbänder

Nur wenn der richtige Patient auch die, für ihn und sein Krankheitsbild richtige Behandlung erfährt, kann die medizinische Versorgung zur Heilung führen. Aus diesem Grund ist es sehr wichtig, dass ein Patient zu jedem Zeitpunkt seiner Versorgung richtig identifiziert werden kann. Der Prozess der Identifikation ist ein Prozess, bei welchem alle Beteiligten gefordert werden, um eine regelhafte und sich ständig wiederkehrende Patientenidentifikation zu gewährleisten. Im Rahmen der Tätigkeit als Operationstechnische Assistenten besteht immer die Möglichkeit, dass Notfallpatienten, fremdsprachige Patienten, demente Menschen, Kinder oder Patienten mit geistiger Behinderung behandelt bzw. richtig identifiziert werden müssen. In diesen Fällen ist eine direkte Kommunikation erschwert. Aus diesem Grund ist die Einführung von automatisierten Patientenidentifikationssystemen erfolgt. Es gibt verschiedene Systeme, die nach ihrer Funktionsweise benannt werden. Es gibt die Armbänder-, Barcode- oder die Radiofrequenzidentifikation. Am weitesten verbreitet, technisch einfach umzusetzen und am wirtschaftlichsten sind die Patientenarmbänder. Diese Armbänder werden seit Jahrzehnten in Kreißsälen und Kinderkliniken zur richtigen Identifikation von Neugeborenen benutzt. Diese Hilfsmittel sind lediglich ergänzende Hilfsmittel. Jeder Mitarbeiter trägt selbst die Verantwortung für seine Handlungen im Rahmen des Identifikationsprozesses (➤ Kap. 2.1.1). Außerdem müssen ganz klare Reglungen, Verantwortlichkeiten und Handlungsabläufe geklärt und standardisiert werden, um einen sinnvollen Einsatz dieser Armbänder zu gewährleisten.

Anlage des Patientenarmbandes: Die Anlage des Armbandes erfolgt sinnvollerweise direkt bei der Aufnahme, wobei sich der Patient durch die Vorlage eines ausweisenden Dokuments identifiziert. In diesem direkten Zusammenhang wird sofort ein Datenabgleich durchgeführt, um eine Doppelanlage zu vermeiden. Zudem erfolgt eine Zusammenführung mit bereits früher eingepflegten Daten. Durch erneutes Nachfragen – unter Vermeidung von Suggestivfragen – wird die Identität bestätigt. Im nächsten Schritt wird eine eindeutige und individuelle Identifikationsnummer generiert (z. B. Fallnummer). Anschließend erfolgt die schriftliche Dokumentation des Namens in der Krankenakte. Hierbei ist es unumgänglich, die korrekte Schreibweise und eine deutliche und leserliche Schrift zu benutzen. Bei Neugeborenen oder Kleinkindern wird zusätzlich der Namen der Eltern vermerkt.

Der letzte Schritt ist die eigentliche Anbringung des Armbandes inklusive erneuter Bestätigung der Identifikation und abschließendem Bericht in der Krankenakte. Auch die Anfertigung bzw. die Einbeziehung von Fotos – mit dem Einverständnis des Patienten – kann eine sinnvolle Ergänzung sein. Im Rahmen dieser Patientenidentifikation muss der zuständige Vormund bzw. Dolmetscher zugegen sein, um eine sichere Identifikation zu gewährleisten.

➤ Abb. 2.22 zeigt ein Patientenarmband der Firma Mediaform.

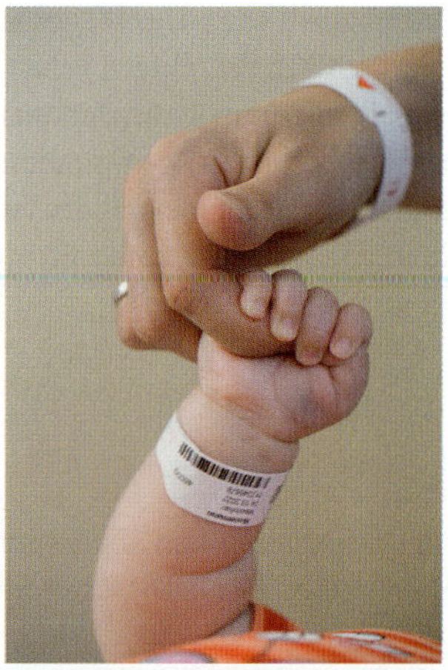

Abb. 2.22 Beispiel für ein Patientenarmband - Armilla Patientenarmband Mediaform Informationssystem GmbH [V666]

2.6 Überwachung des Patienten

Egbert Stanka und Dennis Müller

DEFINITION

Operationstechnische Assistentinnen und Assistenten sind nach ihrer Ausbildung Fachkräfte, die dazu in der Lage sind, Patienten während ihres Aufenthalts in allen Einsatzbereichen der OTA bezüglich ihrer physischen und psychischen Parameter **zu überwachen** und durch den Abgleich der von ihnen beobachteten Informationen adäquat auf Veränderungen bzw. Abweichungen vom Normzustand zu reagieren. Dazu sind u. a. Grundkenntnisse im Hinblick auf Vitalzeichen (Puls, Blutdruck, Temperatur, Atmung, Vigilanz) eine wichtige Voraussetzung.

2.6.1 Puls

Das Wort Puls leitet sich vom lateinischen Wort „Pulsus“ (= Stoß) ab. Der Puls entsteht durch den Auswurf (Systole) des Blutes aus dem Herzen in das arterielle Gefäßsystem. Man spricht auch von der Pulswelle, die sich im arteriellen Gefäßsystem ausbreitet. Der Puls kann an den oberflächlich im Körper verlaufenden Arterien palpatorisch (tasten) oder mit Geräten gemessen werden.

Der Puls ist sehr wichtig, um die aktuelle Herz- und Kreislauffunktion beurteilen zu können, und gibt z. B. Auskunft über die allgemeine Herz- und Kreislaufsituation des Menschen, mögliche körperliche Anstrengung oder emotionale Beteiligung des Patienten und kann auf evtl. krankhafte Veränderungen hinweisen.

Gemessen wird der Puls u. a. vor, während und nach Eingriffen, Operationen, Sedierungen, Narkosen, in Notfallsituationen, zur Überwachung der Herzfrequenz bei Gabe spezieller, kreislaufwirksamer Medikamente wie z. B. Adrenalin oder Adalat und vor der Mobilisation des Patienten.

Palpatorische Pulsmessungen können an der A. radialis, A. carotis, A. brachialis, A. femoralis, A. temporalis, A. poplitea, A. dorsalis pedis und der A. tibialis anterior durchgeführt werden.

Beim Messen des Pulses sollen drei Hauptkriterien beobachtet werden:

1. Die **Pulsfrequenz** (Wie oft schlägt das Herz pro Minute?). Die Pulsfrequenz beträgt bei Erwachsenen im Normalzustand zwischen 60 und 80 Schlägen/Min. In jüngerem Lebensalter ist die Pulsfrequenz höher. Bei einer Pulsfrequenz > 100 spricht man von Tachykardie, bei einer Pulsfrequenz < 60 von Bradykardie.
2. Der **Pulsrhythmus** (Wie regelmäßig schlägt das Herz?). Mögliche Beobachtungen sind hier schneller oder langsamer Rhythmus, unregelmäßiger Pulsschlag (Arrhythmie, Extraschläge, Doppelschläge).
3. Die **Pulsqualität** (Wie gut gefüllt ist das vasale System?).

MERKE

Pulsmessung

- Die **Systole** (die Kontraktion) ist die Anspannungs- und Auswurfphase des Herzens. In dieser Phase wird das Blut aus der linken und rechten Herzkammer herausgepresst.
- Die **Diastole** ist die Entspannungs- und Füllungsphase des Herzens.
- **Pulsfrequenz Erwachsene:** ca. 60–80 Schläge/Min.
- Bradykardie: Pulsverlangsamung < 60 Schläge/Min.
- Tachykardie: Pulserhöhung > 100 Schläge/Min.
- **Pulsrhythmus:** Regelmäßigkeit des Pulsschlags.
- **Palpatorische Pulsmessstellen:**
- A. radialis
- A. carotis
- A. brachialis
- A. femoralis
- A. temporalis
- A. poplitea
- A. dorsalis pedis
- A. tibialis anterior

VORSICHT

- Nicht mit dem eigenen Daumen tasten, da dies zu Messfehlern führen kann.
- Beim Messen an der A. carotis nie gleichzeitig beide Seiten messen, da sonst die Gefahr eines Vagusreizes entstehen kann.

PRAXISTIPP

- Patient vor palpatorischem Messen informieren
- Immer mit Zeige- und Ringfinger tasten
- Bei schwach tastbarem oder unregelmäßigem Puls 60 Sek. messen

2.6.2 Blutdruck

Unter Blutdruck versteht man die Kraft, die vom Blut in den Gefäßen auf die Gefäßwand ausgeübt wird. Auch dieser Parameter gibt Auskunft und wesentliche Informationen über die allgemeine aktuelle Herz- und Kreislaufsituation des Menschen. Ebenso ist es möglich, Informationen über körperliche Anstrengung oder emotionale Beteiligung (z. B. Stresssituation beim Einschleusvorgang) abzuleiten. Auch hinsichtlich möglicher krankhafter Veränderungen oder speziell zu beachtender Operationsrisiken, z.B. erhöhte Blutungsgefahr, stellen die Blutdruckwerte einen guten Indikator dar.

Der Blutdruck wird in mmHg gemessen. Bei der Blutdruckmessung werden drei Werte unterschieden, von denen zwei bereits bei der Pulsmessung benannt wurden:

1. Der **„systolische Druck“**, der dem Druck im arteriellen System direkt nach der Auswurfphase des Herzens entspricht.
2. Der **„diastolische Druck“** ist der Druck, der im arteriellen System auch noch in der Erschlaffungsphase des Herzens vorhanden ist.
   Der systolische Druck ist der höhere, der diastolische der niedrigere der beiden Werte. Im nicht belasteten Zustand wird ein Wert von 120 zu 80 mmHg als optimal angesehen. Systolische Werte > **140 mmHg** werden als **Hypertonie,** Werte < **100 mmHg** als **Hypotonie** bezeichnet.
3. Die Spanne zwischen den beiden Werten nennt man **Blutdruckamplitude.** Hier sind Differenzen bis etwa 65 mmHg als normal zu bezeichnen.

Das Messen des Blutdrucks erfolgt meist durch Anlegen einer Blutdruckmanschette am Oberarm. Hierbei ist darauf zu achten, dass die Kontraindikationen der jeweiligen Seite zum Messen des Blutdrucks zu beachten sind (s. u.) und entsprechend auf der anderen Körperseite zu messen ist.

MERKE

Blutdruckwerte

- **Normalwert** des Blutdrucks: ca. 120 zu 80 mmHg
- **Hypotonie** des Blutdrucks: Werte < 100 mmHg
- **Hypertonie** des Blutdrucks: Werte > 140 mmHg
- **Blutdruckamplitude:** max. 65 mmHg

VORSICHT

Kontraindikationen Blutdruckmessung am jeweiligen Arm

- Hemiparese (Halbseitenlähmung)
- Vorherige Lymphknotenentfernung
- Dialyseshunt
- Arterielle oder venöse Gefäßzugänge (nicht immer möglich)
- Vorherige Brustentfernungen
- Traumatische Verletzungen des Arms
- Vorliegende Gefäßverletzungen, -entzündungen, -anomalien

PRAXISTIPP

Mögliche Messfehler beim Blutdruckmessen

- Zu schnelles Ablassen der Luft → ungenaue Werte
- Eigenpuls des Daumens
- Zu große/kleine Manschette
- Falsch angelegte Blutdruckmanschette
- Zu geringer Druck in der Manschette
- Beengende Kleidung am Oberarm
- Arm nicht in Herzhöhe gelagert
- Falsch angelegtes Stethoskop
- Arm nicht gestreckt
- RR nicht im Ruhezustand gemessen
- Manschette zu lange aufgepumpt
- Intervall zwischen zwei Messungen zu kurz

2.6.3 Temperatur

Der menschliche Körper versucht immer eine relativ konstante Körpertemperatur von ca. 36,5–37 °C aufrechtzuerhalten (Thermoregulation), da in diesem Temperaturbereich alle Vorgänge im Körper ideal ablaufen. Dies wird hauptsächlich vom **Wärmeregulationszentrum (Hypothalamus),** das sich im Zwischenhirn befindet, gesteuert. Diese Regulierung verläuft automatisch und wird nicht bewusst gesteuert. Die Wärmebildung im Köper erfolgt in Ruhe hauptsächlich über die inneren Organe und nur zu einem kleineren Anteil über die Muskulatur. Die Messung der Körpertemperatur erfolgt meist über Infrarotthermometer, mit denen durch den Gehörgang gemessen wird. Im Operationsbereich erfolgt die Kontrolle hauptsächlich über Temperatursonden, die rektal, transurethral oder über die Beatmungstuben eingeführt werden.

Vorgänge, die den Körper von außen ständig beeinflussen sind **Konduktion** (direkter Hautkontakt mit einem Medium), **Konvektion** (Wärmeaustausch über ein stoffliches Medium), **Radiation** (Strahlung) und **Evaporation** (Schwitzen, Verdunstung). Kommt es zu einem Ungleichgewicht zwischen erzeugter und abgegebener Wärme, kann dies zu Hyperthermie (zu hohe Körpertemperatur) oder zu Hypothermie (zu niedrige Körpertemperatur) führen. Gerade die Hypothermie (< 35 °C) kann bei Operationen massive Komplikationen wie verlängerte Aufwachphase, erhöhte Infektionsgefahr, Kältezittern (Shivering), Wundheilungsstörungen und stärkere postoperative Schmerzen mit erhöhtem Schmerzmittelbedarf hervorrufen. Deshalb ist die Aufrechterhaltung der Normaltemperatur und die Kontrolle der Körpertemperatur eine sehr wichtige Aufgabe, die sowohl prä-, intra- als auch postoperativ durchgeführt werden muss. An diesen Maßnahmen sind alle Berufsgruppen beteiligt und gefordert, ihren Anteil beizutragen.

MERKE

Temperaturwerte

- **Normaltemperatur** des Menschen: ca. 37 °C
- **Hyperthermie:** Körpertemperaturen > 37 °C
- **Hypothermie:** Körpertemperaturen < 35 °C

Die Durchführung von Maßnahmen zur Aufrechterhaltung der Normaltemperatur sind gemeinsame Aufgaben aller an der Operation Beteiligten und erfordert eine gute Zusammenarbeit aller Berufsgruppen.

PRAXISTIPP

Schon beim Einschleusvorgang ist auf das Wärmemanagement zu achten, da es sehr schwierig und aufwendig ist, eine einmal abgesunkene Körpertemperatur wieder zu erreichen (➤ Kap. 2.3.6).

2.6.4 Atmung

Die Atmung gehört zu den Vitalfunktionen des Menschen und hat zwei Hauptfunktionen. Dies ist zum einen die Aufnahme von Sauerstoff (O_2), zum anderen die Abgabe von Kohlendioxid (CO_2). Bei der Atmung gibt es drei Parameter, die ohne Geräte beobachtet werden können: die **Atemfrequenz,** die **Atemzugtiefe** und der **Atemrhythmus.**

Bei Erwachsenen bezeichnet man eine Atemfrequenz < 9/Min. als langsam, zwischen 12–18/Min. als normal und > 20/Min. als schnell.

Kaum sichtbare Thoraxbewegungen werden als flach, sichtbare als normal und stark sichtbare als übermäßig bezeichnet.

Der Atemrhythmus ist ein Maß für das Verhältnis zwischen Einatmung und Ausatmung. Ist dieses Verhältnis ausgeglichen, ist der Atemrhythmus gleichmäßig, bei Differenzen zwischen Ein- und Ausatmung unregelmäßig.

Im Operationsbereich wird außerdem der Sauerstoffgehalt des Blutes über die **Pulsoxymetrie** gemessen. Die Pulsoxymetrie gibt Auskunft über den Sättigungsgrad des Hämoglobins im Blut. Darüber lässt sich im Allgemeinen gut beobachten, ob die Eigenatmung des Patienten ausreicht oder ob zusätzlich Sauerstoff zugeführt werden muss. **Normale Pulsoxymetriewerte** liegen zwischen **ca. 95 und 100 %.** Werte darunter müssen genau beobachtet werden und erfordern bei weiterem Absinken eine adäquate Reaktion.

MERKE

Beobachtung der Atmung

- **Atemfrequenz:** < 9/Min. – langsam, zwischen 12 und 18/Min. – normal und > 20/Min. = schnell.
- **Atemzugtiefe:** Kaum sichtbare Thoraxbewegungen werden als flach, sichtbare als normal und stark sichtbare als übermäßig bezeichnet.
- **Atemrhythmus:** Maß für das Verhältnis zwischen Einatmung und Ausatmung, soll ausgeglichen sein.
- **Pulsoxymetrie:** Die Pulsoxymetrie gibt Auskunft über den Sättigungsgrad des Hämoglobins im Blut. Physiologisch liegt die Sauerstoffsättigung > 95 %.

PRAXISTIPP

- Bei absinkender Sättigung zuerst den richtigen Sitz des Messfühlers überprüfen.
- Bei Lokalanästhesiepatienten nach Rücksprache mit dem Arzt zum tiefen Durchatmen anregen.

2.6.5 Vigilanz (Bewusstsein)

Das menschliche Bewusstsein setzt sich aus der Gesamtheit aller psychischen Vorgänge (Gedanken, Gefühle oder Wahrnehmungen) und dem Wissen um die eigene Identität, das eigene Ich und die damit verbundene Subjektivität zusammen. Der Bewusstseinszustand ergibt sich aus Wachheit, Reaktionsbereitschaft und Ansprechbarkeit zu einem gewissen Zeitpunkt. Bei **„klarem" Bewusstsein** ist der Mensch **ansprechbar** und **zeitlich** (temporale Orientierung), **räumlich** (örtliche Orientierung), **situativ** (situative Orientierung) und zur **eigenen Person** (persönliche Orientierung) orientiert. Funktionen des Bewusstseins sind z. B. Denkfähigkeit, Merkfähigkeit, Orientierung, Reproduktionsfähigkeit, Vorstellungskraft, Handlungsvermögen, Reaktionsbereitschaft, Durchhaltevermögen und Aufmerksamkeit.

Die Beobachtung des Bewusstseins geschieht normalerweise eher beiläufig. Eine gezielte Beobachtung des Bewusstseins ist erforderlich nach schweren Unfällen, bei Akuterkrankungen (Gehirn, Herz, Kreislauf, Nervensystem), Intoxikationen, instabilem Diabetes mellitus und beim prämedizierten und postoperativen Patienten.
Es werden vier Formen der Bewusstseinsstörung unterschieden:

1. Bei der **Benommenheit** kommt es zu verlangsamtem Denken und Handeln, die Orientierung ist eingeschränkt, Auffassungsgabe und Aufmerksamkeit lassen nach. Der Patient ist leicht zu wecken.
2. Die **Somnolenz** wird als krankhafte Schläfrigkeit bezeichnet: Hier ist der Patient kaum ansprechbar, lallt eventuell, ist stark in seiner Orientierung eingeschränkt und ist nur durch äußere Reize weckbar.
3. Der **Sopor** ist der tiefe Schlaf, bei dem Patienten nicht ansprechbar und desorientiert sind. Der Muskeltonus ist stark herabgesetzt und die Patienten sind nur durch starke Reize weckbar.
4. Beim **Koma** erfolgen auch auf Schmerzreize keine Reaktionen, die Reflexe sind teilweise ausgefallen, die Spontanatmung kann beeinträchtigt sein.

MERKE

Beobachtung des Bewusstseins

- Der Bewusstseinszustand ergibt sich aus Wachheit, Reaktionsbereitschaft und Ansprechbarkeit zu einem gewissen Zeitpunkt.
- **P** (persönliche Orientierung)**:** Weiß der Patient seine Daten (Name, Geburtsdatum, Wohnort)?
- **O** (örtliche Orientierung)**:** Weiß der Patient, wo er sich befindet?
- **S** (situative Orientierung)**:** Weiß der Patient, was passiert ist und kann er es mitteilen?
- **T** (temporale Orientierung)**:** Weiß der Patient, wie spät es ist, kennt er das aktuelle Datum?

VORSICHT

- Plötzliche Bewusstseinsstörungen können Hinweise auf mögliche Komplikationen bedeuten und erfordern sofortiges Handeln, z. B. das Hinzuziehen eines Arztes.
- Bei Patienten, die in Lokalanästhesie behandelt oder operiert werden, muss eine engmaschige Kontrolle durch den Springer erfolgen.

PRAXISTIPP

Allgemein sind hier immer die auf die jeweiligen Situationen angepassten bereichsgültigen Standards anzuwenden.

2.7 Allmorgendliche Kontrolle des OP-Saals

Alexander Wilm

Der Arbeitstag im Operationssaal beginnt mit einer Kontrolle des Saals. Diese Kontrolle wird, von einem der in den Saal eingeteilten Mitarbeiter arbeitstäglich durchgeführt, um einen reibungslosen Arbeitsablauf in diesem Saal gewährleisten zu können. In der Regel ist dies die Aufgabe des Springers. Ziel der Kontrolle ist es, alle Geräte, Leuchten, das Mobiliar, die Computer und Materialien zu testen und vorzubereiten, damit alle fehlerhaften bzw. reparationsbedürftigen Gerätschaften bzw. Materialien im Vorfeld ausgetauscht werden können und somit die Gefährdung der Patientensicherheit oder intraoperative Zeitverzögerungen vermieden werden können (> Abb. 2.23).

Im Rahmen dieses „Saalchecks" wird auch die vorausgegangene Reinigung überprüft und evtl. Verschmutzungen beseitigt. Dieser Saalcheck erfolgt in Grundzügen immer vor jeder Operation. Der genaue Umfang der präoperativen Saalkontrolle richtet sich natürlich stets nach den Gegebenheiten vor Ort, der technischen Ausstattung und den abteilungsspezifischen Standards. Deshalb ist die nachstehende exemplarische Verfahrensanweisung auf die jeweilige Einsatzabteilung anzupassen.

PRAXISTIPP

Generelle Durchführung einer präoperativen Saalvorbereitung

- Einschalten der kompletten Saalbeleuchtung und Sichtkontrolle auf Funktion.
- Testung des Tableaus bzw. der Bedieneinheit für die raumlufttechnische Anlage:
  - Korrekte Funktion der RLT
  - Korrekte Einstellung der Temperatur
  - Kontrolle der Steuereinheit bzw. des Tableaus durch das Ausführen eines sog. Selbsttests
- In manchen Kliniken wird die gesamte Technik im Saal über ein Tableau gesteuert. An diesem Tableau sollte immer ein Funktionstest möglich sein (z. B. durch einen Testknopf oder eine Tastenkombination). Im Rahmen dieses Selbsttests werden auch die Spannung auf den Steckdosen und die vorgeschriebene Erdung der Geräte überprüft.
- Anschalten und Hochfahren der benötigten Computer.
- Einschalten des HF-Geräts; meist erfolgt ein automatischer Selbsttest beim Einschalten.
- Einschalten und Funktionskontrolle der OP-Leuchten und der Satelliten.
- Alle Kabel, die im Saal zur Stromversorgung benötigt werden, sollten unbeschädigt und unter Einhaltung der Unfallverhütungsvorschrift verlegt werden.
- Alle im Saal befindlichen Instrumententische bzw. Instrumentiertische werden auf ihre Funktion und evtl. Schäden überprüft und sollten in ausreichender Anzahl vorhanden sein.
- Alle technischen Geräte, die zusätzlich benötigt werden, werden im Rahmen der Vorbereitung in den Saal verbracht und korrekt angeschlossen.
- Die Verbrauchsmaterialien, welche im bzw. vor dem Saal in einem Tageswagen bzw. Münsterwagen gelagert werden, werden kontrolliert und angemessen aufgefüllt.

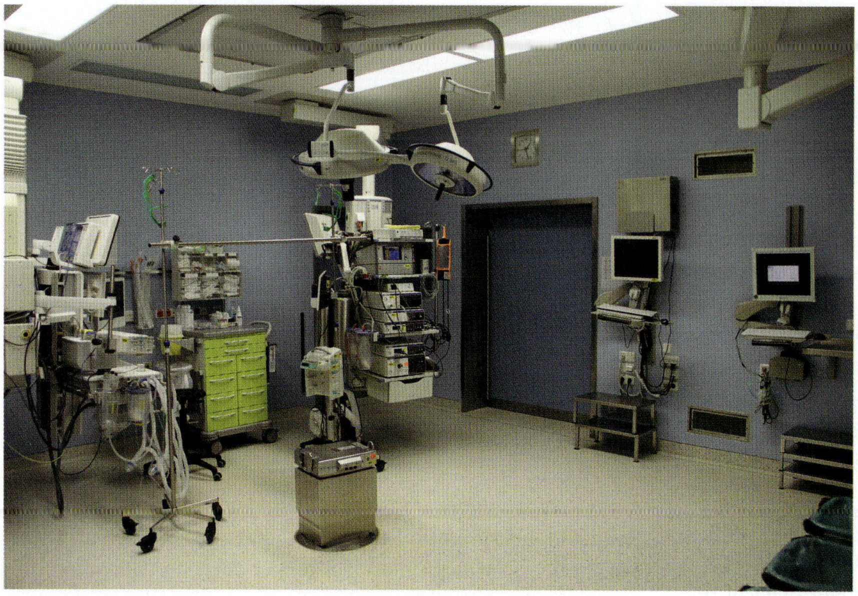

Abb. 2.23 Vorbereiteter OP-Saal. Alle erforderlichen Geräte und Materialien sind auf Vollständigkeit und Funktionsfähigkeit geprüft und übersichtlich angeordnet. Der Saal wurde nach der vorausgegangenen OP gereinigt. [M1115]

- Die Tischsäule wird auf ihre Funktionsfähigkeit geprüft. Anschließend wird die Tischsäule wieder in die Neutralstellung gebracht.
- Funktionsprüfung des Saugers, unter Anwendung des „Fingertip-Tests" und Kontrolle der Sauberkeit → frische Saugerbeutel.
- Im Rahmen des präoperativen Saalchecks wird immer die Sauberkeit des OP-Saals überprüft. Im Falle von Verunreinigungen werden diese umgehend beseitigt. → Zu jeder Operation sollten frische Müllbeutel benutzt werden.

MERKE

- Reparaturen oder der Austausch von beschädigten Instrumenten bzw. geschädigtem Material sollte zeitnah oder sofort erfolgen. Schadhaftes Material bzw. Gerätschaften dürfen niemals ein Sicherheitsrisiko für den Patienten darstellen.
- Der „Saalcheck" wird vor Beginn des Arbeitstages durchgeführt und sollte bei jedem Patientenwechsel in den Grundzügen wiederholt werden.

PRAXISTIPP

„Fingertip-Test"

Mit diesem Test kann die korrekte Funktion des Saugers schnell überprüft werden. Der Sauger wird betätigt, zeitgleich legt der Kontrollierende einen Finger auf die Saugöffnung, um das Vakuum zu überprüfen. Wird der Finger angesaugt, funktioniert der Sauger.

2.8 Präoperative Springertätigkeit

Alexander Wilm und Dennis Müller

2.8.1 Grundlagen der Springertätigkeit

Die Durchführung der unsterilen Springertätigkeit ist eine der elementaren Säulen im Rahmen der Arbeit im Operationstrakt. Es ist eine der Kernaufgaben der Operationstechnischen Assistenz. Die korrekte Durchführung der Springertätigkeit ist niemals zu unterschätzen und setzt ein gewisses Erfahrungsniveau voraus. Der Springer muss sich ständig auf neue Gegebenheiten eingestellen und v. a. korrekt und zügig reagieren. Aus diesen Gründen ist es obligat, sich auf die Springertätigkeit gewissenhaft vorzubereiten.

Die Durchführung benötigt spezifische Kenntnisse über die Operation und deren Ablauf. Auch muss der Springer (m/w/d) jegliche mögliche Komplikationen der Operation kennen, um folgerichtig reagieren zu können. Er muss über ein spezifisches Wissen bezüglich evtl. benötigter Instrumente verfügen, v. a. aber muss der Springer im Falle einer bedrohlichen Komplikation schnell und effizient handeln. Wichtig ist auch der Überblick über die Gesamtsituation im OP und die Kontrolle der Einhaltung von Sterilzonen während des Eingriffs. Diese Aufgabe kann eine große Herausforderung sein, wenn sich z. B. unerfahrene Assistenten bzw. Studierende aktiv oder passiv (als Zuschauer) an der Operation beteiligen. Die Kommunikation zur OP-Koordination läuft immer auch über den Springer des Saals. Auch sollte der Springer das gesamte Tagesprogramm in dem ihm zugeteilten Saal präsent haben und dementsprechend seine Planung ausrichten.

Alle diese Aufgaben sind nicht immer einfach zu bewältigen, da meistens mehrere Anforderungen gleichzeitig erfüllt werden müssen. Die Einarbeitung neuer Mitarbeiter bzw. der Auszubildenden fällt zudem in erster Linie unter die Tätigkeiten eines Springers. Ein gegenwärtiger und effizienter Springer ist während einer Operation unverzichtbar.

2.8.2 Grundvoraussetzungen für eine effiziente Springertätigkeit

- Allgemeine Kenntnisse über die Operation
- Kenntnisse über den Ablauf der Operation
- Kenntnisse über benötigtes Instrumentarium und Material
- Kenntnisse über die Funktionsweise der benötigten technischen Geräte
- Kenntnisse über Komplikationen → richtige Reaktion, Instrumentarium und Material
- Gesamtüberblick

- Interdisziplinäre Kommunikation
- Zeitnahe Dokumentation
- Verteidigung der Sterilzonen
- Kenntnisse über Zeitabläufe bzw. vorausschauende Arbeitsweisen
- Sensibles Gehör → viele anwesende und gleichzeitig kommunizierende Personen im Saal

MERKE

Das Setzen der richtigen Prioritäten kann sich sehr positiv auf den Zeitaufwand der Operation auswirken, d. h., die Tätigkeiten, die unmittelbar zum Voranschreiten der Operation nötig sind, sollten favorisiert und umgehend erledigt werden. Tätigkeiten wie z. B. die Dokumentation oder Erklärungen haben kaum Einfluss auf den Fortschritt der Operation und können etwas verzögert ausgeführt werden.

2.8.3 Präoperative Aufgaben des Springers

Im Rahmen der präoperativen Vorbereitung ist der Arbeitsaufwand für den Springer am höchsten, da dem Instrumentierenden alle Instrumente bzw. Siebe und zusätzliche Materialien steril angereicht werden müssen. Zeitgleich müssen aber auch die Dokumentation begonnen und evtl. Arbeiten direkt am Patienten wie z. B. die Positionierung oder die Rasur ausgeführt werden. Aus diesen Gründen ist eine strukturierte und vorausschauende Arbeitsweise unumgänglich.

Um eine geordnete Struktur zu erhalten bzw. auch um Stresssituationen zu vermeiden, sollte man im Vorfeld die Prioritäten der auszuführenden Arbeiten festlegen. Die Prioritäten sollten sich daran orientieren, welche Aufgaben erfüllt sein müssen, um Verzögerungen im OP-Ablauf zu vermeiden. Dies kann auch bedeuten, dass man evtl. beim Positionieren noch einen Kollegen bittet, zeitgleich dem Instrumentierenden noch fehlende Instrumente steril anzureichen. Tätigkeiten wie z. B. die Dokumentation (deren Ausführung zwar zeitnah geschehen sollte, aber nicht unbedingt Einfluss auf den weiteren Verlauf der Operation hat) können zu einem späteren Zeitpunkt erfolgen.

In den allermeisten Operationsabteilungen gibt es klare und standardisierte Vorgaben, welche Arbeiten der Instrumentierende und welche Aufgaben der Springer auszuführen hat. Aus diesem Grund sind die folgenden Ausführungen nur als exemplarisch zu betrachten, da die Vorgaben in den verschiedenen Abteilungen festgelegt werden und es keine allgemein gültige Vereinbarung gibt.

Die erste Aufgabe des Springers sollte die Überprüfung des OP-Saals sein. Es muss eine korrekte Zwischen- bzw. Endreinigung am Vortag erfolgt sein. Sichtbare Verschmutzungen dürfen nicht zu erkennen sein. Das im Saal benötigte Inventar sollte vollständig vorhanden sein und sich in einem technisch einwandfreien Zustand befinden. Die Durchführung einer präoperativen Saalvorbereitung entspricht in seinem Konzept und Ablauf der morgendlichen Saalkontrolle (➢ Kap. 2.7).

Vorbereitung des Saals, der Instrumente und der Materialien bzw. Medizinprodukte

MERKE

Alle Tätigkeiten, die im Vorfeld zu erledigen sind, sollten vor Eintritt des Patienten in den Saal abgeschlossen sein.

Aufbau und Vorbereitung der technischen Geräte

Technische Geräte, z. B. der C-Bogen, sollten vor Aufbau der Sterilzonen und vor dem Eintritt des Patienten an ihrem vorgesehenen Platz positioniert werden, um die größtmögliche Rangierfreiheit zu nutzen. In diesem Fall kann eine Sterilzonenverletzung ausgeschlossen werden. Nachdem alle Geräte platziert und korrekt an das Stromnetz angeschlossen wurden, werden die Kabel so verlegt, dass die Unfall- bzw. Stolpergefahr minimiert wird. Positionierungsmaterialien und speziell benötigte Anbauteile sollten ebenfalls vollständig bereitgelegt werden, um die Patientenpositionierung schnellstmöglich und flüssig durchführen zu können (➢ Abb. 2.24). In der Zeit,

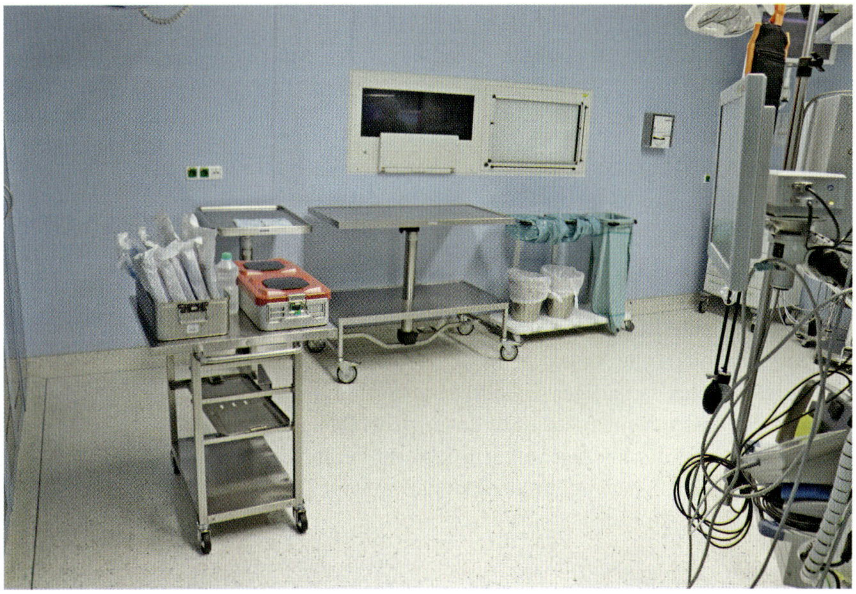

Abb. 2.24 Vorbereitete Materialien und Tische im OP-Saal [M1115]

in der der Instrumentierende die chirurgische Händedesinfektion durchführt, kann z. B. mit der Dokumentation begonnen werden.

Steriles Ankleiden des Instrumentierenden

Nachdem der Instrumentierende den Saal betritt, beginnt der Springer nach vorausgegangener hygienischer Händedesinfektion damit, das Kitpack auf dem Beistelltisch zu öffnen. Er reicht dem Instrumentierenden den OP-Mantel und hilft ihm, diesen zu verschließen, dabei erfolgt eine Kontrolle auf korrekten Sitz des Mantels (➤ Abb. 2.25 ➤ Kap. 33.3.6). Nachdem der Instrumentierende die sterilen Handschuhe angereicht bekommen und angezogen hat, werden alle benötigten Tische gemeinsam bezogen. Die benötigten Instrumentensiebe werden nun geöffnet (s. u.).

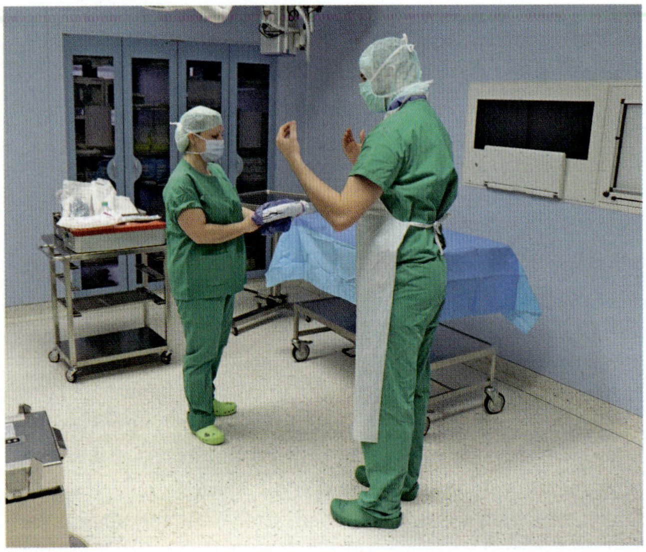

Abb. 2.25 Anreichen des OP-Mantels an den Instrumentierenden [M1115]

MERKE
Während der Vorbereitung des Sterilguts ist darauf zu achten, dass sämtliche Türen des OP-Saals geschlossen bleiben und ein Durchgang auf ein absolutes Minimum beschränkt wird, damit das durch die raumlufttechnische Anlage (RLT-Anlage) aufgebaute Strömungsverhältnis konstant bleibt (Kommission für Krankenhaushygiene und Infektionsprophylaxe am RKI 2018).

Beziehen der Instrumentiertische

Der Springer unterstützt den Instrumentierenden beim Beziehen der Instrumentiertische, indem er in den vom Instrumentierenden aufgespannten sackartigen Tischbezug greift und ihn auf sich zu über den Instrumentiertisch nach unten zieht. Dabei darf nur die Innenseite des Tischbezugs von dem Springer berührt werden. Durch diese Maßnahme wird die Sterilität der Außenseite gewährleistet (➤ Abb. 2.26).

Öffnen von Sterilgutbarrieresystemen und sterilen Materialien

Sterilgutbarrieresysteme können entweder harte Aluminiumcontainer oder aus dickem Vlies bestehende Weichverpackungen sein. Beim Öffnen von Sterilgutbarrieresystemen, egal welcher Art, erfolgt immer eine Kontrolle der Indikatoren und ggf. der Verschlüsse. Die Indikatoren sollten auf die korrekte Farbe umgeschlagen sein. Falls Auffälligkeiten an der Weichverpackung bzw. am Sterilgutcontainer oder seinen Filtern zu erkennen sind, sollte das im Inneren befindliche Sieb unter keinen Umständen benutzt werden, da die Sterilität der Instrumente nicht mehr gewährleistet werden kann. Bei Sterilgutcontainern öffnet der Springer den Deckel immer auf sich zu (➤ Abb. 2.27). Bei Weichverpackungen wird i. d. R. die erste Tuchseite in Richtung des Instrumentierenden aufgeschlagen. Der Inhalt im Inneren muss trocken und unbeschädigt sein. Die Filter im Container müssen korrekt am Deckel angebracht sein. Der Instrumentierende nimmt, unter Einhaltung der Sterilität, die Siebe aus dem Behälter, während der Springer das Sterilgutbarrieresystem bzw. das Sterilisationsvlies nochmals auf Feuchtigkeit und Beschädigungen kontrolliert (➤ Abb. 2.28). Erst wenn sich keine Beanstandungen ergeben, darf der Instrumentierende die Instrumentensiebe auf dem sterilen Tisch positionieren. Der Springer beginnt nun mit Chargendokumentation der Sterilgutbarrieresysteme.

Nach dem sterilen Bereitstellen der Instrumente beginnt der Springer, alle zusätzlich benötigten Materialien anzureichen. Alle Materialien und Medizinprodukte sind vor dem Öffnen auf Unversehrtheit, Sterilität und Mindesthaltbarkeit zu überprüfen. Bei Unsicherheiten und Diskrepanzen sollte das Produkt nicht verwendet werden. Die meisten Materialien wie z. B. Nahtmaterial (➤ Kap. 2.13.3) liegen in Peelverpackungen vor. Beim Öffnen von Peelverpackungen sollten die Ränder vorsichtig auseinandergezogen werden, um ein gezieltes Öffnen der Schweißnaht zu ermöglichen. Peelverpackungen dürfen nicht zum Öffnen durchstoßen werden. Schweres Sterilgut wie z. B. Sperrer sollte auf einen Tisch abgelegt und geöffnet werden, um ein Hinabfallen oder einen Einriss in der Verpackung zu vermeiden. Nach Annahme der Materialien überprüft der Springer nochmals die jeweilige Verpackung auf sichtbare Schäden und führt die Chargendokumentation durch. Verbrauchsmaterial sollte erst unmittelbar vor Gebrauch geöffnet werden. Drainagen werden z.B. erst zum Ende der Operation benötigt und können daher solange ungeöffnet in Reichweite des Springers verweilen, bis der Moment des Anreichens gekommen ist. Das Öffnen der sterilen Materialien darf nicht direkt über einer Sterilzone bzw. oberhalb eines sterilen Instrumentiertisches erfolgen (Unverricht 2013).

Es empfiehlt sich prinzipiell, das Blickfeld immer den Sterilzonen zuzuwenden. Das Rückwärtsgehen ist allgemein zu vermeiden, damit keine versehentliche Verletzung der Sterilzonen riskiert wird. Zählkontrollen sollten gleich beim Anreichen erfolgen. Unmittelbar nach der Zählkontrolle sollte der Springer die Zählkontrolle dokumentieren und unterschreiben. Flüssigkeiten sollten unter sterilen Bedingungen in die dafür vorgesehenen Behältnisse eingegossen werden. Beim Anreichen von Medikamenten bzw. Flüssigkeiten aus Stechampullen sind diese bzw. die Durchstichfläche zu desinfizieren, bevor ein steriles Einstechen einer Entnahmekanüle durch

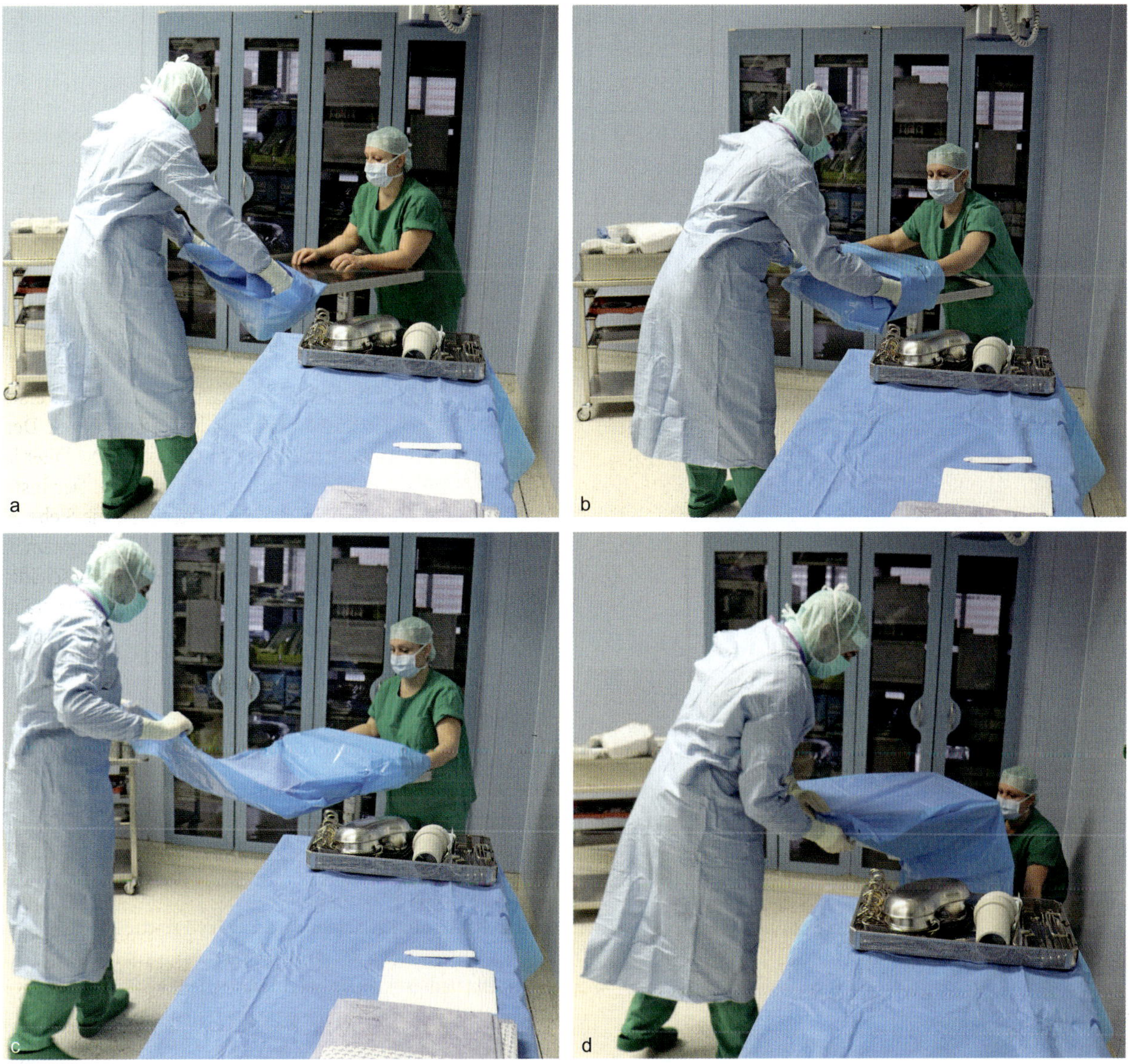

Abb. 2.26 Instrumentierender und Springer beziehen gemeinsam einen OP-Tisch. [M1115]

den Instrumentierenden durchgeführt wird. Bei sog. Brechampullen bedient sich der Springer idealerweise eines Tupfers oder einer Kompresse und legt diese als Schutz vor versehentlichen Schnittverletzungen um die Sollbruchstelle des Ampullenkopfes, bevor er diesen mit einer kurzen, schnellen Bewegung aus dem Handgelenk vom Ampullenhals abbricht.

Für das OP-Gebiet wird ein alkoholisches Hautdesinfektionsmittel empfohlen, welches idealerweise eingefärbt wurde, meist rotbraun, um die desinfizierte Fläche besser identifizieren zu können (Kommission für Krankenhaushygiene und Infektionsprophylaxe am RKI 2018). Wenn der Instrumentierende alle Materialien am Tisch hat, sollte die Zeit bis zum Saaleintritt des Patienten zur Dokumentation genutzt werden.

MERKE

- Richtige Prioritäten setzen.
- Gleich alle Tische steril beziehen, um die angereichten Materialien sofort an den dafür vorgesehen Platz zu platzieren.
- Kurze Pausen zur Dokumentation nutzen.
- Die Zählkontrollen sollten direkt beim Anreichen erfolgen.
- Verbrauchsmaterialien sollten erst unmittelbar vor Gebrauch geöffnet werden.
- Kontrolle auf Unversehrtheit und Mindesthaltbarkeit bei allen Materialien.
- Spitze Gegenstände sollten unter Beachtung der Unfallverhütungsvorschrift angereicht werden, um die Verletzungsgefahr zu minimieren.
- Schwere Gegenstände auf eine Unterlage legen und erst dann öffnen.

PRAXISTIPP

Gesichtsfeld immer den Sterilzonen zuwenden und Rückwärtsgehen im OP-Saal vermeiden, um eine Verletzung der Sterilzonen auszuschließen.

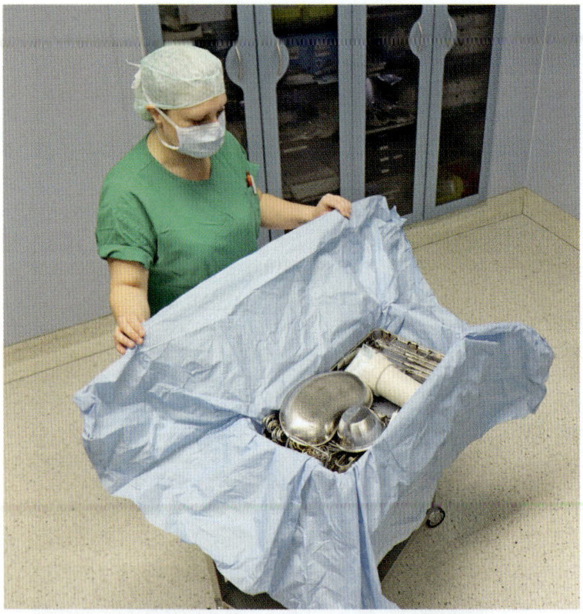

Abb. 2.27 Korrekt geöffnetes Sterilgutbarrieresystem [M1115]

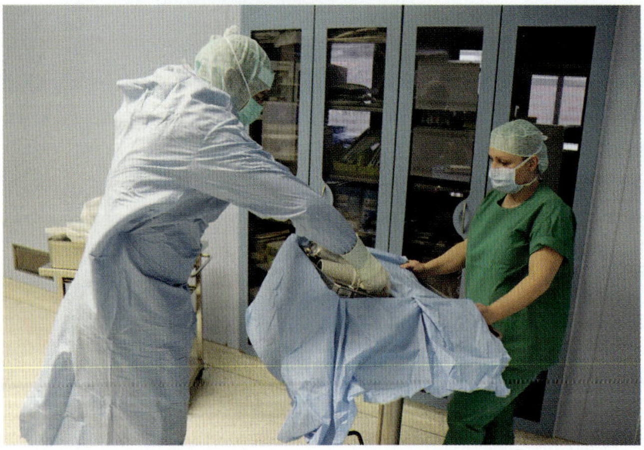

Abb. 2.28 Sterile Entnahme der Instrumente aus dem Sterilgutbarrieresystem [M1115]

Patientenpostionierung, Entfernung der Körperbehaarung und Katheterisierung

Nach Freigabe des Patienten durch die Anästhesie erfolgt die Information an den Operateur und die Assistenten. Die Information der Operateure erfolgt nach dem klinikinternen Standard und sollte so früh wie möglich geschehen, um unnötige Verzögerungen zu vermeiden. In manchen OP-Abteilungen erfolgt die Patientenpositionierung, Rasur und im Bedarfsfall die Katheterisierung in der Einleitung. In den meisten Kliniken werden diese Aufgaben im OP-Saal ausgeführt.

Patientenpositionierung

DEFINITION

Patientenpositionierung: Spezielle Positionierung des Patienten zur Durchführung einer Operation unter Beachtung von Schadensprävention und unter Wahrung der Intimsphäre (➤ Kap. 2.3).

Beim Eintritt mit dem narkotisierten Patienten auf dem OP-Tisch in den OP-Saal sollte unbedingt auf die Wahrung der Sterilzonen geachtet werden. Beim Auffahren auf die OP-Säule muss darauf geachtet werden, dass die Andockflächen frei bleiben, um eine korrekte Aufnahme der Liegefläche auf die Säule zu ermöglichen. Nachdem der OP-Tisch auf die korrekte Arbeitshöhe gebracht worden ist, beginnt die Patientenpositionierung. Vor jeder Bewegung des narkotisierten Patienten erfolgt immer eine Information an den zuständigen Anästhesisten, um die ausreichende Sicherung des Tubus bzw. der Larynxmaske zu ermöglichen. Prinzipiell muss bei jeder Positionsveränderung des Patienten eine Information an die Narkoseabteilung erfolgen, um eine versehentliche Diskonnektion des Beatmungsschlauchs bzw. eine Extubation/Dislokation zu vermeiden. Idealerweise erfolgt die Patientenpositionierung gemeinsam mit den ärztlichen Mitarbeitern. Der Operateur kann die Patientenpositionierung auch an die OP-Pflege bzw. OTA delegieren, aber er behält die grundlegende Verantwortung und muss die korrekte Patientenpositionierung zumindest abschließend überprüfen.

Die Positionierung im OP ist eine der **Kernkompetenzen** von Operationstechnischen Assistenten und sollte mit größter Sorgfalt ausgeführt werden, da der Patient oft über mehrere Stunden in der gleichen Position verbleibt. In diesem Fall können kleinste Fehler dramatische Folgen haben. Diese Folgen reichen von leichten reversiblen Druckstellen bis zu irreversiblen Dekubitalulzera, schweren Nervenschädigungen mit temporären oder gar dauerhaften Lähmungen sowie Beschädigungen des Gelenk- und Bandapparats (➤ Kap. 2.3).

Die Grundlage für eine korrekte Positionierung bildet eine faltenfreie und trockene Unterlage. Bei der Patientenpositionierung sollte eine Haut-auf-Haut-Konstellation durch Polsterung, z. B. mit Watte oder Tüchern, vermieden werden. Bei der Positionierung von Extremitäten muss immer auf eine physiologische Grundstellung geachtet werden, um eine Überstreckung der Gelenke zu vermeiden. Durch die dauerhafte Überstreckung der Gelenke, übertriebene Rotation und Abduktion kann es zu schweren Nerven- oder Muskelschäden im Gelenk bzw. in den Extremitäten kommen. Die Patientenpositionierung ist eine Aufgabe, die eine interdisziplinäre Zusammenarbeit der verschiedenen Berufsgruppen erfordert. Alle Anbauteile, die für die Positionierung benötigt werden, müssen sicher am Tisch befestigt werden, um ein Herabfallen während der Operation zu vermeiden (➤ Kap. 2.2).

Bei jeglichen Patientenpositionierungen muss immer auf die Patientensicherheit geachtet und zeitgleich die Intimsphäre des Patienten gewahrt werden. Im Fall, dass während der Patientenpositionierung der Beingurt gelöst wird, muss immer mindestens eine Person den Patienten und seine Extremitäten vor dem Herunterfallen schützen und sichern.

Bei präoperativen Verzögerungen, z. B. Wartezeiten auf den Operateur, muss der unsterile Springer den Patienten vor Auskühlung bewahren und, in Kooperation mit der anästhesiologischen Abteilung, ein vernünftiges Wärmemanagement aufrechterhalten. Unerlässlich sind auch eine klare Kommunikation und Aufgabenverteilung aller Beteiligten im Rahmen der Durchführung. Das Kommando bei Positionswechseln geht immer vom beteiligten Anästhesisten aus, nachdem der Tubus gesichert wurde. Den Abschluss der Patientenpositionierung bildet die Lagekontrolle des Operateurs (➤ Kap. 2.2).

MERKE

- Positionsveränderungen des Patienten erfolgen immer unter Absprache mit dem Anästhesisten.
- Der Anästhesist gibt das Kommando bei Positionsveränderungen am Patienten, nachdem er den Tubus gesichert hat.
- Der Patient und alle seine Extremitäten sollten während der Positionierung gegen einen versehentlichen und unkontrollierten Absturz gesichert werden.
- Während der gesamten Positionierung muss die Intimsphäre des Patienten gewahrt werden.
- Bei Verzögerungen muss ein Auskühlen des Patienten vermieden werden (Wärmemanagement).
- Der Operateur trägt die Verantwortung für die Positionierung, kann die Ausführung jedoch an das OP-Pflegepersonal oder die zuständigen OTA delegieren.
- Einhaltung der verschiedenen Maßnahmen der Dekubitus- und Kontrakturenprävention.
- Der Patient muss **faltenfrei** und **trocken** liegen.
- Extremitäten, die körpernah gelagert werden, müssen abgepolstert werden (Haut-auf-Haut-Kontakt vermeiden).
- Positionierungsmittel sollten mit einem hautfreundlichen und hygienisch unbedenklichen Bezug ausgestattet werden.
- Die Positionierung von Extremitäten sollte in einer physiologischen Grundstellung erfolgen.
- Positionierungshilfsmittel bzw. Anbauteile müssen fest angebracht werden.
- Das OP-Feld sollte gut erreichbar sein.

PRAXISTIPP

Bei Gelegenheit gemeinsam mit erfahrenen Kollegen die verschiedenen Positionierungen im Selbstversuch nachstellen, um kritische Punkte bzw. unbequeme Haltungen zu erkennen und um diese beim Patienten zu vermeiden.

Entfernung der Körperbehaarung im OP-Feld

Körperbehaarung im Bereich der Inzisionsstelle sollte im Regelfall entfernt werden, um das Risiko einer postoperativen Wundinfektion zu vermeiden. Verschiedene Studien konnten belegen, dass die Rasur am Abend vor der Operation im Vergleich zur Haarkürzung, Haarentfernung mit Enthaarungscremes und dem Verzicht auf Haarentfernung mit einem signifikant höheren Infektionsrisiko einhergeht (Kramer und Assadian 2018). Diese Erhöhung resultiert aus den mikroskopisch kleinen Läsionen, welche bei der Rasur gesetzt werden. Diese Läsionen fungieren später als Eintrittspforte bzw. als Fokus für eine bakterielle Streuung (Kommission für Krankenhaushygiene und Infektionsprophylaxe am RKI 2018). Die Durchführung der Haarentfernung unmittelbar vor Beginn der Operation stellt das geringste Infektionsrisiko dar.

Die Indikation zur Haarentfernung stellt immer der Operateur und holt sich in speziellen Fällen wie z. B. der Rasur der Gesichtsbehaarung das dokumentierte Einverständnis des Patienten ein. Prinzipiell sollte eine großzügige Haarentfernung stattfinden, um eine notfallmäßige bzw. intraoperative Schnitterweiterungen durchführen zu können. Des Weiteren bietet eine großzügige Haarentfernung Vorteile bei der postoperativen Wundversorgung, z. B. beim Fixieren der Verbände und Drainagen. Bei Hauttransplantationen sollte immer auch die Entnahmestelle in die Haarentfernung einbezogen werden. Der Abstand zur Inzision sollte bei ungefähr 20 cm liegen (von zur Mühlen und Keller 2018). Idealerweise erfolgt die Körperhaarentfernung kurz vor dem Transport in den OP-Bereich auf der aufnehmenden Station. Grundsätzlich überlässt man es dem Patienten selbst, sich zu rasieren. Es sei denn sein Zustand oder die Körperstelle lassen dies nicht zu, dann erfolgt die Rasur durch qualifiziertes Pflegepersonal. Auf jeden Fall muss das Ergebnis auf Korrektheit überprüfen. Konnte die Körperhaarentfernung aus irgendwelchen Gründen nicht im Vorfeld erfolgen, fällt diese Aufgabe dem OP-Pflegepersonal, sprich OTA, im OP-Saal zu. Es ist darauf zu achten, dass die entfernten Haare nicht unkontrolliert durch die Luft fliegen.

Es gibt drei verschiedene Methoden zur Entfernung von Körperbehaarung:

- **Haarkürzung:** Bei der Haarkürzung mit einer elektrischen Haarschneidemaschine (➤ Abb. 2.29) werden die Haare direkt oberhalb des Hautniveaus abgeschnitten. Dieses Verfahren ist schonender und die Verletzungsgefahr ist am geringsten. Die Schneideköpfe bzw. die Klingen werden patientenbezogen eingesetzt und nach Gebrauch weggeworfen.
- **Nass- und Trockenrasur:** Die Rasur war früher die gängigste Möglichkeit der Haarentfernung. Diese Form der Haarentfernung erhöht jedoch die postoperative Wundinfektionsrate. Durch Mikroläsionen können Keime in die Haut eindringen und sich dort vermehren bzw. streuen (Kommission für Krankenhaushygiene und Infektionsprophylaxe am RKI 2018). Falls eine präoperative

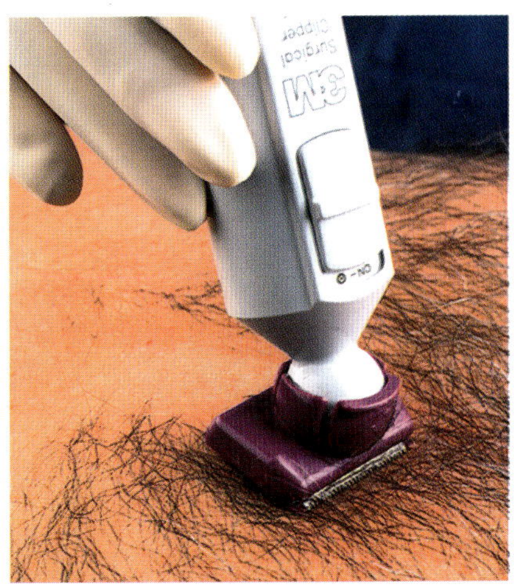

Abb. 2.29 Elektrische Haarschneidemaschine Surgical Clipper von 3M [V072]

Rasur auf Station durchgeführt werden muss, sollte immer eine Nassrasur in Kombination mit Rasierschaum stattfinden.

- **Enthaarungscremes:** Die Verwendung von Enthaarungscremes stellt ebenfalls eine schonende Haarentfernung dar, es besteht jedoch immer das Risiko einer allergischen Reaktion der Haut. Beim Verwenden von Enthaarungscremes sollten unbedingt die Anweisungen des Herstellers beachtet werden, um die Gefahr von allergischen Reaktionen oder Reizungen der Haut zu vermeiden. Beim Auftragen von Enthaarungscremes sollten zum Eigenschutz immer Handschuhe getragen werden.

Das Ausmaß der Haarentfernung hängt von der Lokalisation der Operation, vom Haarwuchs, vom Geschlecht und von den abteilungs- und klinikspezifischen Standards und Rasurschemata ab (➤ Abb. 2.30).

MERKE

- Bei unklaren OP-Indikationen sollte die Haarentfernung immer großzügig erfolgen.
- Immer in Richtung des Haarwuchses rasieren.
- Besonders vorsichtig sollte die Rasur über Knochenkanten und Sehnen erfolgen.
- Bei Hautunebenheiten sollte die Haut gestrafft werden.
- Bei der elektrischen Haarentfernung sollte nicht zu fest aufgedrückt werden.
- Im Rahmen der Operationsaufklärung sollte der Patient immer über das Ausmaß der Haarentfernung informiert werden.

(Luce-Wunderle 2015)

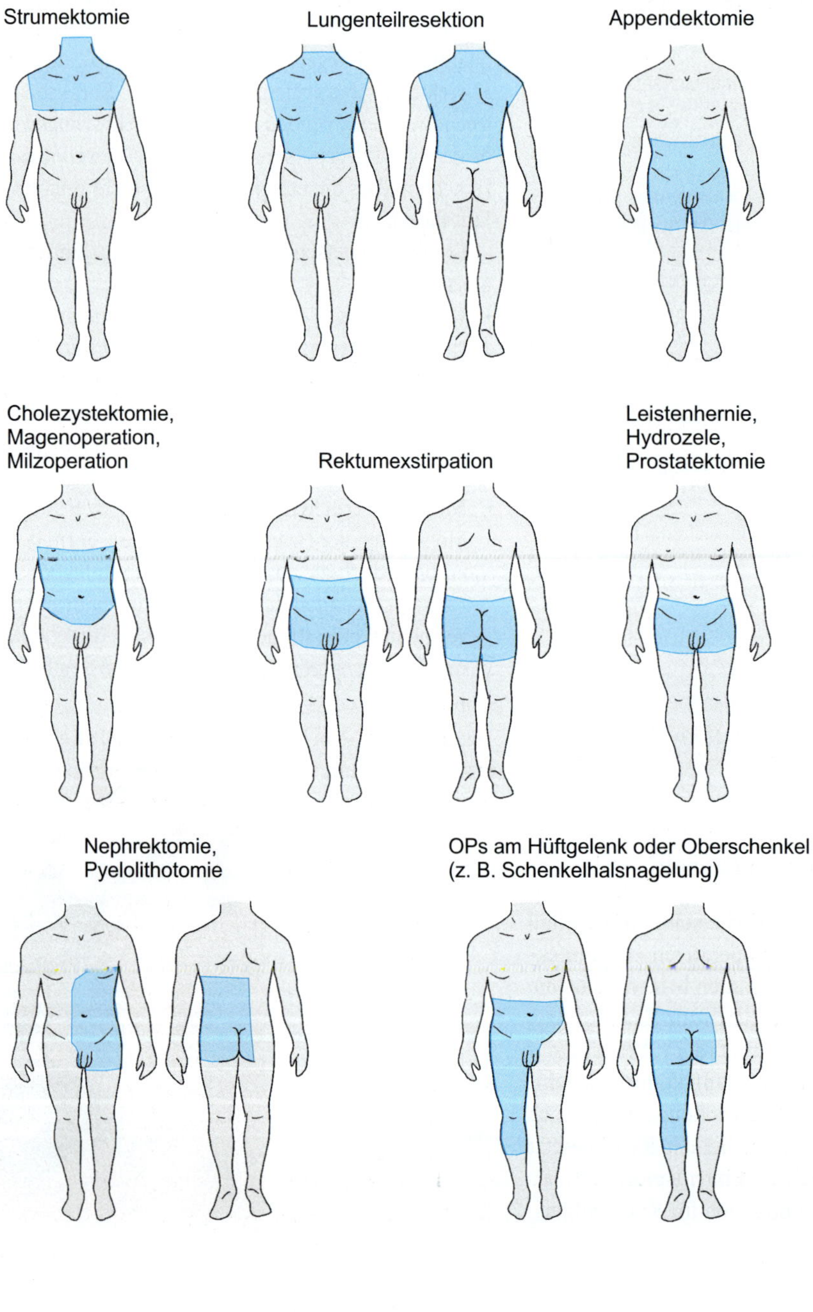

Abb. 2.30 Rasurschemata [L190]

VORSICHT

- Die Rasur von Augenbrauen sollte nach Möglichkeit vermieden werden, da Augenbrauen schlecht nachwachsen. Außerdem kann die Rasur der Augenbrauen sowie des Bartes den Tatbestand der Körperverletzung erfüllen. Die Rasur dieser Gebiete sollte nur nach expliziter Anweisung und nach unterschriebener Aufklärung erfolgen.
- Bei Operationen am Kopf sollte immer die kleinstmögliche Fläche rasiert werden. Die Rasur von Deckhaar sollte weitestgehend vermieden werden.

PRAXISTIPP

- Nach der erfolgten Rasur sollten die gekürzten Haare mit einer Kompresse (Vorsicht bei der Entsorgung) oder einem Tuch entfernt werden.
- Mit der Klebefläche eines Pflasterstreifen nochmals über die betroffene Hautfläche gehen, um alle gekürzten Haare zu entfernen.
- Großflächige Haarentfernung erleichtern die postoperativen Verbandwechsel, da die Klebeflächen der Wundverbände gut haften. Außerdem ersparen sie dem Patienten Schmerzen beim Verbandwechsel.
- Bei Menschen mit ausgeprägtem Haarwuchs kann es evtl. nötig sein, dass die Haare auf der Brust bzw. den Armen wegen der Anbringung bzw. Anlage von Elektroden und Venenverweilkanülen entfernt werden müssen.

Katheterisierung

Die Katheterisierung des Patienten erfolgt immer auf ärztliche Anordnung. Indikationen können z. B. eine lange Operationsdauer oder postoperative Vorteile sein. Die Durchführung obliegt den Ärzten oder dem OP-Personal. Die Durchführung sollte zur Schonung des Patienten in Narkose erfolgen (➤ Kap. 2.4).

Nach erfolgter Katheterisierung erfolgt die Dokumentation. Dokumentiert werden Größe und Material des Katheters sowie Besonderheiten während der Katheteranlage. Nach Abschluss der Katheterisierung sollten die Patientenunterlage und der Patient erneut auf Trockenheit kontrolliert werden.

2.8.4 Anbringen der Neutralelektrode, Antiseptik des Operationsfeldes und Abdecken des Patienten

Anbringen der Neutralelektrode

Das Anbringen der Neutralelektrode ist obligat, wenn monopolarer HF-Strom intraoperativ benutzt wird. Diese Tätigkeit sollte nur ausgeführt werden, wenn bei dem Ausführenden eine Einweisung im Rahmen der Medizinproduktebetreiberverordnung erfolgt ist. Bei einer fehlerhaften Anbringung der Neutralelektrode kann es zu schweren Verbrennungen des Patienten kommen (➤ Kap. 1.2). Aus diesem Grund ist es wichtig, die folgenden Regeln beim Anbringen von Neutralelektroden zu beachten. Viele moderne HF-Generatoren messen zuweilen den Widerstand an der Neutralelektrode und geben eine visuelle bzw. eine auditive Rückmeldung. In solchen Fällen kann die Applikation des HF-Stroms nicht ausgelöst werden. Diese Sicherungen ersetzen jedoch in keiner Weise die Sichtkontrolle des Springers.

- Neutralelektroden dürfen nur auf trockenen, entfetteten und haarfreien Hautarealen aufgeklebt werden.
- Neutralelektroden möglichst nahe am OP-Gebiet anbringen.
- Die Neutralelektrode muss unbeschädigt und das Gel auf der Elektrode sollte nicht vertrocknet, rissig oder porös sein.
- Neutralelektroden mit Gel sollten innerhalb weniger Tage nach Öffnen der Verpackung aufgebraucht werden, spätestens fünf Tage nach Anbruch der Verpackung.
- Neutralelektroden dürfen wegen der Verbrennungsgefahr nicht auf vernarbter oder tätowierter Haut angebracht werden. In Tattoofarben, z. B. Rot, wird Blei verarbeitet.
- Neutralelektroden dürfen wegen der Verbrennungsgefahr keinesfalls in der Nähe von implantiertem Metall, z. B. Schrauben, Nägel oder Herzschrittmacher, angebracht werden.
- Der Patient darf intraoperativ keinerlei Kontakt zu Metallteilen (Positionierungsmittel) haben → Verbrennungsgefahr.
- Der Patient muss unter allen Umständen trocken gelagert werden, es darf sich keine Flüssigkeit bzw. Feuchtigkeit z. B. unterhalb des Steißes bilden, denn in diesem Fall kommt es dort zu Verbrennungen.
- Haut-auf-Haut-Kontakte beim Patienten führen zu intraoperativer Schweißbildung, die zu Stromaustritten führen kann, welche immer mit Verbrennungen einhergehen.
- Piercings sollten prinzipiell präoperativ entfernt werden.
- Evtl. Venenverweilkanüle zum Offenhalten des Stichkanals benutzen.

Desinfektion des Operationsgebietes

Die Art des Desinfektionsmittels richtet sich nach der Lokalisation des Operationsgebietes. Es gibt verschiedene Haut- und Schleimhautdesinfektionsmittel. Diese Desinfektionsmittel müssen vom Verband für angewandte Hygiene gelistet sein. Die gängigsten Desinfektionsmittel sind auf Alkoholbasis. Die Hautdesinfektion ist eine ärztliche Tätigkeit, welche aber delegiert werden kann (Unverricht 2013).

Die präoperative Hautdesinfektion muss sorgfältig und unter Einhaltung der Herstellerangaben erfolgen. Es empfiehlt sich vor der Durchführung der Hautdesinfektion, den Patienten mit Saugtüchern auszustatten, um verlaufendes Desinfektionsmittel aufzufangen bzw. aufzusaugen, um die Trockenheit des Patienten sicherstellen zu können. Die Aufbringen des Desinfektionsmittels erfolgt immer über einem Auffangbehälter, damit keine Flüssigkeiten auf den Boden gelangen und dort ein Unfallrisiko bilden (➤ Abb. 2.31). Nach erfolgter Hautdesinfektion werden die Saugtücher wieder entfernt und eine ausreichende Inspektion der umliegenden Haut auf Trockenheit erfolgt. Der Grund für diese Inspektion ist die Vermeidung von Verbrennungen durch Flüssigkeitsansammlungen unterhalb des Patienten bei der Verwendung von HF-Strom. Zusätzlich zur Gefahr der Verbrennungen, sollte eine Mazeration der Haut durch die feuchten Areale vermieden werden. Wichtig ist auch der Zeitpunkt der Hautdesinfektion. Durch das aufgebrachte Desinfektionsmittel kühlt der Patient schneller aus. Aus diesem Grund sollte erst bei vollständig anwesendem OP-Team desinfiziert und nach

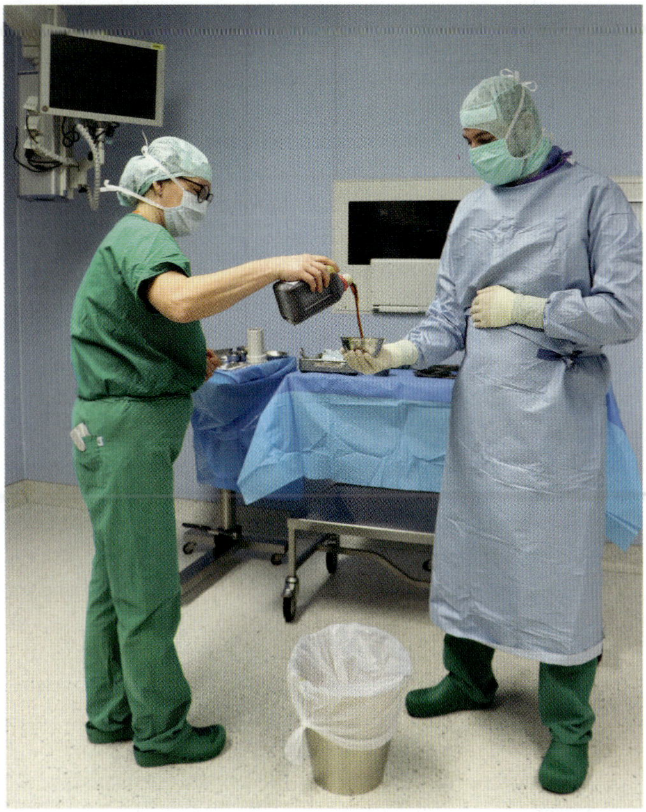

Abb. 2.31 Eingießen von Desinfektionsmittel [M1115]

Beachtung der Einwirkzeit zügig das Abdecken des Patienten mit sterilen Tüchern durchgeführt werden.

MERKE

- Patient gut mit Saugtüchern abpolstern! Falls Feuchtigkeit durchgedrungen ist, muss der Patient neu und v.a. trocken gelagert werden.
- Die Hautdesinfektion muss gewissenhaft, genau nach Herstellerangaben und unter Beachtung und Einhaltung der Einwirkzeit erfolgen! Es darf keinerlei Kompromisse bei der Ausführung geben.
- Nach erfolgter Hautdesinfektion muss eine Inspektion der Haut auf Feuchtigkeit stattfinden! Der Patient darf niemals in Feuchtigkeit liegen.
- Das Abdecken sollte zügig nach der Hautdesinfektion erfolgen, damit der Patient nicht auskühlt.

Abdecken des Patienten

Die Aufgaben des Springers beim Abdecken mit sterilen Tüchern sind eher passiver Natur. Die Abdeckung des Patienten erfolgt nach dem Anziehen aller beteiligten ärztlichen Mitarbeiter. Beim Abdecken achtet die instrumentierende Kraft immer auf die Wahrung der Sterilzonen, da der Instrumentierende oft die Führung beim Anbringen der sterilen Tücher übernimmt und in diesen Momenten nicht immer die sterilen Tische mit den Instrumenten im Blick hat. Genauso muss der Springer alle am Abdecken beteiligten Personen im Blickfeld haben, um Verletzungen ihrer Sterilität zu erkennen. Eventuell kann es vonnöten sein, Hilfestellung beim Abdecken zu geben. Falls dies geschieht, sollten die Abdecktücher am äußersten Rand und weit genug entfernt von der Sterilzone gefasst und in die gewünschte Position gebracht werden. Je nachdem, welche Positionierung bzw. welche Operation durchgeführt wird, muss der unsterile Springer auch Extremitäten nach oben halten, damit der Operateur diese steril abdecken bzw. abkleben kann. Meist werden vom Hersteller vorgepackte und -sortierte Abdecksets verwendet, in denen alle Tücher vorhanden und nach logischer Reihenfolge einsortiert sind. Oft werden noch zusätzliche Tücher benötigt, die in einem solchen Fall zeitnah angereicht werden sollten (➤ Abb. 2.32).

MERKE

- Beim Abdecken immer auf die Wahrung der Sterilzonen achten.
- Das sterile Abdecken sollte idealerweise immer durch zwei steril gekleidete Personen erfolgen.
- Bei der Hilfestellung zum sterilen Abdecken sollte das Abdecktuch immer weit entfernt an der Innenseite gefasst werden.

Anschließen der technischen Geräte und Sperrersysteme

Nachdem die sterile Abdeckung angebracht wurde, erfolgt das Anschließen der technischen Geräte und die Sperrersysteme werden, falls nötig, am OP-Tisch angebracht. Zu diesem Zeitpunkt zahlt sich eine gute Vorbereitung aus. Beim Anschließen von technischen Geräten sollte gleich ein Funktionstest erfolgen, um im Bedarfsfall einen sofortigen Austausch veranlassen zu können. Teilweise verfügen die neueren HF-Strom- und Ultraschallgeneratoren über eine automatische Funktionskontrolle beim Anschluss des Handstücks. Beim Anschluss der technischen Geräte empfiehlt es sich, auf eine ausreichende Kabellänge zu achten, um den intraoperativen Bewe

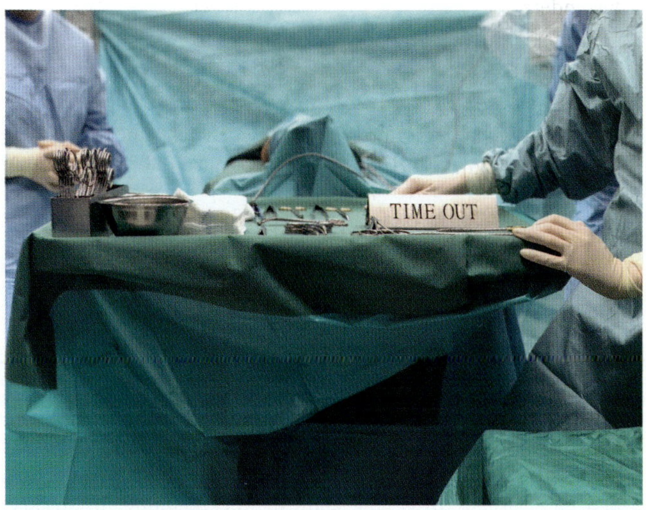

Abb. 2.32 Steril abgedeckter Patient [M1115]

gungsradius nicht zu limitieren. Die Kabel werden entsprechend der Unfallverhütungsvorschrift befestigt und gesichert, um ein versehentliches Stolpern über die Kabel zu vermeiden. Nachdem alles angebracht und gesichert wurde, erfolgt die notwendige Dokumentation.

PRAXISTIPP

- Funktionskontrollen der technischen Geräte sollten immer vor dem Schnitt durchgeführt werden, da im Notfall eine Funktion der Geräte gewährleistet sein muss.
- Falls es notwendig ist, Extremitäten während der Desinfektion und der sterilen Abdeckung hochzuhalten, sollte dies so rückenschonend und sicher wie möglich geschehen.
- Kabel sollten so verlegt werden, dass keine Stolpergefahr von den Kabeln ausgeht.
- Vor dem Abdecken alle Beteiligten steril ankleiden, um, falls nötig, Hilfestellung erhalten zu können.
- Die Dokumentation sollte immer zeitnah erfolgen, aber nicht den gesamten Ablauf behindern.

2.9 Intraoperative Springertätigkeit

Alexander Wilm und Dennis Müller

2.9.1 Team-Time-out

Nachdem alle Vorbereitungen abgeschlossen, alle Geräte funktionsfähig sind und der Patient steril abgedeckt wurde, erfolgt vor dem Schnitt das Team-Time-out (➤ Kap. 2.5). In diesem Team-Time-out werden gemeinsam mit allen am Eingriff beteiligten Personen die Daten des Patienten, die Art der Operation und sonstige relevante Informationen wie z. B.

- Voroperationen,
- vermutete OP-Dauer,
- voraussichtlicher Blutverlust und
- besondere Vorkommnisse während der Narkoseeinleitung

abgeglichen. In diesem Moment sollten Störungen jeglicher Art vermieden werden. Die im Rahmen dieses Datenabgleichs besprochenen Daten können auch für Instrumentierende und Springer relevant sein wie z. B. brisante Präparationen in der Nähe von großen Gefäßen. Unterstützt wird das Team-Time-out i.d.R. durch Zuhilfenahme einer passenden OP-Checkliste (➤ Kap. 2.5.2; ➤ Abb. 2.21). Nach Beendigung des Team-Time-outs und der Beseitigung aller evtl. Unklarheiten erfolgt der Schnitt (➤ Abb. 2.33).

MERKE

Es gilt: absolute Ruhe beim Team-Time-out!

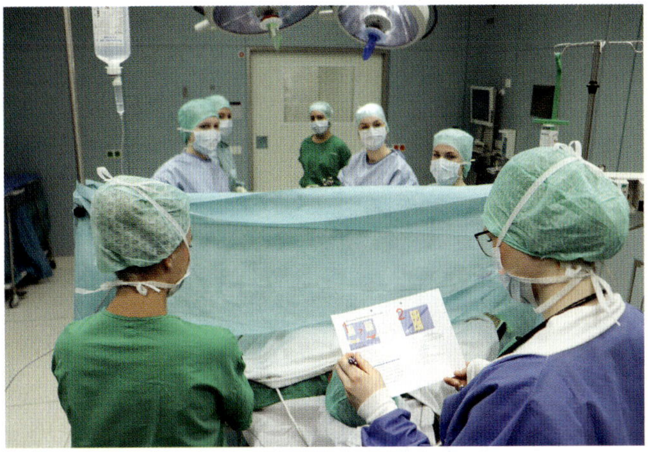

Abb. 2.33 Interdisziplinäre Durchführung des Team-Time-outs [M1115]

2.9.2 Verhalten bei intraoperativen Komplikationen

Bei plötzlich auftretenden Komplikationen während der Operation sind viele Tätigkeiten des Springers situationsabhängig. Das Bereitstellen der intraoperativ benötigten Zusatzmaterialien sollte schnell und ohne große Kommunikation erfolgen. Aus diesem Grund ist es empfehlenswert, dem Operationsablauf ebenso wie der Kommunikation der Operateure zu jeder Zeit genau zu folgen, um schnell und zeitnah handeln bzw. reagieren zu können. Oft zeichnen sich brisante Situationen im Vorfeld z. B. durch Unruhe der Operateure ab. Eine der Kernkompetenzen des Springers ist die Fähigkeit, derartige Anzeichen rechtzeitig zu erkennen. In einem solchen Fall wird leise und sensibel mit der Vorbereitung für den Notfall begonnen, d. h., die benötigten Materialien sollten schnell und vollständig greifbar sein. Empfehlenswert für alle OP-Abteilungen ist die Zusammenstellung eines sog. Notfallsets. In diesem Set sollten die Materialien vorhanden sein, die in einem abteilungsspezifischen Notfall schnell benötigt werden. Hierzu können zählen:

- spezielles Nahtmaterial, z. B. für Gefäßnähte
- spezielles Instrumentarium zur Blutstillung sowie
- Medikamente wie z. B. Hämostyptika.

Solche Notfallsets bieten Sicherheit und verhindern, dass in einer Notfallsituation wertvolle Zeit verstreicht.

VORSICHT

- In Notfallsituationen sollte immer umgehend Hilfe herangezogen werden.
- In Notfallsituationen sollten alle Personen, die nicht unmittelbar zur Ausführung der Operation bzw. zum Beherrschen der Situation benötigt werden, den Saal verlassen.
- Bei der Integration von Auszubildenden in die Springertätigkeit ist deren Überforderung zu vermeiden, besonders in Notfallsituationen.

PRAXISTIPP

- **Notfallsets zusammenstellen:** Um im Notfall schnell reagieren zu können, ist es sehr hilfreich, wenn sich die einzelnen Abteilungen bzw. Fachrichtungen sog. Notfallset zusammenstellen und bereithalten. Diese Sets sollten alle im Notfall benötigten Instrumente und Zusatzmaterialien wie z. B. Nahtmaterial enthalten und in regelmäßigen Abständen kontrolliert und nach jedem Gebrauch aufgefüllt werden.
- **Notfalltrainings bzw. Fortbildungen** sollten in regelmäßigen Abständen und unter Beteiligung aller Berufsgruppen wie z. B. OP-Pflege, Assistenten und Oberärzte sowie interdiziplinär durchgeführt werden, um im Notfall sicher und schnell und v.a. abgestimmt bzw. gemeinsam handeln zu können.

2.9.3 Anwesenheit und Verhalten im Operationssaal

Prinzipiell sollte der OP-Saal nur ausnahmsweise und möglichst kurz verlassen werden. Falls eine längere Abwesenheit vonnöten ist, sollte für Ersatz gesorgt werden. Beim Verlassen des OP-Saals wird mindestens der Instrumentierende, idealerweise auch der Operateur informiert. Laute Geräusche sind unbedingt zu vermeiden. Besonders in kritischen OP-Phasen könnte der Operateur durch ein plötzliches und lautes Geräusch erschreckt werden und durch eine Affekthandlung evtl. Verletzungen und dadurch weitreichende Komplikationen für den Patienten herbeiführen. Deshalb stellt die Kontrolle des Geräuschpegels im Operationssaal eine wichtige Tätigkeit dar, da sich die Operateure intraoperativ konzentrieren müssen.

Während der Operation sollten sich so wenige Personen wie möglich im Saal aufhalten und Gespräche auf ein Minimum reduziert werden. Alle Türen sollten während der Operation geschlossen bleiben, um den Luftstrom der raumlufttechnischen Anlage nicht zu stören. Falls sich zusätzliche Personen wie z. B. Auszubildende und Studierende im Saal befinden, ist die Einhaltung und Wahrung von Sterilzonen und der vorgegebenen Hygienerichtlinien in Bezug auf Schutzkleidung und Händehygiene vom Springer zu überwachen, damit er im Bedarfsfall eingreifen kann und eine Gefährdung des Patienten oder der betreffenden Person vermieden wird.

Alle Materialien, die intraoperativ unsteril bzw. unbrauchbar geworden sind, sollten umgehend und korrekt entsorgt werden. Instrumente und Zählobjekte, welche auf den Boden gestürzt sind, müssen zeitnah aufgehoben und entsorgt werden, zeitgleich sollte die Information an den Instrumentierenden und die Dokumentation erfolgen. Flüssigkeiten jeglicher Art sollten vom Boden aufgewischt oder zumindest mit Tüchern abgedeckt werden, um Rutschgefahr zu vermeiden und die Einhaltung der Unfallverhütungsvorschriften zu gewährleisten.

MERKE

- Laute und plötzliche Geräusche sollten unbedingt vermieden werden.
- Immer mit einem Ohr beim Operateur und dem Instrumentierenden sein.
- Sensibel auf Unruhe des Operateurs reagieren.
- Das Verlassen des Saals möglichst vermeiden, falls notwendig immer ankündigen und den Saal nur so kurz wie möglich verlassen.
- Geräuschpegel im OP-Saal kontrollieren.
- Der Eintritt in den Saal erfolgt immer über den Waschraum.

PRAXISTIPP

Intraoperativ sollte der Springer immer mit einem Ohr beim Operateur und dem Instrumentierenden sein, um zügig reagieren zu können. Flüssigkeiten auf dem Boden sind wegen der Rutsch- und Unfallgefahr sofort zu entfernen bzw. mit Tüchern abzudecken.

2.9.4 Umgang mit technischen Geräten und Implantaten

Bei Operationen, bei denen intraoperative Röntgenaufnahmen benötigt werden, ist es die Aufgabe des Springers diese vorzubereiten und die Strahlungsquelle zusammen mit dem Operateur zu positionieren (➤ Abb. 2.34). Beim Positionieren von Röntgengeräten besteht z. B. beim Umschwenken die Gefahr, dass der Patient eingeklemmt oder gequetscht wird. Deshalb ist ein ausreichender Sicherheitsabstand zum Patienten unerlässlich.

Implantate, welche intraoperativ benötigt werden, sollten immer unter Aufsicht und nach Rücksprache mit dem Operateur geöffnet werden, um ein versehentliches Öffnen bzw. eine Verwechslung der Implantate zu vermeiden. Nach dem Öffnen jeglicher Implantate erfolgt die regelhafte Dokumentation mit den benötigten Daten (➤ Kap. 2.12).

MERKE

- Falls erforderlich, Positionierung des C-Bogens gemeinsam mit dem Operateur.
- Beim Öffnen von Implantaten sollte immer eine Bestätigung vonseiten des Operateurs erfolgen.
- Zeitnahe und vollständige Dokumentation.
- Unregelmäßigkeiten und Defekte an den Geräten sollten umgehend gemeldet bzw. eine Reparatur veranlasst werden.

VORSICHT

Beim Anreichen von teuren Implantaten dürfen keine Fehler passieren!

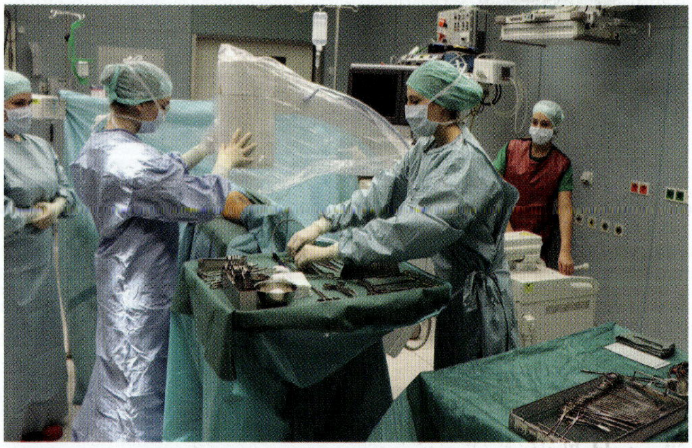

Abb. 2.34 Intraoperativer Einsatz eines C-Bogens [M1115]

2.9.5 Versorgung des Instrumentierenden und Umgang mit Zählobjekten

Eine weitere Aufgabe des Springers ist die Versorgung des Instrumentierenden. Vor allem werden intraoperativ textile Zählmaterialien wie Kompressen, Bauchtücher und Tupfer verbraucht, deshalb sollten diese ständig und in ausreichender Anzahl nachgereicht werden. Beim Anreichen von Zählobjekten erfolgen unmittelbar beim sterilen Anreichen die Zählkontrolle und direkt danach die Dokumentation. Dadurch ist immer ein aktueller Stand der angereichten Zählobjekte abrufbar. Somit kann bei jeglichen unvorhersehbaren Ereignissen oder Komplikationen der Überblick behalten werden.

Intraoperativ empfiehlt es sich, dass der Springer immer alle abgeworfenen Textilien auf einem zusätzlichen Tisch übersichtlich ablegt, um im Bedarfsfall schnell und ohne größere Vorbereitung eine Zwischenzählung durchführen zu können. Beim Entnehmen der benutzten Textilien aus dem bereitgestellten Abwurfbehältnis sollten besonders Bauchtücher und Kompressen komplett auseinandergefaltet werden, da verschiedene Bauchtücher oder Kompressen miteinander verwoben sein könnten. Empfehlenswert ist eine Bündelung der Bauchtücher bzw. der Kompressen in der Anzahl, in der sie im Paket angereicht wurden, d. h., z. B. Bauchtücher im 5er-Bündel, Kompressen im 10er-Bündel (➤ Abb. 2.35).

Zum Ende der Operation oder beim Verschluss von Körperhöhlen erfolgt immer eine Zählkontrolle im Vieraugenprinzip mit anschließender Dokumentation und Information des Operateurs. Die Zählkontrolle wird gemeinsam vom Instrumentierenden und dem Springer durchgeführt. Alle Zählobjekte müssen in der gleichen Anzahl vorhanden sein wie zu Beginn der Operation. Sind die Zählobjekte vollständig, erfolgt eine klare Rückmeldung an den Operateur und der Springer dokumentiert die vollständige Zählkontrolle.

Sollten Zählobjekte fehlen, muss sofort der Operateur informiert und der Wundverschluss gestoppt werden. Der Springer beginnt sofort mit der Suche nach dem fehlenden Zählobjekt in den Abwurfbehältnissen und falls notwendig in den Müllsäcken, während der Operateur den OP-Situs und der Instrumentierende die Instrumentiertische kontrolliert. Sollte das Zählobjekt nicht gefunden werden, entscheidet der Operateur über das weitere Prozedere. Meist erfolgt eine radiologische Kontrolle des OP-Situs. Das Prozedere, wie in einem solchen Fall vorzugehen ist, sollte im Rahmen eines Risikomanagements festgelegt werden und alle Mitarbeiter sollten diese Abläufe kennen. Alle diesbezüglichen Maßnahmen müssen vom Springer genau dokumentiert werden (➤ Abb. 2.36).

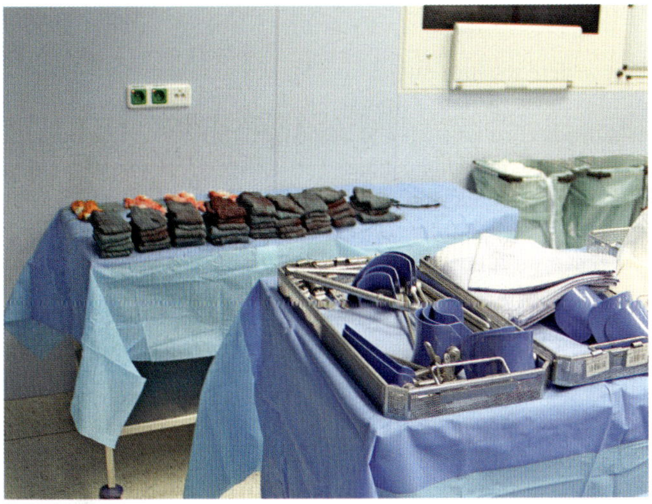

Abb. 2.35 Möglichkeit der übersichtlichen Aufbewahrung gebrauchter Zählartikel [M1115]

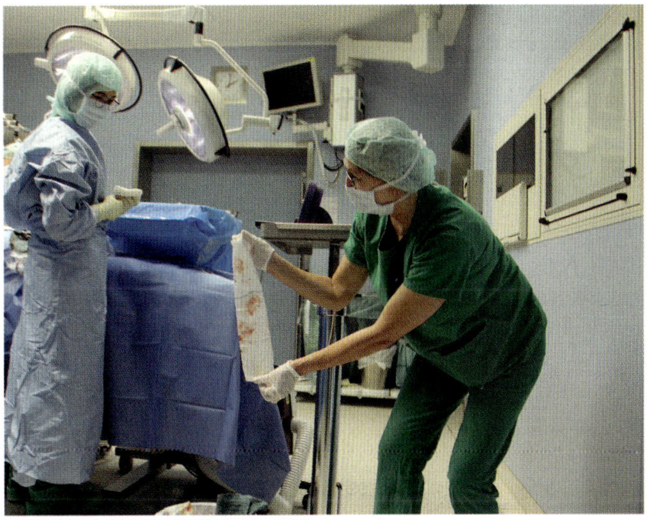

Abb. 2.36 Durchführung der intraoperativen Zählkontrolle vor dem Verschluss der Haut [M1115]

MERKE

- Korrekte und zeitnahe Dokumentation aller intraoperativ angereichten Materialien, besonders der Zählobjekte.
- Instrumente und Zählobjekte, die zu Boden gefallen sind, sollten sofort aufgehoben und korrekt entsorgt werden und es erfolgt eine Information an den Instrumentierenden.
- Zählkontrollen werden vom Instrumentierenden und vom Springer immer nach Vieraugenprinzip durchgeführt.
- Bei Diskrepanzen muss sofort der Operateur informiert und der Wundverschluss gestoppt werden.
- Vorgehensweisen bei Diskrepanzen sollten vorgegeben und allen Mitarbeitern bekannt sein.

PRAXISTIPP

- Es empfiehlt sich, die Zählobjekte (besonders die textilen Objekte) auf einem zusätzlichen Tisch übersichtlich zu drapieren, um stets einen gewissen Überblick zu behalten (➤ Abb. 2.35).
- Wegen der Zählobjekte sollten alle im Rahmen der Operation gefüllten Abfallsäcke immer verschlossen im Saal beibehalten werden, um bei einer Diskrepanz bei der Zählkontrolle die Säcke überprüfen zu können.
- Wegen der Zählkontrollen sollten alle im Rahmen der Operation gefüllten Abfallsäcke immer verschlossen im Saal beibehalten werden, um bei einer Diskrepanz in der Zählkontrolle die Säcke überprüfen zu können.

VORSICHT

Beim Zählen der Textilien ist darauf zu achten, dass die Textilien auf ihre maximale Größe auseinandergefaltet werden, um evtl. miteinander verwobene Textilen zu trennen.

2.9.6 Positionsveränderungen des OP-Tisches und des Patienten

Jegliche intraoperative Positionsveränderungen des OP-Tisches werden nur auf Anweisung des Operateurs durchgeführt. Nach der Positionsveränderung muss der Springer die Positionierung in interdisziplinärer Zusammenarbeit mit der anästhesiologischen Abteilung überprüfen und ggf. notwendige Schritte zur Verbesserung bzw. zur Sicherung der Patientenpositionierung ausführen (➤ Kap. 2.2). Bei Unklarheiten erfolgt die sofortige Kommunikation mit dem Operateur. Alle Unregelmäßigkeiten fließen sofort in die Dokumentation ein. Im Rahmen dieser Kontrollen kann zusätzlich eine sensorische Temperaturkontrolle durch Berührung des Patienten durchgeführt werden.

MERKE

- Positionsveränderungen des OP-Tisches erfolgen nur auf unmittelbare Anweisung des Operateurs, danach erfolgt eine Kontrolle des Patienten, um Positionierungsschäden zu vermeiden.
- Intraoperative Positionsveränderungen werden immer unter Information und in Kooperation mit der Anästhesie ausgeführt.

PRAXISTIPP

Bei Operationen, die eine „Kopf-tief"-Positionierung (Trendelenburg-Position) erfordern, sollten im Vorfeld der Positionierung Schulterstützen angebracht und ausgepolstert werden.

2.9.7 Versorgung von Präparaten

Alle intraoperativen Proben, Biopsien bzw. Gewebeentnahmen werden durch den Springer korrekt versorgt. Die korrekte Versorgung von Präparaten erfolgt nach dem im Krankenhaus vorherrschenden Standard (➤ Kap. 2.11).

Bei der Versorgung von Präparaten gibt es verschiedene Möglichkeiten und auch Anzahl, Größe und Schnelligkeit der Entnahme variieren individuell und immer an den OP-Situs angepasst. Aus diesem Grund ist es vorteilhaft, genügend Patientenetiketten und ausreichend Gefäße bereitzuhalten, um im Bedarfsfall die Präparate zügig und korrekt entgegennehmen zu können (➤ Abb. 2.37).

2.9.8 Zeitmanagement

Zu jedem Zeitpunkt der Operation sollte der Springer den noch benötigten Zeitaufwand ungefähr abschätzen können, um die nötigen Schritte zur Vorbereitung der nächsten Operation ergreifen zu können. Resultierend aus dieser Einschätzung erfolgt die Information an die jeweilige OP-koordinationsverantwortliche Person. Der Koordinierende sollte zeitgerecht vor Ende der Operation informiert werden, um die nötigen Abläufe bzw. Planungen für die folgende Operation zeitgerecht einleiten zu können.

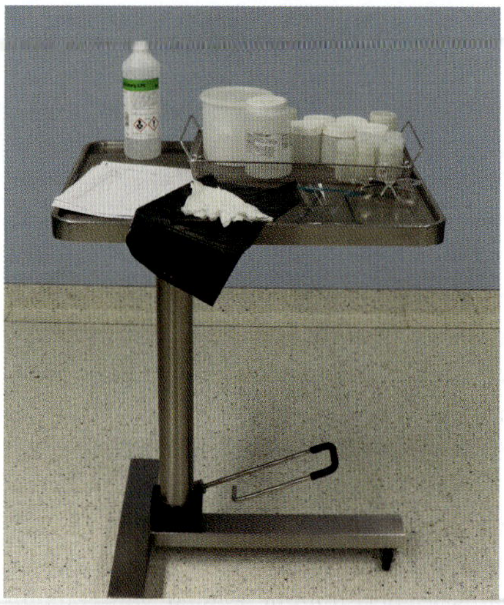

Abb. 2.37 Möglichkeit der übersichtlichen Präparateaufbewahrung bei ausgedehnten Lymphknotendissektionen [M1115]

Unvorhergesehene Abläufe wie z. B. Verlängerung bzw. Verkürzung der OP-Dauer werden umgehend nach Bekanntwerden an die OP-Koordination weitergeleitet, um eine situationsgerechte Planung durchführen zu können.

Unregelmäßigkeiten oder Defekte von Geräten und Instrumenten sind unverzüglich an die OP-Koordination/OP-Leitung zu melden, um Konsequenzen bzw. Reparaturen einzuleiten.

MERKE

Situationsgerechte und vollständige Kommunikation mit der OP-Koordination/OP-Leitung dient der Verbesserung der Zeitabläufe, ermöglicht ein ökonomisches Arbeiten und dient zudem der Patientensicherheit.

2.9.9 Ausbildung und Einarbeitung von Auszubildenden und neuen Mitarbeitern

Eine weitere wichtige Aufgabe des Springers, aber auch des Instrumentierenden (je nach Zeitpunkt) ist es, neue Mitarbeiter und Auszubildende einzuarbeiten und Besuchern, z. B. Praxisbegleitungen, Studierenden, Auszubildenden der Pflege, Hebammenschülern, Hospitanten aus anderen Ausbildungsberufen in der Gesundheitsbranche, mit Rat und Tat zur Seite zu stehen.

Bei den Ausführungen ist darauf zu achten, dass sich Operateur und Instrumentierende nicht gestört fühlen. Aus diesem Grund ist es wichtig, die Lautstärke eher im moderaten Bereich zu halten.

Art und Länge dieser Tätigkeit orientiert sich immer an der operativen Situation. Im Fall von auftretenden Komplikationen oder in kritischen Phasen sollte das Teaching nach Beendigung der Operation bzw. zu einem späteren Zeitpunkt erfolgen.

Der Springer ermöglicht den anwesenden Interessenten unter Einhaltung der Sterilzonen einen möglichst offenen Blick auf den

OP-Situs. Auch weist er die Anwesenden bei Unkenntnis in die Verhaltensweisen im OP-Trakt ein und stellt die korrekte Umsetzung dieser Richtlinien sicher.

OTA-Auszubildende und neue Mitarbeiter sollten nur unter Berücksichtigung ihres Ausbildungstandes bzw. Einarbeitungsniveaus in den Prozess der Notfallversorgung integriert werden, um eine Überforderung zu vermeiden. Generell empfiehlt es sich bei der Integration von neuen Mitarbeitern und insbesondere Auszubildenden, dass ein erfahrener Kollege oder eine erfahrene Kollegin mit Praxisanleiterqualifikation je nach Stand des Auszubildenden jederzeit vor Ort bzw. greifbar ist, um im Bedarfsfall Hilfestellung zu leisten.

Manchem Mitarbeiter wurde wegen der langen Stehzeit im OP-Saal schon schwarz vor Augen. In diesem Fall sollte der Springer evtl. frühzeitig auf Zeichen reagieren und dem Kollabieren der betreffenden Person zuvorkommen und sie evtl. in den Aufenthaltsraum begleiten bzw. den Kollegen der Anästhesie zur weiteren Abklärung zuführen. Schlimmstenfalls kann die betreffende Person beim Kollabieren in den OP-Situs stürzen.

MERKE

- Überwachung der Zuschauer in Bezug auf die Einhaltung der Richtlinien im Operationstrakt.
- Auszubildende sollten immer in die Tätigkeiten integriert werden, diese aber sollten stets ihrem Ausbildungsstand gerecht und durch examinierte OP-Kräfte mit notwendiger Praxisanleiterqualifikation überwacht bzw. kontrolliert werden. Eine Überforderung in Notfallsituationen ist unbedingt zu vermeiden.
- Bei komplexen bzw. aufwendigen Tätigkeiten sollte frühzeitig Hilfe angefordert werden, um unnötige Wartezeiten zu vermeiden. Alle Anwesenden im OP-Saal sollten je nach ihrem Wissens- bzw. Erfahrungsstand in die Tätigkeiten einbezogen werden.
- Etwaige Kreislaufprobleme, gerade beim Instrumentierenden, sollten immer beachtet werden.

PRAXISTIPP

OTA-Auszubildende und neue Mitarbeiter sollten sich nicht überschätzen und bei Fragen auf jeden Fall Rücksprache mit dem zuständigen Springer halten.

Beim Einarbeiten von Schülern oder neuen Mitarbeitern sollte eine Überforderung vermieden werden, um deren Motivation nicht zu beeinträchtigen. Bei unerfahrenen Mitarbeitern und Schülern sollte im Bedarfsfall immer ein qualifizierter Praxisanleiter schnell zur Verfügung stehen und eingreifen können.

2.9.10 Umgang mit wachen Patienten

Ein weiterer Aspekt der Arbeit als Springer im OP-Saal ist die Versorgung von Patienten, welche in Lokalanästhesie operiert werden. In diesem Fall ist der Springer meist der direkte Ansprechpartner. Aus diesem Grund sollte immer emphatisch und kongruent mit dem Patienten kommuniziert werden, damit dem Patienten in dieser außergewöhnlichen Situation mögliche Ängste genommen werden und sein Stresslevel so niedrig wie möglich gehalten wird.

Vor allen Tätigkeiten am oder um den Patienten erfolgt immer eine direkte Information und Erläuterung über die bevorstehende Tätigkeit. Auf evtl. Rückfragen des Patienten sollte eingegangen und ihm diese verständlich beantwortet werden.

Bei der Abdeckung des OP-Gebiets sollte das Gesichtsfeld nach Möglichkeit immer frei bleiben. Falls kein Anästhesist anwesend ist, schließt der Springer den Patienten am Monitoring an und misst Puls, Blutdruck und Sauerstoffsättigung. Ein kleiner Plausch am Rande der OP wirkt Wunder und nimmt den Patienten die Angst.

MERKE

Bei wachen Patienten sollten alle Maßnahmen immer vorangekündigt und erläutert werden.

PRAXISTIPP

- Bei wachen Patienten kann, wenn es die operative Situation zulässt, ein allgemeiner Plausch extrem zu deren Beruhigung beitragen.
- Bei Patienten, die in Lokalanästhesie operiert werden, kann sich eine nette Unterhaltung angstlösend und sehr positiv auf den Patienten auswirken.
- Bei Patienten in Lokalanästhesie sollte zumindest ein minimales Monitoring durchgeführt werden, um bei Auffälligkeiten schnell und richtig reagieren zu können.

VORSICHT

Patienten, die in einer Lokalanästhesie operiert werden, können paradox bzw. allergisch auf Medikamente reagieren. Eine regelmäßige Überwachung der Vitalzeichen ist daher unablässig.

2.9.11 Aufgaben kurz vor Ende der Operation

Zum Ende der Operation erhöht sich der Arbeitsaufwand für die Springer um ein Vielfaches, deshalb sollten alle Aufgaben, die im Vorfeld erledigt werden können, schon ausgeführt sein, z. B.:

- Alle für die OP bereitgestellten Zusatzmaterialien, welche nicht gebraucht wurden, können wieder ordnungsgemäß verstaut werden.
- Das benötigte Verbandmaterial kann vorbereitet werden.
- Die Dokumentation kann, soweit möglich, abgeschlossen werden.
- Die technischen Geräte, welche nicht mehr in Gebrauch sind, können abgebaut und für die Reinigung vorbereitet werden.
- Die Präparate können korrekt fixiert und beschriftet werden.
- Der Zusatztisch mit den Instrumentensieben kann, wenn die Instrumente nicht mehr benötigt werden, abgeräumt und mit Abwurfsieben bestückt werden, damit der Instrumentierende seine benutzten Instrumente „ablegen" kann (➤ Kap. 2.1).

All diese Dinge sollten immer in einer moderaten und angepassten Lautstärke durchgeführt werden, ohne den Operateur zu stören (von zur Mühlen und Keller 2018).

VORSICHT

Ein intraoperatives Entfernen der Instrumentensiebe vom Zusatztisch darf ausschließlich dann erfolgen, wenn der Instrumentierende dies autorisiert. Ein eigenmächtiges Entfernen ohne Rücksprache kann zu einem unnötigen Öffnen von erneuten Sieben führen und mitunter das Patientenwohl durch unerwartet fehlende Instrumente gefährden. Abgesehen davon stellt ein so provoziertes Öffnen weiterer Siebe einen unnötigen erhöhten wirtschaftlichen Aufwand dar.

PRAXISTIPP

Möglichst frühzeitig und leise mit dem Aufräumen beginnen.

2.10 Postoperative Springertätigkeit

Alexander Wilm und Dennis Müller

Die Aufgabenstellung des Springers erhöht sich erheblich nach Beendigung der Operation. Mit Abschluss der letzten Hautnaht bzw. -klammer beginnt die postoperative Phase.

2.10.1 Anlage des Wundverbands

Zusammen mit dem Operateur beginnt nun die Anlage des Wundverbands, nachdem zuvor die umliegende Haut z. B. von Blutinkrustationen oder sonstigem gereinigt wurde. Die Anlage des Wundverbands erfolgt immer unter Einhaltung der sterilen Kautelen. Nach manchen Operationen besteht die Notwendigkeit das OP-Areal mit einem Gips, einem Stützverband oder einer speziellen Bandage zu versorgen. In diesem Fall werden alle Vorbereitungen im Vorfeld vom zuständigen Springer getroffen. Alle Drainageeinstichstellen werden steril verbunden. Dabei werden alle Drainageschläuche nochmals zusätzlich zur Annaht mit einem Pflaster bzw. mit dem Wundverband gesichert. Pflaster bzw. alle Klebeflächen sollten auf nicht behaarten Hautarealen aufgebracht werden. Bei behaarten Körperstellen erfolgt eine Rasur, um die Entfernung bzw. das Wechseln der Pflaster so schmerzlos wie möglich für den Patienten zu gestalten. In diesem Fall wäre es vernünftig, in die Planung der präoperativen Haarentfernung die postoperative Wundversorgung mit einfließen zu lassen (➤ Kap. 2.8.3).

VORSICHT

Keine Klebeflächen direkt auf die Narbe kleben!

MERKE

- Vor Anlage des Verbands sollten eine Reinigung der Wunde und deren Umgebung erfolgen.
- Die Verbandanlage muss unter sterilen Kautelen erfolgen.
- Bei behaarten Körperstellen sollte die Verbandfläche bzw. die Klebefläche rasiert sein.
- Die Reinigung von Verschmutzungen sollte direkt vor der Verbandanlage erfolgen.

PRAXISTIPP

Bei der präoperativen Haarentfernung unbedingt die Verbandfläche mit einkalkulieren, um dem Patienten beim Verbandwechsel nicht noch zusätzliche Schmerzen zu bereiten.

2.10.2 Entfernung der sterilen OP-Abdeckung und der Neutralelektrode

Das Entfernen der sterilen Patientenabdeckung muss mit größter Sorgfalt durchgeführt werden, um beim Patienten keine Hautläsionen durch die Klebeflächen der Tücher zu verursachen. Deshalb muss das Entfernen langsam und keinesfalls ruckartig und schnell erfolgen. Diese Hautläsionen können sehr schmerzhaft für den Patienten sein und bieten immer eine zusätzliche Infektionsgefahr. Falls Hautschäden auftreten, müssen diese unbedingt dem Operateur gezeigt werden und natürlich in die Dokumentation, bestenfalls fotodokumentarisch, mit einfließen.

Das Entfernen der Neutralelektrode ist unter Vorsicht durchzuführen, da es auch dabei zu Hautschädigungen kommen kann. Es bietet sich an, die Neutralelektrode noch beim narkotisierten Patienten zu entfernen, da das Lösen der Elektrode durch die starke Klebefläche sehr schmerzhaft sein kann. Sofort nach Beendigung der Entfernung aller Klebetücher sollte der Patient abgedeckt werden (optimalerweise mit einer vorgewärmten Decke), um eine Auskühlung zu vermeiden und um die Intimsphäre zu wahren.

VORSICHT

Beim Abziehen der Abdeckung vorsichtig vorgehen, um jegliche Hautschäden am Patienten zu vermeiden.

MERKE

- Das Entfernen der Abdeckung muss sorgfältig und langsam erfolgen, um Hautschäden zu vermeiden.
- Nach Entfernen der Abdeckung sollten sofort das Wärmemanagement und die Wahrung der Intimsphäre sichergestellt werden.

PRAXISTIPP

Die OP-Abdeckung zu zweit und ganz langsam entfernen.

2.10.3 Patientenpositionierung in die Neutralstellung

Nachdem die Decke übergelegt wurde, erfolgt zeitnah die Entpositionierung des Patienten, d. h., der Patient bzw. der Operationstisch wird in die Neutralstellung/Rückenlage gebracht. Sollte die Aufhebung der Patientenpositionierung aufwendig sein, so sind die Assistenten und der Operateur hinzuzuziehen. Diese Tätigkeiten werden immer in einer rückenschonenden Arbeitsweise vollführt. Im Rahmen der Entpositionierung empfiehlt es sich, gleich eine Hautkontrolle durchzuführen, um mögliche Hautschäden zu entdecken und um diese sofort zu dokumentieren. Beim Herstellen der Neutralposition müssen alle zu- und abführenden Schläuche wie. z. B. Drainagen, Harnableitungen und i. v. Zugänge vor einer Diskonnektion und Dislokation geschützt bzw. gesichert werden. Während der Aufhebung muss der Patient zu jedem Zeitpunkt gesichert werden, um einen Sturz vom Tisch zu vermeiden. Sobald die Rückenposition durchgeführt wurde, muss der Patient sofort mit einem Knie- bzw. Beingurt gesichert werden (➤ Kap. 2.2).

Die anschließende Maßnahme wird unter Rücksprache bzw. in Kommunikation mit der Anästhesie durchgeführt. Der Operationstisch sollte nun auf den fahrbaren Untersatz, die sog. Lafette, gebracht werden, um den Patienten in die Ausleitung verbringen zu können. In manchen Kliniken wird im Saal ausgeleitet bzw. extubiert. Falls der Patient so weit in der Aufwachphase vorangeschritten ist, dass eine Fahrt in den Ausleitungsraum nicht mehr sinnvoll erscheint, erfolgt die Ausleitung im Saal. Um das Voranschreiten der Aufwachphase richtig einzuschätzen, empfiehlt sich immer die Rücksprache mit dem zuständigen Anästhesisten, da dieser die Situation am besten einschätzen kann und letztendlich auch über das weitere Vorgehen im jeweiligen Fall entscheidet. Im Rahmen der Ausleitung kann es zu Komplikationen kommen, bei denen eine plötzliche Lageveränderung nötig ist. In diesem Fall sollte die gesamte Breite der Bewegungsmöglichkeiten des Operationstisches zur Verfügung gestellt werden können.

VORSICHT

- Bei der Aufhebung der Patientenpositionierung sollten alle Drainagen oder Harnableitungen vor einer Diskonnektion und Dislokation geschützt werden.
- Beim Entpositionieren muss der Patient immer durch eine Person gesichert werden, danach ist sofort ein Knie- bzw. Beingurt anzubringen.
- Manche Patienten reagieren paradox und unkontrollierbar in der Aufwachphase, deshalb kann plötzlich Hilfestellung zur Sicherung des Patienten seitens der Anästhesie benötigt werden.

MERKE

- Hilfestellung bei der Aufhebung der Patientenpositionierung suchen bzw. fordern. Im Rahmen dieser Tätigkeit sollten alle Drainagen und Harnableitungen gesichert und vor einer versehentlichen Dislokation geschützt werden.
- Patienten immer vor versehentlichem Sturz mit einem breiten Gurt über Beine und/oder Bauch sichern.

PRAXISTIPP

- Bei der Aufhebung der Positionierung sollte immer gleich eine Kontrolle der Haut stattfinden, Hautschädigungen sind sofort zu dokumentieren und der Operateur wird immer informiert.
- Eventuell benötigt die anästhesiologische Abteilung Hilfestellung bei der Ausleitung, da Patienten manchmal paradox im Aufwachstadium reagieren und vor einem Sturz gesichert werden müssen. In der Aufwachphase evtl. in der Nähe des Patienten bleiben, um im Bedarfsfall schnell eingreifen zu können.

2.10.4 Versorgung von Instrumenten und Entsorgung von Verbrauchsgütern

Nachdem der Patient versorgt wurde, sollte der Fokus wieder auf den Instrumentierenden gerichtet werden, um diesen bei der Versorgung der Instrumente und Materialien zu unterstützen (➤ Abb. 2.38). Es folgt die allerletzte Kontrolle der Zählobjekte. Nach Durchführung dieser Zählkontrolle im Vieraugenprinzip erfolgt die Entsorgung der Zählobjekte. Die Dokumentation der Zählkontrolle wird korrekt abgeschlossen. Alle spitzen und scharfen Gegenstände wie z. B. Skalpelle, Kanülen oder Nadeln werden zum Schutz der entsorgenden Personen zuallererst korrekt in die dafür vorgesehenen Behältnisse entsorgt. Durch die Entsorgung der spitzen und scharfen Gegenstände zu Beginn wird die Verletzungsgefahr um ein Vielfaches gesenkt. Laparoskopische Einweggeräte müssen in einen speziellen Abfallcontainer oder in einer speziellen Wanne entsorgt werden, damit keine Verletzungsgefahr bzw. Durchstichgefahr mehr von ihnen ausgeht. Vorteilhaft wäre in diesem Fall auch die Entsorgung im Originalbehältnis.

Dem Instrumentierenden sollte eine ausreichende Anzahl von Abwurfsieben bereitgestellt werden. Bei „instrumentenreichen" Operationen kann der Springer durchaus den instrumentierenden Kollegen beim Versorgen der Instrumente unterstützen. Die Versorgung der Instrumente erfolgt im abteilungsspezifischen Standard. Nachdem alle Instrumente versorgt wurden, sind die Abwurfcontainer bzw. -siebe schnellstmöglich der ZSVA zur Reinigung und Wiederaufbereitung zu überstellen (➤ Kap. 34).

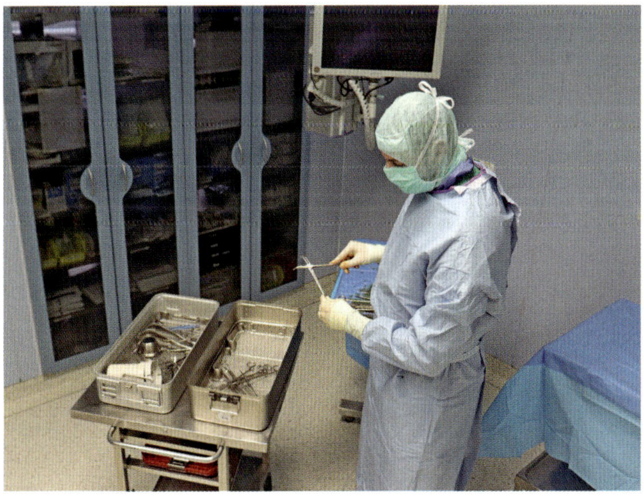

Abb. 2.38 Postoperative Versorgung von Instrumenten [M1115]

MERKE

Grundregeln der Versorgung von Instrumenten

- Instrumente werden ins Abwurfsieb gelegt, nicht geworfen.
- Instrumente mit einem Gelenk werden immer geöffnet versorgt, damit sie komplett gereinigt werden können.
- Beim Versorgen der Instrumente werden die fehlerhaften Instrumente ausgetauscht bzw. defekte Instrumente markiert, damit die Mitarbeiter der ZSVA diese austauschen oder reparieren lassen.
- Spitze oder Scharfe Instrumente müssen gesichert versorgt werden, damit die Mitarbeiter der ZSVA nicht bei deren Reinigung bzw. beim Berühren oder Heben der Abwurfsiebe verletzt werden.
- Eventuell die Instrumente geschlossen in das Abwurfsieb legen.
- Die verunreinigenden und benutzten Instrumente sollten auf schnellstem Weg in die ZSVA transportiert werden.
- Verschmutzungen können die Passivschicht der Instrumente angreifen.

PRAXISTIPP

Am schnellsten sind die Instrumente zu zweit versorgt.

2.10.5 Verständigung des Reinigungspersonals und Abschluss der Dokumentation

Das zuständige Reinigungspersonal wird frühzeitig informiert, um nach dem Verlassen des Patienten mit der Zwischen- bzw. Endreinigung des Operationssaals beginnen zu können.

Zum Saalaustritt des Patienten sollte die Dokumentation weitestgehend abgeschlossen sein. Nun erfolgen die letzten Eintragungen. Falls ein C-Bogen intraoperativ genutzt wurde, muss die Durchleuchtungszeit dokumentiert werden. Bei verschiedenen Dokumentationsprogrammen erfolgt zum Abschluss eine personenbezogene Freigabe des OP-Protokolls. Alle Präparate, Biopsien und Proben werden auf korrekte Beschriftung, Anzahl und den richtigen Patientennamen geprüft und nach dem abteilungsspezifischen Standard versorgt. Die Patientenakte wird auf Vollständigkeit geprüft und evtl. benötigte Ausdrucke der radiologischen Durchleuchtung hinzugefügt (➤ Kap. 2.12).

PRAXISTIPP

Sobald die radiologische Durchleuchtung nicht mehr benötigt wird, können bereits die Zeiten und Werte dokumentiert sowie benötigte Bilder ausgedruckt und beschriftet werden.

MERKE

- Die Dokumentation muss vollständig und korrekt erfolgen, sie dient der Patientensicherheit und gilt als Beweismittel.
- Die Unterschrift auf den Protokollen nicht vergessen.
- Präparate, Biopsien und Proben müssen alle korrekt mit den richtigen Daten beschriftet sein.
- Alle entnommenen Gewebeproben müssen mit dem dafür vorgesehenen Medium korrekt fixiert werden.
- Die intraoperativ benötigte Durchleuchtungszeit mit Dosis wird dokumentiert.
- Alle benötigten intraoperativen Röntgenbilder werden mit dem richtigen Namen versehen, ausgedruckt und der richtigen Patientenakte zugeordnet.

2.10.6 Umbetten des Patienten und Transport in den Aufwachraum

In vielen Operationsabteilungen wird der Patient, nachdem er aus der Narkose erwacht, in interdisziplinärer Zusammenarbeit aus dem OP ausgeschleust. Bei Benutzung einer mechanischen Umbettanlage müssen alle Zu- und Ableitungen während der Umbettphase gesichert werden, damit eine Dislokalisation bzw. Diskonnektion der Drainagen vermieden wird. Nachdem der Patient im Aufwachraum angekommen ist, sollte noch eine abschließende Kontrolle des Wundverbands durchgeführt werden, um eine postoperative Blutung sofort zu erkennen.

Nach der Rückkehr in den Operationssaal sollte optimalerweise die Ver- und Entsorgung oder sogar die Zwischenreinigung abgeschlossen sein. Falls diese Prozesse noch nicht abgeschlossen wurden, erfolgt eine Hilfestellung des Instrumentierenden durch den Springer. Nach Abschluss der Zwischenreinigung sollten alle nicht mehr benötigten und gereinigten technischen Geräten aus dem Saal geräumt werden, hinterher wird die Neutralsituation des OP-Saals hergestellt (➤ Kap. 2.7).

MERKE

- Alle Zu- und Ableitungen müssen bei der Umbettung vor Diskonnektion und Dislokation gesichert werden.
- Alle Anweisungen für den Patienten sollten klar und kurz formuliert werden.
- Während des Umbettvorgangs sollte die Intimsphäre gewahrt und das Wärmemanagement aufrechterhalten bleiben.

PRAXISTIPP

Drainage- und Urinbeutel sollten postoperativ geleert werden, um eine suffiziente Dokumentation der Flüssigkeiten im Aufwachraum führen zu können, da sich oft noch intraoperative Spülflüssigkeit in den Beuteln befindet. Zeitgleich kann dadurch auch eine Funktionskontrolle erfolgen.

2.11 Versorgung von Präparaten

Alexander Wilm und Dennis Müller

Im Rahmen der meisten Operationen werden Gewebeproben entnommen. Diese Gewebeproben werden auf unterschiedlichste Weise versorgt. Die Proben bzw. Biopsien werden von einem Fachmann begutachtet bzw. beurteilt. Die Ergebnisse dieser Untersuchungen sind ausschlaggebend für die weitere Behandlung und Therapie des Patienten, d. h., alle weiteren Behandlungsschritte hängen z. B. vom Ergebnis einer Histologie ab. Das sind sehr wichtige Entscheidungen für die Behandlung eines Patienten. Aus diesem Grund muss unbedingt sichergestellt werden, dass die entnommenen Proben sicher und definitiv dem richtigen Patienten zugeordnet werden, da im schlimmsten Fall der Patient einen schweren Schaden davonträgt, wenn die falsche Diagnose gestellt wurde und die Behandlung unwirksam ist. Deshalb ist die Behandlung von histologischen, zytologischen oder bakteriologischen Präparaten klinikintern standardisiert. Jeder Mitarbeiter wird in regelmäßigen Abständen in der Versorgung von Präparaten geschult und alle Neuerungen im

Umgang mit und der Versorgung von Proben werden in Besprechungen und Fortbildungen erörtert. Außerdem werden die Anzahl der Präparate pro Patient und der Transport dokumentiert.

In den allermeisten Fällen werden intraoperativ histologische, zytologische und bakteriologische Untersuchungsmaterialien gesichert bzw. entnommen. Diese drei Untersuchungsmethoden von Materialien bzw. Flüssigkeiten sind die häufigsten. Es gibt noch sehr viele Sonderformen wie z. B. Entnahmen aus dem Skrotum im Rahmen einer MESA/TESE, die Kryokonservierung von Ovargewebe oder die Entnahme von Untersuchungsmaterialien zur Durchführung von Studien. Falls Unsicherheiten oder Fragen bestehen, können diese durch die Rücksprache mit dem Operateur geklärt werden.

2.11.1 Korrekte Beschriftung der Proben

Im Rahmen der unsterilen Springertätigkeit ist es die Aufgabe des Springers, die Präparate entgegenzunehmen und diese korrekt zu versorgen und zu beschriften.

Die wichtigste Aufgabe bei der Versorgung von Präparaten ist die korrekte Beschriftung des Gefäßes und des Anforderungsscheins, deshalb sollten die Scheine und die Gefäße bestenfalls schon im Vorfeld vorbereitet werden und bei der Entgegennahme schon beschriftet sein. Die Entgegennahme aller Präparate bzw. Zytologien erfolgt unter sterilen Bedingungen vom Instrumentierenden zum Springer. Im Rahmen dieser Übernahme kann der Springer dem Instrumentierenden die Beschriftung des Gefäßes visuell zeigen.

2.11.2 Korrektes Fixiermedium

Wichtig bei der Versorgung von Gewebeproben jeglicher Art ist auch das evtl. benötigte Transport- bzw. Fixiermedium. Durch den falschen Einsatz des Mediums wird eine Gewebeprobe irreparabel zerstört und unbrauchbar, sodass evtl. ein weiterer bzw. erneuter Eingriff nötig ist. Genauso wichtig ist auch die Lagerung des Präparats bzw. der Probe. Manche Proben müssen im Kühlschrank aufbewahrt werden, andere müssen in den Brutschrank. Andere Proben müssen sofort in Stickstoff konserviert werden. Durch die falsche Temperatur bei der Lagerung und dem Transport können die Präparate und Proben ebenfalls unwiederbringlich zerstört werden. Allgemein sollten natürlich kurze Transportwege benutzt werden. Beim Transport von Präparaten ist darauf zu achten, dass der Name des Patienten nicht von außen lesbar ist, dafür empfehlen sich schwarze Beutel, damit der Datenschutz bzw. die Schweigepflicht gegenüber dem Patienten gewährleistet wird.

2.11.3 Größe des Probengefäßes und Begutachtung des Resektats

Die Wahl des korrekten Probengefäßes ist immer abhängig von der Größe des Präparats und sollte in keinem Fall zu klein sein (➤ Abb. 2.39). Bei der Resektion von ganzen Organen bzw. Konvoluten, die aus mehreren Organen bestehen, möchte der Operateur häufig das Präparat noch einmal visuell untersuchen und evtl. aufschneiden, in diesem Fall sollte dies abseits des Instrumentiertisches, aber immer noch unter sterilen Bedingungen geschehen. Nach der Untersuchung sollten die hierzu benutzten Instrumente entsorgt werden und der Operateur seine Handschuhe wechseln, damit bei einer onkologischen Operation keine Tumorzellen in den Situs gelangen.

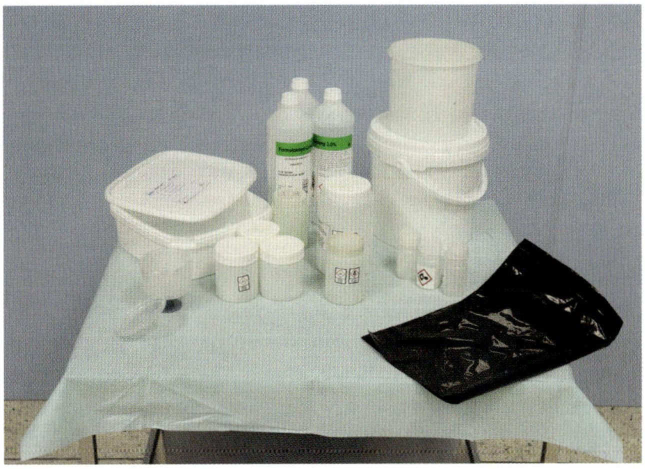

Abb. 2.39 Verschiedene pathologische Gefäße [M1115]

MERKE

- Die korrekte Beschriftung und Versorgung von Präparaten sind für den Patienten immens wichtig, da endgültige Diagnose, Prognose und/oder Therapieform aus dem Ergebnis resultieren.
- Die Beschriftung der Gefäße muss in jedem Fall richtig sein → korrekter Patient, korrekte Lokalisation.
- Zur Versorgung der Präparate bzw. der Proben muss das korrekte Transport- bzw. Fixiermedium benutzt werden, sonst wird die Probe irreparabel zerstört.
- Das Gefäß für den Transport der Gewebeprobe sollte ausreichend groß sein.
- Die Proben und Präparate müssen bei besonderen Temperaturen gelagert und transportiert werden, da sonst eine Untersuchung nicht möglich ist bzw. das Ergebnis der Untersuchung verfälscht werden kann.
- Beim Transport durch Dritte, darf der Name des Patienten aus Datenschutzgründen nicht erkennbar sein → schwarzen Beutel benutzen.
- Falls der Operateur das entnommene Präparat noch einmal untersuchen will, sollte das benutzte Instrumentarium gewechselt werden und der Operateur frische Handschuhe anziehen → Verschleppung von Tumorzellen bzw. Bakterien.
- Die Anzahl und der Transport des Präparats werden dokumentiert.
- Bei Fragen zur Versorgung der Gewebeproben sollte immer Rücksprache mit der untersuchenden Abteilung bzw. dem Institut erfolgen.

PRAXISTIPP

- Am besten sollten soweit möglich alle Scheine und Etiketten im Vorfeld ausgefüllt werden.
- Zum Beschriften sollten unbedingt Patientenetiketten benutzt werden.
- Präoperative Kontrolle, ob genügend Etiketten vorhanden sind.

2.11.4 Histologie

DEFINITION

(von gr. **histos** „Gewebe" und **logos** „Lehre") ist die Wissenschaft von menschlichen, tierischen oder pflanzlichen Geweben. Histologische Präparate sind Gewebe aus einem Patienten, die zur weiteren Untersuchung in die Abteilung für Pathologie gebracht werden.

Die zwei häufigsten Methoden der histologischen Aufarbeitung sind der Fixierschnitt und der sog. Schnellschnitt. In den allermeisten Fällen besteht ein standardisiertes Vorgehen, welches Verfahren in der jeweiligen OP benötigt wird. Der Schnellschnitt wird angewandt, wenn der Verlauf bzw. der Umfang der Operation vom Ergebnis des Pathologen abhängt. Die Diagnosestellung erfolgt in diesem Fall unmittelbar. Häufiger wird jedoch der sog. Fixierschnitt angewandt. Die Art der histologischen Aufarbeitung bestimmt der in der Klinik bestehende Standard oder aufgrund von intraoperativen Gegebenheiten der Operateur. Falls Unklarheiten vonseiten des Springers bestehen, sollte sofort Rücksprache mit dem Operateur gehalten werden, da nach der Fixierung mit Formalin ein Schnellschnitt nicht mehr möglich ist.

Die Aufgaben und entsprechenden Verantwortlichkeiten bei der Durchführung von Histologien sind in ➤ Tab. 2.2 übersichtlich dargestellt.

Tab. 2.2 Verantwortlichkeiten bei der Durchführung von Histologien

Aufgabe	Verantwortlichkeit
Gewebeentnahme	Operateur
Markierung	Operateur
Beschriftung und Dokumentation	Springer
Transport	Springer, Kurier ggf. Taxi
Zuschnitt	Pathologe
Fixierung und Färbung	MTA in der Pathologie
Diagnose	Pathologe
Diagnoseübermittlung	Pathologe

Fixierschnitt

Die Gewebeprobe wird mit einer Formalinlösung fixiert und später untersucht. Ziel der Fixation ist es, einen möglichst ursprünglichen bzw. natürlichen Zustand der Zellen bzw. des Gewebes zu erhalten, um diese später histologisch aufarbeiten zu können. Aus diesem Grund sollte das Präparat möglichst zeitnah nach der Entnahme in Formalin fixiert werden, um die Autolyse, die sofort nach der Unterbrechung der Blutzufuhr beginnt, so weit wie möglich zu verhindern (Pathologisches Institut der Universität Würzburg 2018).

VORSICHT

- Formalin gilt als ein krebserregender Stoff.
- Formalin kann Allergien auslösen.
- Formalin verursacht Atemwegs-, Haut- und Augenreizungen.
- Formalin kann eine Dermatitis hervorrufen.
- Formalin verursacht Verätzungen der Schleimhäute, besonders in der Nase:
  - Handschuhe tragen
  - Mund- und Nasenschutz tragen (Pflicht im OP-Saal)
  - Schutzbrille tragen (➤ Abb. 2.40)

2.11.5 Duchführung einer Präparatefixierung mit Formalin

- Handschuhe und Augenschutz tragen (➤ Abb. 2.40, ➤ Abb. 2.41).
- Falls möglich übergibt der Instrumentierende das entnommene Gewebe in einer Nierenschale oder evtl. auf einem Tablett.
- Das Präparat wird vom Springer abgenommen und in ein geeignet großes Gefäß gelegt.
- Präparat wird nun vollständig mit Formalin begossen, bis dieses vollständig bedeckt ist.

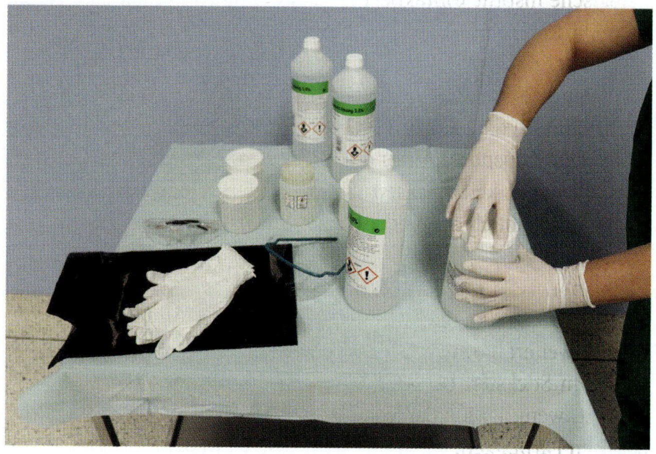

Abb. 2.40 Schutzausrüstung im Umgang mit Formalin [M1115]

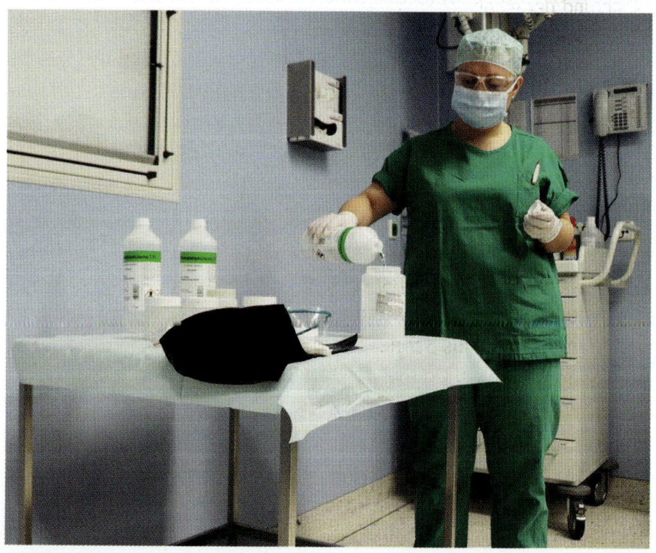

Abb. 2.41 Fixieren eines Präparats mit Schutzausrüstung [M1115]

- Das Präparat sollte frei in Formalin schwimmen können. Dies erfordert im Vergleich zum Präparat, das 10- bis 20-fache Formalinvolumen.
- Größere Resektate sollten in Gefäßen mit einer ausreichend großen Öffnung befüllt werden, da nach der Formalinfixierung das Gewebe seine Elastizität verliert.
- Die Ischämiezeit sollte keinesfalls länger als 30 Min. betragen.
- Das Gefäß sollte nun luftdicht mit einem Deckel verschlossen werden → befüllte Histologiebehälter gelten immer als potenziell kontaminiert.
- Nun erfolgt die Kontrolle der korrekten Beschriftung des Gefäßes und des beigefügten Histologiescheins:
  - Korrekter Name bzw. Patient
  - Korrekte Lokalisation
  - Korrekte Stationskennung zwecks Ergebnismitteilung
  - Leserliches Schriftbild
- Anzahl und Versorgung der Präparate werden im OP-Protokoll dokumentiert.
- Bei Rückfragen sollte der Operateur oder das jeweilige pathologische Institut kontaktiert werden.
- Infektiöse Histologien müssen nochmals gesondert markiert werden.
- Amputate werden in spezielle Plastiksäcke eingepackt und große Präparate evtl. in Eimern versorgt.
- Für den Transport müssen die Gefäße und Scheine so gesichert werden, dass keine Namen zu erkennen sind → Datenschutz.

In manchen Abteilungen oder Kliniken gibt es besondere Behältnisse für Präparate oder spezielle Vorrichtungen, auf die ein Präparat gespannt wird, um die räumliche Darstellung bzw. die genaue Lokalisation zu verdeutlichen.

Eine weitere Form von Fixierschnitten bildet die Fixierung mit flüssigem Stickstoff bei −195,8 °C. Diese Form der Fixierung wird benutzt, wenn Lipide dargestellt werden müssen oder zu histochemischen Färbungen.

VORSICHT

Aufgrund der erhöhten Gefahr einer Verletzung durch Erfrierungen sollte der Umgang mit flüssigem Stickstoff mit der nötigen Vorsicht ausgeführt werden.

2.11.6 Schnellschnitt oder Nativpräparat

Schnellschnitte werden i. d. R. intraoperativ entnommen, um den Operationsverlauf an das histologische Ergebnis anzupassen, d. h., das Ergebnis dient zur Indikationsstellung für eine Erweiterung der Operation oder im schlechtesten Falle für den OP-Abbruch. Oft werden Lymphknoten als Schnellschnitt versendet, um ggf. die befallenen Lymphknotenstationen komplett resezieren zu können und eine fachgerechte Tumorklassifikation zu erheben. Von den Ergebnissen der Schnellschnittdiagnostik hängt die komplette weitere Behandlung bzw. die Prognose des Patienten ab. Die Präparate werden als Nativpräparate bezeichnet, da keine Fixierung aufgebracht wird und die histologische Aufarbeitung unmittelbar auf schnellstem Wege erfolgen soll, um keine unnötige intraoperative Wartezeit zu generieren. Aus diesem Grund sollte die Pathologie im Vorfeld informiert und evtl. schon die Anforderungsformulare ärztlicherseits ausgefüllt werden. In manchen Kliniken stehen Pathologen nur auf Abruf bereit. Deshalb sollte die Information an die zuständige Pathologie frühzeitig erfolgen (Pathologisches Institut der Universität Würzburg 2018).

VORSICHT

- Bei der Durchführung eines Schnellschnitts darf das Präparat in keinem Fall mit Formalin fixiert werden → histologische Aufarbeitung im Schnellschnitt ist nicht mehr möglich, da die Schnitte des Präparats nicht am Objektträger haften bleiben.
- Prinzipiell sollte sich der versorgende Springer vor einer Fixation mit Formalin immer nochmals informieren.

Durchführung einer Schnellschnittversorgung

- Der Instrumentierende übergibt das Untersuchungsmaterial vorsichtig, ohne das Gewebe zu quetschen, mit einer Pinzette steril in ein vorbereitetes Probengefäß an den Springer.
- Falls das entnommene Gewebe sehr klein sein sollte, kann es auf einem kleinen nachgetränkten Präpariertupfer angebracht werden, um die Übergabe zu erleichtern. → **Zählkontrolle!**
- Für die Schnellschnittdiagnostik ist das Material immer ohne Fixierung einzusenden.
- Der Springer fragt den Operateur nach der genauen Lokalisation bzw. nach der korrekten Beschriftung.
- Es folgt die Sichtkontrolle, ob die korrekten Patientendaten verwendet wurden. → Leserliches Schriftbild.
- Der Anforderungsschein muss korrekt ausgefüllt werden, bestenfalls präoperativ vom Operateur.
- Auf dem Anforderungsformular müssen folgende Daten zusätzlich eingetragen werden:
  - Entnahmezeit
  - **Telefonnummer** für die Diagnoseübermittlung bzw. für Rückfragen seitens der Pathologie
- Für den Transport in die Pathologie bzw. in das Schnellschnittlabor wird meist ein Taxi, Fahrradkurier bzw. ein spezieller Hol- und Springerdienst benötigt. Diese sollten frühzeitig informiert und angefordert werden, um unnötige Wartezeiten zu vermeiden.
- Für den Transport sollten die Gefäße und Anforderungsscheine so verpackt werden, dass die Patientendaten für niemand ersichtlich sind. → Datenschutz!
- Uhrzeit, Anzahl und versorgender Springer werden im OP-Protokoll dokumentiert.
- Freihalten der Telefonleitung für die Diagnoseübermittlung.
- Dem Operateur die Option einräumen, dass Diagnoseübermittlungstelefonat direkt annehmen zu können.
- Anpassung des Geräuschpegels bei der Diagnoseübermittlung per Telefon.
- Rückfragen sollten sofort an den untersuchenden Pathologen gestellt werden.
- Falls es dem Operateur nicht möglich ist, das Telefonat anzunehmen bzw. dem Telefonat per Lautsprecher zu folgen, sollte

die Diagnose vom Springer laut übermittelt werden, solange der untersuchende Pathologe noch am Telefon ist, um die Aussage zu überprüfen.
- Als hilfreich erweisen sich oft Notizen bzw. die stichpunktartige Mitschrift der Diagnoseübermittlung.
(Pathologisches Institut der Universität Würzburg 2018)

2.11.7 Zytopathologien

Bei der zytopathologischen Diagnostik werden im Gegensatz zur histologischen Gewebsuntersuchung einzelne Zellen mikroskopisch untersucht. Diese Zellen können Aufschluss über eine onkologische Erkrankung geben. Die zytologischen Proben können gezielt entnommen werden und bieten den Vorteil, dass die Gewinnung der Proben meist ohne größeren invasiven Eingriff auskommt. Die häufigsten Formen für zytologische Untersuchungen sind Punktions- und Abstrichzytologien wie z. B. der regelmäßige Zervixabstrich zur Erkennung von Zervixkarzinomen.

Zytologien sollten zeitnah auf den Objektträger aufgebracht und mit einem Fixierspray behandelt werden. Die Übersendung von Nativmaterial in die Pathologie sollte zeitnah erfolgen. Die Zytologien können auch mithilfe von Formalin fixiert werden. Unzureichende Fixation bzw. zu langes Stehenlassen führen zu Artefakten und Lysen welche die diagnostische Beurteilung beeinträchtigen können.

Für den Versand und die Beschriftung gelten die gleichen Regelungen, wie für alle Präparate (Pathologisches Institut der Universität Würzburg 2018).

2.11.8 Bakteriologische Untersuchungen bzw. Wundabstriche

- Bakteriologische Untersuchungen werden durchgeführt, um Bakterien oder Pilze nachweisen zu können. Durch diese Untersuchungen sollten die Infektionserreger klassifiziert werden, damit eine wirkungsvolle Therapie durchführt werden kann. Im Rahmen dieser Untersuchung, meist in Form eines Abstrichs, werden die Quantität und die Qualität der Erreger festgestellt und bei Bedarf im Rahmen eines Antibiogramms auch ein wirkungsvolles Antibiotikum getestet, auf welches die Erreger sensibel reagieren. Durch diese Methodik kann den Resistenzen gegenüber Antibiotika entgegengewirkt werden (> Abb. 2.42).

Durchführung eines Wundabstrichs

- Die Entnahme muss durch geschultes Personal erfolgen.
- Die Proben bzw. die Probenträger dürfen nur mit sterilen Instrumenten entnommen werden.
- Der Springer überreicht dem Instrumentierenden steril das Abstrichröhrchen.

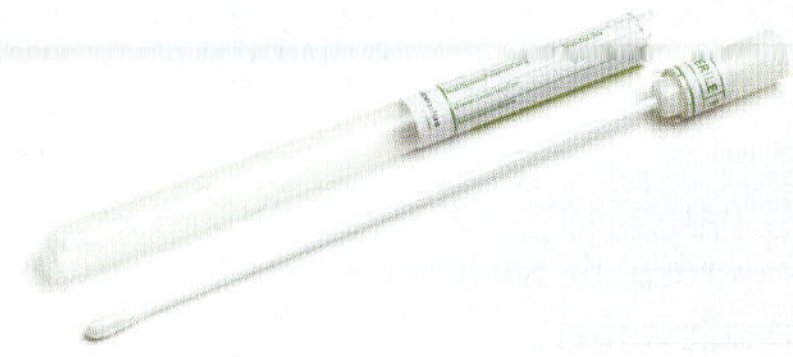
a

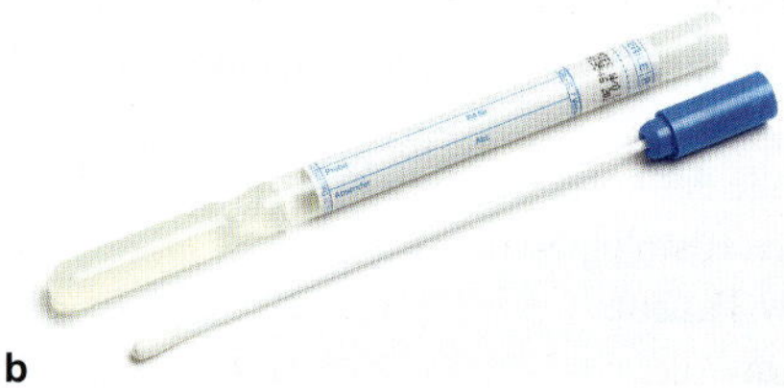
b

Abb. 2.42 Abstrichröhrchen [K115]

- Der Instrumentierende öffnet das Röhrchen mit einem sterilen Instrument und übergibt den Watteträger an den Operateur.
- Der Operateur streicht ausgiebig die Wunde, den Wundrand oder die Wundhöhle aus.
- Der Instrumentierende hält das sterile Röhrchen mit der Nährlösung so, dass der Operateur den Watteträger ohne Berührung einführen kann.
- Nachdem das Abstrichröhrchen verschlossen wurde, übergibt der Instrumentierende den Abstrich an den Springer.
- Der Springer bringt die korrekte Beschriftung an, kontrolliert den Anforderungsschein und dokumentiert den Abstrich.

MERKE

- Die Proben bzw. die Probenträger dürfen nur in sterile Gefäße eingebracht werden, um eine versehentliche Kontamination mit Fremdkeimen zu vermeiden.
- In den Gefäßen dürfen keine Beimischungen von Desinfektions- oder Spülmitteln sein. → Verfälschung des Untersuchungsergebnisses.
- Die Proben sollten vor Beginn einer antimikrobiellen Therapie entnommen werden.
- Bei Therapieversagen müssen erneute Proben gewonnen werden.
- Ausreichende Mengen des Probenmaterials einsenden.
- Mikrobiologische Proben dürfen nicht mit Formalin fixiert werden.
- Die Probengefäße müssen dicht verschlossen sein.
- Auf korrekte und vollständige Beschriftung achten.
- Alle Proben müssen auf korrekte Art und Weise gelagert bzw. transportiert werden, z. B. Kühlschrank oder Brutschrank.

(Institut für klinische Mikrobiologie und Krankenhaushygiene des Universitätsklinikums Düsseldorf 2018)

PRAXISTIPPS

Allgemeine Empfehlungen im Umgang mit Biopsien, Proben, Abstrichen, Resektaten und Nativmaterial

- Probegefäße mit Namen, Geburtsdatum, Lokalisation wasserfest beschriften.
- Bei mehreren Proben des Patienten jeden Behälter einzeln beschriften, durchnummerieren oder die Materialbezeichnungen anbringen.
- Nur korrekt verschließende bzw. dichte Gefäße benutzen.

- Besonders gefährdendes Material wie z. B. infektiöses oder radioaktives Material oder noch im Gewebe befindliche Nadeln oder Spitzen sollten auffällig gekennzeichnet werden.
- Kontrolle von Einsendeschein und Gefäßbeschriftung auf Übereinstimmung der Daten.
- Hilfreich sind Kommentare und Markierungen am Präparat zur Orientierung.
- Zum Markieren am Präparat eignen sich Clips oder Fäden.
- Jegliche Proben sollten in Tüten verpackt versendet werden.
- Beim Transport durch Dritte dürfen die Daten des Patienten nicht lesbar sein. → Datenschutz!

2.12 Dokumentation

Alexander Wilm und Dennis Müller

DEFINITION

Dokumentation ist eine beweiskräftige wahrheitsgemäße Aufreihung von durchgeführten Tätigkeiten.

Die Dokumentation im Operationsbereich ist ein wichtiges Instrument zur Qualitätssicherung und einer der wichtigsten Beiträge zur **Beweislast bei Haftungsfragen.** Im Bürgerlichen Gesetzbuch wird unter § 309 Abs. 12 Arbeitsvertragsrecht die Verwendung der Beweislastumkehr beschrieben. Das heißt konkret für alle Mitarbeiter im OP, dass die Beweislast bei Haftungsfragen nach Antrag des Geschädigten aufseiten der OP-Mitarbeiter liegen kann. Der OP-Mitarbeiter muss in diesem Fall belegen können, dass es nicht aufgrund seines Handelns zu dem vorgeworfenen Schaden gekommen ist, sondern unabhängig davon. Eine nicht dokumentierte Handlung bedeutet in diesem Zusammenhang folglich, dass sie nicht geschehen ist.

Auf der anderen Seite wird im allgemeinen Teil des BGB unter § 619a geregelt, dass der Arbeitgeber vom Arbeitnehmer Ersatz für einen Schaden, der aus einer Pflichtverletzung des Arbeitnehmers resultiert, fordern kann.

Jeder Mitarbeiter des Krankenhauses steht in der vertraglichen Pflicht, den Krankenhausbehandlungsvertrag, welcher vor Beginn der Behandlung geschlossen wird, des Patienten zu erfüllen. Eine korrekte Dokumentation ist immer auch ein Leistungsnachweis über erbrachte Tätigkeiten bzw. Leistungen. Ferner dient die Dokumentation auch zur Kontrolle des Materialverbrauchs und wird zur Leistungsabrechnung sowie zu Forschungszwecken benutzt (Merkle 2014).

MERKE

Dinge, die nicht dokumentiert wurden, sind auch nicht passiert!

2.12.1 Wichtige Inhalte der OP-Dokumentation

Nachstehende wichtige Punkte müssen in der OP-Dokumentation berücksichtigt werden und enthalten sein:

- Name, Geburtsdatum, Anschrift, Aufnahmenummer, Station
- Datum, OP-Saal
- OP-Checkliste bzw. Team-Time-out-Dokumentation
- Beteiligte Personen:
  - Operateur
  - Assistenten
  - Instrumentierender
  - Springer
  - Anästhesist
  - Positionierende Fachkraft
- Wechsel innerhalb der an der OP beteiligten Personen
- OP-Zeiten:
  - Einschleuszeit, jeweils mit Beginn und Ende
  - Positionierungszeit, jeweils mit Beginn und Ende
  - Schnitt, Naht, OP-Ende
- Zählobjekte:
  - Mit genauer Bezeichnung und Anzahl
  - Mit an der Zählkontrolle beteiligten Mitarbeitern (Unterschrift)
- Art der Positionierung und daran beteiligte Personen
- Lokalisation der Neutralelektrode
- Desinfektionsmittel
- Implantate oder intraoperatives Verbrauchsmaterial:
  - Chargennummer
  - Haltbarkeitsdatum
  - Sterilitätsnachweis → Indikatorstreifen
- Beginn und Ende der Blutsperre- bzw. Blutleerezeiten
- Zwischenfälle und Unklarheiten prä-, intra- oder postoperativ im OP-Trakt
- Unterschriften aller beteiligten Personen

2.12.2 Richtlinien der OP-Dokumentation

- Die Dokumentation muss inhaltlich korrekt und lückenlos erfolgen.
- Art, Umfang und Ablauf der Operation müssen klar ersichtlich und lückenlos nachvollziehbar sein.
- Die Dokumentation sollte zeitnah erfolgen, aber den OP-Ablauf nicht behindern.
- Es muss auf eine lesbare (falls die Dokumentation handschriftlich erfolgt) und übersichtliche Form der Dokumentation geachtet werden.
- Namen müssen immer vollständig eingetragen werden.
- Rollenzuweisungen müssen klar dokumentiert werden:
  - Ärztliche Mitarbeiter dokumentieren medizinische Daten.
  - OP-Pflegepersonal/OTA dokumentiert pflegerelevante Daten.
- Möglichst einheitliche Masken zur OP-Dokumentation benutzen.
- Accountbezogene bzw. nachvollziehbare Dokumentation.
- Jeder Mitarbeiter führt die Dokumentation ausschließlich über seinen persönlichen und nachvollziehbaren Account durch. Dieser Account sollte **passwortgeschützt** sein und nach Vollzug der Dokumentation **ausgeloggt** werden.

(Hippler et al. 2015)

2

VORSICHT

- Dokumentation ist gesetzliche Pflicht und wird vor Gericht zur Beweissicherung genutzt!
- Noch einmal: Leistungen, die nicht dokumentiert sind, zählen als nicht erbracht!

MERKE

- Zur Dokumentation nur dokumentenechte Stifte benutzen.
- Bei Fehleintragungen sauber durchstreichen und neu schreiben, nichts überkleben oder überschreiben.
- Keine doppelte Dokumentation durchführen, Papier und PC, da dies einen vermehrten Zeitaufwand darstellt und die Fehlerquote erhöhen kann.

2.13 Materialkunde

Alexander Wilm

2.13.1 Katheter

DEFINITION

Das aus dem Griechischen stammende Wort **Katheter** beschreibt ein röhren- oder schlauchförmiges Instrument zum Einführen in Hohlorgane, Gefäße oder bestehende Körperhöhlen zur Ableitung von Flüssigkeiten (Grossman 2013).

Im klinischen Alltag werden sehr viele verschiedene Arten von Kathetern benutzt. Bei der Arbeit in der OP-Abteilung wird der Begriff Katheter meistens in Bezug auf den Blasenkatheter verwendet. Der Blasenkatheter kommt dann zum Einsatz, wenn Urin abgeleitet werden soll. Dies kann zur Gewinnung von Untersuchungsmaterial oder zur kontinuierlichen Ableitung von Urin geschehen. Prinzipiell unterscheidet man zwei verschiedene Vorgehensweisen zum Einbringen einer Harnableitung aus der Blase.

Suprapubische Harnableitung

Die **suprapubische Harnableitung** geschieht mittels einer Punktion durch die Bauchdecke (➤ Abb. 2.43). Im Rahmen der vom ärztlichen Personal ausgeführten Punktion wird ein Katheter über die Bauchdecke in die Blase eingebracht. Die suprapubische Katheteranlage wird dann durchgeführt, wenn die Harnableitung über einen längeren Zeitraum gewährleistet werden muss.

MERKE

Die suprapubische Harnableitung wird immer vom ärztlichen Personal ausgeführt.

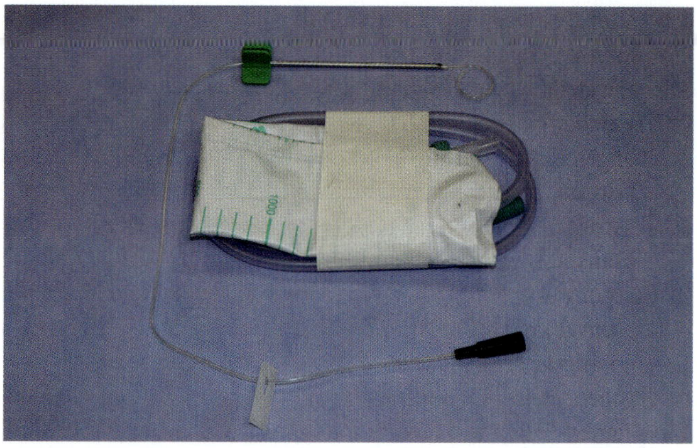

Abb. 2.43 Suprapubischer Katheter mit Trokar zum Punktieren [M1115]

Transurethrale Harnableitung

Im Gegensatz zur suprapubischen Harnableitung wird bei der **transurethralen Harnableitung** der physiologisch retrograde Weg durch die Urethra benutzt. Die Ausführung dieser Form von Harnableitung fällt in den Aufgabenbereich der OTA und des OP-Personals. Die Anlage eines Blasenkatheters erfolgt nur auf Anweisung des Operateurs bzw. nach klinikinternem Standard. Die Indikation Blasenkatheteranlage im OP fußt auf der zu erwartenden OP-Dauer. Während langer Operationen sollte der Urinabfluss sichergestellt werden, um eine Harnstauung bzw. einen Reflux zurück in die Nieren zu vermeiden (➤ Kap. 2.4).

VORSICHT

Die Indikation zur Anlage eines transurethralen Katheters stellt immer der Operateur bzw. ist in einem klinikinternen Standard festgelegt.

Transurethrale Katheter

Transurethrale Blasenkatheter werden nach Katheterarten, Katheterspitzenform, Material und Größe unterschieden.

Durchmesser von transurethralen Kathetern: Bei Kathetern wird der Durchmesser meist in Charrière (Ch) angegeben (benannt nach dem französischen Instrumenten- und Apparatebauer Joseph-Frédéric-Benoît Charrière, 1803–1876). 1 Charrière entspricht umgerechnet ⅓ mm. Umgekehrt entsprechen 3 Charrière 1 mm.

PRAXISTIPP

Richtwerte für Kathetergrößen

- **Erwachsene ♂:** 14–18 Ch
- **Erwachsene ♀:** 12–14 Ch

VORSICHT

Die Anlage eines Blasenkatheters bei Kindern und bei Voroperationen an der Harnröhre wird durch einen ärztlichen Mitarbeiter durchgeführt.

Katheterarten
Transurethrale Blasenkatheter werden in drei verschieden Kategorien eingeteilt.

Einmalkatheter (➤ Abb. 2.44)**:** Der Einmalkatheter wird zur einmaligen Blasentleerung benutzt, z. B. zur Gewinnung von sterilem Urin zur Diagnostik, zum Entleeren des Blaseninhalts vor diagnostischen Untersuchungen oder zur Bestimmung des Restharns. Der Einmalkatheter kann nicht geblockt werden und wird nach Beendigung der Maßnahme wieder entfernt.

Blasenverweilkatheter (➤ Abb. 2.45)**:** Blasenverweilkatheter werden angelegt, um eine dauerhafte Harnableitung durchführen zu können. Beim Verweilkatheter besteht die Möglichkeit, einen integrierten Ballon mit Flüssigkeit zu füllen, damit der Katheter in der Blase verbleibt und nicht disloziert. Der Ballon sollte mit einem Füllmedium geblockt werden. Der Verweilkatheter hat zwei Lumina. Durch ein Lumen läuft der Urin ab, das andere wird benutzt, um die Flüssigkeit in den Ballon zu injizieren. Im Rahmen bestimmter urologischer Operationen an der Harnröhre verbleiben die Katheter zusätzlich noch als Schiene bzw. zum Schutz der Anastomose, z. B. Harnröhrenrekonstruktionen. Es gibt auch Blasenverweilkatheter mit einer integrierten Temperaturmesssonde, damit eine intraoperative Temperaturkontrolle durchgeführt werden kann.

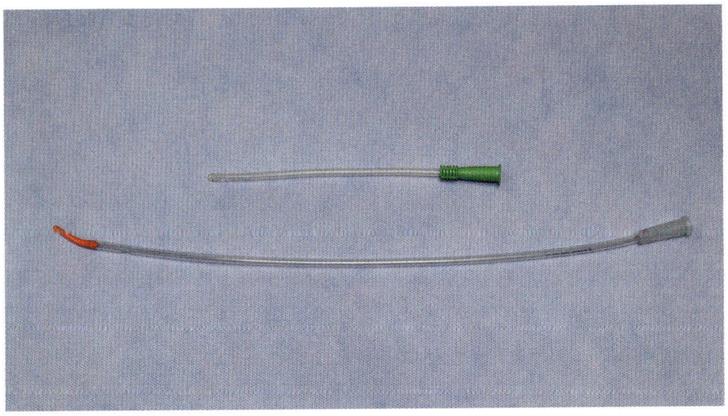

Abb. 2.44 Einmalkatheter aus PVC [M1115]

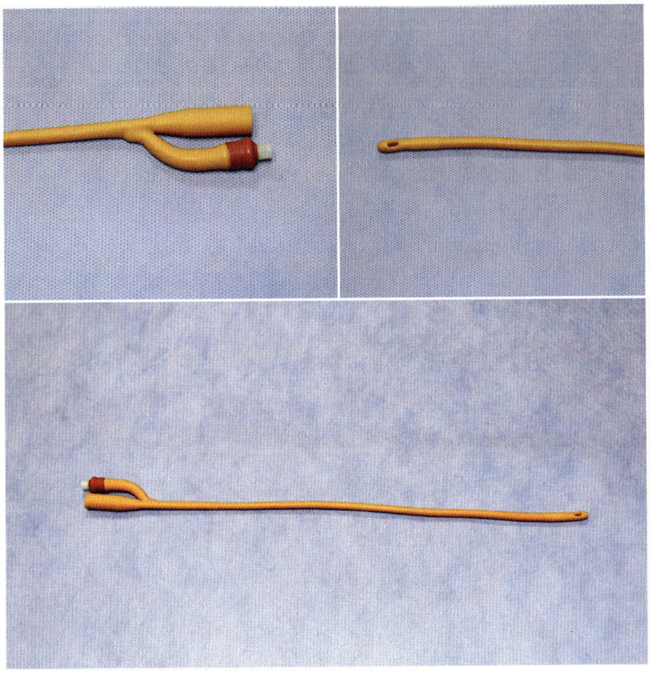

Abb. 2.45 Verweilkatheter Latex [M1115]

MERKE
- Die Befüllung des Ballons zum Blocken des Katheters sollte mit einem glyzerinhaltigen Füllmedium oder mit Aqua iniectabilia erfolgen.
- Die Befüllung des Ballons mit NaCl 0,9 % sollte vermieden werden, da das Kochsalzgemisch diffundieren kann und die Kristallbildung im Ballon Probleme beim Entblocken verursacht, weil der Ballon sich nicht eng an den Katheter anlegen und so beim Entfernen des Katheters Verletzungen in der Harnröhre verursachen kann.

Spülkatheter (➤ Abb. 2.46, ➤ Abb. 2.47)**:** Spülkatheter kommen nach Operationen an der Blase bzw. bei Blutungen aus der Blase zum Einsatz. Der Spülkatheter hat drei Lumen. Durch ein Lumen erfolgt der Einlauf der Spülung, durch das andere, meist größere Lumen erfolgt der Ablauf. Das dritte Lumen wird wieder zum Blocken des Katheters benötigt.

Material
Die Wahl des Materials hängt beim Katheter hängt von der voraussichtlichen Liegedauer des Katheters ab. Der Werkstoff wird kontinuierlich durch Urin und andere Sekrete angegriffen, das Material muss jedoch biostabil und biokompatibel bleiben. Die Biostabilität bedeutet, der Katheter muss geschmeidig und v. a. borkenfrei bleiben. Die Biokompatibilität ist dann gewährleistet, wenn der Katheter weder mechanisch noch chemisch das Gewebe der Harnröhre durch Austritt von Weichmachern reizt bzw. angreift. Die meistverwendeten Werkstoffe bei Kathetern sind Latex, Silikon und PVC.

Latex (➤ Abb. 2.48)**:** Latex ist ein natürliches Material, welches kostengünstig hergestellt werden kann. Es ist weich, aber formstabil und eignet sich aufgrund der Materialbeschaffenheit sehr gut für den Einsatz in der Harnröhre. Latex löst Gewebereaktionen aus, welche förderlich für die Wundheilung sein können. Sehr oft aber treten auch allergische Reaktionen bis hin zu einer manifesten Allergie auf.

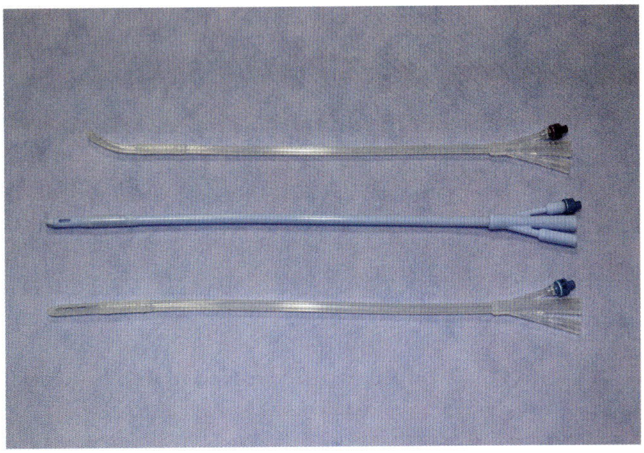

Abb. 2.46 Verschiedene Sorten von Spülkatheter aus Silikon [M1115]

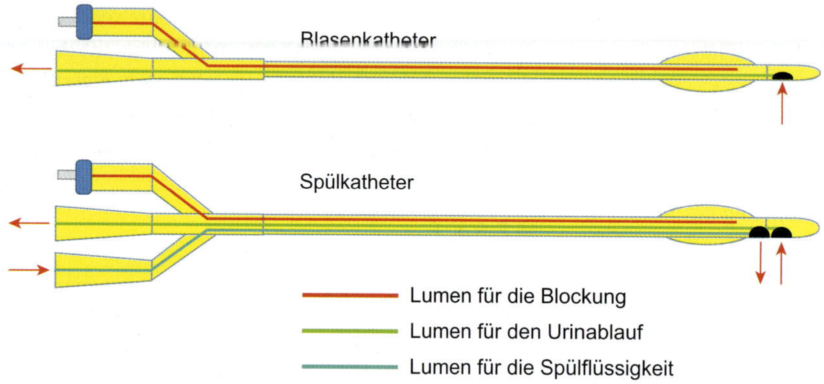

Abb. 2.47 Schematische Darstellung von Lumina der Katheter [L138]

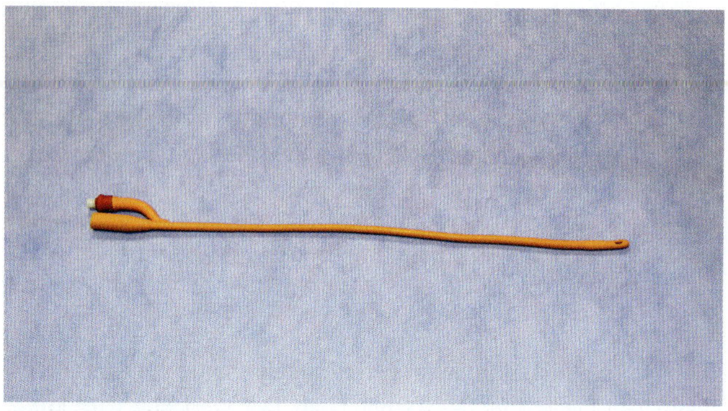

Abb. 2.48 Latexkatheter [M1115]

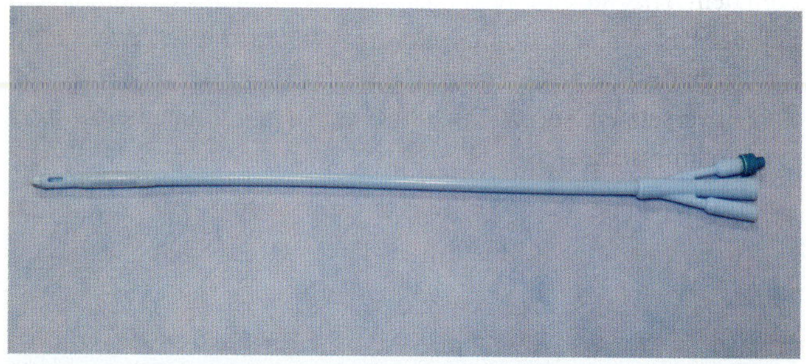

Abb. 2.49 Silikonkatheter [M1115]

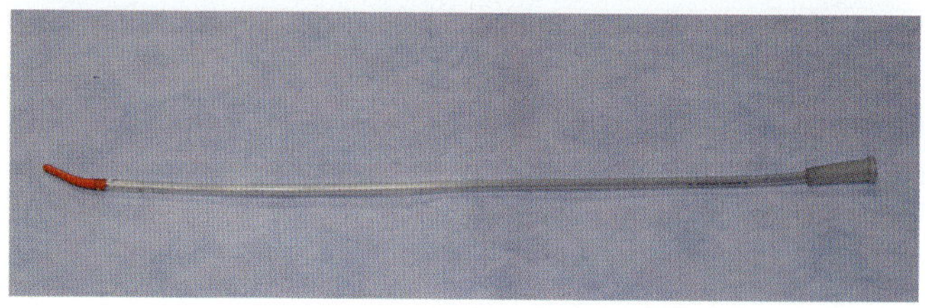

Abb. 2.50 Einmalkatheter mit Tiemann-Spitze aus PVC [M1115]

Aus diesem Grund sollte die Verweildauer auf fünf Tage begrenzt werden.

Silikon (➤ Abb. 2.49): Silikon ist ein synthetischer Werkstoff, der weich und geschmeidig ist, deshalb eignet es sich besonders für Blasenkatheter. Silikon ist wärme- und wasserbeständig. Der größte Vorteil von Silikon ist, es eignet sich für eine längere Verweildauer. Katheter aus Silikon können 4–6 Wo. in der Blase belassen werden.

Polyvinylchlorid (PVC; ➤ Abb. 2.50)**:** Einmalkatheter bestehen größtenteils aus PVC. PVC ist sehr formstabil und eignet sich deshalb nicht besonders für eine längere Verweildauer, außerdem bilden sich relativ schnell Fibrinbeläge. Die Biokompatibilität ist nicht besonders hoch, da Weichmacher (Phthalate) schon nach Tagen freigesetzt werden.

VORSICHT

Katheter aus PVC sind sehr formstabil und können bei unsachgemäßer Einbringung zu Verletzungen an der Harnröhre führen

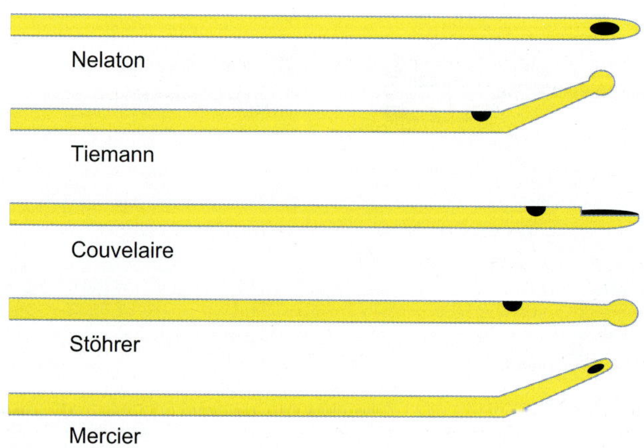

Abb. 2.51 Verschiedene Katheterspitzen [L138]

Katheterspitzen

Ein wesentliches Unterscheidungsmerkmal bei Kathetern sind die Spitzen. Es gibt sehr viele verschiedene Spitzen für unterschiedliche Verwendungszwecke. Am weitesten verbreitet, sind die Tiemann-, die Nelaton- und die Couvelaire-Spitze (➤ Abb. 2.51).

Spitze nach Tiemann: Die Spitze nach Tiemann ist nach oben gebogen und läuft konisch dünn aus. Am Ende der Spitze ist eine kleine Verdickung. Diese Spitze eignet sich besonders für die Katheterisierung von männlichen Harnröhren, denn durch die Spitze können die physiologischen Engstellen, z. B. in der prostatischen Harnröhre bzw. die physiologische Biegung der männlichen Harnröhre, passiert werden. Katheter mit der Spitze nach Tiemann werden als Einmal- sowie als Verweilkatheter verwendet.

Spitze nach Nelaton: Die Spitze nach Nelaton ist die gebräuchlichste Form der Katheterspitzen. Die Nelaton-Spitze ist gerade, zylindrisch und sie besitzt eine abgerundete Spitze. Die Augen befinden sich gegenüberliegend.

Couvelaire-Katheter: Der Couvelaire-Katheter wird wegen seiner großen Öffnung meistens als Spülkatheter eingesetzt. Er hat am distalen Ende eine große flötenförmige Öffnung.

Weitere Arten von Kathetern und Katheterspitzen: Eine neuere Art des Blasenkatheters ist der Katheter nach Stöhrer. Dieser Katheter hat eine flexible und konisch zulaufende Spitze. Auf der Spitze befindet sich eine Kugel, welche besonders wenig Druck auf die Harnröhrenschleimhaut ausübt und dadurch besonders schonend in die Blase eingebracht werden kann. Der Dufour-Katheter ähnelt sehr dem Tiemann-Katheter, der Unterschied liegt in der Anzahl und der Position der Augen und er besitzt eine offene Flötenspitze. Der Frohmüller-Katheter besitzt eine geschlossene Hohlspitze mit seitlich versetzten Augen. Die Spitze ist etwas gebogen, bleibt aber im Durchmesser gleich.

2.13.2 Drainagen

DEFINITION

- **Drainagen** leiten Flüssigkeiten wie z. B. Blut, Eiter und Wundsekret aus Körperhöhlen und Wundgründen ab.
- Drainagen werden zu folgenden Zwecken eingebracht:
- Prophylaktisch, um Blutungen oder Anastomoseinsuffizienzen erkennen zu können.
- Offenhalten von Wunden bei Abszessen.
- Bei Infektionen können Saug- und Spüldrainagen eingelegt werden.
- Druckentlastung bei intrakorporalen Flüssigkeitsansammlungen.

Weiterhin unterscheidet man Drainagen in innere und äußere Drainagen. Bei **äußeren Drainagen** erfolgt die Ableitung vom Körperinneren nach außen in einen Beutel bzw. in eine Flasche oder direkt in den Verband. Dagegen findet die Ableitung bei **inneren Drainagen** innerhalb des Körpers statt. Eine der häufigsten Formen von inneren Drainagen ist der sog. DJ-Katheter, der den Abfluss von der Niere in die Blase sicherstellt.

Wirkungsweisen bzw. Funktionsprinzipien von äußeren Drainagen

Bei äußeren Drainagen werden vier verschiedene Wirkungsweisen unterschieden:

Kapillardrainagen: Bei Kapillardrainagen erfolgt der Ablauf des Sekrets entgegengesetzt der Schwerkraft in den Verband. Dieser Effekt entsteht durch die Adhäsion, d. h. durch den Kapillareffekt. Dieser Effekt entsteht durch die Grenzflächenspannung zwischen Flüssigkeiten und der festen Oberfläche der Drainage. Aus diesem Grund erfolgt der Abfluss nach oben. Oft wird bei dieser Art von Drainage der Dochteffekt durch Verbandmull genutzt.

Easy-Flow-Drainage: Die Easy-Flow-Drainage ist eine weitverbreitete Silikonkapillardrainage. Der Kapillareffekt entsteht durch das spezielle Innenlumen der Drainage. Durch die längs verlaufenden Stege in der Drainage entsteht die Grenzflächenspannung und das Sekret läuft entgegen der Schwerkraft ab. Easy-Flow-Drainagen sind weich und flexibel, deshalb eignen sie sich besonders für sensible Körperregionen, z. B. nach abdominellen oder infektiösen Eingriffen wie z. B. Abszessspaltungen. Easy-Flow-Drainagen werden auch als halb offenes System zusammen mit einem Abflussbeutel angeboten oder man kann die Drainage als offenes System direkt in den Verbandmull ableiten (> Abb. 2.52).

Penrose-Drainage: Die Penrose-Drainage besteht eigentlich nur aus einem Silikonschlauch, der mit einer Mullgaze gefüllt ist. Durch diese eingearbeitete Mullgaze entsteht eine Dochtwirkung und das Sekret wird über den Docht in den Verbandmull gesogen. Diesen Sogeffekt kann man auch bei Schwämmen und Putzlappen, die sich vollsaugen, beobachten (> Abb. 2.53).

Heberdrainagen: Heberdrainagen funktionieren durch das Prinzip der kommunizierenden Röhren, d. h., die Flüssigkeit wird aufwärts aus dem Körper ausgeleitet, um dann aber in eine tiefer positionierte Flasche bzw. in einen Abflussbeutel zu laufen. Dieses Prinzip kennt man aus Film und Fernsehen, wenn Benzin aus einem Tank gestohlen wird und der Dieb erstmals am eingebrachten Schlauch ziehen muss. Diese Art von Drainage wird dort eingesetzt, wo eine schonende Absaugung von Sekreten benötigt wird und der Einsatz von Sogdrainagen zu risikoreich ist wie z. B. im Pleuraspalt bei Thoraxdrainagen.

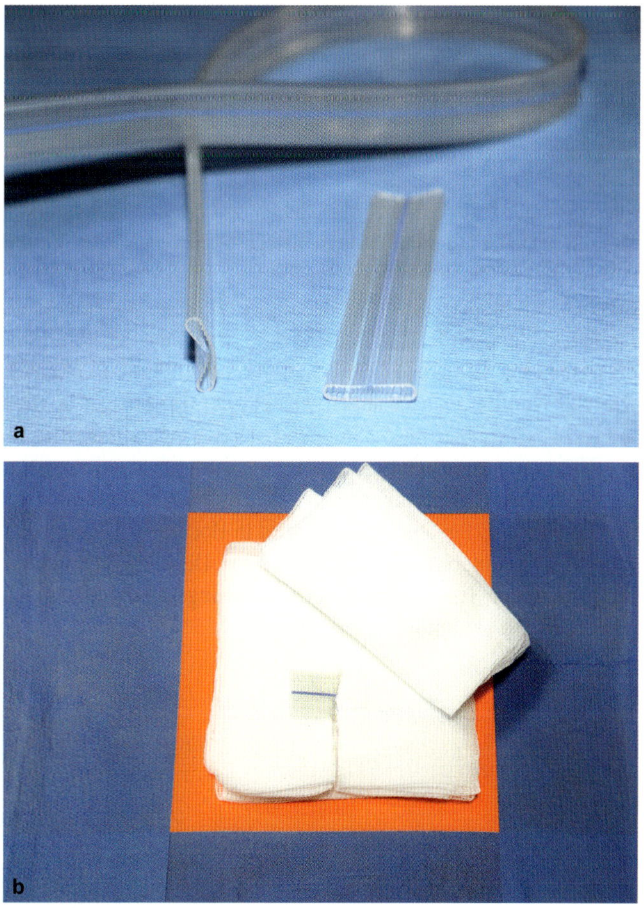

Abb. 2.52 **a** Easy-Flow-Drainage ohne Ablaufbeutel, **b** Querschnitt der Easy-Flow-Drainage [M1115]

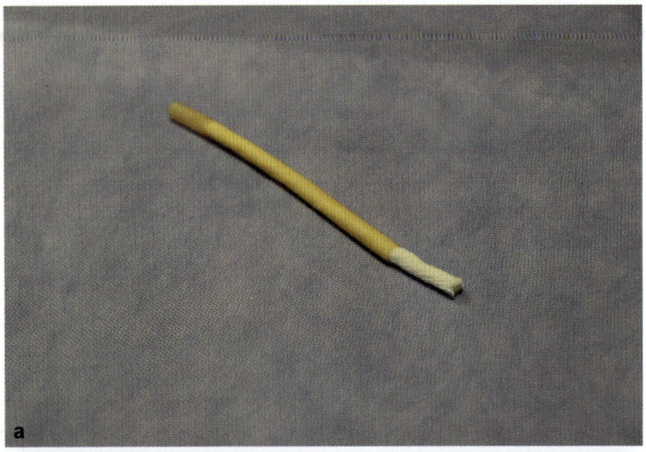

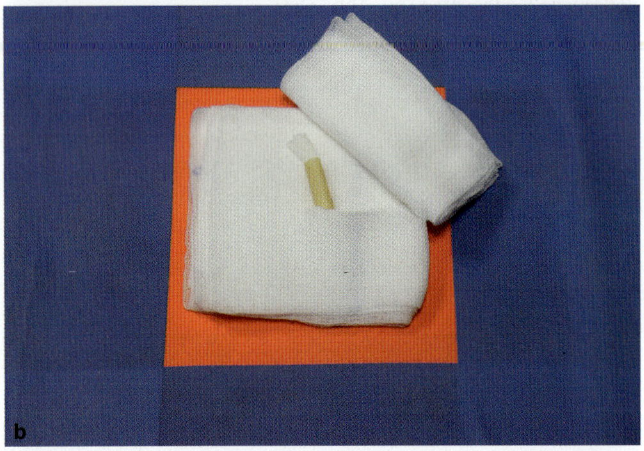

Abb. 2.53 **a** Penrose-Drainage, **b** Lumen der Penrose-Drainage [M1115]

Sogdrainagen: Sogdrainagen bestehen aus einem wandstarken Drainageschlauch, dessen Ende mehrfach perforiert ist. An diesem Schlauch ist ein Behältnis oder eine Pumpe angebracht, das bzw. die für ein Vakuum sorgt. Aufgrund der Sogwirkung entsteht eine Adaptation der Wundränder. Durch das Zusammenziehen der Wundränder erfolgt ein schnelleres Verkleben der Wundflächen. Zeitgleich wird das Wundsekret nach außen geleitet. Die Sogdrainagen werden je nach Fördermenge 48–72 Stunden nach der Operation entfernt. Sogdrainagen gibt es in unterschiedlichen Größen, sowohl mit kontrolliertem als auch mit unkontrolliertem Sog. Es gibt Spüldrainagen mit Sogwirkung. Bei Sogdrainagen wird in Hoch- und Niedervakuumdrainagen unterschieden (➤ Abb. 2.54). Die klassische Redondrainage ist eine Hochvakuumdrainage, wohingegen die Miniredon zu den Niedervakuumdrainagen zählt.

VORSICHT

Im Bauchraum dürfen in keinen Fall Drainagen mit Sogwirkung eingelegt werden → Verletzungsgefahr für den Darm.

Schwerkraftdrainage: Mithilfe der Schwerkraft wird das Sekret bzw. die Wundflüssigkeit aus dem Situs heraus in den Auffangbeutel geleitet. Aus diesem Grund muss die Einstichstelle der Drainage unter dem Wundniveau liegen. Der Sekretablauf wird durch den umgebenden Gewebedruck zusätzlich gefördert.

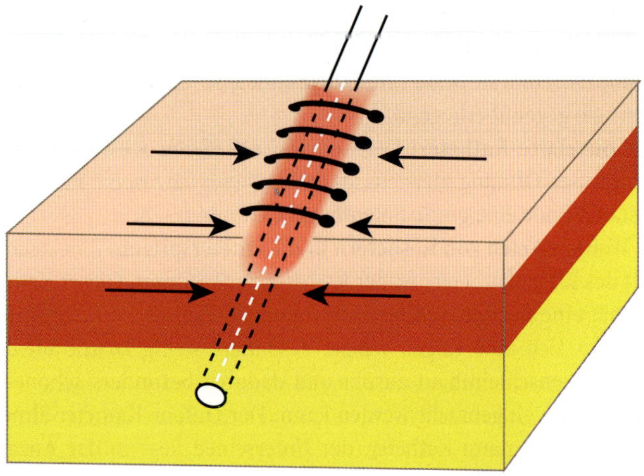

Abb. 2.54 Wirkungsprinzip einer einliegenden Sogdrainage [L138]

VORSICHT

Der Auffangbeutel muss immer unter Wundniveau sein, da sonst das Sekret zurück in die Wunde läuft.

Material

Drainagen werden je nach Einsatzgebiet und Verwendungszweck aus unterschiedlichen Materialien gefertigt. Latex, Silikon, Baumwollgaze und PVC sind die am häufigsten benutzten Werkstoffe zur Herstellung von Drainagen. Wichtig bei der Herstellung von Drainagen sind die Biostabilität und Biokompatibilität des verwendeten Werkstoffs. Biostabilität bedeutet, es treten keinerlei Veränderung durch Enzyme, Sekrete und Bakterien am Werkstoff auf. Von Biokompatibilität spricht man, wenn der Werkstoff keine Reaktionen des umliegenden Gewebes durch Freisetzung von Inhaltsstoffen provoziert.

MERKE

- **Biostabilität** → keine Veränderung des Werkstoffs durch Sekrete, Enzyme und Bakterien
- **Biokompatibilität** → keine Reaktion des umliegenden Gewebes, keine Freisetzung von Inhaltsstoffen auch bei längerer Liegedauer

Silikon: Silikon ist ein synthetisch hergestellter Kunststoff, der keinerlei organische Bestandteile besitzt und sich deshalb besonders gut für Drainagen mit langer Liegedauer eignet. Silikon ist wasserabweisend, wärmebeständig und gewebefreundlich. Unter den Werkstoffen zur Drainageherstellung ist Silikon das biokompatibelste und biostabilste Material. Von den drei genannten Materialien ist Silikon der kostenintensivste Werkstoff in der Herstellung.

Latex: Latex ist ein Werkstoff, der aus Naturkautschuk besteht. Die organischen Bestandteile lösen eine Gewebereaktion aus. Diese Reaktion ist zum Teil erwünscht und wirkt sich positiv auf die Wundheilung bzw. auf die Epithelisierung aus wie z. B. bei der T-Drainage oder Drainagen bei Fisteln. Latex als Werkstoff eignet sich aufgrund der Gefahr von allergischen Reaktionen, der kurzen Biostabilität und Biokompatibilität nur als Kurzzeitdrainage. Latex gibt Weichmacher und Stabilisatoren an das umgebende Gewebe ab. Nach längerer Liegedauer wird Latex spröde und brüchig. Eine weitere Eigenschaft von Latex ist, dass Ablagerungen, z. B. von Eiweißen und Kristallen, an der Oberfläche eine Infektion begünstigen können. Im klinischen Alltag werden immer weniger Produkte aus Latex bzw. Naturkautschuk verwendet, um die Gefahr von Allergien und Unverträglichkeiten zu minimieren.

Polyvinylchlorid (PVC)**:** PVC ist ein synthetisch hergestellter Kunststoff bzw. ein Polymer. PVC wird aufgrund seiner Festigkeit meist zur Herstellung Redondrainagen verwendet. Bei Anwendung von Sogdrainagen sollte, der Drainageschlauch aufgrund der Sogwirkung nicht kollabieren und das Lumen verlegen. Die Liegedauer sollte aufgrund der begrenzten Biostabilität nicht länger als fünf Tage betragen, denn nach etwa drei Tagen treten Weichmacher aus der einliegenden PVC-Drainage aus.

Baumwollgaze oder -streifen: Baumwollgaze und Kompressen kommen durch ihre Docht- bzw. Saugwirkung bei offenen Drainagen zum Einsatz. Wichtig beim Einsatz von Baumwollgaze ist, dass die Gaze nicht fusseln darf. Es gibt spezielle Webmethoden, um die Gefahr von losen Fäden im Gewebe zu vermeiden. Baumwollgaze und -streifen können mit Medikamenten getränkt zum Einsatz kommen. Die einliegende Gaze bzw. der Streifen verhindern den Wundverschluss.

Drainagesysteme

Im klinischen Alltag kommen viele verschiedene Drainagesysteme zum Einsatz (➤ Tab. 2.3). Als Drainagesystem wird die gesamte Einheit aus Drainageschlauch, Auffangsystem und sonstigen Bestandteilen bezeichnet.

Tab. 2.3 Verschiedene Drainagesysteme [Fotos: M1115]

Bezeichnung	Bild	Funktionsprinzip	Drainagesystem	Material	Einsatzgebiet	Merkmale
Penrose-Drainage	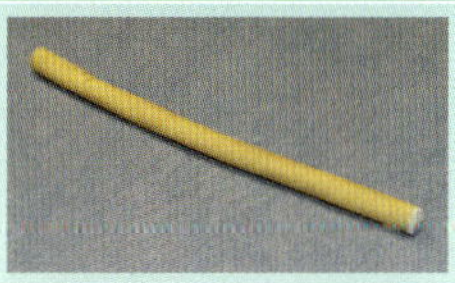	Kapillardrainage	Offen	Mulldocht mit Latex- o. Silikonumrandung	• Subkutanes Gewebe • Infizierte Wunden • Abzessspaltungen	• Wird in den Verband abgeleitet • Weiches Material • Fördert die Granulation
Redon/ Miniredon	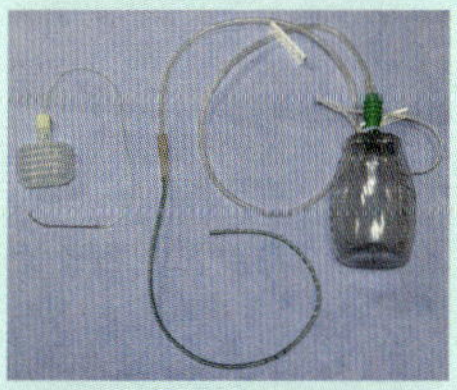 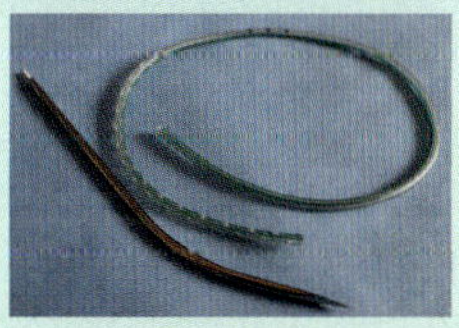	Sogdrainage	Halb offen	PVC	• Subkutangewebe • Gelenke	• Adaptation der Wundränder • Bessere Wundheilung • Kurze Verweildauer → Biostabilität • Ablaufflasche muss gewechselt werden • Sogwirkung wiederherstellen • Infektionsgefahr • Sogwirkung kaum regulierbar
Jackson-Pratt-Drainage	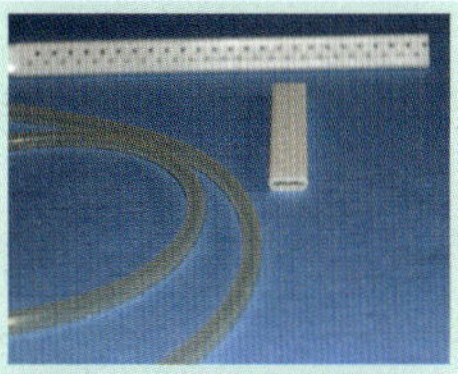 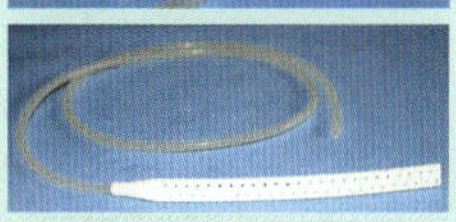	Sogdrainage (Niedervakuum) Schwerkraftdrainage	Halb offen	Silikon	• Intraperitoneale Drainage, aber ohne Sog • Subkutangewebe mit Sog	• Kann als Sog- o. Schwerkraftdrainage verwendet werden • Intraperitoneal immer ohne Sog • Vakuum entsteht durch Zusammenpressen des Ablaufgefäßes • Flexibler als die Redondrainage • Relativ lange Verweildauer • Infektionsrisiko beim Wechsel des Ablaufgefäßes
Robinson-Drainage	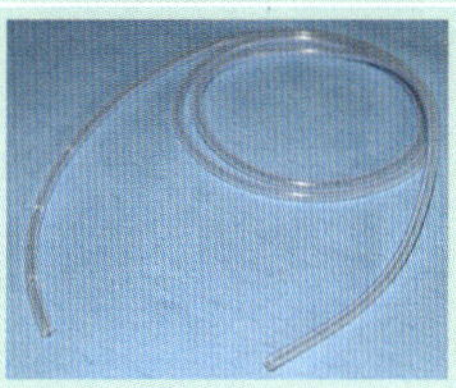	Schwerkraftdrainage	Halb offen Geschlossen	Silikon	Intraabdominelle Drainage	• Lange Verweildauer • Ablaufbehälter lässt sich beim geschlossenen System ohne Diskonnektion entleeren

Tab. 2.3 Verschiedene Drainagesysteme (*Forts.*) [Fotos: M1115]

Bezeichnung	Bild	Funktionsprinzip	Drainagesystem	Material	Einsatzgebiet	Merkmale
Easy-Flow-Drainage	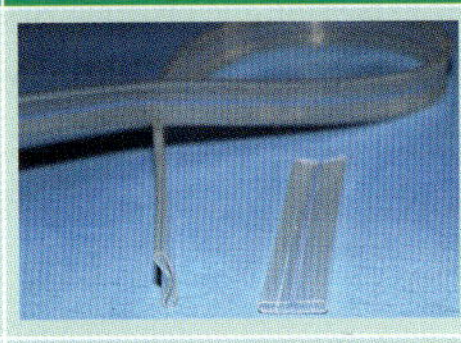	Kapillardrainage	Offen	Silikon	• Subkutangewebe • Wunddrainage • Infizierte Wunden	• Kann in Klebebeutel abgeleitet werden • Weiches Material • Fördert Granulation
T-Drainage	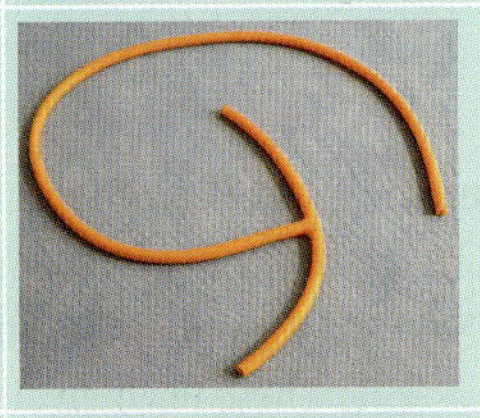	Schwerkraftdrainage	Halb offen	Latex o. Silikon	• Perkutane transhepatische Drainage • Ductus choledochus zur Gewährleistung des Gallenflusses	• Langzeitdrainage • Keine Fixation nötig → T-Kreuzung • Latex → Allergiegefahr • Septische Komplikationen • Gallengangsleckage nach Entfernung
Thoraxdrainage nach Bülau	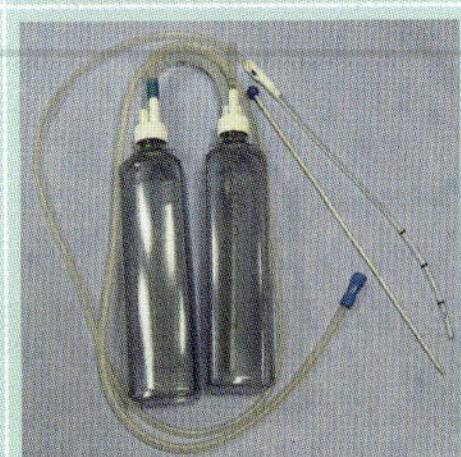 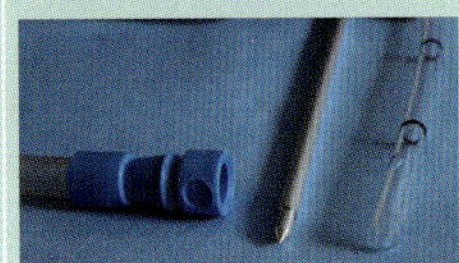	Schwerkraftdrainage, Sogdrainage	Geschlossen	Silikon	• Pleuraspalt • Intrathorakal – Pleuraerguss – Pleuraempyem – Hämatothorax – Hämato-Pneumothorax	• Wasserschloss verhindert Rückfluss • Zur Wiederherstellung u. Aufrechterhaltung des negativen intrapleuralen Drucks • Luft, Blut o. Sekret wird ausgeleitet • 1-, 2- u. 3-Flaschensysteme mit u. ohne Sog möglich

Drainagesysteme werden allgemein in drei verschiedene Kategorien eingeteilt. Diese Kategorien beziehen sich auf das Auffangsystem. Die Unterscheidung erfolgt in **offene, halb offene und geschlossene Systeme.** Gudat bezieht zusätzlich zum Ablaufsystem noch die Möglichkeit des Rückflusses von Sekret in den Situs zurück in ihre Einteilung mit ein. Bei halb offenen Drainagesystemen ist ein Rückfluss des Exudats zurück in den Situs möglich, wobei der Rückfluss bei geschlossenen Drainagesystemen nicht möglich ist (Gudat 2014).

Offene Drainagesysteme

Die Penrose- und die Easy-Flow-Drainage sind die beiden am häufigsten verwendeten offenen Drainagesysteme. Die Drainagen werden in den Situs eingebracht und oberhalb des Hautniveaus fixiert und gekürzt. Der Abfluss der Sekrete erfolgt in den angelegten Verband. Aus diesem Grund muss der Verband mehrmals täglich gewechselt werden. Die einliegende Drainage verhindert den Wundverschluss und fördert die Granulation des Wundgrundes. Die Anlage einer offenen Drainage ist bei infizierten Wunden bzw. bei sekundärheilenden Wunden indiziert und das Mittel der Wahl.

Halb offene Drainagesysteme

Das Hauptmerkmal von halb offenen Drainagesystemen ist die Konnexionsstelle zwischen Drainageschlauch und dem Auffangsystem (➤ Abb. 2.55). Diese Konnexionsstelle bietet den Vorteil eines schnellen Wechsels des Auffangsystems, zeitgleich besteht jedoch eine erhöhte Kontaminationsgefahr durch die Diskonnektion. Der Wechsel des Auffangsystems muss unter sterilen Bedingungen erfolgen. Der Abfluss der Sekretion erfolgt nach dem Prinzip der Schwerkraft.

Geschlossene Drainagesysteme

Im Unterschied zum halb offenen Drainagesystem besteht beim geschlossenen System keine Möglichkeit, das Auffangsystem vom Drainageschlauch zu diskonnektieren (➤ Abb. 2.56). Bei den meisten Systemen ist ein Ablassventil am Auffangbeutel angebracht. Dieses Ventil bietet die Möglichkeit, den Beutel ohne Kontaminationsgefahr (wie beim halb offenen Drainagesystem) zu leeren.

PRAXISTIPP

- Vor jeder Manipulation an den Drainagen hygienische Händedesinfektion durchführen, Handschuhe und evtl. Schutzbrille tragen.

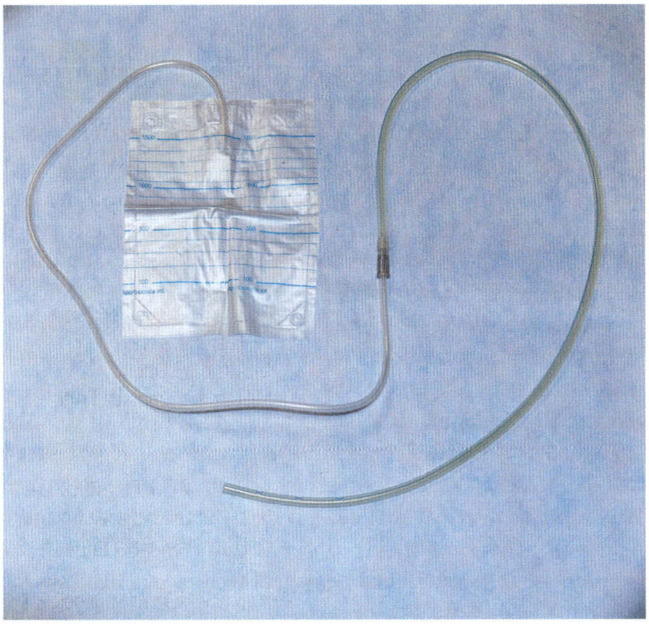

Abb. 2.55 Halb offenes Drainagesystem [M1115]

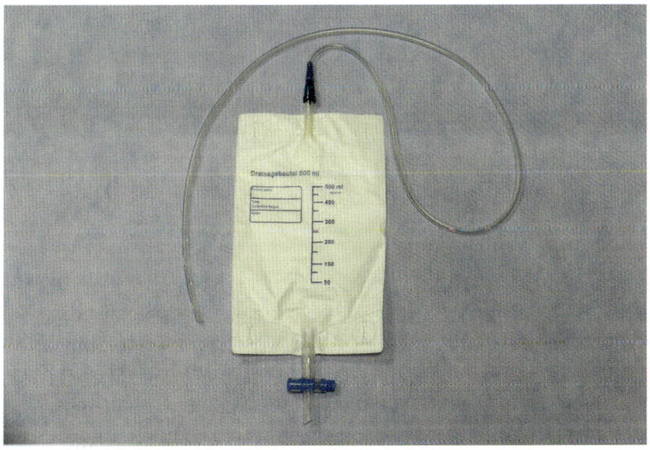

Abb. 2.56 Geschlossenes Drainagesystem mit Ablassventil [M1115]

- Beim Wechsel von Auffangbehältnissen müssen wegen der Gefahr der aufsteigenden Infektionen immer sterile Bedingungen eingehalten werden.
- Die Beschaffenheit und Veränderung des Sekrets muss beobachtet und dokumentiert werden.
- Drainagen müssen sicher fixiert sein.
- Jede Schmerzäußerung des Patienten ist ernst zu nehmen, sie kann ein Hinweis auf eine Verstopfung der Drainage sein.
- Einstichstellen werden regelmäßig desinfiziert und mit einem sterilen Verband versehen.
- Vakuumflaschen an der Redondrainage werden nur gewechselt, wenn die Flasche voll ist oder es zu einem Sogverlust gekommen ist.
- Bei offenen Drainagen, die in den Verband abgeleitet werden, muss der Verband 1 ×/d gewechselt werden, bei hoher Exsudation mehrmals nach Bedarf.
- Bei offenen Drainagen, die das Sekret in den Verband ableiten, kann es bei der angrenzenden Haut zu Irritationen kommen.

(Gudat 2014; Manski 2019; Menche 2014; Schumpelick 2012)

2.13.3 Chirurgisches Nahtmaterial

Einen wichtigen Bestandteil der chirurgischen Tätigkeit macht das sog. Nahtmaterial aus. Nahtmaterial selbst dient in erster Linie zur Adaption und/oder Ligatur von Gewebe und Gefäßen und ist damit ein essenzieller Bestandteil der sterilen Tätigkeit. Es ist der Instrumentierende, der das Nahtmaterial vorbereitet und dem Operateur idealerweise so anreicht, dass er seine Adaption direkt korrekt vollziehen kann. Dennoch ist es für einen guten Springer unabdingbar, sich in dieser Materie auszukennen, um zum richtigen Zeitpunkt das benötigte Nahtmaterial zielgerichtet und bedarfsbezogen auswählen und anreichen zu können.

Grundsätzlich spricht man bei Nahtmaterial von chirurgisch einsetzbaren Fäden oder auch einer Kombination aus einem solchen Faden mit einer passenden Nadel. Diese Formen allein liegen bereits in verschiedenen Größen und Varianten vor. Ergänzt bzw. erweitert wird dieses Sortiment durch sog. Klammernahtgeräte, welche eine Adaption von Gewebe und Gefäßen über die mechanische Applikation von metallischen Klammern erreichen.

Allgemeine Anforderungen an Nahtmaterial

Allgemein betrachtet stellt ein Anwender verschiedene Anforderungen an sein chirurgisches Nahtmaterial. Einige davon sind offensichtlicher Natur und ergeben sich aus der direkten Anwendung, andere wiederum lassen sich erst bei längerer Betrachtung erkennen. Grundsätzlich lassen sich die an Nahtmaterial gestellten Anforderungen in drei Kategorien einteilen. Diese sind physikalische, biologische und ökonomische Anforderungen. Die **physikalischen Anforderungen** sind dabei die offensichtlichsten. Ein Anwender erwartet, dass sein Nahtmaterial steril ist, nicht sofort durchreißt und mit ihm angelegte Knoten halten und sich nicht umgehend wieder öffnen. Darüber hinaus wird von Nahtmaterial eine geringe sog. **Kapillarität** verlangt.

DEFINITION

Kapillarität bedeutet, dass es in dem Material Unebenheiten bzw. Aussparungen gibt, über die Flüssigkeit und damit auch Keime eindringen und in die Wunde sowie das Innere des Körpers wandern können. Solche Materialien bilden folglich eine Art Leiter für Flüssigkeiten und Keime und begünstigen damit die Entwicklung von Infektionen.

Biologische Anforderungen spiegeln u. a. den Wunsch nach einer optimalen Verträglichkeit im Körper wider. Nahtmaterialien, egal welcher Art und Form, sind Fremdkörper im Körper des Patienten. Je nachdem, wie der Körper diese Fremdkörper als unverträglich empfindet, fällt die Immunreaktion des Körpers aus. Das Material wird ggf. abgestoßen. Dieser Prozess geht mit verschiedenen Entzündungszeichen einher, welche ihrerseits u. a. zu Wundheilungsstörungen unterschiedlichen Ausmaßes führen. Für eine erfolgreiche Therapie muss dies unbedingt vermieden werden.

Darüber hinaus ist es in manchen chirurgischen Situationen erforderlich, dass sich das verwendete Nahtmaterial nach einer gewissen Zeit auflöst und nicht für immer im Körper verbleibt, um eben die oben genannten Abstoßungsprozesse zu vermeiden. Dieses Auflösen nennt sich **Resorption.**

DEFINITION

Resorption beschreibt den Abbau des Fadenmaterials im menschlichen Körper durch den chemischen Prozess der Hydrolyse (= Auflösen durch Wasser). Durch den Kontakt mit Wasser, einem großen Bestandteil des menschlichen Körpers, wird das Material in die Bestandteile Milchsäure, Wasser, Glukose und Kohlendioxid gespalten und über Harn-, Verdauungs- und Atemwege ausgeschieden.

Zu guter Letzt gibt es noch die **ökonomischen Anforderungen.** Auch wenn diese Kategorie zugunsten der physikalischen und biologischen Anforderungen vom Anwender oftmals als eher nachrangig eingestuft wird, so ist es grundsätzlich relevant, sich im Zuge wirtschaftlichen Arbeitens Gedanken über ein optimales Preis-Leistungs-Verhältnis zu machen. Auch wenn die Gesundheit und das Wohl des Patienten allererste Priorität haben, so sind Krankenhäuser heutzutage darauf angewiesen, mit ihrem Budget wirtschaftlich umzugehen. Vor diesem Hintergrund ist es daher nicht verwerflich, zum preisgünstigeren Produkt zu greifen, wenn die erwartete Leistung den Anforderungen entspricht und durch den Einsatz der Patient in seiner Behandlung nicht einem unnötig erhöhten Risiko ausgesetzt wird.

VORSICHT

Im Rahmen der Tätigkeit als OTA niemals zulasten des Patientenwohls sparen!

Abschließend sei gesagt, dass Nahtmaterialien nicht alle genannten Anforderungen gleichermaßen erfüllen können müssen. Je nach Situation und Anwendungsgebiet haben bestimmte Anforderungen Priorität vor anderen. Auf jeden Fall sollen und müssen die gewünschten Anforderungen immer dazu führen, dem Patienten die bestmögliche Therapie angedeihen zu lassen.

MERKE

Anforderungen an Nahtmaterial

- **Physikalische Anforderungen:**
  - Sterilität
  - Hohe Reißkraft
  - Knotensitzfestigkeit
  - Geringe Kapillarität
- **Biologische Anforderungen:**
  - Optimale Verträglichkeit
  - Ideale Resorption, wo erwünscht
- **Ökonomische Anforderung:** optimales Preis-Leistungs-Verhältnis

Nadel und Faden

Zunächst sollen die Komponenten Nadel und Faden einer näheren Betrachtung unterzogen werden.

Materialart des Fadens

Chirurgische Fäden werden grundsätzlich aus drei verschiedenen Materialarten hergestellt und angeboten: Es gibt tierische, synthetische und metallische Produkte. Bei **tierischen Produkten** besteht immer das Risiko der Übertragung von Erkrankungen vom Tier auf den Mensch, z. B. BSE. Deswegen ist das einzige tierische Produkt, welches heutzutage noch legal zum Einsatz kommt, der Faden auf Basis von Seide. Bewährt haben sich hingegen **synthetische Materialien,** sog. Polymerverbindungen, welche verhältnismäßig problemlos an alle Bedarfe bzw. Anforderungen angepasst werden können. Beispiele für solche Polymerverbindungen sind Polyamid, Polyolefine, Polyester und Polyglykolsäure. Außerdem besteht die Möglichkeit, **Fadenmaterial aus Metall,** vorzugsweise Edelstahl, anzuwenden. Dieses Material verfügt über eine besondere Stabilität und Reißfestigkeit, bringt jedoch auch Einschränkungen in Sachen Handhabbarkeit und Flexibilität mit sich. Diese Form des Fadens findet z. B. in der Herz-Thorax-Chirurgie zum Verschluss des Brustbeins (Sternum) Anwendung, einem Knochen, auf dem so viel Spannung beim Verschluss liegt, dass einfaches synthetisches oder tierisches Material nicht halten und zu schnell reißen würde.

MERKE

Materialarten des Fadens

- **Tierisch:** Seide
- **Synthetisch:** künstlich hergestellte Polymerverbindungen z. B.: Polyamid, Polyolefine, Polyester und resorbierbare Polymere auf Basis von Polyglykolsäure
- **Metallisch:** Edelstahl

Fadeneigenschaften

Abhängig von seinem Material bringt ein Faden verschiedene Eigenschaften mit. Hierzu zählen die **Haltbarkeit im Körper,** die **Reißkraft,** sein grundsätzlicher **Aufbau** und die **Fadenstärke.** Einige dieser Eigenschaften wurden bereits unter dem Punkt **Anforderungen** genannt.

Für die Haltbarkeit im Körper lassen sich zwei simple Kategorien festlegen. **Resorbierbar** und **nicht resorbierbar.** Entweder löst sich der Faden irgendwann im Körper auf oder eben nicht. **Resorbierbare Fäden** sind so gefertigt, dass sie vom menschlichen Körper in einem bereits bei der Herstellung der Fäden festgelegten Zeitraum abgebaut werden. Diesen Zeitraum bezeichnet man als **Resorptionszeit.** Wenn der Faden innerhalb dieser Zeit den Punkt erreicht hat, an dem er nur noch 50 % seiner ursprünglichen Reißkraft besitzt, nennt man diesen Zeitpunkt die **Halbwertszeit** des Fadens. Die **Reißkraft** eines Fadens beschreibt die notwendige Kraft, die aufgebracht werden muss, um den Faden zu zerreißen. Hierbei unterscheidet man die lineare Reißkraft, die Knotenreißkraft und die Übergangsreißkraft. Zieht man linear am Faden und möchte ihn zerreißen, so ist die **lineare Reißkraft** entscheidend. Verhältnismäßig leichter reißt ein Faden am Knoten. Diese sog. notwendige **Knotenreißkraft** liegt bei 50–70 % der linearen Reißkraft. Dies ist den unvermeidbaren Schäden geschuldet, die ein jeder Faden nimmt, wenn er für einen Knoten gebogen und aneinandergerieben wird. Zu guter Letzt gibt es noch die **Übergangsreißkraft.** Diese gilt lediglich für ab Werk hergestellte Nadel-Faden-Kombinationen und beschreibt die notwendige Kraft, die aufgebracht werden muss, um den Faden von seiner Nadel zu trennen. Idealerweise ist diese Reißkraft gleich der linearen Reißkraft. Es sei denn, es handelt sich um sog. **Abreißfäden.** Hier ist ein erleichtertes Lösen der Nadel vom Faden gewünscht, da diese Kombination bei Nähten zum Einsatz kommt, welche die Verwendung gleich mehrerer Fäden, die einzeln verknotet werden, voraussetzt. Die Fäden wiederum werden lediglich einmal ins Gewebe eingebracht und bedürfen danach keiner Nadel mehr. Man spricht von einer sog. **Einzelknopfnaht.**

Nicht resorbierbares Nahtmaterial wiederum verbleibt aufgrund seiner Beschaffenheit dauerhaft im Gewebe und muss daher, wenn gewünscht, zu einem späteren Zeitpunkt entfernt werden. Es wird immer dort verwendet, wo über einen langen bis lebenslangen Zeitraum eine konstante Fadenfestigkeit gewünscht wird. Ein klassisches Beispiel hierfür sind sog. Gefäßnähte. Das Risiko, dass eine vernähte Arterie durch die Resorption des verwendeten Nahtmaterials aufgeht und dadurch eine lebensbedrohliche Blutung entsteht, die nicht schnell genug erkannt wird, ist einfach zu groß, sodass hier zur Sicherheit nicht resorbierbare Fäden verwendet werden, die dauerhaft für eine sichere Naht sorgen.

Neben der Haltbarkeit ist der Aufbau der Fäden eine weitere wichtige Eigenschaft. Es gibt grundsätzlich drei verschiedene **Formen des Fadenaufbaus.** Er kann monofil, polyfil oder pseudomonofil sein und entsprechen unterschiedliche Vor- und Nachteile besitzen (➤ Tab. 2.4).

Der **monofile Faden** zeichnet sich durch eine sehr glatte, einheitliche Oberfläche und damit Gleitfähigkeit aus. Wie die Bezeichnung bereits vermuten lässt, besteht er dem Prinzip nach aus einem einzelnen (mono) Filament, also Faden. Leider führt dieser Aufbau bei dickeren Fäden auch zu einigen Nachteilen. Aufgrund seiner Struktur wird der Faden bei höheren Stärken drahtiger, was die Handhabung erschwert. Darüber hinaus neigt der monofile Faden zu einem sog. Memory-Effekt und reagiert aufgrund seiner Oberflächenbeschaffenheit empfindlicher auf Beschädigungen von außen, z. B. durch eine Klemme oder einen Nadelhalter.

Tab. 2.4 Monofiler und polyfiler Fadenaufbau: Vor- und Nachteile

	Monofil	Polyfil
Vorteile	• Keine Kapillarität • Beste Gleitfähigkeit	• Bessere Knotensitzfestigkeit • Geringere Steifigkeit auch bei dickeren Fäden
Nachteile	• Bei dickeren Fäden erhöhte Drahtigkeit u. schlechtere Handhabung • Knotensitzfestigkeit erst durch Mehrfachknoten gesichert • Empfindlich gegenüber externen Beschädigungen • Neigung zum Memory-Effekt	• Kapillarität u. damit höheres Infektionsrisiko • Sägewirkung auf Gewebe durch die raue Oberfläche

DEFINITION

Der sog. **Memory-Effekt** bedeutet, dass ein Faden auch nach dem Entnehmen aus seiner Packung die Form seiner Aufwicklung in der Verpackung beibehält und nicht gerade bzw. glatt in einer Linie fällt.

Außerdem fällt es schwerer, monofile Fäden zu verknoten, da sie aufgrund der genannten Nachteile dazu tendieren, dass einfache Knoten nicht halten und diese sich wieder lösen. Daher sind bei monofilen Fäden Mehrfachknoten immer ratsam.

MERKE

Monofile Fäden sollten zur Sicherheit und Knotensitzfestigkeit immer mehrfach geknotet werden.

Polyfile Fäden hingegen bestehen aus mehreren ineinander verwickelten (gezwirnt oder geflochten) Einzelfäden, häufig um einen einzelnen Faden, die sog. Seele, herum.

Durch diese Struktur ist der Faden besser zu verknoten und er bleibt auch bei größeren Durchmessern noch geschmeidig und flexibel. Nachteilig zu bewerten ist zum einen die Kapillarität, die durch die Unebenheiten begünstigt wird, die der Machart des Fadens geschuldet sind (s. o.), sowie zum anderen die erhöhte Sägewirkung auf das durchstoßene Gewebe. Zumindest der letzte Punkt kann durchaus auch erwünscht sein, wenn man z. B. sehr hartes und widerstandsfähiges Gewebe wie die Haut durchdringen will.

Beim **pseudomonofilen Faden** verbinden die Hersteller durch eine zusätzliche Ummantelung (➤ Abb. 2.57), die für eine glatte Oberfläche des Fadens sorgt, die Vorteile des polyfilen mit denen des monofilen Fadens. Durch die Ummantelung wird die oben beschriebene Sägewirkung vermieden. Trotz dieser Vorteile kommen pseudomonofile Fäden nicht an die Qualität der monofilen und polyfilen Fäden heran, sodass sie zwar einen guten Kompromiss darstellen, jedoch keinen vollwertigen Ersatz.

Die letzte wichtige Eigenschaft von Fäden ist die sog. **Fadenstärke.** Fäden liegen, wie bereits erwähnt, in unterschiedlichen Dicken bzw. Stärken vor, welche wiederum Einfluss auf die Stabilität und damit

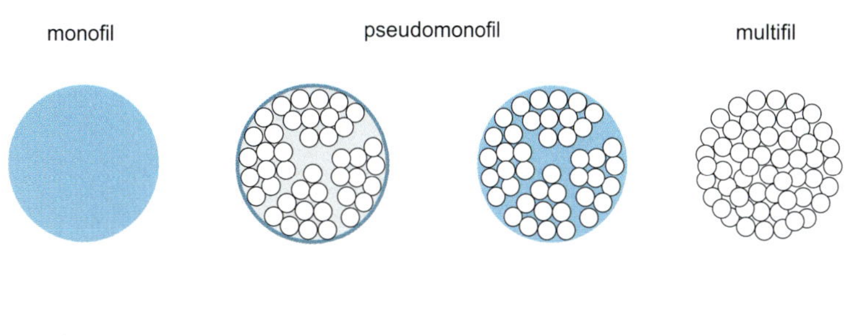

Abb. 2.57 Fadenaufbau [L157]

auf die Reißkraft, aber auch auf die möglichen Einsatzgebiete haben. Fadenstärken können entweder per amerikanischer oder europäischer Bezeichnung angegeben werden. Das amerikanische Bezeichnungsschema, das sog. USP-Schema (United States Pharmacopeia) teilt die unterschiedlichen Fadenstärken willkürlich nach Nummern ein. Willkürlich deshalb, weil kein ableitbarer Zusammenhang zwischen der Nummerierung und dem Fadendurchmesser besteht. Die europäischen Bezeichnungen (Ph. Eur. für Pharmakopoeia Europaea bzw. EP für Europäische Pharmakopöe) wiederum basieren auf dem metrischen System und teilen die Fadenstärken auf Grundlage des Dezimalsystems ein. Ein Faden der Stärke 1 hat z. B. einen Durchmesser von 0,1 mm (➤ Tab. 2.5). Auch wenn das europäische metrische System das logischere und nachvollziehbare zu sein scheint, hat sich das USP-Schema so in den Köpfen der Anwender verfestigt, dass es i. d. R. auch in europäischen OPs bei der „Bestellung" von Nahtmaterial durch den Operateur genutzt wird.

Abschließend lässt sich festhalten, dass jeder Faden durch seine spezifischen und unterschiedlichen Eigenschaften besondere Vor- und Nachteile hat, die es als Anwender gegeneinander abzuwägen gilt. Je nach Anwendungsbedarf und Ansprüchen an die Funktionalität des Fadens in der jeweiligen chirurgischen Situation wird daher vom Operateur der passende Faden ausgewählt.

MERKE

Es gibt keinen Universalfaden, der in jeder Situation passt!

Tab. 2.5 Einteilung der Fadenstärken nach europäischen und amerikanischen Standards

EP (metrisch)	USP	Durchmesserspanne [mm]
0,01	12–0	0,001–0,009
0,1	11–0	0,01–0,019
0,2	10–0	0,02–0,029
0,3	9–0	0,03–0,039
0,4	8–0	0,04–0,049
0,5	7–0	0,05–0,069
0,7	6–0	0,07–0,099
1	5–0	0,1–0,149
1,5	4–0	0,15–0,199
2	3–0	0,2–0,249
2,5	2–0	0,25–0,299
3	2–0	0,3–0,349
3,5	0	0,35–0,399
4	1	0,4–0,499
5	2	0,5–0,599
6	3	0,6–0,699
7	4	0,7–0,799
8	5	0,8–0,899
9	6	0,9–0,999

Nadelkunde

Neben dem Faden macht die Nadel einen wichtigen Bestandteil des chirurgischen Nahtmaterials aus. Mit ihrer Hilfe führt der Anwender den Faden in bzw. durch das Gewebe. Durch verschiedene Formen und Schliffe wird es möglich, auch an die engsten und undenkbarsten Stellen des menschlichen Körpers zu gelangen, um dort nach Bedarf einen Faden zu platzieren und Gewebe zu adaptieren.

Um den unterschiedlichen Bedarfen und Bedürfnissen der Anwender gerecht zu werden, müssen auch Nadeln besonderen Anforderungen entsprechen. Sie dürfen selbstverständlich nicht rosten, müssen bruchfest, aber dennoch biegeelastisch sein, gut durch das jeweilige Gewebe gleiten, ohne es zusätzlich zu beschädigen, und sie dürfen im Nahtinstrument nicht verrutschen bzw. herausfallen.

MERKE

Anforderungen an Nadeln

- Korrosionsbeständigkeit
- Bruchfestigkeit und Biegeelastizität
- Gutes Gleitverhalten
- Passende Nadelspitze für die jeweilige Situation
- Fester Halt im Nadelhalter
- Geringe Traumatisierung des Gewebes

Nadelarten

Grundsätzlich gibt es verschiedene Arten von Nadeln. So unterscheidet man Fädelöhr-, Federöhr-(➤ Abb. 2.58) und atraumatische öhrlose Nadeln. Eine Unterform der öhrlosen Nadeln sind die unter Fadeneigenschaften (s. o.) bereits genannten Nadeln der **Abreißfäden.**

- Fädelöhrnadeln: Der Faden wird wie bei einer Nähnadel durch ein Öhr gefädelt.
- Federöhrnadeln: Der Faden wird in einen Federverschluss eingelegt.
- Atraumatische öhrlose Nadeln: Die Nadel ist über eine Klebung oder Bohrung direkt mit dem Faden verbunden. **Sonderform: doppelt armierte Fäden.** Hier befindet sich an beiden Enden eines Fadens eine entsprechende Nadel. Diese Form von Nadel wird deswegen atraumatisch genannt, weil der Übergang von Nadel zu Faden maximal passgenau ist, sodass ein möglichst

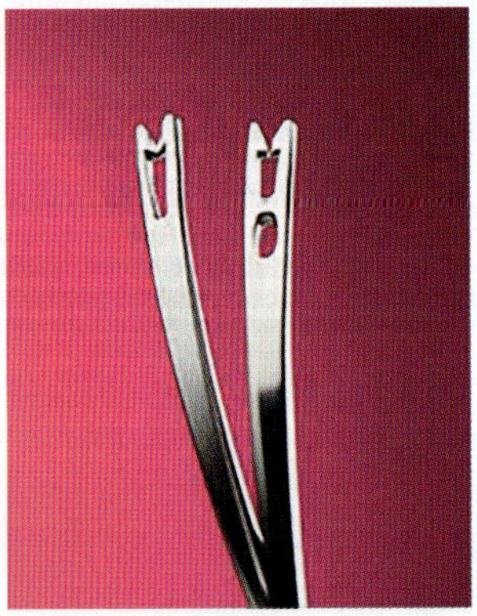

Abb. 2.58 Federöhrnadel [V992]

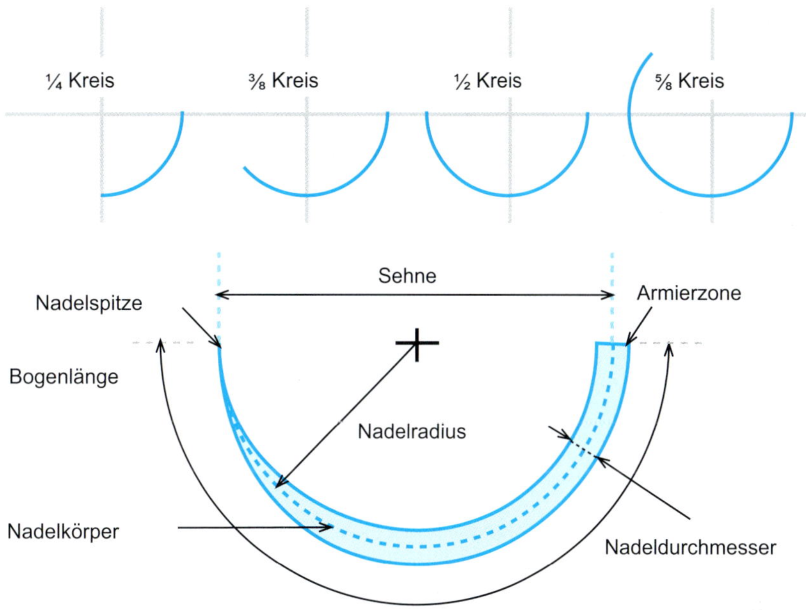

Abb. 2.59 Aufbau und Form von Nadeln [V076]

glatter Übergang besteht, an dem das Gewebe nicht hängen bleiben kann.

- Alle Arten von Nadeln können in unterschiedlichen Formen sowohl des **Nadelkörpers** als auch der **Nadelspitze** vorliegen. Die gebräuchlichsten Nadelkörperformen sind ¼-Kreis-, ⅜-Kreis-, ½-Kreis- und ⅝-Kreis Nadeln (➤ Abb. 2.59). Jedoch gibt es auch asymptotische Formen, J- oder angelhakenförmige Nadeln sowie Ski- bzw. Kufenformen oder auch gerade Nadeln. Die Wahl der Form hängt v. a. vom Einsatzgebiet ab bzw., was damit genäht werden soll. Selbstverständlich werden die Nadeln in ihrer Größe dem jeweiligen Faden angepasst, mit dem sie verbunden werden (➤ Tab. 2.5).

Über die eigentliche Form des Nadelkörpers hinaus unterscheidet sich die Auswahl der Nadeln auch im Bereich der Schliffe und Spitzen. So kann eine Nadel an ihrer Spitze abgerundet oder so geschliffen sein, dass sie auch schneidend wirkt. Abgerundete Nadeln dienen lediglich dem Durchstechen von Gewebe, während eine schneidende Nadel durch ihren seitlichen Schliff zusätzlich das Gewebe einschneiden kann, was gerade bei hartnäckigen, festen Geweben ein Vorteil sein kann. Ausgehend von diesen beiden Grundformen gibt es verschiedene Abwandlungen und Unterarten von Spitzen und Schliffen, sodass für jede Situation die passende Nadel gewählt werden kann (➤ Abb. 2.60).

Damit der Anwender lange Freude an seinem Nahtmaterial hat und es bei der Anwendung nicht zu Schäden am Material oder Verletzungen des Personals kommt, gibt es einige wichtige Punkte, die es bei der Handhabung zu beachten gilt:

1. Die Nadel sollte immer am Anfang ihres letzten Drittels eingespannt werden (➤ Abb. 2.59).
2. Der Nadelhalter sollte immer in passender Größe zur Nadel ausgewählt werden:
   - Ein zu großer Nadelhalter kann die Nadel beim Anklemmen zerstören.

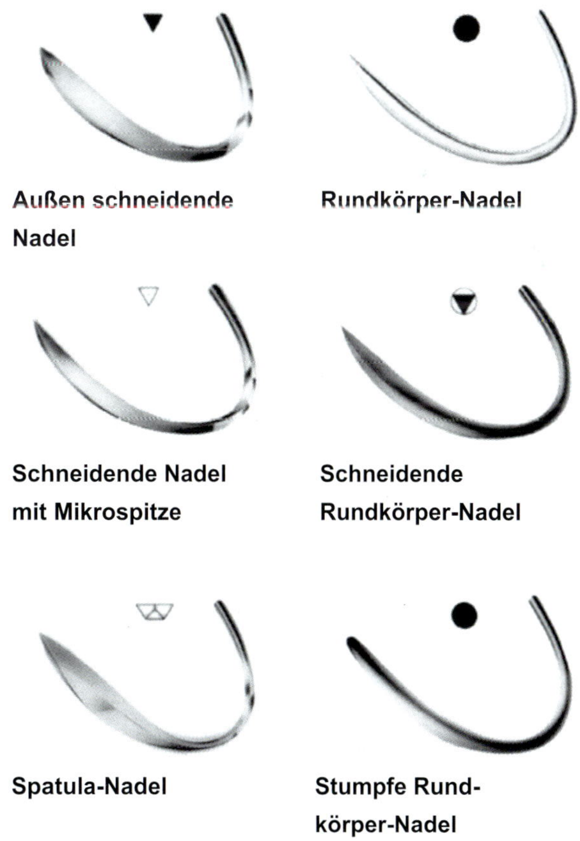

Abb. 2.60 Nadelspitzen und -schliffe [V076]

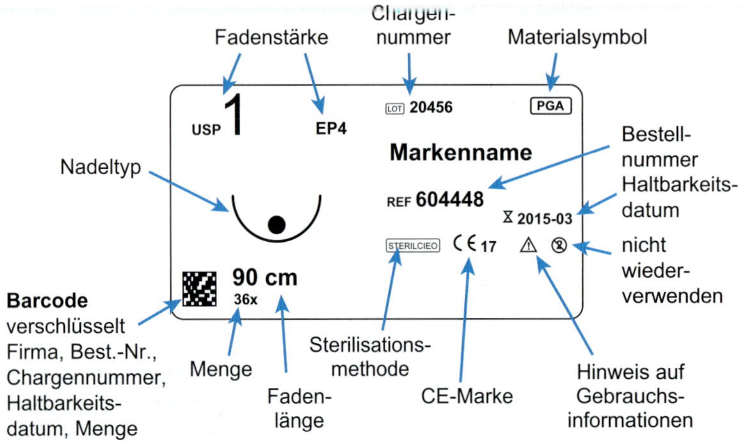

Abb. 2.61 Nahtmaterialverpackung mit verfügbaren Informationen [L190]

- Ein zu kleiner Nadelhalter kann die Nadel nicht sicher halten.
- Wenn Nadelhalter und Nadel nicht korrelieren, wird das Handling für den Operateur negativ beeinflusst.

3. Den Faden niemals im Nadelhalter an- oder einklemmen. Wenn ein Anklemmen nötig sein sollte, wird immer ein Klemmchen mit Gummischutzüberzug am Maul verwendet.
4. Das Nahtmaterial erst kurz vor Gebrauch aus der Packung nehmen, um das Verletzungsrisiko und die Verwechslungsgefahr zu minimieren.
5. Das Nahtmaterial nicht „nach oben" weg aus der Packung ziehen, sondern immer auf dem OP-Tisch von sich weg horizontal. So senkt man die Gefahr der Verletzung und des ungewollten Kontaminieren des Materials, z. B. an den OP-Leuchten.
6. Bei doppelt armierten Nähten wird die zweite Nadel mit einem armierten/beschuhtem Klemmchen gesichert (siehe 3.).
7. Aus wirtschaftlichen Gründen sollte spezielles Nahtmaterial erst innerhalb des OP-Verlaufs direkt bei Bedarf geöffnet werden.

Damit der Anwender schnell und sicher unterscheiden kann, um welchen Faden bzw. um welche Nadel-Faden-Kombination es sich handelt, gibt es vonseiten der Hersteller eine Zahlen- und Farbcodierung sowohl auf der Verpackung jedes einzelnen Fadens als auch der Umverpackung, welche dabei helfen Verwechslungen zu vermeiden. Dort finden sich alle hier besprochenen Eigenschaften und noch weitere Informationen systematisch abgebildet (➤ Abb. 2.61).

Klammernahtgeräte

Neben dem typischen Nahtmaterial bestehend aus Nadel und Faden hat sich noch eine weitere Möglichkeit der Gewebeadaption im chirurgischen Alltag etabliert, die im weitesten Sinne durch ihre Funktion bzw. ihren Einsatzzweck ebenfalls als Nahtmaterial betrachtet werden kann oder sogar muss. Die **Klammernahtgeräte** stellen ein mechanisches System dar, mit deren Hilfe chirurgische Klammern i. d. R. aus Titan in das Gewebe appliziert werden und dieses so adaptieren bzw. verschließen. Darüber hinaus verfügen einige Varianten dieser Geräte auch über die Möglichkeit, Gewebe zu schneiden. Durch diese Innovation, Gewebe in einem Arbeitsschritt

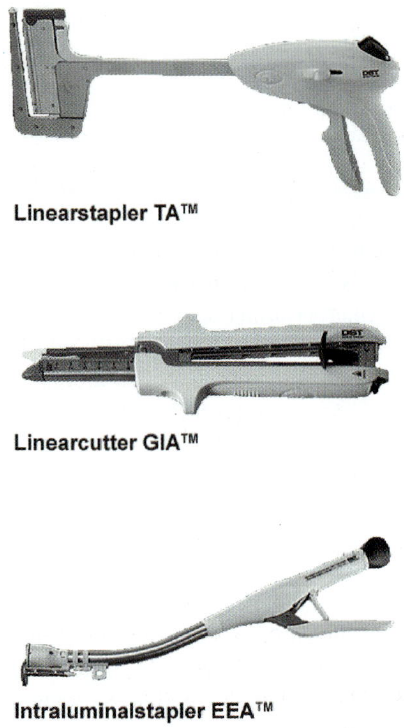

Abb. 2.62 Verschiedene Klammernahtgeräte [U244]

durchtrennen und vernähen zu können, konnten verschiedene Operationsschritte zusammengefasst und vereinfacht werden, wie z. B. das Entfernen von kranken Darmanteilen und das Verschließen der gesunden Darmenden im Patientenkörper (➤ Kap. 4). Ähnlich wie bei Nadeln und Fäden gibt es auch unter den Klammernahtgeräten verschiedene Typen, die entsprechend ihrem Einsatzgebiet ausgewählt werden können.

Klammernahtgerätetypen

Unter den Klammernahtgeräten (➤ Abb. 2.62) gibt es lineare Klammernahtgeräte, lineare Anastomosierungsgeräte und zirkuläre Anastomosierungsgeräte (➤ Tab. 2.6). Allen Gerätetypen ist gemein, dass es sich in erster Linie um Einmalmaterial handelt, welches, mit

Tab. 2.6 Klammernahtgerätetypen (➤ Abb. 2.62)

Lineare Klammernahtgeräte	Lineare Anastomosierungsgeräte	Zirkuläre Anastomosierungsgeräte
z. B.: Linearstapler	z. B.: Linearcutter(-stapler)	z. B.: Intraluminalstapler
• Sind reine Verschlussinstrumente • Klammern werden in gerader Linie gesetzt • Gerät setzt i. d. R. eine doppelte Klammernahtreihe • Nachladbar	• Klammern u. Schneiden zugleich • Nachladbar • **Sonderform:** Der Curved-Cutter-Stapler ermöglicht durch die Biegung seines Kopfes eine Anastomose auch tief im kleinen Becken	• Kopf des Geräts ist abnehmbar • Kopf u. Instrument werden per Tabaksbeutelnaht am zu adaptierenden Gewebe befestigt • Klammert u. schneidet zugleich • Nicht nachladbar

Die Farbcodierung der einzelnen Magazine weist auf die Länge der enthaltenen Klammern hin.

Ausnahme des zirkulären Systems, nach Wunsch mit passenden Magazinen nachgeladen werden kann. Dennoch wird das gesamte Gerät nach Verwendung am Patienten entsorgt und nicht wieder aufbereitet. Dies macht die Verwendung solcher Systeme kostspieliger als herkömmliche Nadel-Faden-Kombinationen, weswegen die Entscheidung für das System, das Anreichen und der Umgang umsichtig und gewissenhaft erfolgen sollten.

MERKE

Klammernahtgeräte aller Art sind kostspieliger als herkömmliche Nahtmaterialien. Daher sollte die Entscheidung für eine Verwendung immer differenziert und gewissenhaft erfolgen.

Umgang mit Klammernahtgeräten

Nicht nur, weil Klammernahtgeräte kostspielig sind, sondern auch weil sie durch ihre Bauart unhandlicher sind und ihre Anwendung komplexer ist, gibt es hinsichtlich ihre Handhabung und des Umgangs mit den Geräten einige „Stolpersteine", über die sowohl der Springer als auch der Instrumentierende Bescheid wissen sollte, um einen reibungslosen, effizienten und wirtschaftlichen Arbeitsablauf zu gewährleisten (➤ Tab. 2.7).

Tab. 2.7 Umgang mit Klammernahtgeräten

Springer	Instrumentierender
• Das Gerät immer vorab dem Operateur u./o. Instrumentierenden anzeigen bzw. ansagen. • Erst auf Ansage durch den Operateur o. Instrumentierenden anreichen bzw. öffnen. • Rechtzeitig, am besten präoperativ, den Lagerbestand bzw. Vorrat prüfen. • Die Verpackung beim Anreichen gut festhalten, da das Gerät mitunter fest darin sitzt u. sonst die Verpackung beim Entnahmeversuch weggezogen werden könnte. • Korrekte Chargen-Dokumentation des verwendeten Produkts durchführen. • Mögliche Varianten griffbereit bzw. parat halten. • Korrekte Entsorgung des Geräts: Spitzabwurftonne o. zurück in die Verpackung.	• Vorabkontrolle, ob es sich um das korrekte Gerät handelt. • Farbige Sicherheitslasche vor dem Anreichen vom Klammerfach entfernen. • Das Gerät einsatzfähig (entsichert) o. nach Wunsch des Operateurs anreichen. • Ansagen, wenn Gerät entsichert ist. • Überschüssige Klammern nach dem Auslösen mit einem feuchten Tuch entfernen u. sicherstellen. • Wurde das Gerät einmal ausgelöst u. es sind Klammern im Magazin verblieben, dieses Magazin **nicht** noch einmal verwenden, sondern immer ein neues einsetzen, wenn notwendig. • Das Gerät wird bis zum OP-Ende auf dem Beistelltisch behalten, falls es noch einmal benötigt wird. • **Ausnahme:** Der Intraluminalstapler wird im Unsterilen verwendet und ist nicht nachladbar, daher kann dieser direkt nach Verwendung entsorgt werden.

LITERATUR

Arndt J, Beißert J, Ebbeke P, Leppin G. Handlungsempfehlung zur Vermeidung unbeabsichtigt belassener Fremdkörper im OP-Gebiet. www.aps-ev.de/wp-content/uploads/2016/09/09-11-21_BFK_Empfehlung_Endf.pdf (letzter Zugriff: 9.6.2022).

Bürger-Mildenberger A. 12.7 Ausscheidungen. In N. Menche, Pflege Heute 6. A. München: Elsevier Urban & Fischer, 2014a. 459–459.

Bürger-Mildenberger A. 13.7 Ausscheidung. In: Menche N, Pflege Heute. 6. A. München: Elsevier Urban & Fischer, 2014b. 452–462.

Enneker J. Risikomanagement in der operativen Medizin. Darmstadt: Steinkopff, 2007.

Erdmann R. Handlungsempfehlung zur sicheren Patientenidenifikation. www.aps-ev.de/wp-content/uploads/2016/08/08-03-03_PID_Empfehlung_final_0.pdf (letzter Zugriff: 9.6.2022).

Grossmann A. Pschyrembel Klinisches Wörterbuch. In Pschyrembel Klinisches Wörterbuch Berlin: De Gruyter, 2013. 1063.

Gudat A. Materialkunde. In: Liehn M, Richter H, Kasakov L, OTA Lehrbuch. Berlin Heidelberg: Springer, 2014. 107–111.

Hippler A, Scheefer E, Mürbe M. Perioperative Pflege. In: Luce-Wunderle G, Klinikleitfaden OP-Pflege. München: Elsevier Urban & Fischer, 2015. 27–29.

Institut für klinische Mikrobiologie und Krankenhaushygiene des Universitätsklinikum Düsseldorf. Hinweise zur Entnahme, Lagerung und Transport von Untersuchungsmaterialien. www.uniklinik-duesseldorf.de/unternehmen/institute/institut-fuer-medizinische-mikrobiologie-und-krankenhaushygiene/diagnostik/hinweise-zu-entnahme-lagerung-und-transport-von-untersuchungsmaterialien (letzter Zugriff: 9.6.2022).

Kommission für Krankenhaushygiene und Infektionsprävention. Prävention postoperativer Infektionen im Operationsgebiet. https://edoc.rki.de/bitstream/handle/176904/222/297Gug15s01A.pdf?sequence=1&isAllowed=y (letzter Zugriff: 9.6.2022).

Kommission für Krankenhaushygiene und Infektionsprophylaxe am Robert Koch-Institut. Anforderungen an die Hygiene bei Punktionen und Injektionen. edoc.rki.de/documents/rki_ab/re68fiynDJjiQ/PDF/28PtGnldlt8jl.pdf (letzter Zugriff: 9.6.2022a).

Kommission für Krankenhaushygiene und Infektionsprophylaxe am Robert Koch-Institut. Anforderungen der Hygiene bei Operationen und anderen invasiven Eingriffen. http://edoc.rki.de/documents/rki_ab/reNAjm2Z2qm82/PDF/27ZtlaSl0sJU.pdf (letzter Zugriff: 9.6.2022b).

Kramer A, Assadian O. Präoperative Haarentfernung. Deutsche Gesellschaft für Krankenhaushygiene. www.krankenhaushygiene.de/informationen/hygiene-tipp/hygienetipp2009/171 (letzter Zugriff: 9.6.2022).

Lessing C, Rothmund M, Schrappe M. Handlungsempfehlung zur Vermeidung von Eingriffsverwechslungen in der Chirurgie. Aktionsbündnis Patientensicherheit. www.aps-ev.de/wp-content/uploads/2016/08/07-07-25-EV_Handlungsempfehlungen_0.pdf (letzter Zugriff: 9.6.2022).
Manski D. Urologielehrbuch. 2019. www.urologielehrbuch.de/index.html (letzter Zugriff: 9.6.2022).
Menche N. Versorgung von Wunddrainagen. In N. Menche, Pflege Heute. München : Elsevier Urban & Fischer, 2014. 669–672.
World health Organization [WHO]. Sicherheitscheckliste für Chirurgische Eingriffe, 2021. https://cdn.who.int/media/docs/default-source/patient-safety/safe-surgery/surgical-safety-checklist-other-languages/sssl_checklist_german.pdf?sfvrsn=ac20fec7_11 (letzter Zugriff: 9.6.2022).

2

KAPITEL

3

Egbert Stanka und Dennis Müller

Instrumentiertätigkeit allgemein/ Instrumentenkunde

Die Instrumentiertätigkeit gehört zu den speziellen Aufgaben eines OTA und stellt einen großen Teil der Gesamttätigkeit dar. Um diese Tätigkeit verantwortungsvoll, fachlich und sachlich richtig und auf einem qualitativ hohen Niveau durchführen zu können, bedarf es einer Vielzahl unterschiedlichster Kenntnisse und Fertigkeiten der unterschiedlichsten Bereiche. Es genügt z. B. nicht, ein Instrument nur funktionsgerecht anreichen zu können. Gleichzeitig müssen bei dieser und allen anderen Tätigkeiten im Operationsbereich auch die hygienischen, rechtlichen und sicherheitsrelevanten Kautelen beachtet werden, die gesetzlich vorgeschrieben und/oder von Fachgesellschaften empfohlen sind. Die nachfolgenden Kapitel geben eine Übersicht über die allgemeinen Aufgaben der Instrumentation und danach zur Instrumentiertätigkeit in den unterschiedlichsten Fachbereichen.

3.1 Instrumentiertätigkeit allgemein

Vor Beginn des sterilen Einwaschens für die Operation ist es unabdingbar, dass sich die instrumentierende Person über die Operation und die dafür benötigten Instrumente und Materialien informiert. Gutes Grundwissen bezüglich der Anatomie und des standardmäßigen Operationsablaufs ist Voraussetzung für jede Instrumentiertätigkeit. Ebenso ist es sehr wichtig, sich über eventuelle Zusatzeingriffe oder mögliche Eingriffserweiterungen zu informieren, um abschätzen zu können, ob man sich in der Lage fühlt, diesen Eingriff als **instrumentierende Person (im Folgenden Instrumentierende oder Instrumentant genannt)** durchzuführen.

MERKE

- Gute Information über den bevorstehenden Eingriff ist eine der Voraussetzungen für sicheres, vorausschauendes Instrumentieren.
- Hygienische, rechtliche, patientensicherheits- und arbeitssicherheitsrelevante Maßnahmen, Regeln, Gesetze und Vorschriften immer bewusst durchführen.
- Ökonomische und ökologische Grundlagen und Verhaltensweisen in alle Tätigkeiten mit einbeziehen.

Sind diese Kautelen gegeben, erfolgt je nach Standard der jeweiligen Operationsabteilung, das Richten der benötigten Ge- und Verbrauchsgüter durch die Instrumentierende selbst oder durch den Springer. Das Richten der benötigten Materialien erfolgt koordiniert auswendig oder nach Standardrichtplänen der Abteilungen. Es ist zweckmäßig, für diese Tätigkeit einen Beistell- bzw. Transporttisch zu benutzen, der im Idealfall auch Halterungen für Siebkörbe hat. Es werden für viele Operationen mehrere Instrumentensiebe benötigt, die häufig schwer sind. Deshalb ist es sinnvoll, zum Transport einen Tisch zu nutzen, um seinen Rücken zu schonen und seine Arbeitskraft über einen möglichst langen Zeitraum aufrechtzuerhalten. Die angesprochenen Siebkörbe sind sehr hilfreich für das Richten der Einmalutensilien, um diese geordnet und gegen Herabfallen gesichert, transportieren zu können.

MERKE

- Richten von Instrumentensieben und sonstigen Medizinprodukten, wenn vorhanden, nach Standardrichtplänen, bei Unsicherheit gezielt nachfragen
- Krankenhaus- und abteilungsspezifische Besonderheiten beachten
- Persönliche Prophylaxen bzgl. Schutz der eigenen Arbeitskraft durchführen, z. B. schwere Lasten mit Tisch transportieren

3.1.1 Richten der Instrumentensiebe und Einmalmaterialien

Beim Richten der Instrumentensiebe und der benötigten Einmalmaterialien ist immer das **„First in – First out"-Prinzip** zu beachten. Ebenso z. B. Sichtkontrollen der Container oder der Weichverpackung auf Unversehrtheit, des Verfallsdatums, die Kontrolle des Prozessindikators des jeweiligen Sterilisationsverfahrens auf Umschlag und, dass man das richtige – für den Einsatz erforderliche – Medizinprodukt vorbereitet. Weiterhin sollte darauf geachtet werden, dass alle nach Standard benötigten Medizinprodukte und Instrumentensiebe vollständig gerichtet sind. Dies bezieht auch das Vorhandensein evtl. benötigter Implantate mit ein. Utensilien, die für mögliche Eingriffserweiterungen oder zusätzlich benötigt werden, sind getrennt zu richten und für einen evtl. Gebrauch bereitzulegen, um einerseits einen flüssigen, andererseits einen ökonomischen und ökologischen Ablauf im OP-Saal zu gewährleisten.

MERKE

- „First in – first out"-Prinzip beim Richten beachten
- Grundlagen des Umgangs mit Sterilgut immer beachten
- Alle benötigten Instrumentensiebe und sonstigen Materialien stets präoperativ auf Vollständigkeit kontrollieren
- Utensilien für Eingriffserweiterungen oder nur evtl. benötigte Utensilien erst bei Bedarf anreichen (Ökonomie und Ökologie)

Nach Kontrolle des Operationssaals auf hygienische Sauberkeit, Vollständigkeit und Funktionsfähigkeit aller benötigten Geräte und Bereitlegen der sterilen OP-Handschuhe und des sterilen OP-Mantels kann, nach Rücksprache mit dem Springer, mit der Durchführung der **chirurgischen Händedesinfektion** begonnen werden. Diese nochmalige Rücksprache sollte erfolgen, um evtl. Unklarheiten noch vor Beginn der Operation abzuklären. Dazu sollte sich der Springer vorher nochmals über den Patienten, das Vorliegen der Einverständniserklärungen, evtl. Allergien und Unverträglichkeiten sowie den Stand der Einleitung des Patienten durch die Anästhesie informieren, damit sofort oder etwas später mit dem sterilen Einwaschen begonnen werden kann.

MERKE

- Vor dem sterilen Einwaschen Kontrolle aller für die OP benötigten Materialien/Implantate auf Vorhandensein und Sterilität
- Kontrolle auf Vollständigkeit und Funktionsfähigkeit aller für die OP benötigten Geräte
- Kontrolle der Patientendaten, des Operationstyps und evtl. zu beachtender Besonderheiten in engem kommunikativem Austausch mit dem Springer

Vor Beginn des sterilen Einwaschens muss auf Grundlage der im Vorfeld eingeholten Informationen evtl. noch **persönlich benötigte zusätzliche Schutzkleidung** und **-ausrüstung** durch die instrumentierende Person angelegt werden. Das Tragen und die Anwendung der persönlichen Schutzausrüstung (PSA) liegt im eigenen Verantwortungsbereich der Instrumentierenden. Diese ist aber auch dafür mitverantwortlich, dass zumindest alle im Saal anwesenden Personen auf die Notwendigkeit von Schutzmaßnahmen hingewiesen werden und diese auch durchführen. Damit sind z. B. eine Röntgenschürze und ein Schilddrüsenschutz bei erforderlicher Anwendung von Röntgenstrahlen oder eine Laserschutzbrille bei Anwendung von Lasertechnik gemeint. Nichtanlegen der persönlichen Schutzausrüstung kann zu persönlichen körperlichen Schädigungen der instrumentierenden Person oder zu etwaigen Verzögerungen führen, wenn durch das Fehlen der Schutzausrüstung intraoperativ zusätzliche Maßnahmen erforderlich werden.

MERKE

- Vor Beginn des Einwaschens evtl. benötigte persönliche Schutzausrüstung anlegen.
- Die Instrumentierende ist mitverantwortlich dafür, dass alle im OP-Saal anwesenden Personen ausreichend geschützt sind bzw. über die Erfordernis persönlicher Schutzausrüstung (PSA) informiert wurden.
- Zur PSA gehören Röntgen- und/oder Laserschutz, das Tragen doppelter Handschuhe, eine Schutzbrille, zusätzlicher Infektionsschutz oder andere Maßnahmen des Eigenschutzes.

Nach der korrekten Durchführung der **chirurgischen Händedesinfektion** und der Beachtung aller sonstigen relevanten Informationen erfolgt unter Mithilfe und Beobachtung des Springers das **sterile Ankleiden** der Instrumentierenden. Dabei beachtet und überwacht der Springer alle hierfür notwendigen **hygienischen Standards** wie das Ankleiden und Entgegennehmen des OP-Kittels und der sterilen OP-Handschuhe. Je nach Abteilungsstandard wird das steril geöffnete Abdeckset, bei dem die Innenumhüllung der Abdeckung des Beistelltisches entspricht, von der Instrumentierenden oder dem Springer entfaltet. Falls sich der OP-Kittel im geöffneten Abdeckset befindet, nimmt die Instrumentierende den Kittel, ohne die Außenseite zu berühren, entfaltet ihn komplett und zieht ihn an. Das Gleiche gilt bei der direkten Entgegennahme des OP-Kittels vom Springer. Der OP-Kittel wird auf der Rückseite durch den Springer geschlossen, ohne die Außenseite zu kontaminieren. Vorher werden der Instrumentierenden die sterilen OP-Handschuhe angereicht, die diese vorzugsweise in Non-Touch-Technik anzieht. Ist der OP-Kittel komplett geschlossen, werden die Instrumentiertische steril gemeinsam von Springer und Instrumentierende bezogen. Diese Tische werden in ausreichendem Abstand zu unsterilen Flächen zusammen abgestellt und ständig darauf geachtet, dass der Abstand zu den sterilen Tischen von allen im Raum anwesenden Personen eingehalten wird (➤ Kap. 33.3.6).

MERKE

- Alle Kriterien zur sterilen Entgegennahme von Sterilgut beachten
- Die Außenseite des OP-Kittels und der OP-Handschuhe nicht mit desinfizierten Händen berühren
- Genügend und sicheren Abstand zu unsterilen Flächen und Bereichen einhalten
- Ständige Kontrolle hinsichtlich des Einhaltens der Abstände zu steril bezogenen Tischen und Flächen im OP-Saal

Sind diese Vorarbeiten erledigt, werden die zur OP benötigten Instrumentensiebe durch den Springer, unter Beachtung aller Maßnahmen bezüglich des sterilen Öffnens von Sterilgut, geöffnet. Dies geschieht unter Kontrolle und nach Rücksprache mit der Instrumentierenden. Auch hier sollte eine strukturierte Reihenfolge des Öffnens eingehalten werden, damit das doppelte und dreifache Umstellen von Instrumentensieben vermieden wird. Falls eine Sterilgutinnenumhüllung vorhanden sein sollte, wird diese durch die Instrumentierende entfaltet. Die Instrumentensiebe werden ohne Innenumhüllung durch die Intrumentierende entnommen und am richtigen Platz auf dem Beistelltisch abgestellt.

MERKE

- Öffnen der Instrumentensiebe durch den Springer unter Einhaltung steriler Kautelen, Instrumentierende beobachtet dies.
- Entnahme der Instrumentensiebe durch die Instrumentierende, ohne sie zu kontaminieren.
- Wenn möglich, am richtigen, endgültigen Platz auf dem Beistelltisch abstellen.
- Strukturierte Reihenfolge des Anreichens zwischen Instrumentierender und Springer kommunizieren.

Für ungeübte Instrumentierende empfiehlt es sich, während des Richtens des Instrumentiertisches kein zusätzliches Sterilgut und keine Flüssigkeiten anzunehmen, um sich auf das Richten konzentrieren zu können. Beim Richten des Instrumentiertisches ist zu beachten, dass **alle Instrumente vollständig, vollzählig, funktionsfähig und sauber** sind. Dies wird durch die Instrumentierende bei der Entnahme der Instrumente kontrolliert. Danach werden die Instrumente nach der in der jeweiligen Abteilung gültigen **Tischordnung** bzw. nach **Richtstandard** auf dem Instrumentiertisch abgelegt. Diese Tischordnung muss auch intraoperativ eingehalten werden, um Instrumente ohne Suchen schnell anreichen zu können, eine persönliche Verletzungsgefahr zu minimieren und, falls erforderlich, eine Ablösung am Tisch zu erleichtern. Geübte und sichere Instrumentierende nehmen während des Richtens der Instrumente zusätzliche, nicht im OP-Set enthaltene Materialien wie Kompressen, Nahtmaterial, Skalpelle, OP-Handschuhe, Flüssigkeiten oder zusätzliche Abdeckmaterialien entgegen. Dies sollte strukturiert unter ständiger Kommunikation und in Absprache mit dem Springer geschehen, um rationell, ökonomisch und ökologisch zu arbeiten. Alle Materialien und Instrumente sollen so abgelegt werden, dass sie nach Möglichkeit gleich am richtigen Platz liegen oder zumindest so selten wie möglich angefasst und umsortiert werden müssen. Wenn möglich, alle **Zählobjekte** wie Tupfer, Bauchtücher oder Kompressen gleich beim Entgegennehmen im **Vieraugenprinzip** gemeinsam durch Instrumentierende und Springer zählen. Die **präoperative Zählung muss zwingend vor OP-Beginn** erfolgen und liegt im beiderseitigen Verantwortungsbereich von Instrumentierender und Springer. Flüssigkeiten wie NaCl oder Desinfektionsmittel werden über einem Abfall- oder Abwurfbehälter angereicht, um zu verhindern, dass der Instrumentiertisch dabei unsteril wird, Rutschgefahr durch feuchten Boden entsteht oder der Fußboden Flecken bekommt bzw. Schaden nimmt. Nahtmaterialien werden nach Standard sortiert auf dem Instrumentiertisch abgelegt und soweit möglich bzw. sinnvoll schon in die Nadelhalter eingespannt. Dabei ist darauf zu achten, dass die sterile Abdeckung des Instrumentiertisches nicht perforiert wird und die Nadelhalter so abgelegt werden, dass keine Verletzungsgefahr für die Instrumentierende entsteht. Kabel, Saugschlauch und andere Leitungen werden entwirrt und strukturiert abgelegt, um beim Anschließen keine Verzögerungen zu erzeugen. Es werden auch nur die Instrumente und Materialien angereicht, die sicher für die jeweilige Operation benötigt werden, um ökonomisch und ökologisch zu arbeiten. Eventuell benötigte Materialien bzw. Instrumente werden bereitgelegt und durch den Springer nach Anforderung durch die Instrumentierende angereicht.

MERKE

- Beim Richten Kontrolle der Instrumente auf Vollständigkeit, Vollzähligkeit, Funktionsfähigkeit und Sauberkeit.
- Tischordnung prä- und intraoperativ einhalten.
- Zusätzliche Materialien, Geräte und Instrumente nach Absprache mit dem Springer strukturiert anreichen lassen.
- Nach Kontrolle gleich am richtigen Platz ablegen.
- Zählobjekte, wenn möglich gleich beim Entgegennehmen, im Vieraugenprinzip zählen.
- Die Verantwortung für die korrekte Zählung liegt bei Instrumentierender und Springer.
- Flüssigkeiten über Abfall- oder Abwurfbehälter anreichen lassen.
- Nur sicher benötigte Instrumente und Materialien anreichen lassen, alles andere zeitgerecht nach Bedarf.
- Beim Ablegen von in Nadelhaltern eingespannten Nadeln unbedingt Perforation des Instrumentiertisches vermeiden und Unfallverhütungsvorschriften beachten.

Zwischenzeitlich wird in vielen Operationsbereichen während des sterilen Richtens der Instrumentier- und Beistelltische der in der Einleitung vorbereitete und narkotisierte Patient in den OP-Saal gefahren und die operationsspezifische Patientenpositionierung durchgeführt. Der **Saaleintritt des Patienten sollte immer in Absprache und mit Zustimmung der Instrumentierenden** geschehen und ist, je nach Operationsbereich, unterschiedlich festgelegt und definiert. Die **Patientenpositionierung wird von der Instrumentierenden auch während des Richtens beobachtet, mit überwacht und mit dem Springer und dem Operateur/Assistenten abgesprochen.**

Als nächster Schritt wird die OP-Feld-Desinfektion durchgeführt. Dazu hat die Instrumentierende Hautdesinfektionsmittel und z. B. Bauschtupfer, die in Kornzangen eingespannt sind, vorbereitet. Während der OP-Feld-Desinfektion zieht die Instrumentierende das OP-Team mit sterilem OP-Kittel und sterilen OP-Handschuhen an und positioniert, falls notwendig, die jeweiligen Personen so im OP-Saal, dass sie sich nicht kontaminieren und nicht im Wege stehen. Falls beim OP-Team persönliche Schutzausrüstung wie z. B. eine notwendige Röntgenschürze fehlen sollte, werden die jeweiligen Personen durch die Instrumentierende darauf hingewiesen. Die Mithilfe der Instrumentierenden bei der sterilen Abdeckung des Patienten ist unterschiedlich stark ausgeprägt und krankenhaus- bzw. abteilungsspezifisch. Die Instrumentierende muss aber, unabhängig vom Grad der Mithilfe, **immer darauf achten, dass**

die Abdecktücher nicht unsteril oder z. B. von unten nach oben gezogen werden. Nach der sterilen Abdeckung des Patienten werden die Instrumentier- und Beistelltische durch die Instrumentierende positioniert. Wird der Instrumentiertisch über den Patienten geschoben, ist immer dafür Sorge zu tragen, dass **zwischen dem Patienten und dem Tisch genügend Abstand** ist, damit etwaige Druckschäden vermieden werden. Dies ist auch intraoperativ bei Positionsveränderungen des Patienten immer zu kontrollieren und sicherzustellen. Die Instrumentierende reicht alle anzuschließenden Kabel und Schläuche an den Operateur/Assistenten weiter und achtet darauf, dass dies unter sterilen Bedingungen geschieht. Anschließend werden die Geräte wie Absaugung oder HF-Chirurgie durch die Instrumentierende getestet. Beim **Team-Time-out,** das vor Schnitt erfolgt, leistet auch die Instrumentierende ihren Beitrag, indem sie über **Vollzähligkeit, Vollständigkeit, Funktionsfähigkeit und den hygienisch einwandfreien Zustand des Instrumentariums und der Geräte informiert.**

3

MERKE
- Der Saaleintritt des Patienten erfolgt immer in Absprache.
- Die Patientenpositionierung wird von der Instrumentierenden mit überwacht.
- OP-Feld-Desinfektion und Abdeckung erfolgt unter Mithilfe und Kontrolle durch die Instrumentierende.
- Immer für ausreichend Abstand zwischen dem Patienten und dem Überstelltisch sorgen.
- Präoperativ alle Geräte, soweit möglich, auf Funktion testen.
- Instrumentierende leistet ihren Beitrag zum Team-Time-out, Vollzähligkeit, Vollständigkeit, Funktionsfähigkeit und hygienisch einwandfreier Zustand.

Intraoperativ sind von der Instrumentierenden viele spezielle praktische Tätigkeiten und theoretische Kenntnisse gefordert, von denen in diesem Buch die allgemeinen, immer gültigen und grundsätzlichen aufgeführt werden. Jede Operation hat spezielle Eigenheiten, die sich je nach Fachbereich unterschiedlich darstellen. **Zu den allgemeinen Pflichten der Instrumentierenden gehört, dass sie**

- Kenntnisse der Anatomie,
- des Operationsablaufs und
- der dazu im jeweiligen Operationsschritt benötigten Instrumente und Geräte besitzt,

um vorausschauend und aktiv an der Operation beteiligt zu sein. Dazu gehören z. B. die richtige, dem OP-Situs angepasste Auswahl der Länge/Größe der Instrumente und das Wissen über die Inhalte der Instrumentensiebe und die Funktion der einzelnen Instrumente, um situationsgerecht instrumentieren zu können. Dies ermöglicht es der Instrumentierenden auch, dass sie dem Operateur, wenn notwendig, mögliche Alternativen zu Instrumenten anbieten kann. Die Benennung der Instrumente ist leider häufig sehr unterschiedlich und variiert von Bereich zu Bereich. Die Instrumentierende sollte und muss daher die allgemeinen Namen und mögliche abteilungsübliche/operateursübliche Bezeichnungen kennen, um die richtigen Instrumente anzureichen.

MERKE
Auswahl der Instrumente an OP-Situs und anatomische Gegebenheiten des Patienten anpassen.

3.1.2 Kontrolle der Instrumente und Geräte

Beim Vorbereiten der Instrumente kommt der **Kontrolle der Instrumente und Geräte** eine besonders hohe Bedeutung zu, da die Funktionsfähigkeit essenziell für einen gelungenen Operationsverlauf ist:

- **Nadelhalter** sollten auf sicheren Verschluss und auf Verschleißzeichen, wie z. B. eine abgenutzte Kreuzriffelung der Wolframkarbideinlage, kontrolliert werden, um einen sicheren Halt der eingespannten Nadeln zu gewährleisten.
- **Scheren** sollten auf Schnitthaltigkeit getestet werden.
- Bei **Pinzetten** ist speziell zu beachten, dass die Branchen ineinander schließen und nicht seitlich versetzt sind, um beim Operieren einen sicheren Halt des Gewebes zu ermöglichen.
- Alle **Klemmen** müssen auf sicheren Verschluss getestet werden, um zu vermeiden, dass die Klemmen z. B. von einem Gefäß abrutschen können.

Sollten Instrumente oder Geräte fehlerhaft, unvollständig oder nicht funktionsfähig sein, erfordert dies das sofortige Handeln der Instrumentierenden, unabhängig davon, ob dies prä-, intra- oder postoperativ bemerkt wird. Stumpfe, beschädigte oder unvollständige Instrumente müssen entweder durch Ersatz aus den Instrumentensieben ersetzt werden, die sich auf dem Beistelltisch befinden, oder, falls kein passendes steriles Ersatzinstrument mehr im OP-Sieb vorhanden sein sollte, durch den Springer geholt und steril angereicht werden. Die defekten Instrumente werden entweder direkt oder am Ende der Operation, nachdem sie gekennzeichnet wurden, abgegeben bzw. der Wiederaufbereitung zugeführt. Intraoperativ sollte wenn möglich stets eine situative grobe Vorreinigung der Instrumente und Geräte erfolgen, um die Funktion der Instrumente sowie sicheres, sauberes Arbeiten und eine spätere Wiederaufbereitung sicherzustellen. Dieses Reinigen kann z. B. mit trockenen oder leicht feuchten Kompressen durchgeführt werden.

Gerätekontrollen müssen immer so erfolgen, wie es durch die Herstellerangaben gefordert wird. Daher kann hier nur die allgemeingültigen Aussage, dass nur Geräte und Instrumente benutzt werden dürfen, in deren fachgerechte Handhabung man eingewiesen ist und deren Funktion man kennt, getroffen werden. Hier gilt, genau wie bei der allgemeinen Vorbereitung, die Verpflichtung, sich im Vorfeld über die benötigten Instrumente und Geräte und die jeweils erforderlichen Maßnahmen zu informieren.

MERKE
- Nur Instrumente und Geräte anwenden, in die man eingewiesen ist und deren Funktion man kennt
- Prä- und intraoperative Kontrolle der Instrumente auf Funktion
- Intraoperative Reinigung der Instrumente durchführen
- Fehlerhafte Instrumente austauschen
- Defekte Instrumente kennzeichnen

So ist es der Instrumentierenden nach erfolgter Einarbeitung auch möglich, die für den jeweiligen Operationsschritt benötigten Instrumente vorausschauend und adäquat anzureichen. Dies begünstigt einen kontinuierlichen Arbeitsablauf, ermöglicht das Einstellen auf den Arbeitsrhythmus und die Eigenheiten des Operateurs und gewährleistet somit eine fokussierte Arbeitsweise, durch die eine positive Atmosphäre im OP-Saal begünstigt wird. Die Instrumentierende erleichtert sich diese Tätigkeiten, indem sie stets die Tischordnung einhält, die Selbstbedienung auf dem Instrumentiertisch durch den Operateur verhindert, Instrumente so anreicht, dass weder für den Operateur noch die Assistenz noch sie selbst Verletzungsgefahr besteht, die gezielte, sichere Rückgabe der Instrumente verlangt und das Ablegen von Instrumenten auf dem Patienten weitestgehend unterbindet. Das Ablegen von Instrumentarium und Geräten auf dem Patienten kann dazu führen, dass sich Patient, Operateur, Assistenz oder Instrumentierende verletzen, die sterile Abdeckung perforiert wird, Instrumente eventuell bei der Zählkontrolle gesucht werden und somit die Patienten- sowie Personalsicherheit gefährdet wird. Wenn Instrumente auf dem Patienten abgelegt werden, besteht zudem immer die Gefahr, dass diese vom Patienten abgleiten können und zu Boden fallen. Müssten dann Ersatzinstrumente angereicht werden, würde sich die Operationsdauer eventuell verlängern oder, falls keine Ersatzinstrumente vorhanden sind, unter nicht ganz optimalen Bedingungen weiteroperiert werden.

MERKE

Einhalten der Tischordnung
- vermindert Verletzungsgefahr,
- ermöglicht schnelles, sicheres und vorausschauendes Anreichen der Instrumente,
- erleichtert die Ablösung am OP-Tisch und
- trägt damit zu einer positiven Atmosphäre und Grundstimmung im Saal bei.

3.1.3 Kommunikation Instrumentierende/ Springer

Zwischen Instrumentierender und Springer sollte ein permanenter kommunikativer (verbal und nonverbal) Austausch erfolgen. Dadurch kann sowohl die Instrumentierende als auch der Springer sehr schnell auf Veränderungen, Komplikationen, mögliche Eingriffserweiterungen, die Abgabe von Präparaten oder auch notwendiges Nachreichen von Sterilgut reagieren. Dies können eventuell benötigte Implantate, zusätzliches Nahtmaterial, Drainagen, Flüssigkeiten oder das Verbandmaterial am Ende der OP sein.

MERKE

Permanente, situationsangemessene verbale und nonverbale Kommunikation ermöglicht schnelle Reaktionszeiten auf Veränderungen etc.

3.1.4 Umgang mit Präparaten und Impantaten

Anfallende Präparate, z. B. Histologie, Punktate, Abstriche oder Schnellschnitte, **müssen in der Non-Touch-Technik von der Instrumentierenden versorgt werden.** Das heißt, dass diese nicht mit den OP-Handschuhen direkt berührt und nicht ohne Unterlage/Schälchen auf dem OP-Tisch abgelegt werden dürfen. Das Anfallen und die Abgabe von Proben müssen dem Springer rechtzeitig durch die Instrumentierende angekündigt werden, damit dieser die notwendigen Vorbereitungen treffen kann. Vor dem Abgeben von Proben muss der Operateur genaue Angaben über die Art der Probe, die Entnahmestelle und die angeforderte Untersuchung machen, da z. B. bei einer **Schnellschnittuntersuchung** das Präparat **nicht mit Formalin fixiert** werden darf. Präparate dürfen erst nach Nachfrage beim Operateur und mit dessen Zustimmung abgegeben und weiterversorgt werden. Beim Abgeben der Proben vergewissert sich die Instrumentierende über die korrekte Kennzeichnung des Behältnisses und darüber, dass der Springer beim Annehmen unsterile Handschuhe zum Eigenschutz trägt und der Behälter nicht von außen kontaminiert wird.

Falls Implantate benötigt werden sollten, muss **vor OP-Beginn geprüft** werden, **ob alle evtl. benötigten Implantate vorhanden und steril sind.** Ist dies der Fall, werden diese bereitgelegt, aber noch nicht angereicht. Implantate werden erst dann angereicht, wenn der Operateur sie anfordert und sich der Springer, die Instrumentierende und der Operateur darüber ausgetauscht haben, dass es das korrekte Implantat ist. Das **sterile Anreichen erfolgt im Vieraugenprinzip.** Je nach Operationsbereich und Krankenhaus werden die Implantate im Non-Touch-Verfahren gehandhabt und/oder vor dem Anreichen ein Handschuhwechsel durchgeführt. Der Springer dokumentiert die Implantate genau in der Patientenakte und füllt evtl. einen Implantatepass aus. Diese Dokumentation muss postoperativ vor Abschluss der Dokumentation durch die Instrumentierende kontrolliert werden.

MERKE

- Präparate, Abstriche, Schnellschnitte nach Standard in Non-Touch-Technik versorgen.
- Alle Richtlinien, die im Umgang mit Implantaten gelten, einhalten, z. B. Anreichen nach dem Vieraugenprinzip.
- Dokumentation und Kontrolle der Dokumentation!

3.1.5 Sterilzonen

Die **Einhaltung der Sterilzonen** in einem OP ist **Aufgabe aller an der OP beteiligten Berufsgruppen.** Da alle Operationssäle unterschiedlich groß und ausgerüstet sind, ist es schwierig, zu den minimalen Abständen zu Sterilbereichen exakte Entfernungsangaben zu machen. Es muss unbedingt sichergestellt sein, dass eine Kontamination der sterilen Bereiche so gut wie möglich ausgeschlossen wird. Dem Springer und der Instrumentierenden kommt hier eine besondere Bedeutung zu, da der Schutz, die Beobachtung, die Verantwortlichkeit und das daraus resultierende Verhalten und Handeln wichtige Beiträge für die Patientensicherheit sind. **Auf eine mögliche Verletzung der Sterilzone muss sofort hingewiesen werden.** Falls die **Sterilzone verletzt** wurde und sterile Gegenstände kontaminiert wurden, müssen durch die Instrumentierende **sofort geeignete Maßnahmen** eingeleitet werden. Besondere Aufmerksamkeit ist hierbei auf Personengruppen zu richten, die sich zum ersten Mal im Operationsbereich befinden oder noch nicht so häufig aufgehalten haben (Hospitanten, Gäste, Medizinprodukteberater, Blockpraktikanten, Krankenpflegeschüler, Studierende etc.). Da diese Personengruppen aufgrund fehlender Kenntnisse oder Erfahrungen häufig nicht abschätzen können, was als Sterilbereich zu betrachten ist, bedürfen sie deshalb auch einer **guten Anleitung und gezielter Beobachtung durch die Instrumentierende und den Springer.**

MERKE

- Die Einhaltung der Sterilzonen ist Aufgabe aller an der Operation beteiligten Personengruppen.
- Auf mögliche Verletzung der Sterilzone frühzeitig hinweisen und z. B. gezielte Anleitung geben.
- Bei Kontamination sofort notwendige Maßnahmen einleiten.

3.1.6 Postoperative Versorgung von Instumenten

Neben der permanenten Kontrolle auf Vollständigkeit, Vollzähligkeit und Funktionsfähigkeit ist die **postoperative Versorgung benutzter und unbenutzter Instrumente** eine weitere intra- und postoperative Aufgabe der Instrumentierenden.

MERKE

Zu den allgemeinen Gebrauchs- und Versorgungsrichtlinien, die zu beachten sind, gehören:

- Kenntnisse über die allgemeine und spezielle Entsorgung der Instrumente sind bei der Instrumentierenden vorhanden.
- Die Instrumente erst entsorgen und abgeben, wenn sichergestellt ist, dass sie nicht mehr benötigt werden.
- Auch beim Abwerfen und Entsorgen der Instrumente müssen die Regeln im Umgang mit kontaminierten Gegenständen beachtet und befolgt werden.
- Scharfe Gegenstände wie Nadeln, Einmalskalpelle oder Skalpellklingen dürfen intraoperativ nur nach den Regeln der Unfallverhütungsvorschrift auf dem Instrumentiertisch benutzt, angereicht, entgegengenommen, abgelegt und postoperativ nur in entsprechende durchstichsichere Behälter abgeworfen werden.
- Instrumente dürfen nur abgeworfen werden, wenn sie von groben Verunreinigungen gereinigt und Hohlkörper nach Möglichkeit durchgespült wurden.
- Es müssen genügend mit der Siebnummer gekennzeichnete Abwurfsiebe vorhanden sein, in die die Instrumente nach Instrumentensieb sortiert und, sofern möglich, im Gelenk geöffnet abgelegt werden.
- Defekte oder auszusondernde Instrumente müssen gekennzeichnet sein.
- Es erfolgt eine geschlossene Entsorgung durch abteilungsspezifisch festgelegte Personen.

3.1.7 Dokumentation

Unter anderem wird dies auch am Ende der OP durch die **Dokumentation** und den **Abschluss der Dokumentation** bestätigt, dass alle Operationsschritte unter Beachtung der hygienischen Grundlagen und Arbeitsweisen erfolgt sind und diese nicht verletzt wurden. Dazu gehören auch der Umgang mit Sterilgut, die Einhaltung und die Verteidigung der Sterilzonen, das Einhalten eines Sicherheitsabstandes zwischen sterilen und unsterilen Gegenständen, das Erkennen von Sterilitätsverlust und die Kenntnis darüber, welche adäquaten Maßnahmen einzuleiten und durchzuführen sind. Beim Erkennen von Sterilitätsverlust besteht die Verpflichtung tätig zu werden, da dies zu den Maßnahmen der Patientensicherheit gehört. In der OP-Dokumentation müssen zudem alle prä-, intra- und postoperativ durchgeführten Zählkontrollen sowohl durch den Springer als auch die Instrumentierende dokumentiert und dadurch die Korrektheit bestätigt werden. Für die Durchführung sind hier die in der jeweiligen Klinik oder Abteilung gültigen Standards und Dienstanweisungen zu befolgen und es ist entsprechend dieser Standards und Dienstanweisungen zu verfahren. **Der Abschluss und die Überprüfung der Dokumentation liegen im Verantwortungsbereich der Instrumentierenden und des Springers und sind eine beiderseitige Aufgabe.**

MERKE

- Dokumentation vor Abschluss durch Instrumentierende und Springer überprüfen, insbesondere Zählkontrolle, Präparate, Implantate, Personalwechsel, Besonderheiten etc.
- Der Abschluss und die Überprüfung der Dokumentation liegen im Verantwortungsbereich der Instrumentierenden und des Springers und sind eine beiderseitige Aufgabe.

3.1.8 Gesetzliche Standards, Richtlinien und Empfehlungen

Bei all diesen Aufgaben sind immer alle gültigen gesetzlichen sowie durch Verbände erlassene Regeln und Richtlinien, die durch hauseigene Standards, Arbeitsanweisungen und Dienstanweisungen ergänzt und umgesetzt werden, zu befolgen. Dies sind wichtige Maßnahmen zum Schutze des Patienten und zum Eigenschutz aller im Operationsbereich tätigen Personen. Alle diese Vorgehensweisen können z. B. in einem Qualitätsmanagement und Qualitätsmanagementhandbuch und/oder in einem OP-Statut festgelegt und integriert sein. Exemplarisch für einige dieser Regeln und Maßnahmen stehen die **Technischen Regeln für Biologische Arbeitsstoffe (TRBA)** und speziell die **TRBA 250** (www.baua.de/DE/Angebote/Rechtstexte-und-Technische-Regeln/Regelwerk/TRBA/pdf/TRBA-250.pdf?__blob=publicationFile). In der TRBA werden auf Grundlage wissenschaftlicher Erkenntnisse, des aktuellen Stands der Technik und aus der Arbeitsmedizin gewonnener Informationen Empfehlungen zu Tätigkeiten mit biologischen Arbeitsstoffen wiedergegeben. Die TRBA 250 ist speziell auf die Anforderungen für den Umgang mit biologischen Gefahrstoffen im Gesundheitswesen und der Wohlfahrtspflege ausgelegt, um hier die Anforderungen der Biostoffverordnung zu erfüllen. Eine weitere Verordnung, die im Operationsbereich eine sehr große Rolle spielt, ist die **Strahlenschutzverordnung** (www.bfs.de/SharedDocs/ExterneLinks/BfS/DE/gesetze-regelungen/strlschv.html?nn=6019204#Start), in der alle Maßnahmen und Kenntnisse festgelegt sind, die Personen besitzen müssen, wenn sie mit der Anwendung von Röntgenstrahlung konfrontiert sind. Da viele Stoffe und Substanzen, mit denen im Operationsbereich umgegangen wird (Sekrete, Blut, Desinfektionsmittel, Formalin, feuergefährliche Substanzen etc.), bei falschem oder inkorrektem Umgang gesundheitsgefährdend für Patienten und Mitarbeiter wirken können, muss auch die **Gefahrstoffverordnung** befolgt werden. Darin wird z. B. der sach- und fachgerechte Umgang mit kanzerogenen, toxischen, ätzenden oder brennbaren Substanzen beschrieben. Das **Aktionsbündnis Patientensicherheit e. V.** (www.aps-ev.de/handlungsempfehlungen) hat inzwischen viele Handlungsempfehlungen, die der Patienten- und damit auch der Personalsicherheit dienen, veröffentlicht, von denen hier nur zwei genannt werden. Dies ist zum einen die **„Handlungsempfehlung zur Eingriffsverwechslung in der Chirurgie"**, mit der ein großer Beitrag zur Vermeidung von Verwechslungen bei invasiven Eingriffen erfolgt ist und aus der sich z. B. das **Team-Time-out** entwickelt hat. Zum anderen die Handlungsempfehlung **„Jeder Tupfer zählt – Vermeidung unbeabsichtigt belassener Fremdkörper im OP-Gebiet"**, aus der sich die durchzuführenden **Zählkontrollen** immer mehr etabliert haben und auch durchgeführt werden. Bezüglich der Hygiene im Operationsbereich muss die Empfehlung der **Kommission für Krankenhaushygiene und Infektionsprävention (KRINKO;** www.rki.de/DE/Content/Infekt/Krankenhaushygiene/Kommission/Downloads/Empf_postopWI.pdf?__blob=publicationFile) beim Robert Koch-Institut (RKI) zur **Prävention postoperativer Wundinfektion** genannt werden. Diese Empfehlung dient hauptsächlich dazu, sowohl bei Angestellten im Operationsbereich als auch bei Patienten mögliche Infektionsrisiken auf ein Minimum zu reduzieren. Ergänzt und umgesetzt wird diese Empfehlung z. B. durch klinikinterne Desinfektions- und Hygienepläne, die auf die jeweiligen Besonderheiten der Abteilung/der Klinik/des Krankenhauses abgestimmt sind.

MERKE

Einige wichtige Regeln und Richtlinien

- Empfehlung der Kommission für Krankenhaushygiene und Infektionsprävention (KRINKO) beim Robert Koch-Institut (RKI) zur Prävention postoperativer Wundinfektion
- Technische Regeln im Umgang mit biologischen Arbeitsstoffen (TRBA)
- TRBA 250
- Strahlenschutzverordnung
- Gefahrstoffverordnung
- Handlungsempfehlung zur Eingriffsverwechslung in der Chirurgie
- Jeder Tupfer zählt – Vermeidung unbeabsichtigt belassener Fremdkörper im OP-Gebiet

3.2 Instrumentenkunde

Neben den Kenntnissen des allgemeinen Instrumentierens sind Grundkenntnisse der Instrumentenkunde Voraussetzung für viele Tätigkeiten, die in Zusammenhang mit dem eigentlichen Instrumentieren stehen. Es ist z. B. wichtig für die Instrumentierende zu wissen, aus welchem Werkstoff Instrumente hergestellt sind, da diese, abhängig vom verwendeten Werkstoff, unterschiedlich benutzt und gehandhabt werden. Genauso wichtig ist es, den Aufbau und die Funktion von Instrumenten zu kennen, um diese sicher und fachgerecht zusammenzubauen, auf Funktionsfähigkeit, Vollständigkeit und einwandfreien Zustand zu überprüfen, um sicher instrumentieren zu können. Weiterhin wichtig sind Kenntnisse über die Benennung und Einteilung der Instrumente, um die Instrumente, die vom Operateur angefordert werden, fach- und sachgerecht anreichen zu können.

3.2.1 Historie und Definition Instrument im medizinischen Gebrauch

Der Begriff **Instrument** steht im allgemeinen Sprachgebrauch für viele unterschiedliche Bedeutungen. So kann ein Instrument zu künstlerischen Zwecken (Musik), technischen oder wissenschaftlichen Zwecken (z. B. Messinstrument) dienen. Der Begriff steht für Mittel, Gerät oder Werkzeug. Auf den medizinischen Bereich übertragen bedeutet dies, dass ein Instrument nicht nur eine Schere, Pinzette, Nadelhalter etc., sondern auch ein Katheter, Verbandstoffe, Drainagen usw. sein kann. Alle chirurgischen Instrumente unterliegen dem Medizinproduktegesetz und müssen vor der Wiederaufbereitung einer Risikobewertung und Risikoeinstufung unterzogen werden (RKI § 1.2.1). Instrumente können heute aus den unterschiedlichsten Materialien hergestellt werden und bestehen. Die geschichtliche Entwicklung der medizinischen Instrumente reicht bis in die prähistorische Zeit zurück. So lassen z. B. die Funde von Schädeln mit Trepanationswunden aus der Pharaonenzeit darauf schließen, dass schon zu dieser Zeit Schädeleröffnungen durchgeführt wurden. Dazu passende Instrumentenfunde wie Nadeln aus Knochen, Sägen aus Feuerstein oder skalpellartige Steine unterstützen diese Annahme. Funde aus späterer Zeit (➤ Abb. 3.1) belegen, dass römische Chirurgen über ein reichhaltiges Arsenal an Instrumenten verfügten, mit denen z. B. Militärärzte Kampfverletzungen

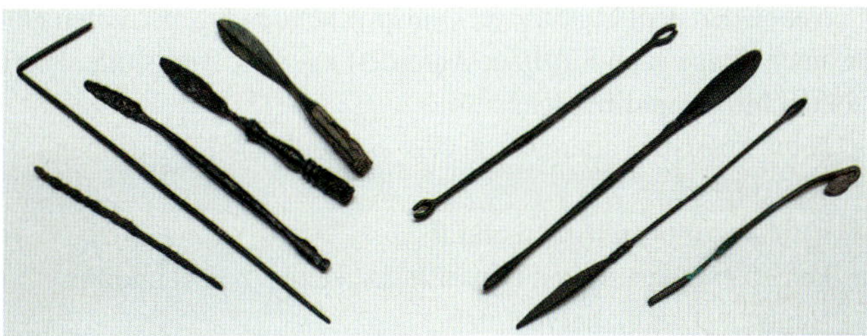

Abb. 3.1 Instrumente aus der Römerzeit [J751-103]

gut versorgen konnten. Diese Instrumente waren vorwiegend aus den Materialien Eisen, Kupfer, Blei, Zinn und Bronze hergestellt.

Im Mittelalter wurden Eingriffe von Wundärzten, Feldscherern, Badern, Barbieren oder Schmieden durchgeführt. Deren wichtigste Instrumente waren das Beißholz (es gab noch keine Narkose), Scheren, Messer, Brandeisen, Knochensägen, Schädelbohrer, Schienen, Wundhaken, Knochenheber und Lederriemen. Schneidende Instrumente wurden wohl erst im Mittelalter mit Griffen aus Hölzern oder, bei besonders Wohlhabenden, aus Elfenbein oder Perlmutt versehen. Für besonders feine Instrumente fanden Gold und/oder Silber Anwendung. Bis zum Beginn des 20. Jahrhunderts wurden medizinische Instrumente vorwiegend von Büchsenmachern oder Messerschmieden hergestellt. Erst zu dieser Zeit entstand dann eine Spezialisierung auf den Beruf des Instrumentenmachers. Zu den Instrumenten für offene Operationstechniken kamen, nach den Anfängen in den 1940er-Jahren, die laparoskopischen Instrumente hinzu. 1983 wurde z. B. die erste laparoskopische Appendektomie und 1985 die erste laparoskopische Gallenblasenentfernung durchgeführt. Weitere Entwicklungen führten dazu, dass inzwischen auch Röntgengeräte, Operationsroboter, Navigationsgeräte, intraoperatives CT oder auch MRT zum Einsatz kommen.

3.2.2 Materialien für medizinische/chirurgische Instrumente

Viele Instrumente werden in der heutigen Zeit aus hoch entwickelten, nicht rostenden Stahlsorten, Edelmetallen und anderen Metalllegierungen hergestellt. Aber auch Kunststoffe, Sinterwerkstoffe, Keramik, Glas und nachwachsende Rohstoffe werden verwendet. Genauso vielfältig wie die verwendeten Materialien können auch die Oberflächen von Instrumenten sehr unterschiedlich und dem Einsatzzweck entsprechend bearbeitet sein. Es gibt hochglänzende oder matt polierte Oberflächen ebenso wie geschwärzte Instrumente. Das Schwärzen von Instrumenten erfolgt u. a. deswegen, damit die Instrumente das Licht der Operationsleuchten nicht reflektieren und so die Blendung der Operateure vermieden wird. **Vergoldete Instrumententeile sind eine internationale Kennzeichnung für Hartmetalleinlagen** (z. B. Wolframkarbid) bei Nadelhaltern, Pinzetten oder Scheren. Durch diese Hartmetalleinlagen verlängert sich die Zeit, in der das Instrument einsatzbereit ist. Häufig können diese Einlagen (geklebt oder hartgelötet) ausgewechselt werden, sodass bei Abnutzung nicht immer das ganze Instrument ausgetauscht werden muss.

Neben den dem Einsatzzweck entsprechenden Eigenschaften gibt es noch einige grundsätzliche Anforderungen an Werkstoffe. Diese sollten **biokompatibel** sein, also
- keine toxischen, allergischen oder entzündlichen Reaktionen verursachen,
- nicht karzinogen wirken und
- keine Veränderung von Gewebsflüssigkeiten, z. B. Hämolyse (Blutzersetzung), hervorrufen.

Weiterhin sollten sie die für den Einsatzzweck benötigten **physikalischen und mechanischen Eigenschaften** besitzen wie
- gut verarbeitet sein,
- keinen Verschleiß, keine Ermüdung zeigen,
- schnell verfügbar sein,
- korrosionsbeständige Eigenschaften besitzen,
- laugen- und säurebeständig sein,
- pflegeleicht sein,
- einfach aufbereitbar und sterilisierbar sein und
- einen angemessenen Preis haben.

Diese Anforderungen sind nur durch wenige Werkstoffe zu erfüllen. Bei chirurgischen Instrumenten lassen sich in den meisten Fällen die Forderungen nach hoher Elastizität und Zähigkeit, Steifigkeit, gutem Schneideverhalten und hoher Verschleißbeständigkeit neben bestmöglicher Korrosionsbeständigkeit nur durch die Verwendung gehärteter nicht rostender Stähle erfüllen.

3.2.3 Einteilung und Benennung von chirurgischen Instrumenten

Die Einteilung von Instrumenten kann auf sehr unterschiedliche Art und Weise erfolgen und ist leider z. T. selbst innerhalb der gleichen Abteilung nicht immer identisch. Mögliche und gebräuchliche Klassifizierungsmöglichkeiten sind:
- Verwendete Werkstoffe
- Internationale Eingruppierung
- Nach Risikogruppen
- Nach Personen, Funktionen, Eigenschaften, Verwendungszweck, Anwendungsbereich

Einteilung nach Werkstoff

Metalle

Metallische Instrumente können u. a. in **edle Metalle** (Gold, Silber) und **unedle Metalle** (Eisen, Aluminium) oder **Schwermetalle** (Blei) und **Leichtmetalle** (Titan) eingeteilt werden. Von allen in der Natur vorkommenden Metallen sind ca. ⅓ von technischer Relevanz.

Die Mehrzahl der gängigen Instrumente besteht heute aus **nicht rostenden Stählen,** auf die die Firma Krupp um 1912 verschiedene Patente anmeldete. Instrumente aus Stählen sind meist mit den Vermerken **INOX** (inoxydable)**, Stainless Steel oder rostfrei** versehen und so zu erkennen. Die Zusammensetzung (Legierungsbestandteile) dieser Stähle ist in der Deutschen Industrie Norm (DIN) für Feinmechanik und Optik genau festgelegt. Je nach gewünschten und benötigten Materialeigenschaften besitzen Stähle einen unterschiedlichen Gehalt an Legierungsbestandteilen. So bestimmt z. B. der Kohlenstoffanteil die Härte oder die Chrom-, Nickel- oder Molybdänanteile die Korrosionsbeständigkeit. **Stahl mit mehr als 12 % Chromanteil wird als rostfreier Stahl bezeichnet.** Chrom bildet mit dem Luftsauerstoff die sog. **Passivschicht** eines Instruments, die diese vor Korrosion schützt. **Chrom** wird hinzugefügt, um die **Korrosionsbeständigkeit** des Stahls zu verbessern. **Nickel** kann hinzugefügt werden, um die **Sprödigkeit** zu reduzieren. Obwohl Stahl hypoallergen ist, was bedeutet, dass es unwahrscheinlich ist, dass eine allergische Reaktion auftritt, sollte die nickelhaltige Version vermieden werden, wenn eine Nickelallergie nicht sicher ausgeschlossen werden kann.

Neben den Stählen kommen weitere Metalle zum Einsatz, von denen die wichtigsten nachstehend exemplarisch genannt werden:

- **Messing** ist i. d. R. verchromt, vernickelt oder vergoldet und kann als Drähte, Stangen, Spekula, Rohre usw. zur Anwendung kommen.
- **Silber oder Platin** findet Anwendung bei feinen Ösen, Sonden, Implantaten und Saugansätzen.
- **Blei, Kupfer und Zinn** werden für biegsame, formveränderbare Instrumente wie z. B. Sonden, Bleihand, Röntgenschürze oder als Nahtmaterialzubehör verwendet.
- **Aluminium** kommt i. d. R. eloxiert in den Handel (durch elektrochemische Oberflächenbehandlung wird eine resistente Oxidschicht auf dem Aluminium erzeugt). Diese Oxidschicht bietet einen verlässlichen Schutz gegen Korrosion, hat eine extrem harte und kratzfeste Oberfläche und ist zusätzlich nicht elektrisch leitend. Charakteristische Eigenschaften sind **gute Korrosionsbeständigkeit und das geringe Gewicht.** Stark alkalische Reiniger und Desinfektionsmittel mit einem PH-Wert > 11 zerstören die Oxidschicht. Jod oder andere Metallsalze können zu einer Zerstörung des Instruments führen.
- **Titan** (als Reintitan oder Titanlegierungen) findet v. a. Anwendung bei Mikroinstrumenten und Implantaten und zeichnet sich durch **geringes Gewicht, Biokompatibilität, gute Festigkeit** (nur wenig geringer als Stahl) **und Korrosionsbeständigkeit** aus und **ist nicht magnetisch.** Titan wird häufig für Implantate eingesetzt, da es bei Titan keine immunologische Abwehrreaktion des Immunsystems gibt. Beispiele hierfür sind Titan-Clips oder Stapesprothesen. Viele Mikroinstrumente sind aus Titan gefertigt.
- **Neusilber** ist eine Kupfer-Nickel-Zink-Legierung und wird z. B. für Sonden und feinmechanische Geräte verwendet.
- **Wolframkarbid** ist ein Hartmetall und kommt v. a. als Instrumententeil zur Anwendung. Durch die Hartmetalleinlage (Chrom-Wolfram-Legierung) werden die Lebensdauer und die Funktionsfähigkeit erhöht. Diese Instrumente sind am goldenen Griff zu erkennen.

Kunststoffe

Der Bereich der für Instrumente verwendeten Kunststoffe entwickelt sich beständig und schnell weiter und gewinnt immer mehr an Bedeutung. Drei wichtige Unterkategorien der Kunststoffe sind:

- Duroplastische Kunststoffe
- Thermoplastische Kunststoffe
- Elastomere

Duroplastische Kunststoffe sind meist harte Kunststoffe, die bei Hitze nicht erweichen. Sie können nur einmal zu einer bestimmten Form verarbeitet, dann aber nicht mehr umgeformt werden. Sie weisen bei normalen Sterilisationstemperaturen keine Deformierung auf. Das Material kann jedoch durch Desinfektionsmittel oder Überbeanspruchung beschädigt werden. Zu den duroplastischen Kunststoffen gehört u. a. Phenolharz (Griffe, z. B. von Hämmern, Meißeln, Schraubendrehern).

Thermoplastische Kunststoffe verändern ihre Form und Eigenschaften bei höheren Temperaturen. Nach dem Erkalten behalten sie diese Form bei. Sie können beliebig oft neu verarbeitet werden. Polyamide verformen sich z. B. bei 170 °C. Thermoplastische Kunststoffe sind u. a. Polymethylmethacrylate (Grundstoff für Zahnprothesen, Knochenersatz, Linsen), Perlon oder Nylon. Perlon und Nylon sind zwei Polyamide, die sich nur durch den niedrigeren Schmelzpunkt und die leichtere Anfärbbarkeit von Perlon unterscheiden.

Elastomere sind Produkte mit elastischen Eigenschaften. Ihre Form lässt sich durch Krafteinwirkung leicht verändern. Wenn die Einwirkung der Kraft wegfällt, nimmt das Produkt seine ursprüngliche Form wieder an. Sie finden vielfach Verwendung zur Herstellung von Klebstoffen und Dichtungsmitteln.

Glas, Keramik, Porzellan

Glas, Keramik und **Porzellan** werden selten für Instrumente verwendet. Anwendung findet z. B. **Glas** bei Spritzenzylindern, Laborgefäßen, Optiken, **Porzellan** als Töpfchen, Schneidunterlage, **Keramik** als Hüftköpfe, Beschichtung von Scheren.

Nachwachsende Rohstoffe

Nachwachsende Rohstoffe sind u. a. Baumwolle, Leinen, Zellwolle. Oft bestehen die Materialien aus Mischgewebe (Kunststoff und natürliche Rohstoffe). Das Wissen über Materialeigenschaften ist wichtig in Bezug auf mögliche Wiederaufbereitung und Sterilisation bzw. den Ausschluss dieser Möglichkeiten.

Klassifizierung

Internationale Klassifikation

Die **Normung und internationale Einstufung und Klassifizierung von Instrumenten ist die Grundlage für die Standardisierung und die damit verbundene Qualitätssicherung.** Grundnorm für Instrumentenstahl in der Industrie ist die DIN 17442. Chirurgische Instrumente werden in einem „Normausschuss Feinmechanik und Optik (NAFuO)" NA 027 bearbeitet. Auf europäischer (EN) und internationaler Ebene (ISO) gibt es weitere Organisationen, die sich mit der Standardisierung und somit Vergleichbarkeit von Rohstoffen, Herstellungsverfahren, Fertigprodukten und Anwendungen beschäftigen.

Normen geben klare Hinweise auf verwendete Werkstoffe, Ausführung und Prüfanforderungen, die die Produkte erfüllen müssen. Normen müssen alle 5 Jahre überprüft werden. Bei der Überprüfung wird entschieden, ob die Norm zurückgezogen oder überarbeitet und aktualisiert weiter gültig bleibt.

Nach Risikogruppen

Die Klassifizierung von medizinischen Instrumenten in Risikogruppen findet nach Empfehlungen des Robert Koch-Instituts (RKI) statt (➤ Kap. 34). Mit Krankheitserregern kontaminierte Medizinprodukte (z. B. Instrumente) können die Quelle von Infektionen beim Menschen sein. Ziel dieser Eingruppierung ist esc deshalb, das mögliche Infektionsrisiko für Patienten und Anwender so weit wie möglich zu minimieren. Dieses Ziel wird auch im Medizinproduktegesetz in den Vordergrund gestellt. Die Klassifizierung erfolgt ähnlich wie im MPG. Je höher die Risikoklasse, desto höher sind die Anforderungen in Bezug auf die Durchführung und Überwachung der geforderten Maßnahmen.

Unkritische Medizinprodukte sind Medizinprodukte, die lediglich mit intakter Haut in Berührung kommen (z. B. EKG-Elektrode).

Semikritische Medizinprodukte sind Medizinprodukte, die mit Schleimhaut oder krankhaft veränderter Haut in Berührung kommen (z. B. Nasenspekulum).

Kritische Medizinprodukte sind Medizinprodukte zur Anwendung von Blut, Blutprodukten o. a. sterilen Arzneimitteln/sterilen Medizinprodukten und Medizinprodukte, die bestimmungsgemäß die Haut oder Schleimhaut durchdringen und dabei in Kontakt mit Blut bzw. an inneren Geweben oder Organen zur Anwendung kommen. Kritische Medizinprodukte werden in **Kategorie kritisch A** und **Kategorie kritisch B** eingruppiert. Beispiele für kritisch A sind chirurgische Instrumente ohne Hohlräume wie Wundhaken, Nadelhalter, Pinzetten oder Klemmen. Beispiele für kritisch B sind minimalinvasive Instrumente (MIC) oder Instrumente der Operationsroboterchirurgie.

Nach Verwendungszweck, Personen, Funktionen, Eigenschaften, Form, Anwendungsbereich, Hersteller

Instrumente werden in die unterschiedlichsten Kategorien eingeteilt. Diese Kategorien können u. a. Verwendungszweck, Personen, Funktionen, Eigenschaften, Form, Anwendungsbereich oder Hersteller sein. Nachfolgend werden einige der häufigsten Gruppen aufgeführt.

Bei der **Benennung nach dem Verwendungszweck** von Instrumenten werden diese den unterschiedlichen Funktionen, die sie erfüllen, zugeordnet. Dies ist eine eher allgemeine Möglichkeit der Klassifizierung, bei der nicht auf spezielle Unterschiede eingegangen wird. Die gebräuchlichsten Verwendungszwecke sind:

- **Gewebedurchtrennende/schneidende** Instrumente, z. B. Scheren, Messer, Dermatome, Sehnenstripper, Mesh usw.
- **Gewebefassende/haltende** Instrumente, z. B. Pinzetten. Klemmen, Knochenhaltezangen, Tupferzangen usw.
- **Gewebeweghaltende** Instrumente, z. B. Wundsperrer, Haken, Halterungssysteme
- **Gewebeschützende** Instrumente, z. B. Gewebeschutz, isolierte Pinzetten, Haken bezogen
- **Gewebetastende** Instrumente, z. B. Tasthäkchen, Knopfkanüle
- **Instrumente zur Blutstillung,** z. B. Gefäßklemmen, Clipzangen, Overholt-Klemmen, Halsteed-Klemmen, Koagulatoren, bipolare Pinzetten usw.
- **Instrumente zur Gewebevereinigung,** z. B. Nahtklammergeräte, Nadelhalter, Nadeln
- **Instrumente zur Punktion und Biopsie,** z. B. Kanülen, Stanzen, Trokare, Absaugsysteme, Drainagen
- Sonderformen

Die **Benennung von Instrumenten nach Personen oder Herstellern** erfolgt häufig nach Ärzten, Firmen, aber auch nach anderen Personen, die diese Instrumente entwickelt haben oder herstellen. Beispiele hierfür sind die Pean-, Mikuicz-oder Kocher-Klemme, die Lexer-Schere oder der Lexer-Meißel, der Langenbeck-Haken, der Synthes- oder Aeskulap-Bohrer, die Gigli-Säge oder der Fehling-Nadelhalter.

Werden **Instrumente nach ihren Eigenschaften oder ihrer Funktion** benannt, geschieht dies häufig, um auf speziell benötigte Funktionen der jeweiligen Instrumente hinzuweisen. Scharfer Wundhaken, Fasszange, Tasthäkchen, traumatische oder atraumatische Pinzette oder weiche Klemme können solche Kennzeichnungen sein. Benennungen nach Funktion können Hebel, Meißel, Bohrer, Gewindeschneider oder Nadelhalter sein.

Auch die **Bezeichnung von Instrumenten nach dem Organ,** an dem sie vorwiegend eingesetzt werden, ist sehr verbreitet. Exemplarisch seien hier die Gallenblasenfasszange, die Gefäßschere, der Meniskushaken, die Darmklemme, das Duramesser oder die Ovarialfasszange genannt.

Beispiele für die **Bezeichnung nach der Form** sind z. B. die Knopfkanüle, die Kugelfasszange, der Löffel, die Bajonettpinzette, die Myrtenblattsonde oder die Nierenschale.

3.2.4 Allgemeiner Aufbau medizinischer Instrumente

Ein Instrument wird so konstruiert, dass es für den Anwender wie auch für die Anwendung, optimal gestaltet ist (➤ Abb. 3.2). Gleichgültig, wie groß die Hand ist, die das Instrument führt, es muss gut in der Hand liegen, ein optimales Gewicht haben und sich leicht führen lassen. Dem Zweck entsprechend kann es schneiden, halten, arretiert werden oder klemmen.

Das **Arbeitsteil** (auch: **Maul**), das das entsprechende Gewebe oder Material fasst und hält, bildet die Spitze des Instruments. Ein Instrument besteht aus einem, zwei oder mehreren Teilen. Mehrteilige Instrumente sind im sog. **Schlussteil** durch Federn, Nieten oder durch Schrauben miteinander verbunden. Der Teil des Instruments zwischen Ring und Schlussteil wird als **Branche** bezeichnet. Die **Griffläche** bildet den hinteren Teil des Instruments, an denen es gehalten/gegriffen wird. Dieser Teil des Instruments wird häufig

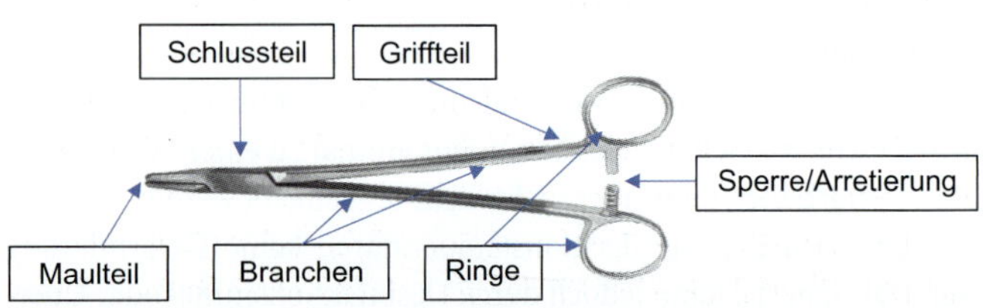

Abb. 3.2 Allgemeiner Aufbau medizinischer Instrumente [V122]

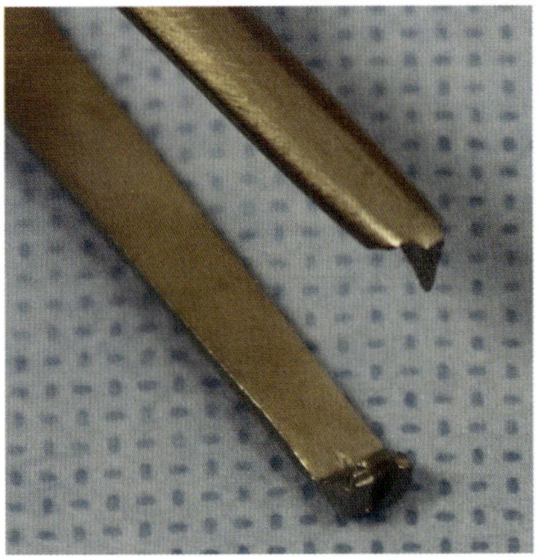

Abb. 3.3 Chirurgische Maulflächen [P1299]

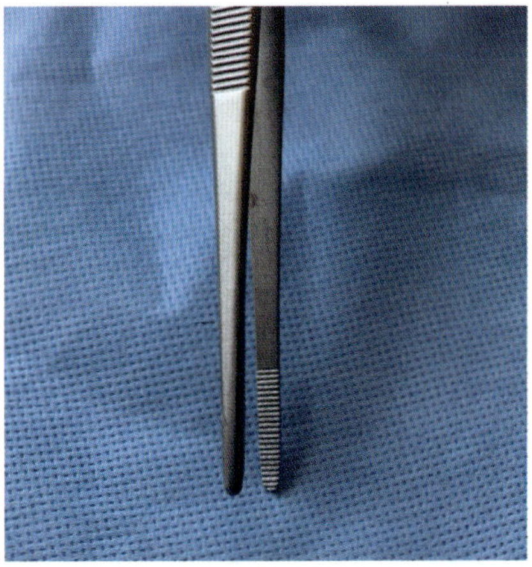

Abb. 3.4 Anatomische Maulflächen [P1299]

angeraut oder geriefelt, um den Fingern des Operateurs einen guten Halt zu bieten (häufig bei Pinzetten). Die **Sperre oder Arretierung** ist die Vorrichtung, die es ermöglicht, ein Instrument zu schließen und den Schluss zu belassen. Diese Sperre hat unterschiedliche Raster, um härteren oder weicheren Druck ausüben zu können. Die Ringe, die die Finger des Chirurgen aufnehmen, können gleich groß oder unterschiedlich groß sein.

Das **goldene Griffteil** in ➤ Abb. 3.3 weist darauf hin, dass im Maulteil eine **Hartmetalleinlage aus Stellit oder Wolframkarbid** eingebracht wurde, die die Lebensdauer des Instruments deutlich erhöht. Scheren bleiben dadurch länger schnitthaltig/scharf, bei Nadelhaltern ist der sichere Halt der Nadeln und des chirurgischen Nahtmaterials verbessert. Die Einlage ist i. d. R. auswechselbar.

Maulteile/-flächen können **chirurgisch (traumatisch)** oder **anatomisch (atraumatisch)** ausgebildet sein. Chirurgische **Maulflächen** haben an den **Arbeitsenden** angebrachte **Zähne und Haken,** die ein **festes Halten des Gewebes** ermöglichen (➤ Abb. 3.3). Die Anzahl der jeweiligen Zähne und Haken, die ineinandergreifen, variiert nach Größe und Einsatzzweck von 1 Haken zu 2 Zähnen bis zu 5 Haken zu 6 Zähnen.

Instrumente mit **anatomischen Maulflächen** kommen dort zur Anwendung, wo die Gefahr einer Verletzung des Gewebes durch die Zähne der chirurgischen Maulflächen besteht, z. B. an der Magen- oder Darmschleimhaut. Anatomische Maulflächen weisen verschiedene Variationen auf (➤ Abb. 3.4).

Instrumente mit **atraumatischen Maulflächen** sind eine spezielle Form der anatomischen Maulflächen (➤ Abb. 3.5). Dies sind Instrumente, deren Maulflächen ein **besonderes Zahnprofil** haben. Die besondere Zahnart und die Anordnung der Zähne **verhindern beim Schließen der Maulteile eine Verletzung des Gewebes oder der Organe.** Die Verzahnung kann als Einfach- oder Mehrfachverzahnung ausgebildet sein. Beispiele für atraumatische Instrumente sind die DeBakey-Pinzette oder die Adson-Brown-Pinzette. Die atraumatischen Pinzetten oder Klemmen haben eine spezielle Zahnung, die das Quetschen des Gewebes verhindert. Sie werden hauptsächlich bei Darm- und Gefäßoperationen und/oder zum Greifen und Halten von Schleimhaut eingesetzt.

Bezüglich der im medizinischen Bereich eingesetzten **Scheren** herrscht eine sehr große Vielfalt. Hier wird lediglich der allgemeine Aufbau von Scheren beschrieben, ohne auf spezielle Formen einzugehen (➤ Abb. 3.6).

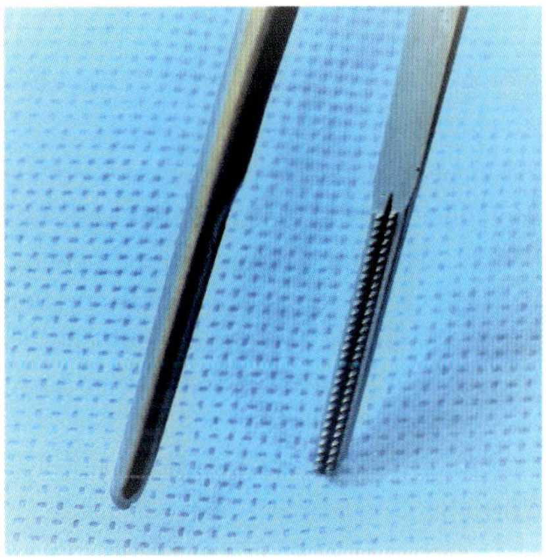

Abb. 3.5 Atraumatische Maulflächen [P1299]

Der eigentliche Arbeitsteil einer Schere unterscheidet sich in **Blattrücken** und **Schneidkanten.** Die Blattrücken liegen den Schneidkanten gegenüber. Die Blattlänge und -breite sowie die Form sind unterschiedlich gestaltet. Unterschieden werden z. B.:

- **Spitz-stumpf:** Standardschere, die für Gewebe und medizinisches Hilfsmaterial verwendet wird.
- **Spitz-spitz:** Beispiel Iris- und Mikroschere.

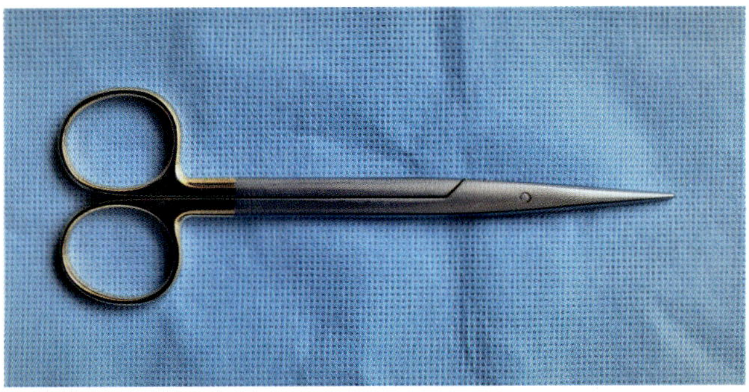

Abb. 3.6 Schere [P1299]

- **Stumpf-stumpf:** Schere mit halbstumpfen Blattenden, die oft Verwendung als Präparierschere findet.

Am **Schlussteil** sind beide Scherenhälften beweglich miteinander verbunden.

Als **Branchen** bezeichnet man den Teil der Schere, der zwischen dem Schlussteil und den Ringen liegt. Zur Aufnahme der Finger schließen sich an die Branchen die sog. Ringe an. Man unterscheidet zwischen gleichen und ungleichen sowie geschlossenen und offenen Ringen.

Die Maulflächen von Scheren können auch sehr unterschiedlich sein und sind z. B. mit Hartmetalleinsätzen versehen. Eine **Beschichtung mit Keramik** bei Scheren, **verringert den Abrieb** um ein Vielfaches, **bietet jedoch keinen Schutz gegen Schartenbildung bei Fehlbenutzung.** Die Keramikbeschichtung ist i. d. R. nicht nachschleifbar und empfindlich gegen Bruch bei mechanischer Fehlbehandlung.

3.2.5 Allgemeines zu Instrumenten

Häufig werden Instrumente selbst in ein und derselben Klinik unterschiedlich benannt. Solange jeder weiß, welches Instrument gemeint ist, tauchen beim Umgang kaum Probleme auf. Da jedoch in zunehmendem Maße nicht nur Operateur und OP-Funktionspersonal, sondern zentrale Sterilisationseinheiten zuständig für Instrumente und deren Aufbereitung sind, ist eine korrekte einheitliche Bezeichnung notwendig!

Einheitliche Bezeichnungen von Instrumenten haben **viele Vorteile:**

- So spricht jeder – auch in verschiedenen Abteilungen – vom gleichen Instrument.
- Neuanfänger haben es in der Einarbeitungsphase leichter, können schnell und gezielt die jeweiligen Instrumente benennen und müssen sich nicht verschiedene Namen merken.
- Die Verwechslungsgefahr, z. B. bei Reparatur/Austausch/Ersatz, wird minimiert und es wird so gut wie möglich sichergestellt, dass immer das gleiche Instrument ins Instrumentensieb gepackt wird.
- Bei Nachbestellungen werden die richtigen Instrumente bestellt.

Die in diesem Kapitel aufgeführten Informationen sind nur ein kleiner Anteil der Kenntnisse, die sich das Funktionspersonal für den Operationsbereich aneignen muss, um seine vielfältigen Aufgaben sorgfältig und gewissenhaft durchzuführen zu können. Einige dieser Aufgaben sind:

- Funktions- und Hygienekontrollen des Instrumentariums und die Aneignung der dafür notwendigen Kenntnisse.
- Die prä-, intra- und postoperative Prüfung des Zustands und der Gebrauchsfähigkeit sowie die Pflege des Instrumentariums. Besonders gut auf Sauberkeit kontrolliert werden müssen:
  - Instrumente mit chirurgischer Zahnung
  - Instrumente mit atraumatischer Zahnung
  - Alle Instrumente mit Gelenken
  - Knochensplitterzangen, Knochenstanzen, Hohlmeißelzangen (hier können noch Knochenreste verblieben sein!)
  - Spülkanülen, Saugeransätze usw.
- Entsorgung des Instrumentariums (Zusammenbau und Zerlegung) und die Aneignung der dafür notwendigen Kenntnisse.
- Beschädigte, defekte, abgenutzte und rostige Instrumente müssen gekennzeichnet und der Reparatur zugeführt oder ausgesondert werden.
- Instrumente immer funktionsgerecht so anreichen, dass sie vom Operateur gleich benutzt werden können.
- Instrumente beim richtigen Namen nennen.
- Zu wissen, welches Instrument für welchen Instrumenteneinsatz (was, wofür) geeignet ist.
- Die Einhaltung und Kenntnis der Unfallverhütungsvorschriften (UVV).
- Die Durchführung prä-, intra- und postoperativer Zählkontrollen nach Standard.
- Die aktive Teilnahme an Maßnahmen, die die Patientensicherheit gewährleisten, wie z. B. der Beitrag zum Team-Time-out. Hierbei bestätigt die Instrumentierende, dass alle Instrumente vollzählig, vollständig, hygienisch einwandfrei und funktionsfähig sind.
- Und vieles mehr.

KAPITEL

4

Marie Zimmermann und Leo Strotmann

OTA in der Allgemein- und Viszeralchirurgie

4.1 Gastrointestinaltrakt, Ober- und Unterbauch

In diesem Kapitel werden die Organe bzw. entsprechende Krankheitsbilder sowie operative Verfahren der Allgemeinchirurgie behandelt. Die folgenden Bereiche bilden dabei den Schwerpunkt der Instrumentiertätigkeit: Ösophagus, Diaphragma, Magen und Dünndarm, Leber, Gallenwege und Gallenblase, Milz, Pankreas, Dickdarm und Rektum, Enddarm und Anus, akutes Abdomen, Schilddrüse und Nebenschilddrüse sowie Hernien (➢ Abb. 4.1).

4.2 Anatomie und Physiologie des Ösophagus

Die Speiseröhre (Ösophagus) misst bei Erwachsenen etwa 25 cm. Sie wird am Anfang und Ende von einem Schließmuskel verschlossen (oberer bzw. unterer Ösophagussphinkter). Der obere Ösophagussphinkter (= Ösophagusmund) liegt im Übergang vom Rachen in den Ösophagus, der untere Ösophagussphinkter im Übergang zum Magen. Dort stellt er eine spitzwinkelige Einmündung des Ösophagus in den Magen dar, den sog. HIS-Winkel.

Der Ösophagus wird in drei Abschnitte geteilt:

- Halsteil (Pars cervicalis): Er beginnt am oberen Ösophagussphinkter (Schließmuskel der Speiseröhre) und endet am Eingang in den Brustkorb nach etwa 8 cm.
- Brustteil (Pars thoracica): Dieser 16 cm lange Abschnitt, welcher der Längste ist, verläuft vom Brustkorbeingang bis zum Zwerchfell.
- Bauchteil (Pars abdominalis): Dieser intraperitoneale, 1–3 cm lange Abschnitt beginnt unterhalb des Zwerchfells und endet am Mageneingang.

Die Speiseröhre verläuft zwischen Luftröhre und Wirbelsäule von Höhe des Ringknorpels des Kehlkopfes bis in den Mittelfellraum (Mediastinum). Dort wird sie vom Aortenbogen und dem linken Hauptbronchus gekreuzt. Durch einen Spalt im Zwerchfell (Diaphragma) gelangt die Speiseröhre in die Bauchhöhle und mündet in den Anfangsbereich des Magens.

Der Ösophagus muss dabei drei Engstellen passieren (➢ Abb. 4.2):

- die Ringknorpelenge,
- die Aortenenge sowie
- die Zwerchfellenge.

Der Wandaufbau des Ösophagus besteht, wie der restliche Gastrointestinaltrakt (GIT), aus vier verschiedenen Schichten.

Die Schleimhaut (**Tunica mucosa**) als innerste Schicht, entspricht einem unverhornten, unempfindlichen (mehrschichtigen) Plattenepithel, welches die Speiseröhre auskleidet. Sie enthält Drüsen zur Schleimproduktion, wodurch die Nahrung leichter durch die Speiseröhre gleiten kann. Diese grenzt sich dabei zum Anfangsbereich des Magens (Kardia) scharfkantig durch die sog. Z-Line ab.

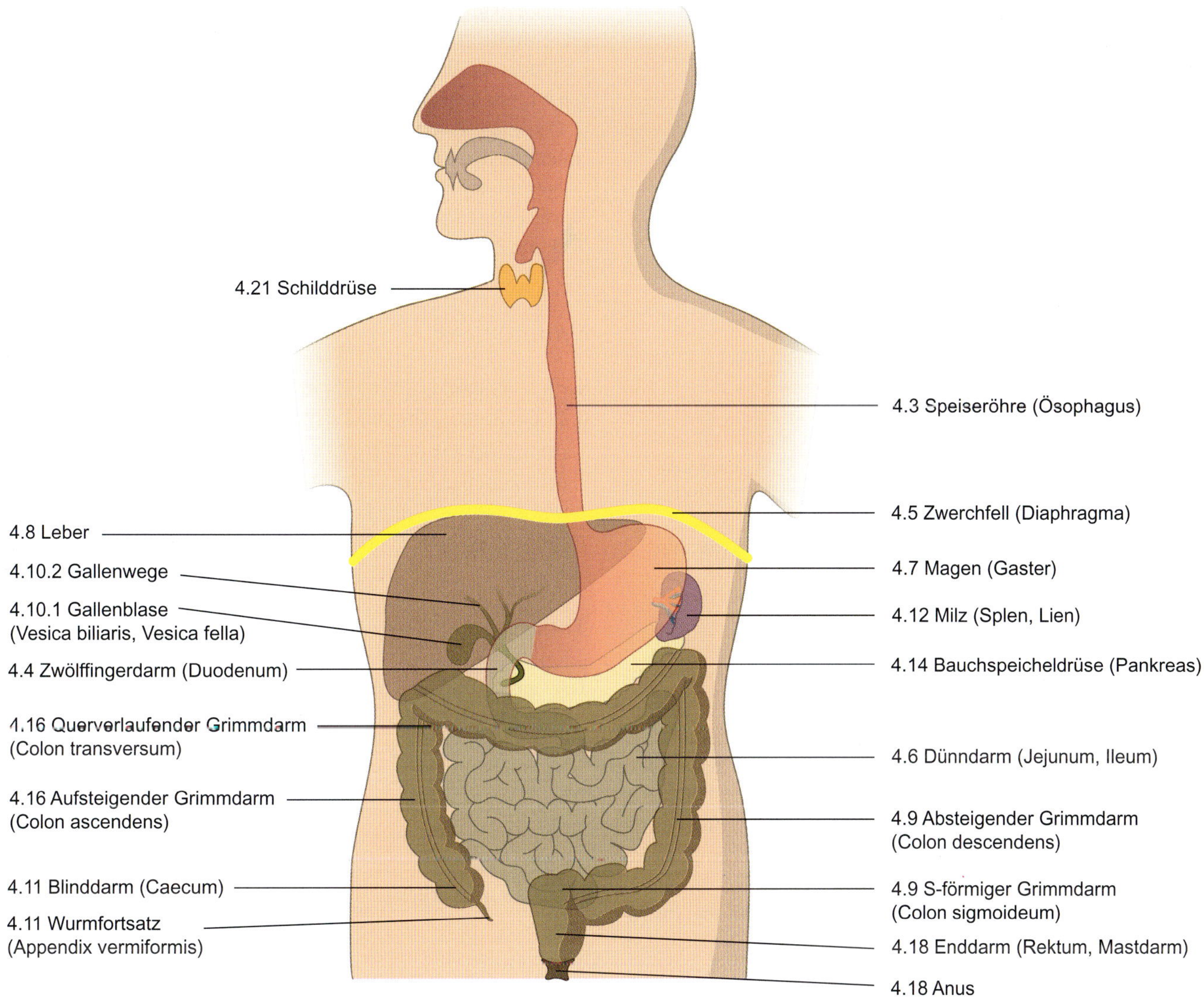

Abb. 4.1 Übersicht der Anatomie [L138]

Die darunterliegende **Tunica submucosa** enthält Nerven, Gefäße und den Plexus submucosus.

Eine innere Ringmuskelschicht und eine äußere Längsmuskelschicht bilden die **Tunica muscularis.** Im oberen Drittel besteht diese aus quergestreifter (willkürlicher) Muskulatur. Im weiteren absteigenden Verlauf (im mittleren Drittel) nimmt die glatte (unwillkürliche) Muskulatur zu, bis sie im unteren Abschnitt vollständig aus ihr besteht.

Die **Tunica adventitia** ist eine kollagene, bindegewebige Verschiebeschicht, welche für die freie Beweglichkeit des Ösophagus beim Schlucken sorgt. Mit dem Durchtritt des Ösophagus durch das Zwerchfell in die Bauchhöhle stellt eine Serosaschicht, das Peritoneum, die äußerste Schicht des Magen-Darm-Trakts dar.

In verschiedenen Bereichen sind sehr schwache Muskelschichten bzw. Muskellücken vorhanden. Das sog. Killian-Dreieck befindet sich oberhalb des M. cricopharyngeus, also oberhalb der Ringknorpelenge. Am Unterrand des Pars fundiformis des M. cricopharyngeus befindet sich das Laimer-Dreieck. Bedingt durch diese anatomischen Gegebenheiten können sich Divertikel, allerdings seltener im Laimer-Dreieck, bilden.

Die Gefäßversorgung erfolgt entsprechend den drei Abschnitten. Der zervikale Anteil wird überwiegend arteriell aus der A. thyroidea inferior versorgt. Der venöse Abfluss erfolgt beidseits über die V. thyroidea inferior. Der Blutzufluss des thorakalen Anteils findet über die Aorta thoracica und die Interkostalarterien statt. Der venöse Abfluss findet über die V. azygos und hemiazygos statt. Der abdominelle Part wird über A. gastrica sinistra und A. phrenica versorgt. Der venöse Abfluss erfolgt über die V. coronaria und die V. gastrica sinistra.

Der Lymphabfluss geschieht über den Ductus thoracicus, der parallel als Lymphabflussbahn zum Ösophagus verläuft.

Der N. vagus (Eingeweidenerv) ist für die funktionelle Versorgung des Ösophagus zuständig. Er gehört zum vegetativen Nervensystem, welches beispielweise lebenswichtige Organfunktionen, den Stoffwechsel sowie die Verdauung steuert.

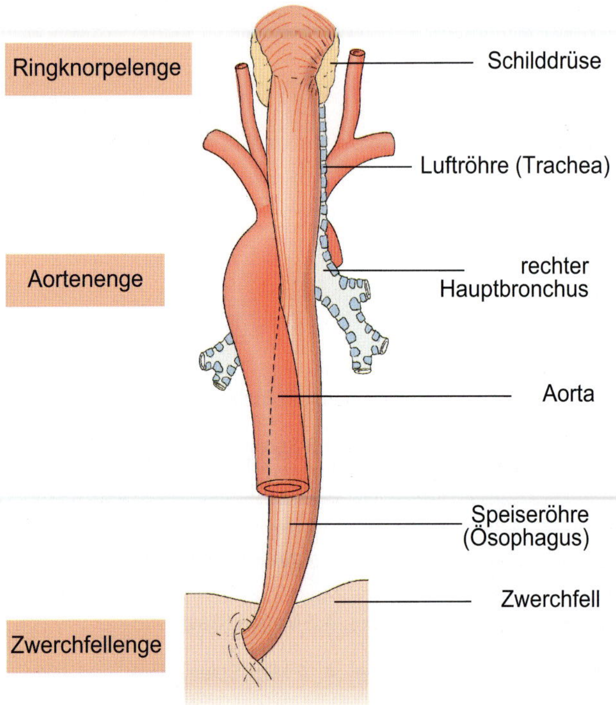

Abb. 4.2 Anatomie und Engstellen des Ösophagus. Ansicht von hinten [L190]

Als Hauptaufgabe transportiert die Speiseröhre Nahrung in fester und flüssiger Form vom Mund bzw. Rachen in den Magen. Das Zusammenspiel der ungleichförmigen Muskulatur ermöglicht dabei eine sichere Beförderung der aufgenommenen Nahrung durch Peristaltik. Die Tunica mucosa ist dabei besonders unempfindlich gegenüber mechanischen Einflüssen. Der HIS-Winkel verhindert den Rückfluss von Mageninhalt in den Ösophagus (den sog. gastroösophagealen Reflux) und bildet damit eine Barriere zwischen dem sauren Magenmilieu sowie der säureempfindlichen Ösophagusschleimhaut.

4.3 Krankheitsbilder und Therapien: Ösophagus

4.3.1 Ösophagusdivertikel/Zenker-Divertikel

DEFINITION

Ein **Ösophagusdivertikel** ist eine sackartige Ausstülpung der Ösophaguswand.

Pathogenese

Die Ösophagusdivertikel werden in Traktions- und Pulsionsdivertikel unterschieden.

Bei einem Traktionsdivertikel wird die gesamte Wandschicht ausgebuchtet, die durch Zug an der Ösophaguswand von außen erfolgt. Meist sind entzündliche Prozesse in unmittelbarer Umgebung die Ursache.

Bei einem Pulsionsdivertikel wölbt sich die Schleimhaut durch eine Muskellücke. Es entsteht durch ein Missverhältnis zwischen erhöhtem intraluminalem Druck und einer Wandschwäche. Sie treten v. a. vor dem oberen oder unteren Ösophagussphinkter auf.

Ösophagusdivertikel werden außerdem nach ihrer Lokalisation unterschieden (➤ Abb. 4.3).

Sowohl das zervikale als auch das epiphrenische Divertikel stellen sich als Pulsionsdivertikel, das parabronchiale Divertikel als ein Traktionsdivertikel dar.

Symptomatik

Zu den Symptomen gehören Schluckstörungen (Dysphagie) bzw. ein Fremdkörpergefühl im Hals sowie das Erbrechen unverdauter Nahrung. Bei entzündeten Divertikeln kann es zu einer Perforation (Loch) kommen. Zur Diagnostik ist eine starre oder flexible Ösophagoskopie (➤ Kap. 11) durchzuführen, aber auch eine Kontrastmitteluntersuchung per Ösophagografie.

Therapie

Das am häufigsten vorkommende Ösophagusdivertikel ist das Zenker-Divertikel (85 % der Fälle). Es wird links zervikal am Killian-Dreieck lokalisiert.

In der Therapie besteht die Möglichkeit das Divertikel durch endoskopische Durchtrennung der Scheidewand mittels Zugang durch den Mund auszuschalten. Das Divertikel selbst bleibt dabei allerdings bestehen. Die Alternative ist die offene Operation, die heute nur noch selten durchgeführt wird.

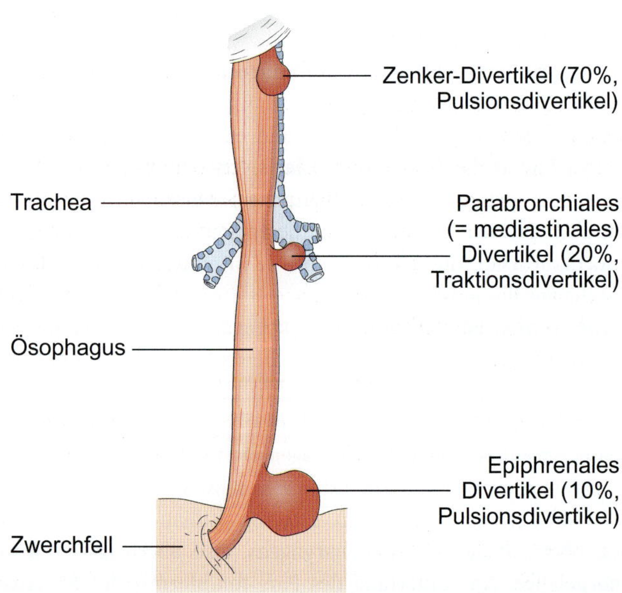

Abb. 4.3 Ösophagusdivertikel. Ansicht von hinten [L190]

4.3.2 Achalasie

DEFINITION

Bei einer **Achalasie** handelt sich um eine Funktionsstörung der glatten Muskulatur der Speiseröhre, die durch eine fehlende Erschlaffung der Muskulatur gekennzeichnet ist und mit einer funktionellen Stenose (Verengung) einhergeht.

Pathogenese

Die Achalasie wird in eine primäre und eine sekundäre Form unterschieden. Die primäre Achalasie beruht auf einer neuromuskulären Erkrankung unbekannter Ursache, die sekundäre Achalasie entsteht aufgrund von Tumoren, Infektionen oder nach Bestrahlung.

Symptomatik

- Dysphagie bei der Aufnahme von festen Speisen und/oder Flüssigkeiten
- Unwillkürlicher Rückfluss von Speisen (Regurgitation)
- Gewichtsverlust
- Retrosternale Schmerzen

Um eine Achalasie zu bestätigen oder ausschließen zu können, kann eine endoskopische Untersuchung, Biopsie oder eine Röntgenkontrastdarstellung zum Ausschluss eines Karzinoms durchgeführt werden.

Ebenso ist die Manometrie, bei der ein Katheter in die Speiseröhre eingeführt wird, der Funktionsstörungen der Speiseröhrenmuskulatur messen kann, eine mögliche Untersuchungsvariante.

Therapie

Die Therapie dient in erster Linie der Beseitigung der Stenose. Sie kann sowohl medikamentös, endoskopisch als auch operativ erfolgen.

Endoskopisch wird eine Aufdehnungsbehandlung mit einem Ballon durchgeführt.

Operativ wird eine Myotomie nach Gottschein und Heller durchgeführt. Dabei wird die Muskulatur im Stenosebereich bis auf die Mukosa gespalten. Damit wird eine permanente Erweiterung des Abschnitts erreicht und die natürliche Passage wiederhergestellt. Eine Antirefluxplastik, die auch gleichzeitig die freiliegende Mukosa schützt, wird empfohlen. Das Operationsverfahren erfolgt i. d. R. minimalinvasiv.

4.3.3 Refluxkrankheit/Refluxösophagitis

DEFINITION

Durch den gastroösophagealen Reflux gelangt Mageninhalt zurück in die Speiseröhre und bedingt eine **Refluxösophagitis** (Entzündung der Speiseröhre durch Mageninhalt und -säure).

Pathogenese

Durch Fehlfunktionen des unteren Ösophagusspinkters kann Mageninhalt oder auch Gallenflüssigkeit in die Speiseröhre zurückfließen. Dies wird als gastroösophagealer Reflux bezeichnet und kann zu einer Refluxösophagitis führen. Im Verlauf begünstigt dies u. U. auch die Entstehung eines Ösophaguskarzinoms.

Symptomatik

Betroffene klagen über saures Aufstoßen besonders nach dem Essen und leiden unter Sodbrennen, Gewichtsverlust und Schluckbeschwerden.

Die Diagnostik der Refluxkrankheit erfolgt im Rahmen einer Anamnese und klinischen Untersuchung, wohingegen für die Refluxösophagitis eine endoskopische Untersuchung notwendig ist.

Zu den diagnostischen Maßnahmen der Endoskopie gehört eine Ösophagogastroduodenoskopie (ÖGD). Eine Röntgenkontrastmitteldarstellung, eine Ösophagusmanometrie (Druckmessung) sowie eine 24-h-pH-Metrie ergänzen die Diagnostik.

Therapie

Sollte mit der konservativen/medikamentösen (z. B. Protonenpumpeninhibitoren) Therapieform keine Beschwerdefreiheit eintreten, wird eine Operation empfohlen. Für die Behandlung der Refluxkrankheit stehen verschiedene Möglichkeiten zur Verfügung. Das chirurgische Verfahren der Wahl ist die **laparoskopische Fundoplikatio mit Hiatusplastik (= Hiatoplastik).**

Patientenpositionierung: Laparoskopische Fundoplikatiopositionierung (= modifizierte Steinschnittpositionierung, ➤ Abb. 4.56) mit entsprechender Saalanordnung (➤ Abb. 4.4).

MERKE

Vorbereitung von zusätzlich benötigten Instrumenten wie Babcock-Zangen und einem Leberretraktor.

Schnittführung:

- Es erfolgt eine Stichinzision im (infraumbilikale Minilaparotomie) oder über (supraumbilikal) dem Bauchnabel sowie die Positionierung der Trokare/der Veres-Nadel mit „Schlürftest" zur Anlage des Pneumoperitoneums von 12–14 mmHg durch CO_2. Die Positionierung des Optiktrokars ist abhängig vom Befund sowie vom Operateur/von der Operateurin. Es wird ein 10er-/12er-Trokar (Optiktrokar) eingeführt.
- Die 2. und 3. Stichinzision (ca. 10 cm oberhalb des Bauchnabels) werden im rechten sowie linken Oberbauchbauch (5 mm) gesetzt und die Schraub-/Drehtrokare unter Sicht eingeführt.
- Ggf. wird ein zusätzlicher Trokar (5/10 mm) eingebracht, um den Retraktor während des Eingriffs dort platzieren zu können.

Präparation:

- Lösen von Verwachsungen durch eine laparoskopische Schere.

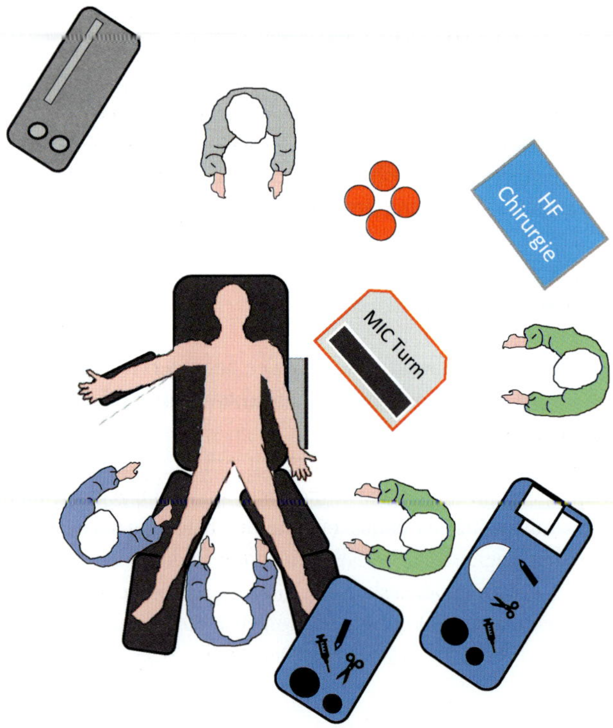

Abb. 4.4 Saalanordnung: Laparoskopische Fundoplikatiooperation [P1293/P1294]

- Es erfolgt eine Darstellung beider Zwerchfellschenkel; dazu muss das Peritoneum parallel zur Speiseröhre inzidiert (eingeschnitten) werden.
- Mobilisation/Freipräparation des gesamten Außendurchmessers des Ösophagus über eine Länge von etwa 5 cm im untersten Bereich.
- Nun erfolgt die Magenfunduspräparation, damit daraus eine Manschette für die Speiseröhre entstehen kann. Dabei erfolgt im Bereich der großen Kurvatur eine Durchtrennung des Lig. gastrosplenicum und ggf. auch der Aa. gastricae breves. Zur Hiatuseinengung wird nach Reposition der Speiseröhre eine Nahtverbindung der beiden Zwerchfellschenkel hergestellt. Dies ist die sog. Hiatoplastik.
- Für die eigentliche Fundoplikatio wird eine Manschette/Fundusfalte aus dem Fundus gebildet. Mithilfe von Babcock-Zangen wird diese um die Speiseröhre gelegt und mit Nähten am Magen oder an der Speiseröhre fixiert.
- Ggf. Blutstillung.
- Zählkontrolle.
- Dokumentation.

Wundverschluss: Wundverschluss mit Vicryl und Haut mit Prolene.

Komplikationen:

- Nahtinsuffizienz im Bereich der Nähte an Bauchwand und Magen
- Nachtblutungen in diesem Bereich
- Narbenbruch
- Verletzung von Magen, Speiseröhre
- Pneumothorax (durch intraoperative Verletzung des Brustfells)
- Nervenschädigung (N. vagus)
- Riss/Schwäche der Manschette
- Schluckstörungen

4.3.4 Ösophagustumoren

DEFINITION

Ösophagustumoren können grundsätzlich benigne und maligne (gut- und/oder bösartig) sein. Gutartige Tumoren sind z. B. Lipome, Fibrome, Adenome oder enterogene Zysten. Grundsätzlich werden intramurale (in der Speiseröhrenwand) und intraluminale (im Lumen der Speiseröhre) Tumoren unterschieden.
Bei **Ösophaguskarzinomen** (Speiseröhrenkrebs), dem Sammelbegriff für alle bösartigen Neubildungen im Bereich der Speiseröhre, werden zwei Gewebetypen unterschieden. Das Adenokarzinom (AC) und das Plattenepithelkarzinom (PC), unter dem mehr als drei Mal so viele Männer wie Frauen leiden.

Pathogenese

Das Plattenepithelkarzinom kann sich in allen Abschnitten der Speiseröhre aufgrund der natürlichen Auskleidung mit Plattenepithel entwickeln. Risikofaktoren für die Entstehung des Karzinoms sind u. a. Zigaretten- und Alkoholkonsum.

Das Adenokarzinom entwickelt sich meist nach einer chronischen gastroösophagealen Refluxkrankheit.

Durch den pathologischen Säurereflux (aufsteigende Magensäure) aus dem Magen wandelt sich das Plattenepithel der Speiseröhre in säureresistentes Zylinderepithel (sog. Barett-Ösophagus) um.

Die Umwandlung des Epithels führt zu einer inneren Verkürzung der Speiseröhre bis hin zur malignen Entartung. Risikofaktoren für die Entstehung des Barett-Karzinoms sind chronischer gastroösophagealer Reflux, Rauchen und Adipositas (Übergewicht).

Symptomatik

Gutartige Gewebeneubildungen sind in der Hälfte aller Fälle symptomlos. Das Leitsymptom bei beiden Tumorarten ist die Dysphagie (Schluckstörung). Eindeutige Schluckbeschwerden treten allerdings beim Karzinom erst im fortgeschrittenen Stadium auf.

Frühsymptome beim Ösophaguskarzinom können neben der Dysphagie, retrosternale Schmerzen und eine vermehrte Speichelbildung sein. Spätsymptome sind Gewichtsabnahme, Lymphknotenschwellungen am Hals, Heiserkeit, Husten und Aspiration.

Untersuchungen zur Diagnose und Operabilitätsbeurteilung sind die Ösophagogastroduodenoskopie (ÖGD) mit Biopsieentnahme, der endoskopische Ultraschall (EUS) mit der Darstellung der Ösophaguswandschichten und der benachbarten Lymphknoten auf Infiltration sowie die Computertomografie (CT) und die Magnetresonanztomografie (MRT) zur Abklärung der Lokalisation, Erkennung von Fernmetastasen oder Infiltration von Nachbarorganen.

Therapie

Der Fokus liegt auf der Ösophaguskarzinomtherapie. Die chirurgische Entfernung des Ösophaguskarzinoms ist anzustreben.

Ist eine radikale Operation nicht möglich wird die Radiochemotherapie mit einem Durchgängigkeitserhalt der Speiseröhre empfohlen. Dies gelingt mit einem Platzhalter wie z. B. einem Tubus oder Stent, der endoskopisch gesetzt wird. Das Operationsverfahren hängt von der Lage des Tumors ab.

Bei Plattenepithelkarzinomen ist im Gegensatz zu den Adenokarzinomen immer eine Ösophagektomie erforderlich. Bei Adenokarzinomen am distalen Ösophagus ist eine genaue Lokalisation wichtig für das Resektionsausmaß. Hierbei hat sich die AEG-Klassifikation (Adenokarzinomen des ösophagogastralen Übergangs) bewährt. Diese Klassifikation – Typ I–III – ist therapieorientiert und entscheidet je nach Lage des Tumors über das Operationsverfahren.

Das OP-Verfahren der Wahl ist die Ösophagusresektion mit Magenhochzug (offenes Vorgehen, allerdings auch laparoskopisch untersützt möglich).

Patientenpositionierung: Spiral-/Schraubenpositionierung mit Vakuummatratze (➤ Abb. 4.5 und ➤ Abb. 4.57) und ensprechende Saalanordnung (➤ Abb. 4.5).

Schnittführung:

- Querlaparotomie im Oberbauch
- Thorakotomie (Standardzugang in linker Seitenlage, lateral mittig rechts, 5. Interkostalraum, ICR)

Präparation:

- Darstellung des Hiatus oesophageus (Durchtrittsstelle der Speiseröhre durch das Zwerchfell) und des Ösophagus selbst.
- Magen freipräparieren und explorieren, lösen von möglichen Darmverwachsungen, Mobilisation des linken Leberlappens und Einsetzen des Leberhakens, mit dem die Leber zur Seite gehalten werden kann, um die Präparation fortzusetzten.

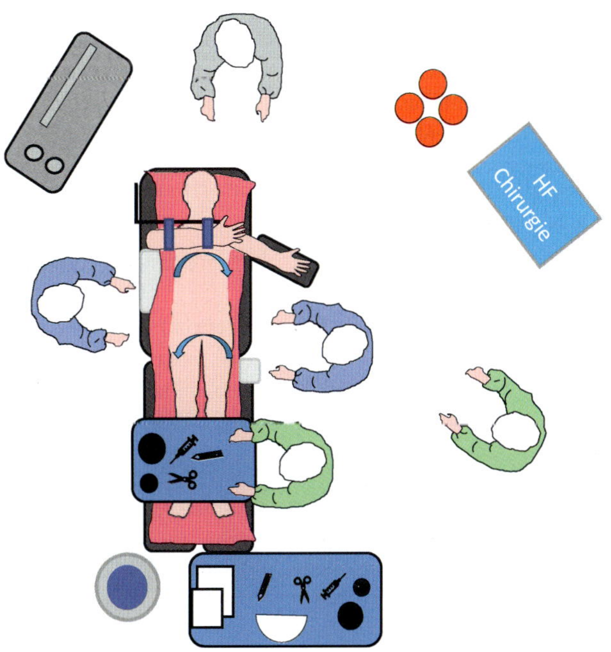

Abb. 4.5 Saalanordnung: Ösophagusresektion [P1293/ P1294]

- Lebernahe Durchtrennung des Omentum minus, womit der Hiatus oesophageus rechtsseitig (Stelle an der Speiseröhre aus Zwerchfell austritt) sichtbar wird.
- His-Winkel-Darstellung erfolgt (Winkel zwischen der Pars abdominalis des Ösophagus und dem Magenfundus).
- Nun beginnt die Präparation des Peritoneums (Bauchfells), welches bogenförmig eröffnet wird. Es erfolgt die Präparation des Diaphragmas (Zwerchfells) mittels Overholt-Klemmen und Umstechungsligaturen.
- Ösophagus freipräparieren, anschlingen mit Gummizügeln und Resektion vom Thorax aus.
- Skelettierung der großen Magenkurvatur, Durchtrennung des Lig. gastrocolicum, das Omentum majus (großes Netz) wird vom Darm entfernt, Eröffnung der Bursa omentalis durch das Hochlegen des Magens.
- Ausgewählte Durchtrennung der Äste des Omentum majus, Präparation und Erhalt der A. gastroomentalis dextra.
- Lymphknotenentfernung zur histologischen Untersuchung im Bereich des Pankreas (Bauchspeicheldrüse)/intraabdominell und des Truncus coeliacus/mediastinal.
- Nach vollständiger Magenmobilisation erfolgt der Ösophagusersatz durch die Magenschlauchbildung mittels Klammernahtgeräten unter Aufspannung.
- Klammernaht im Bereich der kleinen Magenkuvatur mit einem Linear Cutter (➤ Abb. 4.6), plus Übernähung der Klammernahtreihe.
- Fixierung des Interponats (des Magenschlauchs) am späteren Resektat (des Ösophagus).
- Thorakotomie und Mobilisation des Ösophagus, anschlingen des Ösophagus mit Gummizügeln (großzügige Lymphknotenentfernung erfolgt ebenfalls).
- Aufsuchen der V. azygos, die mit dem linearen Stapler (Endo-GIA) abgesetzt wird. Hier wird sich die orale Resektionsgrenze befinden.
- Umfahren des Ösophagus an der geplanten Absetzungslinie und Absetzen mit dem Contour Stapler (➤ Abb. 4.7).
- Ösophagus(teil)entfernung.
- Resektat wird an den Springer zur Histologie abgegeben.

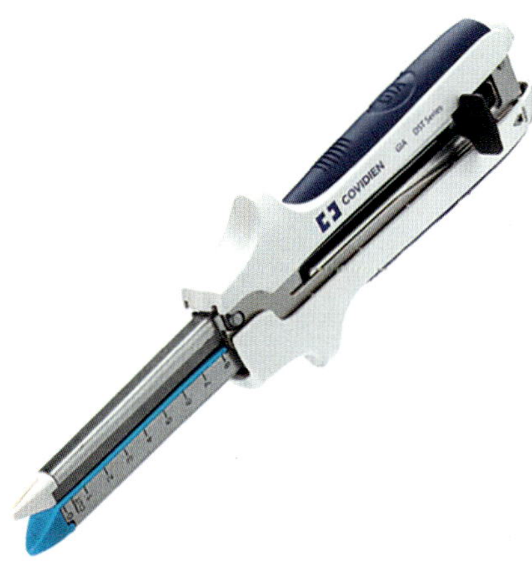

Abb. 4.6 Linear Cutter (© Fa. Medtronic) [V170-1]

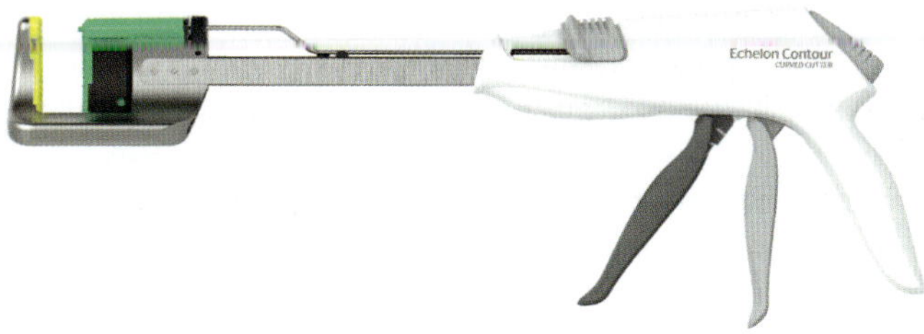

Abb. 4.7 Contour-Stapler (© Fa. Ethicon) [V630]

- Mageninterponat in den Thorax befördern und Rotationen vermeiden.
- Transorales Einführen der Orvil-Andruckplatte und bergen am Ösophagusabsetzungsrand durch eine Inzision in der Klammernahtreihe. Nun wird die Klammernaht im gesunden Ösophagus sein.
- Eröffnung des Magenschlauchs und Einführung des Zirkulärstaplers (➢ Abb. 4.8).
- Klammernaht mittels Zirkulärstapler zur End-zu-Seit-Anastomosenbildung, Überprüfung der Klammernaht und der Anastomosenringe, die sich im Stapler befinden.
- Absetzen des überstehenden Magenschlauchs mit dem GIA, serosierende Übernähte an den Kreuzungspunkten der Klammergeräte.
- Spülung des Bauchraums.
- Evtl. Drainageeinlage, Penrose oder Easy-Flow, Thoraxdrainage.
- Zählkontrolle.
- Dokumentation.

PRAXISTIPP

Zur Erstellung der Anastomose ist eine erneute Patientenpositionierung erforderlich. Dies sollte in Rücksprache und mithilfe der Anästhesiepflege und -ärztinnen/-ärzten erfolgen.

Wundverschluss: Interkostalnähte und schichtweiser Wundverschluss thorakal und abdominell.

Komplikationen:

- Schädigung des N. laryngeus recurrens (Rekurrensparese)
- Verletzungen (Läsionen) im Bereich von Trachea und Hauptbronchus
- Mangeldende Dichtigkeit der chirurgisch geschaffenen Verbindung (Anastomoseninsuffizienz)
- Anastomosenstenose
- Entleerungsstörung des Interponats (geschaffene „Überbrückung")
- Krampf des Magenpförtners (Pylorospasmus)
- Chylothorax (Lymphansammlung in Thorax durch Verletzung des Ductus thoracicus)

Weitere OP-Verfahren: Wie auch bei anderen Krankheitsbildern hat auch in der Ösophaguschirurgie das minimalinvasive Operationsverfahren Einzug gehalten. Die minimalinvasive Ösophagektomie (MIO) bietet dabei unterschiedliche Arten und Kombinationen hinsichtlich Zugang und Anastomosentechnik. Es bestehen hierbei verschiedene total minimalinvasive Vorgehensweisen, z. B. die laparoskopische Gastrolyse mit thorakoskopischer Ösophagektomie und Magenhochzug mit hoch intrathorakaler Anastomose sowie Hybridverfahren, z. B. die laparoskopische Gastrolyse mit offener transthorakaler Ösophagektomie und hoch intrathorakaler Ösophagogastrostomie nach Magenhochzug.

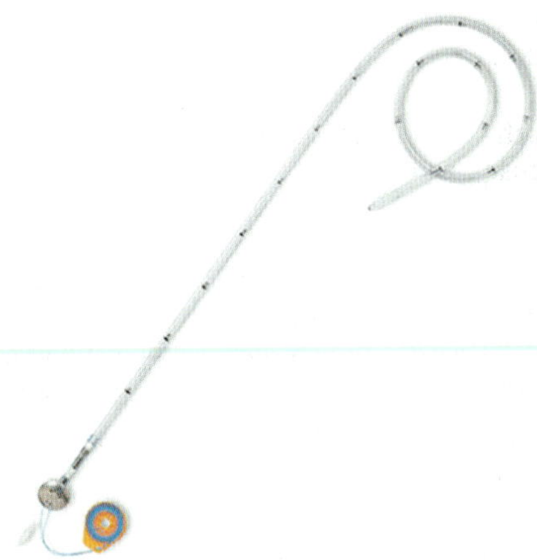

Abb. 4.8 DST Series™ EEA™ OrVil™ Instrumente (© Fa. Medtronic) [V170-1]

4.4 Anatomie und Physiologie des Diaphragmas

Die Ansatzstellen der Muskelfasern des Zwerchfells befinden sich am Rippenknorpel der 4.–10. Rippe des Brustbeinfortsatzes. Die Muskelfasern führen Richtung Zwerchfellmitte, die dann an der Sehnenplatte (Centrum tendineum) ansetzen. Es bestehen Zwerchfellbefestigungen am Sternum, am Rippenbogen und den Lendenwirbelkörpern (LWK) 1–3. Rechtsseitig steht das Zwerchfell aufgrund der Leberposition im rechten Oberbauch höher. Verschiedene Strukturen wie die Speiseröhre (Ösophagus), die Aorta, die untere Hohlvene (V. cava), der Milchbrustgang (Lymphgefäß) sowie der Sympathikus, weitere Nerven und Gefäße ziehen durch das Zwerchfell in beide Richtungen, also in Bauch- bzw. Brusthöhle. Die entsprechenden Durchtrittstellen (Zwerchfellöffnungen) sind in ➢ Tab. 4.1 aufgeführt.

Zusätzlich gibt es noch muskelfreie Lücken:

- Trigonum sternocostale (Larry-Spalte) am Brustbein-Rippen-Übergang (sternocostal)
- Trigonum lumbocostale (Bochdaleck-Dreieck)

Der paarige Zwerchfellnerv (N. phrenicus) innerviert das Zwerchfell. Dieser entspringt vorwiegend aus dem Spinalnerv des 4. Halswirbels (C4) sowie Fasern der Nerven des 3. (C3) und 5. Halswirbels (C5).

MERKE

C3, 4, 5 keeps the diaphragma alive.

Tab. 4.1 Durchtrittstellen des Diaphragma

Durchtrittstellen (Zwerchfellöffnungen)	Was tritt wo durch?
Speiseröhrenschlitz (Hiatus oesophageus)	Durchtritt von Speiseröhre (Ösophagus) und Nervensträngen des N. vagus (Trunci vagales anterior und. posterior) in Höhe des 10. Brustwirbelkörpers (BWK)
Aortenschlitz (Hiatus aorticus)	Durchtritt von Aorta (Pars descendens aortae) des Milchbrustgangs (Ductus thoracicus) in Höhe des 12. BWK und des 1. LWK
Hohlvenenloch (Foramen venae cavae)	Durchtritt von unterer Hohlvene (V. cava inferior) und Nerven (R. phrenicoabdominalis des rechten N. phrenicus) in Höhe des 8. BWK
Sonstiges	Rechts und links von der Wirbelsäule existieren hinter dem Brustbein schmale Spalten, durch die kleine Gefäße und Nerven verlaufen (Spalten im Crus mediale und zwischen Crus mediale und laterale)

Die arterielle Versorgung des Zwerchfells erfolgt größtenteils über Äste der Brust- und Bauchaorta der A. phrenica superior (aus der Aorta thoracica), der A. pericardiacophrenica (entspringt der A. thoracica interna) sowie der A. thoracica interna über die A. musculophrenica. Der venöse Abfluss des Zwerchfells wird über die Vv. phrenicae superiores (in die V. azygos rechts und V. hemiazygos links) und Vv. phrenicae inferiores (in die V. cava inferior) abgeleitet.

Das Zwerchfell trennt die Brust- von der Bauchhöhle. Es stellt den wichtigsten Atemmuskel (70 %) dar und ist verwachsen mit der äußeren Schicht des Brustfells (Pleura parietalis). Am Ende der Ausatmung, also in Ruhe, besteht eine kuppelartige Wölbung des Zwerchfells nach oben (Expirationsstellung des Zwerchfells: bis zur 4. Rippe). Bei der Einatmung flacht diese ab und zieht sich zusammen (Inspirationsstellung: bis zur 7. Rippe). Während sich bei der Einatmung der Brustraum erweitert und in Richtung Bauchraum drückt, verkleinert sich parallel dazu der Bauchraum. Dabei erschlaffen die Bauchmuskeln und der Bauchraum erweitert sich nach vorn. Die Ausatmung lässt das Zwerchfell wieder erschlaffen und der Vorgang verläuft entgegengesetzt.

Zusätzlich wirkt das Zwerchfell bei der Bauchpresse (z. B. beim Stuhlgang) mit.

4.5 Krankheitsbilder und Therapien: Diaphragma

4.5.1 Zwerchfellhernien

DEFINITION

Eine **Hernie** ist ein Bruch der Eingeweide durch den eine Aussackung (der peritoneale Bruchsack) durch vorgebildete Lücken oder muskuläre bzw. tendinöse Schwachstellen des Zwerchfells in den Brustkorb (Thorax) gelangt. Diese von außen nicht sichtbaren Brüche des Zwerchfells werden als innere Hernie bezeichnet.

Pathogenese

Die verbreitetsten unterschiedlichen Formen der Zwerchfellhernien sind in ➤ Tab. 4.2 aufgeführt.

Ursächlich für den Bruch ist eine Bindegewebsschwäche, die angeboren oder durch verschiedene Umstände entstanden ist.

Tab. 4.2 Formen der Zwerchfellhernien

Form	Erscheinungsvariante
Hiatushernie Entsteht durch die Bruchlücke: Hiatus oesophageus als …	• axiale Gleithernie (häufigste erworbene Form mit ca. 90 %): Kardia rutscht in den Thorax • paraösophageale Hernie (selten, angeboren o. erworben); Extremvariante: Upside-down-Magen • Mischformen der beiden Formen
Hernia diaphragmatica sternocostealis (angeboren, selten) Entstehen durch das Trigonum sternocostale (Larry-Spalte) am sternocostalen Übergang als …	• Larry-Hernie: linksseitig • Morgagnie-Hernie: rechtsseitig
Hernia diaphragmatica lumbocostalis (häufigste angeborene Form) Entsteht durch das Trigonum lumbocostale (Bochdaleck-Dreieck) als …	• Bochdalek Hernie (selten, meist linksseitig) • Zusätzlich können Abszesse aus dem Bauchraum u. Retroperitoneum in den Brustkorb gelangen

Symptomatik

Die Symptome sind abhängig von dem Organ, welches sich in Anteilen im Bruchsack befindet wie z. B. Magen, Dick- oder Dünndarm. Dabei sind die Art der Hernie sowie ihr Ausmaß entscheidend. Teilweise bleiben Hernien auch komplett asymptomatisch. Allerdings können auch die Atmung und die Herzfunktion beeinträchtigt werden. Ein Druckgefühl, Schmerzen bei der Nahrungsaufnahme, Reflux, Übelkeit, Erbrechen und Stuhlgangproblematiken können auftreten. Seltener kommt es zu Windverhalt oder als Komplikationen zu akuten Blutungen, Ileussymptomatik, Einklemmungen von Gewebe (Inkarzerationen) und ischämischen Nekrosen.

Um die Diagnose zu stellen sind verschiedene Verfahren notwendig wie z. B. die ausführliche Anamnese, die klinische Untersuchung, eine Röntgen-Thoraxaufnahme, endoskopische Untersuchungen (Ösophagastroduodenoskopie), eine Computertomografieaufnahme des Thorax und des Abdomens, eine Magen-Darm-Passage-Untersuchung (Ösophagusbreischluck) sowie laparoskopische Eingriffe.

Therapie

Die konservative Therapie ist im Falle einer kleinen axialen Hiatushernie mit Refluxbeschwerden mittels säureblockenden Medikamenten möglich.

Ansonsten muss z. B. eine Repositionierung sowie Fixierung der Organe erfolgen und die Bruchlücke operativ verschlossen werden, ggf. auch mithilfe von Fremdmaterial wie Netzen.

Die absoluten Indikationen zum operativen Eingriff sind Atemeinschränkungen, auftretende Komplikationen, paraösophageale Hernien (aufgrund der Inkazerationsgefahr). Zu den relativen Operationsindikationen gehören asymptomatisch oder leicht symptomatisch Erkrankte.

OP-Verfahren

Fundoplikatio nach Nissen (> Kap. 4.3.3)

4.6 Anatomie und Physiologie des Magens und Dünndarms

4.6.1 Magen

Der Magen (lat.: Ventriculus, griech.: Gaster) ist ein muskulöses Hohlorgan im linken Oberbauch, welcher die natürliche Verbindung zwischen dem Ösophagus und dem Zwölffingerdarm (Duodenum) darstellt.
Der Magen wird in verschiedene Abschnitte unterteilt:

- Mageneingang (Kardia): Übergang des Ösophagus in den Magen.
- Magenkuppel (Fundus): links neben der Kardia. Höchste Stelle des Magens beim stehenden Menschen, Ansammlung von verschluckter Luft.
- Magenkörper (Korpus): größter Abschnitt des Magens, welcher sich an den Fundus anschließt und in den
- Vorraum des Pförtners (Antrum), übertritt.
- Pförtner (Pylorus): Abschluss des Magens, welcher den Übergang zum Dünndarm darstellt.

Die äußere Form des Magens lässt sich in eine kleine und eine große Krümmung – Kurvatur – unterscheiden; die kleine Kurvatur (Curvatura gastrica minor) und die große (Curvatura gastrica major), die auch die Vorder- (Paries anterior) von der Hinterwand (Paries posterior) abgrenzen.

Ausgehend von der kleinen Kurvatur nimmt das kleine Netz (Omentum minus) und von der großen das große Netz (Omentum majus) seinen Verlauf.

Der Wandaufbau des Magens besteht wie der Ösophagus aus vier Schichten. Allerdings ist die äußerste Schicht beim Magen die Tunica serosa, das Peritoneum (> Kap. 4.3).

4.6.2 Peritoneum

Der Gastrointerstinaltrakt von Magen bis Dickdarm liegt im Bauchraum. Abgegrenzt durch die Muskulatur der Bauchwand und des Rückens, oben vom Zwerchfell und unten von der Beckenbodenmuskulatur.

Das Bauchfell (Peritoneum) bedeckt die ganze Bauchwand und einen Großteil der Bauchorgane mit einer spiegelglatten Haut.
Es besteht aus zwei Blättern:

1. Das innere Blatt (Peritoneum viscerale)
2. Das äußere Blatt (Peritoneum parietale)

Das innere Blatt bedeckt die inneren Organe, das äußere kleidet die Bauchwand von innen aus. Zusammen umschließen sie die Bauchfellhöhle (Peritonealhöhle). Eine wässrige Flüssigkeit, die die beiden Blätter absondern, sorgt für eine Verschieblichkeit der Bauchorgane. Der Raum zwischen dem äußeren Blatt (Peritoneum parietale) und der hinteren Leibeswand wird als Retroperitonealraum bezeichnet.

Man unterscheidet außerdem Organe, die komplett von Peritoneum überzogen sind:

- Intraperitoneale Organe, z. B. Magen, Dünndarm (außer Zwölffingerdarm) Querkolon, Leber und Milz, von Organen, die nur von vorn mit Peritoneum überzogen sind.
- Retroperitoneale Organe, z. B. Pankreas, Zwölffingerdarm, auf- und absteigendes Kolon. Diese Organe sind fest mit der hinteren Leibeswand verwachsen.

Und Organe, die gar nicht mit Peritoneum überzogen sind: extraperitoneale Organe, z. B. unteres Rektum.

Die Gefäßversorgung des Magens (> Abb. 4.9) erfolgt arteriell über den Truncus coeliacus, dem ersten Ast der Aorta abdominalis nach deren Zwerchfelldurchtritt. Er besteht aus den 3 Arterien A. gastrica sinistra, A. hepatica communis und der A. lienalis.

Die A. gastrica sinistra bildet zusammen mit der A. gastrica dextra (entspringt aus der A. hepatica communis) einen Bogen, der die kleine Kurvatur versorgt.

Die große Kurvatur wird von der A. gastroomentalis sinistra (entspringt aus der A. lienalis) und der A. gastroomentalis dextra (entspringt aus der A. gastroduodenalis, die wiederum aus der A. hepatica communis stammt) versorgt. Zusammen bilden sie, wie bei der kleinen Kurvatur, einen Bogen um die große Kurvatur. Zum Magenfundus ziehen außerdem die A. gastrica brevis, welche aus der A. lienalis (Milzarterie) entspringt. Der venöse Abfluss erfolgt über die gleichnamigen Venen in die Pfortader (V. portae). Von dort aus wird das Blut zur Leber transportiert.

Der Lymphabfluss des Bauchraums erfolgt im Wesentlichen wie der der Blutgefäße. Nach Vereinigung der großen Lymphgefäße der unteren Körperteile in der Cisterna chyli, laufen die Lymphe über den Ductus thoracicus, der parallel als Lymphabflussbahn zum Ösophagus verläuft, in den linken Venenwinkel, den Zusammenfluss von li. V. jugularis und V. subclavia, in den venösen Blutkreislauf über.

Der Magen stellt mit einem Fassungsvermögen von ca. 1,5 l und seiner sackartigen Form, ein Reservoir-, Verdauungs- und Transportorgan dar, welcher den Nahrungsbrei portionsweise an den Zwölffingerdarm (Duodenum) weitergibt. Je nach Füllungszustand, Muskeltonus und Körperlage variiert die Form, die Größe sowie die Lage des Magens.

Die Hauptaufgaben des Magens sind die Speicherung der Nahrung, die Durchmischung des Speisebreis, der Beginn der Eiweiß- und Fettverdauung und die Produktion des Magensaftes durch die Magendrüsen.

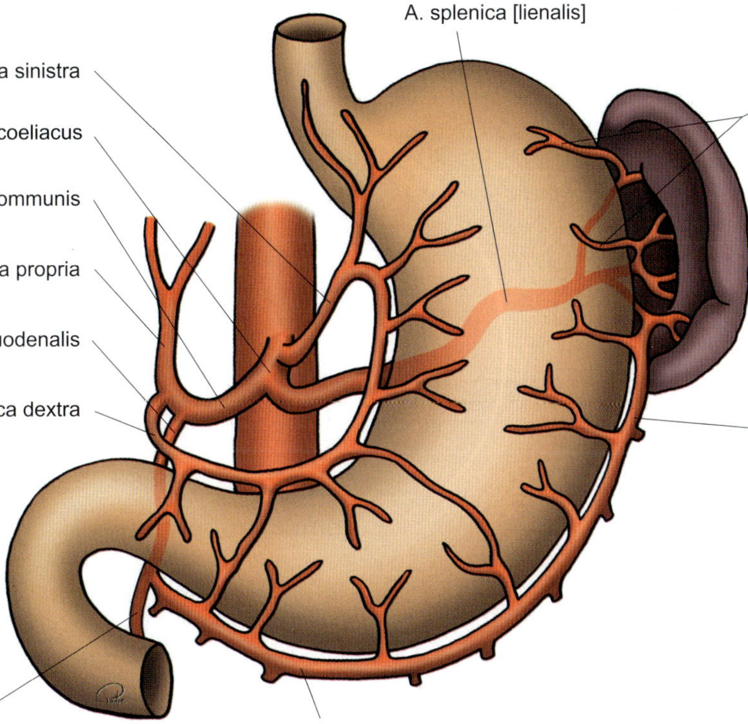

Abb. 4.9 Gefäßversorgung des Magens [R256]

Der Magensaft setzt sich dabei v. a. aus Salzsäure, Magenschleim, Enzymen und dem Instrinsic-Faktor zusammen. Durch die Sekretion des Magensaftes werden, aufgrund des sauren Milieus, die meisten Krankheiterreger abgetötet und die Aufnahme von Vitamin B_{12} im Dünndarm durch den Intrinsic-Faktor ermöglicht. Der N. vagus und seine Äste sind, wie beim Ösophagus, für die funktionelle Versorgung verantwortlich.

4.6.3 Dünndarm

Der Dünndarm folgt direkt dem Magen. Ausgehend vom Magenpförtner (Pylorus) wird er in 3 Abschnitte eingeteilt:

1. Zwölffingerdarm (Duodenum): Dieser ist ca. 25 cm lang und umschließt C-förmig den Pankreaskopf. Pankreas- (Ductus pancreaticus) und Gallengang (Ductus choledochus) münden überwiegend gemeinsam in das Innere des absteigenden Teils des Duodenums, in die Papilla duodeni major.
   Die Lage des Duodenums ist überwiegend retroperitoneal. An der Flexura duodenojejunalis (Übergangstelle vom Duodenum zum Jejunum) befinden sich zwei Bauchfellfalten, die Plica duodenalis superior (Treitz-Band) und die Plica duodenalis inferior. Dieser Bereich ist auch der Übergang von retroperitoneal zu intraperitoneal.
2. Leerdarm (Jejunum): Dieser ist ca. 2 m lang. Der Übergang zum Krummdarm weist keine deutliche Abgrenzung auf.
3. Krummdarm (Ileum): Dieser ist ca. 2,5 m lang. Beide Darmabschnitte liegen intraperitoneal.

Das Dünndarmende (das terminale Ileum) endet an der Ileozäkalklappe (auch Bauhin-Klappe). Diese Klappe ist eine Art Ventil aus zwei Schleimhautfalten und sorgt dafür, dass Dünndarminhalt ohne Rückfluss in den Dickdarm übertritt. Umrahmt wird der gesamte Dünndarm vom Kolon (Dickdarm). Der Wandaufbau ist mit dem des Magens identisch. Die Dünndarmschleimhaut allerdings weist eine enorme Oberflächenvergrößerung durch Kerckring-Falten, Zotten, Krypten und Mikrovilli auf, die auf den Enterozyten sitzen. Durch diese Oberflächenvergrößerung wird eine optimale Aufnahme von Nährstoffen aus dem Speisebrei erreicht.

4.6.4 Mesenterium

Der Leerdarm (Jejunum) und Krummdarm (Ileum) sind über ein elastisches Aufhängeband, bestehend aus zwei Peritonealschichten (Peritonealduplikatur) an der hinteren Leibeswand befestigt. Dieses Aufhängeband wird beim Dünndarm als Mesenterium und beim Dickdarm als Mesokolon bezeichnet. Im Mesenterium verlaufen Nerven, Lymph- und Blutgefäße. Da das Mesenterium nur über eine kurze Länge im Gegensatz zum Dünndarm verfügt, legt es sich in zahlreiche, gut bewegliche kleine Falten, um somit die Gesamtlänge des Dünndarms zu befestigen. Das Mesenterium wird auch deshalb in seiner Form als Gekröse bezeichnet.

Die Gefäßversorgung erfolgt über die A. mesenterica superior (obere Eingeweideschlagader) und deren Äste. Sie entspringt etwas unterhalb des Truncus coeliacus.

Das venöse Blut wird über verschiedene Äste (V. mesenterica superior und inferior) in die Pfortader (V. portae) geleitet, welche es zur Leber transportiert.

Funktionen des Dünndarms:

- Verdauung und Resorption der Nahrungsbestandteile
- Neutralisierung der Magensäure
- Steuerung der Magenentleerung
- Speisebreitransport

4.7 Krankheitsbilder und Therapien: Magen und Dünndarm

4.7.1 Ulkuskrankheit (Magen)

DEFINITION

Die **Ulkuskrankheit** ist ein Defekt bzw. Geschwür der Schleimhaut, der über die Muskeleigenschicht der Schleimhaut (Lamina muscularis mucosae) hinausgeht. Es kann sowohl der Magen als auch der Zwölffingerdarm (Duodenum) betroffen sein. Beim Magengeschwür spricht man von einem **Ulcus ventriculi,** beim Zwölffingerdarmgeschwür von einem **Ulcus duodeni.**

Pathogenese

Ein Ungleichgewicht zwischen aggressiven und schleimhautschützenden Faktoren ist die Ursache, die zur Entstehung eines Ulkus führen kann. Genannt werden muss hierbei das Bakterium Helicobacter pylori, das sich als aggressivster Faktor erweist. Weitere Faktoren sind Nikotin- und Alkoholabusus sowie physischer oder psychischer Stress, z. B. nach Unfällen oder großen Operationen. Es kommt dabei zu einer Störung der Barrierefunktion und damit zur Schädigung der Schleimhaut bei gleichzeitig steigender Säureproduktion, welche beim Zwölffingerdarm im Vordergrund steht.

Symptomatik

- Appetitlosigkeit
- Beim Magengeschwür (Ulcus ventriculi): Schmerzen im Ober- und Mittelbauch unmittelbar nach der Nahrungsaufnahme, beim Zwölffingerdarmgeschwür (Ulcus duodeni) erst später

In der Diagnostik steht die Endoskopie (Ösophagogastroduodenoskopie) im Vordergrund. Dadurch lassen sich die genaue Lokalisation und Ausdehnung eines Ulkus feststellen und gleichzeitig durch eine Gewebsentnahme (PE) ein Helicobacter-pylori-Nachweis und ein Karzinomausschluss erbringen.

Therapie

Die medikamentöse Behandlung steht in der Ulkustherapie im Vordergrund. Die chirurgische Behandlung ist durch die Einführung der Protonenpumpenhemmer (PPI) in den Hintergrund gerückt.

Diese bewirken eine Hemmung der Sekretion von Magensäure. Bei einem positiven Helicobacter-pylori-Befund reicht die Gabe von PPI allein nicht aus. Es muss zusätzlich eine Antibiotikagabe erfolgen. PPI + Antibiotika wird als sog. Eradikationstherapie bezeichnet. Natürlich ist auch eine Alkohol- und Nikotinabstinenz in der Therapie angezeigt.

DEFINITION

Als **Eradikation** bezeichnet man die vollständige Entfernung bzw. Eliminierung eines Krankheitserregers aus dem Körper oder aus einer Population.

Komplikationen

Die **Ulkusblutung** stellt die häufigste Komplikation im oberen Gastrointestinaltrakt dar. Durch den Niedergang von Schleimhautgewebe können auch Blutgefäße betroffen sein, wodurch es zu einer lebensgefährlichen Blutung kommen kann. Die Endoskopie steht sowohl in der Diagnostik als auch in der Therapie an erster Stelle. Durch das Setzen von Clips oder das Unterspritzen der Blutungsquelle versucht man, die Blutung zu stillen. Die operative Versorgung – Ulkusumstechung, Entfernung des Gewebes (Exzision) und Übernähung – sollte erst nach erfolgloser endoskopischer Blutstillung erfolgen.

Bei der **Ulkusperforation** kommt es zum Durchbruch der Magen- bzw. Zwölffingerdarmwand in die freie Bauchhöhle. Hierbei gelangt oftmals Luft (sog. freie Luft) aus den Organen in die Bauchhöhle. Plötzlich auftretende stärkste Oberbauchbeschwerden, die mit der Zeit weniger werden und sich verteilen, Abwehrspannung (brettharter Bauch) sowie Blässe und Schweißausbruch sind die typischen Symptome. Untermauert werden die Symptome durch eine Röntgen-Abdomenübersicht im Stehen. Auf der Aufnahme zeigt sich die freie Luft unter dem Zwerchfell oder zwischen Zwerchfell und Leber. Falls eine Röntgenaufnahme im Stehen nicht möglich sein sollte, kann sie auch in linker Seitenlage erfolgen. Die operative Versorgung sollte umgehend, nach Sicherstellung der Indikation (Grund für den Einsatz von therapeutischen oder diagnostischen Maßnahmen), erfolgen. Eine sofortige Operation (Laparatomie) mit Ausschneidung (Exzision) des Ulkus und Übernähung ist dabei angezeigt. Das entfernte Gewebe wird zur Abklärung auf ein Karzinom zur Histologie geschickt.

Die **Magenausgangsstenose** ist gekennzeichnet durch langsam verlaufende, immer wieder auftretende Ulzera in der Pylorusregion. Dadurch kommt es zu einer Narbenbildung mit Einengung (Stenosierung) des Magenausgangs. Eine langsamere Magenentleerung und Magenerweiterung sind die Folge. Völlegefühl, Übelkeit, schwallartiges Erbrechen und Gewichtsverlust sind die typischen Symptome. Durch eine Endoskopie wird die Diagnose untermauert. Therapeutisch kann die Magenausgangsstenose mittels einer endoskopischen Dilatation beseitigt werden. Führt diese Methode nicht zum gewünschten Ergebnis, muss operativ therapiert werden (Pyloroplastik). Hier sei nur die Methode nach Heinecke-Mikulicz genannt. Alle Wandschichten werden hierbei der Länge nach durchtrennt (Inzision) und anschließend quer vernäht.

Unter **Vagotomie** versteht man eine Reduktion der Säuresekretion durch teilweise oder vollständige Durchtrennung der magenversorgenden Vagusäste (Denervierung) bei Erhalt des Magens. Diese Art der Therapie in der Ulkuschirurgie ist heute nicht mehr relevant. Erwähnt seien aber trotzdem zwei Verfahren:

- Trunkuläre Vagotomie (TV): Hierbei werden beide Vagusäste am unteren (distalen) Ösophagus durchtrennt. Aufgrund der beträchtlichen Nebenwirkungen wird dieses Operationsverfahren heute nicht mehr durchgeführt.
- Selektiv-gastrale Vagotomie (SGV): Hierbei werden sämtliche Vagusäste durchtrennt, die die zum Ösophagus gelegenen Magenanteile (Fundus- und Korpusanteile) versorgen. Dabei werden die Nervenfasern, die zum Pylorus ziehen, geschont. Auch diese Art der Therapie ist heute kaum noch bedeutsam.

Operative Therapie

Führen die konservativen Behandlungsmethoden nicht zum Erfolg, muss über eine operative Therapie nachgedacht werden. Einige werden oben schon beschrieben. Eine erweiterte operative Therapie in der Ulkuschirurgie sieht die Entfernung **(Resektion)** von Magenteilen vor. Die resektiven Verfahren sind hierbei immer mit dem Namen **Theodor Billroth** verbunden, der als Erster eine erfolgreiche Magenresektion durchgeführt hat. Unabhängig vom Resektionsausmaß, i. d. R. ⅔ des Magens, ist die Art der Wiederherstellung des Speiseweges bezeichnet. Die **Billroth-I-Operation** (B-I-Magen) steht für die operativ angelegte Verbindung (Anastomosierung bzw. Anastomose) zwischen dem Restmagen und dem Duodenum (Gastroduodenostomie). Die **Billroth-II-Operation** (B-II-Magen) für eine Anastomose zwischen dem Restmagen und dem Leerdarm (Jejunum; Gastrojejunostomie). Bei beiden Verfahren wird zudem eine Abnahme der Säureproduktion erreicht.

Billroth I, Gastroduodenostomie

Patientenpositionierung: Rückenpositionierung (➤ Abb. 4.59) mit entsprechender Saalanordnung (➤ Abb. 4.10) sowie Instrumententischvorbereitung (➤ Abb. 4.11, ➤ Abb. 4.12).

PRAXISTIPP

- Wärmematte unter den Patienten/die Patientin platzieren, um ein Auskühlen zu verhindern
- Evtl. Legen eines Dauerkatheters

Schnittführung:

- Quer verlaufende Oberbauchlaparatomie
- Durchtrennung der einzelnen Hautschichten mittels monopolaren Stroms
- Inspektion und Palpation der Bauchhöhle bzw. Organe, v. a. Magen und Leber
- Umlegung der Wundränder mit angefeuchteten Bauchtüchern
- Einsetzen des Kirschner-Rahmens und des Ulmer-Retraktors (➤ Abb. 4.12)

Präparation:

- Festlegung des Resektionsausmaßes
- Mobilisation des Duodenums – Kocher-Manöver: Durchtrennung des Peritoneums mittels Schere oder bipolarer Pinzette, rechtsseitig des Duodenums. Dadurch wird ein Streckengewinn für die benötigte Anastomose erzielt.
- Magennahe Skelettierung der großen Kurvatur unter Schonung der gastroomentalen Gefäße.
- Durchtrennung des Ligamentum gastrocolicum (Teil des großen Netzes [Omentum majus]), der den Magen mit dem quer verlaufenden Grimmdarm (Colon transversum) verbindet.

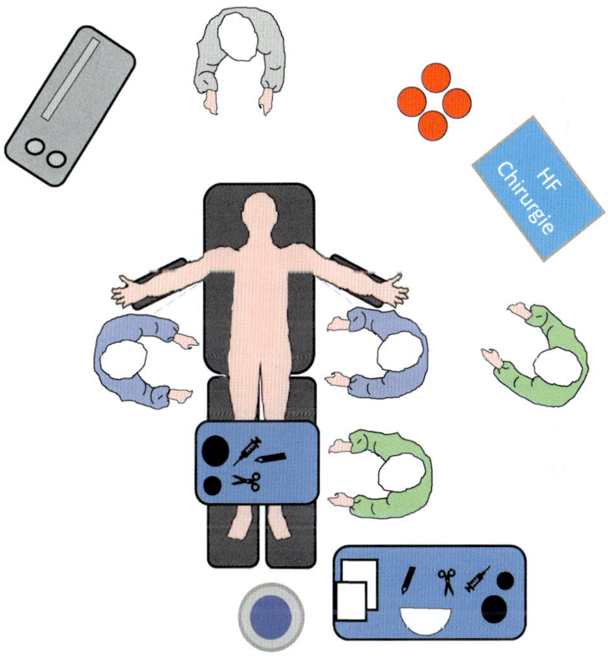

Abb. 4.10 Saalanordnung: Laparotomie [P1293/ P1294]

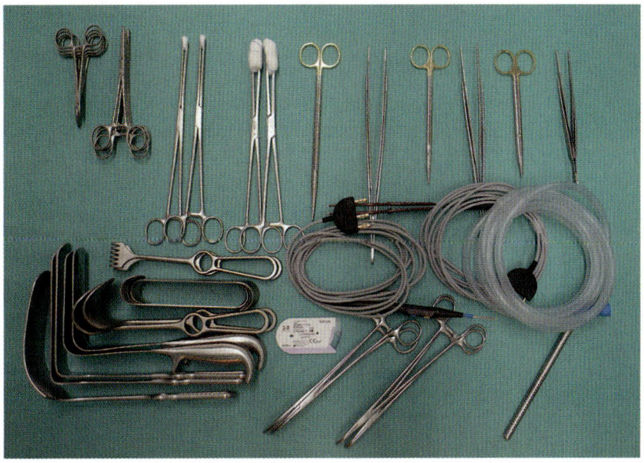

Abb. 4.11 Instrumententisch: Laparotomie [K436]

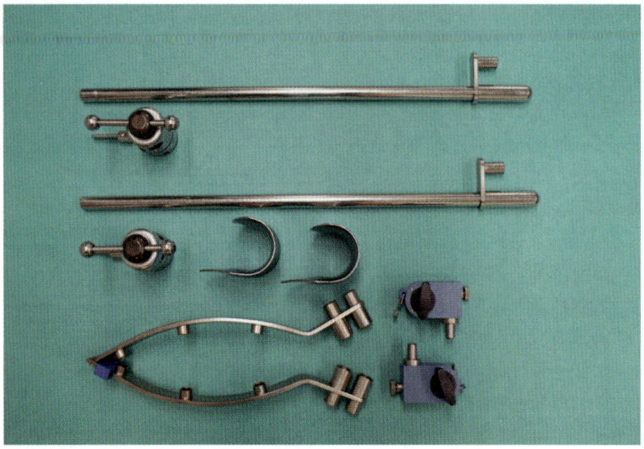

Abb. 4.12 Ulmer-Retraktor (© Fa. Ulrich) [K436]

- Eröffnete Bursa omentalis ermöglicht die weitere Skelettierung und das Lösen der Magenhinterwand mit bipolarer Pinzette/Schere oder Ultraschalldissektion.
- Magennahe Skelettierung der kleinen Kurvatur und Absetzung und Unterbindung der A. gastrica dextra und A. gastrica sinistra mit zwei Overholt-Klemmen und Ligatur.
- Etwa 5 cm unterhalb der Kardia wird die Skelettierung beendet (proximale Resektionslinie).
- Absetzung entlang der proximalen Resektionslinie mit einem Linear Cutter.
- Absetzung des distalen Magens 1–2 cm unterhalb des Pylorus mit einem Linear Cutter.
- Resektat wird an den Springer zur Histologie abgegeben.
- Rekonstruktion (Wiederherstellung der Nahrungspassage).
- Übernähung der Klammernahtreihe, bis der Durchmesser des Magenschlauches dem des Duodenalstumpfs gleicht.
- Nachresektion der beiden Klammernahtreihen des Magenschlauchendes und Duodenalstumpfs.
- Gastroduodenostomie – End-zu-End-Anastomose.
- Zweireihige, mehrschichtige Hinterwandnaht mit 4–0 PDS® oder 5–0 PDS®.
- Zweireihige, mehrschichtige Vorderwandnaht mit 4–0 PDS® oder 5–0 PDS®.
- Anastomosen- und Blutungskontrolle.
- Spülung des Bauchraums.
- Evtl. Drainageeinlage, Penrose oder Easy-Flow.
- Zählkontrolle von Bauchtüchern, Streifen, Tupfern und Instrumenten.
- Dokumentation.

Wundverschluss:

- Schichtweiser Faszienverschluss zweireihig
- Hautverschluss mit Hautklammergerät
- Steriler Hautverband

Billroth II, Gastrojejunostomie

Dieses OP-Verfahren wird gewählt, wenn eine Gastroduodenostomie aus anatomischen Gründen nicht möglich ist. Das OP-Verfahren entspricht dem B-I-OP-Verfahren bis zur Rekonstruktion. Die Rekonstruktion erfolgt durch eine End-zu-Seit-Anastomose zwischen Magen und erster Jejunumschlinge (Gastrojejunostomie).

OP-Verlauf:

- Rekonstruktion (Wiederherstellung der Nahrungspassage).
- Klammernahtreihe des Duodenumstumpfes wird mit einer einstülpenden Naht übernäht.
- Blindverschluss. Die Übernähung dient der Sicherheit, um eine Nahtinsuffizienz zu vermeiden.
- Jejunumschlinge wird ca. 40 cm hinter dem Treitz-Band (➤ Kap. 4.6.3) ausgewählt.
- Die Schlinge wird durch einen operativ geschaffenen Schlitz[1] (Elektrokauter) im Mesocolon transversum (verbindet das Colon transversum beweglich mit der Leibeswand), retrokolisch spannungsfrei zum Restmagen hochgezogen.
- Die Schlinge kann auch vor dem Mesocolon, antekolisch, hochgezogen werden.
- Schlitzverschluss erfolgt zum Ende der OP.
- Rekonstruktion (Wiederherstellung der Nahrungspassage).
- Übernähung der Klammernahtreihe, bis der Durchmesser des Magenschlauchs der gewünschten Anastomosenlänge entspricht, i. d. R. 6–8 cm.
- Gastrojejunostomie – End-zu Seit-Anastomose.
- Fixierung des Jejunums an den Magen* mit zwei Ecknähten (4–0 PDS®), und mit Klemmchen fixieren.
- Hinterwandnaht, fortlaufend, der Serosa des Magens und des Jejunums mit 4–0 PDS®.
- Eröffnung des Magens und der Jejunumschlinge mit dem Elektrokauter.
- Vorderwandnaht, fortlaufend, der Mukosa mit 5–0 PDS®.
- Vorderwandnaht, fortlaufend, der Mukosa mit 5–0 PDS®.
- Hinterwandnaht, fortlaufend, der Serosa mit 4–0 PDS®.

Um einen Reflux, Gallensäure hat ständigen Kontakt mit der Magenschleimhaut, aus dem blind verschlossenen Duodenalstumpf zu verhindern, ist eine weitere Anastomose erforderlich.

Es stehen zwei Verfahren zur Wahl:

- Braun-Fußpunktanastomose
- Billroth II und Roux-Y-Gastroenterostomie

Braun-Fußpunktanastomose

Zu- und abführende Schlinge werden dabei etwa 25 bis 30 cm unterhalb der Gastrojejunostomie, anastomosiert. Diese Seit-zu-Seit-Anastomose erstreckt sich dabei über eine Länge ca. 4–8 cm. Sie kann sowohl per Handnaht als auch per Stapler erfolgen.

Billroth II und Roux-Y-Gastroenterostomie

Bei dieser Anastomosenform wird, wie oben beim B-II beschrieben, eine geeignete, ausreichend bewegliche Jejunumschlinge

[1] Um eine Gefäßverletzung zu vermeiden, wird das Mesocolon gegen das Licht, i. d. R. das OP-Licht, gehalten. So lassen sich die Blutgefäße im Meso darstellen (Diaphanoskopie).

ausgewählt. Im Gegensatz zur klassischen B-II-Magenresektion wird bei der Roux-Y-Gastroenterostomie die Schlinge durchtrennt.

Unter Diaphanoskopie-Bedingungen werden dabei die Durchtrennungslinie und die Durchblutung der beiden entstehenden Absetzungsenden gesichert. Die Jejunumschlinge wird mit einem Linear Cutter durchtrennt. Die abführende (aborale) Schlinge wird retrokolisch oder antekolisch hochgezogen und am Magenstumpf End-zu-Seit anastomosiert. Die vom Duodenum kommende, zuführende (orale) Schlinge wird in einem ca. 30–40 cm weiten Abstand zur Gastrojejunostomie an die abführende Schlinge (Y-förmig End-zu-Seit) anastomosiert. Die Anastomose erfolgt i. d. R. per Handnaht.

Der Vorteil dieser Anastomosenform gegenüber der Braun-Fußpunktanastomose ist die größere Entfernung zur Gastrojejunostomie. Ein sicherer Abfluss der Gallensäure und von Pankreassekret/-saft zur Schonung der Gastrojejunostomie und somit die Vermeidung eines Magenstumpfkarzinoms (Spätkomplikation) ist gewährleistet.

Nach erfolgten Anastomosen erfolgt die Endphase der OP (s. o., Billroth I).

4.7.2 Magenkarzinom (Magen)

DEFINITION

Unter einem **Magenkarzinom** versteht man einen bösartigen (malignen) Tumor der Magenschleimhaut.

Pathogenese

Exogene Faktoren sind die Hauptursache für die Umwandlung der Magenschleimhaut in karzinogenes Gewebe. Übermäßiger Alkohol- und Nikotinkonsum, Übergewicht, falsche Ernährung, z. B. durch zu viel Fleisch, erhöhen dabei das Risiko einer Tumorerkrankung. Aber auch Vorerkrankungen, z. B. Helicobacter-pylori-Gastritis, können verantwortlich sein.

Symptomatik

Eine frühe Symptomatik ist beim Magenkarzinom nicht angezeigt. Oft zeigen sich erst im fortlaufenden Stadium:

- Völlegefühl
- Unspezifische Oberbauchbeschwerden/diffuse Schmerzen
- Appetitlosigkeit
- Dysphagie (bei kardianahem Karzinom)
- Stenosierung des Magenausgangs (bei pylorusnahem Karzinom), einhergehend mit Übelkeit und Erbrechen
- Gewichtsabnahme
- Leistungsabfall
- Anämie durch Tumorblutungen
- Teerstuhl

Diagnostisch steht die Gastroskopie mit Entnahme von Biopsien zur histologischen Sicherung der Diagnose an erster Stelle. Weitere Untersuchungsmethoden:

- Röntgendarstellung mit Kontrastmittel, die infiltrierende Karzinome darstellen kann → Wandstarre
- Endosonografie
- Sonografie des Abdomens zur Abklärung von Metastasen, v. a. Leber
- CT Abdomen und Thorax zur Abklärung von Metastasen und Tumorinfiltration
- Staging-Laparaskopie zum Ausschluss von Metastasen im fortgeschrittenen Stadium

Operative Therapie

Die chirurgische Resektion hat das Ziel einer vollständigen Entfernung des Karzinoms. Die Lokalisation erstreckt sich dabei meistens auf den Antrum-Pylorus-Bereich und die kleine Kurvatur. Histologisch handelt es sich bei Magenkarzinomen zu 95 % um Adenokarzinome.

Gastrektomie und Roux-Y-Ersatzmagen (Krückstockanastomose)

Patientenpositionierung:

- Rückenpositionierung (➤ Abb. 4.59)
- Saalanordnung und Instrumententisch (➤ Kap. 4.7.1; ➤ Abb. 4.10 und ➤ Abb. 4.11)

PRAXISTIPP

- Wärmematte unter den Patienten/die Patientin platzieren, um ein Auskühlen zu verhindern
- Dauerkatheter

Schnittführung:

- Quer verlaufende Oberbauchlaparatomie
- Durchtrennung der einzelnen Hautschichten mit monopolarem Strom
- Inspektion und Palpation der Bauchhöhle bzw. Organe, v. a. Magen und Leber
- Umlegung der Wundränder mit angefeuchteten Bauchtüchern
- Einsetzen des Kirschner-Rahmens und des Ulmer-Retraktors

Präparation:

- Festlegung des Resektionsausmaßes.
- Ablösen des großen Netzes vom Colon transversum mit bipolarer Pinzette/Schere oder Ultraschalldissektion.
- Die eröffnete Bursa omentalis ermöglicht die Skelettierung und das Lösen der Magenhinterwand mit bipolarer Pinzette/Schere oder Ultraschalldissektion.
- Ligatur und Durchtrennung der A. und V. gastroomentalis dextra.
- Skelettierung der kleinen Kurvatur bis zum Duodenum.
- Ligatur und Durchtrennung der A. gastrica dextra.
- Präparation des Pylorus.
- Evtl. Mobilisation des Duodenums (Kocher-Manöver).
- Absetzen des Duodenums mit einem Linear Cutter.

4

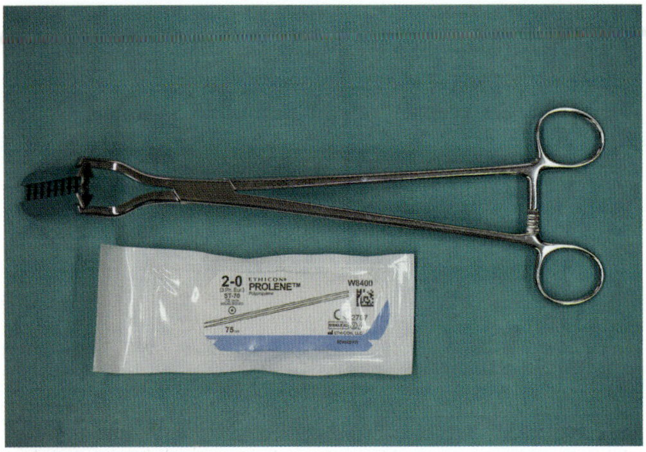

Abb. 4.13 Tabaksbeutelklemme und Naht (© Fa. Ethicon) [K436]

4

- Übernähung der Klammernahtreihe.
- Skelettierung der restlichen großen Kurvatur.
- Präparation des Magens über den distalen Ösophagus hinaus.
- A. und V. gastrica sinistra werden nahe des Truncus coeliacus ligiert und durchtrennt.
- Eröffnung der Zwerchfellschenkel mit bipolarer Schere oder Ultraschalldissektion.
- Ligatur und Durchtrennung des vorderen und hinteren N. vagus-Astes → mobilere Speiseröhre.
- Magensonde zurückziehen.
- Tabaksbeutelklemme am distalen Ösophagus ansetzen, die dazugehörige Naht vorlegen – z. B. 2–0 Prolene® mit geraden Nadeln – und mit Klemmchen fixieren (➤ Abb. 4.13).
- Eine Satinsky-Klemme oder Pean groß unterhalb der Tabaksbeutelklemme setzen.
- Magen zwischen Tabaksbeutelklemme und Pean mit einer Schere oder einem Skalpell absetzen.
- Resektat wird an den Springer zur Histologie abgegeben.
- Ösophagus mit zwei langen Allis-Klemmen fixieren.
- Tabaksbeutelnaht bzw. Ösophagus mit einer Kornzange aufspreizen.
- EEA-Circular-Stapler-Kopf – Andruckplatte – in den Ösophagus einsetzen.
- Naht zusammenziehen und Andruckplatte einknoten.
- Regionale Lymphknoten aufsuchen und entfernen.
- Rekonstruktion.
- Jejunumschlinge wird ca. 40 cm hinter dem Treitz-Band (➤ Kap. 4.6.3) ausgewählt.
- Eine ausreichend bewegliche Jejunumschlinge wird ausgewählt und unter Diaphanoskopie-Bedingungen die Durchtrennungslinie und die Durchblutung der beiden entstehenden Absetzungsenden gesichert.
- Die Jejunumschlinge wird mit einem Linear Cutter durchtrennt.
- Die abführende (aborale) Schlinge wird retrokolisch oder antekolisch in den Oberbauch hochgezogen.
- Entfernen der zur abführenden Schlinge gehörigen Klammernahtreihe mit einem Elektrokauter.
- EEA-Circular-Staplers in das offene Darmende einführen und Dorn herausdrehen.
- Dünndarmwand antimesenterial perforieren und Dorns mit der Gegendruckplatte konnektieren.
- Gerät auslösen und Anastomose fertigen (End-zu-Seit-Anastomose bzw. Ösophagojejunostomie).
- Anastomosenringe auf Vollständigkeit prüfen.
- Darmende mit einem Stapler verschließen und Klammernahtreihe oder Handnaht übernähen.
- Anastomosierung der zuführenden an die abführende Schlinge in Roux-Y-Technik.
  Nach durchgeführten Anastomosen erfolgt die Endphase der OP.
- Anastomosen- und Blutungskontrolle
- Spülung des Bauchraums
- Evtl. Drainageeinlage, Penrose oder Easy-Flow
- Zählkontrolle von Bauchtüchern, Streifen, Tupfern und Instrumenten
- Dokumentation

Wundverschluss:

- Schichtweiser Faszienverschluss zweireihig
- Hautverschluss mit Hautklammergerät
- Steriler Hautverband

Gastrektomie mit Pouch (= beutelförmig angelegtes Ersatzreservoir)

Um eine Vergrößerung des Magenreservoirs zu erreichen, kann eine Pouchbildung nach Hunt-Rodino erfolgen (➤ Abb. 4.14).

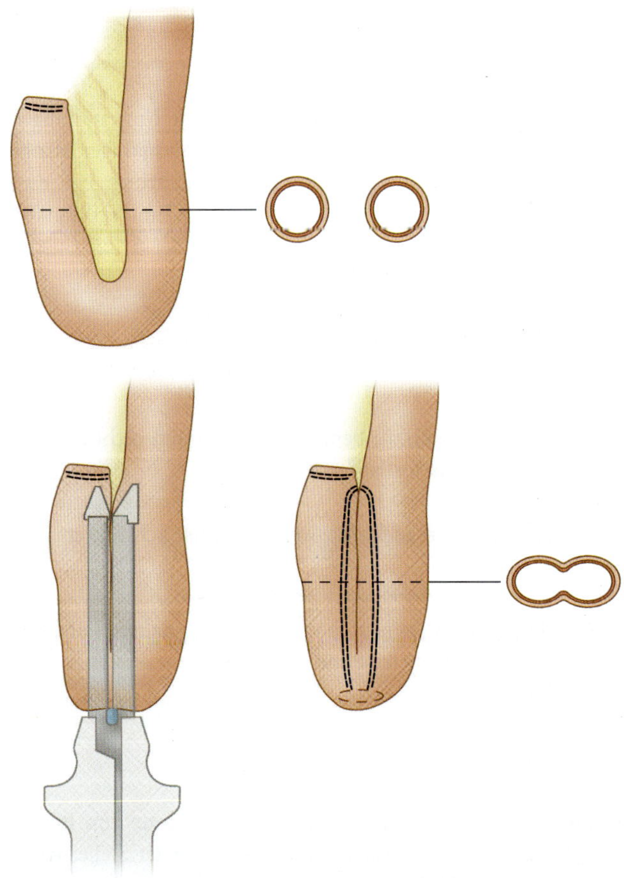

Abb. 4.14 Pouchbildung (modifiziert nach Townsend C.M, 2000) E1162]

- Aus hochgezogener Schlinge wird eine Schlaufe von ca. 10 cm Länge gebildet.
- Kurze Inzision in der abführenden Schlinge.
- Entfernen der zur abführenden Schlinge gehörigen Klammernahtreihe mit einem Elektrokauter.
- Linear Cutter in beide Schenkel einführen und auslösen; somit wird eine maschinelle Anastomose erreicht (Seit-zu-Seit).
- Übernähung der Inzision

Danach weiteres Vorgehen mit End-zu-Seit-Anastomose bzw. Ösophagojejunostomie (s. o.).

Laparoskopische Magenresektion

Wie schon in der Ösophaguschirurgie, so ist es auch in der Magenchirurgie möglich minimalinvasiv zu operieren. In der Regel ist eine Kombination aus laparoskopischer und offener (Minilaparatomie) Vorgehensweise angezeigt. Wedge-Resektionen (keilförmige, atypische Resektionen) mit einem Endo-GIA, bei denen nur das Ulkus entfernt wird, sowie Billroth I und II.

4.7.3 Meckel-Divertikel (Dünndarm)

DEFINITION

Ein **Meckel-Divertikel** eine angeborene, sackartige Ausstülpung der Dünndarmwand, die einen verbliebenen Rest des Ductus omphaloentericus (Dottergang) darstellt. Er liegt ca. 70–100 cm vor der Ileozäkalklappe.

Pathogenese und Symptomatik

Das Divertikel bleibt symptomlos bzw. symptomarm. Es kann sich jedoch entzünden und mit Druckschmerzhaftigkeit einhergehen. Bei Kindern und Jugendlichen sind Blutungen aus dem Divertikel möglich. Es ist die häufigste Ursache einer unteren gastrointestinalen Blutung in dieser Altersgruppe. Anzeichen können blutiger sowie schwarzer Stuhl sein.

Die Diagnose ergibt sich i. d. R. zufällig. Meist werden sie bei laparoskopischen Eingriffen, oft bei der laparoskopischen Appendektomie, entdeckt.

Therapie

Die Therapie sieht immer eine chirurgische Resektion vor.

Bei einer Laparoskopie wird das Divertikel mit einer atraumatischen Zange hochgehalten und der versorgende Mesenterialstiel des Divertikels mit einer bipolaren Zange durchtrennt (skelettiert). Anschließend wird das Divertikel mit einem Endo-GIA 30 mm 3,5 abgesetzt.

Komplikationen

Neben der bereits erwähnten Blutung kann ein Ileus (Darmverschluss) durch Invagination (Einstülpung eines Darmabschnitts) entstehen (➤ Kap. 4.19).

4.7.4 Chronisch-entzündliche Darmerkrankungen (CED) (Dünndarm)

Morbus Crohn

DEFINITION

Beim **Morbus Crohn** handelt es sich um eine chronische, rezidivierende Entzündung des gesamten Magen-Darm-Trakts. Am häufigsten sind das terminale Ileum und das Kolon betroffen.

Pathogenese und Symptomatik

Die entzündete Schleimhaut kann sich im Verlauf auch auf tiefere Schichten der Darmwand ausweiten (transmurale Entzündung). Eine Ausbreitung verläuft abschnittsweise (segmental) und nicht gleichbleibend, d. h., kranke und gesunde Darmabschnitte wechseln sich ab. Aphten (Bläschen), Erythem (lokale Rötung der Schleimhaut) und Ulzerationen sowie Einblutungen in die Schleimhaut lassen sich vorfinden. Lymphknoten und das Mesenterium können ebenfalls befallen sein. Als Ursache werden verschiedene Faktoren genannt: eine familiäre, also genetische Veranlagung, Infektionserkrankungen, Umweltfaktoren, veränderte Darmflora. Die genaue Ursache ist noch unbekannt. Die Symptome können Bauchschmerzen (oft krampfartig), erhöhte Temperatur, Durchfall, Gewichtsabnahme, Mangelerscheinungen durch verminderte Aufnahme von Nährstoffen, Vitaminen und Elektrolyten, Unwohlsein, Blähungen und eine Laktoseunverträglichkeit sein.

Die Diagnose kann durch folgende Diagnostik untermauert werden:

- Stuhluntersuchung
- Ultraschall
- MRT
- Blutuntersuchung → Entzündungsparameter
- Darmspiegelung (Ileokoloskopie) mit Biopsie

Therapie

Die Therapie sieht unterschiedliche Möglichkeiten vor:

- Diät
- Substitution von Elektrolyten und Vitaminen
- Nikotinkarenz (Nikotin erhöht das Rezidivrisiko)
- Medikamentöse Behandlung mit Kortison, Immunsuppresiva
- Operative Therapie

4

Komplikationen

Zu den Komplikationen beim Morbus Crohn zählen:
- Fisteln und Abszesse im Enddarmbereich
- Darmstenosen mit Ileussymptomatik
- Strikturen
- Seltener Perforationen
- Spätkomplikation: Karzinom

Operative Therapie

Die operative Therapie sollte beim Morbus Crohn gut abgewogen sein oder nur bei den genannten Komplikationen angewandt werden. Es sollten lediglich kleine Darmabschnitte oder die bestehende Komplikation behandelt bzw. reseziert werden. Das Kurzdarmsyndrom sollte dabei immer bedacht werden.

Als Folge von Dünndarmresektionen kann es dabei zu Durchfällen (Diarrhö), verkürzter Darmpassage, Elektrolytverlust, Gewichtsabnahme, Unterernährung und Malabsorption kommen.

Dünndarmresektion, Segmentresektion bei Stenose

Patientenpositionierung:
- Rückenpositionierung (➤ Abb. 4.59)
- Saalanordnung und Instrumententisch (➤ Kap. 4.7.1; ➤ Abb. 4.10 und ➤ Abb. 4.11)

PRAXISTIPP

Wärmematte unter den Patienten/die Patientin platzieren, um ein Auskühlen zu verhindern.

Schnittführung:
- Mediane Unterbauchlaparatomie
- Durchtrennung der einzelnen Hautschichten mit monopolarem Strom
- Exploration der Bauchhöhle
- Umlegung der Wundränder mit angefeuchteten Bauchtüchern
- Einsetzen des Kirschner-Rahmens

Präparation:
- Hochschlagen des großen Netzes.
- Aufsuchen der Stenose.
- Festlegung des Resektionsausmaßes.
- Das Dünndarmmesenterium zuerst darmnah skelettieren, dabei ist auf eine gute Durchblutung der Resektionsgrenzen zu achten (Diaphanoskopie), um eine sichere Ananatomosenheilung zu gewährleisten.
- Mesenterium v-förmig skelettieren und Mesenterialgefäße zwischen Overholt-Klemmen oder Klemmchen durchtrennen und ligieren.
- Unterlegung des zu resezierenden Darmabschnittes mit zwei feuchten Bauchtüchern → Kontaminationsverringerung des Operationsgebiets.
- Weiche Darmklemmen jenseits der Resektionsgrenzen setzen.
- Resektion des Darmabschnitts mit Schere oder monopolarem Strom.
- Resektat wird an den Springer zur Histologie abgegeben.
- Rekonstruktion (Wiederherstellung der Nahrungspassage).
- Annähern der beiden Darmenden und Anastomosierung (End-zu-End).
- Hinterwandnaht mit 5–0 PDS®, zweireihig, zuerst seromuskulär, danach mukosa-submukosal, fortlaufend.
- Vorderwandnaht mit 5–0 PDS®, zweireihig, zuerst mukosa-submukosal, danach seromuskulär, fortlaufend.
- Verschluss des Mesoschlitzes mit resobierbarer Naht, fortlaufend.

Nach den Anastomosen erfolgt die Endphase der OP:
- Anastomosen- und Blutungskontrolle
- Spülung des Bauchraums
- Evtl. Drainageeinlage, Penrose oder Easy-Flow
- Zählkontrolle von Bauchtüchern, Streifen, Tupfern und Instrumenten
- Dokumentation

Wundverschluss:
- Schichtweiser Faszienverschluss zweireihig
- Hautverschluss mit Hautklammergerät
- Steriler Hautverband

Dünndarmstoma, Ileostomie

DEFINITION

Ein **Stoma** (Stoma, lat.: Mund, Öffnung) ist ein künstlich angelegter Darmausgang durch die Bauchdecke (Anus praeter naturalis). Es kann sowohl zeitlich begrenzt oder permanent sowie endständig als auch doppelläufig angelegt werden und ist an allen beweglichen Darmabschnitten möglich.

Operative Therapie

Doppelläufige Ileostomaanlage

Dieses OP-Verfahren kann sowohl offen als auch laparoskopisch erfolgen und wird wie bereits erwähnt am Ende einer Operation oder als eigenständige Operation durchgeführt.

Bei einem offenen OP-Verfahren **(Laparatomie)** wird eine geeignete Ileumschlinge mit einem Overholt darmwandnah unterfahren und mit einem Zügel angeschlungen. Der Zügel wird mit einem Klemmchen fixiert. Die Austrittstelle des Ileostomas (vorher eingezeichnet) liegt im rechten Unterbauch zwischen Bauchnabel und vorderem oberem Knochenvorsprung der Darmbeinschaufel (Spina iliaca anterior superior). Die Bauchdecke wird mit einer scharfen Klemme (Kocher- oder Tuchklemme) fixiert, hochgezogen und mit einem Skalpell kreisförmig ausgeschnitten. Die weitere Präparation des subkutanen Fettgewebes und der Faszie erfolgt mit einem Elektrokauter. Die Rektusmuskulatur wird stumpf mit Langenbeck- oder Roux-Haken auseinandergehalten.

Das Peritoneum wird mit dem Elektrokauter inzidiert und anschließend mit den Fingern, 2 Finger sollten problemlos passieren können, erweitert. Die Ileumschlinge wird nun an den Zügeln, mithilfe eines Overholts, durch die Austrittsstelle gezogen. Die Zügel werden entfernt und gleichzeitig ein Reiter an deren Stelle platziert. Der Reiter verhindert ein zurückziehen der Ileumschlinge (➤ Abb. 4.15).

Anschließend wird die Schlinge mit dem Elektrokauter eröffnet. Die zuführende Schlinge wird mit einer Allis-Klemme umgestülpt und mit Einzelknopfnähten an der Bauchdecke fixiert. Wichtig ist hierbei, dass sich die zuführende, stuhlableitende Darmseite über der abführenden vorwölbt (prominent) und die abführende auf Hautniveau eingenäht wird. Ein direkter Kontakt des aggressiven Dünndarmstuhls mit der Haut ist zu vermeiden. Durch das Aufbringen des Stomabeutels (➤ Abb. 4.15; Öffnung sollte genauso groß ausgeschnitten werden wie der Umfang des Stomas) ist die Operation beendet.

Beim laparoskopischen Vorgehen wird die Ileumschlinge entweder durch eine vorher genutzte Trokarstelle mit einer feststellbaren, atraumatischen MIC-Zange gezogen (Trokarinzisionsstelle wird vorher erweitert, sodass 2 Finger problemlos passieren können) oder die Schlinge wird mit einer feststellbaren, atraumatischen MIC-Zange von der anderen Seite fixiert und nach angelegter Austrittstelle dadurch herausgeschoben bzw. durchgezogen. Das weitere OP-Verfahren ist mit dem offenen identisch.

Ileostomarückverlagerung

Die Ileostomarückverlagerung beginnt mit der Braunol-Desinfektion um das Ileostoma herum. Dabei wird die Haut zum Ileostoma hin desinfiziert. Dann wird ein steriles Lochtuch um das Stoma gelegt und das Stoma zugenäht. Damit soll ein Austreten von Darminhalt vermieden werden. Es erfolgt nun eine weitere Hautdesinfektion und eine sterile 4-Tuch-Abdeckung. Die Haut wird nun um das verschlossene Stoma herum inzidiert und mit der Schere darmnah durch die Schichten der Bauchdecke freipräpariert. Nachdem die Schichten freipräpariert sind, ist es möglich den Darm herauszuziehen. Nun können weitere Verwachsungen gelöst, die ehemaligen

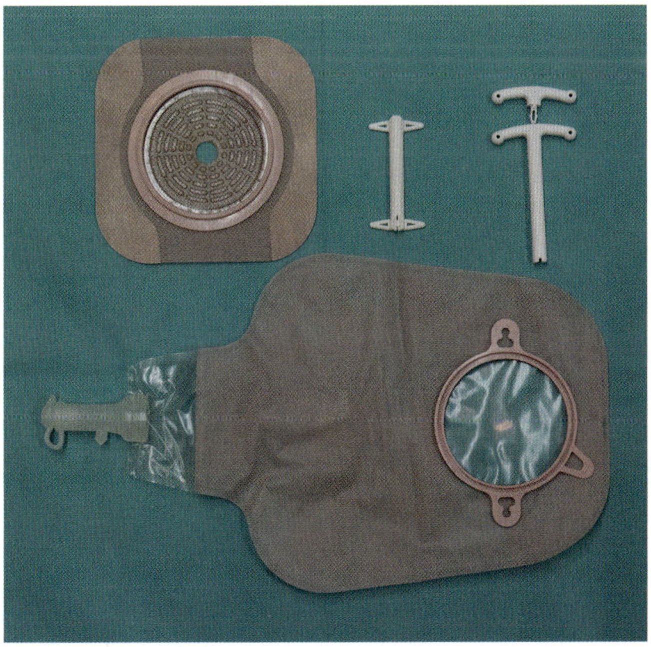

Abb. 4.15 Stomabeutel, -platte und -reiter (© Fa. Holister) [K436]

Darmenden nachreseziert und einreihig, allschichtig (Hinter- und Vorderwand) oder mehrreihig, fortlaufend, End-zu-End miteinander vernäht werden. Vorher werden noch zwei feuchte Bachtücher unter den zu resezierenden Darmabschnitt gelegt.

Danach erfolgt der Verschluss des Mesoschlitzes und die Anastomosen- und Blutungskontrolle sowie die Spülung der Wundhöhle. Der Darm wird wieder in den Bauchraum reponiert, die Faszie vernäht und die Hautschichten werden verschlossen. Zählkontrolle von Bauchtüchern, Streifen, Tupfern und Instrumenten sowie die Dokumentation erfolgen obligat. Der sterile Hautverband beendet die Operation.

4.8 Anatomie und Physiologie der Leber

Die rötlich braun gefärbte Leber (Hepar) liegt im rechten Oberbauch unter dem Zwerchfell und ist von einer Bindegewebskapsel sowie dem Peritoneum (intraperitoneale Lage) überzogen. Mit ca. 1,5–1,8 kg (bei Erwachsenen) gilt sie als schwerstes, drüsiges (parenchymatöses) Einzelorgan des menschlichen Körpers. Die obere Seite ist leicht nach oben außen gewölbt (konvex) und die Unterseite ist nach oben innen gewölbt (konkav).

Sie wird von bindegewebigen Bändern (Ligamenten) gehalten und äußerlich (morphologisch) in zwei Lappen unterteilt, den größeren rechten Leberlappen (Lobus dexter) und den kleineren linken Leberlappen (Lobus sinster). Auf der Rückseite befinden sich noch der geschwänzte Leberlappen (Lobus caudatus) und der quadratische Leberlappen (Lobus quadratus). Die Trennung von Segmenten 2 und 3 zu 4a/4b bzw. in den rechten und linken Leberlappen erfolgt äußerlich durch das Sichelband (Lig. falciforme), welches am Zwerchfell befestigt ist. Die Leber lässt sich aber auch nach anderen Gesichtspunkten unterteilen. Innerlich entsprechend ihrem Gefäßverlauf und den Gallengängen. Funktionell und klinisch betrachtet, wird sie in 8 Versorgungsbereiche (Segmente) nach Couinaud unterteilt. Im linken Leberlappen befinden sich die Segmente 2–4 und im rechten Leberlappen die Segmente 5–8. Nach chirurgischer Einteilung bildet die Mittellinie die V. cava-Gallenblasen-Linie. Demnach bildet das Segment 1, welches auf der Rückseite besser sichtbar ist, den Schwanzlappen (Lobus caudatus; ➤ Abb. 4.16, ➤ Abb. 4.17).

Zu den Ligamenten der Leber gehören eine Reihe unterschiedlich gelegener Strukturen:

- Lig. falciforme: Es ist mit dem Peritoneum der Bauchdecke verwachsen (daher muss es eingeschnitten werden, damit die ganze Leber zu sehen ist).
- Lig. terres hepatis: Es schließt sich an das Lig. falciforme an und zieht von der Leber zum Bauchnabel. Es ist ein Relikt der V. umbilicalis aus der Embryonalzeit.

MERKE

Wegen des Lig. terres hepatis muss bei der medianen Laparotomie um den Bauchnabel (paraumbilikal) geschnitten werden.

- Lig. coronarium: Es ist eine bandartige Umschlagsfalte des Peritoneums und befestigt die Leber am Zwerchfell.

- Lig. triangulare sinsistrum und dextrum: Sie liegen am linken bzw. rechten Ausläufer der Area nuda, wo die Leber mit dem Zwerchfell verwachsen ist. Es fixiert den linken und den rechten Leberlappen am Zwerchfell.
- Lig. appendix fibrosa hepatis: Es geht aus dem Lig. triangulare sinistra hervor und fixiert die Leber zusätzlich am Zwerchfell.
- Zu weiteren Ligamenten gehören das Lig. venosum (aus dem Fetalkreislauf) sowie das Lig. vena cava.
- Lig. hepatoduodenale hat drei Anteile. Es besteht zunächst aus dem Omentum minus und zieht als derber Strang von der Porta hepatis zur Rückseite des Duodenums. Darin sind die A. hepatica propria, der Ductus choledochus und die V. portae hepatis.

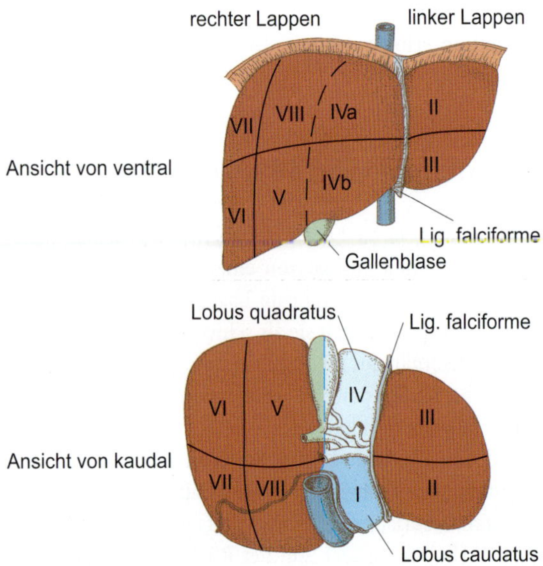

Abb. 4.16 Einteilung der Leberlappen [L190]

MERKE

Am Lig. hepatoduodenale wird beim Pringle-Manöver abgeklemmt.

Die Blutversorgung der Leber nimmt eine Sonderrolle ein. Zusätzlich zum lebereigenen Kreislauf (Vasa privata) und dem Pfortaderkreislauf, der für den gesamten Körperkreislauf dient (Vasa publica). Zwischen dem Lobus caudatus und quadratus befindet sich eine quer verlaufende Nische, die Leberpforte (Porta hepatis). An dieser Stelle erfolgt der Eintritt der Leberarterie (A. hepatica propria, Vasa privata) und der Pfortader (V. portae hepatis, Vasa publica). Etwa 25 % des zur Leber fließenden Blutes ist sauerstoffreich und kommt über die Leberarterie (A. hepatica propria) aus der A. hepatica communis. Die anderen 75 % venöses Blut gelangen aus den Bauchorganen z. B. mit Abbauprodukten aus der Milz und nährstoffreichem Blut aus den Verdauungsorganen zur Leber. Im Bereich dieser Nische verlassen der rechte und linke Lebergallengang (Ductus hepaticus dexter und sinister) die Leber ebenfalls. Der venöse Abfluss findet über die Vv. hepaticae statt, welche in die untere Hohlvene (V. cava inferior) münden.

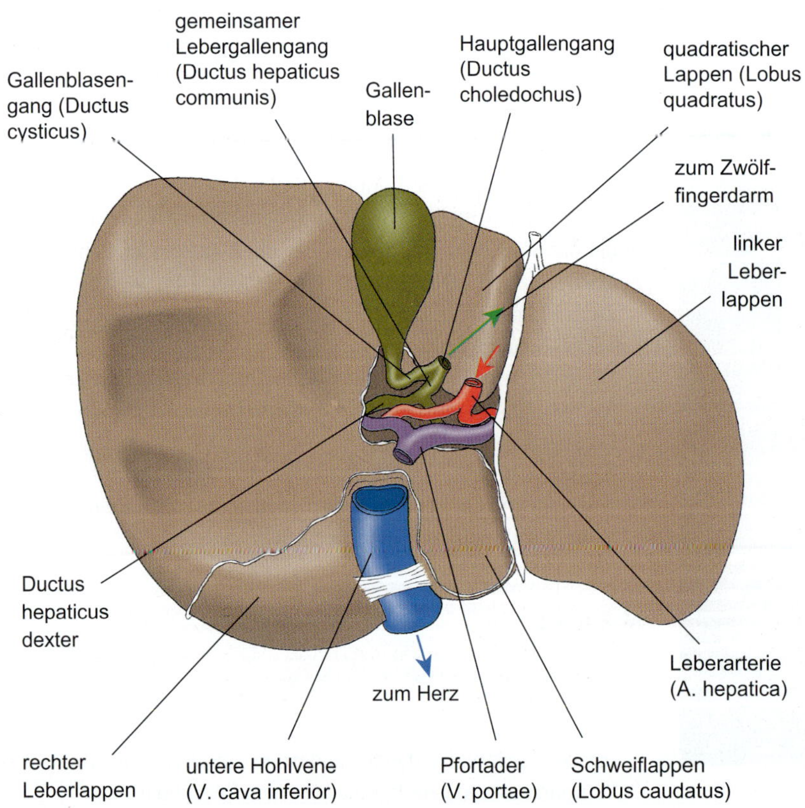

Abb. 4.17 Anatomie der Leber [L190]

Die Leber besteht aus einer enormen Anzahl 1–2 mm großer, sechseckiger Leberläppchen (Loboli hepatici), die jeweils an ihren Eckpunkten zusammenstoßen. Hier verlaufen jeweils kleinste Äste der Pfortader, der Leberarterie und des Gallengangs (Glisson-Trias).

Die Lymphdrainage erfolgt über die Nll. hepatici in die Nll. coeliaci, aber auch über das Zwerchfell in die Nll. mediastinales.

Die Bindegewebskapsel sowie das Peritoneum um die Leber herum sind von Nerven durchzogen und somit sehr schmerzempfindlich. Die nervale Versorgung findet sympathisch vorwiegend durch die Nn. splanchnici majores und minores sowie parasympathisch über den rechten N. vagus statt.

Die Leber ist der Knotenpunkt für den Stoffwechsel im menschlichen Körper. In ihr laufen unterschiedliche Vorgänge ab.

- Kohlenhydratstoffwechsel durch Bildung und Abbau von Glykogen, Neubildung von Glukose, Umwandlung in Galaktose und Fruktose
- Entgiftung durch den Um- und Abbau köpereigener und -fremder Stoffe (Biotransformation), Nährstoffspeicherung und -verwertung
- Fettstoffwechsel: Bildung von Gallensäuren, Bildung von Ketonkörpern, Ab- und Umbau z. B. von Fettsäuren
- Eiweißstoffwechsel: Bildung, Ab- und Umbau z. B. von Aminosäuren, Harnstoffbildung, Bildung von Plasmaeiweißen (Bildung Blut- und Gerinnungseiweißen)
- Andere Speicherfunktionen von Vitamin A, B_{12}, E, D, K, Folsäure, Eisen/Kupfer

4.9 Krankheitsbilder und Therapien: Leber

4.9.1 Hepatitis (akut und chronisch)

DEFINITION

Bei einer **Hepatitis** handelt es sich um eine Entzündung der Leber, bedingt durch eine Virusinfektion, der verschiedene Hepatitisviren zugrunde liegen. Die Erkrankung wird in die Hepatitisformen A, B, C, D, E, aber auch F und G unterteilt. Bei jeder dieser Hepatitiserkrankungen besteht eine Meldepflicht.

Pathogenese

Ursächlich sind die verschiedenen Erreger (➤ Tab. 4.3).

Symptomatik

Symptome treten in unterschiedlicher Form auf. Erkrankte klagen z. B. über Druckgefühl im rechten Oberbrauch. Ist die Erkrankung dann schon weit vorangeschritten, kommt es z. B. in Form einer Gelbsucht (➤ Kap. 4.9.2) zu einer Verfärbung der Haut. Je nach Hepatitisform kommt es auch zu Müdigkeit, Appetitlosigkeit, Fieber, Gelenk- und Muskelschmerzen oder Hautausschlag. In fulminanten Verläufen kommt es zum Leberversagen.

Tab. 4.3 Verschiedene Hepatitisformen

	Hep. A	Hep. B	Hep. C	Hep. D	Hep. E
Erreger	Hepatitis-A-Virus (HAV)	Hepatitis-B-Virus (HBV)	Hepatitis-C-Virus (HCV)	Hepatitis-D-Virus (HDV)	Hepatitis-E-Virus (HEV)
Hauptübertragungsweg	Fäkal-oral (z. B. über kontaminiertes Wasser)	Parenteral, sexuell, perinatal	Parenteral	Parenteral, sexuell, perinatal	Fäkal-oral
Inkubationszeit	2–6 Wo.	1–6 Mon.	2–10 Wo.	1–4 Mon.	2–8 Wo.
Impfung	Aktiv u. passiv	Aktiv u. passiv	Keine	Impfung gegen HBV schützt auch vor HDV	Keine
Chronifizierung	Nie	Ja in 5–10 %	Ja, unbehandelt in 50–90 %	Ja	Nein (ja nur bei Immunsupprimierten)
Verlauf	Akut meist mild	Akut nur in ⅓ der Fälle symptomatisch, selten fulminant	Akut in 15 % der Fälle symptomatisch	Bei einer Superinfektion ist der Verlauf schwer (Lebervorschädigung)	Bei Schwangeren in 20 % fulminant

Therapie

- Hepatitis A: konservative, symptomatische Therapie. In der Regel verläuft die Erkrankung selbstlimitierend.
- Hepatitis B: Beim akuten Verlauf gibt es ebenso wie bei der Hepatitis A keine spezifische Therapie. Bei fulminanten oder chronifizierten Verläufen wird die Entzündung mit Virustatika behandelt.
- Hepatitis C: Jeder nachweisbare Hepatitis-C-Infekt stellt eine Therapieindikation mit Virustatika dar. Im Einzelfall kann abgewartet werden, da es in 20–40 % der Fälle zu einer spontanen Ausheilung kommen kann.

Insbesondere die chronischen Hepatitisformen führen zur Komplikation der Leberzirrhose (➤ Kap. 4.9.3).

4.9.2 Ikterus und Cholestase (Exkurs)

DEFINITION

Ikterus: Durch eine erhöhte Menge des Gallenfarbstoffs Bilirubin im Blut kommt es zu Gelbverfärbungen von Haut, Schleimhaut und Bindehäuten.
Cholestase: bedingt durch einen Aufstau von Gallenflüssigkeit in den Gallengängen, der Ursache eines Ikterus sein kann.

Pathogenese

Intrahepatischer Ikterus und intrahepatische Cholestase: Die Ursache liegt innerhalb der Leber, d.h., ursächlich ist z.B. eine gestörte Aufnahme des unkonjugierten (nicht verstoffwechselten) Bilirubins in die Leberzelle oder die Verstoffwechselung ist reduziert. Die Ursachen können vielfältig sein.

Posthepatischer Ikterus und extrahepatische Cholestase: Bei dieser Form des Ikterus besteht eine Abflussbehinderung der Gallenflüssigkeit aus der Leber über die extrahepatischen Gallenwege, z.B. häufig bedingt durch einen Verschluss des Gallengangs durch Steine.

Prähepatischer Ikterus: Dabei fällt zu viel bzw. vermehrt unkonjugiertes Bilirubin an, welches die Leber nicht entsprechend verstoffwechseln und ausscheiden kann.

4

Symptomatik

Ikterus: s.o. (Definition).
Cholestase: erhöhte Laborparameter (sog. Cholestaseparameter).

Therapie

Die Therapie wird an die jeweilige Ikterusvariante angepasst. Dabei muss dann ggf. die Ursache auch operativ beseitigt werden wie z.B. beim posthepatischen Ikterus das Steinleiden (➤ Kap. 4.11.1).

4.9.3 Leberzirrhose

DEFINITION

Eine **Leberzirrhose** ist eine irreversible Zerstörung und ein fibrotischer Umbau der Leber. Dabei wird funktionsfähiges Lebergewebe durch Bindegewebe ersetzt.

Pathogenese

Auslösende Faktoren:

- Entzündlich: Hepatitis B, C, D; Autoimmunhepatitis
- Toxisch: Alkohol, nicht alkoholische Lebererkrankungen, Medikamente
- Stoffwechselstörungen, z.B. Hämochromatose (Eisenspeicherstörung), Morbus Wilson (Kupferausscheidungsstörung)
- Chronische Stauung der Lebervenen
- Leberanomalien

Symptomatik

Häufig bleibt die Leberzirrhose zu Beginn symptomfrei. Später entwickeln sich unspezifische Allgemeinsymptome wie Müdigkeit, Druck im Oberbauch oder Ikterus (Gelbfärbung der Haut). Spätere Zeichen sind folgende Leberhautzeichen:

- Lacklippen, Lackzunge
- Chronisch erweiterte Kapillaren, die auf der Haut sichtbar sind (Teleangiektasien)
- Periumbilikale subkutane Venenerweiterungen (Caput medusae)
- Palmar-/Plantarerythem
- Weißnägel
- Uhrglasnägel
- Verkürzung der Hohlhandsehnen (Dupuytren-Kontraktur)
- Gynäkomastie, Brustglatze, Bauchglatze
- Libido-/Potenzstörungen

Die Leber ist teilweise höckerig unter dem Rippenbogen tastbar. Die Leberwerte sind i.d.R. erhöht und bei fortgeschrittener Erkrankung lassen sich im Labor auch Synthesestörungen nachweisen. Weitere diagnostische Methoden sind der Ultraschall, die Leberelastografie und, falls eine weitere Differenzierung nötig ist, die Computer-/Magnetresonanztomografie.

Therapie

Im Vordergrund steht die Therapie der Grunderkrankung, z.B. Hepatitis, Alkoholabstinenz. Je nach Ausprägung der Leberzirrhose müssen die Komplikationen behandelt werden. Eine häufige Komplikation ist die portale Hypertension.

4.9.4 Portale Hypertension

DEFINITION

Bei der **portalen Hypertension** besteht ein erhöhter Druck in der Pfortader von > 10–12 mmHg. Der Normaldruck liegt bei 3–6 mmHg.

Pathogenese

Ursächlich sind verschiedene Abflussstörungen im Bereich der Pfortader (V. portae) beispielsweise Veränderungen wie eine Thrombose oder eine Leberzirrhose, welche zu einem Rückstau führen.

Symptomatik

Durch die portale Hypertension kommt es zur Bildung von Umgehungskreisläufen. Dabei entstehen zusätzliche Gefäßverbindungen (portokavale Anastomosen) zwischen der unteren Hohlvene (V. cava inferior) und der Pfortader (V. portae). Dadurch entstehen Veränderungen wie Krampfadern (Varizen) und Flüssigkeitsansammlungen (Aszites) in verschiedenen Bereichen:

- In der Speiseröhre (Ösophagusvarizen) mit der Komplikation der Ösophagusvarizenzerreißung/-blutung
- Im Magenfundus oder in der Bauchwand/im Bauchnabelbereich (Caput medusae)
- In der Bauchhöhle: Ansammlung von Wasser (Aszites)

Therapie

Konservativ: Zur Senkung des Drucks kann ein selektiver Betablocker (Propanol) eingenommen werden.

Bei unstillbaren, therapieresistenten oder rezidivierenden Ösophagusblutungen, therapierefraktärem Aszites, aber auch akuter Pfortaderthrombose muss interventionell oder operativ gehandelt werden.

Verschiedene OP-Verfahren

- Minimalinvasive TIPS-Verfahren (transjugulärer intrahepatischer portosystemischer Shunt): Dieses Vorgehen beinhaltet die Platzierung eines Stents über die Drosselvene (V. jugularis) durch die Leber bis in die Pfortader
- Weiteres Verfahren: Shuntoperation mittels Gefäßprothese zwischen der Pfortader und der unteren Hohlvene

4.9.5 Leberabszess

DEFINITION

Bei einem **Leberabszess** liegt eine abgegrenzte Eiteransammlung (Abszess) des Leberparenchyms vor.

Pathogenese

Ursächlich sind z. B. Verengungen (Gallengangsstenosen) oder Entzündungen (Choledocholithiasis) der Gallenwege. Die aufsteigende Gallenblasenentzündung (aszendierende Cholangitis) ist einer der häufigsten Gründe der Abszessbildung.

Symptomatik

Die Erkrankung kann zu Fieber und Schüttelfrost führen, begleitet von rechtsseitigen Oberbauchschmerzen. In der Regel sind die Entzündungsparameter im Blut erhöht und es lässt sich mittels Ultraschall oder CT eine Raumforderung in der Leber darstellen.

Therapie

Eine sofortige Therapie ist notwendig. Die konservative Therapie erfolgt unterstützend mittels Antibiotikagabe je nach Abszessart. Zusätzlich erfolgt eine Punktion des Abszesses in lokaler Betäubung, CT-gesteuert mit anschließender perkutaner Abszessdrainage.

Anlage eines Saugspülkatheters

Ein operatives Vorgehen findet bei großen, nicht konservativ behandelbaren, nicht ausheilenden oder rupturierten Abszessen (ggf. Leberresektion) statt. Der Zugang erfolgt transperitoneal, allerdings ist die Schnittführung auch abhängig von der Abszessposition. Es folgt ein Ausräumen der Abszesshöhle auf stumpfe Weise und die Einlage eines Saugspülkatheters. Dieser wird mit einer Mersilene-Naht befestigt.

4.9.6 Gutartige Lebertumoren

DEFINITION

Bei **gutartigen Lebertumoren** handelt sich um gutartige Raumforderungen der Leber unterschiedlichen Ursprungs. Der häufigste benigne Lebertumor ist das Hämangiom. Die zweithäufigste Raumforderung sind die fokal nodulären Hyperplasien (FNH). Auch die Leberzyste zählt wie das von den Leberzellen ausgehende Leberadenom (Hepatozellen) zu den gutartigen Lebertumoren.

Pathogenese

Exemplarisch sind nachfolgend einige Erkrankungen aufgeführt:

- **Leberhämangion:** Die Ursache ist noch weitestgehend ungeklärt. Als mögliche Wachstumsfaktoren gelten eine Schwangerschaft oder die Einnahme von empfängnisverhütenden Medikamenten (Kontrazeptivaeinnahme).
- **Fokale noduläre Hyperplasie (FNH):** Hierbei kommt es zu Veränderungen der Hepatozellen und Kupffer-Sternzellen (primäre Endothelerkrankung). Es tritt ein vermehrtes Wachstum unter Antibiotikaeinnahme, während einer Schwangerschaft oder im Rahmen der Pubertät auf.
- **Leberadenom:** Dabei fehlen die Gallengänge. Es sind häufig Nekrosen vorhanden und es kommt zu Einblutungen. Ein vermehrtes Auftreten unter Anabolikaeinnahme sowie der Anwendung von empfängnisverhütenden Medikamenten (Kontrazeptivaeinnahme), in Verbindung mit Glykogenspeichererkrankungen, ist zu beobachten.
- **Leberzyste:** Sie können parasitär (➤ Kap. 4.9.7) oder nicht-parasitär bedingt sein.

Symptomatik

Häufig sind Frauen betroffen. In 50 % der Fälle ist der Verlauf asymptomatisch und in 50 % der Fälle liegen Oberbauchbeschwerden durch den Druck auf umgebenden Organe vor, selten tritt eine Inappetenz auf.

Therapie

Häufig werden Verbesserungen durch das Absetzen von empfängnisverhütenden Medikamenten bzw. Anabolika erzielt. Bei raschem Wachstum, bei Schmerzen oder einer Ruptur werden operative Verfahren gewählt.

- **Leberhämangiom:** Sehr seltene Rupturgefahr, deswegen ist i. d. R. keine Therapie nötig.

4

- **Fokale noduläre Hyperplasie (FNH):** Sonografische Kontrollen zur Größenüberwachung sollten durchgeführt werden.
- **Leberadenome:** Zur operativen Entfernung wird wegen Ruptur-, Entartungs- und Blutungsgefahr geraten.
- **Leberzyste:** Ist diese angeboren, ist i. d. R. nach Abklärung keine Kontrolle oder Therapie notwendig. Ansonsten ist z. B. entsprechend der Therapie einer Echinokokkuszyste (➤ Kap. 4.9.7) zu verfahren.

Atypische oder segmentale Leberresektionen finden i. d. R. in einem offenen Operationsverfahren statt.

Hemihepatektomie (links oder rechts)

Bei diesem Eingriff erfolgt die chirurgische Entfernung eines Leberlappens bzw. einer funktionellen Leberhälfte.
Patientenpositionierung: Rückenpositionierung (➤ Abb. 4.59).

PRAXISTIPP
Verschiedene Materialen zur Blutstillung (Hämostyptika) sollten vorbereitet werden, z. B. Tachosil (Firma B. Braun) und Veriset (Firma Medtronic).

Schnittführung: Leicht L-förmiger Schnitt nach rechts ausgerichtet (selten Rippenbogenrandschnitt).
Präparation:
- Bauchhöhle eröffnen und austasten.
- Durchtrennung der Bänder zur Aufhängung der Leber (Lig. terres hepatis und Lig. falciforme).
- Bauchsperrer/Rahmen und Leberhaken einsetzen zur Übersicht der anatomischen Strukturen.
- Alle wichtigen Strukturen darstellen und anschlingen: das Lig. hepatoduodenale, den Gallengang (Ductus choledochus, die Pfortader (V. portae) sowie die Leberarterie (A. hepatica propria).
- Sollte noch eine Gallenblase vorhanden sein, wird diese direkt entfernt. Im Anschluss werden der rechte und linke Gallengang angeschlungen. Der rechte wird aufgrund seiner Mündung in die rechte Leberarterie ligiert und die Leberarterie umstochen.
- Es folgt die Präparation des Pfortaderstamms bis zur Hiluseinmündung und eine Verstärkung der Ligatur zur Präparateseite mit einer Durchstechungsnaht.
- Lebervenenfreilegung unter dem Zwerchfell und Durchtrennung zwischen der Satinsky-Klemme.
- Der Gefäßstumpf wird fortlaufend genäht.
- Die untere Hohlvene (V. cava inferior) muss je nach zu entfernender Lappenseite dargestellt und freipräpariert werden, damit ihre Abgänge zum zu entfernenden Leberlappen unterbunden werden können.
- Die Entfärbung der Leber wird sichtbar. Dann kann das Parenchym mit bipolarem Strom (auch mit Ultrachall oder Wasserstrahl möglich) getrennt werden.
- Die durch die Resektionslinie verlaufenden kleinen Gefäße werden mit Clips oder Einzelnähten, größere Gefäße werden mit fortlaufenden Nähten versorgt.
- Blutstillung mit mono- oder bipolarem Strom.
- Zählkontrolle.
- Dokumentation.

Wundverschluss: Der Wundverschluss erfolgt mit 2 Monomax-Schlingennähten und einem Hautklammergerät.
Komplikationen:
- Blutungsgefahr (z. B. aus Lebervenen, Pfortader)
- Hämobilie (falls eine Verbindung zu den Gallengängen entsteht, kann es in diese hineinbluten)
- Gallenleck
- Pankreatitis (Störung des Abflusses der Verdauungssäfte)
- Lebernekrose
- Verschlussikterus
- Akutes Leberversagen nach ausgedehnten Leberresektionen

4.9.7 Echinokokkuszyste

DEFINITION
Eine **Echinokokkuszyste** ist ein mit Flüssigkeit gefüllter Hohlraum, in die Leber eingebettet oder ihr aufliegend, bedingt durch den Fuchsbandwurm (Bandwurmlarven).

Pathogenese

Die orale Aufnahme von Bandwurmlarven (z. B. durch Katzen- oder Hundekot) über den Darm und die Pfortader führt zur Bildung einer Echinokokkuszyste innerhalb von Monaten bis Jahren durch Parasiten. Die Zysten entstehen während der Infektion. Eine Ausweitung auf Gehirn und Lungen ist ebenfalls möglich.

Symptomatik

Der Symptomverlauf ist eher uncharakteristisch. Fieberschübe, Schüttelfrost und ein Stauungsikterus sind möglich. Im Ultraschall oder CT lassen sich zystische Raumforderungen der Leber nachweisen (zystische Echinokokkose).

Therapie

Ziel ist es, die Zyste im Therapieverlauf intakt zu halten, um das Auslaufen des Zysteninhalts in den Bauchraum zu verhindern. Dieser wird abpunktiert und gegen eine parasitentötende Lösung (20-prozentige Glukose- oder Kochsalzlösung) ausgetauscht. Die Flüssigkeit verbleibt einige Minuten im Zystensack und wird anschließend wieder abgelassen. Nun kann die Zystenhaut problemlos entfernt werden. Zudem erfolgt eine Langzeittherapie mit einem Antihelminthikum.

Je nach Zyste ist eine Zystenfensterung möglich. Im Fall der Echinokokkuszyste ist eine Teilzystenentfernung, eine Perizystektomie (Zyste mit allen Wandschichten entfernen) oder eine Teilentfernung der Leber notwendig.

4.9.8 Bösartige Erkrankungen der Leber (Leberzellkarzinom und Lebermetastasen)

DEFINITION

Zu den **bösartigen Erkrankungen der Leber** gehört das Leberzellkarzinom (auch hepatozelluläres Karzinom). Zudem werden häufig Metastasen durch Krebserkrankungen anderer Organe in der Leber abgesetzt.

Pathogenese

Das **Leberzellkarzinom** ist auf eine Entartung der Hepatozyten, also auf das Epithelgewebe der Leber zurückzuführen. Der Hauptrisikofaktor ist hierbei die Leberzirrhose.

Bei **Lebermetastasen** besteht die primäre Krebserkrankung in einem anderen Organ und metastasiert über den Blutkreislauf in die Leber.

In der Regel ist dafür eine operative Entfernung notwendig. Das Ausmaß des Eingriffs hängt vom Tumor/Primärtumor ab.

Symptomatik

Oft kommt es nur zu unspezifischen Symptomen wie Oberbauchschmerzen, Gewichtsverlust und Inappetenz. Falls eine Lebergrunderkrankung wie z. B. die Leberzirrhose vorliegt, treten zusätzlich diese Symptome auf (➤ Kap. 4.9.3).

Im Labor lassen sich Veränderungen der Leberwerte feststellen und der Tumormarker als Verlaufsparameter nachweisen. Zudem wird mithilfe von bildgebenden Verfahren wie dem Ultraschall, dem CT oder MRT der Tumor gesichert. Wenn die Diagnose eines Lebertumors gestellt wurde, wird ein sog. Staging durchgeführt, um die Ausbreitung des Tumors einschätzen zu können.

Therapie

Es bestehen verschiedene Therapieoptionen. Diese sind abhängig von der Einstufung der Schwere des Tumors (Größe, Metastasierung etc.).

- **Operativ:** chirurgische Resektion und eine Lebertransplantation.
- **Interventionell:** Es bestehen mehrere Möglichkeiten der Intervention. Unter anderem die transarterielle Chemoembolisation, wobei ein Chemotherapeutikum lokal in den Tumor appliziert wird. Des Weiteren die Radiofrequenzablation, bei der ein Katheter in den Tumor eingebracht wird und durch Strom Hitzenekrosen verursachen soll.

4.9.9 Traumatische Leberverletzung

DEFINITION

Es liegt eine **Verletzung (Läsion) der Leber** vor, die durch unterschiedliche traumatische Ereignisse in unterschiedlichem Ausmaß entstehen kann.

Pathogenese

Bedingt durch ein penetrierendes oder stumpfes Oberbauchtrauma oder tieferes, rechtsseitiges Thoraxtrauma häufig in Kombination mit einer Milzruptur, rechtsseitiger Rippenfraktur und Frakturen der Extremitäten.

Symptomatik

Es sind rechtsseitige Oberbauchschmerzen mit Ausstrahlung bis in die Schulter sowie Thoraxschmerzen vorhanden.

Therapie

In diesem Fall ist eine operative Therapie notwendig.

Leberpacking

Patientenpositionierung: Rückenpositionierung (➤ Abb. 4.59).
Schnittführung: mediane Laparotomie.

PRAXISTIPP

Zur Blutstillung sollte sehr warme Kochsalzlösung (NaCl-Lösung) in einem Schüsselwärmer mit mehreren Bauchtüchern vorbereitet werden.
Das Blut wird am besten über den Sauger des Cell-Savers abgesaugt, damit es dem Patienten/der Patientin wieder zugeführt werden kann.

Präparation:

- Temporäre Einflussdrosselung (Pringle-Manöver) mit weicher Gefäß- oder Darmklemme, d. h., Abklemmen des Lig. hepatoduodenale, in dem die V. portae und die A. hepatica propria verlaufen. Der ebenfalls im Lig. hepatoduodenale verlaufende Ductus choledochus wird dabei nach Möglichkeit ausgelassen. Bei Blutungen wird die angebrachte Gefäß- oder Darmklemme (Zügel) angezogen und somit die Leberdurchblutung unterbrochen (nur bis max. 60 Min.).
  Ggf. thorakale Erweiterung und Abklemmen der unterhalb und oberhalb der Leber liegenden (infra- und suprahepatischen) unteren Hohlvene (V. cava inferior).
- Blutstillung.
- Mobilisierung der Leber zum Einbringen einer um die Leber platzierten (perihepatischen) Tamponade („Packing") mittels Bauchtüchern.
- Omentum-majus-Flap zur Totraumverkleinerung.
- Drainageeinlage.
- Bei Lebervenenausriss müsste allerdings eine atypische Resektion der Leber durchgeführt werden.
- Zählkontrolle von Bauchtüchern, Streifen, Tupfern und Instrumenten

PRAXISTIPP

- Zählkontrolle z. B. auf einem großen Tisch mit Tuch durchführen, um den Überblick zu behalten.

- Bei der Dokumentation der Zählkontrolle ist es wichtig, die verbliebenen Bauchtücher auch als „verblieben" einzutragen, sodass sie beim nächsten Eingriff wieder angezeigt werden.

Wundverschluss: Nur temporärer Wundverschluss, da eine Lavage und evtl. ein Depacking folgen werden.

Komplikationen:
- Blutungsgefahr (z. B. aus Lebervenen, Pfortader)
- Hämobilie (falls eine Verbindung zu den Gallengängen entsteht, kann es in diese hineinbluten).
- Gallenleck.
- Pankreatitis (Störung des Abflusses der Verdauungssäfte).
- Lebernekrose.
- Verschlussikterus.
- Akutes Leberversagen nach ausgedehnten Leberresektionen.

4

4.10 Anatomie und Physiologie der Gallenwege und Gallenblase

4.10.1 Gallenblase

Die birnenförmige, bis zu 12 cm lange Gallenblase (Vesica biliaris oder Vesica fella) befindet sich an der „Unterseite" (zu den Eingeweiden gerichtet) der Leber, ist dort mit deren bindegewebiger Kapsel (Facies visceralis) verwachsen und liegt intraperitoneal. Der Gallenblasenhals, der Ausgang der Gallenblase (Collum vesicae biliaris) neigt sich zur Leberpforte. Der Gallenblasengrund (Fundus vesicae biliaris) befindet sich noch unter dem scharfen Rand der Leber unter dem rechten Rippenbogen.

Das Innere der Gallenblase besteht aus einer zylinderepithelartigen mit Mikrovilli bedeckten Schleimhaut zur Lichtung hin. Deren Aufgabe ist die Resorption des Wassers aus der Gallenblasengalle zuständig, damit diese eindickt. Die Gallenblasenepithelzellen, sondern einen zähen Schleim ab, um die Oberfläche zu schützen. Darunter liegt eine dehnbare, glatte und kräftige Muskulatur zur Fortbewegung der Gallenflüssigkeit. Die extrahepatischen Gallenwege sind ebenso aufgebaut.

4.10.2 Gallenwege

Die Gallenwege entspringen aus der Leber und verlaufen außerhalb der Leber (extrahepatisch) anfangs aufgeteilt, in den rechten und linken Lebergallengang (Ductus hepaticus dexter und sinister) und vereinigen sich zum gemeinsamen Lebergallengang (Ductus hepaticus communis). Nach einer kurzen Strecke geht in einem spitzen Winkel der Gallenblasengang (Ductus cysticus) ab, der den Lebergallengang mit der Gallenblase verbindet. Nach dem Abgang auf Höhe des Gallenblasengangs (Ductus cysticus) wird der Gallengang als Hauptgallengang (Ductus choledochus) bezeichnet. Größtenteils liegen die extrahepatischen Gallenwege in einem Teil des Omentum minus, dem sog. Ligamentum hepatoduodenale. Der Ductus choledochus, dessen Endabschnitt sich nicht mehr im Ligamentum befindet, ist 6–8 cm lang und senkt sich hinter dem Zwölffingerdarm (Duodenum), zieht durch den Kopf der Bauchspeicheldrüse (Pankreas) und i. d. R. kommt es zu einer gemeinsamen Mündung mit dem Ausführungsgang der Bauchspeicheldrüse (Ductus pancreaticus) in die Vater-Papille des Zwölffingerdarms (Papilla duodeni major des Duodenums). Ein Schließmuskel (M. sphincter Oddi) an der Papille verhindert den Rückfluss von Gallenflüssigkeit in den Hauptgallengang (Ductus choledochus) bzw. in die Gallenblase.

Das sog. Calot-Dreieck wird gebildet aus dem Ductus hepaticus communis, dem Ductus cysticus und dem unteren hinteren Rand der Leber und dient als eine wichtige topografische Orientierungsmarke im Rahmen einer Cholezystektomie (➤ Abb. 4.18).

Die arterielle Versorgung erfolgt durch die Nähe zur Leber über die A. cystica aus der A. hepatica. Der venöse Abfluss findet über V. cystica in die V. portae hepatis statt. Die Lymphdrainage über die Nll. cysticus und die Nll. hepatici findet größtenteils über die Nll. coeliaci statt. Die vegetative Innervation verläuft wie bei der Leber (➤ Kap. 4.8).

Die Gallenblase dient als Reservoir (bis zu ca. 50 ml) und zur Eindickung der Gallenflüssigkeit. Beim Bedarf von Gallenflüssigkeit zur Fettverdauung im Duodenum kommt es zur Freisetzung des Hormons Cholezystokinin. Dies führt zur Kontraktion der Gallenblase, indirekt zu einer Erschlaffung des Schließmuskels am Ende des Gallengangs (M. sphincter Oddi) und folglich zur Abgabe der gelblich grünen Galle in den Zwölffingerdarm (Duodenum).

Die Bestandteile der Gallenflüssigkeit sind Wasser, Elektrolyte sowie Bilirubin, Gallensäuren, Cholesterin, Lezithin und weitere auszuscheidende fettlösliche Substanzen. Im Verlauf der Entwicklung von Gallenzwischen- und -endprodukten werden unzählige Hormone ausgeschieden.

4.11 Krankheitsbilder und Therapien: Gallenwege und Gallenblase

4.11.1 Cholelithiasis, Cholezystolithiasis und Choledocholithiasis

DEFINITION

Das Vorhandensein von **Gallensteinen (Cholelithiasis)** ist sowohl in der Gallenblase **(Cholezystolithiasis)** als auch im großen Gallengang, dem Ductus choledochus (**Choledocholithiasis),** möglich.

Pathogenese

Durch ein Ungleichgewicht zwischen den löslichen und den unlöslichen Bestandteilen der Gallenflüssigkeit kommt es zu einer Verklumpung im Bereich der Gallenwege- bzw. blase. Steine können ebenfalls durch den Rückstau von Gallensaft (Cholestase) oder eine Entzündung der Gallenwege (Cholangitis) oder Gallenblase (Cholezystitis) entstehen. Beim wasserunlöslichen Cholesterin könnten sich Cholesterinsteine bilden und im Falle des nicht wasserlös-

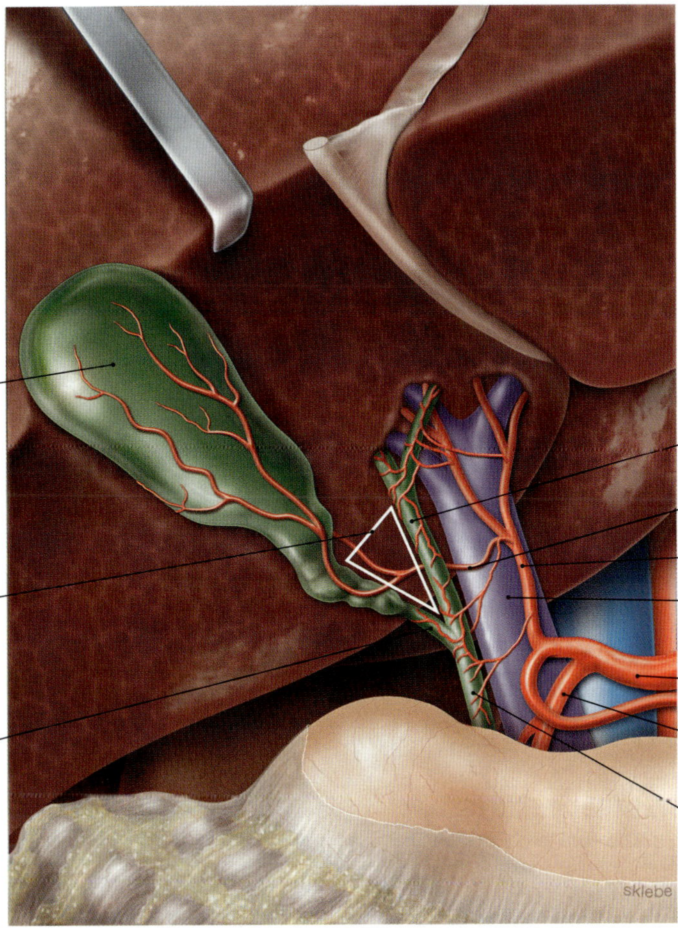

Abb. 4.18 Anatomie der Gallenblase und -wege inklusive Calot-Dreieck [L238]

lichen Bilirubins würden Pigmentsteine entstehen. Mischformen sind ebenfalls möglich. Hinzu kommen die Kalziumkarbonatsteine sowie die Kaliumbilirubinatsteine, bedingt durch Nahtmaterial vorheriger Operationen. Die Steine haben unterschiedliche Größen.

Gallensteine entstehen überwiegend in der Gallenblase, können aber auch in die Gallengänge abwandern.

MERKE

6-F-Regel

Die wichtigsten Risikofaktoren für Gallensteine sind:

- Fat = übergewichtig
- Female = weiblich
- Fair = blond bzw. heller Hauttyp
- Forty = > 40 J.
- Fertile = fruchtbar (schwanger)
- Family = gehauftes Auftreten in der Famllle

Symptomatik

Gallenblasensteine lösen i. d. R. keine Beschwerden aus. Bei ¼ der Erkrankten kommt es jedoch zu charakteristischen Oberbauchbeschwerden mit Blähungen und Unverträglichkeiten bei der Aufnahme bestimmter Nahrungsmittel. Durch die Abwanderung von kleinen Steinen in das Gallengangsystem besteht die Gefahr, dass diese „stecken bleiben", z. B. im Ductus cysticus. Das führt häufig zu krampfartigen Schmerzen im rechten und mittleren Oberbauch (Gallenkolik), ausstrahlend bis in den Rücken oder die rechte Schulter, begleitet von Übelkeit und Erbrechen bis zum akuten Abdomen (➤ Kap. 4.19). Wenn es zum Verstopfen der Gallengänge kommt, kann es zur Cholestase kommen und es entwickeln sich Zeichen eines Ikterus (➤ Kap. 4.9.2). Zusätzlich kann es zu Auffälligkeiten des Stuhlgangs und der Miktion kommen (dunkler Urin, heller Stuhlgang). Gallensteine führen häufig zu Entzündungen der Gallenwege und der Gallenblase.

MERKE

Fettreiche Mahlzeiten sind häufig ursächlich für Gallenkoliken.

Diagnostisch gibt es Zeichen in der körperlichen Untersuchung, die Hinweise für ein Gallensteinleiden sind. Leitsymptom der Entzündung der Gallenblase (Cholezystitis) ist das Murphy-Zeichen, welches die schmerzbedingte abgebrochene Inspiration bei der Palpation des rechten Oberbauchs beschreibt. Bei akutem symptomatischem Steinleiden lassen sich oft Abwehrspannung und

Resistenzen tasten. Mittel der 1. Wahl ist bei bestehendem Verdacht die Ultraschalluntersuchung, zusätzlich lassen sich Leber- und Cholestasewerte im Labor bestimmen. Nur selten sind zusätzliche diagnostische Schritte nötig.

Therapie

Asymptomatisches Steinleiden muss nicht behandelt werden.

Gallensteinleiden (Cholezystolithiasis): In Ausnahmefällen findet eine konservative Behandlung in medikamentöser Form oder durch eine extrakorporale Stoßwellenlithotripsie (ESWL) statt, um die Steine aufzulösen bzw. zu zertrümmern. Ansonsten wird bei Beschwerden oder Komplikationen eher die operative Entfernung der Gallenblase (Cholezystektomie) bevorzugt.

Gallen(gangs)steinleiden (Choledocholithiasis): Es erfolgt die endoskopisch retrograde Cholangiopankreatikografie (ERCP), ggf. mit Spaltung der Vater-Papille (Papillotomie), wobei der Stein geborgen wird.

In einem zweiten Eingriff wird die Entfernung der Gallenblase (Cholezystektomie) durchgeführt. Dies ist offen chirurgisch durchführbar, wenn möglich wird i. d. R. laparoskopisch vorgegangen. Sollten dabei Steine im Gallengang gefunden werden, erfolgt eine sog. Choledochusrevision mit Eröffnung des Gallengangs (Choledochotomie) zur Entfernung des Steins bzw. der Steine.

Laparoskopische Cholezystektomie

Patientenpositionierung: Steinschnittpositionierung mit abgesenkten Beinen (➤ Abb. 4.60).

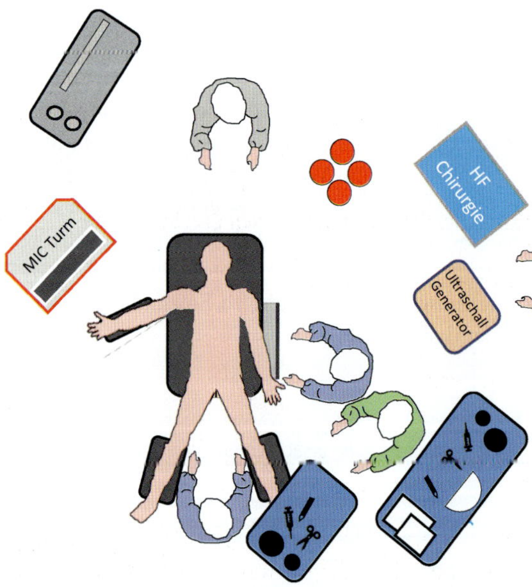

Abb. 4.19 Saalanordnung: laparoskopische Gallenblasenoperation [P1293/ P1294]

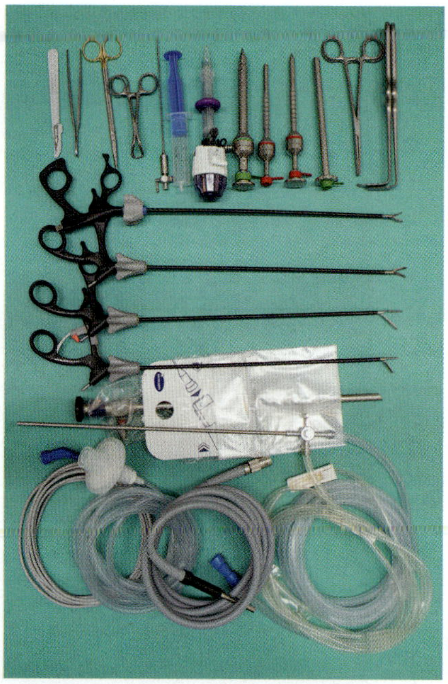

Abb. 4.20 Instrumententisch: laparoskopische Gallenblasenoperation [K436]

Schnittführung:

- Zugang über Trokare bzw. die Veres-Nadel.
- Die Anzahl und Platzierung der Trokare ist vom Operateur/von der Operateurin, der Einrichtung oder dem Befund abhängig (➤ Abb. 4.20).

Präparation:

- Es erfolgt eine Stichinzision im Bauchnabel (infraumbilikale Minilaparotomie) sowie die Positionierung der Trokare/ der Veres-Nadel mit „Schlürftest" zur Anlage des Pneumoperitoneums von 12–14 mmHg durch CO_2. Dabei wird ein 10er-/12er-Trokar (Optiktrokar) eingeführt (➤ Abb. 4.21).
- Die 2. und 3. Stichinzision mit Schraub-/Drehtrokaren im rechten Mittelbauch (5 mm) sowie linksepigastrisch (10 mm) erfolgt unter Sicht.
- Lösen von Verwachsungen durch eine laparoskopische Schere.
- Ggf. erfolgt das Einbringen eines 4. epigastrischer gelegenen Einstichs.
- Gallenblase am Übergangsbereich vom Kopf zum Hals, dem sog. Infundibulum, und nach kranial verschoben fassen; ggf. wird eine Punktion durchgeführt, falls die Gallenblase zu prall gefüllt ist, um sie fassen zu können.
- Serosa mit der Schere im Bereich des Calot-Dreiecks spalten und Ductus cysticus und der A. cystica (bipolar, monopolar oder per Ultraschall) freipräparieren.
- Nach der Identifizierung des Ductus cysticus und der A. cystica werden resorbierbare Clips sowie Titanclips gesetzt und die beiden Strukturen durchtrennt (➤ Abb. 4.22).
- Fasszange umsetzen, um die Gallenblase auf Spannung zu halten, um sie aus dem Gallenblasenbett mittels Ultraschallhaken zu lösen.
- Ggf. Blutstillung und Einsatz eines Saug-Spül-Systems.

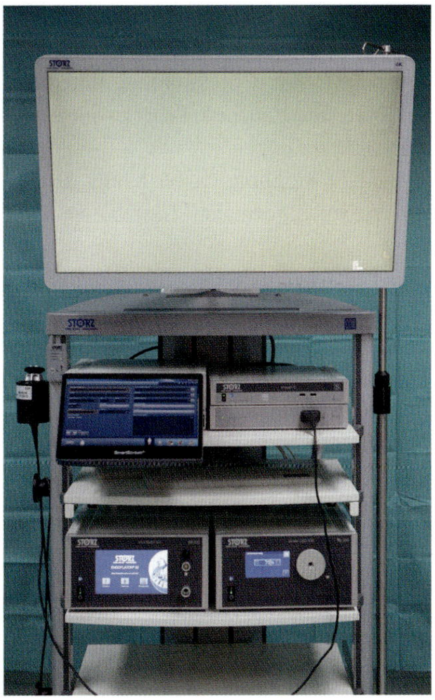

Abb. 4.21 Videoturm (Fa. Karl Storz) [K436]

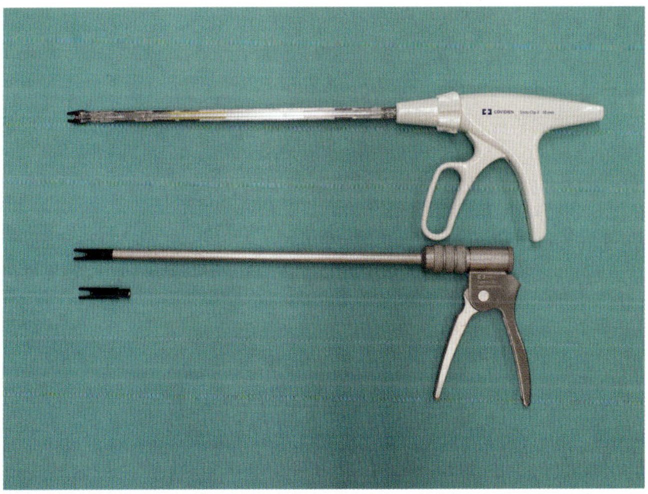

Abb. 4.22 Clipapplikator und Laproclipzange (© Fa. Medtronic) [K436]

- Bergebeutel zum Bergen der Gallenblase einbringen. Diese wird in den geöffneten Beutel gelegt, der Beutel zugezogen und durch eine erweiterte Trokarinzision entfernt.
- Zählkontrolle.
- Entfernung der Trokare unter Sicht.
- Dokumentation.

Wundverschluss: Verschluss der Faszie (UR-6 Vircryl) und der Haut (3–0 Prolene).

Komplikationen:

- Verletzung oder Durchtrennung der Gallengänge, v. a. des Hauptgallengangs
- Innere und äußere Fistelgangbildung (Gallenfistel)
- Narbige Veränderungen des Gallengangs (Striktur)
- Unbeabsichtigtes Eröffnen der Gallenblase mit Entleerung in die Bauchhöhle (Folge: Abszess- oder Fistelbildung)

4.11.2 Cholezystitis und Cholangitis

DEFINITION

Die **Cholezystitis** ist eine Entzündung der Gallenblase, bei der **Cholangitis** handelt es sich um die Entzündung der Gallengänge.

Pathogenese

Häufiger Auslöser dieser Entzündungen ist das Vorhandensein von Gallensteinen, die zu Reizungen insbesondere in stressigen Situationen führen, z. B. nach einem operativen Eingriff. Dabei kann es zu einer Stauung von Gallenflüssigkeit kommen. Die Einwanderung von Bakterien, z. B. aus dem Zwölffingerdarm (Duodenum) in die vorgeschädigten Areale, kann zu einer akuten Cholezystitis führen. Tritt dieser Rückfluss immer wieder auf, kann es zu einer Chronifizierung kommen, bis hin zur Entstehung einer Porzellangallenblase (Verhärtung der Gallenblasenwand durch kalkartige Veränderungen).

Staut sich die Gallenflüssigkeit noch weiter auf, kann eine Entzundung der Gallenwege (Cholangitis) die Folge sein. Ursächlich dafür können allerdings auch Tumoren, Entzündungen oder Vernarbungen innerhalb des Gallensystems sein.

Symptomatik

Cholezystitis: Bei einer akuten Cholezystitis bestehen häufig Schmerzen im rechten Oberbauch, in die rechte Schulter ausstrahlend und bis zwischen die Schulterblätter ziehend. Des Weiteren kommt es zu Übelkeit, Erbrechen und Fieber.

Die bereits chronifizierte Variante verläuft eher symptomarm. Lediglich unspezifische Oberbauchbeschwerden wie Völlegefühl, Übelkeit und Erbrechen sowie Aufstoßen treten auf.

Cholangitis: Bei der Cholangitis treten drei Symptome (Charcot-Trias) auf:

1. Schmerzen im rechten Oberbauch,
2. Fieber und
3. Ikterus.

Komplikation: lebensgefährliche Cholangiosepsis.

Therapie

Cholezystitis: konventionelle Cholezystektomie als operative Variante. Allerdings wird aber eine laparoskopische (minimalinvasive) Cholezystektomie innerhalb der ersten 3 Tage nach Auftreten der Symptome bevorzugt.

Cholangitis: Bei der akuten Cholangitis erhalten die Erkrankten Analgetika zur Schmerzlinderung, Spasmolytika zur Krampflösung und Antibiotika zur Keimbekämpfung.

Zur Beseitigung des Abflusshindernisses wird z. B. eine ERCP (➤ Kap. 4.11.1) durchgeführt. Es besteht die Möglichkeit, eine T-Drainage einzubringen, um z. B. den Abfluss der Gallenflüssigkeit bei Revisionseingriffen des D. choledochus zu gewährleisten (➤ Abb. 4.23).

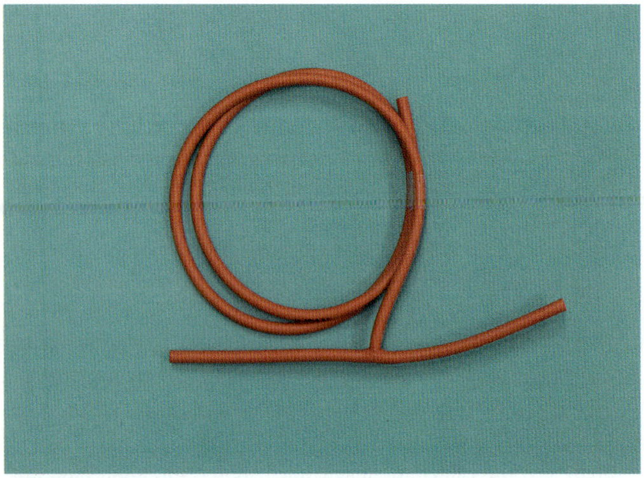

Abb. 4.23 Gallengangsdrainage (© Fa: Rüsch/Teleflex) [K436]

MERKE

Bei einer Perforation der Gallenblase erfolgt ein offener Zugang.

4.11.3 Choledochus- und Papillenkarzinom

DEFINITION

Gallenblasenkarzinom: Das Gallenblasenkarzinom tritt in Form eines bösartigen Tumors der Gallenblase auf.
Gallengangskarzinom: Das Gallengangskarzinom ist ebenfalls bösartig und betrifft die intra- und extrahepatischen Gallengänge. Sie werden nach ihrer Lage in ein unteres, mittleres und oberes Drittel unterteilt. Es gibt dabei die Typen I–IV nach der Bismuth-Corlette-Klassifikation.

Pathogenese

Das **Gallenblasenkarzinom** tritt häufiger bei Frauen als bei Männern auf. Beide Karzinome kommen insgesamt selten vor. Innerhalb der Gallenblase ist das Vorkommen allerdings häufiger als in den Gallengängen.

Die bekannten Risikofaktoren für Gallenblasenkarzinome sind Gallenblasensteine (Cholezystolithiasis) und die chronische Gallenblasenentzündung (chronische Cholezystitis), besonders bei einer Porzellangallenblase. Weitere Risikofaktoren sind Adipositas, Diabetes mellitus oder Gallenblasenpolypen.

Das **Gallengangskarzinom** entsteht häufig infolge von Autoimmunerkrankungen wie einer primär sklerosierenden Cholangitis sowie Zysten- und Steinbildung innerhalb der Gallenwege. Weitere Faktoren sind Rauchen, Leberzirrhose oder chronisch-entzündliche Darmerkrankungen.

Beide Karzinome treten häufig als Adenokarzinome auf, d. h., dass sie vom „normalen" Gewebe/von der Epithelschicht ausgehen.

Symptomatik

Die beiden Karzinome werden i. d. R. erst im fortgeschrittenen Stadium symptomatisch.

Gallenblasenkarzinom: Ein Gallenblasentumor kann zu tasten sein, wird aber häufig erst spät oder lediglich zufällig entdeckt. Die Metastasierung erfolgt v. a. in die Leber. Das Auftreten einer B-Symptomatik mit Fieber, Nachtschweiß und Gewichtsverlust sowie ein tumorbedingter Ikterus sind möglich.

Gallengangskarzinom: Die Gelbsucht ist ein häufiges Symptom mit einer prall gefüllten, tastbaren Gallenblase, ohne das Vorhandensein von Schmerzen. Dies beschreibt das sog. Courvoisier-Zeichen.

MERKE

Bei Karzinomen erfolgt ein offener Zugang.
Gallenblasenkarzinom: Entfernung der Gallenblase und des anhängenden Lebergewebes.
Gallengangskarzinom: Die Therapie wird entsprechend der Lokalisation des Tumors durchgeführt:
- Bei einem Tumor nah an der Einmündung des Hauptgallengangs ins Duodenum: Duodenum-Pankreaskopfresektion nach Whipple-Kausch (➤ Kap. 4.15.2)
- Bei einem Tumor am rechten oder linken Ast des Hauptgallengangs: Die entsprechende Hälfte der Leber muss reseziert werden.
- Bei einem Tumor im Bereich der Choledochusgabel: zentrale Leberresektion.
- Ist eine radikale Behandlung nicht mehr möglich, wird ein palliatives Vorgehen angestrebt.

4.12 Anatomie und Physiologie der Milz

Die Milz befindet sich im linken Oberbauch unter dem Zwerchfell im Bereich des linken Rippenbogens. Sie liegt intraperitoneal. Ihre konkrete Lage ist abhängig von der Atmung, der Form des Brustkorbs, der Füllung des Magens sowie des Kolons (➤ Abb. 4.24).

MERKE

47–11-Regel

Die Milz ist i. d. R. 4 × 7 × 11 cm groß und wiegt 150 g.

Ihre Form ist eher unregelmäßig und ähnelt der Form einer Kaffeebohne. Die Befestigung der Milz findet primär über verschiedene

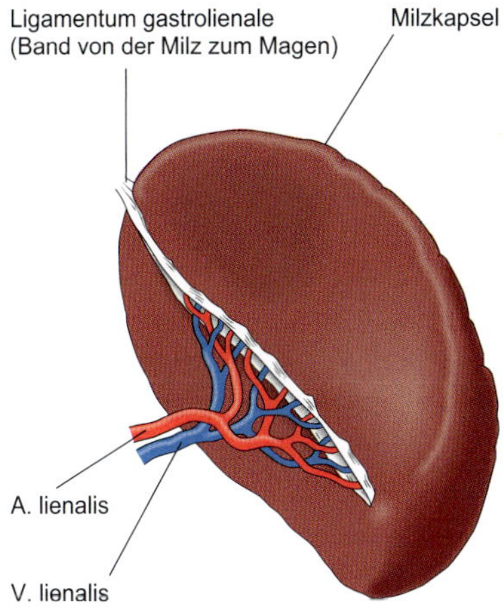

Abb. 4.24 Anatomie der Milz [L190]

Bänder statt. Das Ligamentum splenocolicum stellt eine Verbindung vom unteren Pol zur Kolonflexur dar. Eine Verbindung zum Pankreasschwanz entsteht durch das Lig. pancreaticosplenicum. Die A. gastrica brevis und die Milz sind über das Lig. gastrosplenicum verbunden sowie die A./V. splenica (lienalis) über das Lig. splenorenale. Das Lig. phrenicocolicum muss intakt bleiben, damit die Flexur nicht in die Milzloge rutscht.

Nebenmilzen haben etwa 10–30 % der Bevölkerung. Diese befinden sich i. d. R. im Fettgewebe, das um die Milz liegt.

Die arterielle Blutversorgung findet über die Milzarterie (A. lienalis/splenica) statt. Diese entspringt dem Truncus coeliacus. Am Milzhilum tritt die Arterie in die Milz. Dort kommt es zu einer Aufteilung in 2–3 Hauptäste, um die unterschiedlichen Segmente der Milz mit arteriellem Blut zu versorgen. Der venöse Abfluss findet über die Milzvene (V. lienalis oder auch splenica genannt), welche die Milz am Milzhilus verlässt, statt. Diese erhält u. a. weitere Zuflüsse über die Vv. gastricae breves (Splenomegalie bei portaler Hypertension) und die Pankreasvenen. Das Gewebe der Milz ist insgesamt sehr gut durchblutet.

Zusätzlich zur Serosa (Peritoneum) wird die Milz von einer Bindegewebskapsel (Capsula fibrosa) umhüllt. Insgesamt besteht die Milz aus kleinen bälkchenartigen Gewebsstrukturen (Trabekel), zwischen denen sich dunkelrotes Gewebe – die sog. Bluträume (rote Pulpa) und lymphatisches Gewebe (weiße Pulpa) – befindet.

Die Milz dient als sekundäres, lymphatisches Organ. Sie hat die Funktion, alte, defekte Blutzellen zu erkennen und abzubauen. Sie dient der Immunabwehr, insbesondere von gekapselten Mikroorganismen wie Pneumokokken, Meningokokken und Haemophilus influenzae. Parallel dazu ist sie wichtig für den Thrombozyten-, Granulozyten- und Eisenspeicher sowie das Abfangen und den Abbau von kleinen Thromben. Im Kindesalter ist sie notwendig für die Blutbildung. Diese Aufgaben können insgesamt aber auch von anderen Organen übernommen werden. Die Milz ist somit nicht lebensnotwendig.

4.13 Krankheitsbilder und Therapien: Milz

4.13.1 Splenomegalie

DEFINITION

Bei einer **Splenomegalie** liegt eine Vergrößerung der Milz vor, die i. d. R. sekundär bedingt ist, als Folge einer Allgemeinerkrankung (z. B. Leukämie). Selten ist eine primäre Milzerkrankung ursächlich (z. B. Milztumoren).

Pathogenese

Die mäßige Splenomegalie ist häufig bedingt durch eine portale Hypertension oder Viruserkrankungen, wohingegen die ausgeprägte Splenomegalie z. B. durch hämolytische Anämien entstehen kann.

Symptomatik

Um eine Vergrößerung der Milz feststellen zu können, wird ein Ultraschall (Sonografie) oder eine Computertomografie (CT) durchgeführt.

Unterschiedliche Grunderkrankungen können zu einer Splenomegalie führen. In Abhängigkeit davon treten verschiedene Beschwerden bei Erkrankten auf. Diese Beschwerden werden durch die jeweilige Erkrankung verursacht. Dabei können folgende Zusammenhänge angenommen werden:

- Beispielsweise bei möglichen **Infektionskrankheiten:** allgemeine Abgeschlagenheit, Lymphknotenschwellungen und Fieber
- Beispielsweise bei **bösartigen Erkrankungen:** Gewichtsabnahme, Nachtschweiß sowie Fieber
- Bei **Blutbildungsstörungen** (z. B. hämolytische Anämie): Kraftlosigkeit, Müdigkeit und Blässe
- Bei möglichen **Leberschädigungen** (z. B. Hepatits): Gelbsucht (Ikterus), Ösophagusblutungen sowie sichtbare Bauchvenen.

Die Milzvergrößerung selbst verursacht lokal folgende Symptome:

- Tastbare, krankhafte Milzschwellung i. d. R. unter dem linken Rippenbogen.
- Die Schwellung kann Schmerzen verursachen, wenn sie z. B. auf Nerven drückt oder andere Organe verdrängt.
- Die Kapsel der Milz kann bei zu starkem Anschwellen reißen.

Die sog. Milzruptur geht mit starken Schmerzen im linken Oberbauch einher, ausstrahlend bis in die linke Schulter.

Therapie

Operative Entfernung der Milz (Splenektomie) in einem offenen Eingriff bei extremer Splenomegalie.

Splenektomie (Entfernung der Milz)

Patientenpositionierung: Rückenpositionierung (➤ Abb. 4.59).

Schnittführung: Rippenbogenrandschnitt oder Oberbauchlaparotomie (Splenomegalie), je nach Größe der Milz; mediane Laparotomie erfolgt bei einem Milztrauma.

Präparation:

- Schnittränder mit Bauchtüchern bedecken und Kirschner-Rahmen sowie den Ulmer Retraktor einbringen.
- Das Lig. gastrocolicum und Lig. splenocolicum mittels Overholt-Klemmen und Schere durchtrennen, dann ligieren mit 2/0 oder 3/0 Vicryl.
- Lig. phrenicolienale durchtrennen und Verwachsungen zum Zwerchfell entfernen.
- Resektion der Milz: V./A. lienalis mit Overholt-Klemmen abklemmen, durchtrennen und ligieren. Ein weiterer Blutverlust ist zu vermeiden durch das Abklemmen, Durchtrennen und Ligieren/LigaSure aller zur Milz hin- und wegführenden Arterien und Venen. Dann wird die Milz entfernt.
- Blutstillung.
- Spülung.
- Zählkontrolle.
- Dokumentation.

Rekonstruktion:

- Evtl. Naht des Retroperitoneums mit 2/0 Vicryl
- Spülung mit NaCl
- Einlegen einer Penrose-Drainage 6 mm inklusive Annaht und Anbringen des Drainagebeutels

Wundverschluss: schichtweiser Wundverschluss, z. B. mit Monomaxschlingen.

Komplikationen:

- Blutungen/Nachblutungen.
- Thrombose/Embolie, da die Anzahl der Thrombozyten nach einer Milzoperation, für einige Wochen häufig stark ansteigt.
- Magenperforation.
- Pleuraerguss.
- Pankreasfisteln.
- Pneumonien.
- Subphrenischer Abszess.
- Thrombose, Embolie.
- (Übersehene) Nebenmilzen.
- Overwhelming-Post-Splenectomy-Infection-Syndrom (OPSI) in 5 % der Fälle, durch welches eine hohe Sepsisgefahr besteht.
- Dauernde Schwächung des Immunsystems, daher eine erhöhte Infektionsgefahr.
- Rezidivbildung: Teile der Milz können zurückbleiben und nachwachsen.

4.13.2 Milzruptur

DEFINITION

Eine **Milzruptur** ist eine Verletzung bzw. eine Organzerreißung der Milz. Es wird zwischen der einzeitigen und zweizeitigen Ruptur unterschieden. **Einzeitig** bedeutet, dass es direkt zur Blutung kommt. Die **zweizeitige Ruptur** steht für eine erst nach Wochen entstehende Blutung, da die Kapsel der Milz vorerst noch hält.

Pathogenese

Stumpfes Bauchtrauma, z. B. durch ein indirektes Beschleunigungstrauma oder durch eine perforierende Gewalteinwirkung wie z. B. eine Schussverletzung.

Symptomatik

Stadieneinteilung (1–5) nach AAST-Klassifikation (angelehnt an AWMF-Leitlinie Reg.-Nr. 006-112, www.awmf.org/leitlinien/detail/ll/006-112.html):

- Typ 1: subkapsuläres Hämatom/Kapselriss
- Typ 2: oberflächlicher Parenchymeinriss
- Typ 3: tiefer Parenchymeinriss
- Typ 4: Organfragmentierung
- Typ 5: Organberstung, Abriss im Hilus

Folgende Symptome können auftreten:

- (Druck-)Schmerz im linken Oberbauch, der auch in die linke Flanke und die linke Schulter ausstrahlen kann.
- Schmerzempfindliche und verhärtete Bauchdecke.
- In schweren Fällen kann es auch zu Atemnot und Schockzuständen kommen.
- Ist die Milzruptur traumatisch bedingt, können Prellmarken im linken Oberbauch oder auch Brüche der Rippen in diesem Bereich vorhanden sein.
- Bei zweizeitigen Milzrupturen kann der anfängliche Schmerz zunächst abklingen, um nach einer Pause erneut (verstärkt) zurückkehren.

Therapie

- Milzerhaltende Operation.
- Laparoskopische Entfernung (Splenektomie) möglich.
- Ab Typ 4 ist ein konventioneller Eingriff notwendig.
- Bei Trauma: mediane Laparotomie.

Milzerhaltende Verfahren

Im Rahmen von oberflächlichen Verletzungen der Milz wie z. B. Kapselrissen und Rissen sind eine vollständige Mobilisation der Milz sowie eine anschließende Kompression, z. B. im Sinne eines Milzpackings durch das Einbringen von Bauchtüchern, notwendig. Des Weiteren ist die Verwendung verschiedener Hämostyptikaprodukte wie z. B. Nu kit, Tabotamp, Tabotamp Snow (© Fa. Ethicon) möglich. Fibrinkleber kann auch als „Hilfsmittel" bei kleineren Läsionen verwendet werden. Bei tieferen Rissen und einer extremeren Parenchymzerstörung muss die Milz in eine festsitzende, resorbierbare Netztasche aus Vicryl zur Gewebekompression eingepackt werden (z. B. von Firma Ethicon, ➤ Abb. 4.25).

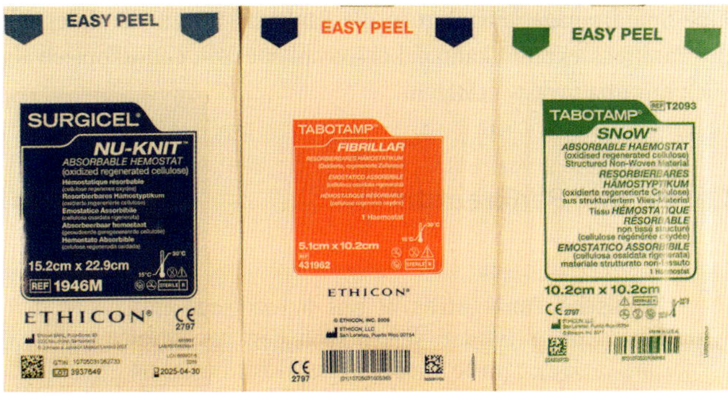

Abb. 4.25 Hämostyptikaprodukte, z. B. Nu kit, Tabotamp, Tabotamp Snow (© Fa. Ethicon) [K436]

Laparoskopische Splenektomie

MERKE

Es ist jederzeit möglich, dass intraoperativ entschieden wird, offen weiterzuoperieren. Daher sollte ein zweiter Instrumententisch für die Laparotomie vorbereitet (gedeckt) werden.

Patientenpositionierung: Spiralpositionierung (modifizierte Spiralpositionierung mit ausgelagerten Beinen, ➢ Abb. 4.61).

Schnittführung:

- Zugang: abhängig von der Milzgröße und von der operierenden Person.
- Der 1. Trokarzugang von 12 mm für die Optik (Optiktrokar) wird paraumbilikal geschaffen.
- Drei weitere Arbeitstrokarzugänge werden geschaffen: Im epigastrischen Bereich sowie im linken Mittelbauch, je nach Präferenz des Operateurs/der Operateurin. Davon ist mindestens ein 12-mm-Trokar zu verwenden, um den Stapler einführen zu können. Die finale Bergung des Präparats mit Bergebeutel und Schnitterweiterung erfolgt durch einen der genannten Zugänge.

Präparation: Das Vorgehen erfolgt mit laparoskopischem Grundinstrumentarium mit zusätzlichem MIC-Zusatzsieb in Bereitschaft oder Einmal-Babcock-Klemme sowie einem Fächerretraktor.

Das Vorgehen entspricht bis zum Absetzten der Hilusgefäße dem der konventionellen Splenektomie. Für diesen Operationsschritt wird beim laparoskopischen Vorgehen allerdings ein Endostapler verwendet. Für das Stillen kleiner Blutungen werden Gefäßclips eingesetzt. Das Präparat wird in einen Bergebeutel gebracht.

Dann erfolgt eine Minilaparotomie per Schnitterweiterung, um das Präparat innerhalb des Beutels bergen zu können.

Wundverschluss: Eine Peritonealnaht bei Trokarzugängen, die > 10 mm sind, wird mit der 0 Vicryl UR-6 Naht sowie Hautnähten mit der 3–0 Prolene PS-1 durchgeführt.

Komplikationen: ➢ Kap. 4.13.1.

4.14 Anatomie und Physiologie: Bauchspeicheldrüse (Pankreas)

Das Pankreas ist ein 15–20 cm langes, 1,5–3 cm dickes und ca. 80 g schweres Organ. Es liegt retroperitoneal im linken, mittleren Oberbauch und grenzt vorderseitig an die Magenhinterwand. Unterteilt wird es in drei Abschnitte:

- Pankreaskopf: der breiteste Teil, er wird C-bogenförmig vom Zwölffingerdarm umschlossen.
- Pankreaskörper: Korpus, schließt sich dem Kopf quer verlaufend an.
- Pankreasschwanz: endet am Milzhilum.

Das Innere des Pankreas wird von kleinen serösen Drüsenläppchen gebildet, die die Hauptmasse des Pankreas ausmachen. Ihre Ausführungsgänge münden alle in den Hauptausführungsgang, den Bauchspeicheldrüsengang, den Ductus pancreaticus. Er durchzieht das gesamte Organ und mündet mit dem Gallengang, Ductus choledochus, an der Papille (Papilla Vateri) in den Zwölffingerdarm.

Die Gefäßversorgung erfolgt über die Äste der A. gastroduodenalis (A. pancreaticoduodenalis superior), aus Ästen der A. mesenterica superior (A. pancreaticoduodenalis inferior) und aus der A. lienalis, die aus dem Truncus coeliacus entspringt. Der venöse Abfluss erfolgt über die V. mesenterica superior und V. lienalis in die Pfortader (V. portae). Die A. und V. lienalis verlaufen an der Oberkante des Pankreas. Das Pankreas ist eine der wichtigsten Drüsen im Körper mit einer endokrinen und einer exokrinen Funktion.

- **Exokrine Funktion:** Täglich werden in den bereits erwähnten serösen Drüsenläppchen 1–2 l klares Pankreassekret (Pankreassaft), bestehend aus anorganischen (Bikarbonat, Chlorid) und organischen Substanzen (Enzyme), gebildet. Der Pankreassaft sorgt dafür, dass der aus dem Magen kommende saure Speisebrei im Dünndarm neutralisiert wird, weil die Enzyme des Pankreassaftes bei saurem pH-Wert ihre Spaltfunktion nicht erfüllen können. Der bikarbonatreiche Pankreassaft, zusammen mit den alkalischen Sekreten der Leber und dem Darmsaft, tragen dazu bei. Die Funktionen der Enzyme sind die Kohlenhydrat-, Fett- und Eiweißspaltung.
- **Endokrine Funktion:** Die Langerhans-Inseln bilden 1–2 % des gesamten Pankreasgewebes. Es sind verstreut liegende, hormonproduzierende Zellverbände, vorwiegend im Korpus und im Schwanz lokalisiert. Vier Arten von Inselzellen bilden dabei unterschiedliche Hormone, u. a. Insulin (senkt die Glukosekonzentration im Blut und Glukagon, steigert die Glukosekonzentration im Blut). Die Aufgaben der Zellgruppen sind somit die Regulation des Blutzuckerspiegels sowie Verdauungsfunktionen.

4.15 Krankheitsbilder und Therapien: Pankreas

4.15.1 Pankreatitis

DEFINITION

Bei der **Pankreatitis** handelt es sich um eine Entzündung des Pankreas. Sie wird in eine akute und chronische Pankreatitis unterschieden.

Akute Pankreatitis

DEFINITION

Die **akute Pankreatitis** ist eine plötzlich auftretende Entzündung der Bauchspeicheldrüse, die durch einen enormen Anstieg der Pankreasenzyme gekennzeichnet ist, welcher zu einer Zellschädigung bzw. zum Zelluntergang führt.

Pathogenese

Zu Beginn einer akuten Pankreatitis kommt es zu einer ödematösen Veränderung bzw. Schwellung des Pankreasgewebes. Hauptursachen hierfür sind Gallensteine, die im Bereich der Papille (Papilla Vateri) für einen Sekretstau im Ductus pancreaticus sorgen, und Alkoholmissbrauch. Das geschädigte Gewebe setzt ungesteuert Pankreasenzyme frei, die zu einer Selbstandauung des Pankreas führen. Bei Ausweitung des Entzündungsprozesses auf das Fettgewebe kann es zu Nekrosen bis hin zu einer nekrotisierenden Pankreatitis kommen.

Symptomatik

Das Auftreten von Oberbauchschmerzen, die gürtelförmig in die Seiten und den Rücken ausstrahlen, ist charakteristisch für die Erkrankung. Des Weiteren können Übelkeit, Erbrechen und Fieber auftreten. Ein geblähtes Abdomen und eine Abwehrspannung im Oberbauch, die durch die Reizung des Peritoneums entsteht, sind ebenfalls Anzeichen für die Pankreatitis. Ebenso sind Flüssigkeitsansammlungen, Aszites und Pleuraerguss durch die Reizung möglich. Ein Bluthochdruck und eine Gelbsucht (Ikterus), aufgrund des angeschwollenen und dadurch vergrößerten Pankreaskopfes, der auf den Gallengang drückt, sind ebenfalls Hinweise auf eine Pankreatitis. Im weiteren Verlauf können Ileus, gastrointestinale Blutungen und Organversagen auftreten.

Die Diagnostik erstreckt sich über die Krankengeschichte, mit Angabe der typischen Symptome der akuten Pankreatitis, einer Blutkontrolle, die einen Anstieg der Pankreasenzyme und der Entzündungsparameter und eine Leukozytose zeigt, bis hin zur Abdomensonografie und CT.

Therapie

Die akute Pankreatitis wird vornehmlich konservativ behandelt. Flüssigkeits- und Nahrungskarenz, medikamentös mit Protonenpumpenhemmern (PPI), um einem Stressulkus entgegenzuwirken, Schmerztherapie und evtl. Antibiotikagabe. Bei Nachweis eines verursachenden Gallensteins ist eine endoskopische retrograde Cholangiopankreatikografie (ERCP) innerhalb kürzester Zeit durchzuführen, um den Stein zu entfernen. Eine intensivmedizinische Betreuung ist erst bei schweren Verläufen angezeigt.

Eine operative Therapie wird nur nach langer konservativer Behandlung in Betracht gezogen, da ein frühes Eingreifen zu einer hohen Letalität führt. Ziel ist es, entstandene Nekrosen zu entfernen, Flüssigkeitsansammlungen abzuleiten und Abszesse zu spülen. Eine Spüldrainage, eingelegt in die Pankreasloge zur Drainierung des Pankreassekretes, kann dabei sowohl operativ, endoskopisch als auch minimalinvasiv erfolgen.

Chronische Pankreatitis

DEFINITION

Die **chronische Pankreatitis** ist eine fortwährende Entzündung der Bauchspeicheldrüse, die dazu führen kann, dass das exokrine und das endokrine Pankreasgewebe dauerhaft geschädigt und somit insuffizient werden. Hauptursachen sind zu 70–90 % Alkoholmissbrauch und Nikotin.

Pathogenese

Durch die schädigende Wirkung von Alkohol auf das Pankreasgewebe und eine veränderte Zusammensetzung des Pankreassekretes mit geringerer Fließgeschwindigkeit kommt es zu Ablagerungen in den Pankreasgängen. Dadurch entstehen Engstellen in den Gängen, die einen Sekretstau verursachen. Die Folge ist der Untergang von Zellgewebe und ein Umbau in Bindegewebe mit Verlust der exokrinen und endokrinen Pankreasfunktion (ausgebranntes Pankreas).

Symptomatik

Wie bei der akuten Pankreatitis ist das Leitsymptom der chronischen Pankreatitis der Schmerz. Ein immer wiederkehrender, starker, gürtelförmiger, beidseitig ausstrahlender Schmerz in den Rücken.

Ausgelöst durch die Nahrungsaufnahme kommt es bei den Erkrankten zu Nahrungsverzicht mit Gewichtsverlust. Durchfall, Erbrechen, ein geblähtes Abdomen sind weitere Symptome. Im späteren Verlauf können sich auch ein Ikterus und Diabetes entwickeln. Die Diagnostik ist ähnlich der akuten Pankreatitis: Krankengeschichte, Blutuntersuchung und bildgebende Diagnostik.

Therapie

Die Therapie eines akuten Schubes entspricht der einer akuten Pankreatitis. Der Verzicht auf Alkohol und Nikotin ist dabei unumgänglich. Eine gezielte Schmerztherapie, Ernährungsumstellung die Verabreichung von Pankreasenzymen, um eine Gewichtszunahme zu erzielen, und die Gabe von Insulin sind der konservative Ansatz. Die operative Therapie ist bei chronischen, nicht therapierbaren Schmerzen, beim Auftreten von Zysten und Tumoren angebracht. Eine endoskopische Anlage eines Stents in den Ductus pancreaticus ist eine Möglichkeit, um einen gesicherten Abfluss des Pankreassekretes zu erzielen. Ebenso eine Pankreatojejunostomie, die entweder längs verlaufend auf dem Pankreas oder bei einer Entzündung im Pankreasschwanz mit einer Pankreasschwanzresektion und einer Anastomose auf der Resektionsfläche nach Roux-Y angebracht wird. Bei einer Entzündung im Pankreaskopf ist eine Duodenum-erhaltende Pankreaskopfresektion oder eine Pylorus-erhaltende Duodenopankreatektomie (Pankreaskopfresektion) angezeigt.

4.15.2 Pankreastumoren

Beim Pankreas können sowohl gutartige (benige) als auch bösartige (maligne) Tumoren auftreten. Das Pankreaskarzinom ist dabei der am häufigsten vorkommende Tumor.

Pankreaskarzinom

DEFINITION

Das **Karzinom der Bauchspeicheldrüse** ist ein aus ungeklärter Ursache, überwiegend im exokrinen Anteil des Pankreas entstehendes Karzinom.

Pathogenese

Die Entwicklung des Karzinoms verläuft aus dem Epithel der kleinen Pankreasgänge heraus. Man spricht dabei auch von einem aus dem Gang ausgehenden (duktalen) Adenokarzinom, welches ca. 75 % der Pankreaskarzinome ausmacht. Das überwiegend im fortgeschrittenen Alter, 60–80 J., auftretende Karzinom hat zudem eine schlechte Prognose. Da die Ursache des Pankreaskarzinoms unbekannt ist, kann man nur Rückschlüsse aus den begünstigenden Risikofaktoren schließen. Zu diesen Faktoren zählen die chronische Pankreatitis, Alkoholmissbrauch, Nikotin und genetische Erkrankungen. Die Lokalisation eines Pankreaskarzinoms liegt zu ca. 75 % im Pankreaskopf, dann Körper und Pankreasschwanz.

Symptomatik

Symptome sind in der frühen Phase eines Pankreaskarzinoms oft nicht angezeigt. Erst im fortgeschrittenen Verlauf zeigen sich typische Anzeichen wie bei einer Pankreatitis. Schmerzen in Ober- und Mittelbauch, die gürtelförmig in den Rücken ausstrahlen bis hin zu nicht behandelbaren Rückenschmerzen, die auf einen ausgedehnten Tumor hinweisen. Übelkeit, Appetit- und Gewichtsverlust und Ikterus. Bei einem Pankreaskopfkarzinom entsteht relativ früh ein Verschlussikterus mit schmerzloser Gallenblasenvergrößerung, dass sog. Courvoisier-Zeichen. Zudem kann es zu Infiltrationen in Nachbarorgane und Blutgefäße kommen. Eine Metastasierung, v. a. in die Leber, Lunge und das Peritoneum sind ebenso möglich. Die Diagnose wird durch eine Blutuntersuchung, v. a. Tumormaker, Endosonografie, CT und MRT gesichert.

Ein Nachweis der Tumorausdehnung (Staging) erfolgt abermals durch ein CT oder MRT Abdomen und einer Röntgen-Thorax-Aufnahme.

Therapie

Die Behandlung eines Pankreaskarzinoms zielt auf eine operative Tumorresektion ab.

Bei einem **Pankreaskopfkarzinom** ist eine Pylorus-erhaltende Duodenopankreatektomie (Pankreaskopfresektion) nach Traverso-Longmire oder eine Operation nach Whipple-Kausch angezeigt. Die linksseitige Pankreasresektion/Pankreasschwanzresektion mit Splenektomie wird bei einem **Pankreasschwanzkarzinom** durchgeführt. Eine neoadjuvante oder adjuvante Therapie, also eine unterstützende Therapie (i. d. R. eine Chemotherapie) ist ebenso möglich.

Pankreaskopfkarzinom: Pylorus-erhaltende Duodenopankreatektomie (Pankreaskopfresektion) nach Traverso-Longmire

➤ Abb. 4.26.

Patientenpositionierung: Rückenpositionierung (➤ Abb. 4.59).

PRAXISTIPP

- Wärmematte unter den Patienten/die Patientin platzieren, um ein Auskühlen zu verhindern
- Beingurt, um ein „Aufstehen" in der Aufwachphase zu vermeiden
- Dauerkatheteranlage

Saalanordnung und Instrumententisch: ➤ Abb. 4.10 und ➤ Abb. 4.11.

Schnittführung:

- Quere Oberbauchlaparatomie
- Durchtrennung der einzelnen Hautschichten mit monopolarem Strom
- Inspektion und Palpation der Bauchhöhle bzw. Organe, v. a. Leber
- Umlegung der Wundränder mit angefeuchteten Bauchtüchern
- Einsetzen des Kirschner-Rahmens und Ulmer-Retraktors

Präparation:

- Inspektion und Palpation der Bauchhöhle bzw. Organe, v. a. Peritoneum (Peritonealkarzinose) und Leber (Lebermetastasierung).
- Ligamentum falciforme im Oberbauch lösen, bis zum Zwerchfell elektrisch inzidieren und mit einer Ligatur versorgen.
- Mobilisation des rechten Kolons und rechter Flexur.
- Freilegung des Pankreaskopfes.
- Mobilisation des Duodenums von lateral (Kocher-Manöver).

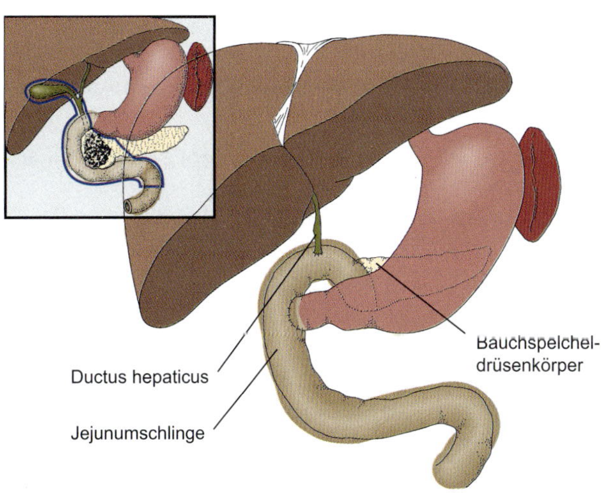

Abb. 4.26 Pylorus-erhaltende Duodenopankreatektomie (Pankreaskopfresektion) nach Traverso-Longmire; kleines Bild präoperativ, großes Bild postoperativ [L190]

- Weitere Mobilisation des Duodenums bis zum Treitz-Band.
- Gallenblasenentfernung (Cholezystektomie), Umstechungsligatur des Ductus cysticus (nicht resorbierbar, monofil).
- Gefäßdarstellung: A. hepatica, A. gastroduodenalis, A. gastrica dextra und Pfortader.
- Lymphadenektomie: lokale Lymphadenektomie am Ligamentum hepatoduodenale und am Pankreasoberrand. Das Lymphknotengewebe aus diesem Bereich wird gesondert zur histologischen Untersuchung abgegeben.
- Duodenum unterhalb des Pylorus mit einem Linear-Cutter durchtrennen.
- Gallengang unterhalb der Gallenganggabelung (Bifurkation) absetzen.
- Schnellschnitt 1: Gallengangabsetzungsrand.
- Präparation der Pfortader zum Pankreas hin.
- Präparation des Pankreaskorpus.
- Mobilisation der Jejunumschlinge.
- Resektionslinie festlegen, Darm mit einem Linear-Cutter durchtrennen.
- Pankreaskorpus wird mit einem Overholt oder einer hölzernen Rinne unterfahren und auf Höhe der Pfortader mit einem Skalpell durchtrennt.
- Schnellschnitt 2: Pankreasabsetzungsrand.
- Blutungen aus dem Pankreas werden mit 5–0 Prolene® umstochen.
- Pankreaskopf von der Pfortader und der A. mesenterica superior ablösen.
- Gefäße werden koaguliert oder ligiert.
- Pankreaskopf und Duodenum absetzen.
- Resektat wird an den Springer zur Histologie abgegeben.
- Rekonstruktion.
- Pankreasanastomose mit hochgezogener Jejunumschlinge (Pankreatojejunostomie).
- Ductus pancreaticus wird mit einer Sonde auf Durchgängigkeit geprüft.
- Hinterwand- und Vorderwandnaht (5–0 Prolene® für den Pankreashauptgang), Fäden werden vorgelegt.
- Hinterwandnaht (5–0 PDS®), Fäden werden geknotet (Jejunum an Pankreas).
- Pankreasgangnähte werden geknotet (Jejunum an Pankreashauptgang).
- Vorderwandnaht (5–0 PDS®), Fäden werden geknotet (Jejunum an Pankreas).
- Biliodigestive Anastomose (Anastomose zwischen Ductus hepaticus und Jejunumschlinge).
- Kleine Inzision (Loch) ins Jejunum; Neo-Papillenrand wird mit 6-0-PDS®- Einzelknopfnähten zum Lumenerhalt umnäht.
- Zwei Haltefäden werden vorgelegt.
- Hinterwandnaht mit 5–0-PDS®-Einzelknopfnähten (werden zuerst vorgelegt und dann geknotet).
- Vorderwandnaht mit 5-0-PDS®-Einzelknopfnähten (werden zuerst vorgelegt und dann geknotet).
- Duodenojejunostomie.
- Hinterwandnaht, fortlaufend, der Serosa des Magens und des Jejunums mit 4–0 PDS®.
- Eröffnung des Magens und der Jejunumschlinge mit dem Elektrokauter.
- Hinterwandnaht, fortlaufend, der Mukosa mit 5–0 PDS®.
- Vorderwandnaht, fortlaufend, der Mukosa mit 5–0 PDS®.
- Vorderwandnaht, fortlaufend, der Serosa mit 4–0 PDS®.
- Schlitznaht am Treitz-Band.

Nach der Rekonstruktion erfolgt die Endphase der OP:

- Anastomosen- und Blutungskontrolle
- Spülung des Bauchraums
- Evtl. Drainageeinlage, Penrose (➤ Abb. 4.27) oder Easy-Flow
- Zählkontrolle von Bauchtüchern, Streifen, Tupfern und Instrumenten
- Dokumentation

Wundverschluss:

- Schichtweiser Faszienverschluss zweireihig
- Hautverschluss mit Hautklammergerät
- Steriler Hautverband

Pankreasschwanzkarzinom: linksseitige Pankreas-/Pankreasschwanzresektion mit Splenektomie (offen)

MERKE

Bei diesem OP-Verfahren ist eine Splenektomie aus onkologischer Sicht erforderlich, da die V. lienalis unmittelbar zum Pankreasgewebe verläuft.

Die **Patientenpositionierung, Praxistipps und Schnittführung** sind identisch mit der Pankreaskopfresektion (s. o.).

Präparation:

- Inspektion und Palpation der Bauchhöhle bzw. Organe, v. a. Peritoneum (Peritonealkarzinose) und Leber (Lebermetastasierung).
- Ligamentum falciforme im Oberbauch lösen, bis zum Zwerchfell elektrisch inzidieren und mit einer Ligatur versorgen.
- Eröffnung der Bursa omentalis.
- Ligamentum gastrocolicum vom Colon transversum ablösen, dadurch vollständige Sicht auf den Pankreasschwanz.
- Mobilisation der Milz durch Lösen der seitlichen Verwachsungen und aus dem Retroperitoneum.
- Pankreasschwanzs aus dem Retroperitoneum freipräparieren.
- Zwei Haltefäden an der Resektionslinie legen.

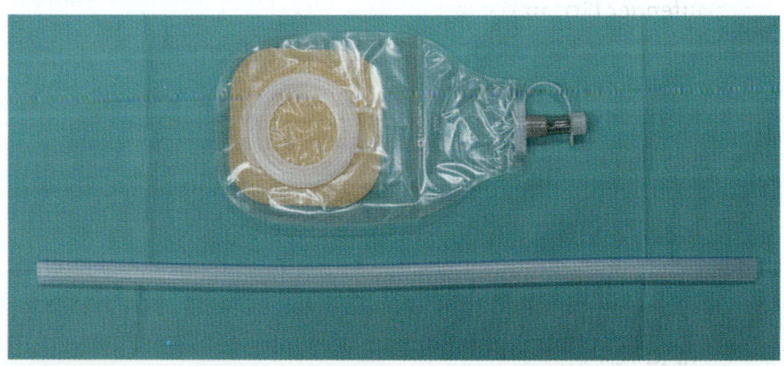

Abb. 4.27 Penrose-Drainage samt Beutel (© Fa. Hollister) [K436]

- Vorsichtiges Unterfahren des Pankreas mit einem Overholt/einer hölzernen Rinne an der Resektionslinie.
- Pankreasgewebe mit dem Skalpell durchtrennen (bei dünnem Organ: Durchtrennung auch mit einem Linear Cutter möglich).
- Blutende Gefäße mit 5–0 Prolene® umstechen.
- A. und V. lienalis auf Höhe der Resektionslinie ligieren.
- Präparat wird an den Springer abgegeben.
- Resektionsfläche und Pankreasgang werden mit Einzelknopfnähten 5–0 PDS® verschlossen.
- Resektionsfläche kann auch mit einer Jejunumschlinge zur Vermeidung einer Fistelbildung gedeckt werden (Pankreatojejunostomie nach Roux-Y).

Nach der Rekonstruktion erfolgt die Endphase der OP:

- Evtl. Anastomosenkontrolle
- Blutungskontrolle
- Spülung des Bauchraums
- Evtl. Drainageeinlage, Penrose oder Easy-Flow
- Zählkontrolle von Bauchtüchern, Streifen, Tupfern und Instrumenten
- Dokumentation

Wundverschluss:

- Schichtweiser Faszienverschluss zweireihig
- Hautverschluss mit Hautklammergerät
- Steriler Hautverband

4.16 Anatomie und Physiologie: Dickdarm und Rektum

Der Dickdarm ist der letzte Abschnitt des Gastrointestinaltrakts. Seine Länge beträgt ca. 1,5 m und er hat mit bis zu etwa 7 cm einen größeren Durchmesser als der Dünndarm. Die Anatomie des Dickdarms wird in verschiedene Abschnitte unterteilt, die ohne deutliche Grenzen ineinander übergehen:

- Ileozäkalklappe (Bauhin-Klappe), trennt Dünn- und Dickdarm;
- Blinddarm (Caecum), reicht bis zur Ileozäkalklappe, mit Wurmfortsatz (Appendix vermiformis). Die Appendix ist ein kleinlumiger Fortsatz des Caecums und ca. 7–10 cm lang. Beide liegen intraperitoneal; daran schließt sich an:
- Kolon (Grimmdarm): aufsteigender Grimmdarm (Colon ascendens), liegt retroperitoneal, beginnt an der Ileozäkalklappe, steigt rechte Bauchwand hoch bis zur Leber. Dort Übergang in die
- rechte Kolonflexur (Flexur coli dextra): verläuft dann als quer verlaufender Grimmdarm (Colon transversum), intraperitoneal, zum linken Oberbauch nahe der Milz. Dort Übergang in die
- linke Kolonflexur (Flexur coli sinistra): verläuft dann als absteigender Grimmdarm (Colon descendens), retroperitoneal, zum s-förmigen Grimmdarm, Sigma (Colon sigmoideum), intraperitoneal, über.

Blinddarm, Colon transversum und das Sigma sind über das Mesokolon (Gekröse) mit der hinteren Leibeswand verbunden. Colon ascendens und descendens sind fest mit der hinteren bzw. seitlichen Leibeswand verbunden.

Ans Sigma schließen sich der Mastdarm (Rektum) und der Analkanal (Canalis analis) mit einer Länge von insgesamt ca. 20 cm an. Die Ampulla recti (Ampulle) dient der Stuhlspeicherung vor der Ausscheidung.

Das obere Rektum ist vorn noch vom Peritoneum überzogen (retroperitoneal), das übrige Rektum und der Analkanal liegen extraperitoneal.

Der After (Anus) ist dann der letzte Abschnitt. Er wird durch mehrere Muskeln verschlossen:

- innerer (M. sphincter ani internus) und äußerer (M. sphincter ani externus) Afterschließmuskel
- sowie die Beckenbodenmuskeln M. puborectalis und M. levator ani.

In der sog. Hämorrhoidalzone (Plexus haemorrhoidalis) liegt unter der Schleimhaut ein Venengeflecht, das mit der oberen Mastdarmschlagader verbunden ist (A. rectalis superior). Dieser arteriovenöse Schwellkörper trägt ebenso zum Verschluss des Anus bei.

Der Aufbau der Dickdarmwand entspricht dem des übrigen Verdauungstrakts.

- Ausnahme:
  - Haustren: Durch das Zusammenziehen der Ringmuskelschicht entstehen in kurzen Abständen peristaltische Einschnürungen, die als Ausbuchtungen deutlich hervortreten. Je nach Peristaltik der Darmwand verändern sie ihre Form.
  - Tänien: äußere Längsmuskelschicht, verläuft nicht gleichmäßig um den ganzen Darm, sondern ist zu drei bandförmigen Streifen gebündelt. Das Rektum hat keine Tänien.
- Besonderheit: Dickdarmkrypten. Dies sind tiefe Einstülpungen, bestehend aus schleimbildenden Becherzellen. Dieser Schleim macht die Dickdarmschleimhaut besonders gleitfähig. An den Kryptenübergängen befinden sich zudem resorbierende Epithelzellen, die zum Darminneren hin einen Bürstensaum (Mikrovilli) besitzen. Hier werden Wasser und Elektrolyte resorbiert.

Gefäßversorgung: ➤ Abb. 4.28, ➤ Abb. 4.29, ➤ Abb. 4.30.

- A. mesenterica superior (obere Eingeweideschlagader): Sie entspringt etwas unterhalb des Truncus coeliacus. Versorgt mit ihren Ästen die Hälfte des Dickdarms, den Darmkanal von der unteren Duodenalhälfte bis zur linken Kolonflexur.
  Gibt folgende Äste ab:
  - A. ileocolica: Daraus entspringen die Aa. appendiculares und die Aa. caecales anterior. Sie versorgen das Caecum und die Appendix.
  - A. colica dextra und A. colica media versorgen das Colon ascendens und transversum.
- A. mesenterica inferior (untere Eingeweideschlagader): Sie entspringt etwas unterhalb der A. mesenterica superior. Versorgt mit ihren Ästen das Colon descendens und das Colon sigmoideum, die untere Hälfte des Dickdarms und den größten Teil des Rektums.
  Gibt folgende Äste ab:
  - A. colica sinistra und Aa. sigmoideae versorgen das Colon descendens und sigmoideum.
  - A. rectalis superior versorgt oberes Rektum und Analkanal.

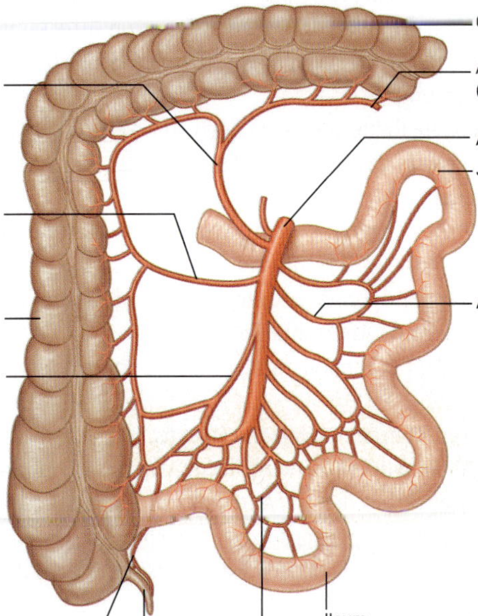

Abb. 4.28 Jejunum/Ileum und Colon ascendens und transversum [E460]

Riolan-Anastomose: Die A. colica media und sinistra bilden im Bereich der linken Kolonflexur eine Anastomose. Also eine Verbindung zwischen A. mesenterica superior und inferior.

- A. iliaca interna
  Gibt folgende Äste ab:
  - Aa. rectalis mediae versorgen das untere Rektum.
  - Aa. rectalis inferiores versorgen den Analkanal und die Sphinktermuskulatur.

Venöse Gefäßversorgung:

- V. mesenterica superior entspricht dem Ausbreitungsgebiet der Arterie und bildet hinter dem Pankreas mit der V. splenica die Pfortader.
- V. mesenterica inferior entspricht dem Ausbreitungsgebiet der Arterie und mündet hinter dem Pankreas in die V. splenica.

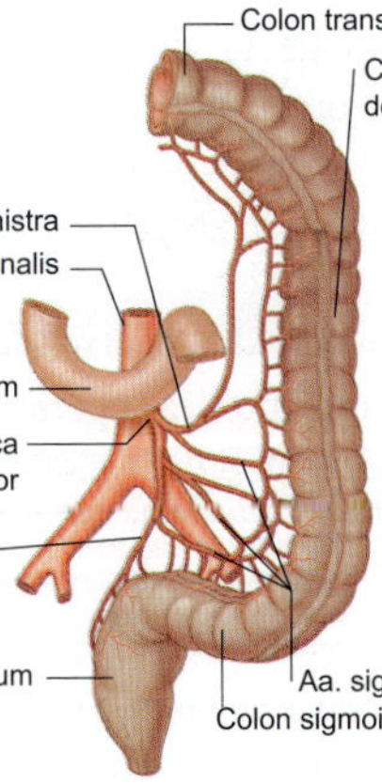

Abb. 4.29 Colon transversum, descendens, Sigma und Rektum [E460]

Der Lymphabfluss erfolgt im Wesentlichen mit den Blutgefäßen. Der Abfluss aus Colon ascendens und transversum wird über die regionalen Lymphknoten in den Truncus intestinalis geleitet:

- Aus Colon descendens und sigmoideum in den Truncus lumbalis sinister.
- Aus dem Truncus intestinalis und Truncus lumbalis sinister wird die Lymphe zur Cisterna chyli transportiert. Von dort zum Ductus thoracicus, der parallel als Lymphabflussbahn zum Ösophagus verläuft, in den linken Venenwinkel, den Zusammenfluss von linker V. jugularis und V. subclavia, in den venösen Blutkreislauf.

Funktionen des Dickdarms und des Rektums:

- Rückresorbierung von Wasser und Elektrolyten → Eindickung des Darminhalts
- Schleimbeimengung, um den Stuhl gleitfähiger zu machen
- Stuhlspeicherung und -ausscheidung

4.17 Krankheitsbilder und Therapien: Dickdarm

4.17.1 Divertikulose und Divertikulitis

DEFINITION

Divertikulose nennt man multiple Ausstülpungen der Darmschleimhaut durch Lücken in der Muskelschicht. Es handelt sich dabei um Pseudodivertikel, da nicht alle Schichten der Darmwand betroffen sind. Die **Divertikulitis** bezeichnet eine entzündliche Veränderung der Divertikel

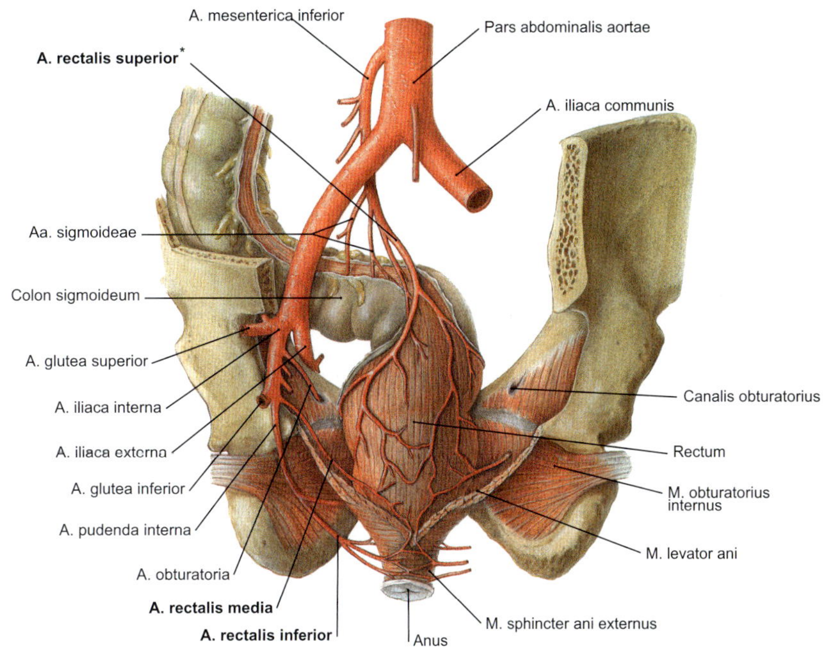

Abb. 4.30 Gefäßversorgung des Rektums und des Analkanals [S007-2-24]

Pathogenese

Durch eine Erhöhung des Drucks im Darm kann eine **Divertikulose** entstehen. Das Colon sigmoideum ist dabei am häufigsten betroffen, ca. 80–90 % der Fälle. Anatomische Ursachen können die langsamere Stuhlpassage und ein dadurch erhöhter intraluminaler Druck sein. Ursachen für einen erhöhten Druck sind Verstopfung (Obstipation), falsche Ernährung (ballaststoffarm), aber auch Adipositas. Das zunehmende Alter und eine altersbedingte Abnahme der Wandelastizität (Bindegewebsschwäche) können ebenfalls Ursachen sein.

Die **Divertikulitis** zeichnet sich durch entzündliche Veränderungen der Divertikel aus. Meist sind es Kotsteine, die sich im Divertikel entwickelt haben. Diese Steine können Drucknekrosen auf der Schleimhaut und eine Vermehrung von Bakterien verursachen. Die Entzündung kann sich zuerst lokal (Peridivertikulitis), später dann auf umliegende Organe ausweiten (Perikolitis).

Symptomatik

Die Divertikulose verläuft im Allgemeinen asymptomatisch. Gelegentlich können unspezifische Symptome wie krampfartige, stechende Schmerzen mit Besserung nach der Stuhlentleerung, Diarrhö und Obstipation im Wechsel, auftreten. Die Divertikulitis, also die Sigmadivertikulitis, zeichnet sich durch linksseitige Unterbauchschmerzen, evtl. ist das Sigma als druckschmerzhafte Walze tastbar, schmerzhaften Stuhldrang, Obstipation und Diarrhö im Wechsel, Blähungen, Übelkeit, Erbrechen sowie eine erhöhte Temperatur aus.

Die Diagnostik erstreckt sich über die Blutuntersuchung (Entzündungsparameter wie CRP, Leukozyten und BSG), CT Abdomen und die Sonografie. Eine Koloskopie und ein CT mit Kolonkontrasteinlauf sollten immer im entzündungsfreien bzw. im beschwerdefreien Intervall durchgeführt werden, da eine Perforation vorliegen könnte.

Komplikationen

Die Komplikationen einer Divertikulitis können sein:

- Perforation:
  - Gedeckte Perforation mit Abszessbildung
  - Freie Perforation mit Peritonitis, Nachweis von freier Luft im Abdomen
- Divertikelblutung (kann mit hohem Blutverlust einhergehen)
- Darmstenose und Fistelbildung (kolovesikale Fisteln: Fistel zwischen Darm und Harnblase)

Therapie

Die Behandlung einer Divertikulose sieht v. a. eine Umstellung der Lebensgewohnheiten vor: Ernährungsumstellung mit ausreichender Flüssigkeitszufuhr sowie eine ausreichende sportliche Betätigung. Eine operative Therapie ist nicht zwingend erforderlich (nur bei Komplikationen) und sollte sorgsam abgewogen sein. Die akute unkomplizierte Divertikulitis steht in erster Linie für eine konservative Behandlung.

Die Verabreichung von Antibiotika Schmerzmittel (Analgetika), Nahrungskarenz und parenterale Ernährung stehen im Vordergrund. Bei immer wieder auftretenden Divertikulitiden (Schüben) sollte eine chirurgische Therapie angestrebt werden. Eine gedeckte oder freie Perforation, Darmverschluss (Ileus), Darmblutungen, Fisteln, Stenosen und Abszesse sollten je nach Indikation notfallmäßig bzw. dringlich chirurgisch therapiert werden. Die chirurgische

Therapie kann sowohl offen als auch laparoskopisch durchgeführt erfolgen. Die elektive Sigmaresektion wird als Standardverfahren laparoskopisch durchgeführt. Eine Laparatomie erfolgt bei gedeckter oder freier Perforation.

Operative Therapie

Das Ziel einer Operation bei Sigmadivertikulitis ist die komplette Entfernung des Colon sigmoideum. Dabei sollten die obere (orale) Resektionslinie außerhalb des entzündeten Darmabschnitts und die untere (aborale) Resektionslinie im oberen Rektum liegen. Die untere Resektionslinie sollte die sog. „Hochdruckzone" (divertikelfreier Bereich des oberen Rektums) miterfassen. Diese Zone ist mitverantwortlich für die Entstehung von Divertikeln.

Laparoskopische Sigmaresektion

Dieses OP-Verfahren kann sowohl bei Sigmadivertikulitis nach Beendigung eines akuten Schubes als auch bei einem Sigmakarzinom (bei Tumoren im mittleren oder unteren Colon sigmoideum) erfolgen.

Patientenpositionierung: Steinschnittpositionierung (modifiziert) mit gestreckten Beinen, Schulterstützen (➤ Abb. 4.64) bzw. Lloyd-Davis-Positionierung (➤ Abb. 4.65) mit entsprechender Saalanordnung (➤ Abb. 4.31).

PRAXISTIPP

- Kurze Wärmematte unter den Patienten/die Patientin platzieren, um ein Auskühlen zu verhindern.
- Die Beine zusätzlich mit Wärmedecken einwickeln.
- Evtl. Rektoskopie bei Karzinom, um die Höhe des Tumors zu bestimmen.
- Dauerkatheteranlage, eine leere Blase erleichtert u. a. die Präparation und Anastomosierung.
- Zwei Instrumententische für den laparoskopischen und den offenen Abschnitt (➤ Abb. 4.31)

Schnittführung:

- Inzision der Haut oberhalb des Bauchnabels.
- Pneumoperitoneum (CO_2 in den Intraperitonealraum insufflieren) mit Veres-Nadel oder Minilaparatomie setzen.
- Optiktrokar 12 mm einbringen und Optik einführen.
- Exploration der Bauchhöhle.
- Setzen weiterer Trokare: 12 mm rechter Unterbauch und 5 mm rechter Mittelbauch.
- Antibeschlagmittel für eine klare Sicht benutzen.
- OP-Tisch wird nach Ansage des Operateurs/der Operateurin kopfwärts und auf die rechte Seite gekippt.
- Operationsgebiet einstellen.
- Sigma aufspannen.
- Inzision des lateralen peritonealen Überzugs.
- Ureter darstellen.
- Mobilisierung des Mesosigmas und des Colon descendens mit Ultraschalldissektion, Gefäße werden mit Clips versorgt und durchtrennt.
- Mobilisation der linken Kolonflexur mit dem Thunderbeat, um genügend Strecke für eine spannungsfreie Anastomose zu haben, evtl. Patientenpositionierung verändern, fußtief und auf die rechte Seite.

! **Vorsicht:** Verletzungsgefahr der Milz und des Pankreasschwanzes!

- Übergang Sigma/oberes Rektum (rektosigmoidaler Übergang) präparieren.
- Darm mit einem Endo-GIA absetzen; bei einer Divertikeloperation im oberen Rektum, bei einer Resektion aufgrund eines Karzinoms (onkologische Resektion) mind. 5 cm Sicherheitsabstand zum Tumorrand.
- Darmende mit feststellbarer, atraumatischer MIC-Zange fixieren.
- Beendigung CO_2-Insufflation, Beginn des offen OP-Abschnitts.
- Pfannenstielschnitt oder Erweiterung der Trokarinzisionsstelle (12 mm) auf ca. 6–10 cm.
- Bei Karzinom: Ringfolie einführen, um Kontakt mit Gewebe zu vermeiden.
- Roux-Haken einsetzen.
- MIC-Zange herausführen und Darm mit zwei Allis-Klemmen fixieren.
- Obere Resektionslinie präparieren.
- Tabaksbeutelklemme setzen, evtl. unterhalb eine harte Darmklemme setzen.
- Tabaksbeutelnaht vorlegen.
- Bauchtücher unterlegen.
- Sigma mit dem Skalpell absetzen.
- Resektat wird an den Springer zur Histologie abgegeben.
- Darmwand mit zwei Allis-Klemmen fassen.
- Darmlumen mit Kornzange aufdehnen.
- Evtl. Darmlumen reinigen.
- Andruckplatte des EEA-Circular-Staplers einführen (➤ Abb. 4.32).

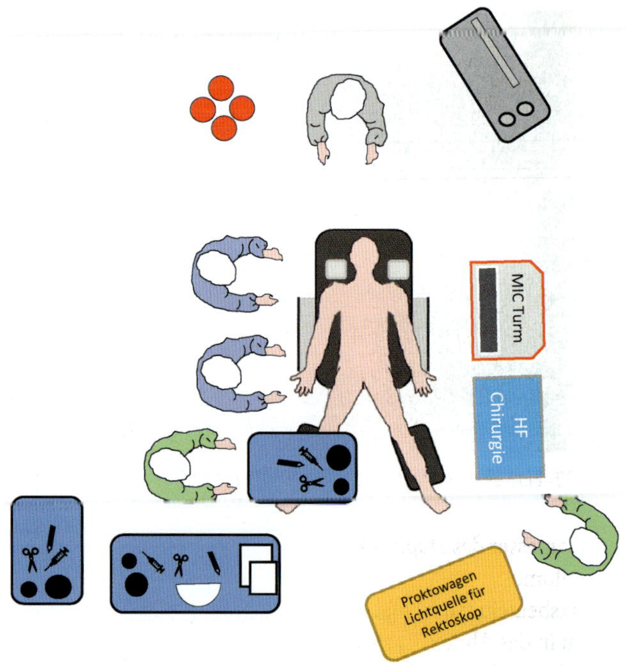

Abb. 4.31 Saalanordnung: Laparoskopisches Sigma [P1293/P1294]

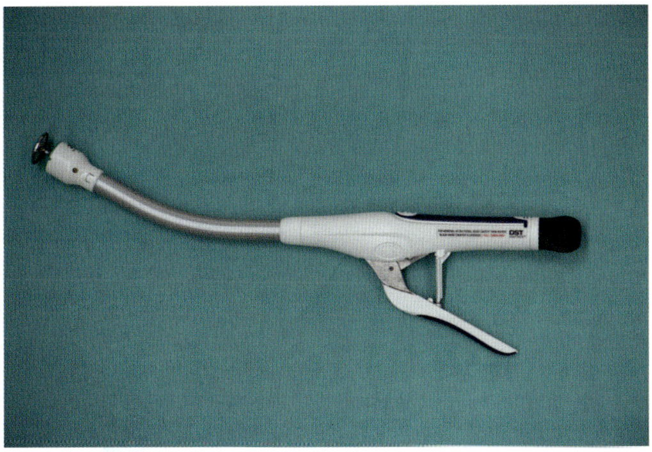

Abb. 4.32 EEA-Circular-Stapler (© Fa. Medtronic) [K436]

- Durchmesser des Staplers (➤ Abb. 4.32) richtet sich nach dem Darmlumen.
- Tabaksbeutelnaht zuziehen und knoten.
- Darm in das Abdomen rückverlagern.
- Wundverschluss (Muskel- und Fasziennaht, Lücke lassen für 12er-Trokar).
- Zählkontrolle von Bauchtüchern, Streifen, Präpariertupfern und Instrumenten.
- Erneutes Pneumoperitoneum.

Rektaler Arbeitsplatz und gleichzeitig Laparoskopie:

- Beine werden hochgefahren.
- Evtl. Rektoskopie (➤ Abb. 4.33) und Darmspülung.
- EEA-Circular-Stapler transanal einführen.
- Dorn durch die Darmwand herausdrehen und mit der Andruckplatte konnektieren.
- Kontrolle, ob der Darm evtl. verdreht ist.
- Anastomose ausführen.
- Descendorektostomie, End-zu-End-Anastomose.
- Stapler langsam herausziehen.
- Kontrolle der Anastomosenringe auf Vollständigkeit.

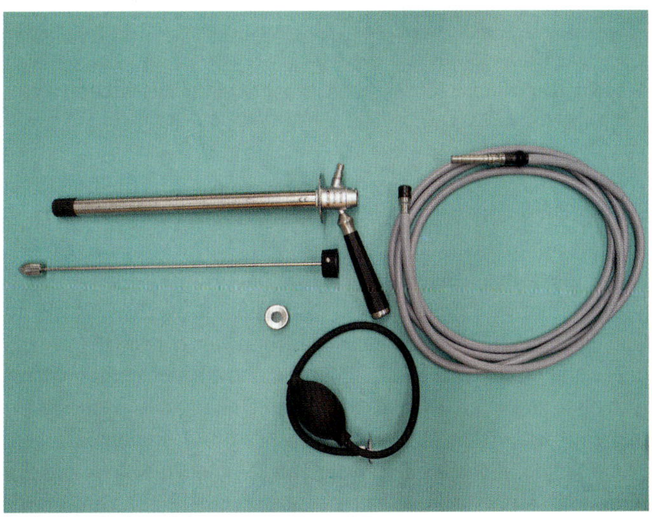

Abb. 4.33 Rektoskop (© Fa. Wolf) [K436]

- Anastomosen- und Dichtigkeitskontrolle durch eine Rektoskopie (aufpumpen des Darms) und laparoskopische Spülung. Bei Anastomosenundichtigkeit sind Luftbläschen zu sehen.
- Blutungskontrolle.
- Spülung des Bauchraums.
- Evtl. Drainageeinlage, Penrose oder Easy-Flow.
- Trokare unter Sicht entfernen.
- Dokumentation.

Wundverschluss:

- Faszien- und Hautnaht
- Steriler Hautverband

4.17.2 Chronisch-entzündliche Darmerkrankungen (CED) II

Colitis ulcerosa

DEFINITION

Bei der **Colitis ulcerosa** handelt es sich um eine chronische Entzündung der Dickdarmschleimhaut, die ausschließlich die Mukosa und evtl. die Submukosa betrifft.

MERKE

Die Colitis ulcerosa beginnt im Rektum und kann sich dann über das ganze Kolon ausbreiten.

Pathogenese

Die Entstehung der Colitis ulcerosa ist bislang ungeklärt. Autoimmunologische Prozesse, genetische Dispositionen, Ernährung aber auch psychosomatische Faktoren können Ursachen sein.

Der Verlauf ist wie beim Morbus Crohn schubweise. Hierbei wechseln sich Phasen mit geringen Beschwerden mit kontinuierlichen, fortschreitenden ab. Initial entzündlich veränderte, gerötete Schleimhaut, Abszessbildungen in den Krypten, Krypten- und Becherzellverlust, Schleimhautatrophie und eine Umwandlung des Epithels bis hin zu einer möglichen malignen Entartung sind Kennzeichen für eine Colitis ulcerosa.

Symptomatik

Die Symptome können je nach Verlauf unterschiedlich auftreten. Hauptsymptom sind flüssige, blutige, schleimige Durchfälle, die mehrmals bis sehr häufig am Tag auftreten. Oftmals werden sie von leichten bis krampfartigen Bauchschmerzen begleitet. Bei einem schweren Verlauf, wobei das ganze Kolon betroffen ist, treten zusätzlich Fieber, Gewichtsverlust und Blutarmut auf.

Die Diagnostik erstreckt sich wie beim Morbus Crohn von der Klinik über Stuhluntersuchung, Blutuntersuchung → Entzündungsparameter (Leukozyten, CRP, BSG), abdominale und transrektale Sonografie, Koloskopie mit Biopsien bis zur Kolonkontrastaufnahme.

Therapie

Die Therapie sieht in erster Linie eine konservative und medikamentöse Behandlung vor.

- Eine mögliche Ernährungsumstellung bis hin zu einer vorübergehenden parenteralen Ernährung mit Substitution von Vitaminen, Mineralien und Elektrolyten.
- Medikamentös werden u. a. Antiphlogistika (entzündungshemmende Arzneimittel), Steroide und Immunsuppressiva eingesetzt.

Die chirurgische Therapie zielt auf eine vollständige Entfernung der betroffenen Kolonabschnitte bzw. des gesamten Kolons (Proktokolektomie) ab. Dadurch soll sich das Allgemeinbefinden des Patienten/der Patientin verbessern und eine über Jahre andauernde konservative und vergebliche Therapie beendet werden. Gleichzeitig können die Entstehung eines Karzinoms und Komplikationen wie Kolonstenose mit Ileus, massive Blutungen und toxisches Megakolon mit der Gefahr einer Perforation vermieden werden. Die kontinenzerhaltende, restaurative Proktokolektomie sollte als Standardoperation angestrebt werden. Die Proktokolektomie mit ileoanalem Pouch und die Proktokolektomie mit ileorektaler Anastomose sind die zwei angestrebten Verfahren, welche beide i. d. R. mit einem protektiven Ileostoma erfolgen sollte. Von diesen beiden Verfahren sollte die ileoanale Pouchoperation mit J-Pouch die erste Wahl sein. Er ist technisch einfach anzulegen und stellt die beste Lebensqualität für die Erkrankten dar (➤ Abb. 4.34).

Eine Proktokolektomie mit endständigem Ileostoma sollte u. a. bei entzündlichen Veränderungen (Proktitis) im unteren Rektum erfolgen.

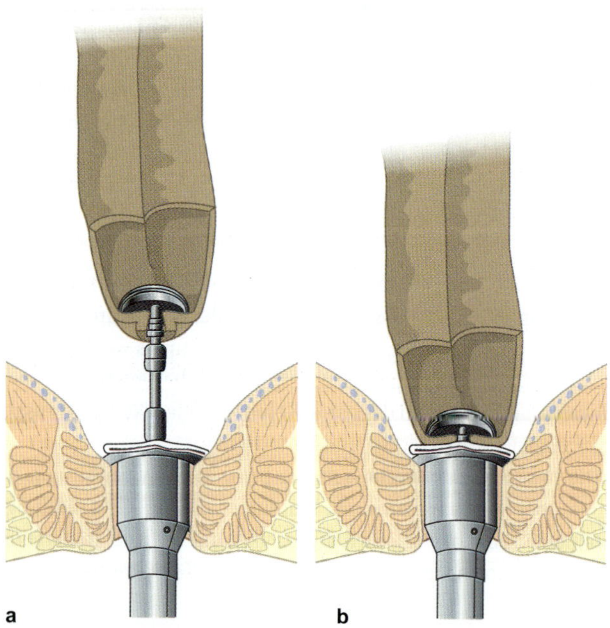

Abb. 4.34 Ileoanale Pouchoperation [L138]

4.17.3 Kolorektales Karzinom (KRK)

DEFINITION

Das **kolorektale Karzinom** ist eine bösartige Krebserkrankung von Dick- oder Mastdarm (Rektum).

MERKE

Karzinomlokalisation und -einteilung

Umfasst werden Karzinome des Kolons (16 cm aufwärts, also oral der Anokutanlinie) und Rektumkarzinome, die nach der Messung mit einem starren Rektoskop ≤ 16 cm von der Anokutanlinie entfernt sind. Unterteilt werden die Karzinome in oberes Rektumdrittel (12–16 cm), mittleres Rektumdrittel (6–12 cm) und unteres Rektumdrittel (< 6 cm).
Die Anokutanlinie stellt den Übergang der Analhaut (Anoderm) zur äußeren Haut des Anus dar.

Pathogenese

Die kolorektalen Karzinome sind das Ergebnis einer Entwicklung von Normalgewebe zum Adenom bis hin zum Karzinom, die sog. Adenom-Karzinom-Sequenz. 95 % der Karzinome entstehen aus einem Adenom. Risikofaktoren, die die Bildung eines Karzinoms begünstigen sind:

- Ernährung: fett- und fleischreich, ballaststoffarm, Adipositas, erhöhter Nikotin- und Alkoholkonsum
- Erblich bedingt:
  - Familiäre adenomatöse Polyposis (FAP); bei einer Häufigkeit von > 50 Polypen im Kolon spricht man von einer Polyposis.
  - Lynch-Syndrom (= hereditäres, nichtpolypöses Kolonkarzinom [HNPCC])
- Colitis ulcerosa

MERKE

Metastasierung

Sowohl eine lymphogene als auch eine hämatogene Metastasierung können angezeigt sein. Bei der lymphogenen Metastasierung ist ein Befall der regionalen bis weiter gelegenen Lymphknoten entlang der mesenterialen Gefäße möglich. Bei der hämatogenen Metastasierung ist eine Metastasierung über die Pfortader in die Leber am häufigsten. Eine Metastasierung über die V. cava inferior in die Lunge ist ebenfalls möglich.

Symptomatik

Symptome treten je nach Lage des Karzinoms erst im fortgeschrittenen Stadium auf. Diarrhö und Obstipation im Wechsel, Blut- und Schleimabgang sind dann die ersten Anzeichen. Abgeschlagenheit, ungewollter Gewichtsverlust, Blutarmut und ein mechanischer Ileus sind Spätsymptome. Diagnostisch kann eine digital-rektale Untersuchung den ersten Hinweis auf ein Rektumkarzinom ergeben. Proktoskopie, Rektoskopie bis hin zur kompletten Koloskopie mit Biopsieentnahme gehören mit zu den wichtigsten Diagnosemaßnahmen. Wichtige Untersuchungsmethoden für das Staging (Stadienbestimmung eines malignen – bösartigen – Tumors):

- Endosonografie (anorektal) und Becken-MRT zur lokalen Tumoreindringtiefe und zum regionalen Lymphknotenbefall
- Abdomensonografie
- Abdomen-CT zum Ausschluss von Lebermetastasen
- Rö-Thorax zum Ausschluss von Lungenmetastasen
- Blutuntersuchung: Tumormarkerbestimmung (CEA)

Therapie

Die Therapie eines kolorektalen Karzinoms sollte als eine radikal operative Tumorresektion versucht werden.

Die befallenen Darmabschnitte können sowohl offen als auch laparoskopisch in No-Touch-Isolation-Technik entfernt werden, um eine Verschleppung von Tumorzellen zu vermeiden. Um dies zu erreichen, ist die Resektion des zugehörigen Mesenteriums, der Venen und Arterien und der regionalen Lymphknoten notwendig. Ebenso sollte der Darm vor der Resektion proximal und distal des Tumors verschlossen werden. Eine neoadjuvante Therapie, also eine Kombination aus Radio- und Chemotherapie, wird präoperativ im fortgeschrittenen Stadium empfohlen, wenn sich der Rektumtumor < 12 cm ab ano befindet. Hierdurch soll eine kontinenzerhaltende Operation und eine Absenkung von Lokalrezidiven erreicht werden.

MERKE

Die Lokalisation von kolorektalen Karzinomen sieht in der Häufigkeit wie folgt aus:

- Zökum und Colon ascendens: ca. 10 %
- Colon transversum und Colon descendens: ca. 10 %
- Colon sigmoideum: ca. 20 %
- Rektum: ca. 60 %

Die chirurgische Therapie des Kolonkarzinoms erfolgt, je nach Tumorlokalisation, als Hemikolektomie rechts oder links, als Transversum- oder Sigmaresektion.

Die chirurgische Therapie des Rektumkarzinoms sieht je nach Lokalisation, Tumorgröße und dem Staging folgende Verfahren vor:

- Tumor im oberen Rektumdrittel: anteriore Rektumresektion
- Tumor im mittleren Drittel: tiefe anteriore Rektumresektion
- Tumor im unteren Drittel: ggf. auch abdominoperineale Rektumexstirpation/-amputation

Hemikolektomie rechts

Dieses OP-Verfahren wird bei Tumoren im Zökum und Colon ascendens, unter Mitnahme der rechten Kolonflexur, angewandt. Bei einer Tumorlokalisation im Bereich der rechten Flexur muss eine erweiterte Hemikolektomie rechts, unter Mitnahme des Transversums, erfolgen.

Patientenpositionierung:

- Rückenpositionierung (➤ Abb. 4.59)
- Saalanordnung und Instrumententisch (➤ Kap. 4.7.1; ➤ Abb. 4.10 und ➤ Abb. 4.11)

PRAXISTIPP

- Wärmematte unter den Patienten/die Patientin platzieren, um ein Auskühlen zu verhindern.
- Beingurt, um ein „Aufstehen" in der Aufwachphase zu vermeiden.
- Evtl. Dauerkatheteranlage, da die OP i. d. R. nur max. 2 h dauert, für die Präparation und Anastomosierung nicht zwingend erforderlich.

Schnittführung:

- Querer Mittelbauchschnitt rechtsseitig oberhalb des Nabels, alternativ Medianlaparatomie
- Durchtrennung der einzelnen Hautschichten mit monopolarem Strom
- Inspektion und Palpation der Bauchhöhle bzw. Organe, v. a. Leber
- Umlegung der Wundränder mit angefeuchteten Bauchtüchern
- Einsetzen des Kirschner-Rahmens

Präparation:

- Mobilisierung des Zökums und des Colon ascendens durch Lösen der lateralen Verwachsungen.
- Aufsteigendes Kolon mit bipolarer Schere präparieren.
- Ureter darstellen.
- Rechte Flexur mobilisieren, dadurch Gewährleistung einer spannungsfreien Anastomose.
- Resektionsgrenzen oral und aboral festlegen.
- Mesokolon skelettieren und absetzen.
- V. und A. ileocolica durchtrennen und ligieren.
- V. und A. colica dextra durchtrennen und ligieren.
- Evtl. harte und weiche Darmklemmen jeweils zu beiden Seiten der Resektionslinien setzen.
- Gefäße an der Resektionslinie des terminalen Ileums freipräparieren und durchtrennen.

! **Achtung:** Eine gute Durchblutung des terminalen Ileums muss gewährleistet sein.

- Gefäße an der Resektionslinie des Querdarms freipräparieren und durchtrennen.

! **Achtung:** Eine gute Durchblutung muss auch hier gewährleistet sein.

- Terminales Ileum mit einem Linear Cutter durchtrennen und absetzen.
- Kolon ebenfalls mit einem Linear Cutter durchtrennen und absetzen.
- Resektat wird an den Springer zur Histologie abgegeben.
- Bauchtücher werden unter die beiden angenäherten Darmenden gelegt (Kontaminationsvermeidung).
- Rekonstruktion.
- Anastomose: i. d. R. End-zu-Seit (alternativ auch möglich: End-zu-End oder Seit-zu-Seit) → Ileotransversostomie.
- End-zu-Seit-Anastomose: Die Klammernahtreihe vom Kolon wird eingestülpt und übernäht.
- Anastomosierung des Ileums an der Tänie des Kolons.
- Hinterwandnaht der beiden Serosa in fortlaufender Nahttechnik mit resorbierbaren Faden, 4–0 PDS®, Fadenenden ggf. jeweils mit Klemmchen fixieren.

- Klammernahtreihe des Ileums entfernen und Kolon mit dem Elektrokauter eröffnen. Evtl. Darmenden mit Tupfer reinigen.
- Hinterwandnaht, 4–0 oder 5–0 PDS®, der beiden Mukosa in fortlaufender Nahttechnik.
- Vorderwandnaht der beiden Mukosa in fortlaufender Nahttechnik, 4–0 oder 5–0 PDS®.
- Vorderwandnaht der beiden Serosa in fortlaufender Nahttechnik, 4–0 PDS®.
- End-zu-End-Anastomose: Der Lumenunterschied der beiden Darmenden kann durch eine Inzision des Dünndarms oder einen größeren Nahtabstand beim Kolon ausgeglichen werden. **Achtung:** Das Mesenterium der beiden Darmenden sollte auf der gleichen Seite verlaufen.
- Klammernahtreihen entfernen.
- Hinterwandnaht in fortlaufender Nahttechnik mit resorbierbarem Faden, Fadenenden jeweils mit Klemmchen fixieren, zunächst seromuskulär, danach mukosa-submukosa.
- Vorderwandnaht ebenfalls in fortlaufender Nahttechnik, Fadenenden ggf. durch Klemmchen fixieren.
- Anastomosenkontrolle.
- Verschluss des Mesoschlitzes mit Einzelknopfnähten.
- Seit-zu-Seit-Anastomose: Die beiden Klammernahtreihen werden eingestülpt und übernäht. Darmenden werden seitlich aneinandergelegt.
- Anastomosierung des Ileums an der Tänie des Kolons.
- Anastomosenlänge wird durch den Operateur/die Operateurin festgelegt.
- Hinterwandnaht der beiden Serosa in fortlaufender Nahttechnik mit resorbierbarem Faden (s. o.), Fadenenden ggf. jeweils mit Klemmchen fixieren.
- Ileum und Kolon mit dem Elektrokauter eröffnen.
- Hinterwandnaht der beiden Mukosa in fortlaufender Nahttechnik.
- Vorderwandnaht der beiden Mukosa.
- Vorderwandnaht der beiden Serosa in fortlaufender Nahttechnik.
- Verschluss des Mesoschlitzes mit Einzelknopfnähten.

Nach der Anastomose erfolgt die Endphase der OP:

- Anastomosen- und Blutungskontrolle
- Spülung des Bauchraums
- Evtl. Drainageeinlage, Penrose oder Easy-Flow
- Zählkontrolle von Bauchtüchern, Streifen, Tupfern und Instrumenten
- Dokumentation

Wundverschluss:

- Schichtweiser Faszienverschluss (zweireihig)
- Hautverschluss mit Hautklammergerät
- Steriler Hautverband

Transversumresektion

MERKE

Die operative Entfernung des Colon transversum ist ein seltenes operatives Verfahren geworden, welches sich ausschließlich auf Kolonkarzinome des Transversums richtet. In der Regel wird eine erweiterte Hemikolektomie rechts oder links empfohlen. Der Eingriff kann sowohl offen als auch laparoskopisch durchgeführt werden und beinhaltet die Resektion des Kolons, des Omentum majus und eine komplette mesokolische Exzision. Die Rekonstruktion erfolgt in einer End-zu-End-Anastomose (Kolokolostomie).

Hemikolektomie links

MERKE

Dieses OP-Verfahren wird bei Tumoren des Colon descendens, unter Mitnahme der linken Flexur, angewandt. Bei einer Tumorlokalisation im Bereich der linken Flexur muss eine erweiterte Hemikolektomie links, unter Mitnahme des Transversums, erfolgen.

Patientenpositionierung: Steinschnittpositionierung (modifiziert) mit gestreckten Beinen und ausgelagerten Armen (➤ Abb. 4.62, ➤ Abb. 4.63) mit entsprechender Saalanordnung (➤ Abb. 4.35).

PRAXISTIPP

- Wärmematte unter den Patienten/die Patientin platzieren, um ein Auskühlen zu verhindern
- Zusätzlich Wärmematten um die Beine wickeln
- Dauerkatheteranlage

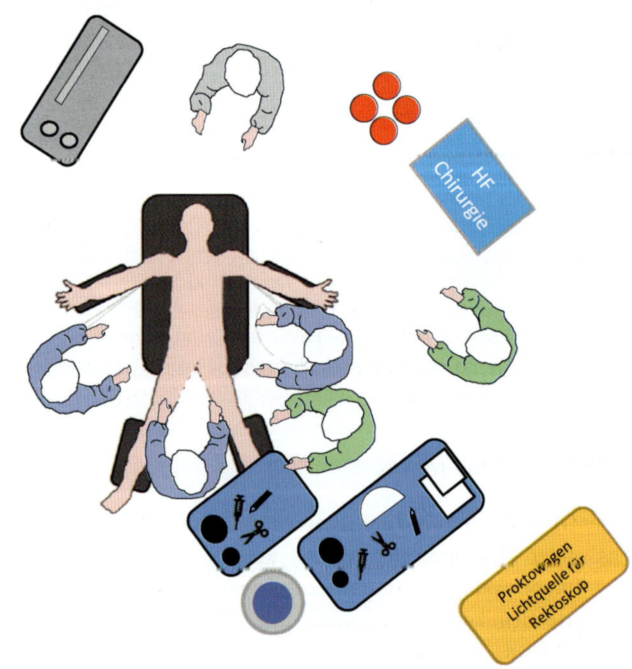

Abb. 4.35 Saalanordnung: Hemikolektomie links [P1293/P1294]

Schnittführung:
- Medianer Unterbauchschnitt mit linksseitiger Verlängerung um den Nabel
- Durchtrennung der einzelnen Hautschichten mit monopolarem Strom
- Inspektion und Palpation der Bauchhöhle bzw. Organe, v. a. Leber
- Umlegung der Wundränder mit angefeuchteten Bauchtüchern
- Einsetzen des Kirschner-Rahmens

Präparation:
- Mobilisierung des Sigmas durch Lösen der lateralen Verwachsungen.
- Colon descendens z. B. mit bipolarer Schere mobilisieren.
- Ureter darstellen.
- Linke Kolonflexur mobilisieren und Netz von Colon transversum und Flexur ablösen → Gewährleistung einer spannungsfreien Anastomose.

! **Achtung:** Verletzungsgefahr der Milz.
- Mesenterium mobilisieren und A. und V. mesenterica inferior zentral durchtrennen und ligieren.
- Rektum mobilisieren und Mesorektum durchtrennen und ligieren
- Resektionsgrenzen oral und aboral festlegen.
- Gefäße an der aboralen Resektionslinie etwas oberhalb des Beckens freipräparieren und durchtrennen.
- Aborale Resektionslinie mit einem Linear Cutter oder Contour-Stapler, je nach Tiefe der aboralen Resektionslinie, durchtrennen und absetzen.
- Mesenterium skelettieren.
- Gefäße an der oralen Resektionslinie freipräparieren und durchtrennen.
- Tabaksbeutelklemme setzen, dazugehörige Naht vorlegen – z. B. 2–0 Prolene® mit geraden Nadeln – und Faden mit Klemmchen fixieren.
- Satinsky-Klemme oder Pean groß unterhalb der Tabaksbeutelklemme setzen.
- Kolon zwischen Tabaksbeutelklemme und Klemme mit dem Skalpell absetzen.
- Resektat wird an den Springer zur Histologie abgegeben.
- Zirkulären EEA-Stapler anreichen.
- Kolon mit zwei Allis-Klemmen fixieren.
- Tabaksbeutelnaht bzw. das Kolon mit einer Kornzange aufspreizen.
- Darmende evtl. mit Tupfern reinigen.
- Andruckplatte in das Kolon einsetzen.
- Durchmesser des Staplers richtet sich nach dem Darmlumen.
- Tabaksbeutelnaht zuziehen und knoten.

Rektaler Arbeitsplatz und Laparatomie:
- Beine werden hochgefahren.
- Evtl. Rektoskopie und Darmspülung.
- EEA-Circular-Stapler transanal einführen.
- Dorn durch die Darmwand herausdrehen und mit der Andruckplatte konnektieren.
- Kontrollieren, ob der Darm evtl. verdreht ist.
- Anastomose ausführen.
- End-zu-End-Anastomose → Transversosigmoidostomie.
- Stapler langsam herausziehen.
- Kontrolle der Anastomosenringe auf Vollständigkeit.
- Anastomosen- und Dichtigkeitskontrolle durch eine Rektoskopie (Aufpumpen des Darms) und Spülung des Bauchraums. Bei Anastomosenundichtigkeit sind Luftbläschen zu sehen.
- Die Anastomosierung ist auch per Handnaht möglich.
- Verschluss des Mesoschlitzes mit Einzelknopfnähten.

Nach der Anastomose erfolgt die Endphase der OP:
- Anastomosen- und Blutungskontrolle
- Spülung des Bauchraums
- Evtl. Drainageeinlage, Penrose oder Easy-Flow
- Zählkontrolle von Bauchtüchern, Streifen, Tupfern und Instrumenten
- Dokumentation

Wundverschluss:
- Schichtweiser Faszienverschluss zweireihig
- Hautverschluss mit Hautklammergerät
- Steriler Hautverband

MERKE
Die Hemikolektomie links kann auch laparoskopisch durchgeführt werden. Die Operation würde, abgesehen von den Resektionsgrenzen, der laparoskopischen Sigmaresektion entsprechen (➤ Kap. 4.17.1).

(Tiefe) anteriore Rektumresektion mit Anlage eines doppelläufigen Ileostomas, laparoskopisch

MERKE
Dieses OP-Verfahren wird bei Tumoren des oberen und mittleren Rektumdrittels angewandt. Eine Kontinenzerhaltung ist möglich, wenn ein Sicherheitsabstand von mindestens 1–2 cm unterhalb des unteren Tumorrandes gewährleistet ist.
Bei tiefen Anastomosen sollte gleichzeitig ein protektives Ileostoma angelegt werden, um die Anastomose zu schützen. Ebenso ist die Anlage eines Pouches möglich.

Patientenpositionierung: Saalanordnung und Patientenpositionierung wie laparoskopische Sigmaresektion (➤ Kap. 14.17.1).

PRAXISTIPP
- Beim Armanlegen auf die Hände achten, evtl. abpolstern mit Handschutzsäckchen, Metallkontakt vermeiden; darauf achten, dass beim Hochfahren der Beine (für die Anastomosierung wird das Klammernahtinstrument anal eingeführt) die Hände nicht eingeklemmt werden.
- Kurze Wärmematte unter den Patienten/die Patientin platzieren, um ein Auskühlen zu verhindern.
- Die Beine zusätzlich mit Wärmedecken einwickeln.
- Evtl. Rektoskopie bei Karzinom, um die Höhe des Tumors zu bestimmen.
- Dauerkatheteranlage (eine leere Blase erleichtert u. a. die Präparation und Anastomosierung).
- Zwei Instrumententische für den laparoskopischen und den offenen Abschnitt werden gerichtet.

Schnittführung:

- Inzision der Haut oberhalb des Bauchnabels.
- Pneumoperitoneum (CO_2 in den Intraperitonealraum insufflieren) mit Veres-Nadel oder Minilaparatomie setzen.
- Optiktrokar 12 mm einbringen und Optik einführen.
- Exploration der Bauchhöhle.
- Setzen weiterer Trokare: 12 mm rechter und linker Unterbauch, 5 mm rechter Mittelbauch.
- Antibeschlagmittel für eine klare Sicht benutzen.
- OP-Tisch wird nach Ansage des Operateurs/der Operateurin kopfwärts und auf die rechte Seite gekippt.
- Operationsgebiet einstellen.
- Sigma aufspannen.
- Inzision des lateralen peritonealen Überzugs.
- Ureter darstellen.
- Mesosigma und Colon descendens mit Ultraschalldissektion mobilisieren, Gefäße werden mit Clips versorgt und durchtrennt.
- Linke Kolonflexur mit dem Thunderbeat mobilisieren, um genügend Strecke für eine spannungsfreie Anastomose zu haben; evtl. Patientenpositionierung verändern, fußtief und auf die rechte Seite.

! **Vorsicht:** Verletzungsgefahr der Milz und des Pankreasschwanzes.

- A. und V. mesenterica inferior aufsuchen und darstellen und stammnah absetzen.
- Weitere Präparation des Sigmas und des oberen Rektums und je nach Lage des Tumors des mittleren Rektums.
- Darm mit einem Endo-GIA absetzen.
- Darmende mit feststellbarer, atraumatischer MIC-Zange fixieren.
- Beendigung der CO_2-Insufflation, Beginn des offenen OP-Abschnitts.
- Pfannenstielschnitt oder Erweiterung der Trokarinzisionsstelle auf ca. 6–10 cm.
- Ringfolie einführen, um Kontakt mit Gewebe zu vermeiden.
- Roux-Haken einsetzen.
- MIC-Zange herausführen und Darm mit zwei Allis-Klemmen fixieren.
- Obere Resektionslinie präparieren.
- Resektionslinie im Übergang des Colon descendens in das Sigma.
- Tabaksbeutelklemme setzen, evtl. unterhalb eine harte Darmklemme setzen.
- Tabaksbeutelnaht vorlegen.
- Bauchtücher unterlegen.
- Kolon mit dem Skalpell absetzen.
- Resektat wird an den Springer zur Histologie abgegeben.
- Darmwand mit zwei Allis-Klemmen fassen.
- Darmlumen mit Kornzange aufdehnen.
- Evtl. Darmlumen reinigen
- Andruckplatte des EEA-Circular-Staplers einführen.
- Durchmesser des Staplers richtet sich nach dem Darmlumen.
- Tabaksbeutelnaht zuziehen und knoten.
- Darm in das Abdomen rückverlagern.
- Wundverschluss (Muskel- und Fasziennaht, Lücke lassen für 12er-Trokar).
- Zählkontrolle von Bauchtüchern, Streifen, Präpariertupfern und Instrumenten.
- Dokumentation.
- Erneutes Pneumoperitoneum.

Rektaler Arbeitsplatz und gleichzeitig Laparoskopie:

- Evtl. Rektoskopie und Darmspülung.
- EEA-Circular-Stapler transanal einführen.
- Dorn durch die Darmwand herausdrehen und mit der Andruckplatte konnektieren.
- Kontrollieren, ob der Darm evtl. verdreht ist.
- Ausführen der Anastomose.
- Descendorektostomie (End-zu-End-Anastomose).
- Stapler langsam herausziehen.
- Kontrolle der Anastomosenringe auf Vollständigkeit.
- Anastomosenringe werden an den Springer zur Histologie abgegeben.
- Anastomosen- und Dichtigkeitskontrolle durch eine Rektoskopie (Aufpumpen des Darms) und laparoskopische Spülung. Bei Anastomosenundichtigkeit sind Luftbläschen zu sehen.
- Ileostomadurchtritt schaffen und Schlinge mit Reiter fixieren.
- Blutungskontrolle.
- Laparoskopische Spülung des Bauchraums.
- Evtl. Drainageeinlage, Penrose oder Easy-Flow.
- Trokare unter Sicht entfernen.
- Zählkontrolle von Bauchtüchern, Streifen, Präpariertupfern und Instrumenten.
- Dokumentation.

Wundverschluss:

- Faszien- und Hautnaht
- Steriler Hautverband
- Hautverband mit einem Bauchtuch bedecken
- Protektive Ileostomaanlage und Kleben eines Stomabeutels

Abdominoperineale Rektumexstirpation/-amputation mit Anlage eines endständigen Kolostomas

Dieses OP-Verfahren wird bei Tumoren des unteren Rektumdrittels angewandt, wobei der aborale Sicherheitsabstand von ca. 1–2 cm nicht eingehalten werden kann oder der Schließmuskel (Sphinkter) bereits infiltriert ist. Die Operation beinhaltet einen abdominellen und einen perinealen oder transanalen oder analen Abschnitt. Der abdominelle Abschnitt kann auch laparoskopisch durchgeführt werden. Außerdem ist es möglich, mit zwei OP-Teams gleichzeitig (abdominal und rektal) zu arbeiten. In der Regel steht aber nur ein OP-Team zur Verfügung.

Vor der Operation sollte am Patienten/an der Patientin im Stehen, aber auch im Sitzen und Liegen, die Position des Sigmoidostomas eingezeichnet werden. Die Austrittstelle des Sigmoidostomas liegt i. d. R. im linken Unterbauch zwischen Bauchnabel und vorderem oberem Knochenvorsprung der Darmbeinschaufel (Spina iliaca anterior superior).

Patientenpositionierung:

- Steinschnittpositionierung (modifiziert) mit gestreckten Beinen und ausgelagerten Armen (➤ Abb. 4.62, ➤ Abb. 4.63)
- Saalanordnung wie bei Hemikolektomie links (s. o.), mit zusätzlichem Instrumentiertisch für rektalen Abschnitt

PRAXISTIPP

- Wärmematte unter den Patienten/die Patientin platzieren, um ein Auskühlen zu verhindern.
- Zusätzlich Wärmematten um die Beine wickeln.
- Evtl. Verschluss der Analöffnung mit einer kräftigen Naht.
- Zwei Instrumententische für den abdominellen und den rektalen Abschnitt werden gerichtet.
- Dauerkatheteranlage.

VORSICHT

Beide Tische sind streng voneinander zu trennen.

Abdomineller Abschnitt I:

- **Schnittführung:**
  - Medianer Unterbauchschnitt, evtl. mit linksseitiger Verlängerung um den Nabel
  - Durchtrennung der einzelnen Hautschichten mit monopolarem Strom
  - Inspektion und Palpation der Bauchhöhle bzw. Organe, v. a. Leber
  - Umlegung der Wundränder mit angefeuchteten Bauchtüchern
  - Einsetzen des Kirschner-Rahmens
- **Präparation:**
  - Mobilisierung des Sigmas durch Lösen der lateralen Verwachsungen.
  - Ureter darstellen.
  - Mesenterium mobilisieren, A. und V. mesenterica inferior zentral durchtrennen und ligieren.
  - Resektionsgrenze oral festlegen.
  - Orale Resektionslinie mit einem Linear Cutter durchtrennen bzw. absetzen.
  - Resektionslinie im Übergang des Colon descendens in das Sigma.
  - Peritoneum wird pararektal zum Beckenboden beidseits eingeschnitten.
  - Rektosigmoidalen Übergang skelettieren.
  - Rektumvorderseite durch komplette Exzision des Mesorektums z. B. mit bipolarer Schere mobilisieren.
  - Rektumhinterseite mobilisieren.
  - Mobilisation zirkulär bis zum Beckenboden bzw. zur Levatormuskulatur.
  - Abdomen wird mit einem Bauchtuch abgedeckt.

Rektaler Abschnitt:

- Beine des Patienten/der Patientin werden hochgefahren.
- Evtl. erneute Hautdesinfektion.
- Evtl. Verschluss der Analöffnung mit einer kräftigen Naht.
- Evtl. zusätzliche sterile Patientenabdeckung.
- Evtl. Handschuhwechsel des Teams.
- Instrumententischwechsel.
- Operation wird im Sitzen fortgeführt, OP-Stühle vorher steril beziehen.
- **Schnittführung:** Zirkuläre Umschneidung des Anus mit einem Skalpell oder mit dem Elektrokauter.
- **Präparation:**
  - Fettgewebe (Subkutis) mit dem Elektrokauter durchtrennen.
  - Rektum und Schließmuskulatur zirkulär auslösen.
  - Je nach fortschreitender Präparation werden dementsprechende Haken eingesetzt.
  - Gefäße werden je nach Umfang entweder mit Overholt-Klemmen ligiert oder bipolar koaguliert.
  - Schrittweise Durchtrennung der Beckenbodenmuskulatur.
  - Bds. Levatormuskeln durchtrennen.
  - Beckenfaszie durchtrennen.
  - Rektumstumpf kann jetzt herausgezogen werden.
  - Resektat wird an den Springer zur Histologie abgegeben.
  - Blutstillung und Spülung.
  - Evtl. Einlage einer Redondrainage.
  - Schichtweiser Verschluss mit Einzelknopfnähten.
  - Zählkontrolle von Bauchtüchern, Streifen, Tupfern und Instrumenten.
  - Dokumentation.
  - Steriler Hautverband.

Abdomineller Abschnitt II:

- Erneute chirurgische Händedesinfektion.
- Kittel- und Handschuhwechsel des OP-Teams.
- Instrumententischwechsel.
- Beine des Patienten/der Patientin werden wieder abgesenkt.
- Evtl. Einnähen eines resorbierbaren Netzes oder spannungsfreie Einzelknopfnähte zum Verschluss des Beckenbodenperitoneums oder Ausfüllen des kleinen Beckens mit einer Netzplombe vom Omentum majus, um ein Hineingleiten von Dünndarmschlingen zu verhindern.
- Sigmoidostomanlage I, endständig.
- Bauchdecke wird mit einer scharfen Klemme (z. B. Kocher) fixiert.
- Bauchdecke wird hochgezogen und mit einem Skalpell kreisförmig ausgeschnitten.
- Präparation des subkutanen Fettgewebes und der Faszie erfolgt mit einem Elektrokauter.
- Muskulatur wird stumpf mit Langenbeck- oder Roux-Haken auseinandergehalten.
- Peritoneum wird mit dem Elektrokauter inzidiert und anschließend mit zwei Fingern erweitert.
- Verschlossenes Sigmaende wird z. B. mit einer Allis-Klemme durch die Stomaöffnung gezogen.
- Fixierung des Darms mit Einzelknopfnähten subkutan, um ein Zurückgleiten zu verhindern.
- Intraabdominell wird die Lücke zwischen Darm und Peritoneum durch Einzelknopfnähte verschlossen.
- Blutungskontrolle und Spülung des Bauchraums.
- Evtl. Drainageeinlage, Penrose oder Easy-Flow.

- Zählkontrolle von Bauchtüchern, Streifen, Präpariertupfern und Instrumenten.
- Dokumentation.

Wundverschluss:

- Schichtweiser Faszienverschluss zweireihig.
- Hautverschluss mit Hautklammergerät.
- Steriler Hautverband
- Hautverband mit sterilem Bauchtuch abdecken.
- Sigmoidostomaanlage II.
- Eröffnung des Darmlumens durch Entfernung der Klammernahtreihe.
- Stoma wird mit Einzelknopfnähten an der Bauchdecke fixiert.
- Bei schlechter Durchblutung (Blaufärbung) des Stomas sind eine Nachresektion und Neuanlage erforderlich.
- Aufbringen des Stomabeutels, Öffnung sollte genauso groß ausgeschnitten werden wie der Umfang des Stomas.

4.18 Krankheitsbilder und Therapien: Enddarm und Anus

MERKE

Wie schon in ➤ Kap. 4.16 aufgeführt, bildet der Analkanal mit Ampulle und Anus einen wichtigen Abschnitt der Stuhlspeicherung und Kontinenzerhaltung (➤ Abb. 4.36).
Die Linea dentata stellt dabei den Übergang zwischen Rektumschleimhaut und dem empfindlichen Plattenepithel der Analhaut dar. Krankheitsbilder unterhalb der Linea dentata können deshalb auch starke Schmerzen verursachen.

4.18.1 Hämorrhoiden

DEFINITION UND PATHOGENESE

Die Hämorrhoidalzone (Plexus haemorrhoidalis) ist ein arteriovenöser zirkularer Schwellkörper, der sich bei Kontraktion des M. sphincter ani internus mit Blut füllt und dadurch zum Verschluss des Anus beiträgt. Erst nach der Entleerung des Rektums (Defäkation) und der Entspannung des Muskels kommt es zum Blutabfluss aus dem Schwellkörper.

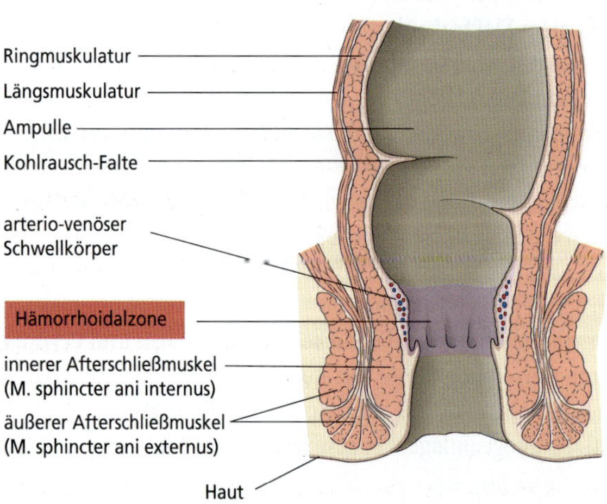

Abb. 4.36 Längsschnitt durch das Rektum und den Analkanal [L190]

Eine dauerhafte Vergrößerung des Schwellkörpers bezeichnet man als **Hämorrhoiden.** Hämorrhoiden werden durch die A. rectalis superior gespeist und kommen an den arteriellen Eintrittsstellen am anorektalen Übergang an 3, 7 und 11 Uhr in Steinschnittlage (SSL) vor. Erst bei Anzeichen von Symptomen spricht man von einem Hämorrhoidalleiden.
Ursachen für ein Hämorrhoidalleiden können ein zu starkes Pressen beim Stuhlgang, oftmals bedingt durch Obstipation, Schwangerschaft, Adipositas und sitzende Tätigkeiten sein. Eine Erschlaffung des genannten Aufbaus mit zunehmendem Alter ist ebenso angezeigt.

Symptomatik

Beim Hämorrhoidalleiden oder symptomatischen Hämorrhoiden sind Blutungen das erste Anzeichen. Schmerzen, analer Juckreiz, Nässen, Druckgefühl und ein Hämorrhoidalprolaps können ebenso auftreten. Diagnostisch sind die Krankengeschichte des Erkrankten (Anamnese) eine proktologische (digital) Untersuchung mit Palpation und evtl. eine Proktoskopie wichtig.

Therapie

Eine Einteilung ermöglicht es, die Schweregrade zu unterscheiden und eine entsprechende Therapie abzustimmen:

- **Grad I** (innere Hämorrhoiden)**:** nur mit dem Proktoskop sichtbar; konservative Therapie mit stuhlregulierenden Maßnahmen, ggf. Sklerosierung oder Gummibandligatur bei rezidivierenden Blutungen.
- **Grad II:** Beim Stuhlgang fallen die Hämorrhoiden in den Analkanal, ziehen sich aber spontan zurück; Sklerosierung, Gummibandligatur, ggf. Hämorrhoidektomie, ggf. Hämorrhoidenarterienligatur.
- **Grad III:** Beim Stuhlgang fallen die Hämorrhoiden in den Analkanal, müssen manuell zurückgedrückt werden; operative Therapie → Hämorrhoidopexie oder Hämorrhoidektomie.
- **Grad IV:** Hämorrhoiden sind sichtbar, liegen vor dem Analkanal und lassen sich nicht zurückdrücken; operative Therapie → Hämorrhoidektomie.

Die konservative Therapie beinhaltet neben einer evtl. Ernährungsumstellung, um den Stuhl weicher zu machen und um damit ein zu starkes Pressen zu vermeiden, die Behandlung mit Zäpfchen (zusammenziehende und entzündungshemmende Wirkung) und Salben (kortisonhaltig). Kortisonhaltige Präparate sollten dabei aber nur zeitlich begrenzt zur Anwendung kommen. Sitzbäder werden ebenfalls als sehr angenehm empfunden.

Eine Sklerosierung und Gummibandligatur bewirken eine verminderte Blutzufuhr und damit eine Zurückbildung bzw. eine Nekrotisierung und einen Abfall der Hämorrhoide.

Die operative Therapie sieht eine Hämorrhoidopexie oder Hämorrhoidektomie bei Grad III bzw. IV vor.

Hämorrhoidektomie nach Milligan-Morgan/Ferguson

Patientenpositionierung: Steinschnittpositionierung (➤ Abb. 4.62) mit entsprechender Saalanordnung (➤ Abb. 4.37).

PRAXISTIPP

Kurze Wärmematte unter den Patienten/die Patientin platzieren, um ein Auskühlen zu verhindern (➤ Abb. 4.37).

MERKE

Die **Patientenpositionierung** und der **Praxistipp** sind bei den weiteren genannten Operationen immer identisch bis zur Sinus-pilonidalis-Operation (➤ Kap. 4.18.9).

Schnittführung:

- Analspreizer setzen und Analkanal untersuchen.
- Hämorrhoide anklemmen, bei mehreren beginnend im Uhrzeigersinn.
- Evtl. Hämorrhoidalknoten mit NaCl oder Bupivacain 0,25 % unterspritzen (bessere Darstellung der Wandschichten und bei Bupivacain weniger Schmerzen nach der OP).
- Inzision und Präparation des Hämorrhoidalknotens unter ständigem Zug mit dem Elektrokauter.
- Gefäßstiel wird mit einer resorbierbaren Naht zentral umstochen.
- Hämorrhoide wird reseziert.
- Blutstillung.
- Bei OP nach Ferguson werden die entstandenen Areale teilweise zugenäht.

! **Achtung:** Darauf achten, dass es nicht zu einer Einengung des Analkanals kommt.

- Zählkontrolle und Dokumentation.
- Steriler Hautverband.

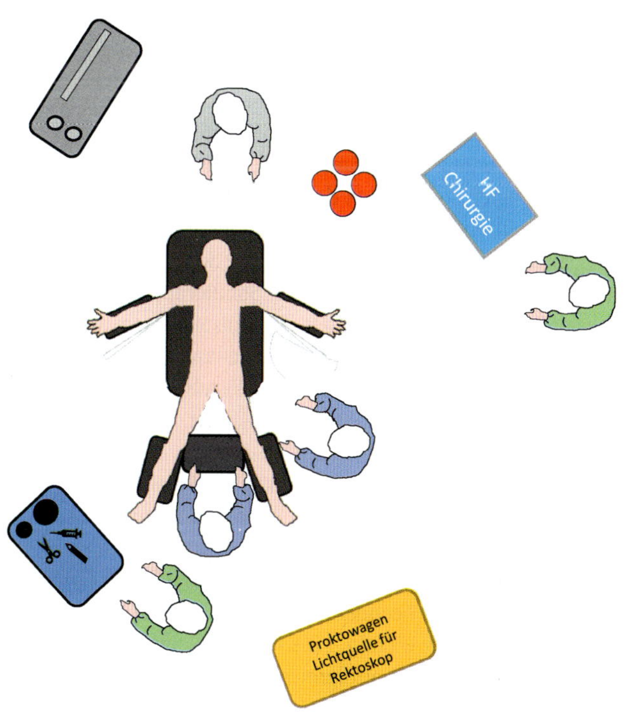

Abb. 4.37 Saalanordnung: Proktologische Eingriffe [P1293/ P1294]

Staplerhämorrhoidopexie nach Longo

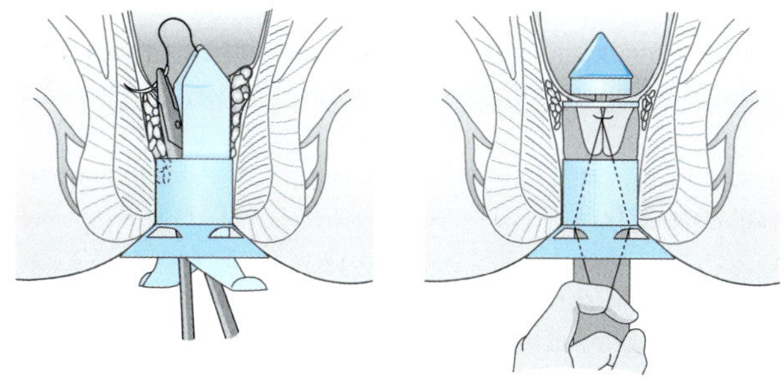

Abb. 4.38 OP-Verfahren nach Longo [L157]

Die Staplerhämorrhoidopexie nach Longo (➤ Abb. 4.38) bietet den Vorteil der Erhaltung der Kontinenzfunktion und kann bei zirkulären Hämorrhoiden angewandt werden.

Das OP-Verfahren sieht den Einsatz eines zirkulären EEA-Klammernahtgeräts (z. B. 33 mm PPH03, © Fa. Ethicon) vor, ähnlich dem bei Darmanastomosen. Dabei wird nach rektaler Untersuchung ein Spekulum mit Mandrin in den Analkanal eingeführt und während der Operation vom Assistierenden gehalten oder durch Nähte an der Haut fixiert. Nach Entfernung des Madrins wird ein halbschalenförmiges Spekulum eingeführt und eine submuköse Tabaksbeutelnaht ca. 3–4 cm oberhalb der Linea dentata zirkulär vorgelegt.

Danach wird das Halbschalenspekulum entfernt und der geöffnete Stapler eingeführt. Dabei ist darauf zu achten, dass sich die Andruckplatte oberhalb der Naht befindet. Die Naht wird um den Staplerdorn verknotet, der Faden durch die Öffnungen des Staplers gezogen und mit einem Klemmchen fixiert. Der Stapler wird geschlossen bzw. zusammengedreht und gleichzeitig unter Zug an der Naht Schleimhaut in den Staplerkopf gezogen. Nach erneuter Kontrolle der Platzierung wird der Stapler ausgelöst. Das Ergebnis ist eine zirkuläre Resektion der Mukosa und Submukosa und eine Fixation der verbliebenen Hämorrhoidalpolster. Die Analhaut bleibt bei dieser Operation unangetastet.

4.18.2 Analfissur akut/chronisch

DEFINITION

Bei der **akuten Analfissur** handelt es sich um einen längs verlaufenden Einriss des Anoderms unterhalb der Linea dentata, die in eine chronische Analfissur übergehen kann.

MERKE

Die chronische Analfissur ist zudem durch eine innen liegende hypertrophe Analpapille und durch eine außen liegende Mariske (Vorpostenfalte) begrenzt.

Die Lokalisation der akuten Analfissur befindet sich zu 90 % bei 6 Uhr SSL und 10 % bei 12 Uhr SSL.

Pathogenese

Die Entstehung einer Analfissur ist bislang ungeklärt. Ursachen könnten möglicherweise harter Stuhl, Obstipation und damit Einrisse in der Analkanalhaut sein. Außerdem wird ein erhöhter Spasmus des M. sphincter ani internus beschrieben.

Symptomatik

Die akute Analfissur ist durch starken, stechenden Schmerz beim Stuhlgang gekennzeichnet. Dieser kann sich über einen längeren Zeitraum hinziehen. Blutauflagerungen auf dem Stuhlgang bzw. auf dem Toilettenpapier sind ebenfalls häufig. Die chronische Analfissur zeigt geringe Schmerzen, dafür aber ständige Blutauflagerungen.

Diagnostisch sind die Krankengeschichte der Erkrankten (Anamnese) und eine proktologische (digitale) Untersuchung wichtig. Die digitale Untersuchung kann sehr schmerzhaft sein und sollte nicht erzwungen werden. Die akute Analfissur wird durch Spreizen der Afteröffnung als hellroter Hauteinriss sichtbar. Die chronische Analfissur ist zudem durch eine innen liegende hypertrophe Analpapille und durch eine außen liegende Mariske (Vorpostenfalte) begrenzt.

Therapie

Die konservative Therapie beinhaltet wie beim Hämorrhoidalleiden eine evtl. Ernährungsumstellung, um den Stuhl weicher zu machen und um damit ein zu starkes Pressen zu vermeiden, und die Behandlung mit lokalanästhetikahaltigen Zäpfchen und Salben. Sitzbäder werden ebenfalls als sehr angenehm empfunden. Die operative Therapie ist erst bei Ausbleiben von Besserung bei der konservativen Behandlung angezeigt. In gleicher Sitzung werden die Vorpostenfalte, die Analpapille und ausgeprägte Narbenbildungen im Bereich der Fissur entfernt, die Operation nennt sich Analfissurektomie. Die laterale Sphinkterotomie wird regulär nicht mehr durchgeführt.

4.18.3 Analabszess und Analfistel

DEFINITION

Ein **Analabszess** ist eine akute perianale (um den Anus) Entzündung, eine **Analfistel** der chronische Verlauf mit Perforation des Abszesses an die Hautoberfläche oder nach innen.

Pathogenese

Eine Infektion der schleimproduzierenden Analdrüsen (Proktealdrüsen) verursacht eine Abflussstörung und dadurch die Bildung eines Abszesses. Dieser breitet sich über den M. sphincter ani internus weiter aus, um dann entlang der Muskelfasern oder durch den M. sphincter ani externus nach perianal zu gelangen. Man unterscheidet dabei zwischen intersphinktären und transsphinktären Fisteln. Diese beiden Formen kommen am häufigsten vor. Die intersphinktäre Fistel verläuft im Intersphinktärspalt, also zwischen M. sphincter ani internus und externus, die transsphinktäre Fistel verläuft quer durch den M. sphincter ani internus und externus. Je nach Lokalisation spricht man von einer hohen oder tiefen transsphinktären Fistel.

Symptomatik

Analabszesse verursachen perianale Schmerzen, eine schmerzhafte Schwellung, Rötung und Fieber. Analfisteln verursachen einen analen Juckreiz, Nässen sowie eine sichtbare Fistelöffnung mit Sekretion. Diagnostisch sind eine proktologische (digitale) Untersuchung, sowie eine Prokto- und Rektoskopie wichtig. Eine Endosonografie zur Darstellung von Abszessen und eine Fistelgangdarstellung mit Methylenblau-Lösung können ebenfalls angewandt werden. Eine MRT des Beckenbodens kann in Einzelfällen ebenfalls zum Einsatz kommen.

Therapie

Die Therapie eines **Analabszesses** ist prinzipiell operativ. Die Abszessspaltung dient dem Sekretabfluss und der Schmerzerleichterung. Dabei ist darauf zu achten, dass die Sphinktermuskulatur nicht verletzt wird. Sollte sich bei der Ausräumung der Abszesshöhle ein Fistelgang darstellen, ist es erforderlich, die Fistel mit einem Faden oder Gummizügel zu drainieren. Ein Abklingen des akut entzündeten Gewebes kann so gewährleistet und der Fistelgang später operativ versorgt werden. Eine Wundspülung, eine Blutstillung und eine anschließende Tamponade der Abszesshöhle mit sterilem Verband, beenden die OP.

Die Therapie der **Analfistel** ist wie beim Analabszess prinzipiell operativ. Die vollständige Entfernung des Fistelgewebes unter größtmöglicher Schonung des Sphinkterapparats ist dabei vorrangig.

Nach erfolgter Lokalisation der Fistelöffnung wird versucht, den Fistelgang mit einer Sonde darzustellen. Es muss dabei vorsichtig vorgegangen werden, um keine zusätzliche Schädigung von Gewebe und Strukturen zu verursachen. Die Sondierung und ein gleichzeitig digital-rektales Lenken der Sondenspitze haben sich dabei bewährt. Ebenso ist die Fistelgangdarstellung mit Methylenblau-Lösung erfolgreich. Die anschließende Fistelspaltung erfolgt über der liegenden Sonde mit einem Elektrokauter. Dabei werden Haut und Subkutangewebe so weit herausgeschnitten, dass der Fistelgang breit offen liegt. Die betroffene Sphinktermuskulatur wird ebenfalls über der Sonde durchtrennt. Es ist darauf zu achten, dass nur die untere Hälfte des M. sphincter ani internus davon betroffen ist. Eine Wundspülung, eine Blutstillung und eine anschließende Tamponade mit sterilem Verband beenden die OP. Bei beiden Operationen ist die Nachsorge enorm wichtig. Eine tägliche Reinigung und Wundspülung tragen zu einem erfolgreichen Heilungsprozess bei, der es ermöglicht, ein Verschließen der Wunde von innen nach außen zu vollziehen.

4.18.4 Analvenenthrombose

DEFINITION

Unter einer **Analvenenthrombose** versteht man eine Thrombose der perianal gelegenen Venen.

Pathogenese

Die Entstehung einer Thrombose wird durch einen verstärkten Pressakt (z. B. Stuhlgang oder Geburt) ausgelöst. Dieser bewirkt ein Einreißen der subkutanen Venen und damit Blutungen unter der Perianalhaut.

Symptomatik

Schmerzen und ein sichtbarer, livider, prall gefüllter Knoten im Bereich des empfindlichen Anoderms.

Therapie

In der Regel reicht eine konservative Therapie mit analgetischen und antiphlogistischen Zäpfchen und Salben aus. Klingen die Schmerzen nicht aus, erfolgt eine Stichinzision in Lokalanästhesie mit Ausräumung des Hämatoms.

4.18.5 Marisken

DEFINITION

Marisken sind vergrößerte Hautfalten, die perianal gelegen sind.

Pathogenese

Marisken entstehen sehr häufig aus einer Analvenenthrombose heraus und sind i. d. R. beschwerdefrei. Ein Problem kann eine erschwerte Reinigung des Analbereichs nach dem Stuhlgang darstellen. Es können dadurch bedingt Ekzeme und Pruritus auftreten.

Therapie

Eine Abtragung mit dem Elektrokauter ist bei anhaltenden Problemen angezeigt.

4.18.6 Kondylome

Kondylome, auch Feigwarzen genannt, entstehen durch eine Virusinfektion mit dem humanen Papillomavirus (HPV). Sie können beim ungeschützten Geschlechtsverkehr übertragen werden und zählen zu den häufigsten sexuell übertragbaren Krankheiten. Ihre Form und Größe können je nach Grad der Erkrankung unterschiedlich ausfallen. Kleine Wucherungen bis hin zu beetartigem, warzenartigem Aussehen können perianal und im Analkanal lokalisiert werden. Eine Therapie muss vom Grad der Erkrankung abhängig gemacht werden. Die medikamentöse Therapie sieht eine Behandlung mit Salben und Lösungen sowie eine verstärkte Immunabwehr vor. Die chirurgische Therapie sieht eine Abtragung mit elektrischer Schlinge oder Laser vor. Wichtig ist es dabei, eine Rauchgasabsaugung zu benutzen und eine FFP3-Maske zum Eigenschutz zu tragen. Eine Kryotherapie, also Vereisung, ist ebenfalls möglich. Bei der Behandlung der Kondylome sollte auch der Partner/die Partnerin miteinbezogen werden, sonst besteht die Gefahr der Wiederansteckung. Schwangere sollten nach Möglichkeit vor der Geburt therapiert werden, ansonsten könnte eine Infektion des Neugeborenen, ausgelöst bei der Geburt, entstehen.

4.18.7 Anal- und Rektumprolaps

DEFINITION

Der **Prolaps** stellt einen Vorfall der Schleimhaut und Darmwand von Anus und Rektum dar. Dabei handelt es sich beim **Analprolaps** um einen Vorfall der Analhaut vor die Anokutangrenze und bei einem **Rektumprolaps** um einen Vorfall aller Wandschichten.

Pathogenese

Der Analprolaps kann bei Hämorrhoiden des 3. oder 4. Grades oder bei einer Analsphinkterschwäche entstehen.

Der Rektumprolaps beruht auf eine Schwäche der Beckenbodenmuskulatur. Deshalb sind v. a. Frauen (Zustand nach mehreren Geburten) davon betroffen. Weitere Ursachen für den Anal- und Rektumprolaps können chronische Obstipation, zu starkes Pressen beim Stuhlgang und Adipositas sein.

Symptomatik

Sowohl beim Anal- als auch Rektumprolaps können analer Juckreiz, Nässen und Blutungen auftreten. Beim Rektumprolaps sind zusätzlich Stuhlinkontinenz und Schleimabgänge möglich.

Diagnostisch sind die Krankengeschichte der Erkrankten (Anamnese) und eine proktologische Untersuchung wichtig. Dabei ist beim Analprolaps ein radiäres Faltenmuster und beim Rektumprolaps ein zirkulärer Faltenverlauf der Schleimhaut sichtbar. Die Schleimhaut sieht beim Analprolaps weißlich rosa und beim Rektumprolaps ödematös gerötet und leicht blutend aus. Ein Beckenboden-MRT und eine Koloskopie zum Ausschluss eines Tumors können beim Rektumprolaps ebenfalls durchgeführt werden.

Therapie

Die Therapie des Analprolaps entspricht der der Hämorrhoiden III. bzw. IV. Grades (➤ Kap. 4.18.1).

Der Rektumprolaps wird im akuten Stadium zuerst reponiert, um eine mögliche Abschnürung des Darms zu verhindern. Im zweiten Schritt sollte über eine chirurgische Versorgung nachgedacht werden. Eine Rektopexie mit evtl. Sigmaresektion (Resektionsrektopexie) ist das aussichtreichste Verfahren. Dieses Verfahren kann sowohl offen als auch heute i. d. R. laparoskopisch angewandt werden.

Die Vorgehensweise einer Rektopexie entspricht einer laparoskopischen Sigmaresektion (➤ Kap. 4.17.1). Dabei wird das Sigma nicht reseziert sondern das freipräparierte Rektum gestreckt und mit nicht resorbierbaren Nähten am Kreuzbein fixiert. Anschließend wird das Beckenbodenperitoneum gerafft und quer vernäht. Eine evtl. Umlegung mit einem Kunststoffnetz, nicht zirkulär, um eine Einengung des Darms zu verhindern, soll einen erneuten Prolaps durch Verwachsungen verhindern.

Eine gleichzeitige Rektopexie/Resektionsrektopexie erfolgt mit dem Ziel, einer Obstipation vorzubeugen bzw. diese zu verbessern. Bei diesem OP-Verfahren erfolgt die Rektopexie nach der Resektionsrektopexie.

4.18.8 Analkarzinom

DEFINITION

Als **Analkarzinom** bezeichnet man Tumoren im analen Bereich.

MERKE

Man unterscheidet dabei zwischen einem Analrand- und einem Analkanalkarzinom. Die Häufigkeit beträgt ca. 3 % der kolorektalen Karzinome und ist damit am seltensten.

Pathogenese

Die Entstehung eines Analkarzinoms ist auf chronisch-entzündliche Erkrankungen, z. B. Geschlechtserkrankungen, zurückzuführen. Plattenepithelkarzinome sind dabei am häufigsten vertreten. Die Metastasierung kann lymphogen über die Mesenterial-, die Becken- und die Leistenlymphknoten erfolgen.

Symptomatik

Anzeichen eines Analkarzinoms können Blutungen, analer Juckreiz, Schmerzen, Stuhlunregelmäßigkeiten und Fremdkörpergefühl sein.

Diagnostisch sind die Krankengeschichte der Erkrankten (Anamnese), eine proktologische (digitale) Untersuchung sowie eine Probenentnahme wichtig.

Um eine evtl. Metastasierung festzustellen, ist das Abtasten der Lymphknoten in den Leisten, eine Koloskopie, eine Sonografie des Abdomens und Leiste, sowie ein Rö-Thorax und eine CT notwendig.

Therapie

Die Behandlung einen Analkarzinoms steht im Zeichen der Kontinenzerhaltung. Sie sieht zuerst eine Bestrahlung vor, die mit einer Chemotherapie kombiniert werden kann. Beim Verbleib von Tumorgewebe nach Bestrahlung erfolgt eine Nachresektion.

Eine primäre chirurgische Therapie erfolgt nur dann, wenn ein Sicherheitsabstand von 1–2 cm erreicht werden kann. Beim Verbleib von zu viel Tumorgewebe nach Bestrahlung und Tumorinfiltration in den Sphinkter, ist eine Rektumexstirpation erforderlich.

4.18.9 Sinus pilonidalis/Steißbeinfistel

DEFINITION

Als **Sinus pilonidalis** bezeichnet man eine Fistelbildung über dem Steißbein an der Rima ani (Gesäßfurche), die sich entzündlich verändert hat.

Pathogenese

Die Entstehung eines Sinus pilonidalis beruht auf dem Haut- bzw. Haareinschluss unter die Haut. Ein Fremdkörpergranulom kann entstehen, woraus sich durch entzündliche Prozesse ein Abszess bilden kann. Aus dem Abszess heraus bilden sich dann Fistelgänge an die Hautoberfläche bzw. in die Tiefe.

Symptomatik

Ein entzündeter Sinus pilonidalis zeichnet sich durch Schmerzen, Rötung, eine druckschmerzhafte Schwellung sowie Fieber und eitrige Sekretion aus.

Betroffen sind dabei überwiegend junge Männer mit z. T. starker Behaarung. Eine vermehrte Schweißproduktion und eine überwiegend sitzende Tätigkeit (Druckbelastung) begünstigen eine Erkrankung. Diagnostisch ist eine genaue Betrachtung (Blickdiagnose) der Region ausreichend.

Therapie

Die Behandlung eines Sinus pilonidalis sieht eine Fisteldarstellung mit Methylenblau-Lösung und eine Exzision der Abszesshöhle im gesunden Gewebe vor.

OP-Verfahren

Patientenpositionierung: Bauchpositionierung (➤ Abb. 4.66 und ➤ Abb. 4.67) mit entsprechender Saalanordnung (➤ Abb. 4.39).

PRAXISTIPP

- Wärmematte auf dem Rücken des Patienten/der Patientin platzieren, um ein Auskühlen zu verhindern
- Zusätzliche Wärmematte auf die Beine legen
- Rasur des OP-Gebiets
- Evtl. die Gesäßhälften mit Pflasterstreifen auseinanderziehen (➤ Abb. 4.39)

Schnittführung und Präparation:

- Methylenblau-Lösung zum Darstellen der Fistelgänge und der Abszesshöhle einspritzen.
- Äußere Fistelöffnung mit dem Skalpell oder Elektrokauter keilförmig umschneiden.
- Entzündungsherd evtl. bis zur sakralen Faszie präparierenn und vollständig entfernen.
- ! **Achtung:** Darauf achten, dass das durch Methylenblau-Lösung verfärbte Gewebe komplett entfernt wird.
- Spülung und Blutstillung.
- Zählkontrolle von Bauchtüchern, Streifen, Tupfern und Instrumenten
- Bei aseptischen Verhältnissen ist ein plastischer Verschluss möglich.
- In der Regel bleibt die Wunde geöffnet und wird mit einem sterilen Verband verbunden.
- Postoperativ ist eine gewissenhafte Hygiene mit Ausspülen der Wunde und regelmäßigen Verbandwechseln und Wundkontrollen angezeigt.

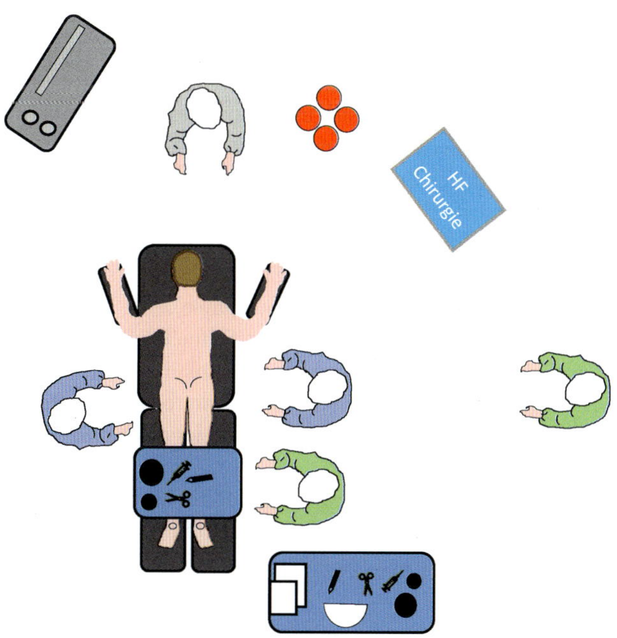

Abb. 4.39 Saalanordnung: Sinus pilonidalis (Steißfistel) in Bauchlage [P1293/P1294]

4.19 Krankheitsbilder und Therapien: akutes Abdomen

DEFINITION

Bei einem **akuten Abdomen** handelt es sich um ein akut auftretendes Krankheitsbild mit plötzlich einsetzenden, starken Bauchschmerzen und einem möglichen lebensbedrohlichen Zustand. Bleibt ein lebensbedrohlicher Zustand aus, spricht man von einem unklaren Abdomen.

4.19.1 Pathogenese

Das akute Abdomen ist keine eigenständige Krankheit, sondern vielmehr ein sog. Symptomenkomplex, der unterschiedliche Ursachen haben kann. Die Ursachen werden dabei in intra- und extraabdominell unterschieden. Die Hauptursachen sind:

- Organentzündung, z. B. Appendizitis, Cholezystitis, Pankreatitis
- Organperforation, z. B. Magenulkus, Sigmadivertikel
- Ileus
- Durchblutungsstörung
- Gynäkologische Erkrankungen, z. B. Adnexitis

4.19.2 Symptomatik

Die wesentlichen Symptome eines akuten Abdomens sind der akut einsetzende Bauchschmerz, eine Schmerzlokalisation (➤ Abb. 4.40) hilft beim Eingrenzen der Ursache, eine Störung der Peristaltik mit Übelkeit, Erbrechen bis hin zum Stuhlerbrechen (Miserere) bei Ileus, Fieber, Abwehrspannung, Kreislaufprobleme bis zum Schock, Kaltschweißigkeit und ein schlechter Allgemeinzustand. Die Symptome und ein sich evtl. schnell entwickelndes Krankheitsbild entscheiden, ob eine operative Indikation angezeigt oder eine weitere Diagnostik notwendig ist. Die allgemeine Diagnostik besteht aus der Anamnese, einer körperlichen Untersuchung und einer Blutentnahme (Entzündungsparameter, Blutbild und Differenzialblutbild), um eine erste Eingrenzung des Krankheitsbildes abzugeben. Eine Abdomensonografie, Röntgen-Thorax, eine Abdomenübersichtsaufnahme und ein CT können u. a. Ausschluss über freie Flüssigkeitsansammlung, eine Beurteilung der Organe und freie Luft im Abdomen geben.

4.19.3 Therapie

Die Therapie des akuten Abdomens kann sowohl konservativ als auch chirurgisch ausfallen. Voraussetzung ist, zuerst für eine Schmerzreduzierung und Kreislaufstabilisierung zu sorgen. Über die weitere Vorgehensweise sollte dabei schnell entschieden werden, um eine lebensbedrohliche Situation abzuwenden. Eine primär chirurgische Behandlung ist deshalb in den meisten Fällen angezeigt. Wie und wann es zur chirurgischen Versorgung kommt, ist abhängig von der Ursache. Ist die Ursache unklar, kann ein exploratives Vorgehen (laparoskopisch oder durch eine

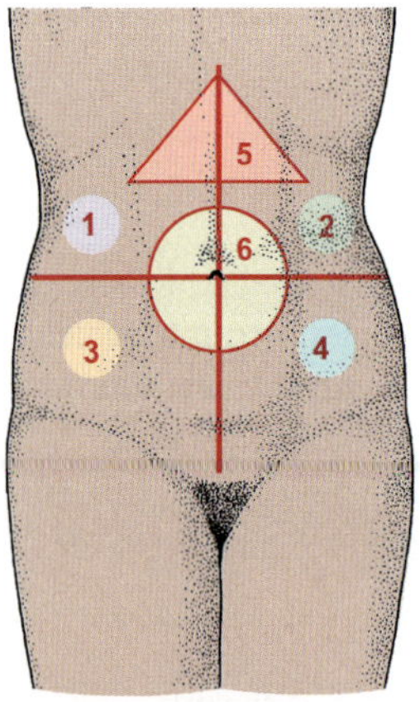

Abb. 4.40 Quadrantenschema [L157]

Laparatomie) vorgenommen werden, um eine genaue Diagnose zu stellen (Vorgehen nach Befund).

MERKE

Die Ursachen, die zu einem akuten Abdomen führen können, sind unterschiedlich. Dazu zählen u. a. Appendizitis, Ileus, Divertikulitis und Peritonitis.

4.19.4 Appendizitis

DEFINITION

Die **Appendizitis** ist eine Entzündung des Wurmfortsatzes (Appendix vermiformis). Sie kann akut, akut-phlegmonös als auch chronisch auftreten.

Pathogenese

Die Entstehung einer Appendizitis wird oftmals durch den Verschluss des Darmlumens (Obstruktion), z. B. durch Kotsteine, Verwachsungen, Abknickungen, Narbenstränge und intestinale Infekte verursacht. Durch die Obstruktion kommt es zu einer Entleerungsstörung der Appendix und somit zu einer Druckerhöhung im Lumen, was eine Minderdurchblutung mit Ulzera und bakterieller Besiedlung zur Folge hat.

Symptomatik

Klassischerweise Schmerzen im Oberbauch, die sich innerhalb weniger Stunden in den rechten Unterbauch verlagern. Es kann sich auch ein Dauerschmerz einstellen.

- Appetitverlust (Inappetenz)
- Erbrechen und Übelkeit
- Tachykardie
- Ansteigende Temperatur

Bei einer Perforation kann der Schmerz für eine kurze Zeit nachlassen, bis die Symptomatik dann erneut zunimmt bis hin zum akuten Abdomen.

Besonderheiten der Appendizitis bei

- **Älteren Menschen:** Es bestehen ein schleichender Verlauf mit minimalen Schmerzen und ein geringer Temperaturanstieg. Es liegt bei der Diagnosestellung schon oft eine Perforation vor.
- **Kindern:** Die Diagnosestellung ist bei Kleinkindern oft schwierig, da Infektionserkrankungen in dem Alter oft Bauchbeschwerden verursachen.
  Allgemeinsymptome wie Erbrechen oder Fieber sind stärker ausgeprägt. Es besteht eine Leukozytosevermehrung im Blutbild (weiße Blutkörperchen↑↑).
- **Schwangeren:** Durch einen vergrößerten Uterus kommt es zu einer Lageveränderung, wodurch sich die Schmerzlokalisation ändert.

Diagnostisch stehen neben der Blutuntersuchung (Leukozytose) und einer Abdomensonografie (Flüssigkeitsansammlung) v. a. die Überprüfung der klassischen Appendizitiszeichen im Vordergrund:

- Abwehrspannung der Bauchdecke.
- McBurney-Punkt: Druckschmerz vom lateralen zum mittleren Drittel einer gedachten Verbindungslinie zwischen Nabel und dem rechten vorderen oberen Knochenvorsprung der Darmbeinschaufel (Spina iliaca anterior superior).
- Lanz-Punkt: Druckschmerz zwischen beiden Spinae iliacae zwischen rechtem und mittlerem Drittel.
- Blumberg-Zeichen: kontralateraler Loslassschmerz: Bei Druck auf den unteren linken Bauch und plötzlichem Loslassen treten Schmerzen im rechten Unterbauch auf.
- Douglas-Schmerz: Bei vaginaler und rektaler Untersuchung der Frauen können Schmerzen auf der rechten Seite auftreten.
- Sherren-Dreieck: Druckpunkte einer Verbindungslinie (Dreieck) auf der Bauchwand, zwischen Spina iliaca anterior superior, Bauchnabel und Schambeinfuge (Symphyse).
- Rovsing-Zeichen: Ausstreichschmerz. Schmerzen auf der rechten Seite, wenn man rückläufig zum Kolon/Zökum ausstreicht.
- Psoas-Zeichen: Schmerzen im rechten Unterbauch bei retrozökaler Lage der Appendix durch Beugung des rechten Beins gegen Widerstand.

Die Diagnose kann durch eine veränderte Lage der Appendix erschwert werden. Die Appendix kann sowohl hinter dem Zökum liegen und kopfwärts gelegen sein, als auch ins kleine Becken reichen.

Komplikationen

Die akute Appendizitis kann mit einer Perforation, Abszessbildungen, z. B. Abszess im Douglas-Raum, sowie einer Peritonitis einhergehen.

Operative Therapie

Bei V. a. eine akute Appendizitis ist i. d. R. eine Appendektomie angezeigt. Die Appendektomie sollte, nach Diagnosestellung, innerhalb weniger Stunden erfolgen (Perforationsgefahr!) und kann sowohl offen als auch laparoskopisch erfolgen. Das Verfahren der Wahl ist in den meisten Kliniken die laparoskopische Appendektomie. Bei einer Appendizitis im frühen Stadium kann in ausgewählten Fällen auch eine alleinige Antibiotikatherapie erfolgen.

Laparoskopische Appendektomie

Patientenpositionierung: Rückenpositionierung modifiziert (➤ Abb. 4.70) mit entsprechender Saalanordnung (➤ Abb. 4.41).

PRAXISTIPP

Wärmematte unter den Patienten/die Patientin platzieren, um ein Auskühlen zu verhindern (➤ Abb. 4.41).

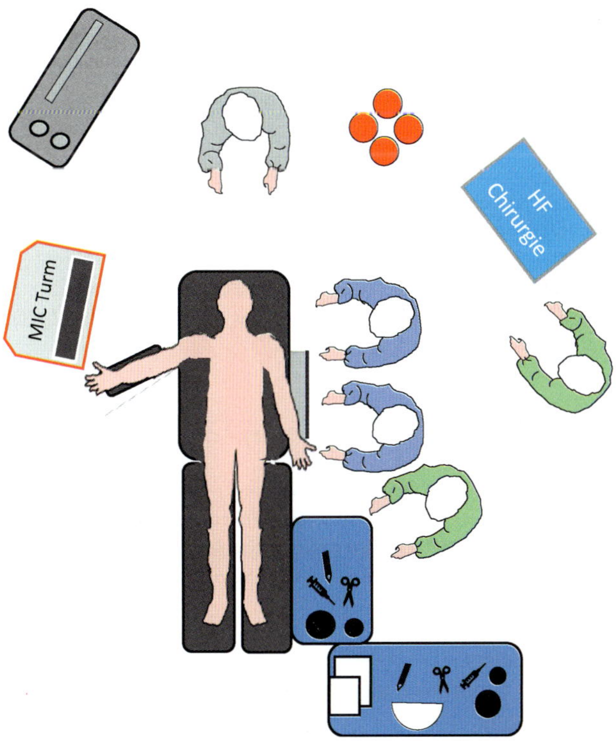

Abb. 4.41 Saalanordnung: Laparoskopische Appendektomie [P1293/ P1294]

Schnittführung: Inzision der Haut über- oder unterhalb des Bauchnabels.

Präparation:

- Pneumoperitoneum (CO_2 in den Intraperitonealraum insufflieren) mit Veres-Nadel oder Minilaparatomie setzen.
- Optiktrokar (10 mm) einbringen und Optik einführen.
- Exploration der Bauchhöhle.
- Setzen weiterer Trokare: 5 mm rechter Unterbauch, 12 mm linker Unterbauch.
- Antibeschlagmittel für eine klare Sicht benutzen.
- OP-Tisch wird kopfwärts und auf die linke Seite gekippt.
- Exploration der Bauchhöhle und Einstellen des Operationsgebietes.
- Appendix mit Fasszange fassen und hochziehen.
- Appendix vom Mesoappendix mit bipolarer Zange skelettieren und schrittweise durchtrennen.
- Endos-GIA einführen (alternativ Röder-Schlinge).
- Appendix an der Basis absetzen.
- Appendix durch den 12er-Trokar oder mit Bergebeutel bergen.
- Präparat wird zur Histologie an den Springer abgegeben.
- Blutungskontrolle.
- Spülung des Bauchraums.
- Kontrollieren, ob Meckel-Divertikel vorhanden ist.
- Evtl. Drainageeinlage, Penrose oder Easy-Flow (6 mm).
- Trokare unter Sicht entfernen.
- Zählkontrolle von Kompressen, Präpariertupfern und Instrumenten.
- Dokumentation.

Wundverschluss:

- Faszien- und Hautnaht
- Steriler Hautverband

Komplikationen: Nach der Operation können sich ein Bauchdecken- und Douglas-Abszess entwickeln. Eine Appendixstumpfinsuffizienz und ein Ileus könnten ebenfalls auftreten.

4.19.5 Ileus

DEFINITION

Als **Ileus** wird eine Störung der Darmpassage bzw. ein Verschluss des Darms bezeichnet.

MERKE

Es kann sowohl der Dünn- als auch der Dickdarm betroffen sein. Weiter unterscheidet man zwischen dem funktionellen Ileus (paralytisch und spastisch), bei dem eine Darmlähmung vorliegt, und dem mechanischen Ileus, bei dem eine Einengung des Darmlumens vorliegt. Ein Subileus wird als ein in seinen Symptomen weniger ausgeprägter Darmverschluss bezeichnet.

Pathogenese

Durch eine gestörte Darmperistaltik kommt es zu einer Stauung bzw. zu einem Stillstand des Darminhalts. Daraus resultiert eine Überdehnung der Darmwand mit einer schlechteren Durchblutung.

Als Folge wird vermehrt Flüssigkeit ins Darminnere abgesondert, das einen weiteren Druckanstieg im Darm und Flüssigkeitsmangel in den Blutgefäßen bedeutet. Der Darminhalt, der sich durch die gestörte Darmperistaltik nicht weiterbewegt, sorgt für ein erhöhtes Bakterienwachstum, welches dazu führt, dass Giftstoffe durch die angegriffene Darmwand in die Blutbahn gelangen und dadurch ein lebensbedrohlicher Zustand entsteht. Die Ursachen für einen funktionellen Ileus können Peritonitis, entzündliche Prozesse, Koliken, Vergiftungen, Medikamente und Minderdurchblutung durch Thrombose sein. Der mechanische Ileus kann durch Briden (Narbenstrang, entstanden nach einer Bauchoperation), Verwachsungen, Tumoren, entzündliche Prozesse, aber auch durch Durchblutungsstörungen entstehen. Eine Durchblutungsstörung kann sich durch Strangulation (sog. Strangulationsileus) bilden. Die Invagination (Einstülpung eines Darmabschnitts, v. a. bei Kindern), die Inkazeration (Einklemmung von Darm) bei Hernien und der Volvulus (Verdrehung eines Organs) können dafür verantwortlich sein.

Symptomatik

Die Leitsymptome beim Ileus sind Schmerzen, Erbrechen bis zum Miserere beim Dünndarmileus, ein geblähter Bauch (Meteorismus) und Stuhlverhalt beim Dickdarmileus.

Diagnostisch ist das Abhorchen (Auskultation) des Bauches mit einem Stethoskop ein wichtiges Instrument zur Diagnosesicherung. Beim mechanischen Ileus sind zu Beginn vermehrte Darmgeräusche zu hören, da der Darm versucht, das Hindernis zu überwinden. Mit zunehmendem Verlauf des Ileus ist der mechanische Ileus vom funktionellen, bei dem keine Darmgeräusche zu hören sind, nicht mehr zu unterscheiden. Die Sonografie und eine Röntgen-Abdomenübersicht sind weitere diagnostische Verfahren. Dabei zeigen sich u. a. bei der Sonografie flüssigkeits- und stuhlgefüllte Dünndarmschlingen und bei einem mechanischen Ileus in der Abdomenübersicht Spiegel aus Luft und Flüssigkeit vor dem Verschluss.

Therapie

Der Ileus kann sich zu einem lebensbedrohlichen Krankheitsbild entwickeln und sollte daher umgehend behandelt werden.

Beim funktionellen Ileus steht die konservative, medikamentöse Behandlung im Vordergrund. Nahrungskarenz und parenterale Ernährung sind angezeigt zur Entlastung von Magen und Darm. Um rückgestauten Darminhalt abzuleiten, sollte eine Magensonde gelegt werden.

Beim mechanischen Ileus steht die chirurgische Therapie im Vordergrund. Die Entfernung des zum Ileus führenden Hindernisses ist hierbei entscheidend. Eine Laparatomie oder Laparaskopie (bei unklarer Diagnose auch explorativ) wird angewandt, um Briden und Verwachsungen zu lösen. Bei Invagination, Inkarzeration und beim Volvulus kann aufgrund von zu langer Minderdurchblutung Darm reseziert werden müssen. Bei Tumoren ist generell eine Darmresektion mit anschließender Anastomose oder einer Stomaanlage angezeigt.

4.19.6 Divertikulitis

Pathogenese

Wie schon in ➤ Kap. 4.17 beschrieben, kann es durch entzündliche Prozesse zu einer Veränderung von Divertikeln, v. a. im Sigmabereich, kommen. Bei fortschreitendem Verlauf können daraus Komplikationen wie die Divertikelblutung, eine gedeckte Perforation mit Abszessbildung oder eine freie Perforation mit Peritonitis (Bauchfellentzündung) entstehen. Bei einer perforierten Sigmadivertikulitis besteht die Gefahr einer hohen Keimbesiedlung der freien Bauchhöhle durch austretenden Kot. Die daraus resultierende Peritonitis kann zu einer schnellen Verschlechterung des Allgemeinzustands führen. Eine sofortige operative Therapie ist unumgänglich.

Therapie

Bei der perforierten Sigmadivertikulitis mit generalisierter (den ganzen Körper betreffend) Peritonitis sollte eine Sigmaresektion mit primärer Kontinuitätswiederherstellung und Anastomose mit Vorschaltung eines Ileostomas angewandt werden. Bei Erkrankten mit beginnender Sepsis und Kreislaufinstabilität ist eine Diskontinuitätsresektion (die natürliche Darmpassage wird unterbrochen) nach Hartmann zu empfehlen. Die OP nach Hartmann ist ein zweizeitiges OP-Verfahren, bei dem im ersten Schritt der betroffene Darmabschnitt reseziert und ein endständiges Kolostoma angelegt und im zweiten Schritt das Stoma zurückverlagert wird. Die OP nach Hartmann kann auch bei einem komplikativen Verlauf eines kolorektalen Karzinoms (Colon descendens, Sigma oder Rektum) durchgeführt werden.

Diskontinuitätsresektion nach Hartmann bei Sigmadivertikulitis mit freier Perforation

Patientenpositionierung: Steinschnittpositionierung (modifiziert) mit gestreckten Beinen und ausgelagerten Armen (➤ Abb. 4.63).

PRAXISTIPP

- Kurze Wärmematte unter den Patienten/die Patientin platzieren, um ein Auskühlen zu verhindern
- Beine zusätzlich mit Wärmedecken einwickeln
- Evtl. Rektoskopie bei Karzinom, um die Höhe des Tumors zu bestimmen
- Dauerkatheteranlage (eine leere Blase erleichtert u. a. die Präparation)

Saalanordnung: ➤ Kap. 4.17.1 und ➤ Abb. 4.35.

Schnittführung:

- Medianer Unterbauchschnitt mit evtl. linksseitiger Verlängerung um den Nabel

- Durchtrennung der einzelnen Hautschichten mit monopolarem Strom
- Inspektion und Palpation der Bauchhöhle bzw. Organe, v. a. Leber
- Umlegung der Wundränder mit angefeuchteten Bauchtüchern
- Einsetzen des Kirschner-Rahmens

Präparation:

- Mobilisierung des Sigmas durch Lösen der lateralen Verwachsungen.
- Linken Ureter darstellen.
- Mesenterium mobilisieren und Gefäßversorgung möglichst nah zum Darm durchtrennen.
- Linke Kolonflexur evtl. mobilisieren, um ein spannungsfreies Stoma zu gewährleisten.
- Resektionsgrenze oral festlegen.
- Orale Resektionslinie mit einem Linear Cutter durchtrennen bzw. absetzen; Resektionslinie im Übergang des Colon descendens in das Sigma.
- Rektosigmoidalen Übergang bzw. bis unterhalb des entzündeten Darmanteils skelettieren.
- Aborale Resektionslinie festlegen.
- Aborale Resektionslinie mit einem Contour-Stapler durchtrennen bzw. absetzen.
- Präparat wird an den Springer abgegeben zur Histologie.
- Rektumstumpf übernähen.
- Descendostomaanlage I, endständig.
- Bauchdecke mit einer scharfen Klemme (z. B. Kocher) fixieren.
- Bauchdecke hochziehen und mit einem Skalpell kreisförmig ausschneiden.
- Präparation des subkutanen Fettgewebes und der Faszie erfolgt mit einem Elektrokauter.
- Muskulatur stumpf mit Langenbeck- oder Roux-Haken auseinanderhalten.
- Peritoneum mit dem Elektrokauter inzidieren und anschließend mit zwei Fingern erweitern.
- Verschlossenes Descendoende z. B. mit einer Allis-Klemme durch die Stomaöffnung ziehen.
- Darm mit Einzelknopfnähten subkutan fixieren, um ein Zurückgleiten zu verhindern.
- Lücke zwischen Darm und Peritoneum intraabdominell durch Einzelknopfnähte verschließen.
- Blutungskontrolle und Spülung des Bauchraums.
- Evtl. Drainageeinlage, Penrose oder Easy-Flow.
- Zählkontrolle von Bauchtüchern, Streifen, Präpariertupfern und Instrumenten.
- Dokumentation.

Wundverschluss:

- Schichtweiser Faszienverschluss zweireihig.
- Hautverschluss mit Hautklammergerät.
- Steriler Hautverband.
- Hautverband mit einem Bauchtuch bedecken.
- Descendostomaanlage II.
- Eröffnung des Darmlumens durch Entfernung der Klammernahtreihe.
- Stoma mit Einzelknopfnähten an der Kutis fixieren (PDS 4/0® oder 5/0®).
- Bei schlechter Durchblutung (Blaufärbung) des Stomas sind eine Nachresektion und Neuanlage erforderlich.
- Stomabeutel aufbringen; Öffnung sollte genauso groß ausgeschnitten werden wie der Umfang des Stomas.

MERKE

Nach erfolgter Operation sind aufgrund der Peritonitis und der beginnenden Sepsis eine medikamentöse Therapie mit Antibiotika und weitere Operationen (sog. Etappenlavage) angezeigt. Bei der Etappenlavage handelt es sich um Spülungen des Bauchraums mit physiologischer Kochsalz- oder Ringer-Lösung. Ziel ist es, neben der medikamentösen Therapie eine offene Sanierung des Bauchraums, eine Keimreduzierung und eine Entfernung von Belägen zu erreichen. Die Häufigkeit der Etappenlavage ist abhängig vom Allgemeinzustand des Patienten/der Patientin und einer infektfreien Bauchhöhle.

Kontinuitätswiederherstellung nach Hartmann-OP

MERKE

Die Wiederherstellung der Darmpassage kann im zweiten Schritt nach ca. 4–6 Mon. erfolgen. Die Operation wird als ein geplanter (elektiv) Eingriff vorgenommen. Der künstliche Darmausgang wird dabei zurückgelagert und End-zu-End mit dem verbliebenen Rektumstumpf anastomosiert.

Patientenpositionierung: Steinschnittpositionierung (modifiziert) mit gestreckten Beinen und ausgelagerten Armen (➢ Abb. 4.62, ➢ Abb. 4.63).

Schnittführung: Desinfektion des Stomaareals mit Braunol; Verschluss des künstlichen Darmausgangs.

Präparation:

- Laparatomie, i. d. R. wird die alte OP-Naht wiedereröffnet.
- Lösung von Verwachsungen und des Anus praeter aus der Bauchwand.
- Evtl. linke Kolonflexur.
- Rektumstumpf mobilisieren.
- Tabaksbeutelklemme etwas oberhalb der Verschlussnaht des Anus praeter setzen.
- Tabaksbeutelnaht vorlegen.
- Bauchtücher unterlegen.
- Kolonende mit dem Skalpell entfernen.
- Gegendruckplatte des EEA-Circular-Staplers einführen.
- Tabaksbeutelnaht zuziehen und knoten.

Rektaler Arbeitsplatz:

- Beine werden hochgefahren.
- Evtl. Rektoskopie und Darmspülung.
- EEA-Circular-Stapler transanal einführen.
- Dorn durch die Darmwand herausdrehen und mit der Andruckplatte unter Sicht konnektieren.
- Kontrollieren, ob der Darm evtl. verdreht ist.
- Anastomose ausführen.
- Descendorektostomie, End-zu-End-Anastomose.
- Kontrolle der Anastomosenringe auf Vollständigkeit.
- Anastomosenringe werden an den Springer abgegeben zur Histologie.

- Anastomosen- und Dichtigkeitskontrolle durch eine Rektoskopie (Aufpumpen des Darms) und Bauchspülung. Bei Anastomosenundichtigkeit sind Luftbläschen zu sehen.
- Blutungskontrolle.
- Spülung des Bauchraums.
- Evtl. Drainageeinlage, Penrose oder Easy-Flow.
- Dokumentation.

Wundverschluss:

- Schichtweiser Faszienverschluss zweireihig
- Hautverschluss mit Hautklammergerät
- Steriler Hautverband

4.20 Anatomie und Physiologie der Schilddrüse und Nebenschilddrüse

➤ Abb. 4.42, ➤ Abb. 4.43.

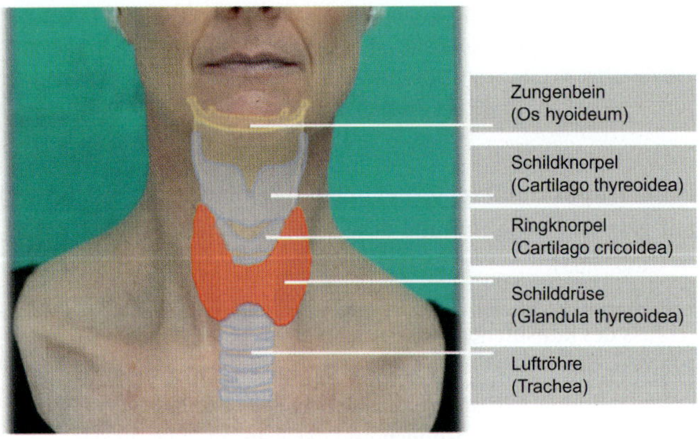

Abb. 4.42 Anatomische Einordnung der Schilddrüse [K436]

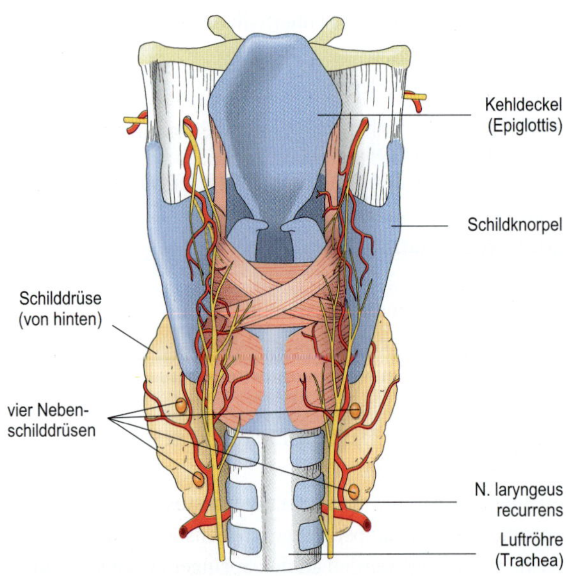

Abb. 4.43 Anatomie der Schilddrüse [L190]

Die Schilddrüse (Glandula thyreoidea) setzt sich aus zwei seitlich gelegenen Lappen zusammen, dem rechten (Lobus dexter) und dem linken (Lobus sinister), die beidseits des Schild- und unterhalb des Ringknorpels liegen. Hinzu kommt der in der Mitte gelegene schmale Isthmus glandulae thyroidae, der die Lappen verbindet. Zum Teil ist es möglich, dass vom Isthmus noch der Pyramidenlappen abgeht (Lobus pyramidalis), ein Überbleibsel aus der Embryonalentwicklung. Insgesamt liegt die im Normalfall 20–30 g schwere Schilddrüse vor der Luftröhre (Trachea) und der Speiseröhre (Ösophagus).

Die Schilddrüse als endokrine Drüse besteht anders als andere Hormondrüsen aus vielen kleinen Bläschen (Follikel), daher wird sie auch als Follikeldrüse bezeichnet. Diese kleinen Drüsen enthalten Kolloidflüssigkeit, welche eine zähflüssige Substanz darstellt. In ihr sind Jod und Hormone enthalten.

Die Lage und die Anzahl der Nebenschilddrüsen (Ephitelkörperchen) können bei einzelnen Menschen stark variieren. Diese i. d. R. vier Ephitelkörperchen befinden sich dorsal der Schilddrüse. Links und rechts von der Luftröhre sind sie jeweils paarig angeordnet.

Die Schilddrüsenbestandteile sowie die Nebenschilddrüsen sind von einer bindegewebsartigen Organkapsel (derbe Capsula fibrosa) umhüllt. Diese besteht aus einem inneren (Capsula interna) und einem äußeren Blatt (Capsula externa). Das innere Blatt ist direkt mit dem Drüsenparenchym verwachsen. Zwischen dem inneren und dem äußeren Blatt liegt ein Verschiebespalt, der auch als „chirurgische Kapsel" (Stratum chirurgicum) bezeichnet wird. Diese bindegewebige Schicht stellt die zu präparierende Schicht bei operativen Eingriffen dar. Darin liegen auch die Nebenschilddrüsen.

Muskeln speziell vor der Schilddrüse:

- Halshautmuskel (Platysma).
- Griffelfortsatz-Zungenbein-Muskel (M. sternohyoideus) ist Bestandteil der kurzen geraden Halsmuskulatur.
- Brustbein-Schildknorpel-Muskel (M. sternothyroideus) ist Bestandteil der kurzen geraden Halsmuskulatur und liegt unter dem M. sternohyoideus.
- Kopfwender (M. sternocleidomastoideus) liegt seitlich (lateral) der Schilddrüse und ist eher bei Neck-Dissection-Eingriffen relevant.

Weitere relevante Muskeln:

- M. cricoarytaenoideus posterior öffnet als Einziger die Stimmritze vollständig; liegt hinter dem Schildknorpel.
- M. cricothyreoideus liegt unterhalb des Schildknorpels.

Die arterielle Versorgung der Schilddrüse findet über die Hauptarterien des Kopf-Hals-Bereichs statt. Im oberen Anteil (kranial-dorsal) läuft dies über die A. thyroidea superior (über den ersten Ast der A. carotis externa) ab. Die A. thyroidea inferior (aus dem kurzen Truncus thyrocervicalis) versorgt die Drüse im unteren Anteil (kaudal). Ihr Verlauf ist sehr variabel. Der venöse Abfluss erfolgt über die V. thyroidea superior und V. thyroidea media, die beide in die V. jugularis interna verlaufen, sowie über den Plexus thyroideus impar, welcher in die V. brachiocephalica sinistra mündet.

Zu den wichtigen Nerven gehören:

- Der N. laryngeus recurrens (links und rechts), der als Ast des N. vagus motorisch u. a. den M. cricoarytaenoideus posterior und sensibel die Larynxschleimhaut unterhalb der Glottis innerviert.

- Der N. laryngeus superior, der am oberen Schilddrüsenteil nahe der A. thyroidea superior und aus dem N. vagus verläuft. Dieser innerviert motorisch u. a. den M. cricothyreoideus und sensibel die Larynxschleimhaut oberhalb der Glottis.

Die Aufgabe der Nerven liegt im Öffnen und Schließen der Stimmritze durch die Bewegung der Stimmbänder und des Ringknorpels durch das Spannen der Stimmbänder.

VORSICHT

Vorsicht ist geboten bei operativen Eingriffen, da eine Parese zu Heiserkeit bis zu Stimmverlust sowie Luftnot führen kann.

Der Lymphabfluss ist gewährleistet über Lymphbahnen bzw. Lymphknoten, die entlang der Gefäße verlaufen.

Die Hauptaufgabe der Schilddrüse liegt in der Produktion von Hormonen. Die Hormone T3 (Trijodthyronin) und T4 (Thyoxin) werden in den Thyreozyten (Follikelzellen) gebildet und sind entscheidend an der Stoffwechselregulierung beteiligt. Durch ein weiteres Hormon, das sog. TSH (Thyroidea-stimulierendes Hormon), welches im Hyphophysenvorderlappen produziert wird, kommt es zur Ausschüttung von T3 bzw. T4. Das sog. TRH (Thyreotropin-Releasing-Hormon), welches im Zwischenhirn (Hypothalamus) produziert wird, stimuliert die Schilddrüse indirekt über das TSH. Durch die von der Schilddrüse produzierten Hormone werden z. B. der Blutdruck, die Wärmeproduktion und das Wachstum von Skelett sowie Gehirn beeinflusst. Zudem wird in der Schilddrüse noch das Hormon Kalzitonin in den C-Zellen gebildet, welches eine untergeordnete Rolle an der Regulation des Kalziumhaushalts spielt. Die vier Nebenschilddrüsen sind ebenfalls als endokrine Drüsen zuständig für die Parathormonbildung, welche den Kalziumspiegel reguliert (➢ Abb. 4.44).

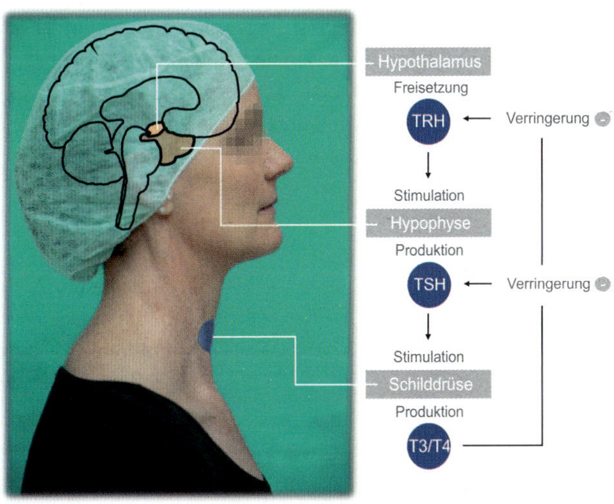

Abb. 4.44 Hormoneller Regelkreis der Schilddrüse [K436]

4.21 Krankheitsbilder und Therapien: Schilddrüse

4.21.1 Hypothyreose

DEFINITION

Eine **Hypothyreose** ist eine Unterfunktion der Schilddrüse.

Pathogenese

Es wird zu wenig T3 und T4 produziert. Diese Unterfunktion tritt z. B. als Folge einer Hashimoto-Thyreoiditis (Autoimmunerkrankung) auf.

Symptomatik

- Antriebslosigkeit
- Gewichtszunahme
- Bradykardie
- Verstopfung
- Müdigkeit
- Muskelschwäche
- Kälteintoleranz
- Haarausfall
- Depressionen
- Kühle, trockene Haut
- Verminderte Intensität eines oder mehrerer Reflexe (Hyporeflexie)
- Ausbleiben der Menstruation über einen Zeitraum von mindestens drei Zyklen (sekundäre Amenorrhö)
- Ödematöse Auftreibung der Unterhaut (generalisiertes Myxödem)

Therapie

Konservativ: Eine manifeste Hypothyreose erfordert eine L-Thyroxin-Substitution mit regelmäßiger laborchemischer Kontrolle der Schilddrüsenwerte.

4.21.2 Hyperthyreose

DEFINITION

Eine **Hyperthyreose** ist eine Überfunktion der Schilddrüse.

Pathogenese

Bei dieser Erkrankung werden zu viele Hormone in der Schilddrüse produziert.

Ursächlich kann ein autonomes Adenom (Schilddrüsenhormone werden unabhängig von TSH- und Schilddrüsenhormonkonzentration ungehemmt im Blut produziert) oder ein Morbus Basedow (Autoimmunerkrankung) sein.

Symptomatik

- Struma
- Nervosität
- Gewichtsverlust
- Zittern
- Herzrasen (Tachykardie, Herzrhythmusstörungen)
- Innere Unruhe
- Konzentrationsschwäche
- Schlaflosigkeit
- Wärmeintoleranz
- Diarrhö
- Muskelerkrankung (Myopathie)
- Krankhafte Veränderung der Knochen (Osteopathie)

Therapie

Die Therapie steht in Abhängigkeit von der Grunderkrankung.
- Konservativ: medikamentös durch Thyreostatika damit eine euthyreote Stoffwechsellage erreicht werden kann.
- Nuklearmedizin: durch eine Radiochemotherapie, welche zu einer totalen oder subtotalen Ablation des Schilddrüsengewebes führt.
- Operativ: subtotale Resektion beider Seiten.

4.21.3 Schilddrüsenknoten

DEFINITION
Als **Schilddrüsenknoten** werden einzelne Areale in der Schilddrüse bezeichnet, in denen sich schilddrüseneigene Zellen vermehren oder vergrößern.

Pathogenese

Eingeteilt wird in der Szintigrafie in:
- **Kalte Knoten (blau):** Die Schilddrüsenhormonproduktion ist nicht oder nur eingeschränkt vorhanden. Hinweis auf einen bösartigen Prozess (Differenzialdiagnosen: Zyste, Einblutung, Entzündung, Vernarbungen).
- **Warme Knoten (rot):** Die Funktion dieses Gewebes entspricht annährend dem des restlichen Schilddrüsengewebes (der warme Knoten produziert etwas mehr T3 und T4 als das übrige Schilddrüsengewebe, die Schilddrüse produziert dabei aber normal weiter).
- **Heiße Knoten (rot):** Dieses Gewebe weist eine erhöhte Stoffwechselaktivität auf (der heiße Knoten produziert in einem erhöhten Maß Hormone, sodass die restliche Schilddrüse ihre Produktion komplett einstellt). Dies entspricht autonomen Schilddrüsenarealen.

Symptomatik

Mithilfe der Szintigrafie als Untersuchungsmethode erfolgt mittels einer Injektion von schwach radioaktivem Material die Darstellung der Knoten. Je größer die Hormonbildung, desto mehr Medikament reichert sich an dieser Stelle im Bereich der Knoten an.

Die Symptome sind entsprechend den unterschiedlichen Varianten und deren zugrunde liegenden Erkrankungen ebenfalls sehr andersartig.
- **Kalte Knoten:** sind eher asymptomatisch, da sie keine Hormone produzieren und die restliche Schilddrüsenhormonproduktion normal verläuft.
- **Warme Knoten:** Diese können asymptomatisch sein, aber bei einer gesteigerten T3- bzw. T4-Produktion kann es zur Symptomatik einer Hyperthyreose kommen.
- **Heiße Knoten:** Die gesteigerte Hormonproduktion führt zur Symptomatik einer Schilddrüsenüberfunktion (➤ Kap. 4.21.2).

Insgesamt führen besonders große Knoten zu Problemen beim Schlucken, zu Heiserkeit, einem Räusperzwang und/oder einem allgemeinen Druckgefühl im Hals. Eventuell sind auch Schmerzen bei direktem Druck auf die Knoten möglich.

Therapie

- **Kalte Knoten:** Eine weitere Abklärung ist notwendig, um sie ggf. entsprechend einem Karzinom zu therapieren.
- **Warme Knoten:** Sind diese nicht symptomatisch oder die T3- bzw. T4-Werte nicht sehr erhöht, wird i. d. R. keine weitere Therapie notwendig. Sind diese allerdings erhöht, bedarf es der Therapie einer Hyperthyreose.
- **Heiße Knoten:** Bei völlig knotig umgewandeltem Schilddrüsengewebe oder multiplen Knoten in beiden Lappen sollte eine Thyreoidektomie oder fast totale Thyreoidektomie geplant werden. Das Stellen der OP-Indikation sollte für jede Seite getrennt erfolgen und entsprechend dokumentiert werden.

4.21.4 Struma

DEFINITION
Eine **Struma** ist eine Vergrößerung der Schilddrüse, also des Organgewebes (Kropf), die verschiedene Ursachen haben kann.

Pathogenese

Die Funktion der Schilddrüse kann dabei normal, gesteigert (hyperthyreot) oder vermindert (hypothyreot) sein.

Bedingt durch:
- Jodmangel (häufigste Ursache der endemischen [örtlich begrenzten] Struma)
- Immunthyreopathien wie z. B. Morbus Basedow
- Thyreoiditis (Entzündung der Schilddrüse)
- Knotenbildung wie auch ein Karzinom/Schilddrüsenmalignom
- Radioaktives Jod (z. B. Reaktorunfälle)
- Strumigene Substanzen wie z. B. jodhaltige Medikamente
- Vermehrter Schilddrüsenhormonbedarf, z. B. in der Pubertät

Symptomatik

Je nach Ursache kommen dann die unterschiedlichen Symptome hinzu. Oft ist die Struma auch asymptomatisch. Ab einer gewissen Größe kann ein zervikales Enge- oder Globusgefühl auftreten. Bei Extremformen mit Verdrängungen von Strukturen können auch eine ösophageale oder tracheale Kompression, Rekurrensparesen und das Horner-Syndrom (Miosis, Ptosis, Enopthalmus) hinzukommen.

Therapie

Konservativ: Radiojodtherapie/Thyreostatika.
Operativ/OP-Indikationen (➢ Kap. 4.21.8)**:**
- Abhängig von der Anzahl und der Größe der Knoten sowie der Malignität
- Abhängig von der Lage
- Abhängig von lokalen Beschwerden des Patienten/der Patientin

4.21.5 Autoimmunerkrankung

DEFINITION

Morbus Basedow: autoimmungesteuerte Vergrößerung der Schilddrüse mit den Symptomen einer Schilddrüsenüberfunktion.
Hashimoto Thyreoiditis: autoimmunvermittelte chronische Entzündung des Schilddrüsengewebes, welches zu einer Unterfunktion der Schilddrüse führt.

Pathogenese

- **Morbus Basedow:** organspezifische Bildung von Antikörpern gegen das eigene Schilddrüsengewebe, welche zu einer Stimulation der Hormonbildung führt. Es ist ein plötzliches Auftreten oder ein schleichender Prozess möglich.
- **Hashimoto-Thyreoiditis:** Zu Beginn tritt eine Überfunktion auf, die in eine Unterfunktion übergeht. Es gibt verschiedene Formen wie z. B. die subakute und die chronisch fibrosierende Thyreoiditis.

Symptomatik

- **Morbus Basedow:** Es handelt sich um eine entzündliche Erkrankung der Augenhöhle (endokrine Orbitapathie). Unbehandelt ist eine lebensbedrohliche, hormonelle Entgleisung möglich. Die klassische Symptomatik besteht aus der Merseburger Trias und beinhaltet eine Struma, Tachykardie und das Hervorstehen der Augäpfel (Exophthalmus).
- **Hashimoto-Thyreoiditis:** ➢ Kap. 4.21.1.

Therapie

Morbus Basedow

Thyreostatische Therapie mit einer Remission bei ca. 50 % der Erkrankten. Dabei wird eine euthyreote („normale") Stoffwechsellage angestrebt. Bei rezidivierenden oder persistierenden Erkrankungen sollte eine definitive Behandlung entweder mit einer Radiojodtherapie oder einer Operation erfolgen.

Bei gegebener Operationsindikation wegen eines Morbus Basedow sollte eine Thyreoidektomie oder fast totale Thyreoidektomie angestrebt werden.

Hashimoto-Thyreoiditis

Bei einer vorliegenden Schilddrüsenunterfunktion muss L-Thyroxin lebenslang substituiert werden.

Die Immunthyreoiditis Hashimoto stellt an sich keine Operationsindikation dar. Diese ergibt sich bei einem Malignitätsverdacht, ggf. auch bei therapierefraktären lokalen Beschwerden.

Die Form der subakuten Thyreoiditis de Quervain stellt angesichts ihrer meist spontanen Ausheilung nur selten eine Operationsindikation dar. Bei Malignitätshinweisen oder bei immer wieder auftretenden Schmerzen wird die Therapie mit Glukokortikoiden notwendig.

Bei der seltenen chronisch fibrosierenden Thyreoiditis (Riedel) könnte durch Malignitätshinweise oder mechanische Symptome (Tracheaeinengungen) eine Operation erforderlich werden.

4.21.6 Schilddrüsentumoren

DEFINITION

Das **Schilddrüsenkarzinom**, als bösartiger Tumor der Schilddrüse, tritt insgesamt eher selten auf, ist jedoch das häufigste Karzinom an endokrinen Organen. Dabei wird in drei Formen unterschieden.

Pathogenese

- **Differenziertes Karzinom (papillär oder follikulär):** Die Ähnlichkeit der entarteten und der normalen Zellen zeigt sich im histologischen Befund. Das Ausgangsgewebe sind die Schilddrüsenzellen (Thyreozyten). Diese Form bildet das häufigste Schilddrüsenkarzinom.
- **Undifferenziertes Karzinom:** Es liegt eine Entartung der Zellen vor. Das Ausgangsgewebe bilden ebenfalls die Schilddrüsenzellen (Thyreozyten). Dieses Karzinom tritt eher im höheren Alter auf und führt rasch zu invasivem Wachstum sowie Metastasenbildung.

4

- **Medulläres Karzinom/C-Zell-Karzinom:** Dieses Karzinom geht von den kalzitoninbildenden Zellen aus und es ist mit ca. 5 % der Fälle eher selten.

Symptomatik

Es sind i. d. R. kaum Frühsymptome vorhanden, deswegen wird es auch oft per Zufallsbefund diagnostiziert.
Spätsymptome:
- Schluckstörungen
- Heiserkeit
- Horner-Trias
- Stridor
- Lymphknotenvergrößerungen
- Obere Einflussstauung

Therapie

Operativ: Bei einem V. a. Bösartigkeit (Malignität) eines Knotens sollte aufgrund des Risikos eines erst postoperativ möglichen Karzinomnachweises grundsätzlich eine Hemithyreoidektomie durchgeführt werden, um im Falle der erforderlichen Thyreoidektomie in zweiter Sitzung das gesteigerte Komplikationsrisiko der anderen Seite zu vermeiden.

Bei einem bestätigten Karzinom wird ggf. eine Thyreoidektomie durchgeführt.

4.21.7 Hyperparathyreoidismus

DEFINITION
Beim **Hyperparathyreoidismus** handelt sich um eine erhöhte Bildung des Parathormons in den Nebenschilddrüsen.

Pathogenese

Häufig liegt ein Adenom der Nebenschilddrüse zugrunde (primärer Hyperparathyreoidismus). Besteht eine erhöhte Bildung von Parathormon, kommt es zum Knochensubstanzabbau und damit zur Kalziumfreisetzung.

Symptomatik

- Häufige Knochen- und Gelenkschmerzen
- Gehäufte Frakturen (Knochenbrüche)
- Nierensteine
- Erhöhte Urinausscheidung (Polyurie)
- Übelkeit, Verstopfung und Bildung eines Magenulkus (selten)

MERKE
Stein-, Bein- und Magenpein (Zusammenfassung der Symptome)!

Therapie

Es handelt sich um die operative Entfernung der Epithelkörperchen. Wenn alle vier entfernt werden müssen, wird ein halbes Epithelkörperchen reimplantiert.

4.21.8 Hypoparathyreoidismus

DEFINITION
Beim **Hypoparathyreoidismus** liegt eine mangelhafte Bildung des Parathormons in den Epithelkörperchen vor.

Pathogenese

Die Unterfunktion entsteht durch die Entfernung der Epithelkörper im Rahmen der Hyperparathyreoidismustherapie. Dies ist ebenfalls unbeabsichtigt möglich, weil sie im Schilddrüsenpräparat enthalten waren.

Symptomatik

- Kribbelparästhesien
- Gesteigerte Reflexbereitschaft (generalisierte Hyperreflexie)
- Störung von Motorik und Sensibilität (Tetanie)
- Herzrhythmusstörungen

Therapie

Die Unterbringung (Reimplantion) des (unbeabsichtigt) entfernten Epithelkörpers erfolgt in eine Gewebetasche im Arm oder in den Halsmuskel (z. B. im M. sternocleidomastoideus), damit weiterhin Hormone abgegeben werden können.

Verschiedene OP-Verfahren

➢ Tab. 4.4.
- Alternativen zur konventionellen Variante: MIVAT (minimalinvasive videoassistierte Thyreoidektomie), ABBA (axillo-bilateral-breast Approach), OMIT (offen minimalinvasive Thyreoidektomie)
- Ggf. im Anschluss Radiojod- und Hormontherapie, abhängig von der Art des Karzinoms.

PRAXISTIPPS
- Desinfektion des OP-Gebietes von der Unterkieferkante bis unterhalb der Mamillen, seitlich bis zur vorderen Axillarlinie.
- Intubation mit speziellem Tubus mit Elektroden für die Überwachung mittels Neuromonitoring.
- Wenn Patient/Patientin noch wach ist, testweise den Kopf überstrecken lassen bzw. nach Problemen mit der Halswirbelsäule fragen (➢ Abb. 4.45).

Tab. 4.4 Verschiedene OP-Verfahren (Schilddrüse)

Art des Eingriffs		Inhalt des Eingriffs
Enukleation		Ausschälung eines Knotens entlang seiner Kapsel (allerdings nicht bei Rezidivneigung möglich)
Knotenexzision		Entfernung eines Knotens mit einem Saum normalen Schilddrüsengewebes entsprechend einem Sicherheitsabstand
Isthmusresektion		Resektion des Schilddrüsengewebes vor der Luftröhre (prätracheales Schilddrüsengewebe)
Lappenresektionsvarianten (Teilresektion)	Subtotale Lappenresektion	Teilentfernung eines Schilddrüsenlappens mit einem Parenchymrest (1–4 ml).
	Fast totale Lappenresektion	Teilentfernung eines Schilddrüsenlappens mit einem kleinen Parenchymrest (< 1 ml).
	Hemithyreoidektomie/Lappenresektion (Lobektomie)	Vollständige Entfernung eines Schilddrüsenlappens inkl. Isthmus u. Pyramidenlappen
	Beidseits subtotale Resektion	Teilentfernung beider Schilddrüsenlappen mit beidseitigen Parenchymresten (jeweils 1– ml)
Operation nach Riedel-Hartley-Dunhill		Hemithyreoidektomie mit kontralateral subtotaler Resektion u. einem Parenchymrest am oberen Pol o. dorsal von 1–4 ml
Thyreoidektomie (Totalresektion)/fast totale Thyreoidektomie		Beidseitige totale Entfernung der Schilddrüse inklusive Isthmus und Lobus pyramidalis ohne Belassen von Parenchymresten (radikal), wohingegen bei der fast totalen Thyreoidektomie die fast vollständige Entfernung der Schilddrüse erfolgt, mit Belassen eines einseitigen o. beidseitigen Parenchymrests von insgesamt < 2 ml

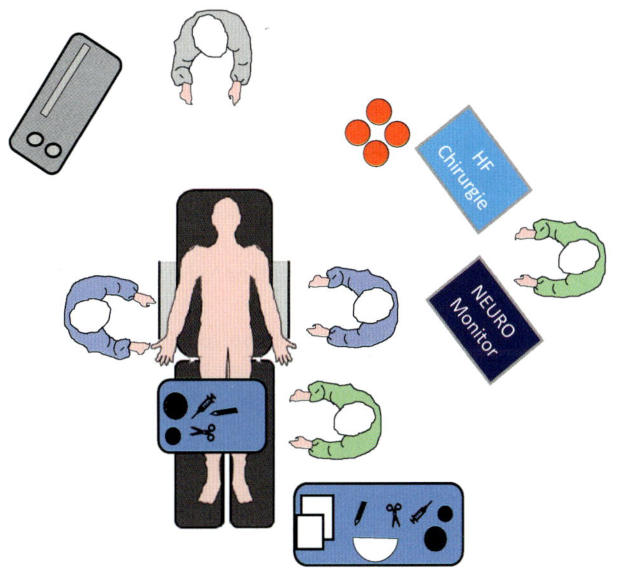

Abb. 4.45 Saalanordnung: Schilddrüseneingriffe [P1293/P1294]

Patientenpositionierung: Strumapositionierung (modifizierte Rückenpositionierung, ➤ Abb. 4.68 und ➤ Abb. 4.69) mit entsprechender Saalanordnung (➤ Abb. 4.45) sowie Instrumententischvorbereitung (➤ Abb. 4.68).

Schnittführung: Querer Hautschnitt (Kragenschnitt nach Kocher) also zwischen den Muskelbäuchen des M. sternocleidomastoideus (➤ Abb. 4.46, ➤ Abb. 4.47).

Präparation:

- Durchtrennung der Unterhaut (Subkutis) und Muskelfaszie (Platysma) bis zur oberflächlichen Halsfaszie (➤ Abb. 4.48).
- Kleinere Gefäße bzw. die oberflächlichen Halsvenen werden mit dem Elektrokauter verschorft, wohingegen größere ligiert werden.
- Abpräparation des Haut-Platysma-Lappens: Wundränder nach oben (kranial) und unten (kaudal) mittels Präpariertupfer und Schere.
- Längsspaltung der oberflächlichen und mittleren Halsfaszie in der Mittellinie (Linea alba colli).

4

PRAXISTIPP

Einbringen eines scharfen selbsthaltenden Hakens (mittels angebrachter Infusionsflasche 500 ml an steriler Binde), ggf. über Narkosebügel hängen.

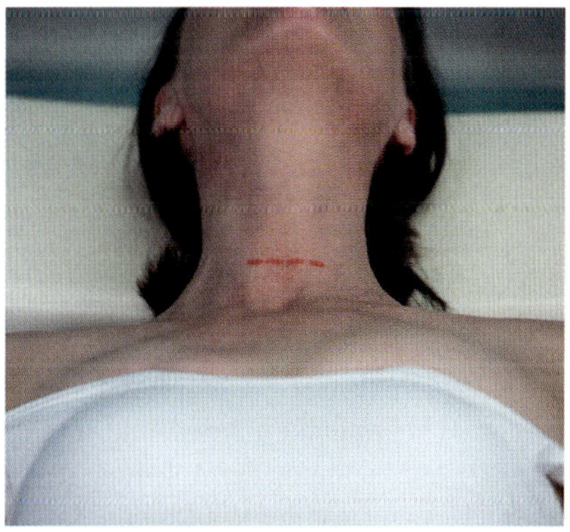

Abb. 4.46 Schnittführung (eingezeichnet) Schilddrüseneingriff [K436]

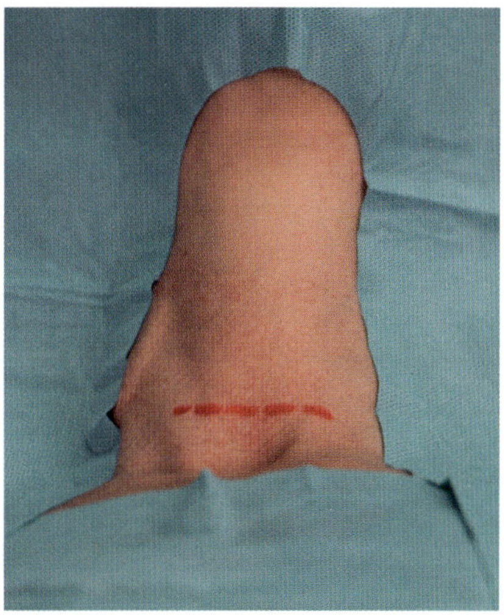

Abb. 4.47 Schnittführung (eingezeichnet) mit OP-Abdeckung (© Fa. Hartmann) [K436]

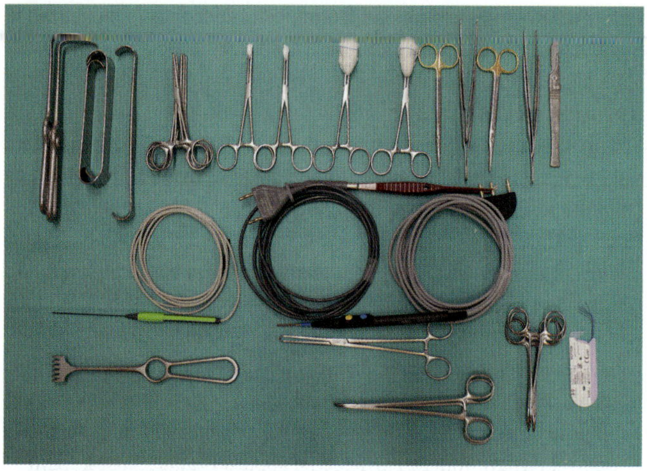

Abb. 4.48 Instrumententisch: Total- und Teilresektion der Schilddrüse [K436]

- Evtl. Durchtrennung der kurzen geraden Halsmuskulatur (der M. sternohyoideus wird längs gespalten und zur Seite gehalten) i. d. R. mittels Schere oder Abpräparation; zur Seite halten. Bei sehr großen Befunden kann auch eine zusätzliche Querspaltung notwendig sein.
- Einbringen von Roux-Haken zum Auseinanderziehen der Muskulatur (als Selbsthalter befestigt an steriler Binde, die um die Taille der Operateure liegt).
- Stumpfe Freipräparation der Strumavorderfläche bzw. Schilddrüsenkapsel mithilfe von Präpariertupfern, welche in Kocher-Klemmchen eingespannt werden.
- Freipräparation des oberen bzw. im Anschluss daran des unteren Pols, N.-laryngeus-recurrens-Darstellung und (bei Bedarf) Darstellung sowie Unterbindung der A. thyreoidea superior und der A. thyreoidea inferior (mit Vicrylligatur und Overholt-Klemme).
- Durch den Einsatz der Neurostimulation und eines akustischen Signals bei Kontakt mit der Sonde erfolgt die Identifizierung sowie Aufzeichnung der Ableitung des N. laryngeus recurrens und N. vagus vor der Resektion. Damit wird allerdings keineswegs die visuelle Darstellung ersetzt, sondern lediglich unterstützt (➤ Abb. 4.49).

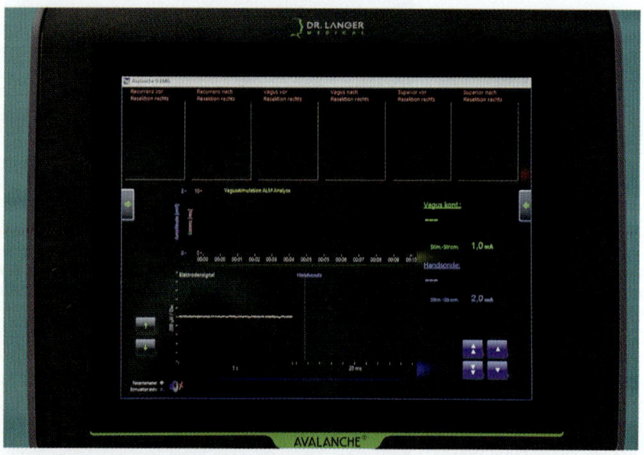

Abb. 4.49 Neurostimulationsgerät (© Fa. Dr. Langer) [K436]

- Nach der Resektion erfolgt die Stimulation des N. laryngeus reccurens über den N. vagus.
- Darstellung der Epithelkörperchen.
- Der Isthmus wird von der Trachea gelöst und mit zwei Overholts, Kocher-Klemmen oder Klemmen unterfahren und durchtrennt, z. B. mit dem Elektrokauter oder einem Skalpell sowie mit Umstechungsnähten oder Ligaturen aus Vicryl vernäht.
- Komplette Freipräparation der Struma/des zu resezierenden Strumaanteils unter Schonung des N. laryngeus recurrens.

Form der Totalresektion:

- Darstellung des N. laryngeus recurrens.
- Abpräparieren der Struma von der Trachea und Hervorluxieren der Schilddrüse.
- Entsprechend weiterauszuführende Präparation folgt.
- Erhalt der Epithelkörperchen ist hier besonders wichtig.

Form der Teilresektion:

- Resektionsgrenze mit Mosquitoklemmchen festlegen und Strumaanteil mit einem Skalpell absetzen (bei der Lappenresektion erfolgt auch eine Isthmus- und Pyramidenlappenresektion).
- Ggf. wird das Präparat per Schnellschnitt versendet und das intraoperative Vorgehen dem Befund angepasst (Schnellschnitt wird bei prä- oder intraoperativem Malignomverdacht empfohlen).
- Ggf. Kapselnaht bei verbleibender Restschilddrüse (3–0 PDS®)
- Je nach Entfernungsmenge auf der anderen Seite entsprechendes Vorgehen.
- Zwischenzeitliches Einlegen einer Kompresse zur Blutstillung.
- Blutstillung.
- Kapselnaht mit fortlaufender Naht.
- Nach Entfernung des Befundes erfolgt die Kontrolle per Neuromonitoring und ggf. eine operative Fortsetzung auf der anderen Seite.
- Vollständig devaskularisierte oder akzidentell entnommene Nebenschilddrüsen sollen in kleine Stückchen zerteilt und in die Halsmuskulatur autotransplantiert werden.
- Abschließende Blutstillung.
- Spülung.
- Zählkontrolle.
- Dokumentation.

Wundverschluss:

- Anlage einer Redondrainage eher selten
- Halsmuskelnähte (2–0/3–0 Vicryl)
- 3–0 Vicryl SH zum Verschluss des Platysmas mit dem Fettgewebe
- Haut mit 3–0 Prolene FS-3 (intrakutane Naht) oder Wundsparklammern
- Druckverband mit aufgerollter Kompresse

Komplikationen:

- Nackenschmerzen, welche positionierungsbedingt entstehen können.
- Schluckbeschwerden.
- Schleimhautschwellungen, welche zeitweilig zu Heiserkeit, Sprach- und Atemstörungen führen können.

- Verletzung (einseitig) der N. laryngeus recurrens (→ postoperative Kontrolle), verbunden mit ggf. lebenslanger Heiserkeit durch Stimmbandlähmung (Rekurrensparese).
- Beidseitige Verletzung des N. laryngeus recurrens kann zu stärkster Atemnot mit Erstickungsgefahr und erforderlicher Tracheotomie führen.
- Nachblutungsgefahr.
- Verletzung des oberen Kehlkopfnervs (Laryngeus superior) mit einem Verlust der Stimmhöhe.
- Verletzung des Zwerchfellnervs (N. phrenicus) kann zu erschwerter Atmung führen.
- Gestörte Beweglichkeit der Zunge durch eine Hypoglossusparese.
- Nebenschilddrüsenunterfunktion.
- Wundheilungsstörungen.

Insgesamt gelten für alle minimalinvasiven Techniken die gleichen Prinzipien für die OP-Indikationsstellung, die Komplikationsprävention und die Resektionsverfahren, wie bei den beschriebenen konventionellen Verfahren.

4.22 Anatomie, Krankheitsbilder und Therapien: Hernien

Eine Hernie ist ein Vorfall eines inneren Organs aus den anatomischen Grenzen heraus. Entweder unterhalb der Haut oder aber in andere anatomische Bereiche hinein. Möglicher Inhalt des Bruchsacks: das Netz, Darmanteile oder weitere Organe. Die Lücke in der Bauchwand wird Bruchpforte genannt und kann angeboren oder erworben sein. Durch sie tritt der Bruchsack mit -inhalt aus. Eine Sonderform ist die sog. Gleithernie, die durch den Vorfall retroperitoneal liegender Organe entsteht. Hierbei sind die Anteile des Organs nur mit dem viszeralen Peritoneum überzogen. Diese bilden somit z. T. den Bruchsackinhalt und zugleich die Wand des Bruchsacks wie z. B. beim Zäkum, dem Colon ascendens oder Colon descendens.

Hernien sind zusätzlich anhand ihrer Reponierbarkeit zu unterscheiden. Bei einer reponiblen Hernie kann der Bruchinhalt manuell oder spontan wieder verlagert werden. Bei einer nicht reponiblen Hernie geht der Bruchsackinhalt nicht oder nicht komplett zurück. Eine inkarzerierte Hernie ist ebenfalls eine irreponible Hernie mit akut auftretenden Beschwerden aufgrund einer Durchblutungsstörung des Darms. Die inkarzerierten Hernien können durch einen Darmverschluss, Nekrosen oder eine Peritonitis lebensbedrohlich werden und sollten schnellstmöglich chirurgisch behandelt werden. Die Reposition von Darmschlingen sollte nur wenn tatsächlich möglich erfolgen und nicht erzwungen werden.

Die genannten Entwicklungsformen werden folgendermaßen beschrieben:

- Die **angeborene Hernie,** die sog. Hernia congentia, entwickelt sich bedingt durch anatomisch vorgebildete Lücken (➤ Kap. 4.22.1) oder muskelreduzierte Areale (➤ Kap. 4.5.1).
- Die **erworbene Hernie,** die sog. Hernia acquisa, hingegen entsteht durch einen sekundären Verlust der Gewebefestigkeit der Bauchwand, z. B. bedingt durch postoperative Narbenbildung durch Veränderungen der anatomischen Strukturen im Zusammenhang mit operativen Eingriffen oder durch Entzündungen. Ursächlich für diese Form sind Veränderungen der kollagenen Strukturen oder eine abnorme intraabdominelle Drucksteigerung, z. B. bedingt durch schwere körperliche Arbeit, oder indirekte Volumenerhöhungen im Abdomen (durch Tumorwachstum, Aszites oder auch eine Schwangerschaft).

Die allgemeine Unterscheidung erfolgt in die äußere und die innere Hernie. Beide Formen können angeboren oder erworben sein:

- Die **äußere Hernie** befindet sich in Richtung der Haut und ist oft äußerlich zu erkennen wie z. B. bei Leisten-, Schenkel-, Nabel-, Narben- und/oder epigastrischen Hernien.
- Bei **inneren Hernien** kommt es zu Vorwölbungen an anderen Körperstellen, welche i. d. R. ohne apparative Diagnostik nicht erkennbar sind, z. B. bei Zwerchfellhernien.

So unterschiedlich die Arten und Bereiche für Hernien sind, genauso variabel sind auch die entsprechenden Operationstechniken. Diese werden stark beeinflusst durch die Einrichtung, den Operateur/die Operateurin sowie den jeweiligen Patienten/die jeweilige Patientin mit individuellem Befund (➤ Abb. 4.50).

4.22.1 Hernia inguinalis (indirekte und direkte Leistenhernie)

DEFINITION

Eine **Hernia inguinalis** ist eine Hernie im Bereich der Leiste (Leistenbruch) durch Schwachstellen der Bauchwand.

Anatomie/Physiologie

Der Leistenkanal misst eine Länge von 4–5 cm. Er wird von allen Seiten begrenzt und hat zwei Öffnungen. Die Begrenzungen des Leistenkanals werden gebildet durch:

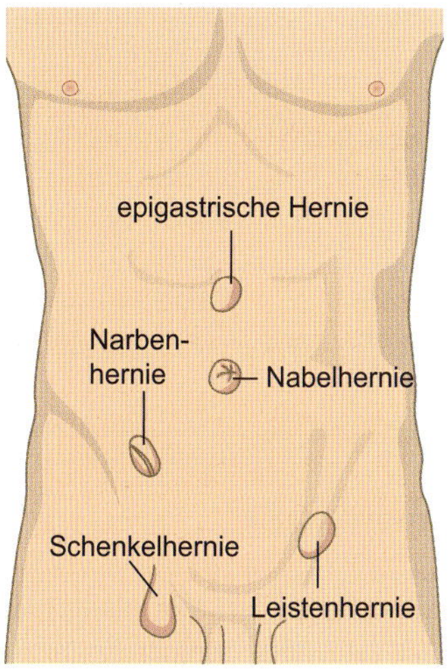

Abb. 4.50 Übersicht: Hernienformen [L138]

- Den inneren Leistenring, der sich (1,5 cm) über dem Leistenband befindet. Dies ist der innere Eingang der Bauchdecke und stellt eine potenzielle Schwachstelle dar.
- Den äußeren Leistenring, der sich oberhalb der Schambeinhügel (Tuberculum pubicum) befindet und gebildet wird durch eine Sehnenlücke des äußeren schrägen Bauchmuskels (M. obliquus externus abdominis). Dies ist der Ausgang.
- Die kraniale Begrenzung (Decke). Diese entsteht durch den Unterrand des M. transversus abdominis und M. obliquus internus abdominis.
- Ventral (Vorderwand) bilden die Aponeurose des äußeren schrägen Bauchmuskels (M. obliquus externus abdominis) und der oberflächlichen Bauchwandfaszie die Begrenzung.
- Dorsal (Rückwand) liegen dem Leistenkanal die tiefe innere Faszie (Fascia transversalis) und das Peritoneum parietale an.
- Der Boden (kaudal) besteht aus dem Leistenband, das von dem vorderen oberen Darmbeinstachel zur Symphyse zieht.

Inhalt bei einem Mann: Samenstrang (Funiculus spermaticus), umhüllt von einer Muskelschicht (M. cremaster). Der Samenstrang beinhaltet den Samenleiter (Ductus deferens) und die Gefäßversorgung des Hodens (A. spermatica, venöse Ableitung durch Plexus pampiniformis).

Inhalt bei einer Frau: Halteband der Gebärmutter (Ligamentum teres uteri).

Inhalt bei beiden: N. ilioinguinalis und R. genitalis des N. genitofemoralis.

Pathogenese

Es erfolgt eine Unterteilung der jeweiligen Bruchpforte (in der Leiste) in direkte und indirekte Hernien (➤ Tab. 4.5 und ➤ Abb. 4.51).

Tab. 4.5 Unterscheidung: indirekte und direkte Hernie

	Indirekte Hernie	Direkte Hernie
Ätiologie	Angeboren und erworben	Erworben
Innere Bruchpforte	Anulus inguinalis profundus (lateral der epigastrischen Gefäße) = Bereich des inneren Leistenrings	Fossa inguinalis medialis (medial der epigastrischen Gefäße)
Äußere Bruchpforte	Anulus inguinalis externus = Bruchsackverlauf durch den Leistenkanal zum äußeren Leistenring	Anulus inguinalis externus
Weitere Bezeichnung	Senkrechter, innerer o. medianer Bruch	Schräger, äußerer o. lateraler Bruch

Symptomatik

Männer leiden darunter häufiger als Frauen. Die Betroffenen leiden unter ziehenden Schmerzen im Bereich der Leiste, insbesondere beim Sitzen und Gehen. Im Bereich der Leiste befindet sich eine

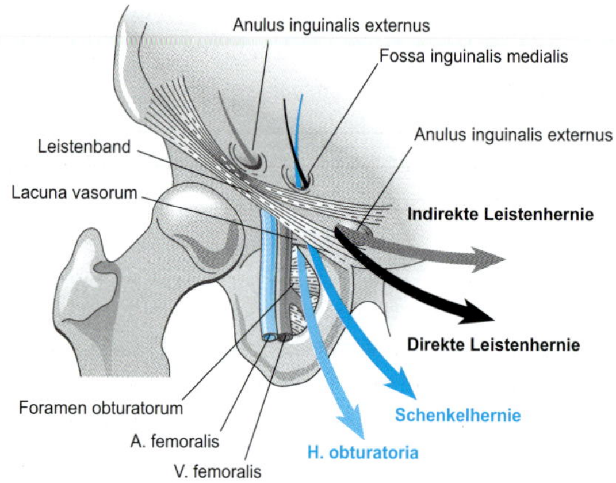

Abb. 4.51 Pathophysiologie Leistenhernie und Schenkelhernie [L106]

mechanisch, ggf. auch kosmetisch störende Vorwölbung (Schwellung). Kommt es zu einer Einklemmung (Inkarzeration), bringt dies entsprechende Symptome mit sich (s. o.). 30 % der Betroffenen haben zum Untersuchungszeitpunkt keine Beschwerden. Die Diagnose lässt sich oft im Rahmen der körperlichen Untersuchung stellen. Selten müssen bei unklaren Befunden Verfahren wie Ultraschall, CT oder MRT durchgeführt werden.

Therapie

Eine OP-Indikation besteht i. d. R. sehr selten. Allerdings wird ein operativer Eingriff für symptomatische Leistenhernien insbesondere im Falle einer Einklemmung (Inkarzeration) notwendig.

Verschiedene OP-Verfahren

- Von ventral: offen konventionelles Verfahren, d. h. eine **Hernioplastik nach Shouldice,** eine **Hernioplastik nach Lichtenstein,** eine Hernioplastik nach Bassini oder eine Hernioplastik nach McVay
- Von dorsal: MIC, d. h., eine TAPP (transabdominale präperitoneale Netzimplantation)/laparoskopische transabdominale polypropylene Netzplastik oder eine TEP (totale extraperitoneale [endoskopische] Plastik/Netzimplantation)

OP nach Lichtenstein (Alternativen: Hernioplastik nach Shouldice oder Bassini)

Patientenpositionierung: Rückenpositionierung (➤ Abb. 4.59) mit entsprechender Saalanordnung (➤ Abb. 4.52) sowie entsprechender Instrumententischvorbereitung (➤ Abb. 4.53).

Schnittführung: Der 5–8 cm lange Hautschnitt erfolgt oberhalb des Leistenbandes sowie parallel dazu, dementsprechend quer oder leicht schräg über der Leistenbeugefalte. Dabei wird das subkutane Fettgewebe durchtrennt, um die Externusaponeurose darzustellen.

VORSICHT
Die epigastrischen Gefäße kreuzen den Zugangsweg.

Präparation:
- Spaltung der Externusaponeurose entsprechend dem Faserverlauf, beginnend am äußeren Leistenring und Freipräparation der Aponeurose bis zum Leistenband.
- Bei Männern ist ein Gummizügel zum Anschlingen und zur Schonung des Samenstrangs notwendig.
- Nach der Freilegung des Leistenkanals erfolgt die Präparation des Samenstrangs am inneren Leistenring und der Faszie (Fascia traversalis). Dann erfolgen die Präparation des Bruchsacks sowie das Ablösen des Samenstrangs bis zum inneren Leistenring hinein. Darüber hinaus werden anhängende Lipome entfernt, um den inneren Leistenring optimal darstellen zu können.

PRAXISTIPP
Bei inkarzerierter Leistenhernie die Instrumente entsprechend zur Laparotomie richten, da evtl. Darm reseziert werden muss.

Rekonstruktion:
- Es erfolgen das Aufsuchen und die Darstellung des Bruchsacks.
- Im Anschluss erfolgt die stumpfe Reposition (Zurückführen) des Bruchsackinhalts mittels eines Stieltupfers. Bei einem großen Bruchsack folgt die Basisfixierung durch eine Tabaksbeutelnaht (resorbierbarer Faden) und die Abtragung des Bruchsacks.
- Es schließt sich die Mobilisation des Samenstrangs an. Die M.-cremaster-Fasern werden gespalten, partiell reseziert und der Samenstrang freigelegt.
- Zuschneiden des Netzes (– Bard-Netz 14 × 8 cm [bei OP nach Lichtenstein]) mit einem Längsschlitz.
- Verschluss beider Bruchpforten durch das Netz zur Verstärkung der Hinterwand. Das Schambein (Os pubis) muss großzügig bedeckt sein, um Rezidive zu vermeiden. Die Netzfixierung (gleichzeitige Einpassung mit 0 Vicryl CT-2) erfolgt an der Internusmuskulatur und am Leistenband bis in den inneren Leistenring. Dort angelangt wird die obere Lefze über die untere gelegt und separat am Leistenband fixiert. Dabei darf der Samenstrang nicht eingeengt werden.
- Zählkontrolle.
- Dokumentation.

Wundverschluss:
- Verschluss der Externusaponeurose mit fortlaufender Naht.
- Ein schichtweiser Wundverschluss erfolgt mit 1–1 Vicryl CT-1 für die Faszie und 3–0 Prolene PS-1, 75 cm als Hautnaht (1 Mersilene CP-1 Redonannaht).

Komplikationen: Zu enge Nähte engen den Leistenring ein.

TEP oder TEEP (totale extraperitoneale [endoskopische] Plastik)

➤ Abb. 4.52, ➤ Abb. 4.53.

Ein operatives Vorgehen ist mit dem Verfahren der TAPP und der TEP möglich (gleichwertige Verfahren). Das Netz wird entweder auf transabdominelle oder auf extraperitoneale Weise eingebracht. Exemplarisch erfolgt die Darstellung der TEP.

Patientenpositionierung: Rückenpositionierung modifiziert (➤ Abb. 4.70).

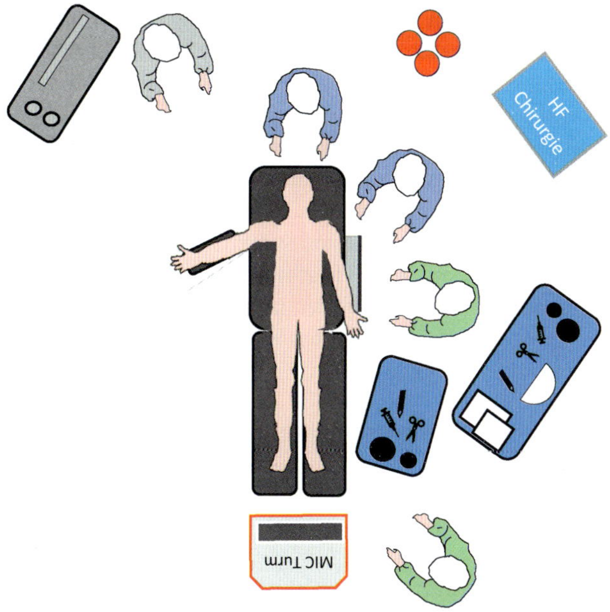

Abb. 4.52 Saalanordnung: laparoskopische Leistenhernien-OP (TEP) [P1293/P1294]

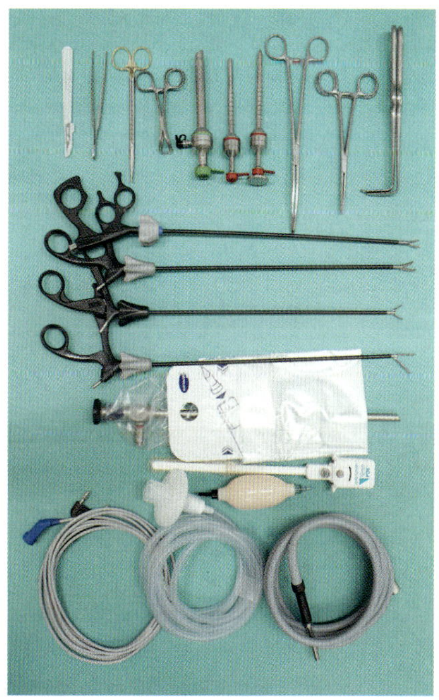

Abb. 4.53 Instrumententisch: Laparoskopische Leistenhernien-OP (TEP) [K436]

Schnittführung: entsprechende Schnitte setzen, um die Trokare einzuführen, d. h. eine Inzision 1 cm unterhalb des Nabels (infraumbilikal) sowie suprapubisch und rechts.

Präparation:
- Auseinanderdrängen des Subkutangewebes mit Langenbeck-Haken und stumpf mittels Finger. Dann wird das vordere Blatt der Rektusscheide inzidiert und mit einem Langenbeck-Hacken angehoben.

- Auf dem hinterem Blatt der Rektusscheide stumpf (Kornzange) kaudal entlanggehen und die Bauchdecke lösen (ventral), im Anschluss an den Dilatator unter Sicht und Tastung einführen.
- Blasebalg entfalten (unter Raumluft, um das Gewebe auseinanderzudrängen und um einen künstlichen Raum zwischen Muskel und Peritoneum zu schaffen).
- Optiktrokar (10 mm) einführen.
- Nun mittig zwischen Nabel und Symphyse einen Schraubtrokar (5 mm) einführen. Diesem folgt ein zweiter, lateral gesetzter Trokar, dessen Weg stumpf oder mit einer Schere gebannt wird.
- Es erfolgt die Präparation mittels bipolarer Fasszange und das Abpräparieren des Bruchsacks.

Rekonstruktion:

- Der Bruchsack wird in den Bauchraum gedrängt. Das zusammengerollte Netz (Teil 1), welches zuvor zugeschnitten werden muss, wird über den Trokar (Optik) mittels Fasszangen eingeführt und platziert. Im Anschluss erfolgt das Einführen des 2. Netzanteils. Wenn keine Fixierung mit Clips erfolgt, muss das Gas unter Sicht langsam abgelassen werden (➤ Abb. 4.54).
- Bei beidseitiger Hernie kann i. d. R. mit derselben Trokarpositionierung weitergearbeitet werden. Allerdings wird dazu der Einsatz eines zweiten Netzes notwendig.
- Zählkontrolle.
- Dokumentation.

Wundverschluss:

- Entfernung der Trokare unter Sicht
- Faszienverschluss mit Vicryl-Naht (0 Vicryl UR-6)
- Hautnaht mit 3–0 Prolene

Komplikationen: Schädigungen von Nachbarorganen wie z. B. Dünndarm, Dickdarm beim Befestigen von Netzen, dadurch Abszesse und Bauchfellentzündung (Peritonitis).

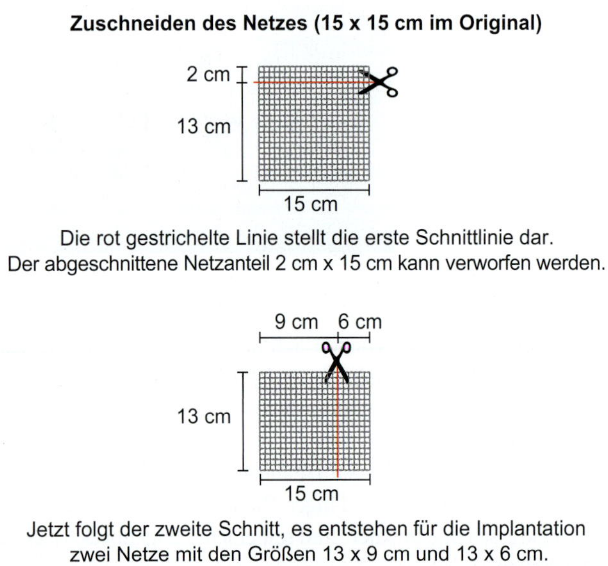

Abb. 4.54 Anleitung: Zuschnitt des Netzes (z. B. © Fa. Bard) [L138]

4.22.2 Narbenhernie

DEFINITION

Eine **Narbenhernie** entsteht im Bereich einer alten Operationsnarbe, häufig nach einer Laparotomie.

Anatomie/Physiologie

Durch Vorliegen von funktionell schwächeren Muskel- und Faszienschichten im Bereich einer Operationsnarbe entsteht dort eine Hernie (sekundäre Dehiszenz).

Pathogenese

Die Bruchpforte liegt im Bereich einer alten Operationsnarbe als häufig auftretende Spätkomplikation in der Viszeralchirurgie. Dies ist bedingt durch vorbelastetes Gewebe oder ungeeignete Verschlusstechniken sowie mögliche Risikofaktoren, z. B. Adipositas, Wundinfekte, männliches Geschlecht oder Notfalllaparotomien.

Symptomatik

Vorwölbung im Bereich der Narbe durch intraabdominelle Druckerhöhung, z. B. bei Bauchpresse, Husten oder schwerem Heben. Häufig handelt es sich hierbei um große Bruchpforten und ein dementsprechend niedrigeres Risiko für Inkarzerationen.

Therapie

Eine OP-Indikation besteht bei jeder Narbenhernie.

Verschiedene OP-Verfahren

Ist die Narbe ≤ 1 cm, erfolgt ein Direktverschluss (nur bei sehr kleinen Trokar-Hernien).

(Netz-)Techniken (➤ Abb. 4.55):

- **Onlay-Technik:** Das Netz wird auf die Faszie gelegt. Dabei ist eine stabile Naht der Muskelaponeurose notwendig, um eine Hernie durch die Muskulatur zu verhindern.
- **Inlay-Technik:** Das Netz wird in den Bruchring (Faszienränder) eingebracht. Die Gewebeverankerung ist problematisch, was spätere Rezidive (siehe Onlay-Technik) verursachen kann.
- **Sublay-Technik:** Das Netz wird unter der betreffenden Faszie positioniert. Es sind nur wenige Fixierungsnähte notwendig, da der Bauchinnendruck das Netz in seiner Position hält. Lediglich größere Defekte von Muskel oder Faszie benötigen eine feste Verankerung per Naht. Für die Anwendung dieser Technik mit geringer Rezidivrate ist ein intaktes Peritoneum notwendig, da kein Kontakt von Darm und Fremdmaterial (Netz) stattfinden darf.

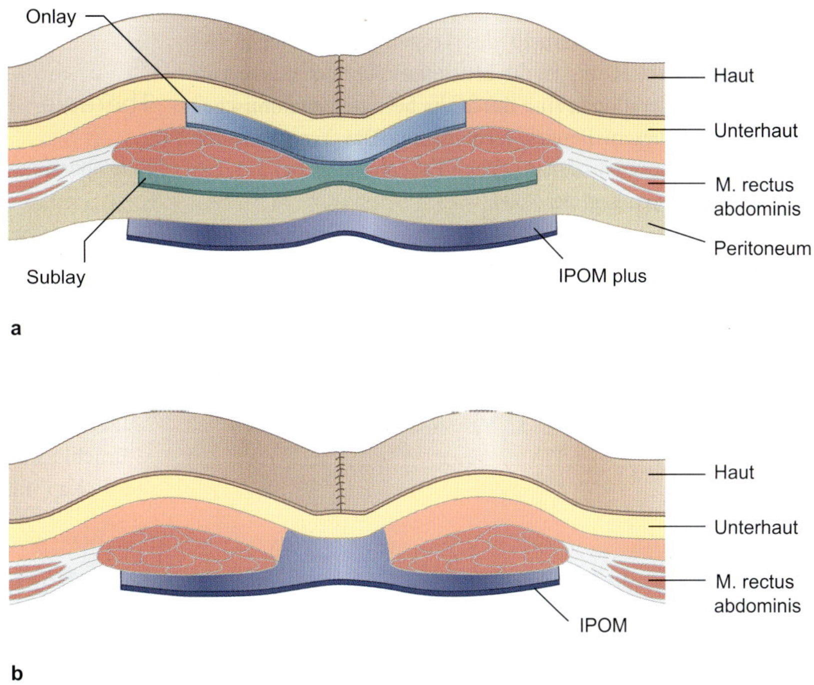

Abb. 4.55 Verschiedene Netztechniken [L157]

- **IPOM-Technik:** Ein Netz wird in offener Vorgehensweise von innen auf die Bauchwand (Peritoneum) fixiert. Dazu erfolgt eine Darstellung des Bruchsacks, seine Eröffnung und ein Lösen der Darmschlingen von der Bauchwand, wo diese durch vorherige Operationen verwachsen sind. Danach wird der Bruchsack ggf. vollständig entfernt. Dann wird das Kunststoffnetz von innen überlappend über den Defekt gebracht. Das Kunststoffnetz wird z. B. durch U-Nähte an den tragenden Schichten der Bauchwand gestochen und fixiert. Die IPOM-Technik kann auch laparoskopisch erfolgen, ggf. hier dann auch mit Belassen des Bruchsacks.

4.22.3 Hernia umbilicalis (Nabelhernie)

DEFINITION

Bei einer **Nabelhernie** (Nabelbruch) handelt es sich um eine peritoneale Ausstülpung im Bereich des Bauchnabels.

Anatomie/Physiologie/Pathogenese

Bei Säuglingen und Kleinkindern persistiert der embryonale Nabelbruch mit bestehender Faszienlücke. Die Bruchpforte ist also der sog. Nabelring (Anulus umbilicalis). Im Normalfall bildet sich die embryonale Durchtrittstelle der Nabelorgane zurück und verschließt sich damit. Bei Erwachsenen kommt es direkt neben dem Bauchnabel zu einer Hernienbildung. Risikofaktoren sind das weibliche Geschlecht, Adipositas, Schwangerschaft oder Aszites.

Symptomatik

Es treten ggf. ziehende Schmerzen in der Nabelgegend auf, eine Einengung des Nabels durch die sich vorwölbende Nabelhaut sowie eine Eversion der Nabelhaut (große Hernien). Es bilden sich tastbare Bruchlücken.

Diagnostisch sind die Nabelhernien erkennbar durch Inspektion und Palpation.

Therapie

Grundsätzlich sollte eine operative Versorgung erfolgen. Bei Säuglingen und Kleinkindern besteht allerdings eine hohe Rückbildungsrate, deswegen ist bei dieser Personengruppe eher ein abwartendes Vorgehen zu empfehlen.

Verschiedene OP-Verfahren

- Kleinere Hernien: Bei kleineren Bruchlücken < 1 cm erfolgt ein Direktverschluss mit nicht resorbierbarem Faden
- Größere Hernien: Bei größerer Bruchlücke > 1 cm erfolgt eine Netzeinlage in Sublay-Technik (➤ Kap. 4.22.2).

4.22.4 Hernia femoralis (Schenkelhernie)

DEFINITION

Eine **Schenkelhernie** (Schenkelbruch) ist immer erworben und eher selten.

Anatomie/Physiologie/Pathogenese

Die Bruchpforte liegt unterhalb des Leistenbandes, medial der A. und V. femoralis. Häufig ist die Bruchpforte der Schenkelhernie sehr klein. Inkarzerationen sind durch die beengten anatomischen Verhältnisse in diesem Bereich recht häufig. Das Verhältnis von weiblichen Patientinnen zu männlichen Patienten liegt bei 3 : 1, das Alter der Betroffenen liegt bei > 50 J.

Symptomatik

Häufig sind Schenkelhernien asymptomatisch, bis es zur Inkarzeration kommt und eine ausgeprägte Symptomatik auftritt (➤ Kap. 4.22.1).

Therapie

Eine operative Therapie ist notwendig.

Verschiedene OP-Verfahren

Primär gilt die TEEP als Standardverfahren bei Schenkelhernien. Bei kleineren Bruchlücken wird aber auch ein Verschluss mittels Naht durchgeführt. Im Falle größerer Bruchlücken wird eine Netzimplantation empfohlen.

4.22.5 Hernia epigastrica (epigastrische Hernie)

DEFINITION

Die **epigastrische Hernie** befindet sich im Bereich der Faszienlücke in der Mittellinie (Linea alba) zwischen dem Processus xiphoideus und dem Nabel. Oft kommt es zunächst zum Austritt von peritonealem Fettgewebe (Lipom).

MERKE

Paraumbilikale Hernie = nabelnahe epigastrische Hernie.

Anatomie/Physiologie/Pathogenese

Die Bruchpforte entsteht im Bereich der Mittellinie, einem Sehnenstreifen aus der Sehnenhaut der seitlichen Bauchmuskeln (Linea alba). Sie befindet sich zwischen dem knöchern-knorpeligen Ende des Brustbeins (Xiphoid) und dem Nabel. Der Bruch enthält bei größeren Defekten z. B. große Teile des großen Netzes (Omentum majus) oder Teile des Dünndarms.

Symptomatik

Die Hernie bereitet den Betroffenen Oberbauchbeschwerden, die insbesondere bei Anspannung der Bauchdecke (Husten oder Pressen) und Veränderung der Körperposition auftreten. Die epigastrischen Hernien sind meist sichtbar und tastbar.

Therapie

Eine operative Therapie ist notwendig.

Verschiedene OP-Verfahren

Naht (resorbierbare und nicht resorbierbare Nähte) und ggf. Netzeinlage:

- Bruchlücke < 1 cm: Direktnaht
- Bruchlücke 1–4 cm: Netzeinlage praeperitoneal, in Sublay- oder IPOM-Technik (➤ Kap. 4.22.2)
- Bruchlücke 4–10 cm: Netzeinlage in Sublay- oder IPOM-Technik (➤ Kap. 4.22.2)

4.23 Fachspezifische Positionierungen

4.23.1 Grundsätze zur Patientenpositionierung in der Allgemeinchirurgie

Das Ziel jeder Patientenpositionierung in der Allgemeinchirurgie, aber auch anderweitigen Fachabteilung ist es, die optimale Positionierung auf dem OP-Tisch zu erzielen. Die Vermeidung positionierungsbedingter Schädigungen der zu operierenden Person und gleichzeitig das Ermöglichen optimaler Arbeitsbedingungen für das gesamte OP-Team stehen dabei im Fokus.

Die Sicherheit und das Wohlbefinden des Patienten/der Patientin stehen dabei allerdings immer an erster Stelle und sind entsprechend im Rahmen aller Positionierungshandlungen zu berücksichtigen.

4.23.2 Positionierungsvorbereitung

Eine gezielte Informationssammlung über für die zu positionierende Person ist Teil jeder guten Positionierungsvorbereitung. Dies beinhaltet auch

- sich vertraut zu machen mit der Art der geplanten Operation anhand des OP-Plans sowie
- der Krankengeschichte des Patienten/der Patientin anhand des OP-Plans (z. B. sind bereits Eingriffe vorausgegangen),
- bei Unklarheiten evtl. Rücksprache mit dem Operateur/der Operateurin aufzunehmen,
- ein persönliches Gespräch mit dem Patienten/der Patientin im Anästhesievorbereitungsraum über Vorerkrankungen bzw. Operationen, Einschränkungen in der Beweglichkeit, Prothesen, Allergien, Druckschaden (Dekubitus) zu führen.

Im Anschluss werden die benötigten Positionierungshilfsmittel für den geplanten Eingriff vorbereitet sowie der gesammelten Informationen evaluiert und überprüft.

MERKE

Für die Vorbereitung der Positionierungshilfsmittel sowie für die eigentliche Patientenpositionierung sollte ausreichend Zeit eingeplant werden, da diese Vorgänge v.a. in der Allgemeinchirurgie sehr zeitintensiv sein können (z.B. bei der Spiralpositionierung bei der Ösophagusresektion mit Magenhochzug).

PRAXISTIPP

Die Vorgänge zur Patientenpositionierung sind häufig in entsprechenden Standards hinterlegt und dienen damit der optimalen Vorbereitung.

VORSICHT

Die hinterlegten Standards zur Patientenpositionierung sollen den besonderen Bedürfnissen des Patienten/der Patientin individuell angepasst werden. Die Standards bitte nicht einfach übernehmen ohne nachzudenken!

Folgende Punkte sind dabei zu beachten bzw. zu vermeiden:

- **Nervenschädigungen:** Im Rahmen der Steinschnittpositionierung unter Verwendung von Goepel-Halterungen ist z.B. Vorsicht im lateralen und medialen Bereich (N. peronaeus, N. saphenus) bezüglich nervaler Strukturen geboten. Nervenschädigungen sollte durch eine zusätzliche Abpolsterung vorgebeugt werden.
- **Verbrennungen:** Ein direkter Hautkontakt mit dem OP-Tisch und dem Zubehör (Metall) sollte vermieden werden, da dadurch Verbrennungsgefahr droht, z.B. durch die Halterungen der Goepel-Halterungen.
- **Druckschäden:** Die OP-Tische sollten so ausgestattet sein, dass Druckschäden an besonders gefährdeten Körperstellen vermieden werden (Schulterblätter, Ellenbogen, Hüfte, Kreuzbein, Kniegelenke und Fersen). Blasenkatheter, Infusionsleitungen, Neutralelektrodenkabel etc. sollten spannungsfrei und ohne Druck vom Patienten/von der Patientin abgeleitet sein.
- **Feuchtigkeit:** Dabei ist besonders wichtig, dass vor der Positionierung, besonders bei längeren Eingriffen, darauf geachtet wird, dass der Patient/die Patientin schwitzen kann. Entsprechend sollten Hautareale nicht ungeschützt aneinanderliegen.
- **Unterkühlung:** Wichtig ist das Platzieren von aktiven/passiven Wärmedecken, besonders bei zeitintensiven Eingriffen (Ösophaguschirurgie) oder Eingriffen mit vergrößerten Patientenarealen, welche freiliegen (z.B. abdominale Eingriffe).
- **Durchblutungsstörungen:** Der Patient/die Patientin sollte auf einer glatten Oberfläche liegen, Scherkräfte, Überstreckungen und Einschnürungen sind zu vermeiden.

4.23.3 Positionierungsvorgang

Die Positionierung sollte immer nach Rücksprache und unter Mithilfe der Anästhesiepflege und der Anästhesistin/des Anästhesisten sowie im Beisein des Operateurs/der Operateurin durchgeführt. Vor der Operation sollte eine Kontrolle durch den Operateur/die Operateurin erfolgen und im Team-Time-out erwähnt werden. Eine ausreichende Anzahl von Mitarbeitenden bei schwierigen oder aufwendigen Positionierungen sollte eingeplant werden, z.B. beim Positionieren mit einer Vakuummatratze unterstützen. Die Verantwortung für die Patientenpositionierung trägt sowohl der Anästhesist/die Anästhesistin, der Operateur/die Operateurin als auch das OP-Pflege- bzw. Anästhesiepflegepersonal. Abweichungen vom Positionierungsstandard sind zu protokollieren und intraoperative Lageveränderungen zu kontrollieren, z.B. bei kolorektalen Eingriffen. Die Intimsphäre des Patienten/der Patientin sollte immer gewahrt werden und das Abdecken bei allen erforderlichen Maßnahmen immer zügig erfolgen, z.B. in Steinschnittlage durch die gespreizte Beinposition.

4.23.4 Eingriffsspezifische Patientenpositionierung

Lapraskoskopische Fundoplikatiopositionierung

OP-Verfahren zum Ösophagus: laparoskopische Fundoplikatio mit Hiatusplastik (➤ Tab. 4.6 und ➤ Abb. 4.56).

Tab. 4.6 Patientenpositionierung: laparoskopische Fundoplikatiopositionierung (modifizierte Steinschnittposition)

Körperregion	Aktivität
Kopfposition	Kopf liegt gut gepolstert im Kopfring oder auf einem Kissen, sodass der Nacken gut gestützt und die Halswirbelsäule nicht abgeknickt ist.
Armposition 1 **Armposition 2**	• Der linke Arm wird auf Armausleger angelegt. • Der rechte Arm wird ausgelagert.
Körperposition	Patient/Patientin liegt in Rückenlage (leicht sitzend) mit leichter Knickung im Kniekehlenbereich.
Beinposition	• Steinschnittpositon ohne Beinschalen (Göbelhalter). • Beine sind mit zusätzlichen „Schlingen" gesichert. • Intraoperativer Positionswechsel: OP-Tischkippung erfolgt fußtief.

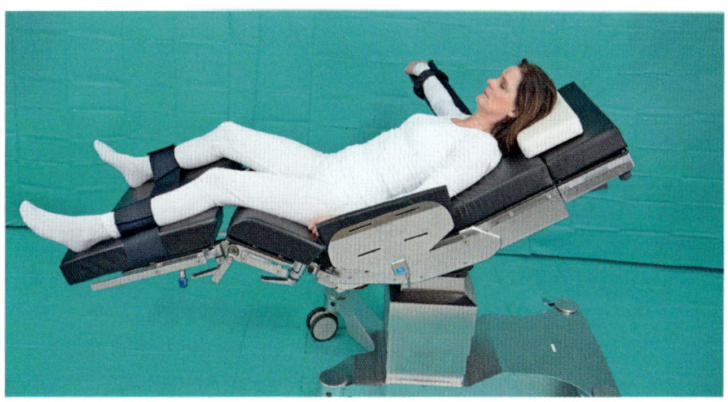

Abb. 4.56 Patientenpositionierung: Laparoskopische Fundoplikatiopositionierung (modifizierte Steinschnittposition) [K436]

Spiral-/Schraubenpositionierung mit Vakuummatratze

OP-Verfahren zum Ösophagus: Ösophagusresektion mit Magenhochzug (➤ Tab. 4.7 und ➤ Abb. 4.57).

Tab. 4.7 Patientenpositionierung: Spiral-/Schraubenpositionierung mit Vakuummatratze

Körperregion	Aktivität
Kopfposition	Kopf liegt gut gepolstert im Kopfring oder auf einem Kissen, sodass der Nacken gut gestützt und die Halswirbelsäule nicht abgeknickt ist.
Armposition 1 **Armposition 2**	• Arm auf der nicht zu operierenden linken Seite wird auf einem Armausleger ausgelagert, nicht mehr als 90° abduziert und auf Thoraxniveau gelagert. Im Ellenbogengelenk leicht gebeugt. Nicht über die Horizontallage absenken bzw. überstrecken (Anästhesiepersonal). • Armpositionierung auf OP-Seite: Arm wird auf dem Oberkörper des Patienten/der Patientin gelagert und von einer Pflegekraft, die auf der linken Seite des OP-Tisches steht, kurzzeitig gehalten. ! **Vorsicht:** Armposition 1: Kritische Bereiche bestehen hierbei für N. radialis und N. ulnaris. Daher erfolgt eine Weichpositionierung. • Der zweite Arm wird im Plexusschoner gelagert und am Narkosebügel aufgehängt. • Der gepolsterte Arm wird mittels Fixiergurt am Narkosebügel fixiert. • Schulter evtl. mit Gelkissen unterstützen. ! **Vorsicht:** Armposition 2: Es ist darauf zu achten, dass die Schulter nicht angehoben und der Arm nicht überstreckt und zu hoch aufgehängt wird.
Körperposition 1	• Patient/Patientin liegt in Rückenlage auf einer Vakuummatratze und wird mit dieser an die rechte OP-Tischkante befördert. • Keilkissen an der rechten Seite unter den Thorax legen und Armanlagerungsstütze (flach, Metall) zur Abstützung des Keilkissens rechts anbauen. • Eine Seitenstütze auf Höhe des Oberschenkels zur Fixierung der Vakuummatratze anbringen. • Die Vakuummatratze wird nun unter Mithilfe eines Saugers vakuumisiert und an Pat. anmodelliert. • Nachdem das Vakuum aufgebaut wurde, wird eine Seitenstütze zur Fixierung des großen Keilkissens angebracht (genauso wie auf der anderen Seite).
Beinposition	• Während sich das Vakuum aufbaut, darauf achten, dass die Beine nebeneinanderliegen und ebenfalls an die Vakuummatratze anmodelliert werden. • Freipositionierung bzw. Schutz der Fersen mit Gelmatten. ! **Vorsicht:** – Beinposition: Die Blutgefäße in der Kniekehle dürfen ebenfalls nicht in ihrer Abflussmöglichkeit behindert werden. – Auf die Fixierung der Beine ist zu achten, um die Sicherheit des narkotisierten Patienten/der Patientin besonders in der Ausleitungsphase zu gewährleisten. • Beingurte anlegen (mit Gelmatte unterpolstern).

PRAXISTIPPS

- Die Vakuummatratze anmodellieren und entlüften.
- Positionsveränderung: Intraoperativ wird der OP-Tisch auf Ansage nach rechts oder links gekippt. Dabei ist es wichtig, die Patientenpositionierung erneut zu kontrollieren.

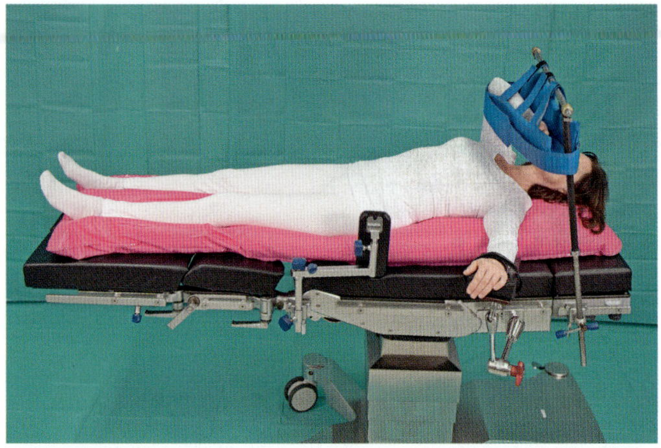

Abb. 4.57 Patientenpositionierung: Spiral-/Schraubenpositionierung mit Vakuummatratze [K436]

PRAXISTIPP

Zur weiteren Dekubitusprophylaxe wird die Patientenpositionierung durch minimale Stellungsveränderung des OP-Tisches und wenn möglich durch kurzfristige Entlastung der Auflageflächen des Patienten/der Patientin durchgeführt, z. B. Beine in Steinschnittlage. Beinmassagen sollen einem Kompartmentsyndrom vorbeugen. Auch diese Maßnahmen erfolgen nach Standard unter Berücksichtigung aller patientenrelevanten Gegebenheiten und werden dokumentiert.

Spiralpositionierung (modifizierte Spiralpositionierung mit ausgelagerten Beinen und Vakuummatratze)

OP-Verfahren zum Ösophagus: laparoskopische Ösophagusresektion (➤ Tab. 4.8 und ➤ Abb. 4.58).

Tab. 4.8 Patientenpositionierung: Spiralpositionierung (modifizierte Spiralpositionierung mit ausgelagerten Beinen und Vakuummatratze)

Körperregion	Aktivität
Kopfposition	Kopf liegt gut gepolstert im Kopfring oder auf einem Kissen, sodass der Nacken gut gestützt und die Halswirbelsäule nicht abgeknickt ist.
Armposition 1 **Armposition 2**	• Der linke Arm wird ausgelagert. • Der rechte Arm wird aufgehängt.
Körperposition	• Patient/Patientin liegt in Rückenlage auf einer Vakuummatratze und wird mit dieser an die rechte OP-Tischkante befördert. • Keilkissen an der rechten Seite unter den Thorax legen und Armanlagerungsstütze (flach, Metall) zur Abstützung des Keilkissens rechts anbauen. • Eine Seitenstütze auf Höhe des Oberschenkels zur Fixierung der Vakuummatratze anbringen. • Die Vakuummatratze wird nun unter Mithilfe eines Saugers vakuumisiert und an Pat. anmodelliert. • Intraoperativer Positionswechsel: OP-Tischkippung erfolgt nach links.
Beinposition	Steinschnittposition ohne Beinschalen (Goebel-Halter), stattdessen mit Beinhaltern.

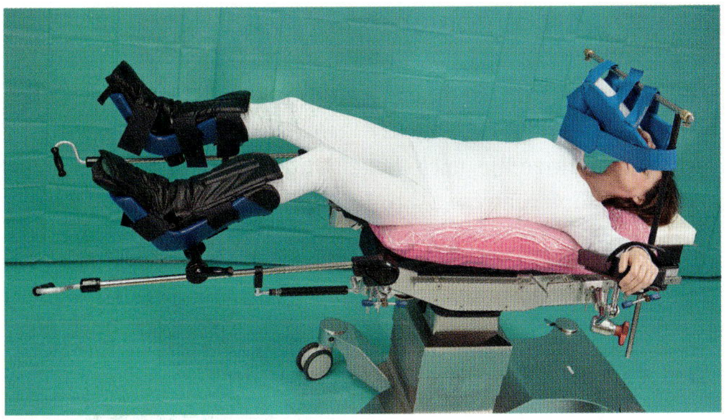

Abb. 4.58 Patientenpositionierung: Spiralpositionierung (modifizierte Spiralpositionierung mit ausgelagerten Beinen und Vakuummatratze) [K436]

Rückenpositionierung mit ausgelagerten Armen

OP-Verfahren zu Magen und Dünndarm: z. B. Gastrektomie (➢ Tab. 4.9 und ➢ Abb. 4.59).
OP-Verfahren zu Leber und Pankreas: Spülkatheteranlage, Hemihepathektomie links und rechts, Leberpacking.
OP-Verfahren zur Milz: Splenektomie.
OP-Verfahren zu Hernien: OP nach Lichtenstein (Alternativen: Hernioplastik nach Shouldice oder Bassini)
Akutes Abdomen: Je nach Lokalisation in Rücken- oder Steinschnittpositionierung (➢ Abb. 4.59 und ➢ Abb. 4.62).

Tab. 4.9 Patientenpositionierung: Rückenpositionierung mit ausgelagerten Armen

Körperregion	Aktivität
Kopfposition	Kopf liegt gut gepolstert im Kopfring oder auf einem Kissen, sodass der Nacken gut gestützt und die Halswirbelsäule nicht abgeknickt ist.
Armposition	Die Arme auf gut gepolsterter Armpositionsschiene, nicht mehr als 90° abduzieren und auf Thoraxniveau, lagern (im Ellenbogengelenk leicht gebeugt positionieren). Die Arme sollen nicht über die Horizontallage abgesenkt bzw. überstreckt werden.
Körperposition	Hierbei existieren keine Besonderheiten.
Beinposition	• Beide Beine müssen nebeneinanderliegen. • Freipositionierung der Fersen. ! **Vorsicht:** – Beinposition: Die Blutgefäße in der Kniekehle dürfen ebenfalls nicht in ihrer Abflussmöglichkeit behindert werden. – Auf die Fixierung der Beine ist zu achten, um die Sicherheit des narkotisierten Patienten/der Patientin besonders in der Ausleitungsphase zu gewährleisten.

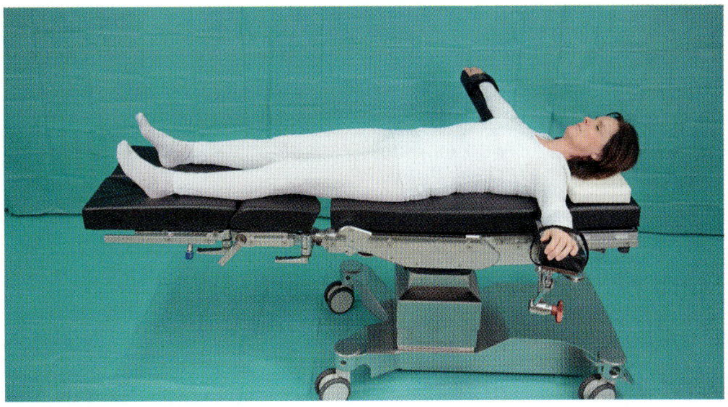

Abb. 4.59 Patientenpositionierung: Rückenpositionierung mit ausgelagerten Armen [K436]

Steinschnittpositionierung mit abgesenkten Beinen

OP-Verfahren zu Gallenblase und Gallenwegen: laparoskopische Cholezystektomie (➢ Tab. 4.10 und ➢ Abb. 4.60).

Tab. 4.10 Patientenpositionierung: Steinschnittpositionierung mit abgesenkten Beinen

Körperregion	Aktivität
Kopfposition	Kopf liegt gut gepolstert im Kopfring oder auf einem Kissen, sodass der Nacken gut gestützt und die Halswirbelsäule nicht abgeknickt ist.
Armposition 1 **Armposition 2**	• Der linke Arm wird mit einer Armanlagerungsstütze angelagert und mit einem Kissen gepolstert. • Der rechte Arm wird auf Armausleger ausgelagert.
Körperposition	Patient/Patientin liegt in Rückenlage.
Beinposition	• Steinschnittlage ohne Beinschalen (Goebel-Halter), stattdessen Beinhalter. • Beine werden abgesenkt. • Intraoperativer Positionswechsel: Die OP-Tischkippung erfolgt fußtief.

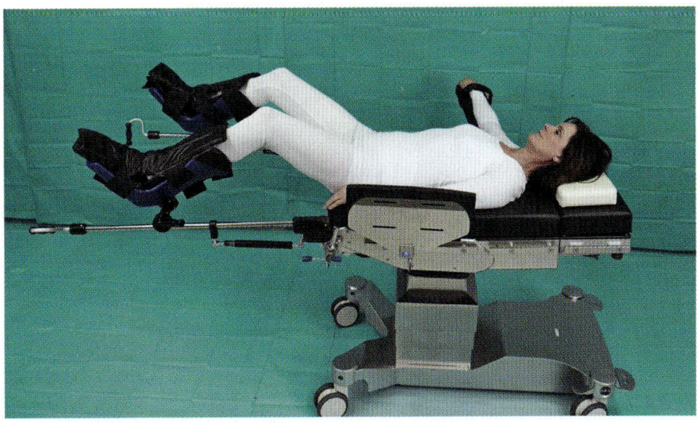

Abb. 4.60 Patientenpositionierung: Steinschnittpositionierung mit abgesenkten Beinen [K436]

PRAXISTIPP

Die Patientenpositionierung sollte auf einem röntgendurchlässigen OP-Tisch erfolgen, da eine kombinierte endoskopische und Röntgenuntersuchung der Gallenblase und des Gallengangsystems notwendig sein könnte. Hierfür wird ein Röntgenkontrastmittel in den Gallengang eingespritzt.

Spiralpositionierung (modifizierte Spiralpositionierung mit ausgelagerten Beinen)

OP-Verfahren zur Milz: laparoskopische Splenektomie (➤ Tab. 4.11 und ➤ Abb. 4.61).

Tab. 4.11 Patientenpositionierung: Spiralpositionierung (modifizierte Spiralpositionierung mit ausgelegten Beinen)

Körperregion	Aktivität
Kopfposition	Kopf liegt gut gepolstert im Kopfring oder auf einem Kissen, sodass der Nacken gut gestützt und die Halswirbelsäule nicht abgeknickt ist.
Armposition 1 **Armposition 2**	• Der rechte Arm wird ausgelagert (auf einem Armausleger). • Der linke Arm mittels „Armschlinge" aufgehängt. ! **Vorsicht:** – Kritische Bereiche: Es erfolgt eine Weichpositionierung bzw. ein Hochlegen des Arms um eine Schädigung des N. radialis und des N. ulnaris zu vermeiden. – Bei der Armhochpositionierung ist darauf zu achten, dass die Schulter nicht angehoben und der Arm nicht überstreckt ist. Die Schlaufen zur Armfixierung nicht zu fest anziehen, um Druck und Stauungsschäden zu vermeiden.
Körperposition	• Ein Keilkissen wird unter der linken Seite des Patienten/der Patientin positioniert (zur Verbesserung der intraoperativen Sicht). • Seitenstützen werden auf der rechten Seite des Patienten/der Patientin angebaut.
Beinposition	Die Beinpositionierung erfolgt in Beinhaltern.

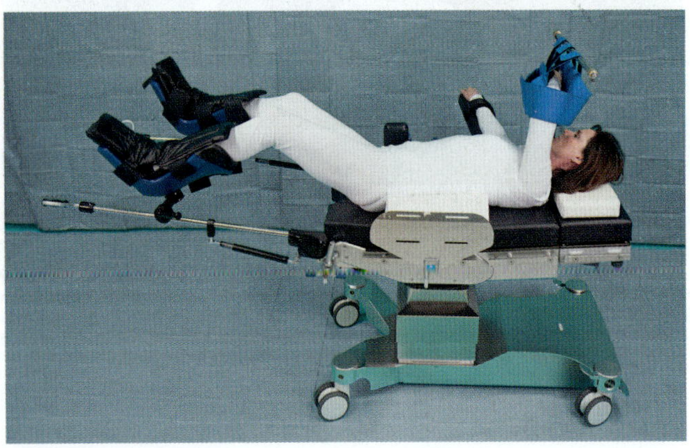

Abb. 4.61 Spiralpositionierung (modifizierte Spiralpositionierung mit ausgelagerten Beinen) [K436]

Steinschnittpositionierung

OP-Verfahren zum Enddarm und Anus: z. B. OP nach Longo (➤ Tab. 4.12 und ➤ Abb. 4.62).

Akutes Abdomen: Je nach Lokalisation in Rücken- oder Steinschnittpositionierung (➤ Abb. 4.59 und ➤ Abb. 4.62)

Tab. 4.12 Patientenpositionierung: Steinschnittpositionierung

Körperregion	Aktivität
Kopfposition	Der Kopf liegt gut gepolstert im Kopfring oder auf einem Kissen, sodass der Nacken gut gestützt und die Halswirbelsäule nicht abgeknickt ist.
Armposition	Beide Arme werden ausgelagert.
Körperposition	Patient/Patientin liegt flach auf dem Rücken und mit dem Gesäß an bzw. leicht über der Tischkante (da sich die Position des Gesäßes beim Hochlagern der Beine noch etwas verändert, d. h., kopfwärts rutscht).
Beinposition	Die Beine werden in Beinhaltern (Goepel-Stützen, ➤ Abb. 4.62) positioniert. Bei Goepel-Stützen müssen die Unterschenkel gut gepolstert gelagert werden. Fibulaköpchen (N. peronaeus communis) und Kniekehle (Blutgefäße) dürfen nicht komprimiert werden. Die Beine werden in Knie- und Hüftgelenken stark gebeugt und gespreizt.

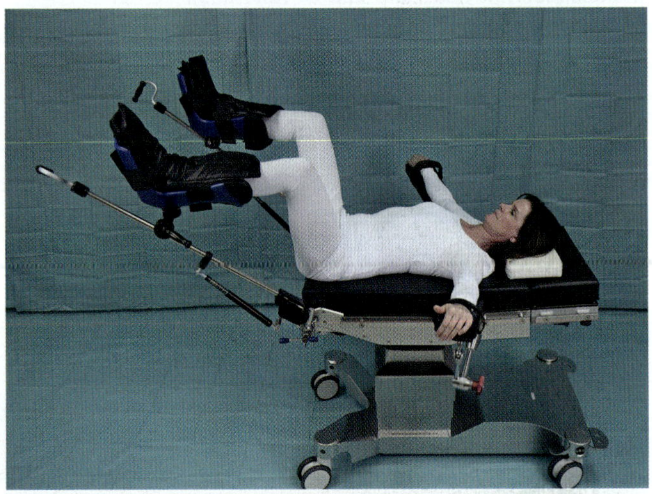

Abb. 4.62 Patientenpositionierung: Steinschnittpositionierung [K436]

Steinschnittpositionierung (modifiziert) mit gestreckten Beinen und ausgelagerten Armen

OP-Verfahren zu Dickdarm und Rektum: Hemikolektomie links, Sigmaresektion, abdominoperineale Rektumexstirpation, Diskontinuitätsresektion und Kontinuitätswiederherstellung nach Hartmann (➤ Tab. 4.13, ➤ Abb. 4.62 und ➤ Abb. 4.63), (tiefe) anteriore Rektumresektion.

Tab. 4.13 Patientenpositionierung: Steinschnittpositionierung (modifiziert) mit gestreckten Beinen und ausgelagerten Armen

Körperregion	Aktivität
Kopfposition	Der Kopf liegt gut gepolstert im Kopfring oder auf einem Kissen, sodass der Nacken gut gestützt und die Halswirbelsäule nicht abgeknickt ist.
Armposition	Beide Arme werden ausgelagert.
Körperposition	Patient/Patientin liegt flach auf dem Rücken und mit dem Gesäß an bzw. leicht über der Tischkante.
Beinposition	Die Beine werden in Beinhaltern (Goepel-Stützen, ➤ Abb. 4.63) positioniert. Bei Goepel-Stützen müssen die Unterschenkel gut gepolstert positioniert werden. Fibulaköpfchen (N. peronaeus communis) und Kniekehle (Blutgefäße) dürfen nicht komprimiert werden. Beine werden gestreckt und in den Kniegelenken leicht gebeugt, ca. 40–45°, und in den Hüftgelenken gebeugt und gespreizt, sodass sich eine Person dazwischen stellen kann. Zur transanalen Anastomosenbildung werden die Beine hochgefahren (➤ Abb. 4.62).

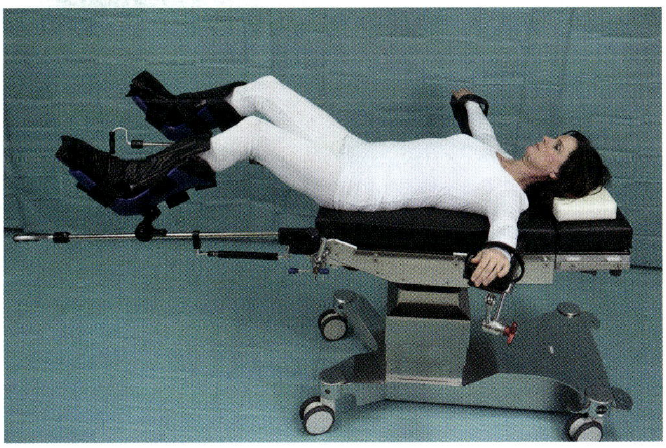

Abb. 4.63 Patientenpositionierung: Steinschnittpositionierung (modifiziert) mit gestreckten Beinen und ausgelegten Armen [K436]

Steinschnittpositionierung (modifiziert) mit angelagerten Armen, Schulterstützen

OP-Verfahren zu Dickdarm und Rektum: laparoskopische Sigmaresektion und (tiefe) anteriore Rektumresektion, laparoskopisch (➤ Tab. 4.14, ➤ Abb. 4.62, ➤ Abb. 4.64 und ➤ Abb. 4.65).

Tab. 4.14 Patientenpositionierung: Steinschnittpositionierung (modifiziert) mit angelagerten Armen, Schulterstützen

Körperregion	Aktivität
Kopfposition	Kopfposition: Kopf wird z. B. in einem DaVinci-Positionierungskissen (© Fa. MediPlac) positioniert und von hinten mit Schulterstützen unterstützt bzw. gehalten. Darauf achten, dass die weiche Seite zu den Schultern zeigt.
Armposition	Beide Arme werden z. B. in Schalen angelagert u. entsprechend gepolstert. Hände werden zusätzlich in Handschutzsäckchen (© Fa. MediPlac) gepackt, um einen Kontakt mit Metall zu vermeiden. Bei einem Positionswechsel der Beine immer nachträglich auf die Hände achten. Es besteht eine potenzielle Druckgefahr durch die Beinhalter.
Körperposition	Patient/Patientin liegt flach auf dem Rücken und mit dem Gesäß an bzw. leicht über der Tischkante. Mehrfacher Positionswechsel während der Operation, z. T. extreme Kopftiefposition nach Lloyd-Davies-Positionierung.
Beinposition	Die Beine werden in Beinhaltern (Goepel-Stützen, ➤ Abb. 4.64) gelagert. Bei Goepel-Stützen müssen die Unterschenkel gut gepolstert gelagert werden. Fibulaköpchen (N. peronaeus communis) und Kniekehle (Blutgefäße) dürfen nicht komprimiert werden. Beine werden gestreckt und in den Kniegelenken leicht gebeugt, ca. 40–45°, und in den Hüftgelenken gebeugt und gespreizt, sodass sich eine Person dazwischen stellen kann. Zur transanalen Anastomosenbildung werden die Beine hochgefahren (➤ Abb. 4.62).

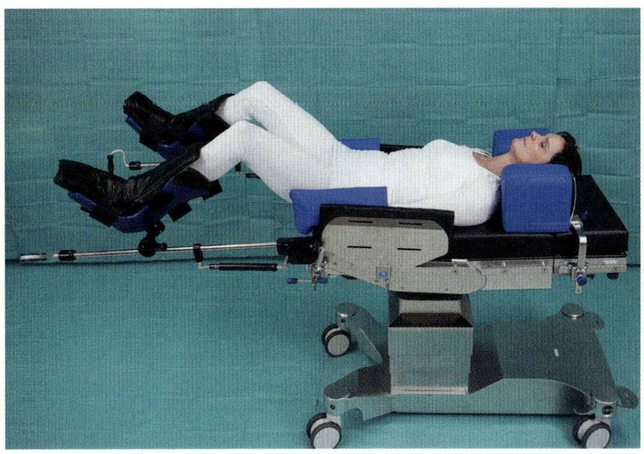

Abb. 4.64 Patientenpositionierung: Steinschnittpositionierung (modifiziert) mit gestreckten Beinen, Schulterstützen/Da-Vinci-Kissen (© Fa. MediPlac) [K436]

PRAXISTIPP

Es besteht auch die Möglichkeit, solche Operationen auf einer kurzen Vakuummatratze durchzuführen.

4

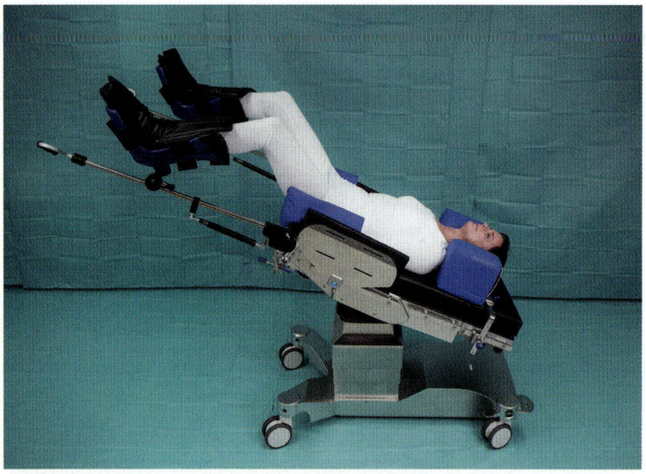

Abb. 4.65 Patientenpositionierung: Steinschnittpositionierung (modifiziert) mit gestreckten Beinen, Schulterstützen, Lloyd-Davies-Positionierung [K436]

4

Bauchpositionierung

OP-Verfahren Enddarm und Anus: Sinus pilonidalis (➤ Tab. 4.15, ➤ Abb. 4.66 und ➤ Abb. 4.67).

Tab. 4.15 Patientenpositionierung: Bauchpositionierung

Körperregion	Aktivität
Armposition	Die Arme hängen zuerst seitlich vom Tisch, dann werden beide Arme nach vorne ausgelagert; darauf achten, dass sie vorsichtig von unten nach vorn gedreht werden (entgegen dem Uhrzeigersinn); bei Widerstand besser Arm anlagern, sonst Gefahr der Luxation. Arme liegen unter Brustniveau.
Beinposition	Die Füße hängen locker über die Tischkante, Fußrücken werden mit einem flachen Kissen unterstützt oder durch eine Gelmatte, die über die Tischkante hängt. Direkt unterhalb der Knie wird eine Gelmatte/Polster positioniert, damit die Knie frei liegen. Fixierung der unteren Extremitäten.

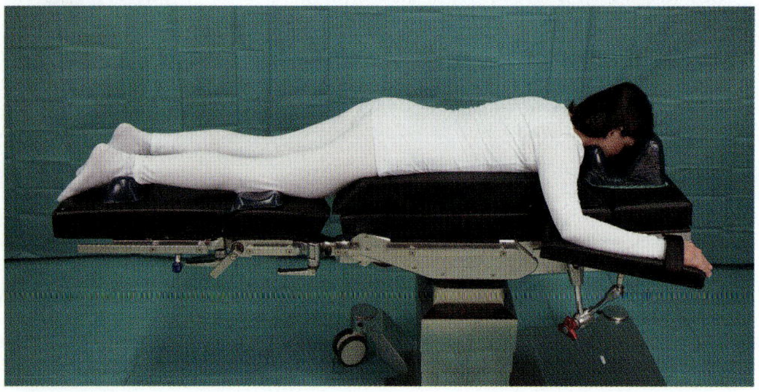

Abb. 4.66 Patientenpositionierung: Bauchpositionierung [K436]

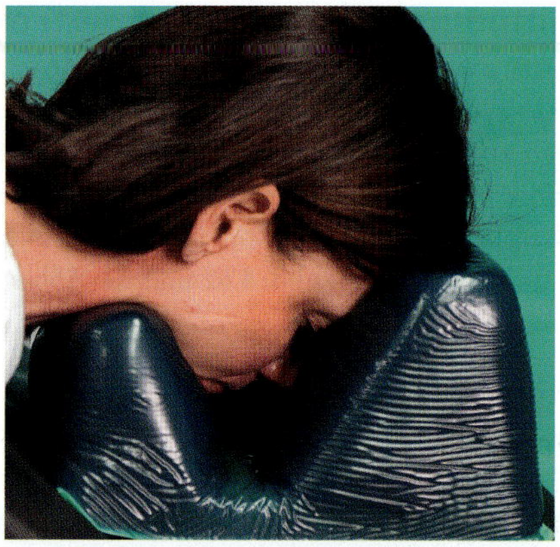

Abb. 4.67 Patientenpositionierung: Bauchpositionierung (Kopfausschnitt) [K436]

VORSICHT

Bei der Kopfpositionierung ist besondere Vorsicht geboten. Der Kopf wird von der Anästhesiepflege sicher im Kopfring/Gelkissen gelagert, eine Freipositionierung der Bulbi ist somit gewährleistet.

PRAXISTIPPS

- Bauchpositionierung: Spezielles Lochkissen unter dem Körper, Bauch bleibt frei für eine bessere Beatmung.
- Sinnvoll ist eine Tisch-zu-Tisch-Umpositionierung.
- Die venösen Zugänge (Infusion) werden abgestöpselt/verschlossen und gesichert.
- Armpositionierung: Beide Arme werden an den Körper angelagert oder hoch (kopfwärts) je nach Patientenvoraussetzungen.
- Patient/Patientin wird mit 4 Personen gedreht:
  - 1. Person stützt den Kopf, sichert den Tubus und gibt das Kommando (i. d. R. Anästhesist/in).
    Patient/Patientin wird über eine vorgegebene Seite auf den anderen Tisch in Bauchlage gedreht. Darauf achten, den Patienten/die Patientin nicht über den Tubus zu drehen.
  - 2. Person fasst Arm und Oberkörper.
  - 3. Person fasst die Hüfte.
  - 4. Person fasst die Beine.

Strumapositionierung (modifizierte Rückenpositionierung)

OP-Verfahren der Schilddrüse und Nebenschilddrüse: Total- und Teilresektion der Schilddrüse (➤ Tab. 4.16, ➤ Abb. 4.68 und ➤ Abb. 4.69).

Tab. 4.16 Patientenpositionierung: Strumapositionierung (modifizierte Rückenpositionierung)

Körperregion	Aktivität
Kopf- und Körperposition	• Verwendung eines geraden Tisches mit entsprechender Unterpolsterung der Schultern, z.B. durch Zwei-Fersen-Gelkissen quer unter jede Schulter oder eine aufgerollte Gelmatte.

Tab. 4.16 Patientenpositionierung: Strumapositionierung (modifizierte Rückenpositionierung) *(Forts.)*

Körperregion	Aktivität
	• Dabei wird der Oberkörper in eine leicht erhöhte Position gebracht, sodass der Patientenkopf leicht überstreckt auf dem Kopfring gelagert werden kann. Der Kopf darf nicht schweben. Vorerkrankungen und Bewegungseinschränkungen der HWS müssen berücksichtigt werden.
Armposition	Beide Arme werden mit Kunststoffschienen und Gelmatten angelagert
Beinposition	Die Beine werden leicht erhöht gelagert, um ein „Herunterrutschen" des Patienten/der Patientin zu vermeiden.

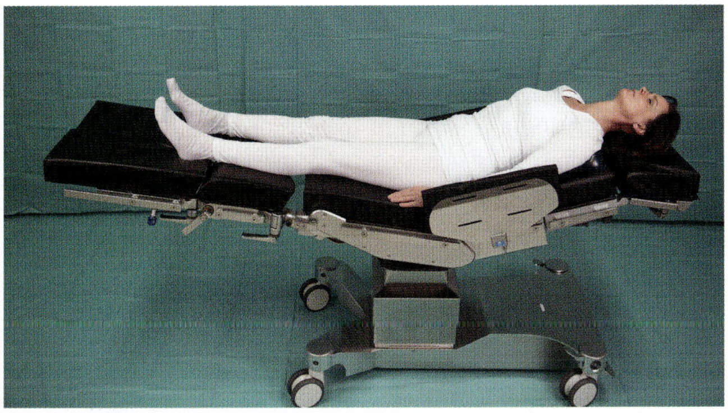

Abb. 4.68 Patientenpositionierung: Strumapositionierung (modifizierte Rückenpositionierung) [K436]

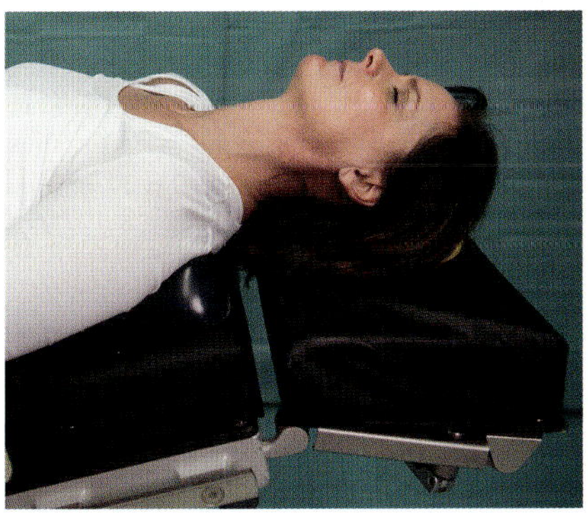

Abb. 4.69 Patientenpositionierung: Strumapositionierung (modifizierte Rückenpositionierung) – Oberkörperausschnitt [K436]

Rückenpositionierung (modifiziert)

TEEP/TEP (totale extraperitoneale [endoskopische] Plastik) und laparoskopische Appendektomie (➢ Tab. 4.17 und ➢ Abb. 4.70).

Tab. 4.17 Patientenpositionierung: Rückenpositionierung (modifiziert)

Körperregion	Aktivität
Kopfposition	Der Kopf liegt gut gepolstert im Kopfring oder auf einem Kissen, sodass der Nacken gut gestützt und die Halswirbelsäule nicht abgeknickt ist.
Armposition 1 **Armposition 2**	• Der linke Arm wird mit einer Armanlagerungsstütze (flach, Metall) angelagert und mit einem Kissen gepolstert. • Der rechte Arm wird auf Armausleger ausgelagert.
Körperposition	Hierbei existieren keine Besonderheiten.
Beinposition	• Beine müssen nebeneinanderliegen. • Freipositionierung der Fersen.

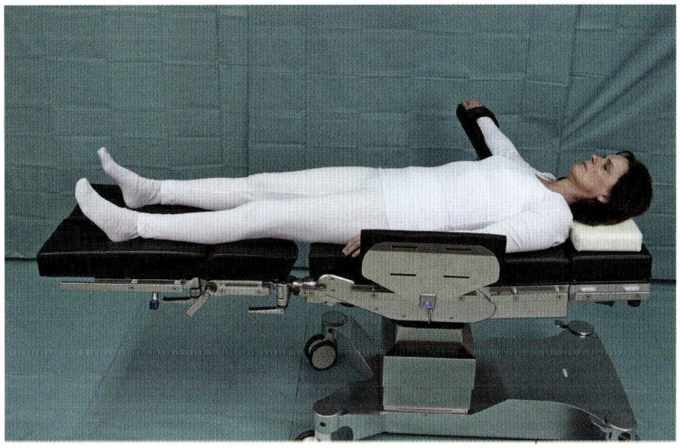

Abb. 4.70 Patientenpositionierung: Rückenpositionierung modifiziert nach Shouldice [K436]

4.24 Fachspezifische Abdecksysteme

Das Ziel einer jeden OP-Abdeckung ist es, dem Patienten/der Patientin und dem OP-Personal einen größtmöglichen Schutz zu bieten. Verschiedene Materialien wie Vlies, Polyethylen etc. tragen dazu bei, dass ein optimaler Infektionsschutz durch feuchtigkeitsaufnehmende und undurchlässige OP-Abdeckungen gewährleistet ist und der Arbeitsbereich bestmöglich gesichert wird. Insbesondere bei operativen Eingriffen in der Allgemein- und Viszeralchirurgie, bei denen vermehrt gespült wird, z. B. bei einer Etappenlavage, es zu stärkeren Blutungen oder dem Austritt von Exkrementen kommen kann, ist die Nutzung von verstärkten Einmal-OP-Abdecktüchern sinnvoll. Die Materialien sollten zudem atmungsaktiv, reißfest, schwer entflammbar, nach Möglichkeit latexfrei sein und einen geringen Abrieb haben. Einmalabdeckungen und Einmal-OP-Bekleidung

Tab. 4.18 Patientenpositionierungen und OP-Abdeckungen

Positionierung/Abdeckung	Was ist zu sehen?
Schilddrüsenabdeckung https://else4.de/iy6	2-Tuch-Abdeckung, die speziell auf den Körper u. den Kopf abgestimmt ist. Durch die besondere Form der Tücher (Schlitztuch) ist es möglich, den kleinen Bereich Hals sicher und steril abzudecken. ! **Praxistipp:** Zur Abdeckung werden 3 Personen benötigt, damit das Kopfabdecktuch ohne Probleme steril abgegeben und geklebt werden kann.
Abdeckung für Laparatomien, Hernien, Baucheingriffe allgemein (z. B. am Magen) https://else4.de/qes	Durch die klassische 4-Tuch-Abdeckung kann die Größe des zu operierenden Bereiches (Areal der Abdeckung) exakt festgelegt werden, sie ist damit sehr flexibel einsetzbar. Zusätzlich können kleine, i. d. R. 75 × 90 cm große, sterile Abdecktücher angebracht werden, um das OP-Feld bei größeren Eingriffen, z. B. bei einem 2-Höhen-Eingriff wie einer Ösophagusresektion mit Magenhochzug, zu variieren. ! **Praxistipp:** Zuerst das Fußtuch, dann die Seitentücher und zum Schluss das Kopftuch kleben. Die Seitentücher können gefaltet angereicht und dann geklebt (wie in der Vodeosequenz) auseinandergefaltet geklebt werden. So haben Mitarbeitende einen zusätzlichen „sterilen Schutz" vor sich. Über den sterilen Seitentüchern können Saugertaschen geklebt werden, z. B. zum Unterbringen des Saugers und zum Auffangen von Flüssigkeiten (Infektionsschutz).
Lochtuchabdeckung für Steinschnittlage (SSL) mit rektalem Lochausschnitt https://else4.de/cd9	Diese Abdeckung für kolorektale Eingriffe offen/laparoskopisch deckt 2 Bereiche ab, das Abdomen und das Gesäß. Die gleiche Abdeckung wird ohne rektalen Lochausschnitt für laparoskopische Eingriffe wie Cholezystektomie oder Appendektomie genutzt. ! **Praxistipp:** Bei dieser Abdeckung, wie bei den anderen Abdeckungen auch, sollte besonders auf ein sorgsames und abgestimmtes Vorgehen geachtet werden. Folgende Kriterien sind dabei zu beachten: - Die Umschlagfalte der Abdeckung könnte unsteril werden und somit die Handschuhe des OP-Personals. - Der Lochausschnitt könnte zu groß sein. Gerade bei dünnen oder zierlichen Patienten/Patientinnen ist es oftmals angebracht, vorher seitlich oder kopf- bzw. fußwärts ein kleines Klebetuch zu kleben, um den Ausschnitt zu verkleinern. - Falls beim Lochausschnitt nach dem Abdecken ein kleiner, unsteriler Bereich übrig bleibt, kann dieser mit einem Tape oder einem kleinem Klebetuch, abdeckt werden. - Es ist darauf zu achten, dass beim Abdecken immer genügend Abstand zum Patienten/zur Patientin eingehalten wird.
4-Tuch-Abdeckung mit Beinlingen für Steinschnittpositionierung https://else4.de/md8	Diese Abdeckung wird für kolorektale Eingriffe, tiefe anteriore Rektumresektion mit evtl. Rektumexstirpation, Rektumexstirpation verwendet. Auch hier werden 2 Bereiche gleichzeitig abgedeckt. ! **Praxistipp:** Bei dieser Art der Abdeckung werden zuerst die Beinlinge über die Beine gestülpt. Hierbei besteht die Gefahr, dass das offene sterile Ende unsteril wird. Danach werden die Seitentücher geklebt, um ein Abrutschen der Beinlinge zu verhindern. Daraufhin erfolgt das Anbringen der weiteren Tücher. Bei einer Rektumexstirpation sollte zuerst ein steriles Tuch unter das abgewaschene/desinfizierte Gesäß geschoben und dann das offene Ende der Beinlinge am Oberschenkel mit einem/zwei Tapes festklebt werden. Anstatt der Beinlinge kann auch ein zusätzliches großes Tuch, i. d. R. 150 × 240 cm, um ein Bein und um das andere Bein das Fußtuch des Abdeck-Sets geklebt werden. Als Fußtuch wird dann ein 75 × 90 cm großes Klebetuch genommen, das an beiden Enden mit jeweils einer Pean-Klemme an den Beinlingen fixiert wird. Somit entsteht gleichzeitig eine Rutsche.

tragen also dazu bei, das Risiko von Infektionen für Patient/Patientin und OP-Personal zu verringern.

Gleichzeitig garantieren abgestimmte, für das jeweilige OP-Verfahren zusammengestellte OP-Sets einen reibungslosen Ablauf, wodurch Zeit eingespart werden kann. Der Zeitfaktor ist als eine wichtige Planungsgröße im Rahmen des OP-Managements anzusehen und nicht unerheblich für die Steigerung derEffizienz des OP-Bereichs.

Die Videosequenzen (➤ Tab. 4.18) stellen anschaulich die reibungslosen Abläufe für die verschiedenen Operationseingriffe in der Allgemein- und Viszeralchirurgie dar. Zudem zeigen die Filmsequenzen eine zuverlässige und einfache Abdeckung des Patienten/der Patientin, des Tragekomforts und der Funktionalität der OP-Kleidung sowie eine sichere Abdeckung der Instrumententische. Innerhalb der Videosequenzen sind OP-Abdeckungen und Abläufe für unterschiedliche Operationen zu sehen (➤ Tab. 4.18).

4.24.1 Allgemeine Informationen zum Umgang mit Abdecksystemen

Vor der Abdeckung des Patienten/der Patientin sollte sich das OP-Personal einen genauen Überblick über den Hautzustand der zu operierenden Person verschaffen (Liegen im Bereich der Klebeflächen Hautirritationen, Narben etc. vor? Haarwuchs?). Bei allen Abdeckungen ist es wichtig, nach Möglichkeit keinen Kontakt mit den Klebeflächen zu bekommen, da die sterilen Handschuhe nur schwer davon zu lösen sind.

Nach der Operation sollte die Abdeckung vorsichtig von der Haut des Patienten/der Patientin entfernt werden. Besonders durch die z. T. großen Klebeflächen bei OP-Abdeckungen im allgemeinchirurgischen Bereich besteht dabei ein erhöhtes Verletzungspotenzial der Patienten/Patientinnen (z. B. durch Medikamenteneinnahme könnte eine empfindliche, pergamentartige Haut bestehen).

LITERATUR

AWMF-Reg. Nr. 021-27. S2k-Leitlinie: Autoimmune Lebererkrankungen (AILE). https://register.awmf.org/assets/guidelines/021-027l_S2k_Autoimmune_Lebererkrankungen_2017-11.pdf (letzter Zugriff: 16.6.2022).

AWMF-Register-Nr. 006-042. S1-Leitlinie: Bauchwanddefekte (Laparoschisis und Omphalozele). https://register.awmf.org/assets/guidelines/006-042l_S1_Bauchwanddefekte-Gastroschisis-Omphalocele_2020-11.pdf (letzter Zugriff: 8.12.2022).

AWMF-Register-Nr. 088-007. S2k-Leitlinie: Benigne Schilddrüsenerkrankungen, operative Therapie. https://register.awmf.org/assets/guidelines/088-007l_S2k_operative_Therapie_benigner_Schilddruesenerkrankungen_2022-06_1_01.pdf (letzter Zugriff: 8.12.2022).

AWMF-Leitlinie 021-009. S3-Leilinie: Colitis ulcerosa. https://register.awmf.org/assets/guidelines/021-009l_S3_Colitis-ulcerosa-Living-Guideline_2021-04-abgelaufen.pdf (letzter Zugriff: 16.6.2022).

AWMF-Register-Nr. 021/008. S3-Leitlinie: Diagnostik und Behandlung von Gallensteinen. https://register.awmf.org/assets/guidelines/021-008l_S3__Gallensteine-Diagnostik-Therapie_2018-08-abgelaufen.pdf (letzter Zugriff: 8.12.2022).

AWMF-Leitlinie 021/023OL. S3-Leitlinie: Diagnostik und Therapie der Plattenepithelkarzinome und Adenokarzinome des Ösophagus. https://register.awmf.org/assets/guidelines/021-023OLl_S3_Plattenepithel_Adenokarzinom_Oesophagus_2022-07.pdf (letzter Zugriff: 8.12.2022).

AWMF-Registernummer: 032-053OL. S3-Leitlinie: Diagnostik und Therapie des Hepatozellulären Karzinoms und biliärer Karzinome. https://register.awmf.org/assets/guidelines/032-053OLl_S3_Diagnostik-Therapie-Hepatozellulaere-Karzinom-biliaere-Karzinome_2022-07.pdf (letzter Zugriff: 8.12.2022).

AWMF-Leitlinie 021-20. S3-Leitlinie: Divertikelkrankheit/Divertikulitis. https://register.awmf.org/assets/guidelines/021-020l_S3_Divertikelkrankheit-Divertikulitis_2022-05.pdf (letzter Zugriff: 8.12.2022).

AWMF-Leitlinie 021/013. S2k-Leitlinie: Gastroösophageale Refluxkrankheit. https://register.awmf.org/assets/guidelines/021-013l_S2k_Refluxkrankheit_2014-05-abgelaufen.pdf (letzter Zugriff: 8.12.2022).

AWMF-Leitlinie 073-024. S3-Leitlinie: Klinische Ernährung in der Gastroenterologie (Teil 1) – Leber. https://register.awmf.org/assets/guidelines/073-024l_S3_Klinische_Ern%C3%A4hrung_Gastroenerologie_Leber_2014-04-abgelaufen.pdf (letzter Zugriff: 8.12.2022).

AWMF-Leitlinie 021/007. S3-Leitlinie: Kolorektales Karzinom. https://register.awmf.org/assets/guidelines/021-007OLl_S3_Kolorektales-Karzinom-KRK_2019-01-abgelaufen.pdf (letzter Zugriff: 8.12.2022).

AWMF-Leitlinie 021-017. S2k-Leitlinie: Komplikationen der Leberzirrhose. https://register.awmf.org/assets/guidelines/021-017l_S2k_Komplikationen-der-Leberzirrhose_2019-04.pdf (letzter Zugriff: 8.12.2022).

AWMF-Leitlinie 006-042. S1-Leitlinie: Leistenhernie, Hydrozelehttps: https://register.awmf.org/assets/guidelines/021-011l_S3_Prophylaxe-Diagnostik-Therapie-der-Hepatitis-B-Virusinfektion_2021-07.pdf (letzter Zugriff: 8.12.2022).

AWMF-Leitlinie 021–003. S3-Leitlinie: Pankreatitis. https://register.awmf.org/assets/guidelines/021-003l_S3_Pankreatitis_2022-04_01.pdf (letzter Zugriff: 16.6.2022).

AWMF-Leitlinie 021-11. S3-Leitlinie: Prophylaxe, Diagnostik und Therapie der Hepatitis-B-Virus-Infektion. https://register.awmf.org/assets/guidelines/021-011l_S3_Prophylaxe-Diagnostik-Therapie-der-Hepatitis-B-Virusinfektion_2021-07.pdf (letzter Zugriff: 8.12.2022).

AWMF-Leitlinie 021/012. S3-Leitlinie: Prophylaxe, Diagnostik und Therapie der Hepatitis-C-Virus (HCV)-Infektion. https://register.awmf.org/assets/guidelines/021-012l_S3_Hepatitis-C-Virus_HCV-Infektion_2018-07.pdf (letzter Zugriff: 8.12.2022).

AWMF-Leitlinie 187-023. S3-Leitlinie: Prophylaxe, Diagnostik und Therapie der Hepatitis-C-Virus (HCV)-Infektion. https://register.awmf.org/assets/guidelines/012-019l_S3_Polytrauma_Schwerverletzten-Behandlung_2017-08-abgelaufne_01.pdf (letzter Zugriff: 8.12.2022).

AWMF-Leitlinie 012/019. S3-Leitlinie: Polytrauma/Schwerverletzten-Behandlung. www.awmf.org/uploads/tx_szleitlinien/012-019k_S3_Polytrauma_Schwerverletzten-Behandlung_2017-03-abgelaufen_01.pdf (letzter Zugriff: 8.12.2022).

AWMF-Leitlinie 006-112. S1-Leitlinie: Traumatische Milzruptur im Kindesalter. https://register.awmf.org/assets/guidelines/006-112l_S1_Traumatische-Milzruptur-im-Kindesalter_2020-11_1.pdf (letzter Zugriff: 8.12.2022).

Hölscher AH, Mönig SP, Meyer H-J. Expertise Oberer Gastrointestinaltrakt. Stuttgart: Georg Thieme Verlag, 2021.

Junge K, Tischendorf J, Dollinger M, Schmidt H. Endspurt Klinik – Innere und Chirurgie, Skript 3, Verdauungssystem, Abdomen. 3., vollständig überarbeitete A. Stuttgart: Georg Thieme Verlag KG, 2021.

Largiadèr F, Saeger H-D, Keel MJB, Bruns CJ. Checkliste Chirurgie. 11. A. s. l Stuttgart: Georg Thieme Verlag, 2016.

Menche N, Munk K, Renz-Polster H (Hrsg.). Biologie, Anatomie, Physiologie. Kompaktes Lehrbuch für Pflegeberufe. Unter Mitarbeit von Gerda Raichle. 9. A. München: Urban & Fischer, 2020.

Paulsen F, Waschke J (Hrsg.). Sobotta: Atlas der Anatomie. 24. A. München: Elsevier Urban & Fischer, 2017.

Pschyrembel online: www.pschyrembel.de (letzter Zugriff: 16.6.2022).

Schumpelick V, Kasperk R, Stumpf M. Operationsatlas Chirurgie. Unter Mitarbeit von Gisela Tambour, Adrian Cornford und Rosemarie Baumann. 5., unveränderte A. Stuttgart, New York: Georg Thieme Verlag, 2021.

Schünke M. Prometheus. 5., vollständig überarbeitete Auflage. Stuttgart, New York: Georg Thieme Verlag, 2018.

Townsend CM: Sabiston Textbook of Surgery, 17th Ed., p. 1310. Elsevier Saunders, 2004.

KAPITEL

5

Sebastian Häusler

OTA in der Gynäkologie und Geburtshilfe

5.1 Einleitung

Um in der Frauenheilkunde und Geburtshilfe reibungslose Operationsabläufe gewährleisten zu können, ist es unabdingbar, sich mit den Besonderheiten in diesem Fachgebiet vertraut zu machen. Hierzu gehören ein profundes Wissen über die anatomischen Eigenheiten ebenso wie die wichtigsten diagnostischen und therapeutischen Strategien. Im Folgenden wird somit unter Fokussierung auf die operativen Interventionen eine gezielte Auswahl gynäkologischer wie geburtshilflicher Erkrankungsbilder vorgestellt. Als Besonderheit im deutschsprachigen Raum gilt die Inkorporation der hier ebenfalls vorgestellten Senologie in den Bereich der Frauenheilkunde. Sie befasst sich mit Diagnostik und Therapie von Erkrankungen der Brust.

5.2 Anatomie des Genitales der Frau und der Brust

Das Genitale der Frau ist eingeteilt in ein äußeres und ein inneres Genitale. Das äußere Genitale umfasst die großen und die kleinen Schamlippen (Labia majora pudendi und Labia minora pudendi), den ventral gelegenen Schamhügel (Mons pubis), als hintere Vereinigung der großen Schamlippen die hintere Kommissur (Commissura labiorum posterior) und den sich dahinter anschließenden Damm (Perineum). Ventral zwischen den kleinen Schamlippen liegt der Kitzler (Klitoris), dorsal die Schamlippenzügel (Frenulum labiorum pudendi). Das äußere Genitale wird auch als Vulva bezeichnet und endet in Richtung der Scheide mit dem Scheidenvorhof, an dem sich auch das Hymen (Jungfernhäutchen) bzw. der Hymenalsaum befindet (➤ Abb. 5.1).

Das innere Genitale umfasst die Gebärmutter (Uterus), die paarigen Eierstöcken (Ovar) mit den an den Tubenwinkeln in die Gebärmutter eintretenden Eileitern (Tube oder Salpinx) und der Scheide (Vagina). Der Uterus besteht dabei aus dem Gebärmutterhals (Cervix) und dem Gebärmutterkörper (Corpus). Der in die Scheide einragende Teil der Cervix wird auch als Muttermund (Portio) bezeichnet. Im Gebärmutterkörper befindet sich die Gebärmutterschleimhaut (Endometrium). Eierstock und Eileiter werden auch als Adnexe zusammengefasst.

Der Lymphabfluss aus dem Bereich des äußeren Genitales und des unteren Anteils der Scheide geschieht über Lymphgewebe in der Leiste. Die kopfwärts gelegenen Anteile des inneren Genitales werden über die Beckenlymphknoten und über die neben der Bauchschlagader bzw. der unteren Hohlvene gelegenen Lymphknoten drainiert.

Die Brust (Mamma) ist ein paarig angelegtes Organ. Sie besteht hauptsächlich aus dem Drüsenkörper, der für die eigentliche Milchproduktion verantwortlich ist, sowie Fettgewebe, das anteilsmäßig im Alter der Frau zunimmt. An anatomischen Arealen finden sich von außen sichtbar die Brustwarze (Mamille) sowie der Warzenvorhof (Areola). Der Lymphabfluss der Brust erfolgt zum einen über Lymphbahnen und Knoten seitlich des Brustbeins (parasternal) und zum anderen über das in der Achsel (Axilla) lokalisierte Lymphgewebe.

5.3 Krankheitsbilder und Therapien: Gebärmutter

5.3.1 Myome

DEFINITION

Myome sind gutartige Neubildungen der Gebärmuttermuskulatur, die zusätzlich eine bindegewebige oder auch drüsige Komponente beinhalten können. Je nach der folgenden Zusammensetzung spricht man von Leio-, Fibroleio-, Rhabdo- oder auch Adenomyomen.

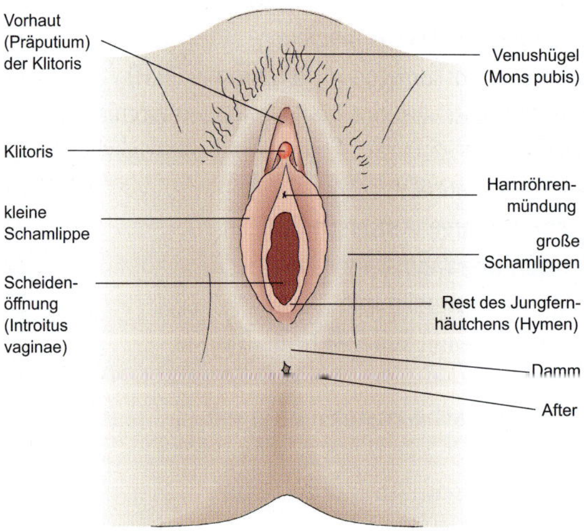

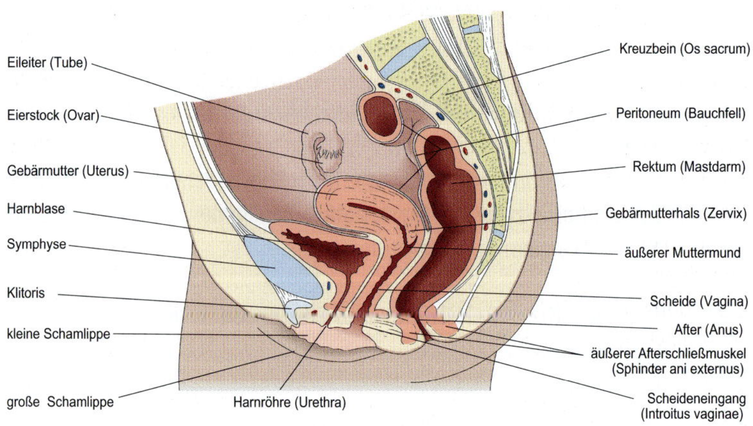

Abb. 5.1 **a** Äußeres weibliches Genitale (Vulva), **b** Die weiblichen Geschlechtsorgane im Sagittalschnitt. Scheideneingang, Scheide, Rektum, Harnblase, Gebärmutter, Eileiter, Afterschließmuskel [L190]

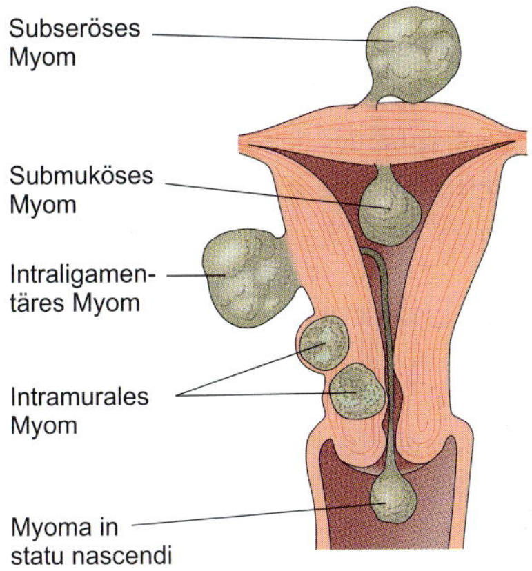

Abb. 5.2 Uterus myomatosus mit den unterschiedlichen Lokalisationsformen [L190]

Diese meist knotigen, manchmal diffusen Raumforderungen stellen mit einem Vorkommen von bis zu 40 % die häufigste Erkrankung fertiler Frauen dar. Je nach Lokalisation unterscheidet man submuköse (unterhalb der Schleimhaut), intramurale (in der Gebärmutterwand), subseröse (unter der Bauchfellüberkleidung der Gebärmutter), gestielte oder auch intraligamentäre (in den Aufhängebändern der Gebärmutter) Myome. Myome verfügen i. d. R. über Hormonrezeptoren und können ein östrogenabhängiges Wachstum zeigen (➤ Abb. 5.2).

Symptomatik und Diagnostik

Je nach Lage der Myome treten unterschiedliche Beschwerden auf. Direkt unter der Gebärmutterschleimhaut gelegene, subseröse Myome können gerne durch Blutungsstörungen oder auch schmerzhafte Periodenblutung auffallen. Ähnliches gilt – je nach Größe – auch für intramurale und bedingt auch für subseröse Myome. Gerade Letztere können aber bei vorwiegend intraabdominellem Wachstum aber erstaunlichen Umfang entwickeln, bevor sie symptomatisch werden und fallen dann – insbesondere, wenn sie eher nur durch einen Stiel mit dem Uterus verbunden sind – eher durch Verdrängungserscheinungen wie Darm- oder Blasenprobleme auf. Der Sonderform der intraligamentären Myome kann aufgrund der räumlichen Nähe zu den Harnleitern auch primär über Kompression dieser und entsprechende Harnstaubeschwerden auffallen. In der Schwangerschaft kann es durch die dramatisch erhöhten Östrogenspiegel auch zu einer massiven Größenzunahme mit zentralem Absterben der Myome kommen. Dies ist dann einerseits deutlich schmerzhaft und bietet andererseits auch Boden für etwaige bakterielle Superinfektionen. Gerade Myome mit lokaler Beziehung zur Gebärmutterschleimhaut können auch zu Kinderwunschproblemen wie Fehlgeburten oder das Ausbleiben von Schwangerschaften führen.

Diagnostiziert werden können Myome durch ihr typisches Erscheinungsbild in der Vaginalsonografie. Gerade bei Gebärmuttern, die durch die Myome deutlich vergrößert sind, werden auch Schnittbildgebungen wie Computer- oder Kernspintomografien angewandt.

Therapie

Bei der Behandlung von Uterusmyomen steht die operative Intervention im Vordergrund. Aufgrund des hormonabhängigen Wachstums können alternativ oder unterstützend auch hormonelle Ansätze genutzt werden. Hier ist v. a. die Anwendung von Ulipristalacetat zu nennen, welches als selektiver Progesteron-Rezeptor-Modulator (SPRM) gewebsspezifische Wirkung aufweist und v. a. eine gute Kontrolle über Blutungsstörungen bietet. Auch andere Hormonpräparate wie klassische Pillen und Hormonspiralen können Wirkung zeigen, sind aber meist nicht explizit für diese Indikation zugelassen.

Die Lokalisation der Myome bedingt die Art der operativen Intervention. Submuköse Myome werden eher über hysteroskopische Verfahren angegangen; je weiter das Myom von der Gebärmutterschleimhaut entfernt in der Muskulatur des Uterus oder gleich subserös liegt, desto eher kommen laparoskopische oder laparotomische Interventionen infrage.

Bei den **laparoskopischen Ansätzen** (➤ Kap. 5.9.2) wird nach dem Eingehen in den Bauchraum zunächst die longitudinale Inzision der Bauchfellüberkleidung der Gebärmutter (Serosa) und anschließend die Längseröffnung der Gebärmuttermuskulatur (Myometrium) sowie der Myomkapsel (meist mit monopolarem Strom) durchgeführt. Nach Fassen der Myome mit traumatischem Equipment wie dem Myombohrer gelingt es meist stumpf unter Koagulation und Durchtrennung kleinerer Gewebsbrücken, die Myome aus dem Myometrium zu entfernen. Die Myome werden dann mittels eines Morcellators, einem rotierenden Ringmesser, in kleinen Portionen aus dem Bauchraum entfernt. Die Rekonstruktion des Uterus erfolgt bei ausgedehnteren myometranen Defekten i. d. R. mit mehrschichtigen Nähten. Neben klassischen Operationsrisiken muss bei dem beschriebenen Vorgehen das Risiko der Verstreuung von Myomanteilen/-zellen durch das intraabdominale Zerkleinern mit dem Morcellator angesprochen werden. Seltene Komplikationen sind hier nämlich zum einen das verstreute Wachstum von neuen Myomen in der gesamten Bauchhöhle (Leiomyomatosis peritonei). Zum anderen kann im Falle eines im Nachhinein histologisch als bösartig eingestuften Befundes (z. B. ein fälschlicherweise bildgebend als Myom fehlinterpretiertes Sarkom) die Prognose der Patientinnen durch die künstliche Aussaat von bösartigen Zellen bedeutend verschlechtert werden. Aus diesen Gründen wurden in den letzten Jahren verschiedene Beutelsystem entwickelt, die das Morcellieren von Befunden innerhalb des Beutels in der Bauchhöhle erlauben und somit das Streuungsrisiko minimieren sollen; letztendlich bleibt als onkologisch sicherste Alternative dann aber nur die komplette Entfernung der Gebärmutter (Hysterektomie). Letztere stellt zudem auch primär bei Patientinnen mit abgeschlossener Familienplanung oder ausgedehnten Befunden eine Alternative dar.

5.3.2 Polypen

DEFINITION

Polypen sind gutartige, knotig oder länglich geformte Hyperplasien (Vermehrung normaler Zellen) der Gebärmutter- oder Zervixschleimhaut. Sie können in jedem Lebensalter auftreten, haben aber das Maximum der Prävalenz um das 50. Lj.

Symptomatik und Diagnostik

Meist sind Polypen symptomarm, können aber auch durch azyklische Blutungen oder postmenopausale Blutungsstörungen auffallen. Schmerzen sind jedoch eher selten und treten v. a. bei Stieldrehung der Polypen oder dem Versuch der Ausstoßung auf. Hier kann es durch Einklemmungen zur Minderdurchblutung und damit zum Absterben der Polypen kommen.

Vermutet können Polypen durch die Vaginalsonografie werden, letztendliche Abklärung und v. a. die Bestätigung ihrer Gutartigkeit erfolgt über Hysteroskopie und Abrasion.

Therapie

Polypen sind übliche Indikationen für die initial beschriebene operative Hysteroskopie. Besonders zu beachten ist die möglichst komplette Abtragung der Basis, da sonst ein hohes Rezidivrisiko besteht. Bei häufigen Rezidiven und abgeschlossener Familienplanung kann auch eine Gebärmutterentfernung notwendig werden.

5

5.3.3 Endometriumhyperplasie

DEFINITION

Eher flächige Verdickungen der Gebärmutterschleimhaut durch Zellvermehrung werden **Endometriumhyperplasie** genannt. Ursächlich können Östrogenüberschuss (von außen zugeführt oder auch vom eigenen Körper produzierter) sowie Hormonersatztherapie, Adipositas, Persistenz von Follikeln oder hormonbildende Tumoren sein.

Seit 2014 wird die Endometriumhyperplasie durch die WHO in die Endometriumhyperplasie ohne Atypien und die atypische Endometriumhyperplasie eingeteilt. Die beiden Varianten unterscheiden sich im Vorkommen sog. atypischer Zellen, welche sich in ihrem Aussehen und Verhalten schon von normalen Gewebe entfernt haben. Eine atypische Endometriumhyperplasie, nicht aber Hyperplasie ohne Atypien, hat ein deutlich erhöhtes Risiko für den Übergang in ein „echtes" Endometriumkarzinom und wird auch als endometriale intraepitheliale Neoplasie (EIN) bezeichnet.

Symptomatik und Diagnostik

Endometriumhyperplasien fallen häufig durch Blutungsstörungen wie Hypermenorrhöen (verstärkte Blutung), Menorrhagien (verstärkte und verlängerte Blutung) oder postmenopausale Blutungen auf. Zur Diagnostik werden die Vaginalsonografie und die Hysteroskopie mit fraktionierter Abrasion genutzt.

Therapie

Die Hysteroskopie mit fraktionierter Abrasion stellt gleichzeitig eine Therapie der Endometriumhyperplasie dar. Bei Hyperplasie ohne Atypie kann auch eine dreimonatige Gestagentherapie mit folgend induzierter Abbruchsblutung mit anschließender Kontrollausschabung erfolgen. Bei atypischer Endometriumhyperplasie empfiehlt sich aufgrund des deutlich erhöhten Operationsrisikos eine Gebärmutterentfernung.

5.3.4 Endometriumkarzinom

DEFINITION

Als **Endometriumkarzinom** wird die bösartige Neubildung der Gebärmutterschleimhaut bezeichnet.

Weltweit handelt es sich um das häufigste Karzinom des weiblichen Genitales. In Deutschland tritt das auch als Korpuskarzinom bezeichnete Malignom mit einer Häufigkeit von 15 Neuerkrankungen pro 100.000 Frauen auf (Inzidenz). Die Inzidenz ist dabei in der 8. Lebensdekade am höchsten, zwischen 2 und 14 % der Betroffenen sind allerdings < 45 Lj.

Neben den klassischen, östrogenabhängig wachsenden Karzinomen der älteren Frau (Typ 1) kommen bei noch eher jüngeren Frauen auch Karzinome vor, die in ihrer Biologie eher dem Ovarialkarzinom ähneln und sich deutlich aggressiver verhalten (Typ 2). Risikofaktoren sind entsprechend höheres Alter, Einnahme von Östrogenen (z. B. im Rahmen einer Hormonersatztherapie), Tamoxifen-Einnahme (hormonaktives Brustkrebsmedikament), PCO-Syndrom, Infertilität, aber auch Adipositas, da Unterhautfettgewebe im Alter der Frau zum Hauptlieferanten für Östrogene wird. Auch eine lange Östrogeneinwirkung während des Lebens der Frau zählt zu den Risikofaktoren (früher erste Periodenblutung, später letzte, niedrige Parität [= Anzahl an Schwangerschaften/Geburten]). Selten können Endometriumkarzinome oder ihre Vorstufen, die atypischen Endometriumhyperplasien, auch durch östrogenproduzierende Tumoren hervorgerufen werden.

Als regionale Lymphknotenabflussstationen sind die pelvinen Lymphknoten im kleinen Becken sowie die paraaortal/paracavalen neben/auf den großen Gefäßen im Mittelbauch zu nennen.

Symptomatik und Diagnostik

Das **Leitsymptom** des Endometriumkarzinoms ist die postmenopausale Blutung; bis zu 10 % aller postmenopausalen Blutungen haben dieses Malignom zur Ursache. In der prä- oder perimenopausalen (vor oder in den Wechseljahren) können unklare Blutungen bzw. Blutungsstörungen hinweisend sein. Eher als Spätsymptome fallen Verdrängungsprobleme mit Beeinflussung der Blasen- oder Darmfunktion oder auch Lymphödeme der unteren Extremität auf. Auch Schmerz tritt meist erst relativ spät auf.

Hauptdiagnostikum des Korpuskarzinoms ist die Hysteroskopie mit fraktionierter Abrasion, bei der die histologische Diagnose gestellt werden kann. Verdächtig kann schon die gynäkologische Untersuchung mit Vaginalsonografie sein. Ein Harnstau in der Nierensonografie ist eher als Symptom einer fortgeschrittenen Erkrankung zu werten. Im Einzelfall sind auch Schnittbildgebungen wie Computer- oder Kernspintomografie, Cysto- oder Rektoskopie oder auch ein i. v. Pyelogramm sinnvoll:

- Im Stadium I ist das Karzinom auf den Gebärmutterkörper beschränkt,
- im Stadium II befällt es den Muttermund,
- im Stadium III überschreitet es die Organgrenzen bzw. setzt Lymphknotenmetastasen.
- Das Stadium IV beschreibt die Situationen, in denen bereits Fernmetastasen aufgetreten sind. Hauptorte der Fernmetastasierung sind Lunge, Vagina, Leber und Skelett.

Da die Karzinome aufgrund ihrer Symptome häufig in Frühstadien entdeckt werden, ist die Prognose meist günstig, bei fortgeschrittenen Stadien aber eingeschränkt.

Therapie

In den **Stadien I–III** steht die operative Therapie im Vordergrund und beinhaltet eine Hysterektomie mit Adnexektomie beidseits und evtl. eine systemische Lymphknotenentfernung im kleinen Becken sowie an der Bauchaorta und der unteren Hohlvene. Bei Typ-II-Karzinomen sollte zudem das große Netz entfernt werden. Diese Eingriffe werden heutzutage i. d. R. per Laparoskopie durchgeführt. Eine Wächterlymphknotenuntersuchung wie z. B. beim Mammakarzinom ist noch nicht in der Routineversorgung angekommen. Auch bei fortgeschritteneren Stadien sollte wenn möglich ein Tumor-Debulking (Entfernung aller sichtbaren Tumorherde) versucht werden. Auch die Strahlentherapie in Form von Brachytherapie (lokale Bestrahlung durch die Vagina) oder die perkutane Bestrahlung spielen je nach Stadium eine Rolle. Gerade bei fortgeschrittenen oder sehr aggressiven Tumoren muss auch über eine platinbasierte systemische Chemotherapie nachgedacht werden. Spätestens im **Stadium IV** sind individuelle Konzepte gefragt; auch spielen hier endokrine Therapien mit Gestagenen bei hormonempfindlichen Karzinomen eine große Rolle.

5.3.5 Zervikale intraepitheliale Neoplasien (CIN)

Zervikale intraepitheliale Neoplasien (CIN) sind in bestimmten Stadien als Krebsvorstufen des Zervixkarzinoms zu werten. Ziel der Behandlung muss deswegen eine Verhinderung des Fortschreitens der Erkrankung zum invasiven Karzinom, aber auch der Übertherapie der Läsion sein. Die CIN wird je nach Ausmaß der Veränderungen im Plattenepithel in drei Schweregrade (I–III) eingeteilt, wobei der Befall des gesamten Plattenepithels, der schwersten Form (CIN III), auch als Carcinoma in situ bezeichnet wird und die eigentliche obligate Präkanzerose darstellt. Die höchste Inzidenz der CIN I und II ist bereits im jungen Erwachsenenalter, CIN III etwas später. Gerade in frühen Stadien kommt es häufig auch zur spontanen Abheilung der Veränderung, so schreiten nur ca 2 % der CIN I zu einem invasiven Zervixkarzinom voran. Ausgangspunkt der CIN ist dabei meist die Transformationszone der Zervix, der Bereich, an dem das glatte Plattenepithel des äußeren Muttermundes in die innere drüsige Schleimhaut des Muttermundes übergeht.

Ähnlich wie beim Zervixkarzinom hat die Infektion mit einer speziellen Gruppe von sexuell übertragbaren humanen Papillomaviren (high risk) eine herausragende Bedeutung bei der Entstehung der Erkrankung und bedingt die häufigsten Risikofaktoren wie promiskuitives Verhalten, früher erster Geschlechtsverkehr und männliche Partner ohne Beschneidung. Auch unter Pilleneinnahme und Nikotinabusus kommt es gehäuft zum Auftreten von intraepithelialen Zervixneoplasien.

Symptomatik und Diagnostik

Zervikale intraepitheliale Neoplasien sind überwiegend symptomarm oder -frei. Meist kommt es erst bei fortgeschrittenen Zervixkarzinomen zu Symptomen wie blutigem Ausfluss. Diagnostiziert werden CINs über den häufig als klassische gynäkologische „Krebsvorsorge“ titulierten Zervixabstrich nach Papanicolaou (PAP-Abstrich) und die ggf. folgende Auflichtmikroskopie des Muttermundes (Kolposkopie) mit evtl. Probenentnahme.

Therapie

Bei niedrigeren Stufen der CIN kann ein Zuwarten unter Kontrolluntersuchungen angezeigt sein, da gerade bei jüngeren Frauen häufig eine spontane Heilung eintritt. Bei fortgeschrittenen Stadien wie der CIN III ist aufgrund des hohen Risikos des Übergangs in ein invasives Karzinom meist eine kegelförmige Exzision des Bereichs um die Transformationszone angezeigt.

Hierzu wird nach Positionierung in Steinschnittlage und Desinfektion eine Spiegeleinstellung mit Anhaken des Muttermundes, meist mit zwei Kugelzangen, durchgeführt. Darauf betupft man den Muttermund zunächst mit Essiglösung, wodurch sich auffällige Areale meist weißlich demarkieren. Danach wird mit Jodlösung betupft, wonach sich unauffällige Schleimhautbereiche dunkel färben und auffällige Bereiche farblos bleiben. Mit einer der Größe des Muttermundes angepassten Drahtschlinge wird unter Nutzung von Strom zum Schneiden und gleichzeitigem Koagulieren eine konusförmige Probe des Muttermundes, die die Transformationszone sowie etwaige auffällige Bereich enthält (Large Loop Excision of the Transformation Zone, LLETZ), entnommen. Zusätzlich wird zur Überprüfung der Ausdehnung der CIN in den Muttermundkanal hinein eine Kürettage des Zervikalkanals durchgeführt. Die früher durchgeführte Konisation mit einem Skalpell anstelle der Elektroschlinge ist als obsolet anzusehen. Alternativ können die auffälligen Areale auch mit Laser oder Argonbeamerkoagulation vaporisiert werden; hierbei kann methodenbedingt allerdings histologisch nicht die komplette Resektion der CIN bestätigt werden.

Zur **Prävention** der die CIN auslösenden High-risk-HPV-Infektion sind durch die STIKO (Ständige Impfkommission) für Jungen und Mädchen entsprechende Impfungen empfohlen. Diese Impfungen zeigen eine hohe Effektivität: In den Zulassungsstudien der

Impfstoffe konnte das Auftreten des Muttermundkrebses dramatisch gesenkt werden.

5.3.6 Zervixkarzinom

Symptomatik und Diagnostik

Das Zervixkarzinom zeigt in den Industrieländern seit Jahren eine rückläufige Inzidenz. In Deutschland erkrankten ca. 7.000 Patientinnen/J. Es zeigen sich dabei zwei Altersgipfel, der erste bereits in relativ jungen Jahren mit 35–39 Lj., der zweite dann im Alter von 60–64 J. Die meisten Muttermundkarzinome entstehen mit zervikalen intraepithelialen Neoplasien (CIN) als Vorläuferläsionen auf dem Boden von Infektionen mit Hochrisikovarianten (high risk) von humanen Papillomaviren (HPV). Diese Viren werden v. a. durch sexuellen Kontakt übertragen, dementsprechend finden sich auch weitere Risikofaktoren in diesem Bereich, wie z. B. instabile sexuelle Bindungen, schlechte Sexualhygiene oder früher erster Geschlechtsverkehr. Auch Nikotinabusus, der Anwendung von oralen Kontrazeptiva, Immunsuppression oder niedrigem sozioökonomischem Status werden eine Risikoerhöhung für die Entstehung eines Zervixkarzinoms zugeschrieben.

Vom Beschwerdebild her zeigen sich die meisten Karzinome eher symptomarm, allenfalls fallen Blutungsstörungen wie azyklische Blutungen oder Kontaktblutungen (Blutungen nach Manipulation am Muttermund, z. B. durch Geschlechtsverkehr) sowie evtl. ein fleischfarbener vaginaler Ausfluss auf. Schmerzen, Verdrängungs-/Infiltrationssymptome wie Harnverhalt, Makrohämaturie (sichtbare Blutbeimengung im Harn), Verstopfungsneigung oder Lymphstau der Beine treten meist erst bei fortgeschritteneren Karzinomen auf, da diese bevorzugt lokal die Aufhängestrukturen der Gebärmutter (Parametrien) infiltrieren und damit die hier lokalisierten Strukturen beeinflussen können. Die Lymphe aus dem Bereich des Muttermundes wird in die Beckenlymphstationen und dann entlang der großen Bauchgefäße transportiert. Fernmetastasen sind insgesamt bei Erstdiagnose eher selten und finden sich bevorzugt in Lunge, Leber und Knochen.

Die **Prognose** hängt maßgeblich vom Stadium der Erkrankung ab. Formen mit ausschließlichem Befall des Muttermundes haben 5-Jahresüberlebensraten von > 90 %. Werden die Parametrien befallen, sinkt diese auf 50 %.

Diagnostiziert wird das Zervixkarzinom histologisch über eine gezielte Biopsie meist unter Auflichtmikroskopie (Kolposkopie) oder auch in der unter Therapie der CIN erwähnten Konisation. Die präoperative Stadienteinteilung erfolgt hauptsächlich durch die gynäkologische Spiegeleinstellung sowie die Tast- und Ultraschalluntersuchung. Diese wird ggf. ergänzt durch weitere bildgebende Verfahren wie eine Kernspintomografie des Beckens, Blasen- und Darmspiegelung und weitere Staging-Maßnahmen wie radiologische Untersuchung des Thorax oder selten auch eine Szintigrafie der Niere, zu deren Funktionsüberprüfung. Tumormarker spielen eher eine untergeordnete Rolle.

Therapie

In der Therapie des frühen, nicht metastasierten Zervixkarzinoms spielen operative Interventionen sowie die Radiochemotherapie die Hauptrolle. Chemotherapien, hormonelle oder antikörperbasierte Therapien sind hier von untergeordneter Bedeutung.

Bei nur mikroskopisch nachweisbaren Karzinomen können bei Wunsch nach Gebärmuttererhalt, z. B. bei fortbestehendem Kinderwunsch, auch lokale operative Maßnahmen wie die in ➤ Kap. 5.3.5 beschriebene Konisation ausreichend sein. Anderenfalls würde meist auch eine klassische Hysterektomie ausreichen.

Bei auf die Gebärmutter begrenzten, aber klinisch abgrenzbaren Karzinomen ist die übliche operative Versorgen eine „radikale Hysterektomie" (im klinischen Sprachgebrauch auch als Wertheim-Operation bezeichnet; eigentlich Operation nach Wertheim-Meigs-Okabayashi). Grundidee dieser Operation ist neben der Hysterektomie auch die Entfernung der Parametrien, um die häufige lokale Ausbreitung dieser Karzinome abzudecken. Bei einer radikalen Hysterektomie wird nach einer Längsschnittlaparotomie bei in Rückenlage gelagerter, desinfizierter und abgedeckter Patientin zunächst der Bauchraum exploriert. Nun werden nacheinander die bindegewebigen Beckenräume beidseits neben der Blase sowie neben dem Rektum dargestellt. Jetzt folgt üblicherweise die Präparation der Beckenlymphknoten entlang der großen Beckengefäße, die üblicherweise zur Schnellschnittdiagnostik verbracht werden. Sind die Beckenlymphknoten ohne Tumorbefall, wird die radikale Hysterektomie fortgesetzt, indem beidseitig neben dem Uterus die Harnleiter freigelegt und aus den Parametrien separiert, die Gebärmutterarterien an ihrem Ursprung aus den Beckengefäßen abgesetzt und dann die Parametrien inklusive der Anteile, die den Uterus mit dem Kreuzbein verbinden, reseziert werden. Zudem wird der kopfwärts gelegene Teil der Scheide am Uterus belassen und mitexstirpiert. Je nach Ausmaß der Ureterpräparation, der Resektion der Parametrien und der Scheide wird die radikale Hysterektomie noch nach Piver I–V eingeteilt, wobei die höchste Variante auch die Resektion von Blase und Enddarm (Exenteration) bei Tumorbefall beinhalten kann. Typischerweise müssen die Adnexe beidseits nicht zwingend entfernt werden. Nur bei höheren Stadien, Wunsch der Patientin oder speziellen feingeweblichen Befunden müssen die Adnexe exstirpiert werden. Sind in der Schnellschnittuntersuchung die Beckenlymphknoten tumorbefallen, werden die nachgeschalteten Lymphabflussstationen entlang der unteren Hohlvene sowie der Bauchaorta exstirpiert. In dieser Situation kann auf die Fortführung der radikalen Hysterektomie verzichtet werden, da diese zusätzlich zu der nun indizierten Radiochemotherapie keine Vorteile für die Patientin mit sich bringt.

Die Radiochemotherapie ist wie beschrieben die zweite essenzielle Säule der Therapie des frühen Muttermundkrebses. Angezeigt ist sie u. a. bei lokal fortgeschritteneren Befunden, z. B. bei Befall der Parametrien, einem ausgedehnteren Befall der Vagina oder anderer Organe sowie der Lymphknoten. Bei dieser Therapieform wird die Bestrahlung des Tumors mit einer auf die Bestrahlung sensibilisierten Chemotherapie (meist Cisplatin) kombiniert. Die Bestrahlung wird üblicherweise von außen (perkutan) verabreicht, manchmal folgt in Kombination auch eine Bestrahlung durch über die Vagina eingebrachte Apparaturen (Brachytherapie).

In fernmetastasierten Stadien werden Chemotherapien verabreicht; auch eine Kombination mit einer Antikörpertherapie gegen einen Gefäßwachstumsfaktor steht zur Verfügung. Im Allgemeinen muss aber ein eher begrenztes Ansprechen des metastasierten Muttermundkrebses auf eine Systemtherapie verzeichnet werden.

5.3.7 Abort

Symptomatik und Diagnostik

DEFINITION

Der Begriff **Abort** bezeichnet eine Fehlgeburt. Bei Fehlgeburten vor der 16. Schwangerschaftswoche (SSW) spricht man von Früh-, danach von Spätaborten.

Die Schwangerschaftswochen werden im klinisch üblichen Gebrauch ab dem ersten Tag der letzten Periodenblutung gezählt, was manchmal mit der Abkürzung p. m., **post menstruationem** (lateinisch für „nach der Menstrutation"), bezeichnet wird. Fehlgeburten nach dem Erreichen der Lebensfähigkeit werden als „intrauteriner Fruchttod" bzw. Totgeburt bezeichnet und aber dem Bereich der Geburtshilfe zugerechnet.

Die Ursachen eines Abortes können äußerst vielgestaltig sein, in 50–70 % der Fälle sind gerade bei Frühaborten spontan bzw. zufällig auftretende, schwere chromosomale Anomalien die Ursache. Im Bereich der Frühaborte kommen zudem exogene Störungen wie Strahlenschädigung oder Noxen (Schadstoffe) als Ursache hinzu, bei Spätaborten auch anatomische/genitale oder extragenitale Ursachen hinzu.

Eingeteilt wird der Abort je nach seinem Fortschritt in **Abortus imminens** (drohende Fehlgeburt), **Missed Abortion** (verhaltene Fehlgeburt), **Abortus incipiens** (beginnende Fehlgeburt), **incompletus** (inkomplette Fehlgeburt) und **completus** (komplette Fehlgeburt). Der **Abortus imminens** stellt eine Sonderform da, da hier die Schwangerschaft noch nicht irreversibel gestört ist, sondern sich auch ein im Weiteren unauffälliger Schwangerschaftsverlauf ergeben kann. Bei allen anderen Abortformen ist die Schwangerschaft irreversibel gestört und erholt sich nicht mehr.

Die Diagnose **Abortus imminens** wird gestellt, wenn z. B. unklare vaginale Blutungen bestehen und im Ultraschall aber eine positive Herzaktion mit normal entwickelter Schwangerschaft gesehen werden kann. Auch der Wert des Schwangerschaftshormons HCG steigt an. **Missed Abortion** bedeutet, dass die Schwangerschaft bereits irreversibel gestört ist, z. B. im Ultraschall, nachdem einmal eine Herzaktion darstellbar war, diese nun nicht mehr nachgewiesen werden kann und sonst aber keine weiteren Abortsymptome wie Blutung oder Kontraktionen eintreten. Beim **Abortus incompletus/completus** kommen diese hinzu und führen zur inkompletten **(incompletus)** bzw. kompletten **(completus)** Ausstoßung der Schwangerschaftsanlage.

Therapie

Die Therapie eines drohenden Abortes ist eher symptomatisch und besteht v. a. aus körperlicher Schonung und Überwachung der Schwangerschaft. Manchmal werden unterstützend Magnesiumpräparate oral und Progesteronzubereitungen vaginal oder oral angewandt. Große prospektive Studien existieren hierzu jedoch nicht.

Bei den restlichen genannten Abortformen ist die Standardtherapie die Abrasion, welche prinzipiell so, wie in ➤ Kap. 5.9.1 beschrieben, durchgeführt wird; allerdings wird die Gebärmutterspiegelung und die Zervixabrasion weggelassen und i. d. R. entweder stumpfe Küretten oder eine Saugkürette verwendet, um die Gebärmutter möglichst wenig zu schädigen. Um eine weitere Traumatisierung zu vermeiden, kann der Muttermund durch die Gabe von speziellen Hormonpräparaten (Prostaglandinen) erweicht und erweitert werden. Letztere Präparate können alternativ zur Kürettage auch allein angewandt werden, um eine Ausstoßung der Frucht zu bewirken. Schließlich kann gerade bei frühen Schwangerschaftswochen auch komplett auf die Intervention verzichtet und zugewartet werden. Allgemein gilt aber, dass, je länger zugewartet wird, auch das Risiko für eine stärkere Blutung oder eine Infektion mit dementsprechenden Folgezuständen deutlich ansteigt.

Nach der 14. SSW kann zudem die operative Intervention aufgrund der Größe der Schwangerschaft eine rein operative Therapie zunehmend schwierig werden, sodass hier ähnlich einer Geburtseinleitung ebenfalls mit Prostaglandinen Muttermundreifung und Induktion von Ausstoßungswehen induziert werden. Bis zur 24. SSW geht man allerdings davon aus, dass der Mutterkuchen sich nicht vollständig löst, sodass insbesondere zur Prophylaxe nach Geburt des Feten auch eine Kürettage (instrumentelle Nachräumung) durchgeführt wird. Der Operationsablauf entspricht der oben aufgeführten Kürettage, allerdings werden meist dem Schwangerschaftsalter und damit der Muttermundweite angepasste Küretten verwendet.

Eine Sonderform des Abortgeschehens stellt der febrile Abort dar. Hier kommt es z. B. im Rahmen eines Blasensprungs zur Infektion des intrauterinen Abortmaterials. Dies bedeutet eine hohe Gefährdung der Mutter, da sich die Infektion lokal rasch in den Bauchraum, aber auch in Form eines septischen Geschehens in die Blutbahn ausweiten kann. Bei einem febrilen Abort muss zunächst eine antibiotische Abdeckung erfolgen, da sonst durch die unmittelbare Kürettage des Abortmaterials zusätzlich Erreger in die Blutbahn eingeschwemmt werden können. Bei einem febrilen Abort ist zudem Zuwarten keine valide Option.

Rhesusprophylaxe

Auf keinem Fall vergessen werden darf bei allen Abortformen mit Rhesus-negativer Mutter und evtl. oder gesichert Rhesus-positivem Vater die Rhesusprophlyaxe. Das Rhesusantigen ist ein spezielles Blutgruppenmerkmal, das bei ca. 15 % der Bevölkerung auf der Oberfläche der roten Blutkörperchen fehlt. Die Besonderheit ist, dass Antikörper gegen das Rhesusantigen von der Mutter über den

Mutterkuchen (Plazenta) zum Kind gelangen können. Wenn also eine Rhesus-negative Mutter nach einem Kontakt mit Rhesus-positivem Blut (z. B. im Rahmen einer vorangegangenen Schwangerschaft oder bei einer Bluttransfusion) Antikörper gegen das Rhesusantigen entwickelt, gehen diese über die Plazenta in den Blutkreislauf des Kindes über und schädigen hier die roten Blutzellen, sodass es hier zur Blutarmut mit entsprechenden Folgen kommen kann. Dies kann man verhindern, indem kurz vor oder nach einem möglichen Kontaktereignis, wie z. B. eben einem Abortgeschehen, der Kreislauf der Mutter mit Rhesusantikörpern überschwemmt wird, diese dann die Rhesus-positiven Blutkörperchen maskieren und damit das mütterliche Immunsystem nicht auf das Rhesusantigen aufmerksam gemacht („sensibilisiert") wird.

5.4 Krankheitsbilder und Therapien: Ovarien und Eileiter

5.4.1 Zysten/Sactosalpinx

DEFINITION

Zyste bedeutet zunächst nichts anderes als „flüssigkeitsgefüllter Hohlraum".

Symptomatik und Diagnostik

Im gynäkologischen Bereich können sich derartige Gebilde genital (Ovar, Eileiter und Gebärmutter) oder extragenial (Bauchfell, Darm) befinden. Man unterscheidet bei den nichtmalignen Zysten Funktionsgebilde wie Follikelzysten (Eibläschen) oder Gelbkörperzysten von echten, gutartigen Neubildungen von Ovarialgewebe (**epithelial**/vom Oberflächenepithel ausgehend: seröse und muzinöse Zystadenome; **von Keimzellen ausgehend:** Dermoidzyste [meist mit Talg, Haaren, verkalkten Arealen gefüllt]; **vom Keimstrangstroma ausgehend:** z. B. Fibrome, Thekazelltumoren, Androblastome). Die zystische Auftreibung eines verklebten Eileiters nennt man auch Sactosalpinx. Direkt neben Ovar oder Tube gelegene Zysten (Paratubarzysten) sind häufig Überbleibsel embryonal angelegter Gänge.

Meist sind Zysten symptomarm und nur Zufallsbefunde. Anamnestisch helfen bei der Einordung der zystischen Raumforderung Fragen nach dem Zyklus, Blutungsstörungen, Schwangerschaften, Alter und Verdrängungssymptomen wie Verstopfungsneigung, Schmerzen, Atem- oder Miktionsbeschwerden weiter. Neben der konventionellen gynäkologischen Spiegeleinstellung ist zur Planung des weiteren Vorgehens eine Vaginalsonografie unabdingbar. Hier existieren eine Vielzahl an Bewertungsschemata, die gerade dem Anfänger die Dignitätsbeurteilung (gutartig vs. bösartig) der gefundenen Zyste erleichtern. Falls die Beschwerden und die Zyste persistieren, kann auch aus diagnostischen Gründen eine Bauchspiegelung angezeigt sein.

Therapie

Ist die Patientin noch vor den Wechseljahren und sind alle sonografischen Kriterien für Malignität nicht gegeben, kann bei Symptomfreiheit eine reine klinisch-sonografische Verlaufskontrolle angezeigt sein. Hierbei sollten die Patientinnen aber über das Risiko einer sog. ovariellen Stieldrehung aufgeklärt werden. Bei dieser kommt es meist durch abrupte Bewegungen zu einem ein- oder mehrfachen Drehen des Ovars oder der ganzen Adnexe, sodass die Gefäßversorgung über die Aufhängebänder der Adnexe kompromittiert wird. Klinisch äußert sich dies meist über abrupt einsetzende starke Schmerzen mit vegetativer Symptomatik wie Übelkeit und Erbrechen. Hier ist rasches Handeln geboten, da Ovarien den kompletten Verlust ihrer Blutversorung nur wenige Stunden überstehen.

Werden Funktionszysten vermutet, kann durch Hormonpräparate versucht werden, die Zyste zur Ruptur zu bringen.

Gerade bei symptomatischen Zysten steht jedoch eine Versorgung über eine Bauchspiegelung (Laparoskopie, ➤ Kap. 5.9.2) im Vordergrund. Erscheint eine nichtmaligne Ursache als gesichert, kann in der Bauchspiegelung nach einer Eröffnung der Rinde des Ovars die Zyste meist stumpf ausgeschält und aus dem Bauchraum entfernt werden. Ist man von der Gutartigkeit der Zyste nicht überzeugt, muss die Zyste, um ein Zerreißen und damit eine Ausstreuung des Zysteninhalts in das Abdomen zu verhindern, im Rahmen einer Adnexektomie entfernt werden. Hierbei werden meist bei der Laparoskopie die den Eierstock aufhängenden Bänder sowie der Eileiter uterusnah koaguliert und durchtrennt. Die Adnexe werden dann ebenfalls zur Verhinderung von Streuung über einen Plastikbeutel aus dem Bauchraum entfernt. Da insbesondere bei neuen Zysten nach den Wechseljahren eine bösartige Ursache wahrscheinlicher wird, steht diese Versorgungsstrategie hier klar im Vordergrund. Bei V. a. ein Ovarialkarzinom wird wie in ➤ Kap. 5.4.4 beschrieben vorgegangen.

5.4.2 Adnexitis

DEFINITION

Als **Adnexitis** wird die Entzündung von Eierstock und Eileiter bezeichnet; alternativ wird auch von Pelvic Inflammatory Disease (PID) gesprochen. PID trägt dem Umstand Rechnung, dass bei dieser Erkrankung i. d. R. nicht isoliert die Adnexe, sondern auch benachbarte Organe und Strukturen in die Infektion miteinbezogen sind.

Symptomatik und Diagnostik

Hauptursache der Entzündung sind aufsteigende Infektionen durch bakterielle Erreger wie Chlamydien oder Gonokokken. Als Risikofaktoren hierfür gelten eine aktuelle Periodenblutung, ein operativer Eingriff sowie eine einliegende Verhütungsspirale. Als Komplikation einer Adnexitis kann sich ein Tuboovarialabszess bilden, eine eitrig-abszendierende Auftreibung von Tube und Ovar.

Die Patientinnen zeigen häufig Unterbauchschmerzen, zum Teil mit Begleitsymptomen wie Übelkeit oder Erbrechen, Fieber und evtl. Schmierblutungen. Letzteres zeigt sich häufig bei Chlamydieninfektionen oder einer gleichzeitig infizierten Gebärmutterschleimhaut (Endometritis). Klinisch kann ein eitriger vaginaler Ausfluss auffällig sein, der mikrobiologisch abgestrichen werden sollte. In der gynäkologischen Untersuchung zeigt sich klassischerweise ein „Portioschiebeschmerz" (deutliche Schmerzzunahme beim Lüpfen des Muttermundes mit dem Finger). Dieses Symptom dient auch zur Unterscheidung von anderen, u. U. infektiös bedingten Erkrankungen im Unterbauch, insbesondere der Blinddarmentzündung. Die weitere abklärende Diagnostik beinhaltet Ultraschall- und Laboruntersuchungen. Auch eine molekularbiologische Urindiagnostik auf Chlamydien ist angezeigt, da sich in der Urethra das Hauptreservoir für diese Erreger befindet.

Therapie

Die reine Adnexitis wird i. d. R. zunächst mit einer Kombination aus mehreren Antibiotika behandelt, die die Haupterreger mit abdeckt und ggf. entsprechend der Bakterientestung modifiziert wird. Bei unklaren Befunden oder wenn sonografisch ein Tuboovarialabszess vermutet wird, sollte eine Bauchspiegelung erfolgen. Diese wird wie initial beschrieben durchgeführt; wird ein Tuboovarialabszess aufgefunden, wird dieser gespalten und bis zu klarem Rücklauf gespült.

5.4.3 Extrauteringravidität

Symptomatik und Diagnostik

Bei einer Extrauteringravidität (EUG) befindet sich die Schwangerschaftsanlage nicht an der üblichen Stelle in der Gebärmutterhöhle. EUG stellen nur ca. 2 % aller Schwangerschaften dar, den überwiegenden Anteil machen dabei die Eileiterschwangerschaften (Tubargraviditäten, 98 %) aus. Auffällig wird die Erkrankung häufig über irreguläre Blutungen, sonst ausbleibende Periodenblutung oder (einseitige) Unterbauchschmerzen. In der klinischen Untersuchung zeigen sich aufgrund der Reizung des Bauchfells durch die EUG häufig ein Portioschiebeschmerz (Schmerzauslösung durch Lüpfen des Muttermundes bei der klinischen Untersuchung) sowie Druckschmerzen in den Adnexbereichen. Zu den Risikofaktoren zählen alle Erkrankungen mit evtl. Beeinflussung der Eileiter und damit verbundene Zustände wie Adnexitis, Voroperationen – v. a. wegen einer bereits einmal erlittenen EUG –, einliegende Verhütungsspiralen, Maßnahmen der Kinderwunschmedizin, aber auch Rauchen. Vermutet wird eine Extrauteringravidität bei Nachweis einer Schwangerschaft (z. B. über einen Schwangerschaftstest) und gleichzeitig fehlendem Anhalt für eine reguläre Schwangerschaft in der Gebärmutterhöhe, insbesondere wenn der im Blut gemessene Wert für das Schwangerschaftshormon eine gewisse Grenze übersteigt. Gesehen werden können im Ultraschall auch freie Flüssigkeit im Bauchraum (Blut) oder eine Raumforderung im Adnexbereich.

Therapie

Neben der operativen Therapie können bei einer Extrauteringravidität je nach Alter der Schwangerschaft, Beschwerdebild und der bereits eingetretenen Folgen wie eines evtl. Blutverlustes auch konservative, nichtoperative Maßnahmen ausreichen. Neben einer Gabe von Methotrexat, einem milden Chemotherapeutikum, kann v. a. auch bei sehr frühen Formen unter engmaschiger Kontrolle abgewartet werden, da die meisten frühen Extrauteringraviditäten von selbst zugrunde gehen.

Klassisch würde auch aus diagnostischer Hinsicht, nämlich der Möglichkeit des zweifelsfreien Nachweises der Erkrankung, eine Laparoskopie (➤ Kap. 5.9.2) durchgeführt. Hierbei kann je nach Lokalisation des Schwangerschaftsprodukts der Eileiter mit flachen, atraumatischen Zangen ausgemolken oder eröffnet werden, um die Extrauteringravidität zu bergen. Gelingt dies nicht, muss auch über eine komplette Entfernung des Eileiters samt Schwangerschaft nachgedacht werden.

Zwingend ist in jedem Fall eine Verlaufskontrolle des Schwangerschaftshormons im Blut bis unter die Nachweisgrenze, da evtl. weiterbestehende vitale Schwangerschaftsanteile erneut wachsen und erneut die beschriebenen Beschwerden auslösen können. Auch eine Kontrolle des Rhesusfaktors ist anzuraten (➤ Kap. 5.3.7).

5.4.4 Ovarialkarzinom

Symptomatik und Diagnostik

Ovarialkarzinome (Eierstockkrebserkrankungen) sind immer noch die genuin gynäkologischen Malignome mit der schlechtesten Prognose; pro Jahr stehen in Deutschland knapp 8.000 Neuerkrankungen über 6.000 Todesfälle gegenüber. Risikofaktoren sind erbliche Belastung, Kinderlosigkeit oder späte erste Schwangerschaft oder frühe erste und späte letzte Regelblutung. Wenig bekannt ist, dass orale Ovulationshemmer (Antibabypille) einen gewissen schützenden Effekt haben. Das Ovarialkarzinom kann verschiedenen Geweben des Eierstocks entstammen; am häufigsten dem Oberflächenepithel (epithelial), seltener den Keimzellen (Eizellen) oder den diese umgebenden Zellen (Keimstrangstroma). In 5 % der Fälle finden sich auch Absiedelungen anderer Tumoren auf den Eierstöcken, gerne z. B. von einem Magenkarzinom (Krukenberg-Tumor).

Die malignen Zellen verlassen sehr früh die Ovarien und siedeln sich in der Bauchhöhle auf dem Bauchfell an; eine Ausstreuung über die Blutbahn ist hingegen eher selten. Die eingeschränkte Prognose der Erkrankung ist auch dem Umstand geschuldet, dass Ovarialkarzinome aufgrund fehlender Frühsymptome überwiegend erst in fortgeschrittenen Stadien mit bereits eingetretener Verteilung der Erkrankung im Bauchraum gefunden werden. In diesen Stadien können aufgrund des Organbefalls Beschwerden wie Unterbauchschmerzen, Harnstau, Verstopfung oder Atemprobleme wegen steigender Mengen von Bauchwasser (Aszites) auftreten. Neben der klinischen Untersuchung können Ultraschall und Schnittbildgebungen wie Computer- und Kernspintomografien zur Diagnostik herangezogenen werden. Als typischer Tumormarker für das Ovarialkarzinom gilt CA125. Erhöhungen dieses Markers können allerdings auch bei einer Reihe von gutartigen Erkrankungen wie z. B. der Endometriose auftreten. Zudem weist ungefähr die Hälfte der auf den Eierstock begrenzten Karzinome keine Erhöhung des Tumormarkers auf. Insbesondere bei auf das Ovar begrenzten Frühstadien verbietet sich allerdings die sonst bei vielen Erkrankungen übliche Punktion des Tumors, da hierdurch die Gefahr besteht, dass sich Tumorzellen aus den häufig zystisch soliden Prozessen im Bauchraum verteilen und damit die Prognose signifikant herabgesetzt wird. Trotz vieler Ansätze existiert bis heute keine sinnvolle Vorsorge-/Screeningstrategie für das Ovarialkarzinom.

Therapie

Grundsätzlich gilt in der Therapie des Ovarialkarzinoms das Prinzip der **möglichst maximalen Tumorentfernung,** wodurch entsprechende Eingriffe zu den größten der Gynäkologie zählen können, wenn viele intraabdominelle Organe befallen sind.

Hierzu wird eine Längslaparotomie (➢ Kap. 5.9.2) von der Symphyse bis zum Schwertfortsatz des Brustbeins geführt und nach schichtweiser Eröffnung sorgfältig das gesamte Abdomen exploriert sowie eine Probe oder, bei limitierter Erkrankung zur Verhinderung einer Zellaussaat, auch der gesamte Tumor zur Schnellschnittdiagnostik zur Bestätigung der Verdachtsdiagnose verbracht. Standardmäßig werden bei Bestätigung der Diagnose Gebärmutter, beide Adnexe, das Bauchfell sowie zumindest Proben des Bauchfells entfernt, um das Stadium des Karzinoms auch histopathologisch zu bestätigen. Generell gilt aber, dass möglichst alle Erkrankungsherde entfernt werden sollten, da sich selbst bei minimal verbliebenen Resten die Prognose der Patientinnen verbessert. Dies führt dann häufig zu den beschriebenen multiviszeralen Resektionen mit Teilentfernung von Darmanteilen (sehr häufig Resektionen von Rektum/Sigmaanteilen) und v. a. zur Resektion großer Anteile bzw. des gesamten Bauchfells; auch Zwerchfellteilresektionen können erforderlich werden. Die früher regelhaft auch bei klinisch unauffälligen Lymphabflusswegen durchgeführten systemisch-radikalen Lymphknotenentfernungen im kleinen Becken sowie entlang der unteren Hohlvene und der Bauchschlagader werden nach aktuellen Studienergebnissen eher kritisch gesehen, da insbesondere bei fortgeschrittenen Stadien keine Überlebensvorteile dieses durchaus komplikationsträchtigen Schritts gezeigt werden konnten.

Unterstützt wird die Operation üblicherweise von einer postoperativ begonnenen systemischen (d. h. über die Blutbahn verabreichten) Chemotherapie, die auf Platinsalzen basiert. Weitere stadien- und situationsgerecht verabreichte Medikamente umfassen gegen Gefäßneubildung gerichtete Antikörper sowie auf bestimmte, häufig vorkommende Mutationen abzielende Tablettentherapien.

In der Rezidivsituation werden erneute operative Therapien nur unter bestimmten Bedingungen, wie z. B. präoperativ als hoch eingeschätzte Wahrscheinlichkeit der kompletten Tumorresektion, durchgeführt. Der Fokus liegt hier eher auf systemischen Chemotherapien, u. U. wieder durch zielgerichtete Substanzen unterstützt.

5.5 Krankheitsbilder und Therapien: Vulva und Vagina

5.5.1 Condylomata acuminata

DEFINITION

Condylomata acuminata (Spitzwarzen) sind gutartige kleine Haut- oder Schleimhauttumoren.

Symptomatik und Diagnostik

Ursächlich sind Infektionen mit humanen Papillomaviren (HPV). Im Unterschied zu dem beim plattenepithelialen Zervixkarzinom typischerweise nachweisbaren High-risk-Typen sind hier Low-risk-Varianten der Viren nachweisbar (➢ Abb. 5.3). Kondylome haben auch aufgrund der unterschiedlichen Virentypen keine gesteigerte Entartungstendenz und zählen nicht als obligate Krebsvorstufen. Die meisten Infektionen verlaufen unbemerkt, im Alter zwischen 25 und 50 J. hatte ungefähr die Hälfte der Bevölkerung Kontakt mit den Viren; nur 10 % entwickeln allerdings dann Spitzwarzen. Extreme Verlaufsformen können insbesondere bei Immunsuppression auftreten und monströse Tumoren bilden. Diagnostisch nutzt man neben der klinischen Untersuchung die Auflichtkolposkopie, die durch bestimmte Färbungen unterstützt wird. Ausgeprägte Kondylominfektionen zum Zeitpunkt der Entbindung können insbesondere bei vaginaler Entbindung zur Übertragung auf das Neugeborene führen und dort durch Befall der Stimmlippen große Probleme bereiten. Dies kann eine Indikation für die Geburtsbeendigung per Kaiserschnitt darstellen.

Therapie

Spitzwarzen können sowohl mit klassischen Methoden wie der lokalen Anwendung von Salizylsäure oder Fluorouracil als auch lokal mit bestimmten, v. a. immunmodulatorischen Substanzen behandelt werden. Daneben stehen mit Vereisung und Betupfen mit Trichloressigsäure weitere lokale Verfahren zur Verfügung. Im

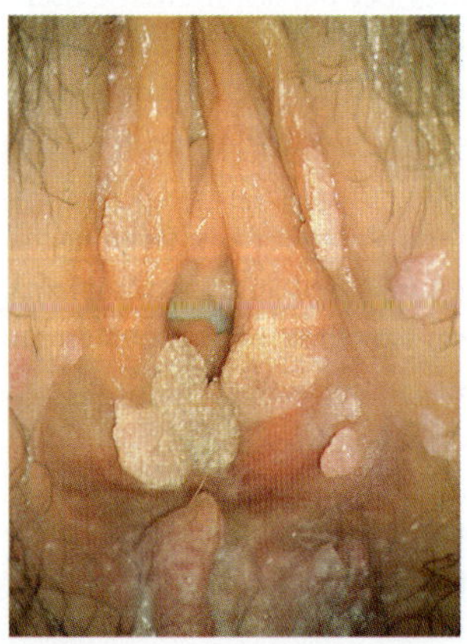

Abb. 5.3 Condylomata acuminata (Spitzwarzen) im Scheideneingang [M438]

Vordergrund steht aber gerade bei ausgeprägterem Befall die **chirurgische Therapie.** Hierbei wird die Patientin in Steinschnittlage verbracht, desinfiziert und abgedeckt. Dann erfolgt unter sorgfältiger Inspektion des gesamten Genitalbereiches, Damms und der perianalen Region über Spiegel die Versorgung und Abtragung aller einsehbaren Kondylome. Hierzu werden die Kondylome häufig durch Elektrokoagulation, z. B. über Argon-Plasma-Koagulation oder auch lasergestützte Verfahren, behandelt und dann mit einem scharfen Löffel abgetragen. Bei größeren Tumoren steht die chirurgische Resektion im Vordergrund. Es empfiehlt sich bei diesen Eingriffen auch die histologisch-bioptische Sicherung zumindest eines Kondyloms.

5.5.2 Vulvakarzinom und Vorstufen

Symptomatik und Diagnostik

Das Vulvakarzinom hat in den letzten Jahren deutlich zugenommen und kam 2019 auf 3.200 Neuerkrankungen. Noch dramatisch häufiger tritt seine Vorstufe auf, die vulväre intraepitheliale Neoplasie (VIN). Hier existieren Daten aus den USA, die eine Verfünffachung von 1973 bis 2000 zeigen. Das Vulvakarzinom geht in über 90 % der Fälle vom Plattenepithel aus und lässt sich in zwei Hauptgruppen unterteilen. In der ersten finden sich eher jüngere Patientinnen mit einem mittleren Alter von 55 J. Ähnlich wie bei den Zerxikarzinomen ist hier eine Assoziation mit High-risk-HPV-Infektionen und entsprechenden Risikofaktoren beschrieben (➤ Kap. 5.3.6). Die zweite Gruppe hat ihr Altersmittel mit 77 J. und ist häufig mit einem Lichen sclerosus (vermutlich autoimmune Erkrankung der Vulvahaut mit narbig-atrophen Veränderungen) vergesellschaftet. Seltene maligne Tumoren der Vulva sind dermatologische Tumoren wie maligne Melanome, Basaliome, aber auch Sarkome oder Metastasen von anderen Tumoren.

Symptomatisch werden die Karzinome häufig durch vulvären Juckreiz und Brennen. Fortgeschrittenere Tumoren können auch ausgedehnte Ulzerationen mit z. T. übel riechender Sekretion oder auch mit Beschwerden durch Wachstum des Tumors in umgebende Organe wie Blase oder Enddarm verursachen. Als regionale Lymphknotenstationen gelten die Leistenlymphknoten. Hier ist auch als Komplikation eines Befalls eine Schädigung des Femoralgefäße und Nerven sowie eine Lymphödembildung im Bein zu nennen. Fernmetastasen sind bei Primärdiagnose eher selten.

Diagnostiziert werden Vulvakarzinome und deren Vorstufen neben der klinischen Untersuchung über Auflichtmikroskopien (Kolposkopien) mit Biopsieentnahme.

Therapie

VINs werden i. d. R. lokal exzidiert; bei Rezidiven oder ausgeprägten Befunden können neben lokaler medikamentöser Behandlung auch ablative Verfahren wie Elektrokoagualtion oder Laser genutzt werden.

Vulvakarzinome werden bei lokal begrenztem Wachstum ebenfalls operativ saniert. Die ultraradikalen Vulvektomien mit großflächigen Resektionen sind dabei individuellen, begrenzteren Verfahren gewichen. Prinzipiell reicht für die lokale Versorgung wie bei der VIN eine lokale Exzision mit Sicherheitsabstand **(Wide Excision)** aus. Größere Tumoren werden ebenfalls über eine Vulvektomie behandelt. Hierbei wird die Vulva spindelförmig umschnitten. Der innere Schnittrand läuft im Bereich des Introitus und kann je nach Sitz der Erkrankung auch die Klitoris oder die Mündung der Harnröhre in das Exzidat einbeziehen. Nach der Inzision wird das Gewebe bis auf die Faszie der vorderen Portio des Beckenbodens durchtrennt und dann von dieser abgesetzt. Primär kann dann versucht werden, die Wundränder über Nähte spannungsfrei zu adaptieren. Bei größeren Defekten müssen manchmal lokale Lappenplastiken bzw. Schwenk- oder Rotationslappen zur Deckung genutzt werden. Bei sehr fortgeschrittenen Tumoren muss je nach Sitz auch Blase oder Enddarm mitentfernt werden (vordere/hintere Exenteration), was aber nur noch sehr selten notwendig ist.

Essenziell ist auch eine Evaluation der Lymphabflusswege. Mittlerweile hat sich hier, wie bei der Brustkrebserkrankung, auch die **Wächterlymphknotenbiopsie** etabliert. Hierbei wird bei klinisch unauffälligen Lymphknoten eine schwach strahlende Substanz in die Vulva appliziert, die sich nach wenigen Stunden im ersten drainierenden Lymphknotenpaket, dem sog. Wächterlymphknoten, anreichert und durch Gamma-Sonden aufgefunden und entfernt werden kann. Ist der Wächterlymphknoten befallen oder auch primär der Lymphabfluss als klinisch suspekt bewertet worden, wird eine systemische Entfernung der inguinalen Lymphabflussstationen durchgeführt. Hierbei wird nach meist querem Hautschnitt entlang der großen, das Bein versorgenden Gefäße in der Leiste das Lymphknotengewebe entfernt und zur pathologischen Diagnostik verbracht.

Alternativ stehen insbesondere bei ausgeprägten Tumoren oder fehlender Operabilität der Patientinnen verschiedene Strahlentherapiekonzepte zur Verfügung. Eine reine Chemotherapie zur Unterstützung der Heilung spielt beim Vulvakarzinom keine Rolle. In der palliativen, fernmetastasierten Situation werden Chemotherapien appliziert, haben aber häufig nur ein limitiertes Ansprechen zur Folge.

5.5.3 Vaginalkarzinom und Vorstufen

Symptomatik und Diagnostik

Karzinome der Vagina sind relativ selten. In Deutschland gibt es etwa 500 Neuerkrankungen/J. Der überwiegende Anteil sind histologisch Plattenepithelkarzinome, seltener Adenokarzinome oder maligne Melanome. Über die Hälfte der Patientinnen ist bei Erstdiagnose > 70 J. Die Risikofaktoren für das Vaginalkarzinom entsprechen denen des Zervixkarzinoms (➤ Kap. 5.3.6) und stehen v. a. im Zusammenhang mit Infektionen durch High-risk-HPV. An Vorstufen finden sich analog zum Vulvakarzinom vaginale intraepitheliale Neoplasien (VAIN). Der Lymphabfluss aus der Vagina erfolgt bei eher kopfwärts gelegenen Karzinomen über die Beckenlymphknoten, bei eher nahe des Introitus befindlichen über die Leistenlymphknoten. Wenn überhaupt Beschwerden auftreten, sind diese meist unspezifisch wie Ausfluss, Blutungen oder Schmerzen beim Geschlechtsverkehr (Dyspareunie). Diagnostiziert wird ein Vaginalkarzinom neben der klinischen kolposkopischen Untersuchung durch die Entnahme einer Knipsbiopsie.

Therapie

Die Therapie der VAIN gleicht denen der VIN (> Kap. 5.5.2): Meist werden die Vorstufen im Gesunden exzidiert, insbesondere bei Rezidiven können aber auch lokal-destruktive Verfahren wie Elektrokoagulation, Laservaporisation oder medikamentöse, chemotherapeutische oder immunmodulatorische Therapien genutzt werden. Bei kleineren frühen Vaginalkarzinomen ist die therapeutische Strategie der bei den Vulvakarzinomen recht ähnlich; das erkrankte Gewebe wird mit Sicherheitsabstand lokal exzidiert. Größere Karzinome werden durch eine totale Kolpektomie (Entfernung der Vagina), u. U. in Kombination mit einer Gebärmutterentfernung, angezeigt. Die Vorbereitung und Positionierung der Patientin entspricht in den meisten Kliniken der der vaginalen Hysterektomie. Spätestens ab Infiltration des umliegenden Gewebes ist aber eine Bestrahlung, evtl. in Kombination mit einer unterstützenden Chemotherapie, angezeigt. Bei Einbruch des Tumors in Blase oder Rektum stehen auch exenterative Verfahren zur Verfügung (> Kap. 5.3.6). Die operative Evaluation orientiert sich je nach Höhenlage der Karzinome eher an der des Vulvakarzinoms bei tiefer, an der des Zervikarzinoms bei kranial gelegenen Tumoren. Auch Sentinel-Node-Konzepte werden entsprechend angewandt. Insgesamt fußen diesbezügliche Empfehlungen aber auf noch eher begrenzten Daten. Eine adjuvante, der Operation oder Bestrahlung folgende Chemotherapie wird i. d. R. nicht durchgeführt, auch in der palliativen Situation bei Fernmetastasierung ist ein eher schlechtes Ansprechen auf diese Therapie zu verzeichnen.

5.5.4 Bartholin-Zyste/Empyem

Symptomatik und Diagnostik

Die Bartholin-Drüse ist eine paarig angelegte Drüse in der dorsalen Vulva, deren Ausführgänge in die hintere Scheide zwischen den kleinen Schamlippen nahe dem Introitus münden. Das Sekret der Drüse dient der Lubrikation der Scheide. Entzündungen (Bartholinitis) der Drüse durch Keime wie Staphylokokken, Chlamydien, Gonokokken oder Enterobakterien können zum Verkleben des Ausführgangs führen und in der Drüse zur Ansammlung von Eiter führen (Bartholinempyem). Dieses kann äußerst schmerzhaft werden und Sitzen unmöglich machen. Bei chronischem Verkleben der Ausführgänge ohne Superinfektion kann sich die Drüse in eine meist mit schleimigem Sekret angefüllte Zyste verändern, die für sich häufig beschwerdefrei ist.

Therapie

Bartholinempyeme oder -zysten werden i. d. R. chirurgisch durch eine Marsupialisation behandelt. Dabei wird die Patientin in Steinschnittpositionierung desinfiziert und abgedeckt. Es folgt eine Inzision der Zyste bzw. des Empyems von der potenziellen Mündung aus. Nun wird der Schnittrand des Zysten-/Empyembalgs mit der Haut der Vagina vernäht, sodass die gebildete Öffnung den neuen Ausführgang für die Drüse darstellt. Eine weiterführende Antibiose wird nur in Fällen mit ausgeprägter lokaler Entzündungsreaktion verabreicht, sonst wird die Öffnung lediglich für wenige Tage gespült.

5.6 Krankheitsbilder und Therapien: Mamma

5.6.1 Mastitis

DEFINITION

Als **Mastitis** wird die Entzündung der Brust bezeichnet. Man unterscheidet hierbei die Brustentzündung in der Stillzeit (Mastitis puerperalis) von der außerhalb (Mastitis non puerperalis).

Symptomatik und Diagnostik

Gerade in der Stillzeit sind die häufigsten Erreger Staphylokokken, außerhalb werden auch andere Erreger wie Streptokokken und Mischinfektionen häufiger. Klinisch zeigen sich klassische Entzündungszeichen wie Rötung, Schwellung, Schmerz, aber auch Fieber und allgemeines Krankheitsgefühl. Kommt es zu einem Einschmelzen der Infektion entsteht ein Abszess in der Brust, der klinisch durch Fluktuationen oder auch spontane Eröffnung und Entleerung von eitrigem Sekret auffallen kann. Diagnostiziert wird eine Mastitis durch das typische klinische Bild, aber auch eine laborchemische Infektkonstellation und evtl. einen mikrobiologischen Abstrich des ausgetretenen Sekrets. Wichtig ist, dass insbesondere bei fehlender Besserung oder scheinbar chronischem Verlauf der Entzündung an das Vorliegen eines Mammakarzinoms gedacht werden muss; gerade inflammatorische Mammakarzinome können im klinischen Bild leicht mit einer Brustentzündung verwechselt werden. Hier hilft bei der Differenzialdiagnose auch weitere Bildgebung wie ein Ultraschall der Brust (Mammasonografie).

Therapie

Bei einer **Mastitis puerperalis** sind neben der Verabreichung eines staphylokokkenwirksamen Antibiotikums konservative Maßnahmen wie stringente Entleerung der Brust durch Ausstreichen oder Abpumpen, aber auch Kühlung oder Hochbinden der Brust sinnvoll. Ein Abstillen ist primär nicht zwingend angezeigt, kann aber gerade bei komplizierten Verläufen notwendig werden. Bei der nonpuerperalen Mastitis muss dem breiteren Erregerspektrum Rechnung getragen werden. Tritt eine Abszedierung auf, muss der

Eiter operativ entleert werden, reines Abpunktieren hat eine hohe Versagensquote. Klassisch wird die Patientin zur Abszessspaltung in Rückenlage verbracht und nach Desinfektion und Abdecken eine Inzision des Abszesses mit einer weiteren Inzision etwas entfernt davon („Gegeninzision") gesetzt und durch beide Einschnitte eine Drainage durch die Abszesshöhle gelegt. Dieses Vorgehen erleichtert das Abfließen des Sekretes sowie das Spülen der Wunde.

5.6.2 Gutartige Raumforderungen der Brust: Fibroadenome, Zysten, fibrös-zystische Mastopathie, Papillome

DEFINITION

Zysten sind flüssigkeitsgefüllte Hohlräume in der Brust; entstehen können sie z. B. im Rahmen einer fibrös-zystischen Mastopathie.

Symptomatik und Diagnostik

Diese Erkrankung ist eine gutartige Veränderung in der hormonaktiven Phase der Frau, bei der gleichzeitig östrogenbedingt proliferative (aufbauende) neben regressiven (abbauenden) Veränderungen des Drüsengewebes auftreten. Damit kann es zum fibrotischen (bindegewebigen) Abschnüren und gleichzeitig aber auch zur Vermehrung von Milchgängen kommen. Dies bedingt das typische Nebeneinander von zystischen und eher fibrotisch-narbigen Arealen. Fibroadenome sind gutartige, bindegewebig-drüsige Raumforderungen mit meist kugelig-eiförmigem Wachstum und glatter Oberfläche. Papillome sind Wucherungen des Epithels (innere, oberflächliche Schicht) der Milchgänge. Für sich genommen sind Papillome gutartige Veränderungen, die allerdings häufig in der Umgebung von Krebsvorstufen der Brustdrüse vorkommen. Beschwerden der genannten Befunde können Schmerzen, tastbare Verhärtungen oder sichtbare Vorwölbungen sein. Auf Papillome können auch Sekretionen über die Brustwarze (Galaktorrhö) hinweisen. Häufig sind die Raumforderungen auch Zufallsfunde in bildgebenden Untersuchungen.

Zur Diagnostik gehören neben der klinischen (Tast-)Untersuchung Ultraschall und Mammografie (Röntgen der Brust). Auffällig wirkende Befunde können über Biopsien abgeklärt werden.

Therapie

Sind Patientinnen mit eindeutigen Zysten, Fibroadenomen oder fibrös-zystischer Mastopathie beschwerdefrei, so müssen diese nicht zwingend therapiert werden. Stanzbioptisch nachgewiesene Papillome sind allerdings als Marker für Krebsvorstufen inklusive des umgebenden Areals operativ zu entfernen.

Für die **operative Therapie** der genannten Veränderungen werden die Patientinnen in Rückenlage mit ausgelagertem Arm gebracht, desinfiziert und abgedeckt. Falls die Veränderungen nicht eindeutig tastbar sind, werden vor der Operation ultraschall- oder mammografiegestützt Markierungsdrähte im Bereich der Raumforderungen eingebracht. Nach Inzision der Haut wird der Draht bis zu seiner Spitze verfolgt und das entsprechende Areal exzidiert. Das Präparat selbst wird zur Bestätigung der korrekten Resektion sonografiert oder mammografiert.

Bei Galaktorrhö und bildgebend vermutetem Papillom kann auch der entsprechende Milchgang inklusive enthaltenem Papillom exzidiert werden. Im Unterschied zum gerade genannten Vorgehen wird hier zur Markierung des zu entfernenden Milchgangs intraoperativ mit einer stumpfen Kanüle direkt in den sezernierenden Milchgang Blau instilliert. Dann wird über einen Areolarandschnitt der entsprechend nun blau verfärbte Gang aufgesucht und exzidiert.

Interventionell können eindeutige Zysten auch meist ultraschallgestützt abpunktiert werden, was sich allerdings in einem erhöhten Risiko des Wiederauftretens niederschlägt.

Zur **medikamentösen Therapie** der fibrös-zystischen Mastopathie stehen verschiedene endokrine (hormonelle) Alternativen von pflanzlichen Präparaten bis hin zu Hormonpräparaten zur Verfügung. Auch kann hier mit Hemmstoffen gegen Prolaktin (milchdrüsenstimulierendes Hormon) gearbeitet werden.

5.6.3 Mammakarzinom und Vorstufen

Symptomatik und Diagnostik

Mit über 70.000 Neuerkrankungen im Jahr ist Brustkrebs in Deutschland die häufigste bösartige Erkrankung der Frau. Brustkrebserkrankungen werden mittlerweile als große Gruppe verschiedener bösartiger Erkrankungen der Brustdrüse gesehen, die z. T. erhebliche Unterschiede in Prognose und Therapie bedeuten. Histologisch gehen die meisten Karzinome von den Milchgängen aus (invasiv-duktal, aktuell auch **of no special type,** NST). Die zweithäufigste Variante hat ihren Ursprung in den Drüsenläppchen (invasiv-lobulär). Daneben existieren eine Vielzahl weiterer histologischer Unterformen. Man kann die Mammakarzinome aber auch aufgrund ihrer genetischen Eigenschaften in vier verschiedene Gruppen einteilen. Klinisch zugeordnet werden diese über das Ausbilden von Rezeptoren (Bindungsstellen) für weibliche Sexualhormone und der abnormen Steigerung des Ausbildens eines Rezeptors für einen speziellen Wachstumsfaktor mit dem Namen Her2 oder Her2neu. Daneben wird die Zellteilungsrate der Karzinome zur Klassifikation genutzt. Damit ergeben sich die vier Gruppen:

- Hormonrezeptorpositiv/Her2-negativ mit niedriger Zellteilungsrate
- Hormonrezeptorpositiv/Her2-negativ mit hoher Zellteilungsrate
- Hormonrezeptornegativ/Her2-positiv
- Hormonrezeptornegativ/Her2-negativ **(Triple-negative Breast Cancer)**

Die obligate Vorstufe für das NST-Mammakarzinom ist das **duktale Carcinoma in situ** (DCIS). Für das DCIS typisch sind gruppierte Mikroverkalkungen in der Mammografie. Eine Vorstufe für das invasiv-lobuläre Mammakarzinom stellt das **Carcinoma lobulare in situ** (CLIS, auch lobuläre intraepitheliale Neoplasie [LIN] Grad III) dar. Im Gegensatz zum DCIS ist hier die Entartungswahrscheinlichkeit jedoch < 30 %.

5

Typische **Risikofaktoren für das Mammakarzinom** sind u. a. lange Phasen der Einwirkung von Östrogenen wie z. B. frühe erste und späte letzte Regelblutung oder Hormonersatztherapie. Auch Fettleibigkeit (Adipositas) führt durch vermehrte Produktion von Östrogenen im subkutanen Fettgewebe zur Risikoerhöhung. Auch erbliche Belastung erhöht die Wahrscheinlichkeit, an einem Mammakarzinom zu erkranken. Mittlerweile sind hier auch einzelne Gene mit Assoziation zu erblichem Brustkrebs bekannte (z. B. **BRCA**). Bei Vorliegen dieser Mutationen kann das Lebenszeitrisiko für ein Mammakarzinom auf > 80 % ansteigen.

Klinisch auffällig können Mammakarzinome durch tastbare Raumforderungen, Hautveränderungen wie Orangenhaut, Entzündungszeichen oder Ulzerationen, aber auch Einziehungen und Asymmetrien zur Gegenseite werden. Brustkrebs kann aber auch ohne Symptome bleiben und z. B. erst im Rahmen von Vorsorgeuntersuchungen auffallen.

Die klinische Untersuchung beinhaltet die Inspektion und Palpation beider Mammae sowie ihrer regionären Lymphabflusswege. Apparativ werden Mammasonografie und Mammografie genutzt. Bei beidem können über eine gezielte Stanzbiopsie suspekte Befunde abgeklärt werden. Aufgrund der hohen Vergleichbarkeit und standardisierten Durchführbarkeit wird die Mammografie auch zur Vorsorge **(Screening)** auf Brustkrebs genutzt.

Therapie

Die Therapie des frühen Mammakarzinoms setzt sich je nach Tumorbiologie und individueller Situation aus fünf Säulen zusammen:

- Operation,
- Bestrahlung,
- Chemotherapie,
- antihormonelle Therapie und
- Antikörpertherapie.

Die letzteren drei Formen werden auch als Systemtherapie bezeichnet.

Operative Versorgung

Als operative Therapie stehen insbesondere die **brusterhaltende Operation** (BEO) und die **Brustamputation** zur Verfügung. Für die **BEO** kann, wenn nötig, der Befund durch einen sono- oder mammografisch eingebrachten Draht markiert werden (➤ Kap. 5.6.2). Der Zugang erfolgt meist über eine bogenförmige Inzision entlang der Hautspannungslinien, auch radiäre Schnittführungen können durchgeführt werden. Folgend wird entweder unter palpatorischer Kontrolle oder unter Führung durch den Markierungsdraht das Tumorareal mit einem Sicherheitsabstand reseziert. Je nach Größe des Resektats können verschiedene intramammäre Verschiebelappen präpariert werden, um den entstandenen Defekt zu decken. Bei der klassischen **Brustamputation** (Ablatio/Mastektomie) wird die Brust spindelförmig umschnitten, kranial und kaudal ein Hautmantel präpariert und schließlich die Brust inklusive der Faszie des großen Brustmuskels abpräpariert. Wenn eine brusterhaltende Operation technisch möglich und gewünscht ist, unterscheidet sich die onkologische Sicherheit der beiden Verfahren nicht; allerdings muss bei einer BEO üblicherweise nachbestrahlt werden, um ein vergleichbares Lokalrezidivrisiko zu erreichen. Die Kombination aus BEO und Bestrahlung wird auch brusterhaltende Therapie (BET) genannt.

Bei der insbesondere für die Planung der Systemtherapie wichtigen **Überprüfung des Lymphknotenstatus** wird mittlerweile wenn möglich eine Wächterlymphknotenuntersuchung (Sentinel-Node-Biopsie, SNB) durchgeführt. Hierzu wird meist präoperativ ein schwach radioaktiver Marker in die Brust injiziert. Dieser reichert sich bevorzugt in dem Lymphknoten an, der als erster die Lymphflüssigkeit aus der Brustdrüse drainiert und als erster metastatisch befallen werden sollte. Zur Entfernung des Wächterlymphknotens wird in der Achsel über dem Knoten ein Hautschnitt gesetzt und dann unter Führung mit einer Gammasonde der Knoten aufgesucht und entfernt.

Ist der Knoten befallen oder gibt es Kontraindikationen für die Durchführung einer SNB (wie z. B. klinisch bereits präoperativ verdächtige Lymphknoten oder vorherige Operationen in der Achsel), kann eine systemische Lymphknotenentfernung der Achsellymphknoten durchgeführt werden. Hierzu wird die Haut parallel neben dem Außenrand des großen Brustmuskels eröffnet und das Unterhautfettgewebe und die Faszie der Axilla werden durchtrennt. Nun werden die wichtigen, zu erhaltenden Strukturen identifiziert: das axilläre Gefäßnervenbündel, der Nervus thoracicus longus (versorgt einen Brustwandmuskel) und das thorakodorsale Gefäßnervenbündel (versorgt den großen Rückenmuskel). Unter Schonung dieser Strukturen wird das von ihnen begrenzte Lymphfettgewebe entfernt. Typische Komplikationen und Nachwirkungen des Eingriffs sind Gefäß-/Nervenverletzungen oder Lymphödeme der Arme.

Die Indikation zu dieser Operation wird immer seltener gestellt. Bei einem Teil der Mammakarzinome konnte nämlich gezeigt werden, dass Patientinnen von der radikalen Entfernung der Achsellymphknoten auch bei befallenem Wächterlymphknoten hinsichtlich ihres Überlebens nicht profitieren. Der Befall der Lymphknoten demonstriert dementsprechend nur, dass es die Tumorzellen schaffen, den Primärtumor zu verlassen. Damit sind befallene regionale Lymphknoten beim Mammakarzinom aber eine Indikation für die Gabe einer Systemtherapie, da selbst bei unauffälligen Untersuchungen zum Auffinden von Fernmetastasen davon ausgegangen werden muss, dass weitere Tumorzellen bereits im Körper zirkulieren und nicht durch lokale Therapiemaßnahmen wie Operation oder Bestrahlung erreicht werden können. Teilweise wird aber dennoch eine systemische Lymphknotenentfernung bei befallenem Sentinel Node erwogen, da die Patientinnen bei sehr vielen befallenen Knoten von einer deutlich aggressiveren Chemotherapie profitieren. Sind nur wenige metastatisch durchsetzt, kann den Patientinnen diese mit deutlich mehr Nebenwirkungen vergesellschaftete Therapie erspart werden.

Bestrahlung

Für die Bestrahlung der Brust gibt es verschiedene Indikationen; die wichtigste ist die vorherige Durchführung einer BEO. Auch nach einer Brustamputation kann bei bestimmten Kriterien wie vielen befallenen Lymphknoten oder einem inflammatorischen Karzinom (Karzinom verursacht eine klinische Entzündungsreaktion) eine Bestrahlung angezeigt sein.

Systemtherapie

Bei den Systemtherapien unterscheidet man endokrine, chemotherapeutische und antikörperbasierte Ansätze. Dazu kommen v. a. in palliativer Situation verschiedene **Small Molecules** (kleine, meist gegen spezifische Angriffspunkte gerichtete Moleküle). Die bekanntesten hormonell aktiven Präparate sind **Tamoxifen** und **Aromataseinhibitoren.** Wenn immer es möglich ist, d. h., die Mammakarzinomzellen Hormonrezeptoren ausprägen, wird eine endokrine Therapie über 5–10 J. verordnet. Chemotherapien zeigen positive Effekte insbesondere bei jungen Patientinnen, beim Befall der regionalen Lymphknoten, aber auch bei speziellen Tumorbiologien wie Karzinomen ohne Expression von Hormonrezeptoren oder Her2neu (**Triple Negative Breast Cancer,** TNBC). **Standardsubstanzen** sind derzeit Anthrazykline, Taxane und Cyclophosphamid oder Platinsalze. Eine Sonderform stellen Her2-positive Karzinome dar: Hier sind speziell gegen diesen Rezeptor gerichtete Antikörper verfügbar, die den Krebs u. a. über eine Immunreaktion bekämpfen können. Diese Antikörper werden meist in Kombination mit einer Chemotherapie angewandt.

Bei der Therapie des frühen, nicht fernmetasierten Mammakarzinoms unterscheidet man hinsichtlich der Abfolge der genannten Therapien zwei Ansätze. Beim ersten wird zunächst die Operation durchgeführt, dann folgen, falls angezeigt, sequenziell Chemotherapie (adjuvant) und Bestrahlung. Die antihormonelle Therapie beginnt i. d. R. mit oder nach der Bestrahlung. Der alternative Ansatz heißt neoadjuvant. Hier wird, falls angezeigt, die Systemtherapie bereits vor der Operation begonnen. Onkologisch wird dieses Vorgehen als gleichwertig erachtet, hat aber einen entscheidenden Vorteil: Hier kann der Tumor unter der Therapie bildgebend verfolgt und somit ein Ansprechen auf die Systemtherapie dokumentiert werden.

Palliative Therapie

Palliativsituation bedeutet beim Mammakarzinom, dass Fernmetastasen vorliegen und nicht, wie fälschlicherweise oft behauptet, eine rein supportiv-unterstützende Therapie im Endstadium der Erkrankung. Dies ist von besonderer Bedeutung, da gerade Patientinnen mit reiner Knochenmetastasierung noch Jahre stabile Verläufe zeigen können. Als Therapien werden hier bedarfsgerecht Ansätze aus den genannten Systemtherapien gewählt. Bestrahlung spielt v. a. in der Versorgung von tumorbedingten Schmerzen eine Rolle. Darüber hinaus werden auch supportive Strategien wie Knochenstützung durch Bisphosphonate, Schmerztherapien und unterstützende Angebote genutzt.

5.7 Sonstige Krankheitsbilder und Therapien in der Gynäkologie

5.7.1 Endometriose

Symptomatik und Diagnostik

Endometriose ist eine vielgestaltige Erkrankung, die durch das Vorkommen von Gebärmutterschleimhaut außerhalb der Gebärmutterhöhle gekennzeichnet ist. Sie kann als reiner Befall des Bauchfells (peritoneal), der Eierstöcke (ovarielle Endometriose, meist schokoladenartig gefüllte Zysten), der tieferen Gebärmutterwand (Adenomyosis) oder wie ein Karzinom die Umgebung infiltrierend (tief infiltrierend) vorkommen (➤ Abb. 5.4). Endometriose ist die zweithäufigste Erkrankung der Frau in der fertilen Phase. Bei den Hauptsymptomen „chronischer Unterbauchschmerz" oder „unerfüllter Kinderwunsch" lässt sie sich in über der Hälfte der Patientinnen nachweisen. Die Beschwerden korrelieren dabei nicht zwingend mit dem Ausmaß der Erkrankung. Patientinnen können trotz ausgedehntem Befall sowohl nahezu beschwerdefrei sein als auch unter maximalen Schmerzen bei nur wenigen Herden leiden. Die Entstehungsgeschichte ist nicht abschließend geklärt. Mittlerweile geht man neben einer erblichen Komponente von einem Zusammenwirken von Stammzellauffälligkeiten, Anlagestörungen der muskulären Funktion im inneren Genitale und Autoimmunphänomenen aus. Die Erkrankung mündet in eine ausgeprägte Immunrektion bzw. Inflammation (Entzündung), die dann für die Beschwerden Schmerz und Kinderwunschprobleme als hauptverantwortlich betrachtet wird.

Leider können sowohl labor- als auch bildgebende Verfahren eine Endometriose nicht ausschließen, da gerade peritoneale Herde trotz evtl. massenhaftem Vorkommen aufgrund der u. U. sehr kleinen Größe des einzelnen Herdes unterhalb der Auflösung verfügbarer Bildgebung liegen. Damit kann eine Endometriose nur operativ, z. B. im Rahmen einer Laparoskopie, ausgeschlossen werden.

Therapie

Zur Therapie von Endometriose stehen zum einen chirurgische, zum anderen endokrin-hormonelle Ansätze zur Verfügung.

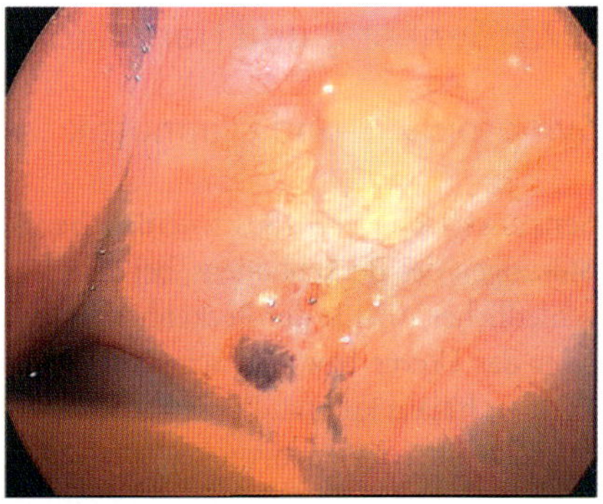

Abb. 5.4 Laparoskopisches Bild einer peritonealen Endometriose an der Beckenwand [M453]

5

Die **chirurgische Sanierung** von Endometriose kann aufgrund der unterschiedlich befallenen Organe sehr vielgestaltig sein und von lokalen Entfernungen des Bauchfells (Peritonektomie) über Harnleiterfreilegungen (Ureterolyse) bis hin zu Darmteilresektionen gehen. Fortgeschrittener Befall kann vom Operationsumfang her dem beschriebenen Vorgehen beim Ovarialkarzinom ähneln (➤ Kap. 5.4.4). Klar ist jedoch, dass die Patientinnen auch bei u. U. sehr ausgedehnten Operationen klar von dem Eingriff profitieren: Mindestens 80 % sind nach einem derartigen Eingriff schmerzfrei oder zumindest deutlich gebessert. Auch das beschwerdebedingte Reoperationsrisiko sinkt deutlich, wenn die Endometriose vollständig entfernt wurde. Auch bei Kinderwunschproblemen wird mittlerweile eher zum operativen Vorgehen unter Berücksichtigung individueller Voraussetzungen geraten; die wenigen verfügbaren prospektiven Studien weisen in diese Richtung. Der mittlerweile übliche Zugangsweg für die beschriebenen Operationsschritte ist die Laparoskopie (➤ Kap. 5.9.2). Nur noch selten ist eine Laparotomie notwendig.

Der alternative bzw. der der Operation folgende Weg ist die **endokrin-basierte Therapie.** Prinzip ist hierbei der Entzug des östrogenvermittelten Wachstumssignals an die Endometriose. Genutzt werden besonders gestagenbasierte Produkte wie klassische Verhütungspillen oder auch ausschließlich gestagenhaltige Produkte. Gestagen bezeichnet dabei eine Gruppe von Hormonen, die dem schwangerschaftserhaltenden und die Gebärmutterschleimhaut stabilisierenden Progesteron in der Wirkung ähnlich sind. Diese unterdrücken offensichtlich das Wachstum und das Hervorrufen von Symptomen der Endometriose vergleichbar gut wie die operative Sanierung. Der große Unterschied zur operativen Intervention ist, dass mittlerweile angenommen wird, dass nach Absetzen der endokrinen Therapie nahezu jede Endometriose wiederkehrt und langzeitige Heilungen unwahrscheinlich sind. Alternativ stehen zur Unterdrückung des östrogenvermittelten Wachstumssignals auch andere Präparate wie GnRH-Analoga zur Unterdrückung der hypophysären Stimulation der Eierstockfunktion zur Verfügung. Für Kinderwunschpatientinnen mit Endometriose stehen zudem im Fall von künstlicher Befruchtung auch spezielle Stimulationsprotokolle zur Verfügung. Zudem sollte bei Endometriose auch an eine ausreichende symptomatische Therapie, insbesondere eine Schmerzmedikation sowie eine physiotherapeutische Beübung gedacht werden.

5.7.2 Senkung und Harninkontinenz

Symptomatik und Diagnostik

Senkungs(Descensus)-Beschwerden bezeichnen eine Gruppe von Störungen des Beckenbodens, bei denen es zu einem Vorfall unterschiedlicher Anteile des Beckenbodens wie der Blase, des Rektums oder des Uterus bzw. des Scheidenabschlusses in die Vagina oder darüber hinaus kommt. Die Lokalisation des Vorfalls unterteilt man in das vordere Kompartiment (Blase), das mittlere (Scheidenabschluss/Uterus) und das hintere (Rektum). Ursächlich sind unterschiedliche Schädigungen der sehr komplex zusammenspielenden Bindegewebs- und/oder Muskulaturanteile des Beckenbodens. So unterscheidet man im vorderen Kompartiment, also der Senkung der Blase, zwischen einem lateralen und einem zentralen Defekt: Bei Ersterem ist die seitliche Aufhängung der Scheide ausgerissen und es kommt zum Tiefertreten des Blasenhalses an sich (➤ Abb. 5.5). Beim zentralen Defekt ist das Bindegewebe an der Vorderwand der Scheide defekt. Damit entsteht der Descensus hier durch das Hineinrotieren der Blase in die Scheide durch die defekte und ausgedünnte Vaginalvorderwand.

Bei Urininkontinenz unterscheidet man zwei unterschiedliche Varianten. Die **Belastungsinkontinenz** (früher Stressinkontinenz) bezeichnet den unwillkürlichen Urinverlust bei Belastungen wie Drucksteigerungen im Bauchraum (z. B. Husten, Treppensteigen, Heben schwerer Lasten). Die **Dranginkontinenz** (auch **Urge-Inkontinenz**) bezeichnet einen unwillkürlichen Harndrang, der nicht zwingend mit einem tatsächlichen Urinverlust vergesellschaftet sein muss. Der Belastungsinkontinenz liegen ähnliche Ursachen wie den Senkungszuständen zugrunde. Auch hier sind Bindegewebs-/Muskelzüge des Beckenbodens defekt. Der Urge-Inkontinenz können verschiedenste Ursachen von Überempfindlichkeit der sensiblen Nervenendigungen in der Blase bis hin zu vielfältigen Schädigungen der Nerven zugrunde liegen. Andere Inkontinenzformen wie die Reflex-/Überlaufblase oder andere komplexe Miktionsstörungen finden ihren Auslöser eher im neurologisch-urologischen Bereich und sollen hier nicht besprochen werden.

Auslöser für die genannten Beckenbodenstörungen können neben anlagebedingter Schwäche v. a. Traumata des Beckenbodens und hier besonders das Durchleben einer Schwangerschaft sein. Dem Geburtsmodus an sich wird immer weniger Bedeutung beigemessen; es existieren Daten, dass sich die Rate der Inkontinenzen nach Kaiserschnitten nach wenigen Jahren nach spontanen Entbindungen angleicht. Eine weitere bedeutende Ursache ist die meist altersbedingte Mangelversorgung des weiblichen Genitales mit Östrogenen, die zur Atrophie und damit zur Abnahme der Funktionsfähigkeit der anatomischen Strukturen führen kann. Letzteres kann neben vielem anderen auch die Dranginkontinenz auslösen.

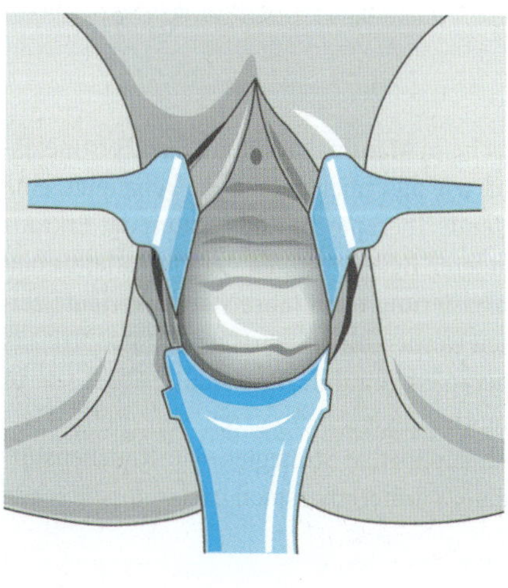

Abb. 5.5 Traktionszystozele [L157]

Therapie

Prinzip der Therapie von Descensus und Belastungsinkontinenz ist die Wiederherstellung der geschädigten Bandstrukturen. Man unterscheidet bei den operativen Verfahren Rekonstruktionen mit Eigengewebe von solchen, die Fremdmaterial wie künstliche Netze oder Bänder nutzen. Je nach Art des Eingriffs werden diese von vaginal, abdominell oder laparoskopisch durchgeführt. Aufgrund der Vielzahl sollen nachfolgend einzelne Beispiele stellvertretend kurz beschrieben werden.

Eine der häufigsten Eigengewebsrekonstruktionen sind **Kolporrhaphien** (Scheidenwandraffung). Hierbei wird in Steinschnittlage die Scheide von vaginal vorn (Kolporrhaphia anterior, in Aufsicht bei 12 Uhr) oder hinten (K. posterior in Aufsicht bei 6 Uhr) längs eröffnet und von dem darunterliegenden Bindegewebe abpräpariert. Nun werden mehrere quergestellte Nähte gesetzt, die das im Rahmen des Beckenbodendefekts nach lateral zur Seite abgewichene Bindegewebe wieder in die Mitte ziehen und vereinigen. Hierdurch werden im Heilungsprozess auch deutliche Narben induziert, die ebenfalls das defekte Bindegewebe ersetzen. Die Scheidenwandraffung eignet sich damit zur Versorgung von zentralen Defekten im vorderen und hinteren Kompartiment.

Eine ebenfalls ohne Netze oder Bänder auskommende Technik zur Versorgung eines Vorfalls im mittleren Kompartiment ist die **sakrospinale Fixation nach Amreich-Richter.** Hier wird ebenfalls von vaginal aus eine Kolpotomie (Eröffnung der Vaginalhaut) im oberen Ende der Vagina gesetzt und über diese das Ligamentum sakrospinale freipräpariert. Dieses Band stellt eine Verbindung zwischen Sitzbein und Kreuzbein dar und verfügt über eine hohe Stabilität. Um dieses Band wird ein Faden gelegt, der am unteren Ende an der Vagina befestigt wird; somit kann die Scheide kranial fixiert werden.

Auch bei der Versorgung einer Belastungsharninkontinenz existieren (bis auf Nähte) nicht auf Fremdmaterial basierende Techniken. Bei der **Operation nach Burch** werden die unter der Harnröhre liegenden Bindegewebszüge durch Nähte seitlich der Harnröhre gefasst und am Schambein befestigt. Damit entsteht eine Art Hängematte unter der Harnröhre, welche den Verschluss der Urethra unterstützt und damit zur Kontinenz führt. Die Operation kann per Schnitt oder auch per Bauchspiegelung durchgeführt werden.

Alternativ gibt es zur Versorgung der Belastungsinkontinenz auch bandgestützte Verfahren, bei denen die beschriebene „Hängematte" der Burchoperation durch Fremdmaterial (netzartige Bänder) ersetzt wird. Diese werden über meist nur kleine Schnitte in der Scheide eingebracht und verschiedenartig über den Unterbauch (Tension-free Vaginal Tape, TVT) oder die Oberschenkelinnenseiten (transobturatorische Bänder, TOT) ausgeleitet bzw. fixiert (meist in derb-bindegewebigen Schichten des Beckenbodens wie die obturatorische Membran).

Derartige fremdmaterialbasierte Techniken stehen auch zur Behebung von Descensusproblemen im vorderen, mittleren und hinteren Kompartiment zur Verfügung. Hierbei handelt es sich um verschiedenartig geformte **Netze,** die ebenfalls über kleine Schnittführungen von vaginal aus eingebracht werden und durch die einsetzende Vernarbung die defekten Bindegewebsstränge unterstützen. Daneben existiert eine laparoskopische Variante. Insbesondere zur Behebung eines Defekts im mittleren Kompartiment wird dabei die Hinterwand der Zervix oder der Vaginalstumpf mit einem netzartigen Band an einem der die Wirbelsäule begleitenden Bändern am Übergang von der Lendenwirbelsäule zum Kreuzbein befestigt. Diese sog. **Sakrokolpo-** (Befestigung Vaginalstumpf) oder **Sakrohystero** (Befestigung Cervix)**-Pexie** kann offen chirurgisch oder laparoskopisch durchgeführt werden.

Auch medikamentös kann u. a. durch lokale Östrogenapplikation, insbesondere in Kombination mit physiotherapeutischer Beübung des Beckenbodens, unterstützt werden. Diese Strategie eignet sich auch zur ersten Therapie einer Belastungs- oder Dranginkontinenz. Daneben können für die Inkontinenzformen auch unterschiedliche Medikamente gezielt eingesetzt werden. Für den Descensus stehen zudem verschiedene vaginal eingebrachte Pessare zur Verfügung, die insbesondere bei fehlender Operabilität der Patientinnen mit gutem Erfolg angewandt werden.

5.7.3 Sterilitätstherapie

Physiologie der gynäkologischen Endokrinologie

Der Zyklus der fertilen Frau entsteht durch ein koordiniertes Zusammenspiel von Taktgebern im Hypothalamus (Zwischenhirn), Zellen in der Hirnanhangsdrüse (Hypophyse), die unter deren Kontrolle stehen, und den hiervon stimulierten Eierstöcken (Ovarien). Die Eierstöcke produzieren durch das Heranreifen von Eibläschen (Follikel) weibliche Sexualhormone (insbesondere Östrogene) und setzen durch das Springen der reifen Follikel die Eizelle frei. Nach dem Eisprung wird der gesprungene Follikel zum Gelbkörper (Corpus luteum) umgebaut. Damit steigt die Konzentration des zweiten weiblichen Sexualhormons, des Progesterons (Gelbkörperhormon), an. Daneben werden im Ovar auch männliche Sexualhormone produziert. Die produzierten Östrogene vermitteln eine Vielzahl von Funktionen: So stimulieren sie u. a. das Wachstum der weiblichen Geschlechtsorgane oder den Knochenstoffwechsel, im Uterus fördern sie insbesondere das Wachstum der Gebärmutterschleimhaut. Das Gelbkörperhormon Progesteron stabilisiert dann diese Schleimhaut und bereitet sie so auf die Einnistung vor. Bricht der Zyklus aufgrund einer ausbleibenden Schwangerschaft zusammen, wird der Gelbkörper abgebaut, womit der Progesteronspiegel sinkt und die Monatsblutung ausgelöst wird. Ist eine Schwangerschaft eingetreten, produziert diese das Schwangerschaftshormon HCG, das primär für die Aufrechterhaltung des Gelbkörpers und damit das Fortbestehen der Progesteronproduktion sorgt. Erst zu einem späteren Zeitpunkt der Schwangerschaft kann der entstandene Mutterkuchen (Plazenta) die entsprechenden Hormone in ausreichendem Maß selbst produzieren, womit die Gelbkörperfunktion überflüssig wird. Bei optimaler Fertilität beider Partner und zyklusgerechtem Geschlechtsverkehr geht man von einer Schwangerschaftswahrscheinlichkeit von ca. 20 % pro Zyklus aus.

Sterilitätsdiagnostik

Ungefähr 10 % aller Paare sind ungewollt kinderlos. An weiblichen Ursachen werden endokrin-hormonelle, uterine bzw. zervikale, Lifestyle- (z. B. Übergewicht, Nikotin, Alkohol, und – deutlich zunehmend – das Alter), tubare (eileiterbedingte) Faktoren und Endometriose aufgeführt. Männliche Ursachen betreffen die Störung der Spermienproduktion im Hoden, Störung des Spermientransports, endokrin-hormonelle Störungen und genetische Ursachen. Typische Vorgeschichten beinhalten Hodentumoren, Chemotherapien oder auch Lifestyleprobleme (Nikotin, Alkohol, Anabolika). Auch Störungen des Befruchtungsvorgangs durch immunologische Phänomene oder Medikamente werden beschrieben. Die Abklärung übernimmt i. d. R. die Andrologie oder Urologie, weswegen hier auf die Beschreibung der weiterführenden Diagnostik verzichtet wird; was allerdings auch im Bereich von Kinderwunschzentren mitbeurteilt wird, ist das sog. Spermiogramm. Dies ist eine mikroskopische Beurteilung diverser Parameter des Ejakulats, die in Zusammenhang mit Fertilitätsproblemen stehen.

Zur Abklärung der weiblichen Fertilität kann zum einen durch die Erhebung der individuellen Vorgeschichte eine Vielzahl von Hormonparametern bestimmt werden, die über die normale gynäkologische Hormonfunktion, aber auch andere endokrine Störungen wie Schilddrüsenfunktions- oder Zuckerstoffwechselstörungen Aufschluss geben.

Zum anderen kommt aber insbesondere der **operativen Diagnostik** eine große Rolle zu. Zur Abklärung evtl. uteriner Faktoren wie Verwachsungen in der Gebärmutterhöhle, submukös-intramuraler Myome oder Polypen sowie von Anlagestörungen der Gebärmutter wie Septen(Trennwand)-Bildungen bis hin zu kompletten Doppelanlagen des Uterus empfiehlt sich die Durchführung einer diagnostischen Hysteroskopie (➤ Kap. 5.9.1). Zur Beurteilung der Eileiterdurchgängigkeit kann ultraschall- oder röntgengestützt Kontrastmittel in die Gebärmutter gespritzt werden; ein Kontrastmittelniederschlag im Bereich der Ovarien zeigt die Durchgängigkeit der Eileiter. Genauer ist es jedoch, die Eileiterüberprüfung per Laparoskopie durchzuführen. Bei dieser sog. **Chromopertubation** wird von vaginal in die Gebärmutter entweder ein spezieller Adapter oder auch ein kleiner Katheter eingebracht, über den blaue Flüssigkeit instilliert wird. Kann bei der Bauchspiegelung ein Austritt von Blau über die inneren Enden der Eileiter, die Fimbrientrichter, gesehen werden, ist die Eileiterdurchgängigkeit bestätigt. Die Laparoskopie zur Sterilitätsabklärung erlaubt außerdem auch die Beurteilung der Anatomie des weiblichen Beckens. Somit können z. B. Verwachsungen der Eileiter oder Ovarien mit folgender Funktionsstörung dieser Organe oder auch eine Endometriose gefunden werden. Da bei Kinderwunschpaaren eine erhöhte Wahrscheinlichkeit von genetischen Auffälligkeiten besteht, die bei den Eltern nicht zur Ausprägung gekommen sind, gehört spätestens ab der Planung einer intensiveren Kinderwunschtherapie zur Abklärung auch eine humangenetische Beratung und ggf. Diagnostik.

Kinderwunschtherapie

Allgemeine Maßnahmen

Die basale Kinderwunschtherapie beginnt mit dem Optimieren der Grundvoraussetzungen einer Schwangerschaft. Damit sind Beratung und die Einstellung „allgemeiner“ Hormonstörungen wie Diabetes mellitus, Schilddrüsenfunktionsstörungen, aber auch Empfehlungen zur Modifikation der Lebensführung (z. B. Normalisierung Körpergewicht, Genussgiftabstinenz) und die Therapie von gynäkologischen Hormonstörungen gemeint.

Stimulation zur Monoovulation

Hier wird bei der Frau der natürliche Zyklus „nachgebaut“. Ziel ist es, unter sonografischer und ggf. laborchemischer Kontrolle einen Follikel reifen zu lassen, den Eisprung auszulösen und den Geschlechtsverkehr optimal zu terminieren. Meist wird dann auch die Gelbkörperphase durch die Gabe von Progesteron unterstützt. Die Stimulation der Follikelreifung kann indirekt über Beeinflussung der Hypophyse erfolgen (z. B. Clomifen) oder direkt über die Gabe der den Eierstock stimulierenden Hormone; für Ersteres gibt es oral verfügbare Präparate, Letzteres muss immer noch parenteral verabreicht werden.

Insemination

Bei der Insemination wird zum Zeitpunkt des Eisprungs aufbereitetes Sperma über einen kleinen Katheter in die Gebärmutterhöhle eingebracht. Um die Erfolgsrate zu erhöhen, wird eine Insemination meist unter Stimulation zur Monoovulation durchgeführt. Indikation kann z. B. gering reduzierte männliche Fertilität sein.

In-vitro-Fertilisation

In-vitro-Fertilisation (IVF) ist die klassische Form der künstlichen Befruchtung. Die Stimulation wird durch direkt den Eierstock stimulierende Hormone mit dem Ziel, 15–20 reife Eizellen zu generieren, durchgeführt. Zur Verhinderung eines vorzeitigen Eisprungs mit dem Verlust aller produzierten Eizellen wird ein weiteres Medikament gegeben, das die Eierstockstimulationsfunktion der Hirnanhangsdrüse ausschaltet und damit auch die Produktion der den Eisprung auslösenden Hormone blockiert. Zur finalen Eizellreifung muss dann dennoch bei reifen Follikeln das Eisprunghormon verabreicht werden; der tatsächliche Eisprung findet jedoch ca. 40 h nach dieser Hormongabe statt, sodass die Entnahme der Eizellen zum Ende dieses Zeitintervalls erfolgt.

Die operative Entnahme der Eizellen wird heutzutage i. d. R. über eine ultraschallgesteuerte Punktion und Absaugung der einzelnen Eibläschen von der Scheide aus durchgeführt. Die Vorbereitung der Patientin entspricht dabei im Allgemeinen der einer diagnostischen Hysteroskopie. Als Narkoseverfahren stehen die Lokalanästhesie (Injektion von Lokalanästhetika beidseits neben die Zervix), rückenmarknahe Narkoseverfahren oder die Allgemeinanästhesie zur Verfügung.

Die entnommenen Eizellen werden zur Befruchtung mit dem aufgereinigten Ejakulat zusammengebracht und bebrütet. Zur Befruchtung stehen weitere Verfahren wie v. a. die Intrazytoplasmatische Spermieninjektion (ICSI) zur Verfügung. Bei einer ICSI wird ein einzelnes Spermium mit einer Glaspipette aufgenommen und direkt in die Eizelle injiziert.

Nach wenigen Tagen werden maximal drei der entstandenen Embryonen mit einem dünnen Katheter in die Gebärmutterhöhle eingebracht. Die Gelbkörperphase muss auch hier wieder mit Progesteron-Gaben unterstützt werden. Überzählige, befruchtete oder unbefruchtete Eizellen können in Stickstofftanks gelagert und in Folgezyklen aufgetaut und eingesetzt werden.

Fertilitätsprotektive Maßnahmen

Maßnahmen zur weiblichen Fertilitätsprotektion sind insbesondere bei Patientinnen im reproduktionsfähigen Alter vor Therapien, die die Eierstockfunktion schädigenden (z. B. Chemotherapien bei bösartigen Erkrankungen) sinnvoll. Im Folgenden sollen grundlegende Strategien angesprochen werden.

Eine wenig invasive, aber auch nur limitiert erfolgreiche Möglichkeit ist es, die Eierstockfunktion vorübergehend auszuschalten („künstliche Wechseljahre"), da gerade Chemotherapien bei sich teilenden Zellen wie Karzinomen oder eben reifenden Follikeln wirken. Erreicht werden können diese künstlichen Wechseljahre durch Medikamente, die den Teil der Hypophyse reversibel ausschalten, der für die Regulation der Ovarialfunktion zuständig ist.

Eine weitere Möglichkeit ist, vor dem Beginn der ovarschädigenden Therapie eine IVF-Stimulation mit Tieffrieren aller gewonnenen Eizellen (befruchtet/nicht befruchtet) durchzuführen. Die Techniken hierzu sind aus der Kinderwunschtherapie schon lange bekannt und damit Routine. Dieses Vorgehen bietet derzeit die höchste Erfolgswahrscheinlichkeit für Frauen, um nach überstandener Erkrankung schwanger zu werden.

Die dritte, immer noch experimentelle Möglichkeit wäre das direkte Entnehmen und Tieffrieren von Eierstockgewebe. Meist erfolgt dies im Rahmen einer minimalinvasiven Laparoskopie, bei der von einem Ovar die der Gefäßversorgung gegenüberliegende Hälfte abgetrennt und in speziellen Zentren weiterverarbeitet wird. Dieser Ansatz hat den Vorteil, dass neben den im Ovar enthaltenen Eizellen auch die durch die ebenfalls enthaltenen Follikelzellen Hormonfunktion erhalten bleibt, wenn nach überstandener Erkrankung die kryokonservierten Gewebe wieder in die Frau transplantiert werden. Neben den fehlenden Langzeitdaten ist das sehr limitierte Überleben des Transplantats der größte Negativpunkt des Ansatzes.

Bei nur vor Ort gefährdeten Ovarien – z. B. bei geplanter Bestrahlung des kleinen Beckens – können diese auch aus dem kleinen Becken nach weiter kranial verlagert werden **(Ovariopexie),** um sie aus dem Wirkungsbereich der Bestrahlung zu bringen. Hierzu wird die Verbindung des Ovars zur Gebärmutter, das **Ligamentum ovarii proprium** durchtrennt. Die Blutversorgung des Eierstocks bleibt aber bestehen, da über die Aorta bzw. über die Nierenarterie ein weiteres Gefäß ins kleine Becken zieht und die Eierstöcke versorgt, die eigentliche Eierstockarterie. Diese wird samt der zugehörigen Vene gestielt. Das Ovar verbleibt an diesem Gefäßstiel und kann nun weit nach kranial verlagert und hier fixiert werden. Dieser Eingriff kann im Rahmen von anderen bereits geplanten Eingriffen durchgeführt werden; als alleinige OP erfolgt er meist laparoskopisch.

5.8 Geburtshilfliche Krankheitsbilder und Therapien

Geburtshilfe bezeichnet die Betreuung einer Schwangerschaft von der Konzeption über die Entbindung bis in das Wochenbett (4–6 Wo. nach der Entbindung). Aufgrund der Ausrichtung des Buches an der Tätigkeit einer Operationstechnischen Assistenz wird im Folgenden auf allgemeine Operationen in der Geburtshilfe eingegangen und dabei auch die entsprechenden Indikationen und Erkrankungen beleuchtet.

5.8.1 Cerclage/totaler Muttermundverschluss

Patientinnen mit deutlich erhöhtem Risiko für Frühgeburten oder Spätaborte können unter bestimmten Bedingungen mit Operationen zur Unterstützung der Funktion des Muttermundes versorgt werden.

Bei einer **Cerclage nach McDonald** wird nach Desinfektion der Scheide und Anklemmen des Muttermundes zirkulär um diesen eine fortlaufende nichtresorbierbare Naht mehrfach ein- und ausgestochen. Die **Cerclage nach Shirodkar** ist vergleichbar, nur dass der Muttermund schmal inzidiert wird, Blase und Endarm mit Tupfern nach kranial geschoben werden und der Faden mit einer stumpfen Nadel unter der Portiohaut geführt wird. Das Prinzip der alleinigen Cerclage wird insbesondere in der „Notfallsituation" einer bereits eröffneten Zervix mittlerweile von manchen Experten als kritisch gesehen, da die alleinige mechanische Stützung des Muttermundes nicht die vermutlich eher biochemisch/hormonell ablaufenden Prozesse der Frühgeburtlichkeit verhindern kann; größere prospektive Studiendaten hierzu fehlen jedoch. Mittlerweile ist alternativ auch ein Pessar (Kunststoffring von außen noninvasiv um Portio) verfügbar, was zumindest das operationsbedingte Trauma reduziert.

Alternativ oder in Kombination kann auch ein **totaler Muttermundverschluss** (TMV) durchgeführt werden. Hier wird ebenfalls nach vaginaler Desinfektion die Portio angeklemmt. Dann erfolgt eine zirkuläre Deepithelialisierung (Abpräparieren der obersten Schleimhautschicht) der Portio bis zum äußeren Muttermund. Die deepithelialisierte vordere und hintere Muttermundlippe werden zweischichtig miteinander vernäht und somit der Muttermund verschlossen. Nun werden meist noch die Ränder der Abtragungszone der Schleimhaut mit einem Intrakutanfaden versorgt, der nach knappen zwei Wochen gezogen werden kann. Zusätzlich zur Cerclage soll dadurch verhindert werden, dass durch den Verschluss des Muttermundes bakterielle Krankheitserreger aufsteigen können, die mit dem Auslösen von vorzeitiger Wehentätigkeit und Muttermundreifung in Zusammenhang gebracht werden.

5.8.2 Kaiserschnitt (Sectio caesarea) und mögliche Indikationen

Operationsablauf

Der Kaiserschnitt ist eine Operation zur Beendigung der Schwangerschaft und zur Geburt des Kindes. Am häufigsten wird er in Spinal- oder Periduralanästhesie durchgeführt, da hier zum einen die wenigsten Medikamente an das Kind übergehen, das über den Mutterkuchen mit dem mütterlichen Kreislaufsystem in Verbindung steht, und zum anderen die Mutter möglichst schmerzfrei die Geburt miterleben kann. In Notfällen oder bei Kontraindikationen für ein rückenmarknahes Narkoseverfahren kann der Kaiserschnitt aber auch in Intubationsvollnarkose durchgeführt werden. Der Vorteil dieser Variante besteht darin, dass im Vergleich zur Spinalanästhesie die Operation deutlich rascher begonnen werden kann, da die Narkosemittel nur wenige Sekunden für ihre Wirkentfaltung brauchen.

Die Patientin wird wie oben beschrieben für offen chirurgische Eingriffe im kleinen Becken vorbereitet und desinfiziert. Als Positionierung wird häufig die Steinschnittpositionierung, aber auch die Rückenlage mit gespreizten Beinen gewählt. Die Patientin befindet sich zudem in einer leicht linksseitigen Lage, damit Uterus samt enthaltenem Kind nicht zu sehr die untere Hohlvene komprimiert mit entsprechenden Folgen für den mütterlichen Kreislauf und die kindliche Versorgung (Vena-cava-Kompressionssyndrom). Der Zugang zum Bauchraum erfolgt über einen sog. Pfannenstielschnitt. Dieser beginnt mit einem suprasymphysären Querschnitt der Haut. Nach scharf-stumpfem Durchtrennen des Unterhautfettgewebes wird die tiefe Körperfaszie bzw. das vordere Blatt der Rektusscheide (umhüllt die beiden paarig angelegten Bauchmuskeln) quer eröffnet und nach lateral meist stumpf erweitert. Nun werden die Bäuche der geraden Bauchmuskeln auseinandergedrängt sowie das hintere Blatt der Rektusscheide bzw. das Peritoneum eröffnet. Diese Öffnung wird durch forcierten Zug beidseits nach lateral erweitert, um den Zugang zum Uterus zu schaffen. In manchen Einrichtungen wird insbesondere nach Voroperationen an dem nun freiliegenden unteren Uterinsegment das Peritoneum viscerale des Uterus gespalten und die Blase nach kaudal präpariert; viele Einrichtungen unterlassen diesen Schritt auch. Nun wird eine quere Uterotomie im unteren Uterinsegment gesetzt und die Gebärmutterhöhle sowie die Fruchtblase eröffnet. Wiederum wird diese Inzision stumpf nach lateral erweitert. Eine Hand des Operateurs geht nun in die eröffnete Fruchthöhle ein und luxiert das führende Teil des Kindes aus dem Becken heraus. Mit der eingeführten Hand als Schiene wird nun durch die Assistenz über den Oberbauch Druck auf den Fundus des Uterus ausgeübt und das Kind somit aus der Gebärmutter herausgeleitet, abgenabelt und an die bereitstehende Hebamme übergeben. Zur Überprüfung der kindlichen Blutgase wird nun meist ein weiteres Stück der Nabelschnur abgeklemmt und dann abgetrennt. Nun folgt medikamentös, durch i. v. Wehenhormon oder analoge Substanzen unterstützt, die Entwicklung des Mutterkuchens und der Eihäute. Meist muss der Muttermund noch mit dem Finger oder einem Hegarstift erweitert werden, um den vaginalen Ausfluss der Lochien (Wochenfluss) zu erleichtern. Um größere Blutverluste durch die nun offen liegenden uterinen Gefäße zu vermeiden, folgt nun der rasche Verschluss der Uterotomie. Nun wird der Uterus meist vor die Bauchdecke luxiert um die Adnexe zu inspizieren. Bei Sterilisationswunsch kann in dieser Situation auch gut eine beidseitige Tubenligatur (Unterbinden der Eileiter mit nicht resorbierbarem Faden bzw. Teil- oder totale Resektion beider Tuben) durchgeführt werden. Außerhalb der Sectio erfolgt dieser Eingriff meist minimalinvasiv per Bauchspiegelung. Nach Verifikation des Blutungsstillstands sowie einer ausreichenden Kontraktion der Gebärmutter (notwendige Kompression und damit natürliche, physiologische Stillung von Blutungen aus dem Plazentabett) wird das Bauchfell adaptiert oder per Naht verschlossen sowie die Faszie/das vordere Blatt der Rektusscheide genäht. Nun erfolgen nach Blutstillung häufig adaptierende Nähte im Unterhautfett-/subchorialen Gewebe und der Verschluss der Haut.

Der hier beschriebene Ablauf orientiert sich an der von Misgav-Ladach beschriebenen Methode, die sich mittlerweile weltweit durchgesetzt hat. In Detailschritten können die einzelnen Einrichtungen hiervon abweichen.

Gründe für Sektionen sowie besondere Indikationen

Sektionen können aufgrund einer Vielzahl von Indikationen notwendig werden. Man unterscheidet dabei primäre und sekundäre Sektionen: primär bedeutet ohne vorherigen Geburtsbeginn, sekundär nach bereits erfolgtem Beginn der Geburt. Häufige mütterliche Indikationen sind fehlender Geburtsfortschritt, z. B. aufgrund einer Wehenschwäche oder einem Missverhältnis zwischen kindlichen Maßen und mütterlichem Becken. Vorwiegend kindliche Indikationen sind Zeichen für eine akute Unterversorgung oder sonstige Gefährdung des Kindes (z. B. Infektion nach vorzeitigem Blasensprung) und nicht möglich erscheinende vaginale Entbindung. Auch eine längerfristige Unterversorgung des Kindes mit für eine vaginale Entbindung unzureichenden Reserven kann ein Grund für die Erwägung einer Sektion sein. Wenn das kindliche Köpfchen bereits mindestens in die Mitte des Beckens eingetreten ist, kann alternativ auch eine vaginaloperative Entbindung über Saugglocke oder Geburtszange erwogen werden. Indikationen für eine Sektion müssen dennoch kritisch gestellt werden, u. a. da sich bei folgenden Schwangerschaften durch die zurückbleibende Narbe in der Gebärmutter das Risiko für eine Uterusruptur (Einreißen der Uteruswand) mit lebensbedrohlichen Folgen für Mutter und/oder Kind deutlich erhöht.

Präeklampsie/HELLP-Syndrom

Eine Sonderindikation stellt das **HELLP-Syndrom** dar. Es wird dem Formenkreis der präeklamptischen Erkrankungen zugerechnet, die meist mit einem erhöhten mütterlichen Blutdruck und einer erhöhten urinären Eiweißausscheidung einhergehen. Die Entstehung einer Präeklampsie ist im letzten Detail nicht geklärt. Es scheint sich jedoch um eine immunologische Interaktionsstörung zwischen Mutter und Kind bzw. Schwangerschaftsgewebe zu handeln. In der Folge stellen sich Durchblutungsprobleme des Mutterkuchens und damit eine Mangelversorgung mit möglicher Entwicklungsstörung des Feten ein. Reflektorisch werden dann bestimmte Botenstoffe ausgeschüttet, die u. a. über einen gesteigerten Blutdruck der Mutter die Blutversorgung des Plazentagefäßbettes verbessern sollen. Im Rahmen dieser Blutdruckprobleme kann es auch zur Beeinflussung des zentralen Nervensystems kommen und die Patientin einen akuten Krampfanfall entwickeln. Dieser wird dann als Eklampsie bezeichnet und stellt eine unmittelbare Gefährdung der Mutter sowie des Kinders dar. Man unterscheidet frühe, meist schwerer verlaufende Formen der Präeklampsie von solchen, die erst im späteren Schwangerschaftsalter auftreten und durchaus milde ablaufen können.

Das HELLP-Syndrom wird zumeist als Sonderform der Präeklampsie betrachtet und ist durch die Trias von Hämolyse (H = Blutzerfall), erhöhten Leberenzymen (EL = elevated liver enzymes) und einer Thrombozytopenie (LP = low platet count) gekennzeichnet. Entwickelt es sich langsam und ist eine Geburt absehbar, kann auch eine spontane Entbindung abgewartet werden. Entwickelt es sich jedoch rasch oder in frühen Schwangerschaftswochen der Frühgeburtlichkeit, so kann auch eine Sektion zur Geburtsbeendigung notwendig werden. Bei einer aus diesen Gründen durchgeführten Sektion sollte man sich über das massiv erhöhte Blutungsrisiko und die hohe Wahrscheinlichkeit einer klinischen Gerinnungsstörung bewusst sein.

Beckenendlage oder andere Lage-/Haltungs-/Einstellungsanomalien

Über 96 % aller Kinder befinden sich zum Geburtstermin bzw. beim Beginn der Wehentätigkeit in einer sog. Schädellage. Der Begriff „Lage" beschreibt hierbei, welches Verhältnis zwischen der Längsachse des Kindes und der Längsachse des Geburtskanals besteht. Bei einer Beckenendlage entspricht ebenso wie bei der eigentlich regelrechten Schädellage die Längsachse des Kindes der der Mutter, nur ist als führender Teil des Kindes dessen unterer Pol eingestellt. Lagen, die eine Spontangeburt unmöglich machen, sind die Querlage sowie die Schräglage, bei der sich die beiden Längsachsen nicht entsprechen, sondern das Kind quer bzw. schräg zur Längsachse des Geburtskanals befindet. Die „Haltung" gibt an, welche Beziehung die kindlichen Teile zueinander, z. B. welche Beugestellung der kindliche Kopf gegenüber dem Körper hat. Regelrecht wäre die sog. vordere Hinterhauptslage, bei der der Kopf etwas gebeugt ist, sodass das Hinterhaupt des Kindes der tiefste Teil im Geburtskanal ist und sich zudem auf der Vorderseite befindet. Die Art des tiefsten (sog. führenden) Teils im Geburtskanal wird auch als „Einstellung" bezeichnet. Der Begriff „Stellung" beschreibt die Position des kindlichen Rückens zur Gebärmutterwand, d. h., ob er links oder rechts, eher vorn oder eher hinten liegt.

Alle Verändungen in Lage, Stellung, Haltung oder Einstellung können dazu führen, dass die spontane Passage des Kindes durch den Geburtskanal erschwert bzw. verlangsamt wird oder erst gar nicht möglich ist (z. B. bei einer Querlage). Spätestens also, wenn es zur Wehentätigkeit kommt und weiter derartige Regelwidrigkeiten bestehen, kann die Beendigung der Schwangerschaft neben bestimmten manuellen, externen oder internen Manövern über einen Kaiserschnitt notwendig werden.

Vena-cava-Kompressionssyndrom

Insbesondere in der späteren Schwangerschaft kann es durch den meist deutlich vergrößerten Uterus, selten aber auch durch andere Begebenheiten wie z. B. ausgeprägte Adipositas, zu einem teilweisen oder vollständigen Abdrücken der unteren Hohlvene (Vena cava) kommen. Dies führt bei der Schwangeren zu Blutdruckabfällen und evtl. Bewusstseinsverlust. Durch die mütterlichen Probleme kann auch eine akute Durchblutungsstörung des Plazentagefäßbettes des Kindes auftreten, woraus eine Mangelversorgung resultiert, die in akuten und schlecht reversiblen Situationen u. U. auch die Entbindung des Kindes notwendig machen kann. Besonders häufig tritt diese Kompression der unteren Vena cava in Rückenlage der Mutter auf, sodass Schwangere die Linksseitenlage bevorzugen sollten.

Vorzeitige Plazentalösung

Auch ein vorzeitiges Lösen des Mutterkuchens aus seinem Bett in der Gebärmutter kann eine meist sehr akute, lebensbedrohliche Unterversorgung des Kindes mit notwendiger schneller Entbindung, z. B. über einen Kaiserschnitt, nötig werden lassen. Daneben kann auch für die Mutter sehr schnell eine kritische Situation eintreten, da es bei einer vorzeitigen Plazentalösung auch zu massiven mütterlichen Blutverlusten aus den eröffneten und nicht mehr durch den Mutterkuchen abgedeckten Gefäßen des Plazentabettes kommen kann. Die Gründe für eine derartige vorzeitige Plazentalösung sind sehr mannfaltig: problematische Verlaufsformen einer Präeklampsie bzw. eines HELLP-Syndroms, Gerinnungsstörungen im Allgemeinen oder auch Bauchtraumata können eine solche Notsituation heraufbeschwören.

5.8.3 Manuelle Nachtastung/Plazentalösung

Eine der gefährlichsten Situation in der Geburtshilfe ist die Phase der Lösung des Mutterkuchens nach Geburt des Kindes. Der Mutterkuchen bedeckt normalerweise die im Rahmen der Schwangerschaft eröffneten mütterlichen Gefäße der Uteruswand. Während der Schwangerschaft dient dies dazu, dass mütterliches Blut reichlich die Plazentazotten (Ausläufer an der mütterlichen Seite der Plazenta) umspülen kann und damit den Austausch von Atemgasen und Stoffwechselprodukten erst ermöglicht. Wenn sich der Mutterkuchen nach der Entbindung löst, sorgt normalerweise die unmittelbar einsetzende Kontraktion der Gebärmutter („Nachwehen") dafür, dass diese Blutgefäße sofort komprimiert werden und nicht frei in der Gebärmutterhöhle enden. Erfolgt die Kontraktion nicht oder nur unvollständig, kann es sehr rasch zu einem lebensbedrohlichen Blutverlust der Mutter kommen – der Uterus ist am Ende der Schwangerschaft mit mehreren hundert Milliliter Blut pro

Minute durchblutet. Das größte Problem hinsichtlich des Einsetzens einer ausreichenden Kontraktion ist das Ausbleiben der spontanen, vollständigen Plazentalösung. Die Ursachen hierfür können mannigfaltig sein: vorangegangene Kürettagen oder Operationen der Gebärmutter. Auch kann eine mangelhafte nachgeburtliche Uteruskontraktion durch lange Geburtsverläufe, Manipulationen oder Überdehnung der Gebärmutter durch Mehrlinge oder pathologisch hohe Fruchtwassermengen provoziert werden.

Löst sich die Plazenta nicht selbstständig unter der Gabe von Kontraktionsmitteln wie Wehenhormonen oder durch Durchführung von speziellen externen Handgriffen, muss diese manuell geborgen werden. Wenn die Patientin nicht bereits im Rahmen der Geburt ein rückenmarknahes Narkoseverfahren erhalten hat, wird hierzu häufig eine Allgemeinanästhesie notwendig. Nach Positionierung in Steinschnittlage und Desinfektion geht die eine Hand des Operateurs in die Gebärmutterhöhle ein und schält meist von oben kommend die Plazenta aus, während die andere Hand die Gebärmutter von außen hält. Da diese traumatische Lösung meist Plazentareste zurücklässt, die weiter die Kontraktion der Gebärmutter stören können, folgt das Fassen der Muttermundslippen mit atraumatischen Zangen und das Austasten der Gebärmutterhöhle mit großen, stumpfen Küretten. Meist geschieht dies unter Ultraschallkontrolle, die über den Bauch durchgeführt wird, oder zumindest der manuellen Kontrolle des Gebärmutterstandes von außen. Hat man sich von der Leere der Gebärmutterhöhle überzeugt, werden unterstützend noch Kontraktionsmittel wie Wehenhormon oder Prostaglandine verabreicht.

5.9 Grundsätzliche operative Ansätze in der Gynäkologie

Neben den einzelnen Operationsschemata findet sich im folgenden Abschnitt Generelles zu grundlegenden gynäkologischen Operationsansätzen.

5.9.1 Hysteroskopie, fraktionierte Abrasion

Bei der Hysteroskopie (Gebärmutterspiegelung) wird die in Steinschnittlage positionierte Patientin zunächst desinfiziert, dann eine Spiegeleinstellung (meist mit Selbsthaltespekula) mit Beurteilung von Vulva, Vagina und Portio durchgeführt. Nun erfolgt das Anhaken der Portio, z. B. mit einer oder zwei Kugelzangen, sowie eine vorsichtige Sondierung des Uteruscavums mit einer Knopfsonde. Nun wird mit Hegarstiften mit sacht steigendem Durchmesser der Muttermund sowie der Zervikalkanal gedehnt, sodass das Hysteroskop eingeführt werden kann (➤ Abb. 5.6). Dieses ist bei der Entfernung von Myomen oder Polypen als Resektoskop aufgebaut, was bedeutet, dass in einem separaten Arbeitskanal eine mono- oder auch bipolare Drahtschlinge vorgeschoben werden kann, mit der das Myom schrittweise abgetragen wird. Bei reiner diagnostischer Indikation werden dünnere und damit weniger invasive Hysteroskope meist ohne separaten Arbeitskanal genutzt. Zur Darstellung der Gebärmutterhöhle muss gleichzeitig eine Flüssigkeit über das Hysteroskop in die Gebärmutter eingebracht werden, welche das

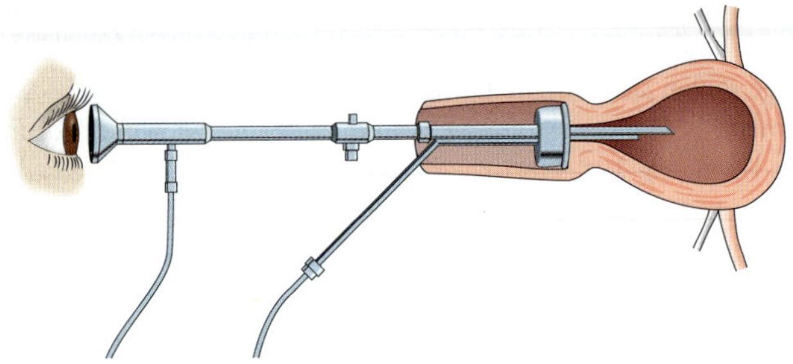

Abb. 5.6 Bei der Hysteroskopie wird zunächst das Hysteroskop in das Cavum uteri eingeführt, dann die Portio uteri durch einen mit Unterdruck fixierten Hysteroskopadapter verschlossen und das Cavum mit Kohlensäuregas oder Ringer-Lösung aufgefüllt. [L190]

Uteruscavum aufdehnt und damit Raum für die Beurteilung oder chirurgische Intervention schafft. Bei einer operativen Hysteroskopie, also einer, bei der mithilfe von elektrischer Hochfrequenzchirurgie Resektionen durchgeführt werden, muss diese Flüssigkeit aus Isolationsgründen elektrolytfrei sein (meist glukosebasierte Lösungen). Dies birgt die Gefahr von Elektrolytverschiebungen bei übermäßigem Verlust von elektrolytfreier Flüssigkeit in den Kreislauf der Patientin sowie von Wasseransammlungen wie z. B. Lungenödem. Aus diesem Grund muss insbesondere bei operativen Hysteroskopien die Menge der infundierten sowie der bei Spülvorgängen wieder abgesaugten Distensionsflüssigkeit gemessen und überwacht werden. Die resezierten Proben werden meist mit einer Kürette geborgen und zur histopathologischen Begutachtung verbracht. Bei einer rein diagnostischen Hysteroskopie schließt sich i. d. R. nach der optischen Beurteilung von Gebärmutterhöhle und Zervikalkanal eine fraktionierte Abrasion (Ausschabung) an. „Fraktioniert“ bedeutet, dass mit Küretten möglichst allseitig zunächst Schleimhaut aus dem Bereich des Zervikalkanals und dann aus dem Bereich des Gebärmutterkörpers gewonnen und zur pathologischen Beurteilung verbracht wird (➤ Abb. 5.7).

Weitere typische Komplikationsmöglichkeiten sind neben üblichen OP-Risiken wie Blutung, Infektion oder thrombembolische Ereignisse die Durchstoßung (Perforation) der Gebärmutter in Richtung des Bauchraums mit möglicher Verletzung von umliegenden Organen wie z. B. anliegenden Darmschlingen. Da die Küretten an der Außenseite allerdings abgerundet sind, ist eine Darmverletzung tatsächlich relativ selten. Ereignet sich eine Perforation aber während einer Resektion mit der Elektroschlinge, ist wegen des ungleich höheren Risikos einer strombedingten Schädigung der umliegenden Organe meist eine Beurteilung des Schadensausmaßes via Bauchspiegelung angezeigt.

Ein eher selten bedachtes, aber doch relativ häufiges Ergebnis von Abrasionen insbesondere nach Entbindungen sind auch Verwachsungen im Bereich der Gebärmutterhöhle, die sich in neu aufgetretenen Periodenschmerzen sowie Problemen schwanger zu werden, äußern.

5.9.2 Laparoskopie

Auch durch die grundlegenden Arbeiten zur Bauchspiegelung (Laparoskopie) durch den Gynäkologen Kurt Semm ist die Laparoskopie zu einer der Hauptzugangswege zum Bauchraum im Bereich

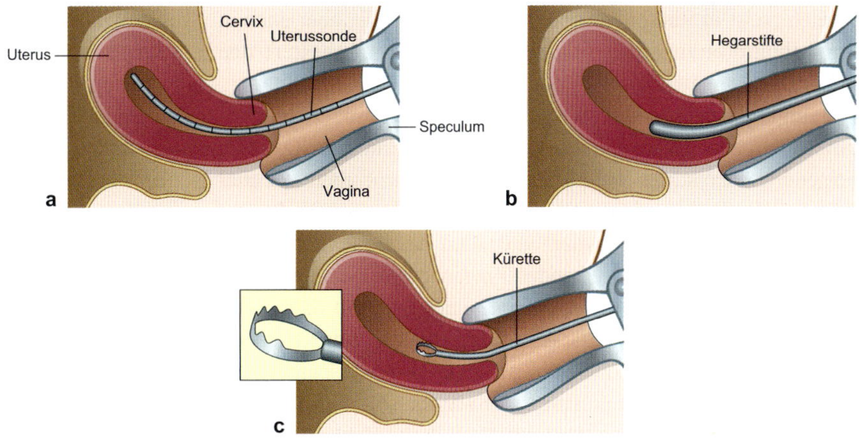

Abb. 5.7 Küretten [E342-012]

der Frauenheilkunde geworden. Die Grundidee hinter dieser Technik ist eine Minimierung des operativen Traumas und insbesondere des Zugangsweges, weswegen auch gerne von minimalinvasiven Techniken gesprochen wird.

Für gynäkologische Eingriffe werden die Patientinnen meist in Steinschnitt- oder Rückenlage positioniert. Nach einer sorgfältigen Desinfektion erfolgt in der Gynäkologie der erste Zugang zum Bauchraum meist in sog. **geschlossener Technik:** Hierzu wird in einer kleinen subumbilikalen Stichinzision eine Veres-Nadel in das Abdomen eingebracht. Eine Veres-Nadel ist eine Kanüle mit innen liegendem, stumpfen Mandrin, der über einen Federmechanismus nach Durchtritt der Nadel durch das Peritoneum nach vorn schnellt und damit das Verletzungsrisiko intraabdominaler Organe minimiert. Über den Semm-Kochsalztest (spontanes Einlaufen von NaCl-Lösung über die Veres-Kanüle bei Anheben der Bauchdecken) wird die intraabdominelle Lage verifiziert. Hierüber erfolgt die Insufflation von CO_2-Gas, um die Bauchdecke für das sichere Einbringen eines Kameratrokars über denselben Einstich zu ermöglichen. Der alternative Ansatz ist die **offene Technik,** bei der über eine kleine Laparotomie unter Sicht die Schichten der Bauchdecke und das Peritoneum eröffnet werden und dann hierüber der Kameratrokar eingebracht wird. Die beiden Ansätze scheinen sich in ihrer Organverletzungswahrscheinlichkeit nicht zu unterscheiden. Nun folgt unter Sicht das Einbringen von einem oder mehreren Arbeitstrokaren, über die die Schlüssellochinstrumente für die eigentlichen Operation eingeführt werden können. Einen Überblick über gängige Trokarplatzierungen gibt ➤ Abb. 5.8. Häufig wird vor dem Aufbau des eigentlichen Laparoskopiesettings im Bereich der Gynäkologie auch ein Uterusmanipulator eingebracht. Diese je nach Art der geplanten Operation geformte Hilfe (einfache Klemmen mit teils intracavitärer Platzierung bis hin zu größeren Apparaturen mit Vaginalkappen für laparoskopische Hysterektomien) erlauben eine bessere Manipulation von Uterus und Adnexe sowie den Räumen im kleinen Becken und werden meist durch eine zwischen den Beinen der Patientin platzierte Assistenz bedient.

Auch bei der Laparoskopie gibt es neben den üblichen Operationsrisiken spezifisch methodenbedingte. Am häufigsten treten Nebenwirkungen aufgrund der Anwendung des CO_2-Gases als Distensionsmedium auf. Dieses kann Schulterschmerzen durch Reizung der Zwerchfellkuppeln oder aber auch Emphysembildungen insbesondere bei länger dauernden Operationen verursachen. Bei der Nutzung von größeren Arbeitstrokaren muss man auch dem Risiko von Darmherniationen gewahr sein; hier empfiehlt sich dann der gezielte prophylaktische Faszienverschluss mit kräftigem Fadenmaterial.

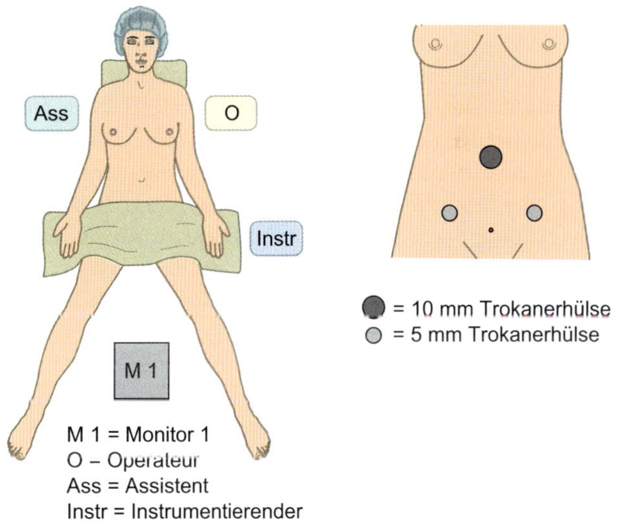

Abb. 5.8 Operationsanordnung und Trokarplatzierung bei diagnostischer Laparoskopie [L138]

Bei zwar zunehmender Nutzung, aber insgesamt doch eher selten, werden minimalinvasive Zugangswege durch Robotik unterstützt, wobei allerdings noch bei Weitem nicht die flächendeckende Nutzung, wie sie z. B. in der Urologie mittlerweile üblich ist, gegeben ist.

5.9.3 Laparotomie

In der Gynäkologie werden v. a. **zwei offene Zugangswege** zum Bauchraum genutzt. Zum einen ist dies die **Pfannenstiel-Querschnittlaparotomie** sowie die mediane Längslaparotomie im Unterbauch, die bedarfsweise um den Nabel herum bis unter das Xiphoid (Schwertfortsatz des Brustbeins) erweitert wird. Beide Operationen werden meist in Rückenpositionierung der Patientin, aber auch in Steinschnittpositionierung durchgeführt. Letztere verbessert den möglichen vaginalen Zugang intraoperativ.

Beim Pfannenstielschnitt wird wenige Zentimeter über der Symphyse (Schambeinfuge) eine quere Inzision der Haut durchgeführt. Folgend werden schichtweise Unterhaut und Faszie ebenfalls quer eröffnet. Hiernach wird von der vorderen Seite der geraden Bauchmuskeln die Faszie abpräpariert und dann das Peritoneum längs eröffnet. Es folgt ein Auseinanderdrängen der Bauchmuskulatur und das Einbringen von Wundhaken, eines Sperrers oder meist eines Rahmens. Nun kann die eigentliche Operation durchgeführt werden. Der Bauchdeckenverschluss erfolgt erneut schichtweise durch Naht von Peritoneum, Faszie, ggf. adaptierende Nähte subkutan/-chorial und Verschluss der Haut selbst durch Naht oder Klammernaht.

Die **Längsschnittlaparotomie** folgt prinzipiell den gleichen Abläufen, nur dass die Haut, Unterhaut und Faszie nicht quer, sondern längs eröffnet werden. Wie erwähnt wird häufig der Schnitt erst nur im Unterbauch von Symphyse bis zum Nabel durchgeführt und bei Bedarf dann um den Nabel herum bis zum Schwertfortsatz des Brustbeins erweitert. Der Vorteil dieses Zugangsweges im Vergleich zu der beschriebenen Querschnittlaparotomie ist das selbst bei Durchführung nur im Unterbauch größere Platzangebot und – falls dies noch nicht ausreicht bzw. auch der Oberbauch exploriert werden muss – die Erweiterbarkeit in den Oberbauch. Nachteilig ist die schlechtere und langwierigere Wundheilungsphase. Die Komplikationsmöglichkeiten entsprechen den üblichen offen chirurgischen Abdominaleingriffen und sind insbesondere durch die intraabdominellen Operationsschritte bedingt.

Die einzelnen explorativen Strategien und OP-Schritte werden bei den einzelnen Erkrankungen geschrieben.

5.9.4 Hysterektomie

Man unterscheidet je nach Zugangsweg vaginale, kombiniert vaginal-laparoskopische, rein laparoskopische und offen chirurgische Hysterektomien. Je nach Indikation kann der Muttermund belassen (suprazervikale Hysterektomie) oder mitentfernt werden (totale Hysterektomie); auch kann die Gebärmutterentfernung mit Exstirpation beider Tuben (Salpingektomie) oder der kompletten Adnexe (Adnexektomie) kombiniert werden.

Vaginale Hysterektomie

Bei der vaginalen Hysterektomie ist die Positionierung zwingend in Steinschnittpositionierung. Nach Desinfektion und Abdecken mit sterilen Tüchern erfolgt bei meist sitzendem Operateur die Narkoseuntersuchung, Spiegeleinstellung, Einmalkatheterisierung der Harnblase und das Anhaken der Portio mit Kornzange oder Haltefaden. Nun wird die Portio meist mit monopolarem Strom fischmaulförmig umschnitten. Ventral werden die Blase scharf/stumpf nach ventral und durch nach lateral abschiebende digitale Bewegungen beide Harnleiter distanziert. Nun wird dorsal der Douglas-Raum scharf eröffnet. Über Klemmen und Unterbindung oder über elektrochirurgische Verfahren werden nun die Sakrouterinligamente und die Parametrien inklusive der Gefäßversorgung der Gebärmutter abgesetzt. Falls noch nicht bei dem Abschieben der Blase geschehen, wird nun die peritoneale Blasenumschlagsfalte eröffnet und der Uterus bedarfsweise gestürzt (Korpus wird in Richtung Vagina gedreht). Jetzt werden beide Adnexe abgesetzt und der Uterus von vaginal geborgen. Bei zu großen Uteri kann nun auch ein vaginales Morcellement durchgeführt werden. Falls zudem die Adnexe oder Tuben entfernt werden sollen, ist das nun von der Vagina aus möglich. Abschließend wird die Vagina mit Nähten verschlossen.

Laparoskopische Hysterektomie

Nach Positionierung der Patientin in Steinschnittlage und Desinfektion wird bei totalen laparoskopischen Hysterektomien ein spezieller Uterusmanipulator in die Scheide und den Zervikalkanal eingebracht, der meist eine nicht leitende Vaginalkappe besitzt, über die später die Scheide von der Gebärmutter abgetrennt werden kann. Bei den laparoskopischen Hysterektomien unter Belassen des Muttermundes wie auch bei den laparoskopisch assistierten Hysterektomien reichen normale Uterusmanipulatoren bzw. intrakavitär eingebrachte Klemmen aus. Der folgende Operationsaufbau gleicht dem der Laparoskopie (➤ Kap. 5.9.2). Zunächst wird das Ligamentum rotundum, ein Band, welches von beiden oberen Seiten der Gebärmutter zum Leistenkanal läuft, beidseits durchtrennt und das Blasenperitoneum eröffnet sowie die Blase nach kaudal abgeschoben. Nun werden je nach Umfang der Operation die Adnexe von der Gebärmutter oder von der Beckenwand abgetrennt. Es folgt das Absetzen der uterinen Gefäßbündel und der Parametrien. Bei muttermundserhaltenden Operationen (laparoskopische suprazervikale Hysterektomie, LASH) wird nun mithilfe von Hochfrequenzchirurgie der Gebärmutterkörper von der Zervix abgetrennt und über Morcellement aus dem Bauchraum entfernt. Bei der totale, laparoskopischen Hysterektomie (TLH) werden stattdessen die Parametrien noch weiter und dann schließlich die Gebärmutter selbst von der Vagina abgetrennt. Der Uterus kann nun meist im Ganzen, ggf. mit anhängenden Adnexen, durch die Scheide geborgen werden. Die laparoskopisch assistierten Hysterektomien (LAVH) unterscheiden sich von der totalen Variante durch den Anteil der laparoskopisch abgesetzten Strukturen, der Rest wird dann von vaginal aus wie bei der vaginalen Hysterektomie präpariert. Meist werden laparoskopisch beide Adnexe und ein Teil der Parametrien, ggf. mit dem uterinen Gefäßbündel, und der Rest von unten abgesetzt.

Offen chirurgische/abdominelle Hysterektomie

Bei der mittlerweile bei gutartigen Erkrankungen der Gebärmutter selten gewordenen abdominellen Hysterektomie wird die Schnittführung insbesondere unter Berücksichtigung der Größe der Gebärmutter und der zusätzlich geplanten Eingriffe gewählt und durchgeführt. Generell gilt, dass aufgrund der geringeren Belastung für die Patientin wenn möglich der Pfannenstielschnitt der Längslaparotomie vorzuziehen ist. Wenn allerdings auch Exploration oder Eingriffe des Oberbauchs geplant sind (z. B. bei der Versorgung eines Ovarialkarzinoms) oder die Gebärmutter auch bei gutartigen Befunden sehr groß ist, wird der Längsschnitt durchgeführt. Intraabdominell entspricht das operative Vorgehen dem bei laparoskopischen Hysterektomien, nur dass aufgrund des offenen Vorgehens auf die Einlage eines Uterusmanipulators verzichtet werden kann.

Abdominale Hysterektomie

Die Hysterektomie bezeichnet die Entfernung der Gebärmutter. Sie kann total oder suprazervikal sowie mit oder ohne Adnexektomie erfolgen. Möglich ist die Hysterektomie über verschiedene Zugangswege: vaginal, per Laparotomie oder per Laparoskopie. Im Folgenden soll das Vorgehen für eine offen chirurgische Variante beschrieben werden. Die laparoskopische Hysterektomie unterscheidet sich im operativen Prozedere nahezu nicht, lediglich der Zugangsweg ist ein anderer.

Indikation: vielgestaltig, z. B.:
- Uterus myomatosus
- Endometriumkarzinom
- Unklare Uterusraumforderungen

Instrumentarium (Grundausstattung):
- Dauerkatheter mit Beutel und Blockung
- Fritsch-Haken bzw. Selbsthalterahmen; Roux-Haken
- Skalpell, Pinzetten, Scheren, Klemmen (z. B. Overholt, Wertheim, Kocher), Nadelhalter
- Nahtmaterial für Vagina, Faszie, s.c, Haut; Ligaturen
- Diathermie, ggf. Bipolarschere
- Sauger
- Drainagen

Positionierung: Rückenlagerung mit gespreizten Beinen.

OP-Ablauf:
- **Beginn/Vorbereitung:**
  - Lagerung, Desinfektion und steriles Abdecken
  - Narkoseuntersuchung (gynäkologische klinische bimanuelle Palpation)
  - Einlage Dauerkatheter
  - Anschluss der Diathermie, Sauger
- **Hysterektomie:**
  - Beidseitige Rotundum-Stichligatur und Durchtrennen
  - Spaltung Peritoneum in Richtung Blase sowie in Richtung der parakolischen Rinne
  - Eingehen in Retroperitoneum und Darstellen Ureter
  - Mit Adnexektomie: Darstellen und Abtrennen Lig. infundibulopelvicum über Klemme und Unterbindung
  - Ohne Adnexektomie: Abtrennen von Tube uterusnah und Lig. ovarii proprium über Klemme und Unterbindung
  - Abschieben der Blase nach kaudal
  - Beidseitiges Darstellen der Uterinagefäßbündel, Absetzen über Klemme und Unterbindung
  - Absetzen Parametrien, Lig. sacrouterina beidseits über Klemme und Unterbindung
  - Abtrennen Uterus von Vagina, Abgabe Präparat an Pathologie
- **Zugang zum Bauchraum:**
  - Querer Bauchschnitt suprasymphysär an Schamgrenze, alternativ unterer medianer Längsschnitt (je nach Größe Uterus, Begleiteingriffe)
  - Schichtweises Eröffnen von Unterhaut und Faszie bzw. dem vorderen Blatt der Rektusscheide; bei Längslaparotomie longitudinales Spalten der Faszie mit Auseinanderdrängen der Rektusbäuche
  - Eröffnen Peritoneum
- **Ende/Nachbereitung:**
  - Verschluss Vagina fortlaufend oder über Z-Nähte
  - Adaptation Peritoneum über Vaginalstumpf
  - Ggf. Einlage Robinson-Drainage
  - Adaptation Peritoneum, Verschluss Faszie, ggf s. c. Adaptation, Hautnaht
  - Zählkontrolle Instrumentarium, Verbandmaterial, sonstige Einmalartikel
  - Dokumentation Blutverlust
  - Entpositionierung, Dokumentation

5

5.9.5 Brustamputation

Die Brustamputation (Ablatio mammae) wird in der Frauenheilkunde allermeist aus onkologischen Gründen indiziert. Bei adäquater Durchführung, korrekter Indikation und technischer Durchführbarkeit einer BET ist die onkologische Sicherheit bei Therapie von Mammakarzinomen vergleichbar. Die Brustamputation kann mit anderen onkologischen Eingriffen wie der Sentinel-Node-Biopsie oder auch rekonstruktiven Eingriffen kombiniert werden.

Indikation:
- Mammakarzinom mit technisch nicht durchführbarer BET oder auf Wunsch der Patientin
- Rezidivsituation
- Vorstufen Mammakarzinom wie z. B. ductales Carcinoma in situ (DCIS)
- Prophylaktische Brustamputation bei genetischen Brustkrebssyndromen

Instrumentarium (Grundausstattung):
- Skalpell, chirurgische und anatomische Pinzetten, (Bipolar-) Scheren, Klemmen
- Pinzetten/Handgriffe zur Elektrokoagualation
- Nadelhalter, Nahtmaterial
- Redondrainage mit Spieß

Positionierung: Rückenlagerung mit ausgelagerten Armen.

OP-Ablauf:
- **Beginn/Vorbereitung:**
  - Lagerung, Desinfektion und steriles Abdecken
  - Narkoseuntersuchung, Korrelation Bildgebung mit vorliegendem Befund
  - Anschluss der Diathermie, Sauger

- **Ablauf:**
  - Spindelförmiger Hautschnitt zentral, die Areola enthaltend und zudem nach Adaptation der Wundränder keine Hautüberschüsse
  - Nach kranial und kaudal Präparation eines ca. 0,5–1 cm dicken Haut-/Fettgewebsmantels bis Thoraxwand erreicht
  - Ablösen der Brustdrüse inklusive der Faszie des Musculus pectoralis major
  - Fadenmarkierung bei 12 Uhr
  - Einlage Redondrainage
- **Ende/Nachbereitung:**
  - Temporäre Fixation oberer/unterer Hautlappen mit Backhaus-Klemmen
  - Wundverschluss mit Subkutan-/Subchorial- und Intrakutannähten
  - Pflasterverband, meist auch zirkulärer Druckverband
  - Zählkontrolle Instrumentarium, Verbandsmaterial, sonstige Einmalartikel
  - Dokumentation Blutverlust
  - Entpositionierung, Dokumentation

5.9.6 Abortkürettage

Die Abortkürettage wird zur Entfernung von intrauterinen Gewebsresten nach (frühen) Fehlgeburten durchgeführt.

Indikation:

- **Missed abortion/verhaltene Fehlgeburt:** irreversibel gestörte Schwangerschaft ohne bereits begonnene Ausstoßung des Schwangerschaftsmaterials
- **Abortus incipiens/beginnende Fehlgeburt:** irreversibel gestörte Schwangerschaft mit beginnender Ausstoßung des Schwangerschaftsmaterials
- **Abortus incompletus/inkompletter Abort:** unvollständige Ausstoßung des Schwangerschaftsmaterials
- **Abortus completus/kompletter Abort:** (scheinbar) vollständige Ausstoßung des Schwangerschaftsmaterials (Anmerkung: Abortus imminens/drohende Fehlgeburt: keine irreversible Störung der Frühschwangerschaft, unauffällige weitere Entwicklung möglich)

Instrumentarium:

- Selbsthaltespekulum (z. B. Scherbak), vorderes Blatt (z. B. Kristeller-Spekulum)
- 2 Kugelzangen
- Uterussonde
- Hegarstifte in steigender Größe
- Küretten in steigender Größe, stumpf (Minimierung Risiko Durchstoßung der schwangerschaftsbedingt weichen Uteruswand [Perforation])
- Alternative Saugkürette wie z. B. Karman-Kürette (weiche und hohle Einmalkürette, über Gewebssammler Anschluss an Sauger)

Positionierung: Steinschnitt.

OP-Ablauf:

- **Beginn/Vorbereitung:**
  - Lagerung, Desinfektion und steriles Abdecken
  - Narkoseuntersuchung (gynäkologische klinische bimanuelle Palpation)
  - Einmalkatheterisierung
  - Spiegeleinstellung, Anhaken Portio mit Kugelzange, Messung Uteruslänge mit Sonde
  - Schrittweise Dilatation des Zervikalkanals durch Einlegen von Hegarstiften mit steigender Größe
- **Abrasio:**
  - Vorsichtiges Eingehen mit Kürette, bei mangelhaftem Wandgefühl unter sonografischer Sicht
  - Mit Kürette allseitige Ausschabung der Gebärmutterhöhle, Sammeln des Materials (geschieht i. d.R durch eine in das Scherbak-Spekulum eingelegte Kompresse)
  - Alternative: Durchführung der Ausschabung mit Saugkürette, Sammlung des Gewebes über dem Sauger vorgeschalteten Filter
- **Ende/Nachbereitung:**
  - Entfernung des Instrumentariums unter Sicht
  - Zählkontrolle Instrumentarium, Verbandmaterial, sonstige Einmalartikel
  - Dokumentation Blutverlust
  - Entpositionierung, Dokumentation

5.9.7 Axilläre Lymphonodektomie

Die axilläre Lymphonodektomie ist ein Eingriff, der vor allem aus diagnostischen Gründen beim Mammakarzinom durchgeführt werden kann. Bei befallenem Sentinel Node oder klinisch auffälligem Lymphknotenstatus erlaubt sie, die Therapieintensität entsprechend zu adaptieren. Mittlerweile ist bekannt, dass sie bei der häufigsten Brustkrebsform, dem hormonrezeptorpositiven und immuntherapieunempfindlichen Mammakarzinom, keinen zusätzlichen therapeutischen Nutzen bringt und wird deswegen bei dieser Karzinomart i. d. R. nicht mehr systematisch durchgeführt.

Indikation: nodalpositves Mammakarzinom ohne Fernmetastasierung.

Instrumentarium (Grundausstattung):

- Skalpell, chirurgische und anatomische Pinzetten, (Bipolar-) Scheren, Klemmen
- Pinzetten/Handgriffe zur Elektrokoagualation
- Nadelhalter, Nahtmaterial
- Redondrainage mit Spieß

Positionierung: Rückenlagerung mit ausgelagerten Armen.

OP-Ablauf:

- **Beginn/Vorbereitung:**
  - Positionierung, Desinfektion und steriles Abdecken
  - Narkoseuntersuchung, Korrelation Bildgebung mit vorliegendem Befund
  - Anschluss der Diathermie, Sauger
- **Durchführung:**
  - Hautschnitt parallel zum Pectoralisrand

  - Präparation und Darstellung des axillären Gefäßnervenbündels, des Nervus thoracicus longus und des thorakodorsalen Nervenbündels
  - Mit Bipolarschere Resektion des Lymphknoten-Fettgewebes, das durch diese Strukturen begrenzt wird; an Pathologie
  - Einlage Redondrainage
- **Ende/Nachbereitung:**
  - Wundverschluss mit Subkutan-/Subchorial- und Intrakutannähten
  - Pflasterverband, meist auch zirkulärer Druckverband
  - Zählkontrolle Instrumentarium, Verbandmaterial, sonstige Einmalartikel
  - Dokumentation Blutverlust
  - Entpositionierung, Dokumentation

5.9.8 Brusterhaltende Operation mit Sentinel-Node-Biopsie

Die brusterhaltende Operation (BEO) ist eine Bezeichnung für die Resektion von malignen oder prämalignen Veränderungen der Brust und ein Teil des Konzepts der „brusterhaltenden Therapie" (BET), welche aus BEO und der i. d. R. folgend notwendigen Bestrahlung besteht. Sie ist gekennzeichnet durch die Resektion des Tumors mit Sicherheitsabstand und wird bei invasiven Karzinomen meist um die Sentinel-Node-Biopsie ergänzt. Letztere meint die Entfernung des durch eine vorherige, meist schwach radioaktive Markierung kenntlich gemachten Wächterlymphknotens (erster, den Tumor drainierender Lymphknoten). Bei nicht klinisch tastbaren Tumoren erfolgt prä-/intraoperativ zudem eine Drahtmarkierung des Befundes unter sonografischer oder mammografischer Führung. In diesen Fällen muss auch das Präparat noch einmal bildgebend untersucht werden, um die Resektion des Tumors zu bestätigen.

Indikation:

- Mammakarzinom
- Vorstufen Mammakarzinom wie z. B. ductales Carcinoma in situ (DCIS)

Instrumentarium (Grundausstattung):

Cave: bei mehreren Befunden u. U. doppelte Instrumentenausstattung (damit keine Tumorverschleppung):

- Skalpell, chirurgische und anatomische Pinzetten, (Bipolar-) Scheren, Klemmen
- Pinzetten/Handgriffe zur Elektrokoagualation
- Nadelhalter, Nahtmaterial
- I. d. R. Präparatebrettchen (spezielle Brettchen, auf denen das Präparat entsprechend der intrakorporalen Lage aufgepinnt wird)
- Gammasonde
- Markierungsclips (Markierung Tumorbett für folgende Bestrahlung)
- Redondrainage mit Spieß

Positionierung: Rückenlagerung mit ausgelagerten Armen.

OP-Ablauf:

- **Beginn/Vorbereitung:**
  - Positionierung, Desinfektion und steriles Abdecken
  - Narkoseuntersuchung, Korrelation Bildgebung mit vorliegendem Befund
  - Überprüfung Drahtlage bzw. Einbringen des Markierungsdrahtes unter sterilen Bedingungen
  - Anschluss der Diathermie, Sauger
- **Brusterhaltende Operation:**
  - Hautschnitt über Tumorareal
  - Ggf. Hervorluxieren Markierungsdraht
  - Unter palpatorischer Kontrolle Exstirpation des Tumors
  - Aufpinnen auf Brettchen
  - Bei größeren Defekten Präparation intramammärer Verschiebelappen
  - Einlage Markierungsclip in Wundhöhle
  - Einlage Redondrainage
- **Präparation Sentinel Node:**
  - Überprüfung Hotspot mit der Gammasonde
  - Schnitt parallel zum Pectoralisrand über Hotspot
  - Unter Führung Gammasonde Präparation Sentinel Node
  - Blutstillung, Einlage Kompresse
- **Ende/Nachbereitung:**
  - Einschwenken Verschiebelappen und Fixation mit Einzelknopfnähten
  - Wundverschluss mit Subkutan-/Subchorial- und Intrakutannähten.
  - Pflasterverband, meist auch zirkulärer Druckverband
  - Zählkontrolle Instrumentarium, Verbandmaterial, sonstige Einmalartikel
  - Dokumentation Blutverlust
  - Entpositionierung, Dokumentation

5.9.9 Cerclage, totaler Muttermundsverschluss (TMV)

Beide Eingriffe werden in verschiedenen Phasen der Schwangerschaft bei Frühgeburtsrisiko durchgeführt. Der TMV soll ein Aufsteigen von Keimen mit resultierender Fehl-/Frühgeburt verhindern. Eine prophlyaktische Cerclage wird meist zusammen mit einem TMV durchgeführt. Eine therapeutische Cerclage soll bei wehenfreier Zervixverkürzung bis zur 28. SSW eine Unterstützung des Muttermundes bei Erhalt der Schwangerschaft darstellen. Die Patientinnen müssen vor der Operation frei von pathologischen Keimen sein und bekommen zudem meist ein festes Schema an perioperativer Antibiose. Meist müssen bei der Geburt die entsprechenden Fäden gezogen werden.

Indikation: Frühgeburtsneigung, drohende Frühgeburt.

Instrumentarium:

- Selbsthaltespekulum (z. B. Scherbak), vorderes Blatt (z. B. Kristeller-Spekulum)
- Kleine Kürette
- Elektrokauter

- Schere, Pinzetten, Fensterklemmen
- Nadelhalter, Nahtmaterial
- Cerclageband

Positionierung: Steinschnitt.

OP-Ablauf:

- **Beginn/Vorbereitung:**
  - Positionierung, Desinfektion und steriles Abdecken
  - Narkoseuntersuchung
  - Einmalkatheterisierung
  - Spiegeleinstellung
- **Durchführung Cerclage:** mit Führungsnadel zirkuläres Einbringen des Cerclagebandes um Portio
- **Durchführung TMV:**
  - Deepithelialisieren Portio mit Skalpell
  - Fassen Portio mit Fensterklemmen
  - Mit kleiner Kürette Kürettage unterer Zervixkanal
  - Im Zervikalkanal Tabaksbeutelnaht
  - Adaptation vordere und hintere Muttermundslippe mit Einzelknopfnähten
- **Ende/Nachbereitung:**
  - Entfernung des Instrumentariums unter Sicht
  - Zählkontrolle Instrumentarium, Verbandmaterial, sonstige Einmalartikel
  - Dokumentation Blutverlust
  - Entpositionierung, Dokumentation

5

5.9.10 Explorativlaparotomie

Die Explorativlaparotomie ist ein Eingriff meist im Rahmen von Karzinomoperationen, der neben der Therapie der Erkrankung auch dem Staging (klinische Stadieneinteilung) dient. Die einzelnen Operationsschritte können sehr vielgestaltig sein und werden durch die zugrunde liegende Erkrankung bestimmt. Der beschriebene Ablauf soll die allgemeinen Rahmenbedingungen und Voraussetzungen illustrieren.

Indikation: vielgestaltig, z. B.:

- Ovarialkarzinom
- Unklare Karzinomerkrankung
- Ausgedehnte Endometriose

Instrumentarium (Grundausstattung):

- Dauerkatheter mit Beutel und Blockung
- Selbsthalterahmen; Roux-Haken
- Skalpell, Pinzetten, Scheren, Klemmen (z. B. Overholt, Wertheim, Kocher), Nadelhalter
- Nahtmaterial für Vagina, Faszie, s. c., Haut; Ligaturen
- Diathermie, ggf. Bipolarschere und Elektrokoagluationsscheideinstrument
- Sauger
- Drainagen

Positionierung: Rückenlagerung mit gespreizten Beinen.

OP-Ablauf:

- **Beginn/Vorbereitung:**
  - Positionierung, Desinfektion und steriles Abdecken
  - Narkoseuntersuchung (gynäkologische klinische bimanuelle Palpation)
  - Einlage Dauerkatheter
  - Anschluss der Diathermie, Sauger
- **Exploration:**
  - Zunächst systematische Exploration des gesamten Abdomens mit dem Ziel der Einschätzung der Operabilität der Grunderkrankung.
  - Hierbei meist Gewebeprobe per Schnellschnitt; an Pathologie zur Verifikation Diagnose.
  - Nun folgen die einzelnen Operationsschritte wie Hysterektomie, Omentektomie, Adnexektomie, Deperitonealisierung, Darmteilresektionen, retroperitoneale Lymphonodektomie, Leberteilresektion, Zwerchfellteilresektion.
- **Zugang zum Bauchraum:**
  - Längsschnitt links um den Nabel geführt bis Xiphoid
  - Schichtweises Eröffnen von Unterhaut und Faszie, Auseinanderdrängen der Rektusbäuche
  - Eröffnen Peritoneum
  - Entnahme Spülzytologie bzw. Entnahme Probe Bauchwasser (Aszites)
  - Einbringen Selbsthalterahmen
- **Ende/Nachbereitung:**
  - Verschluss Vagina fortlaufend oder über Z-Nähte
  - Rekonstruktive Eingriffe wie Darmanastomosen
  - Ggf. Einlage Robinson-Drainage
  - Adaptation Peritoneum, Verschluss Faszie, ggf. s.c. Adaptation, Hautnaht
  - Zählkontrolle Instrumentarium, Verbandmaterial, sonstige Einmalartikel
  - Dokumentation Blutverlust
  - Entpositionierung, Dokumentation

5.9.11 Hysteroskopie mit fraktionierter Abrasio

Die Hysteroskopie (Gebärmutterspiegelung) ist ein Eingriff zur Beurteilung der Gebärmutterhöhle und der Zervikalkanals. Sie wird häufig mit einer fraktionierten Abrasio (Ausschabung) kombiniert, bei der die Proben von der Schleimhaut von Gebärmutterkörper und -hals gewonnen werden.

Indikation: vielgestaltig, z. B.:

- Unklare Befunde der Gebärmutterschleimhaut in der Bildgebung
- Unklare vaginale Blutungen
- Auffällige Abstriche
- Abklärung Kinderwunschprobleme

Instrumentarium:

- Selbsthaltespekulum (z. B. Scherbak), vorderes Blatt (z. B. Kristeller-Spekulum)
- 2 Kugelzangen
- Uterussonde
- Hegarstifte in steigender Größe
- Hysteroskop (diagnostisch/operativ: ohne/mit Möglichkeit einer hochfrequenzchirurgischen Instrumentation)

- Distensionsmedium (**Achtung:** bei operativer Hysteroskopie elektrolytfrei)
- Küretten in steigender Größe

Positionierung: Steinschnitt.

OP-Ablauf:

- **Beginn/Vorbereitung:**
  - Positionierung, Desinfektion und steriles Abdecken
  - Narkoseuntersuchung (gynäkologische klinische bimanuelle Palpation)
  - Einmalkatheterisierung
  - Spiegeleinstellung, Anhaken Portio mit Kugelzange, Messung Uteruslänge mit Sonde
  - Schrittweise Dilatation des Zervikalkanals durch Einlegen von Hegarstiften mit steigender Größe
- **Fraktionierte Abrasio:**
  - Bei nur schmalem Hysteroskop weitere Dilatation mit Hegarstiften bis für Kürette ausreichende Größe erreicht
  - Zunächst Ausschaben des Zervikalkanals (Verhinderung Verschleppen von Korpuspathologien in Zervix) durch allseitige Anwendung einer (kleineren) Kürette, Sammeln des Materials (geschieht i. d. R. durch eine in das Scherbak-Spekulum eingelegte Kompresse)
  - Folgend mit (größerer) Kürette allseitige Ausschabung der Gebärmutterhöhle, Sammeln des Materials
- **Hysteroskopie:**
  - Einführen des angeschlossenen und gespülten Hysteroskops
  - Systematische Beurteilung und Dokumentation der Gebärmutterhöhle (Schleimhaut, Tubenabgänge, Raumforderungen)
  - Beim Zurückziehen Beurteilung Zervikalkanal
  - Falls operative Hysteroskopie: über das im Arbeitskanal eingebrachte Instrument (mono-/bipolare Schlingen/Präparationshäkchen, Zangen, Scheren) Resektion des entsprechenden Gewebes
- **Ende/Nachbereitung:**
  - Entfernung des Instrumentariums unter Sicht
  - Zählkontrolle Instrumentarium, Verbandmaterial, sonstige Einmalartikel
  - Dokumentation Blutverlust und bei der Hysteroskopie in Richtung der Patientin „verlorene“ Flüssigkeitsmenge/infundiertes Distensionsmedium
  - Entpositionierung, Dokumentation

5.9.12 Inguinale Lymphonodektomie

Die inguinale Lymphonodektomie wird bei befallenem Sentinel Node, klinischem Lymphknotenbefall oder lokal fortgeschritteneren Tumoren im Vulvabereich durchgeführt und soll die Tumorlast der Patientin lindern.

Indikation: Vulvakarzinom mit befallenem Sentinel Node oder klinischem Anhalt für inguinale Lymphknotenmetastasen.

Instrumentarium (Grundausstattung):

- Dauerkatheter mit Beutel und Blockung
- Wundhaken
- Skalpell, Pinzetten, Scheren, Klemmen (z. B. Overholt, Wertheim, Kocher), Nadelhalter
- Nahtmaterial
- Diathermie
- Sauger
- Drainagen

Positionierung: Steinschnittlagerung.

OP-Ablauf:

- **Beginn/Vorbereitung:**
  - Positionierung, Desinfektion und steriles Abdecken
  - Narkoseuntersuchung
  - Einlage Dauerkatheter
  - Anschluss der Diathermie, Sauger
  - Anzeichnen Schnittführung parallel zum Leistenband
- **Durchführung**
  - Mit Skalpell Hautschnitt.
  - Präparation bis Faszie/Lamina cribrosa erreicht.
  - Darstellung der inguinalen Gefäße, Resektionsgrenze nach außen ist die A. femoralis communis; **cave:** lateral davon liegt der Femoralnerv; oftmals müssen Venen des Venensterns am Oberschenkel unterbunden werden.
  - Existirpation der inguinalen Lymphknoten mit der Bipolarschere.
  - Einlage Redondrainage.
- **Ende/Nachbereitung:**
  - Subchoriale und subkutane Adaptationsnähte
  - Hautverschluss mit Rückstichnähten
  - Zählkontrolle Instrumentarium, Verbandmaterial, sonstige Einmalartikel
  - Dokumentation Blutverlust
  - Entpositionierung, Dokumentation

5.9.13 Vordere/hintere Plastik, Kolporrhaphia anterior/posterior

Diese Eingriffe werden bei Senkung von Blase (Zystozele) oder Rektum (Rektozele) mit Vorfall in die Scheide durchgeführt. Sie basieren darauf, die defekten Anteile des Beckenbodens bzw. der Vaginalaufhängung durch Nähte und resultierendes Narbengewebe zu rekonstruieren.

Indikation:

- Zystozele (Kolporrhaphia anterior)
- Rektozele (Kolporrhaphia posterior)

Instrumentarium (Grundausstattung):

- Dauerkatheter mit Beutel und Blockung; Metallkatheter
- Selbsthaltespekula, Breisky-Spekula
- Skalpell, Pinzetten, Scheren, Klemmen (z. B. Allis), Nadelhalter
- Nahtmaterial
- Diathermie
- Sauger
- Vaginaltamponade

Positionierung: Steinschnittlagerung.

OP-Ablauf:
- **Beginn/Vorbereitung:**
  - Positionierung, Desinfektion und steriles Abdecken
  - Narkoseuntersuchung (gynäkologische klinische bimanuelle Palpation)
  - Einmalkatheterisierung Blase
  - Anschluss der Diathermie, Sauger
- **Durchführung hintere Plastik:**
  - Spiegeleinstellung
  - Fassen hintere Scheidenwand am Apex mit Klemmen
  - Ggf. Unterspritzen mit Kochsalzlösung zur Distanzierung der Vaginalhaut von Bindegewebe
  - Kolpotomie bis Ende Defekt bzw. Damm, abschnittsweises Fassen der inzidierten Vaginalhaut zu beiden Seiten mit Allis-Klemmen
  - Scharfes Abpräparieren der Vaginalhaut nach lateral
  - Quergestellte, mehrreihige U-Nähte zum Raffen der ausgedünnten rektovaginalen Faszie
  - Ggf. Resektion der nun überschüssigen Vaginalhaut
- **Durchführung vordere Plastik:**
  - Spiegeleinstellung
  - Fassen vordere Scheidenwand am Apex mit Klemmen
  - Ggf. unterspritzen mit Kochsalzlösung zur Distanzierung der Vaginalhaut von Bindegewebe
  - Kolpotomie bis ca. 1–2 cm vor Harnröhrenmündung, abschnittsweises Fassen der inzidierten Vaginalhaut zu beiden Seiten mit Allis-Klemmen; Verifikation Blasenverlauf mit Metallkatheter
  - Scharfes Abpräparieren der Vaginalhaut nach lateral
  - Ggf. setzen einer Tabaksbeutelnaht zum Versenken der Blase
  - Quergestellte, mehrreihige U-Nähte zum Raffen der ausgedünnten vesikovaginalen Faszie
  - Ggf. Resektion der nun überschüssigen Vaginalhaut
- **Ende/Nachbereitung:**
  - Verschluss der Kolpotomie mit Einzelknopfnähten
  - Kontrolle auf Bluttrockenheit
  - Einlage Dauerkatheter und östrogenhaltige Vaginaltamponade
  - Zählkontrolle Instrumentarium, Verbandmaterial, sonstige Einmalartikel
  - Dokumentation Blutverlust
  - Entpositionierung, Dokumentation

5.9.14 Konisation

Die Konisation wird zur operativen Entfernung von Krebsvorstufen am äußeren Muttermund durchgeführt. Die Durchführung mit dem Skalpell gilt als obsolet, sie erfolgt mittlerweile unter Nutzung einer Elektroresektionsschlinge. (LLETZ: Large Loop Excision of the Transformation Zone). Die Durchführung erfolgt unter Nutzung von Essig- und Jodlösung zur besseren Darstellung der auffälligen Befunde; bei schwer abgrenzbaren Veränderungen kann bei der Operation zudem Auflichtmikroskopie genutzt werden (Kolposkopie).

Indikation: zervikale intraepitheliale Neoplasien: dysplastische Veränderungen des Muttermunds, Grad 1–3, mit steigender Wahrscheinlichkeit des Übergangs in ein invasives Zervixkarzinom.

Instrumentarium:
- Selbsthaltespekulum (z. B. Scherbak), vorderes Blatt (z. B. Kristeller-Spekulum)
- 2 Kugelzangen
- Uterussonde
- Hegarstifte in steigender Größe
- Kleine Kürette
- Elektroresektionsschlinge mit Handgriff und Kabel, Elektrokauter
- Essig- und Jodprobe
- Ggf. Kolposkop
- Nadelhalter, Pinzette, Markierungsfaden
- Vaginaltamponade

Positionierung: Steinschnitt.

OP-Ablauf:
- **Beginn/Vorbereitung:**
  - Positionierug, Desinfektion und steriles Abdecken
  - Narkoseuntersuchung (gynäkologische klinische bimanuelle Palpation)
  - Einmalkatheterisierung
  - Spiegeleinstellung, Anhaken Portio mit Kugelzange bei 3 und 9 Uhr, Messung Uteruslänge mit Sonde
  - Visualisierung der suspekten Areale mit Essig- und Jodprobe
- **Konisation:**
  - Mit der zur Portio und Auffälligkeit hinsichtlich der Größe passenden Elektroschlinge Resektion eines repräsentativen Konus; Fadenmarkierung des Konus bei 12 Uhr
  - Erneute Sondierung Zervikalkanal, allseitige Zervixkürettage. Sammlung des Materials, z. B. auf Kompresse in hinterem Selbsthaltespekulum
  - Gezielte Blutstillung durch Elektrokoagulation am Wundgrund
  - Ggf. Einlage Vaginaltamponade

5.9.15 Laparoskopie (Bauchspiegelung)

Die Laparoskopie (Bauchspiegelung) ist ein minimalinvasiver Eingriff zur Beurteilung und Therapie von Erkrankungen im Abdomen. Im Bereich der Gynäkologie ist sie zur Versorgung von Erkrankungen im kleinen Becken nicht mehr aus der Standardtherapie wegzudenken.

Indikation: vielgestaltig, z. B.:
- (Symptomatische) Adnextumoren
- Unklare Befunde vorangegangener Bildgebung
- Chronische Unterbauchschmerzen
- Diagnostik und Therapie Endometriose
- Abklärung Kinderwunsch

Instrumentarium (Grundauswahl, orientiert sich aber im Einzelfall an bestehender Indikation/geplanter Operation!):
- Gynäkologisches Spekulum

- Dauerkatheter mit Beutel und Blockung
- Kugelzange, Uterusmanipulator (**Achtung:** spezielle Manipulatoren bei Eileiterdurchgängigkeitsüberprüfung mit Möglichkeit der Farbstoffinstillation)
- Uterussonde
- Kamera mit Bezug, Kameraoptik
- Trokare, Stichskalpell, Gasschlauch, Veres-Nadel
- Endoskopisches Instrumentarium (i. d. R. Klemmen, Elektrokoagulationszangen, Schere, Nadelhalter, Saugvorrichtung)
- Instrumentarium für Wundverschluss (Pinzette, Nadelhalter, Faden)

Positionierung: Steinschnitt- oder Rückenlage.

OP-Ablauf:

- **Beginn/Vorbereitung:**
  - Positionierung, Desinfektion und steriles Abdecken
  - Narkoseuntersuchung (gynäkologische klinische bimanuelle Palpation)
  - Anlage Dauerkatheter
  - Spiegeleinstellung, Anhaken Portio mit Kugelzange, Messung Uteruslänge mit Sonde
  - I. d. R. Einlegen eines Uterusmanipulators
- **Laparoskopie:**
  - Subumbilikale Stichinzision und Eingehen mit Veres-Nadel, nach Kochsalzprobe Anlage Capnoperitoneum
  - Eingehen mit Optiktrokar und Optik

  Alternativ: „offene Laparoskopie“: kleiner subumbilikaler Hautschnitt, Durchtrennen Unterhautfettgewebe, Faszie und Peritoneum, unter Sicht Einbringen Optiktrokar
  - Platzieren der Arbeitstrokare nach Bedarf unter Sicht; i. d. R. suprasymphysär und linker Unterbauch, ggf. auch rechter Unterbauch
  - Situation/Indikationsgerechte Versorgung
- **Ende/Nachbereitung:**
  - Entfernung des Instrumentariums unter Sicht
  - Wundverschluss, Pflasterverband
  - Zählkontrolle Instrumentarium, Verbandmaterial, sonstige Einmalartikel
  - Dokumentation Blutverlust
  - Entpositionierung, Dokumentation

5.9.16 Totale laparoskopische Hysterektomie (TLH)

Die Hysterektomie bezeichnet die Entfernung der Gebärmutter. Sie kann total oder suprazervikal sowie mit oder ohne Adnexektomie erfolgen. Möglich ist die Hysterektomie über verschiedene Zugangswege: vaginal, per Laparotomie oder per Laparoskopie. Der Vorteil der laparoskopischen bzw. minimalinvasiven Variante ist eine geringere Rate an Nebenwirkungen insbesondere in der ersten Heilungsphase, ein kürzerer Krankenhausaufenthalt bei zumeist gleichwertigen Operationsergebnissen.

Indikation: vielgestaltig, z. B.:

- Uterus myomatosus
- Endometriumkarzinom
- Unklare Uterusraumforderungen

Instrumentarium (Grundausstattung):

- Gynäkologisches Spekulum
- Dauerkatheter mit Beutel und Blockung
- Kugelzange, Uterusmanipulator (meist spezielle Manipulatoren mit einer Porzellankappe zur Darstellung der Vagina), Uterussonde
- Kamera mit Bezug, Kameraoptik
- Trokare, Stichskalpell, Gasschlauch, Veres-Nadel
- Endoskopisches Instrumentarium (i. d. R. [Overholt-]Klemmen, Elektrokoagulationszangen, Schere, Nadelhalter, Saugvorrichtung, monopolarer Haken)
- Instrumentarium für Wundverschluss (Pinzette, Nadelhalter, Faden)

Positionierung: Steinschnittlagerung.

OP-Ablauf:

- **Beginn/Vorbereitung I:**
  - Positionierung, Desinfektion und steriles Abdecken
  - Narkoseuntersuchung (gynäkologische klinische bimanuelle Palpation)
  - Einlage Dauerkatheter
  - Anschluss der Diathermie, Sauger
- **Vorbereitung II/Durchführung:**
  - Spekulumeinstellung, Anhaken Portio mit Kugelzange, Sondenlänge
  - Einbringen Uterusmanipulator
  - Subumbilikale Stichinzision und Eingehen mit Veres-Nadel, nach Kochsalzprobe Anlage Capnoperitoneum
  - Eingehen mit Optiktrokar und Optik

  Alternativ: „offene Laparoskopie“: kleiner subumbilikaler Hautschnitt, Durchtrennen Unterhautfettgewebe, Faszie und Peritoneum, unter Sicht Einbringen Optiktrokar
- **Durchführung II:**
  - Platzieren der Arbeitstrokare nach Bedarf unter Sicht; i. d. R. suprasymphysär und linker Unterbauch, ggf. auch rechter Unterbauch
  - Koagulation und Durchtrennung Lig. rotundum, Darstellen der Pararektalräume und der Ureteren
  - Spalten Peritoneum Blasendach und Abpräparieren der Blase von der Zervix
  - Je nach geplantem Umfang: Resektion beider Adnexe/Tuben/Belassen Adnexe unter Elektrokoagulation und Durchtrennung der entsprechenden Ligamente
  - Darstellung, Koagulation und Durchtrennung uterines Gefäßbündel beidseits, Absetzen der Parametrien/Sakrouterinligamente
  - Absetzen Uterus von Vagina durch monopolaren Schneidestrom
  - Bergen Präparat i. d. R. über Scheide, bei großem Uterus Morcellement oder Minibergelaparotomie
- **Ende/Nachbereitung:**
  - Verschluss Vagina fortlaufend oder über Z-Nähte
  - Adaptation Peritoneum über Vaginalstumpf
  - Ggf. Einlage Robinso-Drainage
  - Entfernung Trokare/Instrumentarium

- Zählkontrolle Instrumentarium, Verbandmaterial, sonstige Einmalartikel
- Dokumentation Blutverlust
- Entpositionierung, Dokumentation

5.9.17 Laparoskopische suprazervikale Hysterektomie (LASH)

Eine besondere Technik der laparoskopischen Hysterektomie ist die LASH. Hierbei wird meist aus urogynäkologischen Gründen der Muttermund belassen und nur der Gebärmutterkörper entfernt. Um das Präparat trotz der minimalinvasiven Zugänge bergen zu können, wird es meist mithilfe eines rotierenden Ringmessers portionsweise aus dem Bauchraum entfernt.

Indikation: vielgestaltig, z. B.:
- Uterus myomatosus
- Therapieresistente Blutungsstörungen nach Ausschluss maligner Ursachen (Kontraindikation!)

Instrumentarium (Grundausstattung):
- Gynäkologisches Spekulum
- Dauerkatheter mit Beutel und Blockung
- Kugelzange, Uterusmanipulator, Uterussonde
- Kamera mit Bezug, Kameraoptik
- Trokare, Stichskalpell, Gasschlauch, Veres-Nadel
- Endoskopisches Instrumentarium (i. d. R. [Overholt-]Klemmen, Elektrokoagulationszangen, Schere, Nadelhalter, Saugvorrichtung, monopolarer Haken, meist zur eigentlichen Resektion monopolare Drahtschlingen)
- Morcellator; in vielen Kliniken mittlerweile auch spezieller Bergebeutel, in dem im Bauchraum morcelliert wird (Minimierung der Aussaat von Resten des Präparats im Bauchraum)
- Instrumentarium für Wundverschluss (Pinzette, Nadelhalter, Faden)

Positionierung: Steinschnittlagerung.

OP-Ablauf:
- **Beginn/Vorbereitung I:**
  - Positionierung, Desinfektion und steriles Abdecken
  - Narkoseuntersuchung (gynäkologische klinische bimanuelle Palpation)
  - Einlage Dauerkatheter
  - Anschluss der Diathermie, Sauger
- **Vorbereitung II/Durchführung:**
  - Spekulumeinstellung, Anhaken Portio mit Kugelzange, Sondenlänge
  - Einbringen Uterusmanipulator
  - Subumbilikale Stichinzision und Eingehen mit Veres-Nadel, nach Kochsalzprobe Anlage Capnoperitoneum
  - Eingehen mit Optiktrokar und Optik

Alternativ: „offene Laparoskopie“: kleiner subumbilikaler Hautschnitt, Durchtrennen Unterhautfettgewebe, Faszie und Peritoneum, unter Sicht Einbringen Optiktrokar

- **Durchführung II:**
  - Platzieren der Arbeitstrokare nach Bedarf unter Sicht; i. d. R. suprasymphysär und linker Unterbauch, ggf. auch rechter Unterbauch
  - Koagulation und Durchtrennung Lig. rotundum, Darstellen der Pararektalräume und der Ureteren
  - Spalten Peritoneum Blasendach und Abpräparieren der Blase von Zervix
  - Je nach geplantem Umfang: Resektion beider Adnexe/Tuben/Belassen Adnexe unter Elektrokoagulation und Durchtrennung der entsprechenden Ligamente
  - Darstellen, Koagulation und Durchtrennung uterines Gefäßbündel beidseits, Absetzen der Parametrien/Sakrouterinligamente
  - Absetzen Gebärmutterkörper von Cervix uteri durch monopolaren Schneidestrom, meist mit spezieller Drahtschlinge
  - Bergen Präparat via Morcellator, häufig nach Einbringen in speziellen Beutel
- **Ende/Nachbereitung:**
  - Koagulation Zervikalkanal zur Minimierung von Schmierblutungen
  - Ggf. Adaptation Peritoneum über Zervixstumpf mittels Naht
  - Ggf. Einlage Robinson-Drainage
  - Entfernung Trokare/Instrumentarium
  - Zählkontrolle Instrumentarium, Verbandmaterial, sonstige Einmalartikel
  - Dokumentation Blutverlust
  - Entpositionierung, Dokumentation

5.9.18 Marsupialisation

Die Marsupialisation bezeichnet ein spezielles Vorgehen meist zur Entlastung von Bartholin-Empyemen (eitrige Infektion von zystischen Veränderungen der Bartholin-Drüsen des Scheidenvorhofs). Hierbei wird nach Eröffnung der Eiteransammlung der Zystenbalg an die äußere Haut genäht, um eine neue Öffnung für die Drüse zu schaffen.

Indikation:
- Bartholin-Empyem
- Bartholin-Zyste

Instrumentarium:
- Selbsthaltespekulum (z. B. Scherbak), vorderes Blatt (z. B. Kristeller-Spekulum)
- Skalpell
- Spitze mit Knopfkanüle und NaCl-Lösung
- Nadelhalter, Pinzette
- Meist resorbierbares Fadenmaterial (z.B: Vicryl 3.0)
- Ggf. Penrose-Drainage/-Lasche

Positionierung: Steinschnitt.

OP-Ablauf:
- **Beginn/Vorbereitung:**
  - Positionierung, Desinfektion und steriles Abdecken
  - Narkoseuntersuchung (gynäkologische klinische bimanuelle Palpation)
  - Einmalkatheterisierung
- **Durchführung der Marsupialisation:**
  - Inzision Haut über zystischem Befund in Introitusregion bis Eiterverhalt erreicht
  - Entnahme eines mikrobiologischen Abstrichs
  - Digitales Sprengen von Septen

- Spülung mit NaCl bis klarer Rücklauf
  - Naht des Zystenbalgs an Hautinzision mit resorbierbaren Einzelknopfnähten
  - Ggf. Einlage einer Penrose-Drainage/-Lasche
- **Ende/Nachbereitung:**
  - Entfernung des Instrumentariums unter Sicht
  - Zählkontrolle Instrumentarium, Verbandmaterial, sonstige Einmalartikel
  - Dokumentation Blutverlust
  - Entpositionierung, Dokumentation

5.9.19 Sectio caesarea (Kaiserschnitt)

Die Sectio caesarea (Kaiserschnitt) ist eine Laparotomie zur Entbindung eines Kindes. Man unterscheidet hierbei primäre Kaiserschnitte von sekundären; primär meint die Durchführung des Kaiserschnitts vor spontanem Geburtsbeginn, sekundär danach. Wichtig ist insbesondere die reibungslose interdisziplinäre Zusammenarbeit der beteiligten Disziplinen wie Geburtshilfe, Anästhesie, Hebammen, Pädiatrie und OP-Team. Der beschriebene Ablauf orientiert sich am erstmals 1994 beschriebenen Vorgehen nach Misgav-Ladach.

Indikation: vielgestaltig, z. B.:
- Kindsgröße/-lage
- (Drohende) Mangelversorgung des Kindes
- Bedrohliche Erkrankung der Mutter wie z. B. Schwangerschaftsvergiftung (Präeklampsie)
- Abnorme Lage des Mutterkuchens (z. B. Placenta praevia)
- Wunsch der Patientin

Instrumentarium (Grundausstattung):
- Dauerkatheter mit Beutel und Blockung
- Fritsch-Haken bzw. Selbsthalterahmen; Roux-Haken
- Skalpell, Pinzetten, Scheren, Klemmen (z. B. Overholt, Wertheim, Kocher), Nadelhalter
- Nahtmaterial für Uterus, Faszie, s. c., Haut
- Diathermie
- Großlumiger Sauger

Positionierung: Rückenlage mit gespreizten Beinen.

OP-Ablauf:
- **Beginn/Vorbereitung:**
  - Falls in Regionalanästhesie: Anlage Periduralkatheter oder Spinalanäthesie
  - CTG-Kontrolle, Anlage Dauerkatheter
  - Positionierung, Desinfektion und steriles Abdecken
  - Anschluss Sauger, Diathermie
  - Insbesondere bei geplanter Vollnarkose unbedingt Herstellen der Operationsbereitschaft vor Einleitung der Narkose (Anästhetika können an Kind weitergegeben werden, somit möglichst rasche Entwicklung des Kindes notwendig)!
- **Zugang zum Bauchraum:**
  - Querer Bauchschnitt suprasymphysär an Schamgrenze.
  - Schichtweises, queres Eröffnen von Unterhaut (überwiegend scharf-stumpf) und Faszie bzw. dem vorderen Blatt der Rektusscheide.
  - Eröffnen Peritoneum.
  - Assistent und Operateur gehen mit Händen ein und erweitern den Zugang zum Bauchraum durch Zug nach lateral.
- **Kinds-/Plazentaentwicklung:**
  - Kleine quere Eröffnung (Uterotomie) im Bereich des Isthmozervikalen Übergangs; zuvor insbesondere bei voroperierten Patientinnen Verifikation Blasenlage bzw. Abpräparieren der Blase
  - Digitales Erweitern der Uterotomie nach lateral
  - Eingehen mit Hand, Hervorluxieren des führenden Teils und Schienen dieses Teils
  - Durch Assistent Druck auf Uterusfundus über die Bauchdecke zur Entwicklung des Kindes
  - Abklemmen der Nabelschnur und Übergabe des Kindes an bereitstehende Hebamme
  - Bergen der Plazenta/Eihautanteile nach Gabe von Kontraktionsmitteln
- **Ende/Nachbereitung:**
  - Ggf. Setzen von Klemmen bei Blutungen aus Uterotomie
  - Digitale Erweiterung Zervix, falls nicht bereits Muttermunderöffnung
  - Verschluss der Uterotomie, meist fortlaufend
  - Adaptation Peritoneum, Verschluss Faszie, ggf. s.c. Adaptation, Hautnaht
  - Zählkontrolle Instrumentarium, Verbandmaterial, sonstige Einmalartikel
  - Dokumentation Blutverlust
  - Entpositionierung, Dokumentation

5.9.20 Tension-free Vaginal Tape (TVT)

Das Tension-free Vaginal Tape ist ein Band aus einem Kunststoffnetz, das in der Urogynäkologie Verwendung findet. Es wird unter die Harnröhre eingebracht und kann als elastisches Gegenlager der Harnröhre gerade bei intraabdominellen Druckereignissen die belastungsabhängige Harnkontinenz verbessern.

Indikation: Belastungsharninkontinenz: unabsichtlicher Harnverlust bei körperlicher Belastung mit resultierender Druckerhöhung im Abdomen; Ursache sind meist Defekte im Beckenboden bzw. Schädigungen der Bandverbindungen im Becken. Risikofaktoren sind z. B. Schwangerschaften, ausgedehnte Geburtsverletzungen.

Instrumentarium:
- Selbsthaltespekulum (z. B. Scherbak), vorderes Blatt (z. B. Kristeller-Spekulum)
- Skalpell, Metzenbaumschere, Ellis-Klemmen
- Urinkatheter mit einliegendem Mandrin
- TVT-Band mit daran befestigten Führungshilfen
- Nadelhalter, Pinzette
- Ggf. Vaginaltamponade
- Zystoskop mit Distensionmedium

Positionierung: Steinschnitt.

5

OP-Ablauf:

- **Beginn/Vorbereitung:**
  - Positionierung, Desinfektion und steriles Abdecken
  - Narkoseuntersuchung (gynäkologische klinische bimanuelle Palpation)
  - Einmalkatheterisierung
  - Einlage Urinkatheter mit Führungsstab (zur Schienung und leichteren Identifikation der Urethra sowie zum Distanzieren/ Manipulieren der Blase)
  - Bei Einlage in Lokalanästhesie Applikation supra-/retrosymphysär, vaginal
- **Durchführung I:**
  - Längsinzision Vagina über Urethra ca. 1,5 cm vom Urethralmündung entfernt
  - Mit Metzenbaumschere Tunnelierung beidseits nach laterokranial zum Unterrand Symphyse
  - Über diese beidseitigen Kanäle Einbringen der TVT-Führungshilfe/-spieße und Vorschub dieser dorsal der Symphyse bis Austritt Unterbauch
  - Dabei mit Katheter/Führungsmandrin jeweils Manipulieren der Blase zur Gegenseite
  - Bei einliegenden TVT-Führungshilfen Entfernen Führungsmandrin des Katheters und Auffüllen der Blase; Eingehen mit Zystoskop und Ausschluss Blasenverletzung
- **Durchführung II:**
  - Zug der TVT-Führungshilfen über suprasymphysären Ausstich, hiermit Platzieren des Bändchens in präparierten Kanal. Dabei zwischen Urethra und Bändchen Platzieren einer Schere als Abstandhalter, sodass das Band spannungsfrei eingelegt werden kann
  - Bei Lokalanästhesie Justieren des Bandes unter Hustenstößen der Patientin
  - Abschneiden des Bandes auf Hautniveau
  - Wundverschluss Vagina und Unterbauch mit Einzelknopfnähten
- **Ende/Nachbereitung:**
  - Entfernung des Instrumentariums unter Sicht
  - Zählkontrolle Instrumentarium, Verbandmaterial, sonstige Einmalartikel
  - Dokumentation Blutverlust
  - Entpositionierung, Dokumentation

5.9.21 Vaginale Hysterektomie

Die Hysterektomie bezeichnet die Entfernung der Gebärmutter. Sie kann total oder suprazervikal sowie mit oder ohne Adnexektomie erfolgen. Möglich ist die Hysterektomie über verschiedene Zugangswege: vaginal, per Laparotomie oder per Laparoskopie. Die vaginale Hysterektomie hat den Vorteil des kompletten Verzichts auf transkutane Zugänge, aber den Nachteil der z. T. begrenzten Übersicht und des limitierten Platzangebots. Von den Begleitmorbiditäten ist die vaginale Hysterektomie den minimalinvasiven Zugängen vergleichbar.

Indikation: vielgestaltig, z. B.:

- Uterus myomatosus
- Benigne Blutungsstörungen
- Zervixdysplasien

Instrumentarium (Grundausstattung):

- Dauerkatheter mit Beutel und Blockung; Metallkatheter
- Selbsthaltespekula, Breisky-Spekula
- Skalpell, Pinzetten, Scheren, Klemmen (z. B. Overholt, Wertheim, Kocher), Nadelhalter
- Haltefäden und Nahtmaterial
- Diathermie
- Sauger
- Drainagen

Positionierung: Steinschnittlagerung.

OP-Ablauf:

- **Beginn/Vorbereitung:**
  - Positionierung, Desinfektion und steriles Abdecken
  - Narkoseuntersuchung (gynäkologische klinische bimanuelle Palpation)
  - Einmalkatheterisierung Blase
  - Anschluss der Diathermie, Sauger
- **Durchführung I:**
  - Spiegeleinstellung, Setzen Haltenaht an Portio
  - Kolpotomie im Sinne einer Umschneidung der Portio
  - Dorsal Eröffnen des Douglas-Pouches mit Schere
  - Ventral Abpräparieren der Blase und Eröffnen der Blasenumschlagsfalte, Kontrolle Blasenverlauf mit Metallkatheter
- **Durchführung II:**
  - Über vordere Eröffnung Lateralisieren der Harnleiter
  - Über Klemme und Unterbindung Absetzen Sakrouterinligament, Parametrien, uterines Gefäßbündel
  - Stürzen des Uterus, Absetzen Adnexabgänge über Klemme und Unterbindung, Präparat an Pathologie
  - Abstopfen Darm mit Bauchtuch
  - Ggf. Fassen Tuben/Adnexe und Absetzen dieser über Klemme und Unterbindung
- **Ende/Nachbereitung:**
  - Kontrolle auf Bluttrockenheit
  - Verschluss Vagina mit Einzelknopfnähten, ggf. nach Einlage eines geblockten Katheters als Drainage, Einlage Urinkatheter
  - Zählkontrolle Instrumentarium, Verbandmaterial, sonstige Einmalartikel
  - Dokumentation Blutverlust
  - Entpositionierung, Dokumentation

5.9.22 Vulvektomie mit Sentinel-Node-Biopsie

Die Vulvektomie ist ein radikaler Eingriff zur Entfernung von meist bösartigen Veränderungen der Vulva. Sie dient der Resektion des äußeren Anteils des weiblichen Genitales und kann je nach Tumorgröße auch mit plastischen Rekonstruktionen bzw. Lappenplastiken kombiniert werden müssen. Die Sentinel-Node-Biopsie wird ähnlich wie bei Mammakarzinomoperationen durch Einspritzen einer schwach radioaktiven Substanz mit Markierung der ersten drainierenden Lymphknoten im Leistenbereich durchgeführt.

Indikation:

- Vulvakarzinom (mit Sentinel Node)
- Ausgedehnte Präkanzerosen (kein Sentinel Node)

Instrumentarium (Grundausstattung):

- Dauerkatheter mit Beutel und Blockung; Metallkatheter
- Selbsthaltespekula, Breisky-Spekula
- Skalpell, Pinzetten, Scheren, Klemmen (z. B. Overholt, Wertheim, Kocher), Nadelhalter
- Haltefäden und Nahtmaterial
- Diathermie
- Sauger
- Drainagen
- Gammasonde

Positionierung: Steinschnittlagerung.

OP-Ablauf:

- **Beginn/Vorbereitung:**
  - Positionierung, Desinfektion und steriles Abdecken
  - Narkoseuntersuchung (gynäkologische klinische bimanuelle Palpation)
  - Einlage Dauerkatheter
  - Anschluss der Diathermie, Sauger
  - Anzeichnen innere (Richtung Vagina) und äußere Umschneidungsfigur
- **Durchführung Vulvektomie:**
  - Mit Skalpell Hautschnitt entsprechend Umschneidungsfigur
  - Weitere senkrechte Präparation mit dem monopolarem Messer bis Faszie erreicht
  - Dabei Absetzen Klitorisbasis über Klemmen und Unterbindungen
  - Großzügige Mobilisation von Hautfettgewebe nach lateral
  - Einlage von Redondrainage
- **Durchführung Sentinel-Node-Biopsie:**
  - Mit Gammasonde Aufsuchen Hotspot inguinal
  - Inzision quer zum Lig. pectineum
  - Unter Führung durch Gammasonde Präparation des Sentinel Nodes, an Pathologie
- **Ende/Nachbereitung:**
  - Subchoriale und subkutane Adaptationsnähte
  - Hautverschluss mit Rückstichnähten
  - Zählkonrolle Instrumentarium, Verbandmaterial, sonstige Einmalartikel
  - Dokumentation Blutverlust
  - Entpositionierung, Dokumentation

5.10 Fachspezifische Positionierungen

- Rückenpositionierung mit gespreizten Beinen: z. B. Explorativlaparotomie, abdominelle Hysterektomie.
- Rückenpositionierung mit abgewinkelten Armen: z. B. BET, Ablation, SNB.
- Steinschnittpositionierung ggf. mit Schulterstützen: z. B. Laparoskopien, vaginale Eingriffe.

5.11 Fachspezifische Abdecksysteme

Prinzipiell gleichen die Abdecksysteme den üblichen bauchchirurgischen Standards und werden i. d. R. mit Viertuchtechniken durchgeführt, die bedarfsgerecht durch sterile Beinlinge/Armabdeckungen (z. B. vaginale Eingriffe, Brustchirurgie) erweitert werden. Eine Besonderheit stellen in manchen Abteilungen eingeführte Sonderabdeckungen, z. B. für laparoskopische oder laparoskopisch assistierte Hysterektomien, dar. Hierbei sind i. d. R. in die Abdeckungen bereits die Beinabdeckungen eingearbeitet. Bei diesen gibt es gerade bei den kombiniert laparoskopisch/vaginalen Eingriffen neben dem Fenster für das Setzen der Laparoskopieinstrumente auch eine weitere, meist durch ein zusätzlich eingearbeitetes schwenkbares Tuch abgedeckte Öffnung für den Zugang zu Vulva und Vagina. Zu beachten ist gerade beim Anbringen dieser Kombinationsabdeckungen, dass gynäkologisch dann meist getrennt Vagina und Abdomen desinfiziert werden müssen, bevor die Abdeckungen angebracht werden können. Insgesamt ist die Variabilität zwischen den einzelnen gynäkologischen Abteilungen hinsichtlich dieser Thematik recht groß, beschränkt sich dann aber in den Grundprinzipien auf die genannten Punkte.

LITERATUR

Alkatout I, Mettler L. Hysterectomy. Berlin, Heidelberg: Springer, 2018.

Kaufmann M, Costa SD, Scharl A (Hrsg.). Die Gynäkologie. Berlin, Heidelberg: Springer, 2013.

Schneider H et al. Die Geburtshilfe. 5. A. Berlin, Heidelberg: Springer, 2016.

Schollmeyer T, Mettler L, Rüther D, Alkatout I. Practical Manual For Laparscopic & Hysteroscopic Gynecological Surgery. Jaypee, 2013.

Uhl B. Gynäkologie und Geburtshilfe compact. 6. A., Stuttgart: Thieme, 2017.

Wagner U. et al. (Hrsg.). Operationsatlas Gynäkologie. Berlin, Heidelberg: Springer, 2013.

Zilles K, Tilmann B. Anatomie. Berlin, Heidelberg: Springer, 2010.

AWMF-Leitlinie 032/034-OL. S3-Leitlinie: Diagnostik, Therapie und Nachsorge der Patientinnen mit Endometriumkarzinom. https://register.awmf.org/assets/guidelines/032-034OLl_S3_Endometriumkarzinom_2022-09.pdf (letzter Zugriff: 5.12.2022).

AWMF-Leitlinie 032/035OL. S3-Leitlinie: Diagnostik, Therapie und Nachsorge maligner Ovarialtumoren. https://register.awmf.org/assets/guidelines/032-035OLl_S3_Diagnostik-Therapie-Nachsorge-maligner-Ovarialtumoren_2022-06.pdf (letzter Zugriff: 5.12.2022).

AWMF-Leitlinie 015/059. S2K-Leitlinie: Diagnostik, Therapie und Nachsorge des Vulvakarzinoms und seiner Vorstufen. www.awmf.org/leitlinien/detail/anmeldung/1/ll/032-059OL.html (letzter Zugriff: 5.12.2022).

AWMF-Leitlinie 032/042. S2k-Leitlinie: Diagnostik, Therapie und Nachsorge des Vaginalkarzinoms und seiner Vorstufen. https://register.awmf.org/assets/guidelines/032-042l_S2k_Vaginalkarzinom-Vorstufen-Diagnostik-Therapie-Nachsorge_2018-11.pdf (letzter Zugriff: 5.12.2022).

AWMF-Leitlinie 032-045-OL. Interdisziplinäre S3-Leitlinie für die Früherkennung, Diagnostik, Therapie und Nachsorge des Mammakarzinoms. https://register.awmf.org/assets/guidelines/032-045OLl_S3_Mammakarzinom_2021-07.pdf (letzter Zugriff: 5.12.2022).

AWMF-Leitlinie 015-006. S2e-Leitlinie zur Diagnostik und Therapie des weiblichen Descensus genitalis. https://register.awmf.org/assets/guidelines/015-006l_S2e_Descensus_genitalis-Diagnostik-Therapie_2016-11-abgelaufen.pdf (letzter Zugriff: 5.12.2022).

AWMF-Leitlinie 015-045. S2k-Leitlinie für die Diagnostik und Therapie der Endometriose. https://register.awmf.org/assets/guidelines/015-045l_S2k_Diagnostik_Therapie_Endometriose_2020-09.pdf (letzter Zugriff: 5.12.2022).

AWMF-Leitlinie 015-085. S2k-Leitlinie: Diagnostik und Therapie vor einer assistierten reproduktionsmedizinischen Behandlung (ART). https://register.awmf.org/assets/guidelines/015-085l_S2k_Diagnostik-Therapie-vor-ART_2019-04.pdf (letzter Zugriff: 5.12.2022).

KAPITEL

6 OTA in der Urologie

Ingmar Hellhoff

DEFINITION

Das Fach **Urologie** befasst sich mit der Vorbeugung, Erkennung, Behandlung, Rehabilitation und Nachsorge von Erkrankungen, Verletzungen und Fehlbildungen der Harnorgane und der männlichen Geschlechtsorgane sowie Störungen der Sexual- und Fortpflanzungsfunktion des Mannes (Andrologie).

Hiervon abgegrenzt werden müssen Funktionsstörungen des Nierengewebes, mit denen sich die Nephrologie befasst. Es ergeben sich außerdem funktionell und topografisch Überschneidungen mit Fächern wie Gynäkologie, Pädiatrie, Kinderchirurgie, Dermatologie und Endokrinologie.

6.1 Anatomie und Physiologie des Urogenitaltrakts

6.1.1 Harnorgane

Zu den Harnorganen gehören zwei Nieren (Renes), zwei Harnleiter (Ureteren), die Harnblase (Vesica urinaria) und die Harnröhre (Urethra). Nierenbecken, Harnleiter, Harnblase und der überwiegende Teil der Harnröhre werden durch eine spezielle Schleimhaut, dem Urothel (auch als Übergangsepithel bezeichnet) ausgekleidet. Dieses findet sich ausschließlich im Harntrakt. Ein besonderer Aufbau der Zellmembran stellt sicher, dass der hoch konzentrierte Urin und die enthaltenen Giftstoffe nicht in den Organismus zurückgelangen können.

Niere (Ren)

Die Nieren dienen der Entgiftung des Körpers und der Regulation von Blutdruck, Säure-Basen- sowie Wasser- und Elektrolythaushalt. Es handelt sich um ein paariges Organ. Die beiden bohnenförmigen Nieren liegen beidseits der Wirbelsäule hinter dem Bauchfell und vor der hinteren Rumpfwand (retroperitoneal) und werden von den unteren beiden Rippen überkreuzt (➤ Abb. 6.1).

Man unterscheidet an der Niere einen medialen und lateralen Rand, eine Vorder- und eine Hinterfläche sowie einen Ober- und einen Unterpol. Auf dem Oberpol der Nieren liegen die Nebennieren kappenartig auf. Die gesamte Niere wird durch eine dünne Faserkapsel umhüllt. Zusätzlich werden die Nieren durch eine Fettkapsel umschlossen. Die Fettkapsel der Niere wird von der Fascia renalis (Gerota-Faszie) umschlossen. Die Fettkapsel und die teilweise Lage hinter den Rippen führen dazu, dass die Nieren sehr gut vor Verletzungen geschützt sind.

Am medialen Rand jeder Niere befindet sich der Nierenstiel (Hilus). Dort treten eine oder mehrere Nierenarterien (Arteria renalis) in die Nieren ein und versorgen die Niere mit sauerstoffreichem Blut aus der Bauchaorta. Das Blut verlässt, von Giftstoffen befreit, die Nieren über eine oder mehrere Nierenvenen (Vena renalis), die in die untere Hohlvene münden. Außerdem befindet sich im Bereich des Nierenhilus das Nierenbecken. Im Nierenbecken sammelt sich der in der Niere produzierte Urin. Das Nierenbecken geht im Infundibulum trichterförmig in den Harnleiter (Ureter) über.

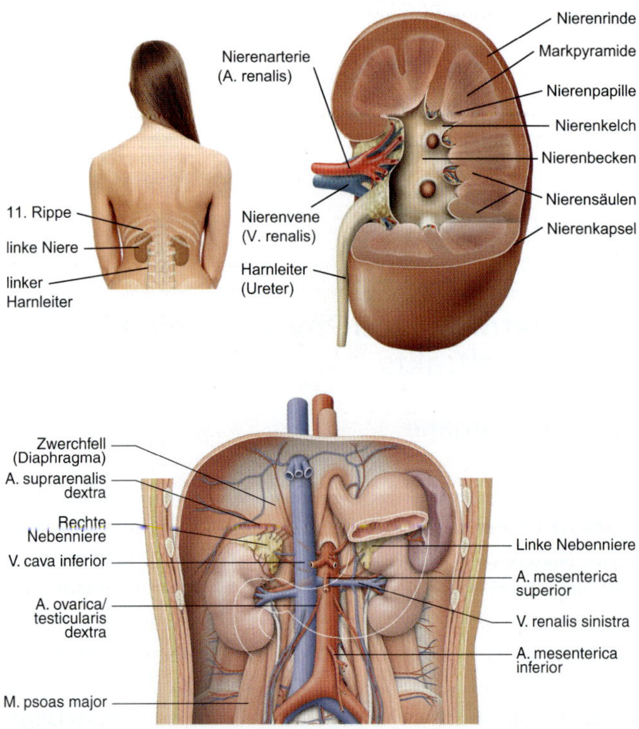

Abb. 6.1 Anatomie und Topografie der Niere [L275; J787/E1044]

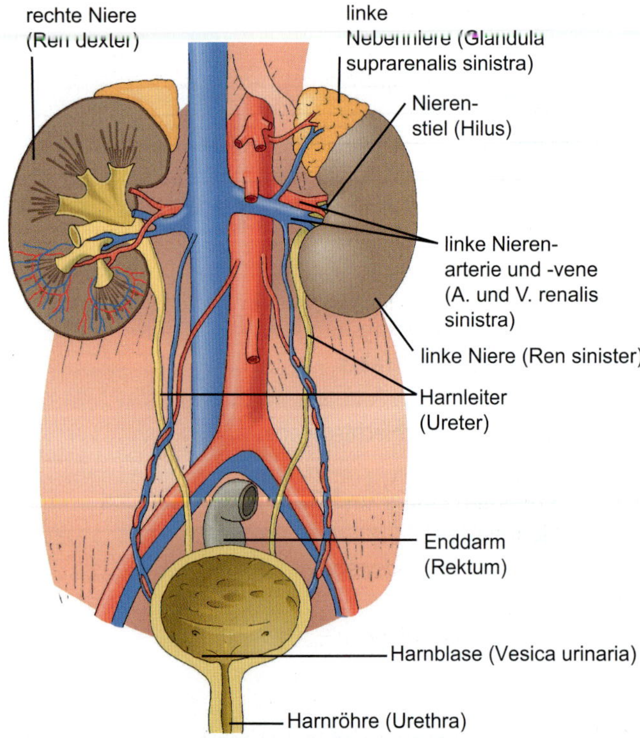

Abb. 6.2 Anatomie des Harntrakts und Verlauf der Ureteren [L190]

Nebenniere (Glandula suprarenalis)

Die Nebennieren liegen jeweils dem Oberpol der Niere kappenartig auf und sind in die Fettkapsel der Niere eingebettet. Die Blutversorgung erfolgt jeweils über drei Arterien.

Die Nebenniere ist ein hormonproduzierendes Organ. Man unterscheidet Nebennierenrinde und Nebennierenmark. In der Nebennierenrinde werden u. a. die Hormone Kortisol und Aldosteron gebildet, im Nebennierenmark Adrenalin und Noradrenalin.

Harnleiter (Ureter)

Bei den Harnleitern handelt es sich um zwei Muskelschläuche, die den Urin durch peristaltische Muskelkontraktionen (wurmartige Bewegungen) aktiv aus den Nierenbecken in die Harnblase transportieren. Die Harnleiter bestehen von außen nach innen aus der bindegewebigen Adventitia, einer Muskelschicht (glatte Muskulatur) und der Schleimhaut (Urothel).

Die Harnleiter verlaufen jeweils vom Infundibulum des Nierenbeckens kommend beidseits retroperitoneal auf dem großen Lendenmuskel (Musculus psoas major) weiter nach distal und überkreuzen dabei die gemeinsamen Beckengefäße (Arteriae und Venae iliacae communes). Von hier aus verlaufen die Harnleiter weiter nach distal und münden im kleinen Becken in die Harnblase (➤ Abb. 6.2). Verdopplungen des Harnleiters kommen vor (Ureter duplex und Ureter fissus).

Der Übergang von den Nierenbecken in die Harnleiter stellt die erste von insgesamt drei Engstellen auf dem Weg zur Blase dar. Die Kenntnis dieser Engen ist von Bedeutung, da sie für abgehende Harnleitersteine ein Hindernis darstellen und so den Steinabgang verhindern können. Die Überkreuzungsstellen mit den Beckengefäßen stellen die zweite Enge im Harnleiterverlauf dar und sind bei Operationen wichtige anatomische Orientierungspunkte. Die Mündungsstellen in die Harnblase sind die dritte und engste Stelle im Harnleiterverlauf. Die Harnleiter verlaufen dort auf einer kurzen Strecke von laterodorsal nach ventromedial innerhalb der Harnblasenwand. Dieser Verlauf stellt sicher, dass bei stärkerer Füllung der Harnblase ein Rückfluss von Urin aus der Blase in die Harnleiter (Reflux) vermieden wird. Dieser Teil des Harnleiters wird als intramuraler Harnleiter bezeichnet.

MERKE

Der Harnleiter besitzt drei Engstellen (➤ Abb. 6.2):
1. Übergang vom Nierenbecken zum Harnleiter (Ureterabgang)
2. Überkreuzung mit den Beckengefäßen (Gefäßkreuzung)
3. Einmündung in die Harnblase (intramuraler Harnleiter)

Harnblase (Vesica urinaria)

Die Harnblase stellt ein muskuläres Hohlorgan im kleinen Becken dar und dient der Speicherung und Entleerung des Urins. Das Bauchfell liegt wie ein Tischtuch auf der Harnblase. Die entleerte Harnblase liegt vollständig hinter dem Schambein (Os pubis) und kann bei maximaler Füllung bis deutlich oberhalb des Bauchnabels reichen. Dorsal der Harnblase liegt bei der Frau die Gebärmutter (Uterus), beim Mann der Enddarm (Rektum)

Die gesamte Harnblase wird durch die bindegewebige Adventitia umhüllt. Nach innen folgen eine äußere und eine innere Muskelschicht, eine weitere Bindegewebsschicht und schließlich die Blasenschleimhaut (Urothel). Da die Schichten meist aus Sicht des endoskopischen Operateurs beschrieben werden, wird die innere Muskelschicht auch als oberflächliche und die äußere Muskelschicht als tiefe Muskelschicht bezeichnet.

Man unterscheidet topografisch Blasendach, linke bzw. rechte Seitenwand, Hinter- und Vorderwand sowie Blasenboden oder auch Trigonum vesicae. Das Trigonum stellt ein dreieckiges Areal dar, welches vom Übergang in die Harnröhre und den beiden Harnleitermündungen (Ostien) begrenzt wird. Die beiden Harnleitermündungen sind durch eine Schleimhautfalte verbunden (die sog. Ureterenleiste). Der Übergang in die Harnröhre wird Blasenhals genannt (➤ Abb. 6.2 und ➤ Abb. 6.3).

Harnröhre (Urethra)

Am tiefsten Punkt der Harnblase beginnt mit dem Blasenhals die Harnröhre. Die Harnröhre dient in erster Linie der Ausleitung des Urins aus der Harnblase. Beim Mann dient sie gleichzeitig der Ausleitung der Samenflüssigkeit. Deshalb wird sie beim Mann auch als Harnsamenröhre bezeichnet (➤ Abb. 6.3).

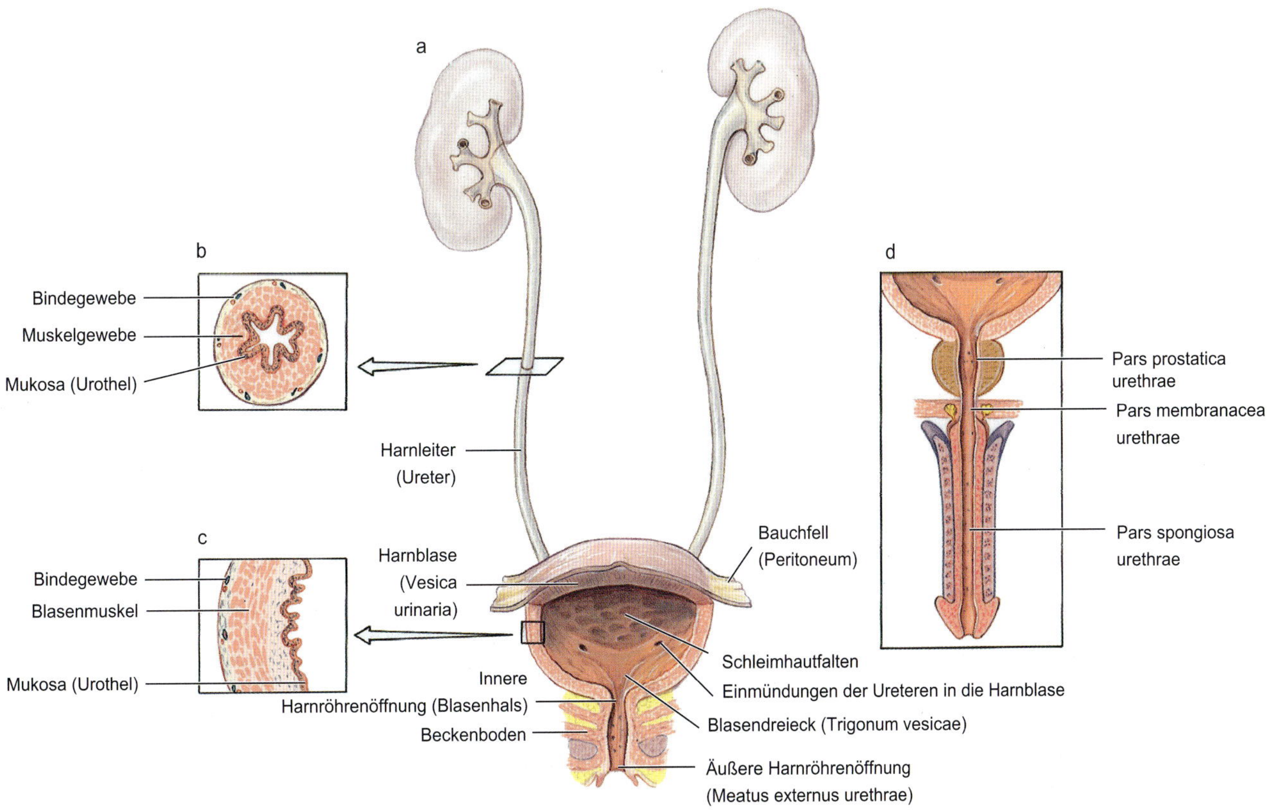

Abb. 6.3 Anatomie des Harntrakts: **a** Harntrakt (weibliche Harnröhre), **b** Querschnitt des Harnleiters, **c** Querschnitt der Harnblasenwand, **d** männliche Harnröhre mit Prostata [E1143-G]

MERKE

Die lateinischen Fachbegriffe für Harnleiter und Harnröhre werden gern verwechselt:

- Der Harnleiter heißt Ureter.
- Die Harnröhre heißt Urethra.

Die nur 3–5 cm lange Harnröhre der Frau mündet nach Passage des Beckenbodens unmittelbar ventral der Scheide im Scheidenvorhof. Der Beckenboden ist eine Muskelplatte, die das knöcherne Becken nach unten verschließt. Zirkulär verlaufende Muskelzüge des Beckenbodens bilden den Schließmuskel der Harnröhre und sind damit ein wesentlicher Teil des Kontinenzmechanismus. Der Teil der Harnröhre, der durch den Beckenboden verläuft, wird als Pars membranacea bezeichnet.

Die männliche Harnröhre ist insgesamt 20–25 cm lang. Direkt unterhalb der Harnblase und noch vor Passage des Beckenbodens ist sie von der Prostata umgeben (prostatische Harnröhre oder Pars prostatica). Hier münden u. a. die Samenwege in die Harnröhre, sodass man ab hier von der Harnsamenröhre spricht. Es folgt die Passage durch den Beckenboden (Pars membranacea). Der Harnröhrenverlauf wendet sich dann nach ventral und tritt in den Harnröhrenschwellkörper (Corpus spongiosum) ein. Es handelt sich dabei um einen von insgesamt drei Schwellkörpern des Penis (> Abb. 6.4, > Abb. 6.5). Da der proximale Teil des Corpus spongiosum zwiebelartig aufgetrieben ist und deshalb als Bulbus bezeichnet wird, wird dieser Teil der Harnröhre bulbäre Harnröhre genannt. Die Harnröhre verläuft dann nahezu horizontal bis zur Schambeinfuge (Symphyse), um unter der Symphyse einen Bogen nach kaudal zu beschreiben. Ab hier ist die Harnröhre als Teil des Penis beweglich. Sie mündet schließlich mit dem Meatus urethrae auf der Spitze der Eichel (Glans).

6.1.2 Männliche Geschlechtsorgane

Hoden, Nebenhoden und Samenwege

Hoden, Nebenhoden und Samenwege (> Abb. 6.4) dienen der Fortpflanzung. In Ihnen werden die Spermien gebildet, reifen heran und werden transportiert. Im Hoden wird auch der überwiegende Teil der männlichen Geschlechtshormone produziert.

Die Anatomie von Hoden, Nebenhoden und Samenstrang sowie verschiedene Erkrankungen lassen sich besser verstehen, wenn man ihre Embryonalentwicklung kennt. In der Embryonalentwicklung werden die Hoden etwa in der 8. Wo. an der hinteren Bauchwand angelegt. Durch das Größenwachstum des Feten werden sie bis etwa zur 16. Wo. in die Region des inneren Leistenrings verlagert. Von den Hoden zieht ein bindegewebiger Strang mit eingelagerter glatter Muskulatur (Gubernaculum testis) zu den Skrotalfalten, aus denen sich der Hodensack bildet.

Ab dem 7. Entwicklungsmonat kommt es zu einer Verkürzung des Gubernaculums testis. Dies führt zu einer Wanderung der Hoden durch den Leistenkanal. Hierbei folgen die den Hoden versorgenden Blutgefäße (Arteria testicularis und Vena testicularis) und Nerven (Nervus ileoinguinalis und ein Ast des Nervus genitofemoralis) dem Hoden und bilden gemeinsam mit Muskelfasern, die sich von der Bauchmuskulatur abspalten (Musculus cremaster), den Samenstrang. Außerdem ist der Samenleiter Bestandteil des Samenstrangs.

Gleichzeitig mit der Wanderung der Hoden stülpt sich ein Teil des Bauchfells wie ein Finger aus (Processus vaginalis testis). Aus diesem Bauchfellfortsatz bilden sich die Hodenhüllen. In der Regel verkümmert die Verbindung zum Bauchfell. Bleibt der spontane Verschluss aus, liegt ein angeborener indirekter Leistenbruch oder auch „offener Processus vaginalis" vor. Ist die Wanderung eines Hodens gestört, entstehen je nach Lage des Hodens Pendelhoden, Gleithoden, Leistenhoden oder Bauchhoden, die i. d. R. der operativen Therapie bedürfen (> Kap. 6.8.5).

Im Hodensack (Skrotum) liegen in je einem separaten Fach die Hoden. Die Hoden sind umschlossen von einer festen Bindegewebshülle (Tunica albuginea). Dorsal liegt den Hoden jeweils der halbmondförmige Nebenhoden an. Das Skrotum wird durch das äußere Blatt der Tunica vaginalis ausgekleidet, deren inneres Blatt sich auf Hoden und Nebenhoden fortsetzt. Dazwischen liegt eine dünne Verschiebeschicht. Der Samenleiter verlässt den Nebenhoden nach dorsokranial. Es handelt sich um eine feste muskuläre Struktur, die bezüglich Dicke und Konsistenz an „Spaghetti al dente" erinnert. Er dient dem aktiven Transport der Spermien.

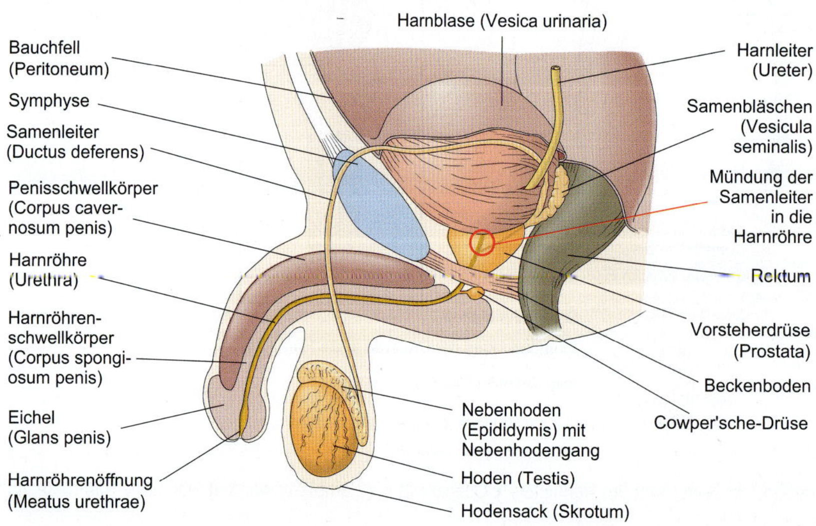

Abb. 6.4 Anatomie des männlichen Beckens mit Hoden und Samenwegen [L190]

Samenleiter, Arterie, Vene, Nerven und Musculus cremaster bilden den etwa daumendicken Samenstrang, der letztlich den Weg markiert, den der Hoden in der Embryonalentwicklung zurückgelegt hat. Der Samenstrang verläuft also nach kranial durch den äußeren Leistenring, dann durch den Leistenkanal nach kraniolateral und schließlich durch den inneren Leistenring. Hier trennt sich der Samenleiter vom übrigen Samenstrang und läuft bogenförmig zur Hinterseite der Prostata.

Der Hoden besteht aus vielen feinen Kanälchen, in denen die Spermien unter dem Einfluss von Testosteron aus Vorstufen gebildet werden. Testosteron wird vorwiegend von den Leydig-Zellen des Hodens gebildet. An der Hinterseite des Hodens münden diese Kanälchen im Rete testis (Hilus des Hodens) in den Nebenhoden. Der Nebenhoden besteht aus einem etwa sechs Meter langen aufgerollten Gang. In ihm reifen die Spermien weiter und werden zwischengespeichert. Der weitere Weg der Spermien verläuft durch die Samenleiter zur Prostata.

Vorsteherdrüse (Prostata) und Bläschendrüsen (Vesiculae seminales)

Die Prostata ist eine akzessorische Geschlechtsdrüse des Mannes. Sie hat etwa die Form einer Kastanie und besitzt beim jungen Mann auch deren Größe. Sie liegt direkt unterhalb der Harnblase im kleinen Becken und umschließt die Harnröhre (➢ Abb. 6.4). Die prostatische Harnröhre besteht lediglich aus Schleimhaut. Darunter liegt das Prostatagewebe. Die Prostata gibt gemeinsam mit den beiden hinter der Harnblase liegenden Bläschendrüsen (Samenblasen, Vesiculae seminales) ein Sekret ab, das volumenmäßig den größten Anteil der Samenflüssigkeit bildet. Im Bereich der Prostata münden auch die beiden Samenleiter, sodass sich hier Samenflüssigkeit und Sekrete aus Prostata und Bläschendrüsen vermischen.

Die Prostata besteht aus 30–50 Einzeldrüsen, die über 15–30 Ausführungsgänge im Bereich des Samenhügels (Colliculus seminalis) in die Harnröhre münden. Die Prostata produziert ein dünnflüssiges, leicht saures Sekret, welches u. a. das prostataspezifische Antigen (PSA) und die prostataspezifische saure Phosphatase (PAP) enthält. Das PSA dient der Verflüssigung des Ejakulats. Neben den Drüsen enthält die Prostata viele glatte Muskelzellen, die für eine schnelle Abgabe des Sekrets bei der Ejakulation sorgen.

Außerdem produziert die Prostata das Enzym 5-Alpha-Reduktase, das das Testosteron in die aktive Form (Dihydrotestosteron) umwandelt.

Die Bläschendrüsen produzieren ein ebenfalls alkalisches Sekret, welches reich an Fruktose ist. Diese Fruktose dient den Spermien als Energielieferant.

Penis

Der Penis (➢ Abb. 6.5) besteht im Wesentlichen aus drei Schwellkörpern und der penilen Harnröhre. Etwas irreführend sind die korrekten Lagebezeichnungen für die Ober- und Unterseite. Die beim nicht erigierten Penis nach vorn zeigende Fläche ist „dorsal", die nach hinten zeigende Fläche „ventral". Etwas besser lassen sich diese Beziehungen vorstellen, wenn man sich einen maximal erigierten Penis vorstellt.

MERKE

Die bei nicht erigiertem Penis nach vorn zeigende Fläche ist „dorsal", die nach hinten zeigende „ventral".

An der Ventralseite des Penis verläuft die Harnröhre, die in einen Schwellkörper (Corpus spongiosum) eingebettet ist. Dieser Schwellkörper beginnt unterhalb des Schließmuskels bzw. Beckenbodens mit einer knolligen Auftreibung, dem sog. Bulbus. An der Spitze des Penis geht das Corpus spongiosum in die Eichel (Glans) über. Zweck des Corpus spongiosum ist es, die Harnröhre auch bei Erektion offen zu halten.

Dorsal liegen nebeneinander zwei weitere Schwellkörper (Corpora cavernosa). Sie entspringen beidseits am unteren Schambeinast, an dem sie fest fixiert sind, und enden direkt hinter der Eichel. Unterhalb der Symphyse (Schambeinfuge) vereinigen sich diese Schwellkörper und sind ab hier mittig miteinander verwachsen. Diese beiden Schwellkörper sind für die eigentliche Erektion zuständig und liefern die notwendige Tumeszenz.

Die Schwellkörper werden jeweils durch die derbe bindegewebige Tunica albuginea umhüllt. Alle drei Schwellkörper zusammen sind von zwei weiteren Faszien umschlossen, der Fascia penis profunda und der Fascia penis superficialis.

Dorsal, fast in der Mittellinie, verlaufen Nerven und Blutgefäße, die die Schwellkörper mit Blut versorgen (Arteria und Vena dorsalis penis). Im Inneren der Corpora cavernosa läuft jeweils eine weitere Arterie, die Arteria penis profunda.

Die Oberfläche des Penis wird von Haut umschlossen, die an der Spitze des Penis nach innen umschlägt und zurück zur Kranzfurche verlauft. Die Kranzfurche ist eine zirkuläre Einkerbung am proximalen Ende der Glans. Hier ist die Haut mit der Glans verwachsen. Diese Falte der Penisschafthaut ist die sog. Vorhaut (Präputium). Sie besteht also aus zwei Blättern. Damit ist eine Hautreserve für die Erektion sichergestellt.

Bei der Erektion kommt es durch Aktivierung von Nervenfasern durch Ausschüttung verschiedener Botenstoffe zu einer Erweiterung der Arterien des Penis. Dadurch füllen sich die Schwellkörper mit Blut und nehmen an Volumen zu. Die Faszien, die die Schwellkörper umgeben, spannen sich schließlich. Durch den nun steigenden Druck werden die abführenden Venen komprimiert. Damit kommt es zu einer weiteren Drucksteigerung in den Schwellkörpern und zur Aufrichtung des Penis.

6.2 Krankheitsbilder und Therapien: Niere und Nebenniere

6.2.1 Operative Zugangswege

Der operative Zugang zu Niere und Nebenniere ist transperitoneal, lumbal und endoskopisch möglich (➢ Abb. 6.6).

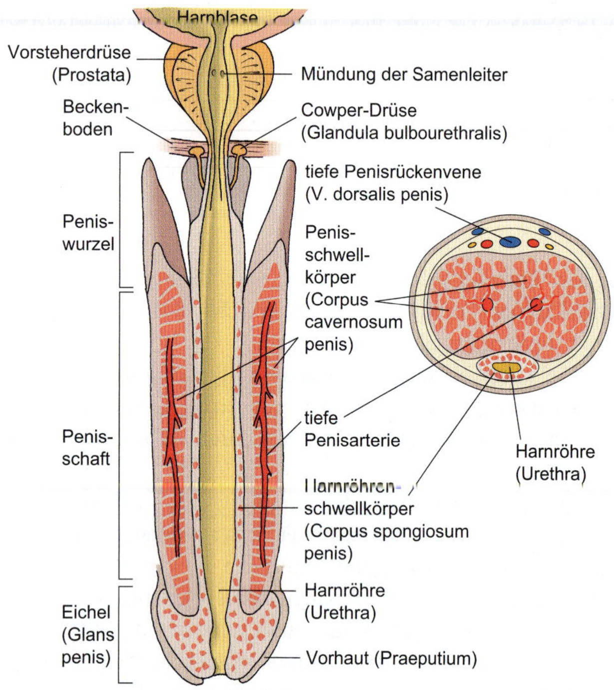

Abb. 6.5 Anatomie des Penis [L190]

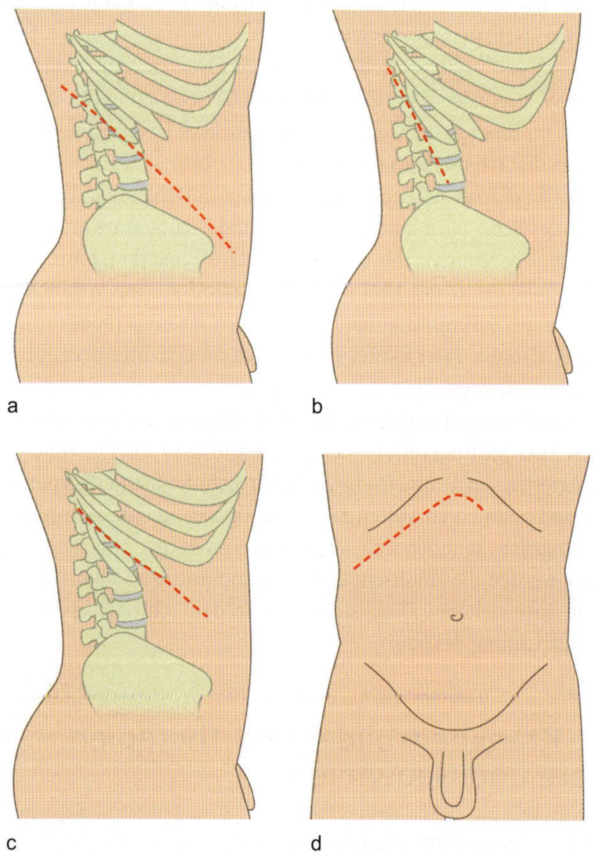

Abb. 6.6 Operative Zugangswege zur Niere: **a** Subkostalschnitt, **b** dorsale Lumbotomie, **c** Suprakostalschnitt (hier im 11. Interkostalraum), **d** Rippenbogenrandschnitt (transperitonealer Zugang) [L138]

Transperitonealer Zugang

- Überstreckte Rückenposition.
- Abdeckung:
  - Kranial etwa eine Handbreit oberhalb des Xiphoids
  - Kaudal etwa in Nabelhöhe
  - Lateral auf der zu operierenden Seite etwa mittlere Axillarlinie, „gesunde" Seite etwa auf Höhe der Mamille
- Hautschnitt etwa zwei Querfinger unterhalb des Rippenbogens etwa von der Mamillarlinie nach medial und etwa 5 cm weiter auf die Gegenseite.
- Durchtrennung der Bauchmuskulatur (z. B. mit dem elektrischen Skalpell).
- Vorsichtige Eröffnung des Peritoneums paramedian und weitere Eröffnung unter visueller und palpatorischer Kontrolle, um Verletzungen von Darmschlingen, die möglicherweise mit dem Bauchfell verklebt sind, zu vermeiden.
- Durchtrennung des Ligamentum teres hepatis zwischen Overholt-Klemmen und Ligatur.
- Einsetzen eines Wundsperrers.
- Inzision des Retroperitoneums lateral des Kolons.
- **Vorteil:** sehr gute Bewegungsfreiheit und Übersicht, sehr frühzeitige Darstellung und Unterbindung der Nierengefäße möglich.
- **Nachteil:** größeres OP-Trauma, Gefahr von Narbenhernien, postoperative Darmparalyse.

Lumbaler Zugang

VORSICHT

- Anspruchsvolle Positionierung (➤ Abb. 6.7)! Gute Fixierung des Patienten. Nur durch eine gute Polsterung, eine exakte Positionierung der Stützen und eine sorgfältige Positionierung des „oberen Arms" lassen sich Lagerungsschäden vermeiden.
- Milz bzw. Leber sind durch Zug an eingebrachten Haken bzw. Sperrer gefährdet.

- Überstreckte Seitenpositionierung, oben liegender Arm max. 90° abduziert, 90° im Ellbogengelenk gebeugt und hängend an einem Bügel über dem Kopf fixiert.
- Abdeckung:
  - Kaudal etwa in Höhe des Beckenkamms
  - Kranial im Rippenverlauf etwa eine Handbreit über der 11. Rippe
  - Seitlich zum Rücken etwa entlang der Wirbelsäule
  - Seitlich zum Bauch etwa in der Medioclavikularlinie
- Hautinzision entweder kaudal der untersten Rippe (Subkostalschnitt) oder im 10. oder 11. Interkostalraum (Suprakostalschnitt); es wird immer am Oberrand der unteren Rippe eingegangen, um die am Unterrand der Rippen verlaufenden Nerven und Gefäße zu schonen.
- Durchtrennung der Interkostalmuskulatur (elektrisches Messer) und Eröffnung des Retroperitonealraums an der Rippenspitze.
- Abschieben des Peritoneums nach ventral.
- Eröffnen der Gerota-Faszie (Fascia renalis).

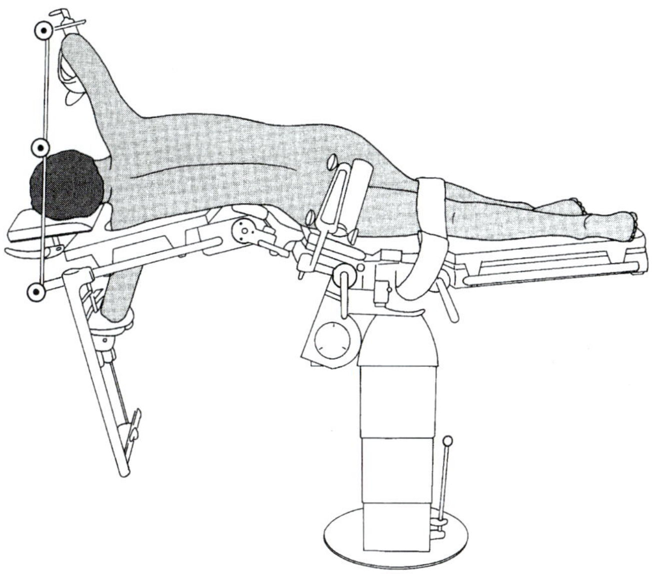

Abb. 6.7 Positionierung beim lumbalen Zugang zur Niere [L239]

- **Vorteil:** kaum Darmparalyse, geringeres OP-Trauma, Narbenhernien extrem selten.
- **Nachteil:** Zugang zu den Nierengefäßen erst nach Mobilisation der Niere, häufige Bauchwandparesen durch Verletzung von Interkostalnerven, postoperativ schmerzhaft, Gefahr der Pleuraeröffnung.

Dorsale Lumbotomie (nach Lurz)

Dieser lumbale Zugang eignet sich v. a. für die Nierenbeckenplastik:
- Überstreckte Seitenpositionierung, wobei der Patient etwa 30–45° nach vorn gekippt wird, Abdeckung wie beim lumbalen Zugang beschrieben.
- Hautinzision von der Mitte der Oberkante der Crista iliaca (Beckenkamm) zum Winkel zwischen Lendenwirbelsäule und unterster Rippe.
- Der Zugang zum Retroperitoneum erfolgt in einer Faszienlücke ohne Durchtrennung der Muskulatur.
- **Vorteil:** postoperativ schmerzarm, keine Verletzung von Interkostalnerven möglich, damit postoperativ keine Bauchwandparesen, guter Zugang zum Nierenbecken.
- **Nachteil:** wenig Bewegungsfreiheit (v. a. bei sehr muskulösen Patienten), keine Erweiterung des Zugangs nach kranial möglich, kaum Zugang zum oberen Nierenpol möglich.

Laparoskopischer Zugang

Minimalinvasive Operationen an der Niere sind sowohl transperitoneal als auch direkt retroperitoneal (retroperitoneoskopisch) möglich. Sie können sowohl in klassisch laparoskopischer Technik als auch robotisch (z. B. mit dem daVinci®-System) erfolgen.

Die laparoskopischen Nierenoperationen unterscheiden sich nicht wesentlich von anderen laparoskopischen Operationen. Die Positionierung und die Anzahl der Trokare unterscheiden sich je nach geplanter Operation und je nach Klinik. Beim retroperitoneoskopischen Zugang entsprechen Lagerung und Abdeckung im Wesentlichen dem offenen Vorgehen bei lumbalem Zugang. Vor Einbringen der Trokare muss im Retroperitoneum ein Raum geschaffen werden. Dies erfolgt nach einer Inzision entweder stumpf mit dem Finger oder mit aufblasbaren Ballons.

6.2.2 Nierentumoren

Die klassische Symptomtrias eines Nierentumors besteht aus tastbarem Tumor im Bereich der Flanke, Makrohämaturie (sichtbares Blut im Urin) und Schmerzen. Hierbei handelt es sich jedoch um Symptome weit fortgeschrittener Tumoren. Die meisten Nierentumoren werden heute als Zufallsbefunde in der Sonografie, Computertomografie oder Kernspintomografie gefunden. Gelegentlich fallen sie aber auch aufgrund von symptomatischen Metastasen auf (z. B. Kopfschmerzen oder Krampfanfälle bei Hirnmetastasen). Die klassische Symptomtrias hat deshalb heute kaum noch Bedeutung. Nierentumoren sind lange Zeit asymptomatisch.

Bei der Mehrzahl der Nierentumoren Erwachsener handelt es sich um maligne Tumoren, ausgehend von Epithelzellen des Nierenparenchyms. Diese Tumoren werden **Nierenzellkarzinome** genannt. Benigne Tumoren sind deutlich seltener. In der Mehrzahl handelt es sich um Onkozytome. Diese machen nur etwa 3–7 % der Nierentumoren aus. Eine Differenzierung zwischen harmlosen Onkozytomen und malignen Nierenzellkarzinomen ist im Vorfeld meist unmöglich und selbst die Schnellschnittuntersuchung kann diese Frage oft nicht beantworten. Da die Differenzierung zwischen Nierenzellkarzinom (➤ Abb. 6.8) und Onkozytom oft erst in der endgültigen histologischen Untersuchung möglich ist, orientiert sich die operative Therapie an der Therapie des Nierenzellkarzinoms.

Eine **Sonderform maligner Nierentumoren** tritt **bei Kindern** auf und wird als **Wilms-Tumor** bezeichnet. Dieser auch als **Nephroblastom** bezeichnete, sehr aggressive Nierentumor, geht von embryonalen Nierengewebsresten aus.

Etwa 3,3 % aller bösartigen Tumoren sind maligne Nierentumoren. Damit gehören sie zu den selteneren malignen Erkrankungen. Männer sind häufiger betroffen als Frauen. Die Ursachen sind im Einzelnen unbekannt. Risikofaktoren für die Entstehung sind Übergewicht und chemische Noxen (z. B. Rauchen, Schmerzmittel und Lösungsmittel). Auch eine genetische Komponente ist möglich.

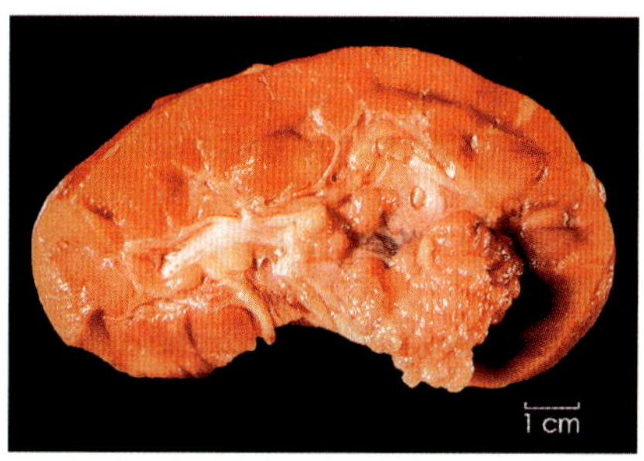

Abb. 6.8 OP-Präparat eines Nierenzellkarzinoms (Niere tangential eröffnet) [E720]

6

Die Therapie ist in erster Linie eine operative, in Form einer **Nephrektomie** (Nierenentfernung) oder einer **Nierenteilresektion.** Bei der Nierenteilresektion wird nur der Tumor mit einem Saum gesunden Nierengewebes unter Erhaltung der restlichen Niere reseziert. Die Bedeutung der Nierenteilresektion hat in den letzten Jahren bei lokal begrenzten Tumoren gegenüber der sog. Tumornephrektomie erheblich an Bedeutung zugenommen. Sofern möglich wird heute organerhaltend operiert. Auch bei metastasierten Nierentumoren kann die operative Therapie Teil des Behandlungskonzepts sein, da einige Studien zeigen, dass sich die Prognose nach Resektion des Primärtumors bessert und lokale Komplikationen vermieden werden. In einigen Fällen wächst der Nierentumor in die Nierenvene hinein und bildet einen Tumorthrombus, der sich bis in die untere Hohlvene und sogar bis in den rechten Vorhof des Herzens ausdehnen kann. In diesen Fällen und bei lokal besonders fortgeschrittenen Tumoren ist dann oft ein interdisziplinäres Vorgehen in Zusammenarbeit mit einem Herz- bzw. Thoraxchirurgen notwendig, evtl. auch unter Einsatz der Herz-Lungen-Maschine.

Bei metastasierter Erkrankung folgt eine medikamentöse Therapie, die Lebenserwartung betrug noch vor einigen Jahren in diesen Fällen nur wenige Monate. Dies hat sich in den letzten Jahren dank neuer medikamentöser Therapien erheblich verbessert.

6

MERKE

Bei tumorchirurgischen Nierenoperationen sollte ein Gefäßsieb und entsprechendes monofiles, nicht resorbierbares Nahtmaterial für evtl. Gefäßnähte rasch verfügbar sein.

Tumornephrektomie

DEFINITION

Tumornephrektomie: Entfernung einer Niere aufgrund eines malignen Tumors unter Mitnahme der Nierenfettkapsel und der Hiluslymphknoten. Die früher obligatorische Entfernung der Nebenniere erfolgt heute nur bei sehr großen Tumoren oder Tumoren am Oberpol.

Zugangswege:
- Transperitoneal (v. a. bei großen Tumoren vorteilhaft wegen besserer Übersicht und früher Gefäßkontrolle, alternativlos bei Tumorthromben in der Vena cava)
- Lumbal (meist mit einem Suprakostalschnitt, die dorsale Lumbotomie ist ungeeignet)
- Ggf. auch laparoskopisch bzw. retroperitoneoskopisch oder auch robotisch

Indikation:
- Sehr große Nierentumoren
- Zentral gelegene Tumoren, die einen Erhalt der Gefäße oder des Nierenbeckens unmöglich machen
- Vorhandensein von Tumorthromben in der Nierenvene oder Hohlvene (dann i. d. R. transperitonealer Zugang)

Ablauf:
- Bereithalten gefäßchirurgischer Instrumente (Gefäßsieb) und von entsprechendem Nahtmaterial für Gefäßnähte (monofil, nicht resorbierbar).
- Möglichst frühzeitig Darstellung der Nierengefäße (beim transperitonealen Zugang zunächst Darstellung von Aorta bzw. Vena cava, beim lumbalen Zugang muss zuerst die Fettkapsel mobilisiert werden).
- Sobald möglich Ligatur oder Clipping der Nierenarterie(n), ggf. nach Anzügeln der Nierenvene.
- Erst dann Durchtrennung der Nierenvene und Ligatur (einfache Ligatur zur Niere hin, Durchstichligatur und zusätzliche einfache Ligatur nach zentral, ggf. auch clippen).
- Ggf. müssen aus der Nierenvene abgehende Lumbalgefäße und Gefäße zur Nebenniere separat ligiert und durchtrennt werden.
- Durchtrennung der Nierenarterie(n), doppelte Ligatur nach zentral (in Richtung Aorta).
- Aufsuchen des Harnleiters, Präparation nach distal, Durchtrennung zwischen Overholt-Klemmen und Ligatur.
- Weitere Präparation der Niere und ggf. der Nebenniere und Bergung des Präparats.
- Zählkontrolle, ggf. Einlage einer Robinson-Drainage und schichtweiser Wundverschluss.

Nierenteilresektion

Nierenteilresektionen (➤ Abb. 6.9) können sowohl bei erhaltener Durchblutung (ohne Ischämie) als auch in Ischämie erfolgen. Operationen ohne Ischämie haben den Nachteil eines höheren Blutverlustes.

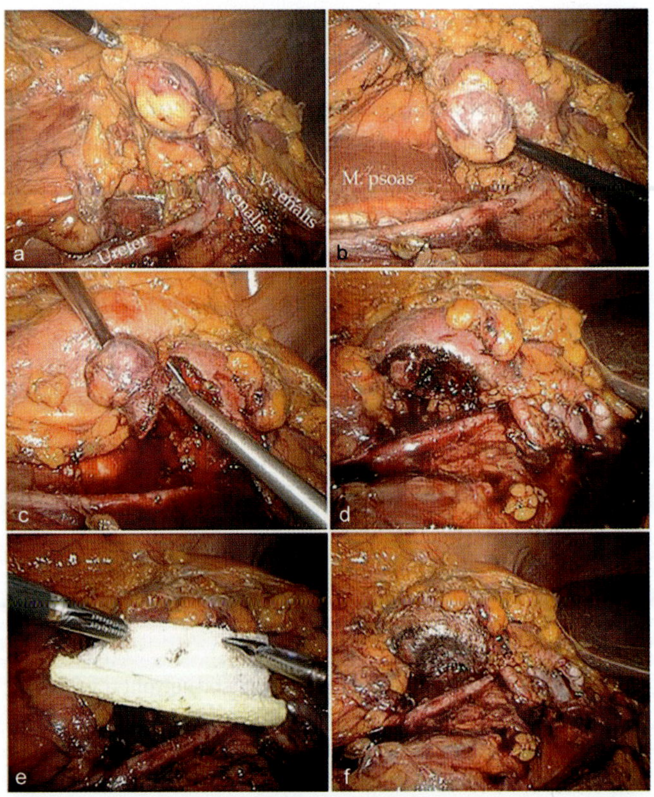

Abb. 6.9 Laparoskopische Nierenteilresektion [O1122].
Abb. aus Dirk Manski, Urologielehrbuch.de, Ausgabe 2022, S. 653

Dem steht der Vorteil einer maximalen Erhaltung der Nierenfunktion gegenüber. Bei Operationen in Ischämie wird die arterielle Blutzufuhr, z. B. mithilfe einer Bulldogklemme unterbrochen. Man unterscheidet zwischen „warmer Ischämie" und „kalter Ischämie". Bei der warmen Ischämie sollte die Unterbrechung der Nierendurchblutung 20 Min. möglichst nicht überschreiten, während bei kalter Ischämie die Ischämietoleranz der Niere durch Eis oder Perfusion der Niere mit einer speziellen kühlenden Flüssigkeit verbessert wird.

Indikation:
- In allen Fällen, bei denen eine Nephrektomie nicht zwingend erforderlich ist (s. o.).
- Kleine und peripher liegende Tumoren.
- Vor allem beidseitige Tumoren, schlechte Nierenfunktion.

Ablauf:
- Freilegung der Niere über einen lumbalen Zugang.
- Darstellung und Anzügeln der Nierengefäße.
- Darstellung des Tumors, die Fettkapsel wird auf dem Tumor belassen.
- Inzision der Nierenkapsel mit einem Sicherheitsabstand von 0,5–1 cm.
- Bei Ischämie:
  - Ggf. Kühlung der Niere (s. o.)
  - Setzen einer Gefäßklemme (z. B. Bulldogklemme) auf die Nierenarterie

MERKE
Beginn und Ende der Ischämiezeit immer dokumentieren.

- Bereithalten gefäßchirurgischer Instrumente („Gefäßsieb").
- Bereithalten von Sauger, gebogenen Gefäßklemmchen und monofilen Durchstechungsnähten.
- Stumpfe Präparation des Tumors.
- Durchstechung größerer Blutungen.
- Versorgung des Parenchymdefekts durch Koagulation (z. B. Laser, Argonbeamer, Infrarotkoagulator, Kollagengenflies [z. B. TachoSil®] oder Parenchymnaht).

6.2.3 Nierenbeckentumor

Nierenbeckentumoren sind fast immer **Urothelkarzinome.**

Nahezu das gesamte ableitende Harnsystem ist durch ein spezielles Oberflächengewebe ausgekleidet, das Urothel. Die von diesem Gewebe ausgehenden bösartigen Tumoren sind Urothelkarzinome. Das Urothelkarzinom ist das klassische Beispiel für bösartige Erkrankungen, die überwiegend durch externe Noxen hervorgerufen werden. Hierzu zählen Rauchen, Chemikalien (aromatische Amine), Medikamente (Cyclophosphamid) und chronische Entzündungen. Männer erkranken bis zu zweimal häufiger als Frauen. Mehr als ein Drittel der Patienten mit einem Urothelkarzinom im oberen Harntrakt entwickeln später ein Urothelkarzinom in der Harnblase, etwa 10 % der Patienten mit einem primären Urothelkarzinom in der Harnblase entwickeln später ein Urothelkarzinom im oberen Harntrakt.

Das Leitsymptom aller Urothelkarzinome ist die schmerzlose Makrohämaturie (sichtbares Blut im Urin), gelegentlich fallen Urothelkarzinome des oberen Harntraktes auch durch Nierenkoliken, hervorgerufen durch abgehende Blutkoagel oder selten auch durch Harnabflussstörungen, auf.

Die **Therapie der Wahl** beim Nierenbeckenkarzinom ist die **Nephroureterektomie** (Entfernung von Niere und Harnleiter).

Nephroureterektomie

PRAXISTIPP
Fast immer ist die Nephroureterektomie eine zweistufige Operation, die mit einer Umlagerung des Patienten, neuer Hautdesinfektion und neuer Abdeckung verbunden ist.

Ziel ist eine En-bloc-Resektion von Niere und Harnleiter, möglichst ohne Eröffnung des Harntrakts, um keine Tumorzellen zu verschleppen. Der Eingriff beginnt mit der Nephrektomie (➤ Kap. 6.2.2). Dieser Teil kann auch laparoskopisch erfolgen. Der Ureter wird jedoch nicht durchtrennt, die Fettkapsel der Niere muss nicht reseziert werden. Die Niere wird nach unten in den Beckenbereich geschoben und dort „geparkt". Anschließend erfolgt die Umlagerung des Patienten zur Ureterektomie.

Ureterektomie

Positionierung: Rückenlage mit leichter Überstreckung der unteren Lendenwirbelsäule und angehobenem Becken auf der zu operierenden Seite.

Ablauf:
- Abdeckung:
  - Kaudal etwas unterhalb der Symphyse
  - Seitlich auf der zu operierenden Seite: lateral der Spina iliaca anterior superior
  - Seitlich auf der Gegenseite: in Höhe des Bauchnabels
  - Kranial etwas oberhalb des Bauchnabels
- Hockeyschlägerförmiger Unterbauchschnitt auf der betroffenen Seite
- Durchtrennung der Muskelfaszien am lateralen Rektusrand (pararektal)
- Abschieben des Peritoneums nach medial
- Aufsuchen der „geparkten" Niere
- Präparation des Harnleiters nach distal bis zur Einmündung in die Harnblase
- Durchtrennung der äußeren Blasenwandmuskulatur entlang des Harnleiterverlaufs
- Absetzen des Harnleiters unter Mitnahme des Harnleiterostiums und einer sog. Blasenmanschette nach Setzen von Overholtklemmen
- Verschluss der Blase (z. B. mit einer Durchstichligatur)

Alternativen zum beschriebenen Vorgehen:
- Nephroureterektomie über **nur eine Inzision** ohne Umlagerung, der Hockeyschlägerschnitt wird pararektal bis zum Rippenbogen verlängert.

6

- **Ureterstripping:** tiefe Durchtrennung des Ureters nach der Nephrektomie, Einlage eines Ureterenkatheters und Fixierung am Ureter. Umlagerung in Steinschnittlage, transuethrale, endoskopische Umschneidung des Ostiums (z. B. mit dem Resektoskop und einer „Häckchensonde“) und strippen des Harnleiters mithilfe des Ureterenkatheters durch die Harnröhre.

6.2.4 Nierenzysten

Nierenzysten treten sehr häufig auf, sind i. d. R. harmlos und bedürfen meist keiner Therapie. Es handelt sich um flüssigkeitsgefüllte Hohlräume in der Niere. Nierenzysten bedürfen nur dann einer Therapie, wenn ein Tumorverdacht besteht, die Zyste ursächlich für Schmerzen ist oder eine solch ungünstige Lage aufweist, dass sie zu einer Harnabflussstörung führt.

Oft lassen sich symptomatische Zysten auf dem Durchleuchtungstisch unter sonografischer Kontrolle punktieren und z. B. mit Alkohol sklerosieren. In seltenen Fällen ist eine Abtragung der Nierenzyste erforderlich. Nach der lumbalen Nierenfreilegung wird die Zystenwand reseziert. Bei Tumorverdacht ist das Vorgehen analog dem Vorgehen beim malignen Nierentumor (➤ Kap. 6.2.2).

Davon zu unterscheiden sind **Zystennieren** (oder auch polyzystische Nierendegeneration), eine angeborene Nierenerkrankung, die zu einem kompletten zystischen Umbau der Niere und zum Nierenversagen führen kann. Derart veränderte Nieren können manchmal monströse Ausmaße annehmen und zur Verdrängung anderer Organe führen. In diesen Fällen kann eine Nephrektomie erforderlich werden, die dann analog der Tumornephrektomie (➤ Kap. 6.2.2) erfolgt. Ob ein laparoskopisches Vorgehen möglich ist, ist von der Größe solcher Nieren abhängig.

6.2.5 Nierensteine

Allgemeines zum Steinleiden

Das Steinleiden oder auch **Urolithiasis** (➤ Abb. 6.10) zählt zu den Zivilisationskrankheiten, da die Steinbildung durch eiweißreiche Kost begünstigt wird (Fleisch, Wurst, Milch, Eier). Bei Naturvölkern ist die Urolithiasis selten. Auch genetische Faktoren spielen eine Rolle. In Deutschland liegt die Prävalenz bei etwa 5 %, Männer sind häufiger betroffen als Frauen. Es gibt eine Vielzahl verschiedener Harnsteine. Am häufigsten (etwa 75 %) sind Kalziumoxalatsteine. Platz zwei teilen sich mit jeweils 10 % Struvitsteine (Magnesiumammoniumphosphat) und Harnsäuresteine. Eine Besonderheit von Harnsäuresteinen besteht darin, dass sie sich medikamentös durch eine Verschiebung des Urin-pH-Werts in den alkalischen Bereich auflösen lassen. Eine sehr seltene Steinart ist der Zystinstein. Dieser entsteht aufgrund einer vererbten Rückresorptionsstörung der Aminosäure Zystin in der Niere. Die Herausforderung besteht darin, dass diese Patienten schon in jungen Jahren mit immer wieder auftretenden Steinen auffallen. Außerdem sind Zystinsteine ausgesprochen hart und lassen sich nur sehr schwer zertrümmern. Allerdings ist eine medikamentöse Prophylaxe möglich, die eine Steinbildung verzögert.

Einen großen Raum nimmt die Prophylaxe von Harnsteinen ein. Ein entsprechendes Trinkregime und eine Ernährungsumstellung (je nach Zusammensetzung) sind essenziell. Je nach Steinart kann auch eine medikamentöse Prophylaxe sinnvoll sein. Oft können diese Maßnahmen jedoch die Steinbildung nur verzögern und nicht verhindern.

Harnsteine entstehen (mit Ausnahme von Blasensteinen, die i. d. R. eine gänzlich andere Genese haben) primär in der Niere an den Nierenpapillen und wachsen dort heran (Nierenkelchstein). Löst sich der Stein aus dem Kelch, wird er zum Nierenbeckenstein, wandert er weiter, wird er zum Harnleiterstein. Erst in diesem Moment wird er durch Nierenkoliken symptomatisch.

Diagnostik der Wahl bei V. a. eine Urolithiasis ist neben der initialen Sonografie das Nativ-CT (Computertomografie ohne Kontrastmittel). In ihm lassen sich alle Formen von Steinen sehr gut darstellen.

Eine Einteilung der Harnsteine ist nach verschiedenen Kriterien möglich (➤ Tab. 6.1).

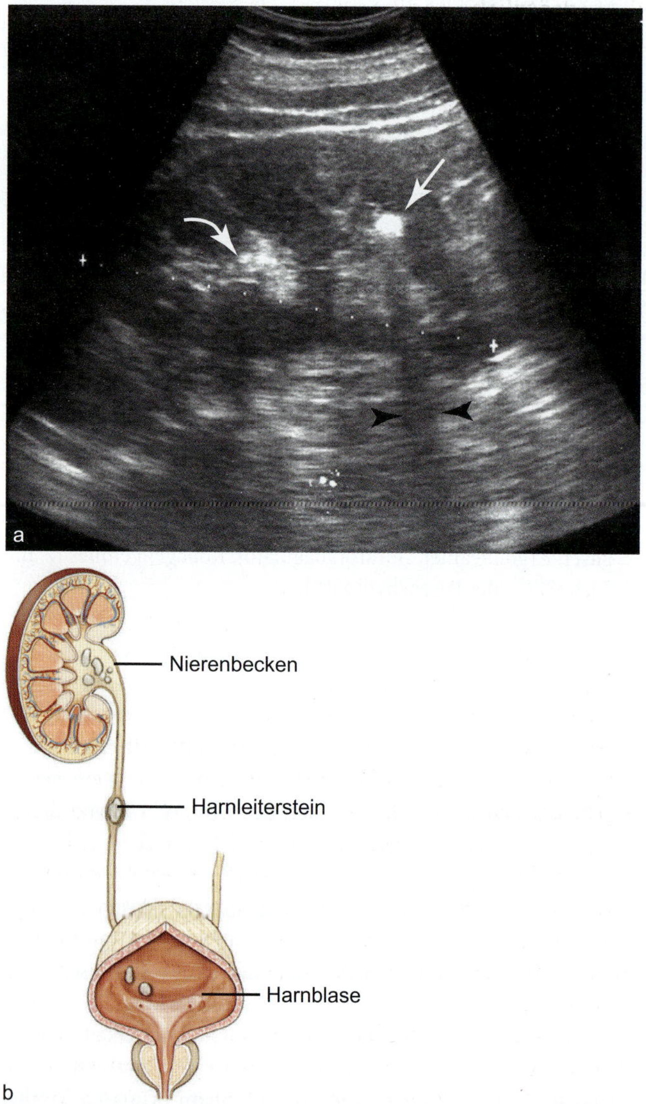

Abb. 6.10 **a** Ultraschallbild mit Nierensteinen, **b** mögliche Steinlokalisationen im Harntrakt [E1143-E]

Tab. 6.1 Einteilungen von Harnsteinen

Kriterium	Arten (Beispiele)
Zusammensetzung	Kalziumoxalat-, Harnsäure-, Magnesiumammoniumphosphat-, Struvit-, Zystinsteine usw.
Sichtbarkeit im Röntgenbild	Schattengebende (z. B. kalziumhaltige Steine), nicht schattengebende (Harnsäuresteine) und schwach schattengebende Steine (z. B. Zystinsteine)
Lage	Nierenkelchstein, Nierenbeckenstein, Infundibulumstein (im Nierenbecken, direkt im Bereich des Harnleiterabganges gelegen), Harnleiterstein (man unterscheidet hohe, mittlere und tiefe Harnleitersteine), intramuraler Stein (in der Blasenwand gelegen), Blasenstein (meist jedoch andere Genese)
Abgangsfähigkeit	Spontan abgangsfähig, nicht spontan abgangsfähig

Grundsätzliche Indikationen der interventionellen Steintherapie bei Nierensteinen

- Stein führt zu einer Obstruktion (Verlegung der Harnwege)
- Stein ist symptomatisch (Schmerzen, Infekte, Makrohämaturie)
- Sehr große Steine oder Größenzunahme bei Verlaufskontrollen
- Geringe Wahrscheinlichkeit eines Spontanabgangs (Größe deutlich > 5 mm)
- Kleinere asymptomatische Steine bei geplanter Reise in medizinisch schlecht versorgte Regionen

Offene Steinoperationen

Gehörten früher offene Steinoperationen zur urologischen Routine, zählen sie heute zu Raritäten und sind nur noch selten indiziert. Die Steintherapie ist heute eine Domäne der Endoskopie und der extrakorporalen Stoßwellenlithotripsie.

Extrakorporale Stoßwellenlithotripsie (ESWL)

Bei der ESWL werden außerhalb des Körpers mechanische Druckwellen (= Schallwellen) erzeugt, die gebündelt und über eine Silikonmembran, die mit einem Kontaktgel an die Körperoberfläche angekoppelt wird, in den Körper geleitet werden. Das Kontaktgel ist erforderlich, da Luft die Weiterleitung der Druckwellen stark beeinträchtig. Hierbei wird der Stein sonografisch oder per Röntgendurchleuchtung geortet und in den Fokus der Stoßwellen gebracht. Der Stein absorbiert die Energie der Stoßwellen und wird je nach Steinzusammensetzung mehr oder weniger gut desintegriert.

Indikation:

- Prinzipiell lassen sich alle Nierensteine per ESWL behandeln.
- Bei großen Steinen ist zu berücksichtigen, dass die Steintrümmer abgehen müssen. Deshalb wird bei Steinen > 20 mm eher eine PCNL (s. u.) empfohlen.

Kontraindikationen:

- Blutgerinnungsstörungen, zwingende Einnahme gerinnungshemmender Medikamente
- Aneurysmen im Zielgebiet
- Schwangerschaft
- Unbehandelte Harnwegsinfekte

Ureterorenoskopie (URS)

Ist eine ESWL (➤ Abb. 6.13) nicht möglich und hat der Stein eine Größe von < 20 mm, kann eine flexible oder semirigide URS erfolgen. Es erfolgt dabei eine Endoskopie durch Harnröhre und Blase bis in den Harnleiter oder das Nierenbeckenkelchsystem. Hierbei ist sowohl eine Desintegration des Steins (heutzutage in aller Regel mit einem Laser, dessen Energie über eine dünne Glasfaser durch das URS-Gerät bis zum Stein geführt wird) als auch eine Extraktion der Steinfragmente (mit sog. Dormiakörbchen) möglich. Je nach Klinik, Erfahrung des Operateurs und anatomischen Verhältnissen gibt es heute eine Vielzahl verschiedener Varianten des Vorgehens und verschiedenste Hilfsmittel (vorherige Harnleiterschienung, Verwendung verschiedener Drähte, Schleusensysteme, unterschiedliche Körbchen zur Bergung).

PRAXISTIPP

Vor einem Einsatz in der urologischen Endoskopie vor Ort intensiv mit allen vorhandenen Hilfsmitteln, Geräten und Endoskopen, deren Anwendung, Bedienung und v. a. deren Aufbewahrungsorten vertraut machen.

Perkutane Nephrolitholapaxie (PCNL oder PNL)

Bei der perkutanen Nephrolitholapaxie wird das Nierenhohlsystem von außen punktiert und der Stein, ggf. nach vorheriger Desintegration, über den Punktionskanal geborgen. Hierzu werden ein sog. Amplatz-Schaft mit einem Außendurchmesser von bis zu 30 Charrière und ein Nephroskop verwendet. Durch die Weiterentwicklung der Instrumente und Techniken wurde die klassische PCNL mehr und mehr durch die deutlich weniger traumatische Mini-PCNL mit Schaftdurchmessern von 16–20 Charrière abgelöst.

Indikation:

- Steine ≥ 1 cm
- Multiple Steine
- ESWL oder URS nicht möglich

Ablauf: Zunächst wird in Steinschnittlage zystoskopisch ein Mono-J- oder Ballon-Ureteren-Katheter in den Harnleiter eingelegt. Über diesen kann dann das Nierenhohlsystem mit Kontrastmittel gefüllt werden und eine Ektasie hervorgerufen werden.

- Umlagerung des Patienten in Bauchlage oder schräge Rückenlagerung.
- In der hinteren Axillarlinie wird der untere dorsale Nierenkelch unter sonografischer und/oder radiologischer Kontrolle punktiert.

- Einbringen eines Führungsdrahts und schrittweises Bougieren des Punktionskanals unter radiologischer Kontrolle mit ineinander steckbaren sog. Teleskopbougies.
- Einbringen eines zweiten Drahts als Sicherungsdraht und Einbringen des PCNL-Schafts.
- Einbringen des Nephroskops, Desintegration und Bergung des Steinmaterials.
- Die Desintegration kann mithilfe eines Lasers (z. B. Holmium-YAG), mit dem pneumatischen Hammer, durch Ultraschall oder mechanisch erfolgen.
- Die Bergung des Steinmaterials erfolgt mit Fasszangen, Dormiakörbchen oder bei der Mini-PCNL durch kontinuierliches, direktes Ausspülen bei Verwendung eines speziellen offenen Schafts.
- Abschließend meist Einlage eines Nephrostomiekatheters zur Blutstillung und Sicherung des Abflusses.

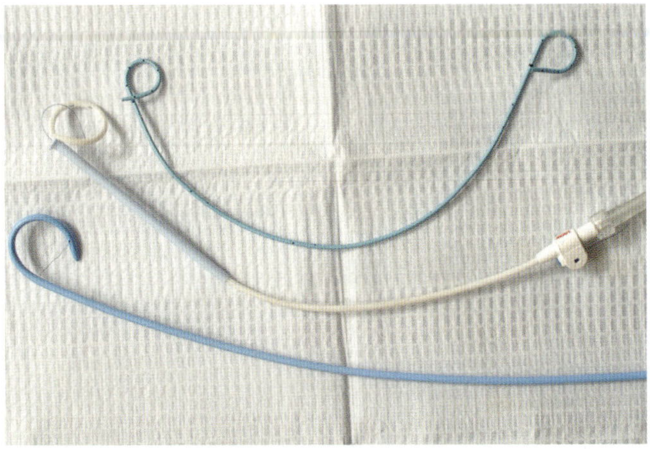

Abb. 6.11 Möglichkeiten der passageren Harnableitung: oben Doppel-J-Katheter, Mitte Nephrostomiekatheter, unten Mono-J-Katheter [G715-009]

6.2.6 Harnstauungsniere und Hydronephrose

Ein gestörter Harnabfluss aus der Niere führt zu einer **Harnstauungsniere**. Einen solchen Zustand kann die Niere eine gewisse Zeit kompensieren. Besteht die Harnabflussstörung jedoch längere Zeit, verschlechtert sich die Nierenfunktion, das Nierenbecken und die Kelche dilatieren zunehmend und das Nierengewebe atrophiert. Es resultieren eine sog. **Hydronephrose** und eine funktionslose Niere. Solche hydronephrotischen Nieren (Sackniere) können monströse Ausmaße annehmen und sind teils sogar von außen als Oberbauchtumor tastbar.

Ziel ist in jedem Fall eine frühzeitige Beseitigung der Harnabflussstörung und die Vermeidung eines Verlustes der Nierenfunktion. Jegliche Einengung des Harnleiters kann zu einer Harnstauungsniere führen (Steine im Nierenbecken, die den Abfluss blockieren, angeborene Ureterabgangsengen, Harnleiterstenosen jeglicher Genese, Kompression des Harnleiters von außen, akzidentelle Harnleiterverletzungen usw.). In der Regel erfolgt zunächst eine Entlastung der Niere durch die transurethrale, zystoskopische Einlage eines Mono-J- oder Doppel-J-Katheters (Harnleiterstent; ➤ Abb. 6.11 und ➤ Abb. 6.12) oder die perkutane Punktion des Nierenhohlsystems unter radiologischer und sonografischer Kontrolle mit Einlage eines Nephrostomiekatheters. Wenn die Ursache nicht bereits vorher bekannt ist oder im Rahmen der Harnableitung nicht eruiert werden kann, erfolgt dann im weiteren Verlauf in aller Ruhe die weitere Diagnostik sowie die Planung des weiteren Vorgehens zur definitiven Beseitigung des Abflusshindernisses.

Liegt bereits eine funktionslose Niere vor, ist in aller Regel die Nephrektomie Mittel der Wahl, da solche hydronephrotischen Nieren zu weiteren Problemen führen können, z. B. Infektionen oder schwer behandelbarem Hypertonus.

MERKE

In den folgenden Fällen liegen urologische Notfälle vor, die eine sofortige Harnableitung erforderlich machen:

- Gestaute Einzelniere
- Infizierte Harnstauungsniere
- Beidseitige Harnstauungsnieren bei einem Anstieg der Nierenretentionswerte

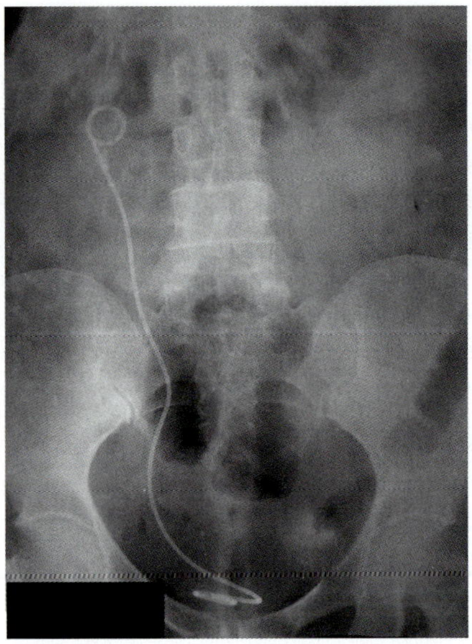

Abb. 6.12 Liegender Doppel-J-Katheter zur passageren Harnableitung [E1145]

6.2.7 Nierenverletzungen

Verletzungen der Niere sind dank ihrer geschützten Lage relativ selten. Da die Freilegung der verletzten Niere meist in einer Nephrektomie endet, wird heute wann immer möglich ein konservatives Vorgehen bevorzugt.

Je nach Ausdehnung und Lokalisation der Verletzung kann jedoch die endoskopische Einlage eines Doppel-J-Katheters zur Harnableitung erforderlich sein. Dies geschieht v. a., wenn das Nierenhohlsystem betroffen ist. Falls eine Blutstillung erforderlich ist, ist diese oft auch durch eine superselektive Embolisation von Nierengefäßen im Rahmen einer radiologischen Intervention möglich.

Sollte eine Freilegung der Niere dennoch erforderlich sein, erfolgt diese oft transperitoneal, um noch vor Eröffnen des Retroperitonealraums die Nierengefäße nahe ihres Abgangs sichern zu können. Dies ist notwendig, da bei der Eröffnung des Retroperitonealraums und dem Erreichen der Niere mit starken Blutungen aus der verletzten Niere zu rechnen ist, die u. U. nur schwer beherrschbar sein können.

6.2.8 Nebennierentumoren

Bei den Tumoren der Nebenniere müssen hormonaktive von hormoninaktiven Tumoren und gutartige von bösartigen Tumoren unterschieden werden. Primäre bösartige Tumoren der Nebenniere sind allerdings sehr selten. Häufiger sind Metastasen anderer Tumoren (z. B. Nierenzell-, Mamma-, Ovarialkarzinom).

Hormonaktive primäre Nebennierentumoren fallen meist durch entsprechende Symptome auf, die sich durch die Hormonüberproduktion des entsprechenden Hormons erklären lassen (Cushing-Syndrom bei einer Kortisolüberproduktion, Conn-Syndrom bei einer Aldosteronüberproduktion, hypertone Krisen bei einer Adrenalin- bzw. Noradrenalinüberproduktion).

Vor Einleitung einer operativen Therapie ist eine Abklärung bezüglich der Hormonaktivität und ggf. eine medikamentöse Vorbehandlung zwingend erforderlich. Die Therapie besteht in der Entfernung der entsprechenden Nebenniere. Der Zugangsweg ist in aller Regel bei der offenen Adrenalektomie der lumbale Suprakostalschnitt. Auch ein minimalinvasives Vorgehen ist möglich (laparoskopisch oder auch retroperitoneoskopisch; ➢ Kap. 6.2.1).

6.3 Krankheitsbilder und Therapien: Harnleiter

Zu den häufigen Erkrankungen des Harnleiters gehören Harnleitersteine, Harnleitertumoren und Harnleiterengen. Harnleiterverletzungen entstehen meist infolge anderer Eingriffe (Ureteroskopie, Dickdarmeingriffe, gynäkologische Eingriffe). Gemeinsames Merkmal ist oft eine Harnstauungsniere. Daher ist in der Regel zunächst die Behandlung der Harnstauung erforderlich (➢ Kap. 6.2.6). Im Rahmen der initialen Harnableitung lässt sich mithilfe einer retrograden Kontrastmitteldarstellung oder der Ureteroskopie oft bereits die Diagnose sichern.

Bei der retrograden Darstellung erfolgt ein direktes Einspritzen von Röntgenkontrastmittel in den Harnleiter im Rahmen einer Zystoskopie. Hierbei wird das Harnleiterostium mit einem Ureterenkatheter sondiert und das Kontrastmittel hierüber appliziert. Gleichzeitig erfolgt eine entsprechende Röntgendurchleuchtung.

6.3.1 Harnleitersteine

Zur Entstehung von Steinen im Harntrakt ➢ Kap. 6.2.5. Mit Ausnahme der meisten Blasensteine entstehen alle Harnsteine im Nierenkelch und gelangen erst sekundär in den Harnleiter. Erst dann kommt es zur typischen Nierenkolik mit heftigsten wehenartigen Flanken- und/oder Bauchschmerzen mit Ausstrahlung in die Flanke. Die Schmerzlokalisation ist von der Steinlage abhängig. So können tiefe Harnleitersteine auch eine Schmerzausstrahlung in den Hoden bewirken. Typischerweise sind Nierenkoliken mit vegetativen Begleitsymptomen (Übelkeit, Erbrechen) verbunden. Im Gegensatz zum akuten Abdomen laufen die Patienten unruhig umher. Ein Patient mit einem akuten Abdomen ist bestrebt, in einer Schonhaltung mit angezogenen Beinen zu verharren und sich möglichst wenig zu bewegen.

Therapie

Kleine Steine gehen oft von allein ab, mit zunehmender Größe nimmt die Wahrscheinlichkeit eines Spontanabgangs ab. Der **Spontanabgang** kann durch reichliches Trinken und Bewegung unterstützt werden. Begleitend ist selbstverständlich eine entsprechende Schmerztherapie erforderlich. Der Steinabgang kann durch Alphablocker (z. B. Tamsulosin) unterstützt werden. Ist eine **interventionelle Steintherapie** erforderlich, ist oft zunächst eine Entlastung der Niere notwendig (➢ Kap. 6.2.6). Die definitive Steintherapie kann dann in einem zweiten Schritt erfolgen. Mit Ausnahme der PCNL kommen alle Therapieoptionen infrage, die bereits bei den Nierensteinen erwähnt wurden (➢ Kap. 6.2.5). Offene Steinoperationen stellen auch hier heutzutage eine Rarität dar.

Indikationen einer interventionellen Steintherapie bei Harnleitersteinen:

- Ausbleibender Spontanabgang
- Medikamentös nicht beherrschbare Koliken
- Gestaute Einzelniere
- Harnwegsinfekt
- Patientenwunsch

Interventionelle Therapieoptionen:

- Harnleiterschienung: dient der primären Entlastung der Niere und erleichtert eine spätere Ureteroskopie. Gegebenenfalls kann auch ein hoher Harnleiterstein mit dem Doppel-J-Katheter in das Nierenbecken reponiert werden (sog. Steinpush). Er wird dann wie ein Nierenstein behandelt.
- Semirigide Ureteroskopie (URS): als primäre URS oder sekundär nach Harnleiterschienung. Steinextraktion mit Dormiakörbchen, ggf. Desintegration (z. B. mit Laser oder mechanischen Systemen; ➢ Abb. 6.13).
- ESWL: primär oder nach Harnleiterschienung, allerdings oft schlechte Desintegration.
- Offene Steinoperationen erfolgen nur in sehr seltenen Ausnahmefällen (z. B. massiv impaktierte Steine, gleichzeitig bestehende Harnleiterenge).

6.3.2 Harnleiterengen

Harnleiterengen entstehen durch:

- Narbenbildung (z. B. nach traumatischen Ureteroskopien, nach anderen Operationen in der Nachbarschaft des Harnleiters, nach Harnleitersteinen, nach Bestrahlungen oder durch Entzündungsprozesse im Retroperitonealraum).
- Tumoren (➢ Kap. 6.3.3)

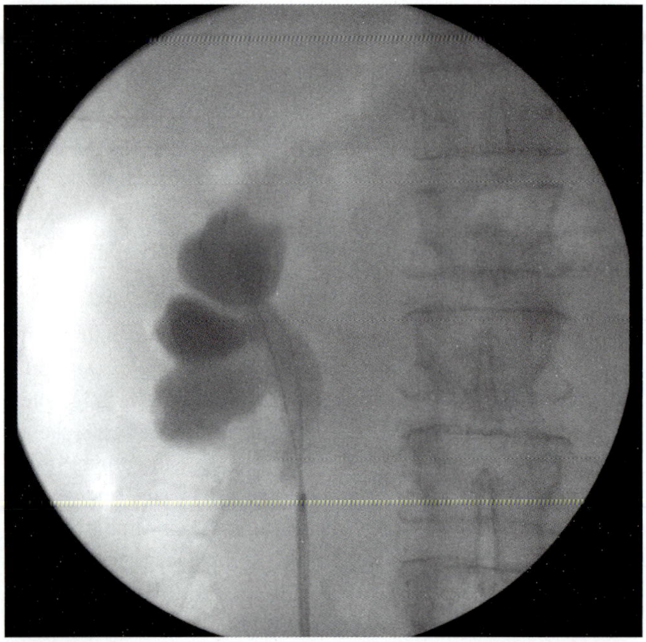

Abb. 6.13 Durchleuchtungsbild während der ureterorenoskopischen Steintherapie [E1146]

- Veränderungen des retroperitonealen Bindegewebes (Morbus Ormond)
- Kompression von außen (Lymphknotenmetastasen, Tumoren, Gefäßprozesse wie Aneurysmen)
- Iatrogene Schädigung (z. B. versehentliche Ligatur)

Eine Sonderform stellt die **Ureterabgangsenge** dar. Hierbei handelt es sich um eine angeborene Enge des Übergangs vom Nierenbecken in den Harnleiter. Oft fallen solche Engen erst im Erwachsenalter auf, teils als Zufallsbefund, teils weil die Enge erst dann Beschwerden verursacht. Eine operative Therapie dieser Engen ist dann erforderlich, wenn sie entweder symptomatisch sind oder zu einer relevanten Abflussstörung führen, die entweder bereits zu einer Verschlechterung der Nierenfunktion geführt hat oder eine solche zu befürchten ist. Andernfalls sind regelmäßige Verlaufskontrollen ausreichend.

Therapie

Die Therapiemöglichkeiten sind so vielfältig wie die Ursachen und richten sich nach Ursache, Lokalisation, Ausdehnung und verbliebener Restfunktion der Niere. Besitzt die betroffene Niere keine ausreichende Nierenfunktion mehr, kommt nur eine Nephrektomie (➤ Kap. 6.2.6) infrage. Ansonsten wird primär zunächst eine Harnleiterschienung versucht. Gelingt diese nicht, wird zunächst ein Nephrostomiekatheter gelegt (➤ Kap. 6.2.6). Damit ist Zeit gewonnen, um ggf. eine weitere Diagnostik einzuleiten und die erforderliche Therapie zu planen.

Bei kurzstreckigen Engen kann eine Harnleiterschienung mit einem Doppel-J-Katheter über einige Wochen bereits ausreichend sein, um die Enge zu beseitigen. Sollte die Enge weiter bestehen, wird eine operative Therapie erforderlich.

MERKE

Für Nähte, die mit Urin in Kontakt kommen, sollte immer resorbierbares Nahtmaterial verwendet werden. An nicht resorbierbarem Nahtmaterial oder Klammernähten bilden sich Steine! Für Harnleiternähte werden resorbierbare, monofile Fäden, z. B. der Stärke 0–5, verwendet.

Nierenbeckenplastik

Bei Engen des nierenbeckennahen Harnleiters oder Ureterabgangsengen erfolgt eine Nierenbeckenplastik. Zugangswege sind der Subkostalschnitt oder eine dorsale Lumbotomie (➤ Kap. 6.2.1). Auch ein laparoskopischer bzw. retroperitoneoskopischer Zugang ist möglich. Das Prinzip der Operation besteht darin, das stenotische Segment einschließlich eines Teils des Nierenbeckens zu resezieren und den Harnleiter neu mit dem Nierenbecken zu anastomosieren. Hierfür wird das proximale Harnleiterende auf einer Strecke von 2–3 cm längs gespalten (spatuliert) und dieser Rand mit dem Schnittrand des Nierenbeckens vernäht. So entsteht ein weiter, trichterförmiger Übergang. Die meist vor der OP eingelegte Harnleiterschiene wird belassen und ein Blasenkatheter gelegt, um einen Reflux über die Schiene zu verhindern. Wenn nach einigen Tagen die Dichtigkeit der Anastomose sichergestellt ist, kann der Blasenkatheter entfernt werden, einige Wochen später auch der Doppel-J-Katheter (➤ Abb. 6.14).

Ureter-Neuimplantation in die Harnblase

Dieser Eingriff kommt insbesondere bei Engen und Verletzungen des unteren Drittels des Harnleiters infrage. Über einen hockeyschlägerförmigen Unterbauchschnitt wird nach Auffüllen der Blase zunächst ein Teil des die Blase bedeckenden Bauchfells abpräpariert und die Harnblase mobilisert. Oft genügt es, die Blase mit ein bis zwei Nähten an der Faszie des M. psoas major zu fixieren und den Harnleiter an diesem „Zipfel" durch die Blasenwand zu führen. Nach Längsinzision des Harnleiterendes auf einer Strecke von 1–2 cm wird der Harnleiter mit den Schleimhauträndern der Blasenschleimhaut mit mehreren Einzelknopfnähten reanastomisiert (**Psoas-Hitch-Technik,** auch als „Zipfelblase" bezeichnet).

Ist der verbliebene Harnleiter für dieses Vorgehen zu kurz, kann ein Lappen der Blasenwand nach kranial umgeschlagen und als „Verlängerung" verwendet werden. Nach der Harnleiteranastomosierung mit diesem Lappen wird der Lappen durch eine Naht ventral

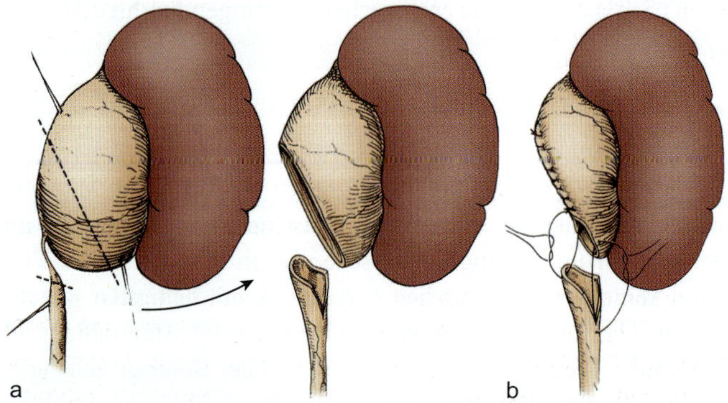

Abb. 6.14 Prinzip der Nierenbeckenplastik [G570-012]

verschlossen (tubularisiert). Dieses Verfahren wird als **Boari-Plastik,** der umgeschlagene Blasenlappen als Boari-Lappen bezeichnet.

Andere Techniken

Insbesondere langstreckige Harnleiterengen und Engen im mittleren Harnleiter sind oft schwierig zu versorgen. Folgende Techniken kommen infrage:

- Kompletter oder teilweiser Harnleiterersatz durch Dünndarm
- Mundschleimhautplastik (ähnlich dem Vorgehen bei der Harnröhrenenge als Onlay)
- End-zu-End-Anastomosen nach gegenläufigem Spatulieren der Harnleiterenden
- End-zu-Seit-Anastomose mit dem Harnleiter oder Nierenbecken der Gegenseite

Morbus Ormond

Beim Morbus Ormond ist das Vorgehen anders. Das Ziel besteht darin, den durch die Bindegewebsveränderungen im Retroperitoneum verengten Harnleiter aus dem umgebenden Bindegewebe herauszulösen und eine neue Einengung zu vermeiden. Dazu wird der Harnleiter nach intraperitoneal verlagert.

6.3.3 Harnleitertumoren

Es handelt sich überwiegend um Urothelkarzinome der Harnleiterschleimhaut. Zur Pathogenese ➤ Kap. 6.2.3. Auch die Therapie entspricht dem dort angegebenen Vorgehen und besteht i. d. R. in der **Nephroureterektomie.**

6.3.4 Harnleiterverletzungen

Harnleiterverletzungen entstehen häufig im Rahmen anderer Operationen. Besonders häufig treten sie z. B. bei urologischen Eingriffen (wie der Ureteroskopie), bei gynäkologischen Operationen und im Rahmen der Kolonchirurgie auf. Unfälle führen dagegen extrem selten zu Harnleiterverletzungen.

Die Therapie ist vom Ausmaß und der Lokalisation abhängig und davon, ob die Verletzung noch während des verursachenden Eingriffs oder erst später festgestellt wird. Die Versorgung entspricht den Kriterien der Versorgung von Harnleiterengen (➤ Kap. 6.3.2).

6.4 Krankheitsbilder und Therapien: Harnblase

6.4.1 Blasentumoren

Die überwiegende Anzahl der malignen Tumoren der Harnblase sind **Urothelkarzinome.** Die Harnblase stellt die häufigste Lokalisation von Urothelkarzinomen dar (➤ Abb. 6.15). Zur Pathogenese ➤ Kap. 6.2.3.

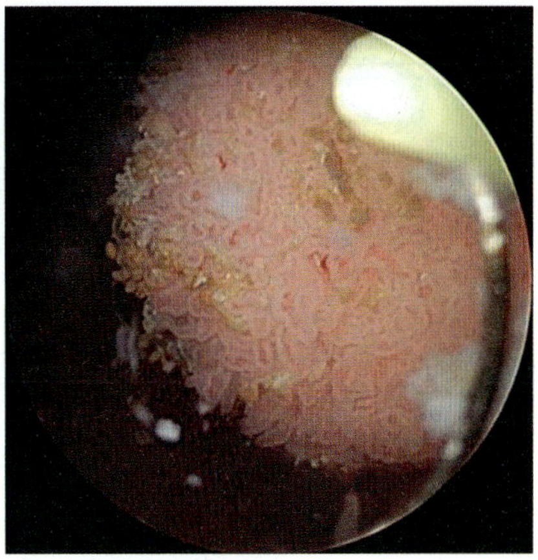

Abb. 6.15 Endoskopisches Bild eines papillären Blasentumors [E1147]

Transurethrale Resektion (TUR-B, ERBT)

Der erste Schritt besteht in der transurethralen Resektion (TUR-B). Diese dient in erster Linie der Diagnostik und der histologischen Sicherung. Handelt es sich um oberflächliche, nicht muskelinvasive Urothelkarzinome, stellt die transurethrale Resektion gleichzeitig die definitive Therapie dar. Eventuell ergänzt durch eine Nachresektion und eine intravesikale Instillationstherapie mit Mitomycin oder BCG (Bacillus-Calmette-Guérin = abgeschwächter Tuberkuloseerreger). Die transurethrale Resektion kann als monopolare oder bipolare TUR-B erfolgen (➤ Kap. 6.6.1). Zunehmende Bedeutung erlangen sog. En-bloc-Resektionen, bei denen der komplette Tumor mit Anteilen der umgebenden Blasenwand reseziert wird (ERBT). Hierfür sind verschiedene Techniken im Einsatz, die Laser, Wasserstrahl oder HF-Resektionsstrom verwenden (➤ Abb. 6.16 und ➤ Abb. 6.17).

MERKE

Meist wird bei der TUR-B eine Vielzahl einzelner Gewebefraktionen gewonnen. Diese sind separat zur histologischen Untersuchung einzusenden und nach Angabe des Operateurs auf dem Histologieanforderungsschein exakt nach der Herkunft zu benennen und zu dokumentieren.

Radikale Zystektomie

Therapie der Wahl bei muskelinvasiven Blasentumoren stellt die radikale Zystektomie dar. Eine weitere Indikation ist die palliative Zystektomie bei rezidivierenden, tumorbedingten Makrohämaturien. Hierbei wird die komplette Harnblase unter Mitnahme des Blasenperitoneums entfernt. Außerdem erfolgt eine Lymphadenektomie (Entfernung der regionalen Lymphknoten). Zusätzlich erfolgt bei Männern die Entfernung der Prostata, bei Frauen in den meisten Fällen die Entfernung des Uterus und der Vaginalvorderwand. Ist auch der Harnröhrenabsetzungsrand befallen, muss auch eine Urethrektomie (Entfernung der Harnröhre) erfolgen. Der Eingriff ist auch robotisch möglich.

Prinzipieller Ablauf der offenen radikalen Zystektomie: Wichtig bei der gesamten Operation ist es, eine Eröffnung der

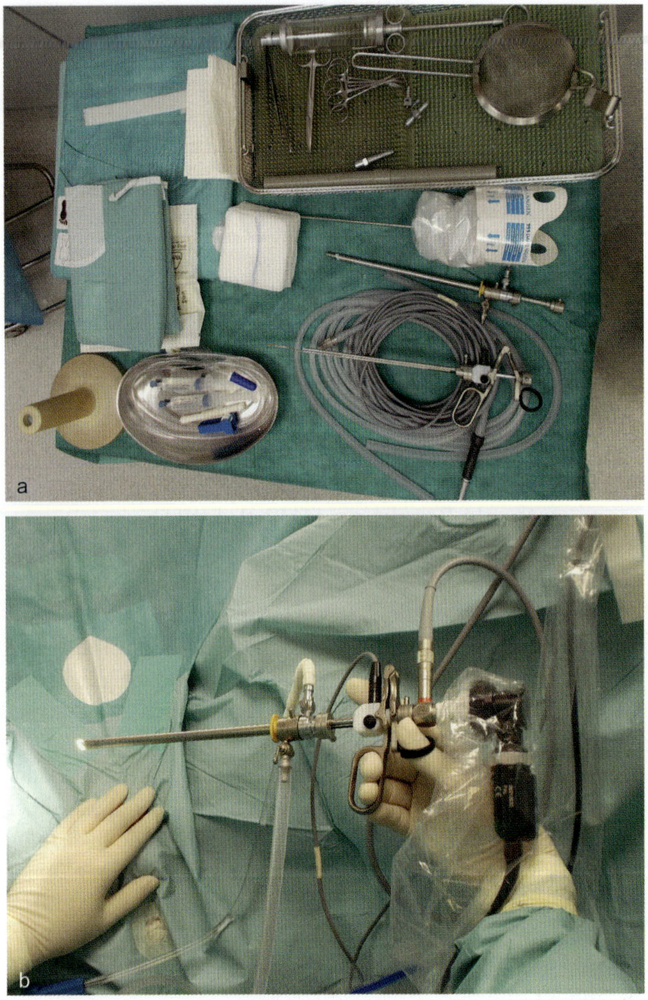

Abb. 6.16 **a** Instrumentarium zur transurethralen Resektion, **b** monopolares Resektoskop zur Durchführung einer TUR-B oder TUR-P [T1283]

Harnblase zu vermeiden, sodass es zu keiner Tumorzellaussaat kommt (➤ Abb. 6.18).

- Rückenlagerung, Lagerung der Beine auf Beinstützen
- Hautdesinfektion des gesamten Bauchs, proximale Oberschenkel, Genitalbereich, bei Frauen auch Desinfektion der Scheide, Abdeckung, Einlage eines Harnröhrenkatheters
- Mediane Unterbauchlaparotomie mit ggf. Linksumschneidung des Nabels
- Darstellung des vorderen Blatts der Rektusscheide, Durchtrennen der Linea alba und Eröffnen des Peritoneums in Nabelhöhe
- Weitere Eröffnung des Bauchfells nach distal unter digitaler Kontrolle
- Absetzen des Urachus zwischen Overholt-Klemmen und Ligatur, Umschneidung des Bauchfells links und rechts der Harnblase
- Schrittweises Durchtrennen der Blasenpfeiler (Blutversorgung der Harnblase) jeweils zwischen Overholt-Klemmen, Ligaturen
- Absetzen der Harnleiter und Schnellschnittgewinnung der Harnleiterabsetzungsränder
- Inzision der Beckenbodenfaszie (endopelvine Faszie)
- **Bei Frauen:**
  - Absetzen der Eileiter und der Ligamenta rotunda vom Uterus
  - Umschneidung der Zervix und Resektion des Streifens der Vaginalvorderwand, der der Blase anliegt
  - Urethra blasenhalsnah unterfahren und ligieren, Absetzen der Harnröhre
- **Bei Männern:**
  - Inzision der Beckenbodenfaszie beidseits der Prostata
  - Durchtrennung der Prostatapfeiler
  - Durchtrennung der Bandstrukturen zwischen Schambein und Prostata und des Venengeflechts vor der Harnröhre (puboprostatische Bänder bzw. Plexus santorini)
  - Absetzen der Harnröhre von der Prostata nach prostataseitiger Ligatur

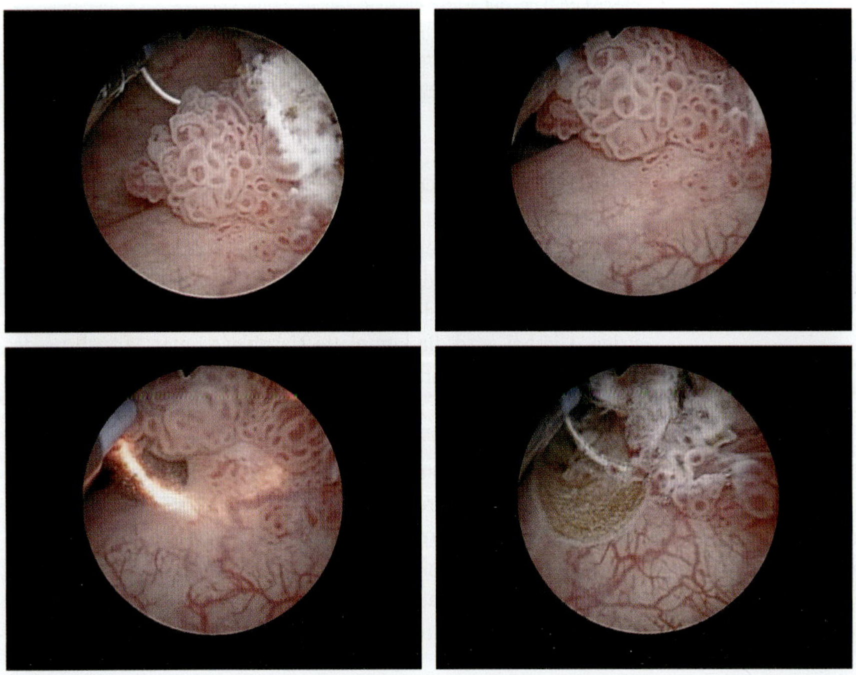

Abb. 6.17 Transurethrale Blasentumorresektion (TUR-B) [E1148]

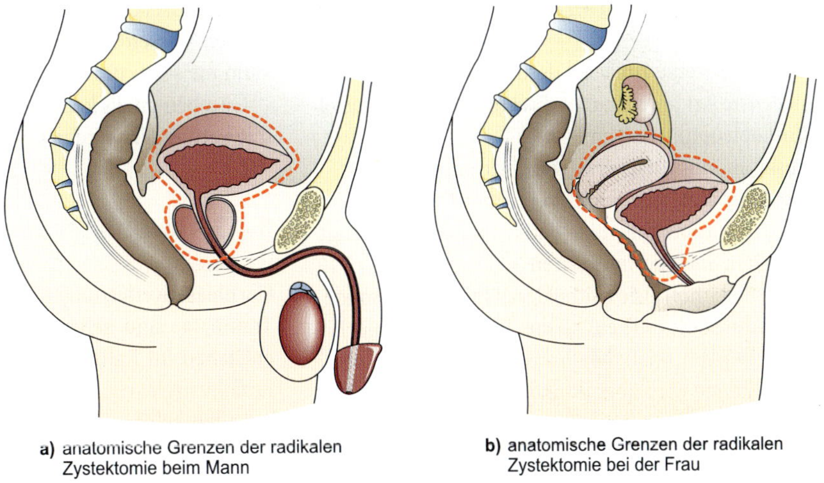

Abb. 6.18 Resektionsgrenzen bei der radikalen Zystektomie bei Mann und Frau [L141]

- Schnellschnitt des Harnröhrenabsetzungsrandes
- Lymphadenektomie an beiden Seiten der Beckenwand (Fossa obturatoria) und entlang der Beckengefäße mindestens bis zum Abgang der A. iliaca interna
- Anschließend Anlage der Harnableitung

Harnableitung

Die ausführliche Beschreibung der möglichen Harnableitungen würde den Rahmen dieses Kapitels sprengen. Es erfolgt daher hier lediglich eine tabellarische Auflistung (➤ Tab. 6.2).

Tab. 6.2 Formen der Harnableitung nach Zystektomie

Harnableitung	Beschreibung
Uretero-kutaneostomie (Ureter-Haut-Fistel)	Direkte Implantation der Harnleiter in die Haut; dauerhafte Harnleiterschienung erforderlich; inkontinentes Stoma (Beutelversorgung).
Ileum- oder Kolonconduit	Implantation der Harnleiter auf ein Ende eines ausgeschalteten Darmsegments von etwa 15 cm Länge, das zweite Ende des Darmsegments wird ähnlich einem Anus praeter in die Haut implantiert; inkontinentes Stoma („Beutelversorgung").
Katheterisierbarer, kontinenter Nabelpouch	Schaffung eines Reservoirs aus dem ileozökalen Übergang mit einem katheterisierbaren, wasserdichten „Nippel" (z. B. aus dem Wurmfortsatz gebildet) mit Anschluss an den Bauchnabel; Implantation der Harnleiter in diesen Pouch; kontinentes Stoma (keine Beutelversorgung), Selbstkatheterisierung notwendig.
Ileumneoblase	Schaffung eines Reservoirs aus einem ausgeschalteten 60 cm langen und längs eröffneten Ileumsegment; auf die beiden nicht eröffneten Enden werden die Harnleiter aufgenäht; die Ersatzblase wird dort positioniert, wo die ehemalige Harnblase lag, am untersten Punkt wird die Harnröhre implantiert.

6.4.2 Blasensteine

Die Entfernung von Blasensteinen gehört zu den ältesten urologischen Eingriffen und erfolgte im Mittelalter durch umherwandernde Bader und Steinschneider.

Steine aus dem oberen Harntrakt gehen nach Passieren der Harnleiterostien in der Regel spontan ab und sind hier nicht gemeint. Wenn man von Blasensteinen spricht, sind in aller Regel Steine gemeint, die in der Harnblase infolge einer Harnblasenentleerungsstörung entstanden sind. Auch Fremdkörper in der Harnblase (z. B. nicht resorbierbares Nahtmaterial oder eine Katheterdauerversorgung) können zur Steinbildung führen. Blasensteine können eine Infektionsquelle sein, zu Blutungen führen oder auch die Ursache dafür sein, dass bei einer Katheterversorgung immer wieder der Blockungsballon defekt ist und der Katheter disloziert. Blasensteine können einzeln oder in großer Anzahl auftreten. Die Größe reicht von Reiskorn- bis zu Tennisballgröße, die Oberfläche kann glatt oder mit multiplen Spitzen (morgensternartig) sein (➤ Abb. 6.19).

Die Therapie kann transurethral oder offen erfolgen. Je größer die Steinmenge ist, desto eher wird man sich für eine offene Operation entscheiden. Auch Begleitpathologien beeinflussen die Wahl des Verfahrens.

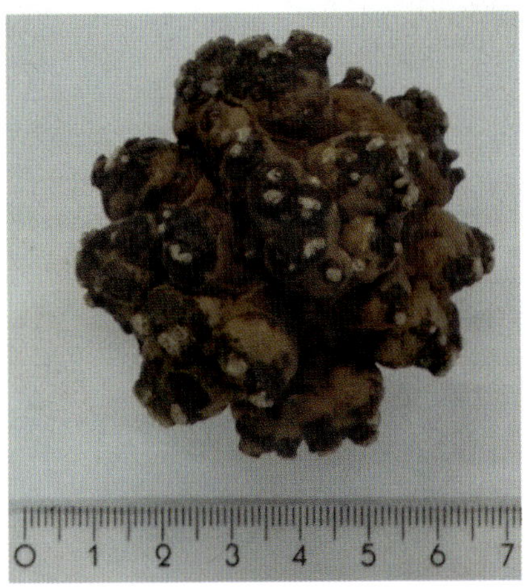

Abb. 6.19 Beispiel eines Blasensteins [T1282]

Transurethrale Blasensteintherapie

In der Regel müssen die Steine zunächst desintegriert werden. Dies kann auf verschiedenste Art jeweils unter direkter visueller Kontrolle über eine Zystoskopieoptik erfolgen:

- Punchlithotripsie: ein nussknackerartiges Instrument (Steinpunch), welches über den Arbeitsschaft eingeführt wird.
- Elektrohydraulische Lithotripsie: Eine Funkenentladung erzeugt Druckwellen, die den Stein desintegrieren.
- Elektromechanische Lithotripsie (Lithoklast): Eine starre Sonde erzeugt mechanische Stöße (wie ein kleiner Presslufthammer).
- Laserlithotripsie (➢ Abb. 6.20): heute das bevorzugte Verfahren. Die Laserenergie wird über dünne Glasfasern zum Stein geführt. Der auftreffende Laser bewirkt eine Pulverisierung des Steinmaterials.

Anschließend werden die Steinfragmente über den Arbeitsschaft ausgespült. Dies gelingt mit einer Blasenspritze aus Glas oder meist besser mit dem Ellik Evacuator (➢ Abb. 6.21). Zu beachten ist, dass dieser vor dem Konnektieren mit dem Arbeitsschaft vollständig mit Spüllösung zu füllen ist.

Offene Blasensteinentfernung (Sectio alta)

Die offene Blasensteinentfernung erfolgt heute durch eine suprapubische Eröffnung der Harnblase, den sog. hohen Schnitt (= Sectio alta). Im Gegensatz dazu erfolgte bei den alten Steinschneidern der Zugang von perineal als sog. Sectio lateralis oder mediana.

Es erfolgt eine mediane Unterbauchlaparotomie oder ein Pfannenstielschnitt. Anschließend wird die Linea alba durchtrennt, sodass man durch Auseinanderschieben der beiden geraden Bauchmuskeln zur Blase gelangt. Nach Auffüllen dieser über einen zuvor eingebrachten Katheter kann die Blase an deren Vorderwand ohne Verletzung des Bauchfells nach Inzision stumpf eröffnet werden. Anschließend werden die Steine geborgen und die Harnblase ein- oder zweischichtig mit Einzelknopf- oder auch fortlaufendender resorbierbarer Naht wieder wasserdicht verschlossen. Der einliegende Dauerkatheter kann meist am fünften Tag wieder entfernt werden.

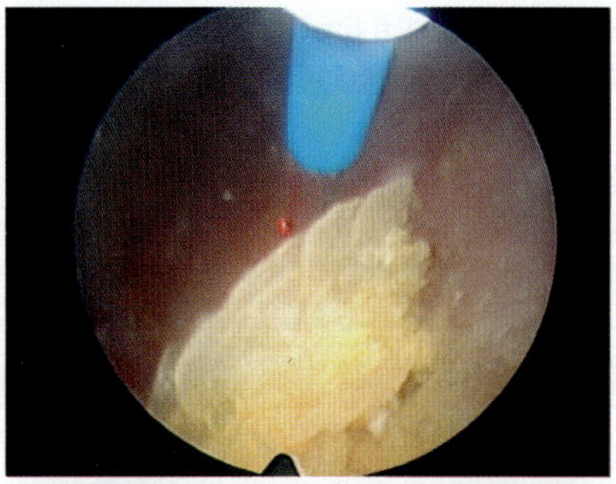

Abb. 6.20 Laserlithotripsie eines Blasensteins [E1149]

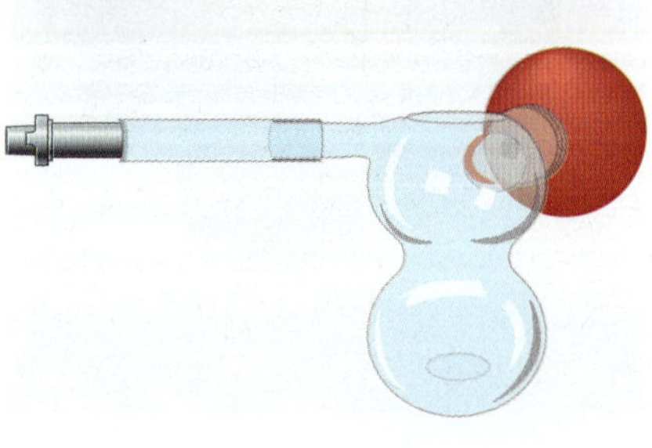

Abb. 6.21 Ellik Evacuator zum Ausspülen von Steinfragmenten oder Prostataresektionsspänen aus der Harnblase [L138]

Gegebenenfalls kann der Eingriff mit einer Prostataadenomektomie verbunden werden (➢ Kap. 6.6.1).

6.4.3 Harnblasenverletzungen

Harnblasenverletzungen, hervorgerufen durch direkte äußere Traumata, sind selten. Die meisten Verletzungen der Harnblase entstehen im Rahmen anderer Operationen (Sectio caesarea, Rektumchirurgie, Hysterektomie).

Fallen solche Verletzungen intraoperativ auf, werden sie direkt durch Naht verschlossen. Wichtig ist die Verwendung von resorbierbarem Nahtmaterial, um eine Steinbildung zu vermeiden. Postoperativ ist dann eine Katheterversorgung für etwa fünf Tage erforderlich.

Fallen Blasenverletzungen erst zu einem späteren Zeitpunkt auf, ist die Lokalisation entscheidend. Extraperitoneale Verletzungen verheilen meist von selbst, wenn die Harnblase für ein paar Tage mit einem transurethralen Katheter konsequent abgeleitet wird. Verletzungen nach intraperitoneal müssen i. d. R. operativ durch Naht verschlossen werden.

6.5 Krankheitsbilder und Therapien: Harnröhre

6.5.1 Harnröhrenstrikturen

Harnröhrenstrikturen betreffen in erster Linie Männer. Die meisten Strikturen betreffen die bulbäre Harnröhre. Sie entstehen durch Entzündungen oder nach Verletzungen der Harnröhrenschleimhaut. Häufige Auslöser sind transurethrale Eingriffe oder Katheter. Deshalb sollten Katheter nicht länger belassen werden als unbedingt notwendig. Regelmäßige Wechsel sind obligatorisch und die Verwendung von Latexkathetern sollte nach Möglichkeit vermieden werden. Transurethrale Eingriffe sollten so schonend wie möglich erfolgen. Insbesondere darf mit Gleitgel niemals gespart werden. Bei länger dauernden Eingriffen sollte zwischendurch erneut Gleitgel eingebracht werden.

Die therapeutischen Optionen sind vielschichtig und sind von Lokalisation, Ausmaß und Rezidivsituation der Striktur abhängig. Hier einige Beispiele:

- Transurethrale Inzision der Harnröhrenstriktur:
  - Klassische Urethrotomie als Sichturethrotomie (nach Sachse) oder blind (nach Otis)
  - Laserurethrotomie
- Offen chirurgisch:
  - Inzision der Enge und Implantation eines freien Mundschleimhautlappens aus der Wange
  - Resektion der Enge und End-zu-End-Anastomose
  - Perineale Urethrostomie (Harnröhren-Damm-Fistel, Boutonniere) als Ultima Ratio

6.5.2 Harnröhrentumoren

Harnröhrentumoren sind relativ selten. Ein größerer Teil der Harnröhre ist durch Urothel ausgekleidet. Deshalb finden sich in der Harnröhre in erster Linie Urothelkarzinome. Diese sind überwiegend mit Urothelkarzinomen in der Harnblase assoziiert. Isolierte Urothelkarzinome der Urethra sind sehr selten. Kleine Tumoren können transurethral reseziert oder koaguliert werden, größere Tumoren erfordern ggf. eine Urethrektomie. Diese ist auch erforderlich, wenn im Rahmen einer Zystektomie ein Tumorbefall der Harnröhre festgestellt wird. Bezüglich des operativen Vorgehens sei auf entsprechende OP-Lehren verwiesen (z. B. Hinman 2007).

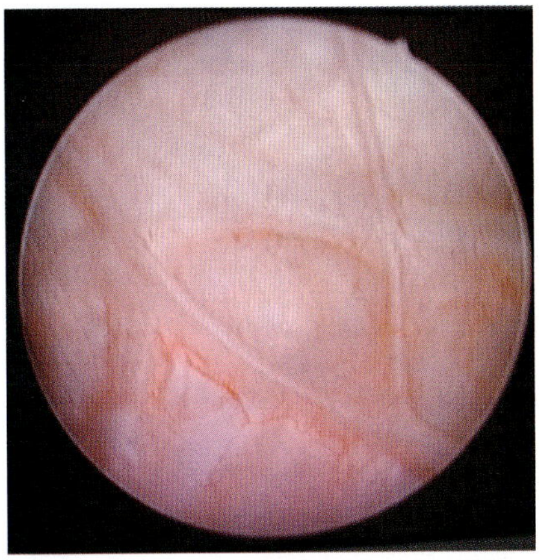

Abb. 6.22 Muskeltrabekel in der Harnblase bei Prostataadenom, sog. „Balkenblase" [T1283]

6.6 Krankheitsbilder und Therapien: Prostata

6.6.1 BPE (benigne Prostatavergrößerung)

MERKE

Die folgenden Begriffe werden oft synonym verwendet: gutartige Prostatavergrößerung, Prostataadenom, BPH (benigne Prostatahyperplasie), BPE (Benign Prostate Enlargement), BPS (benignes Prostatasyndrom).

Bei der BPH handelt es sich um eine gutartige Vergrößerung der epithelialen, muskulären und bindegewebigen Anteile der Prostata. Für diesen Prozess spielt das Testosteron eine entscheidende Rolle. Die genauen Ursachen der BPH sind jedoch auch aktuell noch unklar (Sökeland et al. 2000). Je nach Ausprägung und Wachstumsmuster kommt es durch die Vergrößerung zu einer mehr oder weniger stark ausgeprägten Verengung des Blasenhalses und der prostatischen Harnröhre. Man spricht von einer subvesikalen Obstruktion (➤ Abb. 6.23). Die Häufigkeit entsprechender Miktionsbeschwerden nimmt mit zunehmendem Alter zu. Betroffen sind etwa 50 % aller Männer > 60 J. Der dabei auftretende Symptomkomplex wird als LUTS (Lower Urinary Tract Symptoms) bezeichnet und umfasst nicht nur obstruktive (z. B. Startverzögerung, Strahlabschwächung, Harnverhalt), sondern auch irritative Beschwerden (z. B. Restharngefühl, nächtliches Wasserlassen, erhöhte Miktionsfrequenz, verkürzte Vorwarnzeit, Dranginkontinenz). Eine länger bestehende subvesikale Obstruktion führt zunächst zu einer kompensatorischen Hypertrophie der Harnblasenmuskulatur. Bei weiter bestehender Obstruktion bilden massiv verdickte Muskelfasern der Harnblase eine sog. Balkenblase (➤ Abb. 6.22). Zwischen diesen „Muskelbalken" oder Trabekeln kann es zu Ausstülpungen der Harnblasenschleimhaut kommen. Es bilden sich Blasendivertikel. Kann die Blasenmuskulatur die Obstruktion nicht mehr kompensieren, kann die Harnblase nicht mehr vollständig entleert werden. Es bildet sich Restharn oder es entsteht ein Harnverhalt. Weitere mögliche Folgen können rezidivierende Harnwegsinfekte, die Bildung von Blasensteinen oder die Ausbildung einer Harnstauungsniere sein.

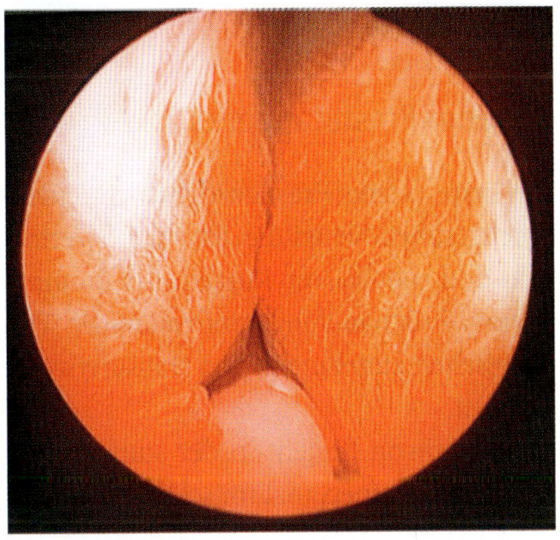

Abb. 6.23 Endoskopischer Blick in die prostatische Harnröhre. Unten der Colliculus seminalis, von den Seiten obstruierende Prostataseitenlappen bei Prostataadenom [T1283]

MERKE

Die Größe der Prostata erlaubt keinen Rückschluss auf das Ausmaß der Beschwerden oder der Obstruktion.

Die Therapie ist zunächst eine medikamentöse, so lange die Blasenentleerung kompensiert ist. Zur Anwendung kommen pflanzliche Wirkstoffe (z. B. Sägepalme, Brennnessel, Kürbiskerne), Alpha-Adrenorezeptorenblocker (z. B. Tamsulosin, Alfuzosin) oder 5-Alpha-Reduktasehemmer (z. B. Finasterid). Ist keine ausreichende Wirksamkeit mehr gegeben, kommt es zu Komplikationen oder tritt ein Harnverhalt auf, ist eine operative Therapie angezeigt. Ist diese nicht möglich oder wird eine Operation nicht gewünscht, kommt eine Harnableitung mittels Katheter infrage. Diese sollte – wann immer möglich – suprapubisch erfolgen.

Operative Therapie

Heute ist eine Vielzahl an unterschiedlichen operativen Verfahren verfügbar. Die Wahl des OP-Verfahrens richtet sich nach den Begleiterkrankungen, der Größe der Prostata, der Verfügbarkeit einzelner Verfahren und der Erfahrung des Operateurs.

Grundsätzlich können die OP-Verfahren in transurethrale und offene Verfahren eingeteilt werden. Eine weitere Einteilung erfolgt nach dem OP-Prinzip in resezierende, vaporisierende und enukleierende Verfahren.

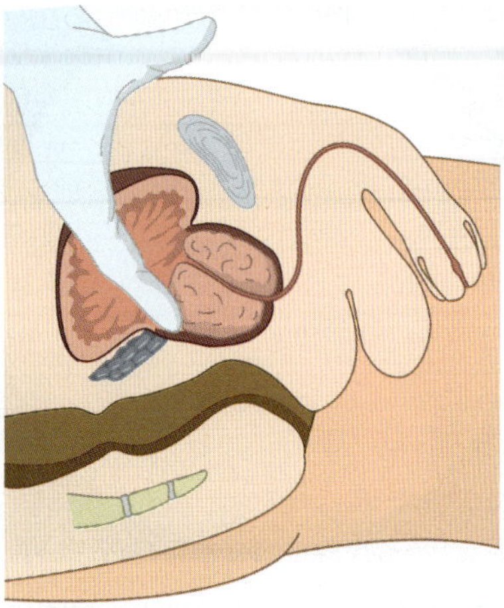

Abb. 6.24 Suprapubische Prostataadenomektomie nach Freyer [L138]

(Offene) Prostataadenomektomie

Die erste offene Prostataadenomektomie wurde 1887 von McGill durchgeführt. Sie ist das älteste OP-Verfahren zur Behandlung der BPE und war bis vor Kurzem das dominierende Verfahren für die operative Behandlung großvolumiger Prostataadenome. Sie wird inzwischen zunehmend von transurethralen Enukleationsverfahren abgelöst.

Das Prinzip besteht in der stumpfen Enukleation des Prostataadenoms in einer anatomisch definierten Schicht unter Belassung der Prostatakapsel. Der Eingriff kann transvesikal (nach Freyer, Harris und Hryntschak; ➤ Abb. 6.24) oder extravesikal (nach Millin) erfolgen. Es ist auch ein robotisches Vorgehen möglich.

Exemplarisch sei der grundsätzliche Ablauf der offenen transvesikalen Enukleation beschrieben:

- Der Zugang erfolgt über einen Pfannenstielschnitt oder eine mediane Unterbauchlaparotomie.
- Nach Auffüllen der Harnblase über einen transurethralen Katheter Darstellung der Blasenvorderwand, Anbringen von Haltenähten und Eröffnung der Harnblase.
- Ggf. Sicherung der Harnleiterostien durch Ureterkatheter.
- Umschneidung der Schleimhaut des Blasenhalses.
- Eingehen mit dem Finger in die prostatische Harnröhre, stumpfe Durchtrennung der vorderen Kommissur bis zur Prostatakapsel und stumpfe Enukleation des Adenoms aus der Kapsel.
- Umstechung der zuführenden Gefäße am Blasenhals bei 5 und 7 Uhr, ggf. Blasenhalsnaht.
- Einbringen eines transurethralen sowie eines suprapubischen Katheters (damit postoperativ eine kontinuierliche Spülung der Harnblase möglich ist).
- Verschluss der Harnblase einschichtig oder zweischichtig.
- Einbringen einer Robinson-Drainage.
- Wundverschluss nach Adaptieren der Rektusbäuche.

PRAXISTIPP

Nach Eröffnen der Harnblase Füllmenge des Saugers dokumentieren und kommunizieren, um den Blutverlust im Rahmen der weiteren Operation abschätzen zu können.

Transurethrale Verfahren

Seit der Entwicklung des Resektoskops um 1930 entwickelte sich die transurethrale Resektion der Prostata zum zweiten Standardverfahren zur Behandlung der BPE (für Adenome unter 80–100 ml). Sie gehört damit zu den ältesten minimalinvasiven Operationen der Medizin. Seither hat sich die transurethrale Resektion stets weiterentwickelt und es haben sich daraus eine Vielzahl weiterer transurethraler OP-Verfahren für die Behandlung der BPE entwickelt. Die inzwischen verfügbaren transurethralen Enukleationstechniken erlauben auch die Behandlung sehr großer Prostataadenome durch die Harnröhre. Alle transurethralen Verfahren erfolgen in Steinschnittlage.

MERKE

Wahl der Spüllösung: Für monopolare Resektionen **ausschließlich** elektrolytfreie Lösungen (z. B. Purisole®), in allen anderen Fällen **immer** isotonische Kochsalzlösung. Ausreichend vorgewärmte Spüllösung vorhalten!

Transurethrale Prostataresektion (TUR-P)

Die TUR-P gehört zu den transurethralen, resezierenden Verfahren und kann sowohl monopolar als auch bipolar erfolgen (➤ Abb. 6.25 und ➤ Abb. 6.26). Nach Eingehen mit dem Resektoskop durch die Harnröhre wird mit einer beweglichen Schlinge das Adenomgewebe Span für Span bis zum Erreichen der Prostatakapsel abgetragen („gehobelt“). Die Resektionsspäne werden anschließend über den Schaft mit einer Blasenspritze ausgespült. Die OP endet mit dem Einlegen eines Spülkatheters (meist 20–22 Charrière). Die Größenli-

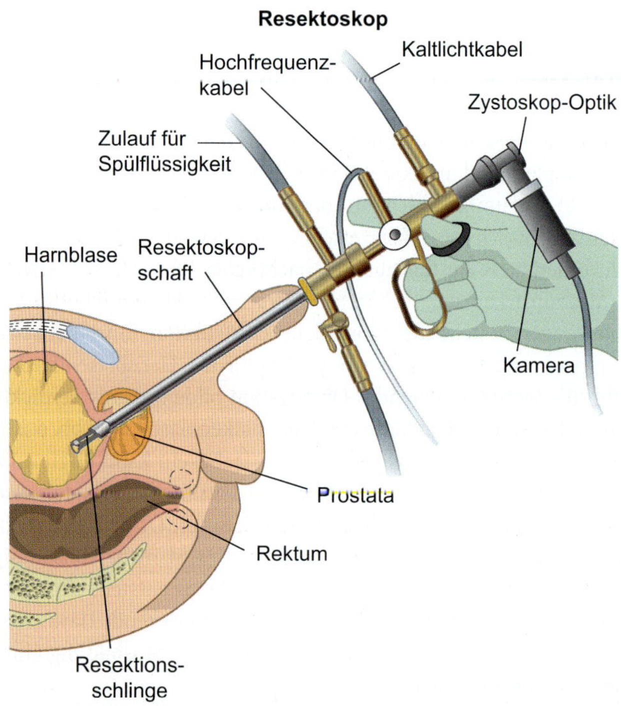

Abb. 6.25 Transurethrale Prostataresektion (TUR-P) [L138]

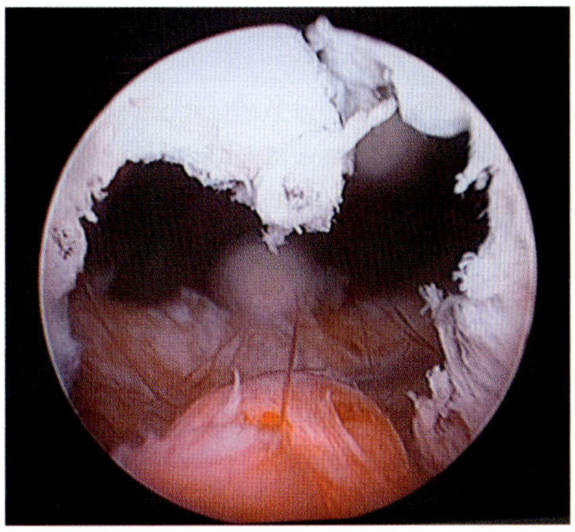

Abb. 6.26 Blick vom Colliculus seminalis in die Prostataloge nach TUR-P, vgl. ➤ Abb. 6.23 [T1283]

mitierung ergibt sich daraus, dass pro Zeiteinheit nur eine bestimmte Gewebemenge abgetragen werden kann und insbesondere bei der monopolaren Resektion mit elektrolytfreier Spüllösung bei längerer Resektionsdauer die Gefahr von lebensgefährlichen Elektrolytentgleisungen durch Einschwemmung der Spülflüssigkeit besteht (sog. **TUR-Syndrom**).

Laserresektion und Vaporisation

Auch mit verschiedenen Lasern ist ein transurethraler Gewebeabtrag möglich. Je nach Laser und Technik können Prostataspäne reseziert werden (z. B. Vaporesektion mit dem Thulium-Laser) oder es wird Adenomgewebe verdampft (= vaporisiert; z. B. Thulium-Laser, fotoselektive Vaporistation mit dem sog. Greenlight-Laser). Vorteile bestehen in dem meist geringeren Blutverlust. Der OP-Ablauf ähnelt dem der klassischen TUR-P.

Transurethrale Enukleationstechniken

Auch eine transurethrale Enukleation ist inzwischen möglich und gewinnt zunehmend an Bedeutung. In vielen Kliniken ist sie heute bei größeren Adenomen Standard. Der Vorteil besteht einerseits darin, dass es wie bei der offenen Prostataadenomektomie (s. o.) prinzipiell keine Größenlimitierung gibt und man andererseits dem Patienten den Bauchschnitt erspart. Das Prinzip der transurethralen Enukleation gleicht grundsätzlich dem der offenen Adenomektomie. Die Rolle des stumpf enukleierenden Fingers des Operateurs übernimmt jedoch das transurethral eingebrachte Resektoskop. Je nach Verfahren wird die mechanische Enukleation unterstützt durch einen Laser (z. B. Holmium-Laser-Enukleation der Prostata **[HoLEP]**, Thulium-Laser-Enukleation der Prostata **[ThuLEP]**) oder durch bipolaren Strom bei der bipolaren Prostata-Enukleation. Diese Energiequellen erlauben im Gegensatz zur offenen Adenomektomie auch eine sofortige und gezielte direkte Blutstillung.

Allen transurethralen Enukleationstechniken ist gemeinsam, dass am Ende der Operation die enukleierten und in die Blase verlagerten Adenomknoten mit einem speziellen Gerät (Morcellator) unter Sicht in der Blase zerkleinert (morcelliert) und die entstehenden Späne über den Morcellatorschaft kontinuierlich abgesaugt werden.

Andere Techniken

In letzter Zeit finden sich viele neue, überwiegend transurethrale OP-Verfahren, die z. T. zum aktuellen Zeitpunkt entweder experimentellen Charakter haben oder nur für ein sehr selektiertes Patientengut Vorteile versprechen. Beispiele sind in ➤ Tab. 6.3 aufgeführt.

Tab. 6.3 Andere OP-Verfahren zur Behandlung der BPH

Verfahren	Prinzip
AquaBeam®	Ein robotisches transurethrales Verfahren, bei dem Prostatagewebe mit einem Wasserstrahl destruiert und abgetragen wird.
PAE (Prostata-Arterien-Embolisation)	Ein Verfahren der interventionellen Radiologie. Über die Leistenarterie werden die zuführenden Prostataarterien mit kleinen Kügelchen verschlossen.
Rezym®	Durch transurethrale Injektion kleiner Mengen heißen Wasserdampfes in das Prostataadenom werden Gewebenekrosen erzeugt.
Urolift®	Durch kleine, von der prostatischen Harnröhre aus in die Prostata eingebrachte Anker wird das Prostatagewebe nach außen gezogen und damit **ohne Gewebeabtrag** die Obstruktion behoben.

6.6.2 Prostatakarzinom

Das Prostatakarzinom ist in Deutschland die häufigste Krebserkrankung des Mannes. Jährlich werden in Deutschland etwa 60.000 Prostatakarzinome neu diagnostiziert. Mit 11,6 % ist es die zweithäufigste Krebstodesursache (Hakenberg 2020). Durch regelmäßige Früherkennungsuntersuchungen ist die Diagnose meist zu einem Zeitpunkt möglich, zu dem noch eine kurative Therapie möglich ist, das heißt in einem organbegrenzten, nichtmetastasierten Stadium. Neben der operativen Therapie kommt für kleine, wenig aggressive Tumoren ein abwartendes Vorgehen infrage (Active Surveillance). Als weitere Option mit kurativem Ansatz kommt die Strahlentherapie infrage. Fortgeschrittene bzw. metastasierte Prostatakarzinome werden palliativ zunächst durch Testosteronentzug behandelt. Erfolgte dies früher operativ durch Entfernung der Hoden, werden heute Analoga oder Antagonisten des Gonadotropin-Releasing-Hormons eingesetzt. Zusätzlich ist eine Vielzahl medikamentöser Ansätze verfügbar, die immer mit dem medikamentösen Hormonentzug kombiniert werden. Außerdem kommt in bestimmten Fällen eine Chemotherapie infrage.

Die operative Therapie des lokalisierten Prostatakarzinoms ist die radikale Prostatektomie. Das Prinzip besteht in der kompletten Entfernung der Prostata samt prostatischer Harnröhre unter Mitnahme der Bläschendrüsen. Die Harnröhre wird anschließend mit dem Blasenhals durch Naht anastomosiert. Es resultiert eine Zeugungsunfähigkeit. Je nach Tumorausdehnung können die für die Erektion wichtigen Nerven, die direkt über die Prostatakapsel ziehen, einseitig oder beidseitig erhalten werden.

In aller Regel erfolgt simultan eine Entfernung der regionalen Lymphknoten. Das Ausmaß der Lymphadenektomie ist vom Tumorstadium bzw. von der Biologie des Tumors abhängig. In einigen

6

Kliniken erfolgt die Lymphadenektomie als Sentinel-Lymphadenektomie (Entfernung der Schildwächterlymphknoten). Hierzu wird eine radioaktiv oder magnetisch markierte Substanz in die Prostata eingespritzt. Diese wird in den Schildwächterlymphknoten gespeichert. Intraoperativ lassen sich diese Lymphknoten dann mit entsprechenden Sonden auffinden und gezielt resezieren.

Offene radikale Prostatovesikulektomie

Es ist sowohl ein perinealer, als auch ein suprapubischer Zugangsweg möglich. In den meisten Fällen erfolgt die Operation heute suprapubisch. Der prinzipielle **Ablauf** ist wie folgt:
- Mediane Unterbauchlaparotomie, Durchtrennung der Linea alba und Auseinanderdrängen der Rektusbäuche, Einbringen eines Selbsthalters
- Darstellen der Beckengefäße und Lymphadenektomie (s. o.)
- Inzision der endopelvinen Faszie (Beckenbodenfaszie) bds. der Prostata
- Durchtrennen der Bandstrukturen zwischen Symphyse und Prostata (puboprostatische Bänder), ggf. Durchstechung auftretender Blutungen
- Ligatur und Durchtrennung des vor der Harnröhre gelegenen Venenplexus (Plexus santorini)
- Ggf. abpräparieren der Gefäß-Nerven-Bündel von der Prostata
- Darstellen des Apex der Prostata und der Harnröhre, Durchtrennung der Harnröhre
- Durchtrennung und Ligatur der von den Seiten kommenden Gefäßversorgung der Prostata (sog. Prostatapfeiler)
- Absetzen der Bläschendrüsen nach Setzen von Overholt-Klemmen, Ligatur
- Präparation des Blasenhalses, Absetzen der Prostata vom Blasenhals und Rekonstruktion des Blasenhalses durch Naht
- Einbringen eines transurethralen Katheters und Anastomosierung von Harnröhre und Harnblase durch Einzelknopf- oder fortlaufende Naht
- Einbringen einer Robinson-Drainage
- Schichtweiser Wundverschluss

Etwa am sechsten postoperativen Tag erfolgt die Prüfung der Dichtigkeit der Anastomose (z. B. durch ein Zystogramm). Ist dies gegeben, kann der transurethrale Katheter entfernt werden.

Weitere OP-Verfahren

- Laparoskopische radikale Prostatektomie
- Robotische radikale Prostatektomie

6.7 Krankheitsbilder und Therapien: Penis

6.7.1 Phimose

Bei der Phimose handelt es sich um eine Verengung der Vorhautöffnung. Es ist zwischen der angeborenen, kindlichen Phimose und der erworbenen Phimose des erwachsenen Mannes zu unterscheiden.

Kindliche Phimose

Bei der Geburt ist die Vorhaut physiologisch eng und nicht retrahierbar. Manipulationsversuche sollten unterlassen werden. Zum Ende des ersten Lebensjahres weitet sie sich normalerweise Bei manchen Kindern besteht die Vorhautenge fort. Die Vorhautenge kann sich im weiteren Verlauf von selbst geben. Eine OP-Indikation besteht, wenn Komplikationen auftreten (wiederholte Entzündungen, Ballonierung beim Wasserlassen). Ein Therapieversuch mit kortisonhaltigen Salben sollte vor einer evtl. Operation erfolgen. Bis etwa zur Einschulung sollte die Phimose behoben sein.

Ein vorhauterhaltendes Vorgehen ist z. B. bei der **Triple Incision** möglich. Hierbei wird der Schnürring bei 12, 5 und 7 Uhr längs inzidiert und anschließend mit resorbierbarer Naht quer vernäht. Anderenfalls kann eine Zirkumzision erfolgen (s. u.).

Erworbene Phimose

Erworbene Phimosen finden sich häufig bei Diabetikern. Therapie der Wahl ist die **Zirkumzision**, da sich in seltenen Fällen auch Peniskarzinome hinter einer Phimose verbergen können. Eine Salbenbehandlung führt i. d. R. nicht zu einer Besserung und auch eine Triple Incision ist nicht Erfolg versprechend.

Die Vorhaut wird mit Klemmchen gefasst und das äußere Vorhautblatt ovalär umschnitten. Nach Längsinzision wird das innere Vorhautblatt nahe der Kranzfurche reseziert. Es erfolgt die Naht des Vorhautbändchens und anschließend die Adaptation des äußeren Vorhautblattes mit dem Rest des inneren Vorhautblattes im Bereich der Kranzfurche. Die Naht sollte mit schnell resorbierbarem Nahtmaterial erfolgen (z. B. Vicryl rapid®, Velosorb® fast).

6.7.2 Frenulum breve

Gelegentlich ist das Vorhautbändchen zu kurz, was zu Schmerzen bei der Erektion oder zu Einrissen beim Geschlechtsverkehr führen kann. Therapie der Wahl ist eine Frenulumplastik. Dabei wird das zu kurze Frenulum quer inzidiert und anschließend längs vernäht. So lassen sich 2–3 cm Länge gewinnen.

6.8 Krankheitsbilder und Therapien: Hoden und Nebenhoden

6.8.1 Hodentorsion

Bei einer Hodentorsion drehen sich Hoden und Nebenhoden um ihre Achse. Dabei kommt es zur Torsion des Samenstrangs. In der Folge ist die Durchblutung des Hodens nicht mehr sichergestellt. Besteht die Torsion > 4 bis 6 h, wird der Hoden nekrotisch. Symptome sind plötzlich auftretende heftige Hoden- zum Teil auch Bauchschmerzen, oft verbunden mit Übelkeit und Erbrechen. Klinische Zeichen sind ein schmerzhafter, hoch stehender Hoden. Oft findet sich auch eine Rötung und eine ödematöse Schwellung des Hodensacks. Hodentorsionen können in jedem Alter auftreten, sind jedoch bei Jungen zwischen 12 und 18 J. besonders häufig (➤ Abb. 6.27 und ➤ Abb. 6.28).

MERKE

Bei der Hodentorsion handelt es sich um einen urologischen Notfall. Bei jedem V. a. eine Hodentorsion muss eine sofortige Hodenfreilegung erfolgen.

Die Therapie besteht in der sofortigen Hodenfreilegung. Das Skrotum und die Hodenhüllen werden eröffnet, Hoden und Samenstrang inspiziert und der Hoden wird zurückgedreht. Anschließend wird der Hoden durch Einzelknopfnähte im Skrotum fixiert. Sollte der Hoden bereits nekrotisch sein, erfolgt vom gleichen Zugang die Orchiektomie.

Simultan oder zu einem späteren Zeitpunkt elektiv sollte die Fixierung des Hodens der Gegenseite erfolgen, da bei einer Hodentorsion die Gegenseite anlagebedingt ebenfalls torsionsgefährdet ist.

6.8.2 Hydrozele

Bei der Hydrozele testis handelt es sich um eine Flüssigkeitsansammlung innerhalb der Hodenhüllen. Man unterscheidet angeborene (kindliche) Hydrozelen von erworbenen Hydrozelen. Die angeborenen Hydrozelen entstehen, wenn sich nach der Geburt die Verbindung zwischen Hodenhüllen und Bauchraum nicht verschließt. Man spricht dann auch von einem offenen Processus vaginalis. Es handelt sich in diesem Fall um eine Sonderform einer indirekten Leistenhernie (➤ Kap. 4.22.1).

Bei der angeborenen Hydrozele erfolgt ein Leistenschnitt auf der betroffenen Seite. Der Samenstrang wird vor dem äußeren Leistenring mobilisiert und der Hoden aus dem Skrotum herausluxiert. Durch Inzision der Externusaponeurose wird der Leistenkanal eröffnet. Nun kann der offene Processus vaginalis von den übrigen Samenstranggebilden abpräpariert werden. Anschließend wird eine Overholt-Klemme nach zentral in Höhe des inneren Leistenrings auf den offenen Processus gesetzt, dieser durchtrennt und nach zentral mit einer Durchstichligatur versorgt. Abschließend erfolgt der schichtweise Wundverschluss.

Erworbene Hydrozelen können als sog. Begleithydrozelen bei anderen Erkrankungen des Hodens und Nebenhodens (Hodentumor, Entzündung, Torsion) entstehen. In vielen Fällen ist die Genese jedoch unklar. Hydrozelen entstehen allmählich und sind schmerzlos. Sie können monströse Ausmaße annehmen. Die Hydrozele selbst ist harmlos. Eine OP-Indikation besteht nur dann, wenn ein entsprechender Leidensdruck besteht. Therapie der Wahl ist die Hydrozelenresektion. Die wenigsten Rezidive finden sich bei der Hydrozelenresektion nach von Bergmann. Hierbei wird das Skrotum eröffnet, die Hydrozele im Skrotum stumpf mobilisiert und herausluxiert. Anschließend wird die flüssigkeitsgefüllte Tunica vaginalis eröffnet und reseziert. Die Blutstillung entlang der Schnittkante erfolgt durch Elektrokoagulation und/oder fortlaufende Naht. Der Hoden wird anschließend ins Skrotum reponiert und das Skrotum zweischichtig verschlossen (➤ Abb. 6.29).

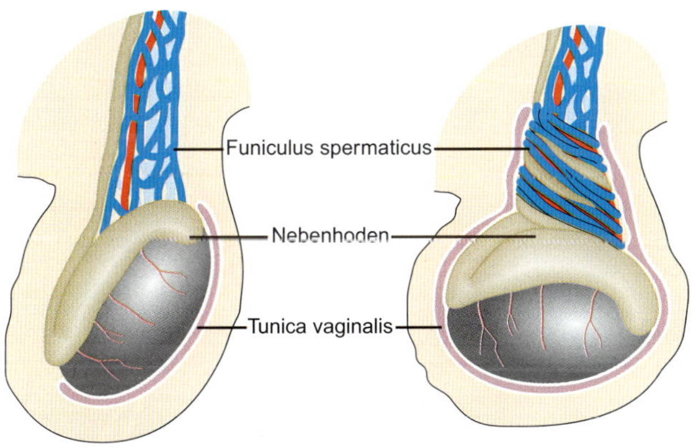

Abb. 6.27 Anatomie des Hodens bei Hodentorsion: normaler Hoden links, Hodentorsion rechts. Schwellung des betroffenen Hodens mit einer Verlagerung nach kranial [L235]

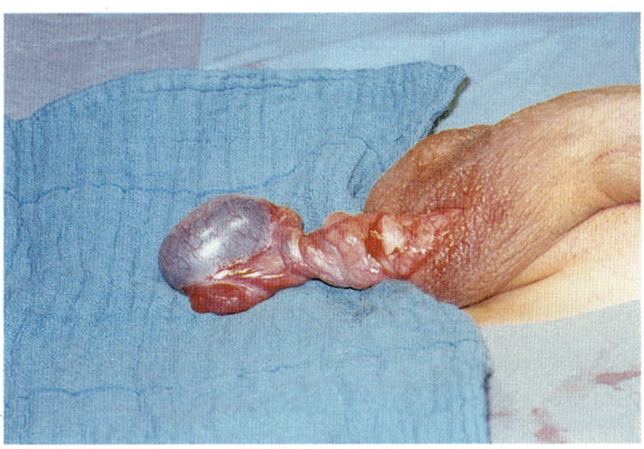

Abb. 6.28 Intraoperativer Situs bei 3 h alter Hodentorsion des linken Hodens. Deutlich sichtbar sind die bläulich livide Verfärbung des Hodens sowie die Torsion des Samenstrangs. [R190-005]

6.8.3 Spermatozele

Bei einer Spermatozele handelt es sich um harmlose Zysten des Nebenhodens. Wenn diese sehr groß werden und den Patienten stören, kann die Resektion erfolgen. Hierbei wird der Hodensack eröffnet, der Skrotalinhalt stumpf mobilisiert und herausluxiert. Anschließend Eröffnen der Hodenhüllen und Herauspräparieren der Spermatozele aus dem Nebenhoden. Sollte der Nebenhoden durch multiple Zysten weitgehend destruiert sein, kann eine teilweise oder vollständige Nebenhodenentfernung (Epididymektomie) sinnvoll sein. Abschließend Verschluss der Hodenhüllen, Reposition des Hodens ins Skrotalfach und zweischichtiger Skrotalverschluss.

6.8.4 Sterilisation des Mannes (Vasektomie)

Bei abgeschlossener Familienplanung kann eine Sterilisation des Mannes erfolgen. Es gibt mehrere Varianten dieser Operation. Der Eingriff kann gut in Lokalanästhesie durchgeführt werden. Exemplarisch sei hier eine Möglichkeit kurz skizziert:

Nach Lokalanästhesie wird der Samenleiter im Hodensack getastet und mit zwei Backhaus-Klemmen angeklemmt. Über dem

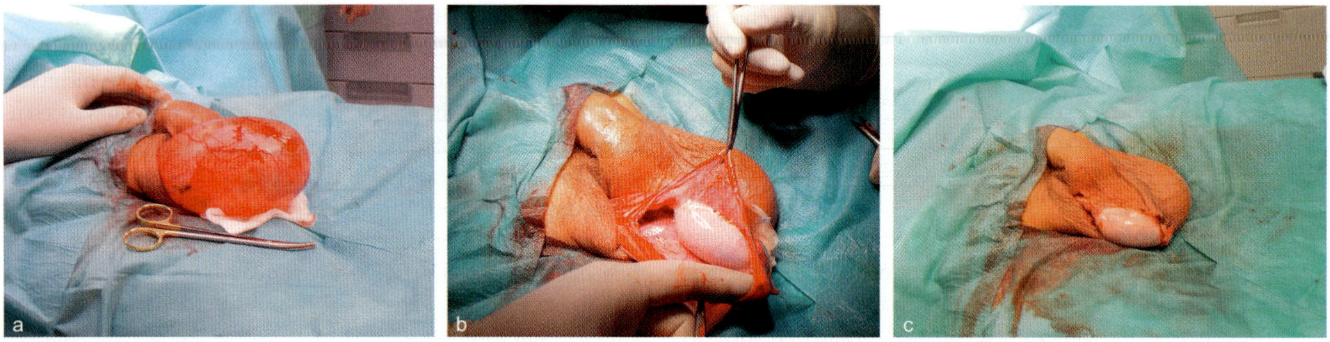

Abb. 6.29 **a** Aus dem Skrotum luxierte große Hydrozele testis, **b** Z. n. Eröffnung der Hydrozele und Absaugen der Hydrozelenflüssigkeit, **c** Situs nach Resektion der Hydrozelenwand. [T1283]

Samenleiter erfolgt dann eine Hautinzision von etwa 1,5 cm Länge. Der Samenleiter wird nun unterfahren und herausluxiert, anhaftendes Gewebe abpräpariert und es werden zwischen den Klemmchen mind. 3 cm Samenleiter reseziert (➤ Abb. 6.30). Die Lumina der verbleibenden Samenleiterenden werden mit der Nadel koaguliert und anschließend mit Durchstichligatur versorgt. Meist erfolgt zusätzlich eine einfache Ligatur. Nach Blutstillung wird eine Tabaksbeutelnaht vorgelegt und ein Samenleiterende in einer Gewebetasche versenkt. Anschließend Hautnaht und gleiches Vorgehen auf der Gegenseite.

Die resezierten Samenleiterstücke können zur histologischen Untersuchung eingeschickt werden. Nach der Sterilisation muss weiter verhütet werden, bis in entsprechenden Untersuchungen der Samenflüssigkeit keine Spermien mehr nachweisbar sind (i. d. R. werden drei Untersuchungen ohne Spermien gefordert).

6.8.5 Hodenhochstand

Erfolgt die physiologische Wanderung des Hodens durch den Leistenkanal in den Hodensack nicht oder nicht vollständig, resultiert ein Hodenhochstand. Betroffen sind 0,7–3 % der reif geborenen Jungen, Frühgeborene sind deutlich häufiger betroffen (https://register.awmf.org/assets/guidelines/006-022l_S2k_Hodenhochstand_Maldescensus-testis_2018-08-abgelaufen.pdf). Je nach Lage des Hodens unterscheidet man Bauchhoden, Leistenhoden, Gleithoden und Pendelhoden (➤ Abb. 6.31 und ➤ Abb. 6.32).

Zur Vermeidung einer Schädigung der Keimzellbildung sollte die Behandlung bis zum Ende des 1. Lj. abgeschlossen sein. Das Entartungsrisiko nicht vollständig deszendierter Hoden ist deutlich (bis zu 8-fach) erhöht. Deshalb sollten insbesondere nach dem 15. Lj. regelmäßige Kontrollen erfolgen und der Jugendliche zur Selbstuntersuchung angehalten werden.

Der Pendelhoden bedarf keiner Therapie. Es handelt sich um eine Variante, bei der der Hoden zeitweilig skrotal, zeitweilig auch inguinal liegt. Bei einem Gleithoden liegt dieser am äußeren Leistenring und er kann manuell in den Hodensack verlagert werden, gleitet dann aber sofort in die alte Position zurück. Bei Gleithoden kann zunächst ein konservativer (medikamentöser) Therapieversuch erfolgen (GnRH oder hCG). Bei nicht tastbarem Hoden erfolgt eine Laparoskopie. Leistenhoden werden durch Orchidolyse mit Orchidopexie behandelt.

Orchidolyse/Orchidopexie

Es erfolgt ein Inguinalschnitt mit einer Eröffnung des Leistenkanals, daraufhin die Inzision der Externusaponeurose. Nach Aufsuchen

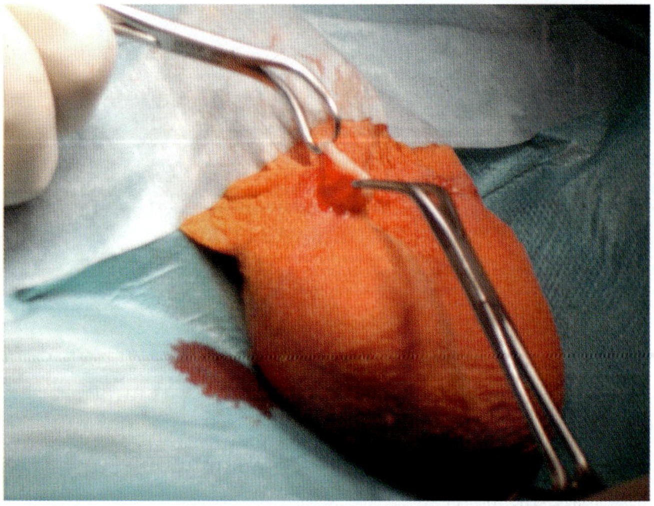

Abb. 6.30 Freipräparierter Ductus deferens bei der Vasoresektion [T1283]

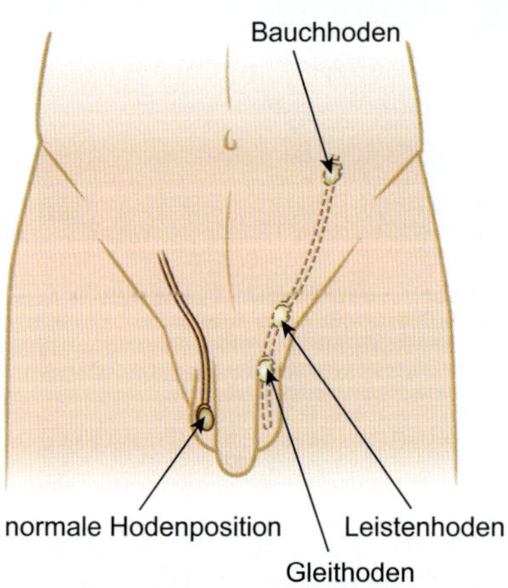

Abb. 6.31 Formen des Hodenhochstands [L255]

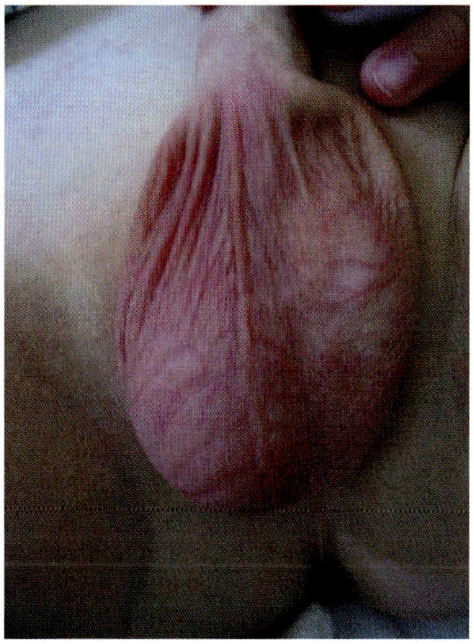

Abb. 6.32 Klinisches Bild bei Hodenhochstand. Das rechte Hemiskrotum ist gefüllt, das linke ist leer. [G879]

und Mobilisation des Hodens werden schrittweise unter sorgfältiger Schonung der Samenstranggefäße und des Samenleiters (Ductus deferens), die den Samenstrang begleitenden Muskelfasern des Musculus cremaster abpräpariert. Auch ein evtl. vorhandener offener Processus vaginalis muss abpräpariert, durchtrennt und in Höhe des inneren Leistenringes unterbunden werden (➢ Kap. 6.8.2). Anschließend wird der Hoden spannungsfrei in das Skrotalfach verlagert und im Hodensack bzw. einer intrakutanen Tasche mit Naht fixiert. Abschließend erfolgt der schichtweise Wundverschluss.

6.8.6 Keimzelltumoren des Hodens

Bösartige Hodentumoren treten i. d. R. bei jungen Männern auf. Bei Männern zwischen 20 und 44 J. ist ein Keimzelltumor mit einem Anteil von etwa 25 % die häufigste bösartige Tumorerkrankung. Die Inzidenz liegt in Deutschland bei 10/100.000 Männern. Der Keimzelltumor des Hodens gehört zu den bösartigen Erkrankungen mit den besten Überlebenswahrscheinlichkeiten. Die Heilungsrate liegt insgesamt bei etwa 95 %. Zu den Risikofaktoren gehören eine positive Familienanamnese, ein Hodenhochstand in der Eigenanamnese und Fertilitätsstörungen (https://register.awmf.org/assets/guidelines/043-049OLl_S3_Keimzelltumoren-Hoden-Diagnostik-Therapie-Nachsorge_2020-03.pdf). Histologisch werden viele verschiedene Keimzelltumoren unterschieden. Klinisch bedeutsam ist die Unterscheidung in Seminome und Nichtseminome (alle Tumoren, die keine Seminome sind). Die Prognose der Nichtseminome ist insgesamt etwas schlechter als die der Seminome.

Die betroffenen Männer stellen sich meist aufgrund einer nicht schmerzhaften Größenzunahme des Hodens vor. Die Diagnose wird durch einen typischen harten Tastbefund des Hodens gestellt. Auch der Ultraschallbefund ist relativ typisch.

Als primäre Therapie erfolgt zunächst die Entfernung des betroffenen Hodens von einem Leistenschnitt aus (**radikale inguinale Orchiektomie**). Nach Darstellung des äußeren Leistenrings wird der Samenstrang unterfahren und eine weiche Darmklemme auf den Samenstrang gesetzt. Nun kann der Hoden aus dem Hodensack herausluxiert werden. Das Gubernaculum testis wird zwischen Overholt-Klemmen durchtrennt und ligiert. Nun wird der Leistenkanal eröffnet, indem die Externusaponeurose durchtrennt wird. Der Samenstrang wird nun komplett bis zum inneren Leistenring freipräpariert, der Samenleiter separiert und anschließend zwischen Overholt-Klemmen durchtrennt und ligiert. Letztlich werden die übrigen Samenstranggebilde ebenfalls zwischen Overholt-Klemmen durchtrennt und mit Durchstichligatur und zusätzlicher einfacher Ligatur versorgt. Gegebenenfalls kann eine Hodenprothese eingelegt werden. Nach Verschluss des Leistenkanals (Externusaponeurose) durch fortlaufende Naht erfolgt der Wundverschluss durch Subkutannaht und Hautnaht.

Die weitere Therapie richtet sich nach der Histologie und dem Vorhandensein evtl. Metastasen. Das Spektrum reicht von regelmäßigen Verlaufskontrollen über Chemotherapie und Bestrahlung bis hin zu weiteren Operationen zur Resektion von Metastasen.

6.9 Fachspezifische Positionierung

Positionierungen in der Urologie entsprechen im Regelfall den Standards (➢ Kap. 2.2). Bei Prostatektomien und Zystektomien am männlichen Patienten ist es in einigen Abteilungen üblich, statt der Verwendung von Goepel-Beinhaltern im Sinne einer Steinschnittposition, die Spreizung der Beine durch simples Auseinanderbewegen der Beinteile des OP-Tisches zu bewerkstelligen. Hierbei ist dann auf eine ordnungsgemäße Abdeckung jedes einzelnen Beins mit separaten Tüchern zu achten.

6

6.10 Fachspezifische Abdecksysteme

Bei der TUR-Abdeckung handelt es sich um ein Abdecksystem für Patienten in Steinschnittlage mit integrierter Beinabdeckung, Öffnung im Genitalbereich und integriertem Auffangbeutel für Flüssigkeiten mit Ablaufschlauch (➢ Abb. 6.33).

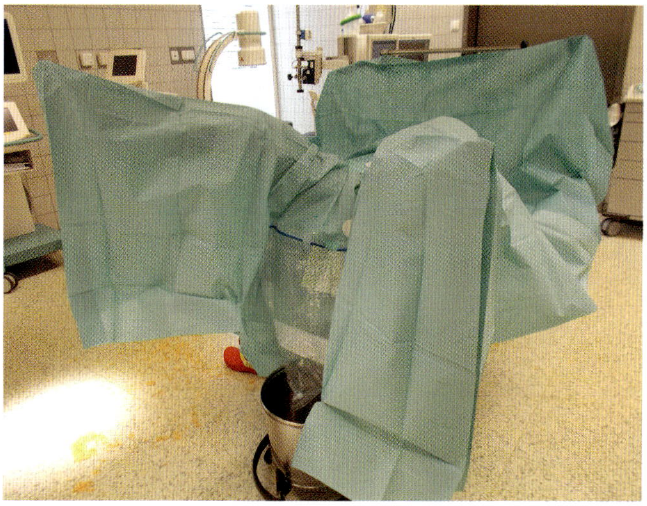

Abb. 6.33 Anwendung einer TUR-Abdeckung [T1283]

LITERATUR

Arbeitskreis Harnsteine der Akademie der Deutschen Urologen; Deutsche Gesellschaft für Urologie e. V. (Hrsg.). S2k-Leitlinie zur Diagnostik, Therapie und Metaphylaxe der Urolithiasis – Aktualisierung 2018. AWMF-Reg.-Nr. 043-025. https://register.awmf.org/assets/guidelines/043-025l_S2k_Diagnostik_Therapie_Metaphylaxe_Urolithiasis_2019-07_1.pdf (letzter Zugriff: 5.12.2022).

Bartsch G, Poisel S. Operative Zugangswege in der Urologie. Stuttgart, New York: Georg Thieme Verlag, 1994.

Deutsche Gesellschaft für Kinderchirurgie (Hrsg.). S2k-Leitlinie Hodenhochstand - Maldescensus testis. AWMF-Reg.-Nr. 006-022. https://register.awmf.org/assets/guidelines/006-022l_S2k_Hodenhochstand_Maldescensus-testis_2018-08-abgelaufen.pdf (letzter Zugriff: 5.12.2022).

Faul P, Farin G. TURP Fibel – Transurethrale Resektion der Prostata. PHARCO-PHARMA GmbH, Köln, 2010, www.farco.de/application/files/9714/4117/7900/TURP-Fibel-NEU-low.pdf (letzter Zugriff: 20.6.2022).

Hakenberg OW. Prostatakarzinom: Kein harmloser Alterskrebs. Dtsch Arztebl International 2020; 117(33–34): [10]; DOI: https://doi.org/10.3238/PersOnko.2020.08.17.02, www.aerzteblatt.de/pdf.asp?id=214982 (letzter Zugriff: 20.6.2022).

Hinman F jr. Atlas urologischer Operationen im Kindes- und Erwachsenenalter. Heidelberg: Springer Medizin Verlag, 2009.

Hohenfellner R (Hrsg.). Ausgewählte urologische OP-Techniken. Stuttgart, New York: Georg Thieme Verlag, 1997.

Leitlinienprogramm Onkologie (Deutsche Krebsgesellschaft, Deutsche Krebshilfe, AWMF). S3-Leitlinie Diagnostik, Therapie und Nachsorge der Keimzelltumoren des Hodens. AWMF-Reg.-Nr. 043/049OL. https://register.awmf.org/assets/guidelines/043-049OLl_S3_Keimzelltumoren-Hoden-Diagnostik-Therapie-Nachsorge_2020-03.pdf (letzter Zugriff: 5.12.2022).

Leitlinienprogramm Onkologie (Deutsche Krebsgesellschaft, Deutsche Krebshilfe, AWMF). S3-Leitlinie Prostatakarzinom. AWMF-Reg.-Nr. 043/022OL. https://register.awmf.org/assets/guidelines/043-022OLl_S3_Prostatakarzinom_2021-10.pdf (letzter Zugriff: 5.12.2022).

Manski D. Urologielehrbuch. www.urologielehrbuch.de (letzter Zugriff: 20.6.2022)

Richard Wolf GmbH (Hrsg.): OP-Techniken Urologie. www.richard-wolf.com/de/disziplinen/urologie/op-techniken-in-der-urologie/ (letzter Zugriff: 20.6.2022).

Sökeland J, Goepel M, Schulze H. Die benigne Prostatahyperplasie: Pathogenese, Diagnostik und konservative Therapie, Dtsch Ärztebl 2000; 97: A-1677–1681. www.aerzteblatt.de/int/article.asp?id=23383 (letzter Zugriff: 20.6.2022).

KAPITEL

7

Simone Kastl

OTA in der Orthopädie und Traumatologie

Die **Orthopädie** befasst sich mit der Entstehung, Erkennung, Verhütung und Behandlung angeborener oder erworbener Erkrankungen sowie Fehlbildungen des Stütz- und Bewegungsapparats. Dazu zählen Knochen, Muskeln, Gelenke, Bänder und Sehnen.

Die **Traumatologie** hingegen setzt sich mit Auswirkungen, Behandlung und Verhütung von Traumata auseinander. Als **Polytrauma** bezeichnet man mehrere, gleichzeitig entstandene Verletzungen mehrerer Körperregionen oder Organsysteme, wobei wenigstens eine Verletzung oder die Kombination mehrerer Verletzungen lebensbedrohlich ist.

7.1 Anatomie und Physiologie des menschlichen Muskel- und Knochensystems

Das Skelettsystem ist das knöcherne Gerüst des Körpers und sehr stabil. Im weiteren Sinne bezeichnet es den gesamten passiven Bewegungsapparat mit Knochen, Bändern, Gelenken und Gelenkkapseln. Dieser wird durch die Skelettmuskulatur, den aktiven Teil, ergänzt und in Bewegung gebracht.

7.1.1 Der Knochen

Das menschliche Skelett besteht aus 206 Knochen und macht 10 % des Körpergewichts aus (➢ Abb. 7.1). Die Knochen gehören zum passiven Bewegungsapparat und haben folgende Aufgaben:
- **Stabilität** des Körpers herstellen
- **Schutzfunktion** der inneren Organe
- **Speicherung** von Mineralien
- **Ansatzteile** für Muskeln und Sehnen

Knochentypen

- **Röhrenknochen:** besteht aus einem röhrenförmigen Schaft mit zwei meist verdickten Enden (z. B. Oberarmknochen)
- **Platte Knochen:** flache kompakte Form (z. B. Brustbein)
- **Kurze Knochen:** meist würfel- oder quaderförmig, unregelmäßig (z. B. Handwurzelknochen)
- **Sesambeine:** sind in besonders belastete Muskelsehnen eingebettet (z. B. Kniescheibe)
- **Irreguläre Knochen:** Knochen die in kein anderes Schema passen (z. B. Wirbel)

Knochenaufbau

Ein Knochen wächst, erneuert sich und repariert sich, so lange man lebt (➢ Abb. 7.2).
- **Äußere Strukturen:**
  - Die langen Knochen bestehen aus einem dünneren Schaftteil, der **Diaphyse** (schwammartiges Knochengewebe, Spongiosa), und den beiden Enden, der **Epiphyse** (kompakte Knochensubstanz). Die zwei Abschnitte, die Diaphyse und Epiphyse miteinander verbinden, nennt man **Metaphyse.** Sie sind im Kindes- und Jugendalter für das Längenwachstum eines Knochens verantwortlich.

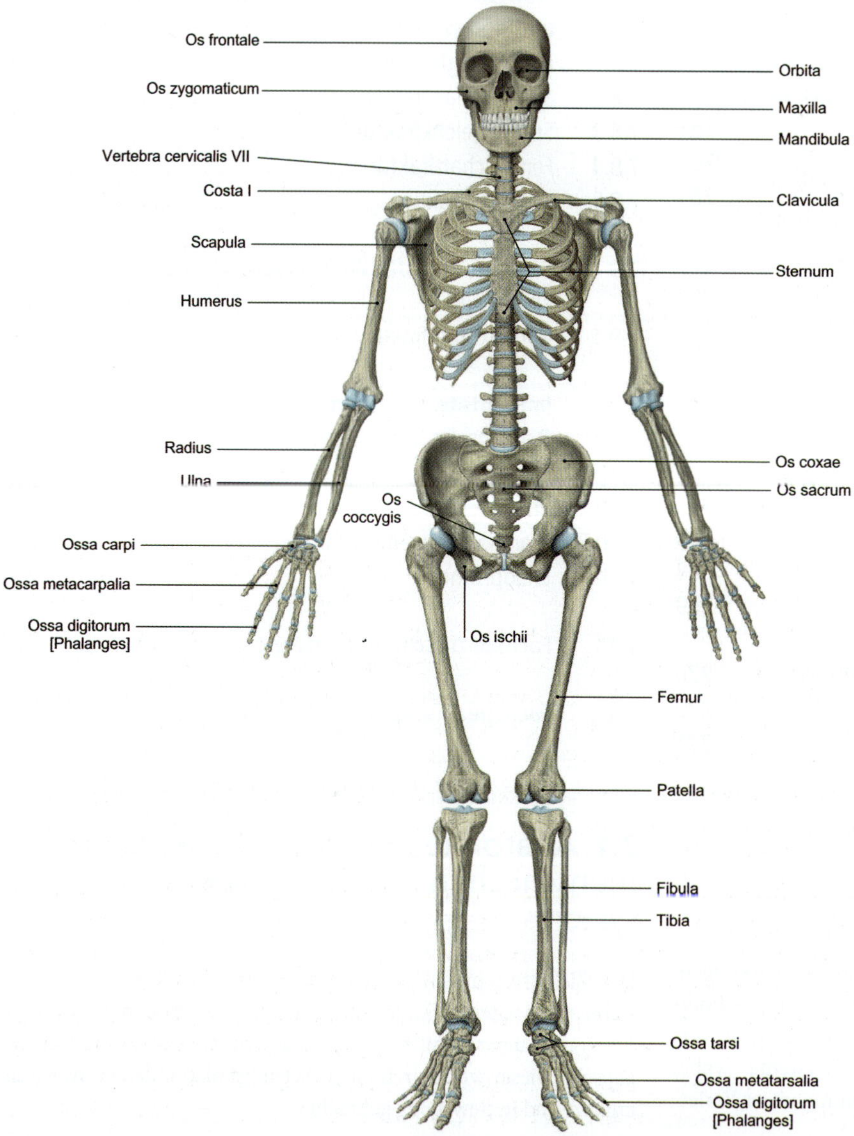

Abb. 7.1 Das menschliche Skelett [L127]

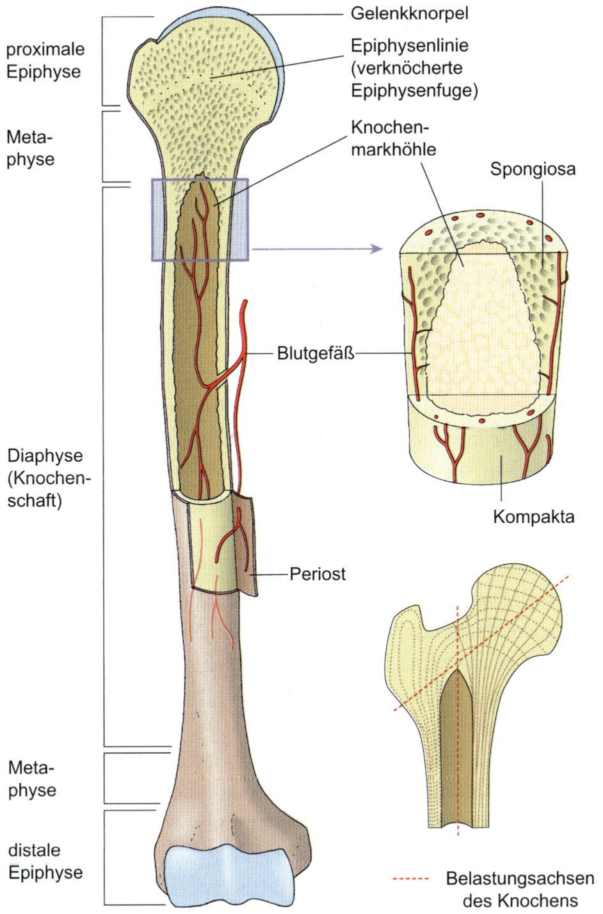

Abb. 7.2 Knochenaufbau – äußere und innere Strukturen [L190]

- Die platten Knochen bestehen aus zwei Schichten kompakter Substanz mit einer Schicht Spongiosa dazwischen.
- Die kurzen Knochen bestehen aus Spongiosa, umgeben von einer Masse kompakter Knochensubstanz.
- Die irregulären Knochen sind unterschiedlich aufgebaut.

- **Innere Strukturen:**
  - Die Knochenhaut, eine bindegewebige Membran **(Periost),** bedeckt den Knochen, hat eine Schutz- und Ernährungsfunktion und ist sehr schmerzempfindlich.
  - Die Kortikalis, besteht aus **dichtem Knochengewebe.**
  - Der größte Anteil im Inneren des Knochens besteht aus **Spongiosa,** einer schwammartigen Substanz mit feinem Knochengerüst und dazwischenliegenden Hohlräumen.
  - Der **Gelenkknorpel** bedeckt die Gelenkflächen der Knochen.
  - Das **rote Knochenmark** füllt alle Hohlräume der Spongiosa aus und produziert jeden Tag Milliarden rote und weiße Blutkörperchen.
  - Das **gelbe Knochenmark** füllt beim Erwachsenen den mittigen Schaft der langen Knochen.

Knochenverbindungen (Gelenke)

Knochenverbindungen werden **Gelenke** genannt. Sie sind Verbindungsstellen zwischen den Knochen, die unseren Körper beweglich machen. Die Gelenkflächen sind von Knorpel umhüllt, der sie gleitfähig macht. Größere Gelenke enthalten zusätzlich eine Gelenkschmiere, die die Reibung an den Berührungsflächen vermindert und ihre Beweglichkeit erhöht.

Es wird unterschieden in **Synarthrosen und Diarthrosen.** Diarthrosen sind sog. echte Gelenke mit einer beweglichen Verbindung der Knochen mit Gelenkspalt. Synarthrosen hingegen sind kontinuierliche Verbindungen zwischen den Knochen.

- **Synarthrosen:**
  - **Syndesmosis** (bandhaft), z. B. Schienbein, Wadenbein
  - **Synchrondrosis** (knorpelhaft), z. B. Schambeinfuge
  - **Synostosis** (knochenhaft), z. B. Kreuzbein
- **Diarthrosen:**
  - **Einachsig** (Scharniergelenk)
  - **Zweiachsig** (Eigelenk, Sattelgelenk)
  - **Dreiachsig** (Kugelgelenk)

Gelenkformen

- **Kugelgelenk:** Das dreiachsige Kugelgelenk bietet die meisten Bewegungsmöglichkeiten. Eine kugelige Gelenkfläche (Gelenkkopf) sitzt in einer kugelförmig ausgehöhlten Gelenkpfanne, somit sind Rotationsbewegungen möglich **(Beispiel: Schultergelenk, Hüftgelenk).**
  Beugung und Streckung
  - Seit-zu-Seit-Bewegungen
  - Drehungen (Innen- und Außenrotation)
- **Sattelgelenk:** Das Sattelgelenk hat zwei Achsen, die senkrecht zueinander stehen. Dabei besitzt eine Gelenkfläche die Form eines Sattels, die andere ähnelt der eines Reiters **(Beispiel: Daumenwurzelgelenk).**
  - Seit-zu-Seit-Bewegungen
  - Vorwärts- und Rückwärtsbewegungen
- **Eigelenk:** Die eiförmigen (ellipsoiden) Gelenkflächen stehen einander gegenüber. Das Eigelenk besitzt zwei Achsen, die senkrecht aufeinander stehen **(Beispiel: proximales Handwurzelgelenk).**
  - Beuge- und Streckbewegungen
  - Seit-zu-Seit-Bewegungen
- **Scharniergelenk:** Eine nach außen gewölbte Gelenkfläche wird von einer nach innen gewölbten Gelenkfläche schalenförmig umgriffen. Es besitzt nur einen Freiheitsgrad (1 Achse), ähnlich wie das Öffnen und Schließen einer Tür **(Beispiel: Ellenbogengelenk, Kniegelenk).**
  - Eine Bewegung in zwei Richtungen
- **Zapfen- und Radgelenk:** Hier dreht sich ein Ring um einen Zapfen; haben auch nur einen Freiheitsgrad **(Beispiel: Ellen-Speichen-Gelenk).**
  - Drehbewegung um eine Achse in zwei Richtungen
- **Flaches Gelenk (Gleitgelenk; Beispiel: Zwischenwirbelgelenke)**

Schultergürtel und obere Extremität

- Der **Schultergürtel** besteht aus dem Schulterblatt (Skapula) mit der dazugehörigen Schulterhöhe (Akromion) und dem Schlüsselbein (Klavikula).
  - Die **Klavikula** ist ein s-förmig gekrümmter Knochen. Er ist mit seinem medialen Ende gelenkig mit dem Brustbein verbunden (= Sternoklavikulargelenk) und mit seinem lateralen Ende gelenkig an der Schulterhöhe befestigt, dem Schultereckgelenk (= Akromioklavikulargelenk).
  - Das **Schulterblatt** ist ein platter Knochen und hat eine dreieckige Form. Die Skapula ist nur am Akromioklavikulargelenk verbunden. Ansonsten liegt die Skapula frei auf und wird nur durch Muskeln festgehalten und bewegt.
  - Zum **Schultereckgelenk** gehören drei Bänder, die die Knochen zusammenhalten und das Schultereckgelenk stabilisieren.
    - Schulterhöhen-Schlüsselbeinband = Lig. acromioclaviculare
    - Rabenschnabelfortsatz-Schlüsselbeinband = Lig. coracoacromiale
    - Rabenschnabelfortsatz-Schulterhöhenband = Lig. coracoacromiale
- Das **Brustbein (Sternum)** ist an den Schlüsselbeinen und den sieben oberen Rippenpaaren befestigt. Das Sternum ist ein platter Knochen und ist unterteilt in den Handgriff, den Körper und dem Schwertfortsatz (Processus xyphoideus).
- Der **Oberarmknochen (Humerus)** trägt an seinem proximalen Ende den Oberarmkopf (Caput humeri) sowie ein großes und kleines Höckerchen (Tuberculum majus und minus), an dem Muskeln und Sehnen ansetzen. Zwischen dem Caput humeri und den beiden Höckerchen liegt der anatomische Hals. Unter den Höckerchen beginnt der lange Schaft. Hier am Übergang liegt der chirurgische Hals, die sog. Sollbruchstelle des Humerus. Nach distal verbreitert sich der Schaft wieder und bildet zwei überknorpelte Gelenkflächen. Darüber liegt seitlich je ein Höcker (Epicondylus medialis und lateralis) zum Ansatz von Muskeln und Bändern.
  - Der Humerus ist ein langer Röhrenknochen.
  - Die Gelenkfläche des distalen Humerus besteht aus der Trochlea (Gelenkrolle) zur Verbindung mit der Ulna (Elle) und dem Humerusköpfchen zur Verbindung mit dem Radius (Speiche).
- Das **Schultergelenk (Articulatio humeri)** ist ein Kugelgelenk und das beweglichste Gelenk im ganzen Körper. Dieses Gelenk ist v. a. durch Muskulatur, die Rotatorenmanschette, gesichert; die Bewegungen sind kaum durch knöcherne Strukturen eingeschränkt. Dadurch sind Muskel- und Sehnenrisse im Bereich der Rotatorenmanschette und Ausrenkungen (Luxationen) der Schulter relativ häufig.
  - Das Schultergelenk besteht aus
    - der überknorpelten Pfanne der Skapula (Rabenschnabelfortsatz und Schulterhöhe),
    - dem überknorpelten Humeruskopf,
    - dem Band zwischen den beiden Knochen (Lig. coracoacromiale) sowie
    - der Gelenkkapsel mit Gelenkinnenhaut, der Gelenkschmiere und einem Muskel-Sehnen-Mantel, der das Gelenk umschließt.
  - Um den Pfannenrand am Schulterblatt liegt eine knorpelige Gelenklippe (Labrum), die wie ein Saugnapf wirkt und den Humeruskopf in der viel zu kleinen Pfanne festhält.
  - Die vier Muskeln der Rotatorenmanschette:
    - M. subscapularis
    - M. supraspinatus
    - M. infraspinatus
    - M. teres minor
  - Die Bewegungsmöglichkeiten des Schultergelenks werden durch die Mitbewegung der Skapula erheblich vergrößert:
    - Abduktion – Adduktion
    - Anteversion – Retroversion
    - Innenrotation – Außenrotation
- Die **Elle (Ulna)** und die **Speiche (Radius)** bilden den Unterarm.
  - Die Elle und die Speiche sind zwei dreieckige lange Röhrenknochen, die fast gleich lang sind. Die Knochen sind aber leicht gegeneinander verschoben, sodass die Speiche weiter nach distal reicht.
  - Die Elle trägt am oberen Ende den Ellenbogenhöcker (Olecranon). Das Olecranon hat an seiner Innenfläche eine gewölbte Gelenkfläche zur Verbindung mit der Oberarmrolle (Trochlea).
  - Die Speiche verdickt sich nach distal hin. Das distale Ende hat eine überknorpelte Gelenkfläche zur Verbindung mit den Handwurzelknochen.
  - Das Radiusköpfchen sitzt proximal und hat eine Gelenkfläche zur Verbindung mit dem Oberarmköpfchen.
- Das **Ellenbogengelenk** ist ein zusammengesetztes Gelenk und besteht eigentlich aus drei Gelenken:
  - Die Verbindung zwischen dem Oberarm und der oberen Elle ist das **Humeroulnargelenk.** Dieses Gelenk ist ein reines Scharniergelenk mit einer Bewegungsachse und zwei Bewegungsmöglichkeiten:
    - Beugung (Flexion)
    - Steckung (Extension)
  - Die Verbindung zwischen dem Oberarm und der oberen Speiche ist das **Humeroradialgelenk.** Dieses Gelenk ist durch die Bänder ein stark eingeschränktes Kugelgelenk mit zwei Bewegungsmöglichkeiten:
    - Beugung (Flexion)
    - Streckung (Extension)
  - Die Verbindung zwischen der oberen Elle und der Speiche ist das proximale **Radioulnargelenk.** Dieses Gelenk ist ein Radgelenk mit nur einer Bewegungsachse:
    - Einwärtsdrehen (Supination)
    - Auswärtsdrehen (Pronation)
- Die **Handknochen** werden unterteilt in **Handwurzel** (Carpus), **Mittelhand** (Metacarpus) und **Finger** (Digiti manus).
  - Die **Handwurzelknochen** sind würfelförmig und durch einzelne Gelenke miteinander verbunden, aber kaum beweglich, da sie durch Bänder aneinander befestigt sind. Die Knochen heißen: Kahnbein, Mondbein, Dreicksbein, Erbsenbein, großes Vielecksbein, kleines Vielecksbein, Kopfbein und Hakenbein.
  - Die **Mittelhandknochen** und alle Fingerglieder unterscheiden eine proximale Basis, den Schaft und das distale Köpfchen.

- Die **Finger** bestehen aus einzelnen Fingergliedern (Phalangen) und unterscheiden das Grundglied, das Mittelglied und das Endglied. Die Fingergrundgelenke sind zwar Kugelgelenke, aber durch Bänder stark in ihrer Bewegung eingeschränkt. Das Daumengrundgelenk ist ein reines Scharniergelenk (Beugung und Streckung). Die große Beweglichkeit des Daumens (Abspreizen, Heranziehen, zu den Fingern hin- und wegführen) liegt im Daumensattelgelenk (bestehend aus dem großen Vielecksbein und dem Mittelhandknochen des Daumens).

Beckengürtel und untere Extremität

- Der **Beckenring** hat eine dreidimensionale knöcherne Ringstruktur und wird gebildet aus dem Kreuzbein, dem Steißbein und den zwei Hüftbeinen.
  Die Hüftbeine setzen sich wiederum aus drei Knochen zusammen, dem Darmbein(Os ileum), dem Schambein (Os pubis) und dem Sitzbein (Os ischii). Alle drei Knochen sind im Bereich der Hüftpfanne (Acetabulum) miteinander verwachsen.
- Der **Oberschenkelknochen (Femur)** trägt an seinem oberen Ende den Oberschenkelkopf zur Verbindung mit der Hüftgelenkspfanne des Hüftbeins. Der Kopf ist durch den Schenkelhals mit dem Schaft verbunden. Am oberen Ende trägt der Oberschenkelschaft zwei Rollhügel; außen den Trochanter major und innen den Trochanter minor. Am unteren Ende sitzen die Femurkondylen zur Verbindung mit dem Schienbeinkopf des Unterschenkels.
- Das **Hüftgelenk** ist ein eingeschränktes Kugelgelenk.
  - Das Hüftgelenk wird gebildet von
    - dem überknorpelten Oberschenkelkopf,
    - der überknorpelten Pfanne des Hüftbeins (Acetabulum),
    - dem Schenkelhals sowie
    - der Gelenkkapsel mit Gelenkinnenhaut und den Hüftbändern.
  - Die Bänder des Hüftgelenks sind die stärksten Bänder im ganzen Körper. Sie ziehen vom Darmbein, Sitzbein und Schambein zum oberen Ende des Femurschafts.
  - Das Hüftgelenk hat drei Bewegungsachsen mit sechs Bewegungsmöglichkeiten:
    - Flexion – Extension
    - Innenrotation – Außenrotation
    - Abduktion – Adduktion
- Der Unterschenkel wird vom **Schienbein (Tibia)** und dem **Wadenbein (Fibula)** gebildet.
  - Die Tibia ist der größere Knochen und trägt oben den Tibiakopf mit den beiden Gelenkknorren (Condylus medialis und lateralis) zur Verbindung mit dem Femurkondylen des Oberschenkelknochens. Die Gelenkknorren verlaufen fast horizontal und werden auch Tibiaplateau genannt. An der Vorderseite des Tibiakopfes liegt eine gut tastbare Rauigkeit, die Tuberositas tibiae. Der Schienbeinschaft hat an der Vorderseite die gut tastbare Schienbeinvorderkante. Nach unten verdickt sich die Tibia und bildet den Innenknöchel (Malleolus medialis). Die Innenseite des Innenknöchels hat eine Gelenkfläche zur Verbindung mit dem Sprunggelenk.
  - Die Fibula ist viel dünner als die Tibia und etwa genauso lang. Das Fibulaköpfchen ist oben durch Bänder am Tibiakopf befestigt. Unten verdickt sich das Wadenbein zum Außenknöchel und hat an der Innenseite eine Gelenkfläche zur Verbindung mit dem Sprungbein.
  - Innen- und Außenknöchel bilden die Sprunggelenksgabel (Malleolengabel) und umfassen das Sprungbein.
- Das **Kniegelenk** ist ein Dreh-Scharnier-Gelenk, in dem sich die überknorpelten Gelenkflächen der Femurkondylen auf dem Tibiaplateau bewegen. In einer Rinne zwischen den Femurkondylen gleitet die Kniescheibe (Patella).
  - Das Kniegelenk wird gebildet von
    - den überknorpelten Femurkondylen,
    - dem überknorpeltem Tibiaplateau,
    - der Kniescheibe sowie
    - den Kreuzbändern, der Gelenkkapsel mit Gelenkinnenhaut, den Meniskusscheiben, Seitenbändern und der Gelenksschmiere.
  - Die Meniskusscheiben (Innen- und Außenmeniskus) gleichen die ungleichmäßigen Gelenkflächen zwischen Femur und Tibia aus.
  - Die Kreuzbänder verlaufen überkreuzt in der Gelenkhöhle und ziehen von einem Höckerchen in der Mitte des Tibiaplateaus zu einer Kuhle zwischen den Femurkondylen. Es wird unterschieden in das vordere und das hintere Kreuzband.
  - Die Kniescheibe ist zwischen zwei Sehnen, der Quadrizepssehne und der Patellarsehne, „aufgehängt".
  - Bewegungsmöglichkeiten im Kniegelenk:
    - Flexion – Extension
    - Innenrotation – Außenrotation (nur bei Beugung möglich)
- Das **obere Sprunggelenk** wird gebildet von den unterem Ende der Tibia und der Fibula und den ersten Fußwurzelknochen, dem Sprungbein.
  - Das obere Sprunggelenk ist ein Scharniergelenk und hat somit nur eine Bewegungsachse mit zwei Bewegungsmöglichkeiten:
    - Plantarflexion (Fußspitze nach unten)
    - Dorsalflexion (Fußspitze nach oben)
  - Die Syndesmose verbindet die unteren Enden von Tibia und Fibula.
- Die **Fußknochen** werden unterteilt in **Fußwurzel** (Tarsus), **Mittelfuß** (Metatarsus) und **Zehen** (Digiti pedis).
  - Die Fußwurzelknochen sind würfelförmige Knochen und heißen Sprungbein (Talus), Fersenbein (Calcaneus), Kahnbein (Os naviculare), Würfelbein und Keilbeine.
  - Das untere Sprunggelenk wird von drei Fußwurzelknochen, dem Sprungbein, dem Fersenbein und dem Kahnbein gebildet. Dieses Gelenk ist ein Scharniergelenk mit nur einer Bewegungsachse.
    - Supination (Fußsohle nach innen oben) – Pronation (Fußsohle nach außen)
  - Die Zehen bestehen aus einzelnen Zehengliedern und unterscheiden das Zehengrundglied, das Zehenmittelglied und das Zehenendglied. Die Verbindung zwischen den einzelnen

Zehengliedern sind Scharniergelenke, in denen nur Beugung und Streckung möglich ist. Die Verbindungen zwischen den Mittelfußknochen und Zehenknochen sind zwar Kugelgelenke, aber durch Bänder stark eingeschränkt.
- Der Fuß hat eine federnde Gewölbekonstruktion (Fußgewölbe), die bei Belastung nachgibt und so beim Gehen Stöße auf die Gelenke abmildert. Somit ist der Fuß so gewölbt, dass er nur mit dem Fersenbein, den Zehengrundgelenken, dem äußeren Fußrand und den Zehen den Boden berührt.

Wirbelsäule

Die Wirbelsäule besteht aus einzelnen Wirbeln, den Zwischenwirbelscheiben, auch Bandscheiben genannt, und den Bändern. Sie ist doppelt s-förmig gekrümmt und ermöglicht somit eine Federung bei Stößen in der Längsachse, z. B. beim Gehen.
- Die Wirbelsäule besteht aus:
  - 7 Halswirbeln
  - 12 Brustwirbeln
  - 5 Lendenwirbeln
  - Kreuzbein (Os sacrum)
  - Steißbein (Os coccygis)
- Die Krümmungen heißen:
  - Halslordose
  - Brustkyphose
  - Lendenlordose

Krümmungen zur Seite heißen Skoliosen und sind immer krankhaft.
- Ein Wirbelkörper besteht aus:
  - 1 Dornfortsatz
  - 2 Querfortsätzen
  - 4 Gelenkfortsätzen
  - Wirbelloch
  - Wirbelkörper
- Bewegungsmöglichkeiten der Wirbelsäule:
  - Flexion (Beugung des Rumpfes nach vorn)
  - Extension (Streckung, Rückwärtsneigen)
  - Rotation (Drehung, Drehen in der Längsachse)
  - Seitwärtsneigung des Rumpfes

Knochen des Schädels

Der Schädel setzt sich aus 22 platten Knochen zusammen. Die einzelnen Knochen sind im Wachstumsalter durch Bindegewebe miteinander verbunden, das im späteren Leben verknöchert. Diese Verbindungen zwischen den einzelnen Schädelknochen bilden gezackte Linien und heißen Schädelnähte. Die Schädelknochen sind fast gar nicht miteinander gegengleich beweglich. Der einzige bewegliche Knochen des Schädels ist der Unterkiefer.

7.1.2 Die Skelettmuskulatur

Die Skelettmuskulatur gehört zur quergestreiften Muskulatur und ist für die willkürlichen und aktiven Körperbewegungen zuständig (➤ Abb. 7.3). Durch die Skelettmuskulatur, die direkt am Knochen oder mit Sehnen am Knochen angewachsen sind, werden die Knochen des Skeletts bewegt. Zusätzlich sind alle Skelettmuskeln über Nerven mit dem Gehirn verbunden und erhalten über diese Nerven den Impuls sich zu kontrahieren oder sich zu relaxieren. Denn ohne Nerven bleibt der Bewegungsapparat unbeweglich.

Ein Skelettmuskel hängt an einem Knochenende, erstreckt sich über ein Gelenk, verjüngt sich dann hin zu einem anderen Knochen und hängt sich an diesen an. Wenn sich ein Muskel zusammenzieht, bewegt er einen Knochen, während der andere Knochen relativ stabil bleibt.

Makroskopische und funktionelle Anatomie der Skelettmuskulatur

- Im Allgemeinen lässt sich die Skelettmuskulatur antomisch in einen Muskelkopf (Caput) und einem Muskelbauch (Venter) unterteilen. Nach Anzahl der Muskelköpfe kann man differenzieren in:
  - **Einköpfiger Muskel**, z. B. M. brachialis
  - **Zweiköpfiger Muskel**, z. B. M. biceps brachii
  - **Dreiköpfiger Muskel**, z. B. M. triceps brachii
  - **Vierköpfiger Muskel**, z. B. M. quadriceps femoris
- Des Weiteren wird zwischen **Muskelansatz** und **Muskelursprung** unterschieden. Der Punkt, an dem ein Muskel an dem unbewegten Knochen hängt, heißt Ursprung. Hingegen heißt der Punkt, an dem er an dem bewegten Knochen hängt, Ansatz. Viele Muskeln besitzen mehrere Ursprungs- und Ansatzpunkte.
- Die Skelettmuskeln kann man in rote und weiße Muskulatur unterteilen.
  - Die **rote Muskulatur,** auch Haltemuskulatur genannt, ist eher für die ausdauernden Bewegungen zuständig (Ausdauersportler). Sie sind auf Dauerleistung ausgelegt, ermüden langsam und besitzen eine sehr gute Blutgefäßversorgung.
  - Die **weiße Muskulatur,** auch Bewegungsmuskulatur genannt, kann schneller kontrahieren und stärkere Bewegungen ausführen (Kraftsportler). Sie sind für schnelle, kurze, kraftvolle Kontraktionen ausgelegt, ermüden schneller und sind deutlich geringer kapillarisiert.
- Ein Skelettmuskel, der die Bewegung in die gleiche Richtung ausführt, bezeichnet man als **Agonisten.** Wirkt er entgegengesetzt, also führt er die Bewegung in die Gegenrichtung aus, spricht man von **Antagonisten.** Die Skelettmuskeln, welche den Agonisten und den Antagonisten unterstützen, werden Synergisten genannt.
  - **Flexoren:** Beugemuskeln
  - **Extensoren:** Streckmuskeln
  - **Rotatoren:** Skelettmuskeln, die eine Drehbewegung erzeugen

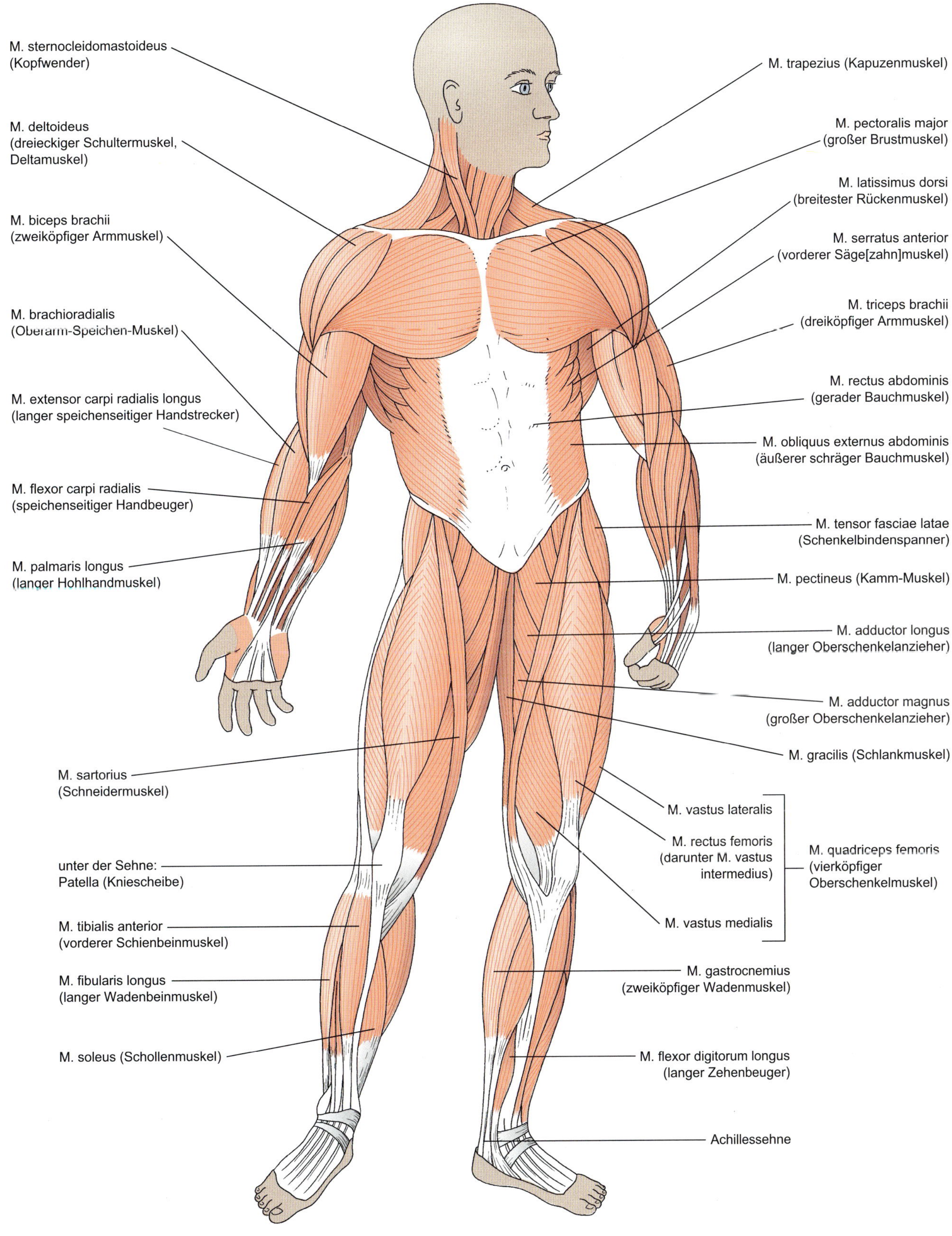

Abb. 7.3 Skelettmuskulatur [L190/L190]

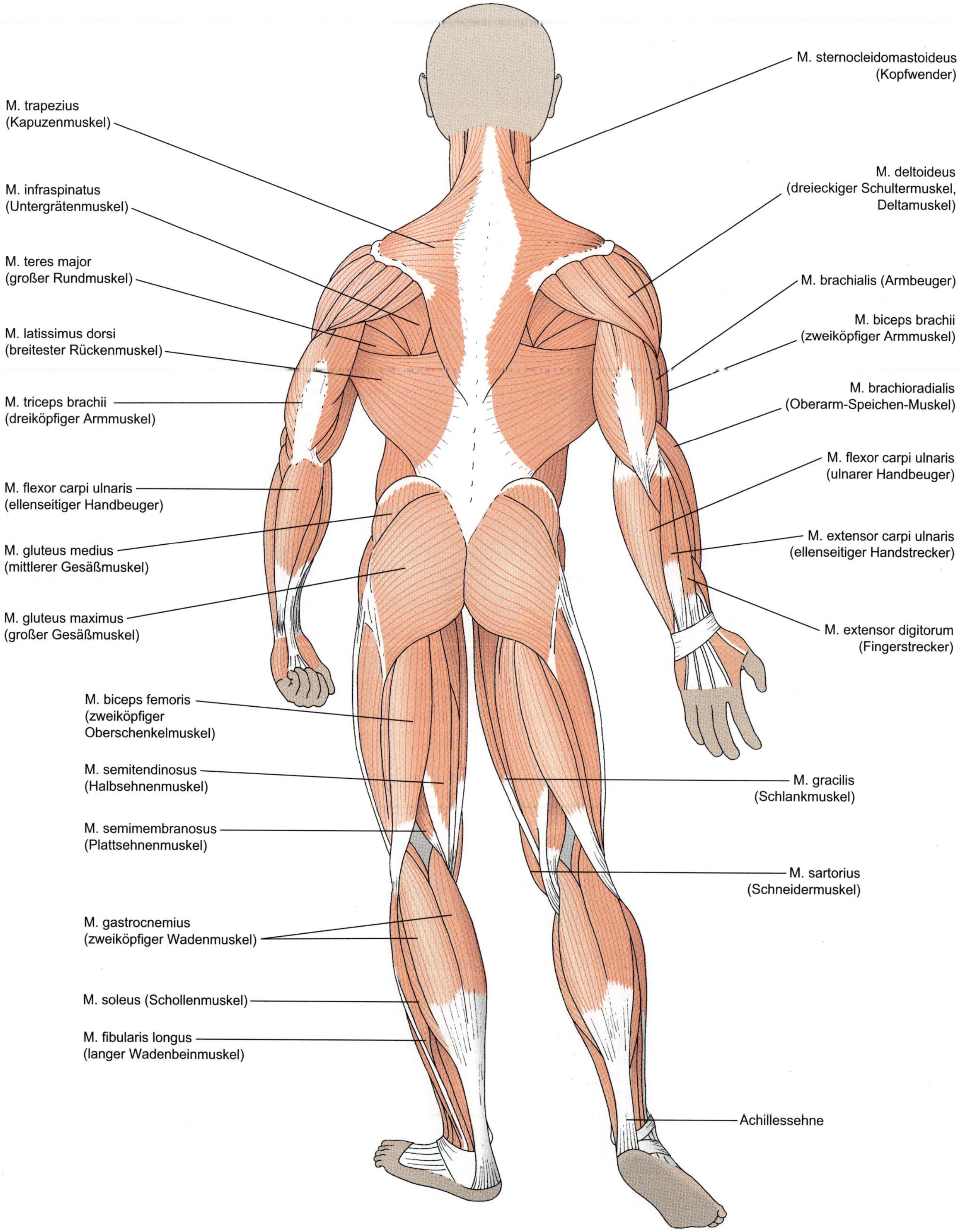

Abb. 7.3 Skelettmuskulatur [L190/L190] *(Forts)*

- **Adduktoren:** Skelettmuskeln, die eine Extremität an den Körper heranziehen
- **Abduktoren:** Skelettmuskeln, die eine Extremität vom Körper wegführen

Schultergürtel und obere Extremität

Muskeln des Schultergürtels und des Rückens

- **M. rhomboideus** (Rautenmuskel)
- **M. levator scapulae** (Schulterblattheber)
- **M. serratus anterior** (vorderer Sägezahnmuskel)
  - Er entspringt an der 1.–10. Rippe und setzt am medialen Schulterblattrand an.
  - Gemeinsam mit dem Rautenmuskel drückt er das Schulterblatt an den Brustkorb und bewegt das Schulterblatt (Heben, Senken und Nachvornführen).
  - Atemhilfsmuskel bei Inspiration (hebt die Rippen).
- **M. trapezius** (Kapuzenmuskel)
  - Der Muskel entspringt am Hinterkopf, läuft über die Halswirbel- bis zu den unteren Brustwirbeldornen und setzt an der Schulterhöhe und der Schulterblattgräte an.
  - Gemeinsam mit dem M. serratus anterior hebt er den Arm nach vorn über die Horizontale, indem er das Schulterdach kippt und nach oben zieht.
  - Der M. trapezius ist der „Lastenträger", denn er verhindert das Herabsinken der Schulter beim Tragen schwerer Lasten.
- **M. latissimus dorsi** (breitester Rückmuskel)
  - Der Muskel entspringt an den Dornfortsätzen der unteren Brustwirbel, der Lendenwirbel, des Kreuzbeins und den Beckenkämmen und zieht nach vorn zum proximalen Oberarm.
  - Er hebt den Rumpf (Klimmzüge), zieht den Arm nach hinten (Retroversion) und ist ein Hustenmuskel. Dabei unterstützt der Muskel das Husten und die Exspiration.
- **M. pectoralis major** (großer Brustmuskel)
  - Der Muskel entspringt am brustbeinnahen Ende des Schlüsselbeins und am Brustbein und zieht zum proximalen Oberarm.
  - Er zieht den Arm heran (Adduktion) und hebt bei aufgestützten Armen den Brustkorb und erleichtert das Atmen (Inspiration).
- **M. deltoideus** (Delta- oder Kappenmuskel)
  - Der Muskel entspringt am seitlichen Ende des Schlüsselbeins, an der Schulterhöhe und der Schultergräte und zieht zur lateralen Seite des Oberarms.
  - Er ist v. a. für die Abduktion und der Anteversion (Arm nach vorn heben) zuständig.

MERKE

Die folgenden fünf Muskeln ziehen alle vom Schulterblatt zum Oberarm und hüllen den Oberarmkopf von allen Seiten ein.
- **M. subscapularis**
- **M. infraspinatus**
- **M. teres minor**
- **M. supraspinatus**

! Diese vier Muskeln bilden zusammen die **Rotatorenmanschette!**
- **M. teres major**

Muskeln des Oberarms

Die Oberarmmuskeln entspringen am Schulterblatt oder am proximalen Oberarm und setzen an den Unterarmknochen an. Man unterscheidet zwei Muskelgruppen, die Extensoren, die im Ellbogengelenk strecken, und die Flexoren, die im Ellbogengelenk beugen.

- Die **Extensoren** liegen dorsal und sind die Strecker im Ellenbogengelenk.
  - Der **M. triceps brachii** besteht aus drei Muskelbäuchen, dem Caput longum, Caput laterale und dem Caput mediale. Alle drei Köpfe des Trizeps enden in einer gemeinsamen Sehne (Trizepssehne) am Olecranon.
  - Dieser Muskel ist ein starker Strecker im Ellenbogengelenk. Zusätzlich bewegt das Caput longum im Schultergelenk (Adduktion und Retroversion).
- Die **Flexoren** liegen ventral und sind die Beuger im Ellenbogengelenk.
  - Der **M. biceps brachii** besteht aus zwei Muskelbäuchen, dem Caput longum und dem Caput breve. Ein Muskelbauch, das Caput longum, zieht durch die Gelenkhöhle und verlässt das Gelenk in einer Rinne zwischen großem und kleinem Oberarmhöckerchen. Beide Bäuche des Bizeps enden in einer gemeinsamen Sehne, die an der proximalen Speiche ansetzt.
  - Dieser Muskel ist der Gegenspieler des M. triceps brachii und somit ein starker Beuger im Ellbogengelenk, aber auch für die Supination verantwortlich.

Muskeln des Unterarms

Die große Anzahl der Unterarmmuskeln bietet der Hand komplizierte, vielfältige und fein abgestufte Bewegungsmöglichkeiten. Man unterscheidet drei Muskelgruppen:
- Die **dorsale Gruppe** liegt hinten und ist der Strecker im Handgelenk (Dorsalflexion). In dieser Gruppe liegen hauptsächlich Muskeln, deren Sehnen die Finger und den Daumen strecken.
- Die **ulnare Gruppe** liegt ellenseitig und ist der Beuger im Handgelenk (Palmarflexion). In dieser Gruppe liegen hauptsächlich Beuger, deren Sehnen die Finger, den Daumen und das Handgelenk beugen.
- Die **radiale Gruppe** liegt speichenseitig und ist der Beuger im Ellbogengelenk und der Strecker im Handgelenk (Dorsalflexion). In dieser Gruppe liegen noch zwei Handstrecker sowie der M. brachioradialis (bringt den Unterarm in Mittelstellung zwischen Pronation und Supination).

Handmuskeln

- Die mittleren und kurzen Handmuskeln liegen dorsal (handrückenseitig) und palmar (handflächenseitig) zwischen Daumen- und Kleinfingerballen. All diese Muskeln strecken im

7

Fingermittel- und Fingerendgelenk und beugen im Fingergrundgelenk.
- Die Muskeln des Daumenballens bewegen den Daumen in alle Richtungen.
- Die Muskeln des Kleinfingerballens bewegen den kleinen Finger.

Beckengürtel und untere Extremität

Hüftmuskeln

- Der **M. psoas major** (wichtiger Beuger im Hüftgelenk) und der M. iliacus liegen an der Innenfläche der Beckenschaufel.
- Der **M. glutaeus maximus** und der **M. glutaeus medius** entspringen an der Rückfläche des Hüftbeins und des Kreuzbeins. Sie sind fächerförmig um das Hüftgelenk angeordnet und setzen alle im Bereich des großen Rollhügels an.
  - Der M. glutaeus medius hat als Aufgabe die Abduktion des Beins. Er verhindert bei gehobenem Bein das Absinken des Beckens auf der Gegenseite.
  - Der M. glutaeus maximus ist für die Streckung und Außenrotation im Hüftgelenk zuständig.

Oberschenkelmuskeln

Die Oberschenkelmuskeln umhüllen den Oberschenkel von allen Seiten. Man unterscheidet drei Muskelgruppen:
- Die **Adduktoren** liegen medial und bewegen das Hüftgelenk. Sie entspringen am Becken und ziehen fächerförmig zur Oberschenkelinnenseite. Der größte Adduktor ist der M. adductor magnus, der zusätzlich im Hüftgelenk steckt.
- Die **Extensoren** liegen vorn und strecken im Kniegelenk. Der wichtigste Muskel ist der M. quadriceps femoris, der aus vier Muskelbäuchen besteht und in der Quadrizepssehne endet.
- Die **Flexoren** liegen an der Beinrückseite und beugen im Kniegelenk und strecken zusätzlich im Hüftgelenk und sind somit Gegenspieler des M. quadriceps femoris.
  - M. biceps femoris
  - M. semimembranosus und M. semitendinosus

Unterschenkelmuskeln

Die Unterschenkelmuskeln umhüllen den Unterschenkel von allen Seiten und bewegen v. a. die Fußgelenke und die Zehen. Man unterscheidet drei Muskelgruppen:
- Die **Flexoren** liegen dorsal an der Wade. Sie sind der Fußsenker (Plantarflexion) und stoßen den Fuß beim Gehen ab. Eine tiefe Gruppe beugt v. a. die Zehen und die Großzehe. Eine oberflächliche Gruppe bildet die Form der Wade.
  Der **M. triceps surae** (dreiköpfiger Wadenmuskel) besteht aus dem M. soleus und dem M. gastrocnemius und endet in der Achillessehne, die am Fersenbeinhöcker befestigt ist.
- Die **Wadenbeinmuskeln** (Peronaeusgruppe) liegen lateral und bestehen aus dem M. peronaeus longus und dem M. peronaeus brevis. Gemeinsam mit dem M. tibialis anterior bilden die Sehnen eine Sehnenschlinge, die den Fuß wie in einem Steigbügel hält.
- Die **Extensoren** liegen vorn, seitlich der Schienbeinkante, die den Fuß heben und die Zehen strecken.
  - Der M. tibialis anterior ist ein wichiger Fußheber (Dorsalflexion).
  - Der M. extensor hallucis longus hebt die Großzehe.
  - Der M. extensor digitorum longus streckt die Zehen Dig. I–IV.

Fußmuskeln

Die Fußmuskeln bewegen nur die Zehengelenke, die sie strecken und beugen.

Muskulatur des Rumpfes

Die autochtone Rückenmuskulatur

Mit dem **M. errector spinae,** auch Rückenstreckermuskel, ist eine größere Gruppe von Muskeln gemeint. Er bewegt die Wirbelsäule und verbindet die einzelnen Wirbel miteinander (den Kopf mit der Halswirbelsäule, die Lendenwirbelsäule mit Becken und Kreuzbein und die einzelnen Rippen). Der M. errector spinae hat als Aufgabe, die Beugung zu stabilisieren und die Wirbelsäule zu strecken.

Die hintere Bauchwand

Die hintere Bauchwand ist die hintere Begrenzung des Körperinnenraums und bildet eine Muskelwand rechts und links neben der Wirbelsäule. Sie erstreckt sich von der untersten Rippe bis zum Beckenkamm.
- M. quadratus lumborum
- M. psoas major und M. iliacus vereinigen sich zum **M. iliopsoas,** der im Hüftgelenk mitbeugt.

Die Muskulatur des Thorax und des Halses

- Die **äußeren Zwischenrippenmuskeln** ziehen schräg von außen oben nach unten innen von einer Rippe zur nächsten. Sie heben die Rippen bei der Einatmung.
- Die **inneren Zwischenrippenmuskeln** ziehen schräg von innen oben nach außen unten von einer Rippe zur nächsten. Sie senken die Rippen bei der Ausatmung.
- Der **M. sternocleidomastoideus** (Kopfwender) zieht vom Warzenfortsatz am Kopf zum Brustbein und Schlüsselbein. Er neigt den Kopf zur Seite und wendet ihn zur Gegenseite. Bei der Einatmung hebt er ebenfalls den Brustkorb.
- Die **Mm. scaleni,** die drei Treppenmuskeln, ziehen von den Querfortsätzen der Halswirbelsäule zur 1.–3. Rippe. Sie heben auch den Brustkorb bei der Einatmung mit.

Muskulatur des Schädels

Die Schädelmuskulatur wird in zwei große Gruppen eingeteilt: Kaumuskulatur und Gesichtsmuskulatur.

Kaumuskulatur

Diese vier Muskeln ermöglichen die Bewegung des Unterkiefers beim Öffnen und Schließen des Mundes und seine Gleitbewegungen beim Zubeißen und Zerkleinern der Nahrung:

- Schläfenmuskel (M. temporalis)
- Kaumuskel (M. masseter)
- Innerer und äußerer Flügelmuskel (M. pterygoideus medialis und lateralis)

Gesichtsmuskulatur

Die Gesichtsmuskulatur wird auch mimische Muskulatur genannt und ist ein wesentlicher Bestandteil der nonverbalen Kommunikation. Die vielen Ausdrucksmöglichkeiten des Gesichts werden durch eine Vielzahl an Muskeln ermöglicht.

7.2 Degenerative Erkrankungen an Knochen und Gelenken der oberen Extremität und deren Therapien

7.2.1 Omarthrose

DEFINITION

Die **Omarthrose** ist eine degenerative Erkrankung des Schultergelenks. Abnutzungsprozesse führen zum zunehmenden Verlust des Gelenkknorpels und letztendlich zum Verschleiß der Gelenkflächen. Der Gelenkspalt wird dadurch immer schmäler, bis die Gelenkflächen schließlich aufeinanderreiben.

Pathogenese

Der ursächliche Pathomechanismus einer **primären** Arthrose des Schultergelenks ist weitgehend ungeklärt. Meist werden erblich bedingte Aspekte vermutet.

Eine **sekundäre** Arthrose entsteht infolge einer anderen Erkrankung wie z. B. einer Schulterluxation, rheumatischen Gelenkentzündung, proximalen Humerusfraktur oder Fehlfunktion der Rotatorenmanschette. Ein krankheits- oder verletzungsbedingt geschädigtes Schultergelenk kann weniger stark belastet werden. So kann eine sekundäre Omarthrose schon bei geringer Belastung entstehen.

Symptomatik

Eine Omarthrose zeigt sich im Anfangsstadium durch morgendliche Schmerzen und zunehmende Beschwerden bei Seitwärts- und Drehbewegungen des Armes. Im Verlauf bildet sich die Muskulatur (M. supra- und infraspinatus) zurück, mit Kraftverlust im Arm. Zum späteren Zeitpunkt ist eine Steifheit im Schultergelenk die Folge. Sämtliche Bewegungen werden schmerzhaft und es können Gelenkgeräusche wahrgenommen werden. Zuletzt treten die Schmerzen auch nachts und in Ruhe auf.

Therapie

Konservative Maßnahmen wie physikalische und funktionelle Therapie oder Medikamente können in der Frühphase schmerzlindernd wirken und stärkere Kontrakturen vermeiden.

Ein **operativer** Eingriff ermöglicht letztendlich Schmerzfreiheit und Funktionsverbesserung der Schulter. Dennoch sollte der Zeitpunkt der Operation von den therapieresistenten Beschwerden und nicht vom Röntgenbild bestimmt werden. Vor Implantation einer Schulterprothese kann im Frühstadium ein arthroskopisches Débridement durchgeführt werden. Dabei erfolgt eine Teilsynovektomie und Glättung der Knorpeldefekte mit Mikrofrakturierung des subchondralen Knochens. Dies zeigt aber nur eine vorübergehende Besserung.

OP-Verfahren (inverse Schulterprothese)

Bei einer **inversen Schulterprothese sind die Positionen von Pfanne und Kopf vertauscht,** d. h., die Kugel befindet sich nicht am Oberarm, sondern an der eigentlichen Stelle der Gelenkpfanne und die Pfanne wird auf den Schaft implantiert. Diese Prothese findet Anwendung bei irreparablen Schäden der Rotatorenmanschette. Die Abduktionsfunktion wird anschließend allein vom M. deltoideus übernommen, der die Funktion der Rotatorenmanschette kompensiert (> Abb. 7.4).

Patientenpositionierung/Desinfektion:

- Beach-Chair-Position
- Desinfizieren des gesamten Schultergürtels, der Brust bis zur Mamille und des gesamten Armes

PRAXISTIPP

Den Arm immer frei beweglich abdecken, da er intraoperativ bewegt wird.

Schnittführung: anteriorer-superiorer Hautschnitt.

Präparation:

- Durchtrennen des subkutanen Gewebes
- Stumpfes Auseinanderspreizen entlang des Faserverlaufs des M. deltoideus
- Humeruskopf freipräparieren
- Ablösen des M. subscapularis

Rekonstruktion:

- Resezieren des Humeruskopfes mit oszillierender Knochensäge und Resektionslehre
- Aufraspeln des Humerusschafts in ansteigender Raspelgröße, um Prothesenlager vorzubereiten

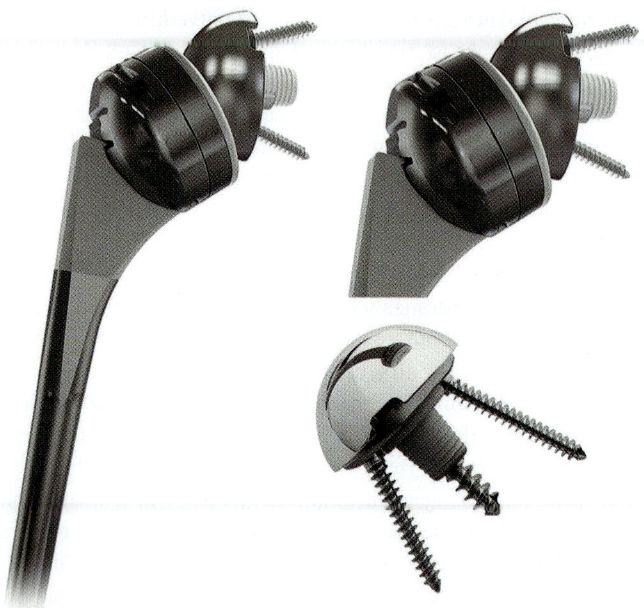

Abb. 7.4 Inverse Schulterprothese [V397]

- Bestimmen der Schaftgröße
- Freipräparieren des Glenoids (Gelenkpfanne), Abschieben der Weichteile mit dem Raspatorium
- Setzen der zentralen Bohrung ins Glenoid
- Mit Glenoidfräse eine glatte, gut durchblutete Oberfläche fräsen

Implantation:
- Probekomponenten einsetzen, ggf. Implantatgröße nachkorrigieren
- Metaglene im Glenoid verschrauben
- Prothesenschaft in entsprechender Größe mithilfe eines Zielgeräts für korrekte Position einsetzen
- Prothesenkopf und Inlay einsetzen
- Überprüfen der Beweglichkeit und der Stabilität
- Röntgenkontrolle

Wundverschluss:
- Spülen der Wunde
- Ggf. Refixation des M. deltoideus
- Einlegen einer Redondrainage
- Faszien-, Subkutan- und Hautnaht
- Steriler Wundverband und Ruhigstellung (z. B. 30°-Abduktionskissen)

Komplikationen:
- Fehlposition der Schaftprothese oder der Glenoidkomponente
- Schädigung des Gefäßnervenbündels (N. axillaris, N. musculocutaneus)

PRAXISTIPP

- Implantate immer erst nach Rücksprache mit dem Operateur öffnen!
- Die Prothesenkomponenten können auch zementiert eingebracht werden. Für sauberes und blutfreies Verarbeiten des Zements ist ein Handschuhwechsel empfohlen.

7.3 Degenerative Erkrankungen an Knochen und Gelenken der unteren Extremitäten und deren Therapien

7.3.1 Koxarthrose

DEFINITION

Die **Koxarthrose** ist eine degenerative Veränderung des Hüftgelenks, bei der ein Verschleiß der Knorpeloberfläche von Azetabulum und Hüftkopf zugrunde liegt. Dabei wird der Gelenkspalt zwischen Azetabulum und Hüftkopf immer geringer.

Pathogenese

Primäre Koxarthrosen (idiopathische Form) entstehen durch unterschiedliche, bis heute nur teilweise bekannte Ursachen. Dadurch lassen sich noch keine Risikofaktoren identifizieren. Bei dieser Form wird die normale Balance zwischen Knorpelabbau und -aufbau im gesunden Gelenk gestört.

Häufige Risikofaktoren für eine **sekundäre** Koxarthrose sind Hüftdeformationen wie z. B. Hüftdysplasie, entzündliche Gelenkerkrankungen, Alter, genetische Faktoren und Geschlecht. Einflussfaktoren, die dazu führen können, sind u. a. Übergewicht oder Überbelastung.

Symptomatik

Leitsymptom einer Koxarthrose sind Schmerzen, die zunächst belastungsabhängig sind und später in Ruheschmerzen übergehen. Häufig klagen Patienten über sog. „Anlaufschmerzen". Die Schmerzen treten in der Leistenregion auf, können aber auch ins Gesäß und in den Oberschenkel bis zum Knie ausstrahlen. Patienten leiden auch unter Bewegungseinschränkungen und Funktionsstörungen, die sich durch Hinken oder Schwierigkeiten beim Anziehen zeigen.

Therapie

Konservative Maßnahmen können eine Operation hinauszögern, aber meistens nicht verhindern. Durch physikalische Therapie, Krankengymnastik, manuelle Therapie, medikamentöse Therapie und/oder Ergotherpie sollen eine Schmerzlinderung und die Verbesserung der Beweglichkeit erreicht sowie die Belastbarkeit gesteigert und die Funktion wiederhergestellt werden. Zudem sollen die Risikofaktoren wie z. B. Übergewicht und übermäßige körperliche Aktivität reduziert und eine individuelle Beratung der Patienten erfolgen.

Eine **operative** Femurkorrekturosteosynthese ist indiziert bei jüngeren Patienten (< 50 J.), Patienten, die starke Schmerzen, aber nur eine geringe Funktionsstörung aufzeigen, oder bei einer präarthrotischen Deformität mit leichtem bis mittelschwerem klinischem und röntgenologischem Erscheinungsbild. Die Indikation für eine

Hüfttotalendoprothese ergibt sich bei einer therapieresistenten und fortgeschrittenen Koxarthrose, wenn die Femurkorrekturosteosynthese keinen Erfolg mehr verspricht.

OP-Verfahren (zementfreie Hüfttotalendoprothese, HTEP)

Die Vorgehensweise einer zementfreien Hüfttotalendoprothese ist die Entfernung zerstörter Gelenkstrukturen mit Femurkopf, Hüftpfanne und Kapsel-Band-Apparat mit anschließender Implantation der Prothese (> Abb. 7.5).

Patientenpositionierung/Desinfektion:

- Rückenposition oder Seitenposition
- Desinfizieren der Flanke, des Beckens und des ganzen betroffenen Beins zirkulär
- Bein frei beweglich abdecken

Schnittführung: Hautschnitt über Trochanter major in Femurschaft-Längsachse.

Präparation:

- Durchtrennen des Subkutangewebes
- Inzision der Fascia lata und stumpfe Mobilisation
- Abschieben des M. vastus lateralis und M. glutaeus medius bis zur Hüftgelenkskapsel

Rekonstruktion:

- Luxieren und Resezieren des Femurkopfes mit osszilierender Säge
- Resezieren der restlichen Kapselanteile
- Darstellen des Pfannenbodens
- Entknorpeln des Azetabulums mit Fräse in 2-mm-Schritten
- Probepfanne einsetzen und Prüfung des Pfannensitzes
- Originalimplantat einschlagen

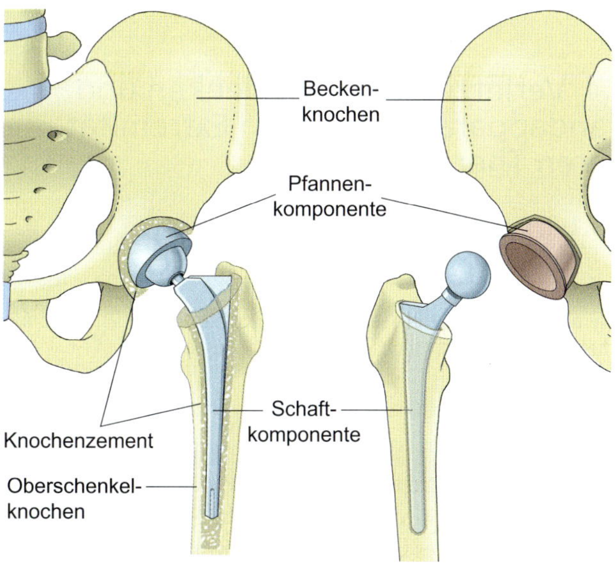

Abb. 7.5 Zementfreie Hüftprothese [L190]

- Inlay (Pfanneneinsatz) mit Setzinstrument einbringen
- Eröffnen der Markhöhle mit Raspeln in aufsteigender Größe
- Einsetzen und Einschlagen der Originalprothese
- Aufsetzen des Hüftkopfes
- Reposition der Prothese in die Hüftpfanne
- Überprüfen von Gelenkspiel und Beinlänge
- Röntgenkontrolle

Wundverschluss:

- Spülen der Wunde
- Einlegen einer Redondrainage
- Kapsel-, Muskel-, Fasziennaht
- Subkutan- und Hautnaht
- Steriler Wundverband

Komplikationen:

- Abriss des Trochanter major
- Sprengung des Femurschafts bei Präparation oder Einschlagen der Prothese
- Luxation oder Lockerung der Prothese
- Periprothetische Fraktur

MERKE

- Die Hüftprothese kann auch mit einem Zwei-Komponenten-Knochenzement, der zu Polymethylmetacrylat aushärtet, zementiert werden.
- Die Materialien und Gleitpaarungen der Prothesen sind verschieden. Daraus können verschiedene Gleitpaarungen kombiniert werden.
  - Zementierte Pfanne besteht aus Polyethylen.
  - Zementfreie Pfanne besteht aus Polyethylen, Metall oder Keramik.
  - Prothesenschaft besteht z. B. aus Kobalt, Chrom, Stahl oder Titan.
  - Prothesenkopf besteht aus Metall oder Keramik.

  Eine Kombination aus konventionellem Polyethylen und Metall soll wegen der Entstehung von Abriebpartikeln vermieden werden. Deutlich reduzierten Abrieb haben „Hart-hart-Paarungen" wie Keramik/Keramik, Metall/Metall sowie hochvernetzte Polyethylen- und Keramik-/Metallköpfe.

7.3.2 Gonarthrose

DEFINITION

Unter dem Begriff **Gonarthrose** werden alle degenerativen, primär nicht entzündlichen Kniegelenkveränderungen zusammengefasst. Bei der Gonarthrose werden die überknorpelten Gelenkflächen, mit oder ohne Patellabefall, langsam fortschreitend geschädigt. Durch eine Abnutzung des Knorpels rücken nun die Knochen näher zusammen und der Kniegelenkspalt verengt sich. Wenn der Gelenkspalt letztlich vollständig verschwunden ist, wird das Kniegelenk unbeweglich und steif.

Pathogenese

Die **primäre** Gonarthrose ist idiopathisch. Hingegen zeigt sich die **sekundäre** Gonarthrose durch Wachstumsstörungen wie X- und O-Beine, Stoffwechselstörungen, Entzündungen, Überlastungsschäden und nach Immobilisation.

Symptomatik

Typische Anzeichen einer Gonarthrose sind uncharakteristische Gelenkschmerzen, v. a. beim Beugen des Knies oder beim Treppensteigen, sind ein Steifigkeitsgefühl und eine Schwellneigung. Auch zeigen sich Anlauf- und Bewegungsschmerzen, die später in Dauer- und Nachtschmerzen übergehen. Dies ist mit einer Verminderung der Gehleistung verbunden. Beschwerden sind oft wetterabhängig, v. a. bei feuchtkaltem Wetter ist das Gelenk besonders empfindlich.

Therapie

Die Ziele einer **konservativen** Therapie im Frühstadium sind eine Schmerzreduktion und Steigerung der Beweglichkeit. Somit ergeben sich Therapiemöglichkeiten mit Medikamenten, die den Knorpelaufbau stärken. Aber auch Krankengymnastik und Wärme bei nicht akutem Stadium, orthopädietechnische Möglichkeiten mit Handstock auf der Gegenseite und Pufferabsätze. Die Bestimmung des Body-Mass-Index ist für eine evtl. Gewichtsreduktion ausschlaggebend. Somit wirkt sich auch ein spezielles Fitnesstraining wie Ausdauertraining, Radfahren, Walken oder Schwimmen positiv auf das Gelenk aus.

Sind die konservativen Behandlungsmöglichkeiten ausgeschöpft, kommen verschiedene **Operationsmethoden** in Betracht. Eine kurzzeitige Besserung bringt eine Arthroskopie mit Gelenktoilette, indem die freien Gelenkkörper ausgespült werden. Bei jungen Patienten mit geeigneten Ausgangskriterien kommt eine subchondrale Abrasionsplastik oder eine Mikrofrakuturierung infrage.

Bei aktiven, kooperativen Patienten mit ausreichender Beweglichkeit, die eine Diagnose einer noch nicht stark fortgeschrittenen unilateralen Gonarthrose ohne Bandinstabilität gestellt bekommen, ist die gelenknahe Osteotomie von Bedeutung. Dabei werden die normalen statischen Verhältnisse (gerade Beinachse) wiederhergestellt und eine intraossäre Druckentlastung angestrebt.

Endoprothetischer Gelenkersatz hat ihre Indikation bei ausgeprägter uni-, bi- oder trikompartimenteller Gonarthrose v. a. bei älteren Menschen. In schwerwiegenden Fällen ist eine Arthrodese durchzuführen.

OP-Verfahren (Knietotalendoprothese)

Eine Knietotalendoprothese ist ein Oberflächenersatz des Femurs und der Tibia. Sie besteht aus einem Femur- und Tibiaimplantat und einem Polyethylen-Inlay. Voraussetzung hierfür ist ein stabiler Bandapparat (➤ Abb. 7.6).

Patientenpositionierung/Desinfektion:

- Rückenposition; das nicht zu operierende Bein wird abgesenkt und mit einer Fußfessel fixiert.
- Desinfizieren des gesamten Beines zirkulär, einschließlich Fuß.

Schnittführung: medialer Hautschnitt über dem Kniegelenk.

Präparation:

- Eröffnen des Gelenks
- Lig. patellae schonen und Patella zur Seite schieben
- Hoffa-Fettkörper an Patella entfernen, Patella glätten und denervieren
- Entfernen des Kreuzbandes und des Meniskus
- Bandstabilität prüfen
- Distales Femur mittels Sägeblock und osszillierender Säge präparieren
- Resektion der Gelenkflächen mit dem Vier-in-eins-Sägeblock
- Achsengerechtes Ausrichten des tibialen Sägeblocks und Tibiaplateau resezieren

Rekonstruktion:

- Probeprothese einsetzen und Überprüfen des korrekten Sitzes aller Komponenten
- Originalimplantate mit speziellen Einschlaginstrumenten einbringen
- Kniestabilität und Beweglichkeit überprüfen

Wundverschluss:

- Spülen der Wunde
- Einlegen einer Redondrainage
- Schichtweiser Wundverschluss
- Steriler Wundverband

Komplikationen:

- Infektionen
- Abrieb, Verschleiß, Materialermüdung und somit aseptische Lockerung
- Fehlposition und suboptimale Implantatgröße

MERKE

- Bei einem instabilen Bandapparat kommt eine Posterior-stabilized-Prothese zum Einsatz, d. h., Varus- und Valguskräfte werden von den Kopplungskomponenten der Prothese und nicht vom Kapsel-Band-Apparat aufgenommen (gekoppelte Totalendoprothese).
- Die Totalendoprothese kann auch mit einem Knochenzement zementiert werden.

7.4 Verletzungen an Gelenken und Bandapparat der oberen Extremität und deren Therapien

7.4.1 Distale Bizepssehnenruptur

DEFINITION

Die **distale Bizepssehne** setzt an der Tuberositas radii, einem rauen Knochenvorsprung des proximalen Radius, im Unterarm an.

Pathogenese

Eine Ruptur der Bizepssehne entsteht durch ein **traumatisches** Ereignis wie einem direkten Schlag auf die Sehne oder dem plötzlichen Abfangen eines herabfallenden Gegenstandes. Auch **degenerative** Vorschädigungen bei mechanischer Überbeanspruchung der Sehne, z. B. Anheben kleinerer Lasten, können schon bei geringer Kraftaufwendung Rupturen verursachen.

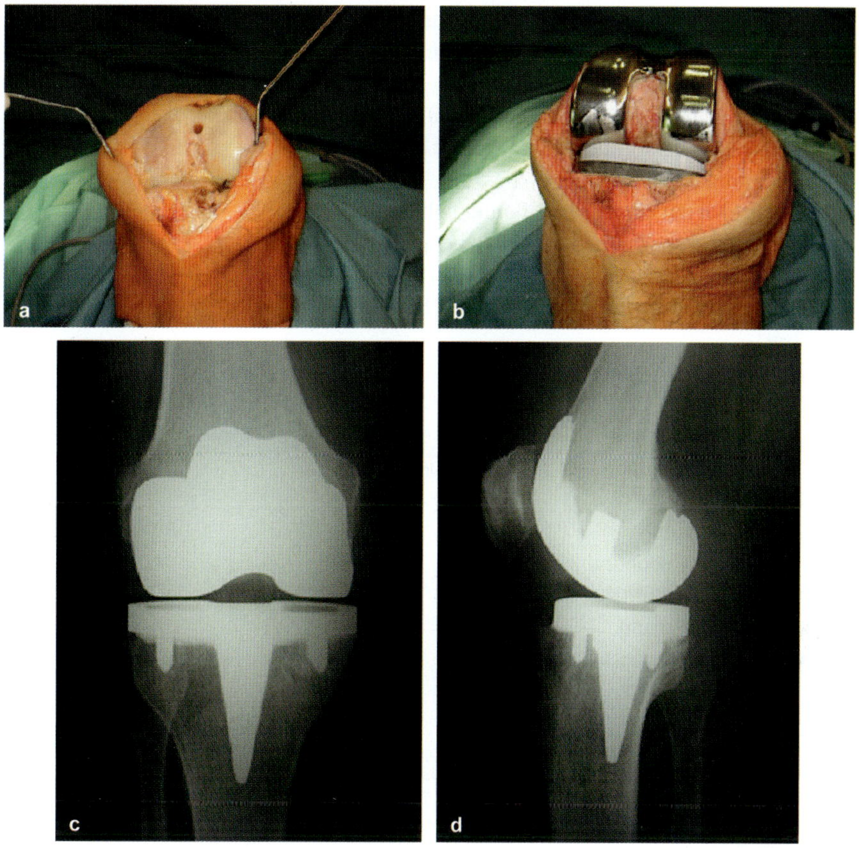

Abb. 7.6 Knietotalendoprothese [M561]

Symptomatik

Akut stechende Schmerzen mit Hämatom sind häufig Folge einer Ruptur. Die Beugung im Ellenbogengelenk ist geschwächt und die Supination des Armes geschwächt bis aufgehoben. Somit entsteht eine erhebliche Einschränkung und Gebrauchsfähigkeit des Armes.

Therapie

Nach einer konservativen Therapie verbleibt i. d. R. ein Kraftverlust in der Flexion von ca. 30–40 % und in der Supination von > 50 %, sodass i. d. R. die Indikation zur Operation gestellt wird. Um einem dauerhaften Kraft- und Funktionsverlust vorzubeugen, sollte eine Operation zeitnah erfolgen. Nach der Operation wird der Arm für ca. 4 Wo. ruhig gestellt und anschließend mit aktiven und passiven Bewegungsübungen therapiert.

OP-Verfahren (Refixation der distalen Bizepssehne mit Ankersystem)

Ziel des Eingriffs ist die Reinseration der Bizepssehne an der Tuberositas radii mit einem Ankersystem (➤ Abb. 7.7).

Patientenpositionierung/Desinfektion:

- Rückenposition, betroffenen Arm auf schmalen Armtisch oder Armrolle positionieren
- Blutsperrmanschette anlegen
- Desinfizieren der Haut von Arm und Hand zirkulär

Schnittführung: s-förmig verlaufender Hautschnitt in der Ellenbeuge.

Präparation:

- Weichteil präparieren
- Nach proximal geschlupfte Sehne darstellen und mobilisieren
- Präparieren auf die Tuberositas radii

Rekonstruktion:

- Anschlingen der Sehne und Anfrischen des Sehnenstumpfes

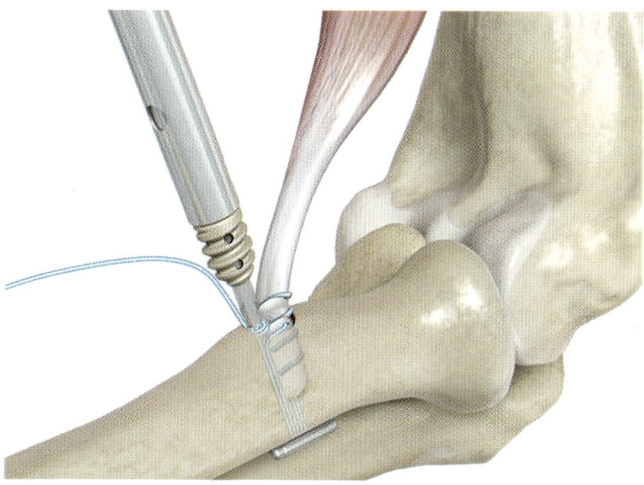

Abb. 7.7 Distale Bizepssehnenrefixation [V397]

- Fadenenden durch eine Öffnung des Bizeps-Buttons führen und anschließend durch die gegenüberliegende Öffnung zurück
- Das andere Fadenende genauso durch den Button führen, aber an der gegenüberliegenden Öffnung beginnen
- Bikortikal durch die Tuberostitas radii mit einem 3,2 mm-Führungsdraht bohren
- Monokortikal mit einem 8 mm-Bohrer bohren
- Button in das vorgebohrte Loch durch beide Kortizes der Tuberositas radii schieben
- An den freien Fadenenden ziehen, bis der Button am Radius anliegt
- Beide Fadenenden spannen, um die Sehne langsam in den Bohrkanal einzuziehen
- Fadenenden verknoten
- Einbringen der Schraube auf den Tenodesis

Wundverschluss:
- Spülen der Wunde
- Einlegen einer Redondrainage
- Subkutan- und Hautnaht
- Steriler Wundverband

Komplikationen: Reruptur.

MERKE

Bei veralteter Ruptur mit Retraktion des Muskels ist eine Augmentation der Sehne, z. B. Palmarisinterposition, erforderlich. Gelegentlich ist eine Indikation zur Aufnaht auf die Aponeurose des M. brachialis oder M. brachioradialis gegeben.

7.4.2 Rotatorenmanschettenruptur

DEFINITION

Die **Rotatorenmanschette** (RM) setzt sich aus vier Muskeln (M. supraspinatus, M. infraspinatus, M. subscapularis, M. teres minor) sowie deren Sehnen zusammen. Eine Ruptur der RM können Sehneneinrisse (partielle Ruptur) bis zur Totalruptur der Rotatorenmanschette sein (➤ Abb. 7.8).

Pathogenese

Eine Rotatorenmanschettenruptur entsteht auf dem Boden **degenerativer** (Verschleiß-)Veränderungen, v. a. bei älteren Menschen. Gelegentlich rupturiert die RM aber auch **traumatisch** bedingt durch Unfallereignisse, z. B. Sturz auf abduzierten und außenrotierten Arm.

Symptomatik

Eine frische Ruptur zeigt sich durch heftige Schmerzen, vorwiegend im Bereich der Supraspinatursehne, ggf. auch mit einer tastbaren Muskellücke. Der sichtbare Bluterguss im Schulter-Oberarm-Bereich ist ein sicheres Zeichen der akuten traumatischen Ruptur. Zudem kann der passiv abduzierte Arm aktiv nicht gehalten werden.

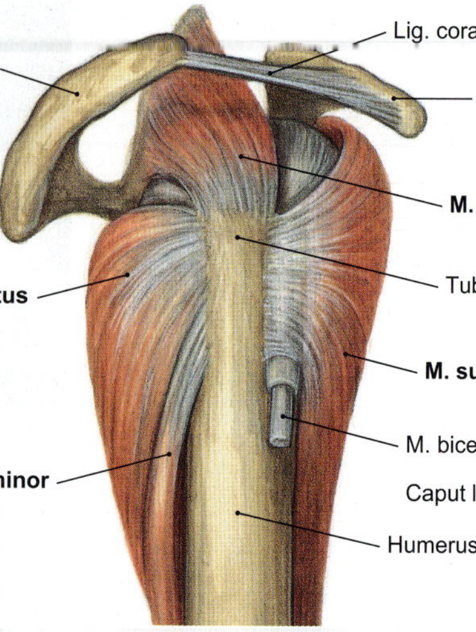

Abb. 7.8 Rotatorenmanschette [S007-1-24]

Bei einer degenerativen Ruptur entstehen die Symptome langsam mit Kraftverlust und Krepitationen (knirschen), v. a. bei Überkopfarbeiten und Belastung. Die Schmerzen treten anfangs vorwiegend nachts auf.

Therapie

Eine **konservative** Therapie bei kompletter Ruptur ist bei inaktiven Patienten und tolerablen Beschwerden möglich. Hier wird durch Krankengymnastik eine Mobilisation und Kräftigung der Außenrotatoren sowie der die Skapula stabilisierenden Muskulatur angestrebt.

Kritierien für eine **operative** Therapie sind Schmerzen, Alter, berufliche und sportliche Aktivität, Beschwerden und der Leidensdruck. Die Rekonstruktion der RM erfolgt über eine offene Operationsmethode oder arthroskopisch über Miniinzisionen.

OP-Verfahren (offene Rekonstruktion der Rotatorenmanschette)

Die Rekonstruktion der Rotatorenmanschette lässt sich durch eine anatomische Sehnenrekonstruktion in offener Technik durchführen. Entscheidend zur spannungsfreien Insertion der Sehne ist die ausgiebige Mobilisation, die Adhäsiolyse. Es folgt die Reposition der Sehne mit spannungsfreiem Verschluss in transossärer Technik oder mit sog. Fadenankersystemen in die vorher aufgemeißelte Knochenrinne.

Patientenpositionierung/Desinfektion:
- Beach-Chair-Position oder Seitenposition
- Desinfizieren des gesamten Schulterbereichs bis zum Sternum, Ohrläppchen, Achselhöhle, Arm und Hand zirkulär

PRAXISTIPP

Den Arm immer frei beweglich abdecken, da er intraoperativ bewegt wird.

Schnittführung: vorderer Hautschnitt über dem Schultergelenk.
Präparation:
- Durchtrennen des Subkutangewebes
- Stumpfes Ablösen des M. deltoideus
- Darstellen der kompletten Rotatorenmanschette
- Evtl. kleinere Längsrisse der Rotatorenmanschette entfernen
- Anschneiden der Sehnenränder, um nahtfähige, gut durchblutete Stümpfe zu erhalten

Rekonstruktion:
- Anschlingen der Sehne des M. supraspinatus mit zwei U-Nähten
- Zwischen Humeruskopf und Tuberculum majus eine kleine Rinne aufmeißeln
- Zwei Bohrlöcher bohren und die Sehne des M. supraspinatus dort hineinziehen
- Transossäre Fixation mit vorbereiteten U-Nähten oder Fadenanker
- Gelenk vorsichtig durchbewegen, um Nahtfestigkeit zu überprüfen
- Transossäre Refixation des M. deltoideus

Wundverschluss:
- Einlegen einer Redondrainage
- Subkutan- und Hautnaht
- Steriler Pflasterverband

Komplikationen:
- Nahtdehiszenz der Rotatorenmanschette
- Ausreißen der Fäden am Tuberculum majus

MERKE
Die Sehnennaht erfolgt mit einem reißfesten flexiblen Polyethylenfaden.

7.4.3 Karpaltunnelsyndrom

DEFINITION
Über das Gewölbe der Handwurzelknochen auf der Beugeseite spannt sich ein derbes Band (Retinaculum flexorum). Unter diesem Band verlaufen die Beugesehnen und der N. medianus im **Karpaltunnel.** Verhärtet dieses Band, kommt der N. medianus unter Druck und kann geschädigt werden (➤ Abb. 7.9, auch ➤ Kap. 8.4.1).

Pathogenese

Das Erkrankungsalter liegt vorwiegend bei den 40- bis 70-Jährigen, wobei Frauen häufiger betroffen sind als Männer. In vielen Fällen besteht eine familiäre Häufung. In der Mehrzahl der Fälle tritt das Karpaltunnelsyndrom idiopathisch (ohne erkennbarer Ursache) auf. Eine erhöhte Prävalenz des Auftretens zeigt sich bei Übergewicht, bei Hypothyreose, Diabetes mellitus, in der Schwangerschaft, rheumatoider Arthritis und/oder bei Rauchern.

Symptomatik

Leitsymptom im Anfangsstadium ist das „Einschlafen" der Hand die durch bestimmte Tätigkeiten wie Radfahren oder Zeitunglesen ausgelöst werden. Im fortgeschrittenen Stadium kommt es zu einer Einschränkung der Feinmotorik und verminderter Sensibilität. Symptome werden v. a. nachts ausgelöst, die sich durch Ausschütteln und Reiben sowie Pumpbewegungen der Finger bessern oder sogar beseitigen lassen. Im späteren Verlauf kann sich eine Atrophie der Daumenballenmuskulatur zeigen.

Therapie

Im Frühstadium profitieren Patienten von einer konservativen Therapie, indem eine Schiene in Neutralstellung nachts oder bei Berufs- und Freizeittätigkeiten mit extremer Handgelenkbelastung getragen wird. Die orale Gabe von Kortikoid zur Abschwellung oder die Infiltration von Kortikoid-Kristallsuspension ist gut wirksam, wegen der Nebenwirkungen jedoch nur begrenzt möglich.

Die operative Behandlung ist beim Versagen der konservativen Therapie sowie permanenten Symptomen, motorischen Ausfällen und Atrophie der Daumenballenmuskulatur indiziert.

OP-Verfahren (offene Retinakulumspaltung)

Die vollständige Spaltung des Retinaculum flexorum erweitert den Karpaltunnelraum und führt damit zur Dekompression des Nervus medianus.
Patientenpositionierung/Desinfektion:
- Rückenposition mit Arm auf Armtisch
- Blutsperrmanschette anlegen
- Desinfizieren der Hand und des Unterarms zirkulär

Schnittführung: Hautschnitt längs zwischen Thenar und Hypothenar in Verlängerung der Ringfingerachse.
Präparation:
- Durchtrennen der Palmarfaszie
- Darstellen des Retinakulums

Rekonstruktion:
- Einführen einer Kocher-Rinne

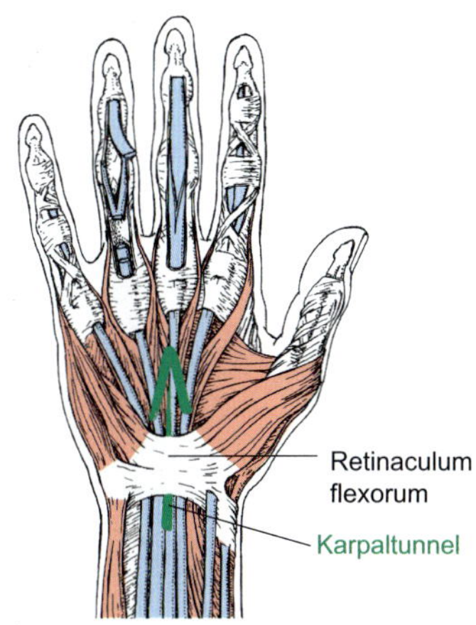

Abb. 7.9 Karpaltunnel [L190]

- Vollständige Spaltung des Retinakulums von proximal nach distal, ulnarseitig, entlang des Ansatzes am Hamulus ossis hamati (Knochenvorsprung am Hakenbein)
- Inspizieren des N. medianus
- Evtl. Verwachsungen mit umliegendem Gewebe lösen

Wundverschluss:
- Spülen der Wunde
- Hautnaht
- Steriler Wundverband

Komplikationen:
- Rezidiv
- Sehnenscheidenentzündung

MERKE

Eine Besserung der Sensibilitätsstörung bzw. die Atrophie der Daumenballenmuskulatur dauert oft länger an oder stellt sich bei ausgeprägtem Nervenschaden nicht wieder ein.

7.5 Verletzungen an Gelenken und Bandapparat der unteren Extremität und deren Therapien

7.5.1 Achillessehnenruptur

DEFINITION

Die Muskeln an der Unterschenkelrückseite (posterior) bewirken v. a. die Streckung des Fußes beim Laufen. Dazu gehören der zweiköpfige M. gastrocnemius und der M. soleus, die gemeinsam den Wadenmuskel bilden und am Fersenbein mit der Achillessehne enden. Die **Achillessehne** kann teilrupturiert oder komplett rupturiert sein (➤ Abb. 7.10).

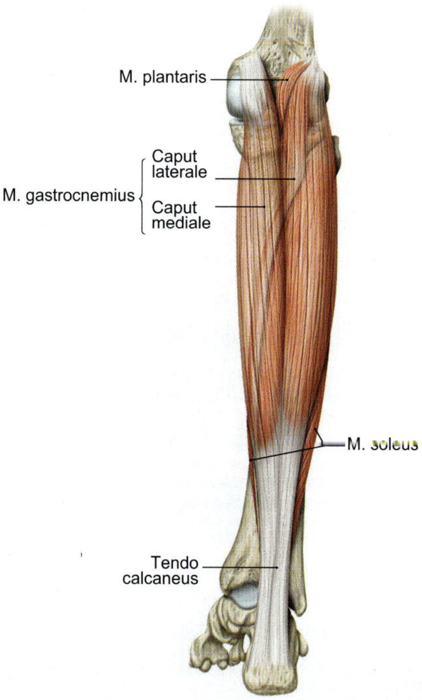

Abb. 7.10 Achillessehne [S007-1-24]

Pathogenese

Eine Ruptur der Achillessehne tritt bei **plötzlicher** Anspannung der Wadenmuskulatur im Rahmen sportlicher (Handball, Fußball) oder sonstiger körperlicher Aktivität auf. Typischerweise zeigt sich eine Ruptur vorwiegend bei männlichen „Wochenendsportlern" zwischen dem 40. und 50. Lj. Hierbei spielen sowohl die Sehnendegeneration, also herabgesetzte Durchblutung des Sehnengewebes, als auch die mechanische Überbelastung eine Rolle. Selten kommt es zu einer offenen Durchtrennung der Achillessehne, z. B. durch scharfkantige Bleche und Glasscheiben.

MERKE

Die Ruptur der Achillessehne lässt sich wie folgt unterteilen:
- **Poximaler Bereich:** Ruptur am Übergang zur Muskulatur.
- **Mittlerer Bereich:** häufigste Form, Ruptur befindet sich 3–6 cm proximal der Ansatzstelle (= Loco typico) am Kalkaneus.
- **Distaler Bereich:** Ruptur mit knöchernem Ausriss am Kalkaneus (= Entenschnabelfraktur).

Symptomatik

Charakterisiert ist eine Ruptur der Achillessehne durch einen plötzlichen Schmerz an der Dorsalseite des distalen Unterschenkels. Oft kommt es zu einem hörbaren Schnalzen der Sehne. Das Sprunggelenk ist geschwollen und eine meist deutliche Delle über dem Fersenbein ist zu tasten. Ein Zehenballengang sowie ein Zehenballenstand auf einem Bein sind unmöglich.

Therapie

Eine konservative Therapie mit Gipsverband in 30°-Spitzfußstellung ist bei frischen Rupturen möglich. Voraussetzung ist, dass sich die Sehnenstümpfe bei ca. 30°-Plantarflexion gut adaptieren lassen und die Diastase verschwindet. Im späteren Verlauf wird ein Vacuum-Brace-Stiefel verordnet, wobei die Belastung, beschwerdeabhängig, sukzessive gesteigert wird.

Eine klare Indikation für eine möglichst frühzeitige operative Therapie stellt ein distaler Abriss vom Fersenbein dar (Entenschnabelfraktur). Dieser knöcherne Sehnenausriss wird mit einer Zugschraubenosteosynthese oder einer im Knochen verankerten Corkscrew® versorgt. Eine offene Ruptur muss aufgrund der hohen Infektionsgefahr und mit evtl. bestehenden Begleitverletzungen (Nerven, Gefäße) ebenso operativ versorgt werden. Bei einer alten Sehnenruptur oder starker Auffaserung der Sehne ist zur Überbrückung des Defekts eine Sehnenplastik durch ein Interponat (z. B. Plantaris-longus-Sehne) relevant.

OP-Verfahren (offene Achillessehnennaht)

Bei einer offenen Operation werden die gerissenen und auseinandergewichenen Sehnenenden freigelegt und durch eine End-zu-End-Naht mit einer PDS-Rahmennaht wiedervereinigt und gesichert.

Patientenpositionierung/Desinfektion:
- Bauchposition
- Blutsperrmanschette anlegen
- Desinfizieren des Unterschenkels zirkulär einschließlich Fuß

Schnittführung: Hautschnitt über der Achillessehne ca. 10 cm.

Präparation:
- Durchtrennen des Subkutangewebes
- Darstellen der Rupturstelle
- Sehnenenden mit Skalpell anfrischen
- Gewebsentnahme zur histologischen Untersuchung

Rekonstruktion:
- Frische Fraktur: End-zu-End-Sehnennaht mit reißfester Naht (PDS) in 30°-Spitzfußstellung
- Entenschnabelfraktur:
  - Bohrkanal mit 3,2-mm-Bohrer bohren
  - Schraubengewinde mit 6,5-mm-Gewinderschneider und entsprechender Schraube evtl. mit Unterlegscheibe einbringen

Wundverschluss:
- Spülen der Wunde
- Einlegen einer Drainage
- Subkutan-und Hautnaht
- Steriler Wundverband

Komplikationen:
- Reruptur
- Bewegungseinschränkung
- Läsionen des N. suralis

MERKE

Die Achillessehnenruptur kann auch perkutan versorgt werden. Es erfolgt eine Stichinzision rechts und links der Rupturstelle, durch die überkreuzend zwei PDS-Kordeln durch die Sehne gestochen werden. Diese werden lateral in maximaler Spitzfußstellung verknotet und der Knoten wird in der Subkutis versenkt.

7.5.2 Kreuzbandruptur

DEFINITION

Die **Kreuzbänder** verlaufen überkreuzt in der Gelenkhöhle. Sie ziehen von einem Höckerchen in der Mitte des Tibiaplateaus zu einer Kuhle zwischen den Femurkondylen. Das vordere Kreuzband (Lig. cruciatum anterius) verläuft von unten innen nach oben außen. Das hintere Kreuzband (Lig. cruciatum posterius) verläuft von unten außen nach oben innen. Von einer Kreuzbandruptur spricht man bei einem unvollständigen oder vollständigen Riss eines Kreuzbandes oder beider Kreuzbänder. Häufig ist das vordere Kreuzband betroffen.

Pathogenese

Kreuzbandrupturen entstehen meist durch ein Rotationstrauma oder durch einen schnellen Richtungswechsel wie beim Fußball oder Skifahren. Gelegentlich ist die Ruptur auf ein Bagatelltrauma zurückzuführen.

Symptomatik

Eine frische Kreuzbandruptur zeigt eine akute schmerzbedingte Funktionseinschränkung mit Schwellung. Bei einer chronischen Ruptur stehen Schmerzen oder Funktionseinschränkungen im Vordergrund, die auf instabilitätsbedingte Veränderungen wie Meniskusläsionen oder Knorpelschäden zurückzuführen sind. Die Schmerzen und Einschränkungen äußern sich bei sportlicher Belastung und alltäglichen Bewegungsabläufen wie Unsicherheit beim Laufen, fehlende Kontrolle oder „Wegknicken" des Beines.

Therapie

Die Therapie hängt vom Alter des Patienten, vom Ausmaß der Instabilität und dem subjektiven Instabilitätsgefühl, von den sportlichen Ambitionen, vorhandener Gonarthrose und der Patientencompliance ab.

Konservativ therapiert werden eine Dehnung oder Teilruptur des Kreuzbandes, muskuläre Kompensierbarkeit der Instabilität und höhergradige Gonarthrose. Es wird dabei eine frühfunktionale Behandlung (Krankengymnastik) mit Belastung im Rahmen der Schmerzgrenze angestrebt. Nach Abklingen der Beschwerdesymptomatik ist ein aktives und kontinuierliches Muskeltraining erforderlich. Die Gefahr einer persistierenden Instabilität des Gelenks sind Sekundärschäden wie Meniskus- und Knorpelschäden.

Operative Indikationen werden gestellt bei einem knöchernen Ausriss des VKB, bei aktiven Sportlern, Instabiliät nach konservativer Behandlung, Kombinationsverletzung, z. B. mit Meniskusläsionen und bei beruflich exponierten Patienten (z. B. Zimmermann). Bei einem knöchernem Ausriss wird eine transossäre Refixation durchgeführt. Mittlerweile ist die Kreuzbandplastik mit Transplantation einer Sehne zum Standard geworden.

OP-Verfahren (arthroskopische vordere Kreuzbandplastik)

MERKE

Zur Ersatzplastik stehen autogene und allogene Transplantate zur Verfügung. Am häufigsten verwendet wird die Sehne des M. semitendinosus, ggf. mit der Sehne des M. gracilis oder ein Streifen der Patellarsehne (➤ Abb. 7.11).

Patientenpositionierung/Desinfektion:
- Rückenposition mit seitlich angebrachter Beinstütze und 90° abgewinkeltem Bein
- Anlegen einer Blutsperremanschette
- Desinfizieren von Mitte Oberschenkel das ganze Bein mit Fuß zirkulär

Schnittführung:
- Anterolaterale Stichinzision (für Arthroskop)
- Mediale Stichinzision (Instrumentenzugang)
- Hautschnitt medial der Tuberositas tibiae über Pes anserinus (Sehne)

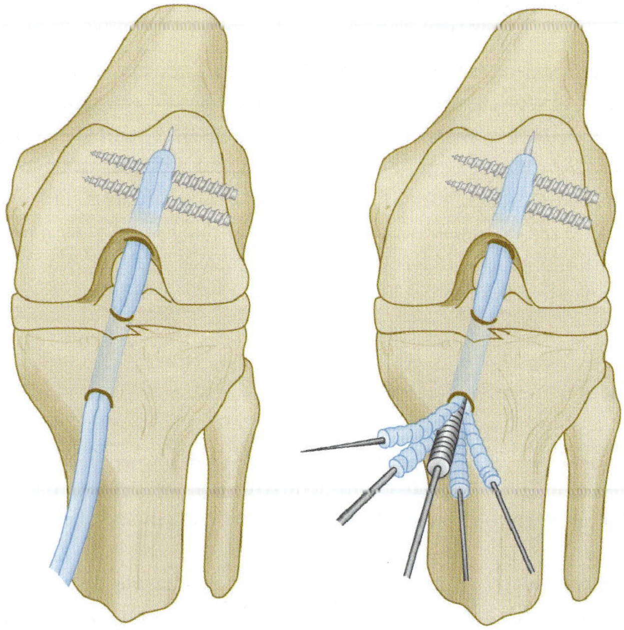

Abb. 7.11 Vordere Kreuzbandplastik [L231]

Präparation:
- Arthroskopische Untersuchung des Kniegelenks
- Resezieren der Kreuzbandreste und Notchplastik (Notch = Nut der Femurkondyle)
- Über Hautschnitt Semitendinosussehne freipräparieren und Sehne mittels Sehnenstripper entnehmen (bei nicht ausreichendem Implantat kann zusätzlich die Gracilissehne gewonnen werden)
- Transplantat präparieren, Länge bestimmen und armieren

Rekonstruktion:
- Über Zielgerät einen tibialen Bohrkanal mit Kirschner-Draht unter arthroskopischer Sicht bohren
- Über den Kirschner-Draht Bohrkanal vor- und aufbohren (Durchmesser des Bohrers richtet sich nach Länge und Dicke des Transplantats)
- Femoralen Bohrkanal platzieren und anlegen
- Zielinstrumentarium über die Tibia in den Femur einbringen
- Lateral des Femurs Zielkanal mithilfe des Zielinstrumentariums bohren
- In diesen Zielkanal, von lateral nach medial des Femurs, Ösendraht ziehen (meist am Ende des Bohrers Öse zum Einhängen des Drahts)
- Zielinstrumentarium vorsichtig entfernen, Ösendraht durch den Bohrkanal vom Femur über die Tibia ziehen
- Einziehen des Transplantats über liegenden Ösendraht
- Fixieren des Transplantats femoral mit einer Interferenzschraube über den Zielkanal
- Zielinstrumentarium entfernen
- Fixieren des Transplantats tibial mit einer Interferenzschraube oder konventionellen Schraube
- Abschließend arthroskopisches Inspizieren des Knies auf korrekte Lage des Transplantats und ausreichende Stabilität
- Knie durchbewegen, um Stabilität zu überprüfen

Wundverschluss:
- Spülen der Wunde
- Einlegen einer Redondrainage
- Subkutan- und Hautnaht
- Steriler Wundverband

Komplikationen

- Transplantatverletzung durch Interferenzschraube
- Gefäß-, Nervenverletzung
- Tiefe Kniegelenkinfektionen

7.6 Grundprinzipien der Frakturbehandlung

Eine Fraktur (Knochenbruch) ist eine **vollständige Unterbrechung der Knochenkontinuität** unter Bildung von zwei oder mehreren Fragmenten (Bruchstücke) mit oder ohne Dislokation (Verschiebung). Sie entsteht durch eine direkte Gewalteinwirkung (z. B. Schuss, Schlag), eine indirekte Gewalteinwirkung (z. B. Drehung, Abriss) oder eine krankhaft veränderte Knochenstruktur (z. B. Tumoren, Osteomyelitis, Osteoporose). Für eine ungestörte Frakturheilung sind drei Bedingungen erforderlich: enger Kontakt der Knochenfragmente, Ruhigstellung und eine ausreichende Durchblutung der Fragmente. Eine besondere Form der Fraktur ist die **Grünholzfraktur.** Die Grünholzfraktur ist ein unvollständiger Bruch, bei dem die Knochenhaut nicht oder nur an einer sehr kleinen Stelle einreißt.

Ziel jeder Frakturbehandlung ist, die Stabilität und die Funktion der Knochen in kurzer Zeit wiederherzustellen. Es erfolgt eine anatomisch gerechte **Reposition** der Fraktur mit anschließender **Retension** (Ruhigstellung). Die **Rehabilitation,** Wiederherstellung der Funktion, erfolgt durch Übungsbehandlungen (z. B. Physiotherapie). Die Ruhigstellung lässt sich durch operative, aber auch durch konservative Behandlung (z. B. Gips- oder Kunststoffverband) erreichen.

MERKE

Eine **primäre** Versorgung der Fraktur erfolgt innerhalb der ersten 6–8 h nach dem Trauma. Die **sekundäre** Osteosynthese findet nach ausreichendem Abklingen der Weichteilschwellung statt. Eine **sofortige Notfallindikation** ist bei offenen Frakturen, geschlossenen Frakturen mit schwerem Weichteilschaden (**cave:** Kompartmentsyndrom!), Frakturen mit Begleitverletzungen (z. B. Gefäß-, Nervenverletzung, dislozierte Gelenkfrakturen), Frakturen im Bereich der Wachstumsfuge bei Kindern und Frakturen bei polytraumatisierten Patienten gegeben.

7.6.1 Statische Frakturspaltkompression

Bei der statischen Kompression wird die Fraktur reponiert und so fixiert, dass die beiden Fragmente am Frakturspalt unbeweglich und fest (statisch) aufeinandersitzen. Die Druckkräfte wirken hierbei dauernd in gleicher Höhe, unabhängig davon, ob sich die betroffene Person bewegt oder ruhig verhält. Der von den verwendeten Osteosynthesematerialien auf den Frakturspalt ausgeübte Druck soll sich dabei möglichst gleichmäßig auf die ganze Bruchfläche verteilen. Eine Form der statischen Frakturkompression stellt, neben der klassischen Platten-/Schraubenosteosynthese, die statische Verriegelung bei einer Marknagelosteosynthese dar. Diese gewährleistet den Längenerhalt des Knochens und die Rotationsstabilität der Fraktur. Weitere statische Verriegelungen sind der Fixateur externe oder die Zugschraube.

7.6.2 Dynamische Frakturspaltkompression

Die Dynamisierung von Osteosynthesen ist ein häufig eingesetztes Verfahren, um die Frakturheilung zu beschleunigen. Nach der Reposition wird die Fraktur so fixiert, dass durch kontrollierte Bewegungsbelastung der betroffenen Extremität die auftretenden Kräfte zu einer zusätzlichen Erhöhung der Druckkräfte im Frakturspalt führen. Eine frühzeitige Mobilisation (Wiederaufnahme der regelhaften Benutzung der betroffenen Extremität) ist hierbei wichtiger Bestandteil der postoperativen Therapie.

Die Dynamisierung wird entweder durch Entfernung von statischen Verriegelungsschrauben der intramedullären Marknagelung (sekundäre Dynamisierung) erreicht oder durch die direkte Verwendung eines für diesen Zweck im Marknagel vorhandenen ovalen Lochs zur dynamischen Verriegelung (primäre Dynamisierung). Durch den so entstehenden Spielraum der Verriegelungsschraube im ovalen Loch, kann es zu einer begrenzten linearen Bewegung des Röhrenknochens, geschient bzw. stabilisert durch den Marknagel im Inneren (intramedulläre Schienung), kommen. Diese führt zum Schließen möglicher Frakturspalten und zur Kompression der Frakturflächen.

Ein weiteres Dynamisierungsverfahren ist die Flexibilisierung der Osteosynthese während des Frakturheilungsverlaufs. Dieses Vorgehen erfolgt überwiegend bei der Fixateur-externe-Osteosynthese. Hier wird die Flexibilität der Osteosynthese durch eine teilweise Entfernung von Stabilisationselementen am Fixateur externe erhöht.

Auch die Zuggurtungsosteosynthese nutzt die Zugkräfte, die die einzelnen Bruchstücke auseinanderziehen, und wandelt sie durch ihre besondere Wickeltechnik in Druckkräfte um, die die Bruchstücke aneinanderpressen.

7.7 Frakturen an den oberen Extremitäten und deren Therapien

7.7.1 Klavikulafraktur

DEFINITION

Die **Klavikula** ist ein s-förmiger Knochen, der mit seinem medialen Ende gelenkig mit dem Brustbein (Sternum) verbunden und mit seinem lateralen Ende gelenkig an der Schulterhöhe (AC-Gelenk) befestigt ist. Die Klavikula hält als Strebepfeiler die Schulter in der richtigen Entfernung zum Rumpf und ermöglicht es, dass der Arm am Körper vorbeigeschwungen werden kann.

Pathogenese

Klavikulafrakturen entstehen meist durch einen Sturz auf die Schulter oder auf den ausgestreckten Arm. Seltener auch durch geringe, unmittelbare Gewalteinwirkung auf das Schlüsselbein. Diese Fraktur ist eine der häufigsten Frakturen (ca. 12 % aller Frakturen beim Erwachsenen). Bei ca. 80 % aller Klavikulafrakturen besteht eine Fraktur im mittleren Drittel.

Symptomatik

Das erste Symptom, das sich zeigt, ist eine sicht- und tastbare Schwellung am Schlüsselbein. Die Beweglichkeit im Schultergelenk ist zudem sehr schmerzhaft. Es zeigt sich häufig eine Fehlstellung der Klavikula mit knöcherner Stufenbildung und evtl. mit einer Krepitation bei Palpation. Selten kommt es zu einer offenen Verletzung durch eine Hautperforation.

Therapie

Die Indikation für eine **konservative Therapie** ist bei allen geschlossenen Frakturen ohne drohende Hautperforation und ohne Gefäß- und Nervenläsionen gegeben. Die Fraktur wird durch Anlegen eines Rucksack-, Gilchrist- oder Desault-Verbands behandelt. Diese Verbände bleiben ca. 6 Wo. angelegt. Dabei ist, je nach Beschwerderückgang, eine frühe Schultermobilisation anzustreben.

Indikation für die **operative** Therapie ist gegeben bei offenen Frakturen oder drohender Perforation, stark dislozierten Frakturen, neurologischen Ausfällen, Durchblutungsstörungen, erfolglos konservativ therapierten Frakturen, pathologischen Frakturen oder einer Floating Shoulder (laterale Fraktur mit AC-Gelenkbeteiligung). Als Versorgungsmöglichkeit bietet sich je nach Fraktur z. B. die Plattenosteosynthese oder die intramedulläre Schienung an.

OP-Verfahren (Plattenosteosynthese einer Klavikulaschaftfraktur)

Patientenpositionierung/Desinfektion:

- Beach-Chair-Postition/Rückenposition
- Desinfizieren des gesamten Schultergürtels, der Brust bis zur Mamille und des gesamten Armes

PRAXISTIPP

Den Arm immer frei beweglich abdecken, da er intraoperativ bewegt wird.

Schnittführung: Hautschnitt Längsinzision über der Klavikula.

Präparation:

- Durchtrennen des Subkutangewebes und der Faszie
- Abschieben des Periosts im Frakturbereich
- Darstellen der Frakturfragmente

Rekonstruktion:
- Reposition der Fraktur und Sicherung der Fraktur mit Repositionszange
- Anmodellieren der Platte (3,5 mm-LCDC-Platte, Rekonstruktionsplatte oder anatomische Platte)
- Fixieren der Platte mit Kleinfragmentschrauben
- Röntgenkontrolle zur Positionsprüfung des Implantats

Wundverschluss:
- Einlegen einer Redondrainage
- Faszien-, Subkutan- und Hautnaht
- Steriler Wundverband und Anlage eines Gilchrist-Verbands

Komplikationen: geringes Pseudarthroserisiko.

7.7.2 Akromioklavikulargelenkfraktur

DEFINITION

Das **Akromioklavikulargelenk** (Schultereckgelenk), auch AC-Gelenk genannt, ist die gelenkige Verbindung zwischen dem Akromion (Knochenvorsprung des Schulterblatts) und der lateralen Klavikula (Schlüsselbein). Zum AC-Gelenk gehörende Bänder sind das Lig. acromioclaviculare, Lig. coracoacromiale und das Lig. coracoclaviculare. Sie halten die Knochen des Schultergürtels zusammen und stabilisieren das Schultereckgelenk.

Pathogenese

Verletzungen am AC-Gelenk entstehen durch direkten Sturz auf die Schulter mit abduziertem Arm, typischerweise beim Sport. Die Klavikula luxiert dabei nach oben, während das Akromion nach vorn verschoben wird.

MERKE

Die Einteilung des Schweregrads der Verletzung erfolgt durch die Klassifikation nach Tossy (➤ Abb. 7.12):
- **Tossy I:** Zerrung bzw. Teilruptur des Lig. acromioclaviculare bzw. der Gelenkkapsel
- **Tossy II:** Ruptur der Gelenkkapsel und der akromioklavikulären Bänder bzw. Teilruptur der korakoklavikulären Bänder
- **Tossy III:** Ruptur der akromioklavikulären und korakoklavikulären Bänder

Eine Erweiterung der Tossy-Klassifikation ist die Rockwood-Einteilung Typen IV–VI, in der seltene hochgradige akromioklavikuläre Luxationen definiert sind.

Symptomatik

Die Symptomatik richtet sich nach der Tossy-Klassifiktation. Bei einer Tossy-I-Verletzung gibt es keine Funktionseinschränkungen, sie ist aber mit Schmerzen verbunden. Hingegen sind bei einer Tossy-II-Verletzung alle Bewegungen im Schultergelenk sehr schmerzhaft. Dabei tritt das AC-Gelenk um eine halbe Schaftbreite höher. Ein instabiles AC-Gelenk tritt bei einer Tossy-III-Verletzung auf. Die Klavikula ist nach kranial luxiert, die selbst nach einer Reposition sofort reluxiert (sog. Klaviertastenphänomen).

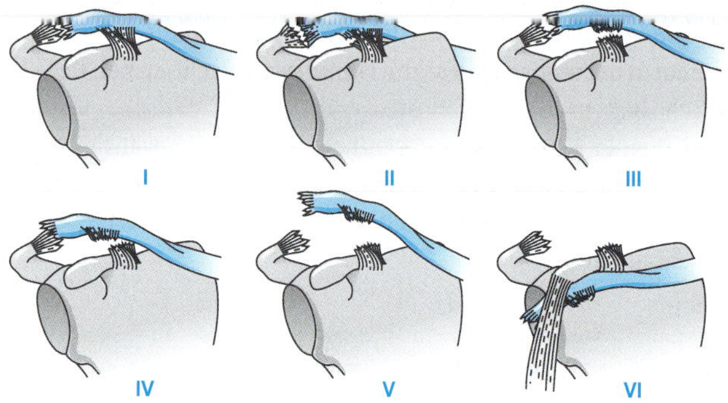

Abb. 7.12 Einteilung nach Tossy [L106]

Therapie

Eine konservative Therapie lässt sich bei Tossy I immer mit einem Gilchrist-Verband behandeln. Nach nur wenigen Tagen kann mit einer Physiotherapie begonnen werden. Jedoch ist für mind. 6 Wo. schweres Heben untersagt.

Die Indikationsstellung zur operativen Versorgung bei Tossy II und III wird seit Längerem diskutiert. Beide Verfahren erzielen häufig gleiche Ergebnisse. Ziel einer operativen Versorgung ist die Wiederherstellung der Stabilität des AC-Gelenks sowie die kosmetische Korrektur, v. a. bei jungen Patienten. Eine Rockwood-Verletzung Grad IV–VI zeigt immer eine starke Dislokation und Instabilität der Klavikula und stellt eine operative Versorgung dar. Dabei kann operativ, je nach Befund und Instabilität des AC-Gelenks, eine Bandnaht und eine Osteosynthese mit Cerclage, eine Kirschner-Draht-Osteosynthese oder eine Hakenplatte durchgeführt werden.

OP-Verfahren (operative Versorgung des AC-Gelenks mit Hakenplatte)

Bei diesem Operationsverfahren wird der Haken der Platte unter das Akromion geschoben und die Platte an der lateralen Klavikula mit Schrauben fixiert. Damit wird den gerissenen bzw. genähten Bändern die Gelegenheit zum Einheilen geboten.

Patienenpositionierung/Desinfektion:
- Beach-Chair-Position
- Desinfizieren des gesamten Schultergürtels, der Brust bis zur Mamille und des gesamten Arms

PRAXISTIPP

Den Arm immer frei beweglich abdecken, da er intraoperativ bewegt wird.

Schnittführung: Hautschnitt Längsinzision über Akromioklavikulargelenk.

Präparation: Darstellen des lateralen Endes der Klavikula.

Rekonstruktion:
- Einhaken der Hakenplatte unter das Akromion dorsal des Gelenks

- Reponieren und Sichern der Fraktur mit Repositionszange
- Besetzen der Hakenplatte mit Kleinfragmentschrauben
- Röntgenkontrolle zur Prüfung der Position des Implantats

Wundverschluss:

- Einlegen einer Redondrainage
- Faszien- und Hautnaht
- Steriler Wundverband und Anlage eines Gilchrist-Verbands

Komplikationen:

- Gefahr von Nerven- und Gefäßverletzungen
- Metallbrüche
- Arthrose im AC-Gelenk

7.7.3 Humerusschaftfraktur

DEFINITION

Eine **Humerusschaftfraktur** ist eine Fraktur ohne Beteiligung der subkapitalen oder suprakondylären Region.

Pathogenese

Die Humerusschaftfraktur kann durch **direkte** Gewalteinwirkung (z. B. Verkehrsunfall oder Sturz auf einen harten Gegenstand) entstehen. Die Frakturform zeigt sich als Quer-, Biegungs-, Stück- bis hin zur Trümmerfraktur. Abhängig von der Art der Gewalteinwirkung sind Weichteilverletzungen mit Gefäß- und Nevenläsionen (N. radialis) möglich.

Ebenso können Humerusschaftfrakturen durch **indirekte** Gewalteinwirkung entstehen. Die Fraktur zeigt sich hauptsächlich spiralförmig, evtl. mit einen Drehkeil.

Symptomatik

Humerusschaftfrakturen präsentieren sich meist mit einer schmerzhaften Schwellung und Verkürzung mit evtl. Fehlstellung des Oberarms. Der Oberarm wird meist durch die gesunde andere Hand am Oberkörper stabilisiert.

Therapie

Die **konservative** Therapie erzielt gute Behandlungsergebnisse bei stabilen und wenig dislozierten Frakturen. Für die ersten zwei Wochen wird der Oberarm mit einem Gilchrist-Verband entlastet. Zu Beginn der dritten Woche, wenn Schmerzen und Schwellung abgeklungen sind, wird ein Sarmiento-Brace (steifer Gips- oder Kunststoffverband) angelegt, der Schulter- und Ellenbogengelenk zum Beüben freilässt.

Eine **operative** Therapie ist notwendig bei einer offenen Fraktur, nichtreponierbaren Fraktur, Nervenverletzung (N. radialis), einem Gefäßschäden, einer Mehrfachverletzung und Kettenfrakturen. Für die operative Versorgung stehen unterschiedliche Implantate wie die Plattenosteosynthese, die intramedulläre unaufgebohrte Nagelung oder der Fixateur externe (hauptsächlich bei offenen Frakturen mit erheblichen Weichteilschaden) zur Verfügung.

OP-Verfahren (anterograder unaufgebohrter Humerusnagel)

Mithilfe eines Zielbügels wird ein Marknagel in den unaufgebohrten Humerusschaft oberhalb des Tuberculum majus eingebracht (> Abb. 7.13).

Patientenpositionierung/Desinfektion:

- Rückenposition oder Beach-Chair-Position
- Desinfizieren des gesamten Schultergürtels, der Brust bis zur Mamille und des gesamten Arms

PRAXISTIPP

Den Arm immer frei beweglich abdecken, da er intraoperativ bewegt wird.

Schnittführung: Längsinzision auf der Außenseite des Schultergelenks.

Präparation:

- M. deltoideus in Längsrichtung 3–4 cm spalten

! **Achtung!** Den kreuzenden N. axillaris nicht beschädigen! Humeruskopf oberhalb des Tuberculum majus mit dem Pfriem eröffnen

- Führungsspieß 2,5 mm unter Bildwandlerkontrolle einbringen
- Länge und Größe des Implantats mit Messlehre ausmessen

Rektonstruktion:

- Marknagel mithilfe des Zielbügels und Hammers vorsichtig unter rotierenden Bewegungen einbringen.
- Bildwandlerkontrolle.
- Entfernung des Führungsspießes.
- Proximale Verriegelung kann statisch oder dynamisch erfolgen.

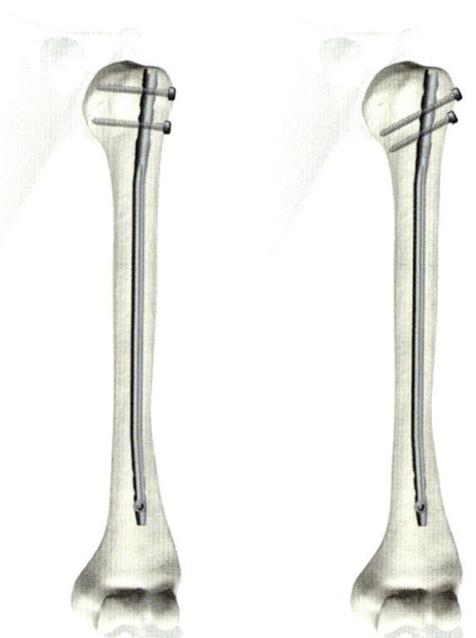

Abb. 7.13 Anterograder Humerusnagel [V405]

a b

- Bohrerführungshülse mit Mandarin über das Zielgerät platzieren und bis zur Kortikalis vorschieben.
- Mandarin entfernen und mit einem 3,5-mm-Bohrer bohren.
- Evtl. zweite Schraube mit gleichem Vorgehen einbringen.
- Distale Verriegelung erfolgt in Freihandtechnik.
- Stichinzision der Haut über dem proximalen Loch des Humerusnagels.
- Bohren mit Gewebeschutzhülse und einem 3,5-mm-Bohrer unter Bildwandlerkontrolle.
- Längenbestimmung und entsprechende 4,0-mm-Schraube einbringen
- Verschlussschraube einbringen.
- Zielbügel entfernen, Röntgenkontrolle.

Wundverschluss:
- Spülen der Wunde
- Redondrainage einlegen
- Subkutan- und Hautnaht
- Steriler Wundverband

Komplikationen: Funktionseinschränkung der Schulter.

OP-Verfahren (retrograder aufgebohrter Humerusschaftnagel)

Der Marknagel wird in den aufgebohrten Humerusschaft am distalen Humerus eingebracht (➤ Abb. 7.14).

Patientenpositionierung/Desinfektion: Bauch- oder Seitenposition.

Schnittführung:
- Der Zugang zum distalen Humerus erfolgt von dorsal.
- Von der Spitze des Olekranons erfolgt ein 6 cm langer Hautschnitt nach proximal.

Präparation:
- Trizepssehne wird gespalten.
- Weitere Präparation bis zum proximalen Rand der Fossa olecrani.

Rekonstruktion:
- Hohmann-Haken einsetzen und distalen Humerus einstellen.
- Distaler Nageleintrittspunkt liegt einen Zentimeter proximal der Fossa olecrani.
- Markraum mit einem 3,5-mm-Bohrer eröffnen.

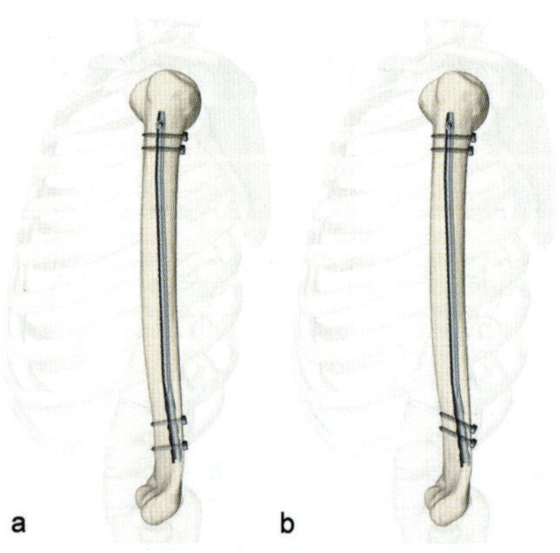

Abb. 7.14 Retrograder Humerusnagel [V405]

- Markraumhöhle mit konischer Fräse und Pfriem aufweiten.
- Führungsspieß bis über die Fraktur vorschieben.
- Bildwandlerkontrolle.
- Markraumaufbohrung erfolgt in 0,5-mm-Schritten über den Führungsspieß, bis Kortikaliskontakt erreicht ist.
- Die letzte Bohrung soll 1 mm stärker sein als der Durchmesser des verwendeten Marknagels.
- Längenbestimmung des Humerusnagels erfolgt mit dem Röntgenlineal oder durch subtraktive Messung der Führungsspießlänge.
- Zusammenschrauben von Marknagel und Zielbügelvorrichtung mit Verbindungsschraube.
- Einschlagen des Marknagels mit Hammer und unter Bildwandlerkontrolle.
- Führungsspieß entfernen.
- Distale.
- Stichinzision über distale Verriegelung.
- Bohrerführungshülse mit Mandarin über das Zielgerät platzieren und bis zur Kortikalis vorschieben.
- Mandarin entfernen und mit einem 3,5-mm-Bohrer bohren.
- Evtl. zweite Schraube mit gleichem Vorgehen einbringen.
- Proximale Verriegelung erfolgt in Freihandtechnik.
- Stichinzision der Haut über dem proximalen Loch des Humerusnagels.
- Bohren mit Gewebeschutzhülse und einem 3,5-mm-Bohrer unter Bildwandlerkontrolle.
- Längenbestimmung und entsprechende 4,0-mm-Schraube einbringen.
- Nach Entfernung des Zielgeräts Nagelendkappe einbringen, um eine optimale Passgenauigkeit der Nagellänge zu erreichen und ein Einwachsen von Knochen und Bindegewebe zu verhindern.

Wundverschluss:
- Spülen der Wunde
- Subkutan- und Hautnaht
- Steriler Wundverband

Komplikationen: Verletzung des N. ulnaris.

VORSICHT
Direkt am Epicondylus medialis verläuft der N. ulnaris!

7.7.4 Olekranonfraktur

DEFINITION
Das **Olekranon** (Ellenbogenhöcker) ist der proximale Anteil der Ulna, der an der Innenfläche eine gewölbte Gelenkfläche zur Verbindung mit der Trochlea (Oberarmgelenkrolle) besitzt.

Pathogenese

Die Verletzungsursache ist hauptsächlich eine **direkte** Gewalteinwirkung durch Sturz auf den gebeugten Ellenbogen.

Eine Fraktur, die z. B. bei einer Sportart wie Speerwerfen verursacht wird, ist ein **indirektes** Trauma.

MERKE

Anstelle der **AO-Klassifikation** hat sich bei dieser Fraktur die Mayo-Klassifikation durchgesetzt. Sie berücksichtigt zusätzlich die Verschiebung, Stabilität und Zertrümmerung des Olekranons.

- **Typ I:** unverschobene Fraktur (**IA** einfach oder **IB** mehrfragmentär)
- **Typ II:** dislozierte aber stabile Fraktur (**IIA** einfach oder **IIB** mehrfragmentär)
- **Typ III:** dislozierte, instabile Fraktur (**IIIA** einfach oder **IIIB** mehrfragmentär)

Symptomatik

Eine Olekranonfraktur zeigt sich durch eine Schwellung mit Hämatom, Bewegungsschmerz und Bewegungseinschränkung. Oft tastet man eine Stufe oder Delle am dislozierten Fragment. Wichtig ist die klinische Überprüfung von Durchblutung, Motorik und Sensibilität (N.-ulnaris-Schaden findet sich nur selten).

Therapie

Selten ist eine **konservative** Therapie möglich, da der M. triceps durch Zug am Olekranon auch primär unverschobene Frakturen disloziert.

Für die **operative** Versorgung wird bei einer Abrissfraktur prinzipiell eine Zuggurtungsosteosynthese geplant und bei einer Trümmerfraktur eine Platten- und Kleinfragmentosteosynthese. Beide Operationsverfahren können auch kombiniert werden.

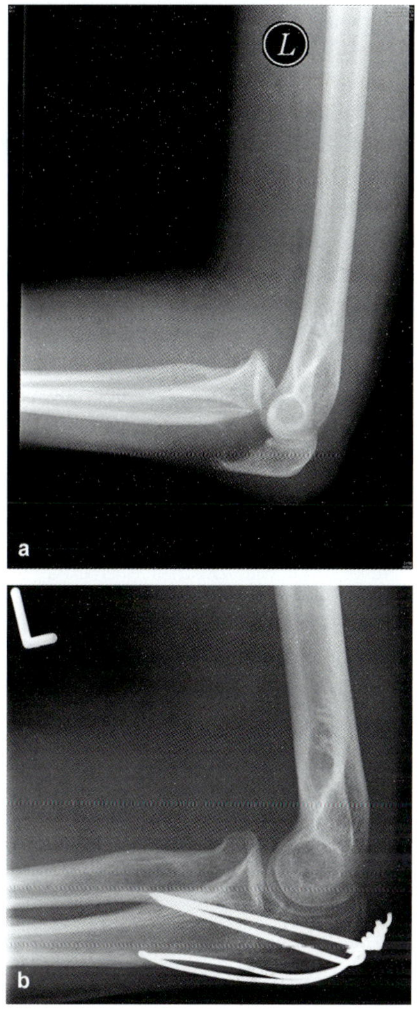

Abb. 7.15 Zuggurtungsosteosynthese bei Olekranonfraktur [M818]

OP-Verfahren (Zuggurtungsosteosynthese bei Olekranonfraktur)

➢ Abb. 7.15.

Patientenpositionierung/Desinfektion:

- Bauchposition; betroffenen Arm auf schmalem Armtisch oder Armrolle positionieren
- Blutsperrmanschette anlegen
- Desinfizieren der Haut von der Schulterhöhe, Achselhöhle, Arm und Hand zirkulär

PRAXISTIPP

- Arm frei beweglich abdecken.
- Auch Rückenlagerung möglich, rechtwinkelig gebeugter Arm wird über vordere Brustwand gelegt.

Schnittführung: Hautschnitt radial bogenförmig mit Umschneidung des Olekranons.

Präparation:

- Durchtrennen der Weichteile bis zum Knochen
- Anschlingen des N. ulnaris
- Darstellen der Fraktur, Frakturspalt mit scharfem Löffel säubern

Rekonstruktion:

- Reposition der Frakturränder mit Repositionszange
- 2 Kirschner-Drähte zur Stabilisierung der Fraktur einbringen
- Distal des Fragments Bohrloch in Ulna bohren und Cerclagedraht einbringen
- Achterförmige Umschlingung und Verdrehung der Enden mit Flachzange
- Cerclagedraht und Kirschner-Drähte mit Flachzange umbiegen und kürzen
- Röntgenkontrolle

Wundverschluss:

- Spülen der Wunde
- Einlegen einer Redondrainage
- Muskelfaszien-, Subkutan- und Hautnaht

Komplikationen:

- Irritation durch Drahtenden
- Verletzung des N. ulnaris

7

7.7.5 Distale Radiusfraktur

DEFINITION

Der **Radius** ist nach distal hin verdickt und hat einen Griffelfortsatz (Processus styloideus). Die überknorpelte Gelenkfläche ist die Verbindung zu den Handwurzelknochen.

Pathogenese

Die Fraktur am distalen Radius ist eine der häufigsten Knochenbrüche (10–25 % aller Frakturen), v. a. bei älteren Menschen durch osteoporotische Knochenveränderung. Typischerweise tritt diese Fraktur beim Sturz auf das extendierte (gestreckte) oder flektierte (gebeugte) Handgelenk auf.

MERKE

Grundsätzlich wird zwischen einer extra- und intraartikulären Fraktur unterschieden. Zudem gibt es Extensionsfrakturen (ausgesteckte Hand in 85 % der Fälle) mit Neigung der Gelenkflächen nach dorsal und Flexionsfrakturen (gebeugte Hand) mit Dislokation des distalen Fragments nach palmar und Trümmerfrakturen.

Symptomatik

Eine distale Radiusfraktur zeigt sich durch Fehlstellung, Schwellung, Druck, Schmerz und Bewegungsschmerz.

Therapie

Eine **konservative** Behandlung erfolgt hauptsächlich bei stabilen und unwesentlich dislozierten und damit stabilen Frakturen. Frakturen mit leichter Dislokation werden unter Zug und Gegenzug bzw. direkter Manipulation des distalen Gelenkfragments reponiert und mit einem Gipsverband stabilisiert. Dieser Gipsverband verbleibt ca. 4–6 Wo.

Alle instabilen Frakturen, irreponible Frakturen, Frakturen mit einer Gelenkstufe, sekundär dislozierte Frakturen und Frakturen mit neurovaskulärer Komplikation sollten durch ein **operatives** Verfahren stabilisiert werden. Dies kann durch eine Kirschner-Draht-Osteosynthese, winkelstabile Plattenosteosynthese palmar oder dorsal oder einen Fixateur externe (primär insbesondere bei ausgeprägtem Weichteilschaden oder Trümmerfraktur) erfolgen.

OP-Verfahren (palmare winkelstabile Plattenosteosynthese)

Die winkelstabile Platte wird palmar (handflächenseitig bzw. beugeseitig) am distalen Radius eingebracht.

Patientenpositionierung/Desinfektion:
- Rückenposition; Arm auf Handtisch positionieren
- Blutsperrmanschette anlegen
- Desinfizieren der Hand und des Unterarms zirkulär

Schnittführung: längs verlaufender Hautschnitt palmarseitig.

Präparation:
- Spalten der Faszie über der Sehne des M. flexor carpi radialis (FCR)
- Sehne nach ulnar weghalten
- Abschieben des M. pronator quadratus

Rekonstruktion:
- Reponieren der Fraktur durch Längszug
- Einbringen der winkelstabilen Platte
- Besetzen der Plattenlöcher mit winkelstabilen 3,5-mm-Kleinfragmentschrauben
- Röntgenkontrolle

Wundverschluss:
- Spülen der Wunde
- Refixation des M. pronator quadratus
- Einlegen einer Redondrainage
- Faszien-, Subkutan- und Hautnaht
- Steriler Wundverband

Komplikationen:
- Verletzung des N. medianus
- Karpaltunnelsyndrom
- Implantatlockerung
- Pseudarthrose

7.8 Frakturen an den unteren Extremitäten und deren Therapien

7.8.1 Beckenringfraktur

DEFINITION

Bei einer **Beckenringfraktur** können das Kreuzbein, das Steißbein, das Darmbein, das Schambein und/oder das Sitzbein betroffen sein (➤ Abb. 7.16).

Pathogenese

Die Verletzungen des Beckens gehen sehr häufig von einem **Massivtrauma** aus, z. B. einem Verkehrsunfall oder Absturz. Über 80 % dieser Patienten erleiden zusätzlich mindestens noch eine weitere Verletzung einer Körperregion. Bei alten Patienten reicht meist eine geringere Krafteinwirkung aus, z. B. häuslicher Sturz, um eine Fraktur hervorzurufen. Die häufigste Bruchform ist die Symphysenruptur, die Azetabulumfraktur und die Ileosakralfugenruptur.

MERKE

Schwere Verletzungen der inneren Organe im Becken wie Urogenitaltrakt, Rektum, Nerven, Beckengefäße und Muskeln müssen unbedingt ausgeschlossen werden.

Die Beckenringfraktur wird nach AO-Klassifikation wie folgt eingeteilt:
- **Typ A:** stabile Fraktur
- **Typ B:** rotationsinstabile Fraktur bei erhaltener vertikaler Stabilität
  - Rotation der Beckenhälften nach außen = Ruptur der Symphyse und der ventralen sakroiliakalen Bänder

- Rotation der Beckenhälften nach innen = dorsale Beckenstrukturen gestaucht, ventrale Beckenstrukturen überlappen sich
- **Typ C:** rotationsinstabile und vertikal instabile Verletzungen

Symptomatik

60–80 % aller Patienten sind polytraumatisiert. Die Patienten haben Schmerzen, ein Hämatom, eine Schwellung und Prellmarken.

Therapie

Ziel ist eine frühzeitige Mobilisation sowohl bei der konservativen als auch bei der operativen Therapie, um Komplikationen zu vermeiden. Die **konservative** Therapie findet Anwendung bei der Typ-A-Fraktur mit kurzzeitiger Bettruhe und anschließender Physiotherapie mit Muskeltraining.

Die **operative** Therapie wird bei instabilen Verletzungen wie der Typ-B- und der Typ-C-Fraktur indiziert. Je nach Fraktur gibt es unterschiedliche Behandlungsmöglichkeiten, z. B. Plattenstabilisierung, Zugschraubenosteosynthese, Fixateur interne und externe oder eine Cerclage.

MERKE

Notfallbehandlung

Bei kreislaufinstabilen Patienten mit einer instabilen Beckenringfraktur muss wegen des hohen Blutverlustes eine frühzeitige mechanische Stabilisierung angestrebt werden. Dies erfolgt je nach Situation durch nicht operative Maßnahmen (z. B. Vakuummatratze, Beckengürtel oder Tuchumschlingung) oder durch operative Maßnahmen (z. B. Notfallbeckenzwinge, Beckenosteosynthese oder Fixateur externe).

OP-Verfahren (Plattenosteosynthese bei Symphysenruptur)

Bei der Symphysenruptur zerreißt das Band der Schambeinfuge, das den vorderen Beckenring zusammenhält und meist mit einem Auseinanderweichen der Beckenknochen einhergeht.

MERKE

Vom vorderen oberen Darmbeinstachel verläuft das Leistenband zur Symphyse. Durch dieses Band ziehen der N. femoralis, die A. femoralis und die V. femoralis. Auf diese Strukturen muss während der Operation besonders geachtet werden.

Patientenpositionierung/Desinfektion:
- Rückenposition
- Desinfizieren des Bauches vom Rippenbogen über die Leistenfalte bis Mitte Oberschenkel beidseits

Schnittführung: querer Hautschnitt knapp oberhalb der Symphyse.

Präparation:
- Subkutangewebe durchtrennen
- Präparieren entlang der Faszie des M. rectus abdominis
- Darstellen der symphysennahen Schambeinäste

Rekonstruktion:
- Reponieren der Fraktur
- Bei zu großer Diastase: kranial rechts und links zwei Kortikalisschrauben in Schambeinäste einbringen und mithilfe einer Repositionszange die Schambeinäste zusammenführen
- Nach erfolgter Reposition des Beckens eine Rekonstruktionsplatte (in anatomische Form biegen) oder einer anatomisch vorgeformte winkelstabile Platte einbringen
- Schrauben einbringen zum Stabilisieren der Platte und der Fraktur
- Beide kranial eingebrachten Kortikalisschrauben entfernen
- Röntgenkontrolle

Wundverschluss:
- Spülen der Wunde
- Einlegen einer Redondrainage
- Faszien-, Subkutan- und Hautnaht
- Steriler Wundverband

Komplikationen:
- Wundheilungsstörung
- Reosteosynthese bei Plattenbruch
- Nachblutung

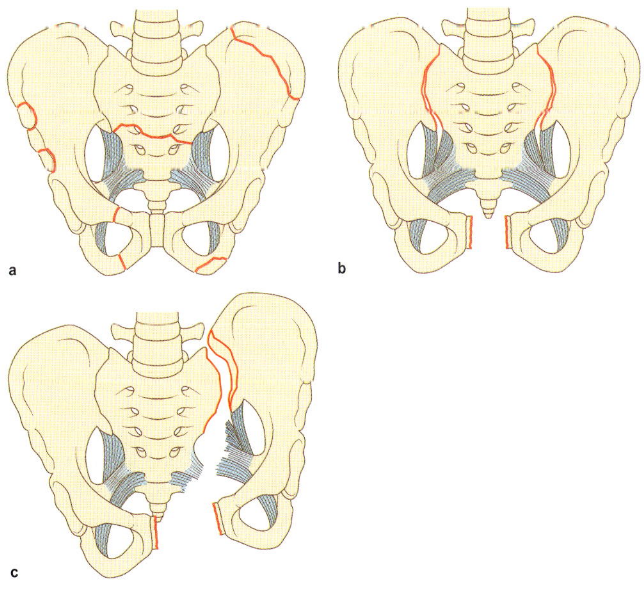

Abb. 7.16 Beckenringfraktur [L234]

7.8.2 Schenkelhalsfraktur

DEFINITION

Die **Schenkelhalsfraktur** ist ein hüftgelenknaher Knochenbruch des Femurs. Grundsätzlich wird zwischen einer medialen und einer lateralen Schenkelhalsfraktur unterschieden. Die mediale Schenkelhalsfraktur ist eine Fraktur nahe oder direkt am Hüftkopf. Eine laterale Schenkelhalsfraktur hingegen ist eine Fraktur, die direkt am Trochanter major entsteht, also außerhalb der Gelenkkapsel gelegen.

Pathogenese

Die Schenkelhalsfraktur ist eine häufige Verletzung bei alten Menschen aufgrund von Osteoporose oder selten eine pathologische Fraktur bei Tumoren. Sie entsteht durch mechanische Krafteinwirkung, z. B. Drehung, Biegung oder Abscherung. Bei jüngeren Patienten ist eine erheblich größere Gewalteinwirkung wie z. B. ein Verkehrsunfall oder ein Sturz aus großer Höhe erforderlich.

MERKE

Es gibt drei relevante Klassifikationen. Eine nach Pauwels, die sich nach dem Winkel zwischen der Horizontalen und der Frakturlinie orientiert, eine nach Garden, die sich nach dem Dislokationsgrad der Fraktur richtet, und eine nach AO-Klassifiktation (➤ Kap. 7.7.4).

Pauwels-Klassifikation:

- **Pauwels I:** Neigung der Frakturebene zur Horizontalen bis 30°
- **Pauwels II:** Neigung der Frakturebene zur Horizontalen ca. 50°
- **Pauwels III:** Neigung der Frakturebene zur Horizontalen > 70°

Garden-Klassifikation:

- **Garden I:** eingestauchte, nicht dislozierte Abduktionsfraktur
- **Garden II:** nicht eingestauchte Abduktionsfraktur
- **Garden III:** komplette Dislokation mit Unterbrechung der Gefäßversorgung

Symptomatik

Die Schmerzen zeigen sich in der Leiste und am Trochanter major. Auffallend ist die Außenrotationsstellung des Beines durch den Muskelzug der am Trochanter major ansetzenden Muskeln (Mm. glutaei). Die Beinverkürzung sowie die Schwellung und der Bewegungsschmerz mit Gehunfähigkeit sind ebenso typische Anzeichen dafür. Bei eingestauchten Frakturen können die Frakturzeichen fehlen. Manchmal werden sie mit ausstrahlenden Schmerzen ins Knie beschrieben, die die Diagnosestellung erschweren.

Therapie

Bei Pauwels Typ I und Garden Typ I bietet sich eine **konservative,** frühfunktionelle Therapie an. Dabei wird nach Abklingen der Frakturschmerzen, nach etwa drei Tagen, mit Krankengymnastik begonnen.

Um bei allen anderen Frakturtypen eine kopferhaltende Therapie anzustreben, ist eine sofortige **OP-Indikation** (innerhalb von 6 h) erforderlich, um eine mögliche Femurkopfnekrose zu vermeiden. Die Operationsmöglichkeiten richten sich nach dem Alter des Patienten und der Fraktureinteilung. So ist eine Osteosynthese durch eine dynamische Hüftschraube möglich sowie eine Winkelplatte oder aber auch eine Implantation einer Duokopfprothese oder Totalendoprothese.

MERKE

Das wesentliche Behandlungsziel ist die Erhaltung der Mobilität, v. a. des älteren Patienten. Eine möglichst kurze Immobilitätsdauer ist anzustreben, um einschneidende Veränderungen im sozialen Umfeld zu vermeiden, z. B. Weiterführung des eigenen Haushalts.

OP-Verfahren (dynamische Hüftschraube, DHS)

Die DHS ist ein operatives Verfahren zum Erhalt des Hüftkopfes. Sie besteht aus einer Metallplatte, Kortikalisschrauben und einer Schenkelhalsschraube, die die Fraktur stabilisiert. Die eingebrachte Schenkelhalsschraube kann im Plattenzylinder vor- und zurückgleiten, wodurch eine dynamische Kompression gewährleistet ist. Sie wird nach Fixierung der Platte und Reposition der Fraktur mit einer DHS-Kompressionsschraube, zur interfragmentären Kompression, befestigt. Somit zieht sich die Schenkelhalsschraube an die Platte heran (➤ Abb. 7.17).

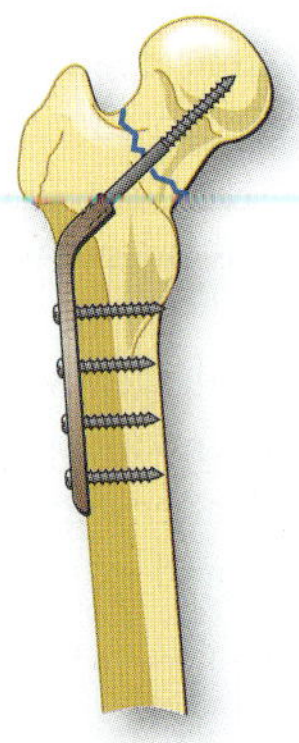

Abb. 7.17 Dynamische Hüftschraube bei Schenkelhalsfraktur [L157]

Patientenpositionierung/Desinfektion:

- Rückenposition auf Extensionstisch (ermöglicht eine geschlossene Reposition über Zug und Rotation)
- Desinfizieren des Beckenkamms bis einschließlich dem Knie zirkulär

Schnittführung: Hautschnitt lateral am proximalen Femur.

Präparation:

- Durchtrennen des Subkutangewebes
- Inzision der Fascia lata mit Schere
- Gelenkkapsel mit Skalpell eröffnen
- Inzision des M. vastus lateralis
- Einstellen der Fraktur mit Hohmann-Hebel

Rekonstruktion:

- Einbohren des Kirschner-Drahts mit Gewinde ins Zentrum des Femurkopfes mithilfe des Zielgeräts
- Schraubenlänge abmessen
- Dreistufenbohrer einstellen (i. d. R. 5–10 mm kürzer als abgelesen, da nicht bis ans Gelenk gebohrt wird)
- Evtl. Gewinde schneiden
- Dynamischen Hüftschraube einbringen
- DHS-Platte einbringen und distal mit Kortikalisschrauben fixieren
- DHS-Kompressionsschraube einbringen
- Röntgenkontrolle

Wundverschluss:

- Muskel- und Fasziennaht, Subkutan- und Hautnaht
- Steriler Wundverband

Komplikationen: selten Pseudarthrose oder Schraubenwanderung und -ausrisse.

7.8.3 Sprunggelenkfraktur

DEFINITION

Das **obere Sprunggelenk** (OSG) wird gebildet von den distalen Enden der Tibia und Fibula und dem Sprungbein. Die Tibia und Fibula bilden zusammen die Malleolengabel und umfassen das Sprunggelenk. Innenbänder, Außenbänder und die Syndesmose stabilisieren die Verbindung zwischen den Knochen.

Pathogenese

Ursache dieser Verletzung ist häufig eine Sportverletzung, aber auch ältere Menschen sind betroffen. Ein einfaches „Vertreten" auf unebenem Boden, plötzlicher Richtungswechsel, Sturz aus geringer Höhe oder ein Umknicken nach einem Sprung führt zu einer Fraktur.

MERKE

Die Fraktur des oberen Sprungelenks wird häufig nach Weber eingeteilt (➤ Abb. 7.18). Sie bezeichnet die Frakturhöhe in Bezug zur Syndesmose:
- **Weber A:** Fraktur unterhalb der Syndesmose bei intakter Syndesmose
- **Weber B:** Fraktur in Höhe der Syndesmose, bei intakter oder auch verletzter Syndesmose
- **Weber C:** Fraktur oberhalb der Syndesmose mit Syndesmosenverletzung
- **Maisonneuve-Fraktur:** hohe Weber-C-Fraktur mit Läsion der Membrana interossea und Ruptur der vorderen Syndesmose

Symptomatik

Eine Fraktur am OSG zeigt sich mit Schwellung und Schmerzen sowie einer Bewegungseinschränkung. Zudem ist die Belastung des Sprunggelenks unmöglich.

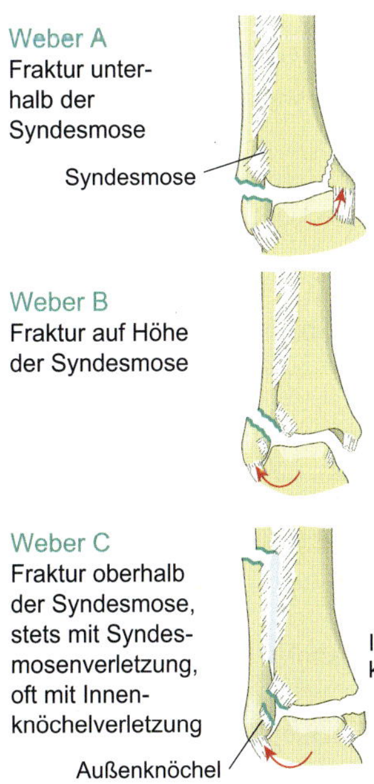

Abb. 7.18 Weber-Klassifikation [L190]

Therapie

Eine **konservative** Therapie ist nur bei einer nichtdislozierten Fraktur (Weber A) möglich; in seltenen Fällen auch bei einer Weber-B-Fraktur. Das Gelenk wird für ca. 6 Wo. ruhig gestellt (Teilbelastung möglich).

Für das **operative** Verfahren stehen – je nach Frakturtyp – verschiedene Methoden zur Auswahl, z. B. eine Zuggurtungsosteosynthese, eine Plattenosteosynthese, eine Zugschraubenosteosynthese oder eine Spongiosaschraube. Eine Notfallindikation stellen alle offenen Frakturen, geschlossene Frakturen mit erheblichem Weichteilschaden sowie eine Luxationsfraktur dar. Die Operation sollte möglichst innerhalb der ersten 6 h stattfinden. Bei starker Schwellung und Überschreitung der Zeitspanne sollte die Abschwellphase abgewartet werden.

OP-Verfahren (OSG-Fraktur mit Plattenosteosynthese bei Weber-B-Fraktur)

Bei dieser Operation wird die Fraktur am Außenknöchel mit einer Drittelrohrplatte oder einer winkelstabilen Platte versorgt. Die Syndesmose wird mit einer locker geknüpften u-förmigen Naht adaptiert und genäht oder mit einer Stellschraube stabilisiert. **Mehrfach- oder raffende Nähte** gefährden die Durchblutung der Bandstümpfe!

Patientenpositionierung/Desinfektion:
- Rückenposition
- Blutsperrmanschette anlegen
- Desinfizieren des Unterschenkels mit Fuß zirkulär

Schnittführung: lateraler Längsschnitt der Haut über den Außenknöchel.

Präparation:
- Subkutangewebe und Faszie durchtrennen
- Darstellen des Frakturspalts
- Mit scharfem kleinem Löffel oder Zahnarzthaken Frakturspalt säubern und mit NaCl-Lösung spülen

Rekonstruktion:
- Syndesmosenstümpfe adaptierend an-/ineinanderlegen und durch eine locker geknüpfte U-Naht sichern
- Fraktur reponieren und mit einer Repositionszange stabilisieren
- Evtl. einbringen einer Kortikaliszugschraube
- Drittelrohrplatte mit Biegezange anpassen oder winkelstabile anatomisch vorgeformte Platte anlegen
- Platte an der Fibula anmodellieren und mit 3,5-mm-Kortikalisschrauben fixieren
- Röntgenkontrolle

Wundverschluss:
- Einlegen einer Redondrainage
- Faszien-, Subkutan- und Hautnaht
- Steriler Wundverband

Komplikationen:
- Fragmentdislokation mit Hautnekrose und Infektion
- Ausbruch der Platte

7

7.8.4 Femurschaftfraktur

DEFINITION

Eine **Femurschaftfraktur** ist ein Bruch des Oberschenkelknochens auf einer Höhe zwischen der hüftgelenknahen Trochanterregion und der Region suprakondylär (kniegelenknah) oberhalb der Gelenkrollen des Oberschenkelknochens.

Pathogenese

Eine Femurschaftfraktur entsteht durch **direkte** Gewalteinwirkung, z. B. im Rahmen eines Verkehrsunfalls oder auch bei einem Sturz aus großer Höhe. Häufig ist die Femurschaftfraktur eine Kettenverletzung beim polytraumatisierten Patienten. Die **indirekte** Gewalteinwirkung bei einer pathologischen Fraktur kann bei Tumorpatienten auftreten, bei denen entweder der Tumor selbst oder eine Metastasierung zu einer Schwächung der Knochenstabilität geführt haben.

Symptomatik

Starke Schmerzen, die Unfähigkeit zur Hüft- bzw. Kniebeugung sowie eine Verkürzung des Beines und/oder Fehlstellung des Oberschenkels sind die typischen Zeichen einer Femurschaftfraktur. Insbesondere aber kann es grundsätzlich zu einem hohen Blutverlust kommen, bis hin zu einer vitalen Gefährdung des Patienten. Auch möglich ist eine Beeinträchtigung oder Schädigung von Motorik, Sensibilität und Durchblutung.

Therapie

Eine **konservative** Behandlung wird lediglich bei Kindern im Alter bis zu etwa 3 J. mit einem Becken-Bein-Gips für 4 Wo. durchgeführt. Grundsätzlich ist sonst für die Femurschaftfraktur ein **operatives** Vorgehen angezeigt, wobei der Eingriff so rasch wie möglich erfolgen sollte. Die Methode der Wahl ist die sog. Marknagelostesynthese. Alternatives Operationsverfahren ist die Durchführung einer Plattenosteosynthese. Nach der Operation wird eine aktive und passive Krankengymnastik durchgeführt. Zunächst den Patienten mit Gehilfe mobilisieren, danach – je nach Versorgung – mit Vollbelastung oder erlaubter Teilbelastung des Beines. Die Versorgung mit einem Fixateur-externe-System wird v. a. zur Primärversorgung bei Polytrauma und Frakturen mit schweren Weichteilschäden angewandt.

OP-Verfahren (antegrade Marknagelosteosynthese bei Femurschaftfraktur)

Bei der antegraden Marknagelung wird nach der Reposition der Fraktur ein Metallnagel aufgebohrt oder unaufgebohrt in Längsrichtung des Oberschenkelknochens (Markraum) eingebracht. Es ist bei dieser Versorgung ein nur relativ kleiner operativer Zugang erforderlich, die Fraktur selbst muss dabei operativ nicht freigelegt werden.

Patientenpositionierung/Desinfektion:

- Rückenposition auf Extensionstisch
- Wenn möglich eine geschlossene präoperative Reposition der Fraktur unter Bildwandlerkontrolle
- Desinfizieren der Haut vom Beckenkamm bis zum Knie zirkulär

Schnittführung: proximal des Trochanter major.

Präparation:

- Mit dem elektrischen Messer präparieren und Subkutis durchtrennen
- Längsspaltung der Glutealmuskulatur bis zur Trochanterspitze

Rekonstruktion:

- Bohrkanal mit Pfriem eröffnen
- Führungsdraht lateral mit einem Winkel von 6° zum Schaft einbringen
- Führungsdraht mithilfe des Universalbohrfutters einbringen
- Fraktur mit Führungsdraht überbrücken
- Nagellänge bestimmen
- Schaft aufbohren mit Gewebeschutz und 8,5-mm-Markraumbohrer beginnen, anschließend in 0,5-mm-Schritten bis zur gewünschte Größe
- Korrekt ausgemessenen Nagel mit Zielbügel einschlagen und Nagelenden in der richtigen Höhe positionieren
- Verriegelungsschrauben mit dem Zielgerät proximal setzen
- Distale Schrauben über Stichinzision und mithilfe der Freihandverriegelung einbringen

Wundverschluss:

- Spülen der Wunde
- Einlegen einer Redondrainage
- Muskelfasziennaht
- Subkutan- und Hautnaht
- Steriler Wundverband

Komplikationen

- Nervenschädigung
- Nachblutung
- Pseudarthrosenbildung
- Implantatversagen

7.8.5 Tibiakopffraktur

DEFINITION

Unter einer **Tibiakopffraktur** versteht man einen Bruch des oberen Abschnitts des Schienbeinknochens. Häufig ist auch das Kniegelenk mitbeteiligt. Dabei wird unterschieden in:

- **A-Fraktur:** knöcherner Bandausriss
- **B-Frakturen:** Frakturen mit teilweiser Gelenkbeteiligung wie Spaltbrüche, Eindrückungsfrakturen (Impressionsfraktur) und Impressionsspaltbrüche
- **C-Frakturen:** vollständige Gelenkfrakturen

Pathogenese

Zu einer Tibiakopffraktur kann es kommen, wenn der Knochen stark von oben gestaucht wird, etwa wenn man bei einem Sprung aus großer Höhe auf dem ausgestreckten Bein landet (**direkte** Gewalteinwirkung). Dabei wird der Knochen zusammengedrückt, sodass sich der Kopf des Schienbeins spaltet. Auch Hochrasanztraumata wie Verkehrsunfälle oder Sportunfälle sind Ursache für einen gebrochenen Schienbeinkopf. Bei älteren Patienten führt in vielen Fällen Osteoporose (**indirekte** Gewalteinwirkung) zu einer Tibiakopffraktur. Bandverletzungen in diesem Bereich werden durch Dreh- und Scherbelastungen verursacht. Dabei können zusätzlich Meniskus- und Kreuzbandverletzungen entstehen.

Symptomatik

Die Untersuchung am Kniegelenk zeigt eine Schwellung, Derformation des Kniegelenks, Gehunfähigkeit und/oder Druckschmerzen. Bei dieser Fraktur muss immer ein Kompartmentsyndrom ausgeschlossen werden.

Therapie

Frakturen, die nicht oder minimal disloziert sind, können **konservativ** versorgt werden. Das betroffene Bein wird hochgelagert, lokal gekühlt und frühfunktionell mit passiven Bewegungsübungen therapiert. Je nach Frakturtyp ist eine Teilbelastung möglich.

Die Indikation einer **operativen** Versorgung zeigt sich durch dislozierte Frakturen mit Gelenkstufen > 1–2 mm oder Frakturen mit Kapsel-Band-Beteiligung. Eine notfallmäßige OP wird veranlasst bei neurovaskulären Läsionen, offenen Frakturen, aber auch bei einem Kompartmentsyndrom.

OP-Verfahren (Tibiakopf-Impressionsfraktur)

Ziel der Operation ist die Wiederherstellung der Achsenverhältnisse und der Gelenkfläche mit stabiler Plattenosteosynthese, um möglichst früh mit Bewegungsübungen zu beginnen.

Patientenpositionierung/Desinfektion:
- Rückenposition auf röntgendurchlässigem Operationstisch
- Desinfektion des gesamten Beins einschließlich Fuß zirkulär

Schnittführung: lateraler femorotibialer Zugang.

Präparation: Darstellung der Fraktur.

Rekonstruktion:
- Über kortikales Fenster eingedrückte Gelenkfläche anheben und reponieren
- Anatomische Rekonstruktion mit Stößel und Hammer
- Unterfütterung mit Eigenspongiosa oder Knochenersatzmaterial
- Anbringen einer winkelstabilen Platte (Großfragment)
- Mit 3,2-mm-Bohrer bohren und Schraubenlöcher mit 4,5-mm-Kortikalisschrauben besetzen
- Bildwandlerkontrolle

Wundverschluss:
- Spülung der Wunde
- Muskelfasziennaht, Subkutan- und Hautnaht
- Steriler Wundverband

Komplikationen: Kompartmentsyndrom.

MERKE
- Eigenspongiosa kann z. B. aus dem Beckenkamm entnommen werden. Dies erfordert eine zusätzliche Desinfektion und Abdeckung, um intraoperativ Spongiosa aus dem Beckenkamm zu entnehmen.
- Gegebenenfalls kann eine intraoperative arthroskopische Kontrolle des Kniegelenks durchgeführt werden.

7.9 Frakturen an der Wirbelsäule und deren Therapien

7.9.1 Wirbelkörperfraktur

DEFINTION

Eine **Wirbelkörperfraktur** (auch ➤ Kap. 14.6.2) ist die Fraktur eines Wirbels im Wirbelkörperbereich (➤ Abb. 7.19). Man unterscheidet die **stabile** Frakutur (Bandstruktur intakt, ca. 90 % aller Frakturen) und die **instabile** Fraktur (Fehlstellung, dorsaler Bandapparat zerissen, Gefahr der Rückenmarksläsion).

Pathogenese

Eine Wirbelkörperfraktur entsteht typischerweise durch **starke Gewalteinwirkung** (z. B. Sport- und Autounfälle). Auch ohne äußere Gewalteinwirkung (z. B. ruckartige Bewegung) kann eine Fraktur entstehen, z. B. bei **Osteoporose** (Frauen in den Wechseljahren durch den Östrogenabfall häufiger betroffen als Männer). Dabei ist die Verringerung der Knochendichte ausschlaggebend, wodurch die Knochen immer brüchiger und instabiler werden. Ein **Tumor,** aber auch **rheumatische Erkrankungen** können eine Wirbelkörperfraktur begünstigen.

Symptomatik

Führendes Symptom sind sehr starke Rückenschmerzen. Weiterhin kann es zu Schwellungen, zur Unterbrechung der Dornfortsätze und zu paravertebralen Hämatomen kommen. Zu neurologischen Ausfällen mit Lähmungserscheinungen bis hin zur Querschnittslähmung kann es kommen, wenn das Rückenmark oder die Nerven komprimiert werden.

Therapie

Eine konservative Therapie ist möglich mittels Stützkorsett/Mieder, kurzzeitiger Bettruhe, Krankengymnastik und analgetischer Behandlung.

Die operativen Möglichkeiten sind u. a. eine Ballonkyphoplastie, durch die eine rasche Stabilisierung mit signifikanter Schmerzreduktion erreicht wird. Auch ein Fixateur interne ist zur Stabilisierung des Wirbelkörpers möglich.

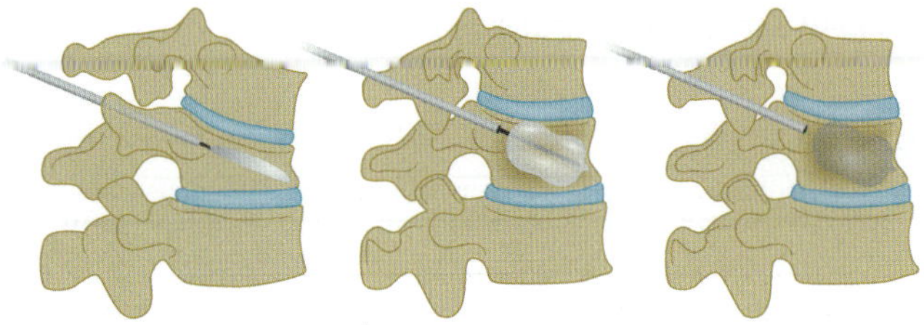

Abb. 7.19 Wirbelkörperfraktur: Kyphoplastie sowie dorsale und/oder ventrale Stabilisierung. **a** Einbringen eines „Ballons" in den Wirbelkörper, **b** Dilatation des „Ballons" und gewünschte Wirbelkörperaufrichtung, ggf. ergänzend Zementaugmentation, **c** Entfernung des Instrumentariums unter Belassen des „Ballons" [L231]

OP-Verfahren (Kyphoplastie bei osteoporotischer Fraktur)

Bei einer Kyphoplastie wird der frakturierte Wirbelkörper mithilfe eines Ballons aufgerichtet. Der damit definierte Hohlraum wird mit entsprechender Menge Knochenzement aufgefüllt und somit stabilisiert (➤ Abb. 7.19).

Patientenpositionierung/Desinfektion:
- Bauchposition
- Desinfizieren des Rückens vom Gesäß bis zum Schulterbereich

Schnittführung:
- Höhenlokalisation mit dem Bildwandler
- Beidseitige Stichinzision der Haut über dem Wirbelkörper lateral am Dornfortsatz

Präparation:
- Stichinzision der Faszie
- Unter Bildwandlerkontrolle in 2 Ebenen die Trokare durch die Pedikel beidseits in den frakturierten Wirbelkörper einbringen

Rekonstruktion:
- Expandierbare Spezialballons, die mit Kontrastmittel gefüllt sind, über die Trokare einführen.
- Der frakturierte Wirbel wird dadurch aufgerichtet.
- Der definierte Hohlraum im eingebrochenen Wirbelkörper wird mit entsprechender Menge Knochenzement aufgefüllt und somit stabilisiert.
- Bildwandlerkontrolle in 2 Ebenen während der gesamten OP.

Wundverschluss:
- Hautnaht
- Steriler Kompressionsverband mit Kompresse und Fixomull

Komplikationen:
- Verletzungen von Blutgefäßen und Nerven
- Zementaustritt in den Spinalkanal
- Anschlussfrakturen in den benachbarten Segmenten (da harter Knochenzement in die eigentlich bewegliche Wirbelsäule eingeführt wird)

MERKE

Ein ähnliches Verfahren ist die **Vertebroplastie,** bei der der Knochenzement ohne vorherige Aufrichtung des Wirbelkörpers appliziert wird.

OP-Verfahren (Fixateur interne bei BWS- und LWS-Frakturen)

Grundelement der operativen Versorgung der Fraktur ist die Reposition und stabile Retention (Ruhigstellung der Fraktur) durch Implantate (➤ Abb. 7.20).

Patientenpositionierung/Desinfektion:
- Bauchposition
- Desinfizieren des Rückens vom Gesäß bis zum Schulterbereich

Schnittführung:
- Höhenlokalisation mit dem Bildwandler
- Beidseitige, ca. 1 cm lange Stichinzision der Haut über dem Wirbelkörper lateral am Dornfortsatz
- Für jede Pedikelschraube eine Stichinzision

Präparation:
- Inzision der Faszie über dem Wirbelkörper
- Darstellen der Wirbelkörper

Rektonstruktion:
- Einbringen und plazieren der Jamshidi-Nadel im Pedikel
- Einbringen eines stumpfen Führungsdrahts durch die Jamshidi-Nadel, diese anschließend entfernen
- Über den Führungsdraht Dilatator einbringen, um umliegendes Gewebe aufzuweiten
- Gewinde für Pedikelschrauben mit entsprechender Größe schneiden
- Pedikelschrauben einbringen (**cave:** Pedikelschraube muss korrekt in den dafür vorgesehenen Turm [auch Arbeitstrokar] mit Schraubendreher eingesetzt und verriegelt werden!)
- Anschließend vertikale Verbindungsstäbe mit dem Stabbieger vorbiegen
- Verbindungsstäbe mithilfe des Stabhalters durch die Schlitze der liegenden Pedikelschrauben von proximal nach distal unter der Faszie einschieben
- Verriegelungsschrauben (Innies) zur Fixierung der vertikalen Verbindungsstäbe an den Pedikelschrauben einbringen
- Bei gewünschter Distraktion oder Kompression der Wirbelsäule erst mithilfe des 3-D-Repositionsinstumentariums distrahieren oder komprimieren, anschließend Verriegelungsschrauben (Innies) setzen
- Stabhalter und Türme (Arbeitstrokare) entfernen
- Röntgenkontrolle während der gesamten OP

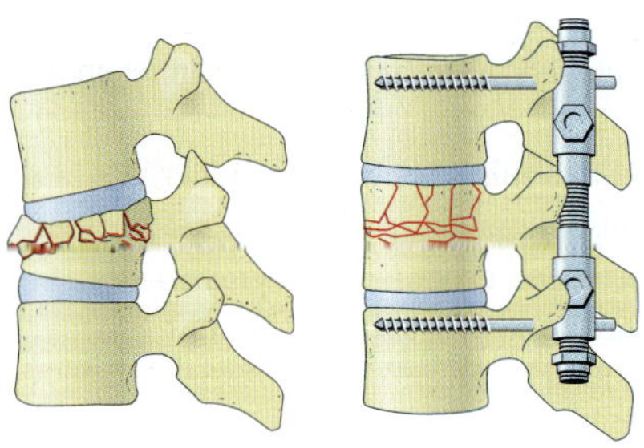

Abb. 7.20 Instabile Wirbelkörperfraktur der LWS, links vor, rechts nach der Stabilisierung mit einer dorsalen transpedikulären Stabilisierung (Spondylodese). Dieser Fixateur interne ist völlig von Weichteilen bedeckt und von außen nicht sichtbar. Ist die Fraktur nach Einbringen des Fixateur interne stabil, kann der Patient bereits nach wenigen Tagen mobilisiert werden [L190]

Wundverschluss:
- Subfaszialnaht, Muskel- und Fasziennaht und Subkutannaht
- Hautnaht
- Steriler Kompressionsverband mit Kompresse und Fixomull

Komplikationen:
- Hoher Blutverlust
- Implantatlockerung
- Anschlussfrakturen in den benachbarten Segmenten

MERKE

Wenn eine Implantatlockerung (v. a. bei Osteoporose) postoperativ vermutet wird, kann eine Knochenzementaugmentation der Schrauben sinnvoll sein.

PRAXISTIPP

Bei instabilen Frakturen ist wegen der Gefahr einer sekundären Rückenmarksverletzung besondere Sorgfalt bei der Lagerung geboten. Daher muss eine achsgerechte Umlagerung gesichert sein. Abrupte Bewegungen und ein Abknicken der Wirbelsäule müssen verhindert werden. Es sollte außerdem genügend Personal für die Lagerung zur Verfügung stehen!

7.10 Implantate der Traumatologie und Orthopädie

7.10.1 Schrauben

Prinzip

Bei alleiniger Schraubenosteosynthese soll eine interfragmentäre Kompression und somit die absolute Stabilität im Frakturbereich erzeugt werden (➤ Abb. 7.21).

Schraubenarten

- Spongiosaschrauben gibt es mit durchgehendem Gewinde mit langem Vollgewinde und mit kurzem Teilgewinde. Das Gewinde der Spongiosaschraube ist gröber und sorgt für besseren Sitz im nicht so kompakten Spongiosagewebe.
  - Keinfragmentschraube mit 4,0 mm Durchmesser (2,5 mm bohren)
  - Großfragmentschraube mit 6,5 mm Durchmesser (4,5 mm bohren)
- Kortikalisschrauben sind Schrauben mit einem durchgehenden, feinen engen Gewinde und häufig selbstschneidend.
  - Minifragmentschrauben mit 1,5/2,0/2,7 mm Durchmesser (1,1/1,5/2,0 mm bohren)
  - Kleinfragmentschrauben mit 3,5 mm Durchmesser (2,5 mm bohren)
  - Großfragmentschrauben mit 4,5 mm Durchmesser (3,2 mm bohren)

Schrauben – Bohrer – Gewindeschneider für allgemeine Anwendungen

Schrauben-Typ	Kor	Kor	Kor	Kor	Sch	Spo	Kor	Sch	Spo
Durchmesser/mm	1,5	2,0	2,7	3,5	3,5	4,0	4,5	4,5	6,5
Bohrer ø/mm	1,5	2,0	2,7	3,5	3,5	-	4,5	4,5	4,5 in hartem Knochen
Gleitloch / Gewindeloch	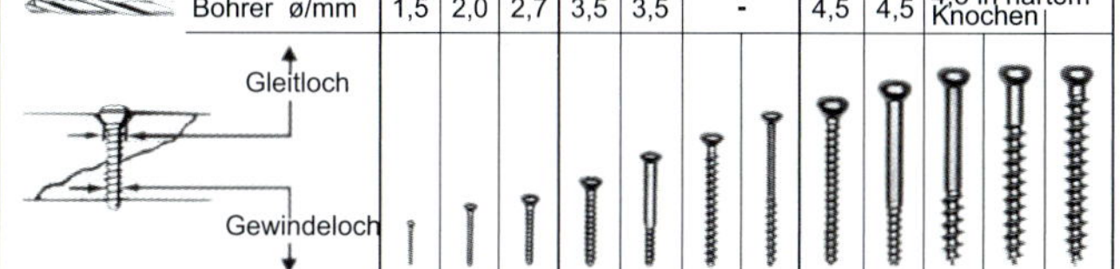								
Bohrer ø/mm	1,1	1,5	2,0	2,5	2,5	2,5	3,2	3,2	3,2
Gewindeschneider	1,5	2,0	2,7	3,5	3,5	4,0	4,5	4,5	6,5

Kor = Kortikalis, Sch = Schaft, Spo = Spongiosa

Abb. 7.21 Schrauben, Bohrer, Gewindeschneider [L138]

Besonderheiten

Kanülierte Schrauben haben einen durchbohrten Schaft und es gibt sie in unterschiedlichen Größen. Diese Schrauben werden über einen zuvor platzierten Führungsdraht eingebracht.

7.10.2 Platten

Abhängig von der anatomischen Lokalisation und Osteosynthesetechnik gibt es zahlreiche Plattenformen in unterschiedlichen Größen. Durch eine Plattenosteosynthese wird die Fraktur komprimiert, neutralisiert und abgestützt

Plattenimplantate

- **Rohrplatten** sind gebogene Platten, die ⅓ oder ½ eines Rohrumfangs entsprechen.
- **DC-Platten** („Dynamic Compression Plate") sind Platten, die zur dynamischen Kompression einer Fraktur eingesetzt werden.
- **LC-DC-Platten** (Limited Contact Dynamic Compression Plate) sind dynamische Kompressionsplatten mit eingeschränktem Knochenkontakt, die sich besser anformen lassen. Durch die verringerte Auflagefläche sind eine Verbesserung der Durchblutung des Periosts und damit auch der Kortikalis gewährleistet.
- **LC-Platten** (Locking Compression Plate) sind winkelstabile Platten und zeichnen sich dadurch aus, dass der Schraubenkopf fest in der Platte verankert wird.
- **T- oder L-Platten** sind Platten in T- oder L-Form.
- **Rekonstruktionsplatten** erlauben Verbiegungen und Verwindungen in zwei Richtungen.

7.10.3 Marknagelsysteme

Die Stabilisierung durch **intramedulläre Kraftträger,** sog. Marknagelosteosynthesen (v. a. bei langen Röhrenknochen), ist eine gewebeschonende Operationstechnik ohne große Zugänge und erlaubt oft sofortige oder frühe Belastbarkeit der verletzten Extremität. Dabei wird ein Implantat zur Frakturüberbrückung in den Markraum eingeführt. Über minimalinvasive Hautschnitte werden quere Schrauben zur Verriegelung des Marknagels eingebracht.

Marknagelimplantate

- **AO-Universalnagel:** Der gesamte Markraum wird aufgebohrt und anschließend ein Hohlnagel eingeschlagen. Die Verriegelung ist fakultativ.
- **Unaufgebohrter Marknagel:** Dieser Marknagel ist ein massiver aber dünnerer Nagel, dessen Vorteil die Schonung der intramedullären Gefäße ist. Er wird v. a. bei schweren offenen Frakturen als Alternative zum Fixateur externe verwendet. Die Verriegelung ist obligat.
- **Bündelnagel:** Hierbei werden mehrere elastische Federnägel, die sich im frakturfernen Fragment aufspreizen und die Fraktur gegen Rotation sichern, eingebracht.
- **PFN und Gammanagel:** Der proximale Femurnagel wird bei proximalen Femurfrakturen nur noch als Alternativverfahren zur dynamischen Hüftschraube verwendet. Hierbei handelt es sich um einen proximal etwas dickeren Nagel, der abhängig vom Frakturtyp mit oder ohne Schenkelhalsschraube implantierbar ist und mehrere Verriegelungsosteosynthesen bietet.

7.10.4 Endoprothetik

In der Endoprothetik werden kranke Gelenke durch Endoprothesen dauerhaft ersetzt. Dabei unterscheidet man die Totalendoprothese (TEP), die ein komplettes Gelenk neu bildet, und die Hemiprothese, die nur Teile des Gelenks ersetzt. Dieser neue Gelenkersatz erfordert eine genaue Einpassung in das Knochenlager. Durch Knochenzement kann die Passgenauigkeit methodisch vereinfacht werden. Demnach unterscheidet man zementfreie Prothesen, zementierte Prothesen und Hybridprothesen, bei denen eine Komponente zementiert wird und die andere zementfrei verankert wird.

Material

Meist sind die Endoprothesen aus einer speziellen Metalllegierung hergestellt. Diese basiert auf Titan, Kobalt oder Chrom oder aus hochvernetztem Kunststoff.

Eine Kombination aus konventionellem Polyethylen und Metall soll wegen der Entstehung von Abriebpartikeln vermieden werden. Einen deutlich reduzierten Abrieb haben Hart-hart-Paarungen wie Keramik/Keramik, Metall/Metall sowie hochvernetzte Polyethylen- und Keramik-/Metallköpfe.

7.11 Fachspezifische Patientenpositionierung

In der Orthopädie und Traumatologie gibt es eine Vielzahl an Patientenpositionierungen. Eine bestmögliche Position sorgt nicht nur für den idealen Zugang zum OP-Gebiet, sondern beugt auch langfristigen Folgen wie Nervenschäden oder Dekubitus vor. Zu der optimalen Patientenposition gehört in diesem Fachgebiet auch die perfekte Platzierung des Röntgen- oder Bildwandlergeräts, um intraoperativ gute Aufnahmen zu erzielen. Um den beiden gleich wichtigen Faktoren gerecht zu werden, erfordert es besondere Aufmerksamkeit.

Sitzende Patientenpositionierung

Beispielsweise Schulter-OPs.
Die Narkoseeinleitung erfolgt in Rückenposition. Der Patient wird anschließend in die sitzende Position gebracht.

- Den Körper mit zusätzlich angebrachten Schulter- und Seitenstützen fixieren.
- Kopf auf Kopfplatte oder auch Kopfschale positionieren um den Kopf und Nacken zu sichern und zu schonen.
  Cave! Überprüfung auf sicheren Halt des Kopfes in der Position, da intraoperativ (je nach Operation), am Arm manipuliert wird!
- Auf der nicht zu operierende Seite ist der Infusionsarm wie gewohnt auf einer Armlagerungsschiene zu positionieren.
- Für die zu operierende Armseite gibt es verschiedene Möglichkeiten zur Positionierung. Zum einen Arm wie gewöhnlich auf einer Armlagerungsschiene positionieren, um intraoperativ den Arm frei bewegen zu können. Oder den Arm an den Körper anlagern. Eine besondere Form der Positionierung ist die Lagerung mit einem TRIMANO-Gelenkarm. Er hält den Arm des Patienten zuverlässig in jeder gewünschten Position. Dabei den Arm auf dem TRIMANO fixieren und durch einfaches Drücken des Entriegelungsgriffs in jede Richtung bewegen.
- Die Beine wie gewohnt lagern. Die Kniekehle mit einer halben Rolle und die Fersen ebenfalls unterpolstern.

PRAXISTIPP

- Vor der Sterilabdeckung kontrollieren, ob das Röntgengerät frei passierbar ist. Ein mögliches Hindernis könnte die Kopfhalterung oder am OP-Tisch die Armschiene sein.
- Nach dem Aufsetzen des Patienten die Haut, v. a. im Gesäßbereich, kontrollieren um mögliche Scherkräfte zu vermeiden.

Patientenpositionierung in Extension

Beispielsweise Schenkelhalsfraktur, Oberschenkeloperation.

- Die Narkoseeinleitung erfolgt in Rückenposition auf dem Extensionstisch.
- Die zu operierende Körperseite etwas über die Tischkante ziehen. Das Becken an den gepolsterten Schenkelhalsgegenzug-

stab hinunterziehen, der exzentrisch im Schritt des Patienten liegt.
- Auf der nicht zu operierende Seite ist der Infusionsarm wie gewohnt auf einer Armlagerungsschiene gelagert.
- Auf der zu operierenden Seite den Arm mit einer Hand- oder Armfessel am Narkosebügel hochlagern.
- Beide Füße mit Polsterwatte umwickeln und in Fußmanschetten fixieren. Diese straff mit der Fußplatte des Extensionstisches verbinden, sodass sie glatt aufliegen, auch wenn das Bein unter Zug steht. Fußsohle in Zugaggregate einhängen. Die Beine gleich hoch, parallel und gespreizt lagern. Die Beinplatten des OP-Tisches nach der Positionierung der Beine abmontieren.

PRAXISTIPP

- Für alle Patienten mit liegender Extension ist das Umbetten vom Bett auf den OP-Tisch sehr schmerzhaft, daher genügend Personal beim Umlagern mit einplanen.
- Nach der Extension und Reposition durch den Arzt vor der Operation, nochmalige Korrekturlagerung des Patienten.
- Vor der Sterilabdeckung kontrollieren, dass das Röntgengerät gut zwischen den Beinen Platz hat und somit in zwei Ebenen eingesetzt werden kann.

Hand- und Unterarmoperation

Die Patienten in gewohnter Rückenposition lagern. Die zu operierende Seite möglichst bis zur Tischkante ziehen. Die Hand oder der Unterarm auf dem Handtisch mit integrierter Polsterung positionieren.

Seitenposition

Die Narkoseeinleitung erfolgt in Rückenposition mit anschließender Seitenpositionierung.
- Seitenstützen in Höhe von Thorax und Becken mit zusätzlicher Polsterung zwischen Körper und Stützen anbringen. Alternative ist die Vakuummatratze.
- Infusionsarm wie gewohnt auf Armlagerungsschiene positionieren.

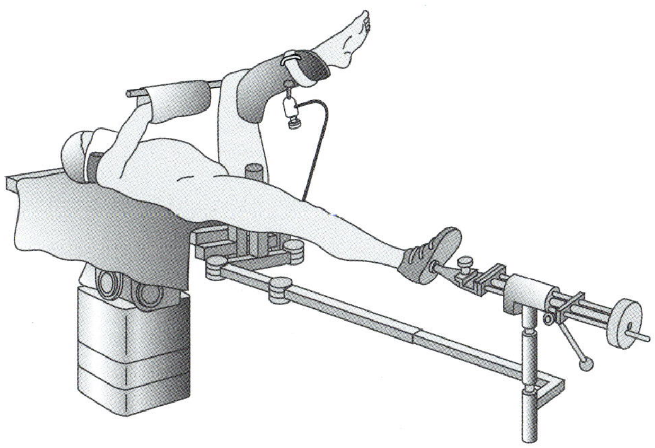

Abb. 7.22 Extensionstisch Schenkelhalsfraktur [L106]

- Den zweiten Arm mit Handfessel am Narkosebügel hochhängen oder auf Arm-Goepel-Stütze oberhalb des Infusionsarms positionieren.
- Untenliegendes Bein zum Körper hin anwinkeln und gut polstern sowie Polster zwischen und unter dem Kniegelenk und Sprunggelenk platzieren.

MERKE

- Individuelle Bedürfnisse des Patienten berücksichtigen (z. B. Gelenkbeweglichkeit, adipös, kachektisch).
  - Zusätzliche Polster
  - Dekubitusgelmatte
- Überstreckung, Druck und Abschnürung unbedingt vermeiden.
- Den Patienten immer gut sichern, z. B. mit Hand- und Fußfesseln, Körpergurt und Kopfplatte, da in diesem Fachgebiet oft am Patienten bzw. an der zu operierenden Extremität manipuliert wird und man die Position des Patienten verändern können muss.

! **Cave:** intraoperative Kontrolle der Position!

7.12 Fachspezifische Abdecksysteme

In diesen Fachgebieten gibt es viele verschiedene Abdeckungen. Die meisten Kliniken verfügen über individuell für jede OP von Firmen zusammengestellte und verpackte Einmalabdecksets mit allen Zusatzmaterialen. Dies erspart bei der OP-Vorbereitung viel Zeit, da nur ein Set zu öffnen ist. Einzelne Abdecktücher, die in der Orthopädie und Traumatologie eingesetzt werden:

Vertikaltuch

Beispielsweise Extensionslagerung.
Das Vertikaltuch besteht aus einer transparenten Folie mit integrierter Inzisionsfolie und einem Flüssigkeitsauffangbeutel.

Lochtuch

Beispielsweise Operationen an Extremitäten.
Das Abdecksystem besteht aus einem Abdecktuch mit Lochausschnitt in der Mitte. Das Material des Lochausschnitts ist elastisch, gut abgedichtet, undurchlässig für Feuchtigkeit und Keime und abriebfest. Zusätzlich kann bei Operationen, z. B. am Oberarm, die Extremität mit einer Stockinette abgedeckt werden. Die Extremität ist während der Operation im Operationsgebiet frei beweglich.

Arthroskopietuch

Beispielsweise Schulterarthroskopie, Kniearthroskopie.
Das Arthroskopietuch sieht ähnlich wie das Lochtuch aus. An dem Lochausschnitt ist zusätzlich ein Flüssigkeitsauffangbeutel integriert, um die Spülflüssigkeit während der Operation dort aufzufangen. Zeitgleich befindet sich an dem Flüssigkeitsauffangbeutel ein Anschluss für den Sauger, um die Flüssigkeit kontinuierlich

abzusaugen. Während der gesamten Operation ist darauf zu achten, dass der Patient im Trockenen liegt, um mögliche Verbrennungen zu vermeiden.

Schlitztuch

Beispielsweise Hüftprothese in Seitenlagerung.
Schlitztücher mit sicher haftender Klebefläche um die u-förmige Ausstanzung zur korrekten Anmodellierung um das Operationsfeld. Dabei das Tuch zwischen die Beine ausweiten und vom Schritt nach oben um den Oberschenkel kleben.

Inzisionsfolie

Inzisionsfolien sind selbstklebende Polyurethan-Folien, die der sterilen Abdeckung des OP-Feldes dienen. Die Folie ist bakteriendicht, sodass von außen keine Keime durch die Folie dringen können. Die Wasserdampfdurchlässigkeit der Folie beugt Feuchtigkeitsansammlungen und Hautmazerationen vor und sorgt zudem für eine sichere Haftung.

LITERATUR

Breusch S, Clarius M, Mau H, Sabu D. Klinkleitfaden Orthopädie Unfallchirurgie. 9. A. München: Elsevier Urban & Fischer, 2019

Einführung in die Physiologie und Anatomie, 2012/2013 http://mitmannsgruber.net/wp-content/uploads/2015/06/Anatomie-Physiologie20121.pdf (letzter Zugriff: 14.12.2022)

Kucharek M, Heitland WU, Waldner H. Lehrbuch für Operationspflegekräfte. 4. A. München: Elsevier Urban & Fischer, 2013

Luce-Wunderle G, Mickalsky A, Hinderks P. Klinikleitfaden OP-Pflege. 7. A. München: Elsevier Urban & Fischer, 2019

Pschyrembel W. Klinisches Wörterbuch Pschyrembel. 261. A. Berlin: deGruyter, 2007

Scharf HP, Rüter A. Orthopädie und Unfallchirurgie, Facharztwissen nach der neuen Weiterbildungsordnung. 2. A. München: Elsevier Urban & Fischer, 2011

KAPITEL

8

Antje Bischoff

OTA in der Handchirurgie

8.1 Anatomie und Physiologie der Hand

Die menschliche Hand (lat. Manus) ist das wichtigste Instrument, um sämtliche Tätigkeiten im Leben auszuführen. Sie ist in ihrer Funktion sehr komplex. Bei Verletzungen und Erkrankungen ist der Gebrauch der Hand stark eingeschränkt und stellt den Menschen dann vor große Herausforderungen. Die Feingliedrigkeit der Hand ist Voraussetzung für Beweglichkeit und Präzision. Allerdings ist damit aber eine große Verletzlichkeit der Sehnen, Nerven, Blutgefäße, relativ dünnen Knochen und des wenig schützenden Muskel- und Fettgewebes verbunden. Die Hände befinden sich ständig in Bewegung und sind somit täglich Handverletzungen und nutzungsbedingten Verschleißerscheinungen ausgesetzt.

Die Hand besteht aus vielen, sich untereinander unterstützenden Bindegewebsstrukturen, Gefäßen, Nerven, Sehnen, Bändern, Muskeln und Knochen.

Das Haut - und Subkutangewebe ist von kleinen kapillären Gefäßen durchzogen. Die Versorgung mit Blut der gesamten Hand erfolgt durch die Arteria radialis (Speichenarterie) und Arteria ulnaris (Ellenarterie) und ihren Begleitvenen, die sich in der Hohlhand verjüngen. Die Hauptnerven Nervus radialis (Speichennerv), Nervus medianus (Mittelnerv) und Nervus ulnaris (Ellennerv) verzweigen sich ebenfalls in der Hohlhand. So wird jeder Finger von vier Gefäß-/Nervenbündeln versorgt.

Die Hand besteht aus vierzehn dünnen Fingerknochen (Röhrenknochen), fünf Mittelhandknochen und acht Handwurzelknochen. Die Finger-und Mittelhandknochen sind durch Gelenke mit ihren Kapseln und Bändern flexibel verbunden und dadurch beweglich.

Die acht **Handwurzelknochen** sind in einer distalen und proximalen Reihe angeordnet. Die distale Reihe besteht aus dem großen Vieleckbein (Os trapezium), dem kleinen Vieleckbein (Os trapezoideum), dem Kopfbein (Os capitatum) und dem Hakenbein (Os hamatum). Das große Vieleckbein bildet zusammen mit dem opponierbaren Daumengrundgelenk das Daumensattelgelenk (für die Greiffunktion). Die proximale Reihe setzt sich aus dem Kahnbein (Os scaphoideum), dem Mondbein (Os lunatum), dem Dreiecksbein (Os triquetrum) und dem Erbsenbein (Os pisiforme) zusammen. Das Kahnbein und das Mondbein bilden zusammen mit der Speiche das Handgelenk. Die Handwurzelknochen sind in ihren Karpalgelenken durch Bänder fest miteinander verbunden und dadurch kaum gegeneinander beweglich (➤ Abb. 8.1, ➤ Abb. 8.2).

Die **Muskulatur** der beweglichen Hand befindet sich größtenteils im Unterarm. Die zugehörigen **Strecksehnen** verlaufen über Handgelenk und Handrücken zu den Fingerendgliedern. Die **Beugesehnen** dagegen verlaufen über Handgelenk und Handinnenfläche (Hohlhand) zu den Fingern, wobei eine oberflächliche Beugesehne zum Mittelglied und eine tiefe Beugesehne zum Endglied reicht. Die Sehnen sind teilweise von schützenden Sehnenscheiden umgeben.

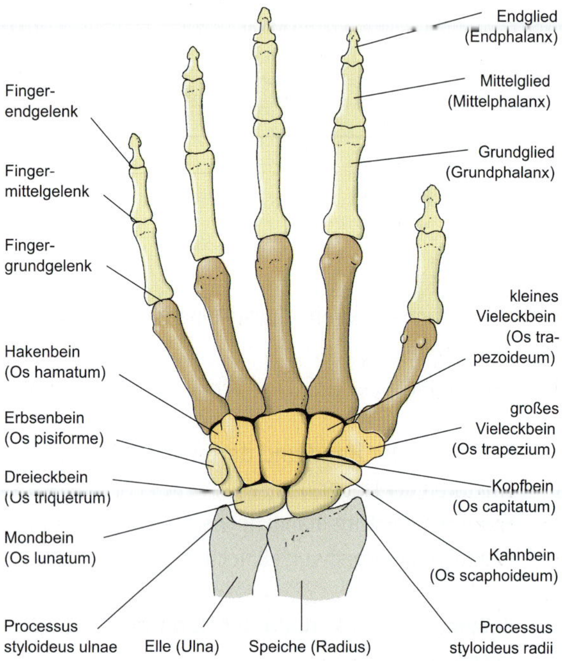

Abb. 8.1 Knochen der Hand [L190]

Außer den langen Unterarmmuskeln gibt es noch die kurzen Handmuskeln zwischen den Mittelhandknochen und im Bereich des Daumens und Kleinfingerballens (➤ Abb. 8.3).

Unsere Hand ist durch das Zusammenspiel und ihre Feingliedrigkeit anfällig für Veränderungen jeglicher Art (Verletzungen, Erkrankungen etc.). Dadurch sind Handverletzungen und verschleißbedingte Beschwerden sehr häufig.

8.2 Weichteilverletzungen der Hand und deren Therapien

Verletzungen der Hand entstehen durch traumatische äußere Einflüsse wie Stürze, Schlägereien, Bisse, aber auch private und betriebliche Unfälle etc. Sie können sich sehr unterschiedlich auswirken.

Schnittverletzungen treten beuge- oder streckseitig auf. Sie können oberflächlich oder auch tief verlaufen. Ausgeprägte Schnittverletzungen weisen durch äußere Blutanhäufungen auf Durchtrennung von Nerven und Gefäßen hin.

Es kann zu großflächigen Defekten kommen.

Es kann auch zu Frakturen der Finger bzw. der Hand kommen. Hierbei unterscheidet man einfache oder komplizierte Brüche.

8.2.1 Beugesehnenverletzungen

Beugesehnenverletzungen sind Verletzungen hohlhandseitig. Es können nicht nur die oberflächlichen Beugesehnen davon betroffen sein, sondern auch die tief liegenden. Bei der Versorgung einer Beugesehnenverletzung ist daran zu denken, dass immer auch Gefäße und Nerven von einer Durchtrennung betroffen sein können.

Operationstechnik: Primäre Naht

Diese Form der operativen Versorgung wird häufig bei Beugesehnenverletzungen am Finger durchgeführt.

Patientenpositionierung: Der Arm wird auf einem Hand-OP-Tisch positioniert. Die Operation wird in Plexusanästhesie und Oberarmblutleere durchgeführt.

Instrumentarium: Handsieb, Bleihand.

Abdeckung: Hand-Set.

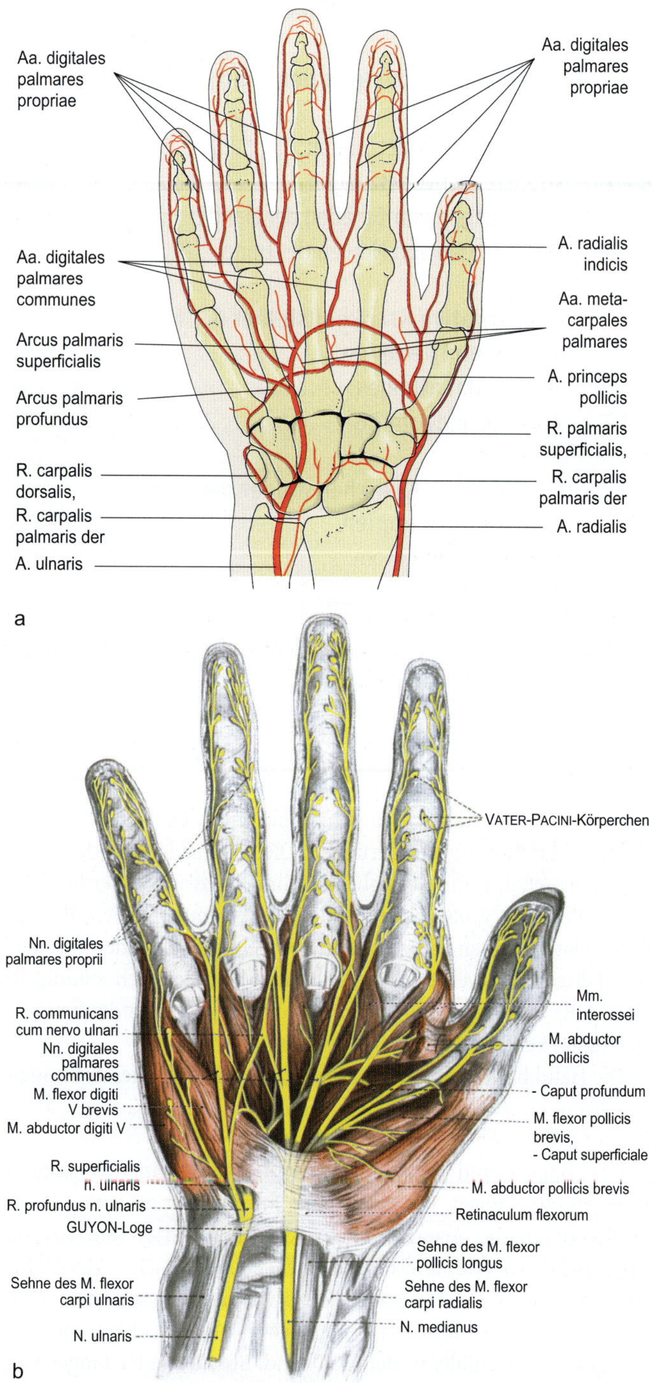

Abb. 8.2 **a** Arterien und **b** Nerven der Hand [L190/B501]

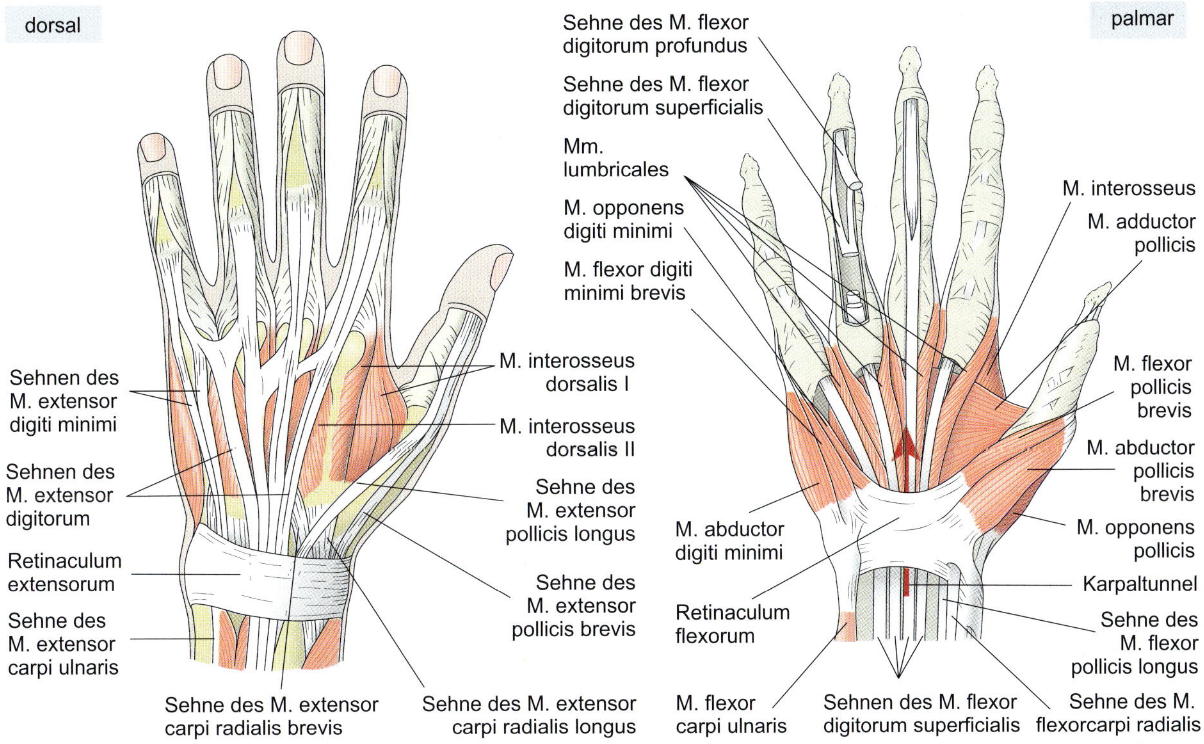

Abb. 8.3 Muskulatur und Sehnen der Hand [L190]

Material: Einmalspritze mit Spülkanüle, 2 Einmalkanülen Fig. 12 , nicht resorbierbares Nahtmaterial (z. B. PDS, Prolene).
Geräte: Lupenbrille.
Präparation, Schnittführung und Wundverschluss: Die Hand wird auf einer Bleihand in Beugestellung fixiert. Es erfolgt eine vorsichtige Schnitterweiterung des verletzten Gebiets. Mithilfe feiner Instrumente werden atraumatisch die Enden (Sehnenstumpf) aufgesucht. Proximal wird die Beugesehnenscheide dargestellt. Der gefundene Stumpf wird dann vorsichtig distal durch den Sehnenscheidentunnel geschoben, bis er in der Wunde zu sehen ist und dann mithilfe der Kanüle Fig. 12 fixiert (➤ Abb. 8.4). Dasselbe geschieht mit dem distalen Stumpf, der proximal geschoben wird. Mithilfe des nicht resorbierbaren Fadens werden die beiden Stümpfe zuerst durch eine Zentralnaht miteinander vernäht. Dann werden die seitlichen Sicherheitsnähte gesetzt. Es erfolgen die Öffnung der Blutleere mit Kontrolle auf Blutungen und ein intraoperativer Funktionstest. Danach erfolgen die Spülung des OP-Gebiets und der Wundverschluss mit nicht resorbierbarer Naht.
Verband: Handverband mit elastischer Binde, Anlage einer Cast-Schiene nach Manchester.

MERKE
Schützen von Bändern, Nerven und Gefäßen durch Langenbeck-Haken. Bei Verletzung von Nerven und Gefäßen ist eine mikrochirurgische Versorgung mithilfe eines Mikroskops erforderlich.

Operationstechnik: Kirchmayr-Kessler oder Tsuge

Diese Form der operativen Versorgung erfolgt meist bei Beugesehnenverletzungen in der Hohlhand. Mit dieser Nahttechnik wird eine erhöhte Stabilität erzeugt, die stärkeren Belastungen standhält. Welche Art der Nahttechnik erfolgt, entscheidet der Operateur intraoperativ.
Patientenpositionierung: Der Arm wird auf einen Hand-OP-Tisch positioniert. Die Operation wird in Plexusanästhesie und Oberarmbluleere durchgeführt.
Instrumentarium: Handsieb, Bleihand.
Abdeckung: Hand-Set.
Material: Einmalspritze mit Spülkanüle, 2 Einmalkanülen Fig. 12, Nahtmaterial Kirchmayr-Kessler (z. B. Ethibond mit 2 geraden Nadeln) oder Nahtmaterial nach Tsuge (z. B. Sulene als Schlingennaht).
Geräte: Lupenbrille.

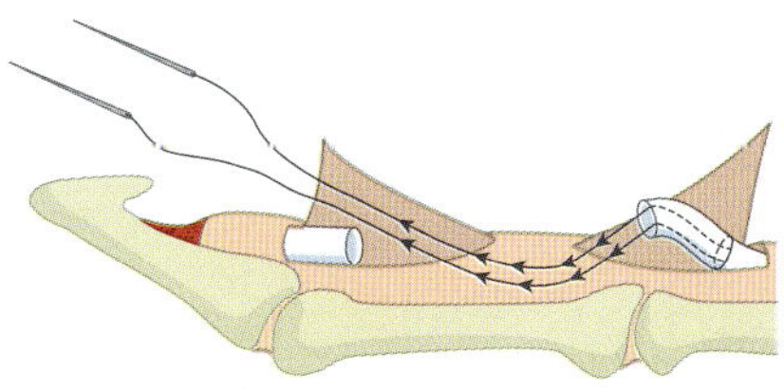

Abb. 8.4 Sehnenstumpf wird durch Sehnenscheidentunnel geführt [L138]

Präparation, Schnittführung und Wundverschluss: Die Hand wird auf einer Bleihand in Beugestellung fixiert. Es erfolgt eine vorsichtige Schnitterweiterung. Makroskopisch wird geklärt, welche Sehnen der Hohlhand betroffen sind. Auf sehr vorsichtigem atraumatischem Weg werden mithilfe von Langenbeck-Haken die Nerven und Gefäße geschützt. Die Beugesehnenscheide wird dargestellt und der proximale Sehnenstumpf wird durch diese hindurchgeschoben und mithilfe der Einmalkanüle fixiert. Auf gleiche Weise wird so mit dem distalen Stumpf verfahren. Die Enden der Stümpfe werden mit einer sehr feinen Schere geglättet, damit es nicht zu einer Nekrose kommt. Mithilfe eines der oben genannten Fäden wird dann die Zentralnaht gesetzt. Dabei ist darauf zu achten, dass der Knoten sehr kurz abgeschnitten werden muss!

- **Kirchmayr-Kessler:** Ethibond ist ein geflochtener Faden mit 2 geraden Nadeln, die vom Operateur dementsprechend gebogen werden (➤ Abb. 8.5, ➤ Abb. 8.6).
- **Tsuge:** Sulene ist ein Nylonfaden als Schlinge mit gebogener Nadel.

Nach der Zentralnaht wird die Sehne an den Seiten mit einer Naht anschließend stabilisiert. Danach wird die Beugesehnenscheide verschlossen. Dann erfolgt eine genaue Inspektion des OP-Gebiets mit anschließender Spülung. Wundverschluss mit nicht resorbierbarer Naht.

Verband: Handverband mit elastischer Binde, Anlage einer Cast-Schiene nach Manchester.

MERKE
Bei zusätzlicher Verletzung von Gefäßen oder Nerven, erfolgt eine mikrochirurgische Versorgung mithilfe des Mikroskops.

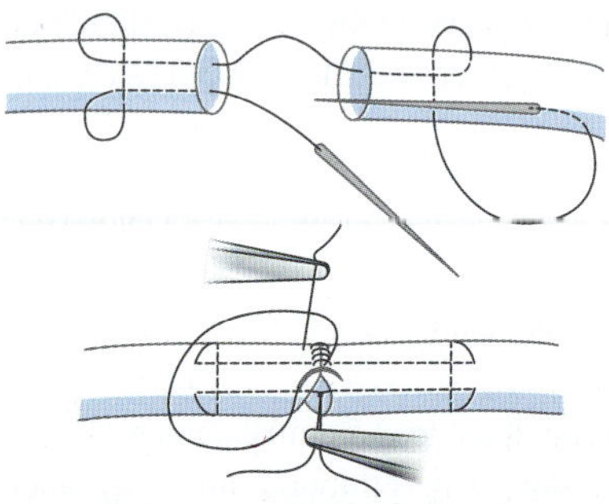

Abb. 8.5 Zentralnaht nach Kirchmayr-Kessler [L138]

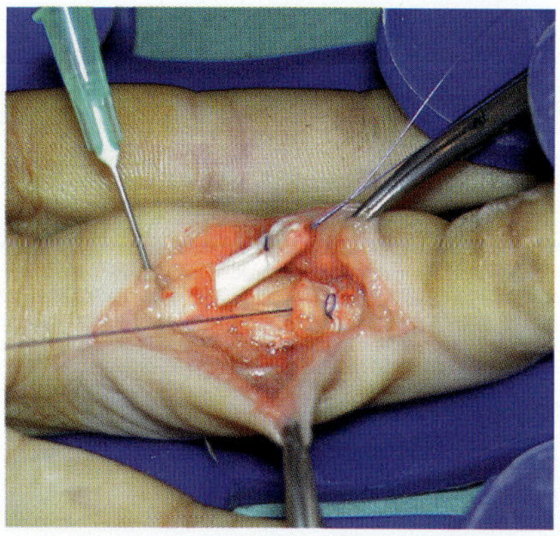

Abb. 8.6 Beugesehnennaht am Daumen nach Kirchmay-Kessler [E1150]

8.2.2 Strecksehnenverletzungen

Strecksehnenverletzungen zeigen sich dorsal. Es kann zu Durchtrennungen von Strecksehnen kommen. Bei Verletzungen am Finger kann es auch zu einem knöchernen Ausriss der Sehne kommen.

Bei Strecksehnenverletzungen sind meist Gefäße und Nerven nicht mitbetroffen.

Operationstechnik: Raffnaht

Die Form wird sowohl bei einer Durchtrennung der Sehne am Handrücken als auch am Finger durchgeführt.

Patientenpositionierung: Der Arm wird auf einem Hand-OP-Tisch positioniert. Der Eingriff am Handrücken wird in Plexusanästhesie und Oberarmblutleere durchgeführt. Der Eingriff am Finger erfolgt meist in lokaler Betäubung (Wide-Awake) und Fingerblutleere.

Instrumentarium: Handsieb.

Abdeckung: Hand-Set.

Material: Einmalspritze mit Spülkanüle; bei lokaler Betäubung Einmalspritze mit kurzer Kanüle und Lokalanästhetikum.

Geräte: Lupenbrille.

Präparation, Schnittführung und Wundverschluss: Es erfolgt eine Schnitterweiterung der Verletzung und eine Darstellung des Situs. Mit feinen chirurgischen Pinzetten werden die Stümpfe der distalen und proximalen Sehne gefasst und zusammengeführt. Mit einem Nylonfaden 5/0 werden die Stümpfe in Einzelknopftechnik zusammengenäht (Raffnaht). Hierbei muss der Knoten sehr kurz abgeschnitten werden.

Bei Sehnenverletzungen am Finger muss auch immer die Gelenkkapsel auf Beteiligung inspiziert werden. Ist diese mitbetroffen, ist i. d. R. auch hier eine Naht erforderlich. Es erfolgt eine Spülung des Wundgebiets mit anschließender Hautnaht (➤ Abb. 8.7).

Verband: Handverband mit elastischer Binde, Anlage einer Cast-Schiene.

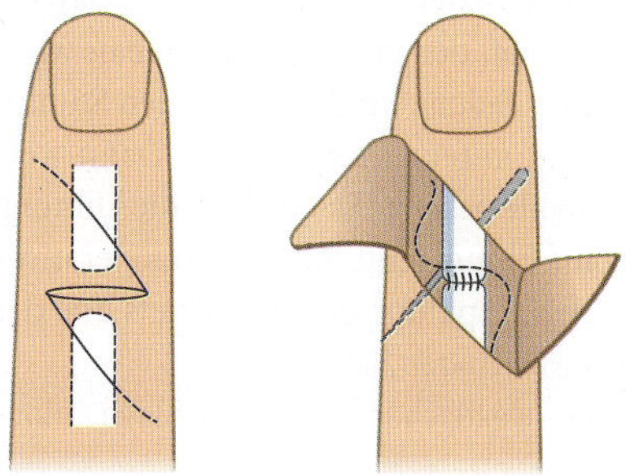

Abb. 8.7 Nahttechnik der Strecksehnenverletzung [L138]

Operationstechnik: perkutane Spickung

Bei einem knöchernen Sehnenausriss am Finger reißt die Sehne am proximalen Ende des Endgelenks aus und führt zu einer Fehlstellung (➤ Abb. 8.8).

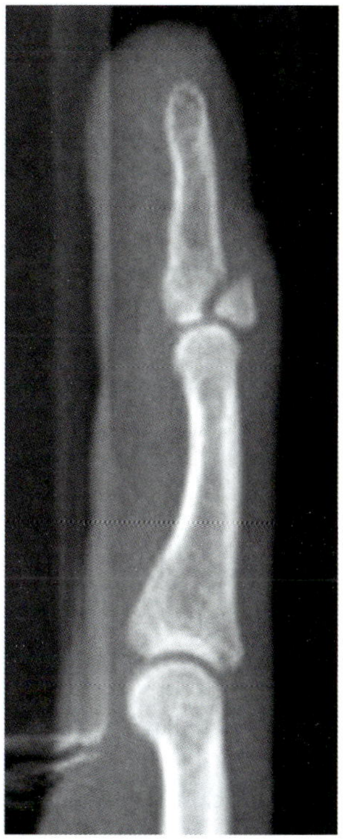

Abb. 8.8 Knöcherner Strecksehnenausriss [M521]

Patientenpositionierung: Der Arm wird auf einem Hand-OP-Tisch positioniert. Die Operation erfolgt in lokaler Betäubung (Wide-Awake) und Fingerblutleere.
Instrumentarium: Bohrmaschine mit K-Draht.
Abdeckung: Hand-Set.
Material: Einmalspritze mit feiner Kanüle und Lokalanästhetikum, steriler Kabelbinder, BV-Bezug
Geräte: BV.
Präparation, Schnittführung und Wundverschluss: Nach Infiltration des Lokalanästhetikums wird in Höhe des Grundglieds mithilfe des Kabelbinders eine Fingerblutleere angelegt. Dann wird unter Durchleuchtung der knöcherne Ausriss bewertet. Es erfolgt das Einspannen des K-Drahts (meist Stärke 1,2). Unter Durchleuchtung wird jetzt die Sehne durch den Draht von proximal nach dorsal am Gelenk fixiert. Kontrollbild wird ausgedruckt.
Verband: Fingerverband, Anlage einer Stack-Schiene.

8.2.3 Verletzungen von Gefäßen der Hand

Durch traumatische Einwirkungen kann es bei Schnitt- oder Quetschverletzungen zu Durchtrennungen von Gefäßen an den Fingern oder der Hand kommen. Es können Venen und Arterien komplett oder teildurchtrennt werden.

In beiden Fällen ist eine operative Sichtung erforderlich, damit eine komplette Durchblutung wiederhergestellt wird und eine Beeinträchtigung der Hand nicht zu späteren Komplikationen führt!

Operationstechnik: Gefäßnaht

Gefäßverletzungen beugeseitig werden grundsätzlich operativ durch Nahttechniken versorgt. Streckseitige Verletzungen werden meist verödet. Diese Entscheidungen fallen immer intraoperativ nach Begutachtung des Situs.
Patientenpositionierung: Der Arm wird auf einem Hand-OP-Tisch positioniert. Die Operation erfolgt in Plexusanästhesie und in Oberarmblutleere.
Instrumentarium: Handsieb , Mikroinstrumentarium, Bleihand.
Abdeckung: Hand-Set.
Material: Einmalspritze 10 ml mit Spülkanüle; 2 × Einmalspritze 5 ml mit Baby-Viggo (alternativ flexible stumpfe oder starre stumpfe Kanüle 0,8 mm); Heparin-Spül-Silikonunterlage; Saugkeile; Bezug für Mikroskop; Mikronahtmaterial.
Geräte: Lupenbrille, Mikroskop.
Präparation, Schnittführung und Wundverschluss: Die Hand wird auf einer Bleihand fixiert. Es erfolgt die Schnitterweiterung der Wunde, z. B. im Mittelhandraum mit Beteiligung der Arteria radialis und Vena radialis. Vorsichtig unter Schutz von Sehnen mithilfe von Langenbeck-Haken sucht man die defekten Enden der Blutgefäße. Es erfolgt eine Wundspülung zur besseren Übersicht. Die Weiterführung des Eingriffs erfolgt mithilfe des steril bezogenen Mikroskops. Mit Dilatatoren und Mikroschere werden die Enden der Gefäßstümpfe unter Spülung mittels Heparin-Lösung gesäubert, überflüssiges Gewebe wird dabei entfernt, geglättet und vorsichtig aneinandergeführt. Danach erfolgt eine Überprüfung auf Durchgängigkeit mit Heparin-Lösung (sollte diese Möglichkeit nicht gegeben sein, kommt eine Versorgung durch ein Interponat in Betracht, worauf in diesem Kapitel jedoch nicht eingegangen wird).

Jetzt werden die Enden mit einem Abstand von ca. 0,5 cm mit einem temporären Gefäßclip verschlossen um den Blutfluss zu stoppen. Dann legt man unter die Stelle der zusammengeführten Gefäße eine Silikonunterlage (kann aus einem sterilen Handschuh geschnitten werden). Jetzt erfolgt das Zusammennähen der Gefäßstümpfe mit einem 8/0 oder 9/0 nicht resorbierbaren monofilen Faden und einer kleine runden Mikronadel. Dabei muss das OP-Gebiet durch Benetzung mit Heparin-Lösung feucht gehalten werden. Mithilfe von Saugkeilen werden die Enden der Gefäßstümpfe sauber gehalten. Die direkte Zusammenführung von Gefäßstümpfen zueinander nennt man End-zu-End-Anastomose (➤ Abb. 8.9, ➤ Abb. 8.10).

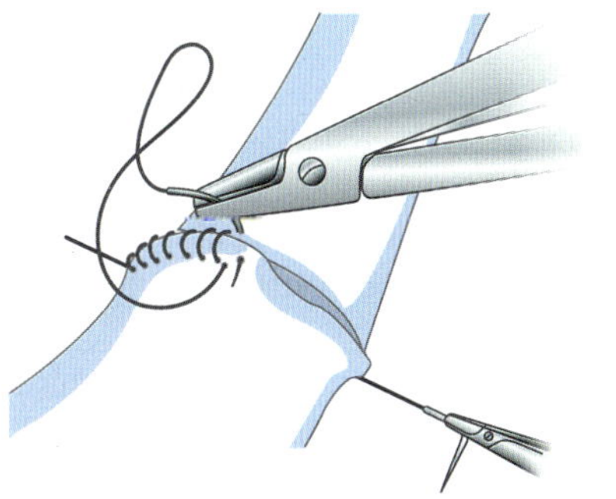

Abb. 8.9 End-zu-End-Anastomose mit fortlaufender Nahttechnik [L138]

8

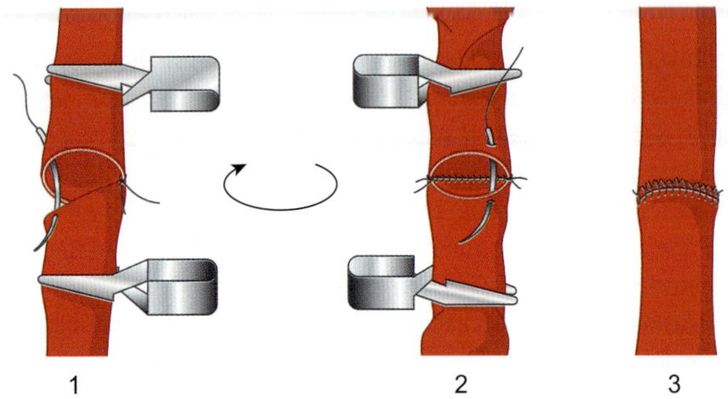

Abb. 8.10 End-zu-End-Anastomose mit Einsatz der Gefäßclips und Einzelknopf-Nahttechnik [L138]

Ist das Gefäß dann sichtbar verschlossen, werden die Gefäßclips entfernt, um den Blufluss zu überprüfen. Optisch ist dann bei **venösen Anastomosen** ein direkter Durchfluss zu erkennen. Bei **arteriellen Anastomosen** sieht man es richtig pulsieren. Falls jedoch kein optimales Ergebnis erzielt wurde oder noch Blut aus der Anastomose austritt, werden wieder die Clips gesetzt und es ist eine erneute Naht erforderlich. Danach erfolgt die Entfernung sämtlicher Clips und Unterlagen aus dem OP-Gebiet. Es folgen eine gründliche Spülung des OP-Gebiets und ein Wundverschluss.
Verband: Handverband, Anlage einer Cast-Schiene.

MERKE

- Bei Schnittverletzungen am Finger erfolgt ein Eingriff in gleicher Weise, jedoch wird hier dann mit 10/0 oder 11/0 Mikronähten gearbeitet.
- Bei Verletzungen der Blutgefäße können auch gleichzeitig Nerven betroffen sein, sodass diese dann ebenfalls genäht werden müssen (GNB = Gefäß-Nerven-Bündel).

8

8.2.4 Verletzungen von Nerven der Hand

Durch traumatische Einwirkungen kann es neben den arteriellen und venösen Verletzungen auch zu Verletzungen von Nerven kommen. Symptomatisch zeigen sich diese durch Gefühlslosigkeit bzw. Taubheit der betroffenen Region.

Nervennaht

Durchtrennte Nerven werden grundsätzlich operativ durch eine Naht wiederhergestellt. Zeigen sich intraoperativ nur stumpfe Einwirkungen, wird direkt am Nerv keine Behandlung erforderlich.
Patientenpositionierung: Der Arm wird auf einem Hand-OP-Tisch positioniert. Die Operation erfolgt in Plexusanästhesie und Oberarmblutleere.
Instrumentarium: Handsieb, Mikroinstrumente, Bleihand.
Abdeckung: Hand-Set.
Material: Einmalspritze mit Spülkanüle; Silikonlasche; Mikronahtmaterial.
Geräte: Lupenbrille.
Präparation, Schnittführung und Wundverschluss: Die Hand wird auf einer Bleihand fixiert. Es erfolgt die Schnitterweiterung. Vorsichtig wird bei glatter Durchtrennung des Nervs ein Débridement durchgeführt und die Nervenstümpfe werden von distal und proximal dargestellt. Durch Beugen der Hand werden die Stumpfenden mittels Dilatator am Epineurium zueinander gehalten. Jetzt kann die Naht mit einer 9/0 oder 10/0 Mikronaht (Nylonfaden) erfolgen. Die sog. Epineuralnaht erhöht die Festigkeit. Danach wird die Wunde gründlich gespült und mit einer Silikonlasche zum Sekretabfluss versorgt. Anschließend erfolgt der Wundverschluss (> Abb. 8.11).
Verband: Handverband, Anlage einer Cast-Schiene.

8.3 Degenerative Krankheitsbilder der Hand und deren Therapien

8.3.1 Sehnenerkrankungen

Sehnenerkrankungen gehören zu den degenerativen Erkrankungen der Hand. Sie führen häufig zur Funktionsstörung der Hand, können sehr schmerzhaft sein und kommen gar nicht so selten vor.

Tendovaginitis stenosans

Syn.: schnellender Daumen, Schnappfinger, Ringbandstenose.
In Höhe des Grundgliedringbands ist eine knotige Verdickung der Beugesehne erkennbar.

Operationstechnik: Spaltung der Sehne

Patientenpositionierung: Die Hand wird auf einem Hand-OP-Tisch positioniert. Meist erfolgt die Operation in Plexusanästhesie und Oberarmblutleere.
Instrumentarium: Handsieb.
Abdeckung: Hand-Set.
Material: Skalpellklinge Fig. 15.

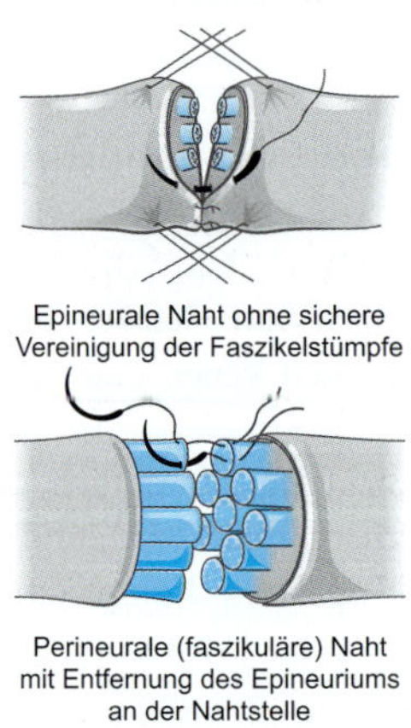

Abb. 8.11 Darstellung epineurale Nervennaht (oben) und perineurale Naht (unten) [L106]

Präparation, Schnittführung und Wundverschluss: Es erfolgt ein kleiner (ca. 2 cm) Hautschnitt. Danach erfolgt mittels Schere eine vorsichtige Präparation des OP-Gebiets zur Freilegung der verengten Sehne. Dabei wird das entzündete Synovialgewebe vorsichtig entfernt. Mithilfe einer 15er-Skalpellklinge wird das Ringband dann gespalten und mithilfe eines Langenbeck-Hakens die Funktion des Ringbandes überprüft (➤ Abb. 8.12). Es erfolgt der Wundverschluss durch Hautnaht mit einem nicht resorbierbaren Faden.
Verband: Handverband mit elastischer Binde.

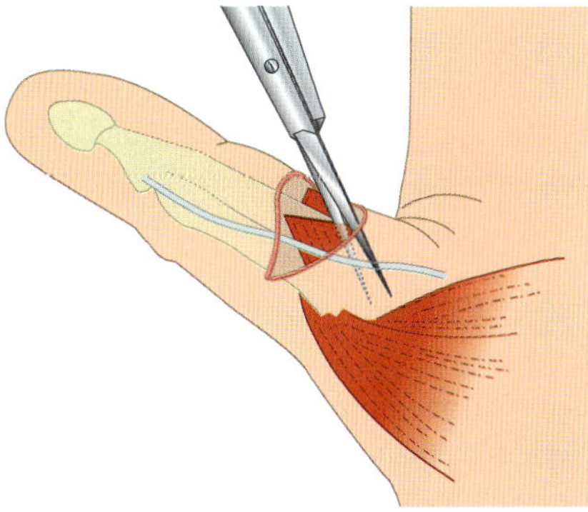

Abb. 8.12 Spaltung des Ringbandes am Daumen [L138]

VORSICHT
Kräftiger Druck durch Wundhaken führt zu Schädigung des Nervs!

Tendovaginitis de Quervain

Syn.: „Hausfrauendaumen".

Es kommt zur Schwellung des Sehnenkanals von M. abductus pollicis longuns und M. extensior pollicis brevis. Durch Reibung des verengten Kanals kommt es zu Schmerzen.

Operationstechnik: Spaltung der Sehne

Patientenpositionierung: Die Hand wird auf einem Armtisch positioniert. Meist erfolgt die Operation in Plexusanästhesie und Oberarmblutleere.
Instrumentarium: Handsieb.
Abdeckung: Hand-Set.
Material: Skalpellklinge Fig. 15
Präparation, Schnittführung und Wundverschluss: Es erfolgt ein Hautschnitt (ca. 3 cm) dorsoradial am Handgelenk entlang der Verlängerung des 2. MHK. Es erfolgt eine vorsichtige Präparation des OP-Gebiets mittels Schere zur Freilegung des Streckerfachs (Kreuzung von M. abductor pollicis longus und M. extensior pollicis brevis). Somit wird das Streckerfach dargestellt und die Synovia vorsichtig entfernt. Die Sehne wird mit einer 15er-Sklapellklinge gespalten (➤ Abb. 8.13). Es erfolgt der Wundverschluss durch Hautnaht mit einem nicht resorbierbaren Faden.
Verband: Handverband mit elastischer Binde, Anlage einer Cast-Schiene.

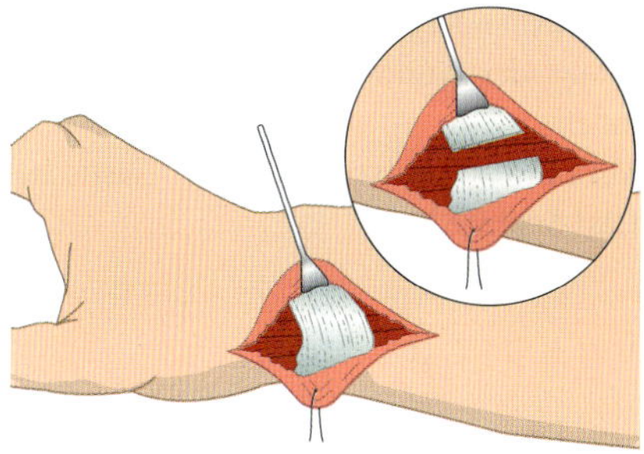

Abb. 8.13 Spaltung des Strecksehnenfachs [L138]

VORSICHT
Kräftige Venen schützen!

8.3.2 Arthrose und Arthritis

Zu den degenerativen Erkrankungen gehören auch die Arthrose und die Arthritis. Arthrose an den Fingergelenken ist herbei die häufigste Form, die allerdings nicht zwangsläufig behandelt werden muss. Meist zeigt sich im Verlauf der Erkrankung ein erhöhtes Schmerzaufkommen unter Belastung, später auch im Ruhezustand. Kraftverlust durch Bewegungseinschränkung ist dann die Folge.

Arthrose der Fingerendgelenke (Morbus Heberden)

Meistens sind Zeige- und Kleinfinger von der Endgelenkarthrose betroffen. Es kommt zu einer Gelenkspaltverschmälerung, die zu Verdickung (Herberden-Knötchen) sowie später zur Verbreiterung der Gelenkkontur führen kann.

Operationstechnik: Arthrodese (Versteifung) mittels K-Draht-Osteosynthese

Patientenpositionierung: Die Hand wird auf einem Hand-OP-Tisch positioniert. Die Operation erfolgt meistens in Plexusanästhesie und in Oberarmblutleere.
Instrumentarium: Handsieb, Hohlmeißelzange nach Luer, Bohrmaschine mit K-Draht.
Abdeckung: Hand-Set.
Material: Skalpellklinge Fig. 15, BV-Bezug, Einmalspritze und Spülkanüle.
Geräte: BV.
Präparation, Schnittführung und Wundverschluss: Es erfolgt der Hautschnitt in H-Form und eine vorsichtige Abpräparation der Hautlappen. Die Strecksehnen und Seitenbänder werden quer durchtrennt und nach palmar geklappt. Dann erfolgt die vorsichtige Abtragung der veränderten Gelenkflächen mithilfe der Hohlmeißelzange. Hierbei handelt es sich um eine konische Resektion (wie „Ei und Becher"). Danach das OP-Gebiet gründlich mit Kochsalz ausspülen. Dann werden die Gelenkflächen so aufeinandergelegt, dass

sie ineinandergreifen und mithilfe eines K-Drahts fixiert. Danach erfolgt der Wundverschluss mit einem nicht resorbierbaren Hautfaden.
Verband: Handverband mit elastischer Binde, Anlage einer Cast-Schiene.

VORSICHT
Zum Schutz der Haut während der Osteosynthese Hautlappen mithilfe eines Wundhakens zur Seite halten!

Arthritis

Hierbei handelt sich meist um eine rheumatoide Arthritis, deren ursprüngliche Entstehung nicht einwandfrei geklärt ist. Es liegt die Vermutung nahe, dass es sich um eine autoimmunologische oder virale Erkrankung handelt.

Es kommt hierbei zu starken Schmerzen und zu Schwellungen mit Bewegungseinschränkungen. Daraus entstehen Funktionsstörungen und Kraftminderungen. Aufgrund der Synovialitis der Gelenke kommt es zu ausgeprägten Verdickungen, die zu Fehlstellungen führen können (> Abb. 8.14).

Operationstechnik: Synovialektomie

Patientenpositionierung: Die Hand wird auf einem Hand-OP-Tisch positioniert. Die Operation erfolgt meist in Plexusanästhesie und in Oberarmblutleere.
Instrumentarium: Handsieb, Hohlmeißelzange nach Luer.
Abdeckung: Hand-Set.
Material: Einmalspritze und Spülkanüle.
Präparation, Schnittführung und Wundverschluss: Es erfolgt eine Längsinzision als Hautschnitt über den betroffenen Gelenken. Danach kommt es zur Durchtrennung der Strecksehne und der intraossären Sehnen. Dann erfolgt die Eröffnung der Gelenkkapsel. Mithilfe der Hohlmeißelzange wird das entzündliche Gewebe entfernt. Das gesamte Synovialgewebe wird ausgeräumt. Dabei bleiben die Bänder intakt. Das OP-Gebiet wird nach Säuberung gründlich mit Kochsalz gespült. Die Kapsel wird nicht wieder angenäht, jedoch darf die Strecksehne ggf. mit einem nicht resorbierbaren Faden gerafft werden. Danach erfolgt der Wundverschluss mit einem nicht resorbierbaren Hautfaden.

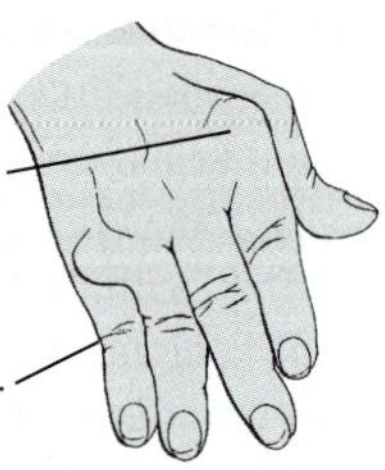

Abb. 8.14 Ausgeprägte Synovialitis bei Arthritis mit Fehlstellungen [M614]

Verband: Handverband mit elastischer Binde. Anlage einer Cast-Schiene.

VORSICHT
Auf dünn verlaufende Äste von Nerven und Gefäßen achten!

8.4 Entzündliche Krankheitsbilder der Hand und deren Therapien

Zu den entzündlichen Erkrankungen der Hand zählen Einengungen der Nerven (Nervenkompressionssyndrome), die durch Schmerzen zu Bewegungseinschränkungen und Schonhaltungen führen können.

8.4.1 Karpaltunnelsyndrom

Beim Karpaltunnelsyndrom spricht man von einer Einengung des Nervus medianus im Handgelenk. Die Einengung entsteht durch eine Volumenzunahme des Retinaculum flexorum ggf. traumatisch oder durch eine Erkrankung. Die Symptome erstrecken sich über einen längeren Zeitraum und zeigen sich durch „nächtliches Einschlafen“ der Finger, Taubheitsgefühl, Schmerzen bei bestimmten Greiftechniken etc. Die Schmerzen können bis in den Oberarm ausstrahlen.

Operationstechnik

Patientenpositionierung: Die Hand wird auf einem Hand-OP-Tisch positioniert. Meist erfolgt dieser Eingriff in lokaler Betäubung (Wide-Awake-Technik).
Instrumentarium: Handsieb.
Abdeckung: Hand-Set.
Material: Skalpellklinge Fig. 15, Einmalspritze und dünne Injektionskanüle, Lokalanästhetikum.
Präparation, Schnittführung und Wundverschluss: Hautschnitt (ca. 3 cm) in Höhe des Handgelenks. Mithilfe von Langenbeck-Haken wird die Palmaraponeurose dargestellt. Sehnen werden bei dem Eingriff nicht durchtrennt. In leichter Beugestellung wird das Retinaculum flexorum manus (straffes Bindegewebeband) nun mit einer neuen sauberen Messerklinge entlang des ulnaren Randes gespalten. Zur intraoperativen Funktionskontrolle wird der radiale Teil des Bandes mithilfe eines Sehnenhakens kontrolliert. Es erfolgt ein Wundverschluss mit einem nicht resorbierbaren Hautfaden.

Der Patient wird aufgefordert, die Hand zu einer Faust zu schließen, damit eine optische Kontrolle der Beweglichkeit erfolgen kann.
Verband: Handverband mit Watte und elastischer Binde.

VORSICHT
Da der der Nervus medianus oft sehr weit radial verläuft, fällt er nicht sofort auf!

8.4.2 Kubitaltunnelsyndrom (Sulcus-ulnaris-Syndrom)

Der Nervus ulnaris verläuft am distalen Oberarm zwischen dem Trizepskopf und dem Olekranon. Durch die Kompression wird der Nervus ulnaris durch die Aponeurose eingeklemmt. Es kommt zu Sensibilitätstörungen im ulnaren Bereich des Klein- und Ringfingers. Es kommt dadurch zu Schmerzen im Handrücken, Kraftminderung in der Greiftechnik und Ungeschicklichkeit beim Schreiben.

Operationtechnik: offene chirurgische Technik

Patientenpositionierung: Der Arm wird auf einem Hand-OP-Tisch positioniert. Der Eingriff erfolgt in Plexusanästhesie und in Oberarmblutleere.
Instrumentarium: Kubitalinstrumentarium.
Abdeckung: Hand-Set.
Material: Skalpellklinge Fig. 15, Einmalspritze mit Spülkanüle.
Präparation, Schnittführung und Wundverschluss: Es erfolgt der Hautschnitt über dem Sulcus ulnaris. Zum Schutz des Nervs werden Langenbeck-Haken eingesetzt. Schrittweise erfolgt die Spaltung des Sulcusdaches.Die abgehenden Äste bleiben ca. 4 cm distal vom Epikondylus unberührt. Die fibrösen Septen im Trizepsmuskel werden ebenfalls gespalten. Danach wird der Ellenbogen gebeugt, um festzustellen, ob der Nerv luxiert. Im Falle einer Luxation muss der Nerv verlagert werden. Das OP-Gebiet wird gründlich mit Kochsalz gespült. Bei Bedarf erfolgt die Anlage einer Redondrainage. Die Faszie wird mit einem resobierbaren Faden verschlossen. Danach erfolgt der Hautverschluss mit einem nicht resobierbaren Faden.
Verband: Hand-/Unterarmverband mit dicker Watte und selbstklebender elastischer Binde (damit der Arm beweglich bleibt).

VORSICHT
Feine Nerven-und Gefäßstränge mithilfe von Langenbeck-Haken schützen!

8.4.3 Phlegmonen

Verletzungen durch verschiedenartige Bisse von Tier und auch Mensch, Eintritt von Fremdkörpern, Quetschungen, nicht antibiotisch behandelte Wunden etc. können sich zu äußerst schmerzhaften entzündlichen Phlegmonen entwickeln. Sie zeigen symptomatisch Schwellung, Rötung, Bewegungseinschränkung und entzündlichen roten Verlauf der Lymphgefäße am Unterarm und Austritt von Eiter.

Hier ist eine antibiotisch abgedeckte Therapie unbedingt mit operativer Versorgung erforderlich.

Beugeseitige Hohlhandphlegmonen

Diese zeigen sich immer einhergehend mit Rötungen, starken Schmerzen und Bewegungseinschränkungen. In den meisten Fällen handelt es sich um Entzündungen der Sehnenscheiden. Es können immer Gefäß-/Nervenbündel vom Infekt mit betroffen sein (➢ Abb. 8.15).

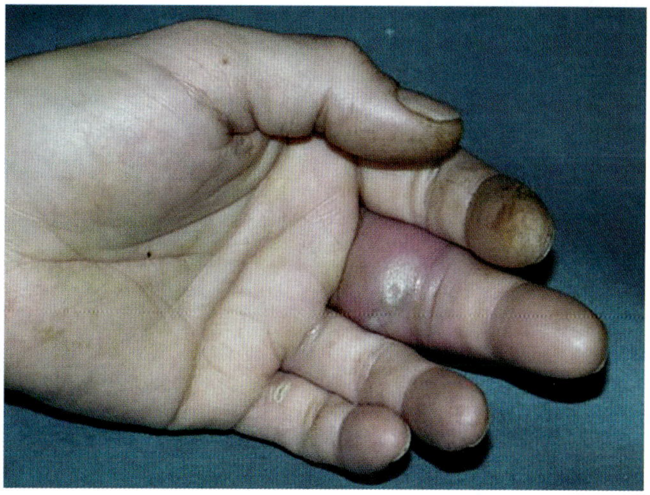

Abb. 8.15 Beugesehnenphlegmone [R234]

Streckseitige Handrückenphlegmone

Diese zeigt sich meist durch starke Rötung, Schwellung und Schmerzen. Auch hier sind häufig direkt die Sehnenscheiden betroffen (➢ Abb. 8.16).

Beide Entzündungserscheinungen können sich auch durch rot gezeichnete ulnarseitige Lymphbahnen zeigen und somit auf eine bereits bestehende Lymphangitis hinweisen.

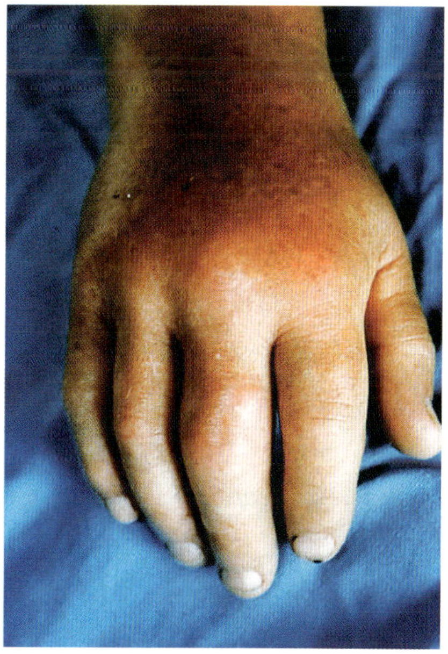

Abb. 8.16 Handrückenphlegmone [F1125-001]

Operationstechnik: Abszessspaltung (Infektsanierung)

Patientenpositionierung: Der Arm wird auf einem Hand-OP-Tisch positioniert. Der Eingriff wird in Plexusanästhesie und Oberarmblutleere durchgeführt.
Instrumentarium: Handsieb, feine Hohlmeißelzange für Synovialektomie, Bleihand für beugeseitigen Eingriff.
Abdeckung: Hand-Set.
Material: Abstrichröhrchen, Einmalspritze mit Spülkanüle, Silikonlasche, Volcano-Spüllösung (bestehend aus jeweils einem Drittel Wasserstoff, Braunol-Lösung und NaCl 0,9 %), sterile Einmalhandwaschbürste, Mini-Antibiotika-Kette.
Geräte: Lupenbrille.
Präparation, Schnittführung und Wundverschluss: Es erfolgt eine zickzackartige Schnitterweiterung der Eintrittspforte mit Entfernung der Wundränder. Danach erfolgt der Wundabstrich (ggf. werden auch mehrere Abstriche intraoperativ durchgeführt).

Bei **Hohlhandphlegmonen** tastet man sich an das Gefäß-/Nervenbündel heran, indem die Sehnen zur Seite gehalten werden. Ein Teil der palmaren Faszie wird hierbei entfernt. Mithilfe der feinen Hohlmeißelzange werden infizierte Strukturen vorsichtig von den Sehnenscheiden entfernt. Der Abszess wird komplett ausgeräumt. Danach wird die Wunde ca. 2 Minuten mit der Volcano-Spüllösung mithilfe der Bürste gesäubert. Anschließend wird die Wunde gründlich mit NaCl 0,9 % gespült. Danach wird zum Abfluss von Wundsekret eine Silikonlasche eingelegt. Die Wunde wird locker verschlossen.

MERKE
Bei fortgeschrittenen beugeseitigen Phlegmonen kann eine Karpaldachspaltung zur Entlastung durchgeführt werden.

8

Bei streckseitigen **Handrückenphlegmonen** erfolgt auch eine Schnitterweiterung der Eintrittspforte mit Entfernung der Wundränder. Dann wird unter Berücksichtigung der dünnen oberflächlich verlaufenden Gefäße und Nerven distal palmar zwischen den Mittelhandknochen der Abszess ausgeräumt. Auch hier kommt die feine Hohlmeißelzange zum Einsatz. Danach wird gründlich mit NaCl 0,9 % gespült und eine Mini-Antibiotika-Kette eingelegt. Es folgt ein lockerer Hautverschluss.

MERKE
Bei Handrückenphlegmonen kann es zur Eröffnung eines Gelenks gekommen sein, welches dann intraoperativ mit einem nicht resorbierbaren Faden verschlossen werden muss.

Verband: Handverband, Anlage einer Cast-Schiene.

8.4.4 Panaritium

Beim Panaritium handelt es sich um entzündliche Prozesse am Finger in Höhe des Nagelbetts (eingewachsener Nagel) oder entzündliche Eintrittspforten an der Fingerbeere. Meist bilden sich schon nach kürzester Zeit Eiterherde, die zum Anschwellen führen. Diese sind sehr schmerzhaft und führen meist zu Bewegungseinschränkungen und bedürfen in jedem Fall einer operativen Versorgung (> Abb. 8.17, > Abb. 8.18).

Operationstechnik: Infektsanierung

Patientenpositionierung: Der Arm wird auf einem Hand-OP-Tisch positioniert. Die Operation erfolgt in Plexusanästhesie und Oberarmblutleere.
Instrumentarium: Handsieb.
Abdeckung: Hand-Set.
Material: Abstrichröhrchen, Einmalspritze mit Spülkanüle, 10-ml-Einmalspritze, Polyhexanidspüllösung, Salbentüll.
Geräte: Lupenbrille.
Präparation, Schnittführung und Wundverschluss: Es erfolgt eine vorsichtige Stichinzision, bei der sich unter Druck der Eiter sofort entleert.

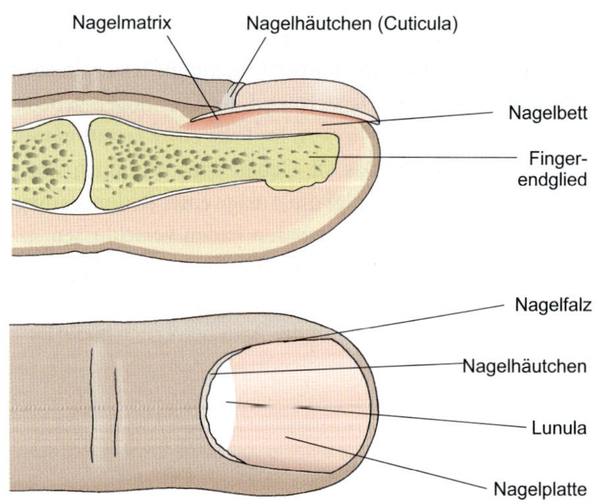

Abb. 8.17 Darstellung Finger [L190]

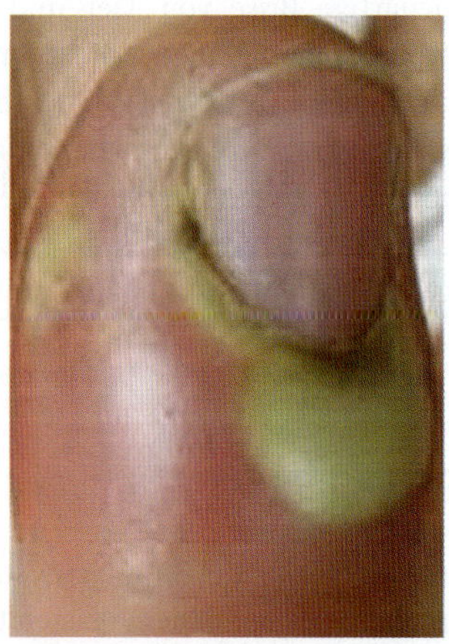

Abb. 8.18 Panaritium Nagelbett [P951]

Der Nagel wird in jedem Fall entfernt. Es wird ein Abstrich entnommen. Je nach intraoperativem Befund wird entschieden, ob der Knochen befallen ist. Ist dies der Fall, muss eine umfassende Sanierung durch Entfernen der Anteile durchgeführt werden. Dies geschieht mit einer kleinen scharfen Klemme und einem kleinen scharfen Löffels. Danach wird die Wunde gründlich mit Polyhexanid-Lösung gespült. Das Nagelbett wird ggf. mit einem geflochtenen resobierbaren Faden 6/0 genäht. Aus dem Konus der 10-ml-Einmalspritze wird ein „Kunstnagel" geformt.

Dieser Nagel wird zur Führung des nachwachsenden Nagels auf das Nagelbett gelegt. Der „Kunstnagel" wird mittels Naht fixiert. Mit Salbentüll wird der Finger zum Schluss umwickelt.
Verband: Handverband, Anlage einer Cast-Schiene.

8.5 Frakturen der Hand und deren Therapien

Frakturen der Hand entstehen durch Einwirkungen wie Stürze, durch Unfälle und enorme äußere Kraft durch Maschinen etc.

Es kommt zum Bruch der Knochen, die optisch durch Fehlstellungen, Schwellungen Schmerzen und Bewegungseinschränkungen zu erkennen sind . Hierbei unterscheidet man geschlossene (ohne sichtbare Wunde) und offene Frakturen (Verletzung der Haut und ggf. Hervortreten des gebrochenen Knochens). Meist werden die geschlossenen Frakturen unter Durchleuchtung reponiert und mit einer Schiene ruhig gestellt.
Geschlossene Frakturen am Finger oder der Mittelhand werden operativ unter Durchleuchtung ohne größeren Hautschnitt versorgt.
Offene Frakturen werden immer operativ, je nach Befund, mit einer Draht-Schrauben- oder Plattenosteosynthese versorgt. Bei sog. **Luxationsfrakturen** handelt es sich um Ausrisse eines Gelenks, welches sich dann verdreht. Dann besteht die Gefahr einer Minderdurchblutung, die zur Gewebsnekrose führen kann. Daher ist auch hier in jedem Fall ein operativer Eingriff erforderlich.

8.5.1 Frakturen der Finger

Die Röhrenknochen der Finger und des Daumens sind durch Stürze und Quetschungen leicht verletzbar. Frakturen zeigen sich durch Fehlstellungen, Schmerzen und Bewegungseinschränkungen. Es kann sich hierbei um einfache Brüche, Rotationsbrüche, Luxationsfrakturen oder Trümmerbrüche handeln (➤ Abb. 8.19). Die endgültige Diagnose zur Therapiebehandlung erfolgt immer durch eine Röntgenaufnahme.

Operationstechnik: perkutane K-Draht-Osteosynthese

Hierbei handelt es sich um die Kirschner-Draht-Osteosynthese.
Patientenpositionierung: Der Arm wird auf einem Hand-OP-Tisch positioniert. Der Eingriff erfolgt in Plexusanästhesie und Oberarmblutleere.

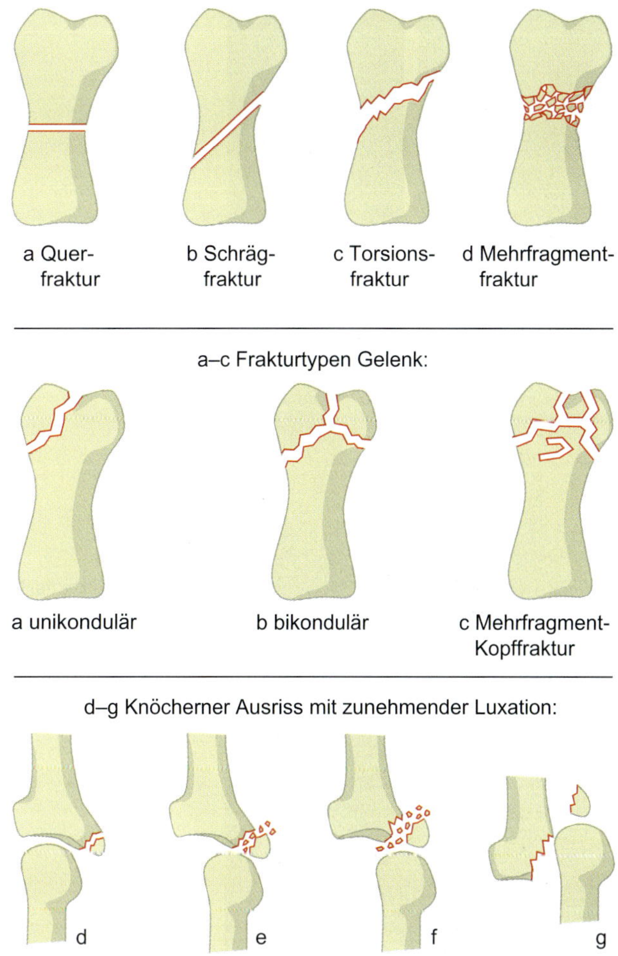

Abb. 8.19 Frakturen am Finger [L138]

Instrumentarium: Bohrmaschine mit Draht, Repositionszange.
Abdeckung: Hand-Set.
Material: BV-Bezug.
Geräte: BV.
Präparation, Schnittführung und Wundverschluss: Bei diesem Eingriff erfolgt kein Hautschnitt. Unter Durchleuchtung wird die Fraktur dargestellt und reponiert. Falls sich keine glatte, sondern z. B. eine Rotationsfraktur zeigt, wird diese mithilfe der Anlage einer Repositionszange korrigiert. Dann wird je nach Dicke des Knochens die Stärke des Kirschner-Drahts bestimmt (meist 1,0 mm Durchmesser). Direkt durch die Haut wird jetzt der Draht in den Knochen unter Sicht eingebracht. Steht die Fraktur dann korrekt, wird i. d. R. zur Stabilisierung noch ein zweiter Draht eingeführt. Die überstehenden Enden des Drahts werden entfernt. Das Abschlusskontrollbild wird ausgedruckt (➤ Abb. 8.20, ➤ Abb. 8.21).
Verband: Fingerverband, Anlage einer Cast-Schiene.

8.5.2 Frakturen der Mittelhandknochen

Frakturen der Mittelhandknochen (MHK) stellen sich gut in Röntgenaufnahmen dar. Sie zeigen sich optisch durch Fehlstellungen der

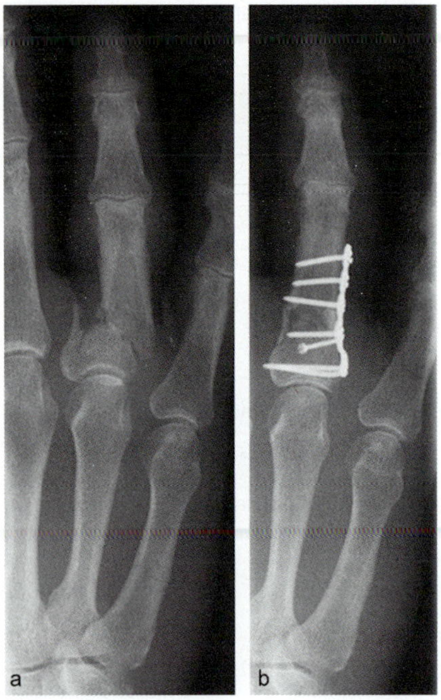

Abb. 8.20 Fingerfraktur [R234]

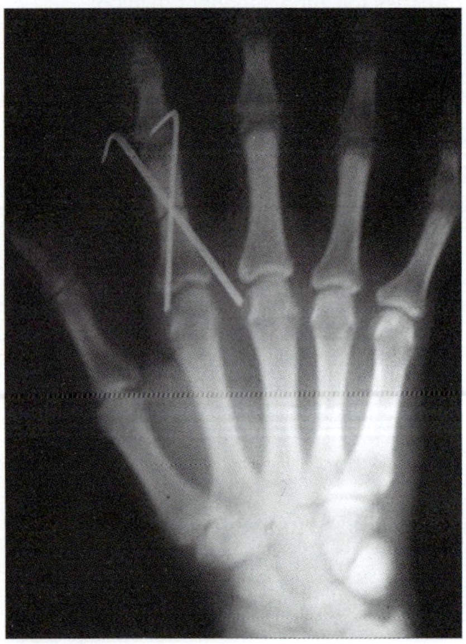

Abb. 8.21 Luxationsfraktur mit K-Draht-Versorgung [E1151]

Finger. Hierbei handelt es sich meist um geschlossene Frakturen, die dann offen chirurgisch versorgt werden (➤ Abb. 8.22). Zur operativen Versorgung gibt es zwei Varianten.

Operationstechnik: intramedulläre Spickung

Die MHK-Spickung ist ein minimalinvasiver Eingriff.
Patientenpositionierung: Der Arm wird auf einem Hand-OP-Tisch positioniert. Der Eingriff wird in Plexusanästhesie und Oberamblutleere durchgeführt.

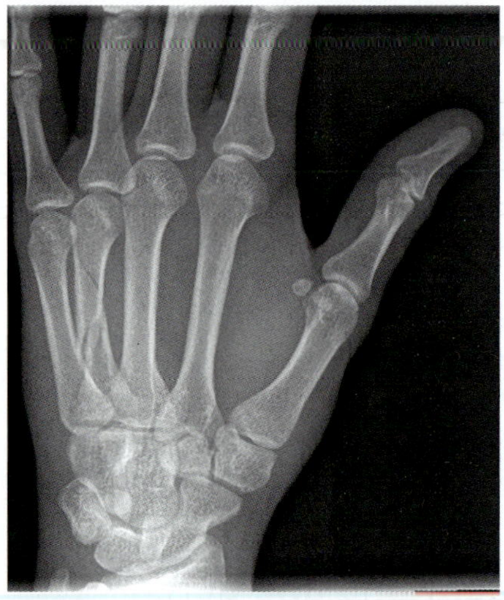

Abb. 8.22 MHK-Fraktur D IV [F788-002]

Instrumentarium: Handsieb, Handbohrer mit Kirschner-Draht, Repositionszange
Abdeckung: Hand-Set.
Material: BV-Bezug, Skalpellklinge Fig. 11.
Geräte: BV.
Präparation, Schnittführung und Wundverschluss: Es erfolgt eine Stichinzision. Unter Durchleuchtung wird die Fraktur dargestellt und unter Zug reponiert. Gegebenenfalls wird zur Fixation der Fraktur eine Repositionszange gesetzt. Dann erfolgt mithilfe eines Pfriems (meist ein gebogener Redonspieß Ch.12 mit dickem Griff) das sog. „Vorbohren" in den Knochen, um das Einbringen des K-Drahts zu ermöglichen. Zeigt sich unter Durchleuchtung der richtige Weg, wird ein K-Draht mit 1,2 mm Durchmesser in den Handbohrer eingespannt und unter Sicht in den Knochen eingebracht. Die überstehenden Enden des Drahts werden entfernt (➤ Abb. 8.23). Die Stichinzision wird mit einer Hautnaht verschlossen.
Verband: Handverband; Anlage einer Cast-Schiene.

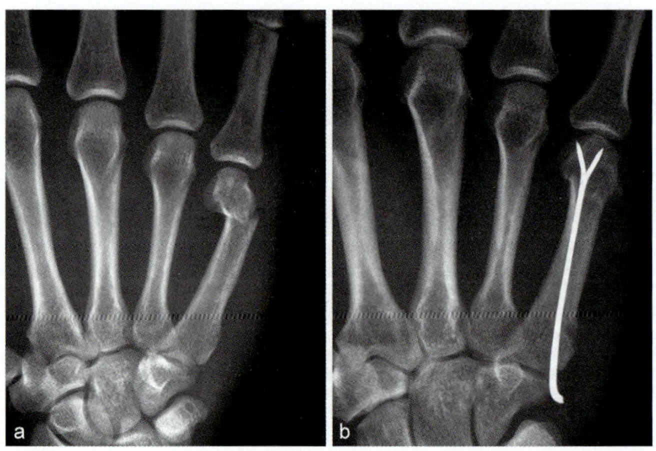

Abb. 8.23 MHK-Fraktur mit K-Draht-Versorgung durch perkutane Spickung [G1207]

Operationstechnik: Schrauben-/Plattenosteosynthese

Ob eine Platten- oder Schraubenosteosynthese durchgeführt werden muss, ergibt sich aus der Art der Fraktur. Hierbei werden heutzutage nur noch Implantate aus Titan verwendet, da das Risiko einer allergischen Reaktion geringer ist. Die Schrauben sind selbstschneidend, d. h., es muss nicht vorgebohrt werden.

Patientenpositionierung: Der Arm wird auf einem Hand-OP-Tisch positioniert. Der Eingriff wird in Plexusanästhesie und Oberarmblutleere durchgeführt.

Instrumentarium: Osteosynthesesieb, Bohrmaschine, Implantatesieb für die Handchirurgie.

Abdeckung: Hand-Set.

Material: Einmalspritze mit Spülkanüle, BV-Bezug, Implantatepass.

Geräte: BV.

Präparation, Schnittführung und Wundverschluss: Es erfolgt ein Hautschnitt. Vorsichtig, mithilfe von Langenbeck-Haken zum Schutz des umliegenden Gewebes, der Gefäße und Nerven wird bis zur Fraktur präpariert. Dann wird der Frakturspalt mit einem sehr feinen scharfen Löffel oder einem Zahnarzthäkchen gesäubert und kräftig gespült. Unter Sicht wird dann die Fraktur reponiert. Dann sucht sich der Operateur das entsprechende Implantat aus und legt es provisorisch an. Danach erfolgt eine temporäre Fixation des Implantats unter Zug durch einen K-Draht (wird wieder entfernt).

Es wird der Bohrer des Systems eingespannt. Mithilfe einer Bohrhülse zum Schutz des umliegenden Gewebes und unter leichter Spülung des Bohrkanals wird das erste Loch unter Durchleuchtung gesetzt. Dann wird mit einer Messlehre die Länge ermittelt.

MERKE

Die Länge der Schraube muss vor dem Anreichen immer kontrolliert werden!

Die Schraube wird im Schraubendreher eingespannt angereicht. Dieses Prozedere wiederholt sich so lange, bis die Fraktur versorgt ist. Dann erfolgt eine Abschlussaufnahme und für den Patienten wird ein Implantatepass erstellt. Dann erfolgt eine gründliche Spülung des OP-Gebiets. Verschluss der Faszie mit einem monofilen Faden. Hautverschluss mit einem nicht resorbierbaren Faden (➤ Abb. 8.24).

Verband: Handverband; Anlage einer Cast-Schiene

8.5.3 Frakturen der Handwurzelknochen

Frakturen der Handwurzelknochen sind meist Luxationsfrakturen, die einer sofortigen operativen Versorgung bedürfen. Es kann ansonsten zu einer Minderversorgung des Knochens kommen, die zur Nekrosebildung führen kann. Bei einer Luxation der Handwurzelknochen drehen sich diese umeinander. Die operative Versorgung erfolgt mittels perkutaner K-Draht-Osteosynthese (➤ Kap. 8.5.1)

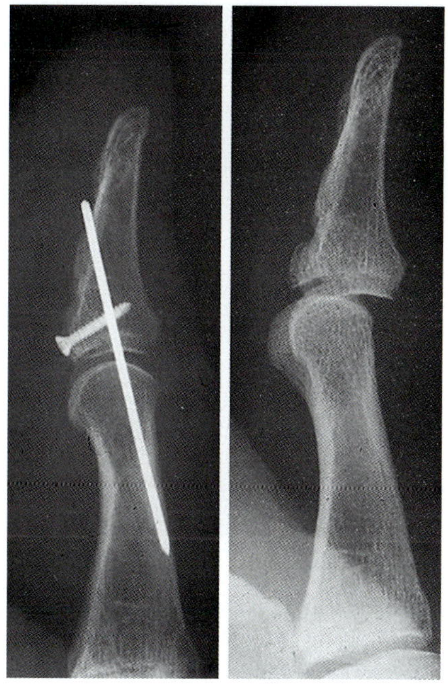

Abb. 8.24 Luxationsfraktur am Finger, versorgt mit Schraube und K-Draht [G1207]

Kahnbeinfraktur

Eine Ausnahme gibt es jedoch bei der Fraktur des Kahnbeins. Hierbei unterscheidet man eine frische Fraktur von einer Fraktur durch eine Kahnbeinpseudarthrose. Die frische Fraktur kann ebenfalls durch eine perkutane K-Draht-Osteosynthese versorgt werden. Da sich meist aber Knochenanteile verschieben, ist auch eine Versorgung mittels Kompressionsfrakturschraube möglich.

Operationstechnik: Kompressionsfrakturosteosynthese

Bei der Kompressionsfrakturschraube nach Herbert handelt es sich um eine kanülierte kopflose Schraube aus Titan mit Schraubgewinde an beiden Enden, um die Fraktur zu komprimieren.

Patientenpositionierung: Der Arm wird auf einem Hand-OP-Tisch positioniert. Der Eingriff erfolgt in Plexusanästhesie und Oberarmblutleere.

Instrumentarium: Osteosynthesesieb, Bohrmaschine, Kompressionsfraktursieb.

Abdeckung: Hand-Set.

Material: BV-Bezug, Einmalspritze mit Spülkanüle, OP-Mantel mit Klebestreifen, Implantatepass.

Geräte: BV.

Präparation, Schnittführung und Wundverschluss: Der OP-Mantel wird zur Rolle geformt und mit einem Klebestreifen fixiert. Die Hand wird stark überstreckt gehalten. Der Hautschnitt erfolgt dorsal. Mit einer stumpfen Schere wird das Gewebe aufgespreizt und das STT-Gelenk eröffnet. Dies dient zur Entlastung des Hämatoms. Dann wird der Gewindedraht des Systems mit Führungshülse in die Maschine eingespannt und unter Durchleuchtung ins Kahnbein eingebracht. Mit der Messlehre wird über die Führungshülse die Länge ermittelt. Danach wird die Schraube (Länge kontrollieren!) über den

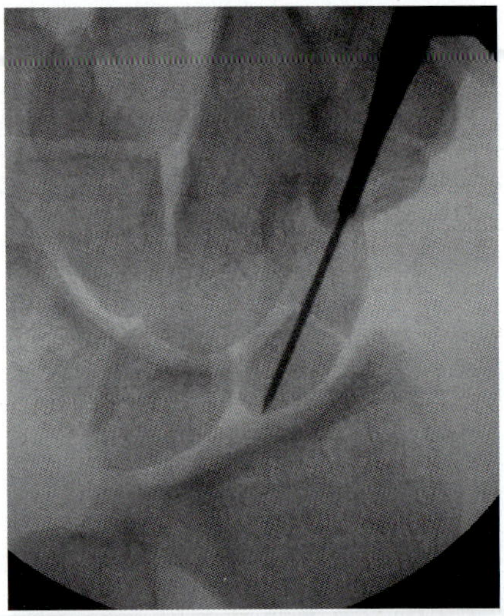

Abb. 8.25 Einbringen des Gewindedrahts ins Kahnbein [G1207]

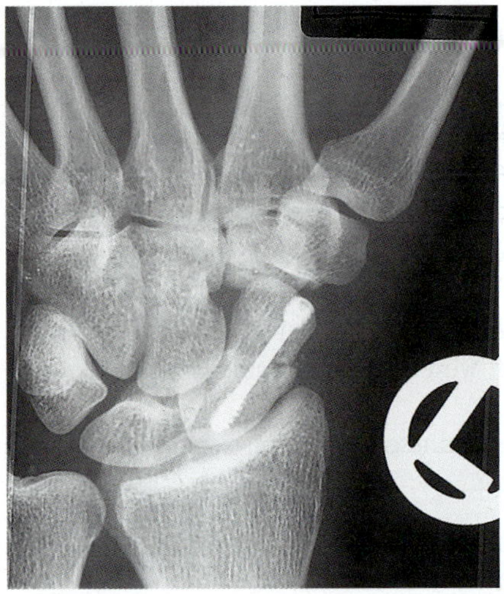

Abb. 8.26 Positionierte Frakturkompressionsschraube [R303-3]

Draht vorsichtig ins Kahnbein gedreht. Ist die Länge der Schraube korrekt, kann man unter Sicht erkennen, wie die beiden Knochenfragmente zueinander hin komprimiert werden. Der Gewindedraht wird entfernt. Es wird eine Abschlussaufnahme angefertigt und der Implantatepass erstellt. Es folgt der Wundverschluss (➤ Abb. 8.25, ➤ Abb. 8.26).
Verband: Handverband ; Anlage einer Cast-Schiene.

8.6 Spezielle Erkrankungen der Hand und deren Therapien

Es gibt im handchirurgischen Bereich wenige Erkrankungen, deren Ursachen nach wissenschaftlichen Erkenntnissen unterschiedlich begründet sind und daher als unbekannt definiert werden müssen. Dazu gehören rheumatologische, immunologische und weitere Grunderkrankungen. Die Erkrankungen zeigen sich in der Handchirurgie durch verschiedene Symptome wie z. B. Fehlstellungen, Schmerzen etc.

8.6.1 Dupuytren-Kontraktur

Die Dupuytren-Kontraktur wurde nach dem französischen Baron Guillaume Dupuytren benannt und zeigt sich durch gutartige Knoten und Verdickungen an den Fasern der Palmaraponeurose. Die genaue Ursache ist unbekannt, jedoch tritt sie häufiger unter Einnahme von Antiepileptika auf. Männer mittleren Alters sind häufiger betroffen und die Erkrankung verläuft meist schleichend, während sie bei jüngeren Menschen aggressiver verläuft.

Klinisch beginnt die Erkrankung mit der Bildung von Hauteinziehungen, Knoten und Strängen in der Hohlhand oder an den Fingerbeugeseiten. Es kommt zu rascher Kontrakturbildung der Gelenke an den Fingern. Häufig sind der Ring- und der Kleinfinger betroffen. Dies führt zu einer Fehlstellung mit Bewegungseinschränkung (➤ Abb. 8.27).

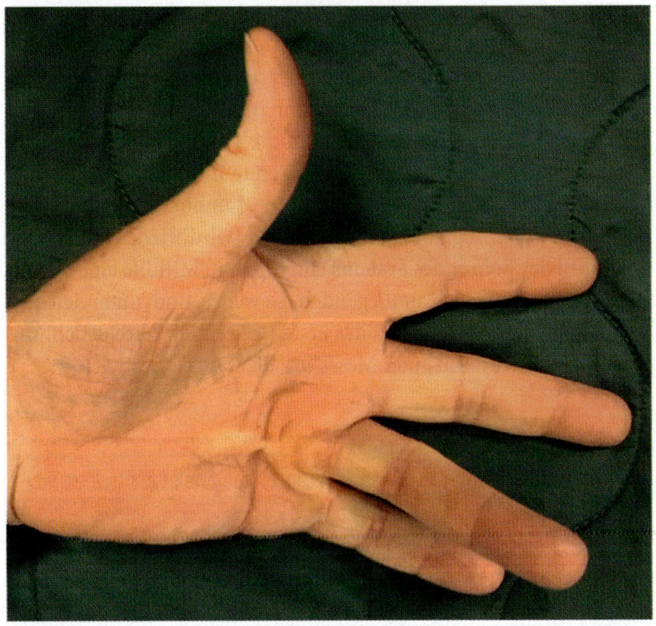

Abb. 8.27 Dupuytren-Strang in der Hohlhand [T698]

Operationstechnik: partielle Fasziektomie

Die Entfernung des pathologischen Gewebes führt zur Funktionsverbesserung, jedoch nicht zur vollständigen Kontrakturbehebung.
Patientenpositionierung: Der Arm wird auf einem Hand-OP-Tisch positioniert. Der Eingriff wird in Plexusanästhesie und Oberarmblutleere durchgeführt.
Instrumentarium: Handsieb, Bleihand
Abdeckung: Hand-Set.
Material: Einmalspritze mit Spülkanüle, 3 bis 4 Skalpellklingen Fig. 15, Salbentüll.
Geräte: Lupenbrille.
Präparation, Schnittführung und Wundverschluss: Es erfolgt eine schräg zum Strang verlaufende Inzision, je nach Verlauf auch weiter distal bzw. proximal. Das Abpräparieren der Haut und der

Subkutis erfolgt mit dem Skalpell durch Druck. Dabei darf die Haut nicht zu sehr ausgedünnt werden. Der Längsstrang wird dargestellt. Proximal wird dann der Strang durchtrennt und die Querfasern durchgeschnitten. Gefäß-und Nervenbündel müssen freipräpariert werden. Es erfolgt die Arteriolyse der Gefäße und die Neurolyse der Nerven. Ist beides gut dargestellt, wird der Strang proximal mit einer Kocher-Klemme gegriffen und reseziert. Dann wird die Blutleere geöffnet und die Wunde ca. 5 Minuten komprimiert (➤ Abb. 8.28).

Es erfolgen eine sorgfältige Blutstillung unter reichlicher Spülung und der Wundverschluss mit 5/0 nicht resorbierbarem Hautfaden. Verband mit Salbentüll.

Verband: dicker Handverband mit Watte; Anlage einer Cast-Schiene.

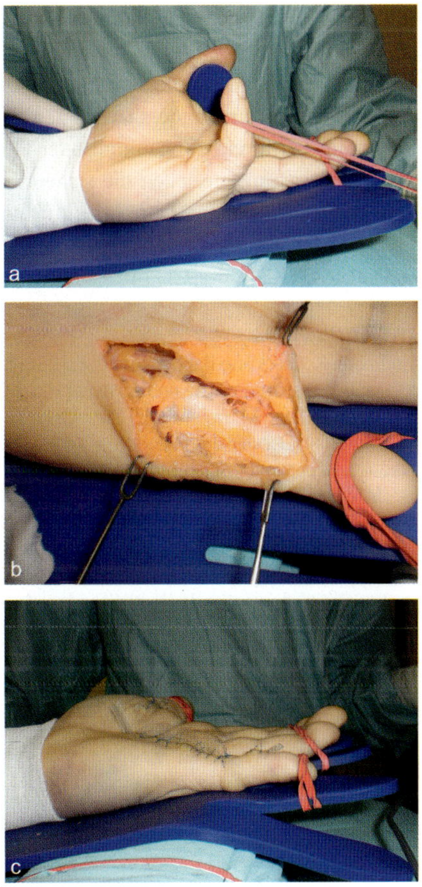

Abb. 8.28 **a** Kontraktur DV auf Bleihand fixiert, **b** Fasziektomie D 5, **c** Finger lässt sich wieder strecken [P1300]

8.7 Fachspezifische Positionierung

Bei handchirurgischen Eingriffen liegt der Patient grundsätzlich auf dem Rücken und der zu operierende Arm wird auf einer an den OP-Tisch montierten Platte, dem sogenannten Armtisch, positioniert. Diese Platte ist breiter und stabiler als ein herkömmlicher Armausleger und bietet damit die Möglichkeit, den zu operierenden Arm intraoperativ nach Belieben umzupositionieren sowie Instrumente (z. B. Haken oder Sperrer) einzubringen, ohne Gefahr zu laufen, dass diese vom Tisch fallen. Außerdem bietet der Armtisch die Möglichkeit der zeitweisen Ablage von Instrumenten und/oder Materialien. Er fungiert daher ein wenig wie eine chirurgische Form der Werkbank. Aus der Verwendung eines solchen Armtischs resultiert zumeist, dass handchirurgische Eingriffe im Sitzen stattfinden. Dies kann zum einen der grundlegenden Konstruktion des Armtischs geschuldet sein, wenn dieser über einen zusätzlichen, stützenden Standfuß verfügt, um das hohe Gewicht des Armtischs und diesen in der Waagerechten zu halten. Zum anderen unterstützt das Arbeiten im Sitzen das Konzept des rückenschonenden Arbeitens und wird daher gerne von den Handchirurgen gewählt. Die Sitz- bzw. Stehpositionen am Tisch sollten so gewählt werden, dass ein intraoperatives Röntgen, falls erforderlich, unproblematisch möglich ist, auch ohne, dass die Chirurgen ihre Position verlassen müssen. In der Regel fährt hierzu der C-Bogen von der Seite über den Armtisch. Dies begünstigt eine intraoperative Positionierung der Hand unter dem C-Bogen von beiden Seiten für eine ideale Bildgebung. Darüber hinaus können die Chirurgen so sogar unter einem positionierten C-Bogen weiter-operieren und dieser muss nicht immer wieder durch die springende Pflegekraft neu positioniert werden.

VORSICHT

Der Armtisch selbst hat ein nicht zu unterschätzendes Eigengewicht und muss daher immer absolut sicher an den Normschienen des OP-Tischs fixiert sein. Ist er dies nicht, kann es zum intraoperativen Wackeln oder sogar Abfallen der Positionierungshilfsmittel kommen, was massive Schäden an Patient und/oder Personal mit sich bringen kann. Handelt es sich bei dem Armtisch um ein Modell mit zusätzlichem Standfuß, so muss dieser immer sicher montiert und der OP-Tischhöhe angepasst sein. Dies gilt vor allem bei intraoperativen Höhenveränderungen des OP-Tischs (➤ Abb. 8.29).

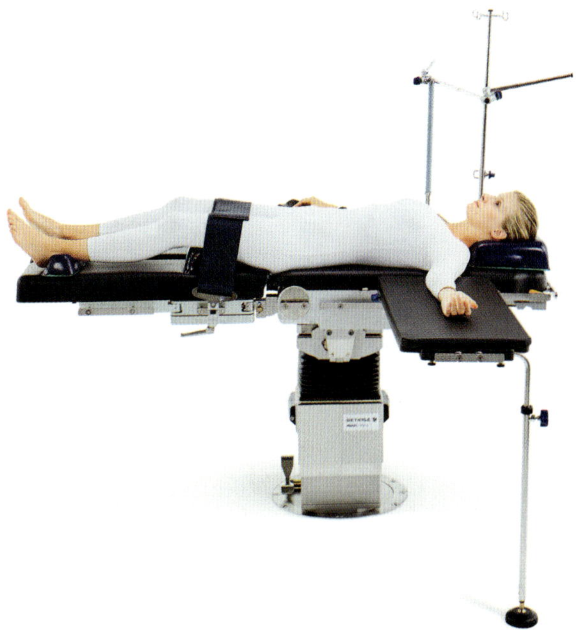

Abb. 8.29 OP-Tisch mit Armtisch [V141]

8

Alle Eingriffe der Handchirurgie werden in der Regel in Oberarmblutsperre oder -leere durchgeführt. Dazu wird zu Beginn eine Blutleeremanschette angebracht, wie in ➤ Kap. 1 beschrieben (➤ Abb. 8.30).

8.8 Fachspezifische Abdecksysteme

In der Handchirurgie ist entscheidend, dass der „Arbeitsbereich" des Armtisches und der Bereich des Patientenoberkörpers um den Armtisch herum steril abgedeckt ist. Hierfür kommen in der Regel sogenannte Extremitätentücher zum Einsatz. Anders als die herkömmlichen 4-Tuch-Abdeckungen beinhalten diese ein Abdecktuch mit einem u-förmigen Ausschnitt oder einem Loch in passender Größe für den Arm. Einige Hersteller bieten diese Form der Abdeckung sogar in einem 1-Tuch-Konzept an. In diesem Fall besteht die gesamte Abdeckung aus einem großen Tuch, welches so geformt und gefaltet ist, dass es nach dem Einführen des Arms in die entsprechend dargebotene Extremitätenöffnung so ausgefaltet werden kann, dass es sowohl den Armtisch als auch den gesamten Patientenkörper bedeckt. Dabei stellt die Gestaltung des Tuches im Bereich des Armtischs sicher, dass z. B. extra eine flüssigkeitsaufnehmende Lage seinen Platz auf dem Armtisch findet und an allen drei offenen Seiten des Armtischs genügend Abdecktuch herunterhängt, um die Sterilität zu wahren. Hierbei ist besonders bei etwaigen durchschwenkenden Manövern des C-Bogens darauf zu achten, dass das meist bodenlange Tuch, welches mit den bodennahen Bereichen als unsteril zu werten ist, nicht das sterile Personal berührt bzw. das als unsteril wahrzunehmende Abdecktuch nicht in Kontakt mit sterilen Abdeckbereichen kommt. Des Weiteren ist die Öffnung für die Extremität so anzubringen, dass die Abdeckung als sichere Barriere zwischen OP-Feld und unsterilem Bereich des Patienten funktioniert. Dies schützt das OP-Feld vor dem Eindringen von Keimen und andersherum den restlichen Patientenkörper davor, mit Verunreinigungen und/oder Flüssigkeiten in Kontakt zu kommen, was im Speziellen die sichere Funktion der dahinterliegenden Blutsperremanschette beeinträchtigen kann und im Allgemeinen zu Infektionen und Verletzungen der Haut durch das Liegen in Feuchtigkeit (➤ Kap. 1) führen kann.

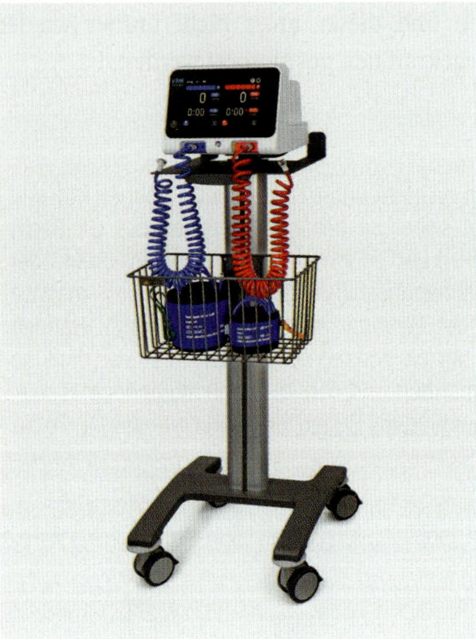

Abb. 8.30 Blutleeregerät [V348]

LITERATUR

Hoffmann R. Checkliste Handchirurgie. 4. A. Stuttgart: Thieme Verlag, 2017.

Lampe EW. Die chirurgische Anatomie der Hand. Pharmazeutika CIBA, 1969.

Kucharek,Heitland M, Waldner H. Lehrbuch für Operationspflegekräfte. 4. A. München: Elsevier Urban & Fischer Verlag, 2013.

Freese S, Hedemann I, Schmeichel H, Wilczynski MM et al. Pflegerische Qualitätssicherung im OP. Stuttgart: Kohlhammer Verlag, 2009.

Netter FH. Atlas der Anatomie des Menschen. 7. A. München: Elsevier Urban & Fischer, 2020.

Vonier D. Ästhetische und Plastische Chirurgie. Wiesbaden.

Zachariah S. Expertenstandards. Kliniken Landkreis Diepholz, Bassum.

KAPITEL

9

Dominik Peter

OTA in der Gefäßchirurgie

9.1 Anatomie und Physiologie des menschlichen Gefäßsystems

Im menschlichen Organismus werden **drei Arten** von Gefäßen unterschieden:

- Arterien (Schlagadern),
- Venen (Blutadern) und
- Lymphgefäße.

Die Blutgefäße (Arterien, Venen) bilden zusammen mit dem Herzen eine funktionelle Einheit, das **Herz-Kreislauf-System.** Die zentrale Funktion der Blutgefäße besteht in der Versorgung der Organe und Körperregionen mit Sauerstoff und Nährstoffen.

Im **Lungenkreislauf (kleiner Kreislauf)** wird das aus den unteren und oberen Körperregionen stammende und über die untere und obere Hohlvene (Vv. cavae inferior und superior) gelieferte sauerstoffarme venöse Blut vom rechten Vorhof bzw. Ventrikel über die Pulmonalarterien in die Lungen transportiert, wo der Gasaustausch stattfindet. Über die Pulmonalvenen gelangt das mit Sauerstoff angereicherte Blut wieder in den linken Vorhof und weiter in den linken Ventrikel. Von hier aus wird das Blut über die Aorta in den **Körperkreislauf (großer Kreislauf)** gepumpt.

Abhängig ihrer Größe und Funktion werden die Gefäße der **Makrozirkulation** (Arterien und Venen) oder der **Mikrozirkulation** (Arteriolen, Kapillaren, Venolen) zugeteilt.

Die **Arterien** (Schlagadern) leiten das Blut vom Herzen in die verschiedenen Körperregionen. In der Peripherie verzweigen sie sich zu **Arteriolen** und weiter zu **Kapillaren** (Haargefäßen). In den Kapillaren findet der Gas- und Stoffaustausch zwischen dem Blut und dem umliegenden Gewebe statt. In der Folge vereinigen sich diese feinen Haargefäße zu **Venolen,** welche das desoxygenierte Blut in die **Venen** (Blutadern) und schließlich zurück zum Herz transportieren.

Die **Wand** der Blutgefäße besteht grundsätzlich aus **drei Schichten** (➤ Abb. 9.1):

- Tunica interna (Intima),
- Tunica media (Media) und
- Tunica externa (Adventitia).

Die innerste Schicht **(Tunica interna, Intima)** setzt sich aus dem Gefäßendothel und einer variabel ausgebildeten Bindegewebsschicht (Membrana elastica interna) zusammen. Die sich anschließende mittlere Schicht **(Tunica media, Media)** besteht aus glatten Muskelzellen und ist durch die Membrana elastica externa von der äußersten Bindegewebsschicht **(Tunica externa),** der **Adventitia,** abgegrenzt.

Trotz grundsätzlicher Ähnlichkeit im Wandaufbau (Intima, Media, Adventitia) zeigen die Gefäße abhängig von ihrer Größe (Makro-/Mikrozirkulation) und ihrer Funktion (Hochdruck-/

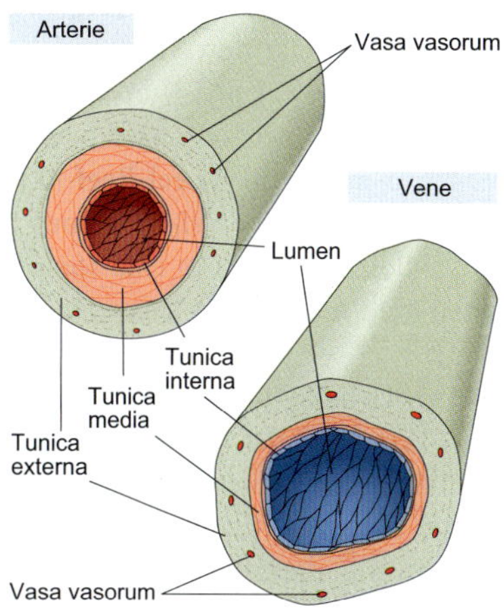

Abb. 9.1 Wandaufbau der Blutgefäße [L190]

Niederdrucksystem) zum Teil erhebliche strukturelle Unterschiede in den einzelnen Schichten. Aufgrund des hohen intravasalen Drucks besitzen Arterien eine kräftig ausgebildete Media mit dicht angeordneten glatten Muskelzellen. Dies verleiht den arteriellen Gefäßen eine hohe Stabilität und lässt die Arterien dickwandig erscheinen. Venen dagegen – als Vertreter des Niederdrucksystems – sind dünnwandiger und durch einen höheren Gehalt an bindegewebigen Elementen (kollagene und elastische Fasern) gekennzeichnet, was eine stärkere Dehnungsfähigkeit bedingt. Die Gefäße der Mikrozirkulation und insbesondere das Kapillarstromgebiet weisen reduzierte Wandschichten auf, womit der hier stattfindende Gas- und Stoffaustausch erleichtert wird.

Das **venöse Gefäßsystem** wird in das **tiefe** und das **oberflächliche System** unterteilt. Während die tiefen Leitvenen i. d. R. parallel der entsprechenden Arterie verlaufen, haben die oberflächlichen Stammvenen (V. cephalica und V. basilica im Bereich der oberen Extremität bzw. V. saphena magna und V. saphena parva im Bereich der unteren Extremität) keinen Bezug zu einer Arterie. Über „Perforansvenen" stehen beide Systeme miteinander in Verbindung. Unter physiologischen Bedingungen wird das in den oberflächlichen Venen gesammelte Blut in die tiefen Venen drainiert. In den Extremitäten sind die Venen mit **„Venenklappen"** ausgestattet, welche bei suffizientem Klappenschluss im Sinne eines „Ventils" den Rückfluss des Blutes in die Peripherie verhindern und einen gerichteten Blutstrom zum Herzen gewährleisten. Daneben wird der venöse Rückstrom zum Herzen durch die Muskelpumpe, die Sogwirkung des Herzens sowie die Übertragung der arteriellen Pulswelle auf die benachbarten Venen gefördert.

Parallel zum venösen Netzwerk verlaufen die **Lymphgefäße,** deren Funktion in der Immunabwehr, im Rücktransport von interstitieller Flüssigkeit ins Venenblut sowie im Transport von Fetten liegt.

9.2 Krankheitsbilder und Therapien: Aorta

Die Aorta abdominalis kann Ausgangsort multipler Pathologien sein.

Auf der einen Seite stehen **degenerative, arteriosklerotische Pathologien,** welche durch **Stenose-/Verschlussprozesse** die typischen Symptome der **pAVK** bedingen. In diesem Zusammenhang sind zwei Sonder- bzw. Extremformen zu erläutern.

Unter dem Begriff **Coral-Reef-Aorta** versteht man massive, exzentrisch wachsende Kalzifikationen im viszeralen Abschnitt der Aorta abdominalis, welche eine Stenosierung der Aorta bedingen können mit der Gefahr der renoviszeralen und peripheren Malperfusion.

Das **Leriche-Syndrom** bezeichnet den sub-/totalen (chronischen) Verschluss der infrarenalen Aorta abdominalis im Bereich der Aufzweigung in die Beckenarterien. Klinisch kann hieraus eine typische Trias aus Claudicatio intermittens und/oder glutealis, Impotenz und abgeschwächten bzw. aufgehobenen Femoralispuls resultieren.

Auf der anderen Seite kann die Aorta ein **Aneurysma** oder eine **Dissektion** aufweisen, welche durch ihre Komplikationen (Ruptur, Malperfusion) eine lebensbedrohliche Situation darstellen können.

Das **penetrierende Aortenulkus (PAU)** ist hier gesondert zu erwähnen. Es handelt sich hierbei um eine Ulzeration einer arteriosklerotischen Plaque, welche sich durch Intima und Media ausdehnt und als Komplikation eine Ruptur der Aortenwand verursachen kann.

Daneben kann die Aorta entzündlich verändert sein. Eine **Aortitis** kann Folge einer bakteriellen oder viralen Infektion sein. Daneben finden sich weitere nichtinfektiöse Ursachen: Großgefäßvaskulitis (Morbus Takayasu, Riesenzellarteriitis), IgG4-assoziierte Periaortitis, Idiopathische retroperitoneale Fibrose (Morbus Ormond). Diese inflammatorischen Aortenerkrankungen haben ein erhöhtes Risiko hinsichtlich aneurysmatischer Degeneration mit den bekannten damit einhergehenden Komplikationen.

Traumatische Aortenverletzungen sind selten und mit einer hohen Letalität assoziiert.

9.2.1 Abdominales Aortenaneurysma (Bauch aortenaneurysma, AAA)

DEFINITION

Als **Bauchaortenaneurysma** wird die pathologische Ausweitung/Aussackung der Hauptschlagader im Bauch (Aorta abdominalis) über das **mind. 1,5-Fache** des physiologischen Durchmessers bezeichnet.
Unter Berücksichtigung einer gewissen Variation in Abhängigkeit von Alter, Geschlecht und Körpergröße, beträgt beim Gesunden der durchschnittliche transversale Diameter der Aorta, gemessen auf Höhe der Nierenarterien, etwa 2,0 cm. Hieraus ergibt sich die **Definition** des abdominellen Aortenaneurysmas **ab einem Querdurchmesser von 3,0 cm.**

Häufigkeitsverteilung/Lokalisation

Die **Aorta abdominalis** ist deutlich häufiger als die thorakale Aorta (inkl. Aorta ascendens und Aortenbogen) von einer aneurysmatischen Degeneration betroffen. Die häufigste Lokalisation stellt der Aortenabschnitt unterhalb der Nierenarterien dar; ca. 90 % aller abdominellen Aortenaneurysmen betreffen die sog. **infrarenale** Aorta. Nicht selten findet sich beim Bauchaortenaneurysma eine Mitbeteiligung der Beckenschlagadern.

Abzugrenzen von den am häufigsten vorkommenden infrarenalen Aortenaneurysmen sind zum einen die juxta- bzw. suprarenalen, zum anderen die thorakoabdominellen Aortenaneurysmen.

Epidemiologie/Risikofaktoren

Die Prävalenz des AAA nimmt mit dem **Alter** zu. Daneben stellen das **männliche Geschlecht** sowie das **Rauchen** die wesentlichen Risikofaktoren für die Entstehung des AAA dar: Männer entwickeln ein Bauchaortenaneurysma etwa 4–5 × häufiger als Frauen.

Es besteht zudem eine eindeutige Korrelation zwischen der Höhe des Nikotinkonsums (pack years) und dem Risiko der AAA-Entwicklung.

Eine positive Familienanamnese (genetischer Einfluss) ist ein weiterer Risikofaktor.

In den Entwicklungsländern tritt das Aortenaneurysma seltener als in den Industrienationen auf. Insgesamt ist in den vergangenen Jahren weltweit eine Abnahme der AAA-Inzidenz/-Prävalenz ersichtlich, was v. a. auf den Rückgang des Zigarettenkonsums zurückgeführt wird.

AAA-Patienten (auch bei Vorliegen „kleiner" AAA) definieren eine kardiovaskuläre Hochrisikogruppe.

Ätiologie

Ätiologisch liegt der Entstehung **abdomineller Aortenaneurysmen** in nahezu allen Fällen ein **degenerativer Prozess (Arteriosklerose)** der Aortenwand zugrunde.

Bindegewebserkrankungen, wie das Marfan-Syndrom oder das Ehlers-Danlos-Syndrom Typ IV, als Ursache des isolierten AAA stellen eine absolute Rarität dar; diese kongenitalen Texturstörungen verursachen wesentlich häufiger thorakale bzw. thorakoabdominelle Aneurysmen.

Während die chronische Expansion nach Aortendissektion eine häufige Ursache thorakaler Aneurysmen darstellt, ist der ätiologische Anteil bei den AAA sehr gering und fast ausschließlich im Zusammenhang mit TAAA zu sehen.

Als seltene Ursachen des Bauchaortenaneurysmas sind entzündliche (im Rahmen von Vaskulitiden: Takayasu Arteriitis, Riesenzellarteriitis, Morbus Behçet; oder als inflammatorisches, nichtinfektiöses AAA: Morbus Ormond, IgG4-assoziierte Aortitis) bzw. infektiöse (Salmonellen, Tuberkulose, Haemophilus influenza, Staphylococcus; HIV; **früher** sehr häufig: Syphilis) Aortenerkrankungen zu nennen.

Klinik/Diagnostik

In der Regel verursachen die intakten Aortenaneurysmen beim Patienten keinerlei Symptome. Die meisten AAA werden heutzutage als **Zufallsbefund** im Rahmen einer anderweitig indizierten Bildgebung diagnostiziert.

Schmerzen oder Beschwerden (im Bauch oder Rücken), die sich nicht durch eine andere Ursache (Ausschluss von Differenzialdiagnosen) erklären lassen und somit durch das Aneurysma bedingt sein könnten, sind immer sehr ernst zu nehmen und können auf eine Expansion des Aneurysmas mit drohender Ruptur hinweisen (sog. **symptomatisches AAA**).

Die typische und lebensbedrohliche Komplikation des Bauchaortenaneurysmas ist die **Ruptur.** Klinisch präsentieren sich die Patienten mit rAAA, welche das Krankenhaus noch lebendig erreichen, häufig mit folgendem **Symptomtrias:**

- Rücken-/Abdominalschmerz,
- pulsatile abdominale Raumforderung und
- Hypotension (Hämorrhagischer Schock).

Die Gesamtletalität beim rupturierten AAA wird auch heute noch auf > 80 % geschätzt. Aus diesem Grunde wurde, mit dem Ziel der frühzeitigen Entdeckung und ggf. prophylaktischen Behandlung der Aortenaneurysmen im intakten Stadium, ein **Screening-Verfahren** eingeführt. Gemäß den GBA-Richtlinien haben (gesetzlich versicherte) **Männer ab dem 65. Lj.** einmaligen Anspruch auf die Teilnahme an einem Screening auf AAA. Personen (Männer und Frauen) mit positiver Familienanamnese (Verwandte 1. Grades mit AAA) sollten ebenso (unabhängig vom Alter) auf das Vorliegen einer Aortenpathologie untersucht werden. Frauen ab dem 65. Lj. mit entsprechender Risikokonstellation (Nikotinanamnese) könnten von einem Screening profitieren.

Neben der Ruptur können weitere, seltene Komplikationen auftreten: periphere Embolisation mit konsekutiver Extremitätenischämie, Kompression von Nachbarstrukturen (Ureter: Hydronephrose; Wirbelkörper-Arrosion, Plexus-/Nervenirritation, Iliakalvenenthrombose), Fistulierung (aorto-kaval: akute Rechtsherzinsuffizienz; aorto-duodenal: gastrointestinale Blutung).

Die **Sonografie** stellt das primäre bildgebende Verfahren in der Diagnostik des Bauchaortenaneurysmas dar. Neben der Bestimmung des maximalen transversalen Durchmessers lassen sich Aussagen zur kraniokaudalen Ausdehnung, der Beschaffenheit des Retroperitoneums sowie zur topografischen/anatomischen Lagebeziehung des Aneurysmas in Bezug zu den Nierenarterien treffen.

Bei Überschreiten eines kritischen Durchmessers (Indikationsgrenze) bzw. bei Unsicherheiten in der sonografischen Beurteilung wird eine sich anschließende Schnittbildgebung empfohlen. Hier hat sich die **CT-Angiografie** (in 1-mm-Schichten) bewährt.

Aufgrund der hohen Co-Inzidenz von Poplitealarterienaneurysmen (ca. 25 %) sollte bei allen Patienten mit einem AAA eine sonografische Kontrolluntersuchung der Poplitealarterien durchgeführt werden.

Therapie

Indikationsstellung

Patienten mit einer (gedeckten) **Ruptur** eines Bauchaortenaneurysmas (rAAA) müssen **notfallmäßig** invasiv behandelt werden. **Symptomatische** AAA (sAAA) weisen ein erhöhtes Risiko einer drohenden Ruptur auf und sollen mit einer hohen operativen Dringlichkeit zum nächstmöglichen, frühelektiven Termin versorgt werden.

Bei der invasiven Behandlung des **intakten, asymptomatischen** Bauchaortenaneurysmas (iAAA) handelt es sich um einen prophylaktischen Eingriff, sodass eine strenge Nutzen-Risiko-Abwägung die Grundlage jeder Entscheidung sein sollte. Das periprozedurale Sterblichkeitsrisiko muss demnach geringer als das spontane Rupturrisiko und die hiermit assoziierte Mortalität sein.

Ein wesentlicher Parameter zur Einschätzung des Rupturrisikos beim iAAA ist die **Größenausdehnung,** d. h. der **maximale transversale Durchmesser** des Aneurysmas. Mit zunehmender Größe steigt das Risiko einer Ruptur. Daneben spielen auch die

Wachstumsdynamik, das **Geschlecht** und die **Aneurysmamorphologie** eine bedeutende Rolle. Frauen besitzen bei gleichem Aortendurchmesser ein ca. 3- bis 4-fach erhöhtes Rupturrisiko im Vergleich zu Männern. Eine rasche Größenzunahme von > 5 mm/6 Mon. bzw. > 10 mm/12 Mon. ist ebenso wie eine exzentrische, sakkuläre Morphologie mit einem höheren Rupturrisiko assoziiert.

Aus diesen Faktoren leiten sich beim iAAA die **Indikationen** für eine invasive, elektive Versorgung ab:

- Maximaler Aortendurchmesser: bei Frauen ab 4,5–5 cm; bei Männern ab 5–5,5 cm
- Größenzunahme von > 5 mm/6 Mon. bzw. > 10 mm/12 Mon. (unabhängig vom AAA-Durchmesser)

Therapieverfahren

Zur invasiven Ausschaltung des Bauchaortenaneurysmas stehen zwei Verfahren zur Verfügung:

- Offene Chirurgie: Open Aneurysm/Aortic Repair (OAR, ➢ Abb. 9.2),
- Endovaskuläre Technik: Endovascular Aneurysm/Aortic Repair (EVAR).

Grundsätzlich sollte heutzutage in Deutschland die offene und endovaskuläre Behandlung von Aortenaneurysmen in **spezialisierten Zentren** erfolgen. Gemäß der **Qualitätssicherungsrichtlinie des GBA** werden für die Diagnostik und Therapie des Bauchaortenaneurysmas strukturelle und personelle Voraussetzungen gefordert: 24-h-Bereitschaft, mindestens 2 qualifizierte Gefäßchirurgen, spezialisierte Intensivstation mit mindestens 50 % ausgebildeten Intensivpflegepersonal, präoperative interdisziplinäre Diagnostik (kardiopulmonale Abklärung), anästhesiologische Betreuung.

Open Aneurysm/Aortic Repair

Bei der offen-chirurgischen Versorgung wird i. d. R. über einen transperitonealen Zugang (Medianlaparotomie), seltener auch über einen retroperitonealen Zugang, das abdominelle Aortenaneurysma freigelegt und die erkrankte Aorta durch Implantation einer **Rohrprothese** ersetzt. Dies geschieht vorzugsweise in **Inlay-Technik,** d. h., nach Einnähen der Prothese wird der eröffnete Aneurysmasack über der Prothese vernäht und so das Fremdmaterial vom umgebenden Gewebe (insbesondere Darm) geschützt. Ziel dieser Technik ist die Vermeidung einer schwerwiegenden Komplikation, der Entstehung einer aorto-/prothetointestinalen Fistel.

Bei Ausdehnung des Bauchaortenaneurysmas auf die Beckenschlagadern bedarf es der Anlage einer (aorto-biiliakalen bzw. -bifemoralen) **Bifurkations-/Y-Prothese.**

Als Prothesenmaterial wird zumeist **Dacron** (Polyester) verwendet. Bei der Präparation muss sorgfältig auf die Schonung der Harnleiter und des Plexus hypogastricus geachtet werden.

Technische Limitationen der OAR stellen die extreme Adipositas sowie ein Hostile Abdomen (starker Verwachsungsbauch) dar.

Die offen-chirurgische AAA-Exklusion geht mit einer nicht unerheblichen **perioperativen Morbidität und Mortalität** einher.

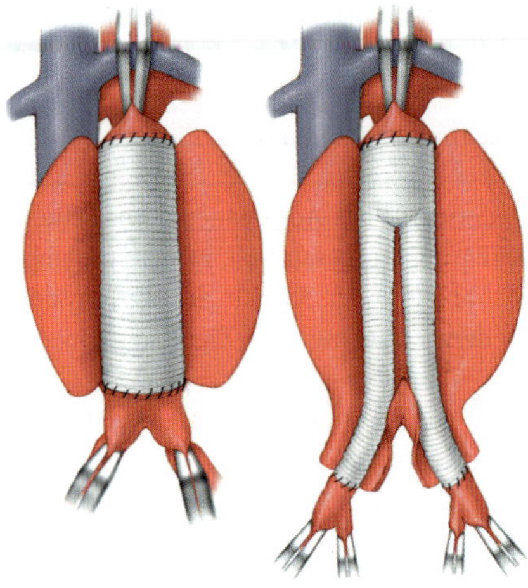

Abb. 9.2 Open Aneurysm Repair (OAR): Rohr-/Y-Prothese (mit freundlicher Genehmigung der Mayo Foundation for Medical Education and Research) [G934]

Im Rahmen des operativen Eingriffs bestehen durch das Aorten-Clamping/-Declamping ausgeprägte kardiale Belastungen und hämodynamische Veränderungen. Patienten im höheren Lebensalter und/oder mit multiplen Komorbiditäten sind daher besonders im Hinblick auf kardiale und pulmonale Komplikationen gefährdet.

Endovascular Aneurysm/Aortic Repair

Aufgrund des minimalinvasiven Charakters mit entsprechendem (im Vergleich zum offen-chirurgischen Vorgehen) niedrigeren perioperativen Morbiditäts-/Mortalitätsrisikos ist es nunmehr möglich, auch Patienten im höheren Lebensalter und mit Begleiterkrankungen, die an einem therapiebedürftigen AAA leiden und für eine konventionelle Operation als „zu krank" eingestuft werden, eine Therapiemöglichkeit anbieten zu können.

Das **Prinzip der endovaskulären Technik** besteht in der Ausschaltung des Aortenaneurysmas aus dem Blutfluss durch die intraluminale Implantation eines sog. „Stentgrafts" (gecoverter/umhüllter Stent), wodurch das Aneurysma „von innen ausgekleidet" wird. Um eine sichere Verankerung/Versiegelung des Stentgraft-Systems ober- und unterhalb des Aneurysmas zu gewährleisten, sind ausreichend lange und adäquate „Landungszonen" erforderlich.

Bei der **standardisierten EVAR-Prozedur** wird ein aortobiiliakaler Stentgraft implantiert. Das System besteht zumeist aus 2–3 Modulen, die von verschiedenen Herstellern in bestimmten Längen und Diametern vorgefertigt werden und zur Verfügung stehen (off-the-shelf). Für jedes Produkt der einzelnen Stentgraft-Hersteller gelten technische bzw. anatomisch-morphologische Voraussetzungen (Instructions For Use, IFU). Diese betreffen sowohl die proximale/aortale Verankerungszone (proximaler Aneurysmahals, Unterrand der kaudaler abgehenden Nierenarterie bis zum Beginn des Aneurysmas) als auch die distale/iliakale Landungszone. Daneben müssen auch die Zugangsgefäße einen entsprechenden Durchmesser aufweisen, die es den Trägersystemen erlauben, die Stentgraft-Module in die korrekte Position zu bringen (➢ Tab. 9.1).

Tab. 9.1 Anatomisch-morphologische Voraussetzungen (IFU) der Standard-EVAR

Proximale Verankerungszone	• Länge (normal konfigurierter Aorta): mind. 15 mm • Durchmesser: max. Grenze 32 mm • Wandqualität: < 50 % Thrombus/Kalzifikation • Angulation: Winkel zwischen aortaler Längsachse und Aneurysmahals bzw. Aneurysmaachse < 60° • Oversizing: 10–20 %
Distale Verankerungszone (bis Abgang der A. iliaca interna, optimale Abdichtung)	• Länge: 15–20 mm • Angulation: Winkel < 90° • Adäquate Wandbeschaffenheit
Zugangsgefäße	• Durchmesser: mind. 8 mm

Nur unter sorgfältiger Beachtung und Einhaltung der IFU gelingt eine adäquate und nachhaltige Ausschaltung des Aortenaneurysmas. Essenzielle Voraussetzung für die endovaskuläre Versorgung ist daher die exakte präoperative Implantationsplanung durch den Chirurgen. Hierfür stehen dem Operateur spezielle Messprogramme zur Verfügung, mit deren Hilfe die Gefäße präzise ausgemessen und entsprechende Stentgraft-Prothesen gewählt werden können.

Die EVAR-Prozedur findet zumeist in einem Hybrid-OP-Saal statt, alternativ kann auch ein mobiler C-Bogen angewandt werden (➤ Abb. 9.3). Der Eingriff kann in Lokal- oder Allgemeinanästhesie erfolgen. Als Zugangsgefäße (Punktionsort) werden die linke und rechte A. femoralis communis verwendet. Dabei unterscheidet man das perkutane Vorgehen unter Verwendung eines Verschlusssystems (Preclose-Technik) von der chirurgischen Freilegung der Femoralgefäße (Cut-down).

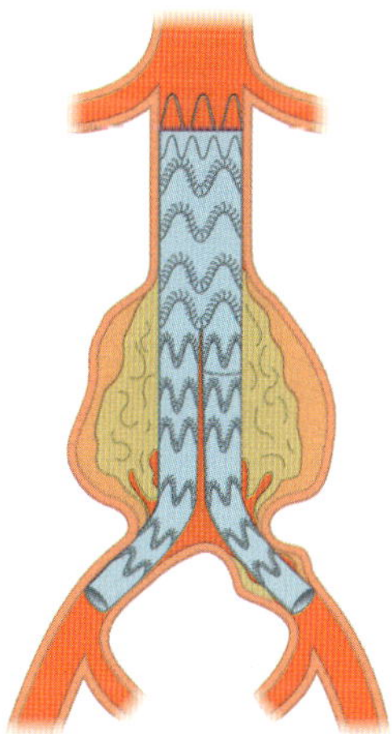

Abb. 9.3 EVAR: aorto-biiliakaler Stentgraft [L138]

PRAXISTIPP

Arbeitsschritte der Standard-EVAR in perkutaner Technik (pEVAR)

Vereinfachte Darstellung; einzelne OP-Schritte können in der Reihenfolge variieren:

1. Perkutane, retrograde Punktion der A. femoralis communis in beiden Leisten, ggf. unter sonografischer Kontrolle.
2. Vorlegen von Verschlusssystemen (Preclose-Technik) im Bereich beider Zugangsgefäße.
3. Etablierung von Gefäßschleusen (6F-/8F-Systeme) in beiden Leisten.
4. Einbringen von weichen Führungsdrähten in die Aorta oberhalb des Aneurysmas (Orientierung anhand der Wirbelkörper).
5. Hauptkörperseite: Einwechseln eines steifen Führungsdrahtes unter Zuhilfenahme eines Angiografiekatheters und hierüber Einbringen einer „großen" Gefäßschleuse (z. B. 20F-System).
6. Einbringen des Hauptkörper (Stentgraft)-tragenden Trägersystems.
7. Über die kontralaterale Seite: Vorschieben eines Angiografiekatheters und unter begleitendem Atemstillstand Durchführung einer Angiografie mit Darstellung und Markierung der Nierenarterien.
8. Kontrollierte Freisetzung des Hauptkörpers bis zum kontralateralen Beinchen.
9. Freigabe der suprarenalen Fixierung (Bare Springs).
10. Sondierung des kontralateralen Beinchens.
11. Auf der kontralateralen Seite Einwechseln einer „großen Schleuse" über einen steifen Draht.
12. Sequenzielle Angiografie zur Darstellung und Markierung des Abganges der kontra- und ipsilateralen A. iliaca interna, mit jeweils nachfolgendem Einbringen des entsprechenden Nebenkörpers (Komplettierung der endovaskulären AAA-Ausschaltung durch 3 Module).
13. Anmodellierung des Stentgrafts an die Gefäßwand mit einem Ballonkatheter.
14. Abschlussangiografie (Perfusion/Endoleak?).
15. Entfernung sämtlicher Devices (Drähte/Schleusen) und Verschluss der Punktionsdefekte mithilfe der vorgelegten Nahtsysteme.

Eine wesentliche **Komplikation in der EVAR-Behandlung** besteht in einer persistierenden Perfusion des Aortenaneurysmas **(Endoleak)**, d. h. einem anhaltend nachweisbaren Blutfluss im Aneurysmasack außerhalb des Endografts. Hierdurch kann es zu einem weiteren Größenzuwachs des Aneurysmas und schließlich zu einer Aortenruptur kommen. Endoleckagen werden abhängig von den zugrunde liegenden Ursachen bzw. der Lokalisation der anhaltenden Aneurysmaperfusion in 5 verschiedene Typen eingeteilt, die schematisch in ➤ Abb. 9.4 dargestellt werden.

Anhand dieser Klassifikation lässt sich das sekundäre Rupturrisiko einschätzen und entsprechend die Indikation zur Behandlung oder Kontrolle ableiten. Während Typ-I- und Typ-III-Endoleaks schnellstmöglich behandelt werden sollten, wird bei den am häufigsten vorkommenden Typ-II-Endoleckagen (retrograder Blutfluss aus den Lumbalarterien oder der A. mesenterica inferior) zunächst ein abwartendes, kontrollierendes Verhalten favorisiert. In den meisten Fällen tritt im Verlauf ein spontanes Sistieren des Typ-II-Endoleaks ein; bei persistierendem Nachweis und Größenwachstum des Aortenaneurysmas ist allerdings auch hier die Indikation zur Re-Intervention gegeben.

In den meisten Fällen ist eine endovaskuläre Korrektur der Endoleckagen möglich, bei frustranem Vorgehen bedarf es der offen-chirurgischen Versorgung.

Endoleaks stellen die häufigste Ursache für **Re-Interventionen** und **Therapiemisserfolg** nach EVAR dar. Insbesondere bei Nichtberücksichtigung der IFU steigt das Risiko für deren Auftreten deutlich an.

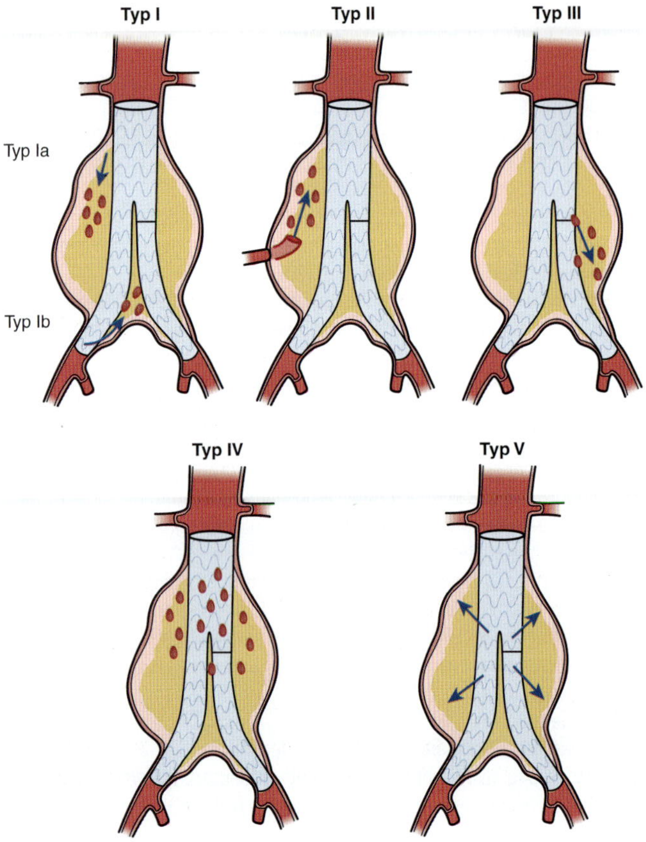

Abb. 9.4 Endoleak-Typen (modifiziert nach G. H. White, 2000) [E1152]

Die Patienten müssen ausführlich über diese Komplikation und der sich daraus ableitenden Notwendigkeit einer **lebenslangen Nachsorge** nach EVAR aufgeklärt werden. Die Nachsorge sollte systematisch durch das implantierende Gefäßzentrum geregelt werden.

Advanced EVAR

Die klassische EVAR stellt ein schonendes und zugleich effektives Verfahren in der Behandlung des Aortenaneurysmas dar. Allerdings bestehen im Kontext der (oben aufgeführten) anatomisch-morphologischen Voraussetzungen auch Limitationen, die ein standardisiertes Vorgehen verbieten und stattdessen eine modifizierte Herangehensweise erforderlich machen.

Als Grundregel für die sichere endovaskuläre Aneurysmaausschaltung gilt weiterhin die Einhaltung einer ausreichend langen und adäquaten Landungszone proximal und distal der Pathologie. Bei Nichtbefolgung drohen schwerwiegende Komplikationen, insbesondere besteht ein hohes Risiko eines Typ-I-Endoleaks mit persistierender Perfusion des Aneurysmasacks und damit fortbestehender Gefahr einer späteren Aortenruptur.

Im Folgenden sind einige Beispiele (A–C) dieser **Limitationen** aufgezeigt, bei denen ein komplexeres, endovaskuläres Vorgehen **(advanced EVAR-Prozeduren)** angezeigt ist:

A) Betrachtet man die **proximale Landungszone (Aneurysmahals),** so existieren verschiedene Konstellationen, bei denen durch Implantation eines gewöhnlichen Stentgrafts keine sichere Abdichtung gewährleistet ist. Diese morphologischen Einschränkungen werden mit dem Begriff **Hostile Neck** charakterisiert und umfassen folgende Parameter:

- Weiter Durchmesser > 32 mm
- Kurze Länge (juxtarenal) < 15 mm
- Konische Konfiguration
- Halsangulation > 60°
- Kalzifikation/Thrombusbesatz > 50 %.

In diesen Fällen ist die Durchführung einer Standard-EVAR **nicht** geeignet.

Um eine sichere Abdichtung und damit eine effektive Aneurysmaausschaltung zu erreichen, muss die Landungszone nach zentral verlängert werden. Dies ist nur möglich, wenn die in diesem Aortenabschnitt abgehenden renoviszeralen Gefäßäste (Aa. renales sinistra et dextra, A. mesenterica superior, ggf. Truncus coeliacus) bei der Rekonstruktion mitberücksichtigt werden.

Zu diesem Zweck wurden **fenestrierte** und **gebranchte** (verzweigte) Prothesen entwickelt. Hierunter versteht man individuell, maßangefertigte (custom-made) Aortenprothesen, welche durch Öffnungen (Fenestrierungen, **fEVAR**) bzw. durch Seitenarme (Branches, **bEVAR**) charakterisiert sind. Bei beiden Verfahren werden die Nieren- und Viszeralarterien selektiv sondiert und mit gecoverten Stents versehen, woraus eine abgedichtete Verbindung der Zielgefäße mit der Aortenprothese resultiert.

Alternativ kann bei den Patienten mit „schwierigem Hals" bzw. juxtarenalem AAA ein **Chimney-Verfahren (Ch-EVAR)** angewandt werden. Um eine ausreichend lange Landungszone zu schaffen, werden bei dieser Methode (auch **Periscope-** bzw. **Snorkel-**Technik genannt) gecoverte Stents in die renoviszeralen Gefäßabgänge implantiert, welche dann parallel zum Aortengraft nach kranial verlaufen und durch ihr freies Ende am proximalen Stentgraft (Chimney, Kamin) eine Perfusion der durch den Aortengraft überdeckten Nieren-/Viszeralgefäße sicherstellen (> Abb. 9.5).

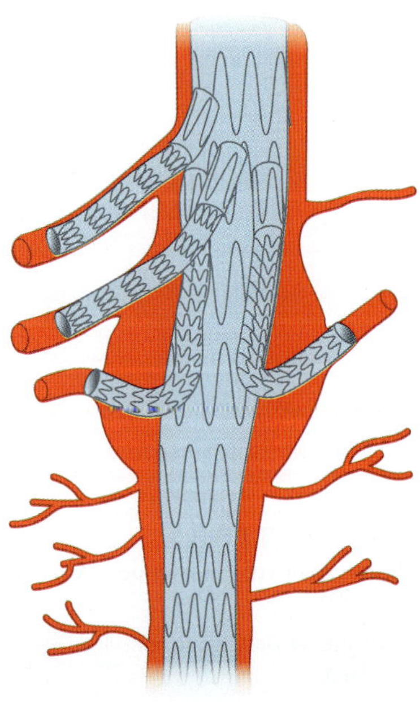

Abb. 9.5 Branched EVAR [L138]

B) In Analogie zur proximalen Landungszone gibt es auch bestimmte Situationen, bei denen die Kriterien einer sicheren **distalen Verankerung** nicht erfüllt sind. Dies trifft insbesondere dann zu, wenn (zusätzlich zum Aortenaneurysma) eine aneurysmatische Degeneration der A. iliaca communis besteht, welche bis an den Abgang der A. iliaca interna heran- oder darüber hinausreicht. Eine standardisierte EVAR-Versorgung birgt ein hohes Risiko eines Typ-Ib-Endoleaks und sollte daher unbedingt vermieden werden. Zur Behandlung dieser komplexeren Pathologie stehen zwei Optionen zur Verfügung, welche jeweils eine Verlängerung der iliakalen Landungszone nach distal beabsichtigen:
1. Verschluss der A. iliaca interna durch Coil-/Plug-Embolisation + Implantation eines Stentgrafts in die A. iliaca communis mit Überstenten des Abgangs der A. iliaca interna (**cave:** Ischämie Beckenorgane, u. a. Claudicatio glutealis).
2. Versorgung mittels **Iliac Side Branch:** spezielles Prothesensystem mit Seitarm für die selektive Perfusion der A. iliaca interna (➤ Abb. 9.6).

C) Bei therapiebedürftigem Aortenaneurysma und gleichzeitig bestehendem **„schwierigen Zugang"** (einseitiger Beckenachsenverschluss, hochgradige Stenosierung; für herkömmliche Prothese zu schmale Aortenbifurkation) besteht die endovaskuläre Option, das Aneurysma durch Implantation einer aorto-uniiliakalen Stentgraft-Prothese **(AUI)** auszuschalten. Diese Behandlungsform erfordert zwei komplettierende OP-Schritte. Aufgrund der Gefahr der retrograden Perfusion des Aneurysmasacks (Endoleak) muss zunächst die kontralaterale (Stentgraft-freie) A. iliaca communis mittels z. B. Occluder (Plug) verschlossen werden. Des Weiteren bedarf es zur Revaskularisation des Beines der Anlage eines iliako- bzw. femoro-femoralen Crossover-Bypasses (➤ Abb. 9.7).

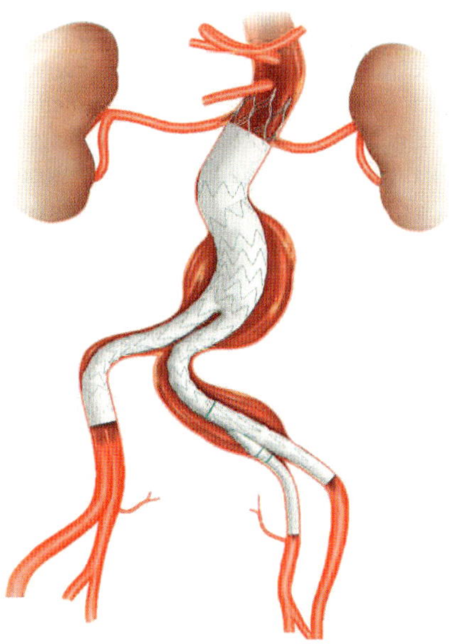

Abb. 9.6 EVAR mit Iliac Side Branch (mit freundlicher Genehmigung von Cook Medical) [E1154]

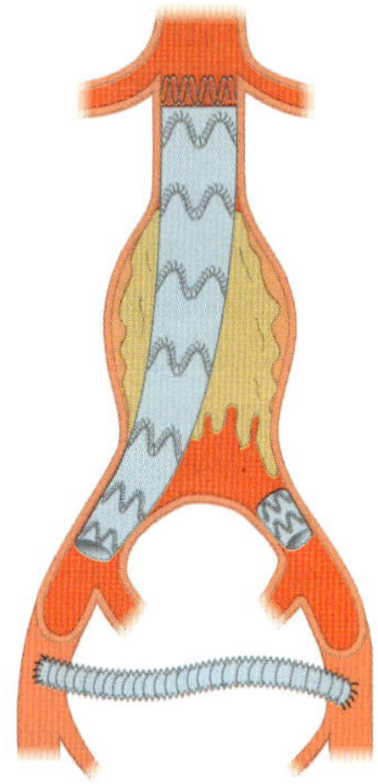

Abb. 9.7 Aorto-uniiliakaler Stentgraft mit Occluder und Crossover-Bypass [L138]

In allen beschriebenen Fällen kann alternativ zum endovaskulären Vorgehen, vorausgesetzt der Allgemeinzustand des Patienten erlaubt dies, eine offen-chirurgische Versorgung überprüft werden.

Das endovaskuläre Verfahren bietet dem Patienten im Vergleich zur OAR diverse Vorteile. Neben dem geringeren Zugangstrauma (keine Laparotomie) kann bei EVAR auf ein Aorten-Crossclamping verzichtet werden. Hieraus ergeben sich weniger kardiale und pulmonale Komplikationen, wodurch insgesamt eine geringere periprozedurale Morbidität/Mortalität resultiert. Bei den Patienten zeigen sich ein kürzerer Intensiv-/Krankenhausaufenthalt und eine raschere Rekonvaleszenz.

Betrachtet man die aktuelle Versorgungsrealität beim intakten AAA, so zeigt sich, dass die Mehrheit der Patienten in Deutschland durch EVAR behandelt wird. Da das Aortenaneurysma vorzugsweise eine Erkrankung der „älteren" Bevölkerung (wesentlicher Risikofaktor) darstellt und gerade diese Menschen häufig durch Komorbiditäten eingeschränkt sind, ist der Nutzen von EVAR vs. OAR in diesem Patientengut unstrittig. Bei jüngeren Patienten mit geringem Risikoprofil dagegen besteht Unklarheit, welchem Therapieverfahren der Vorzug gegeben werden sollte. Hier empfiehlt sich eine ausführliche Patientenaufklärung über die beiden Verfahren mit Darlegung der Vor-/Nachteile im perioperativen Zeitraum sowie im Langzeitverlauf unter Berücksichtigung der aktuellen Studienlage (➤ Tab. 9.2).

Tab. 9.2 Zusammenfassung Vor-/Nachteile EVAR (vs. OAR)

Vorteile	• Minimalinvasiv (keine Laparotomie, kein Aorten-Clamping) • Geringere periprozedurale Morbidität/Mortalität • Weniger kardiale und pulmonale Komplikationen • Kürzerer Intensiv-/Krankenhausaufenthalt • Raschere Rekonvaleszenz
Nachteile	• Morphologische Voraussetzungen! • Höhere Re-Interventionsrate (Endoleak) • Häufiger sekundäre Aneurysmarupturen im Langzeitverlauf • Lebenslange, regelmäßige Nachsorge

9

9.3 Krankheitsbilder und Therapien: Karotiden

Die Erkrankung mit der häufigsten gefäßchirurgischen Relevanz im Bereich der Halsgefäße ist die durch **Arteriosklerose** bedingte extrakranielle **Karotisstenose**.

Daneben kann die **fibromuskuläre Dysplasie (FMD),** eine seltene degenerative, nichtarteriosklerotische und nichtinflammatorische Gefäßerkrankung, zur Verengung der Halsschlagader führen.

Ebenso kann die Bestrahlung eines im Halsbereich gelegenen Tumors in der Folge eine sog. **radiogene Stenose** der Karotis verursachen. Hier kann eine stentgestützte Angioplastie im Vergleich zur operativen Sanierung Vorteile bringen.

Ein **Aneurysma** der A. carotis stellt ein seltenes Krankheitsbild dar und bedarf i. d. R. einer operativen Resektion mit karotidaler Rekonstruktion, z. B. mittels Veneninterponat.

Traumatische oder spontane **Dissektionen** der A. carotis werden in den meisten Fällen primär konservativ durch eine passagere Antikoagulation behandelt; bei Komplikationen bedarf es jedoch zusätzlicher invasiver Maßnahmen (endovaskulär/operativ). Eine enge interdisziplinäre Zusammenarbeit zwischen Gefäßchirurgen, Neurologen und Neuroradiologen ist in jedem Fall erforderlich.

Glomustumoren (Paragangliome) stellen eine weitere Entität von Pathologien der Halsschlagader dar. An der Aufzweigung der A. carotis communis in die A. carotis interna und externa liegen Chemorezeptoren, welche der Atemregulation dienen und als sog. Glomuskörper (Glomus caroticum) bezeichnet werden. Dieser Glomuskörper kann in seltenen Fällen unkontrolliert proliferieren und zu einem Paragangliom (Glomustumor) wachsen. In den meisten Fällen handelt es sich um gutartige Tumoren, dennoch treten durch das verdrängende Wachstum und aufgrund der engen räumlichen Beziehung zu umliegenden (Nerven-)Strukturen häufig kompressionsbedingte Beschwerden auf.

9.3.1 Extrakranielle Karotisstenose

Hintergrund/Epidemiologie/Ätiologie

Der Schlaganfall (Hirninfarkt, Apoplex, zerebraler Insult) stellt die häufigste Ursache einer erworbenen Behinderung im Erwachsenenalter und eine der häufigsten Todesursachen in Deutschland dar.

Definiert wird der Schlaganfall als akut auftretende Durchblutungsstörung des Gehirns mit entsprechenden fokal-neurologischen Ausfällen (Vigilanzminderung, Lähmungserscheinungen, Sensibilitätsstörungen etc.).

Grundsätzlich muss zwischen einem **ischämischen** (ca. 80–85 %) und einem **hämorrhagischen** (ca. 15–20 %; intrazerebrale Blutung, Subarachnoidalblutung) Hirninfarkt unterschieden werden.

Arteriosklerotische Prozesse (arterielle Thrombose) der hirnversorgenden Arterien und Hirngefäße sind für den größten Teil der zerebralen Ischämien verantwortlich. Daneben spielen **arterielle Embolien (kardial:** Vorhofflimmern; **arterio-arteriell:** A. carotis interna) eine entscheidende Rolle. Insgesamt werden ca. 15 % aller ischämischen Schlaganfälle durch arteriosklerotische Läsionen der extrakraniellen A. carotis verursacht. Als pathomorphologisches Korrelat sind bei der karotisassoziierten zerebralen Ischämie v. a. Plaque- und/oder Thrombembolien anzusehen; *„eine hämodynamisch verursachte karotisbedingte zerebrale Ischämie liegt bei den betroffenen Patienten deutlich seltener vor"* (S3-Leitlinie).

Die Prävalenz einer Karotisstenose steigt mit zunehmendem Lebensalter, insbesondere ab dem 65. Lj. Weitere Risikofaktoren für das Auftreten arteriosklerotischer Karotisläsionen sind männliches Geschlecht, Nikotinabusus und Gefäßerkrankungen in der Vorgeschichte.

Klinik

In vielen Fällen wird eine Karotisstenose im symptomfreien Stadium, v. a. durch Ultraschalluntersuchung, diagnostiziert (**asymptomatische** Stenose der A. carotis).

Hiervon ist die **symptomatische** A.-carotis-interna-Stenose abzugrenzen, aufgrund der sich innerhalb der letzten 6 Mon. ein neurologisches Ereignis entwickelt hat. Das Spektrum der klinischen Symptomatik reicht von einer Amaurosis fugax (plötzliche, kurz anhaltende, einseitige Sehstörung/-verlust) über eine flüchtige Durchblutungsstörung des Gehirns (sog. **transitorische ischämische Attacke,** TIA) bis zum schweren invalidisierenden oder tödlichen Apoplex.

Bei der sog. TIA bilden sich die Symptome innerhalb von Minuten bzw. Stunden vollständig zurück. Sie ist als „Warnung" bzw. „Vorbote" eines drohenden Schlaganfalls zu verstehen, was entsprechend im Hinblick auf die Therapieentscheidung berücksichtigt werden muss.

Das klinische Erscheinungsbild eines Schlaganfalls ist sehr variabel und abhängig von dem betroffenen, ischämischen Gehirnareal. Beim häufigen A.-cerebri-media-Infarkt (Mediainfarkt) stehen meist eine Hemiparese (Halbseitenlähmung), eine Sensibilitätsstörung und eine Aphasie (Sprachstörung) im Vordergrund.

Mithilfe der **modifizierten Rankin-Skala** (mRS 0–5) kann eine standardisierte Beurteilung des neurologischen Defizits (Schweregrad/Ausmaß der Behinderung; Funktionalität/Selbstständigkeit) nach einem Schlaganfall vorgenommen werden.

Einen strukturierten Überblick liefert die **modifizierte Klassifikation extrakranieller Karotisstenosen** unter Berücksichtigung der klinischen Stadieneinteilung nach **Vollmar** (➤ Abb. 9.8).

Hierbei werden asymptomatische Stenosen (Stadium I) von symptomatischen Stenosen (Stadium II–IV) unterschieden. Stadium II beschreibt eine reversible Ischämie (Amaurosis fugax, TIA), Stadium IV einen in den vergangenen 6 Mon. durchgemachten Schlaganfall. Das Stadium III differenziert zwischen einem unmittelbar drohenden (Crescendo-TIA) und einem akuten, progredienten Schlaganfall („Stroke in Evolution", „Progressive Stroke").

Diagnostik

Das Risiko eines karotisbedingten Schlaganfalls beträgt bei klinisch asymptomatischen ≥ 50-prozentigen Stenosen 1–2 %/J. und steigt mit

Stadium I	Asymptomatische Stenose
- Stadium IA	Ohne hochgradige kontralaterale Stenose/Verschluss
- Stadium IB	Mit hochgradiger kontralateraler Stenose/Verschluss
Stadium II	Reversible zerebrale Ischämie < 6 Monate
- Stadium IIA	Amaurosis fugax
- Stadium IIB	TIA (Symptome < 24 h)
Stadium III	Indikationen zur Notfall-Karotis-TEA
- Stadium IIIA	Crescendo-TIA
- Stadium IIIB	Akuter/progredienter Schlaganfall
Stadium IV	Ipsilateraler Schlaganfall < 6 Monate
- Rankin 0	Kein Defizit nachweisbar
- Rankin 1	Minimales, funktionell nicht beeinträchtigendes Defizit
- Rankin 2	Leichter Schlaganfall, tägliche Verrichtungen möglich
- Rankin 3	Mittelschwerer Schlaganfall, Gehen allein möglich
- Rankin 4	Schwerer Schlaganfall, Gehen nur mit Hilfe möglich
- Rankin 5	Sehr schwerer Schlaganfall, bettlägerig oder im Rollstuhl

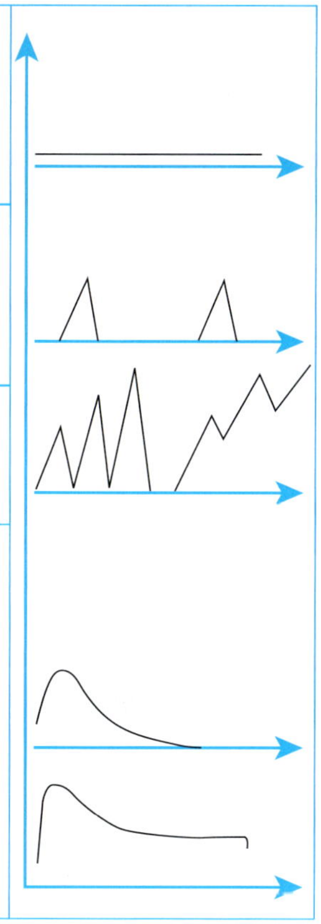

Abb. 9.8 Modifizierte Klassifikation extrakranieller Karotisstenosen nach Vollmar [L138]

zunehmendem **Stenosegrad.** Bei symptomatischen ACI-Stenosen besteht per se ein sehr hohes Risiko eines Rezidivschlaganfalls.

Als diagnostisches Mittel der Wahl zur Beurteilung der extrakraniellen A. carotis wird die **farbcodierte Duplexsonografie** empfohlen. Unter Anwendung der aktuellen DEGUM-Kriterien (5 Haupt- und 5 Zusatzkriterien: u. a. systolische Spitzengeschwindigkeit im Stenosemaximum [cm/s]) wird eine **Bestimmung des Stenosegrades** (nach NASCET) vorgenommen, welcher das wichtigste Kriterium für die Therapieentscheidung darstellt.

Neben diesem hämodynamischen Parameter (Stenosegrad) sind Kriterien der **Plaque-Morphologie** zu beachten. Echoarme und irregulär geformte Plaques (Sonografie) entsprechen, ebenso wie Plaque-Hämorrhagien (MRT), ungünstigen Plaque-Charakteristika und sind mit einem erhöhten Schlaganfallrisiko assoziiert.

Bei erschwerten Ultraschalluntersuchungsbedingungen bzw. Unsicherheiten im Hinblick auf den Stenosegrad soll eine ergänzende MR- oder CT-Angiografie der Halsgefäße durchgeführt werden.

Zusätzlich wird bei symptomatischen Stenosen vor einer geplanten Revaskularisation der A. carotis eine Bildgebung des Hirnparenchyms empfohlen.

Therapie

Therapieverfahren/Indikationsstellung

Zur Langzeitprävention kardiovaskulärer Ereignisse sollten alle Patienten mit einer ≥ 50-prozentigen Karotisstenose (sofern keine Kontraindikationen vorliegen) einen Thrombozytenaggregationshemmer (ASS 100 mg/d) und ein Statinpräparat einnehmen. Das Rauchen sollte beendet und der Blutdruck durch moderne Antihypertensiva adäquat eingestellt werden. Ergänzend werden körperliche Bewegung und eine ausgewogene Ernährung empfohlen. Dieses **Best Medical Treatment** (BMT) bildet die Basis in der Therapie der asymptomatischen und symptomatischen Karotisstenose.

Daneben stehen **operative (CEA, Carotid Endarterectomy)** und **endovaskuläre** Verfahren **(CAS, Carotid Artery Stenting)** zur Verfügung, die abhängig von klinischen und morphologischen/anatomischen Kriterien zum Einsatz kommen.

Die **Indikationsstellung** einer invasiven Therapie und die Entscheidung für das jeweilige Behandlungsverfahren (CEA vs. CAS) sollte **interdisziplinär** in einem sog. **neurovaskulären Board** unter Beteiligung eines (erfahrenen) Neurologen, Gefäßchirurgen und Neuroradiologen erfolgen.

Grundsätzlich muss man sich dabei immer vor Augen halten, dass es sich bei der CEA und CAS um **prophylaktische Eingriffe** handelt, sodass immer eine sorgfältige Nutzen-Risiko-Abwägung (spontanes Schlaganfallrisiko unter BMT vs. periprozedurale Schlaganfallrate/Letalität) erfolgen muss.

Ein weiteres, ganz wesentliches Kriterium in der Auswahl des Verfahrens (BMT vs. CEA vs. CAS) ist der Wunsch des Patienten, nachdem er über alle Optionen/Verfahren detailliert aufgeklärt worden ist.

Während **früher** bei **asymptomatischen** ≥ 60-prozentigen ACI-Stenosen die Indikation zur invasiven Behandlung eher liberal gestellt wurde, wählt man heutzutage, im Kontext der sehr guten

Ergebnisse des BMT in der Prävention karotisassoziierter Schlaganfälle, ein differenzierteres Vorgehen.

So lautet die aktuelle Empfehlung **(S3-Leitlinie):** *„Beim Vorliegen einer 60–99 % igen asymptomatischen Carotis-Stenose sollte eine CEA erwogen werden, sofern kein erhöhtes OP-Risiko vorliegt und ein oder mehrere klinische oder bildgebende Befunde vorliegen, die mit einem erhöhten Risiko eines carotis-bedingten Schlaganfalls im Follow-up assoziiert sind."*

Sogenannte High-risk-Charakteristika sind: höher-/hochgradige Stenose, Progression des Stenosegrades unter BMT, stummer Infarkt im MRT/CT, spontane Embolisationen/Mikroembolien im TCD (transkranieller Doppler), ungünstige Plaque-Morphologie (echoarm, irregulär), Intra-Plaque-Hämorrhagie im MRT, Plaque-Areal (40–80 mm^2, > 80 mm^2), Beeinträchtigung der zerebrovaskulären Reserve, kontralateraler Apoplex/TIA in der Vorgeschichte, männliches Geschlecht, Alter < 75 J.

Aufgrund des hohen Rezidivschlaganfallrisikos wird bei **symptomatischer** Karotisstenose (TIA, Apoplex) prinzipiell eine invasive Versorgung empfohlen. Ausgenommen sind Patienten mit einer begrenzten Lebenserwartung, einem sehr hohen Behandlungsrisiko sowie schwere Schlaganfälle mit resultierender starker Behinderung/Invalidisierung, bei denen kein Nutzen einer CEA bzw. CAS zu erwarten ist.

Da insbesondere in der frühen Phase nach Symptomeintritt ein Re-Insult droht, erfolgt idealerweise die invasive Versorgung der symptomatischen A.-carotis-interna-Stenose innerhalb von 3–14 Tagen nach dem Indexereignis. Eine evtl. zuvor durchgeführte Lyse-Therapie (Akuttherapie, Stroke Unit) ist nicht mit einem erhöhten periprozeduralen Risiko assoziiert. Unter besonderen Umständen (Crescendo-TIA/akuter, progredienter Apoplex) bedarf es in engmaschiger Absprache mit dem Neurologen auch der notfallmäßigen CEA bzw. CAS.

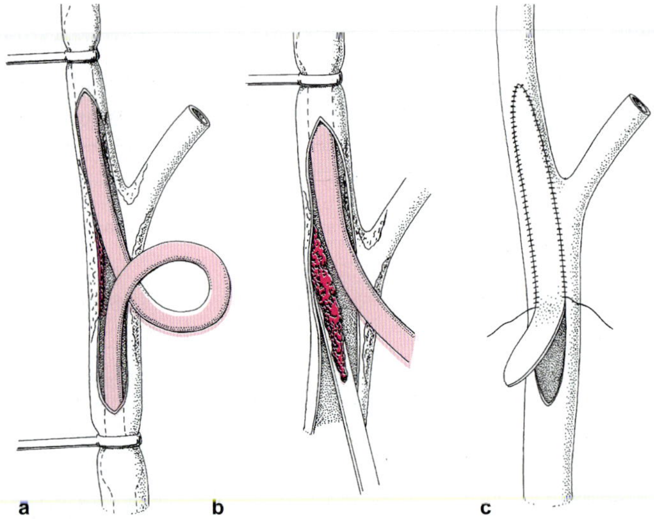

Abb. 9.9 Thrombendarteriektomie (TEA) mit Patch-Plastik, mit temporärer Shunt-Einlage:
a Einlage eines verschlussüberbrückenden Shunts
b Ausschälen stenosierenden Materials
c Erweiterungsplastik durch Patch
[L190]

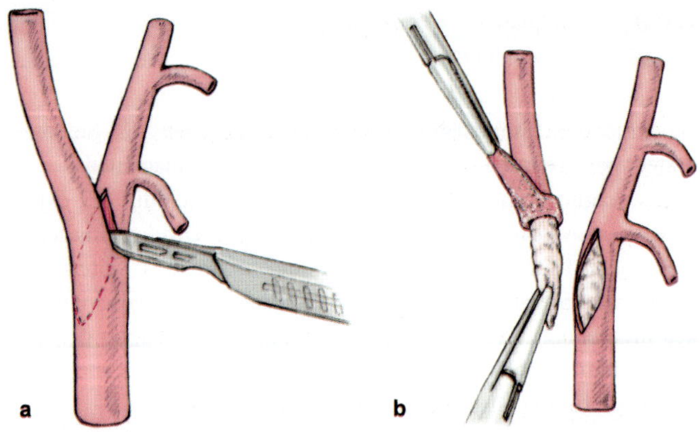

Abb. 9.10 Eversionsendarteriektomie (EEA) [R234]

Operative Therapie der extrakraniellen Karotisstenose (CEA)

Für die offen-chirurgische Versorgung extrakranieller Karotisstenosen haben sich **zwei OP-Techniken** etabliert:

- Konventionelle TEA mit Patch-Plastik (kTEA, ➤ Abb. 9.9),
- Eversionsendarteriektomie (EEA).

Im Rahmen der **klassischen TEA** (kTEA) wird die bifurkationsnahe A. carotis communis und die A. carotis interna über die Stenose hinaus in Längsrichtung inzidiert und in der Folge der stenotische Plaque-Zylinder mithilfe eines Metallspatels (Dissektor) offen ausgeschält. Die Arteriotomie wird durch Einnaht einer **Patch-Plastik** (alloplastisch, xenogen, autolog) rekonstruiert. Die Verwendung einer Patch-Plastik bietet gegenüber der **früher** durchgeführten **Direktnaht** signifikante Vorteile im Hinblick auf die Restenoserate.

Bei der **Eversionsendarteriektomie** (EEA) wird die A. carotis interna zunächst tangential von der A. carotis communis abgesetzt (➤ Abb. 9.10). Anschließend wird der Plaque-Zylinder von der Gefäßwand separiert und durch sukzessives Evertieren („Umstülpen") der A. carotis interna en bloc entfernt. Die Rekonstruktion erfolgt durch zirkuläre Re-Insertion der A. carotis interna an die A. carotis communis.

Die Entscheidung, welches der beiden CEA-Verfahren im speziellen Fall angewandt wird, obliegt dem Operateur. Jedes Verfahren hat seine Vorteile (EEA: kein Fremdmaterial, Korrektur von Gefäßelongationen; kTEA: Versorgung von langstreckigen Stenosen, bei geplanter Shunt-Einlage). Grundsätzlich ergänzen sich die beiden Techniken, sodass ein individueller Einsatz angestrebt werden sollte.

Im Rahmen des präoperativen Aufklärungsgespräches sind neben den allgemeinen (Blutung, Infektion, Wundheilungsstörung, Thrombose/Embolie etc.) einige karotisspezifische OP-Risiken und Komplikationen besonders hervorzuheben, die auf die kTEA und EEA in gleicher Weise zutreffen. Hierzu zählen die Verletzung umgebender, insbesondere nervaler Strukturen (N. hypoglossus, N. vagus, N. laryngeus recurrens etc.), (Nach-)Blutung/Hämatom sowie der perioperative Schlaganfall infolge Clamping-Ischämie oder zerebraler Embolisation (CEA = emboliegenerierende Prozedur). Zur Vermeidung eines frühpostoperativen Hyperperfusionssyndroms (HPS) bzw. einer intrakraniellen Blutung bedarf es eines engmaschigen Blutdruckmonitorings.

Die CEA kann in **Lokal-/Regionalanästhesie** oder **Allgemeinnarkose** durchgeführt werden. Ein großer Vorteil der Lokal-/Regionalanästhesie ist das **Neuromonitoring** beim **wachen** Patienten. Hierdurch kann eine hämodynamisch bedingte Clamping-Ischämie (bei Inkompetenz des „Circulus arteriosus cerebri Willisii") rasch erkannt und dieser durch eine **selektive temporäre Shunt-Einlage** umgehend gegengesteuert werden. Für Patienten, die in Allgemeinanästhesie an der Halsschlagader operiert werden, stehen verschiedene Methoden zum kontinuierlichen Neuromonitoring zur Verfügung: EEG (Elektroenzephalografie), SEP (somato-sensibel evozierte Potenziale), TCD (Transkranial-Doppler), NIRS (Near Infrared Spectroscopy), ACI-Stumpfdruck-Bestimmung. Diese Methoden sind in ihrer Sensitivität/Zuverlässigkeit dem Wach-Monitoring unterlegen und sollten deshalb nur in Kombination (mindestens 2) angewandt werden. Alternativ besteht beim schlafenden Patienten die Möglichkeit, auf ein intraoperatives Neuromonitoring zu verzichten und **routinemäßig** einen **intraluminalen Shunt** zu etablieren.

PRAXISTIPP

Arbeitsschritte der Karotis-CEA rechts in Lokal-/Regionalanästhesie (Wachmonitoring)

Vereinfachte Darstellung; einzelne OP-Schritte können in der Reihenfolge variieren:

1. Beach-Chair-Position des Patienten mit Reklination und Seitneigung des Kopfes nach links
2. Hautinzision entlang des Vorderrandes des M. sternocleidomastoideus
3. Durchtrennung des Platysmas
4. Schonende Präparation der Karotisgabel unter Beachtung umliegender Nervenstrukturen
5. Probeklemmung der Gefäße unter kontrollierter Hypertonie und Neuromonitoring
6. In Abhängigkeit vom klinisch-neurologischen Status des Patienten weiteres Vorgehen:
   a) Patient klinisch-neurologisch stabil: Fortfahren mit einer Eversions-endarteriektomie.
   b) Patient klinisch-neurologisch instabil (Bewusstseinsstörung, Sprachverlust, Unruhe, Lähmungserscheinung; insuffiziente Kollateralzirkulation): Clamping-Aufhebung, Blutdrucksteigerung und Fortfahren mit der konventionellen TEA/Patch-Plastik unter temporärer Shunt-Einlage.
7. In diesem Fall: klinisch-neurologisch stabiler Patient, Eversions-endarteriektomie: tangentiales Absetzen der A. carotis interna von der A. carotis communis
8. Mobilisierung des Plaque-Zylinders und Eversion der A. carotis interna
9. Ggf. offene TEA der bifurkationsnahen A. carotis communis und A. carotis externa
10. Zirkuläre Re-Insertion der A. carotis interna an die A. carotis communis
11. Kontrollangiografie
12. Drainageneinlage, schichtgerechter Wundverschluss

Endovaskuläre Therapie der extrakraniellen Karotisstenose (CAS)

Als Alternative der offen-chirurgischen CEA kann den Patienten mit Karotisstenose heutzutage ein minimalinvasives, Katheter-basiertes Verfahren angeboten werden: **CAS, Carotid Artery Stenting** (➤ Abb. 9.11).

Hierbei wird die Stenose der A. carotis interna durch PTA und primäre Stent-Implantation (ggf. unter Verwendung von zerebralen Protektionssystemen) therapiert. Die Leistenschlagader wird i. d. R. als Zugangsgefäß verwendet. Die Patienten benötigen periinterventionell eine duale Thrombozytenaggregationshemmung.

In bestimmten Situationen kann das endovaskuläre Karotisstenting Vorteile gegenüber dem offenen Vorgehen bieten. So werden Rezidivstenosen (nach CEA), radiogene Stenosen, aber auch Tandem- und distale, hochzervikale Stenosen bevorzugt mittels CAS behandelt. Ein sog. Hostile Neck, eine kontralaterale Parese des Nervus laryngeus recurrens oder orthopädische Anomalien (z. B. Morbus Bechterew) können eine Operation an der Halsschlagader (nahezu) unmöglich machen, sodass in diesen Fällen der endovaskulären Technik der Vorzug gegeben werden sollte.

Neben diesen anatomischen/morphologischen Faktoren gibt es auch klinische Parameter, bei deren Vorliegen die Patienten von der minimalinvasiven Technik profitieren könnten. Patienten mit schwerer koronarer Herzkrankheit (KHK), Herzinsuffizienz oder Zustand nach Myokardinfarkt (innerhalb der letzten 3 Mon.) haben perioperativ (CEA) ein hohes kardiales Risiko, weshalb in diesen Fällen die Möglichkeit einer endovaskulären Versorgung geprüft werden sollte.

Umgekehrt ist die Indikation zum Karotis-Stenting gerade bei älteren Patienten (Alter > 70 J.) zurückhaltend zu stellen. Da im Alter die Thrombus-/Kalzifikationslast im Aortenbogen zunimmt,

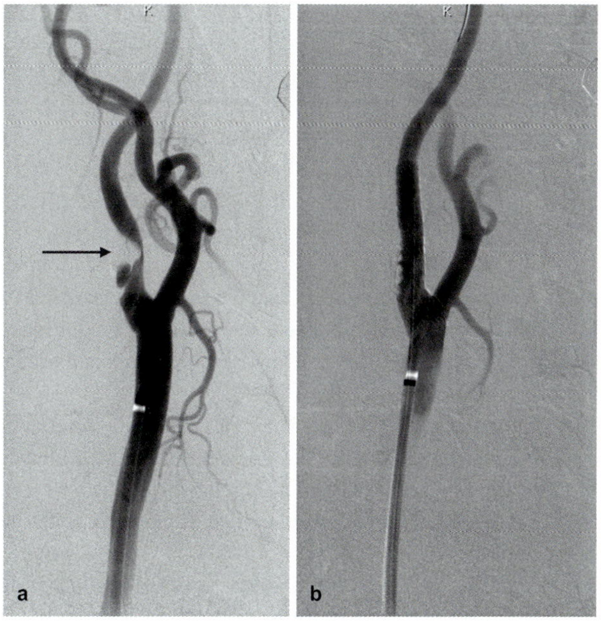

Abb. 9.11 Karotisstenose: endovaskuläre Therapie (CAS; mit freundlicher Genehmigung von Dr. Leonhard, Klinik für Radiologie, Universitätsklinikum Dresden) [R236]

steigt entsprechend das Embolisationsrisiko und damit einhergehend das Schlaganfall-/Letalitätsrisiko bei der CAS.

Patienten, die einen akuten Schlaganfall erleiden und als Ursache eine Tandemläsion mit extrakranieller ACI-Stenose/Okklusion und nachgeschaltetem, embolischem Verschluss einer großen, intrakraniellen Arterie zeigen, sollten primär endovaskulär versorgt werden:
1. PTA/Stenting der A. carotis interna und
2. intrakranielle Thrombembolektomie mittels Stent-Retriever.

9.4 Krankheitsbilder und Therapien: periphere Gefäßsysteme

Das häufigste Krankheitsbild im peripheren arteriellen Gefäßsystem stellt die **periphere arterielle Verschlusskrankheit** dar. Unter **pAVK** versteht man sämtliche Stenose-/Verschlussprozesse an den Arterien der oberen und unteren Extremitäten, unabhängig von der zugrunde liegenden Genese. Man unterscheidet zwischen einer akuten und einer chronischen Form.

Die **akute Extremitätenischämie** bezeichnet einen akuten Verschluss einer Extremitätenarterie mit plötzlich einsetzenden Beschwerden, welche von stärksten Schmerzen bis hin zum vollständigen Verlust der Sensibilität und Motorik der betroffenen Extremität reichen können. Klinisch bestehen typische Zeichen, welche als **6P nach Pratt** zusammengefasst werden: **P**ain (Schmerz), **P**allor (Blässe), **P**ulselessness (Pulsverlust), **P**aresthesia (Sensibilitätsstörung), **P**aralysis (Bewegungsunfähigkeit), **P**rostration (Schock).

Ursächlich findet sich beim akuten Gefäßverschluss eine arterielle Thrombose (degenerativ durch Arteriosklerose oder traumatisch bedingt) oder eine Embolie (z. B. bei Vorhofflimmern).

Therapeutisch versucht man, dass verschlossene Gefäßsegment wieder zu eröffnen. Hierbei kann ein sog. **Fogarty-Ballonkatheter** hilfreich sein. Ggf. bedarf es zusätzlich einer lokalen TEA zur Sanierung der Ursache oder bei frustraner Rekanalisation der Anlage eines Bypasses.

Neben stenosierenden bzw. okkludierenden Gefäßerkrankungen sind Degenerationen im Sinne von **Aneurysma**-Bildungen als vaskuläre Pathologien zu nennen. Hierbei können sämtliche Gefäße der Extremitäten ein Aneurysma ausbilden, wobei das arterielle Gefäßsystem häufiger als die venöse Strombahn Ausgangspunkt ist. Das weitaus häufigste periphere Aneurysma betrifft die Poplitealarterie. Komplikationen des **Poplitealarterienaneurysmas** (PAA) sind neben Ruptur und Kompression benachbarter Strukturen v. a. periphere Embolien, welche eine kritische Extremitätenischämie hervorrufen können.

Von diesem „echten" Aneurysma muss das sog. **Aneurysma spurium** unterschieden werden. Prädilektionsort ist die A. femoralis communis, welche i. d. R. als Zugangsgefäß multipler Interventionen (z. B. DSA, Koronarangiografie, Herz-Lungen-Maschine etc.) gewählt wird.

Traumatische Läsionen der Arterien und Venen können an allen Extremitäten auftreten und können neben erheblichen Blutverlusten auch bedrohliche Ischämiezustände bedingen, sodass in jedem Fall rasches Handeln erforderlich wird.

Als weitere, jedoch seltene Gefäßerkrankungen sind **Malformationen, Tumoren** und **Vaskulitiden** zu nennen, ebenso wie die **zystische Adventitiadegeneration** und das **popliteale Entrapment-Syndrom.**

9.4.1 Periphere arterielle Verschlusskrankheit (pAVK)

Epidemiologie/Ätiologie

Die periphere arterielle Verschlusskrankheit stellt ein sehr häufiges Krankheitsbild in unserer Gesellschaft dar. Durch den demografischen Wandel und der zunehmend älter werdenden Bevölkerung steigt auch das Vorkommen der Patienten mit pAVK. Neben diesem unabhängigen Risikofaktor „Alter" gibt es weitere Risikofaktoren, die das Auftreten der pAVK begünstigen. Hierzu zählen insbesondere der Nikotinabusus, der Diabetes mellitus, die arterielle Hypertonie, die Fettstoffwechselstörung (Hypercholesterinämie), die Adipositas und der Bewegungsmangel. Eine chronische dialysepflichtige Niereninsuffizienz ist ein weiterer bedeutender Risikofaktor.

Aufgrund der identischen Risikofaktoren ist die pAVK nicht selten mit dem Auftreten weiterer Erkrankungen assoziiert. So besteht eine Co-Inzidenz mit der koronaren Herzkrankheit (KHK) und der zerebrovaskulären AVK, welche wiederum einen Myokardinfarkt (Herzinfarkt) bzw. einen Apoplex (Schlaganfall) zur Folge haben könnten. Dies erklärt auch die generell erhöhte Morbidität und Mortalität von Patienten mit pAVK, insbesondere in höheren Stadien der arteriellen Verschlusskrankheit.

Der überwiegende Anteil der klinischen Manifestation betrifft die untere Extremität. Die obere Extremität kann ebenso befallen sein. Aufgrund besserer Kompensationsmöglichkeiten treten hier Symptome allerdings deutlich seltener auf.

Klinik

Klinisch präsentieren sich die Patienten, abhängig vom Schweregrad, mit folgenden Symptomen bzw. Befunden:

Typischerweise werden Schmerzen in den Beinen, v. a. in der Wade, nach einer bestimmten Gehstrecke angegeben, welche den Betroffenen zum Stehenbleiben bzw. zum Einlegen einer Pause zwingen. Diese Claudicatio intermittens (griech.: unterbrochenes Hinken) wird im Volksmund als sog. **Schaufensterkrankheit** bezeichnet.

Schreitet die Erkrankung weiter fort, treten zusätzlich Ruheschmerzen auf. Die Patienten müssen dann z. B. in der Nacht das Bein aus dem Bett heraushängen lassen. Es besteht zumeist ein hoher subjektiver Leidensdruck. Diesem Stadium liegt bereits eine kritische periphere Durchblutungssituation zugrunde.

Das Endstadium der pAVK ist durch trophische Störungen, meist im Bereich der Akren beginnend, gekennzeichnet. Die Perfusion ist so stark eingeschränkt, dass Ulzerationen und Nekrosen entstehen.

9

Hieraus leitet sich auch die **Stadieneinteilung nach Fontaine** ab:
- Stadium I: asymptomatisch
- Stadium II: belastungsabhängige Beschwerden
- Stadium IIa: > 200 m
- Stadium IIb: < 200 m
- Stadium III: Ruheschmerzen
- Stadium IV: trophische Störungen: Ulkus, Gangrän, Nekrosen.

Die Stadien III und IV werden als „kritische Extremitätenischämie“ zusammengefasst.

Diagnostik

Basisdiagnostik

Neben einer ausführlichen Anamneseerhebung, in welcher o. g. Risikofaktoren, Begleiterkrankungen, Medikation, Allergien, gefäßchirurgische Voroperationen/-interventionen sowie das Beschwerdebild exakt erfragt werden sollte, bedarf es stets einer umfassenden **körperlichen Untersuchung:**
- Inspektion: Hautkolorit (rosig/blass/livide); Vorhandensein und Lokalisation von Nekrosen/Ulzerationen (trocken/feucht; Druckstellen?); Status Hautanhangsgebilde (Behaarung/Nageldystrophie/Onychomykose); Fußdeformität (diabetischer Charcot-Fuß).
- Palpation: Temperatur (warm/kühl/kalt); Rekapillarisierungszeit; Pulsstatus (Leisten-/Popliteal-/periphere Fußpulse: A. tibialis posterior retromalleolär und A. dorsalis pedis am Fußrücken).
- Die Untersuchung sollte immer im **Seitenvergleich** vorgenommen und dokumentiert werden!

Im nächsten Schritt wird als einfach und schnell durchführbare Untersuchungsmethode der sog. Ankle-Brachial-Index (ABI; Knöchel-Arm-Index) bestimmt. Dieser liefert als objektives Messinstrument eine zusätzliche Beurteilung der peripheren Durchblutung. Hierzu wird mithilfe einer Doppler-Stiftsonde der Verschlussdruck der ATP und ATA/ADP auf Knöchelhöhe gemessen und anschließend in Relation zum systolischen Blutdruck der oberen Extremität gesetzt.

Definitionsgemäß spricht man bei einem ABI < 0,9 vom Vorliegen einer pAVK; bei asymptomatischen Patienten im Stadium I nach Fontaine.

Durch die Basisdiagnostik (Anamnese und körperliche Untersuchung inkl. Ankle-Brachial-Index) sind bereits wichtige Informationen zu gewinnen. Sie stellen die Grundlage für die nachfolgenden bildgebenden Untersuchungsschritte, welche ihrerseits v. a. der **Lokalisation der Stenose-/Verschlussprozesse** dienen.

Apparative Diagnostik

Aufgrund der breiten Verfügbarkeit, fehlenden Nebenwirkungen etc., sollte primär die **farbcodierte Duplexsonografie** (FCDS) zur Anwendung kommen; sie ist als Methode der Wahl zum Nachweis/Ausschluss von Gefäßverengungen/-verschlüssen anzusehen.

Alternativ stehen die **CT- und MR-Angiografie** als nichtinvasive Verfahren zur Verfügung. Bei der CT-Angiografie ist neben der Kontrastmittel- (jodhaltiges KM; **cave:** Schilddrüsen-/Nierenfunktion, Allergie) v. a. die Strahlenbelastung des Patienten zu berücksichtigen. Bei der MR-Angiografie werden Gadolinium-haltige Kontrastmittel verwendet (**cave:** nephrogene systemische Fibrose als seltene Komplikation bei vorbestehender Einschränkung der Nierenfunktion).

Goldstandard in der Erhebung des Gefäßstatus ist weiterhin, allerdings als invasive Untersuchungsmethode, die digitale Subtraktionsangiografie (DSA). Hier bedarf es der Punktion der Gefäße, zumeist der Femoralarterien, mit anschließender intraarterieller Applikation von jodhaltigem Kontrastmittel. Dieses Verfahren wird und sollte heutzutage vorzugsweise mit der therapeutischen Intervention (perkutane transluminale Angioplastie, Stent-Implantation) kombiniert werden.

Therapie

Da die pAVK nur **symptomatisch** therapiert werden kann, sollte die Behandlung **stadiengerecht** und **stufenweise** erfolgen.

Als **Basismaßnahme** sollte bei allen AVK-Patienten, d. h. im Stadium I–IV nach Fontaine, eine optimale Einstellung der Risikofaktoren vorgenommen werden. Dazu zählen eine strikte Nikotinkarenz, eine medikamentöse Blutdruckeinstellung sowie Therapie einer Hypercholesterinämie bzw. eines Diabetes mellitus, Gewichtsreduktion bei Fettleibigkeit sowie regelmäßige Bewegung und ausgewogene Ernährung.

Bei sowohl symptomatischen als auch asymptomatischen Patienten mit pAVK wird zusätzlich, mit dem Ziel der kardiovaskulären Sekundärprävention, die regelmäßige und lebenslange Einnahme eines Thrombozytenaggregationshemmers, z. B. Aspirin 100 mg 1 ×/d, empfohlen.

Invasive Therapieverfahren werden nur bei symptomatischen Patienten durchgeführt. Hier muss zwischen relativer Indikation (Stadium II) und absoluter Indikation (Stadium III/IV nach Fontaine, kritische Extremitätenischämie) unterschieden werden.

Im Stadium II wird den Patienten (zunächst) neben den aufgeführten Basismaßnahmen ein regelmäßiges und intensiviertes strukturiertes Gehtraining (45 Min., mind. 3 ×/Wo. über 3–6 Mon.) empfohlen. Sollte dies zu keiner Besserung der Beschwerden/Gehstrecke führen, kann im nächsten Schritt ein wenig invasiver und überschaubarer Eingriff (z. B. Leisten-TEA, Profunda-Plastik; endovaskuläre Techniken) diskutiert werden. Im Falle von Patienten, die beruflich bzw. sportlich auf eine entsprechende Gehstrecke angewiesen sind, sowie bei Verschlussprozessen der Leisten-/Beckenarterien kann auch primär eine invasive Herangehensweise indiziert sein. Kniegelenküberschreitende Bypassanlagen sowie infragenuale Rekonstruktionen sollten jedoch in diesem Stadium unbedingt vermieden werden.

Während bei Patienten mit einer Claudicatio intermittens i. d. R. also sämtliche konservativen Maßnahmen ausgeschöpft sein sollten, ehe interventionelle bzw. operative Verfahren angewandt werden, muss bei Patienten mit kritischer Extremitätenischämie (Stadium III/IV nach Fontaine) unverzüglich eine operative oder interventionelle Revaskularisation angestrebt werden.

Invasive Therapieverfahren

Bei den invasiven Behandlungsmethoden wird zwischen **endovaskulären (interventionellen) Katheterverfahren** und **operativen (offen-konventionellen)** Eingriffen unterschieden.

Abhängig von der Lokalisation, der Morphologie und der Länge der Stenose-/Verschlussprozesse wird primär ein offen-chirurgisches oder endovaskuläres oder kombiniertes Vorgehen gewählt. Die Therapieentscheidung wird zudem durch die Komorbiditäten und die damit assoziierte Operabilität/Narkosefähigkeit der Patienten beeinflusst. Während die endovaskulären Techniken zum größten Teil in Lokalanästhesie durchgeführt werden, bedarf es bei den operativen Eingriffen i. d. R. einer Vollnarkose.

Endovaskuläre Katheterverfahren

Das **endovaskuläre Vorgehen** beschreibt ein minimalinvasives Verfahren unter Zuhilfenahme bildgebender Techniken wie z. B. Röntgendurchleuchtung und Angiografie (mobiler C-Bogen; Angiosuite; Hybrid-OP-Saal).

In der Regel wird als Zugangsgefäß die Leistenarterie (in Einzelfällen auch transpopliteales/-pedales Vorgehen) perkutan punktiert und nach Einbringen einer Gefäßschleuse eine diagnostische Angiografie durch direkte intraarterielle Applikation von jodhaltigem Kontrastmittel durchgeführt. Hierdurch lassen sich die Stenose-/Verschlussprozesse exakt darstellen, welche dann, nach erfolgreicher Passage mit einem Führungsdraht, mit einem Ballonkatheter (und ggf. Stent) interveniert werden können. Dieser Vorgang wird als sog. perkutane transluminale Angioplastie (PTA) bezeichnet (➤ Abb. 9.12).

Um den einzelnen Ansprüchen (starke Variabilität in Abhängigkeit von der Becken-/Oberschenkel-/Unterschenkeletage; interindividuelle Differenzen etc.) gerecht zu werden, stehen die Ballon- und Stent-Systeme in einer großen Vielfalt zur Verfügung.

PRAXISTIPP

Arbeitsschritte der endovaskulären Revaskularisation (vereinfachte Darstellung)

1. Perkutane Punktion des Zugangsgefäßes
2. Etablierung einer Gefäßschleuse
3. Ante- oder retrograde Angiografie (intraarterielle Applikation von jodhaltigem Kontrastmittel) zur Detektion der Stenose-/Verschlusspathologie
4. Vorschieben eines Führungsdrahts und Platzieren des Drahts über die Pathologie hinaus
5. Einbringen des Ballonkatheters over-the-wire in das zu intervenierende Gefäßsegment
6. Angioplastie (sog. perkutane transluminale Angioplastie; PTA) und ggf. Stent-Implantation
7. Abschließende Kontroll-Angiografie
8. Entfernen der Devices
9. Verwendung eines Verschlusssystems; alternativ: manuelle Kompression; Kompressionsverband

Operative Revaskularisation (offen-chirurgisch):
Bei den offen-konventionellen Eingriffen wird prinzipiell zwischen zwei OP-Techniken unterschieden:

- **Thrombendarteriektomie,** TEA (mit Patch-Erweiterungsplastik, ➤ Abb. 9.13) und
- **Bypassverfahren** (anatomisch vs. extraanatomisch).

Bei der Thrombendarteriektomie (TEA) wird das betroffene Gefäßsegment in Längsrichtung inzidiert (Längsarteriotomie) und die Kalkablagerungen mithilfe eines Dissektors (Gefäßspatel) in einer geeigneten Schicht abgelöst und ausgeschält. In der Regel wird die TEA mit einer Patch-Plastik kombiniert, d. h., statt direktem Verschluss der Arteriotomie wird ein Patch-Streifen („Flicken") auf die eröffnete Vorderwand der Arterie eingenäht. Hierdurch wird nicht nur eine nahtbedingte Stenose, welche zwangsläufig durch einen fortlaufenden Verschluss der Arteriotomie resultieren würde, verhindert, sondern sogar eine weitere Zunahme des Lumens erreicht (Patch-Erweiterungsplastik). Als Patch wird heutzutage häufig xenogenes Material (Bovine Perikard) verwendet; alternativ stehen Kunststoff (Dacron, PTFE) oder autologes Gewebe (Vene, desobliterierte Arterie) zur Verfügung.

Die Thrombendarteriektomie wird häufig bei ausgeprägten arteriosklerotischen Veränderungen mit konsekutiven Stenosen bzw. Verschlüssen im Bereich von **Arterienaufzweigungen** angewandt. Klassisches Beispiel bei peripheren Gefäßrekonstruktionen ist die TEA der **Femoralisgabel** in der Leiste. Im Stadium II nach Fontaine (Claudicatio-Symptomatik) wird dieser Eingriff, auch bei zusätzlich bestehendem langstreckigem Verschluss der A. femoralis superficialis, isoliert als sog. Leisten-TEA mit Profunda-Plastik durchgeführt.

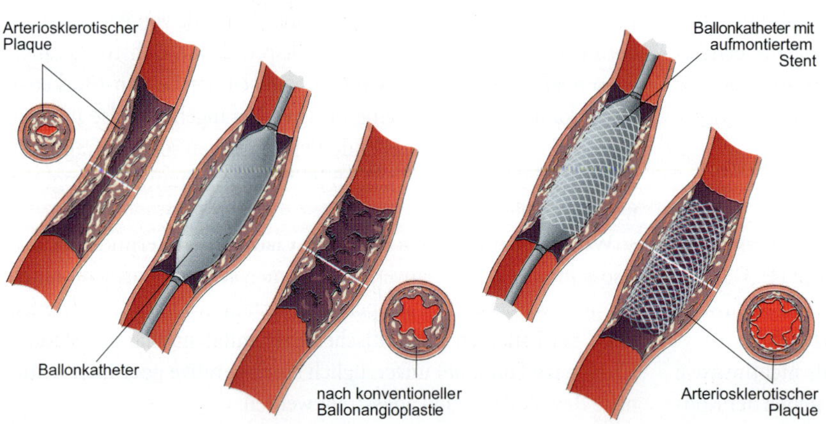

Abb. 9.12 Endovaskuläre Revaskularisation: PTA/Stent [L190]

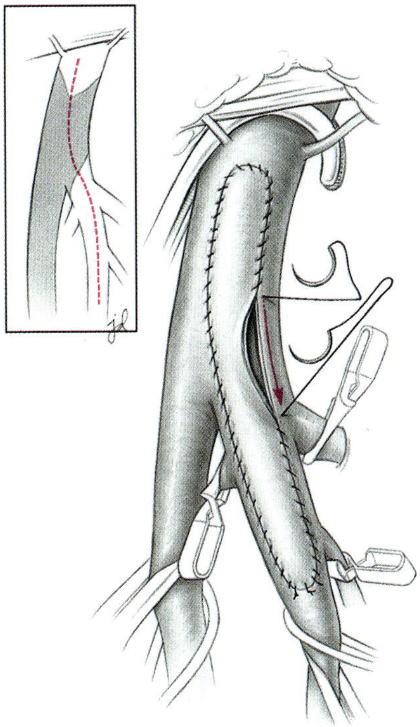

Abb. 9.13 Leisten-TEA mit Patch (Profunda-Plastik) [L107]

In diesem speziellen Fall bietet es sich an, den proximalen Abschnitt der A. femoralis superficialis zu entnehmen und die Arterie nach Desobliteration als autologen Patch zu verwenden.

Weitere Anwendungsgebiete der (isolierten) TEA sind Verschlussprozesse der Aortenbifurkation sowie der Unterschenkel-Trifurkation. Häufig bedarf es auch im Rahmen von Bypassanlagen der zusätzlichen Thrombendarteriektomie von Anschlusssegmenten.

Langstreckige Gefäßverschlüsse werden dagegen durch die Anlage eines **Bypasses** überbrückt. Diese Gefäßumleitungen können orthotop (dem normalen, anatomischen Verlauf entsprechend) oder extraanatomisch (außerhalb der normalen, anatomischen Lage) angelegt sein.

Beispiele eines extraanatomischen Bypasses sind der iliaco-/femoro-femorale Crossover-Bypass, der subclavio-/axillo-(bi-)femorale Bypass (bei beidseitiger Gefäßüberbrückung auch Hosenträger-Bypass genannt), der Obturator-Bypass oder der lateralseitige Tibialis-anterior-Bypass.

In der Behandlung der pAVK wird man häufiger mit der Anlage eines „orthotopen" Femoro-poplitealen/-cruralen Bypass konfrontiert sein (➢ Abb. 9.14). Als proximales Anschlusssegment dient vorzugsweise die A. femoralis communis. Abhängig von der Verschlussstrecke wird die Lokalisation der distalen Anastomose gewählt (Beispiele):

- Femoro-poplitealer PI-Bypass (distale Anastomose auf die supragenuale A. poplitea)
- Femoro-poplitealer PIII-Bypass (distale Anastomose auf die infragenuale A. poplitea; kniegelenküberschreitender Eingriff)
- Femoro-cruraler Bypass auf den Truncus tibiofibularis, die A. tibialis anterior, die A. tibialis posterior oder die A. fibularis
- Femoro-pedaler Bypass auf die A. dorsalis pedis, A. tibialis posterior bzw. A. plantaris

Der Begriff „distal-origin-Bypass" beschreibt die Situation, dass ein distal gelegeneres Segment als die A. femoralis communis, also die A. femoralis superficialis, die A. poplitea oder eine Unterschenkelarterie als Spendergefäß (proximale Anastomose) für den Bypass dient. Diese Konstellation ist zuweilen bei nicht ausreichender Bypasslänge (bei Verwendung körpereigener Vene) erforderlich oder Folge des grundsätzlichen Bemühens eines möglichst kurzen Bypasses (verbesserte Offenheit).

Grundvoraussetzungen für die Funktionalität und Offenheit eines jeden Bypasses sind ein adäquater arterieller Einstrom (1.) und Abstrom (2.) sowie eine gute Qualität des Bypass-Grafts (3.). Sollte nur einer der drei genannten Parameter insuffizient sein, wird zwangsläufig ein Bypassverschluss resultieren.

Wenn immer möglich sollte bei **infrainguinalen Rekonstruktionen** als Bypassmaterial die in guter Qualität und ausreichender Länge vorhandene Vena saphena magna verwendet werden, insbesondere bei kniegelenküberschreitenden Eingriffen. Hierfür sind, neben dem Vorteil der Infektresistenz, die besten Langzeitergebnisse hinsichtlich Bypass-Offenheit beschrieben. Bei insuffizienter (variköse Degeneration, schmales Kaliber) bzw. aufgebrauchter Vena saphena magna (Z. n. Venen-Stripping, Z. n. ACVB) kann auf kommerziell erhältliche alloplastische Kunststoffprothesen aus Dacron (Polyester) oder PTFE (Teflon) unterschiedlicher Durchmesser und Längen zurückgegriffen werden. Für gelenküberschreitende Eingriffe stehen ring-/spiralverstärkte Prothesen zur Verfügung. Alternativ zur V. saphena magna können weitere körpereigene Venen wie die V. saphena parva, die tiefe V. femoralis superficialis oder die Armvenen (V. cephalica/V. basilica) als Bypass genutzt werden.

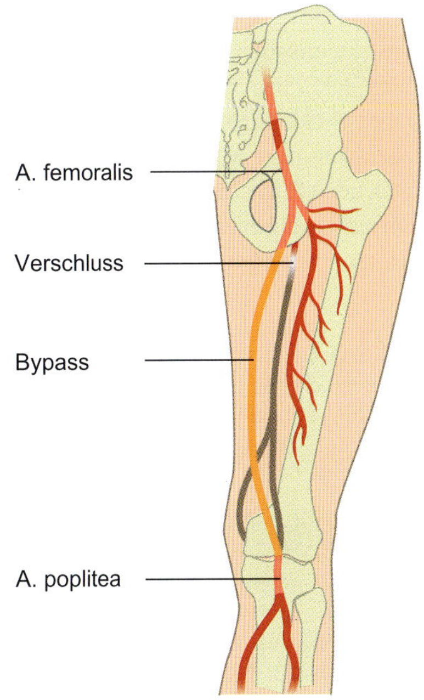

Abb. 9.14 Femoro-poplitealer Bypass [L138]

Bei Verwendung körpereigener Venen als Bypasstransplantat müssen die physiologisch angelegten Venenklappen berücksichtigt werden. Häufig wird die Vene in Reversed-Technik implantiert, d. h., nach Entnahme und Ligatur sämtlicher Seitenäste wird die Vene in umgekehrter Flussrichtung geführt. Alternativ kann ein Venenbypass „non-reversed" oder „in-situ" angelegt werden. Hier bedarf es allerdings der Zerstörung der Venenklappen unter Zuhilfenahme eines speziellen Instruments (sog. Valvulotom).

Für **suprainguinale Revaskularisationen** wie z. B. aorto-(bi-)femorale oder iliako- bzw. femoro-femorale Bypassrekonstruktionen, werden primär Kunststoffprothesen verwendet. Hierfür besitzt die V. saphena magna in Relation zu den nativen Gefäßen auf aorto-iliakaler Ebene ein zu schmales Kaliber. Eine Ausnahme stellt die Infektion der Operationsregion dar; hier sollte die Implantation von Fremdmaterial absolut vermieden werden. In dieser Konstellation sollte eine autologe Rekonstruktion, i. d. R. durch Gebrauch der tiefen V. femoralis superficialis, angestrebt werden.

Kombinierte offen-chirurgische und endovaskuläre Technik (Hybridverfahren)

Häufig ist in der Behandlung von pAVK-Patienten ein kombinierter Einsatz der offenen Chirurgie und der minimalinvasiven endovaskulären Technik sinnvoll. So können Patienten, die neben dem häufig vorkommenden Befall der Leistenbifurkation zusätzlich hochgradige Stenosen in der Becken- oder Oberschenkel-/Unterschenkeletage aufweisen, in nur einem simultanen Eingriff umfänglich versorgt werden, indem eine Leisten-TEA/Patch-Plastik sowie eine intraoperative transluminale Angioplastie (ITA) und ggf. Stent-Implantation der betroffenen Gefäßebene miteinander kombiniert werden.

Major-Amputation

Bei fehlenden operativen und interventionellen Möglichkeiten der Revaskularisation bleibt in bestimmten Fällen der kritischen Extremitätenischämie als **Ultima Ratio** nur die Major-Amputation (Oberschenkel-/Unterschenkelamputation). Bei Patienten mit Bettlägerigkeit oder Kontakturen im Kniegelenk, die AVK-bedingt an quälenden Ruheschmerzen oder progredienten Nekrosen leiden, ist von aufwendigen Revaskularisationen eher Abstand zu nehmen und primär eine Major-Amputation zu diskutieren.

PRAXISTIPP

Arbeitsschritte der offen-chirurgischen Revaskularisation am Beispiel der femoro-poplitealen (PI) Venenbypassanlage

Vereinfachte Darstellung; einzelne OP-Schritte können in der Reihenfolge variieren:

1. Inguinaler Zugang mit Freipräparation der Femoralarterien:
   - Längsgerichtete Hautinzision in der Leiste, Präparation in die Tiefe unter Medialisierung des Lympdrüsenfettkörpers, Faszieneröffnung und Darstellen des Gefäßlagers

   (**Memo:** IVAN: Innen, Vene, Arterie, Nerv)
   - Freipräparation und Anzügeln der A. femoralis communis inklusive der Femoralisbifurkation, der A.femoralis superficialis und der A. profunda femoris
2. Supragenualer Zugang mit Freilegen der A. poplitea im PI-Segment: längsgerichtete Hautinzision am medialseitigen distalen Oberschenkel, Präparation durch das Subkutangewebe, Faszieneröffnung, weitere Präparation ventralseitig des M. sartorius, Freilegen und Anzügeln der A. poplitea im PI-Segment
3. Entnahme der epifaszial gelegenen Vena saphena magna, beginnend auf Höhe der Crosse (Mündungsregion der V. saphena magna in die V. femoralis) in der Leiste, bis zum distalen Oberschenkel, Dissektion/Ligatur venöser Seitenäste
4. Systemische i. v. Heparin-Gabe (durch die Anästhesie)
5. Ausklemmen und Längsarteriotomie der Femoralarterie, ggf. offene TEA
6. Proximale Anastomose der A. femoralis communis Seit-zu-End mit der V. saphena magna
7. Orthotope und torsionsfreie Tunnelierung der reversed-geführten Bypassvene
8. Ausklemmen und Längsarteriotomie der A. poplitea im PI-Segment
9. Distale Anastomose der Bypassvene End-zu-Seit mit der supragenualen A. poplitea
10. Flushen und Heparin-Kochsalz-Spülung vor Komplettierung der Anastomose
11. Kontrollangiografie (DSA)
12. Überprüfen des OP-Situs auf verbliebene Fremdmaterialien; Zählkontrolle
13. Subtile Umgebungsblutstillung, Einlage von Drainagen, schichtgerechter Wundverschluss

9.4.2 Varikosis

Varikosis der unteren Extremität

Terminologie und Epidemiologie

Unter Varizen, im Volksmund „Krampfadern" genannt (von althochdeutsch „krimpfan" = krümmen), versteht man dilatierte, zum Teil geschlängelte und knotig imponierende Venen des oberflächlichen/epifaszialen Venensystems. Sie treten bevorzugt an den unteren Extremitäten auf. Das Krampfaderleiden stellt ein häufiges Krankheitsbild in unserer Gesellschaft dar. Man geht davon aus, dass mehr als die Hälfte der Menschen hierzulande im Laufe ihres Lebens Varizen entwickeln.

Das Krankheitsspektrum reicht dabei von symptomfreien Verläufen mit lediglich kosmetischen/ästhetischen Gesichtspunkten bis hin zu schweren Verläufen der chronisch-venösen Insuffizienz mit manifestem Ulcus cruris venosum.

Pathophysiologie/Ätiologie

Pathophysiologisch liegt der primären Varikosis eine Degeneration der Venenwand und des Klappenapparats zugrunde. Als Folge hiervon resultiert ein insuffizienter Klappenschluss, was konsekutiv zu einer gestörten Drainage des venösen Blutes aus dem Bein führt. Anstelle eines gerichteten Rücktransports des Blutes zum Herzen versackt das Blut nun im insuffizienten epifaszialen Venensystem, was eine venöse Hypertension (Volumenüberlastung) im Bein und im Sinne eines Circulus vitiosus einen Progress des Krankheitsgeschehens bewirkt.

Als **Crosse** (aus dem Französischen: Hirtenstab, Krummstab, Bischofsstab) bezeichnet man den bogenförmigen Abschnitt der Einmündung der oberflächlichen (epifaszialen) Vena saphena magna in die Vena femoralis (tiefes Venensystem) bzw. der oberflächlichen (epifaszialen) Vena saphena parva in die Vena poplitea (tiefes Venensystem). In dieser Region (sapheno-femorale Junktion) befinden sich neben der Einmündung zahlreicher venöser Seitenäste (Venenstern) die prä- und terminalen Mündungsklappen. Die infolge einer Degeneration der Mündungsklappen insuffiziente Crosse der Stammvenen (Vena saphena magna und V. saphena parva) bildet häufig den pathomorphologischen Ausgangspunkt für die Entstehung der Varikosis.

Als **Risikofaktoren** für die Ausbildung von Varizen gelten Alter, weibliches Geschlecht, Adipositas, Schwangerschaft, genetische Disposition und eine chronische Orthostase-Belastung infolge langen Stehens.

Klinik und Komplikationen

Neben dem störenden klinischen Erscheinungsbild (kosmetisch-ästhetischer Aspekt) berichten die Patienten häufig über ein Schwere- und Spannungsgefühl im betroffenen Bein, insbesondere nach längerem Stehen oder Sitzen. Nächtliche Wadenkrämpfe und (im Tagesverlauf zunehmende) Schwellungsneigung der Beine stellen weitere Symptome dar.

Im weiteren Krankheitsverlauf (Spätfolgen) können alle Stadien der chronisch-venösen Insuffizienz von typischen Hautveränderungen wie Besenreisern (Corona phlebectatica), Ödemen, Hyperpigmentierungen (Purpura jaune d´ocre) bis hin zum floriden Ulcus cruris venosum auftreten.

„Hautzeichen" der chronisch-venösen Insuffizienz:

- Corona phlebectatica: retikuläres Netz aus Besenreiservarizen, meist im Knöchelbereich lokalisiert
- Purpura jaune d´ocre: durch Hämosiderin-Ablagerungen entstehende orange-braune Pigmentierung, Knöchel-/Unterschenkelbereich
- Atrophie blanche (Capillaritis alba): bevorzugt im Knöchelbereich
- Dermatoliposklerose: lederartige Verdickung der Haut am Unterschenkel
- Stauungsdermatitis/-ekzem: meist am distalen Unterschenkel

Klassifikation

Die klinischen Stadien der Varikose und der chronisch-venösen Insuffizienz werden nach der sog. CEAP-Klassifikation eingeteilt. Dabei ist im klinischen Alltag v. a. die Kategorie C (Clinical) von Interesse.

- C0: keine sichtbaren oder palpablen Zeichen einer Venenkrankheit
- C1: Besenreiser (Teleangiektasien) oder retikuläre Venen (< 3 mm)
- C2: variköse Venen (≥ 3 mm)
- C3: Ödem
- C4a: Hyperpigmentierung, Stauungsdermatitis/-ekzem
- C4b: Dermatoliposklerose, Atrophie blanche
- C5: abgeheiltes Ulcus cruris venosum
- C6: florides Ulcus cruris venosum

Eine weitere gebräuchliche Einteilung der chronisch-venösen Insuffizienz nach ihrem Schweregrad ist die Kategorisierung nach **Widmer:**

- Grad I: Corona phlebectatica, Phlebödem
- Grad II: trophische Hautveränderungen (Atrophie blanche, Purpura jaune d´ocre, Dermatolipo(faszio)sklerose)
- Grad III: florides oder abgeheiltes Ulcus cruris venosum

Neben den aufgeführten Spätfolgen des chronischen Varizenleidens können folgende Komplikationen auftreten:

- Varikös degenerierte Venen können zu **Blutungskomplikationen** führen, insbesondere im Bereich trophischer Hautveränderungen. Dies kann v. a. bei alten, sozial isolierten Patienten unter ungünstigen Umständen eine lebensbedrohliche Situation darstellen.
- Eine weitere Komplikation stellt die **Variko-/Thrombophlebitis** (oberflächliche Venenthrombose) dar. Daneben gibt es Hinweise, dass Patienten mit Krampfadern ein erhöhtes Risiko für das Auftreten **tiefer Beinvenenthrombosen** haben.

Ursachen der chronisch-venösen Insuffizienz (CVI): Stammveneninsuffizienz mit Varikosis > postthrombotisches Syndrom >> Adipositas (Phlebesity).

Diagnostik

Anamnestisch sind das subjektive Beschwerdebild, klinische Zeichen und Komplikationen zu erfragen.

Im Rahmen der körperlichen Untersuchung sollten Ausprägung und Lokalisation sicht- und tastbarer Varizen (Stamm-/Seitenast-/retikuläre/Besenreiservarizen) sowie das Vorkommen der Hautzeichen inkl. manifester/abgeheilter Ulzera dokumentiert werden. Die arterielle Perfusion sollte durch Erhebung des Pulsstatus und ggf. Doppler-Verschlussdruck-Bestimmung erfasst werden.

Mithilfe der Duplexsonografie erhält man weitere wichtige Informationen über die Funktionalität der Crosse (VSM/VSP), den proximalen und distalen Insuffizienzpunkt und somit über die Refluxstrecke im epifaszialen Venensystem, insuffiziente Perforansvenen und den Status des tiefen Venensystems.

Aus der Refluxstrecke der Stammvenen leitet sich die **Stadieneinteilung nach Hach** ab (➤ Tab. 9.3).

Diese Einteilung bietet die Grundlage einer stadiengerechten Therapie der Stammveneninsuffizienz (➤ Abb. 9.15).

Therapie

Bei der Behandlung des chronischen Venenleidens unterscheidet man grundsätzlich konservative Maßnahmen von offen-chirurgischen und endovenösen bzw. minimalinvasiven Techniken (➤ Tab. 9.4).

Konservative Therapie

Das wichtigste Element der **konservativen Therapie** stellt die **Kompressionsbehandlung** dar. Als Voraussetzung zur Durchführung der Kompression muss zuvor jedoch stets eine relevante pAVK am betroffenen Bein ausgeschlossen worden sein. Neben einer elasto-kompressiven Wickelung mit Kurzzugbinden können den Patienten medizinische Kompressionsstrümpfe (MKS) der Klasse II (mittel, 23–32 mmHg) angeboten werden.

Daneben werden **physikalische Maßnahmen** empfohlen: intermittierendes Hochlagern der Beine, krankengymnastische Mobilisation und Schwimmen (gezielter Einsatz der Wadenmuskelpumpe), manuelle Lymphdrainage.

Eine **medikamentöse Therapie** mit Ödemprotektiva kann ergänzend durchgeführt werden: Rotes-Weinlaub-Extrakt, Rosskastanien-Extrakt, Oxerutin.

Tab. 9.3 Stadieneinteilung nach Hach

Stadium	Vena saphena magna
I	Insuffizienz der Mündungsklappen
II	Insuffizienz der Venenklappen mit retrogradem Blutstrom bis oberhalb des Knies
III	Insuffizienz der Venenklappen mit retrogradem Blutstrom bis unterhalb des Knies
IV	Insuffizienz der Venenklappen mit retrogradem Blutstrom bis zur Knöchelregion
Stadium	**Vena saphena parva**
I	Insuffizienz der Mündungsklappen
II	Insuffizienz der Venenklappen mit retrogradem Blutstrom bis zur Wadenmitte
III	Insuffizienz der Venenklappen mit retrogradem Blutstrom bis zur Knöchelregion

Invasive Therapieformen

Kleinkalibrige Varizen (Teleangiektasien, Besenreiser, retikuläre Varizen) werden vorzugsweise durch **Flüssigsklerosierung** behandelt. Alternativ kann eine transkutane Lasertherapie angewandt werden.

Die Behandlung der Seitenastvarikosis, d.h. großkalibriger Varizen, erfolgt i.d.R. als **Mini-Phlebektomie** über Stichinzisionen in der sog. Varady-Technik. Alternativ kann eine Flüssig- bzw. Schaumsklerosierung (abhängig vom Varizenkaliber) vorgenommen werden.

Zur Behandlung der **Stammveneninsuffizienz** stehen verschiedene Optionen zur Verfügung, die alle das Ziel verfolgen, die insuffiziente Stammvene (Refluxstrecke) auszuschalten und somit den pathologischen Rezirkulationskreis zu unterbrechen und die venöse Hypertension im epifaszialen Venensystem aufzuheben.

Neben der klassischen Operation werden heutzutage zunehmend endovenöse Verfahren angeboten.

In Anlehnung an die Einteilung der Stammveneninsuffizienz nach **Hach** soll bei allen Verfahren eine **stadiengerechte Behandlung** durchgeführt werden, d.h., nur das insuffiziente Segment der V. saphena magna oder parva darf ausgeschaltet, intakte Venensegmente sollen dagegen unbedingt geschont werden. Auf diese Weise können die belassenen, gesunden Venenabschnitte zu einem späteren Zeitpunkt als Bypasstransplantat (z.B. aorto-koronarer Venenbypass, peripherer arterieller Bypass etc.) Verwendung finden.

Tab. 9.4 Überblick: Therapiespektrum der Stammveneninsuffizienz

Offen-chirurgisch	Endovenös-thermisch	Endovenös-non-thermisch
Crossektomie	Radiofrequenzablation	Schaumsklerosierung
Stripping	Laserablation	Venenkleber
(Valvuloplastie)	Wasserdampf (120 °C)	MOCA

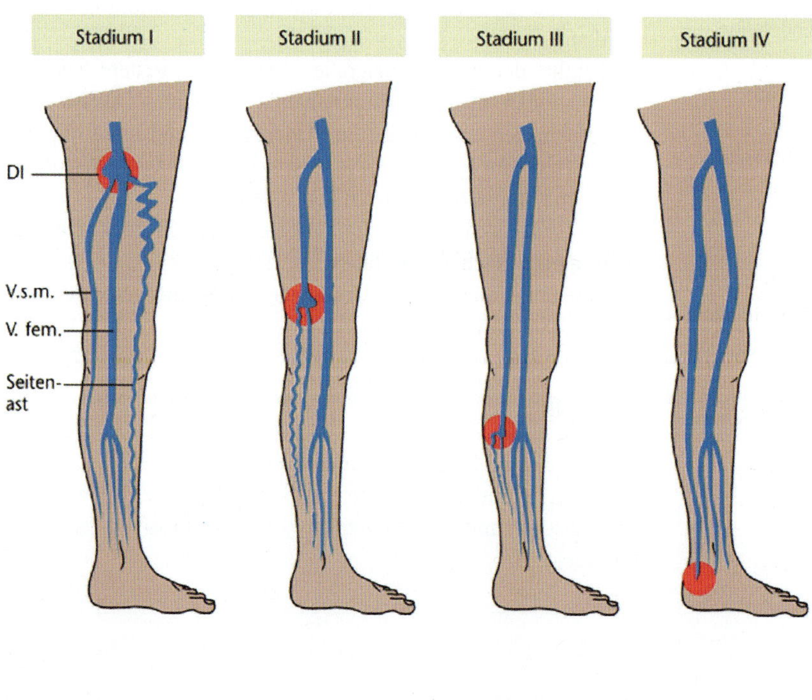

Abb. 9.15 Stadieneinteilung nach Hach [L138]

Offen-chirurgische Therapie der Stammveneninsuffizienz

Die **offene Chirurgie** umfasst mehrere Operationssequenzen:

1. Crossektomie (inguinal/popliteal, ➤ Abb. 9.16)
2. Stripping der Vena saphena magna/parva
3. Ggf. Ligatur von Perforansveneninsuffizienzen
4. Ggf. Seitenastexhairese: Mini-Phlebektomie (Varady)

PRAXISTIPP

Arbeitsschritte der offen-chirurgischen Varizen-Sanierung am Beispiel einer Stammvarikosis der Vena saphena magna Hach III

Vereinfachte Darstellung; einzelne OP-Schritte können in der Reihenfolge variieren: Der präoperativ durchgeführten klinischen und (farbduplex) sonografischen Diagnostik durch den operierenden Chirurgen selbst kommt eine besondere Bedeutung zu. Hierbei sollten neben den Varizenkonvoluten auch insuffiziente Perforansvenen sowie der proximale (Crosse) und distale Insuffizienzpunkt der Refluxstrecke markiert werden.

Schritt 1.: Crossektomie in der Leiste (Unterbrechung des Refluxes vom tiefen ins epifasziale Venensystem; proximaler Insuffizienzpunkt)

a) Inguinale Hautinzision parallel zur Leistenbeuge, Präparation durch das Subkutangewebe, Darstellen der Vena saphena magna
b) Verfolgen der Vena saphena magna in Richtung des saphenofemoralen Übergangs
c) Darstellen der Crosse mit allen einmündenden venösen Seitenästen: V. epigastrica superficialis, V. pudenda externa, V. circumflexa ilium superficialis, V. saphena accessoria anterior/posterior
d) Crossektomie: Ligatur aller Seitenäste + Absetzen der VSM direkt an der Einmündung in die tiefe Vena femoralis (**cave:** Vermeidung einer Einengung der Vena femoralis; Vermeidung des Belassens eines Venenstumpfes)

Schritt 2.: Stripping-Manöver der Vena saphena magna (Ausschaltung von Refluxstrecke/Rezirkulationskreis)

e) Weitere Hautinzision am proximalen Unterschenkel, Aufsuchen der Vena saphena magna am distalen Insuffizienzpunkt
f) Venotomie und Einführen der Stripping-Sonde, Vorschieben der Sonde bis zum Venenstumpf in der Leiste, Bergen und Einknoten der Sonde
g) Absetzen/Ligatur der VSM distal der Sondeneinführungsstelle
h) Ggf. Seitenastexhairese durch Mini-Phlebektomie (Varady)
i) Ggf. Ligatur von insuffizienten Perforansvenen
j) Stripping der insuffizienten V. saphena magna von proximal nach distal

Eine seltene und nur in wenigen, spezialisierten Zentren angebotene Operationstechnik zur Verbesserung der venösen Drainage stellt die **extraluminale Valvuloplastie** dar. Bei diesem rekonstruktiven Verfahren wird die insuffiziente, dilatierte Stammvene mit einer Kunststoffmanschette umhüllt und so im Lumen reduziert, dass die Klappenfunktion wiederhergestellt wird.

Endovenöse (endoluminale) Therapie der Stammveneninsuffizienz

Ein inzwischen sehr weitverbreitetes und flächendeckend angewandtes Verfahren in der Behandlung der Stammveneninsuffizienz stellt die **endovenöse Therapie** dar.

Bei den minimalinvasiven Techniken werden **endovenös-thermische** (➤ Abb. 9.17) und **endovenös-non-thermische** Verfahren unterschieden.

Ziel all dieser Verfahren ist die Ausschaltung der insuffizienten Stammvene (Refluxstrecke). Auf diese Weise soll der pathologische Rezirkulationskreislauf unterbrochen und stattdessen wieder eine physiologische, gerichtete/refluxfreie Drainage des venösen Blutes aus dem Bein erzielt werden.

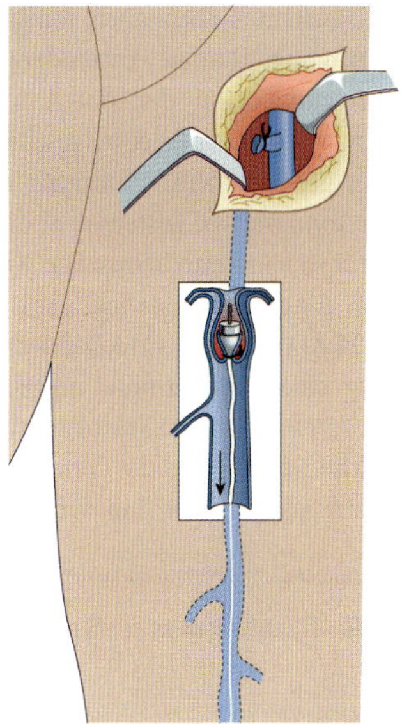

Abb. 9.16 Crossektomie und Stripping VSM Vena saphena magna [L190]

Bei der **thermischen Ablation** wird unter Ultraschallkontrolle eine dünne, flexible Sonde in die Stammvene eingeführt und durch Anwendung von Hitze (durch **Radiofrequenz, Laser** oder **Wasserdampf**) eine Denaturierung der Venenwand induziert, wodurch die Vene versiegelt wird. Die Behandlung wird zumeist in Tumeszenz-Anästhesie und unter ambulanten Bedingungen vorgenommen.

Die thermischen Ablationstechniken sind sicher und effektiv, und bieten den Patienten gewisse Vorteile im Sinne von weniger postoperativen Schmerzen und verkürzter Rekonvaleszenz.

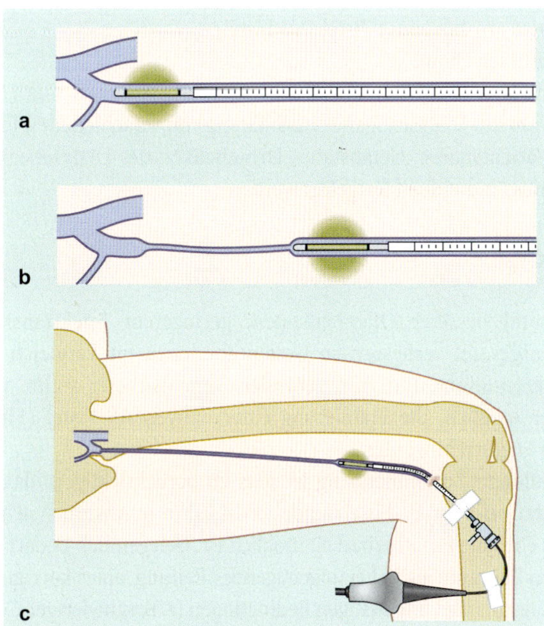

Abb. 9.17 Endovenös-thermische Ablation Vena saphena magna [E638]

Daneben stehen auch einige **non-thermische Verfahren** zur Verfügung. Häufige Anwendung findet die **Schaumsklerosierung** (Verödung), bei der durch wiederholte perkutane Punktionen ultraschallkontrolliert aufgeschäumtes Polidocanol in die Krampfader gespritzt wird. Alternativ kann über einen dünnen Katheter, der sonografisch gesteuert in die betroffene Vene eingeführt wird, ein spezieller medizinischer **Kleber** endoluminal appliziert werden. Eine Weiterentwicklung der reinen Verödung stellt das sog. **MOCA**-Verfahren (**Mechano-chemische Ablation**) dar. Hier wird über einen endoluminal eingebrachten Spezialkatheter zusätzlich zur Applikation von Sklerosierungsmittel (Polidocanol) eine mechanische Schädigung des Venen-Endothels durch einen rotierenden Draht ausgeübt (➤ Tab. 9.4).

9.5 Dialysezugänge

Allgemeines

Patienten, die an einem vollständigen und irreversiblen Funktionsverlust der Nieren (terminale Niereninsuffizienz) leiden, benötigen ein **Nierenersatzverfahren.**

Neben der **Nierentransplantation** stehen die **Hämodialyse** (HD; „Blutwäsche") und die Entgiftung über das Bauchfell (**Peritonealdialyse,** PD) als Behandlungsverfahren zur Verfügung.

Bei der Hämodialyse, welche die häufigste Dialyseform darstellt, wird das Blut außerhalb des Körpers (extrakorporal) über ein spezielles Filtersystem, den sog. Dialysator („künstliche Niere"), gereinigt. Um eine effektive Dialyse zu gewährleisten, bedarf es eines adäquaten und stabilen **Dialysezugangs.** In der Regel sind drei Dialyse-Behandlungen in der Woche und mindestens vier Stunden pro Behandlung erforderlich.

Grundsätzlich werden drei Arten von **Gefäßzugängen für die Hämodialyse** unterschieden:

- Native arteriovenöse Fistel (AV-Fistel)
- Prothesen-Shunt
- Zentralvenöser Dialysekatheter

Die Wahl des Dialysezugangs ist abhängig von verschiedenen Faktoren (Patientenalter, Gefäßstatus, Dringlichkeit des Dialysebeginns) und muss individuell festgelegt werden.

AV-Fistel

Aufgrund besserer Offenheitsraten, geringerem Infektionsrisiko und insgesamt verbessertem Gesamtüberleben im Vergleich zum Prothesen-Shunt und zum zentralen Venenkatheter sollte, wenn immer möglich, die Etablierung einer nativen AV-Fistel **(Fistula First)** angestrebt werden.

In diesem Zusammenhang ist stets zu berücksichtigen, dass die **Maturation** einer AV-Fistel mindestens 4–6 Wo. in Anspruch nehmen kann, ehe eine Punktierbarkeit möglich ist. Gelegentlich bedarf es in diesem Zeitraum auch, bei ungenügender Reifung, eines korrigierenden Eingriffs. Bei ungünstigen Bedingungen (z. B. schwieriger Gefäßstatus, insbesondere bei älteren und morbiden Patienten) gelingt es zum Teil gar nicht, eine für die Dialyse geeignete Fistel zu erhalten.

Eine **ideal ausgereifte** AV-Fistel ist durch folgende Merkmale charakterisiert, welche durch die sog. **Sechser-Regel** erfasst werden:

- Flussvolumen von mind. **600 ml/Min.**
- Shuntvenen-Durchmesser von ≥ **6 mm**
- Subkutane Lage von < **6 mm** (Tiefe)
- Punktionsstrecke von mind. **6 cm**

Als Konsequenz der unsicheren Vorhersagbarkeit der Fistel-Maturation muss bei absehbarem Beginn der Dialysebehandlung die Anlage einer AV-Fistel **rechtzeitig** (idealerweise mit einem gewissen zeitlichen Puffer) erfolgen. Ein optimales **Timing** zur Shuntanlage erfordert daher einen regelmäßigen und engen interdisziplinären Austausch zwischen Gefäß-/Shuntchirurgen und Nephrologen.

Im Hinblick auf die Anlage einer AV-Fistel gelten weiterhin einige **Grundregeln,** die stets Beachtung finden sollten:

1. Zunächst müssen Ärzte- und Pflegepersonal, ebenso wie die von der Niereninsuffizienz betroffenen Patienten selbst, dahingehend sensibilisiert werden, dass sowohl für Blutentnahmen als auch für periphere Venenverweilkanülen möglichst nur Venen am Handrücken verwendet werden dürfen. Um die Häufigkeit der Punktionen zu reduzieren, sollte auch stets die Notwendigkeit hinterfragt werden. Hierdurch soll eine **Schonung des Venen-Pools,** d. h. potenzieller zukünftiger Shuntgefäße, am Unterarm, in der Ellenbeuge und am Oberarm erreicht werden.
2. Die Shuntanlage wird vorzugsweise am **nicht dominanten Arm** des Patienten vorgenommen.
3. Um eine möglichst lange Punktionsstrecke zu erhalten, wird die Lokalisation der AV-Anastomose (arteriovenöser Kurzschluss) **so peripher (distal) wie möglich** und so zentral wie nötig gewählt.
4. Die präoperative Beurteilung des Gefäßstatus durch den **Operateur** ist integraler Bestandteil eines optimalen Vorgehens, inklusive Durchführung eines **Ultraschall-Mappings:** Arterien (Durchmesser, Arteriosklerose, Stenosen, Flussprofil, Volumenfluss); Venen (Durchmesser, Distensibilität/Dehnbarkeit, geradliniger Verlauf, Stenosen/Vernarbungen, Seitenäste, Kollateralen).
5. Der Einsatz der **Regionalanästhesie** hat im Vergleich zu anderen Anästhesieverfahren den Vorteil der Prophylaxe von intraoperativen Gefäßspasmen.

AV-Fistel-Typen (Beispiele)**:**

- Tabatière-Fistel (Snuff-Box): am weitesten distal gewählte AV-Anastomose (in der Tabatière) zwischen dem posterioren Ast der A. radialis und der V. cephalica antebrachii; insbesondere bei jüngeren Patienten, maximale Punktionsstrecke.
- Cimino-Brescia-Fistel (➤ Abb. 9.18)**: Standard-Dialysezugang** bei geeignetem Gefäßstatus; Anastomose (Seit-zu-End) am distalen Unterarm nahe Handgelenk zwischen der A. radialis und der V. cephalica antebrachii (loco typico).
- Periphere Basilica-Fistel (Ulnaris-Fistel): selten gewählter Fisteltyp zwischen der A. ulnaris und der V. basilica am distalen Unterarm; aufgrund des anatomisch-topografischen Verlaufs der V. basilica am Unterarm schwierige Dialysebedingungen (i. d. R. nur am aufgestellten Unterarm möglich).
- Mittlere bzw. proximale radiozephale Fistel (mittelhohe bzw. hohe Unterarm-Fistel): AV-Verbindung zwischen der A. radialis und der V. cephalica antebrachii am mittleren bzw. proximalen Unterarm, also an nicht typischer Stelle, aufgrund eines

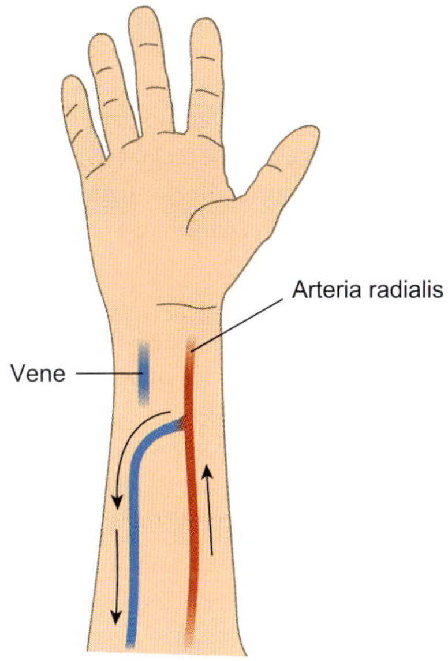

Abb. 9.18 Cimino-Brescia-Fistel [L138]

ungeeigneten Gefäßstatus am distalen Unterarm (z. B. bei Z. n. Thrombophlebitis, zu schmale Gefäßkaliber); im Vergleich zur Cimino-Brescia-Fistel reduzierte Punktionsstrecke.

- Ellenbeugen-Fisteln: Im Bereich der Ellenbeuge ergeben sich verschiedene Möglichkeiten der Fistelanlage. Als arterielles Spendergefäß kann sowohl die A. brachialis (A. cubitalis) als auch die A. radialis oder die A. ulnaris herangezogen werden. Abhängig vom Venenstatus kann entweder die V. cephalica brachii, die V. basilica brachii, die V. mediana cubiti oder die V. perforans (*Syn.:* V. anastomotica) an die Arterie anastomosiert werden.

Während bei der **Brachio-Cephalica-Fistel** bzw. **Brachio-Basilica-Fistel** selektiv die kaliberstärkere Oberarmvene (entweder die V. cephalica brachii oder die V. basilica brachii) rekrutiert wird, werden bei der sog. **Gracz-Fistel** durch Anastomosierung der V. perforans an die A. brachialis beide epifaszialen Venen des Oberarms arterialisiert.

Aufgrund der tiefen anatomischen Lage der V. basilica am Oberarm und damit einhergehend schwierigen Punktionsvoraussetzungen muss i. d. R. bei Anlage einer Brachio-Basilica-Fistel (*Syn.:* zentrale Basilica-Fistel) und ggf. auch bei einer Gracz-Fistel die Basilica-Vene ins Subkutangewebe vorverlagert werden. Dies kann in einer einzeitigen oder, von uns bevorzugten, zweizeitigen Prozedur (ca. 6–8 Wo. nach dem Primäreingriff) erfolgen. Hierbei haben sich zwei OP-Techniken etabliert:

1. **Einfache Vorverlagerung der Vena basilica** in eine subkutane Tasche. Hier wird der Verlauf der V. basilica und entsprechend die Punktionsstrecke am medialseitigen Oberarm beibehalten.
2. **Kombinierte Vorverlagerung und lateralseitige Transposition der Vena basilica.** Bei diesem aufwendigeren Verfahren wird die Anastomose aufgelöst, die vollständig mobilisierte Vene in einem subkutanen Tunnel lateralseitig der Inzision geführt und anschließend an die Arterie reanastomosiert. Vorteile sollen sich im Hinblick auf die einfachere Punktierbarkeit am Oberarm ergeben.

Saphena-Loop am Oberschenkel: alternativer Dialysezugang bei aufgebrauchten Venen der oberen Extremität bzw. zentralvenösen Abflussproblemen. Schleifenförmige Tunnelierung der mobilisierten und supragenual abgesetzten V. saphena magna am proximalen Oberschenkel, Seit-zu-End-Anastomosierung zwischen der A. femoralis und der V. saphena magna.

PRAXISTIPP

Arbeitsschritte der Anlage einer Cimino-Brescia-Fistel

Vereinfachte Darstellung; einzelne OP-Schritte können in der Reihenfolge variieren:

1. Patient ist Rechtshänder. Anlage am nicht dominanten linken Arm. Präoperatives Ultraschall-Mapping durch den Operateur erfolgt: regelrechter arterieller und venöser Gefäßstatus am linken Unter-/Oberarm. Indikationsstellung zur Fistel-Anlage loco typico (Cimino-Brescia-Fistel). Regionalanästhesie.
2. Hautinzision am distalen Unterarm nahe Handgelenk als Radiuskantenschnitt.
3. Schonende Mobilisation (vs. Venenspasmus) der V. cephalica antebrachii über ca. 2–3 cm. Distales Absetzen/Ligatur. Anspülen mit Heparin-Kochsalz-Lösung (Beurteilung Venenkaliber/-qualität, Abstrom).
4. Systemische i. v. Heparin-Gabe. Freipräparation der A. radialis, ggf. Anzügeln der Arterie.
5. Ausklemmen und Längsarteriotomie der A. radialis über ca. 6–8 mm.
6. Seit-zu-End-Anastomosierung der A. radialis mit der V. cephalica antebrachii, in fortlaufender Nahttechnik meist mit 7/0.
7. Flushen und Spülen vor Fertigstellung der Anastomose.
8. Freigabe der Perfusion, ggf. manuelles Lösen eines verbliebenen Venenspasmus.
9. Erfolgskontrolle (Palpation: Shuntschwirren; Auskultation).
10. Kontrolle auf Bluttrockenheit; schichtgerechter Wundverschluss.

Innovationen und Modifikationen

In den vergangenen Jahren wurden vielfältige Bemühungen zur Verbesserung der AV-Fistel-Maturation unternommen. Neben einigen pharmakologischen Interventionen (Fischöl, Cilostazol, Ticlopidin, ASS, Clopidogrel, orale Antikoagulanzien, Glyceryl-Trinitrate etc.), für deren Gebrauch aktuell noch keine eindeutige Empfehlung ausgesprochen werden kann, wurden auch operativ-technische Modifikationen entwickelt, die zu verbesserten Ergebnissen führen sollen. Im Folgenden sind drei Beispiele aufgezählt.

- Radial Artery Deviation and Reimplantation (RADAR): Im Vergleich zur Cimino-Brescia-Fistel (A. radialis-V. cephalica antebrachii-Seit-zu-End-Anastomose) wird hier die A. radialis seitlich auf die V. cephalica antebrachii genäht (End-zu-Seit-Anastomose). Ziel dieser Technik ist die geringere Dissektion der Shuntvene und damit die Verringerung von anastomosennahen Stenosen (sog. Typ-I-Stenosen), welche häufig als Ursache für eine ausbleibende Shuntreifung angesehen werden.
- Standardisierter Anastomosenwinkel von AV-Fisteln durch eine externe Stent-Stütze: Ein turbulenter Blutstrom im Bereich einer AV-Anastomose kann durch Ausbildung einer neointimalen Hyperplasie eine Stenose verursachen und so zum Fistelversagen führen. Durch das **externe Anbringen** eines **stentähnlichen**

Gebildes um die Anastomose von AV-Fisteln wird den Turbulenzen entgegengewirkt, indem ein einheitlicher Anastomosenwinkel, der mit günstigen „laminaren" Flussbedingungen einhergeht, geschaffen wird. Für Brachio-Cephalica-Fisteln in der Ellenbeuge sind bei einem Winkel von 50° besonders günstige Bedingungen beschrieben. Mithilfe dieser „Anastomosenstütze" erhofft man sich höhere Maturations- und Offenheitsraten von AV-Fisteln.
- Perkutane, endovaskuläre AV-Fistel-Anlage: Als weitere Innovation der letzten Jahre besteht nun die Möglichkeit, auf endovaskulärem Weg eine AV-Fistel (endoAVF) herzustellen. Entscheidend für diese Technik ist die enge Nachbarschaft zwischen der Arterie und der begleitenden Vene. Diese anatomische Voraussetzung trifft v. a. auf das tiefe Gefäßsystem (A. radialis bzw. A. ulnaris mit den Begleitvenen) am proximalen Unterarm zu. Eine weitere Voraussetzung ist die Offenheit und adäquate Kaliberstärke der Perforansvene, welche ellenbeugennah das tiefe mit dem oberflächlichen Venensystem verbindet. Mithilfe eines arteriellen und eines venösen Katheters wird dann endovaskulär eine AV-Anastomose durch Hitze/Radiofrequenz erzeugt. Komplettierend wird häufig noch eine Coilembolisation der tiefen Brachialvene vorgenommen, damit der Blutstrom in die oberflächlichen Venen umgeleitet wird. Morphologisch und funktionell ähnelt die endoAVF der offen-chirurgisch angelegten Gracz-Fistel.

Prothesen-Shunt

Native AV-Fisteln haben im Vergleich zu Prothesen-Shunts neben einem geringeren Infektionsrisiko höhere Offenheitsraten und entsprechend weniger Re-Interventionen zur Folge. Daher sollte den AV-Fisteln generell der Vorzug gegeben werden.

Es existieren allerdings Situationen, bei denen eine Fistula-First-Strategie nicht möglich ist bzw. kontrovers diskutiert wird. So muss z. B. bei aufgebrauchten oder hypoplastischen, oberflächlichen Venen der oberen Extremität (präoperatives Ultraschall-Mapping!) primär eine Kunststoffprothese implantiert werden. Die Prothesen bestehen i. d. R. aus ePTFE (expanded Polytetrafluoroethylene) oder Polyurethan.

Ältere Dialysepatienten stellen im Kontext des zu bevorzugenden primären Dialysezugangs eine besondere Gruppe dar. Aufgrund der raschen Verfügbarkeit und guten Punktierbarkeit der Kunststoffprothesen und umgekehrt der häufig schwierigen Maturation nativer AV-Fisteln im höheren Lebensalter gibt es die Überlegung, in diesem Patientengut (unter bestimmten Voraussetzungen) primär einen Prothesen-Shunt als Dialysezugang zu etablieren.

Die herkömmlichen Prothesen können i. d. R. 14 d nach deren Implantation (abgeschlossene Wundheilung, Gewebeintegration) zur Hämodialyse punktiert werden.

In der Zwischenzeit wurden auch sog. sofort/früh punktierbare Prothesen entwickelt, welche laut Herstellerangaben unverzüglich nach Implantation zur Dialyse verwendet werden können. Ein großer Vorteil dieser neuen, mehrschichtigen Prothesen liegt darin, dass bei akuter Dialysenotwendigkeit auf die temporäre Implantation eines zentralen Venenkatheters verzichtet werden kann.

Typen von Prothesen-Shunts (Beispiele)

Prinzipiell können Prothesen-Shunts ubiquitär am gesamten Körper angelegt werden. Aufgrund der Praktikabilität wird für Dialysezwecke aber vorzugsweise die obere Extremität herangezogen.

In Anlehnung an die Konfiguration und Lokalisation werden folgende Typen unterschieden:
- Unterarm-Straight-Shunt bzw. Unterarm-Curved-/Semiloop-Shunt
- Unterarm-Loop-Shunt (➤ Abb. 9.19a)
- Oberarm-Straight-Shunt bzw. Oberarm-Curved-/Semiloop-Shunt
- Oberarm-Loop-Shunt

Neben diesen **klassischen** Shunt-Typen gibt es noch Alternativen, welche allerdings deutlich seltener Anwendung finden:
- Subclavia-Loop-Shunt (A. subclavia – Prothese – ipsilaterale V. subclavia; vordere Brustwand)
- Collier-Shunt (A. subclavia – Prothese – kontralaterale V. subclavia; „Halskette")
- Oberschenkel-Loop-Shunt (A. femoralis – Prothese – ipsilaterale V. femoralis)

Eine besondere Form des Prothesen-Shunts bietet der sog. **HeRO™-Graft** (Hemodialysis Reliable Outflow, ➤ Abb. 9.19b), welcher aus zwei Komponenten besteht. Der periphere Anteil entspricht einer konventionellen PTFE-Prothese und wird standardmäßig an die Spenderarterie (A. brachialis/cubitalis) anastomosiert. Der zentrale Abschnitt ist mit einem herkömmlichen Vorhofkatheter vergleichbar und wird über die V. jugularis interna (alternativ: V. subclavia) in den rechten Vorhof platziert. Auf diese Weise gelingt es, zentralvenöse Stenosen erfolgreich zu umgehen und trotz schwierigen Ausgangsbedingungen einen Dialysezugang zu schaffen.

Shuntkomplikationen

In Verbindung mit Dialysezugängen können im Verlauf auch einige Komplikationen auftreten, welche eine operative oder interventionelle Korrektur erforderlich machen:
- **Lokale Komplikationen:**
  - Stenose
  - Thrombose
  - Aneurysma
  - Infektion
- **Hämodynamische Komplikationen:**
  - Shunt-induzierte Hand-Ischämie (Steal-Syndrom)
  - High-output-Herzversagen

Zentralvenöser Dialysekatheter

Die Verwendung von zentralen Venenkathetern zur Hämodialyse ist im Vergleich zu Prothesen-Shunts und noch ausgeprägter zu nativen AV-Fisteln mit einem deutlich erhöhten Risiko für Tod, Infektion und kardiovaskuläre Ereignisse assoziiert. Dennoch werden auch heute noch zu viele Patienten über einen Vorhofkatheter dialysiert (➤ Abb. 9.20). Insbesondere zu Dialysebeginn zeigt sich ein sehr hoher Anteil an Katheterdialysen.

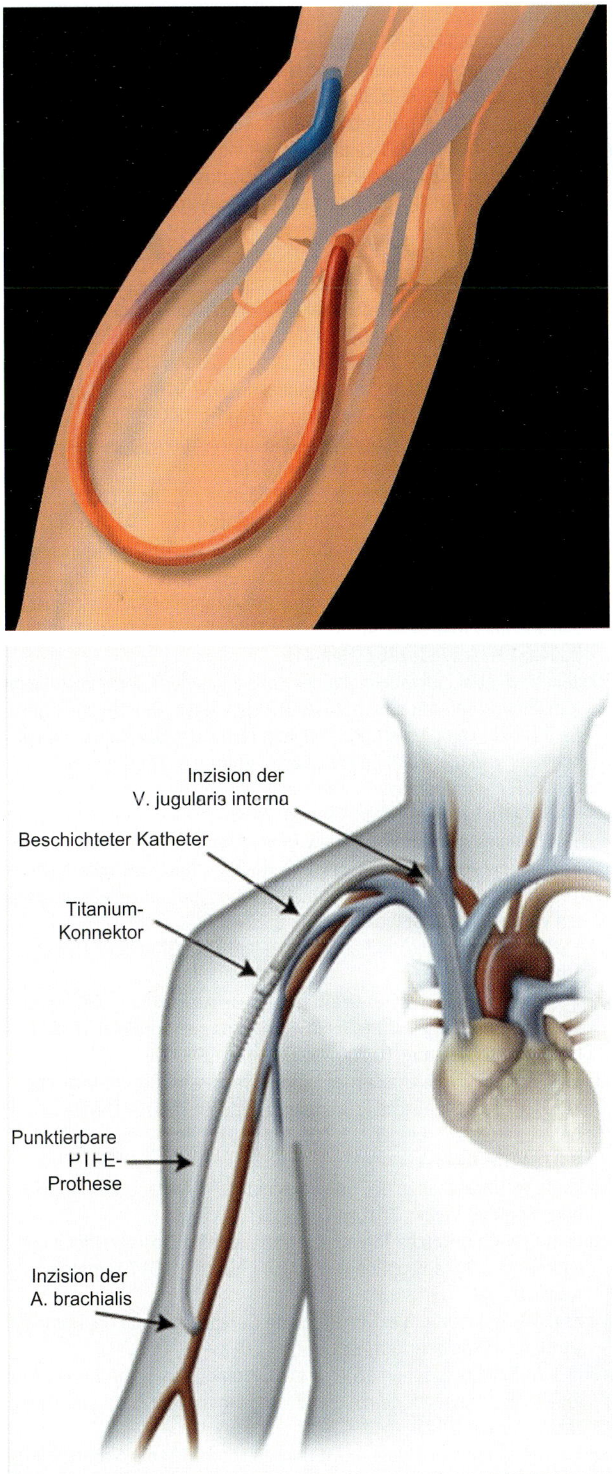

Abb. 9.19 **a** Unterarm-Loop-Shunt, **b** HeRO™-Graft [E1153/F1019-01]

Bei den Dialysekathetern werden **nicht getunnelte, temporäre** Katheter (**Shaldon**-Katheter) und **permanente** Katheter mit **subkutaner Tunnelierung (Vorhof-/Atriumkatheter)** unterschieden.

Die Vorhofkatheter sind zusätzlich mit einem Cuff (Dacron-Muffe) versehen, wodurch eine narbige Fixierung der Katheter erreicht werden soll.

Bevorzugte Insertionsstelle ist die V. jugularis interna, alternativ können die V. subclavia und die V. femoralis als Zugangsgefäße gewählt werden. In Seldinger-Technik werden dann die Katheter in Position gebracht.

Es sind inzwischen Vorhofkatheter mit unterschiedlichem Katheterspitzen-Design erhältlich:

- Split-Tip-Katheter
- Step-Tip-Katheter (Shotgun-Katheter)
- Katheter mit symmetrischer Spitze

9.6 Fachspezifische Positionierung

Die meisten gefäßchirurgischen Eingriffe werden in kontrollierter **Rückenposition** durchgeführt:

- Periphere arterielle Revaskularisationen: Leisteneingriffe (TEA/Patch-Plastik), Bypassanlagen, endovaskuläre Interventionen
- Poplitealarterienaneurysma (medialer Zugang)
- Aorta: EVAR, offen-konventionell
- Major-/Minor-Amputationen
- Crossektomie, Stripping der V. saphena magna
- Demerskatheter-Implantation

Bei Operationen an den oberen Extremitäten wird zusätzlich der beteiligte Arm auf einem **Armtisch** ausgelegt:

- Transbrachiale Embolektomie
- Dialysezugänge

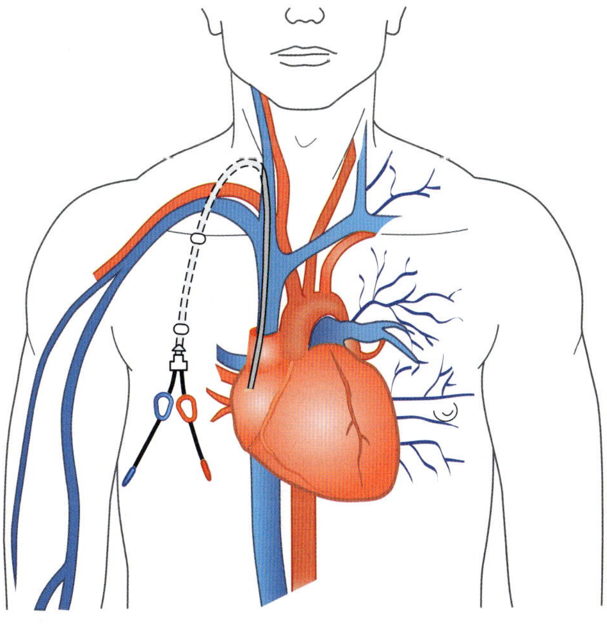

Abb. 9.20 Vorhofkatheter (Implantation via Vena jugularis interna rechts) [L143]

Die sog. **Beach-Chair-Position** (inkl. Reklination und Seitneigung des Kopfes zur Gegenseite) wird bei Eingriffen an der Halsschlagader angewandt:

- Karotisstenose
- Subklavia-Verschluss, Karotis-Subklavia-Bypass

Operative Eingriffe in **Bauchposition** sind in der Gefäßchirurgie eher selten:

- Poplitealarterienaneurysma (dorsaler Zugang)
- Eingriffe an der V. saphena parva

Die **Seitenposition** kann in gewissen Situationen Vorteile gegenüber der normalen Rückenposition und eine verbesserte Exposition bieten: Eingriffe im Retroperitoneum (Beckenarterien)

Die korrekte Positionierung muss stets durch den Operateur und Anästhesisten vor Beginn der Operation kontrolliert und während des gesamten Eingriffs sichergestellt sein. Positionierungsbedingte Druckläsionen sind unbedingt zu vermeiden.

Bei geplanter Durchleuchtung (DSA, Intervention) müssen die Patienten auf einem röntgendurchlässigen OP-Tisch oder Karbontisch gelagert werden.

9.7 Fachspezifische Abdecksysteme

In jedem chirurgischen Fach gibt es Bestrebungen, für verschiedene Operationen Standards zu entwickeln, die den Ablauf einer Operation erleichtern. Hierzu gehören neben Patientenpositionierung und Instrumentensiebe auch sterile Abdecksysteme.

In der Gefäßchirurgie werden vorzugsweise 4-Tuch- und Schlitztuch-Abdeckungen verwendet.

Bei Eingriffen in den Leisten muss stets darauf geachtet werden, dass der Schambereich adäquat abgedeckt ist (Kontaminationsgefahr!). Extremitäten werden i. d. R. frei beweglich gelagert.

Abhängig von der Patientenkonstitution, der OP-Taktik sowie Kontamination bestimmter Körperregionen muss jedoch individuell das spezifische Abdecksystem festgelegt werden.

Im Kontext der OP-Taktik ist es unbedingt erforderlich, den Umfang der sterilen Abdeckung bereits vorausschauend an bestimmte, sich intraoperativ ergebende Probleme oder Komplikationen anzupassen, um sofort reagieren zu können und den kontinuierlichen Fortgang der Operation nicht zu stören.

Beispiele: So sollte bei endovaskulärer Versorgung eines Aortenaneurysmas (EVAR) regelhaft das gesamte Abdomen steril abgestrichen und abgedeckt sein, um im Falle von Komplikationen rasch auf eine offene Operation zu konvertieren.

Bei geplanter operativer oder interventioneller Rekanalisation eines unilateralen Beckenachsenverschlusses empfehlen wir, die kontralaterale Leiste sowie das Retroperitoneum/Abdomen steril abzudecken, um bei frustranem ipsilateralem Vorgehen weitere Bail-out-Optionen durchführen zu können (z. B. femoro-femoraler Crossover-Bypass, aorto-/iliaco-femoraler Bypass).

Zwecks Gewinnung von autologem Bypass- oder Patch-Ersatzmaterial (z. B. in der septischen Gefäßchirurgie) ist es häufig ratsam, neben der betroffenen Körperregion auch andere Extremitäten steril vorzubereiten.

9

LITERATUR

AWMF-Leitlinie 065-003. S3-Leitlinie: Periphere arterielle Verschlusskrankheit (PAVK), Diagnostik, Therapie und Nachsorge. https://register.awmf.org/assets/guidelines/065-003l_S3_PAVK_periphere_arterielle_Verschlusskrankheit_2020-05.pdf (letzter Zugriff: 18.06.2022).

AWMF-Leitlinie 004-014. S3-Leitlinie: Screening, Diagnostik, Therapie und Nachsorge des Bauchaortenaneurysmas. https://register.awmf.org/assets/guidelines/004-014l__S3_Bauchaortenaneurysma_2018-08.pdf (letzter Zugriff: 18.06.2022).

AWMF-Leitlinie 004-028. S3-Leitlinie: Diagnostik, Therapie und Nachsorge der extracraniellen Carotisstenose. https://register.awmf.org/assets/guidelines/004-028l_extracranielle-Carotisstenose-Diagnostik-Therapie-Nachsorge_2020-02_03.pdf (letzter Zugriff: 18.06.2022).

AWMF-Leitlinie 037-018. S2k-Leitlinie: Diagnostik und Therapie der Varikose. https://register.awmf.org/assets/guidelines/037-018l_S2k_Varikose_Diagnostik-Therapie_2019-07.pdf (letzter Zugriff: 18.06.2022).

Debus ES, Gross-Fengels W. Operative und interventionelle Gefäßmedizin. Berlin, Heidelberg: Springer Medizin, 2012.

Dissemond J. Kompressionstherapie bei Patienten mit Ulcus cruris venosum. Dtsch Arztebl 2005; 102: A 2788–2792 [Heft 41].

Drenckhahn D, Benninghoff A. Anatomie Band 2. 16. Auflage. München: Elsevier Urban & Fischer, 2004.

Eckstein H-H et al. Chirurgische Therapie extrakranieller Karotisstenosen: Schlaganfallprophylaxe auf höchstem Evidenzniveau. Dtsch Arztebl 2004a; 101: A 2753–2762 [Heft 41].

Eckstein H.-H. et al., Erkrankungen der Halsschlagadern. www.vascular.mri.tum.de/wp-content/uploads/2018/01/Druckdaten_Broschuere_Carotis_170628_komprimiert.pdf, Klinikum rechts der Isar, Klinik und Poliklinik für Vaskuläre und Endovaskuläre Chirurgie, München, 2017.

Eckstein H-H et al. Operative Therapie extracranieller Carotisstenosen. Heidelberg: Springer-Verlag, Chirurg 2004b.

Hach W, Mumme A, Hach-Wunderle V. VenenChirurgie: Operative, interventionelle und konservative Aspekte. 3. Auflage. Stuttgart: Schattauer, 2013.

Hach W. Phlebographische Untersuchungen zum Spontanverlauf der primären Varikosis. Phlebol Proktol 1980; 9: 62–165

Hach W. Spezielle Diagnostik der Primären Varikose. Gräfelfing: Demeter, 1981.

Harter N, Mündlein E. HeRO®-Graft: technische Anwendung und eigene klinische Erfahrung in 73 Fällen. Gefässchirurgie (Springer) 26, 522-529 (2021). https://doi.org/10.1007/s00772-021-00823-8

Müller V et al. Innovativer externer Support verbessert Resultate arteriovenöser Fisteln: Klinische Erfahrungen mit dem VasQ™ Device. Gefässchirurgie (Springer) 23, 406-411 (2018). https://doi.org/10.1007/s00772-018-0443-3

Schäberle W. Ultraschall in der Gefäßdiagnostik. 4. Auflage. Berlin, Heidelberg: Springer-Verlag, 2016.

Schmedt C-G. Chirurgische Therapie der primären Varikosis – Offene und endovenöse Therapieoptionen. Passion Chirurgie. 2017 September, 7(09): Artikel 03_02.

Scholz H. AV-Shuntchirurgie: Der adäquate Gefäßzugang für die Hämodialyse. Berlin, Heidelberg: Springer-Verlag, 2012.

Schünke M, Schulte E, Schumacher U et al. Prometheus LernAtlas der Anatomie: Allgemeine Anatomie und Bewegungssystem. Stuttgart: Georg Thieme Verlag, 2005.

Steinke T et al. Endovaskuläre Anastomosetechniken in der Shuntchirurgie. Gefässchirurgie (Springer) 23, 412-419 (2018). https://doi.org/10.1007/s00772-018-0466-9

Vollmar J. Chirurgische Behandlungsmöglichkeiten bei zerebrovaskulärer Insuffizienz. Dtsch med Wschr 1974; 99: 465–468

White GH, May J, Petrasek P. Specific complications of endovascular aortic repair. Semin Interv Cardiol 2000; 5: 35–46.

Widmer LK, Stählin HB, Nissen C et al. Venen-, Arterien-Krankheiten, koronare Herzkrankheit bei Berufstätigen, Prospektiv-epidemiologische Untersuchung. Basler Studie I–III 1959–1978. Bern, Stuttgart, Wien: Verlag Hans Huber, 1981.

KAPITEL

10

Dennis Müller

OTA in der Herz- und Thoraxchirurgie

10.1 Anatomie und Physiologie des Herzens

Das Herz befindet sich mittig in unserem Brustkorb, zwischen dem rechten und linken Lungenflügel. In diesem Bereich, Mediastinum genannt, liegt es geschützt durch die Rippen und das Brustbein (Sternum) und umhüllt von einem zweilagigen Gewebe, dem Herzbeutel (Perikard).

Als Motor des Lebens befördert das Herz in Ruhe mit 60–100 Schlägen/Min. Blut durch den menschlichen Körper. Hierbei bedient es gleich zwei Blutkreisläufe. Den kleineren Lungenkreislauf, in welchem der Gasaustausch von Kohlendioxid in Sauerstoff stattfindet, und den größeren Körperkreislauf, in dem Sauerstoff über das Blut in jede Körperzelle und Kohlendioxid von den Zellen über das Herz in Richtung Lungenkreislauf transportiert wird. Das Herz wiegt bei einem erwachsenen Menschen ca. 300 g. Es besteht allen voran aus Muskelfasern und teilt sich in zwei Hälften auf, von denen sich jede Hälfte aus zwei Hohlräumen, je einem Vorhof (Atrium) und einer Kammer (Ventrikel), zusammensetzt. Beide Hälften sind durch die Herzscheidewand, dem sog. Septum, voneinander getrennt. Das kohlendioxidreiche Blut aus dem Körperkreislauf fließt durch die obere und untere Hohlvene (Vena cava superior und inferior) in den rechten Vorhof. Vom rechten Vorhof wird das Blut durch die dreizipflige Segelklappe (Valva tricuspidalis) in die rechte Kammer des Herzens gepumpt. Von dort aus passiert es die Lungenklappe (Valva pulmonalis) und wird über die Lungenarterie (Arteria pulmonalis) in die Lungen transportiert, wo es zum Austausch von Kohlendioxid in Sauerstoff durch die Atmung kommt. Das nun mit Sauerstoff angereicherte Blut wird über die Lungenvenen (Venae pulmonales) in den linken Vorhof befördert. Von dort aus wird es über die zweizipflige Segelklappe (Valva bicuspidalis bzw. mitralis) in die linke Kammer gepumpt, um daraufhin über die Aortenklappe (Valva aortae) in die große Brustarterie (Aorta) befördert zu werden und von dort aus in den großen Körperkreislauf (➤ Abb. 10.1).

Die beschriebenen vier Klappen sind dabei so konzipiert, dass ein Rücklauf des Blutes in die vorangegangene Struktur unmöglich ist. Die eigene Blutversorgung des Herzens geschieht über dünne Gefäße auf der Oberfläche des Herzens. Diese Herzkranzgefäße (Koronarien) beginnen an der Aortenwurzel, knapp oberhalb der Aortenklappe und verzweigen sich immer weiter über das gesamte Herz, bis zu seiner Spitze (Apex). Rückläufig fließt das Herz über die entsprechenden Koronarvenen, welche im sog. Koronarsinus münden. Dieser seinerseits endet direkt im rechten Vorhof (Gekle et al. 2015).

Ein solcher Herzzyklus setzt sich aus einer zeitlich koordinierten Kontraktion (Systole) und Erschlaffung (Diastole) der Kammern zusammen. Während der Diastole werden die Kammern mit Blut gefüllt. Beendet wird die Diastole durch die Kontraktion der Vorhöfe, es folgt die Systole. Um diesen komplexen Zyklus des Blutes zu gewährleisten, ist das Herz ein leistungsstarkes Muskelsystem, welches sich selbst über ein eigenes Reizbildungs- und -leitungssystem zum Schlagen bzw. Pumpen anregt.

Der Impulsgeber dieses Systems ist der Sinusknoten, welcher auf Höhe der Einmündung der oberen Hohlvene im Muskelgewebe des rechten Vorhofs liegt. Als hauptamtlicher eigener Schrittmacher des Herzens sendet er einen elektrischen Impuls zur Muskelkontraktion an den AV-Knoten, welcher sich nahe der Herzscheidewand (Septum) ebenfalls im rechten Vorhof befindet. Von dort aus wird der Impuls weitergeleitet über das HIS-Bündel, weiter zu den an der Scheidewand gelegenen TAWARA-Schenkeln, hinunter zur Spitze des Herzens (Apex), wo der Impuls über die Purkinje-Fasern auf die beiden Herzkammern übergeht (➤ Abb. 10.2; Gekle et al. 2015)

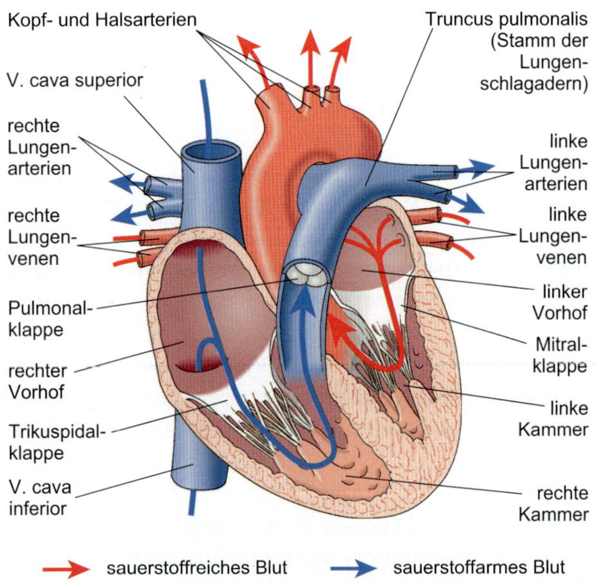

Abb. 10.1 Das Herz im Kreislaufsystem [L190]

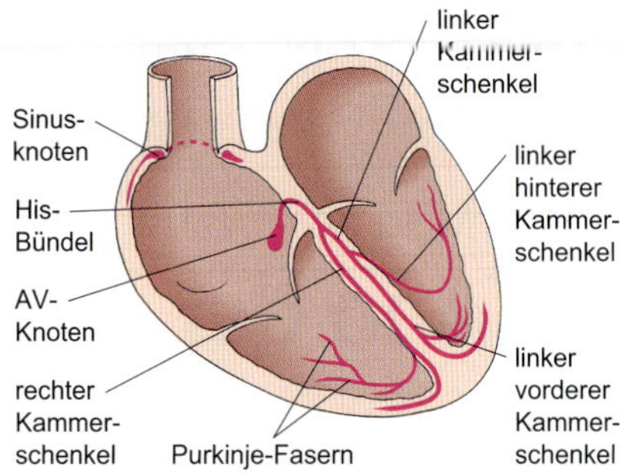

Abb. 10.2 Erregungsausbreitung im Herzen [L190]

Abgesehen vom Sinusknoten als primärem Impulsgeber besitzt das Herz noch weitere im Myokard verteilte Ersatzimpulsgeber. Diese sog. ektopischen Schrittmacherknoten können im Falle von Problemen mit dem Sinusknoten oder Blockaden der Reizweiterleitung ihrerseits Impulse abgegeben. Der AV-Knoten gehört z. B. auch dazu. Dieses Ausweichsystem kann die Arbeit zwar kurzfristig übernehmen, taugt jedoch nicht als dauerhafter Ersatz.

10.2 Herzrhythmusstörungen und deren Therapien

DEFINITION

Bei **Herzrhythmusstörungen** handelt es sich um Störungen des normalen Reizbildungs- und -leitungssystems (➤ Kap. 10.1).

10.2.1 Pathogenese

Grundsätzlich lassen sich zwei verschiedene Arten von Rhythmusstörungen unterscheiden. So kann es etwa zu einem Absinken des Herzrhythmus auf < 60 Schläge/Min. kommen. Diese Bradykardie ist für Leistungssportler aufgrund eines gesteigerten Vagotonus zwar typisch, jedoch für den Menschen dann als pathologisch zu betrachten ist, wenn das pro Minute durch den Körper gepumpte Blut (Herzzeitvolumen) dadurch absinkt und der Patient entsprechende Symptome bekommt (Ziemer, Haverich 2010).

Genauso kann der Sinusrhythmus übermäßig ansteigen. Ab einer Ruhefrequenz von > 100 Schlägen/Min. spricht man von einer Tachykardie. Eine pathologische Tachykardie führt, ebenso wie eine pathologische Bradykardie, zum Absenken des Herzzeitvolumens, welches entsprechende Symptomatiken zur Folge hat. Eine Tachykardie kann bis zum Herzflimmern ansteigen (≥ 150 Schläge/Min.). Je nach Lokalisation spricht man dann von Vorhof- oder Kammerflimmern. Ursächlich für pathologische Bradykardien bzw. Tachykardien sind kardiale Grunderkrankungen wie z. B. welche, die zu Dilatationen der Vorhöfe führen (Ziemer, Haverich 2010).

Des Weiteren kann es zu Blockaden verschiedener Art und Stärke innerhalb des Reizbildungs- und Leitungssystems kommen. Diese haben wiederum eine unregelmäßige Entstehung und/oder Weiterleitung des Kontraktionsimpulses zur Folge. Das **Sick-Sinus-Syndrom** z. B. ist eine Erkrankung des Sinusknotens und führt zu unterschiedlichen und wechselnden Frequenzen. Die Ursache dieses

Syndroms ist meist der Verlust funktionstüchtiger Zellen im Sinusknoten (Ziemer, Haverich 2010). Genauso kann es zu pathologischen Blockaden im AV-Knoten, dem HIS-Bündel (in beiden Fällen spricht man von AV-Blockaden) oder den TAWARA-Schenkeln kommen (sog. Schenkelblöcke). Sowohl den AV- als auch den Schenkelblöcken ist gemein, dass sie in unterschiedlichen Schweregraden auftreten können. In beiden Fällen der Blockade kann die Reizweiterleitung zwar von den ektopischen Schrittmachern des Herzens weitergeführt werden, jedoch auf Kosten der Frequenz, was je nach Schweregrad des Blocks, zu massiven Bradykardien führt. Herzrhythmusstörungen können sowohl Kinder als auch Erwachsene treffen. Bei Kindern tritt dieses i. d. R. auf Basis eines angeborenen Herzfehlers ein, während es sich bei Erwachsenen um eine erworbene Erkrankung auf Basis einer kardialen Grunderkrankung handelt.

10.2.2 Symptomatik

Die typischen Symptome für eine Rhythmusstörung sind abhängig von der Schwere der Störung. Patienten berichten von Herzstolpern, Herzrasen bzw. -klopfen oder dem Gefühl, dass Herzschläge fehlen. Außerdem kann es zu Schwindel und Kreislaufinstabilitäten bis hin zur Bewusstlosigkeit kommen. Der plötzliche Herztod durch Kreislaufstillstand gehört ebenfalls zu den Symptomatiken einer Rhythmusstörung und tritt meist bei massiven Kammerflattern oder -flimmern auf (Ziemer, Haverich 2010).

10.2.3 Therapie

Treten symptomatische Arrhythmien auf, so ist die Akuttherapie i. d. R. konventionell über die Gabe von Medikamenten wie Epinephrin (bei Bradykardien) oder eine externe Defibrillatorstimulation.

Handelt es sich jedoch um anhaltende symptomatische Bradykardien, z. B. auf Basis einer Blockade, so ist die Implantation eines permanenten Herzschrittmachers das Mittel der Wahl. Dieses System ist in der Lage, sowohl das Auftreten als auch das Ausbleiben von Stimulationsimpulsen wahrzunehmen und entsprechend zu intervenieren. Hierzu kann der Schrittmacher entweder seinerseits einen Impuls aussenden und die Herzmuskulatur stimulieren oder einen überzähligen Impuls (Extrasystole) unterdrücken. Zu diesem Zweck werden dem Patienten über das venöse Gefäßsystem ein bis zwei Sonden in die rechte Herzhälfte implantiert, welche ihrerseits mit einem Aggregat, dem Herzstück des Schrittmachers, verbunden werden. Dieses Aggregat ist Prozessor und Stromquelle zugleich. Es wird unter die Haut implantiert und besitzt eine Lebensdauer von ca. 5–15 J. Aufgrund stetiger Entladung der Batterien müssen sich Schrittmacherpatienten demnach regelmäßig einem operativen Aggregatswechsel unterziehen. Die Sonden verbleiben dabei i. d. R.

10.2.4 Schrittmacherimplantate

Der Herzschrittmacher ist ein komplexes Implantat, welches in unterschiedlichen, den individuellen Anforderungen an das Krankheitsbild des Trägers angepassten Funktionsweisen implantiert werden kann. Für diese unterschiedlichen Funktionsweisen gibt es eine international gültige Codierung, mit welcher jeder Schrittmacher gekennzeichnet ist (➤ Tab. 10.1). Ein Schrittmacher besteht grundsätzlich aus ein bis zwei Sonden und einem Aggregat, welche alle samt in den Körper eingebracht werden und daher unter sterilen Bedingungen vorliegen und verarbeitet werden müssen.

Tab. 10.1 Internationale Schrittmachercodierung (Ziemer, Haverich 2010)

Ort der Stimulation	Ort der Wahrnehmung	Arbeitsweise
• V: Kammer • A: Vorhof • D: Vorhof u. Kammer	• V: Kammer • A: Vorhof • D: Vorhof u. Kammer • 0: keine Wahrnehmung	• I: inhibiert • T: triggert • D: inhibiert u. triggert • 0: keine Steuerung

10.2.5 OP-Verfahren (Zweikammer-Schrittmacherimplantation)

➤ Abb. 10.3.

Patientenpositionierung: Rückenposition mit auf der zu operierenden Seite angelegtem Arm. Der kontralaterale Arm kann für Überwachung und venöse Zugänge abgespreizt werden.

Schnittführung: 5–7 cm langer, fast vertikaler Hautschnitt unterhalb der rechten oder linken Klavikula.

MERKE

Zur Implantation der Elektroden kommen sowohl die V. cephalica (rechts o. links) als auch die V. subclavia (rechts o. links) oder die V. jugularis (rechts o. links) in Betracht. Bei >70 % aller Operationen fällt die Wahl auf die V. cephalica (Ziemer, Haverich 2010).

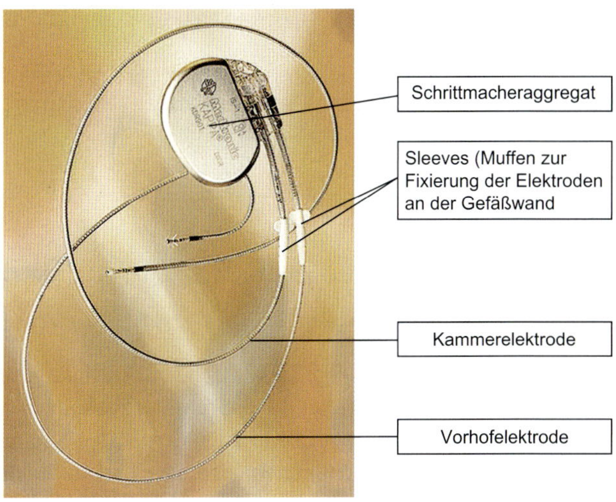

Abb. 10.3 Permanenter Zweikammer-Schrittmacher [E325]

10

Präparation:
- Blutstillung und einen Wundspreizer einsetzen
- Vena cephalica freipräparieren und anschlingen mit 3–0 nach proximal (polyfil, nicht resorbierbar) und distal (polyfil, resorbierbar)
- Vene nach distal ligieren und mit einem 11-Messer und Präparierschere quer eröffnen

Implantation:
- Die erste mit einem Führungsdraht armierte Schrittmacherelektrode über die eröffnete Vene in die Vena cava superior und dann in das rechte Herz vorschieben
- Elektrode unter Röntgenkontrolle weiter vorschieben, an die gewünschte Position in der rechten Herzkammer, bis zur Herzspitze
- Elektrode für optimale Funktion positionieren und in ihrer Position per Schraubsystem an der Herzwand fixieren
- Die zweite, mit einem Führungsdraht armierte Elektrode, über die Vene vorschieben und im rechten Vorhof platzieren
- Korrekte Position per Röntgenkontrolle festlegen und die Sonde ebenfalls in der Herzwand fixieren

PRAXISTIPP

Für ein leichteres Vorschieben und Positionieren die Sonden vorher anfeuchten.

- Implantierte Sonden mithilfe der proximalen Ligatur an der Vene fixieren
- Eine subkutane Tasche für das Schrittmacheraggregat über der Brustmuskulatur präparieren
- Aggregat an die Elektroden anschließen, in der vorpräparierten Tasche platzieren und mit einer Naht (3–0, polyfil, nicht resorbierbar) fixieren
- Die sichere Platzierung des Aggregats und der Elektroden noch einmal per Röntgen kontrollieren

MERKE

Ob zuerst die Kammer- und dann die Vorhofelektrode implantiert wird oder andersherum, ist nicht strikt vorgegeben und liegt in der Hand des Operateurs.

Bei der Implantation eines Schrittmachers muss immer eine mit dem System vertraute Person anwesend sein. Dies ist entweder ein Kardiotechniker oder ein Kardiologe.

Wundverschluss:
- Zählkontrolle
- Subkutaner Wunderschluss mit fortlaufender Naht (3–0, polyfil, resorbierbar)
- Intrakutane Hautnaht

Komplikationen: Letale Komplikationen bei Schrittmacherimplantationen liegen heutzutage bei < 1 %. Grundsätzlich kann es bei unsachgemäßer Implantation zur Perforation der rechten Kammer durch die Elektrode, Kammerflimmern und/oder der Ausbildung eines Pneumo- bzw. Hämatothorax kommen (Ziemer, Haverich 2010).

10.3 Koronare Herzkrankheit (KHK) und deren Therapien

DEFINITION

Die **koronare Herzkrankheit** (KHK) ist die klinisch relevante Manifestation der Atherosklerose an den Herzkranzarterien, welche zu einer Sauerstoffunterversorgung im Herzmuskel führt. Dadurch kommt es zu Funktionseinschränkungen bis hin zum Gewebsuntergang (BÄK, KBV und AWMF 2019).

10.3.1 Pathogenese

Grundsätzlich ist bei koronaren Herzerkrankungen zwischen chronischen Formen und akuten Ereignissen zu unterscheiden. Die Manifestation der Atherosklerose in den Herzkranzgefäßen kann schleichend voranschreiten, was u. a. mit Leistungseinbußen und Belastungsschmerzen verschiedener Ausprägungen einhergeht. Hier spricht man dann von einer chronischen KHK. Das akut auftretende Ereignis bezeichnet unmittelbar lebensbedrohliche Episoden, wie einen instabilen Brustschmerz (Angina pectoris) oder einen akuten Myokardinfarkt bis hin zum infarkt-bedingten kardiogenen Schock.

MERKE

Ein infarktbedingter kardiogener Schock ist immer ein lebensbedrohlicher Zustand, der einer sofortigen Intervention bedarf. Er hat eine sehr hohe Sterblichkeitsrate von ≥ 30 %. Jede Verzögerung der Diagnosestellung erhöht das Risiko des Patienten zu sterben (DGK 2019).

Bei beiden Formen rührt die Erkrankung von Verengungen/Verschlüssen der Herzkranzgefäße her, welche auf höhere Lebenserwartungen des Menschen und schlechte Lebensgewohnheiten (Rauchen, Alkoholkonsum, Adipositas, Stress etc.) zurückzuführen sind. Auch ein niedriger sozialer Status spielt hier eine bedeutende Rolle. Aus diesem Grund zieht sich die Patientenklientel heutzutage sowohl durch junge Erwachsene als auch multimorbide Menschen hohen Alters, wobei tendenziell eher Männer als Frauen betroffen sind. 2013 erlagen 8,2 % der an einer Herzerkrankung verstorbenen Menschen einer chronisch-ischämischen Herzkrankheit und 5,8 % einem akuten Myokardinfarkt (BÄK, KBV und AWMF 2019).

10.3.2 Symptomatik

Die Symptomatik der chronischen koronaren Herzkrankheit erstreckt sich v. a. über verschiedene Formen des Brustschmerzes (Angina pectoris). So kann dieser zunächst abhängig von körperlichen Belastungen auftreten und später dann auch in Ruhe auftreten. Es handelt sich um einen Schmerz hinter dem Brustbein, welcher zwischen einer Minute und einer Stunde anhält. Durch Palpation ist dieser Schmerz nicht reproduzierbar bzw. der Patient weist keine Druckempfindlichkeit im sternalen Bereich auf. Gerade bei der Angina pectoris unterscheidet man verschiedene Schweregrade (➤ Tab. 10.2; BÄK, KBV und AWMF 2019).

10

Die Symptomatik des akuten KHK Ereignisses stellt sich etwas anders dar. Es zeigen sich Zeichen der Kreislaufzentralisation und Organdysfunktionen wie z. B. eine Volumenüberladung in Form eines Lungenödems oder eine Unterversorgung des Herzens selbst. Zweiteres geht dann mit mindestens einem der folgenden Kriterien einher:

- Veränderter Bewusstseinszustand
- Kalte, blasse Haut und Extremitäten
- Minderfunktion der Niere (Oligurie) und Verminderung der Urinausscheidung
- Anstieg der Stoffwechselabbauprodukte im Blut (Serumlaktat)

Tab. 10.2 Einteilung der Schweregrade der Angina pectoris nach der Canadian Cardiovascular Society (BÄK, KBV und AWMF 2019)

Schweregrad	Belastungstoleranz
CCS 1	Keine Angina pectoris bei Alltagsbelastung (Laufen, Treppensteigen), jedoch bei plötzlicher o. längerer physischer Belastung
CCS 2	Angina pectoris bei stärkerer Anstrengung (schnelles Laufen, Bergaufgehen, Treppensteigen nach dem Essen, bei Kälte, Wind o. psychischer Belastung)
CCS 3	Angina pectoris bei leichter körperlicher Belastung (normales Gehen, Ankleiden)
CCS 4	Ruhebeschwerden o. Beschwerden bei geringster körperlicher Belastung

10.3.3 Therapie

Therapeutisch gibt es grundsätzlich sowohl medikamentöse als auch interventionelle Ansatzmöglichkeiten. Gerade bei Patienten mit einem akuten Ereignis stellt jedoch die frühestmögliche Wiederherstellung des koronaren Durchflusses (Koronar-Revaskularisation) den Therapieansatz der Wahl dar. Allen voran ist hier die primäre perkutane Koronar-Intervention (pPCI) zu nennen. Ein Verfahren zur Aufdehnung des betroffenen Gefäßes per Ballon und ggf. ergänzend eine Stabilisierung durch Stenteinlage. Diese therapeutische Intervention erfolgt i. d. R. per Zugang über die A. femoralis. Hier wird mithilfe von Kathetersystemen die betroffene Koronarie aufgesucht und entsprechend behandelt. Es handelt sich demnach um ein minimalinvasives Verfahren, welches keine Eröffnung des Brustkorbs notwendig macht. In selteneren Fällen (< 5 %) greift man bei Patienten mit infarktbedingtem kardiogenem Schock zur operativen Intervention der Bypassanlage. In solchen Fällen liegt dann eine schwere koronare 3-Gefäß-Erkrankung oder eine Hauptstammstenose vor. Hier empfiehlt sich die Intervention 4–12 h nach Symptombeginn oder dann wieder sieben Tage nach dem Ereignis (DGK 2019).

Bei chronischer KHK kommt der medikamentösen Therapie und Verhaltensumstellung eine größere Bedeutung zu, gerade wenn es sich um eine stabile Form ohne vorausgegangenen Myokardinfarkt oder bereits erfolgter koronarer Revaskularisation handelt. Hier wird z. B. die regelmäßige Einnahme von 100 mg/d ASS empfohlen. Aber auch symptomatische Krankheitsbilder können über eine lange Zeit prophylaktisch medikamentös behandelt werden, um drohende Anginen abzuwehren und so das Risiko einer Koronarischämie zu reduzieren (BÄK, KBV und AWMF 2019).

Liegt jedoch eine stenosierende KHK bei einem symptomatischen Patienten vor, z. B. bei Vorliegen eines Angina-pectoris-Leidens, so steht auch bei chronischen KHK die interventionelle/operative Therapiemethodik im Vordergrund. Ob eine pPCI, eine Bypass-OP oder sogar eine Kombination aus beiden gewählt wird, hängt von den Vorlieben des Patienten, vom Ausmaß und Schwere der vorliegenden KHK und wesentlich von weiteren Begleiterkrankungen ab (BÄK, KBV und AWMF 2019).

MERKE

Bei einer koronaren Mehrgefäßerkrankung mit proximalen Stenosen von > 70 % oder einer deutlichen Hauptstammstenose der linken Koronararterie von > 50 % empfiehlt sich immer die Bypass-OP (Ziemer, Haverich 2010).

Im chirurgischen Sektor ist hier die Anlage eines oder mehrerer koronarer Bypässe per Sternotomie das Mittel der Wahl. Grundsätzlich unterscheidet man hierbei ein Vorgehen unter Zuhilfenahme der Herz-Lungen-Maschine (HLM) vom Vorgehen am schlagenden Herzen, sprich ohne Einsatz der HLM. Die erste Variante trägt die Bezeichnung **CABG,** aus dem Englischen stammend für **Coronary Artery Bypass Graft** und bedeutet so viel wie Umgehungskreislauf zwischen den Herzkranzgefäßen und einer Arterie. Der Begriff Arterie bezieht sich i. d. R. auf die Aorta ascendens. Im Deutschen spricht man auch von einem **ACVB,** einem **Aorto-Coronaren-Venen-Bypass.** Allerdings wird diese Bezeichnung nicht der Tatsache gerecht, dass sich immer mehr arterielle Gefäßbypässe per innerer Brustwandarterie (A. mammaria) und/oder Unterarmarterie (A. radialis) durchgesetzt haben. Aufgrund ihrer besseren Langzeitprognose haben die Arterien die Vena saphena seit ihrer ersten Einführung 1973 nach und nach als Gefäßersatzmaterial an den Koronarien abgelöst. Um dieser Aktualität Rechnung zu tragen und Missverständnissen vorzubeugen, wird im folgenden Punkt das OP-Verfahren mit der englischen Begrifflichkeit betitelt (Ziemer, Haverich 2010).

Die zweite Variante, die Bypass-OP ohne Unterstützung per HLM, wird als **OPCAB** bezeichnet. Diese Abkürzung steht für **Off Pump Coronary Artery Bypass** und beschreibt das gleiche Verfahren, allerdings mit der Abweichung, dass am schlagenden Herzen operiert wird. Diese Form der Bypass-OP empfiehlt sich v. a., um die mit der Herz-Lungen-Maschine in Zusammenhang stehenden Nebenwirkungen zu vermeiden und die Belastung für den Patienten durch den invasiven Eingriff der HLM-Implantation zu reduzieren (Ziemer, Haverich 2010).

10.3.4 OP-Verfahren (Coronary Artery Bypass Graft – CABG)

Patientenpositionierung: Rückenposition mit beiden Armen angelegt (Ausnahme: Entnahme einer A. radialis; hier wird der betroffene Arm abgespreizt.).

Schnittführung: medianer Längsschnitt über dem Sternum vom Jugulum bis zum oberen Epigastrium.

Präparation:

- Subkutis sowie die Muskelfaszie und das Periost des Sternums durchtrennen
- Jugulum darstellen und das Ligamentum interclaviculare durchtrennen
- Xiphoidbereich quer inzidieren und mit einer kräftigen Schere längs spalten
- Perikard stumpf mit dem Finger kranial und kaudal vom Sternum abschieben
- Sternum mit der Sternumsäge längs von kranial nach kaudal durchtrennen
- Blutstillung am Periost des Sternums mit Elektrokauter, ggf. zusätzlich mit Knochenwachs arbeiten
- Mammariasperrer, z. B. nach Jostra, einsetzen

Präparation der Brustwandarterie (Arteria mammaria):

MERKE
Parallel zur Präparation der A. mammaria findet je nach Befund eine Präparation der A. radialis und/oder der Vena saphena statt. Dieses erfolgt durch einen weiteren Herzchirurgen. Darüber hinaus gilt folgender Ablauf sowohl für die rechte als auch die linke A. mammaria. Wahlweise können eine oder auch beide präpariert werden.

PRAXISTIPP
Um eine Keimverschleppung zwischen dem Arm bzw. Bein des Patienten und seines Thorax zu vermeiden, wird nur am Thorax instrumentiert. Der Herzchirurg am Arm bzw. Bein arbeitet i. d. R. autark und versorgt sich eigenständig.

- Ein feuchtes Bauchtuch in die Pleura einlegen, sofern diese eröffnet wurde
- A. mammaria präparieren und abgehenden Äste mit blauen Titanclips ligieren und absetzen
- **Vollheparinisierung des Patienten durch die Anästhesie**

VORSICHT
Erst nach der Vollheparinisierung des Patienten darf der Sauger der HLM verwendet werden.

- Distales Ende der Arterie mit einem Overholt anklemmen und ligieren
- Arterie scharf absetzen und proximal mit einem Bulldogklemmchen anklemmen
- Distale Öffnung der A. mammaria mit POTTS-SMITH Gefäßschere zuschneiden
- 1–2 ml Papaverin in die A. mammaria injizieren, danach das Bulldogklemmchen nach distal versetzen

MERKE
Die A. mammaria verbleibt i. d. R. mit seinem proximalen Ende an der A. subclavia. Sie kann im Bedarfsfall jedoch auch komplett abgesetzt werden.

- Mammariasperrer entfernen und einen geraden Thoraxsperrer, z. B. Mercedes-Sperrer, einsetzen

Perikarderöffnung:

- Perikard mit Schere, Pinzette und elektrischem Messer eröffnen
- Ggf. Präparation bzw. Teilresektion der Thymuslappen
- Perikardhochnähte legen mit 0er-Ligaturen und Federöhrnadeln

MERKE
Bis zu diesem Zeitpunkt sollten parallel stattgefundene Entnahmen der A. radialis und/oder der Vena saphena abgeschlossen sein.

Kanülierung:

PRAXISTIPP
Zum problemlosen und zügigen Anschluss der Herz-Lungen-Maschine an das Herz-Kreislauf-System, sämtliche Schläuche vom Tisch zur Maschine unbedingt im Vorfeld, also vor dem Hautschnitt, platzieren und entlüften.

- Für die arterielle Kanüle zwei Tabaksbeutelnähte (4–0, monofil, nicht resorbierbar) auf Höhe des Truncus brachiocephalicus vorlegen.
- Für die venöse Kanüle eine Tabaksbeutelnaht (3–0, monofil, nicht resorbierbar) unterhalb der rechten Herzohrspitze vorlegen.
- Für die Kardioplegiekanüle eine Tabaksbeutelnaht (4–0, monofil, nicht resorbierbar) an der Aorta ascendens nahe der Aortenwurzel vorlegen.

MERKE
Alle Kanülierungsnähte werden je mit einem Snugger (angefeuchtet, ➤ Abb. 10.4) armiert und mit einem Mosquitoklemmchen angeklemmt.

- Die Inzision der Aorta erfolgt mit einem 11er-Messer und einer Präparierschere.

VORSICHT
Bei der Kanülierung besteht aufgrund des hohen intraaortalen Drucks die Gefahr von Kontamination mit herausspritzendem Blut.

- Die Aortenkanüle ➤ Abb. 10.4 einführen.
- Die beiden Snugger anziehen und mit den Mosquitoklemmchen fixieren.
- Die Snugger mit 2er-Ligaturen an die Aortenkanüle knüpfen.
- Die Kanüle entlüften und mit einer Maschinenklemme (➤ Abb. 10.5) abklemmen.
- Die Aortenkanüle an den arteriellen Schlauch der HLM anschließen.
- Den rechten Vorhof mit einer Präparierschere inzidieren.
- Die venöse Zweistufenkanüle (➤ Abb. 10.4) im Vorhof platzieren und den Snugger ebenso anziehen, fixieren und mit einer 2er-Ligatur an die Kanüle knüpfen.

10

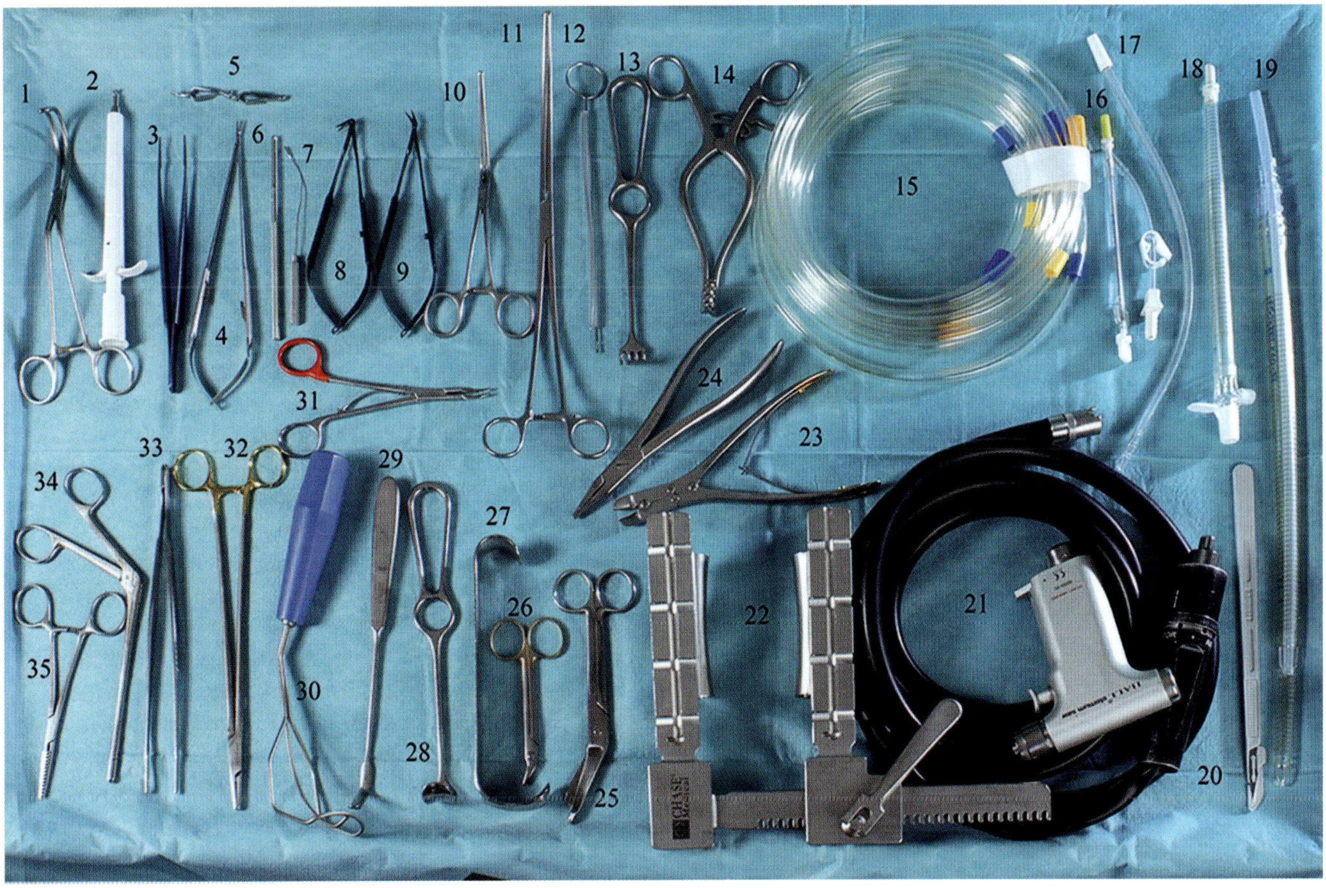

Abb. 10.4 Instrumententisch der Herzchirurgie: 1 C-Gefäßklemme; 2 Aortenstanze; 3 Mikro-Gefäßpinzette; 4 Mikro-Gefäßnadelhalter; 5 Bulldog-Klemmchen; 6 Tasthaken; 7 Knopfsonde; 8 Mikro-POTTS-SMITH Gefäßschere rückwärts; 9 Mikro-POTTS-SMITH Gefäßschere vorwärts; 10 120°-Aortenklemme; 11 Gebogene Gefäßklemme; 12 Snugger mit Mandrin; 13 4-Zinker-Haken scharf; 14 Wundspreizer; 15 HLM-Schläuche; 16 Kardioplegiekanüle; 17 Ventkanüle; 18 Aortenkanüle; 19 Venöse 2-Stufen-Kanüle; 20 11er Skalpell; 21 Druckluft Antriebsmaschine; 22 Thoraxsperrer; 23 Drahtzange; 24 Drahtnadelhalter; 25 Verbandschere; 26 Drahtschere; 27 Roux-Haken; 28 Venenhaken; 29 Langenbeck-Haken; 30 Vorhofhaken; 31 Titanclipzange; 32 Nadelhalter; 33 Anatomische Pinzette; 34 Rongeur; 35 Drahtklemme [P342]

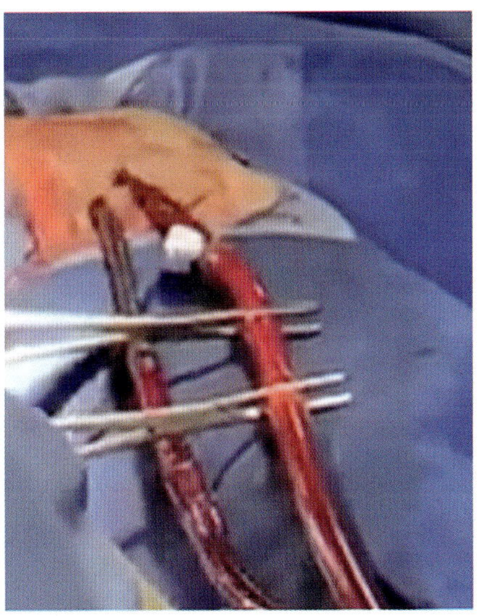

Abb. 10.5 Maschinen- bzw. Kanülenklemme [F1126-001]

- Die Zweistufenkanüle an den venösen Schlauch der HLM anschließen.
- **Die HLM läuft nun an und der extrakorporale Blutkreislauf wird mit dem Öffnen der Aortenkanüle etabliert.**
- Die Kardioplegiekanüle (➤ Abb. 10.4) entlang der vorgelegten Tabaksbeutelnaht einstechen.
- Den vorgelegten Snugger anziehen, fixieren und mit einer 2er-Ligatur an die Kanüle knüpfen.
- Den Führungsmandrin entfernen und die entlüftete Kardioplegieleitung der HLM anschließen.

VORSICHT

Der Mandrin der Kardioplegiekanüle ist an der Spitze äußerst scharf. Hier besteht bei unsachgemäßer Handhabung besondere Verletzungsgefahr!

PRAXISTIPP

Im Vorfeld beim Vorbereiten der Kardioplegieleitung ca. 150 ml Kardioplegieflüssigkeit in ein kleines Schälchen laufen lassen. Dieses dient bei der Durchführung der peripheren Anastomosen zur Spülung des Bypasses und der Anastomosendichtigkeitsprüfung (➤ Abb. 10.6).

- **Es kommt zum Kammerflimmern.**
- Die Aorta zwischen Aortenkanüle und Kardioplegiekanüle mit einer 120°-Gefäßklemme abklemmen.

10

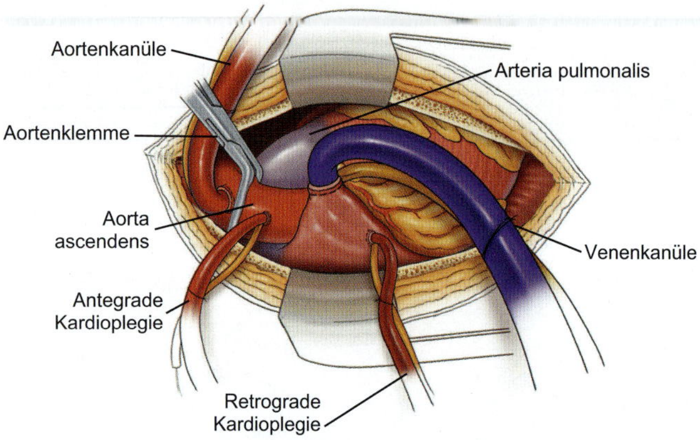

Abb. 10.6 Blick in den Situs nach erfolgter Kanülierung [E439-021]

- Kardioplegie über die Kanüle geben und 1–2 l Eiswasser (0–1 °C kalt) in den Thorax gießen, bis der Herzstillstand eintritt.
- Ggf. den Patienten auf 32 °C herunterkühlen.

Periphere Anastomosen:

- Die betroffene Koronarie freipräparieren, mit einem 11er-Messer eröffnen und die Inzision mit einer POTTS-SMITH Gefäßschere erweitern.
- Die Durchgängigkeit der Koronarie mit einer Knopfsonde 1,5 mm prüfen.
- Das distale Ende des Bypasses mit einer geraden Gefäßschere anschrägen.
- Den Bypass mit 7–0 bis 8–0 (monofil, nicht resorbierbar, doppelt armiert) End-zu-Seit auf die Koronarie nähen.
- Die fertige Anastomose mit einer 20-ml-Spritze (Kardioplegie) auf Dichtigkeit prüfen.
- Wiederholen der Schritte für weitere periphere Anastomosen.
- Als Letztes wird die A. mammaria mit 8–0 (monofil, nicht resorbierbar, doppelt armiert) anastomosiert.
- Fixationsnaht des Fettgewebes der A. mammaria mit 6–0 (monofil, nicht resorbierbar).

MERKE

Nach Vollendung der letzten Koronaranastomose wird der gekühlte Patient durch die HLM wieder aufgewärmt. Ab diesem Moment darf keine Kardioplegielösung mehr zum Spülen der Gefäße verwendet werden.

PRAXISTIPP

Bei allen Gefäßnähten (monofil, nicht resorbierbare Fäden) die Finger des knotenden Chirurgen immer mit NaCl anfeuchten. Dies begünstigt das Gleiten der Fäden durch die Finger und erleichtert das Knoten.

Zentrale Anastomosen:

- Die Aortenklemme entfernen, diese durch eine Satinsky- bzw. C-Klemme ersetzen und damit die Aorta auf Höhe der Kardioplegiekanüle partiell (nur die Vorderwand) ausklemmen
- Die Kardioplegiekanüle mitsamt der Kanülierungsnaht und dem Snugger entfernen
- Das Herz mit den Schocklöffeln defibrillieren
- Die Inzision der Kardioplegiekanüle mit einer Aortenstanze (➤ Abb. 10.4) kreisförmig ausstanzen
- Die Anastomose zwischen Bypass und Aorta mit 6–0 bis 7–0 (monofil, nicht resorbierbar, doppelt armiert) End-zu-Seit nähen
- Nach Bedarf weitere Stichinzisionen mit einem 11er-Messer in die ausgeklemmte Aorta setzen und diese ausstanzen.
- Weitere zentrale Anastomosen wie beschrieben

Dekanülierung:

- Die venöse Kanüle mit einer Maschinenklemme abklemmen.
- Die 2er-Ligatur durchtrennen und den Snugger samt Mosquitoklemmchen entfernen.
- Die venöse Zweistufenkanüle herausziehen, mit der vorgelegten Tabaksbeutelnaht die Öffnung zuziehen und die Naht verknoten.
- Zusätzlich die Einstichstelle mit 3–0 (monofil, nicht resorbierbar, einfach armiert) übernähen, bis zum sicheren Verschluss der Inzision.
- Nachdem die HLM sämtlich mögliches Blut in den Patienten transfundiert hat, die 2er-Ligatur an der Aortenkanüle durchtrennen und die Kanüle abklemmen.
- Den Snugger und das Mosquitoklemmchen von beiden Kanülierungsnähten entfernen und diese vorknoten.
- Die Aortenkanüle herausziehen, die Knoten der Kanülierungsnähte zuziehen und die Einstichstelle zusätzlich z. B. mit 4–0 (monofil, nicht resorbierbar, doppelt armiert) übernähen, bis zum sicheren Verschluss der Inzision.

VORSICHT

Bei der Dekanülierung besteht, genau wie bei der Kanülierung, die Gefahr von Kontamination mit herausspritzenden Blut aufgrund des hohen intraaortalen Drucks.

- **Gabe von Protamin durch die Anästhesie.**

MERKE

Nach der Gabe von Protamin darf auf keinen Fall mehr der HLM-Sauger verwendet werden. Dies würde zur Thrombosierung des Restblutes in der Herz-Lungen-Maschine führen, welches dann wiederum unbrauchbar für eine Rücktransfusion wird.

Wundverschluss:

- Blutstillung mit Bauchtuch, Kompressen und Elektrokauter
- Abschließende Mammariabettkontrolle mit zwei scharfen Haken und Tupfer
- Pleura- und Mediastinaldrainagen nach Bedarf einlegen und diese an eine Bülau-Drainage anschließen
- Aufnähen eines passageren Schrittmacherdrahts
- Das Perikard mit 3–0 (polyfil, resorbierbar) fortlaufend verschließen
- Verdrahten des Sternums zum Verschluss der Sternotomie
- Fortlaufender Faszien- und Subkutanverschluss mit 0er-Naht (polyfil, resorbierbar)
- Hautverschluss
- Pflasterverband des Hautschnitts

MERKE

In der Regel erfolgt immer eine Zählkontrolle aller Textilien, Nähte und Instrumente während des Perikardverschlusses, eine weitere Kontrolle nach der Sternumverdrahtung und die dritte Zählkontrolle aller Textilien, Nähte und Instrumente nach dem Pflasterverband.

Komplikationen:
Als mögliche intraoperative Komplikation bei einem CABG ist die Herz-Kreislauf-Instabilität beim Abgehen von der HLM zu nennen. Tendiert das Herz zu Problemen, wenn es von der HLM entwöhnt werden soll (sog. Weaning) empfiehlt sich die Implantation eines kardiogenen Unterstützungssystems, wie einer **i**ntra**a**ortalen **Bal**lon**p**umpe (IABP) zur Gegenpulsation oder einer **e**xtra**k**orporalen **M**embran**o**xygenation (ECMO; DGTHG 2015).

Darüber hinaus kann es aufgrund des intraoperativ erzeugten Herzstillstands postoperativ (innerhalb der ersten 24 h) zu Herzrhythmusstörungen kommen, welche allerdings durch den intraoperativ implantierten passageren Schrittmacher (Pacer) verhältnismäßig problemlos korrigiert werden können.

Schwerwiegendere postoperative Komplikationen wären ein akuter Verschluss des Bypasses sowie Nachblutungen aufgrund undichter Anastomosen. Diese Komplikationen erfordern eine sofortige erneute Operation, einen sog. Re-Thorax, zur Korrektur des Problems. Des Weiteren ist z. B. ein Schlaganfall aufgrund gelöster Thromben bzw. Lufteinschlüsse in der Aorta möglich.

10.3.5 OP-Verfahren (Off-Pump Coronary Artery Bypass, OPCAB)

Patientenpositionierung: Rückenposition mit beiden Armen angelegt (Ausnahme: Entnahme einer A. radialis; her wird der betroffene Arm abgespreizt.).
Schnittführung: medianer Längsschnitt über dem Sternum vom Jugulum bis zum oberen Epigastrium.
Präparation:

- Subkutis durchtrennen sowie die Muskelfaszie und das Periost des Sternums
- Jugulum darstellen und das Lig. interclaviculare durchtrennen
- Xiphoidbereich quer inzidieren und mit einer kräftigen Schere längsspalten
- Perikard stumpf mit dem Finger kranial und kaudal vom Sternum abschieben
- Sternum mit der Sternumsäge längs von kranial nach kaudal durchtrennen
- Blutstillung am Periost des Sternums mit Elektrokauter, ggf. zusätzlich mit Knochenwachs arbeiten
- Mammariasperrer, z. B. nach Jostra, einsetzen
- Präparation der gewünschten A. mammaria (➤ Kap. 10.3.4)
- Ein OPCAB-Thoraxsperrersystem einbringen ➤ Abb. 10.7
- Perikarderöffnung (➤ Kap. 10.3.4)

PRAXISTIPP

Da hier keine HLM zum Einsatz kommt, wird bei dieser OP ein Cellsaver-Saugersystem verwendet, um den dauerhaften Blutverlust des Patienten so gering wie möglich zu halten. Dennoch müssen immer die Instrumentarien und Sterilgüter zum Anschluss einer Herz-Lungen-Maschine in der Nähe bereitliegen.

MERKE

Eine Vollheparinisierung des Patienten findet bei einer OPCAB-OP nicht statt.

Rekonstruktion:

MERKE

Da es sich hierbei um einen Eingriff am schlagenden Herzen handelt, wird im Folgenden weder kardioplegische Lösung verwendet noch wird die Aorta zu irgendeinem Zeitpunkt mit einer 120°-Klemme vollständig abgeklemmt. Zum Durchspülen und der Kontrolle der Anastomosen wird eine Heparin-NaCl-Lösung verwendet.

- Das betroffene Areal der Herzwand mit einem Vakuum-Stabilisator (➤ Abb. 10.7) fixieren
- Bei Bedarf die Herzspitze zusätzlich mit einem Apex-Stabilisator (➤ Abb. 10.7) fixieren
- Die peripheren Anastomosen auf die betroffenen Koronarien nähen (➤ Kap. 10.3.4)

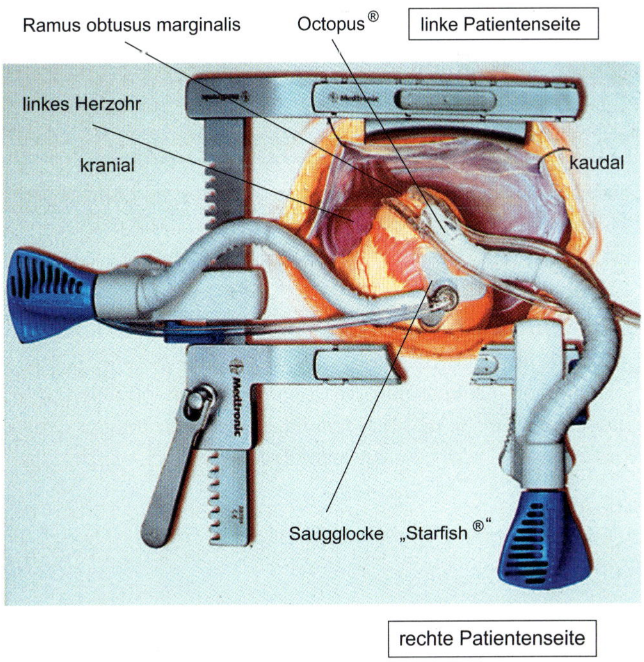

Abb. 10.7 OPCAB-Thoraxsperrer mit Vakuumstabilisatoren für Herzwand und -spitze [T848]

10

PRAXISTIPP

Abweichend zum CABG wird beim OPCAB nach der Eröffnung der Koronarie ein Shuntschlauch in diese eingelegt, um die Blutversorgung der Herzwandareale während der Anastomosierung zu gewährleisten. Dieser Koronarshunt muss vor Vollendung der Anastomose unbedingt entfernt werden.

- Die Vorderwand der Aorta ascendens oberhalb der Koronarostien partiell mit einer Satinsky- oder C-Klemme ausklemmen
- Die Aortenwand mit einem 11er-Messer inzidieren und die Öffnung mit einer Aortenstanze (➤ Abb. 10.4) kreisförmig ausstanzen
- Die Anastomose zwischen Bypass und Aorta mit 6–0 bis 7–0 (monofil, nicht resorbierbar, doppelt armiert) End-zu-Seit nähen
- Nach Bedarf weitere Stichinzisionen mit einem 11er-Messer in die ausgeklemmte Aorta setzen und diese ausstanzen
- Weitere zentrale Anastomosen wie beschrieben

Wundverschluss:

- Blutstillung mit Bauchtuch, Kompressen und Elektrokauter
- Abschließende Mammariabettkontrolle mit zwei scharfen Haken und Tupfer
- Pleura- und Mediastinaldrainagen nach Bedarf einlegen und diese an eine Bülau-Drainage anschließen
- Aufnähen eines passageren Schrittmacherdrahts
- Das Perikard mit 3–0 (polyfil, resorbierbar) fortlaufend verschließen
- Verdrahten des Sternums zum Verschluss der Sternotomie
- Fortlaufender Faszien- und Subkutanverschluss mit 0er-Naht (polyfil, resorbierbar)
- Hautverschluss
- Pflasterverband des Hautschnitts

MERKE

In der Regel erfolgt immer eine Zählkontrolle aller Textilien, Nähte und Instrumente während des Perikardverschlusses, eine weitere Kontrolle nach der Sternumverdrahtung und die dritte Zählkontrolle aller Textilien, Nähte und Instrumente nach dem Pflasterverband.

Komplikationen: Für die OPCAB OP gelten die gleichen Komplikationen wie für den CABG.

Ergänzend hierzu kann es passieren, dass es intraoperativ zu einem Anschluss an die HLM kommt, da der Patient unter der OP kreislaufinstabil wird bzw. einen kardiogenen Schock erleidet.

10.4 Aortenklappenfehler (Vitien) und deren Therapien

DEFINITION

Aortenklappenfehler sind angeborene oder erworbene Fehlbildungen der Aortenklappe, welche ihre Funktionstüchtigkeit beeinträchtigen.

10.4.1 Pathogenese

Grundsätzlich unterscheidet man bei den Aortenklappenfehlbildungen die Stenose, die Insuffizienz und eine Kombination aus beiden. Eine **Aortenklappenstenose** entsteht auf Basis einer über längeren Zeitraum stattfindenden Verkalkung äquivalent zu einer Atherosklerose. Dieser Prozess sorgt dafür, dass die Aortenklappe an Elastizität und Beweglichkeit verliert, in deren Folge ihre Funktion mehr und mehr eingeschränkt wird. Durch diesen Prozess wird der Durchfluss des Blutes durch die Klappe erschwert.

Bei einer **Aortenklappeninsuffizienz** kann die Funktion, allen voran der regelhafte Komplettschluss der Klappe, durch unterschiedliche Prozesse negativ beeinträchtigt werden. So kann etwa eine Entzündung zur Schädigung der freien Taschenklappenränder führen und damit einen akkuraten Schluss erschweren. Am häufigsten zeigt sich jedoch die Insuffizienz aufgrund einer Aufweitung der Aortenwurzel, wodurch die drei Taschen der Klappe nicht mehr komplett schließen können. Durch diesen Prozess kommt es v. a. zu einem Rückfluss des Blutes in die linke Herzkammer.

Angeborene Herzfehler wie z. B. Fehlbildungen (zwei statt drei Klappentaschen) können sowohl eine Stenose als auch eine Insuffizienz begünstigen.

Leichte Formen sowohl der Insuffizienz als auch der Stenose werden vom Herzen gut toleriert und bleiben lange Zeit asymptomatisch. Je schwerer die Fehlbildungen wird, desto gefährlicher wird sie jedoch für den Betroffenen. Gerade eine schwere Aortenklappenstenose hat eine hohe Todesrate. Sobald bei einer Aortenklappeninsuffizienz die ersten Symptome auftauchen, ist die linke Herzkammer bereits erweitert und die Symptome verstärken sich rapide (Ziemer, Haverich 2010).

MERKE

Aortenklappenfehlbildungen betreffen sowohl Kinder als auch Erwachsene.

10.4.2 Symptomatik

Symptomatisch zeigen sich Aortenklappenfehlbildungen häufig durch Angina pectoris, Atembeschwerden oder spontane Bewusstseinsverluste (Synkopen). In einem Drittel der Fälle klagen Patienten über eine Kombination der drei Symptomatiken. Bei fortgeschrittenen Aortenklappeninsuffizienzen entstehen dann aufgrund der Herzkammererweiterung Linksherzinsuffizienzen mit erhöhter Herzfrequenz (Tachykardie) und sogar ein Lungenödem ist möglich (DGPK 2010).

10.4.3 Therapie

Solange die Aortenklappenfehlbildungen symptomlos sind, also von geringer Form, ist noch keine Therapie erforderlich, es sei denn, sie sind Folge einer Begleiterkrankung (z. B. einer Aortenwurzeldilatation), dann sollte diese selbstverständlich therapiert werden. Ähnliches gilt bei Vorliegen einer Erweiterung der linken Kammer. Hier sollte auch trotz Asymptomatik eine Operation der Klappe erfolgen. Beim Auftreten klinischer Symptome sollte sowohl bei einer Aortenklappenstenose als auch einer -insuffizienz grundsätzlich eine operative Therapie erfolgen. Bei Kindern mit diagnostizierter Aortenklappeninsuffizienz ist in erster Linie eine Rekonstruktion der bestehenden Klappe anzustreben, während bei Erwachsenen der Aortenklappenersatz das Mittel der Wahl ist (DGPK 2010).

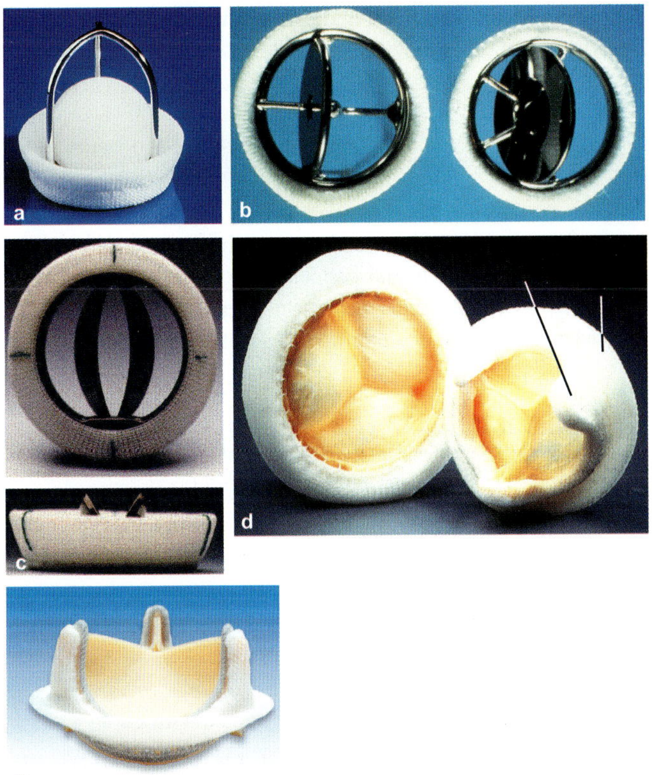

Abb. 10.8 Verschiedene Herzklappenprothesen [R234]

Der Ersatz der Aortenklappe kann sowohl durch eine mechanische als auch eine biologische Prothese erfolgen (➤ Abb. 10.8). Bei der mechanischen Klappe handelt es sich um eine künstlich hergestellte Klappe, die aus Kunststoff und Metallkomponenten (➤ Abb. 10.8a–c) besteht. Sie unterscheidet sich im Aufbau stark von der natürlichen Aortenklappe, ersetzt ihre Ventilfunktion jedoch problemlos. Bei einer biologischen Klappe handelt es sich entweder um eine Klappe vom Schwein oder um eine aus Rinderperikard, welche auf ein Gerüst gespannt ist und dem Aufbau einer natürlichen Aortenklappe mit ihren Taschenklappen entspricht (➤ Abb. 10.8d, e). Darüber hinaus gibt es noch gerüstlose biologische Prothesen, bestehend aus der kompletten Aortenwurzel des Schweins (➤ Abb. 10.8f). Mechanische Klappen werden aufgrund ihrer unbegrenzten Haltbarkeit eher bei jüngeren Patienten verwendet, während biologische Klappen aufgrund ihrer begrenzten Haltbarkeit vorzugsweise bei älteren Patienten (> 70 J.) zum Einsatz kommen (Ziemer, Haverich 2010).

10.4.4 OP-Verfahren (Aortenklappenersatz)

Patientenpositionierung: Rückenposition mit beiden Armen angelagert.
Schnittführung: Medianer Längsschnitt über dem Sternum vom Jugulum bis zum oberen Epigastrium.
Präparation:

- Subkutis durchtrennen sowie die Muskelfaszie und das Periost des Sternums
- Jugulum darstellen und das Lig. interclaviculare durchtrennen
- Xiphoidbereich quer inzidieren und mit einer kräftigen Schere längs spalten
- Perikard stumpf mit dem Finger kranial und kaudal vom Sternum abschieben
- Sternum mit der Sternumsäge längs von kranial nach kaudal durchtrennen
- Blutstillung am Periost des Sternums mit Elektrokauter, ggf. zusätzlich mit Knochenwachs arbeiten
- **Vollheparinisierung des Patienten durch die Anästhesie**
- Einen Thoraxsperrer, z. B. Mercedes-Sperrer, einsetzen
- Perikarderöffnung (➤ Kap. 10.3.4)
- Kanülierung (➤ Kap. 10.3.4)

Rekonstruktion der Aortenklappe:

- Kardioplegiekanüle mitsamt der Kanülierungsnaht und dem Snugger entfernen
- Aorta auf Höhe der Einstichstelle mit einer Präparierschere quer eröffnen
- Nach Bedarf kardioplegische Lösung direkt in die Koronarostien applizieren
- Aortenklappentaschen und ggf. Verkalkungen mit Präparierschere und Rongeur rückstandslos entfernen
- Durchmesser der Aorta mit Klappensizern (➤ Abb. 10.9) ausmessen, um die Klappengröße zu bestimmen
- Passende Aortenklappe vorbereiten und auf entsprechende Halterung schrauben

VORSICHT

Biologische Klappen lagern in einer Formaldehydlösung und müssen daher unbedingt vor der Implantation nach Herstellerangaben ausgespült werden.

- Aortenklappe mit speziellen 2–0 bis 4–0 Klappenfäden (polyfil, nicht resorbierbar, doppelt armiert, mit PTFE Pledgets) an der Aortenwurzel einnähen
- Sitz und Funktion der Klappe überprüfen

MERKE

Die Unversehrtheit der Koronarostien muss während der Implantation der Klappe unbedingt beachtet werden, um die Perfusion der Herzkranzgefäße und damit die Blutversorgung des Herzens zu sichern.

- **Zählkontrolle aller Nadeln der verwendeten Klappennähte**
- Querinzision der Aorta mit einer 3–0 bis 4–0 Gefäßnaht (monofil, nicht resorbierbar, doppelt armiert) fortlaufend vernähen

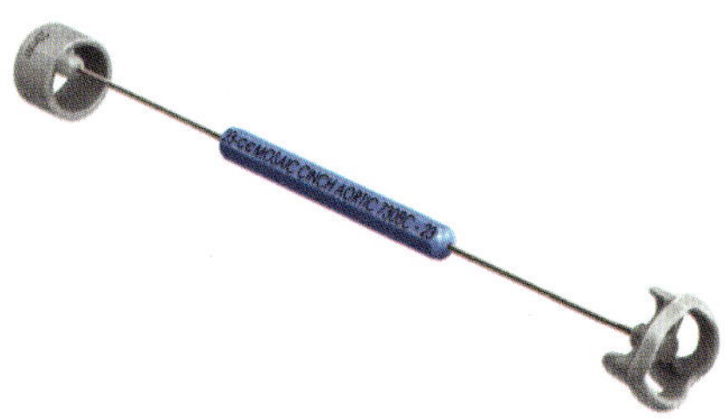

Abb. 10.9 2-Enden-Klappensizer zum Ausmessen der Klappengröße [F240-002]

- **Patienten über die HLM langsam wieder aufwärmen lassen**
- Aorta und Herz vor endgültigem Nahtverschluss entlüften
- Verschluss der Aortennaht und auf Dichtigkeit prüfen

PRAXISTIPP

Bei allen Klappen- und Gefäßnähten (monofil, nicht resorbierbare Fäden) die Finger des knotenden Chirurgen immer mit NaCl anfeuchten. Dies begünstigt das Gleiten der Fäden durch die Finger und erleichtert das Knoten.

Wundverschluss:

- Dekanülierung des Herzens (➤ Kap. 10.3.4)
- Blutstillung mit Bauchtuch, Kompressen und Elektrokauter
- Pleura- und Mediastinaldrainagen nach Bedarf einlegen und diese an eine Bülau-Drainage anschließen
- Aufnähen eines passageren Schrittmacherdrahts
- Perikard mit 3–0 (polyfil, resorbierbar) fortlaufend verschließen
- Verdrahten des Sternums zum Verschluss der Sternotomie
- Fortlaufender Faszien- und Subkutanverschluss mit 0er-Naht (polyfil, resorbierbar)
- Hautverschluss
- Pflasterverband des Hautschnitts

MERKE

In der Regel erfolgt immer eine Zählkontrolle aller Textilien, Nähte und Instrumente während des Perikardverschlusses, eine weitere Kontrolle nach der Sternumverdrahtung und die dritte Zählkontrolle aller Textilien, Nähte und Instrumente nach dem Pflasterverband.

Komplikationen: Intraoperativ auftretende Komplikationen sind meist Verletzungen des Klappenrings bzw. der Aortenwand iatrogener Ursache. Diese können i. d. R. durch eine filzverstärkte Gefäßnaht oder einen Gefäßpatch behoben werden. Darüber hinaus können auch Blutungen im Bereich der Aortenverschlussnaht auftreten, welche erst durch Druckbelastung der Aorta nach Öffnen der Aortenklemme und Rücklauf des Blutes in den Herzkreislauf sichtbar werden. Auch diese sind mit zusätzlichen Gefäßnähten i. d. R. beherrschbar. Verlegungen der Koronarostien durch Fehler beim Einbau der Klappe oder anatomische Besonderheiten sind zwar im Vorfeld zu vermeiden, können jedoch in seltenen Fällen dennoch auftreten. Hier und auch bei stark verkalkten Koronarostien kann eine zusätzliche Versorgung der Gefäße per Bypass erforderlich werden (➤ Kap. 10.3.4; Ziemer, Haverich 2010).

Außerdem kann es, ebenso wie beim CABG, auch bei einer Aortenklappen-OP zu Herzrhythmusstörungen oder Entwöhnungsschwierigkeiten von der HLM kommen. Ersteres kann durch den standardmäßig eingebauten passageren Schrittmacher aufgefangen werden, während Letzteres zur Implantation einer IABP bzw. ECMO führen kann (➤ Kap. 10.3.4).

Postoperativ kann es zu Thrombosen, Entzündungen oder gar einem Ausreißen an der Klappe kommen. Das Risiko einer Aortenklappenthrombose liegt bei < 1 %. Sie sollte jedoch umgehend behandelt werden, da akute Thrombosierungen oft zu einer Behinderung der Klappenmobilität und damit zum Tode führen (Ziemer, Haverich 2010).

MERKE

Akute Aortenklappenthrombosen führen häufig zu einem Notfalleingriff.

Entzündungen der Prothese stellen eine schwerwiegende postoperative Komplikation dar und können in 30 % der Fälle zum Tode führen. In der Regel ist hier neben einer verlängerten Antibiotikaprophylaxe immer ein erneuter Klappenersatz erforderlich.

VORSICHT

Gerade bei der Klappenimplantation ist daher absolute Sorgfalt und das akkurate Einhalten der sterilen Kautelen erforderlich!

Das Ausreißen der Klappe bzw. der Klappennähte kommt in < 1–2 % der Fälle vor und kann zu Leckagen führen, welche eine erneute OP zur Nahtkorrektur bis hin zum kompletten Ersatz erforderlich machen kann (Ziemer, Haverich 2010).

10.5 Mitralklappenfehler (Vitien) und deren Therapien

DEFINITION

Mitralklappenfehler sind angeborene oder erworbene Fehlbildungen an der Mitralklappe, welche ihre Funktionstüchtigkeit beeinträchtigen.

10.5.1 Pathogenese

Ebenso wie an der Aortenklappe treten auch an der Mitralklappe Fehlbildungen auf, welche Verengungen (Stenosen) oder auch Funktionsstörungen (Insuffizienzen) erzeugen können.

Mitralklappeninsuffizienzen gehören zu den zweithäufigsten Klappenfehlern in Europa. Etwa 1–2 % der Gesamtbevölkerung leidet an einem solchen Fehler und die Tendenz steigt auf > 10 % bei Menschen > 75 J. (DGK 2013).

Bei einer Mitralklappeninsuffizienz verschließen die Segel der Klappe in der Auswurfphase (Systole) des Herzens den linken Vorhof nicht komplett. Dies hat einen Rückfluss des Blutes in den linken Vorhof zur Folge, was zu einer Rückstauung in die Lunge führt. Außerdem begünstigt die Mitralklappeninsuffizienz so ein Fortschreiten ihrer eigenen Entwicklung, da durch die folgende Aufdehnung des Vorhofs zwangsläufig auch die Segel weiter auseinanderdriften.

Grundsätzlich wird zwischen einer akuten und einer chronischen Form unterschieden. Bei der **akuten** Mitralklappeninsuffizienz ist der Klappenapparat durch entzündliche Prozesse oder Traumata so massiv zerstört worden, dass es zu einem plötzlichen Ereignis, z. B. dem Abriss eines Segels, kommt. Glücklicherweise ist dieses Krankheitsbild sehr selten. Weitaus häufiger tauchen jedoch **chronische** Mitralklappeninsuffizienzen auf. Sie sind in ihrem Verlauf lang-

10

wierig und schleichend und können lange asymptomatisch sein, da sie vom Körper zunächst gut kompensiert werden können. Die chronischen Insuffizienzen werden in primäre und sekundäre Formen unterteilt. Bei der primären Insuffizienz liegt die Fehlbildung im Bereich der Klappe bzw. des Halteapparats. Bei der sekundären Insuffizienz entsteht das Problem nicht durch die Klappe bzw. den Halteapparat selbst, sondern durch Schäden oder Veränderungen am linken Vorhof und/oder der Kammer. Hierdurch kommt es zu Veränderungen am Klappenkonstrukt, was wiederum eine Insuffizienz erzeugt (DGK 2013).

MERKE

Bei einer sekundären Mitralklappeninsuffizienz ist die Klappe primär häufig ohne Schäden. Halten die Missverhältnisse innerhalb des linken Vorhofs bzw. der Kammer an, können diese jedoch sekundär zu Beschädigungen des Klappenapparats führen.

Mitralklappenstenosen sind aufgrund von Ablagerungen ähnlich der Atherosklerose möglich. Diese führen genau wie bei der Aortenklappe zur verminderten Öffnungsfähigkeit der Klappe. Diese Verengung führt dazu, dass weniger Blut in die linke Kammer gelangen kann und damit auch in den großen Körperkreislauf. Das Herz reagiert mit einer Frequenzerhöhung, um das Volumendefizit auszugleichen. Darüber hinaus kommt es aufgrund des zurückbleibenden Blutes im linken Vorhof zu einer Rückstauung in die Lungenvene und damit in die Lunge.

10.5.2 Symptomatik

Typische Symptomatiken einer Mitralklappenproblematik sind die klassischen Herzinsuffizienzzeichen wie Atemnot unter Belastung und später in Ruhe, Schwindel und Leistungsminderungen. Je nach Schweregrad kommen später Lungenödeme und pulmonaler Bluthochdruck dazu. Auch Vorhofflimmern und Blockaden im Reizleitungssystem aufgrund der Vergrößerung von Vorhöfen und Kammern sind zu verzeichnen (DGK 2018).

10.5.3 Therapie

Bei der Therapiewahl ist auf die jeweilige Form des Mitralklappenfehlers Rücksicht zu nehmen. Bei einer primären Mitralklappeninsuffizienz gilt, solange sie symptomfrei und ohne Einschränkung der linken Kammerfunktion besteht, ist nicht einmal eine medikamentöse Therapie notwendig. Bestehen Einschränkungen der Kammerfunktion, sollte eine medikamentöse Therapie z. B. mit ACE-Hemmern erfolgen. Bei hochgradigen Insuffizienzen empfiehlt sich die operative Intervention.

Da bei sekundären Mitralklappeninsuffizienzen die Ursache für die Fehlfunktion in Veränderungen der Funktion und oder Versorgung des Vorhofs bzw. der Kammer liegt, muss die Therapie primär darauf ausgelegt sein. So kann z. B. eine KHK der linken Herzkranzarterie ausschlaggebend für die Veränderung sein. Die Behebung dieses Krankheitsbildes (➤ Kap. 10.3) kann dann bereits positiven Einfluss auf die Mitralklappe haben. Bei hochgradigen sekundären Insuffizienzen gepaart mit operationswürdigen koronaren Herzerkrankungen ist eine Operation beider Krankheitsbilder stets empfohlen.

Bei akuten Mitralklappeninsuffizienzen und schweren Stenosen ist die Operation die Therapie der Wahl (DGK 2013).

Eine Operation der Mitralklappe erfolgt über eine mediane Sternotomie und kann entweder in einer Rekonstruktion des Mitralklappenapparats oder eines kompletten Ersatzes der Klappe resultieren. Eine Rekonstruktion kann z. B. die Straffung der Klappenumrandung, des sog. Rings, bedeuten oder die Refixation und Straffung der Segel per Naht. Ein Klappenersatz bedeutet die Entfernung der erkrankten Klappe und die Implantation eines Ersatzes. Genau wie bei der Aortenklappe kann dieser Ersatz biologischer oder mechanischer Art sein (➤ Kap. 10.4). Ob der Weg der Rekonstruktion oder des Ersatzes eingeschlagen wird, entscheidet sich i. d. R. intraoperativ nach Sichtung des Befunds. Daher ist der Ablauf bis auf den Part der Rekonstruktion identisch (Ziemer, Haverich 2010).

10.5.4 OP-Verfahren (Mitralklappenersatz)

Patientenpositionierung: Rückenposition mit beiden Armen angelagert.

Schnittführung: Medianer Längsschnitt über dem Sternum vom Jugulum bis zum oberen Epigastrium.

Präparation:

- Subkutis durchtrennen sowie die Muskelfaszie und das Periost des Sternums
- Jugulum darstellen und das Lig. interclaviculare durchtrennen
- Xiphoidbereich quer inzidieren und mit einer kräftigen Schere längs spalten
- Perikard stumpf mit dem Finger vom Sternum abschieben
- Sternum mit der Sternumsäge längs von kranial nach kaudal durchtrennen
- Blutstillung am Periost des Sternums mit Elektrokauter, ggf. zusätzlich mit Knochenwachs arbeiten
- **Vollheparinisierung des Patienten durch die Anästhesie**
- Einen Thoraxsperrer, z. B. nach Cosgrove (➤ Abb. 10.10) einsetzen
- Perikarderöffnung (➤ Kap. 10.3.4)
- Vena cava superior und inferior freipräparieren und jeweils mit einem nicht resorbierbaren Ligaturband plus Snugger nahe des rechten Vorhofs anschlingen

Kanülierung:

PRAXISTIPP

Zum problemlosen und zügigen Anschluss der Herz-Lungen-Maschine an das Herz-Kreislauf-System sämtliche Schläuche vom Tisch zur Maschine unbedingt im Vorfeld, also vor dem Hautschnitt, platzieren und entlüften.

- Für die arterielle Kanüle zwei Tabaksbeutelnähte (4–0, monofil, nicht resorbierbar) auf Höhe des Truncus brachiocephalicus vorlegen.

10

- Für die venösen Kanülen eine Tabaksbeutelnaht (3–0, monofil, nicht resorbierbar) unterhalb der rechten Herzohrspitze und eine ebensolche Tabaksbeutelnaht im unteren Bereich des rechten Vorhofs vorlegen.
- Für die Kardioplegiekanüle eine Tabaksbeutelnaht (4–0, monofil, nicht resorbierbar) an der Aorta ascendens nahe der Aortenwurzel vorlegen.

MERKE

Alle Kanülierungsnähte werden je mit einem Snugger (angefeuchtet; ➤ Abb. 10.4) armiert und mit einem Mosquitoklemmchen angeklemmt.

- Die Inzision der Aorta erfolgt mit einem 11er-Messer und einer Präparierschere.

VORSICHT

Bei der Kanülierung besteht aufgrund des hohen intraaortalen Drucks die Gefahr der Kontamination mit herausspritzendem Blut.

- Die Aortenkanüle (➤ Abb. 10.4) einführen.
- Die beiden Snugger anziehen und mit den Mosquitoklemmchen fixieren.
- Die Snugger mit 2er-Ligaturen an die Aortenkanüle knüpfen.
- Die Kanüle entlüften und mit einer Maschinenklemme (➤ Abb. 10.5) abklemmen.
- Die Aortenkanüle an den arteriellen Schlauch der HLM anschließen.

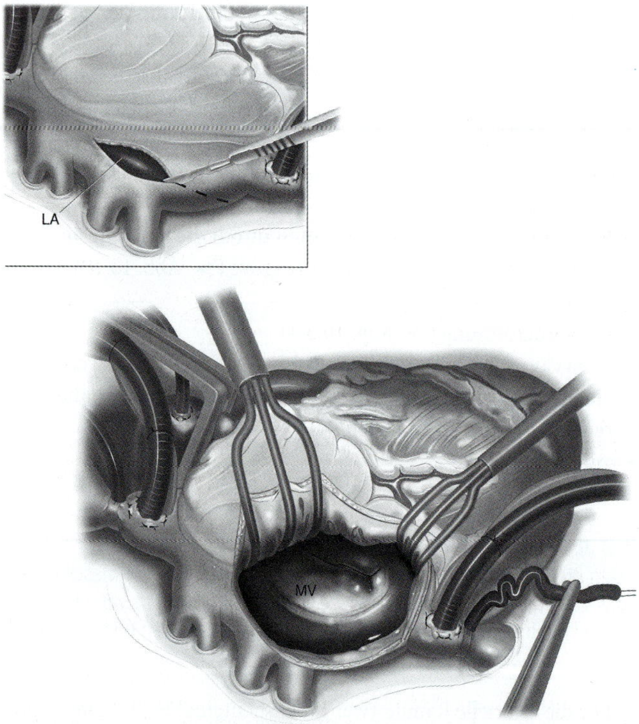

Abb. 10.10 Thoraxsperrer mit Vorhofhaken bietet Sicht auf die Mitralklappe [F1127-001]

- Den rechten Vorhof auf Höhe des Herzohrs mit einer Präparierschere inzidieren.
- Eine venöse Kanüle (➤ Abb. 10.4) über die Öffnung in der Vena cava superior platzieren und den Snugger ebenso anziehen, fixieren und mit einer 2er-Ligatur an die Kanüle knüpfen.
- Die Kanüle an den venösen Schlauch der HLM anschließen.
- Das im Vorfeld an der Vena cava superior platzierte Ligaturband zuziehen, sodass das Gefäß die Kanüle vollständig umschließt. Die Schlinge mit einer Peanklemme sichern.
- Den rechten Vorhof zum zweiten Mal, jetzt jedoch am unteren Ende, mit der Präparierschere inzidieren.
- Die zweite venöse Kanüle (➤ Abb. 10.11) über die Inzision in die Vena cava inferior einbringen und den Snugger der Kanülierungsnaht anziehen, fixieren und mit einer 2er-Ligatur an die Kanüle knüpfen.
- Diese venöse Kanüle ebenso an den venösen Schlauch der HLM anschließen.
- Das im Vorfeld an der Vena cava inferior platzierte Ligaturband zuziehen, sodass das Gefäß die Kanüle vollständig umschließt. Die Schlinge mit einer Peanklemme sichern.
- **Die HLM läuft nun an und der extrakorporale Blutkreislauf wird mit dem Öffnen der Aortenkanüle etabliert.**
- Die Kardioplegiekanüle (➤ Abb. 10.4) entlang der vorgelegten Tabaksbeutelnaht einstechen.
- Den vorgelegten Snugger anziehen, fixieren und mit einer 2er-Ligatur an die Kanüle knüpfen.
- Den Führungsmandrin entfernen und die entlüftete Kardioplegieleitung der HLM anschließen.

VORSICHT

Der Mandrin der Kardioplegiekanüle ist sehr spitz. Hier besteht bei unsachgemäßer Handhabung besondere Verletzungsgefahr!

- **Es kommt zum Kammerflimmern.**
- Die Aorta zwischen Aortenkanüle und Kardioplegiekanüle mit einer 120°-Gefäßklemme abklemmen.
- Kardioplegie über die Kanüle geben und 1–2 l Eiswasser (0–1 °C kalt) in den Thorax gießen, bis der Herzstillstand eintritt.
- Ggf. den Patienten auf 32 °C herunterkühlen.

Rekonstruktion der Mitralklappe:

MERKE

Durch die vorangegangene Doppelkanülierung des rechten Vorhofs kollabiert dieser und ermöglicht einen problemloseren Zugang von hinten an den linken Vorhof.

- Einsetzen der Vorhofhaken am Cosgrove-Sperrer (➤ Abb. 10.10) und Einstellen des Situs für eine gute Sicht auf die Hinterwand des linken Vorhofs
- Linken Vorhof mit einer Präparierschere inzidieren und längs eröffnen
- Mitralklappe darstellen und inspizieren

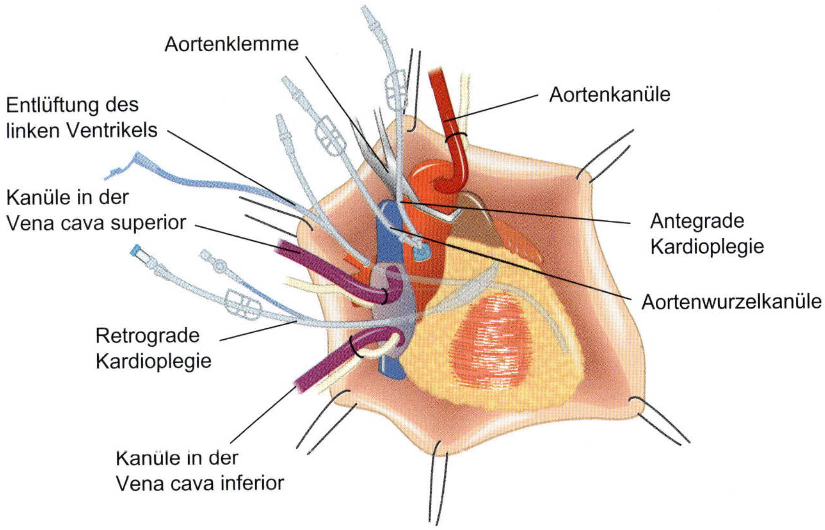

Abb. 10.11 Blick in den Situs bei doppelter Vorhofkanülierung [L138]

- Mitralklappensegel und ggf. Verkalkungen mit Präparierschere und Rongeur rückstandslos entfernen
- Durchmesser der Mitralklappe mit Klappensizern (➤ Abb. 10.9) ausmessen, um die Klappengröße zu bestimmen
- Passende Mitralklappe vorbereiten und auf entsprechende Halterung schrauben

VORSICHT

Biologische Klappen lagern in einer Formaldehydlösung und müssen daher unbedingt vor der Implantation nach Herstellerangaben ausgespült werden.

- Mitralklappe mit speziellen 2–0 bis 4–0 Klappenfäden (polyfil, nicht resorbierbar, doppelt armiert, mit PTFE-Pledgets) einnähen

PRAXISTIPP

Bei allen Klappen- und Gefäßnähten die Finger des knotenden Chirurgen immer mit NaCl anfeuchten. Dies begünstigt das Gleiten der Fäden durch die Finger und erleichtert das Knoten.

- Sitz und Funktion der Klappe überprüfen
- **Zählkontrolle aller Nadeln der verwendeten Klappennähte**
- Entfernen der Vorhofhaken, den linken Vorhof mit NaCl auffüllen und mit einer 3–0 Naht (monofil, nicht resorbierbar) fortlaufend verschließen

Dekanülierung:

- Schlingen um die V. cava inferior und superior entfernen.

PRAXISTIPP

Durch das vorherige Auffüllen des linken Vorhofs mit NaCl, der nun folgenden Anstauung des venösen Rückflusses zur HLM und dem Blähen der Lunge durch die Anästhesie wird die Entlüftung des linken Vorhofs und der Kammer begünstigt.

- Kardioplegiekanüle entfernen.
- Herz unter vorsichtigem Druck entlüften, bis ausschließlich Blut aus dem Kanülenloch austritt.
- Kanülierungsnaht verknoten.
- 120°-Gefäßklemme vorsichtig von der Aorta entfernen.
- Venöse Kanülen mit je einer Maschinenklemme abklemmen.
- 2er-Ligatur an Kanüle der V. cava inferior durchtrennen und den Snugger samt Mosquitoklemmchen entfernen.
- Venöse Kanüle herausziehen, mit der vorgelegten Tabaksbeutelnaht die Öffnung zuziehen und die Naht verknoten.
- Zusätzlich die Einstichstelle mit 3–0 (monofil, nicht resorbierbar, einfach armiert) übernähen, bis zum sicheren Verschluss der Inzision.
- Gleiches Vorgehen bei der venösen Kanüle der V. cava superior.
- Nachdem die HLM sämtlich mögliches Blut in den Patienten transfundiert hat, die 2er-Ligatur an der Aortenkanule durchtrennen und die Kanüle abklemmen.
- Snugger und Mosquitoklemmchen von beiden Kanülierungsnähten entfernen und diese vorknoten.
- Aortenkanüle herausziehen, Knoten der Kanülierungsnähte zuziehen und Einstichstelle zusätzlich, z. B. mit 4–0 (monofil, nicht resorbierbar, doppelt armiert), übernähen, bis zum sicheren Verschluss der Inzision.

VORSICHT

Bei der Dekanülierung besteht genau wie bei der Kanülierung die Gefahr der Kontamination durch herausspritzendes Blut aufgrund des hohen intraaortalen Drucks.

- **Gabe von Protamin durch die Anästhesie.**

MERKE

Nach der Gabe von Protamin darf auf keinen Fall mehr der HLM-Sauger verwendet werden. Dieses würde zur Thrombosierung des Restblutes in der Herz-Lungen-Maschine führen, welches dann wiederum unbrauchbar für eine Rücktransfusion wird.

10

Wundverschluss:

- Blutstillung mit Bauchtuch, Kompressen und Elektrokauter
- Pleura- und Mediastinaldrainagen nach Bedarf einlegen und diese an eine Bülau-Drainage anschließen
- Aufnähen eines passageren Schrittmacherdrahts
- Das Perikard mit 3–0 (polyfil, resorbierbar) fortlaufend verschließen
- Verdrahten des Sternums zum Verschluss der Sternotomie
- Fortlaufender Faszien- und Subkutanverschluss mit 0er, polyfil, resorbierbar
- Hautverschluss
- Pflasterverband des Hautschnitts

MERKE

In der Regel erfolgt immer eine Zählkontrolle aller Textilien, Nähte und Instrumente während des Perikardverschlusses, eine weitere Kontrolle nach der Sternumverdrahtung und die dritte Zählkontrolle aller Textilien, Nähte und Instrumente nach dem Pflasterverband.

Komplikationen: Die Komplikationen während oder nach einer Mitralklappen-OP decken sich mit denen einer Aortenklappen-OP. Auch hier kann es zu Herzrhythmusstörungen oder Entwöhnungsschwierigkeiten von der HLM sowie postoperativen Thrombosen, Entzündungen oder einem Ausreißen an der Klappe kommen. Die Interventionen sind in diesen Fällen entsprechend (➤ Kap. 10.4).

Darüber hinaus kann es intraoperativ zu Verletzungen der umgebenen Strukturen der Mitralklappe während des Ausschneidens oder der Implantation kommen. Durch besonders ausgedehntes Ausschneiden der Mitralklappe kann es zur Verletzung der nahe gelegenen Aortenklappe kommen. Auch die Verletzung des HIS-Bündels kann passieren. Darüber hinaus kann eine zu ausgedehnte Entkalkung des Klappengebiets dazu führen, dass nicht genügend Rand für die Annaht der Klappe gelassen wurde, was wiederum ein späteres Ausreißen ebendieser zur Folge haben kann (➤ Kap. 10.4). Eine weitere Komplikation stellt die Verletzung der Ventrikelhinterwand während der Implantation der Mitralklappe dar (Ziemer, Haverich 2010).

MERKE

Die hier geschilderten Eingriffe sowohl an den Koronarien (Ausnahme: OPCAB) als auch den Klappen können auch in Kombination miteinander geschehen.

10.6 Septumdefekte und deren Therapie

DEFINITION

Der Begriff **Septumdefekt** beschreibt zunächst ein angeborenes Loch im Septum des Herzens. Dieses befindet sich entweder im Bereich der Vorhöfe und/oder im Bereich der Kammern. Durch solch ein Loch entsteht eine unnatürliche Verbindung zwischen rechter und linker Herzhälfte, über welches in erster Linie sauerstoffreiches Blut aus der linken Herzhälfte in den Lungenkreislauf des rechten Herzens gelangt.

VORSICHT

Es handelt sich hierbei um einen angeborenen Herzfehler, welcher je nach Ausprägung frühzeitig behandelt werden muss, weswegen diese Patienten häufig noch Kinder sein können.

10.6.1 Pathogenese

Da sich das Septum zentral durch das gesamte Herz zieht, um die rechte Hälfte von der linken Hälfte zu trennen, sind Defekte des Septums sowohl im Bereich der Vorhöfe als auch im Bereich der Kammern zu finden. Sie entstehen durch Störungen im Zusammenwachsen der verschiedenen Septumanteile während des Empryonalstadiums im Mutterleib. Defekte am Ventrikelseptum können mitunter auch durch Traumata oder Myokardinfarkt im späteren Verlauf des Lebens erworben werden (DGPK 2019a). Dies ist jedoch eher als selten zu betrachten.

Mit 49 % stellt der Kammer- oder **Ventrikelseptumdefekt** (VSD) den häufigsten angeborenen Herzfehler dar (DGPK 2019a). In 22 % der Fälle tritt der VSD in Begleitung anderer kardialer Fehlbildungen wie z. B. einer Verengung des Aortenstamms (Aortenisthmusstenose), auf. Die zweithäufigste angeborene Fehlbildung des Herzens bildet mit etwa 17 % der angeborenen Herzfehler der Vorhof- oder **Atriumseptumdefekt** (ASD; DGPK 2019b). Beide Defekttypen können an unterschiedlichen Stellen ihres Septumbereichs auftreten und damit unterschiedlich relevante und therapiebedürftige Symptome auslösen. Auch sind Kombinationen beider Defekttypen möglich. Hier spricht man dann von einem **atrioventrikulären Septumdefekt (AVSD;** DGPK 2019c).

Ventrikelseptumdefekt (VSD)

MERKE

In 22 % der Fälle ist ein angeborener Ventrikelseptumdefekt Teil weiterer kardialer Fehlbildungen.

Die Defekte des Ventrikelseptums lassen sich in vier Bereiche einteilen (➤ Abb. 10.12). So gibt es muskuläre, perimembranöse Inlet- und Outlet-Septumdefekte (DGPK 2019a). Am häufigsten, mit einer 80 % Wahrscheinlichkeit, tritt ein VSD perimembranös (➤ Abb. 10.12b) zwischen Trikuspidalklappe und Aortenklappe auf. Durch die unnatürliche Verbindung zwischen rechter und linker Kammer kommt es nach der Geburt aufgrund der vorherrschenden Druckverhältnisse zu einem Übertritt von sauerstoffreichem Blut aus der linken in die rechte Kammer (DGPK 2019a). Dies hat zur Folge, dass dieses Blut dem großen **Körperkreislauf** fehlt und stattdessen zusätzlich zum sauerstoffarmen Blut des Körperkreislaufs dem kleineren **Lungenkreislauf** zugeführt wird. Dieses Phänomen nennt man einen **Links-Rechts-Shunt,** ausgehend von der Flussrichtung des Blutes. Diese Verbindung führt zu einer erhöhten Volumenbelastung sowohl in den Pulmonalarterien als auch im linken Vorhof und der linken Kammer, da das Blut, welches über den Shunt wieder in die rechte Kammer fließt, das Gesamtvolumen des aus dem Körperkreislauf kommenden sauerstoffarmen Blutes erhöht. Die Folge ist, dass sich das linke Herz aufdehnt und in seiner Funktion eingeschränkt wird. Es kommt zu einer Linksherzinsuffizienz (Muntau 2015).

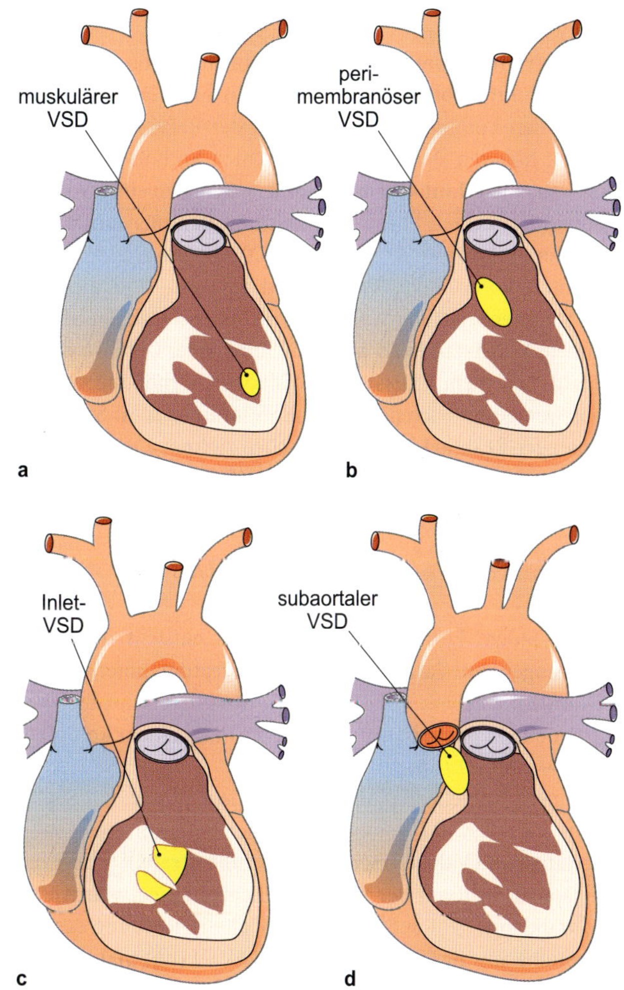

Abb. 10.12 Darstellung der typischen Lokalisation der häufigsten VSDs: **a** Muskulär, **b** Perimembranös, **c** Einlass-Septum („Inlet"-VSD), **d** Beispiel für Defekt im Auslass(Outlet)-Septum: subaortaler VSD [L141]

MERKE

Ein Links-Rechts-Shunt erhöht fortlaufend das Blutgesamtvolumen im Bereich der Lunge und dem linken Herzen, was zu einer erhöhten Belastung dieser Strukturen und schlussendlich zu einer mitunter lebensbedrohlichen Linksherzinsuffizienz führt.

Bei einem großen Defekt kann es wiederum zu einem Druckausgleich zwischen den beiden Kammern kommen (DGPK 2019a). Die Menge an Blut, die dann durch die Öffnung tritt, ist lediglich von den Widerständen in den beiden Blutkreisläufen abhängig. Infolgedessen bauen sich die Pulmonalarterien um und entwickeln eine Erhöhung des Widerstands im Lungenkreislauf, was schließlich zur Ausbildung eines **Recht-Links-Shunts** führt (➤ Abb. 10.13). Diese sog. **Shuntumkehr** sorgt dafür, dass weniger sauerstoffarmes Blut in die Lungen und vermehrt in den großen Körperkreislauf gelangt. Damit kommt es zu einer Sauerstoffunterversorgung der anatomischen Strukturen des Körpers. Diesen Effekt nennt man **Eisenmenger-Reaktion.**

Dieser Prozess des Umbaus und der Widerstandserhöhung vollzieht sich nicht plötzlich, sondern umfasst mehrere Monate bis Jahre. In den ersten 6 Mon. ist dieser Prozess noch rückbildbar (reversibel). Im späteren Verlauf wird er jedoch irreversibel und führt zu einer schweren Herzinsuffizienz. **Kleinere Ventrikelseptumdefekte** wiederum haben kaum bis keine Auswirkungen auf Lebenserwartung und Belastbarkeit des Betroffenen.

MERKE

Große Ventrikelseptumdefekte (VSD) müssen zwingend in den ersten 6 Lebensmonaten verschlossen werden, ansonsten droht die Gefahr der schweren Herzinsuffizienz, gepaart mit irreversiblen krankhaften Veränderungen der Pulmonalarterien.

Atriumseptumdefekt (ASD)

Ähnlich wie am ventrikulären Septum, können auch am Septum zwischen den Atrien Defekte an unterschiedlichen Stellen auftreten (➤ Abb. 10.14).

Dabei werden drei Haupttypen unterschieden:

- Septum- bzw. Ostium-secundum-Defekt (ASD II)
- Septum- bzw. Ostium-primum-Defekt (ASD I)
- Sinus-venosus-Defekt (oben/unten)

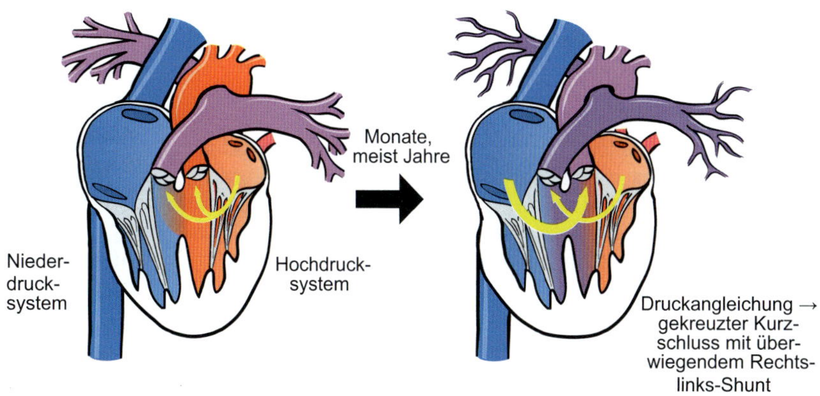

Abb. 10.13 Eisenmenger-Reaktion [L239]

10

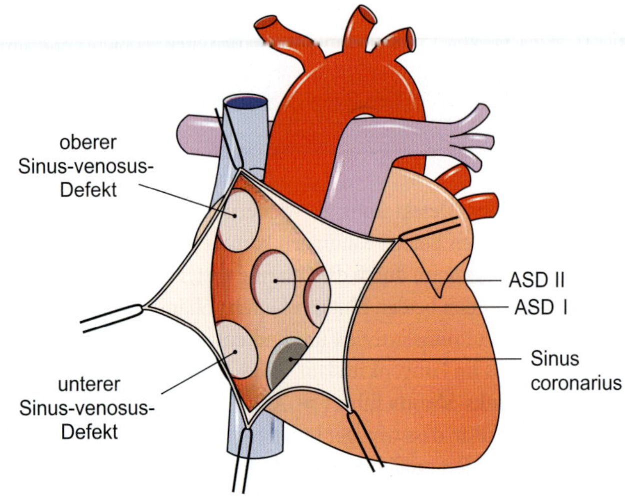

Abb. 10.14 Lokalisation von Vorhofseptumdefekten [L141]

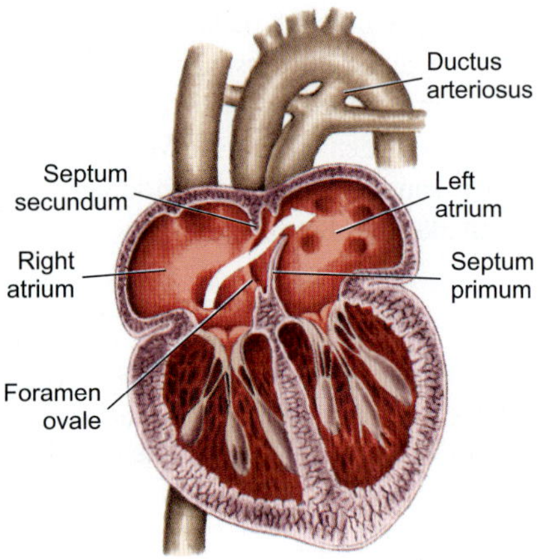

Abb. 10.15 Foramen ovale [G1161]

Der ASD II ist dabei der am häufigsten auftretende Defekt, ebenfalls mit einer 80-prozentigen Wahrscheinlichkeit, ähnlich dem zuvor genannten perimembranösen VSD (DGPK 2019b). Die anderen Atriumseptumdefekte sind im Vergleich weitaus seltener und liegen beide bei ca. 10 %. Dem **ASD I** kommt dabei eine Sonderstellung zu, da er eher zu den **atrioventrikulären Septumdefekten** zu rechnen ist (s. u.). Das vollständige Vorhofseptum bildet sich im Embryonalstadium aus zwei Anteilen, dem Septum primum und dem Septum secundum aus, indem diese beiden aufeinander zu zusammenwachsen (DGPK 2019b). Bei diesem Prozess entsteht das sog. **Foramen ovale** (➤ Abb. 10.15; Solf, Gansera 2012).

DEFINITION

Das **Foramen ovale** (ovales Fenster) entsteht beim Zusammenwachsen der zwei Vorhofseptumanteile Septum primum und Septum secundum, welche sich im Laufe der Entwicklung überlappen. Nach der Geburt wird dieses Fenster durch die Umkehr der Blutbewegung (Hämodynamik) im Herzen automatisch verschlossen.

Wird das Foramen ovale nicht durch die natürlichen Prozesse im Herzen verschlossen, bleibt es offen, da die Septumanteile wieder auseinanderweichen (DGPK 2019b). Dieses offene Foramen ovale wird primär nicht als behandlungswürdiger Septumdefekt betrachtet, sondern eher als Normvariante, welche bei 10 % der Erwachsenen als Zufallsbefund diagnostiziert wird und keine Auswirkungen auf die Lebensqualität hat (Muntau 2015). Sollte diese Normvariante allerdings mit einem pathologischen Shunt auf Vorhofebene einhergehen, so spricht man von einem persistierenden (ständigen) Foramen ovale (PFO), welches dann auch therapiewürdig wird.

Auch Atriumseptumdefekte führen abhängig von ihrer Größe zu einer **Shuntproblematik,** allerdings in logischer Konsequenz zwischen den Vorhöfen des Herzens. In der Regel kommt es aufgrund der höheren Dehnbarkeit des rechten Vorhofs während der Diastole zu einem **Links-Rechts-Shunt,** welcher zu einer Volumenbelastung des rechten Vorhofs, der rechten Kammer und der Pulmonalarterien führt (VSD s. o.; DGPK 2019b). Da sich im Bereich des rechten Vorhofs der **Sinusknoten** befindet, sind die Folgen dieser Volumenbelastung v. a. Vorhofrhythmusstörungen und eine pulmonale Widerstandserhöhung im Sinne einer Gefäßverengung. Anders als bei einem VSD ist diese Widerstandserhöhung allerdings weitaus weniger gravierend und eine Shuntumkehr im Sinne einer Eisenmenger-Reaktion ist hier eher selten zu finden und entwickelt sich ggf. erst nach mehreren Jahrzehnten (DGPK 2019b).

Atrioventrikulärer Septumdefekt (AVSD)

Diese besondere Form des Septumdefekts entsteht durch Fehlentwicklungen im Vorhof- und Kammerseptum unter Einbezug der Segelklappenebene (DGPK 2019c). Man unterscheidet hierbei zwischen einem **partiellen** (inkompletten) und einem **kompletten AVSD** (➤ Abb. 10.16).

Bei einem partiellen AVSD **(pAVSD)** liegt primär ein Septum-primum-Defekt **(ASD I)** vor und es bestehen weiterhin zwei getrennte Segelklappen **(Valvae tricuspidalis und mitralis),** wobei beide Segelklappen nicht auf der richtigen Ebene angelegt wurden. Von der Mitralklappe geht außerdem eine Spalte in Richtung des Ventrikelseptums aus. Bei einem kompletten AVSD **(cAVSD)** wiederum handelt es sich um eine Kombination aus tief gelegenem **Septum-primum-Defekt** (ASD I) und einem **Inlet-VSD** sowie massiver Fehlbildungen auf der Segelklappenebene. Statt einer Valva tricuspidalis und einer Valva mitralis liegt hier lediglich **eine Segelklappe** mit insgesamt **fünf Segeln** vor, welche sowohl in den rechten als auch den linken Vorhof mündet (DGPK 2019c). Besonders häufig tritt diese Fehlbildung bei Menschen mit **Trisomie 21** auf. Da dieser Befund früh zu einem festen pulmonalen Bluthochdruck führt, müssen bereits im Säuglingsalter entsprechende diagnostische und therapeutische Maßnahmen erfolgen.

Über diese beiden Grundformen hinaus gibt es außerdem eine sog. Übergangsform vom partiellen zum kompletten AVSD, den **intermediären AVSD.** Hier ist im Vergleich zum pAVSD der Inlet-VSD bereits ausgeprägter (➤ Abb. 10.16). Alle Varianten weisen einen **Links-Rechts-Shunt** auf, wobei dieser bei einem **pAVSD** auf Vorhofebene stattfindet und bei einem **cAVSD** auf Kammerebene.

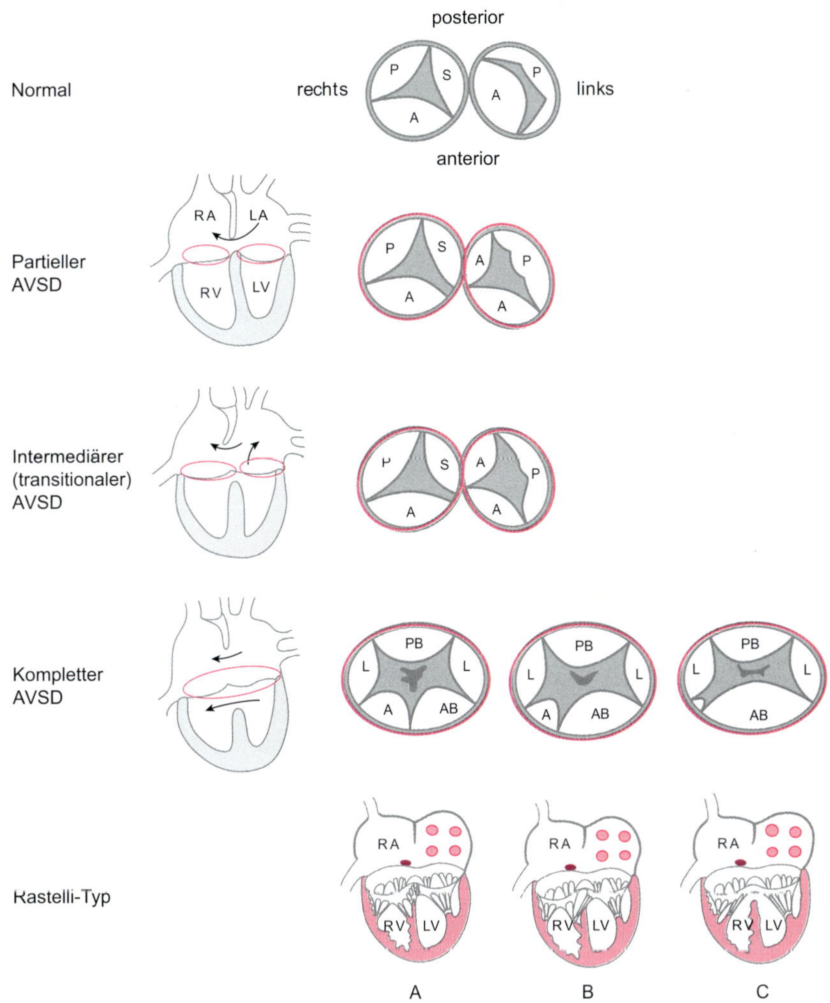

Abb. 10.16 Spektrum der atrioventrikulären Septumdefekte [L231]

Hinzu kommt in allen Fällen eine Insuffizienz der Segelklappen, welche bei einem cAVSD ausgeprägter ist als bei einem pAVSD.

10.6.2 Symptomatik

Die Symptome eines Septumdefekts sind stark von der jeweiligen Form abhängig und variieren zwischen symptomlos bis hin zu schwer lebensbedrohlich.

Ventrikelseptumdefekt (VSD)

Wie bereits in ➤ Kap. 10.6.1 geschildert, ist die Symptomatik bei einem VSD stark von seiner Größe abhängig. Ein kleiner Defekt am Ventrikelseptum hinterlässt z. B. lediglich ein gut zu hörendes Geräusch, ziemlich früh in der Auswurfphase des Herzens (Systole; DGPK 2019a). Dies ist darauf zurückzuführen, dass bei Kontraktion der linken Kammer das sauerstoffreiche Blut unter starkem Druck durch diese kleine Öffnung gepresst wird. Je größer der VSD ist, desto geringer fallen diese Geräusche i. d. R. aus bzw. werden durch andere charakteristische Geräusche ergänzt. Weitere Symptome gibt es bei kleinen VSDs nicht.

Bei mittleren bis großen Defekten fallen aufgrund des noch hohen Widerstands der Lungengefäße bei Neugeborenen noch keine Symptome auf (DGPK 2019a). Erst mit dem regelhaften „Entfalten" der Lungengefäße und dem Absinken des Widerstands entwickeln sich hörbare Herzgeräusche aufgrund des sich bildenden Links-Rechts-Shunts. Kommt es dann in den weiteren Lebensjahren zu der beschriebenen **Shuntumkehr und Eisenmenger-Reaktion** (➤ Abb. 10.13), tritt eine Blaufärbung der Haut durch die Sauerstoffunterversorgung auf (Zyanose). Bei großem Shuntvolumen kann es bereits im Säuglingsalter zu ausgeprägten Symptomen einer Herzinsuffizienz kommen. Hierunter fallen Schwitzen, Atembeschwerden (Dyspnoe), Vergrößerung der Leber, Infekte der Lungenstrukturen und Wachstumsstörungen in Länge und Gewicht (DGPK 2019a). Mit Beginn der Widerstandserhöhung im kleinen Lungenkreislauf bilden sich dann diese Symptome zunächst wieder zurück. Es kommt auch hier zur **Shuntumkehr** mit der beschriebenen **Zyanose,** welche jedoch früher eintritt als bei mittleren Defekten.

MERKE

Kleine Ventrikelseptumdefekte sind i. d. R. symptomlos, bis auf systolische Geräusche. Je größer sie ausfallen, desto mehr therapiepflichtige Symptome entwickeln sie.

Atriumseptumdefekt (ASD)

Ähnlich wie beim VSD, ist auch die Symptomatik beim ASD von zusätzlichen Herzgeräuschen gekennzeichnet. Im Kleinkindesalter ist der ASD dazu häufig noch symptomarm (DGPK 2019b). Je nachdem, wie prominent der **Links-Rechts-Shunt** ausfällt, kommt es im Laufe der Zeit zu einer erhöhten Durchblutung der Lunge, welche eine vermehrte Infektanfälligkeit und Atembeschwerden (Dyspnoe) bei Belastung bis hin zu Ruhe zur Folge hat. Die unter dem VSD beschriebenen weiteren Herzinsuffizienzzeichen sind im Säuglings- und Kindesalter eher selten anzutreffen.

MERKE
Die Symptomatiken des ASD fallen im Vergleich zum VSD eher milder aus.

Atrioventrikulärer Septumdefekt (AVSD)

Die Symptomatik des AVSD ist bestimmt durch seine Form. Bei **partiellen AVSD** sind die betroffenen Kinder eher wenig symptomatisch (DGPK 2019c). Dies ist allerdings abhängig von der Größe des Vorhofseptumdefekts und der vorliegenden Segelklappeninsuffizienz. Bei **kompletten AVSD** ist die symptomatische Lage jedoch ausgeprägter. Bereits in den ersten Lebensmonaten weisen betroffene Säuglinge Herzinsuffizienzzeichen auf, z. B. erhöhte Atemfrequenz, vergrößerte Leber, Trinkschwäche und Wachstumsstörungen in Länge und Gewicht, gepaart mit einer Zyanose. Ähnlich wie beim großen VSD, bessern sich die Symptome mit der Erhöhung des Pulmonalarterienwiderstands und dem damit verbundenen Rückgang des Shuntvolumens.

MERKE
Ein pAVSD neigt wenig zur Symptomatik. Ein cAVSD besitzt eine ausgeprägte Symptomatik mit Herzinsuffizienzzeichen und einer Sauerstoffunterversorgung des großen Körperkreislaufs.

10.6.3 Therapie

Abhängig von der Größe und Art des Septumdefekts sowie seinen zu erwartenden Tendenzen zum Verschluss auf natürlichem Wege, bewegen sich die Therapiemöglichkeiten zwischen der abwartenden beobachtenden Therapie und der invasiven Interventionen (z. B. OP oder kathetergestützte Behandlung).

MERKE
Der chirurgische Verschluss eines Septumdefekts erfolgt je nach Größe entweder per direkter Naht oder mithilfe eines Patches aus tierischem Perikard, Dacron oder PTFE (DGPK 2019a). Bei einer kathetergestützten Intervention kommt ein selbstspannendes Implantat zum Verschluss des Defekts zum Einsatz, ähnlich einem Schirm.

Ventrikelseptumdefekt (VSD)

Patienten mit einem kleinen VSD ohne Bedeutung für die Blutvolumenbewegung (keine relevanten Einflüsse durch Links-Rechts-Shunt) bzw. ohne Einbezug der Aortenklappe bedürfen keiner aktiven invasiven Intervention (DGPK 2019a). Die Lebenserwartung ist primär nicht beeinträchtigt, jedoch müssen diese Patienten langfristig regelmäßig kontrolliert werden. Bei kleinen Defekten mit Aortenklappenbeteiligung sowie mittleren bis großen VSD ohne Verkleinerungstendenz muss der aktive Verschluss des Defekts erwogen werden, da die Patienten bei unbehandelten Defekten durch Folgekomplikationen gefährdet sind (DGPK 2019a). Unbehandelt besteht daher eine eingeschränkte Lebenserwartung. Das Mittel der Wahl zur aktiven Behandlung eines VSD ist immer der primäre Verschluss per Operation, welcher je nach Situation terminiert werden muss. Alternativ gibt es unter gewissen Umständen die Möglichkeit der minimalinvasiven Intervention per Herzkatheter. Eine medikamentöse Therapie als Alternative zum Verschluss gibt es beim VSD nicht. Es ist lediglich möglich, den Patienten zur Überbrückung bis zum Verschluss medikamentös einzustellen. Langfristig helfen tut dies jedoch nicht.

MERKE
Kleine VSD mit Aortenklappenbeteiligung sowie mittlere bis große Defekte ohne Verkleinerungstendenz müssen frühzeitig aktiv verschlossen werden. Das Mittel der Wahl ist die chirurgische Intervention.

Mittelgroße Defekte mit bestehender Volumenbelastung des linken Vorhofs und der Kammer sollten jenseits des Säuglingsalters verschlossen werden (DGPK 2019a). Bei großen Defekten, welche mit Bluthochdruck in den Pulmonalarterien einhergehen, sollte der Verschluss unbedingt bereits im ersten Lebensjahr erfolgen. Ebenso besteht bei Zeichen der Herzinsuffizienz eine Indikation zur zeitnahen Verschlussintervention. Unabhängig von der Größe des Defekts wird ein primärer Verschluss anberaumt, wenn der Patient eine Endokarditis durchgemacht hat (DGPK 2019a). Schwierig gestaltet sich die Entscheidung zur Operation bei **Kindern über 6 Lebensmonaten** mit pulmonalarteriellen Bluthochdruck. Je nach Ausprägung des Bluthochdrucks, gepaart mit Zyanose und in Abhängigkeit von den vorherrschenden Widerstandsbedingungen im Bereich der Pulmonalarterien kann ein primärer Verschluss ein zu hohes Risiko für den Patienten darstellen, sodass auf einen Eingriff verzichtet werden muss. Der primäre Verschluss eines VSD erfolgt regelhaft über eine **mediane Sternotomie mit Verschluss des Defekts.** Minimalinvasive Zugänge sind ebenso möglich. Alternativ zu diesem Standardverfahren kann auf eine **Katheterintervention** über die Arteria fermoralis zur Implantation eines Verschlusssystems (z. B. einen Schirm) zurückgegriffen werden. Dieses Verfahren eignet sich jedoch nicht für alle VSD-Formen. Es setzt z. B. genügend Abstand zu den Rändern voraus, weswegen lediglich **muskuläre** und **perimembranöse** Defekte infrage kommen. Patienten sollten für diese Verfahren möglichst älter als 1 J. sein und ein Körpergewicht von

> 10 kg besitzen, da die Einführsysteme und Implantate für darunterliegende Kinder zu grob sind (DGPK 2019a).

Atriumseptumdefekt (ASD)

Therapeutisch betrachtet verhält es sich beim ASD vergleichbar wie beim VSD. Kleine Defekte ohne Symptome bedürfen keiner direkten interventionellen Therapie, sondern können unter regelmäßiger Kontrolle belassen werden. Erst Atriumseptumdefekte, welche aufgrund ihrer Größe zu einer bedeutenden Volumenbelastung der rechten Kammer führen, sollten therapeutisch behandelt werden (DGPK 2019b). Auch hier ist das Verfahren der Wahl der direkte chirurgische Verschluss per Sternotomie. ASD II können ebenso sehr gut durch eine kathetergestützte Intervention behandelt werden, sofern genügend Rand für die Verankerung zur Verfügung steht. Anders als beim VSD bietet sich dieses Verfahren regelhaft an, da i. d. R. ein **ASD-Verschluss** nach dem **3. Lj.** erfolgt. Dies hängt damit zusammen, dass hier durchaus noch diese Zeitspanne abgewartet werden kann, ob sich ein Spontanverschluss bzw. -verkleinerung des Defekts ergibt. Eine frühere Intervention wäre indiziert, wenn Lungenerkrankungen bestehen oder wenn gerade ein großer Verschluss zu den in ➤ Kap. 10.6.2 beschriebenen Wachstumsstörungen führt. ASD-Verschlüsse können, anders als beim VSD, durchaus auch noch im erwachsenen Alter erfolgen, wenn sich der Befund bzw. die Symptomatik verschlechtert. Eine medikamentöse Behandlung ist i. d. R. nicht notwendig (DGPK 2019b).

MERKE

Auch beim ASD ist das therapeutische Mittel der Wahl der primäre Verschluss. Anders als beim VSD kann dieser jedoch auch noch später nach dem Säuglingsalter sich erfolgen.

Atrioventrikulärer Septumdefekt (AVSD)

Anders als bei den vorgenannten Defektformen ist bei einem AVSD die chirurgische Therapie in Form eines Verschlusses des Defekts und ggf. Korrektur der Klappenfehlbildungen zwingend erforderlich (DGPK 2019c). Eine kathetergestützte Alternative gibt es hier nicht. Vor allem beim **cAVSD** hat der chirurgische Eingriff rechtzeitig zu erfolgen. Eine medikamentöse Therapie dient lediglich der Einstellung bei Herzinsuffizienzzeichen, ersetzt jedoch nicht den Verschluss des Defekts. Der asymptomatische **pAVSD** entspricht dabei in seinem Behandlungsvorhaben einem Vorhofseptumdefekt und unterliegt daher den gleichen Parametern (➤ Kap. 10.6.1). Liegen neben dem Septumdefekt weitere anatomische Fehlbildungen vor, werden diese direkt mitkorrigiert und der Eingriff als solches muss früher, z. B. im Neugeborenen- oder Säuglingsalter erfolgen. Ein **cAVSD** wird grundsätzlich in den ersten 6 Lebensmonaten korrigiert, um schwerwiegenden Erkrankungen des Lungengefäßsystems, bedingt durch die Defekte, vorzubeugen (DGPK 2019c). Je nach Befund des cAVSD stehen drei Techniken zum Verschluss zur Auswahl. Die **Single-Patch-Technik,** die **Two-Patch-Technik** und die **modified (modifizierte) Single-Patch-Technik** (➤ Abb. 10.17). Diese drei Techniken unterscheiden sich in ihrer Art und Weise, die Defekte zu verschließen (mit einem einzelnen Patch oder zwei separaten Patches) und die Klappenfunktion der Segelklappen zu sichern, führen am Ende jedoch alle zu annähernd gleichen kardiologischen Normverhältnissen.

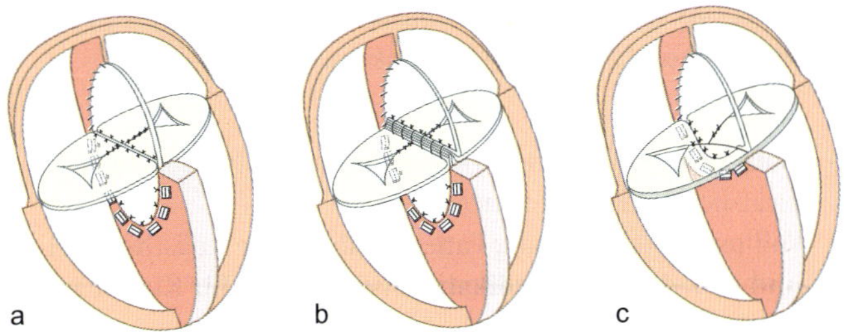

Abb. 10.17 Operative Korrektur des kompletten AVSD [L138]

10.6.4 OP-Verfahren (Verschluss eines VSD)

Exemplarisch für die operative Therapie von Septumdefekten wird an dieser Stelle der Eingriff zum Verschluss eines des häufigsten Septumdefekts, des **perimembranösen VSD,** beschrieben

MERKE

Ein VSD wird i. d. R. an der **HLM** mit kardioplegischem Herzstillstand operiert.

VORSICHT

Da dieser Eingriff i. d. R. im Säuglingsalter (< 1. Lj.) geschieht, verstehen sich alle folgenden Schritte unter Berücksichtigung der **besonderen Größenverhältnisse für Instrumentarium, Sterilgüter und andere Materialien.** Ebenso sind die beschriebenen OP-Schritte mit entsprechender Rücksicht auf die Kinderanatomie zu vollziehen. Des Weiteren gilt es, die besonderen Aspekte der Kinderchirurgie einzuhalten, wie z. B. das besondere Wärmemanagement (➤ Kap. 15). Herzchirurgische Eingriffe an Kindern erfolgen grundsätzlich unter **Erwärmung** des **OP-Saals** auf **mind. 28 °C!**

Patientenpositionierung: Rückenposition mit beiden Armen angelegt. **Eventuell erfolgt die Verwendung eines Kindertischs** (➤ Kap. 15).

Schnittführung: Medianer Längsschnitt über dem Sternum vom Jugulum bis zum oberen Epigastrium. **Minimalinvasive Zugänge wie eine laterale Thorakotomie sind möglich.**

Präparation:

- Subkutis durchtrennen sowie die Muskelfaszie und das Periost des Sternums.
- Jugulum darstellen und das Lig. interclaviculare durchtrennen.
- Xiphoidbereich quer inzidieren und mit einer kräftigen Schere längs spalten.

- Perikard stumpf mit dem Finger kranial und kaudal vom Sternum abschieben.
- Sternum mit der kräftigen Schere längs von kranial nach kaudal durchtrennen.

VORSICHT

Das Sternum des Neugeborenen ist noch sehr weich. Je nach Zustand kann hier die Verwendung einer kräftigen Schere zur Eröffnung vollkommen ausreichen! Eine Sternumsäge ist dann nicht erforderlich.

- Blutstillung am Periost des Sternums mit Elektrokauter, ggf. zusätzlich mit Knochenwachs arbeiten.
- **Vollheparinisierung des Patienten durch die Anästhesie. Hier sind unbedingt die Medikationsverhältnisse für Kinder zu beachten!**
- Einen Thoraxsperrer, z. B. nach Cosgrove (➤ Abb. 10.10) einsetzen.
- Perikarderöffnung (➤ Kap. 10.3.4).
- Vena cava superior und inferior freipräparieren und jeweils mit einem nicht resorbierbaren Ligaturband plus Snugger nahe des rechten Vorhofs anschlingen.

Kanülierung:

PRAXISTIPP

Zum problemlosen und zügigen Anschluss der Herz-Lungen-Maschine an das Herz-Kreislauf-System sämtliche Schläuche vom Tisch zur Maschine unbedingt im Vorfeld, also vor dem Hautschnitt, platzieren und entlüften.

- Für die arterielle Kanüle zwei Tabaksbeutelnähte (5–0, monofil, nicht resorbierbar) auf Höhe des Truncus brachiocephalicus vorlegen.
- Für die venösen Kanülen eine Tabaksbeutelnaht (4–0, monofil, nicht resorbierbar) unterhalb der rechten Herzohrspitze und eine ebensolche Tabaksbeutelnaht im unteren Bereich des rechten Vorhofs vorlegen.
- Für die Kardioplegiekanüle eine Tabaksbeutelnaht (5–0, monofil, nicht resorbierbar) an der Aorta ascendens nahe der Aortenwurzel vorlegen.

VORSICHT

Die Nahtstärke muss unbedingt in Relation zur Patientenanatomie gewählt werden. Nähte über 4–0, wie für erwachsene Patienten üblich, können hier zu massiv sein.

MERKE

Alle Kanülierungsnähte werden je mit einem Snugger (angefeuchtet; ➤ Abb. 10.4) armiert und mit einem Mosquitoklemmchen angeklemmt.

- Die Inzision der Aorta erfolgt mit einem 11er-Messer und einer Präparierschere.

VORSICHT

Bei der Kanülierung besteht aufgrund des hohen intraaortalen Drucks die Gefahr der Kontamination mit herausspritzendem Blut.

- Aortenkanüle (➤ Abb. 10.4) **in passender Größe** einführen.
- Beide Snugger anziehen und mit den Mosquitoklemmchen fixieren.
- Snugger mit 2er-Ligaturen an die Aortenkanüle knüpfen.
- Kanüle entlüften und mit einer Maschinenklemme (➤ Abb. 10.5) abklemmen.
- Aortenkanüle an den arteriellen Schlauch der HLM anschließen.
- Rechten Vorhof auf Höhe des Herzohrs mit einer Präparierschere inzidieren.
- Eine venöse Kanüle (➤ Abb. 10.4) **in passender Größe** über die Öffnung in der Vena cava superior platzieren und den Snugger ebenso anziehen, fixieren und mit einer 2er-Ligatur an die Kanüle knüpfen.
- Kanüle an den venösen Schlauch der HLM anschließen.
- Das im Vorfeld an der Vena cava superior platzierte Ligaturband zuziehen, sodass das Gefäß die Kanüle vollständig umschließt. Die Schlinge mit einer Peanklemme sichern.
- Rechten Vorhof zum zweiten Mal, jetzt jedoch am unteren Ende, mit der Präparierschere inzidieren.
- Die zweite venöse Kanüle (➤ Abb. 10.11) **in passender Größe** über die Inzision in die Vena cava inferior einbringen und den Snugger der Kanülierungsnaht anziehen, fixieren und mit einer 2er-Ligatur an die Kanüle knüpfen.
- Diese venöse Kanüle ebenso an den venösen Schlauch der HLM anschließen.
- Das im Vorfeld an der Vena cava inferior platzierte Ligaturband zuziehen, sodass das Gefäß die Kanüle vollständig umschließt. Die Schlinge mit einer Peanklemme sichern.
- **Die HLM läuft nun an und der extrakorporale Blutkreislauf wird mit dem Öffnen der Aortenkanüle etabliert.**
- Kardioplegiekanüle (➤ Abb. 10.4) entlang der vorgelegten Tabaksbeutelnaht einstechen.
- Den vorgelegten Snugger anziehen, fixieren und mit einer 2er-Ligatur an die Kanüle knüpfen.
- Führungsmandrin entfernen und die entlüftete Kardioplegieleitung der HLM anschließen.

VORSICHT

Der Mandrin der Kardioplegiekanüle ist sehr spitz. Hier besteht bei unsachgemäßer Handhabung besondere Verletzungsgefahr!

- **Es kommt zum Kammerflimmern.**
- Aorta zwischen Aortenkanüle und Kardioplegiekanüle mit einer 120°-Gefäßklemme passender Größe abklemmen.
- Kardioplegie über die Kanüle geben und ggf. etwas Eiswasser (0–1 °C kalt).

Rekonstruktion des Septums:

MERKE
Durch die vorangegangene Doppelkanülierung des rechten Vorhofs kollabiert dieser unter der extrakorporalen Zirkulation der HLM und ermöglicht einen problemlosen Zugang auf das OP-Gebiet (➤ Abb. 10.11).

- Einsetzen von Vorhofhaken in den Thoraxsperrer und Einstellen des OP-Situs für bestmögliche Sicht
- Eröffnen des rechten Vorhofs mit 11er-Skapell und einer Präparierschere zwischen den Kanülen
- Auf- und Weghalten der Trikuspidalklappe mithilfe der Vorhofhaken am Sperrer
- **Ggf. einzelne Segel oder Segelfäden temporär absetzen für eine bessere Sicht**
- Aufsuchen des Defekts im Bereich der rechten Herzkammer
- Verschluss des Defekts:
  - Bei kleinem teilgedeckten Defekt: direkter Primärverschluss z. B. per 4–0, polyfil, nicht resorbierbar, doppelt armiert in Einzelknopfnahttechnik **(seltenes Verfahren)**
  - Bei größerem Defekt: Verschluss per Patchplastik (tierisches Perikard, Dacron oder PTFE; **regelhaftes Verfahren**)
    - Vorlegen von Haltefäden (z. B. 4–0, polyfil, nicht resorbierbar, doppelt armiert) im Abstand von 3 mm in Einzelknopftechnik
    - Auswahl und Zuschneiden des passenden Patches
    - Einknoten des Patches mithilfe der vorgelegten Fäden

PRAXISTIPP
Vor vollständigem Verschluss der Defektnaht bzw. des Patches die linke Kammer und den linken Vorhof mit NaCl auffüllen, um die spätere Entlüftung zu vereinfachen.

- **Ggf. Reposition der temporär abgesetzten Trikuspidalsegel bzw. -segelfäden mit 4–0, monofil, nicht resorbierbar**
- **Prüfung der Schlussfähigkeit der Klappe und Zählkontrolle aller Nadeln der verwendeten Nähte**
- Entfernen der Vorhofhaken, Auffüllen des rechten Vorhofs und der Kammer mit NaCl und den rechten Vorhof mit einer 4–0 Naht (monofil, nicht resorbierbar) fortlaufend verschließen

PRAXISTIPP
Bei allen Patch- und Gefäßnähten die Finger des knotenden Chirurgen immer mit NaCl anfeuchten. Dies begünstigt das Gleiten der Fäden durch die Finger und erleichtert das Knoten.

Dekanülierung:
- Die Schlingen um die V. cava inferior und superior entfernen.

PRAXISTIPP
Durch das vorherige Auffüllen der Vorhöfe und Kammern mit NaCl, der nun folgenden Anstauung des venösen Rückflusses zur HLM und dem Blähen der Lunge durch die Anästhesie wird die Entlüftung des linken Vorhofs und der Kammer begünstigt.

- Kardioplegiekanüle entfernen.
- Herz unter vorsichtigen Druck entlüften, bis ausschließlich Blut aus dem Kanülenloch austritt.
- Kanülierungsnaht verknoten.
- 120°-Gefäßklemme vorsichtig von der Aorta entfernen.
- Venösen Kanülen mit je einer Maschinenklemme abklemmen.
- 2er-Ligatur an Kanüle der V. cava inferior durchtrennen und den Snugger samt Mosquitoklemmchen entfernen.
- Venöse Kanüle herausziehen, mit der vorgelegten Tabaksbeutelnaht die Öffnung zuziehen und die Naht verknoten.
- Zusätzlich die Einstichstelle mit 4–0 (monofil, nicht resorbierbar, einfach armiert) übernähen, bis zum sicheren Verschluss der Inzision.
- Gleiches Vorgehen bei der venösen Kanüle der V. cava superior.
- Nachdem die HLM sämtlich mögliches Blut in den Patienten transfundiert hat, die 2er-Ligatur an der Aortenkanüle durchtrennen und die Kanüle abklemmen.
- Snugger und Mosquitoklemmchen von beiden Kanülierungsnähten entfernen und diese vorknoten.
- Aortenkanüle herausziehen, Knoten der Kanülierungsnähte zuziehen und Einstichstelle zusätzlich, z. B. mit 4–0 (monofil, nicht resorbierbar, doppelt armiert), übernähen, bis zum sicheren Verschluss der Inzision.

VORSICHT
Bei der Dekanülierung besteht, genau wie bei der Kanülierung, die Gefahr der Kontamination mit herausspritzendem Blut aufgrund des hohen intraaortalen Drucks.

- **Gabe von Protamin durch die Anästhesie. Auch hier sind die Medikationsverhältnisse für Kinder zu beachten!**

MERKE
Nach der Gabe von Protamin darf auf keinen Fall mehr der HLM-Sauger verwendet werden. Dies würde zur Thrombosierung des Restblutes in der Herz-Lungen-Maschine führen, welches dann wiederum unbrauchbar für eine Rücktransfusion wird.

Wundverschluss:
- Blutstillung mit Bauchtuch, Kompressen und Elektrokauter
- Pleura- und Mediastinaldrainagen nach Bedarf einlegen und diese an eine Bülau-Drainage anschließen
- Aufnähen eines passageren Schrittmacherdrahts
- Das Perikard mit 4–0 (polyfil, resorbierbar) fortlaufend verschließen
- Verschluss der Sternotomie entweder mit **Sternumnaht** (1er–2er, mono- oder polyfil, resorbierbar) oder **Sternumdraht** (1er–4er, monofil, nicht resorbierbar)

MERKE
Im Gegensatz zu Erwachsenen ist bei Kindern, gerade bei Säuglingen, die Verwendung von Draht zum Verschluss des Sternums nicht zwingend indiziert, da das kindliche Sternum selbst noch nicht verknöchert ist und sich im Laufe des Wachstums gut und sicher verschließt.

- Fortlaufender Faszien- und Subkutanverschluss mit 2–0, polyfil, resorbierbar
- Hautverschluss
- Pflasterverband des Hautschnitts

MERKE

In der Regel erfolgt immer eine Zählkontrolle aller Textilien, Nähte und Instrumente während des Perikardverschlusses, eine weitere Kontrolle nach dem Sternumverschluss und die dritte Zählkontrolle aller Textilien, Nähte und Instrumente nach dem Pflasterverband.

Komplikationen:

MERKE

Die nachfolgenden Komplikationen beziehen sich auf den geschilderten Eingriff des Verschlusses eines VSD.

Aufgrund der Eröffnung des rechten Vorhofs und durch unsachgemäße Defektverschlussnaht kann es zu Störungen des Reizleitungssystems des Herzens kommen, welches bekanntlich im rechten Vorhof seinen Anfang am Sinusknoten nimmt (➤ Kap. 10.1). In so einem doch sehr seltenen Fall kann die Implantation eines Herzschrittmachers notwendig werden (➤ Kap. 10.2). Ebenso ist das Verletzen von weiteren Herzklappen möglich, genauso wie das erneute Auftreten des Defekts. All diese Komplikationen sind verhältnismäßig selten. Zu 96 % ist eine VSD-Operation erfolgreich und komplikationslos.

10.7 Anatomie und Physiologie des Thorax

Der Brustkorb oder Thorax des Menschen ist allen voran ein Knochengerüst, welches die in ihm befindlichen Weichteile umschließt. Zum einen schützt er diese vor äußeren und schädlichen Einflüssen. Zum anderen ist seine Konstruktion ein wichtiger Baustein zur Funktion des Atemsystems. Der Thorax setzt sich aus dem Brustwirbelanteil der Wirbelsäule (bestehend aus 12 Brustwirbeln), 12 dazu gehörigen Rippenpaaren und dem Brustbein (Sternum) zusammen. Jedes Rippenpaar steht hinten mit dem entsprechenden der 12 Brustwirbel in Verbindung. Vorn sind die Rippen über Knorpel mit dem in der Mitte liegenden Sternum verbunden. Dabei besteht bei der ersten bis siebten Rippe eine direkte Verbindung zum Brustbein, während die Rippen acht bis neun gemeinsam in einer Knorpelverbindung stehen und darüber mit dem Sternum verbunden sind. Die letzten beiden Rippenpaare sind frei und stehen lediglich mit der Wirbelsäule in Verbindung. Nach unten hin wird der Thorax durch das Zwerchfell verschlossen. Zwischen den Rippen befindet sich jeweils ein Freiraum, der sog. Interkostalraum. Hier befindet sich wichtige Muskulatur, die Zwischenrippenmuskulatur, welche von entscheidender Bedeutung bei der Atmung ist. Im Inneren ist die Wand des Thorax und des Zwerchfells mit einer Hautmembran überzogen, dem Rippenfell oder Pleura parietale. Ihr Gegenstück, das Lungenfell oder Pleura viszerale überzieht die gesamte Lunge. Zwischen diesen beiden Fellen (Pleuren) befindet sich die Pleurahöhle (auch Pleuraspalt). Dieser Zwischenraum ist mit Pleuraflüssigkeit gefüllt und trägt dazu bei, dass die beiden Pleuren reibungsfrei aneinanderhaften (➤ Abb. 10.18). Durch dieses System ermöglicht das Anheben und Senken des Brustkorbs per Zwischenrippenmuskelbewegung die Be- und Entlüftung der Lungen.

Vom Thorax umschlossen und vor der Außenwelt geschützt, befinden sich mehrere anatomische Strukturen (➤ Abb. 10.19). Allen voran das Herz, welches ziemlich zentral in der Mitte des Brustkorbs zu finden ist (➤ Kap. 10.1). Der Raum, in dem sich das Herz befindet, nennt sich Mittelfellraum (Mediastinum). Das Mediastinum ist ebenfalls von Pleura parietale umgeben und beherbergt alle Organe des Thorax bis auf die Lunge. Hier befinden sich weiterhin wichtige Gefäße, Nerven sowie die Speiseröhre (Ösophagus). Die Luftröhre mit ihren Hauptabzweigungen (Hauptbronchien) läuft hier ebenfalls hindurch, bevor sie in die Pleura und die Lunge eintreten.

Die Lunge als wichtiges Organ des Gasaustauschs liegt außerhalb des Mediastinums, und zwar rechts und links davon. Die Luftröhre, die Bronchien und die Lunge bilden zusammen die unteren Atemwege. Hier findet zunächst der Transport der Atemluft über Luftröhre und Bronchien statt. In den kleinsten Verzweigungen, den Bronchiolen des Bronchialbaums und den Alveolen der Lunge, findet dann der Gasaustausch statt. Kohlendioxid (CO_2) wird dem Blut entzogen und Sauerstoff (O_2) hinzugefügt.

Die Lunge besteht zunächst aus einem rechten und einem linken Lungenflügel. Diese wiederum gliedern sich in Lungenlappen (rechts 3 und links 2 Lungensegmente (rechts 10 und links 9), Lungenläppchen und schließlich die Alveolen auf. Durchzogen werden die Lungen von den Bronchien, die zunächst einmal rechts und links von der Luftröhre abgehend aus je einem Hauptbronchus bestehen. Diese ziehen in den jeweiligen Lungenflügel und zweigen sich erst

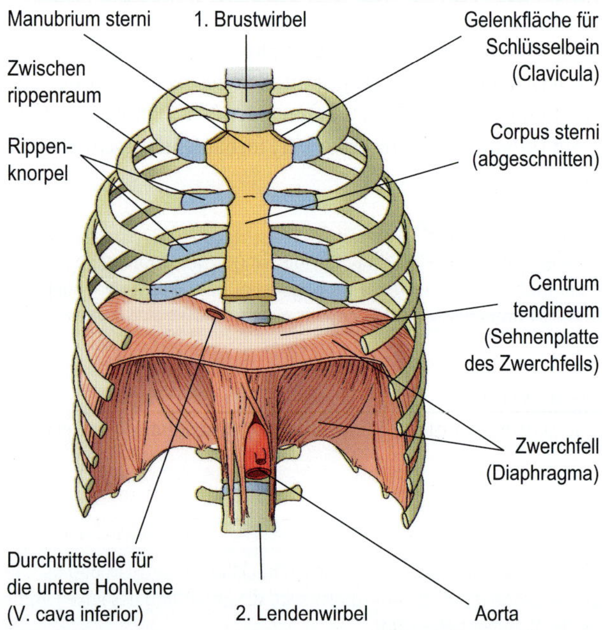

Abb. 10.18 Knöcherner Thorax [L190]

10

dort weiter auf. Äquivalent zu der Aufteilung der Lungen entstehen hier Lappenbronchien, Segmentbronchien, Läppchenbronchien und zu guter Letzt Bronchiolen (➤ Abb. 10.20; Aumüller et al. 2017).

Während das Herz und die mit ihm in Verbindung stehenden Gefäße allen voran operatives Arbeitsgebiet der Herzchirurgie sind und die Speiseröhre als Bestandteil des Verdauungstrakts in erster Linie durch die Viszeralchirurgie (➤ Kap. 4) operativ behandelt wird, fallen ins Tätigkeitsfeld der Thoraxchirurgie v. a. pathologische Veränderungen der Lunge.

10.8 Lungentumoren und deren Therapien

DEFINITION

Lungentumoren sind pathologische Veränderungen und Raumforderungen der Lungen, mit gutartigem oder bösartigem Wachstum von Gewebe.

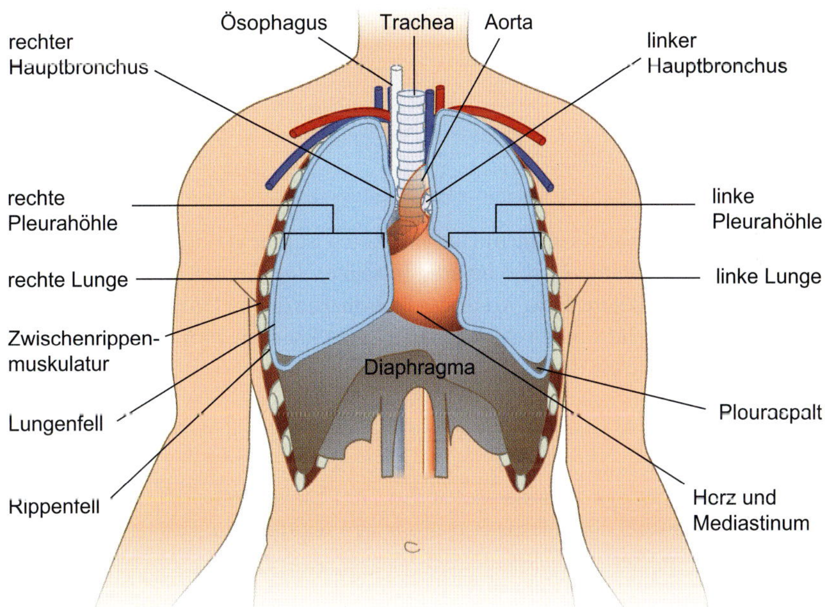

Abb. 10.19 Organstruktur innerhalb des Thorax [L138]

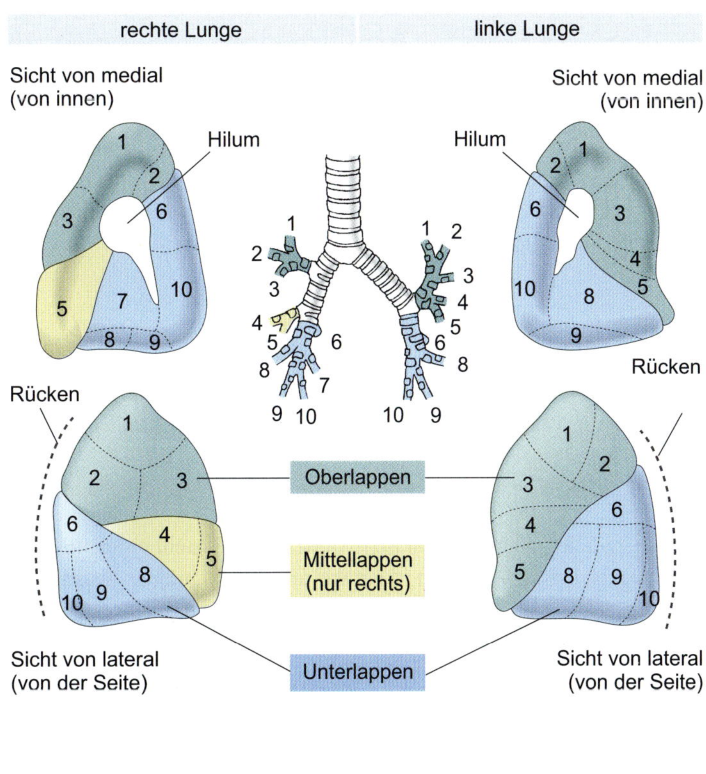

Abb. 10.20 Lungensegmente und Bronchialsystem [L190]

10.8.1 Pathogenese

Zunächst einmal muss bei Geschwülsten der Lunge unterschieden werden zwischen einem Primärtumor aus den Zellen der Lunge und einem durch Metastasen bedingten Tumor.

Bei Letzterem liegt der Primärtumor in einem anderen Organ, vorzugsweise der Leber, und die sog. Tochtergeschwulste sind über den Weg des Blutes (hämatogen) in die Lunge gelangt und haben dort einen Tumor entstehen lassen.

Grundsätzlich werden Raumforderungen innerhalb des Lungengewebes auch als Rundherde bezeichnet. Ob es sich hierbei um gutartige oder bösartige Formen handelt, ist per radiologischer oder klinischer Diagnostik kaum zu sagen.

MERKE
Jeder Rundherd wird bis zum histologischen Beweis immer als bösartig behandelt (Hirner, Weise 2008).

Die Zahl der gutartigen (benignen) Lungentumoren ist sehr gering, die meisten Lungentumoren sind bösartig (maligne), sog. Lungenkarzinome. Das häufigste dieser Art ist das Bronchialkarzinom. Eine der Hauptursachen für ein Bronchialkarzinom ist das Rauchen. 85 % dieser Tumoren sind auf die Inhalation von Zigarettenrauch zurückzuführen. Ein weitaus geringer Teil hat z. B. das regelmäßige Einatmen von Arbeitsstoffen wie z. B. Asbest oder andere Umwelteinflüsse als Ursache. Bronchialkarzinome können an unterschiedlichen Stellen der Lunge bzw. der Bronchien auftauchen. Am häufigsten sind sie in den zentralen Bronchialbereichen anzutreffen. Sie können aber auch in den alveolären Bereichen auftreten (Hirner, Weise 2008).

10.8.2 Symptomatik

Symptomatisch sind Tumoren der Lunge erst sehr spät auffällig. Sie zeichnen sich durch Husten, Atemnot und Brustschmerzen aus. Später kann es gerade beim Bronchialkarzinom auch zum Aushusten von Blut kommen. Charakteristisch für die Symptomatik bei bösartigen Lungentumoren ist, dass sie lange anhält. Im fortgeschrittenen Stadium kommen dann noch Leistungsabfall, Gewichtsabnahme, Fieber und nächtliches Schwitzen hinzu (Schoppmeyer 2018).

10

MERKE
Husten, der über vier Wochen andauert, sollte unbedingt medizinisch abgeklärt werden.

10.8.3 Therapie

Da der radiologische oder klinische Beweis eines Rundherdes für Gutartigkeit bzw. Bösartigkeit so gut wie unmöglich und das Risiko der Entartung bei gutartigen Tumoren relativ hoch ist, empfiehlt sich immer die operative Therapie nach Befundstellung (Hirner, Weise 2008).

Auch bei gesicherten Bronchialkarzinomen ist die Operation eine Therapieoption. Je nach Befund kann bzw. muss sie mit Chemotherapie kombiniert werden. Allerdings gibt es auch Karzinomtypen der Lunge, bei denen eine operative Therapie lediglich optional oder gar nicht infrage kommt. Wie bei bösartigen Tumoren grundsätzlich üblich, erfolgt auch beim operablen Bronchialkarzinom die chirurgische Entfernung immer in Kombination mit der Entfernung der nahe gelegenen Lymphknoten (DKG 2018).

Heutzutage werden Operationen an der Lunge immer häufiger, sowohl bei unklarem als auch bei bösartigem Befund, laparoskopisch operiert. Dieser Eingriff nennt sich videoassistierte Thorakoskopie **(VATS).** Dieser Eingriff kann im Bedarfsfall durch eine Minithorakotomie (kleiner Hilfsschnitt) ergänzt werden, um z. B. das Präparat zu bergen. Ist ein laparoskopisches Vorgehen nicht möglich, so ist die regelhafte Eröffnung des Brustkorbs, die Thorakotomie das Mittel der Wahl. Diese kann mittig (median) durch das Sternum oder auch seitlich (lateral) durch die Rippen erfolgen (DKG 2018).

OP-Verfahren (videoassistierte Thorakoskopie, VATS)

Patientenpositionierung: Seitenposition mit dem oberen Arm über den Kopf abgespreizt.
Schnittführung: Drei-Stich-Inzision im seitlichen Thorax, dreiecksförmig über dem OP-Gebiet verteilt (➤ Abb. 10.21).
Präparation:
- Nach der ersten Hautinzision den ersten 11 mm-Trokar zwischen den Rippen in die Pleurahöhle einstechen
- Platzierte Trokarhülse an die CO_2-Insufflation anschließen und die Pleurahöhle mit dem Gas anfüllen (Anlage eines Pneumothorax)

MERKE
Zur besseren Anlage des Pneumothorax und für den Eingriff wird der zu operierende Lungenflügel nicht beatmet.

- Kameraoptik nach der Pneumothoraxanlage in die Hülse einbringen

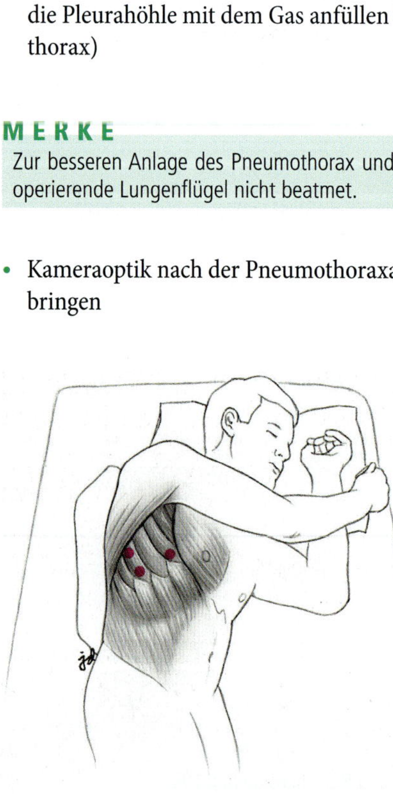

Abb. 10.21 Operationsgebiet am Thorax mit drei Trokarpositionen [L123]

- Haut an zwei passenden Stellen einschneiden und unter Sicht zwei weitere Trokare in den Thorax platzieren

PRAXISTIPP

Es empfiehlt sich die Kameraoptik zum Operieren in der kaudalsten Trokarhülse zu positionieren.

- Trokarhülsen mit Fasszangen bestücken und das OP-Gebiet inspizieren

Rekonstruktion:
- Befund sichern und die Resektionslinien bestimmen
- Einbringen eines endoskopischen Linear Cutters

MERKE

Linear Cutter sind Klammernahtgeräte, die Gewebe in gerader Linie schneiden und gleichzeitig mit metallischen Klammern auf beiden Seiten der Schnittlinie sicher verschließen können.

- Gewünschtes Lungengewebe mithilfe des Linear Cutters absetzen
- Präparat in einem passenden Bergebeutel sichern

PRAXISTIPP

Die Verwendung eines Bergebeutels für tumoröse Präparate beugt im Falle der Malignität einer Tumorzellverschleppung in die Pleura, das Muskelgewebe oder das Hautgewebe beim Entfernen des Tumors vor.

- Je nach Größe des Befunds das Präparat samt Beutel durch einen der Hautschnitte oder über einen separaten Hilfsschnitt im Zwischenrippenraum (Minithorakotomie) entfernen
- Angrenzende Lymphknoten je nach Befund entfernen

MERKE

Bei Rundherden empfiehlt es sich immer, das Präparat als Schnellschnitt der Pathologie zu übergeben, um je nach Ergebnis entsprechend weiterzuoperieren.

Wundverschluss:
- OP-Gebiet auf Bluttrockenheit kontrollieren, ggf. Blutstillung
- Eine Thoraxdrainage (Bülau-Drainage) einlegen
- Zählkontrolle aller Textilien
- Verschluss der Inzisionen mit einer Hautnaht (4–0, monofil, resorbierbar)
- Pflasterverband

Komplikationen: In 6–9 % der Fälle kann es zu Komplikationen wie Husten, Fieber, postoperativen Brustschmerzen und einem Pneumothorax kommen. Außerdem besteht die Gefahr der Ösophagusperforation, Tumorzellenverschleppung in die Pleurahöhle, Verletzungen des gesunden Lungengewebes, Undichtigkeit der Klammernahtreihe und einer Luftembolie (Lorenz, Bals 2016).

OP-Verfahren (Lungenresektion per Thorakotomie)

Patientenpositionierung: Je nach Zugangsweg entweder Seitenposition (laterale Thorakotomie) oder Rückenposition (mediane Sternotomie).

Schnittführung:
- Bei Rückenposition: medianer Längsschnitt über dem Sternum vom Jugulum bis zum oberen Epigastrium.
- Bei Seitenposition: seitlicher Hautschnitt quer über den seitlichen Thorax zwischen Schulterblattkante und Sternum. Die Höhe entscheidet sich nach Lage des Tumors, i. d. R. um den 5. Interkostalraum herum.

Präparation bei medianer Sternotomie:
- Subkutis durchtrennen sowie die Muskelfaszie und das Periost des Sternums
- Jugulum darstellen und das Lig. interclaviculare durchtrennen
- Xiphoidbereich quer inzidieren und mit einer kräftigen Schere längs spalten
- Perikard stumpf mit dem Finger vom Sternum abschieben
- Sternum mit der Sternumsäge längs von kranial nach kaudal durchtrennen
- Blutstillung am Periost des Sternums mit Elektrokauter, ggf. zusätzlich mit Knochenwachs arbeiten
- Einen Thoraxsperrer, z. B. den Mercedessperrer, einsetzen
- Pleura eröffnen und den Befund aufsuchen

Präparation bei lateraler Thorakotomie:
- Zwischenrippenmuskulatur freipräparieren
- Muskulatur mit dem Elektromesser an einem Ende einschneiden
- Eine Holzrinne durch die Öffnung unter die Muskulatur schieben und auf dieser die Muskulatur mit dem Elektromesser entlang des Rippenverlaufs eröffnen
- Einen Rippensperrer einsetzen und die Rippen vorsichtig auseinanderdehnen (➤ Abb. 10.22)
- Pleura eröffnen und den Befund aufsuchen

MERKE

Für einen besseren Ablauf der Operation wird der zu operierende Lungenflügel i. d. R nicht beatmet.

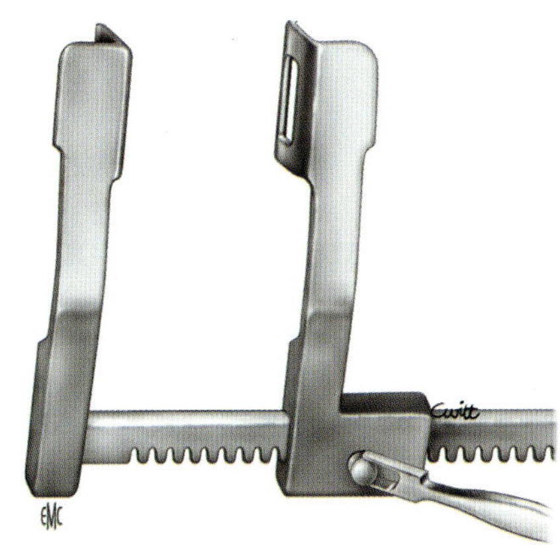

Abb. 10.22 Rippensperrer nach Finocchietto [F1128-001]

Rekonstruktion:

- Den befallenen Teil der Lunge je nach Befund entweder mit einem Linear Cutter oder einer atraumatischen Fasszange und einem 20er-Skalpell absetzen.

VORSICHT

Erfolgt die Resektion per Klemme und Skalpell, wird der Absetzungsrand an der verbleibenden Lunge mit zwei Nähten (3–0, resorbierbar, geflochten) verschlossen.

- Den Verschluss des Lungengewebes auf Dichtigkeit prüfen, indem der Lungenflügel beatmet wird, während die Pleurahöhle mit NaCl angefüllt ist.
- Angrenzende Lymphknoten je nach Befund entnehmen.
- Kontrolle auf Bluttrockenheit, ggf. Blutstillung.
- Zwei Thoraxdrainagen (Bülau-Drainage) in die Pleura einlegen.

PRAXISTIPP

Eine Thoraxdrainage kommt an den höchsten Punkt und eine an den tiefsten Punkt der Pleura. Die hohe Drainage fördert die Luft aus der Pleurahöhle, die tiefe Drainage Sekrete.

Wundverschluss bei medianer Sternotomie:

- Zählkontrolle aller Textilien
- Verdrahten des Sternums zum Verschluss der Sternotomie
- Fortlaufender Faszien- und Subkutanverschluss mit 0er, polyfil, resorbierbar
- Hautverschluss
- Pflasterverband des Hautschnitts

Wundverschluss bei lateraler Thorakotomie:

- Zählkontrolle aller Textilien
- Zusammenziehen der Rippen mit 4–5 Nähten (2, polyfil, resorbierbar)
- Fortlaufender Verschluss der Zwischenrippenmuskulatur (0, polyfil resorbierbar)
- Schichtweiser Wundverschluss
- Hautverschluss
- Pflasterverband des Hautschnitts

Komplikationen: Die Komplikationen entsprechen denen der VATS, mit dem Unterschied, dass die Brustschmerzen aufgrund der Invasivität des Eingriffs als stärker beschrieben werden (Lorenz, Bals 2016).

10.9 Fachspezifische Positionierung

In der Regel erfolgen die Patientenpositionierungen in der Herz-Thorax-Chirurgie in der ordinären Rückenposition mit angelegten oder abgespreizten Armen. Diese Positionierungen erfolgen grundsätzlich nach Standard (➤ Kap. 2.2). Einzig bei der Position der Neutralelektrode gibt es Abweichungen von der Norm. Da gerade in

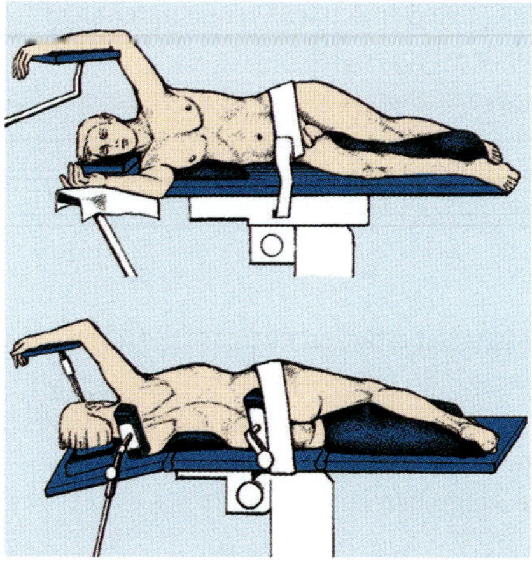

Abb. 10.23 Seitenposition mit aufgeklapptem Thorax [L126]

der Herzchirurgie zumeist der gesamte Patientenkörper bis auf den Kopf und die Arme mit Hautdesinfektionsmittel behandelt wird, ist die Auswahl einer geeigneten Klebefläche sehr eingeschränkt. Daher wird hier die Neutralelektrode im Prinzip immer auf Höhe des Schulterblatts (Skapula) auf die rechte oder linke Schulter geklebt. Hier ist in der postoperativen Phase unbedingt an das Entfernen zu denken. Da sich die Neutralelektrode nicht im Sichtfeld der Mitarbeitenden befindet, geht dies gerne unter.

VORSICHT

Da die Neutralelektrode gerade in der Herzchirurgie unter die Schulter des Patienten geklebt wird, wird in der postoperativen Phase gerne vergessen, sie zu entfernen.

In den Fällen einer seitlichen Positionierung des Patienten, geschieht dieses entweder nach **Standard für seitliche Positionen** (➤ Kap. 2.2) oder in Form einer **modifizierten Seitenposition.** Hier wird lediglich ein Keilkissen unter die jeweilige Thoraxseite platziert, um den Patientenoberkörper entsprechend anzuheben. Hierbei ist dann auf die korrekte Polsterung und Position des Arms auf der erhobenen Seite zu achten. Bei angelegten Arm ist dies weniger problematisch als beim abgespreizten.

Eine ergänzende Maßnahme im Rahmen der standardisierten Seitenposition kann das sog. **Aufklappen des Patienten** darstellen. Gerade bei lateralen Thorakotomien, die einen guten Zugriff auf entsprechende Bereiche der Lunge bewirken sollen, kann es von Vorteil sein, den Oberkörperbereich des OP-Tischs zusätzlich bodenwärts abzuknicken (➤ Abb. 10.23). Hierfür muss der Patient im Vorfeld mit der Flanke über dem entsprechenden Gelenk des Tischs positioniert werden. Wenn man dazu dann die gesamte OP-Tischfläche fußtief kippt, um den Situs im Ganzen parallel zum Boden zu halten, stellt sich der thorakale Bereich im Gesamten besser dar. Hierbei darf auf keinen Fall die Sicherung des Patienten per Stützen und Gurte vernachlässigt werden. Zum Wundverschluss empfiehlt es sich, den Knick wieder aufzuheben. Dies erleichtert die Wundnaht und senkt Spannungen auf dem Nahtgebiet.

10.10 Fachspezifische Abdecksysteme

Die Abdeckung im Bereich der Herz-Thorax-Chirurgie folgt bei kleinen und videoassistierten Eingriffen den üblichen Standards einer chirurgischen Viertuchabdeckung. Häufig wird standardmäßig eine Inzisionsfolie in passenden Abmessungen zum OP-Feld zum Einsatz gebracht. Bei Eingriffen mit medianer Sternotomie erfolgt die Abdeckung mit einem **großen Thoraxtuch** (➤ Abb. 10.24), welches im Sinne eines Komplettsets mit einer integrierten Inzisionsfolie mittig über dem Sternum des Patienten aufgeklebt und dann über Kopf, Beine und die Seiten des Patienten entfaltet wird, um diesen komplett zu bedecken.

Für **herzchirurgische Eingriffe,** bei denen z. B. zusätzlich noch ein Zugriff i. d. R. auf die unteren Extremitäten notwendig sein kann, kommt ein etwas **komplexeres Abdecksystem** zum Einsatz:

- Zunächst erfolgt die Auflage eines sog. **Hosentuchs:** Großes U-Tuch mit integriertem Schamtuch in T-Form. Dieses kommt erst unter die Beine und wird dann nach obenhin rechts und links an die Seiten des Rumpfs geklebt.
- Danach folgt das **Thoraxtuch:** ein großflächiges Klebetuch, in welchem integriert sind:
  - Inzisionsfolie, welche auf den Thorax geklebt wird,
  - das Anästhesietuch, welches normal entfaltet werden kann,
  - großes Beintuch, welches bei Venenentnahmen zuerst zusammengefaltet bleibt und
  - große Taschen, welche seitlich am Situs angebracht sind.

Neben dem chirurgischen Abdeckmaterial sind Wärmemanagementmaßnahmen auch aus der Herz-Thorax-Chirurgie nicht wegzudenken. Bei thoraxchirurgischen und herzchirurgischen Eingriffen ohne Beteiligung der Herz-Lungen-Maschine **(HLM)** können Standardverfahren zur unterstützenden Wärmeregulation wie unsterile Warm-Touch-Decken und Infusionswärmer verwendet werden (➤ Kap. 2). Bei Eingriffen mit HLM übernimmt die Wärmeregulation zum Großteil die HLM, welche in der Lage ist, das Blut und damit den Körper punktgenau auf Temperatur zu halten. Dies funktioniert selbstverständlich nur, solange die Maschine aktiv ist. Vor und nach ihrem Einsatz ist weiterhin auf ein ordnungsgemäßes Wärmemanagement durch die beteiligten Mitarbeitenden zu achten. Zu diesem Zweck werden i. d. R. alle Patienten der Herzchirurgie auf sog. Warm-Touch-Decken gelegt, welche sie über die Zufuhr von erwärmter Luft von unten her warmhalten sollen. Bezüglich des Wärmemanagements genießen die vorgestellten OPCAB-Eingriffe und Operationen an Kindern besonderen Status. Da bei den OPCAB-Eingriffen keine HLM zum Einsatz kommt (➤ Kap. 10.3.5) und Kinderkörper sich schwerer tun ihren Wärmehaushalt zu regulieren (➤ Kap. 15), empfiehlt sich hier immer das grundsätzliche Erwärmen des Operationssaals auf mindestens 28 °C. Darüber hinaus gibt es die Möglichkeit der Auflage einer **sterilen Wärmedecke,** wodurch der Patient auch intraoperativ über die Zufuhr von warmer Luft aktiv an Stellen gewärmt werden kann, an denen normale, unsterile Systeme nicht eingesetzt werden können.

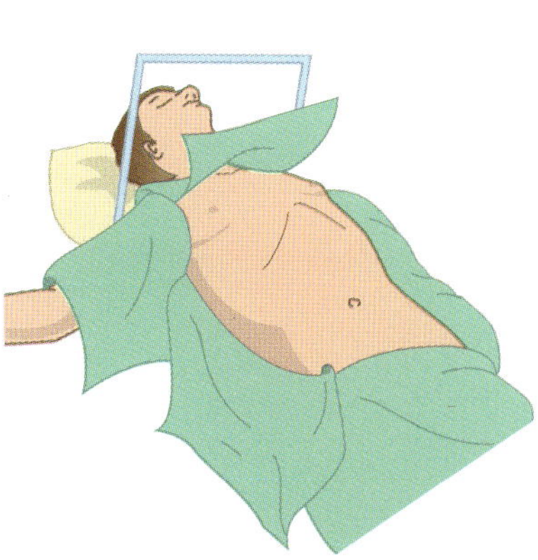

Abb. 10.24 Rückenposition und Thoraxtuch-Abdeckung für Eingriffe am Thorax [L138]

LITERATUR

Aumüller G, Aust G, Engele J et al. Duale Reihe Anatomie. 4. A. Stuttgart: Georg Thieme Verlag KG, 2017.

Bundesärztekammer (BÄK) Arbeitsgemeinschaft der Deutschen Ärztekammern; Kassenärztliche Bundesvereinigung (KBV); Arbeitsgemeinschaft der Wissenschaftlichen Medizinischen Fachgesellschaften (AWMF) (Hrsg.). AWMF-Leitlinie nvl/004 – Nationale Versorgungsleitlinie: Chronische KHK (Stand: 04/2019). (2019). https://register.awmf.org/assets/guidelines/nvl-004l_S3_KHK_2022-09.pdf (letzter Zugriff: 5.12.2022).

Bundesärztekammer (BÄK) Arbeitsgemeinschaft der Deutschen Ärztekammern; Kassenärztliche Bundesvereinigung (KBV); Arbeitsgemeinschaft der Wissenschaftlichen Medizinischen Fachgesellschaften (AWMF) (Hrsg.). AWMF-Leitlinie nvl/006 – Nationale Versorgungsleitlinie: Chronische Herzinsuffizienz (Stand: 09/2021) (2021). https://register.awmf.org/assets/guidelines/nvl-006l_S3_Chronische_Herzinsuffizienz_2021-09_01.pdf (letzter Zugriff: 5.12.2022).

Baldus S, Kuck K-H, Rudolph V, Nef H et al. Interventionelle Therapie von AV-Klappenerkrankungen – Fokus Mitralklappeninsuffizienz. Positionspapier der Deutschen Gesellschaft für Kardiologie. In: Der Kardiologe, 2018;12(2): 128–144.

Deutsche Gesellschaft für Kardiologie – Herz- und Kreislaufforschung e. V. AWMF-Leitlinie 019/013 – S3-Leitlinie: Infarktbedingter kardiogener Schock – Diagnose, Monitoring und Therapie (Stand: 02/2019). (2019) https://register.awmf.org/assets/guidelines/019-013l_S3_Infarktbedingter_kardiogener_Schock_2019-11.pdf (letzter Zugriff: 5.12.2022).

Deutsche Gesellschaft für pädiatrische Kardiologie und angeborene Herzfehler e. V. (DGPK). AWMF-Leitlinie 023/012 – S2k-Leitlinie: Der isolierte Ventrikelseptumdefekt (Stand: 11/2019). (2019a) https://register.awmf.org/assets/guidelines/019-013l_S3_Infarktbedingter_kardiogener_Schock_2019-11.pdf (letzter Zugriff: 5.12.2022).

Deutsche Gesellschaft für pädiatrische Kardiologie und angeborene Herzfehler e. V. (DGPK). AWMF-Leitlinie 023/011 – S2k-Leitlinie: Vorhofseptumdefekt (Stand: 11/2019). (2019b) www.awmf.org/uploads/tx_szleitlinien/023-011l_S2k_Vorhofseptumdefekt_Kinder_Jugendliche_2020-11.pdf (letzter Zugriff: 5.12.2022).

Deutsche Gesellschaft für pädiatrische Kardiologie und angeborene Herzfehler e. V. (DGPK). AWMF-Leitlinie 023/013 – S2k-Leitlinie: Atrioventrikuläre Septumdefekte (AVSD) (Stand: 11/2019). (2019c). https://register.awmf.org/assets/guidelines/023-013l_S2k_Atrioventrikul%C3%A4rer_Septumdefekt_AVSD_2020-07.pdf (letzter Zugriff: 5.12.2022).

Deutsche Gesellschaft für pädiatrische Kardiologie und angeborene Herzfehler e. V. (DGPK). AWMF-Leitlinie 023/034 – S2k-Leitlinie: Pädiatrische Kardiologie: Aortenklappeninsuffizienz bei Kindern und Jugendlichen (Stand: 12/2010). (2010). https://register.awmf.org/assets/guidelines/023-034l_S2k_Aortenklappeninsuffizienz_Kinder_Jugendliche_2014-06.pdf (letzter Zugriff: 5.12.2022).

Deutsche Gesellschaft für Pneumologie und Beatmungsmedizin e. V.; Deutsche Krebsgesellschaft e. V. (DKG) (Hrsg.). AWMF-Leitlinie 020/007 – S3-Leitlinie: Prävention, Diagnostik, Therapie und Nachsorge des Lungenkarzinoms (Stand: 02/2018). (2018). https://register.awmf.org/assets/guidelines/020-007OLl_S3_Praevention-Diagnostik-Therapie-Nachsorge-Lungenkarzinom_2022-11.pdf (letzter Zugriff: 5.12.2022).

Deutsche Gesellschaft für Thorax-, Herz- und Gefäßchirurgie (DGTHG). AWMF-Leitlinie 011/020 – S3-Leitlinie: Einsatz der intraaortalen

10

Ballongegenpulsation in der Herzchirurgie (Stand: 05/2015). (2015) https://register.awmf.org/assets/guidelines/011-020l_S3_IABP_Kardiochirurgie_Ballongegenpulsation_2015-04-abgelaufen.pdf (letzter Zugriff: 5.12.2022).

ESC/EACTS-Leitlinie – Pocket Guidelines: Management von Herzklappenerkrankungen (Stand: 2017).

Gekle M, Wischmeyer E, Gründer S et al. Taschenlehrbuch Physiologie. 2. A. Stuttgart: Georg Thieme Verlag KG, 2015.

Hirner A, Weise K. Chirurgie. Schnitt für Schnitt. 2. A. Stuttgart: Georg Thieme Verlag KG, 2008.

Lorenz J, Bals R. Checkliste XXL. Pneumologie. 4. A. Stuttgart: Georg Thieme Verlag KG, 2016.

Muntau, A. C. Kurzlehrbuch Pädiatrie. München: Elsevier Urban & Fischer, 2015.

Nickenig G, Mohr FW, Kelm M et al. Konsensus der Deutschen Gesellschaft für Kardiologie – Herz- und Kreislaufforschung – und der Deutschen Gesellschaft für Thorax-, Herz- und Gefäßchirurgie zur Behandlung der Mitralklappeninsuffizienz. In: Der Kardiologe, 2013;7(2): 76–90.

Schoppmeyer M. Gesundheits- und Krankheitslehre für Pflege- und Gesundheitsfachberufe. 4. A. München: Elsevier Urban & Fischer, 2018.

Siewert JR, Stein HJ (Hrsg.). Chirurgie. 9. A. Berlin Heidelberg New York: Springer Verlag, 2012.

Solf M-A, Gansera LS. Basics Herzchirurgie. München: Elsevier Urban & Fischer, 2012.

Ziemer G, Haverich A. Herzchirurgie. 3. A. Berlin Heidelberg New York: Springer Verlag, 2010.

KAPITEL

11

Thomas Gehrke

OTA in der HNO-Heilkunde

11.1 Besonderheiten bei Operationen im HNO-Gebiet

Die Hals-Nasen-Ohren-Heilkunde behandelt Erkrankungen, Funktionsstörungen und Verletzungen der Ohren, der Nase und der Nasennebenhöhlen, der oberen Luft- und Speisewege sowie des Halses und des Gesichts. Aufgrund dieser Vielfältigkeit gibt es chirurgische Überschneidungen mit vielen anderen Teildisziplinen, z. B. Gefäßchirurgie, Unfallchirurgie und Neurochirurgie. Operationen im Hals-Nasen-Ohrengebiet besitzen einige Besonderheiten:

- **Sterilität:** Viele Eingriffe im Hals-Nasen-Ohren-Gebiet sind per Definition unsteril. Dies ist bei Operationen der Mundhöhle, des Pharynx und des Larynx sowie der Nase der Fall, da die hier vorkommende natürliche Keimflora nicht wie bei der Haut ausreichend durch Desinfektion reduziert werden kann.
- **Instrumentation:** Der Großteil der Hals-Nasen-Ohrenärztlichen Operationen wird heutzutage mikroskopisch oder endoskopisch durchgeführt, nicht selten auch im Wechsel. Daher müssen oft mehrere Instrumententische vorbereitet werden und stets einsatzbereit zur Verfügung stehen.
- **Abdeckung:** Aufgrund der zahlreichen Winkel und Konturen von Hals und Gesicht ist das korrekte Abkleben des OP-Situs im Hals-Nasen-Ohren-Gebiet deutlich erschwert.
- **Vielfalt an Instrumenten:** Die Variabilität des Operationsgebietes bedeutet auch eine große Vielfalt an verwendeten Instrumenten, die allesamt beherrscht werden müssen. Insbesondere auch die Verwendung zahlreicher operativer Hilfsgeräte (z. B. Neuromonitoring, Bohrer, Laser etc.) und Fremdmaterialien (Mittelohrprothesen, Cochlea-Implantate, Kanülen etc.) erfordern eine intensive Einarbeitung und stetige Fortbildung des instrumentierenden Personals.

11.2 Krankheitsbilder und Therapien: Ohr

11.2.1 Spezielle Instrumente

Eine Auswahl der wichtigsten mikrochirurgischen Ohrinstrumente zeigt ➢ Abb. 11.1.

- Sichelmesser: Inzision und scharfe Präparation
- Tellermesser (gerade und gewinkelt): Abschieben unter Knochenkontakt, ähnlich wie ein Raspatorium

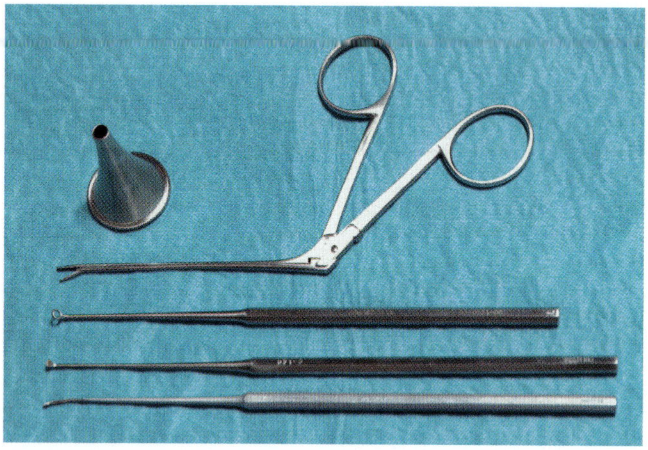

Abb. 11.1 Einige wichtige mikrochirurgische Ohrinstrumente (v. o. n. u.): Ohrtrichter; Hechtmaul-Zange; Kürette; gewinkeltes Tellermesser; Sichelmesser [P1295]

- Kürette: Schlinge zur Bergung von Gewebe und Reinigung des Gehörgangs
- Ohrtrichter: Zur Einstellung des Trommelfells
- Hechtmaul-Zange: Zum Fassen von Gewebe

11.2.2 Anatomie und Physiologie des Ohres

Das menschliche Hörorgan wird in drei Bereiche eingeteilt (➤ Abb. 11.2).

- Das **äußere Ohr** besteht aus Ohrmuschel, Gehörgang und Trommelfell, welches die Grenze zum Mittelohr bildet. Es dient der Aufnahme und Weiterleitung des Schalls.
- Das **Mittelohr** besteht aus der Paukenhöhle zwischen Trommelfell und Innenohr, in welchem sich die 3 Gehörknöchelchen Hammer (Malleus), Amboss (Incus) und Steigbügel (Stapes) befinden. Sie sorgen für die Übertragung und Verstärkung des Schalls vom Trommelfell. Über die Tube (Eustachi-Röhre) ist die Paukenhöhle mit dem Nasenrachen verbunden und belüftet. Ebenfalls zieht der Gesichtsnerv (Nervus facialis) durch die Paukenhöhle.

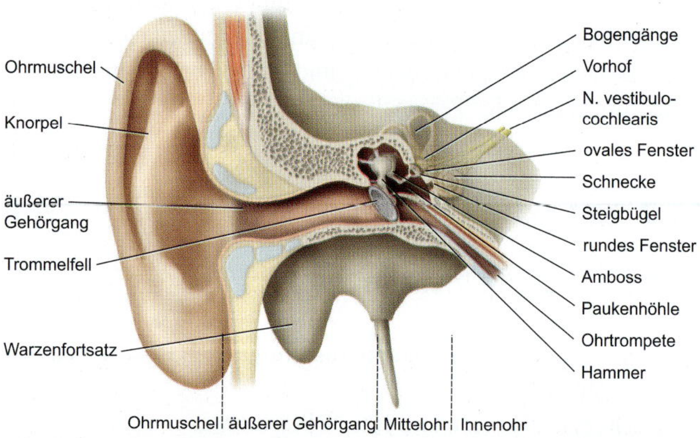

Abb. 11.2 Übersicht über die Anatomie des Ohres [L275, J787]

- Das **Innenohr** besteht aus Hörschnecke (Cochlea), welche der Schallempfindung dient, sowie dem Gleichgewichtsorgan, welches sich aus Bogengängen, Sacculus und Utriculus zusammensetzt.

MERKE

Symptome wie Hörstörungen, Schwindel, Gesichtslähmung, Schmerzen oder Ausfluss aus dem Ohr sind klassische Symptome für Funktionsstörungen der Ohren. Außerdem sind dies die möglichen Komplikationen der meisten Ohroperationen.

11.2.3 Akute Entzündungen des Ohres und deren Therapie

Eine **akute Gehörgangsentzündung** (Otitis externa) entsteht durch Verletzungen der Gehörgangshaut durch Manipulationen, z. B. mit Wattestäbchen, und anschließender Keimbesiedlung der Wunde. Es besteht neben einer Hörminderung und Schmerzen auf dem betroffenen Ohr ein fötider Ausfluss. Der Gehörgang ist verschwollen und mit Sekret verlegt. Eine Therapie mit Antibiotikatropfen- oder -streifen ist i. d. R. ausreichend. Eine Sonderform stellt die **Otitis externa maligna** dar, welche ein Übergreifen der Entzündung auf den knöchernen Gehörgang und das Felsenbein bezeichnet. Sie tritt i. d. R. nur bei immungeschwächten Patienten auf (z. B. bei Diabetes mellitus) und erfordert eine intensive, oft wochenlange Therapie mit intravenöser Antibiotikagabe und regelmäßiger Ohrreinigung. Bei ausbleibender Besserung muss eine chirurgische Sanierung des Gehörgangs und des Mastoids erfolgen.

Die **akute Mittelohrentzündung** (Otitis media) entsteht i. d. R. nach einem grippalen Infekt durch aufsteigende Erreger aus dem Nasenraum in das Mittelohr. Es kommt zu ausgeprägten Schmerzen sowie einer Hörminderung. Die klinische Untersuchung mit dem Ohrmikroskop und dem Ohrtrichter zeigt ein gerötetes und vorgewölbtes Trommelfell mit Flüssigkeit in der Paukenhöhle. Eine orale antibiotische Therapie und abschwellende Nasentropfen sind Therapie der Wahl. Bei Beteiligung des Innenohres (Schwindel, Innenohrschwerhörigkeit, Fazialisparese) sollte ein **Trommelfellschnitt (Parazentese)** im vorderen unteren Quadranten in lokaler Anästhesie durchgeführt werden, um das Mittelohr zu entlasten. Gegebenenfalls muss ein **Paukenröhrchen** zum Offenhalten des Trommelfellschnitts eingelegt werden. Bei Kindern ist der Eingriff in Narkose durchzuführen. Die maximale Komplikation einer akuten Mittelohrentzündung stellt die **Mastoiditis** dar, welche heutzutage sehr selten geworden ist. Hier zeigt sich zusätzlich zu den Symptomen der akuten Mittelohrentzündung eine Rötung und Schwellung hinter dem Ohr als Zeichen der knöchernen Mitbeteiligung der Entzündung. Computertomografisch zeigt sich eine vollständige Verschattung des Felsenbeins auf der betroffenen Seite. Die Mastoiditis stellt eine lebensgefährliche Komplikation dar und erfordert stets eine sofortige operative Versorgung im Rahmen einer **Mastoidektomie,** bei der das Felsenbein ausgebohrt und die Belüftung zum Mittelohr wiederhergestellt wird. Außerdem wird immer auch ein Paukenröhrchen eingelegt. Bei Ausbleiben der Therapie kann die Entzündung über eine Abszessbildung zum Gehirn oder eine Thrombusbildung in den großen Hirngefäßen zum Tode führen.

11.2.4 Chronische Erkrankungen des Ohres und deren Therapie

Ein **Gehörgangscholesteatom** bezeichnet freiliegenden Knochen am Gehörgangsboden, welcher durch eine Einziehung der Gehörgangshaut in Knochenspalten verursacht wird. Die Patienten sind häufig beschwerdefrei, solange es nicht zu Infektionen kommt. Die Therapie besteht in der chirurgischen Resektion der Haut rund um den knöchernen Defekt sowie einem Aufbohren des Gehörgangsknochens am Boden, bis vitaler Knochen ohne Epithel zum Vorschein kommt. Der Defekt am Gehörgangsboden wird anschließend z. B. mit Spalthaut von retroaurikulär gedeckt.

Die **chronische Mittelohrentzündung** wird in 2 Formen unterteilt:

- Die **chronische Schleimhauteiterung** (chronische Otitis media mesotympanale) bezeichnet eine nicht heilende Trommelfellperforation mit wiederkehrenden Infektionen. Sie kann traumatisch, postoperativ oder nach einer akuten Mittelohrentzündung auftreten. Klinisch sieht man ein Loch im Trommelfell mit oder ohne Sekretion sowie im Hörtest eine Schallleitungsschwerhörigkeit.
- Das **Cholesteatom** (chronische Otitis media epitympanale, chronische Knocheneiterung) entsteht durch Unterdruck im Mittelohr, durch den sich im dünnen Anteil des Trommelfells (Pars flaccida) die Haut ins Mittelohr stülpt und dort durch den Kontakt mit der Mittelohrschleimhaut einen chronischen Entzündungsprozess auslöst, welcher im Verlauf die Gehörknöchelchenkette zerstören kann. Ursache ist meist eine gestörte Mittelohrbelüftung durch eine zu enge Tube, enge Nasenwege oder adenoide Vegetationen im Nasenrachenraum. In der klinischen Untersuchung zeigt sich eine Tasche mit Einziehung am oberen Trommelfellrand, diese kann mit Hornschuppen und Matrix ausgefüllt sein.

Gemeinsam ist beiden Formen der chronischen Mittelohrentzündung das Beschwerdebild der Patienten, welches aus Hörminderung und wiederkehrendem Ausfluss aus dem Ohr besteht. Nur bei fortgeschrittenen Entzündungen kommen Symptome wie Schwindel oder eine Gesichtsnervenlähmung hinzu. Beide Krankheitsbilder können nur chirurgisch versorgt werden. Diesen Eingriff am Mittelohr bezeichnet man als **Tympanoplastik,** welche in 5 Varianten unterteilt wird, von denen jedoch nur 2 im Alltag relevant sind:

- **Tympanoplastik Typ I (Myringoplastik):** Hierbei wird lediglich ein Loch im Trommelfell gedeckt, dies kann mit Knorpel oder Knorpelhaut (Perichondrium) aus der Ohrmuschel oder mit Faszie aus dem Musculus temporalis gedeckt werden. Die Gehörknöchelchenkette ist hierbei intakt. Dies ist die am häufigsten durchgeführte Art der Tympanoplastik.
- **Tympanoplastik Typ III:** Hier wird der Amboss reseziert und die Schallübertragung zwischen dem Trommelfell und dem Steigbügel wiederhergestellt. Dies kann direkt mit dem Trommelfell (sog. klassischer Typ III), mit dem entfernten Amboss selbst (sog. Amboss-Columella) sowie mit verschiedenen Titanprothesen erfolgen. Erfolgt die Schallübertragung auf den Steigbügelkopf, ist also der Steigbügel ansonsten intakt, wird eine **PORP** (Partial Ossicular Chain Reconstructive Prosthesis, teilweiser Ersatz der Gehörknöchelchenkette) verwendet. Kann vom Steigbügel nur noch die Fußplatte verwendet werden, muss eine **TORP** (Total Ossicular Chain Reconstructive Prosthesis, vollständiger Ersatz der Gehörknöchelchenkette) eingestellt werden, welche in der Schallübertragung etwas schlechter ist.

Unabhängig vom Typ der Tympanoplastik erfolgt im Anschluss die Auflage von Silikonfolien über das rekonstruierte Trommelfell. Der Gehörgang wird mit Merocelschwämmchen oder einem Salbenstreifen ausgefüllt. Diese sog. Gehörgangstamponade verbleibt i. d. R. für 3 Wochen.

Als **Otosklerose** bezeichnet man eine fortschreitende Verknöcherung v. a. des Steigbügels, was zu einer fortschreitenden Schwerhörigkeit ohne Schmerzen und ohne Schwindel führt. Klinisch zeigt sich ein reizloser Ohrbefund, im Hörtest zeigt sich eine Schallleitungsschwerhörigkeit. Falls der Wunsch nach einer Hörverbesserung besteht, ist eine Operation am Steigbügel möglich, bei der heutzutage die Stapesfußplatte perforiert und eine Prothese zwischen der Perforation und dem Amboss eingestellt wird **(Stapedotomie).** Da die Erkrankung jedoch keinen gefährlichen Verlauf nehmen kann, ist auch eine alleinige Hörgeräteversorgung oder ein rein abwartendes Verhalten möglich.

11.2.5 Tumorerkrankungen des Ohres und deren Therapie

Felsenbeinkarzinome sind aggressiv wachsende Tumoren, welche umfangreiche Resektionen von Gehörgang und Mittelohr erfordern und eine Entfernung der Ohrspeicheldrüse und der Halslymphknoten auf der betroffenen Seite notwendig machen. Falls durch den Tumor bereits eine Gesichtsnervenlähmung eingetreten ist, so muss auch dieser großflächig mitentfernt werden.

Vestibularisschwannome (Akustikusneurinome) sind gutartige, langsam wachsende Neubildungen des 8. Hirnnervs. Sie machen sich v. a. durch eine Hörminderung, Ohrgeräusche sowie Schwindel bemerkbar, bei längerem Wachstum kann auch der Gesichtsnerv betroffen sein. Je nach Ausdehnung und Patientenalter kann zwischen einer operativen Entfernung, einer Bestrahlung oder einem rein abwartenden Verhalten entschieden werden. Im Falle einer Operation kann dies je nach Tumorlage von transtemporal oder translabyrinthär (durch den HNO-Chirurgen) oder von subokzipital (durch den Neurochirurgen) erfolgen.

11.2.6 Traumata des Ohres und deren Therapie

Ein **Othämatom** ist ein Bluterguss zwischen Haut und Knorpel der Ohrmuschel durch ein stumpfes Trauma, z. B. einen Schlag. Dieses muss mit dem Skalpell entlastet werden, da durch den Druck des

Hämatoms ansonsten der Knorpel untergehen kann. Ebenfalls werden sog. Matratzennähte auf beiden Seiten der Ohrmuschel vernäht, damit kein neues Hämatom nachlaufen kann. Bei einem **Ohrmuscheleinriss** müssen Haut und Knorpel gut adaptiert miteinander vernäht werden. Aufgrund der Gefahr einer Knorpelinfektion sollte streng steril gearbeitet werden, auch wenn es sich um sehr kleine Defekte handelt.

Der häufigste Mechanismus für die Entstehung einer **Trommelfellperforation** ist eine Manipulation mit Wattestäbchen. Seltener entsteht dies durch den Schalldruck bei einer Ohrfeige, bei einem Explosionstrauma oder durch ärztliche Maßnahmen wie Ohrspülungen. Die Patienten bemerken einen stechenden Schmerz und anschließend eine Hörminderung auf der betroffenen Seite, klinisch zeigt sich eine Perforation mit eingeschlagenen Perforationsrändern. Die Therapie besteht in der Auflage einer Papierschiene, welche für mehrere Wochen belassen wird. Falls hierunter kein vollständiger Verschluss erzielt wird, ist eine Tympanoplastik angezeigt (➤ Kap. 11.2.4).

Eine **Felsenbeinfraktur** tritt nur bei Traumata mit ausgeprägter Krafteinwirkung auf, da es sich um den härtesten Knochen im menschlichen Körper handelt. Häufige Ursachen sind Verkehrsunfälle oder Rohheitsdelikte. Je nach Verlauf der Bruchlinie im Felsenbein (Längsfraktur oder Querfraktur) kommt es zu Blutungen aus dem Gehörgang, einem Bluterguss hinter dem Trommelfell, einer Hörminderung bis hin zur Ertaubung, Schwindel oder auch einer Gesichtsnervenlähmung. Im Falle einer Gesichtsnervenlähmung ist eine sofortige operative Exploration des Nervus fazialis und eine Entlastung von eingebrochenen Frakturstücken notwendig, um die Chance auf eine Erholung der Gesichtsnervenfunktion zu verbessern. Ist durch das Trauma eine vollständige Ertaubung eingetreten, sollte zeitnah zur Verhinderung einer Verknöcherung eine sog. **Dummy-Elektrode** in die Cochlea eingeführt werden, um für eine spätere Versorgung mit einem Cochlea-Implantat (➤ Kap. 11.2.7) geeignet zu sein.

Sollte sich der Gesichtsnerv auch nach längerer Beobachtungszeit nicht erholen, kommen verschiedene Varianten der **Rekonstruktion der Fazialisfunktion** zum Tragen. Abgesunkene Mundwinkel können mit Zügelplastiken aus Muskeln oder Faszien angehoben werden, der Lidschluss durch Implantation von Platinbändern ins Oberlid verbessert werden. Eine direkte Nervennaht ist nur bei Verletzungen außerhalb des Felsenbeins möglich, ebenso Nerventransplantationen oder -interpositionen (z. B. Nervus auricularis magnus oder Nervus suralis). Diese werden allesamt jedoch aufgrund der geringen Erfolgsaussichten sehr selten angewandt.

11.2.7 Implantierbare Hörgeräte

Heutzutage sind für die allermeisten Hörstörungen hörverbessernde Operationen möglich. Im Falle einer Schallübertragungsstörung kann bei ausbleibendem Erfolg einer konventionellen Tympanoplastik oder einer Stapedotomie ein **implantierbares Mittelohrhörgerät** eingebracht werden **(z. B. Vibrant Soundbridge).** Dieses nimmt über ein Mikrofon, welches außen hinter dem Ohr getragen wird, Schallinformationen auf und überträgt diese auf einen Schwingkolben, welcher im Mittelohr angebracht wird, von wo aus der Schall auf das Innenohr übertragen wird. Hierfür muss das Felsenbein im Rahmen einer Mastoidektomie erst aufgebohrt werden.

Sollte keinerlei Möglichkeit zur Ankopplung eines solchen Schwingkolbens mehr bestehen, kann über ein reines **Knochenleitungshörgerät (BAHA, Bonebridge)** ein Hören ermöglicht werden. Hierzu muss ein Teil des Implantats im Knochen verankert werden, sodass die Schallwellen über die Vibrationen des Knochens zum Innenohr geleitet werden.

Ist ein Patient vollständig ertaubt, kann eine Hörrehabilitation mit einem **Cochlea-Implantat** durchgeführt werden. Hierbei wird der Schall über das außen getragene Mikrofon aufgenommen und die Informationen über eine Elektrode, welche in der Hörschnecke platziert wird, an den Hörnerv weitergegeben. Für das Implantat muss eine Mastoidektomie durchgeführt werden, um die Elektrode in die Cochlea vorschieben zu können. Hiermit ist auch bei taub geborenen Kindern inzwischen eine normale Sprachentwicklung möglich.

11.2.8 Fachspezifische Positionierung und Abdecksysteme

Der Patient wird auf den Rücken positioniert, der Kopf zur gesunden Seite gedreht und nicht rekliniert. Auf der zu operierenden Seite müssen ggf. Haare hinter dem Ohr rasiert werden. Der Instrumententisch steht mittig am Kopfende, der/die Instrumentierende steht dem Operateur am Instrumententisch gegenüber. Fußtritte für bipolare Kaustik und Bohrer müssen für den sitzenden Operateur gut erreichbar sein. Im Operationsverlauf muss der Tisch oftmals näher an den Operateur geschoben werden, da die beidhändige mikroskopische Arbeit oftmals ein Ablegen des Ellenbogens auf dem Instrumententisch notwendig macht.

PRAXISTIPP

Unabhängig von der Art der Ohroperation werden neben den Grundinstrumenten für Ohroperationen ein Mikroskop mit steriler Abdeckung, verschiedene Größen an Rosen- und Diamantbohraufsätzen sowie eine Spüllösung und eine bipolare Koagulationspinzette benötigt. Je nach Operation kann auch die Anbringung eines Fazialismonitorings notwendig werden.

Zunächst wird das Operationsgebiet mit mehreren einzelnen Abdecktüchern zirkulär abgedeckt. Sichtbar sein sollte die Ohrmuschel mit etwa 2 cm Abstand nach vorn und oben sowie nach retroaurikulär mindestens 5 cm. Haare dürfen sich nicht im OP-Situs befinden. Anschließend wird ein **großes Lochtuch** darübergeklebt. Eine sterile Auffangtasche aus Plastik unter dem zu operierenden Ohr soll das Abtropfen von Spülflüssigkeit auf Operateur oder Saalboden verhindern.

Auch das Operationsmikroskop muss steril eingepackt werden, sodass für den Operateur alle relevanten Tasten und Halterungen steril zu bedienen sind. Auch sollte die Abdeckung eng am Mikroskoparm anliegen und nicht lose herunterhängen. Je nach verwendetem Mikroskop kann es sehr unterschiedliche, meist herstellerspezifische Systeme geben, von denen einige auch eine automatische Luftansaugung und damit automatische Anlage der Abdeckung ermöglichen.

11.3 Krankheitsbilder und Therapien: Nase und Nasennebenhöhlen

11.3.1 Spezielle Instrumente und Positionierung

Eine Auswahl der wichtigsten Nasennebenhöhleninstrumente zeigt ➤ Abb. 11.3.

- Nasenspekulum nach Kilian (kurz, mittel, lang): zum Offenhalten der Nase
- Blakesly (schneidend oder stumpf, 0°/45°/90°): zum Greifen und Entfernen von Gewebe
- Sauger (gerade, Kieferhöhlensauger, Stirnhöhlensauger): verschieden gewinkelte starre Sauger
- Elevatorium-Raspatorium nach Cottle: Präparation an Knorpel und Knochen

11.3.2 Anatomie und Physiologie der Nase und Nasennebenhöhlen

Anatomisch lassen sich Nase und Nebenhöhlensystem in folgende Bereiche gliedern (➤ Abb. 11.4).

- **Äußere Nase:** Dies ist der von außen sichtbare Anteil und stellt eine der wichtigsten kosmetischen Konturen des menschlichen Gesichts dar. Sie besteht aus einem vorderen knorpeligen und einem hinteren knöchernen Anteil.
- Die **innere Nase** besteht aus der mittig gelegenen Nasenscheidewand (Septum), den Nasenmuscheln (obere, mittlere und untere) sowie den dadurch gebildeten Nasengängen. Nach hinten geht sie in den Nasenrachen über. Die Funktion der inneren Nase besteht in der Weiterleitung, Befeuchtung und Reinigung der Atemluft. Ebenfalls befindet sich hier das Riechorgan.
- Das **Nasennebenhöhlensystem** besteht aus paarig angelegten, von Schleimhaut ausgekleideten, an die innere Nase angrenzenden Hohlräumen. Dies sind (von oben nach unten) die Stirnhöhlen, die Siebbeinzellen, die Keilbeinhöhlen sowie die Kieferhöhlen. Sie alle bilden auch Grenzen zum Schädelinneren oder zur Augenhöhle (Orbita).

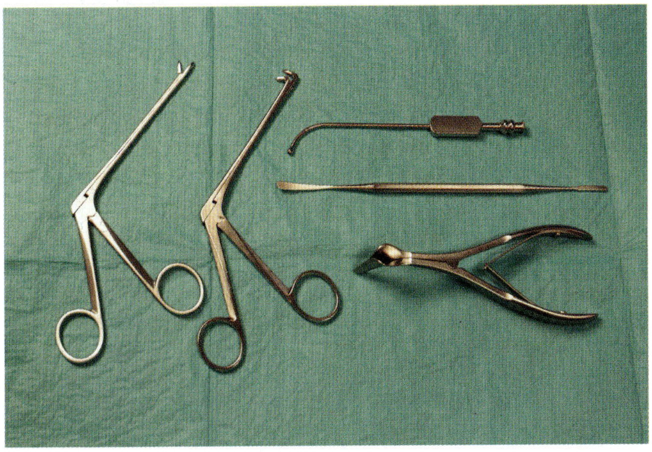

Abb. 11.3 Einige wichtige Nasen- und Nasennebenhöhleninstrumente: Blakesly 0° (ganz li.); Blakesly 90° (2. v. l.); Stirnhöhlensauger (re. o.); Elevatorium-Raspatorium (Mitte re.); Nasenspekulum klein (re. u.) [P1295]

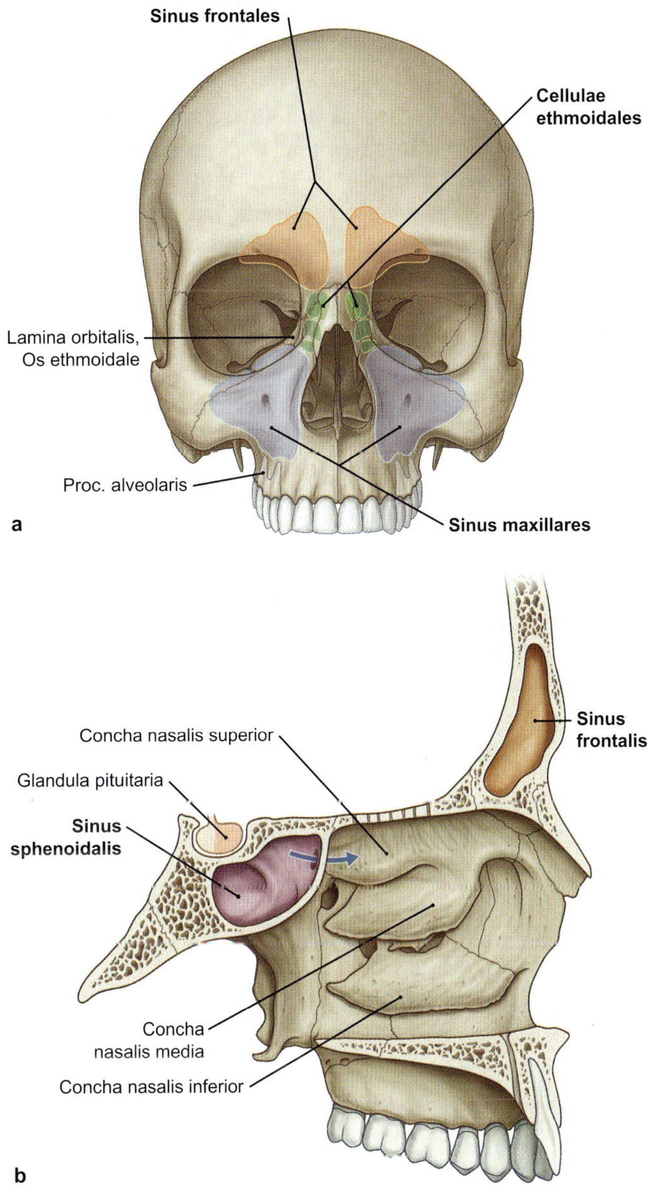

Abb. 11.4 Übersicht über die Anatomie von Nase und Nasennebenhöhlen [E402-004]

MERKE

Erkrankungen der Nasen und der Nebenhöhlen äußern sich i. d. R. durch eingeschränkte Nasenatmung, Nasenlaufen, Kopfschmerzen und Augendruck.

11.3.3 Akute Entzündungen der Nase und deren Therapie

Eine akute Entzündung der Nase (**Rhinitis,** „Schnupfen") zeichnet sich durch eine behinderte Nasenatmung sowie verstärkten nasalen Sekretfluss aus. Bei Übertreten der Entzündung auf die **Nasennebenhöhlen (Sinusitis)** können Kopfschmerzen und ein Druckgefühl hinter dem Auge hinzutreten. Diagnostisch sieht man neben geschwollenen Nasenschleimhäuten viel eitriges Sekret in den Nasengängen. Therapeutisch reicht in aller Regel eine symptomatische Therapie mit abschwellenden Nasentropfen und entzündungshemmenden Medikamenten. Bei persistierender Sinusitis kann eine antibiotische Therapie notwendig werden. Wenn die Entzündung fortschreitet, kann sie sich über das Nasennebenhöhlensystem bis in die Augenhöhle ausbreiten und dort zu einer **orbitalen Komplikation** mit Lidschwellung und Druckerhöhung bis hin zur Erblindung führen. Eine orbitale Komplikation einer Sinusitis erfordert eine sofortige Nasennebenhöhlenoperation zur Entlastung des Drucks auf dem Auge, ggf. muss hierbei auch die knöcherne Begrenzung zur Augenhöhle (Lamina papyracea) abgetragen werden. Sollte sich eine Sinusitis bis an die Schädelbasis ausweiten, kann eine lebensbedrohliche **Hirnhautentzündung (Meningitis)** die Folge sein. Auch hier muss umgehend durch eine Nasennebenhöhlenoperation der Entzündungsherd beseitigt werden.

11.3.4 Chronische Krankheitsbilder der Nase und deren Therapie

Die **chronische Nasennebenhöhlenentzündung (chronische Sinusitis)** wird in zwei Arten eingeteilt:

- Eine **chronische Sinusitis ohne Polypen** ist gekennzeichnet durch Nasennebenhöhlenentzündungen, die über mehr als 2 J. hinweg mehrmals im Jahr auftreten und mit Antibiotika behandelt werden müssen. Ursache hierfür sind meist zu enge Atemwege. Hier ist zunächst ein Therapieversuch mit kortisonhaltigem Nasenspray, Antibiotikum sowie ggf. oralem Kortison durchzuführen. Bei ausbleibender Besserung ist die Nasennebenhöhlenoperation indiziert, bei der die Eingänge zu den Nasennebenhöhlen erweitert und die Abflusswege freigelegt werden.
- Eine **chronische Sinusitis mit Polypen (Polyposis nasi et sinuum)** ist ein chronischer Entzündungsprozess der Schleimhäute der Nasennebenhöhlen, welcher oft allergischen Ursprung ist oder eine Überempfindlichkeit auf bestimmte Substanzen in Luft oder Nahrung darstellt. Hier sieht man endonasal große, glasige Polypen aus den mittleren Nasengängen herausragen, welche die Nase komplett verlegen können. Eine Polyposis nasi et sinuum sollte immer bei erster Diagnosestellung über eine Nasennebenhöhlenoperation operiert werden, auch um ein Malignom oder ein **invertiertes Papillom** (eine mögliche Vorstufe eines Karzinoms) ausschließen zu können. Die Polyposis nasi et sinuum zeigt jedoch eine ausgeprägte Neigung zu Rezidiven, sodass eine postoperative Therapie mit kortisonhaltigem Nasenspray über Monate bis Jahre notwendig ist. Sollte sich eine Ursache für das Polypenwachstum in den Untersuchungen zeigen (Allergietestung, Hinweise für eine Überempfindlichkeit, z. B. auf ASS), wird diese Ursache ebenfalls behandelt, was die Chance für ein erneutes Auftreten deutlich reduziert.

11.3.5 Plastische und funktionelle Operationen der Nase

Plastische und funktionelle Operationen an der Nase und der Nasenscheidewand sollen entweder die äußere Nasenform kosmetisch verändern (plastische Operation) oder die Nasenatmung verbessern (funktionelle Operation). Sie können jedoch auch in Kombination durchgeführt werden.

- Eine **Vergrößerung der Nasenmuscheln (Nasenmuschelhyperplasie)** schränkt die Nasenatmung aufgrund einer Schwellung der Schleimhäute ein. Die Beschwerden bessern sich oft deutlich durch die Verwendung von abschwellenden Nasensprays. Bei der **Muschelkaustik** wird über eine Koagulationspinzette an mehreren Stellen in die unteren Nasenmuscheln eingestochen und deren Inneres verödet, worauf es zu einer Schrumpfung und damit Reduktion der Oberfläche kommt. Dies ist allerdings oft nur von kurzer Dauer. Bei einer **Conchotomie** wird ein Teil des knöchernen Inneren der Nasenmuscheln sowie der Schleimhaut reseziert, um deren Volumen dauerhaft zu reduzieren. Eine früher häufig durchgeführte vollständige Entfernung der Nasenmuscheln muss unbedingt vermieden werden, da es ansonsten zur Austrocknung der Nase kommt.
- Bei einer **Nasenscheidewandverkrümmung (Septumdeviation)** wird die Nasenatmung meist auf einer Seite durch eine Verbiegung der Nasenscheidewand eingeschränkt. Hier führen abschwellende Nasensprays klassischerweise zu keiner Besserung der Beschwerden. Operativ ist dann die **Nasenscheidewandbegradigung (Septumplastik)** indiziert. Es wird zunächst die Schleimhaut vom Septumknorpel abgehoben und anschließend die überschüssigen Knorpel- und Knochenanteile reseziert. Anschließend werden Silikonplatten auf beiden Seiten der Nasenscheidewand zur Stabilisierung vernäht.
- Eine **Rhinoplastik** bezeichnet eine Veränderung des knorpeligen und des knöchernen Nasengerüsts, mit oder ohne zusätzliche Begradigung der Nasenscheidewand **(Septorhinoplastik).** Neben den oben beschriebenen Schritten zur Begradigung der Nasenscheidewand wird zusätzlich das knöcherne Nasenbein an mehreren Stellen bewusst gebrochen und in eine neue Form eingestellt. Die anschließende Stabilisierung erfolgt durch Einnaht von Silikonschienen, einer Nasentamponade sowie einem Nasengips. Bei größeren Fehlstellungen der Nase (z. B. Sattelnase) muss zusätzlich Knorpel von anderen Stellen des Körpers zur Rekonstruktion verwendet werden (Ohrknorpel, Rippenknorpel).

11.3.6 Tumorerkrankungen der Nase und deren Therapie

Tumoren der Nase und der Nasennebenhöhlen sind in der Mehrzahl bösartig. Sie machen sich oft erst spät bemerkbar, dann v.a. durch eingeschränkte Nasenatmung, Kopfschmerzen oder Nasenbluten. Die Therapie besteht entweder in einer Operation und anschließender Bestrahlung oder einer primären Bestrahlung mit Chemotherapie. Operationen von Nasentumoren sind oft sehr aufwendig und nur über komplexe Zugänge möglich (laterale oder mediane Rhinotomie, Midfacial Degloving). Die Prognose ist sehr ungünstig.

11.3.7 Traumata der Nase und deren Therapie

Da bei körperlichen Auseinandersetzungen oder Unfällen das Gesicht häufig mitbetroffen ist, spielen Traumafolgen im Bereich der Nase und Nasennebenhöhlen eine wichtige Rolle.

- Bei einer alleinigen **Nasenbeinfraktur** ist diese in der Form verändert und es kommt zu Nasenbluten. Therapie der Wahl ist die Aufrichtung der Nase in lokaler Anästhesie (bei Kindern in Narkose) mit einem Elevatorium, welches in die Nase eingeführt wird und die eingebrochenen Frakturstücke wieder heraushebelt. Anschließend wird ein Nasengips angebracht.
- **Frakturen des Bodens der Augenhöhle (Orbitabodenfrakturen)** führen durch das abgesunkene Auge zu verschwommenem Sehen und Doppelbildern. Über einen Schnitt unterhalb des Auges werden die Bruchstücke aus der Augenhöhle entfernt und eine Faszie zur Schienung auf den restlichen Orbitaboden gelegt.
- **Mittelgesichtsfrakturen** beinhalten meist mehrere Bruchstellen im Gesicht. Sollte sich der Rahmen der Augenhöhle betroffen zeigen, müssen diese Bruchstücke mit Titanplatten und Schrauben wieder miteinander befestigt werden. Bei isolierten **Jochbogenfrakturen** kann eine Reposition oft allein mit einem daruntergeschobenen Einzinkerhaken erfolgreich sein.

Nasenbluten stellt den häufigsten Notfall in der Hals-Nasen-Ohrenheilkunde dar. In den meisten Fällen tritt es spontan auf, kann jedoch auch Folge eines Traumas oder einer vorangegangenen Operation sein. Ebenfalls spielen Bluthochdruck und blutverdünnende Medikamente eine entscheidende Rolle. Je nach Ausmaß und Quelle der Blutung kommen folgende Therapiemöglichkeiten infrage:

- **Verödung (Koagulation):** Befindet sich die Blutungsquelle in den vorderen Nasenabschnitten, v.a. am sog. Locus Kiesselbachii der vorderen Nasenscheidewand, kann die Blutung gut in lokaler Betäubung koaguliert werden.
- **Nasentamponade:** Befindet sich die Blutung in einem Bereich, den man mit der Koagulationspinzette nicht erreichen kann, oder blutet es diffus aus mehreren Stellen, so ist die Einlage von sog. Fingerlingstamponaden zur Blutstillung indiziert. Diese sollten zumindest für 24 Std. verbleiben, um eine sichere Blutstillung gewährleisten zu können. Für ausgedehnte Blutungen auch aus den hinteren Nasenabschnitten stehen spezielle, aufblasbare Ballonkatheter zur Verfügung (hintere Tamponade).
- Falls sich auch unter maximaler Tamponade eine Blutung nicht beherrschen lässt, oder es regelhaft nach der Detamponade zur erneuten Blutung kommt, muss eine **Blutstillung in Narkose** erfolgen. Je nach Blutungsquelle kann das eine Septumplastik oder eine Nasennebenhöhlenoperation zur Folge haben. Bei einer Blutung der größeren Arterien in der Nase (Arteria sphenopalatina, Arteria ethmoidalis anterior/posterior) sollten diese gezielt im Knochen aufgebohrt und koaguliert werden.

MERKE

Als generelle Maßnahme bei Nasenblutungen empfehlen sich die Kühlung des Nackens, die Senkung des Blutdrucks, die Kompression der Nase sowie das Ausspuckenlassen des Blutes, da es sonst häufig zu Erbrechen kommt.

11.3.8 Fachspezifische Positionierung und Abdecksysteme

Bei Positionierungen für Nasen- und Nebenhöhlenoperationen wird der Patient auf den Rücken gelagert, der Kopf nur wenig rekliniert. Beim Abdecken müssen der Mund und der Tubus abgedeckt, die Augen jedoch frei einsehbar und stets mit Gel zum Schutz vor Austrocknung bedeckt sein. Der Instrumententisch befindet sich mittig am Kopfende, der Operateur auf der rechten Seite des Patienten. Der/die Instrumentierende befindet sich auf der linken Seite des Patienten, ein weiterer steriler Tisch mit nur gelegentlich verwendeten Instrumenten steht im rechten Winkel zum ersten Tisch. Je nach Operationstechnik wird außer dem regelhaften Nebenhöhleninstrumentarium ein Mikroskop mit ebenfalls steriler Abdeckung oder ein Endoskop mit sterilem Bezug benötigt. Diese sind meist herstellerspezifisch. Sollte die Operation um einen Zugang von außen erweitert werden, sind auch ein Bohrer mit verschiedenen Aufsetzen, eine oszillierende Säge sowie eine Spüllösung zu richten. Fußschalter für bipolare Kaustik und Bohrer/Säge müssen vom i.d.R. stehenden Operateur gut erreicht werden können.

11.4 Krankheitsbilder und Therapien: Hals, Rachen und Kehlkopf

11.4.1 Spezielle Instrumente für Hals, Rachen und Kehlkopf

Wichtige Endoskopie- und Tonsillektomieinstrumente finden sich in ➤ Abb. 11.5.

- C-Rohr/DN-Rohr nach Kleinsasser: zur Endoskopie von Rachen und Larynx, mit Abstützung (➤ Abb. 11.6)
- Ösophagoskop (starr): zur Endoskopie der Speiseröhre
- Doppellöffel: zum Fassen von Gewebe oder zu Probeentnahmen durch das Endoskop
- Mundsperrer: zum Offenhalten des Mundes bei Eingriffen in der Mundhöhle (➤ Abb. 11.7)
- Ringmesser nach Beckmann: zum Entfernen der Rachenmandel (Adenotomie)
- Tonsillenschnürer nach Brünings: zum Absetzen der Gaumenmandeln (Tonsillektomie)

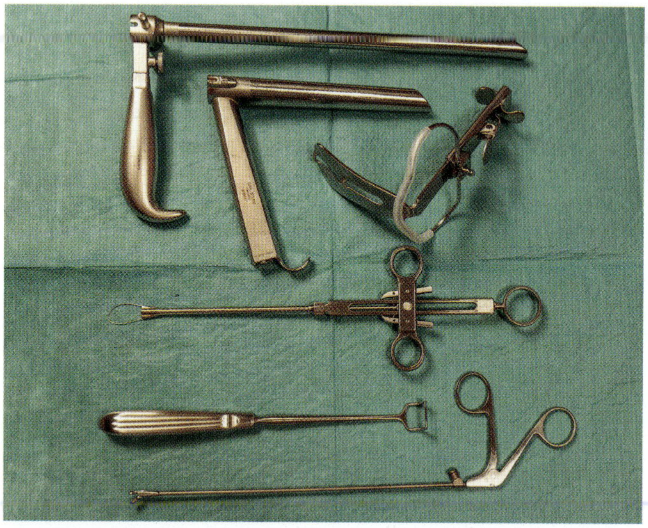

Abb. 11.5 Wichtige Instrumente für Endoskopie und Tonsillektomie (v. o. n. u.): Ösophagoskop; C-Rohr nach Kleinsasser; Mundsperrer; Tonsillenschnürer nach Brünings; Ringmesser nach Beckmann (groß); Doppellöffel gerade [P1295]

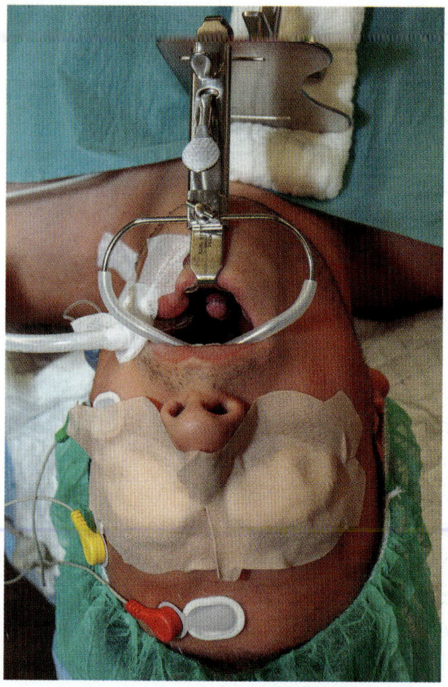

Abb. 11.7 Einsatz des Mundsperrers während einer Tonsillektomie. Dadurch wird der Mund geöffnet und die Zunge nach oben gehalten [P1295]

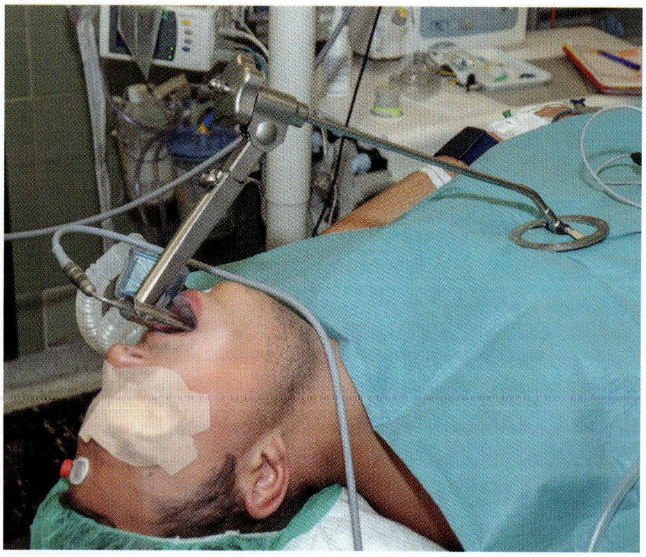

Abb. 11.6 Abgestütztes starres Laryngoskop während einer Operation. Diese Abstützung lässt dem Operateur beide Hände für operative Eingriffe frei [P1295]

11.4.2 Anatomie und Physiologie von Hals, Rachen und Kehlkopf

Die drei Abschnitte des Rachens sind in ➤ Abb. 11.8 dargestellt.

- **Nasenrachen (Epipharynx, Nasopharynx):** Er befindet sich am Übergang vom hinteren Ende der Nase (Choanen) zum Mundrachen. In ihm befinden sich die Rachenmandel (Adenoide) sowie die Eingänge zur Tube und damit die Verbindung zu den Mittelohren beidseits.
- **Mundrachen (Oropharynx, Mesopharynx):** Hier befinden sich die vorderen und hinteren Gaumenbögen und, dazwischenliegend, die Gaumenmandeln (Tonsillen).

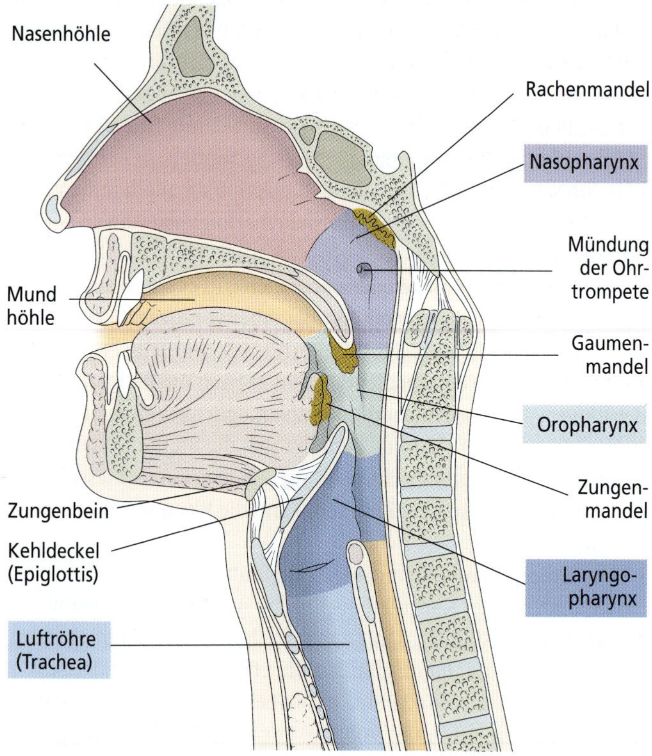

Abb. 11.8 Einteilung der verschiedenen Etagen des Pharynx mit Bezug zur Anatomie [L190]

- **Kehlkopfrachen (Hypopharynx):** Er beinhaltet den **Kehlkopf (Larynx)** mit Kehldeckel (Epiglottis), Stimmlippen und den Eingang in die Luftröhre (Trachea). Über die sog. Sinus piriformes endet der Kehlkopfrachen in der Speiseröhre (Ösophagus).

Die Nahrungsaufnahme erfolgt über den Mund und den Hypopharynx in die Speiseröhre, die Atmung erfolgt über Nase und Mund in den Kehlkopf und die Luftröhre. Der Kehlkopf hat hierbei eine Art Schalterfunktion, indem er beim Schlucken von Nahrung die Luftwege verschließt, um damit ein versehentliches Abrutschen von Nahrung in die Luftröhre zu vermeiden. Kehlkopf und Rachen bilden darüber hinaus die Grundlagen für die menschliche Stimme und Sprache und sind daher essenziell für die Kommunikation.

MERKE

Kehlkopf und Rachen erfüllen als wichtigste Funktionen das Schlucken (Nahrungszufuhr), die Stimmgebung (Sprechen) sowie die Atmung. Daher sind alle 3 Funktionen bei Operationen in diesem Gebiet gefährdet.

Die wichtigsten Strukturen des Halses stellt ➤ Abb. 11.9 dar. Deren Verläufe müssen bei jedem Halseingriff bedacht werden, um mögliche Funktionsstörungen vermeiden zu können.

11.4.3 Akute Entzündungen von Hals, Rachen und Kehlkopf

Eine akute Entzündung der **Gaumenmandeln (Tonsillitis)** ist sowohl im Kindes- als auch im Erwachsenenalter sehr häufig. An Beschwerden bestehen ausgeprägte Schluckschmerzen, Fieber und Krankheitsgefühl. In der Untersuchung sind die Tonsillen gerötet und vergrößert sowie oftmals weißlich belegt. Ursache sind i. d. R. bakterielle Infektionen. Auch bei einem **Pfeiffer-Drüsenfieber (EBV-Tonsillitis)** sind die Mandeln vergrößert, hier jedoch gräulich schmierig belegt. Zugrunde liegend ist eine Infektion mit dem Epstein-Barr-Virus. In beiden Fällen ist i. d. R. eine konservative Therapie mit Flüssigkeitszufuhr, Schmerzmittelgabe und Antibiotikatherapie ausreichend.

Bei ausbleibender oder nicht erfolgreicher Therapie kann es zu einer Eiterbildung (Abszedierung) im Gewebe rund um die Tonsille kommen **(Peritonsillarabszess, Retrotonsillarabszess, Parapharyngealabszesses).** Hier ist zusätzlich der Gaumenbogen durch den Abszess nach vorn gewölbt, ein Schlucken ist kaum noch möglich und die Mundöffnung deutlich eingeschränkt. Erste Maßnahme ist die Eröffnung des Abszesses mit einem Skalpell (Inzision), um den Eiter ablassen zu können. Sollte dies nicht erfolgreich sein, muss eine **Mandelentfernung (Tonsillektomie)** erfolgen. Hierfür wird die Mandel mit der Pinzette gefasst und zwischen Mandel und Gaumenbogen eingeschnitten. Dort wird die Tonsille dann aus ihrer Kapsel herausgeschält und am unteren Pol mit dem Tonsillenschnürer abgetrennt. Zur Blutstillung wird im Wundbett koaguliert und anschließend Kugeltupfer eingelegt. Im entzündeten Zustand birgt dies allerdings ein erhöhtes Nachblutungsrisiko. Wurden früher Tonsillektomien auch in Lokalanästhesie durchgeführt, erfolgen diese Eingriffe heute ausschließlich in Narkose.

Entlang der Halsgefäßnervenscheiden beidseits finden sich zahlreiche Lymphknoten, welche im Rahmen von Infekten der oberen Atemwege anschwellen können **(Lymphadenitis colli).** Nur bei ausgeprägten Beschwerden ist eine antibiotische Therapie erforderlich. Selten kann es zur Abszessbildung in diesen Lymphknoten kommen **(Halsabszess),** welcher umgehend chirurgisch entlastet werden muss, um ein Absenken des Abszesses bis in den Brustraum zu verhindern. Oft werden dann auch **Spülrohre** durch die Halsnaht eingestellt, über welche die Abszesshöhle für mehrere Tage mit desinfizierenden Lösungen gespült werden kann.

11.4.4 Chronische Krankheitsbilder von Hals, Rachen und Kehlkopf

Primär bei Kindern findet sich sehr häufig eine **Vergrößerung der Rachenmandel (Adenoidhyperplasie).** Dies führt zu einer verlegten Nasenatmung, zu gehäuften Infekten sowie zur Bildung von Flüssigkeit hinter dem Trommelfell **(Paukenerguss)** durch eine Verlegung der Tube. Da durch die bestehende Hörminderung durch den Erguss auch eine Sprachentwicklungsverzögerung auftreten kann,

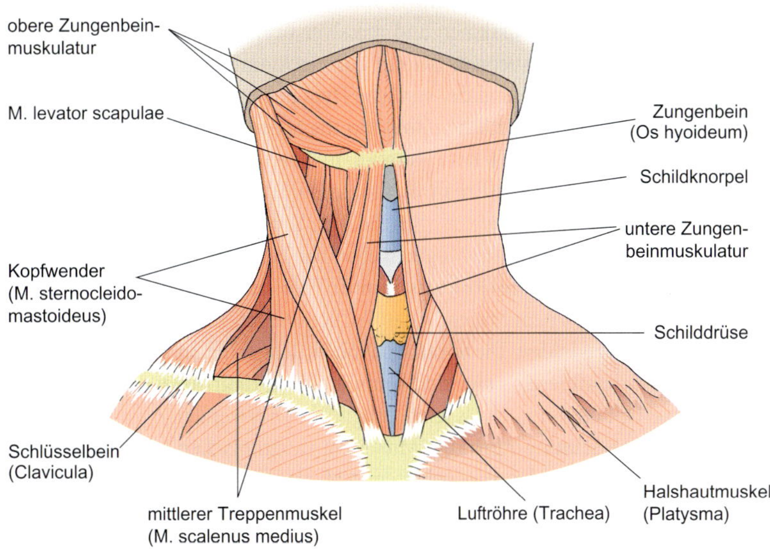

Abb. 11.9 Übersicht über die anatomischen Strukturen des Halses [L190]

11

sollte bei ausbleibender Besserung die Rachenmandel entfernt **(Adenotomie).** Dabei wird nach Einbringen des Mundsperrers ein Ringmesser in den Nasenrachen eingeführt und damit unter Tastkontrolle die Rachenmandel an der Rachenhinterwand abgetragen. Die Blutstillung erfolgt mit der Einlage von Kugeltupfern. Im selben Eingriff sollte auch ein Schnitt in jedes Trommelfell zur Entlastung der Flüssigkeit durchgeführt werden **(Parazentese).**

Kommt es über mehr als 2 J. hinweg mehrmals im Jahr zu einer Gaumenmandelentzündung, welche die Anwendung von Antibiotika benötigt, spricht man von einer **chronischen Tonsillitis**. In diesem Fall ist eine **Tonsillektomie** indiziert.

Angeborene Halszysten und Halsfisteln kommen in verschiedenen Lebensaltern, gehäuft jedoch im jungen Erwachsenenalter vor. Während Halszysten lediglich pralle Schwellungen unter der Haut darstellen, beinhalten Fisteln immer einen nach außen durch die Haut reichenden Fistelgang. Sowohl seitlich gelegene **(laterale Halszyste/-fistel)** als auch mittig gelegene **(mediane Halszyste/-fistel)** kommen vor und stellen angeborene Fehlbildungen dar. Sie können sich entzünden und im Laufe von Jahrzehnten auch bösartig entarten, sodass stets eine Operation empfohlen ist. Bei Fisteln ist der gesamte Fistelgang inklusive einer Hautspindel zu entfernen. Laterale Halsfisteln können bis in die Mandelregion reichen, sodass eine **Tonsillektomie** notwendig wird. Mediane Halszysten und -fisteln ziehen durch das Zungenbein bis in den Zungengrund. Hier muss stets das **mittlere Zungenbeindrittel mitentfernt** werden, da Rezidive sonst vorprogrammiert sind.

11.4.5 Tumorerkrankungen und deren Therapie

Tumoren in Mundhöhle, Pharynx und Kehlkopf sind sehr häufig und meist bösartig. Zugrunde liegen i. d. R. langjähriger Nikotin- und Alkoholkonsum. Je nach Ausdehnung kommt entweder eine operative Resektion und eine anschließende Bestrahlung oder eine primäre Bestrahlung mit Chemotherapie infrage. Die Palette chirurgischer Resektionsmöglichkeiten reicht von kleineren endoskopischen Resektionen bis zur vollständigen Entfernung des gesamten Kehlkopfes **(Laryngektomie)** mit teils sehr umfangreichen plastischen Rekonstruktionen und massiver Beeinträchtigung der Lebensqualität der Patienten. Bei der Laryngektomie wird der gesamte Kehlkopf entfernt und der restliche Hypopharynx vernäht, sodass die Speisewege vom Rachen direkt in die Speiseröhre münden. Die Luftwege enden nach der Operation in einem **Luftröhrenschnitt (Tracheostoma).** Die Ernährung funktioniert anschließend in aller Regel weitgehend normal, für die Wiederherstellung der Sprechfunktion stehen mehrere Möglichkeiten zur Verfügung:

- **Ösophagusersatzstimme (Ruktusstimme):** Hierbei versucht der Patient Luft aus dem Magen in den Rachen steigen zu lassen, um dort Laute zu bilden. Die Sprachqualität ist sehr schlecht, mehrere Worte hintereinander sind kaum möglich. Heutzutage wird diese Option nur noch als letzte Möglichkeit verwendet.
- **Elektronische Stimmumgebung:** Mit einem elektronischen Tongeber, welcher an den Hals gehalten wird, werden aus der Muskelbewegung, die der Patient beim Sprechen vollführt, Laute elektronisch gebildet. Die Stimme ist dem Patienten aufgrund ihres elektronischen Charakters sehr fremd, die Akzeptanz ist gering. Bei einigen Patienten ist hiermit jedoch eine akzeptable Sprechfunktion erreichbar.
- **Stimmprothese:** Heute wird i. d. R. nach erfolgter Laryngektomie eine Verbindung zwischen Luftröhre und Speiseröhre punktiert und hier hinein eine ventilartige Stimmprothese eingelegt. Über diese kann der Patient bei zugehaltenem Tracheostoma eine Lautbildung im Pharynx erreichen. Bei gutem Training ist diese sehr gut verständlich, dies ist heutzutage die etablierteste Variante.

Im Rahmen von **Tumorerkrankungen** der oberen Luft- und Speisewege ist eine Entfernung der Halslymphknoten oftmals Bestandteil der Therapie. Diese sog. **Neck-Dissection** kann auf unterschiedliche Art durchgeführt werden:

- **Selektive Neck-Dissection:** Hierbei werden ausschließlich die Lymphknoten der für die spezielle Tumorlokalisation bekannten Halslevel ausgeräumt. Alle anderen Strukturen werden streng geschont. Dies wird heutzutage am häufigsten durchgeführt.
- **Radikale Neck-Dissection:** Dabei werden stets sowohl die Vena jugularis interna, der Nervus accessorius als auch der Musculus sternocleidomastoideus mitreseziert. Dies wird heutzutage nur noch durchgeführt, wenn alle genannten Strukturen von den Lymphknotenmetastasen ebenfalls mitbefallen sind.

11.4.6 Traumata/Notfälle und deren Therapie

Verschluckte oder eingeatmete **Fremdkörper** stellen v. a. bei Kindern ein häufiges Krankheitsbild dar. Es wird stets eine Endoskopie der gesamten Luft- und Speisewege vorgenommen, da auch ein verschluckter Fremdkörper über den Kehlkopf in die Luftröhre gelangen kann und umgekehrt. Bei Kindern können Fremdkörper in den Bronchien aufgrund der nur kurzen Toleranz ohne vollständige Beatmung sehr anspruchsvoll für Operateur und Instrumentierende sein, da ein schnelles Anreichen und Verwenden der Instrumente hier entscheidend ist.

Atemnot (Dyspnoe) stellt eine der gefährlichsten Notfallsituationen im HNO-Bereich dar. Durch Tumoren, entzündliche Schwellungen oder Verletzungen kann es zu einer Verengung der Stimmritze in einem solchen Ausmaß kommen, dass der Patient hierüber nicht mehr ausreichend Luft erhält. Beispiele für Traumata sind hier v. a. Frakturen von Kehlkopf und Zungenbein durch Sturz oder Strangulation. Falls durch die Verlegung der Stimmritze auch eine Intubation nicht gefahrlos möglich erscheint, muss eine **Tracheotomie in lokaler Betäubung** erfolgen. Der Patient wird halb sitzend gelagert und der Hals großflächig mit Lokalbetäubungsmittel infiltriert. Anschließend wird die Haut zwischen Ringknorpel und Jugulum quer eingeschnitten, die gerade Halsmuskulatur zur Seite gedrängt und nach Durchtrennung des Schilddrüsenisthmus eine quadratische Öffnung in die Luftröhre geschnitten. Die Luftröhre wird anschließend mit der Haut vernäht und hierüber eine Trachealkanüle eingelegt. Ist der Patient selbst für diesen Eingriff bereits zu instabil, muss eine **Notfall-Koniotomie** erfolgen. Hierbei wird die Haut mit einem Skalpell unmittelbar auf Höhe des Kehlkopfes von oben nach unten inzidiert und die dünne Membran zwischen Schildknorpel und Ringknorpel freigelegt. Dort wird dann mit einem Skalpell quer eingeschnitten, die Öffnung mit einem Spekulum geweitet und anschließend ein Beatmungsschlauch hierüber eingeführt. Da ein so geschaffener Atemweg recht instabil ist und darüber hinaus bei längerem Verweilen zu einer dauerhaften Engstellenbildung unterhalb des Kehlkopfes führt, muss eine Notfall-Koniotomie im Verlauf stets in ein richtiges Tracheostoma umgewandelt werden.

11.4.7 Fachspezifische Positionierung und Abdecksysteme

Endoskopien von Kehlkopf, Rachen, Speiseröhre und Luftröhre sind grundsätzlich unsterile Eingriffe. Auf ein möglichst sauberes Arbeiten ist dennoch zu achten. Dasselbe gilt für Adenotomien und Tonsillektomien sowie endoskopische Laserresektionen an Rachen und Kehlkopf. Der Patient wird auf den Rücken gelagert, der Kopf – soweit tolerabel – rekliniert. An Abdeckung ist für Endoskopien ein nicht klebendes Abdecktuch, locker auf dem Bauch liegend, ausreichend. Bei Adenotomien und Tonsillektomien kann ein (ebenfalls nicht klebendes) Lochtuch verwendet werden. Auf einen Zahnschutz aus Gummi oder Plastik ist stets zu achten. Die Stützvorrichtung der Endoskope sollte ausreichend gepolstert sein, um Druckstellen auf Hals und Brust des Patienten zu vermeiden. Bei laserchirurgischen Eingriffen sollten der Tubuscuff mit Wasser geblockt werden, ein feuchtes Bauchtuch zum Schutz des Gesichts des Patienten um das einliegende Endoskop geschlungen werden und eine fadenarmierte Neurowatte zum Abdecken des Tubus im Kehlkopf vorbereitet werden.

Die Abdeckung von Halseingriffen hat stets vollständig steril zu erfolgen und richtet sich nach dem Ausmaß der Resektion. Grundsätzlich muss das gesamte Operationsgebiet rasiert und die Grenzen mit einzelnen Klebetüchern abgeklebt werden. Darüber wird ein großes Abdecktuch mit langem, u-förmigem Klebestreifen zirkulär befestigt. Aufgrund der vielen Kurven und Falten v. a. entlang der unten liegenden Halspartien ist das Abkleben am Hals oftmals deutlich erschwerter als an anderen Lokalisationen und erfordert gelegentlich mehrere weitere Klebetücher, um offene Falten zu verschließen.

PRAXISTIPP

- Für die Endoskopie sollte der Tubus am linken Mundwinkel befestigt werden. Ein Zahnschutz ist bei Verwendung starrer Endoskope zwingend notwendig.
- Bei Fremdkörperendoskopien von Kindern, insbesondere bei Tracheobronchoskopien, muss die Auswahl der richtigen Instrumente vor dem Eingriff mit dem Operateur besprochen werden, um Hektik während des Eingriffs zu vermeiden.
- Bei Tonsillektomie und Adenotomie sollte der Tubus mittig platziert und dort mit Polstern ein Abknicken an der Zahnreihe vermieden werden.
- Speziell bei Verwendung von Kugeltupfern zur Blutstillung sowie Mundsperrern muss postoperativ zwingend die Vollzähligkeit der Materialien überprüft werden.
- Auf die seitengetrennte Einsendung der Tonsillektomieresektate zur pathologischen Untersuchung ist stets zu achten.
- Für Halseingriffe wird ein standardisiertes Weichteilsieb verwendet, welches weitgehend mit einem allgemeinchirurgischen Instrumentarium übereinstimmt.

LITERATUR

Boenninghaus HG, Lennarz T. Hals-Nasen-Ohrenheilkunde für Studierende der Medizin. 13. A. Heidelberg/Berlin: Springer, 2007.

Grevers G, Haufschild T, Polte M. Hals-Nasen-Ohrenheilkunde, Augenheilkunde, Dermatologie. Kurzlehrbuch für Pflegeberufe. 3. A. München: Elsevier Urban & Fischer, 2006.

Reiß M. Facharztwissen HNO-Heilkunde. Heidelberg/Berlin: Springer, 2009.

Rettinger G, Hosemann W, Hüttenbrink KB, Werner JA. HNO-Operationslehre. 5. A. Stuttgart: Thieme, 2014.

Strutz J, Mann W. Praxis der HNO-Heilkunde, Kopf- und Halschirurgie. 3. A. Stuttgart: Thieme, 2017.

Theissing J, Theissing G. HNO-Operationslehre. 4. A. Stuttgart: Thieme, 2006.

Wendler J, Seidner W, Eysholdt U. Lehrbuch der Phoniatrie und Pädaudiologie. 5. A. Stuttgart: Thieme, 2014

KAPITEL

12 OTA in der Mund-, Kiefer- und Gesichtschirurgie (MKG)

Urs Müller-Richter

Die Mund-, Kiefer- und Gesichtschirurgie ist ein medizinisches Fachgebiet mit der Schnittstelle zur Zahnheilkunde. Dadurch wird das Fachgebiet sehr umfassend und komplex und verlangt vom OTA ein besonderes Maß an Fertigkeiten. Die Inhalte des Faches umfassen sowohl die zahnärztliche, orale Chirurgie, die sich mit Erkrankungen der Zähne, der Kiefer und der Mundschleimhaut befasst, als auch die chirurgischen Bereiche, die sich mit Fehlbildungen der Gesichtsregion, der Traumatologie, der Onkologie des Kopf-Hals-Bereichs mit den dazugehörigen Rekonstruktionsverfahren (inklusive mikrochirurgischem Gewebetransfer) sowie Entzündungen und Infektionen befassen. Neben funktionellen Operationen werden auch ästhetische Operationen durchgeführt. Dadurch kommt es häufig zu Überschneidungen bzw. zu einer Kooperation mit anderen Fachdisziplinen wie der Zahnheilkunde, der Neurochirurgie, der Unfallchirurgie oder auch der Hals-Nasen-Ohren-Heilkunde.

Besonderheiten des Fachs:

- **Operationsausmaß:** Die Spannbreite des Spektrums bringt es mit sich, dass die Operationsdauer wenige Minuten bis hin zu deutlich mehr als 10 Stunden bei komplexen Resektionen und Rekonstruktionen betragen kann. Um dies personell zu ermöglichen, werden häufig Operationsschritte parallel durchgeführt und es finden möglicherweise Wechsel beim instrumentierenden Personal statt. Dies erfordert eine gute und intensive Kommunikation, um Fehler zu vermeiden.
- **Sterilität:** Dadurch, dass es häufig mehrere Operationsgebiete an einem Patienten gibt (z. B. Mundhöhle und Unterarm) gibt es verschiedene Sterilitätsfelder. Die Mundhöhle ist per Definition nicht steril und weist eine andere Keimflora auf, als die Haut des Unterarms. Daher muss während der Operation strikt auf eine Trennung der Felder geachtet werden.
- **Instrumentarium:** Die verschiedenen Bereiche führen dazu, dass sehr viele unterschiedliche Instrumente in sehr vielen verschiedenen Größen zum Einsatz kommen. Mikrochirurgisches Instrumentarium benötigt eine komplett andere Handhabung als z. B. Instrumente, die bei der Entnahme von Beckenknochen zum Einsatz kommen.

12.1 Anatomie und Physiologie der MKG

12.1.1 Mundhöhle

In der Mundhöhle beginnen die Nahrungsaufnahme und die Verdauung. Hierbei wird zunächst die Nahrung zerkleinert, mit Speichel vermengt und dann mit der Zunge und dem Gaumen in den Pharynx und schließlich in die Speiseröhre geleitet. Neben der Nahrungsaufnahme spielt die Mundhöhle eine wichtige Rolle beim Sprechen. Die Lautbildung und die Lautmodulation werden über den weichen Gaumen und die Zunge beeinflusst. Weiterhin spielt der Speichel eine Rolle bei der Immunabwehr und der Geschmackswahrnehmung, indem er die Geschmacksstoffe löst und sie den Geschmackspapillen der Zunge zugänglich macht. Neben der Nase dient auch die Mundhöhle zur Atmung. Schwellungen in dieser Region können die Atemfähigkeit bei gleichzeitiger Verlegung der Nase stark beeinträchtigen. Die Mundhöhle ist von der Mundschleimhaut ausgekleidet. Je nach anatomischer Region unterscheidet sie sich in ihrem Aufbau. Die Mundschleimhaut ist der Ausgangspunkt von potenziell malignen oralen Läsionen – Mundschleimhautveränderungen –, aus denen Krebs entstehen kann (➤ Abb. 12.1).

MERKE

Die Therapie der Tumoren der Mundhöhle, sei sie chirurgisch oder mittels Strahlentherapie, kann massive Auswirkungen auf die oben beschriebenen Funktionen der Mundhöhle in Bezug auf Nahrungsaufnahme, Sprechen, Atmung und soziale Interaktion haben.

12.1.2 Zähne

Ein Zahn besteht im Wesentlichen aus vier Teilen (➤ Abb. 12.2). Ein ernährendes Mark, das aus Blutgefäßen und Nerven gebil-

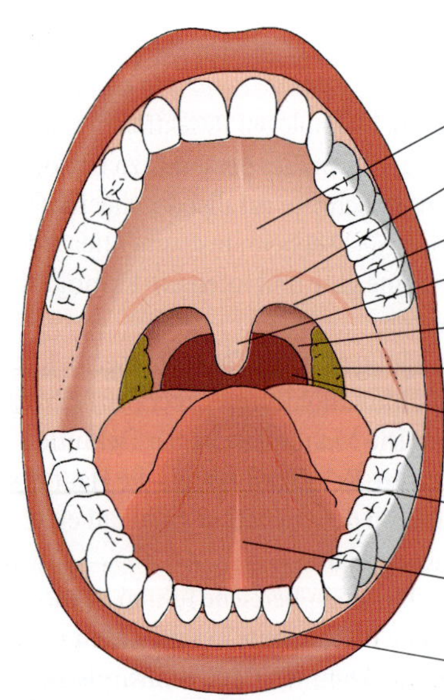

Abb. 12.1 Übersicht über die anatomischen Regionen der Mundhöhle: Kiefer mit Zähnen, Wange, Zunge, harter und weicher Gaumen. [L190]

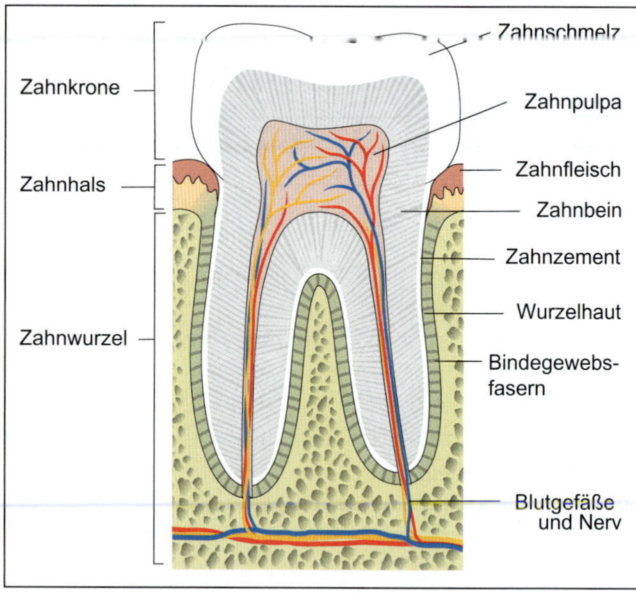

Abb. 12.2 Aufbau eines Zahns und Verankerung im Kieferknochen [L190]

det und Pulpa genannt wird. Neben der Ernährung des Zahns ist es auch an der Gefühlsempfindung beteiligt. Die Pulpa wird vom Zahnbein, dem Dentin, umgeben. In das Dentin ziehen Ausläufer der Pulpa, sodass eine offenliegende Pulpa Schmerzen verursacht. Geschützt werden diese Zahnbestandteile von einer äußeren extrem harten Schicht, dem Schmelz. Er ermöglicht das Kauen fast ohne Abnutzung. Damit ein Zahn fest im Knochen verankert ist und nicht verloren geht, ist der Zement notwendig. Er befindet sich um die Zahnwurzeln. An ihm sind Fasern (Sharpey-Fasern) verankert, die den Zahn im Knochen verankern und aufhängen. Auch hierüber werden Empfindungen wahrgenommen und die Aufhängung verursacht einen physiologischen Reiz für den Kieferknochen. Dieser Reiz sorgt dafür, dass der Kieferknochen nicht abgebaut wird (Atrophie).

MERKE

Sehr viele Erkrankungen oder krankhafte Zustände der Mundhöhle nehmen ihren Ausgang von den Zähnen. Entzündungen der Zähne (Karies) können sich über den Zahn selbst oder den Zahnhalteapparat in den Knochen ausbreiten. Ebenso können Knochenerkrankungen zu Schäden oder zum Verlust von Zähnen führen. Das Vorhandensein von gesunden Zähnen spielt für das Kauen und damit die Lebensqualität eine herausgehobene Rolle. Deshalb spielt auch die orale Chirurgie eine besondere Rolle. Ein großer Teil dieser Chirurgie findet in lokaler Anästhesie statt.

12.1.3 Gesichtsschädel, Ober- und Unterkiefer

Der knöcherne Aufbau des Gesichtsschädels gliedert sich in das Mittelgesicht, den Ober- und den Unterkiefer. Das Mittelgesicht gliedert sich wiederum in die Regionen Jochbogen und Jochbein, Orbita, Kieferhöhle, Nase und Oberkiefer (➤ Abb. 12.3).

Der Ober- und der Unterkiefer weisen deutliche strukturelle Unterschiede auf. Prinzipiell bestehen Knochen aus einer inneren weichen Schicht (Spongiosa) und einer äußeren harten Schicht

(Compacta). Der Unterkiefer weist im Vergleich zum Oberkiefer eine viel dickere äußere und im Verhältnis viel dünnere innere Schicht auf. Weiterhin hat der Unterkiefer die Besonderheit, dass er über zwei Gelenke (Kiefergelenke) verfügt, die unabhängig voneinander bewegt werden können. Und es verläuft auf beiden Seiten des Unterkiefers je ein sensibler Nerv innerhalb des Knochens (N. alveolaris inferior), der die Zähne und die Unterlippe mit Gefühl versorgt.

Der strukturelle anatomische Aufbau des Mittelgesichts und des Unterkiefers richtet sich nach den physiologischen, funktionellen Ansprüchen. Wichtige funktionelle Ansprüche sind, die Kaukräfte und extern einwirkende Kräfte ohne Schäden weiterzuleiten. Zusammengefasst bedeutet dies, dass wichtige Stellen kräftig und weniger wichtige Stellen weniger kräftig ausgebildet sind. Dies ist vergleichbar mit dem Bau eines Hochhauses. Hier gibt es tragende Pfeiler und Streben und dazwischen leichte Wände. Genauso ist es im Mittelgesicht. Hier gibt es horizontale und vertikale Pfeiler, die die Kräfte aufnehmen und weiterleiten. Im Unterkiefer nennt man sie Zugspannungslinien. Sie funktionieren etwas anders, da beim Unterkiefer durch seine Beweglichkeit über beide Kiefergelenke eine weitere Kraftdimension (über Torsionskräfte) hinzukommt. Klassische Frakturen, also Frakturen, die nicht durch extreme Krafteinwirkung entstanden sind, verlaufen an typischen Stellen rechtwinklig zu den Pfeilern und Zugspannungslinien. Dadurch entstehen wiederum typische Frakturmuster, v. a. im Mittelgesicht, die als Grundlage für Klassifikationen (z. B. LeFort-Klassifikation) dienen. Eine Besonderheit stellen die Kiefergelenke dar. Sie ermöglichen die Kieferbewegungen und das Kauen. Diese notwendige Beweglichkeit und die Dämpfung der auftreffenden Kräfte werden über Knorpelscheiben (Discus) ermöglicht.

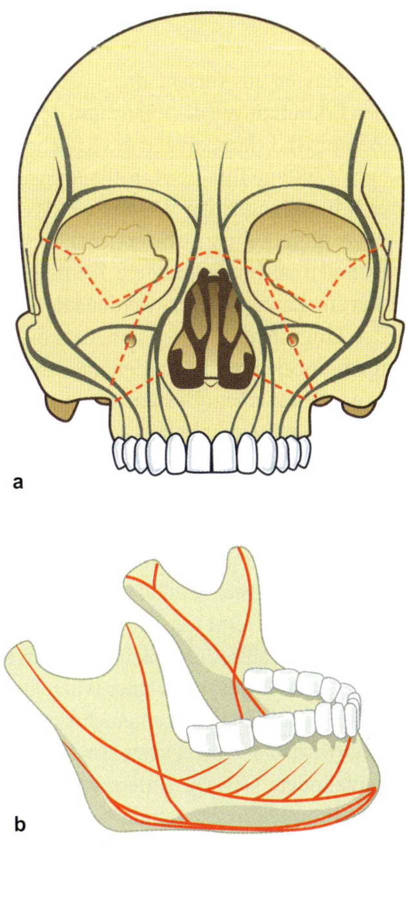

a

b

Abb. 12.3 Pfeiler und Zugspannungslinien des Mittelgesichts und des Unterkiefers [L255/L138, L138]

Eine weitere Besonderheit stellt der Zusammenbiss (Okklusion) des Patienten dar. Selbst kleinste Veränderungen < 1 mm werden vom Patienten als störend und schmerzhaft wahrgenommen. Daher ist ein wichtiges Ziel der Frakturversorgung im zahntragenden Anteil die Wiederherstellung der individuellen (habituellen) Okklusion des Patienten. Weiterhin können Frakturen des Unterkiefers aufgrund der Kiefergelenke nicht dauerhaft über einen Gipsverband, wie dies an den Extremitäten passiert, ruhig gestellt werden. Sowohl die Wiederherstellung als auch die vorübergehende Ruhigstellung des Unterkiefers erfolgt über Schienenverbände mit Häkchen, die an den Zähnen angebracht werden und mittels Draht oder Gummiringen eine Verbindung des Ober- mit dem Unterkiefer ermöglichen. Alternativ zu den Schienen können auch spezielle Schrauben verwendet werden.

MERKE

Der Gesichtsschädel, der Ober- und der Unterkiefer bestehen aus tragenden Strukturen, die Kräfte weiterleiten, und Zwischenräumen, die weniger zur Stabilisierung beitragen. Frakturen verlaufen meist rechtwinklig zu den tragenden Strukturen.

12.1.4 Kieferfehlstellungen

Die Stellung des Ober- zum Unterkiefer und der Zähne des Ober- zu den Zähnen des Unterkiefers zueinander (Dysgnathie) haben große funktionelle Bedeutung. Sie gewährleisten ein Abbeißen und ein Zerkleinern der Nahrung. Die korrekte Stellung zueinander hat weiterhin eine Schutzfunktion für die verschiedenen Bereiche, da sie nur bei korrekter Stellung physiologisch möglichst schonend belastet werden. Zusätzlich haben die verschiedenen Kieferstellungen Auswirkungen auf das ästhetische Erscheinungsbild des Patienten. Kieferfehlstellungen können mit Erkrankungen des gesamten Körpers (Syndromen) vergesellschaftet sein (➤ Abb. 12.4).

MERKE

Die chirurgische Therapie von Kieferfehlstellungen hat v. a. das Ziel, funktionelle Beeinträchtigungen zu verbessern und negative Spätfolgen zu verhindern. Die Verbesserung des ästhetischen Erscheinungsbildes des Patienten ist ein weiteres Ziel.

12.1.5 Lippen-Kiefer-Gaumen-Segel-Spalten

Die chirurgische Therapie der LKGSS beinhaltet verschiedene Operationen in verschiedenen Lebensabschnitten. Je nach Konzept werden mit ca. 6 Monaten die Lippe und mit ca. 12 Monaten der Gaumen verschlossen. Es folgen Korrekturoperationen vor der Einschulung, eine Knochentransplantation in den Kiefer mit ca. 10 Jahren, eine Dysgnathieoperation und eine Nasenkorrektur nach

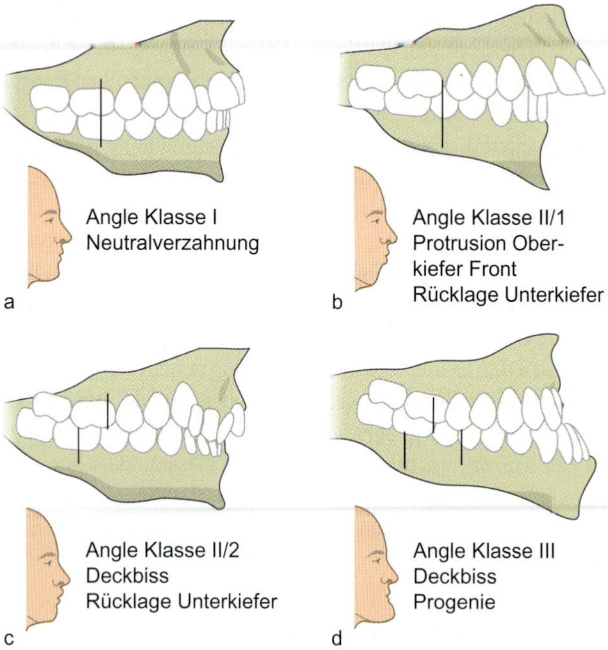

Abb. 12.4 Typen der Fehlstellungen: Oberkieferrücklage, Unterkieferrücklage, kombinierte Dysgnathie (OK zurück, UK vor), Laterognathie, frontoffener Biss, Schmalkiefer [L138]

Abschluss des Körperwachstums (ca. 16–19 Jahre). Einige dieser Operationen werden an anderer Stelle des Buchs besprochen, sodass hier auf die beiden Primäroperationen (Lippen- und Gaumenverschluss) fokussiert wird (➤ Abb. 12.5).

LKGSS sind viel mehr als ein ästhetisches Problem. Durch die fehlende Vereinigung von Muskeln kommt es zu vielfältigen Funktionsstörungen an der Lippe, der Nase, beim Schlucken und Sprechen sowie beim Hören. Die Ziele der einzelnen Operationen sind daher v. a., die Funktionsfähigkeit wiederherzustellen und gleichzeitig ein optimales, unauffälliges ästhetisches Ergebnis zu erreichen. Eine Besonderheit stellt hierbei die Tatsache dar, dass in einem wachsenden Organismus operiert wird und die Ergebnisse weniger genau vorhersehbar sind bzw. gut erscheinende Ergebnisse sich durch das Wachstum im Laufe der Zeit negativ verändern können (➤ Abb. 12.6).

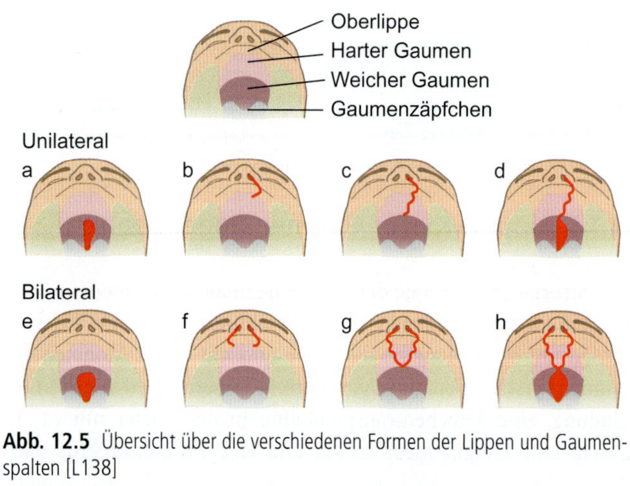

Abb. 12.5 Übersicht über die verschiedenen Formen der Lippen und Gaumenspalten [L138]

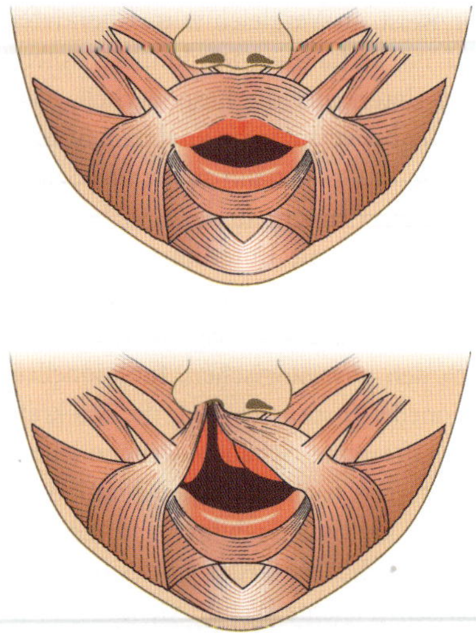

Abb. 12.6 Anatomie und Physiologie der Lippe und des Gaumens im Vergleich: gesund und Spalte [L138]

MERKE

Bei Kindern mit LKGSS fällt sofort das ästhetische Defizit auf. Das viel größere Defizit besteht jedoch in der Funktion. Dieses lässt sich v. a. am Gaumen nur schwierig komplett beheben.

12.2 Orale Chirurgie (zahnärztliche Chirurgie)

12.2.1 Zahnentfernungen und Wurzelspitzenresektionen

Zähne müssen aus verschiedenen Gründen entfernt werden. Dazu zählen Erkrankungen der Zähne und des Zahnhalteapparats (Karies, Parodontitis), Erkrankungen des Knochens (Osteomyelitis), Neubildungen (Zysten, Tumoren), Fehlbildungen der Kiefer, Platzmangel oder Fehlstellungen der Zähne (z. B. Weisheitszahnentfernungen). Werden diese Zähne nicht entfernt, besteht die Gefahr, dass sich Infektionen ausbreiten, andere Zähne geschädigt oder bei starker Lockerung Zähne aspiriert werden können.

Den Eingriffen ist gemeinsam, dass die Zähne aus ihrer Verankerung im Knochen gelöst werden müssen. Dazu werden die Sharpey-Fasern z. B. mit einem Heidemann-Spatel durchtrennt. Danach wird der Zahn in seinem Zahnfach (Alveole) mit einem Bein'schen Hebel gelockert und anschließend mit der entsprechenden Zange entfernt. Sollte ein Zahn noch nicht in die Mundhöhle durchgebrochen sein, muss zunächst Kieferknochen mit einer Fräse abgetragen werden. Bricht ein Zahn während der Entfernung oder ist er fest mit dem Knochen verwachsen (Ankylose), muss er mit einer Fräse getrennt und in Teilen entfernt werden.

Bei einer lokalisierten Entzündung um eine Wurzelspitze herum (apikale Parodontitis) nach einer Wurzelbehandlung des Zahns wird versucht, den Zahn durch einen chirurgischen Eingriff zu erhalten. Hierbei wird die Wurzelspitze im Knochen mit Fräsen freigelegt, das entzündete Gewebe entfernt, etwa 2–3 mm der Wurzelspitze abgetrennt und die Wurzelfüllung von der Wurzelspitze aus erneu-

12

ert (Wurzelspitzenresektion). Hierbei kommen rotierende Instrumente (Fräsen) oder Ultraschallinstrumente (Piezo-Chirurgie) zum Einsatz.

12.2.2 Knochenchirurgie

Bei der oralchirurgischen Knochenchirurgie können grob knochenabtragende (Resektion, Dekortikation, Osteotomie) und knochenauflagernde Eingriffe (Augmentation, Transplantation) unterschieden werden.

Knochenabtragende Eingriffe können notwendig werden, wenn nach Zahnentfernung oder Traumata scharfe Knochenkanten zurückbleiben, die die Mundschleimhaut verletzen oder das Tragen von Zahnprothesen erschweren. Ein anderer wichtiger Grund sind i. d. R. chronische Entzündungen des Knochens – Osteomyelitiden. Diese entstehen meist nach Bestrahlungstherapie im Kopf-Hals-Bereich, unter Therapie mit Substanzen, die den Knochenstoffwechsel beeinflussen (z. B. Bisphosphonate) oder bei Grunderkrankungen aus dem rheumatischen Formenkreis (chronisch rezidivierende multifokale Osteomyelitis, CRMO). Zu diesen Beeinträchtigungen kommt eine bakterielle Infektion, die der Körper durch die Vorschädigung des Knochens nicht allein ausheilen kann. Dies ist v. a. im Unterkiefer aufgrund des Verhältnisses von viel Compacta zu wenig Spongiosa der Fall. In diesen Fällen versucht man den Körper chirurgisch zu unterstützen, indem man die Versorgung des Knochens mit Blut verbessert. Dazu entfernt man großflächig die äußere, schlechter durchblutete Knochenschicht (Compacta) mit Fräsen (Dekortikation).

Knochenauflagernde Eingriffe können notwendig werden, um z. B. einen Zystenhohlraum aufzufüllen, Kieferknochen nach Resektionen oder bei Atrophie wieder aufzubauen oder genügend Knochenhöhe für dentale Implantate zu schaffen. Je nach benötigter Knochenmenge können kleinere Knochenmengen lokal (z. B. aus dem Kieferwinkel) oder größere Knochenmengen aus entfernten Körperregionen (z. B. Beckenkamm) transplantiert werden.

12.2.3 Zahnärztliche Implantologie

Oftmals erfolgen Knochenaufbauten mit dem Ziel, dem Patienten zahnärztliche Implantate im Kiefer verankern zu können. Diese Implantate dienen als Basis für einen hochwertigen Zahnersatz. Es gibt sehr viele unterschiedliche Implantatsysteme auf dem Markt, deren Beschreibung den Umfang dieses Kapitels sprengen würde. Meist erfolgt die Implantatsetzung in lokaler Anästhesie. Gemeinsames Merkmal ist, dass der Bohrstollen für das Implantat mit einem geringen Durchmesser auf eine bestimmte Länge vorgebohrt und dann nach und nach auf einen bestimmten Durchmesser erweitert wird. In diesen Stollen wird das Implantat mit Eindrehhilfen mit einer definierten Kraft eingedreht und mit einer Kappe verschlossen.

12.2.4 Weichgewebsinfektionen und Abszesse

Neben den dentogenen Infektionen gibt es natürlich auch Infektionen, die vorwiegend im Weichgewebe lokalisiert sind. Je nach Ausbreitungstyp kann man eine Phlegmone (diffuse Ausbreitung im Weichgewebe) von einem Abszess (konzentrierte Eiteransammlung) unterscheiden. Eine Sonderform stellt eine Eiteransammlung in einer präformierten Körperhöhle, z. B. der Kieferhöhle dar. Diese bezeichnet man als Empyem. Die meisten Abszesse im MKG-Gebiet haben ihren Ursprung in erkrankten Zähnen. Andere Ursachen können Knochenentzündungen oder Hautentzündungen sein. Lokalisierte intraorale Abszesse (z. B. submuköser Abszess, paramandibulärer Abszess) werden meist unter lokaler Anästhesie eröffnet und drainiert. Größere Abszesse (z. B. submandibulärer Abszess bzw. Logenabszesse allgemein) stellen eine potenzielle Gefahr für das Leben des Patienten dar und werden in Allgemeinanästhesie von extraoral eröffnet. Gefahr besteht für den Patienten v. a. aus zwei Gründen: Zum einen können die Abszesse zu großen Schwellungen führen, die die Atemwege verlegen, und zum anderen können sich die Abszesse im Hals fast barrierefrei bis in den Brustraum (Mediastinum) ausbreiten. Eine Sonderform stellt die nekrotisierende Fasziitis dar. Hierbei müssen großflächig infiziertes Gewebe (Haut, Faszien und Muskeln) entfernt und mehrere Drainagen gelegt werden.

12.2.5 Spezielle Instrumente und Positionierung in der Oralchirurgie

➤ Abb. 12.7

PRAXISTIPP

Der Patient ist auf dem Rücken gelagert. Abhängig davon, ob der Ober- oder der Unterkiefer oder beide Kiefer behandelt werden oder der Zugangsweg von extraoral erfolgt, wird der Kopf gerade oder überstreckt

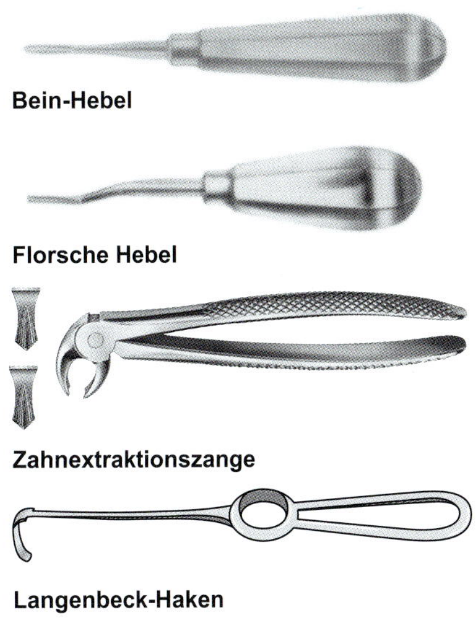

Abb. 12.7 Oralchirurgisches Instrumentarium: Bein-Hebel, Florsche Hebel, Zange zur Zahnextraktion, Langenbeck-Haken [V472, V132, L141]

gelagert. Da Zähne bei der Entfernung häufig getrennt oder Knochen abgetragen werden müssen, kommen oft Bohrer oder Fräsen zum Einsatz.

12.3 Fehlbildungen im Kopf-Hals-Bereich und deren Therapien: Lippen-Kiefer-Gaumen-Segel-Spalten

Der Kopf-Hals-Bereich weist eine Vielzahl unterschiedlicher Fehlbildungen auf. Die meisten sind selten und treten häufig im Rahmen von syndromalen Erkrankungen auf. Prinzipiell kann natürlich jedes Gewebe (Zähne, Haut, Schleimhaut, Knochen usw.) von einer Fehlbildung betroffen sein. Danach richten sich dann die jeweiligen Therapiekonzepte. Es gibt jedoch eine Fehlbildung im Kopf-Hals-Bereich, die zu den häufigsten Fehlbildungen des Menschen gehört: die Lippen-Kiefer-Gaumen-Segel-Spalte.

12.3.1 Primäroperationen bei LKGSS

Mit etwa einem halben Jahr erfolgt die Rekonstruktion der Oberlippe, des Nasenbodens und des Kieferkamms. Zusätzlich wird häufig eine Mobilisation und Korrektur der Position des Nasenflügels und anderer Nasenknorpel vorgenommen. Die Operationstechniken unterschieden sich sowohl bei einer einseitigen als auch bei einer beidseitigen Lippenspalte erheblich. Das wichtigste funktionelle Ziel ist, den Ringmuskel des Mundes (M. orbicularis oris) zu rekonstruieren. Dadurch kann das Kind in der Folge den Mund schließen und auch saugen. Dadurch erleichtert sich die Nahrungsaufnahme ungemein. Ein weiteres funktionelles Ziel ist die Kontinuitätsherstellung und eine Verbindung der bislang durch die Spalte getrennten Kieferstümpfe. Dadurch kann die Spalte in der Folge durch eine kieferorthopädische Therapie verkleinert und die Kieferkämme ausgerichtet werden.

Nach etwa einem Jahr wird der Gaumen verschlossen. Der Zeitpunkt liegt später als der Lippenverschluss, da der Verschluss des Gaumens fast immer Narben verursacht, die eine regelrechte Breiten- und Längenentwicklung des Oberkiefers hemmen. Eine Spaltbildung des weichen und harten Gaumens hat für das Kind verschiedene Nachteile. Der Mund- und der Nasenraum sind nicht voneinander getrennt. Dadurch treten unkontrolliert Nahrung und Getränke vom Mund in die Nase über, was dort stark reizt. Das wird zusätzlich durch den gespaltenen weichen Gaumen verstärkt, der normalerweise im Oropharynx den Mundraum beim Schlucken vom Nasopharynx trennt. Aus diesen Gründen tun sich Spaltkinder mit dem Essen sehr schwer und müssen häufiger, länger und mit jeweils kleineren Mahlzeiten pro Tag ernährt werden. Ähnlich wie um den Mund gibt es am weichen Gaumen auch ein Muskelsystem, das den weichen Gaumen anhebt und spannt. Neben den Problemen mit dem Nahrungsaustritt kommt hinzu, dass, sollte der weiche Gaumen nicht richtig funktionieren, die Ohrtrompete (Tuba eustachii), eine Verbindung von Mittelohr zum Rachenraum, nicht aufgespannt werden kann. Dadurch staut sich im Mittelohr Sekret und es entsteht dort ein Unterdruck. Das kann zum einen zu Schmerzen und zum anderen v. a. zu einer Hörminderung führen, da in diesem Sekretstau die Gehörknöchelchen nicht frei schwingen können. Dadurch hören die Kinder schlechter und können Sprache schlechter erlernen. Der Spracherwerb beginnt mit etwa einem Jahr. Daraus leitet sich der Operationszeitpunkt ab. Um einen Druckausgleich vorher und bis zum Abschluss der Muskelheilung zu ermöglichen, werden durch die HNO kleine Röhrchen (T-Tubes) ins Trommelfell gelegt. Darüber finden ein Druckausgleich und ein Sekretabfluss statt. Nicht jede Gaumenrekonstruktion ist erfolgreich. Wenn das Muskelsystem nicht richtig funktioniert, können die Patienten den Mundraum vom Nasenraum beim Sprechen nicht komplett trennen. Dadurch entsteht das für manche Spaltpatienten typische offene Näseln (Rhinolalia aperta).

12.3.2 Spezielle Instrumente und Positionierung in der LKGSS-Chirurgie

Beim Verschluss der Lippe wird der Kopf des Kindes in Rückenposition gerade gelegt. Beim Verschluss des Gaumens wird der Hals des Kindes so weit wie möglich überstreckt. Hierbei ist aber unbedingt darauf zu achten, dass der Kopf trotz allem eine Unterstützung hat und nicht frei herunterhängt.

PRAXISTIPP

Babys haben im Vergleich zu Erwachsenen nur geringe Reserven. Dies bezieht sich sowohl auf die Sauerstoffreserve als auch das Blutvolumen. Da das Kind bei der Spaltchirurgie oral intubiert werden muss und der Sperrer den Tubus häufig abdrückt, besteht ein erhöhtes Risiko für ein Verrutschen des Tubus. Dies ist ein akuter Notfall, bei dem das Kind sofort neu intubiert werden muss. In dieser Situation kann auf Sterilität keine Rücksicht genommen werden. Im Anschluss wird neu abgewaschen und abgedeckt.

12.4 Kieferfehlstellungen (Dysgnathien) und deren Therapien

12.4.1 Operatives Vorgehen bei der Dysgnathiechirurgie

Um den Ober- und den Unterkiefer in die richtige Position zueinander zu bringen, ist eine präoperative Vermessung und Planung anhand von Röntgenbildern und meist Gipsmodellen notwendig. Es ist aber auch möglich, die komplette Operationsplanung virtuell am Computer durchzuführen. Im Rahmen der Operationsplanung werden die einzelnen Operationsschritte simuliert und die neue Position des Kiefers über zahngetragene Positionierungshilfen aus Kunststoff (Splinte) definiert. Diese Splinte werden durch Zahntechniker manuell oder im 3-D-Druckverfahren hergestellt. Je nach gewähltem Operationsverfahren benötigt man für die Verlagerung eines Kiefers (z. B. Oberkieferosteotomie) mindestens einen Splint und einen weiteren für die Verlagerung beider Kiefer (bimaxilläre Umstellungsosteotomie). Einen Splint für den ersten Operationsschritt, die Verlagerung und Fixierung des ersten Kiefers (meist Oberkiefer), und einen zweiten Splint für die Verlagerung und

Fixierung des zweiten Kiefers (meist Unterkiefer). Analog zu einer Frakturversorgung müssen hierbei der Oberkiefer und der Unterkiefer, sobald ein Splint eingesetzt wird, über kieferorthopädische Apparaturen (z. B. Brackets), Schienen oder Schrauben mit Draht starr verbunden werden.

Für die Operationen müssen Kieferknochen durchtrennt (osteotomiert), teilweise reduziert und dann verlagert werden (bis zu 1 cm). Dadurch entstehen typische Risiken für Nervschäden (Oberkiefer: N. infraorbitalis, N. incisivus); Unterkiefer: N. alveolaris inferior, N. lingualis, N. facialis) und u. U. starke Blutungen (v. a. bei der Verlagerung des Oberkiefers). Ebenso besteht die Gefahr der Schädigung von Zähnen.

12.4.2 Spezielle Instrumente und Positionierung für die Dysgnathiechirurgie

Zu den speziellen Instrumenten für die Dysgnathiechirurgie gehören:

- Innerer und äußerer Progeniehaken (Mandibula-Retraktoren nach Arnett, Steinhäuser oder Obwegeser)
- Schwalbenschwanzrasparatorium und Schwalbenschwanzhaken (Ramushaken nach Steinberg)
- Septumosteotom
- Nervhaken
- Kinnhaken nach Obwegeser
- Kawamoto-Meißel
- Sprengmeißel
- Steinhäuser-Meißel
- Lambotte-Meißel
- Knochenspreitzer nach Obwegeser
- Obwegeser-Haken (umgekehrter Langenbeck-Haken)
- Einzinkerhaken
- Tessier-Spatel
- Repositionszangen nach Tessier oder Rowe rechts/links
- Mobilisierhaken nach Tessier rechts/links
- Transbukkales Set
- Winkelschraubendreher
- Messzirkel
- Optional; Transpalatinaler Distraktor

PRAXISTIPP

Bei den Dysgnathieoperationen ist darauf zu achten, dass der Kopf gerade gelagert und der Patient nasal intubiert wird. Da viele Drähte zum Einsatz kommen, ist das Verletzungsrisiko durch Stiche hoch. Immer auch an den Eigenschutz denken. Es ist darauf zu achten, dass die Planungsunterlagen (z. B. Gipsmodelle) und die Positionierungshilfen (Splinte) vor Beginn der Operation im Operationssaal sind. Die Splinte müssen desinfiziert werden.

12.5 Kiefer- und Gesichtsfrakturen und deren Therapien

Prinzipiell kann man neben Weichgewebsverletzungen Frakturen der Zähne und Frakturen der Knochen in der MKG-Chirurgie unterscheiden. Da die Frakturen der Zähne häufig von Zahnärzten versorgt werden, wird hier auf eine genauere Darstellung verzichtet.

12.5.1 Frakturen des Mittelgesichts

Man unterscheidet, je nach Lokalisation, zentrale, laterale oder zentrolaterale Frakturen. Häufige zentrale Frakturen sind Nasenbeinfrakturen oder Frakturen des naso-orbito-ethmoidalen Komplexes (NOE-Frakturen) sowie LeFort-I-Frakturen (reine Oberkieferfrakturen). Häufige laterale Frakturen sind Jochbein- und/oder Jochbogenfrakturen sowie isolierte Orbitabodenfrakturen. Weiterhin Frakturen, die sowohl zentrale als auch laterale Anteile haben. Dazu zählen v. a. die LeFort-II- und die LeFort-III-Fraktur.

Die chirurgische Versorgung dieser Frakturen erfolgt durch die Wiederherstellung der horizontalen und vertikalen Pfeiler im Mittelgesicht durch eine Miniplattenosteosynthese. Bei der Wiederherstellung des Orbitabodens ist auf eine anatomisch korrekte Reposition zu achten, da sonst für den Patienten Doppelbilder entstehen. Dazu werden oft resorbierbare Folien eingelegt. In Ausnahmefällen, z. B. bei Trümmerfrakturen, kann es notwendig sein ein Navigationssystem und/oder patientenspezifische Implantate als Knochenersatz einzusetzen.

Eine Besonderheit stellen alleinige Frakturen des zahntragenden Kieferanteils (Alveolarfortsatz) dar. Hier kann es möglich sein, auch ohne Plattenosteosynthese über eine Schienung über die Zähne eine stabile Ruhigstellung der Fraktur zu erreichen.

12.5.2 Frakturen des Unterkiefers

Von den Kiefergelenken ausgehend verlaufen die Zugspannungslinien bis zum Kinn. Sie stellen die Kraftübertragungslinien im Unterkiefer dar. Im Kieferwinkel werden sie zusätzlich von den beiden Kaumuskeln M. masseter und M. pterygoideus medialis, die eine Schlinge um den Kieferwinkel bilden, unterstützt. Typische Frakturen des Unterkiefers entstehen im Bereich der kleinen Backenzähne (paramediane Fraktur), im Bereich des Kieferwinkels oder im Bereich des Gelenkfortsatzes. Ziel ist es auch, hier mittels Miniplattenosteosynthese die Zugspannungslinien wiederherzustellen. Aufgrund der größeren Kaukräfte sind im Unterkiefer stärkere Plattensysteme als im Mittelgesicht notwendig.

Da sich Kiefergelenksfrakturen sehr weit kranial befinden, kann es unmöglich werden diese von der Mundhöhle aus zu versorgen. Dann sind extraorale Zugänge über die Wange oder hinter dem Ohr notwendig. Ist dies der Fall, sollte ein Fazialismonitoring angebracht werden.

12.5.3 Atypische Frakturen

Liegen atypische Frakturen vor, kann eine Frakturversorgung nicht mehr über die Wiederherstellung der Pfeiler oder Zugspannungslinien erfolgen. Es kommen dann stärkere Osteosynthesesysteme

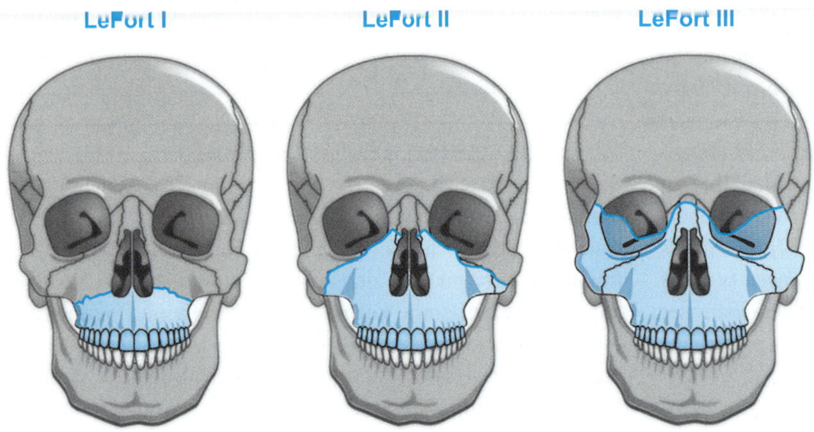

Abb. 12.8 Klassifikation nach LeFort [L157]

zum Einsatz, die in der Lage sind, die kompletten Kräfte aufzunehmen und weiterzuleiten (Fraktur- oder Rekonstruktionsplatten).

12.5.4 Spezielle Instrumente und Positionierung in der Gesichtstraumatologie

Zu den Instrumenten für die Frakturversorgung gehören:

- Langenbeck-Haken
- Vestibulumhaken
- Schwalbenschwanzhaken
- Schwalbenschwanzrasparatorium
- Äußerer und innerer Progeniehaken
- Tessier-Spatel
- Middeldorpf-Haken
- Schönborn-Haken
- Lidhaken
- Einzinkerhaken
- Drehklemme
- Drahtligaturen
- Erich-Schiene
- Intermaxilläre Fixationsschrauben
- Osteosyntheseplattensystem

PRAXISTIPP

Sind zahntragende Kiefer von der Frakturversorgung betroffen, findet die Schienung meist vor der eigentlichen Frakturversorgung statt. Die Schienung kann nach Desinfektion der Mundhöhle ohne sterile Abwaschung erfolgen. Diese wird vor der eigentlichen Frakturversorgung nachgeholt.

Positionierung: Der Patient wird auf dem Rücken positioniert. Der Kopf bleibt gerade. Da die Okklusion während der Frakturversorgung eingestellt werden muss, ist darauf zu achten, dass der Patient nasal intubiert wird.

12.6 Erkrankungen von Mundhöhle und Hals und deren Therapien

12.6.1 Mundschleimhautveränderungen

Sie werden nach WHO-Richtlinien in potenziell maligne orale Läsionen der Grade low-grade, high-grade und Karzinom unterteilt. Die Grade high-grade und Karzinom bedürfen einer Therapie. Hierbei ist zu beachten, dass aufgrund der Vernarbung nicht beliebig viel oder beliebig oft Mundschleimhaut entfernt werden kann. Daher kann es indiziert sein, dass Mundschleimhautveränderungen mittels CO_2-Laser (Vaporisation) abgetragen werden. Eine Alternative stellt der Ersatz von Mundschleimhaut durch Transplantate von anderen Körperregionen dar (➤ Kap. 12.6.3).

12.6.2 Orales Plattenepithelkarzinom

Der häufigste Tumor der Mundhöhle ist das orale Plattenepithelkarzinom. Die Risikofaktoren dafür sind Nikotinabusus in Kombination mit (hochprozentigem) Alkohol, humane Papillomaviren (HPV, ➤ Kap. 5), Immunsuppression, mechanische Reizung oder genetische Defekte. Das orale Plattenepithelkarzinom wächst zerstörend in seine Umgebung ein (Zunge, Kiefer, Haut) und breitet sich vorwiegend in die Lymphknoten des Halses aus (lymphogene Metastasierung). Zwei Drittel der Patienten kommen erst in einem fortgeschrittenen Tumorstadium zum Arzt. Das orale Plattenepithelkarzinom wird primär chirurgisch entfernt. Hierbei muss ein Sicherheitsabstand von 1 cm in jede Raumachse eingehalten werden. Das bedeutet, dass die Entfernung eines 4 cm großen Tumors einen 6 cm großen Defekt verursacht. Wenn man sich die verschiedenen Aufgaben der Mundhöhle verdeutlicht und bedenkt, wie eng hier wichtige Strukturen (z. B. Zunge und Kiefer) beieinanderliegen, leitet sich daraus ab, das der MKG-Chirurg nicht nur den Tumor entfernen, sondern in gleicher Sitzung einen Ersatz (Transplantat) einbringen muss, um die Beeinträchtigungen durch die Operation möglichst gering zu halten. Weiterhin müssen die Lymphbahnen am Hals entfernt werden (Neck Dissection), da der Tumor bereits gestreut haben könnte.

Dies bedeutet für die Gesamtoperation und damit für die/den OTA, dass die Operation in mehreren Einzelschritten stattfindet und diese Einzelschritte teilweise parallel ablaufen. Damit arbeiten häufig zwei, manchmal sogar drei Operationsteams gleichzeitig an einem Tumorpatienten. Dadurch kommt man mit Springer und Anästhesieteam oft auf 10 oder mehr Menschen, die gleichzeitig arbeiten. Das erfordert ein hohes Maß an Aufmerksamkeit, Kommunikation und Flexibilität von allen Beteiligten.

Der typische Ablauf einer Tumoroperation sieht wie folgt aus: Begonnen wird mit der Resektion. Hierfür wird der Patient im Kopfbereich oft doppelt steril abgedeckt, sodass die obere Abdeckung nach Bestätigung einer kompletten Tumorresektion im Schnellschnitt durch den Pathologen entfernt werden kann und dadurch die Gefahr einer Verschleppung von Tumorzellen verringert wird. Ebenso wird danach das Operationsinstrumentarium gewechselt, um ebenso das Verschleppungsrisiko zu minimieren. An diesen Schritt schließt sich die Ausräumung der Halslymphknoten und die parallele Entnahme eines passenden Transplantats an. Die meisten Transplantate, die in der MKG-Chirurgie Verwendung finden, sind mikrochirurgisch gefäßanastomosierte Transplantate. Diese werden nach Beendigung der Neck Dissection in den Resektionsdefekt eingelagert und unter dem Operationsmikroskop an Halsgefäße angeschlossen (reanastomosiert). Da solche massiven Eingriffe in der Mundhöhle und im Halsbereich ein hohes Risiko an Schwellungen und Einblutungen bergen, die die Atemwege verlegen könnten, schließt sich am Ende häufig eine temporäre chirurgische Tracheostomie zur Atemwegssicherung an. Dadurch kann der Patient schneller wach und mobilisiert werden und muss weniger Zeit auf der Intensivstation verbringen.

12.6.3 Transplantate

Defekte können durch verschiedene Formen von Transplantaten verschlossen werden. Hierbei kann man die Transplantate entweder nach ihrer Blutversorgung und/oder nach ihrer Gewebezusammensetzung klassifizieren.

Betrachtet man die Blutversorgung, kann man die Transplantate in freie Transplantate (Spalthaut, Vollhaut, Knorpel, Knochen), die per Diffusion ernährt werden, von lokalen Transpositionslappen, die durch eine breite Gewebebrücke versorgt werden, differenzieren. Als nächste Stufe unterscheidet man dann Transplantate, die eine definierte Blutversorgung haben (z. B. M.-pectoralis-major-Lappen, M.-latissimus-dorsi-Lappen) und darüber ernährt werden, von Transplantaten, die eine definierte Blutversorgung haben, diese aber im Rahmen der Entnahme aus ihrer Spenderregion entnommen und am Hals wieder angeschlossen werden (freie, mikrochirurgisch anastomosierte Transplantate, ➤ Kap. 13).

Betrachtet man die Gewebezusammensetzung, so kann man kutane Transplantate, fasziokutane Transplantate (z. B. Radialislappen), fasziomyo(-kutane) Transplantate (M.-vastus-lateralis-Transplantat, Anterior Lateral Thigh Flap (ALT) und osteomyo(-kutane) Transplantate (Fibula-Transplantat, Skapula-Transplantat, Beckenkamm-Transplantat) unterscheiden.

Diese Aufzählung macht deutlich, dass für die einzelnen Typen an Transplantaten und die einzelnen Spenderregionen ganz unterschiedliche Anforderungen an die Positionierung des Patienten und das zum Einsatz kommende Operationsinstrumentarium gestellt werden. Dies findet seine Fortführung in der mikrochirurgischen Gefäßanastomose unter dem Operationsmikroskop bei der extrem feine Instrumente und Nahtmaterialien (8.0–10.0) verwendet werden.

12.6.4 Spezielle Instrumente und Positionierung für kombinierte Mundhöhlen und Halseingriffe

Der Patient wird in Rückenposition operiert. Der Hals wird leicht überstreckt.

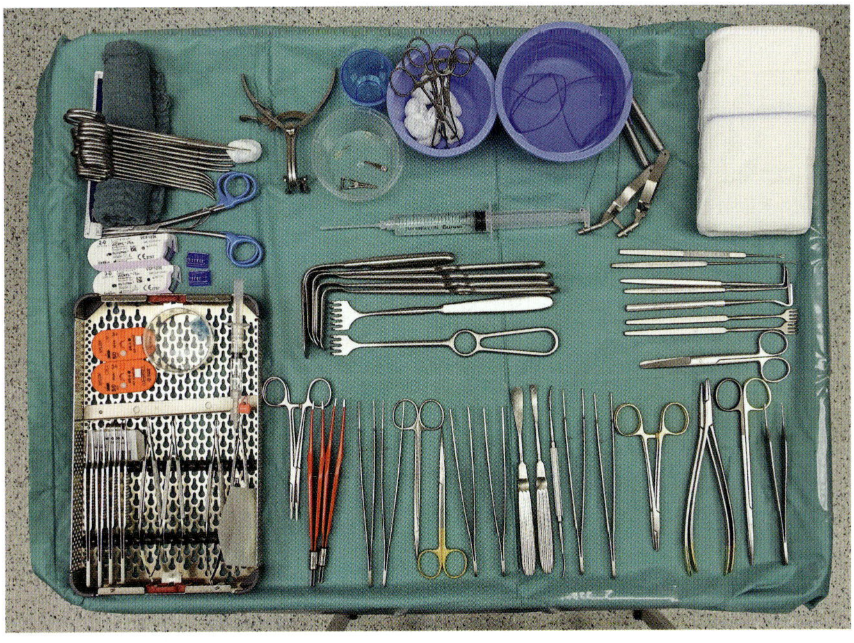

Abb. 12.9 Instrumentarium für die Tumorresektion, Neck Dissection und Rekonstruktion: Mikroinstrumentarium, Gefäßklemmen, Dandy-Klemmen, Gefäßloops, Grundinstrumentarium Weichteil [P1296]

PRAXISTIPP

Es dauert sehr lange und erfordert viel Verständnis, bis eine Tumoroperation in allen Schritten gut instrumentiert werden kann. Genauso verhält es sich für den Chirurgen. Eine gute Kommunikation zwischen OTA und Chirurg ist hier der Schlüssel zum Erfolg.

Durch die vielen Operationsschritte kommt es zu häufigeren Wechseln am Tisch. Dies erfordert bei einer Operationsart, bei der sehr viele Materialien (Tupfer, Kompressen, Instrumente) zum Einsatz kommen, eine gute Übersicht. Eine exakte Übergabe inklusive Zählung der Kompressen, Mikroklemmen und Tupfer verringert das Risiko, dass Materialien im Patienten verbleiben.

12.7 Fachspezifische Positionierungen

Eine große Besonderheit entsteht durch das Operationsgebiet „Gesicht". Ist der Patient nicht über einen Luftröhrenschnitt intubiert, befindet sich der oro- oder nasotracheale Beatmungstubus im Operationsgebiet. Er wird mit abgewaschen und abgedeckt. Daraus ergibt sich, dass während des Abwaschens und Abdeckens ein besonderes Augenmerk darauf gelegt werden muss, dass die Position des Tubus nicht verändert und ganz besonders, dass dieser nicht versehentlich aus der Luftröhre gezogen wird. Dies stellt einen absoluten Notfall dar, der ein sofortiges Eingreifen des Narkosearztes erforderlich macht. Gerade in der MKG-Chirurgie sind die Atemwege postoperativ schwer verändert, sodass eine notfallmäßige Re-Intubation im schlimmsten Fall nicht gelingt und der Patient ggf. bleibende Schäden erleidet oder verstirbt. Dies spielt auch bei der Chirurgie der Lippen-, Kiefer-, Gaumen- und Segelspalten eine besondere Rolle, da hier wenige Monate alte Kleinkinder beatmet werden müssen, die vonseiten der Lunge kaum Reserven haben. Eine versehentliche Extubation kann hier dramatische Folgen haben. Ebenso besonders ist, dass durch die Abdeckung der Narkosearzt nicht einfach an den Tubus gelangen kann. Dies stellt auch Narkoseärzte vor besondere Herausforderungen. Beim Abdecken ist darauf zu achten, dass der Tubus nicht durch Klebeflächen der OP-Abdeckung fixiert wird. Dies kann bei Kopfpositionierungen oder beim Abdecken nach der Operation dazu führen, dass der Patient versehentlich extubiert wird.

In den meisten Operationssituationen liegt der Patient in der Mund-, Kiefer- und Gesichtschirurgie auf dem Rücken. Hierbei ist die Halswirbelsäule i. d. R. gerade ausgerichtet. Bei intraoralen Eingriffen im Bereich des Oberkiefers oder des Gaumensegels muss die Halswirbelsäule jedoch stark überstreckt werden, um einen genügenden Eingriff zu erzielen. Das Gleiche trifft für Halseingriffe (z. B. Halslymphknotenausräumungen, Neck Dissection, Tracheostomie) zu, da nur so eine zufriedenstellende Exposition der anatomischen Strukturen zu erreichen ist. Eine teilweise extreme Überstreckung erfolgt bei Kleinkindern mit Lippen-Kiefer-Gaumen-Segelspalten bei Operationen am harten und/oder weichen Gaumen.

Da in der MKG-Chirurgie oftmals mehrere Operationsgebiete (Becken, Unterarm, Unterschenkel, Brust u. a.) genutzt werden, ist dies bei der Positionierung zu beachten. Erfolgt eine parallele Operation am Unterarm, so muss dieser ausgelagert werden, damit das zweite Operationsteam genügend Platz hat. Hierbei ist auf eine korrekte Positionierung und z. B. Schonung des Plexus brachialis zu achten. Besondere Herausforderungen an das gesamte Operationsteam stellen Operationen am Rücken des Patienten dar (Skapula, M.-latissimus-dorsi-Transplantat). Hierfür muss der Patient meist während der Operation vom Rücken auf die Seite gelagert und neu abgewaschen und abgedeckt werden. Neben einer neuen korrekten Positionierung muss hierbei auch darauf geachtet werden, dass das primäre Operationsgebiet im Kopf-Hals-Bereich nicht unsteril gemacht wird.

12.8 Fachspezifische Abdecksysteme

Eine Besonderheit der MKG-Chirurgie besteht darin, dass während der OP sowohl Chirurg als auch der Narkosearzt Zugang zum Kopf-Hals-Bereich benötigen. Daher werden besondere Anforderungen an die Abdeckung gestellt.

Einerseits soll die Sterilität bei Interventionen seitens der Anästhesie bewahrt werden, andererseits soll möglichst viel Platz für das Operationsfeld und ggf. dessen Erweiterung zur Verfügung gestellt werden. Daher hat es sich bewährt, für die besonderen Anforderungen in der MKG speziell zusammengestellte Abdecksets zu verwenden, in denen neben den bei jeder OP benötigten Basismaterialien (Tischbezug, Sauger, Kompressen u. a.) auch speziell konzipierte Schlitztücher, die den gesamten Patienten bedecken und die Abgrenzung zur Anästhesie erlauben, auch sog. Turbantücher verwendet werden, die den Haarbereich des Patienten sicher bedecken. Ggf. muss die Grundabdeckung aufgrund schwieriger anatomische Regionen (z. B. Nase) oder schwierigen Klebestellen (z. B. Haaransatz) mit Klebestreifen (Tapes) ergänzt werden (➤ Abb. 12.10).

Beim Entfernen der sterilen Abdeckung ist besondere Vorsicht geboten, da die Abdeckung vielfach sehr nahe an oder sogar auf dem Tubus befestigt ist und es daher bei unsachgemäßer Handhabung zu Dislokationen des Tubus kommen bzw. zur Extubation führen kann.

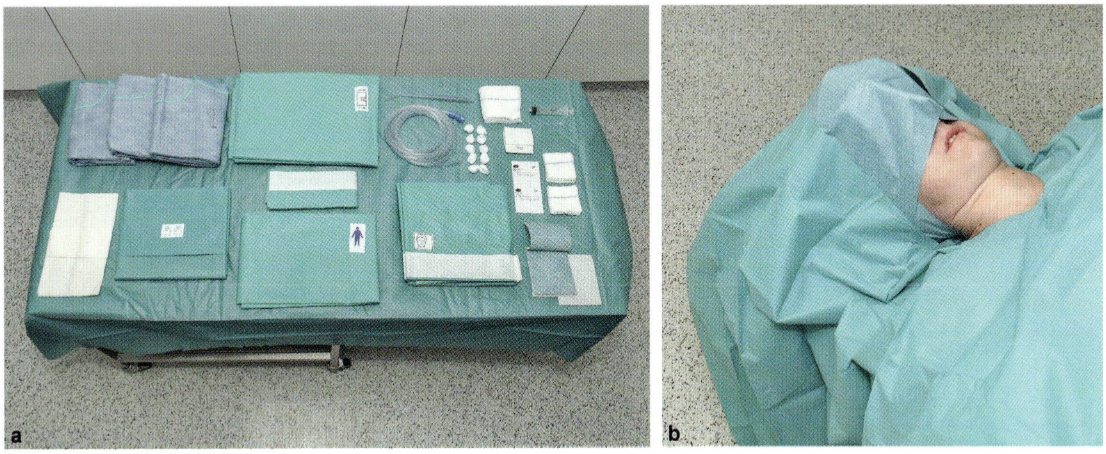

Abb. 12.10 **a** MKG-OP-Basisabdeckungsset, **b** MKG-OP-Patientengrundabdeckung [P1296]

LITERATUR

Eufinger H, Kübler A, Schliephake H (Hrsg.). Mund-, Kiefer- und Gesichtschirurgie: Operationslehre und -atlas. 5. A. Springer, 2021.

KAPITEL

13 OTA in der plastischen und Wiederherstellungschirurgie

Dennis Müller und Antje Bischoff

13.1 Anatomie und Physiologie

Der Bereich der plastischen und Wiederherstellungschirurgie ist komplex, umfasst mehrere Ausgangssituationen unterschiedlicher Ursachen. Die betroffenen Patientinnen und Patienten sind durch die Andersheit oder die Veränderung ihres Körpers meist psychisch angeschlagen, sodass durch die plastische und Wiederherstellungschirurgie nicht nur die Ästhetik und Funktionalität durch chirurgische Eingriffe wiederhergestellt werden können, sondern auch das eigene Wohlbefinden, das Selbstwertgefühl und die Lebensqualität gesteigert werden. Die plastische Chirurgie beschäftigt sich mit der Veränderung oder Wiederherstellung von Organ- oder Gewebeteilen aus ästhetischen/kosmetischen oder funktionellen Gründen. Haupteinsatzgebiet sind die sichtbaren Teile des menschlichen Körpers. Das Ziel der plastischen Chirurgie ist es, die Körperform bzw. Körperfunktionen wiederherzustellen oder zu verbessern. Plastische Chirurgie bedeutet also Behandlung von angeborenen (Fehlbildungen) oder erworbenen (Tumor/Traumata) Defekten.

Aufgrund dieser Tatsache ist die plastische und Wiederherstellungschirurgie nicht auf innere Organstrukturen konzentriert. Das Organ dieser chirurgischen Disziplin ist das größte des menschlichen Körpers, die Haut.

13.1.1 Aufbau der menschlichen Haut

Die Haut, im Lateinischen **Kutis** und Griechischen **Derma** genannt, wird als größtes Organ des menschlichen Körpers betrachtet. Ihre Oberfläche, bei einem erwachsenen Menschen gemessen, umfasst ca. **1,5–2 LZm²**, würde man sie ausfalten wie einen Teppich. Die Haut selbst besteht dabei aus zwei Schichten, der **Epidermis** und der **Dermis,** welche sich wiederum in weitere Bestandteile unterteilen lassen (➤ Abb. 13.1, ➤ Tab. 13.1)

MERKE

Häufig wird auch die sog. **Subkutis** oder **Hypodermis** zur Haut gerechnet. Dabei handelt es sich hierbei um lockeres Bindegewebe, welches die Fettzellen des Körpers enthält und daher nicht Teil der anatomischen Struktur **Haut** ist.

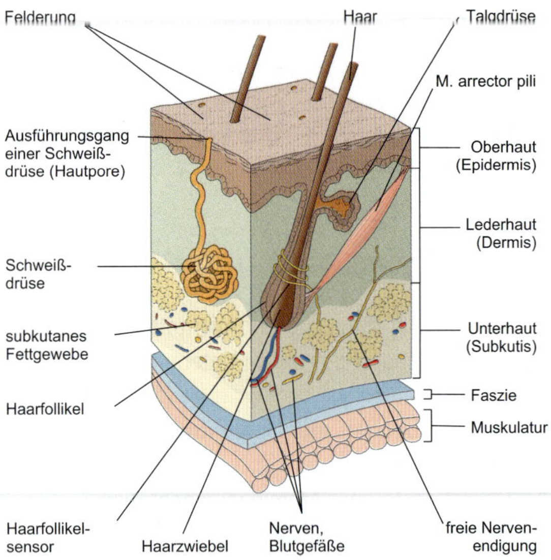

Abb. 13.1 Querschnitt durch die Haut [L190/L231]

Tab. 13.1 Bestandteile der menschlichen Haut

Epidermis (Oberhaut)	Dermis (Lederhaut)
• Stratum corneum • Stratum lucidum • Stratum granulosum • Stratum germinativum - Stratum spinosum - Stratum basale	• Stratum papillare • Stratum reticulare

Man unterscheidet „dünne" Haut und „dicke" Haut. Die „dünne" Haut befindet sich grundsätzlich am Körper und ist in der Regel behaart. Die „dicke" Haut hingegen ist in der Regel unbehaart und befindet sich in der Hohlhand und der Fußsohle. Die Begriffe **dick** und **dünn** beziehen sich dabei auf die Dicke der Epidermis, diese ist bei der dicken Haut ca. **fünfmal dicker** als bei der dünnen Haut. Die Gesamtdicke der Haut wird wiederum von der Dermis bestimmt. Sie liegt zwischen 1,5 und 4 mm. Innerhalb der Haut bzw. an ihr gibt es verschiedene sog. Anhangsgebilde, welche einen wichtigen Teil zur Physiologie der Haut beitragen. So zählen zu diesen Gebilden, Haare, Nägel, Talg- und Schweißdrüsen, aber auch Nerven und Gefäße laufen selbstverständlich durch die Haut (➤ Abb. 13.1).

13.1.2 Funktionen der Haut

Auf den ersten Blick wird es nicht deutlich, jedoch besitzt unsere Haut nicht nur eine, sondern viele verschiedene wichtige Funktionen.

Die **Hornschicht** der **Epidermis** hat die wichtige Aufgabe, das Austrocknen der darunterliegenden Strukturen und das Eindringen körperfremder Substanzen, wie Bakterien, Pilze oder aggressiver Chemikalien, zu verhindern sowie den Schutz der unter ihr liegenden Strukturen vor Verletzungen.

Das in der Haut enthaltene Melanin (Farbstoff der Haut) schirmt unseren Körper vor ultravioletter Strahlung ab. Darüber hinaus hat die Haut die Aufgabe, Reize aus der Umwelt aufzunehmen. Hierzu besitzt sie verschiedene Sensoren für den Tastsinn sowie zur Wahrnehmung von Temperatur und Schmerz. Des Weiteren stellt die Haut unsere erste Barriere des Immunsystems dar. Sie besitzt Zellen, die Antigene zur Immunabwehr „präsentieren", und ist in der Lage Lymphozyten auszuschütten. Unter Einfluss von Sonnenlicht wird von der Epidermis Vitamin D_3 synthetisiert, welches der Körper benötigt, um sich leistungsfähig im körperlichen und geistigen Sinne zu halten. Zu guter Letzt ist die Haut in der Lage, durch Schweißdrüsen, Blutgefäße und Fettgewebe unsere Körpertemperatur zu regulieren, sodass wir nicht so schnell auskühlen bzw. überhitzen.

13.1.3 Bestandteile der Hautschichten

Wie bereits erwähnt, besteht die menschliche Haut grundlegend aus zwei Hautschichten plus einer Anhangsschicht: Die Epidermis, die Dermis und die Subkutis bzw. Hypodermis. Diese Schichten lassen sich in weitere Bestandteile zerlegen und so betrachten (➤ Abb. 13.1).

Epidermis: Sie ist ein verhorntes, mehrschichtiges Plattenepithel. Hauptsächlich Keratinozyten (verhornende Epithelzellen), in geringer Anzahl auch Melanozyten, Langerhans-Zellen und Merkel-Zellen (➤ Abb. 13.2).

- Durch die rege Proliferation der Keratinozyten erneuert sich, je nach Alter, Körperregion und anderen Faktoren, die menschliche Epidermis durchschnittlich in ca. 28 Tagen.
- Sie besitzt keine Gefäße!
- Sie besteht aus (von außen nach innen):
  - Stratum corneum (Hornschicht): im Grunde ein Stapel Zellreste (kernlose Hüllen der Keratinozyten).
  - Stratum lucidum (Glanzschicht): Diese Schicht kommt nur in der dicken Haut der Hohlhand und der Fußsohlen vor. Sie ist sehr dünn.
  - Stratum granulosum (Körnerschicht): Hornmaterial sowie lipidhaltige Kittsubstanzen werden gebildet und die Zellen werden platt, Zellkerne und Zellorganellen verschwinden. Insgesamt besteht sie aus 1–3 Schichten abgeflachter Zellen. Die Lipide erfüllen die Funktion einer Barriere und versiegeln die Haut gegen eindringende Fremdkörper und Wasser.
  - Stratum germinativum (Keimschicht): Hier findet die Zellteilung der Stammzellen und Keratinozyten statt.
    - Stratum spinosum (Stachelzellschicht): besteht aus kubischen, nach außen hin zunehmend leicht abgeflachten Zellen mit einem Zellkern. Der Name beruht auf ihrer stachelartigen Erscheinung bei histologischer Behandlung (Fixieren und Entwässern). Hier befinden sich auch die Langerhans-Zellen (➤ Abb. 13.2).
    - Stratum basale (Basalschicht): Die tiefste Schicht der Oberhaut. Das Stratum basale enthält die Stammzellen der Epidermis und die sich weiter differenzierenden Keratinozyten, die sich beide häufig teilen. Hier liegen auch die Melano-

zyten, welche für das Ausschütten des Hautpigments Melanin zuständig sind. In den Keratinozyten sammelt sich das Melanin in Vesikeln oberhalb des Zellkerns und schützt ihn so vor den schädlichen Wirkungen des Sonnenlichts.
- Basallamina: Grundlage der Epidermis.

MERKE

Weitere Bestandteile der Epidermis

- Stammzellen der Epidermis befinden sich im **Stratum basale.**
- **Keratinozyten:** verhornende Epithelzellen, entwickeln sich vom **Stratum basale** über das **Stratum spinosum** hin zum **Stratum granulosum** bis zum **Stratum corneum.**
- **Melanozyten:** Melanin-Ausschütter, Pigmentierung der Haut, befindlich im **Stratum basale.**
- **Langerhans-Zellen:** stammen aus dem Knochenmark und machen 2–8 % an der Epidermis aus. Sie präsentieren Antigene der nativen T-Lymphozyten, welche zu T-Helferzellen werden, und spielen so eine bedeutende Rolle in der immunologischen Hautreaktion. Verortet im **Stratum spinosum.**
- **Merkel-Zellen:** gehören zu den Mechanosensoren in der Haut, befindlich im **Stratum basale.**

Dermis: Bindegewebe, welches die Epidermis unterstützt und diese mit der Hypodermis (Subkutis) verbindet. Die Dermis ist mit der Epidermis über sog. Papillen und Zapfen verzahnt. Umso mehr das Areal beansprucht wird, desto stärker die Verzahnung.
- Die Dermis besteht aus (von außen nach innen):
  - Stratum papillare: eine dünne Schicht, bestehend aus lockerem Bindegewebe. Ihre Hauptaufgabe ist die Verbindung zur Basallamina.
  - Stratum reticulare: dicker als das Stratum papillare und aus straffem, unregelmäßigem Bindegewebe. Besitzt mehr Kollagenfasern als das Stratum papillare. Diese sind vornehmlich parallel zur Hautoberfläche ausgerichtet und sorgen für die Elastizität der Haut.

MERKE

Das natürliche Altern senkt die Elastizität durch steigende Querverbindungen, übermäßige UV-Strahlung wiederum degeneriert diese Fasern, was ebenfalls die Elastizität negativ beeinflusst.

- Die Dermis ist reichlich von Blut- und Lymphgefäßen durchzogen
- Sie enthält Haarfollikel, Schweiß- und Talgdrüsen, sog. Hautanhangsgebilde.
- Hier liegen weitverzweigte, sensible und vegetative Nerven (➤ Abb. 13.2).

Subkutis oder Hypodermis: Sie besteht aus lockerem Bindegewebe und verbindet die Haut mit den darunterliegenden Organen. Sie reicht bis zur oberflächlichen Körperfaszie.
- Die Subkutis erlaubt die unterschiedlich gute Beweglichkeit der Haut.
- Sie enthält Fettgewebe.

13.1.4 Sensorik der Haut

Die sensorische Wahrnehmung der Haut geschieht über sog. Mechanosensoren. Zu Ihnen zählen(➤ Abb. 13.2):
- **Vater-Pacini-Körperchen** (Vibrationsrezeptoren): Wahrnehmung von Vibrationen, d. h. Anfang und Ende eines Druckreizes. Zahlreich im Bereich der Fingerkuppen und Haarfollikel.
- **Meissner-Körperchen** (Berührungsrezeptoren)**:** Wahrnehmung von schnellen Druckveränderungen – präzises Greifen kleiner Gegenstände. Sie sind daher in der Regel nur in der „dicken" Haut zu finden.
- **Ruffini-Körperchen** (Dehnungsrezeptoren)**:** Wahrnehmung von Scherkräften. Sie sind relativ selten, kommen z. B. in den Handflächen vor.
- **Merkel-Zellen** (Druckrezeptoren)**:** Wahrnehmung anhaltenden Drucks.

Die Wahrnehmung von Kälte und Wärme sowie das Schmerzempfinden geschehen durch freie Nervenenden in der Haut.

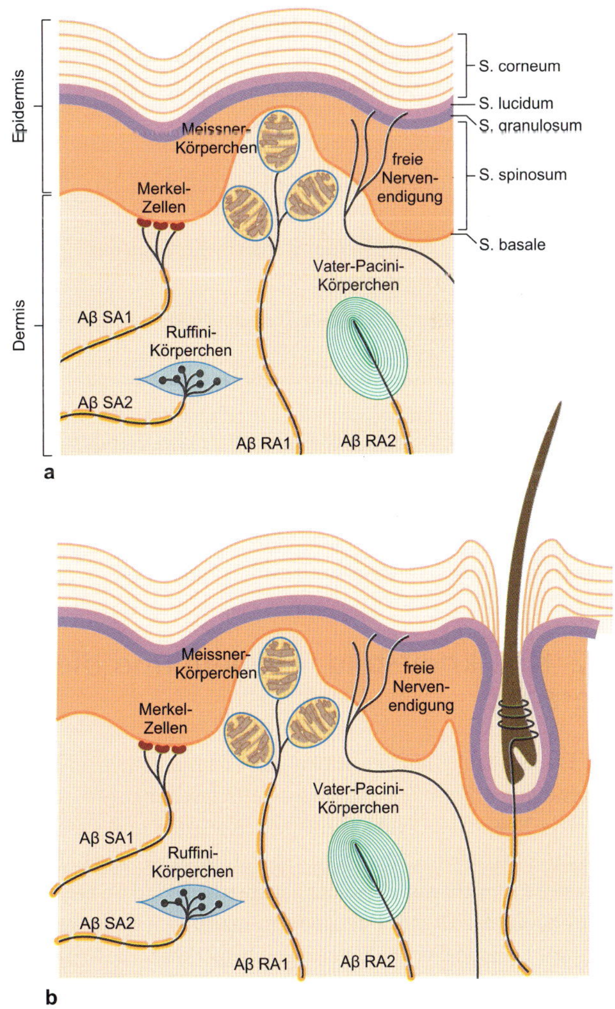

Abb. 13.2 Sinneszellen der Haut [L231]

13.1.5 Hautanhangsgebilde

Wie bereits erwähnt, bildet die Haut verschiedene Anhänge aus. Dazu zählen Haare, Nägel und Drüsen. Gerade Letztere haben eine nicht zu ignorierende Relevanz für die plastische Chirurgie, weswegen sie näher betrachtet werden sollen. Die menschliche Haut umfasst drei Sorten von Drüsen. **Talgdrüsen, Schweißdrüsen** und **Duftdrüsen** (apokrine Drüsen).

Talgdrüsen:
- Sie kommen überall am Körper vor, in einer Anzahl von ca. 100/cm^2.
- In Gesicht, Stirn, Kopfhaut, Brust und Rücken sind sie sogar häufiger: 400–900/cm^2.
- Es befinden sich keine Talgdrüsen in der unbehaarten „dicken" Haut.
- In unbehaarten Körperteilen, wie der Glans penis, Glans clitoridis und den Lippen, mündet der Ausführungsgang der Talgdrüsen direkt auf die Epidermisoberfläche.
- Im Sekret findet man hauptsächlich eine komplexe Mischung aus Fetten wie z. B. Triglyzerine, Wachse, Squalene, Cholesterin und deren Ester.
- Das Sekret (o. Sebum) dient der Einfettung der Haut **(Stratum corneum)** und der Haare.
- Es hat auch schwach antibakterielle und antimykotische Eigenschaften.

Schweißdrüsen:
- Sie kommen beinahe überall in der Haut vor. Ausnahme: u. a. die Glans penis.
- Sie tragen durch Schweißverdunstung zur Kühlung der Haut bei.

Apokrine Drüsen (Duftdrüsen):
- Befinden sich in den Bereichen der Achseln, der Perimamillar- und Anogenitalregion.
- Sie sind größer als die Schweißdrüsen: Durchmesser ca. 3–5 mm.
- Sie produzieren ein **geruchloses** Sekret, welches erst durch bakterielle Zersetzung einen deutlichen Geruch annimmt.

Diese gesamten Informationen über das Organ **Haut** erweisen sich allen voran für die plastische Chirurgie als nützlich und relevant, wenn es um Gewebeersatzplastiken geht (➤ Kap. 13.3).

13.2 Krankheitsbild Lipödem und die Therapie

Viele Frauen, häufig jüngere, leiden unter dem Lipödem, einer sog. Fettschwellung. Betroffen von dieser Fettschwellung sind am häufigsten die Beine. Der Glaube, die Patienten würden zu viel essen und nicht auf ihr Gewicht achten, ist in diesem Fall ein Trugschluss. Das Fettgewebe ist nicht nur ein reiner Fettspeicher, sondern ein aktives sowie endokrines Organ. Das Lipödem macht sich daher mit dem Einsetzen hormoneller Veränderungen bemerkbar. Die Schmerzen führen zu Bewegungseinschränkungen, einer Unzufriedenheit und einer Verringerung der Lebensqualität (➤ Abb. 13.3).

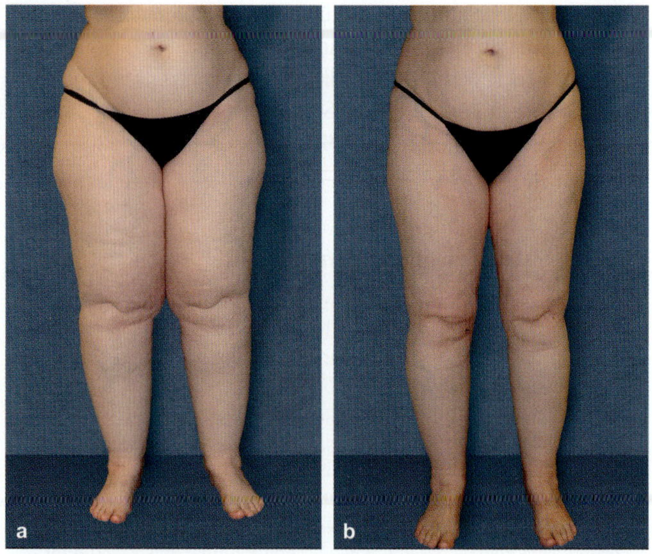

Abb. 13.3 Klinisches Beispiel eines Lipödems [M881]

13.2.1 Operationstechnik: Liposuktion (Fettabsaugung)

Liposuktionen werden bei Lipödemen zur Vorbereitung von nachfolgenden Eingriffen (Straffungsoperationen) sowie aus rein ästhetischen Gründen durchgeführt. In diesem Absatz wird speziell auf das Prozedere beim Lipödem der Beine eingegangen. Der Umfang der Instrumentation, die Vorbereitung und Durchführung ist bei jeglicher Diagnosestellung auch an anderen Körperregionen entsprechend.

Es gibt grundlegend drei unterschiedliche Möglichkeiten zur Durchführung einer Fettabsaugung:

1. Infiltration einer Tumeszenzlösung, bestehend aus einem Lokalanästhetikum, Natriumhydrogencarbonat (zur Aufspaltung der Fettmoleküle), Adrenalin und NaCl; Absaugung nur mit Sog
2. Infiltration einer Infiltrationslösung (s. u.) und powerassistierte Absaugung (Absaugung unter Vibration)
3. Infiltration einer Infiltrationslösung (s. u.) und wasserstrahlassistierte Absaugung (Body-Jet)

Für eine Liposuktion wird im Vorfeld der Operation eine Infiltrationslösung vorbereitet. Diese besteht aus 1.000 ml NaCl 0,9 % mit 1 ml Adrenalin. Die Infiltrationslösung dient zur Verminderung der Blutungsneigung. Standard bei allen Eingriffen sind 5 l.

Die zu operierende Person wird mit abduzierten Armen auf dem Rücken positioniert. Der Eingriff wird in Vollnarkose durchgeführt.

Instrumentarium: Kanülensieb zur Fettabsaugung (➤ Abb. 13.4)
Abdeckung: Viereckabdeckung
Material: Infiltrationssystem, Skalpellklinge Fig. 11, Saugschlauch, Pflaster 7,5 × 7,5 cm, Infiltrationslösung, Schlauchfixierung
Geräte: Infiltrationspumpe , Absauger (➤ Abb. 13.5a + b)

Nach dem sterilen Abdecken der Patientin erfolgt an mehreren Stellen am Oberschenkel die Stichinzision. Danach wird eine Infiltra-

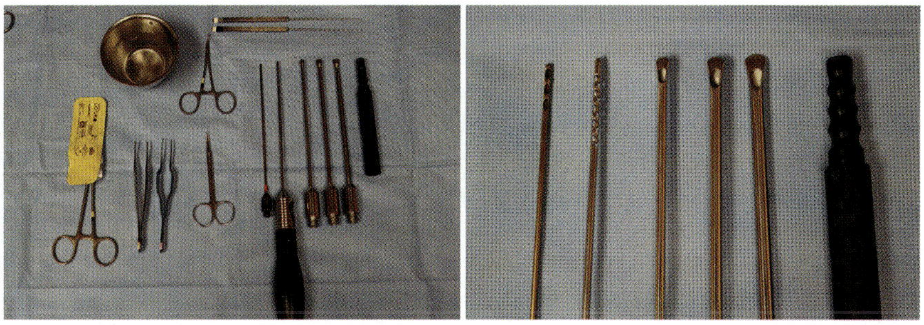

Abb. 13.4 Liposuktionskanülen [G046-003]

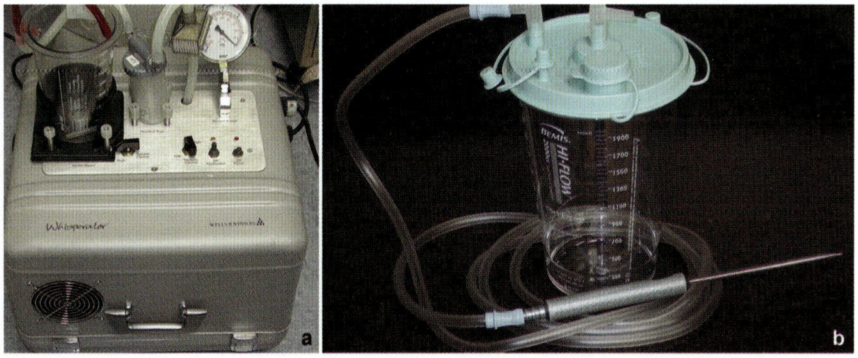

Abb. 13.5 **a** Infiltrationspumpe, **b** Absauger für Liposuktion [G046-003]

tionskanüle in den Stichkanal eingeführt und die Infiltrationslösung appliziert.

MERKE

Es gibt verschiedene Systeme zur Infiltration. Ultraschall- oder wasserstrahlassoziiert. Dementsprechende Handgriffe sind somit zu verwenden.

Nachdem die Infiltration abgeschlossen ist, wird mithilfe einer Absaugkanüle unter Vibration ohne Sog das Fett gelockert. Dieser Vorgang dauert ca. 5 Minuten. Danach wird das Fett unter Vibration abgesaugt. Dabei ist darauf zu achten, dass alle Regionen gleichmäßig erreicht werden. Meist beginnt der Operateur mit einer Kanüle der Größe 4, zum Ende hin wird mit einer Kanüle der Größe 3 die „Fein- bzw. Korrekturabsaugung" getätigt. Die Menge des abgesaugten Fetts wird in der Patientenakte dokumentiert. Es erfolgt der Wundverschluss und der Patientin wird ein, in der Regel von ihr mitgebrachter, Body angezogen.

VORSICHT

Die Öffnungen der Liposuktionskanülen müssen immer nach unten zeigend in die Inzisionsstelle eingeführt werden, ansonsten würde sich die Kanüle an der Haut festsaugen.

MERKE

Bei einer Liposuktion der Beine werden diese nach dem Anziehen des Bodys noch mit elastischen Binden gewickelt (Thromboseprophylaxe).

13.3 Grundlagen des Knochen- und Weichteilgewebeersatzes

Es kommt vor, dass das Körpergewebe eines Patienten nicht vollständig wiederhergestellt werden kann, da dieses durch das erfahrene Trauma bzw. die zugrunde liegende Erkrankung so gravierend zerstört wurde, dass dem Patienten nur noch eine Abtragung des geschädigten Gewebes und ein Wiederaufbau durch Ersatzmaterial zu erneutem Wohlbefinden und erneuter Lebensqualität verhelfen kann. Zu diesem Zweck wurden über die Jahre hinweg viele verschiedene Techniken des Gewebeersatzes im Rahmen der plastischen und Wiederherstellungschirurgie entwickelt und etabliert. Grundlegend bedient sich der Chirurg hier entweder des Weichteil- oder Knochengewebes des Patienten. Es erfolgt also eine Korrektur eines Gewebedefektes durch Verwendung von körpereigenem Haut- und/oder Knochengewebe.

MERKE

- Autologes Material (körpereigenes Gewebe) wird in der Wiederherstellungschirurgie immer präferiert, da es das Risiko einer Abstoßungsreaktion vermeidet.
- Wichtigste Voraussetzung einer jeden erfolgreichen Transplantation, unabhängig vom Gewebe, ist immer ein absolut infektionsfreies Empfängergebiet und eine gesicherte Durchblutung des Transplantats.

13.3.1 Weichteilgewebeersatz

Korrektur eines Gewebedefektes durch Verwendung von körpereigenem Hautgewebe.

13

Freie Transplantation

Freie Verlagerung von körpereigenem Gewebe, typischerweise Haut oder Schleimhaut, ohne gefäßführende Stielbildung zur Weichteildefektdeckung.

Man unterscheidet dabei zwei Formen von freien Hauttransplantaten, die sog. Spalthaut und die Vollhaut, welche ihre spezifischen Vor- und Nachteile besitzen (➤ Tab. 13.2).

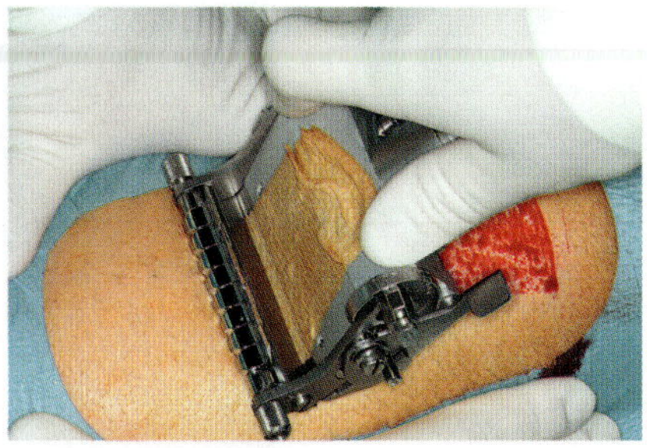

Abb. 13.7 Spalthautentnahme [P133]

Tab. 13.2 Vor- und Nachteile freier Hauttransplantate (➤ Abb. 13.6)

Spalthaut	Vollhaut
Vorteile	
• Geringere Anforderung an den Untergrund. • Durch sog. Meshgraft-Technik wird eine größere Deckungsfläche erreicht. • Durch Zurücklassen der Hautanhangsgebilde an der Entnahmestelle erfolgt dort eine an sich problemlose, spontane Abheilung. • Der gesamte Körper kommt als Spenderregion infrage.	• Kosmetisch gute Ergebnisse am Defekt • Deutlich geringere Kontraktionstendenz • Höhere Stabilität bei beweglichen Arealen
Nachteile	
• Höhere Kontraktionstendenz • Keine guten ästhetischen Ergebnisse	• Die Anheilung gelingt nur auf absolut infektfreien, granulationsfähigen Flächen. • Es entstehen Sekundärdefekte an der Entnahmestelle, die durch Verschiebung geschlossen oder Spalthaut gedeckt werden müssen. Dadurch gibt es nur begrenzt spenderfähige Areale.

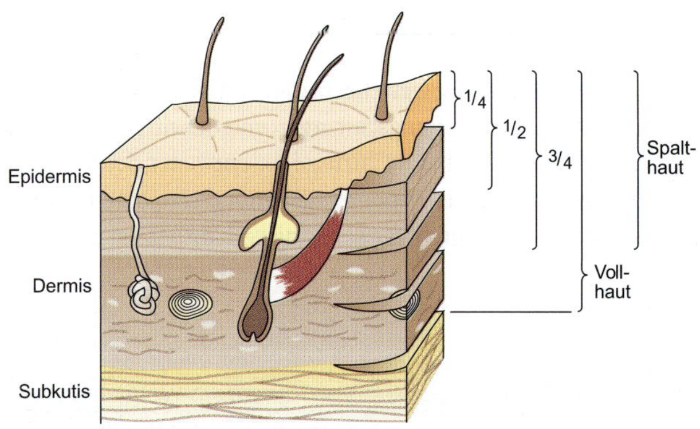

Abb. 13.6 Verschiedene Möglichkeiten der freien Hauttransplantate [R234]

Technik der Spalthautplastik

Bei einer Spalthaut handelt es sich um dünne Transplantate, welche aus der Epidermis und ¼-, ½- oder ¾- Anteil der Dermis bestehen. Die Entnahme (➤ Abb. 13.7) erfolgt je nach Größe der Fläche mithilfe eines Skalpells oder eines maschinellen Schneidewerkzeugs,

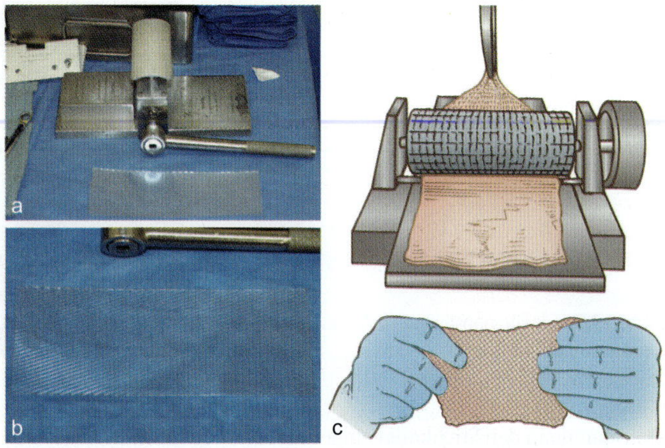

Abb. 13.8 Dermatom und Meshgraft-Gerät [G408-008/E846-017]

dem Dermatom (➤ Abb. 13.8). Das entnommene Hautareal kann mithilfe der Meshgraft-Technik (➤ Abb. 13.8) mit einer Wabenstruktur versehen werden und bekommt so die Erscheinungsform eines Netzes (Mesh), wodurch die effektive Auflagefläche vergrößert wird, ohne die Entnahmestelle zu massiv abtragen zu müssen (➤ Kap. 13.4).

Technik der Vollhautplastik

Das Vollhauttransplantat besteht im Gegensatz zur Spalthaut immer aus den kompletten Anteilen der Epidermis und Dermis (➤ Abb. 13.7). Dies bedeutet, dass an dieser Stelle ebenfalls alle enthaltenen Hautanhangsgebilde mitübertragen werden. Die Entnahme erfolgt in der Regel in individueller Schnitttechnik per Skalpell.

Composite Graft: Das Composite Graft ist eine Variante der Vollhauttransplantation, bei der zusätzlich zum Vollhautanteil noch darunterliegende Strukturen, z. B. Knorpel, mitentnommen werden. Dadurch lassen sich auch mehrgewebige Defekte, z. B. an der Nase, abdecken.

MERKE

Für beide Formen der Hauttransplantation sind eine sichere Fixierung am Untergrund sowie die Vermeidung von Unterblutungen und Infekten für ein erfolgreiches Ergebnis zwingend notwendig!

Gestielte Lappenplastik

Hierbei handelt es sich um einen Gewebeblock aus der gesamten Haut und mindestens dem darunterliegenden Fettgewebe bis hin zu Muskel- und oder Knochengewebe. Ausschlaggebend ist, dass dieser Gewebeblock weiterhin eine Gefäßverbindung über einen sog. Gefäßstiel zu seinem natürlichen Ursprung behält.

Bei einem solchen Gefäßstiel unterscheidet man grundsätzlich zwei Arten (➤ Tab. 13.3). Es gibt reine Hautlappenplastiken und Muskellappenplastiken.

Tab. 13.3 Gefäßstiele einer gestielten Lappenplastik

Random Pattern Flap (diffus durchbluteter Lappen)	Axial Pattern Flap (an einem Strang durchbluteter Lappen)
Die Durchblutung erfolgt über ein undefiniertes Gefäßsystem.	Die Durchblutung erfolgt über einen expliziten Stiel, bestehend aus einem anatomisch genau definierten arteriellen und venösen Gefäßbaum. (z. B. A. und V. thoracodorsalis)

Haut- bzw. Nahlappen

Kategorie: Random Pattern Flap.
Technik: Hier wird mindestens ein in der Nachbarschaft eines Defektes befindlicher Lappen freipräpariert und mittels Rotation, Verschieben und/oder Schwenken auf den Defekt verlagert.
Expander: Zur Unterstützung bzw. Ausweitung der Möglichkeiten einer Nahlappenplastik kann man nahe des zu korrigierenden Defektes einen sog. Expander unter die Haut implantieren. Dieser Silikonexpander wird nach und nach über einen Port mit Kochsalz aufgefüllt und dehnt so die Haut, ohne eine echte Zellvermehrung zu bewirken. Durch diese Prozedur wird ein Überschuss an Haut erzeugt, welcher wiederum eine bessere Defektdeckung ermöglicht.
Varianten: Eine Variante des Nahlappens ist der sog. Fern- oder Wanderlappen. Anders als beim Nahlappen überbrückt man hier eine größere Distanz über ein mehrzeitiges Verlagern des Lappens mithilfe von sog. Zwischenstationen, auf denen der Gewebeblock ca. 3 Wochen zur Gefäßeinsprossung verbleibt, bevor er weiterverlagert werden kann, z. B. Leiste → Unterarm → Schädel. Diese Technik ist heutzutage aber unüblich geworden, man greift eher zur **freien Lappenplastik.**

Muskellappen

Kategorie: Axial Pattern Flap.
Technik: Die Technik des Muskellappens basiert auf der Erkenntnis, dass oberflächliche Muskeln von einem genau definierten Gefäßstiel versorgt werden. Dadurch ist es möglich, diesen Muskel samt Versorgungsstiel freizupräparieren und an die gewünschte Stelle zu verlagern. Es ist sowohl möglich, nur den Muskel bzw. einen Teil des Muskels als auch die auf ihm befindliche Haut als Lappen zu verlagern. Man spricht dann von einer myokutanen Lappenplastik (Haut-Muskellappen-Plastik).

Beispiel eines Haut-Muskel-Lappens: M. latissimus dorsi mit A. und V. thoracodorsalis für Hals- und Unterkiefer-/Brustrekonstruktionen.

Kombinierte Lappenplastik

Wenn man bei den oben genannten Lappenplastiken noch weiteres Gewebe mit einschließt, z. B. Knochen, spricht man von einer kombinierten Lappenplastik. Diese wird als osteokutane oder myoosteokutane Lappenplastik bezeichnet.

MERKE

Alle bekannten gestielten Lappenplastiken haben eine Gemeinsamkeit. Sie sind hinsichtlich ihrer Anwendungsmöglichkeiten aufgrund ihrer Abhängigkeit vom versorgenden Stiel nur lokal begrenzt einsetzbar. Aufgrund dieser Tatsache entwickelte die plastische Medizin die **freie Lappenplastik.**

Freie Lappenplastik

Bei der freien Lappenplastik handelt es sich im Prinzip um eine Weiterentwicklung der gestielten Lappenplastik. Hierbei wird ein gestielter Lappen gehoben, samt seines Versorgungsstiels abgesetzt, an die Defektstelle verlagert und mit in der Nähe befindlichen entsprechenden Gefäßen zur Versorgung verbunden.
Technik: Durch die Entwicklung der Mikrogefäßchirurgie Anfang der 1960er-Jahre ist man in der Lage einen abgesetzten Lappen mithilfe feinster Gefäßanastomosen an andere Gefäße anzunähen. Diese Anastomosen sind jedoch nicht mehr mit dem bloßen Auge zu verrichten, weswegen bei diesen Eingriffen immer ein Mikroskop vonnöten ist.
Formen: Im Grunde können alle bekannten gestielten Lappen auch als freie Lappen transplantiert werden. Aber auch Replantationen und Rekonstruktionen profitieren von der Mikrogefäßchirurgie.
Vorteile: Transplantationen sind auf größere Distanz möglich. Ganze Blöcke verschiedenster Gewebe können nach Bedarf kombiniert und verlagert werden. Die regionale Durchblutung ist durch einen eigenen Gefäßbaum verbessert.
Beispiele für Lappenplastiken (gestielt und frei):

- **LaDo-Lappen:** Lappen aus Vollhaut des Rückens und dem M. latissimus dorsi.
- **DIEP-Lappen:** Lappen aus Unterbauchvollhaut und Fettgewebe. Es werden u. a. Blutgefäße präpariert, die von den tiefen epigastrischen Gefäßen (Vasa epigastrica profunda) ausgehen und den geraden Bauchmuskel perforieren, daher auch die Bezeichnung DIEP (**D**eep **I**nferior **E**pigastric **P**erforator).
- **TRAM-Lappen:** querer Unterbauchlappen. Wird ähnlich dem DIEP-Lappen gehoben, jedoch zusätzlich mit M. rectus abdominis. Bezeichnung: TRAM (**T**ransverser **R**ectus **A**bdominis **M**usculocutaneus)

13.3.2 Knochenersatz

Korrektur eines Gewebedefekts durch Verwendung von körpereigenem Knochengewebe.

Freie Transplantation

Bei der freien Transplantation von Knochengewebe werden Knochen oder Knochensplitter zum Auffüllen eines Knochendefekts verwendet.
Technik: Um einen Defekt, z. B. am Kieferknochen, zu beheben, wird an einer anderen Stelle des Körpers, meistens ebenfalls am Kiefer oder am Beckenkamm, Spongiosa und evtl. Kortikalis entnommen und in die Defektstelle eingebracht.
Versorgung: Ähnlich der freien Transplantation von Hautgewebe ist rein das Empfängergebiet für die Versorgung und Einheilung des Transplantates zuständig.
Voraussetzung: Das Empfängergebiet muss absolut frei von Infektionen sein, damit eine gute Einheilung des Knochengewebes gewährleistet ist. Für die Mund-Kiefer-Gesichtschirurgie, in der diese Technik regelhaft Anwendung findet, bedeutet das z. B., dass mindestens 3 Monate im Voraus eine etwaige Zahnextraktion mit Ausräumung des Entzündungsherdes und anschließende Ausheilung der Entzündung stattfinden muss.

Mikrovaskuläre anastomosierte Transplantation

Entnahme eines gesamten oder Teilknochens mit versorgendem Gefäßstiel.
Technik: Ähnlich der freien Lappenplastik wird hier ein Teilstück eines Knochens (z. B. Fibula) samt seines versorgenden Gefäßstiels entnommen und z. B. zur Unterkieferrekonstruktion über mikrovaskuläre Anastomosierung entsprechend verlagert. Auch hier ist es möglich, einen kombinierten Lappen zu transplantieren, indem man nicht nur Knochen, sondern auch umliegendes Haut- und/oder Muskelgewebe entnimmt.
Versorgung: Im Gegensatz zur freien Transplantation wird hier der Knochen über seinen Gefäßstiel versorgt. Dadurch ergibt sich eine schnellere und bessere Einheilung.
Voraussetzung: Grundvoraussetzung ist natürlich auch hier ein infektionsfreies Empfängergebiet.
Vorteile: Bessere Sicherheit bei der Durchblutung und die Möglichkeit größere Gebiete auch funktional zu rekonstruieren.

13.4 Chronische Erkrankungen mit Auswirkung auf die Ästhetik und Funktionalität und deren Therapien

Die plastische Chirurgie versteht unter chronischen Erkrankungen jene, die bleibende Schäden an der Haut hinterlassen und somit sowohl ihr Erscheinungsbild als auch ihre Funktion erheblich einschränken. Hierunter fallen Krankheitsbilder wie z. B. Ulcus cruris, Dermatiden, chronische Wunden durch Trauma etc., aber auch Verbrennungen (➤ Kap. 2 und ➤ Kap. 18).

Meist werden die Wunden im 1. Schritt operativ debridiert, gesäubert und dann mit einer Vakuumtherapie (Vakuumschwamm und -pumpe) vorbehandelt, bis eine Defektdeckung, z. B. mit Spalthaut, erfolgen kann.

13.4.1 Spalthautentnahme und Transplantation

Die Versorgung von brandverletzten Patienten mit einer Spalthaut gehört beispielsweise in die Kategorie der septischen Eingriffe. Demzufolge sind entsprechende Reihenfolgen bei der Saalbuchung zu beachten bzw. es sollte diese Art des Eingriffs in entsprechend dafür vorgesehenen Sälen stattfinden. Die Richtlinien des RKI und der KRINKO sind zu beachten. Die Ausgangserkrankung, welche für den zu deckenden Defekt verantwortlich ist, ist für das weitere Vorgehen zu beachten. Patienten, die eine sog. Spalthautdeckung bekommen, können z. B. Brandverletzte sein oder andere Traumata erlebt haben. Ein Zustand nach chronischer Wundheilungsstörung bei systemischen Erkrankungen oder lokalen Infektionen ist ebenso möglich.

MERKE
Bei weiterhin „stark verschmutzten" oder sehr blutigen Wundverhältnissen wird vorerst auf eine Spalthautentnahme verzichtet und die Vakuumtherapie erneut wiederholt.

Instrumentarium, Geräte und Materialien:
- Grund- und Weichteilinstrumentarium
- HF-Chirurgie, bestenfalls mit bipolarer Koagulation, da die Platzierung der Neutralelektrode Probleme bereiten kann
- Dermatom zur Entnahme von Haut und Klinge/n (➤ Abb. 13.8)
- Meshgraft-Gerät (Mesher) und unterschiedliche Schablonen, gängig sind 1 : 3 und 1 : 5 (➤ Abb. 13.8)
- Schüssel mit heißer (45–50 °C) Ringer-Lösung
- Nahtmaterial zum Einnähen der Transplantate, i. d. R. 4–0 monophil/resorbierbar oder Klammernahtgeräte zur Fixation der Spalthaut
- Fettgaze für die Transplantate
- Wundauflagen für die Entnahmestellen
- Verbandmaterial

Operationstechnik: Spalthautentnahme

- Aus hygienischen Gründen erfolgt die Spalthautentnahme vor der Entfernung etwaiger Nekrosen, um eine Keimverschleppung zu vermeiden, deshalb wird dafür ein separater Instrumentiertisch gerichtet (➤ Abb. 13.7).
- Die Entnahmestelle wird vor der Spalthautgewinnung eingefettet. Eine weitere Möglichkeit ist die Nutzung des Abdeckpapiers der Fettgaze.

- Zur Entnahme muss die Haut unter Spannung gehalten werden.
- Unter leichtem Druck wird jetzt die Haut mithilfe des Dermatoms „geschält" (➤ Abb. 13.8)

VORSICHT

Das Einstellen des Dermatoms ist immer Aufgabe des Chirurgen.

- Die Blutstillung der Entnahmestelle erfolgt durch Auflage von heißen Kompressen und das Anlegen von Kompressionsverbänden.
- Der endgültige Verband mit Wundauflagen, Kompressen und elastischen Binden wird zum Ende der Operation vorgenommen.
- Die Spenderhaut wird unter Assistenz der instrumentierenden Pflegekraft vom Chirurgen gemesht (zum Gitter geschnitten). Häufigstes Verfahren ist das Meshen im Verhältnis 1 : 3.

PRAXISTIPP

Durch das Einschneiden des Spalthauttransplantats und das Erzeugen eines Netzes vergrößert sich die Gesamtauflagefläche der entnommenen Haut. Der Vorteil ist hierbei, dass weniger Material entnommen werden muss und dennoch größere Flächen abgedeckt werden können. Ästhetisch ist dieses Vorgehen jedoch nicht, weswegen solche Transplantate in der Regel in bedeckbaren Körperregionen (Beine, Oberarme) zum Einsatz kommen.

- Die Haut muss immer feucht gehalten werden, damit ein guter Kontakt zwischen der Spalthaut und dem zu deckenden Bereich entsteht. Angetrocknete Spalthaut lässt sich schlechter anmodellieren und die Chance der Einheilung ist herabgesetzt. Gerade beim Operieren im aufgeheizten Saal trocknet die Spalthaut schnell aus.

PRAXISTIPP

Sollte versehentlich zu viel Spalthaut entnommen worden sein, wird diese steril und feucht verpackt, mit Namen und Entnahmedatum. Sie kann bis zu 14 Tage im Kühlschrank bei ca. 3 °C gelagert werden.

Operationstechnik: Spalthauttransplantation

- Nach dem Entfernen der Kompression wird die Blutstillung noch einmal kontrolliert (➤ Abb. 13.9).
- Die Spalthaut wird auf die Wunde aufgelegt und mit Hautklammern oder Einzelknopfnähten (4–0) befestigt.
- Damit es nicht zu Verklebungen zwischen Verband und Spalthaut kommt, werden Fettgaze aufgelegt und ggf. antimikrobielle Salben aufgebracht.
- Der endgültige Verband muss jegliche Scherkräfte vermeiden, um ein Verschieben des Transplantates zu verhindern.

MERKE

Interoperativer Blutverlust verstärkt die intensivmedizinische Problematik.

13.4.2 Vollhautentnahme und Transplantation

Bei dieser Operationstechnik werden chronische Wunden wie z. B. Ulzera, Tumorerkrankungen etc. im Vorfeld debridiert bzw. Tumoren in sono entfernt. Die Wunden werden gesäubert und letztendlich chirurgisch verschlossen. Ist hier eine primäre Naht nicht möglich, muss ein Verschluss durch transplantiertes Gewebe erfolgen. Für bestmögliche kosmetische Ergebnisse bietet sich hier dann die in ➤ Kap. 13.3 beschriebene Vollhauttransplantation an. Da sich auch hier die OP-Felder in jeglichem Bereich des menschlichen Körpers befinden können, wird hier nun als Beispiel eine Defektdeckung per Vollhaut nach Tumorexzision an der Stirn beschrieben.

Die zu operierende Person wird auf dem Rücken mit Kopf auf einem Gelkranz positioniert. Der Eingriff kann in Vollnarkose oder in lokaler Betäubung durchgeführt werden.

Instrumentarium: Handsieb.

Material:

- Skalpellklinge Fig. 15; Skalpellklinge Fig. 10; Einmalspritze mit Spülkanüle
- Einmalspritze mit feiner Kanüle, ggf. Lokalanästhetikum, Salbentüll, steriler Stift, Pflaster

Abdeckung: Viereckabdeckung.

Geräte: Lupenbrille.

Operationstechnik: Vollhautentnahme

- Nach der Desinfektion des OP-Gebietes wird zuerst die Wunde an der Stirn mithilfe eines scharfen Löffels debridiert und die Wundränder werden mit der 15er-Klinge sorgfältig und vorsichtig „angefrischt".

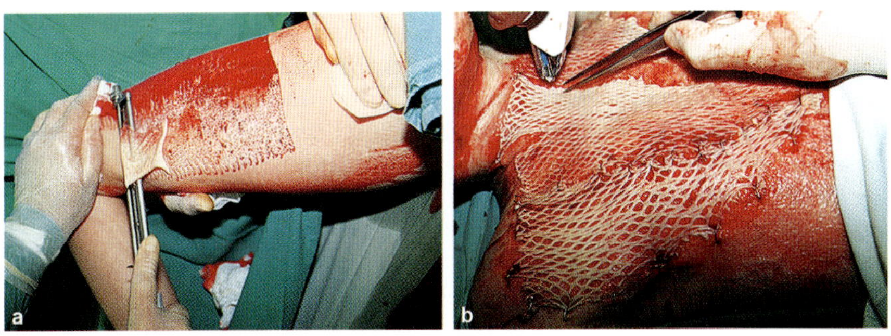

Abb. 13.9 Wundversorgung mit Spalthaut [F453]

- Es erfolgt eine gründliche Wundspülung mit Kochsalzlösung. Dann wird mithilfe einer Schablone (diese kann aus einem Handschuhpapier oder einer Nahtmaterialverpackung zugeschnitten werden) die Wunde ausgemessen.
- Anlegen der Schablone an der Vollhautentnahmestelle, z. B. am Hals, der Schulter oder der Leiste.
- Mit dem Stift werden die Konturen der Schablone angezeichnet.
- Mithilfe der 10er-Klinge wird das Vollhauttransplantat ausgeschnitten, entnommen und unter ständigem Feuchthalten zur Seite gelegt.
- Jetzt wird zunächst die Entnahmestelle mit einem resorbierbaren Faden subkutan verschlossen. Der Hautverschluss erfolgt mit einer Intrakutan-Naht.

MERKE

Die Auswahl und Schnittführung zur Entnahme eines Vollhauttransplantats muss immer so gewählt werden, dass ein spannungsfreier primärer Wundverschluss möglich ist.

Operationstechnik: Vollhauttransplantation

- Anschließend wird die Vollhaut mithilfe einer spitzen Schere (Irisschere) „ausgedünnt", d. h., zu dickes überschüssiges Fett wird entfernt, sodass ein gut durchbluteter Vollhautlappen zurückbleibt.
- Die Vollhaut wird dann auf den Defekt der Stirn angelegt und mit einem 5/0 nicht resorbierbarem Faden angenäht.
- Überschüssige Haut wird mithilfe der Irisschere entfernt.
- Dann wird der Salbentüll in Größe der Wunde auf die angenähte Vollhaut gelegt und mit einer 3/0 nicht resorbierbaren Naht „über Eck" fixiert. Die Fäden dieser Naht bleiben lang, so können diese mithilfe anatomischer Pinzetten dann quer über dem Salbentüll fixiert werden. Dadurch entsteht ein leichter Druck auf das Vollhauttransplantat zur besseren Anhaftung.
- Beide Wunden werden jeweils mit einem Pflaster verschlossen.

13.4.3 Gestielte Lappenplastik am Unterarm

Exemplarisch für eine gestielte Lappenplastik wird an dieser Stelle von einem zu deckenden Defekt am Unterarm ausgegangen. Generell kann eine gestielte Lappenplastik an beinahe jeder Körperstelle vollzogen werden, sofern ein geeignetes Weichteilgewebe als Spenderareal in der Nähe des Defekts zu finden ist.

Die Indikation für eine Lappenplastik am Unterarm ist z. B. gestellt bei ausgeprägten Hohlhand- oder Handrückenverletzungen, bei denen die Gefäßversorgung unterbrochen ist. Eine Wiederherstellung bedeutet nicht immer den vollständigen Erhalt der Funktionalität, besonders bei Verletzungsbeteiligung von Sehnen und Nerven. Hier sind immer auch kosmetische und ethische Aspekte zu betrachten.

Die Person wird in Rückenlage operiert. Der Arm wird auf einem Hand-OP-Tisch positioniert. Die Operation wird in Vollnarkose durchgeführt.

Instrumentarium: Handsieb; Mikro-Instrumente; bei Hohlhandbeteiligung ggf. Bleihand.

Material:

- 2 × Skalpellklinge Fig. 15, Doppler-Bezug, Einmalspritze mit Knopfkanüle
- Gefäßloop, Bezug für Kochsalzschüssel, warme Kochsalzlösung, steriler Stift, Saugschlauch mit dünnem Ansatz, Hautklammergerät, Silikon-Lasche

Abdeckung: Hand-Set.

Geräte: Lupenbrille, Absauger, Dopplergerät, Kochsalzschalenerwärmer.

Verband: Handverband; Cast-Schiene.

Operationstechnik: Radialislappenplastik

- Nach Desinfektion des gesamten Arms wird der Defekt an der Hand chirurgisch gesäubert.
- Die Wundränder werden geglättet.
- Dann erfolgt die Präparation zur Freilegung der Gefäße.
- Mithilfe des steril bezogenen Doppler-Grätes wird überprüft, ob eine ausreichende Versorgung der Hand durch die Arteria ulnaris vorhanden ist. Falls Sehnen oder Nerven involviert sind, werden diese dargestellt und ggf. wiederhergestellt.
- Die Wunde an der Hand wird mit einem warmen feuchten Bauchtuch bedeckt.
- Jetzt widmet man sich dem Unterarm.
- In den meisten Fällen wird bei dieser OP-Technik der Radialislappen (fasziokutaner Lappen) verwendet.
- Die Größe des gestielten Lappens wird mithilfe einer Schablone (aus Handschuhpapier oder Klebe-Tape) des Defekts bestimmt, indem die Schablone vom Defekt her Richtung Unterarm gedreht wird. So kann die genaue Länge des Lappens gemessen werden.
- Mithilfe des sterilen Stifts wird der Unterarm entlang der Schablone markiert.
- Jetzt erfolgt die Inzision entlang der Lappenmarkierung über der A. radialis.
- Mithilfe eines Gefäß-Dilatators und einer Mikroschere werden die A. radialis und ihre Begleitvenen dargestellt und mit einem Loop angeschlungen. So kann der Verlauf der Arterie während der weiteren Präparation gut kontrolliert werden.
- Etwa 1 cm vom Lappenrand entfernt beginnt die subfasziale Präparation von ulnar auf dem M. flexor carpi radialis.
- Der Muskel wird vorsichtig mit einem Langenbeck-Haken zur Seite gehalten, um die in der Tiefe liegende A. radialis darzustellen.
- Die sehr dünne Faszie wird vom Muskel vorsichtig abpräpariert.
- Dann wird der Gefäßstiel proximal durchtrennt. Das Gefäßende des Lappens wird mit einem Eklund-Gefäßclip versehen.
- Der Gefäßstiel am Unterarm wird legiert.

- Der nun gestielte Gefäßlappen wird in Höhe des Handgelenks Richtung Defekt der Hand rotiert. Dabei ist darauf zu achten, dass das Gefäß nicht abknickt und der Lappen den Defekt gut abdeckt.
- Die Wunde am Unterarm wird vorerst mit Hautklammern provisorisch verschlossen.
- Spannungsfrei wird der Lappen jetzt mit einem resorbierbaren Faden 3/0 eingenäht. Der Gefäßstiel wird legiert und die Eklund-Klemme entfernt.
- Nun wird der Lappen mit einem nicht resorbierbaren Hautfaden verschlossen.
- Es wird eine Silikon-Lasche zum Abfluss von Sekret eingelegt.
- Mithilfe des Doppler-Geräts wird die Durchblutung des Lappens kontrolliert und mit einem nicht resorbierbaren Faden der „Drehpunkt des Lappens" markiert. So kann in der Nachsorge eine optimale Überprüfung der Durchblutung mit einem Doppler-Gerät gewährleistet werden.
- Die Wunde am Unterarm wird schichtweise verschlossen.

MERKE
Defektdeckungen mittels Lappenplastik erfordern in der Regel weitere Eingriffe zwecks Lappenausdünnung, damit die Funktionalität der Extremität wiederhergestellt werden kann.

13.5 Unzufriedenheit mit Größe und Form der Brust

Die kosmetische Veränderung der Brust ist ein Eingriff, der für die Frau vor allem psychologisch von großer Bedeutung ist. Das „Sich-wie-eine-Frau-Fühlen" geht äußerlich häufig auch mit einer entsprechenden und ansprechenden Oberweite einher. Es gibt viele unterschiedliche Ursachen bzw. Indikationen, die eine operative Veränderung der Brust erforderlich bzw. wünschenswert machen können.

- Der Wunsch nach Veränderung der Form und des Volumens können eine Rolle spielen, wenn die Brust z. B. durch Schwangerschaft, Stillzeit, Gewichtsverlust oder Alterung Form und Volumen eingebüßt hat, die sog. **Ptosis mammae** (abgesenkte Brust).
- Die Größe und/oder Form der Brust wird von vornherein als unvorteilhaft betrachtet. Die Brust ist der Frau zu klein oder zu schlaff.
- Es liegt eine Asymmetrie vor, sprich, eine Brust ist kleiner als die andere, und wird entsprechend per Vergrößerung angeglichen
- Angeborene Brusthypoplasie. Während oben das subjektive Empfinden die tragende Rolle spielt, ist es in diesem Fall ein deutliches biologisches Phänomen, bei welchem sich die Brust nur geringfügig bis gar nicht ausgebildet hat.

Zur Therapie der geschilderten Indikationen kennt die plastische Chirurgie zwei Formen der Operation. Zum einen die reine Vergrößerung der Brust (Augmentation) und zum anderen die Straffung der Brust (Mastopexie). Beide Operationstechniken sollen im Folgenden näher beschrieben werden.

13.5.1 Operationstechnik: Mammaaugmentation

Bei der Mammaaugmentation handelt es sich um die Vergrößerung der Brust auf ein gewünschtes Maß unter Verwendung eines künstlichen Implantats.

VORSICHT
Ein vertrauensvoller plastischer Chirurg würde niemals eine Frau an der Brust operieren, welche sich noch im Wachstum befindet, sondern immer zum Abwarten raten. Es ist durchaus möglich, dass sich die Brüste noch spät entwickeln. Dies gilt es abzuwarten, da es sonst zu unnötigen Komplikationen bei der vergrößerten Brust kommen kann.

Kern der Augmentation der Brust ist das alloplastische Brustimplantat. Die Füllung besteht aus einem auslaufsicheren Silikongel oder einer Kochsalzlösung. Die raue Oberfläche der Implantate reduziert das Risiko einer Kapselfibrose. Die Implantate sind grundsätzlich in verschiedenen Formen erhältlich, um ein möglichst natürlich wirkendes Ergebnis zu erzeugen (➤ Abb. 13.10).

Die Wahl des richtigen Implantats ist von vielen Faktoren abhängig und sollte niemals leichtfertig getroffen werden.

Folgende Faktoren spielen dabei eine essenzielle Rolle:

- Breite und Höhe der Brustwand
- Bestehendes Volumen der Brust
- Hautmenge (Expander im Vorfeld möglich)
- Gewebeelastizität und Dehnbarkeit der Haut
- Abstand zwischen den Inframammärfalten und den Brustwarzen
- Körpersymmetrie im Allgemeinen

Aus diesen Gründen kommen daher in der Regel vorher immer intraoperativ Probeimplantate zum Einsatz.

MERKE
Die Operation der Augmentation kann grundsätzlich in jedem Alter durchgeführt werden, allerdings unter der Voraussetzung, dass das Körperwachstum abgeschlossen ist und die Brüste „voll" entwickelt sind.

PRAXISTIPP
Dieser Eingriff kann dem Ablauf nach auch bei einer Geschlechtsangleichung so vollzogen werden. Es ist demnach nicht nur rein auf das biologisch weibliche Geschlecht abonniert.

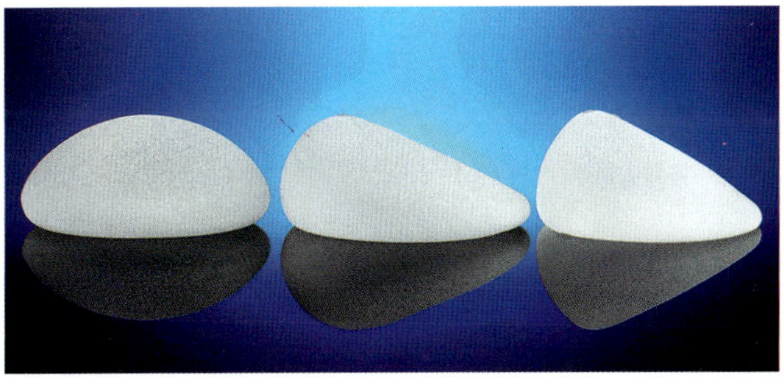

Abb. 13.10 Verschiedene Formen von Brustimplantaten [V556]

Zugangswege:
- Inframammär (Schnitt in der Brustumschlagfalte)
- Axillär (Schnitt in der Achselhöhle)
- Perimamillär (Schnitt halbkreisförmig am Brustwarzenhofrand)

Der inframammäre Zugang ist für jede Implantatgröße geeignet und hat sich als sicherste und übersichtlichste Zugangsart erwiesen. Die Narbe ist postoperativ fast nicht mehr zu sehen, da die Brust in der natürlichen Position diesen Schnitt überdeckt.

Beim Zugangsweg durch die Achselhöhle lässt sich die neue Brustfalte nur schwer formen und fixieren. Das Risiko für Double Bubble (eine zweite zusätzliche Falte) ist hier sehr hoch. Dazu kommt die erhöhte Gefahr der Verletzung der axillären Lymphknoten.

Nachteile beim Brustwarzenschnitt sind z. B. ein Verlust der Empfindsamkeit des Brustwarzenvorhofs und die erhöhte Gefahr der Verletzung der Milchdrüsengänge, was die Stillfähigkeit beeinträchtigen kann.

Lage des Implantats: Das Implantat kann entweder **submuskulär,** also unter dem M. pectoralis major oder **subglandulär** (unter der Brustdrüse und über dem M. pectoralis major) platziert werden (➤ Abb. 13.11, ➤ Abb. 13.12).

Positionierung:
- Rückenlage mit leicht erhöhtem Oberkörper.
- Wärmemanagement: Wärmematte und Warm-Touch-Decke.
- Die Arme der Patientin werden im Winkel von ca. 70° ausgelegt oder beide angelegt.

OP-Verlauf:
- Hautschnitt und Präparation der Loge für das Implantat partiell unter dem M. pectoralis major in multiplaner Technik rechts- und linksseitig.
- Zur Beurteilung der optimalen Größe und Form können sog. Sizer in Abhängigkeit von vorherigen Absprachen zum Einsatz kommen.
- Nach Ausleiten einer Redondrainage wird die Inframammärfalte mit einer 2–0 monofilen Naht auf der Faszie fixiert.
- Schichtweiser Wundverschluss mit einer 4–0 monofilen resorbierbaren Naht.

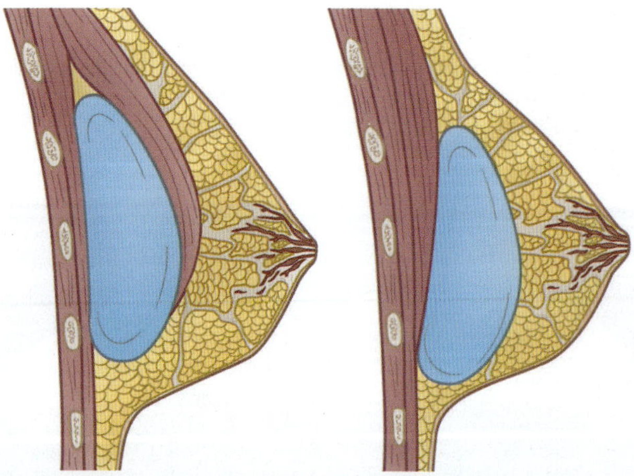

Abb. 13.11 Position des Brustimplantats [E846-017]

- Steri-Strips (zur Minimierung der Narbenausdehnung), Pflasterverband, Brustwickel oder Sport-BH.

Komplikationen:
- Kapselfibrose
- Rotation oder Dislokation des Brustimplantats
- Implantatdefekt durch Materialermüdung oder Unfall
- Taubheitsgefühl an der Mamille
- Wundheilungsstörungen
- Hämatom
- Infektion
- Serombildung

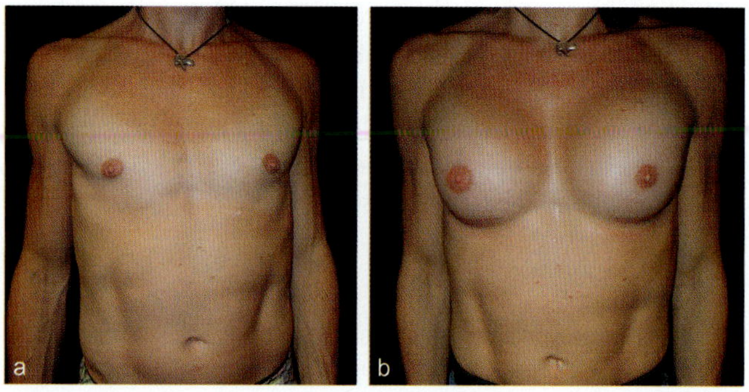

Abb. 13.12 Brustvergrößerung bei Transgender [E1155]

13.5.2 Operationstechnik: Mastopexie

Bei der Mastopexie liegt die Aufmerksamkeit des chirurgischen Eingriffs eher auf der Herstellung einer ansprechenden Form als auf der Erhöhung des Volumens. Mitunter ist nämlich das Volumen der Brust ausschlaggebender Faktor für das unerwünschte Herabhängen der Brust.

Zur Identifikation des Ausmaßes der sog. Ptosis mammae bedient man sich der Abstufung nach Kirwan (➤ Abb. 13.13).

Die Ptosis-Stufen nach Kirwan sind definiert durch die Beziehung der Position von Brustwarzenkomplex (BWK = Warzenvorhof mit Brustwarze) in Relation zur Brustumschlagfalte.

Die Ursachen einer Ptosis:
- Verlust der Spannkraft und Elastizität nach Schwangerschaft und Stillzeit. Das Brustdrüsengewebe bildet sich übermäßig stark zurück, wodurch ein zu großer Hautmantel zurückbleibt.
- Gewichtsverlust. Der Fettgewebeanteil in der Brust schwindet und die Brust verliert an Volumen.
- Schwerkraft. Das Gewicht der Brust führt zur Überdehnung der Haut. Der Hautmantel wird weiter und die Brustdrüse sackt ab.
- Angeborene Bindegewebsschwäche. Das Bindegewebe des Hautmantels gibt zu leicht unter dem Gewicht des Brustdrüsengewebes nach, unabhängig davon, wie groß die Brust ist.

Techniken der Bruststraffung (➤ Abb. 13.14):
- Periareoläre Bruststraffung = geeignet bei leichter Ptosis und normaler Brustgröße
- Vertikale Bruststraffung = geeignet bei mittlerer Ptosis
- T-förmige Bruststraffung = bei großen Brüsten mit starker Ptosis

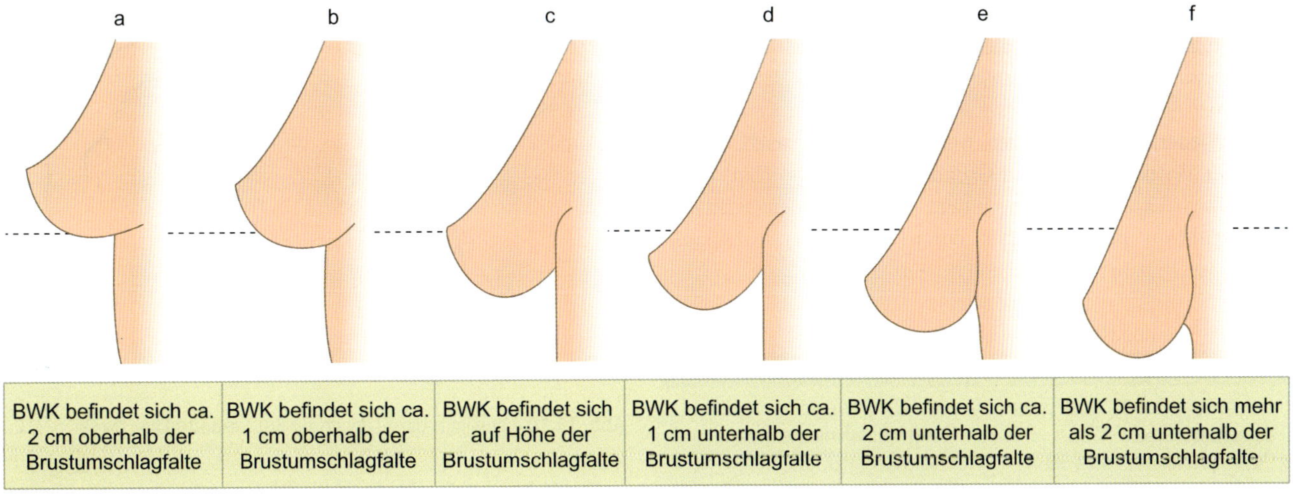

Abb. 13.13 Ptosis-Stufen nach Kirwan [L138]

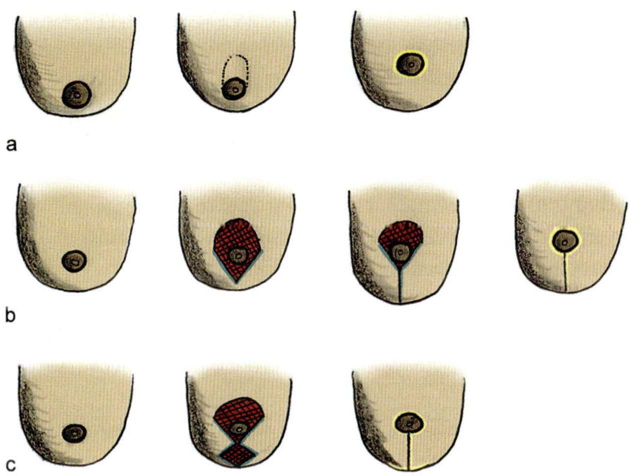

Abb. 13.14 Prinzipien der Mastopexie-Techniken [O904]

Positionierung:

- Rückenlage mit leicht erhöhtem Oberkörper, später in halb sitzender Position.
- Wärmemanagement: Wärmematte und Warm-Touch-Decke.
- Die Arme der Patientin werden im Winkel von ca. 70° ausgelegt oder beide angelegt.

OP-Verlauf (hier eine T-förmige Bruststraffung; ➤ Abb. 13.15**):**

- Mit einem Mamillotom wird der zukünftige Mamillendurchmesser auf der Haut markiert.
- Umschneidung der Anzeichnungsfigur und Deepithelisierung der Straffungsfigur.
- Resektion von Fett- und Drüsengewebe mit dem monopolaren Diathermiemesser, erst medial, dann lateral.
- Entnommenes Gewebe wird zur histologischen Untersuchung ins Labor gegeben.
- Weitere Präparation je nach Umfang des Eingriffs.
- Adaption der Wundränder mit Backhausklemmen oder dem Hautklammergerät.
- Ggf. Einlage einer Redondrainage.

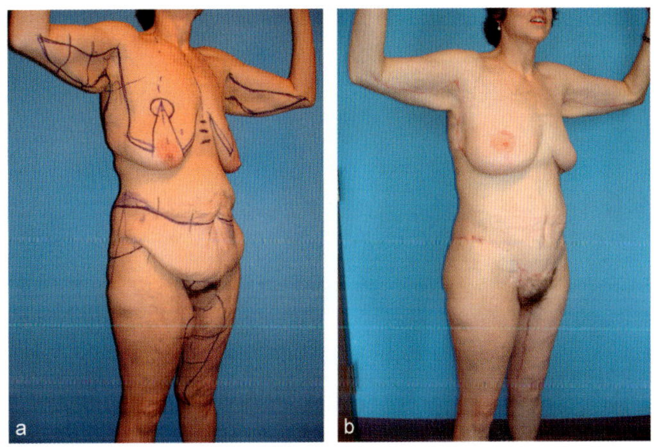

Abb. 13.15 Ergebnis einer Mastopexie per T-förmiger Inzision [E1156]

- Nach Überprüfung des Ergebnisses erfolgt die endgültige Naht der Hautareale mit 4–0 monofilen resorbierbaren Nähten.
- Steri-Strips, Fettgaze zum Schutz der Mamille, Pflasterverband und Brustwickel bzw. Sport-BH.

Komplikationen:

- Hämatom
- Infektion
- Wundheilungsstörung
- Sensibilitätsstörung des BWK
- Narbenkeloid
- Asymmetrie
- Verlust der Stillfähigkeit

13.5.3 Operationstechnik: Mammarekonstruktion

Anders als bei den beiden in ➤ Kap. 13.5.1 und ➤ Kap. 13.5.2 dargestellten Eingriffen an der Brust, ist die Rekonstruktion der Brust kein Eingriff, der allein aufgrund von Unzufriedenheiten vorgenommen wird. Diese Mammarekonstruktion erfolgt in der Regel, wenn die Patientin Opfer eines Traumas oder eines Tumors an der Brust wurde. Standardmäßig erfolgt die Rekonstruktion nach einer Mastektomie (Abnahme des Brustdrüsengewebes und des Hautmantels; ➤ Kap. 5).

Zur Wiederherstellung einer weiblichen Brust nach Verletzung oder Verlust kommen im Grunde alle unter ➤ Kap. 13.3.1 vorgestellten Lappenplastiken infrage. Im Folgenden wird die **Rekonstruktion per Latissimus-dorsi-Lappen (LaDo-Lappen,** ➤ Abb. 13.16) näher beschrieben (➤ Tab. 13.4).

Tab. 13.4 Vor- und Nachteile der LaDo-Lappenplastik

Vorteile	Nachteile
• Geeignet für Sofort- oder Sekundärrekonstruktion. • Die ursprüngliche Funktion des Muskels wird von anderen Rückenmuskeln übernommen. • Keine Mikrovaskularisierung notwendig, da gestielte Lappenplastik. • Gute Operationsmethode gerade bei schlanken Patientinnen.	• Mögliche Bewegungseinschränkungen durch die Narbe am Rücken. • Durch eine atrophische Veränderung des M. latissimus kann sich die Form der Brust verändern. • Häufig ist ein zusätzliches Brustimplantat notwendig.

VORSICHT

Bei einem LaDo-Lappen muss immer daran gedacht werden, den N. thoracodorsalis zu kappen. Geschieht dies nicht, hebt sich später immer die betreffende Brust mit, wenn die Patientin den Arm hebt.

Positionierung:
- Seitenposition, gerne mit Fixationsmöglichkeit des Unterarms am Anästhesiebügel
- Möglichkeit zum intraoperativen Wechsel in die Rückenlage und Umpositionierung der Patientin in halb sitzende Position
- Wärmemanagement per Wärmematte und Warm-Touch-Decke

MERKE

Ein durchgängiges und adäquates Wärmemanagement ist bei einer Lappenplastik das A und O. Kommt es durch Abkühlung zur Vasokonstriktion im Körper kann dies verheerende Auswirkungen auf die Durchblutung des Lappens haben, welcher zu diesem Zeitpunkt lediglich von einem Gefäß mit Blut versorgt wird. Ist diese Versorgung gestört, kommt es zum Absterben des Lappens. Dann gibt es keinen zweiten Versuch!

OP-Verlauf: Die Schnittführung wird vor der OP genau geplant und auf der Brust und dem Rücken angezeichnet.

Heben des M.-latissimus-dorsi-Lappens:
- Die vorgezeichnete Hautinsel wird auf dem Rücken umschnitten, diese kann dreieeckförmig bis in die Axilla reichen.
- Der Muskel wird in seiner ganzen Ausdehnung dargestellt und von mediokaudal, beginnend von seinem Ursprung unter Mitnahme des Subkutangewebes abgelöst.
- Der M. latissimus wird von der Serratusmuskulatur und Teresmuskulatur abpräpariert.

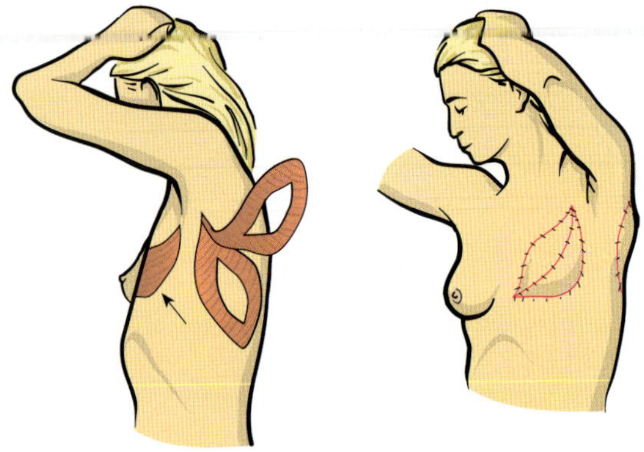

Abb. 13.16 Latissimus-dorsi-Lappen zur Brustrekonstruktion [L239]

- Das Heben erfolgt von kaudal nach kranial.
- Kraniale Präparation des Muskels bis in die Achsel und Darstellung des sehnigen Ansatzes.
- Unter Verfolgung des Serratusastes wird der Gefäßlappenstiel aufgesucht, dargestellt und sicher geschont.
- Der N. thoracodorsalis wird vom Gefäßbündel abgelöst und auf einer Länge von ca. 1 cm reseziert, um eine unerwünschte Kontraktion der rekonstruierten Brust zu vermeiden.
- Zur weiteren Mobilisation des Lappens wird der Ansatz am Humerus abgetrennt. Manchmal wird auf dieses Vorgehen verzichtet, um zu verhindern, dass sich der Lappenmuskel atrophisch verändert.

Rekonstruktion mittels M.-latissimus-dorsi-Lappen:
- Schaffen eines subkutanen Tunnels zur vorbereiteten ventralen Defektzone. Die Defektzone kann vorher oder parallel vorbereitet werden.
- Durchzug der Muskellappenplastik durch den subkutanen Tunnel in die Defektzone. Die Verlagerung des Muskels muss unter Schonung des präparierten Gefäßstiels geschehen, dieser darf nicht geknickt und/oder rotiert sein, damit die Durchblutung gewährleistet bleibt.
- Drainageneinlage (mit Sog).
- Fixation des muskulotendinösen Übergangs am M. teres major.
- Schichtweiser Wundverschluss und Verband.
- Die Patientin wird umpositioniert und in die halb sitzende Position gebracht. Erneute Hautdesinfektion und sterile Abdeckung. Frische Kittel und Handschuhwechsel für die Beteiligten.
- Einpassen des myokutanen Lappens in die Defekthöhle und Fixation in seiner neuen Position.
- Einlage der Drainage (ohne Sog) und schichtweiser Wundverschluss.

Komplikationen:
- Serombildung an der Entnahmestelle
- Selten Lappenverluste
- Hämatom
- Wundheilungsstörung
- Lymphabflussstörung
- Infektion

13.6 Unzufriedenheit mit dem Erscheinungsbild nach Gewichtsabnahme

Viele Menschen leiden unter ihrem Gewicht und nehmen daher ab. Der eine wenig, der andere zu viel. Gerade Letzteres kann trotz aller Disziplin und Anstrengung durch den Abnehmenden zu einer Unzufriedenheit mit dem Erscheinungsbild führen. Große Hautüberschüsse mit einhergehenden Bewegungseinschränkungen sowie im schlimmsten Fall Depressionen wegen des unzureichenden Ergebnisses können die Folge sein. Durch regelmäßigen Sport kann dem Problem entgegengewirkt werden, jedoch ist in einigen extremen Fällen eine chirurgische Maßnahme unumgänglich.

Hautüberschüsse können manchmal bereits durch Liposuktionen ausgeglichen werden. Als vorbereitende Maßnahme wird eine Liposuktion in den meisten Fällen primär vor einer Straffungsoperation empfohlen. Meist aber sind die Hautüberschüsse durch die Gewichtabnahmen so groß, dass ein chirurgischer Eingriff am Gewebe erforderlich wird. Dieser erfolgt über sog. Straffungsoperationen, wobei das überschüssige Unterhautfettgewebe entfernt wird. Dies ist am ganzen Körper möglich:

- Bauchdeckenstraffung
- Oberarmstraffung
- Oberschenkelstraffung
- Gesäßstraffung
- Thoraxwandstraffung
- Bruststraffung
- Rückenstraffung
- Halsstraffung

Exemplarisch wird in diesem Kapitel eine Art der Straffung beschrieben, da das Prinzip eines solchen Eingriffs bei allen Varianten gleich ist.

13.6.1 Operationstechnik: Body-Lift (Ganzkörperstraffung, untere zirkuläre Rumpfstraffung)

Bei dieser Operationstechnik wird das überschüssige Fettgewebe von Rücken und Bauch entfernt. Es handelt sich hierbei um eine 360°-Operation (zirkulär Rücken und Bauch).

PRAXISTIPP

Beim Body-Lift wird sozusagen „die Hose hoch- (Rücken) und der Pullover heruntergezogen (Bauch)".

Durch die Schnittführung wird es ermöglicht, die Rücken-, Lenden-, Gesäß-, Oberschenkel-, Scham-und Bauchregion zu straffen.

Die Person wird im 1. Schritt in Bauchposition operiert und im 2. Schritt in Rückenposition mit ausgelegten Armen. Der OP-Tisch bedarf jedoch einer Verlängerung, sodass die Person zum Verschluss der Bauchdecke aufgerichtet werden kann („Klappmesserfunktion").

VORSICHT

Hierfür ist ein entsprechender aufklappbarer OP-Tisch erforderlich!

Die Operation wird in Vollnarkose durchgeführt.
Instrumentarium: Weichteilinstrumentarium; Lineal.
Material:

- 4 × Skalpellklinge Fig. 22, 1 × Skalpellklinge Fig. 11; HF-Monopolarhandgriff
- 4 × Saugertasche, 4 × Schlauchfixierung; kräftiges nicht resorbierbares
- Nahtmaterial, Blasenspritze, Bezug für Kochsalzschalenerwärmer, steriler Stift
- Hautklammergerät, 4 × Redondrainage, 4 Redonflaschen

Abdeckung: 2 × Viereckabdeckung.
Geräte: Kochsalzschalenerwärmer, Waage.
Nach Desinfektion und sterilem Abdecken des OP-Gebietes erfolgt mit dem Stift das Anzeichnen der Schnittführung.

Nach der Inzision werden die überschüssigen Hautweichteile so weit freipräpariert, bis eine ausreichende Straffung erzielt werden kann. Das entfernte Gewebe wird gewogen, um der Straffung eine Größenordnung ermöglichen zu können. An den sog. Ankerpunkten wird das zusammengezogene Gewebe mit fester, nicht resorbierbarer Naht Stärke 2 fixiert. Zusätzlich werden zwischen den Ankerfäden noch kräftige Nähte aus resorbierbarer Naht Stärke 0 gesetzt. Auch wird die Fettfaszie mit starken Nähten gestrafft.

Die überschüssige Hautschicht wird in Höhe der Taille provisorisch mit einem Hautklammergerät verschlossen. Diese sog. Dog-Ears werden im Rahmen der Abdominoplastik mit entfernt. Im Bereich der Flanken wird rechts und links eine Redondrainage zum Sekretabfluss eingelegt. Es erfolgt der schichtweise Wundverschluss.

Die Person wird jetzt in Rückenposition gebracht.

Es erfolgt die Desinfektion des OP-Gebietes sowie die sterile Abdeckung und das Anzeichnen der Schnittführung zur Bauchdeckenstraffung (Abdominoplastik). Die Inzision erfolgt nach dem Verlauf der Narben vom Rücken über den Schambereich. Das Weichteilgewebe wird dann kopfwärts Richtung Bauchnabel von der Bauchmuskulatur getrennt. Der Bauchnabel wird mit zwei Einzinkern gefasst, mit einer Klinge Fig 11 umschnitten und mit einem kräftigen Haltefaden in der Tiefe „versenkt". Dadurch kommt es nie zu einer Mangeldurchblutung des Nabels während des Eingriffs. Es geht weiter mit der Ablösung des Unterhautfettgewebes kopfwärts Richtung Brustbein. Durch Herunterziehen des Hautlappens kommt

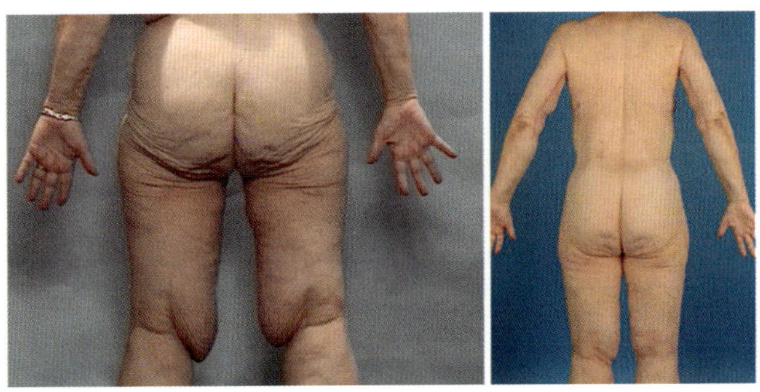

Abb. 13.17 Ergebnis eines Body-Lifts [F1129-001]

es zur Straffung der geraden Bauchmuskulatur, die paarig angelegt in der Rektusscheide verläuft. Diese ist meist auseinandergewichen und sorgt so für eine Instabilität (➤ Abb. 13.18).

Die Rektusdiastase wird mit einem kräftigen, nicht resorbierbaren Faden mit Widerhaken fortlaufend vernäht. Dadurch werden die Organe in den Bauchraum zurückgedrängt und es entsteht die „innere Formung der Taille".

Jetzt erfolgt das Aufrichten der Person in die Hüftbeugestellung. Dadurch nähern sich die oberen und unteren Wundränder an. So kann möglichst viel überschüssiges Gewebe für einen guten Straffungserfolg entfernt werden. Auch hier wird das entfernte Gewebe gewogen. Zur besseren Sicherung der Straffung wird mit Quilting-sutures-Nähten aus starkem resorbierbarem Nahtmaterial Stärke 0 der Wundverschluss von kopfwärts bis fußwärts vollzogen und das Bauchdeckengewebe an der Bauchwand fixiert. Es werden zwei Redondrainagen eingelegt und über dem Schambereich ausgeleitet. Beim Erreichen des Bauchnabels wird in dessen Höhe eine Neupositionierung desselben angezeichnet. Über einen kleinen Schnitt wird der Bauchnabel ausgeleitet und mit einem feinen, nicht resorbierbaren Faden eingenäht. Beim Wundverschluss wird die Fettfaszie mit resorbierbaren Fäden Stärke 3/0 vernäht. Dadurch wird eine leichte Straffung der Oberschenkelinnenseiten erreicht. Es erfolgt der komplette Hautverschluss.

VORSICHT

Beim Ausschleusen der operierten Person ist darauf zu achten, dass der OP-Tisch nicht in die Neutralstellung gebracht werden darf! Die Person muss zwingend in Hüftbeugestellung ausgeschleust werden, damit es nicht zu einer Überdehnung der Bauchdeckenstraffung und somit zum „Ausreißen der Nähte" kommen kann!

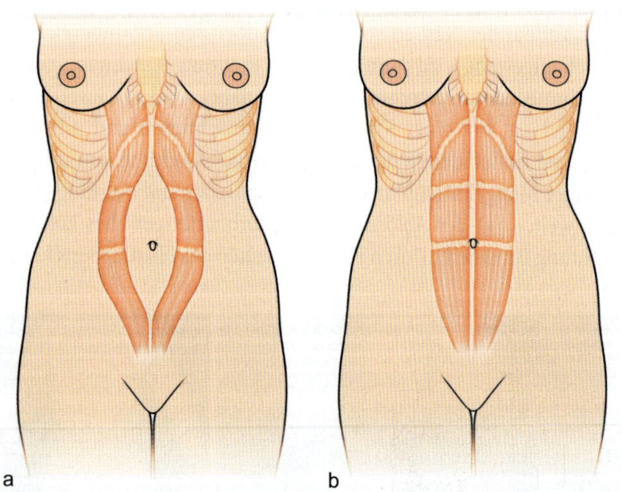

Abb. 13.18 **a** Rektusdiastase (auseinandergewichene Bauchmuskulatur), **b** Verschlossene Rektusdiatese durch Naht [E1157]

13.7 Fachspezifische Positionierung

Schwer brandverletzte Patienten gelten aufgrund der schlechten Gewebedurchblutung als stark dekubitusgefährdet. Die Ausstattung der OP-Tische mit Tempur-Auflagen ist daher als obligat zu betrachten und genügt i. d. R. den Anforderungen. Durch die häufig stark unterschiedliche Lokalisation, z. B. von Verbrennungswunden und Spenderarealen, wird evtl. intraoperativ eine Umpositionierung notwendig. Ausreichend Positionierungshilfsmittel sind vorzubereiten. Vorrangig finden Gelmatten u. Ä. Anwendung, mit denen die Positionierung individuell angepasst werden kann.

13.8 Fachspezifische Abdecksysteme

Die Abdeckung ist in der plastischen Chirurgie durch die individuellen Deckungsareale und Entnahmestellen nicht standardisierbar. Deshalb erfolgt hier die Abdeckung i. d. R. in individueller Absprache mit dem Operateur. Eventuell kann intraoperativ eine 2. Abdeckung notwendig werden, falls eine Umpositionierung des Patienten geplant ist. Bewährt haben sich 4-Tuch-Abdeckungen und Extremitätenabdeckungen per U-Tuch. Zur Schaffung sauberer und trockener Arbeitsflächen kann intraoperativ eine Ergänzung der Abdeckung durch neue Materialien erforderlich werden. In vielen plastischen Abteilungen ist man dazu übergegangen, die Abdecktücher nicht zu kleben, sondern lediglich aufzulegen und mit Klemmen aneinander zu befestigen (**cave:** nicht am Patienten!). Die Intention ist es, die Haut keinem unnötigen Zug zu unterziehen und damit das kosmetische Ergebnis zu beeinträchtigen.

LITERATUR

Biesalski HK. Vitamine und Minerale: Indikation, Diagnostik, Therapie. Stuttgart: Georg Thieme Verlag KG, 2016.

Bingöl AS. BASICS Plastische und ästhetische Chirurgie. München: Elsevier Urban & Fischer, 2021.

Gröber U. Orthomolekulare Medizin: Ein Leitfaden für Apotheker und Ärzte. 3. A. Berlin: Wissenschaftliche Verlagsgesellschaft, 2008.

Hoffmann R. Checkliste Handchirurgie. Stutggart: Thieme Verlag KG, 2016.

Jiga L, Jandali Z. Wiederherstellungsoperationen nach Brustkrebs: Ratgeber für Patientinnen. Berlin, Heidelberg: Springer, 2019.

Jiga L, Jandali Z. Das Lipödem: Ein Patientenratgeber. Berlin, Heidelberg: Springer, 2021.

Lucius R, Schwegler JS. Der Mensch : Anatomie und Physiologie. Stuttgart: Georg Thieme Verlag, 2015.

Müller K, Jiga L, Jandali Z. Wiederherstellungsoperationen nach starker Gewichtsabnahme: Ein Patientenratgeber. Berlin, Heidelberg: Springer, 2018.

Schiergens T. BASICS Chirurgie. München: Elsevier Urban & Fischer, 2018.

Welsch U, Deller T. Histologie – Das Lehrbuch. München: Elsevier Health Sciences, 2022.

Weise HC. Entnahmemorbidität beim mikrochirurgisch anastomosierten Anterior Lateral Thigh (ALT)-Lappen. Tübingen: Universitätsbibliothek Tübingen, 2018.

Welsch U, Deller T. Histologie – Das Lehrbuch. München: Elsevier Health Sciences, 2022.

Wilczynski M, Stickan H, Schmeichel H et al. Pflegerische Qualitätssicherung im OP: Standardisierte Arbeitsabläufe für den Funktionsdienst. Stuttgart: Kohlhammer Verlag, 2009.

KAPITEL

14 OTA in der Neurochirurgie

Carola Dargel-Lapp und Elfi Vogel

14.1 Anatomie und Physiologie

14.1.1 Kopf und Gehirn

Im **Kopf** des Menschens werden alle lebensnotwendigen Funktionen reguliert und gesteuert. Der knöcherne Schädel liegt unmittelbar unter der **Kopfschwarte** (Haut, Unterhaut und Sehnenhaube [Galea]) und besteht aus 22 Knochen. Es wird in die Gesichtsschädel- und Hirnschädelknochen (➤ Abb. 14.1) unterteilt. Der knöcherne Hirnschädel teilt sich in das Schädeldach und die Schädelbasis und bildet die äußere Schutzschicht des Gehirns. Die zusammengewachsenen Verbindungsstellen der einzelnen Schädeldachknochen werden **Schädelnähte** (Suturen) genannt. Sie dienen in der Neurochirurgie als wichtige Orientierungspunkte, um eine Lokalisation im Kopf zu bestimmen. Die Schädelbasis teilt sich in drei Gruben. In den Gruben befinden sich die Austrittsstellen für die Hirnnerven und der Blutgefäße (Trebdorf 2019).

Das **Gehirn** ist von drei Hirnhäuten (Meningen) umgeben. Direkt unterhalb des Schädelknochens grenzt die äußere harte Hirnhaut (Dura mater) an. Die Dura mater ist eine sehr feste Hautschicht, die das Gehirn vor äußeren mechanischen Einflüssen schützt. Sie bildet die Hirnsichel (Falx cerebri). Diese trennt die linke und rechte Großhirnhemisphäre voneinander. Die Spinnengewebshaut (Arachnoidea) bildet die mittlere Schicht der Hirnhäute und liegt der Dura mater direkt an. Die Arachnoidea ist für die Blutversorgung des Gehirns zuständig. Direkt unterhalb befindet sich der Subarachnoidalraum. Er ist mit Liquor gefüllt und dient als Polsterkissen für das Gehirn. Hier findet der Austausch zwischen Liquor und Blut statt. Die weiche Hirnhaut (Pia mater) liegt der gesamten Oberfläche des Gehirns auf und versorgt es mit Nährstoffen (Trebdorf 2019; Zilles, Tillmann 2010; ➤ Abb. 14.2).

Das Gehirn (Encephalon) (➤ Abb. 14.3) wiegt bei einem Erwachsenen zwischen 1.300 und 1.500 g und bildet mit den Nervenzellen (Neuronen) und Synapsen die Grundlage des zentralen Nervensystems. Es teilt sich in das Großhirn, das Kleinhirn, den Balken und den Hirnstamm. Das Großhirn besteht aus zwei Hirnhälften (Hemisphären), die über den Balken miteinander verbunden sind. Dort werden die kognitiven Fähigkeiten und das Bewusstsein gesteuert. Die Oberfläche des Gehirns vergrößert sich durch diverse Furchen (Sulci) und Windungen (Gyri cerebri). Das Großhirn (Cerebrum) unterteilt sich in vier Lappen, in denen verschiedene Zentren für Funktionen liegen. Die Hirnmasse besteht aus der Großhirnrinde (Cortex), der grauen Substanz und dem Großhirnmark (Medulla) sowie der weißen Substanz. Das Kleinhirn (Cerebrellum) liegt in der hinteren Schädelgrube und koordiniert und unterstützt die motorischen Zentren, z. B. das Gleichgewicht und die Zielmotorik. Der Balken (Corpus callosum) ist die Verbindungstelle der beiden Hemisphären und dient als Schaltfläche für alle zu- und ablaufenden Nervenfasern zwischen Rückenmark und Großhirn. Das Zwischenhirn (Diacephalon) liegt unterhalb des Großhirns. Im Zwischenhirn liegen der Thalamus, Epithalamus mit Epiphyse und der Hyperthalamus mit Hypophyse. Der Hirnstamm (Truncus encephali) wird aus dem

- Mittelhirn (Mesencephalus),
- der Brücke (Pons) und

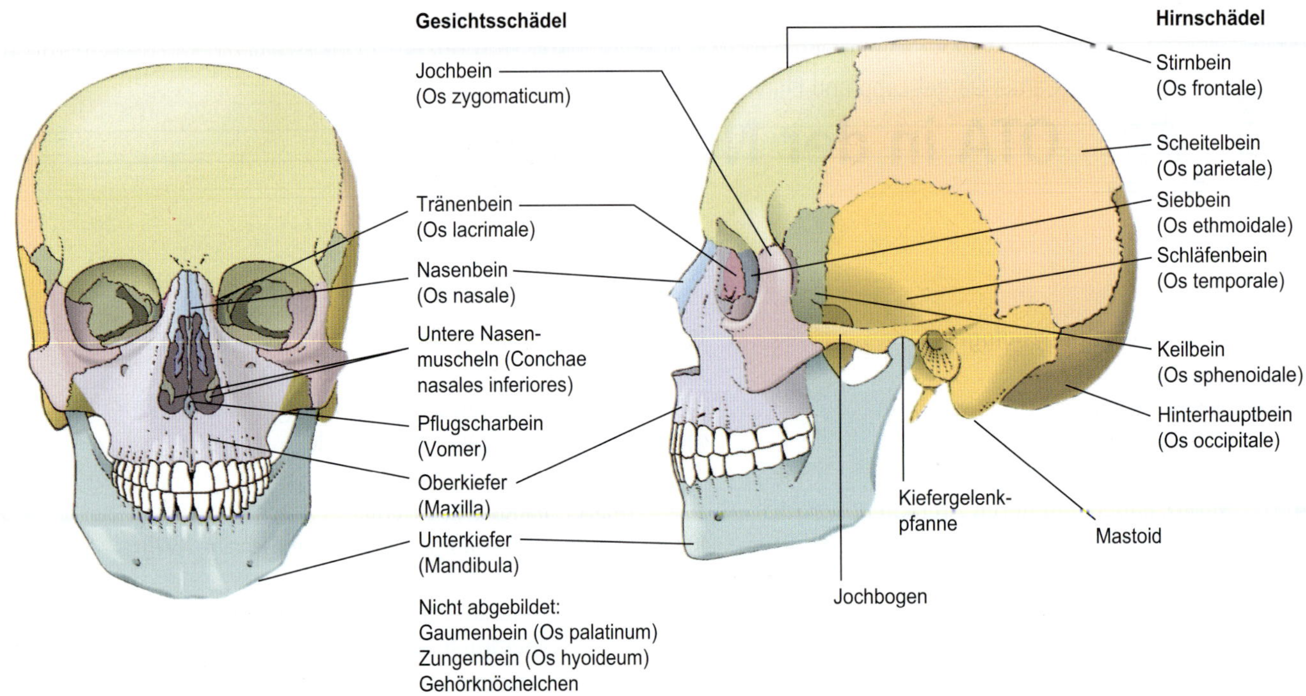

Abb. 14.1 Knöcherner Aufbau des Kopfes [L190]

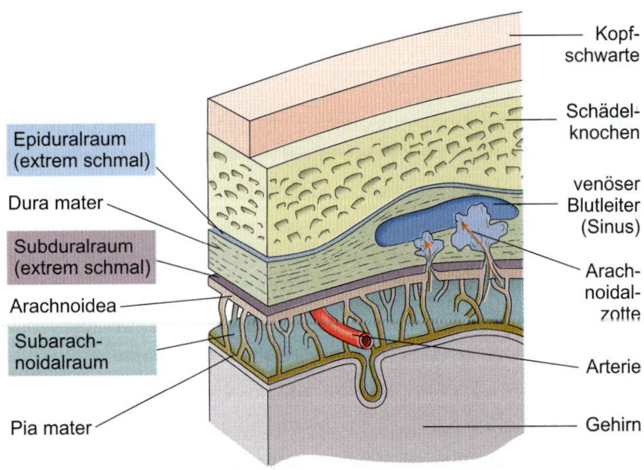

Abb. 14.2 Schädelstrukturen von außen nach innen [L190]

- dem verlängerten Rückenmark (Medulla oblongata) gebildet (➤ Abb. 14.3).

Das Gehirn ist zum Schutz von einem liquorgefüllten Raum umgeben. Der Liquor wird in den vier Hirnkammern (Ventrikel) gebildet. In der linken und rechten Hemisphäre liegen der erste und zweite Ventrikel. Die beiden sind über das Zwischenkammerloch (Monroi) mit dem dritten Ventrikel verbunden. Die Wasserleitung (Aquaeductus) stellt die Verbindung zum vierten Ventrikel dar (Trebdorf 2019; Zilles, Tillmann 2010).

Die arterielle Blutversorgung des Gehirns erfolgt über die A. carotis interna dextra und sinistra sowie die A. vertebralis dextra und sinistra. Aus der A. vertebralis entsteht die A. basilaris. Im Schädelinneren bilden die Aa. basilaris gemeinsam mit den Aa. carotis interna einen Arterienring (Circulus arteriosus Willisii; ➤ Abb. 14.4). Der Arterienring stellt eine durchgängige Blutversorgung des Gehirns sicher (Trebdorf 2019; Zilles, Tillmann 2010).

Das venöse Blut der tiefer gelegenen Hirnvenen wird in die oberflächlichen Venen des Gehirns geleitet und im Hirnblutleiter (Hirnsinus), der in der Dura mater eingebettet ist, gesammelt und abtransportiert (Trebdorf 2019; Zilles, Tillmann 2010).

14.1.2 Nervensystem

Das Nervensystem koordiniert und steuert durch die Weiterleitung und Umwandlung von Informationen in Aktionspotenziale alle körperlichen Funktionen. Das System unterteilt sich anatomisch in das zentrale und das periphere Nervensystem. Das **zentrale Nervensystem** (ZNS) bildet sich aus dem Gehirn und dem Rückenmark. Das ZNS ist ein lebenswichtiges Steuerungszentrum, welches alle Informationen des Körpers und der Umwelt speichert, verarbeitet und weiterleitet. Das **periphere Nervensystem** (PNS) setzt sich aus den ab- und zuführenden Nervenfasern zusammen, die den gesamten Körper durchlaufen. (➤ Abb. 14.5). Das PNS leitet aufgenommene Informationen aus den einzelnen Nervenzellen (Neuronen) und Gliazellen über die Nervenknoten (Ganglien) zum ZNS, damit die Informationen verarbeitet werden können. Die Nervenfasern des Körpers verlaufen immer nur in eine Richtung, entweder zuführend (afferent) oder wegführend (efferent). Das Nervensystem lässt sich auch hinsichtlich der physiologischen Funktionen unterscheiden. Zum einen gibt es das **somatische Nervensystem,** welches hauptsächlich die bewussten und willkürlichen Informationen aus der Umwelt aufnimmt, sie verarbeitet und dadurch eine Anpassung ermöglicht. Zum anderen gibt es ein **vegetatives Nervensystem.** Es koordiniert weitestgehend unbewusst und unwillkürlich und stimmt

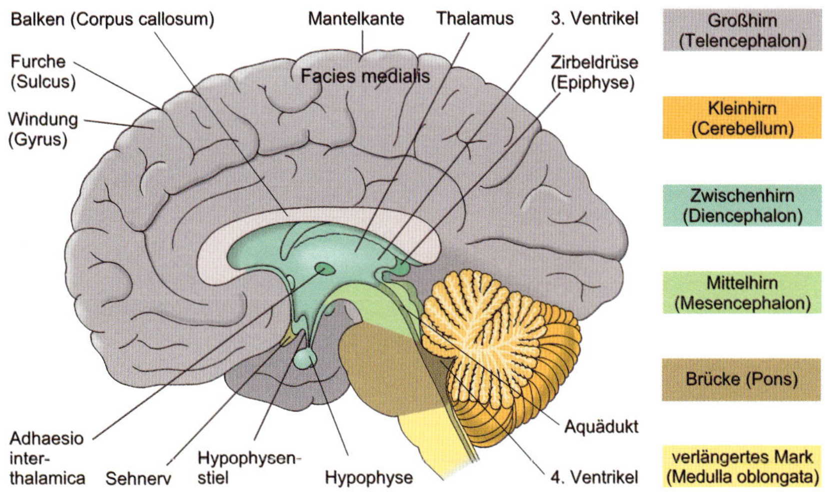

Abb. 14.3 Aufbau des Gehirns [L190]

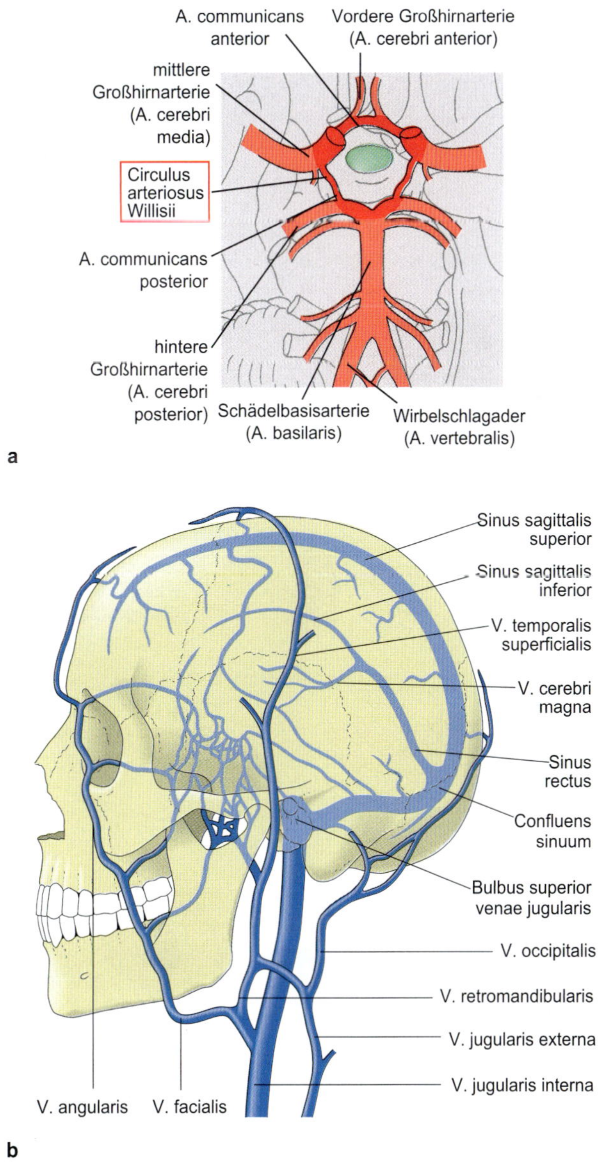

Abb. 14.4 **a** Arterielle und **b** venöse Blutversorgung im Gehirn [L190]

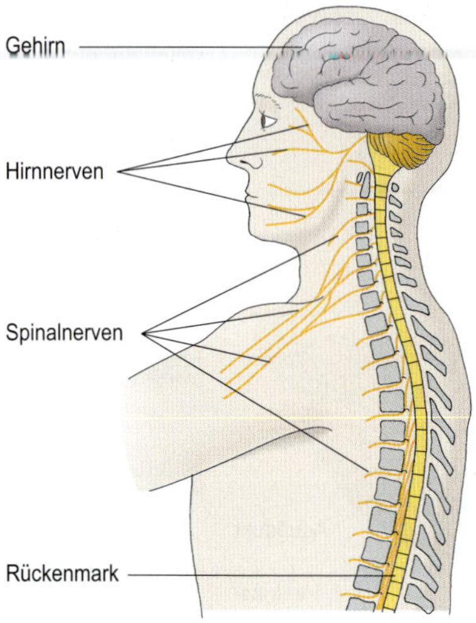

Abb. 14.5 Unterteilung des Nervensystems [L190]

die Organtätigkeit mithilfe des Sympathikus und Parasympathikus aufeinander ab. Auch diese Teile des Nervensystems bestehen aus Anteilen des ZNS und des PNS. Zum Nervensystem gehören ebenfalls 12 Hirnnervenpaare und 31 Spinalmarknervenpaare mit unterschiedlichen Funktionen (➤ Abb. 14.6). Die Hirnnerven sind Teil des peripheren Nervensystems, obwohl der I. und II. Hirnnerv direkt aus dem Gehirn entspringen (Trebdorf 2019; Zilles, Tillmann 2010).

14.1.3 Wirbelsäule

Die Wirbelsäule (Columna vertebralis; ➤ Abb. 14.7), auch **Rückgrat** genannt, hat die Aufgabe den aufrechten Gang zu gewährleisten und den Körper zu stützen und beweglich zu machen. Ebenso wird das Rückenmark geschützt, welches im Wirbelkanal liegt. Die Wirbelsäule besteht aus 24 Wirbelkörpern, die sich aufgliedern in 7 Halswirbel, 12 Brustwirbel, 5 Lendenwirbel sowie das Kreuzbein und das Steißbein.

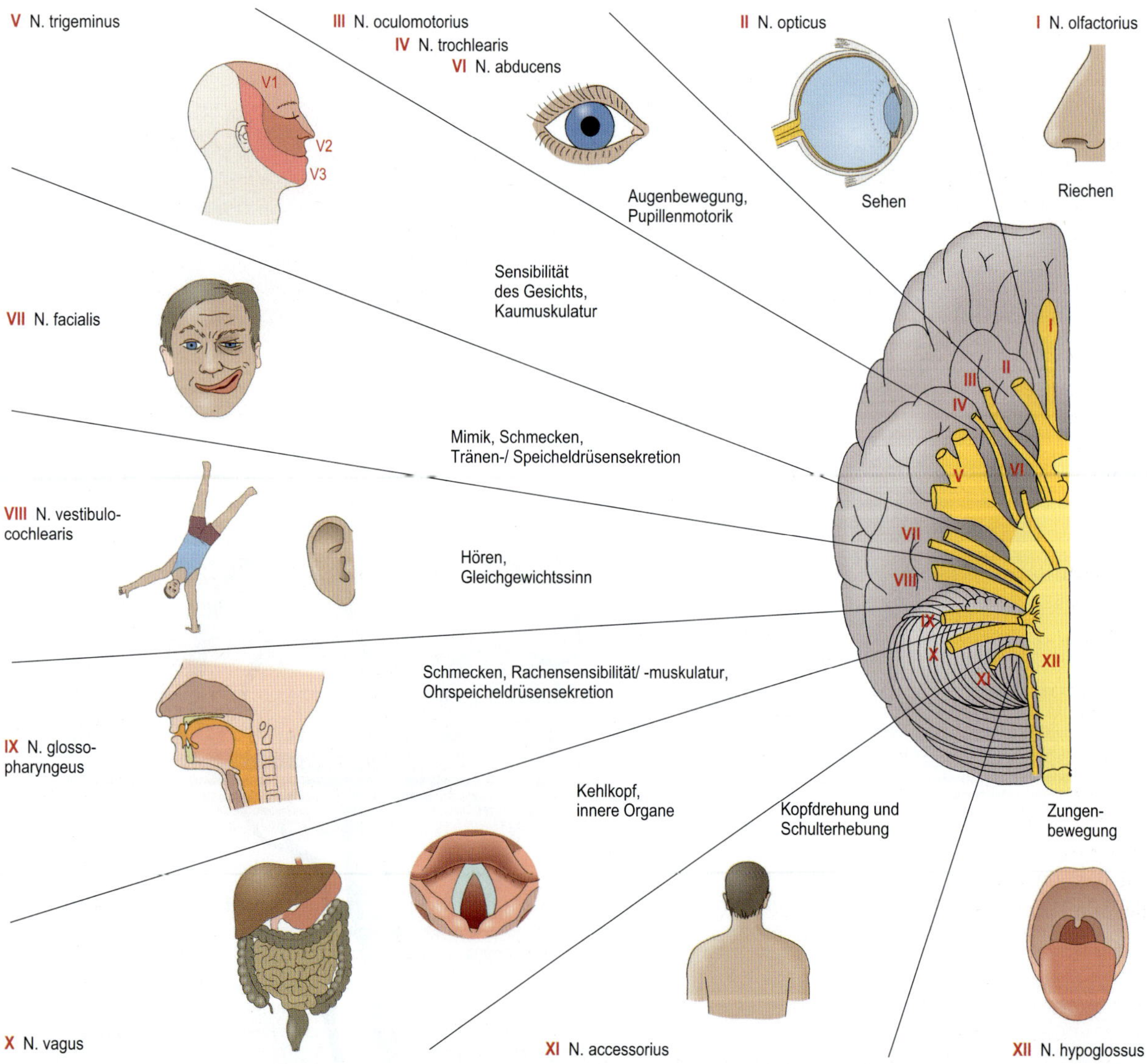

Abb. 14.6 Hirnnerven [L106]

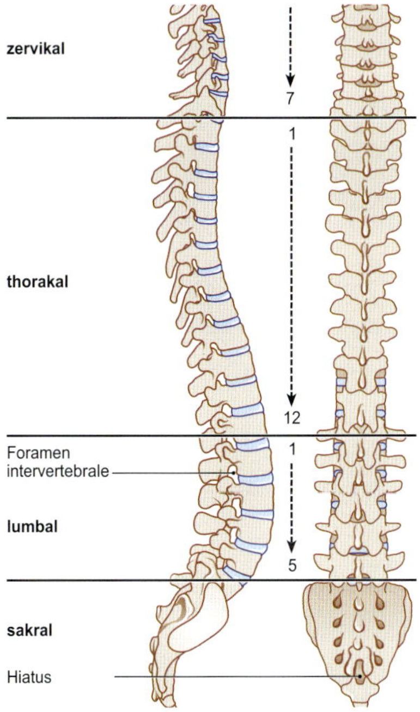

Abb. 14.7 Wirbelsäule [L126]

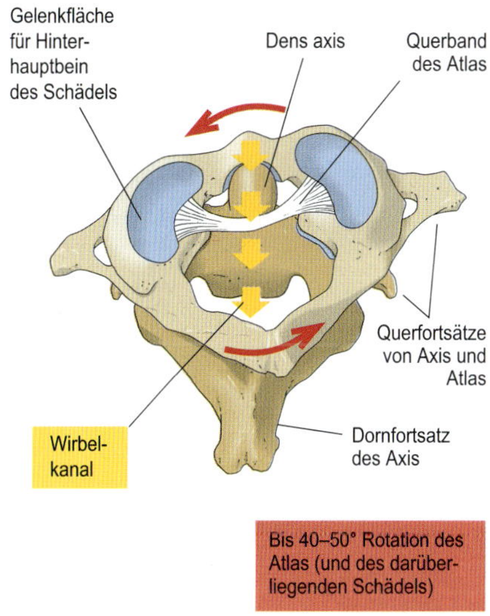

Abb. 14.8 Atlas und Axis [L190]

Die Wirbel sind von oben nach unten durchnummeriert und mit Abkürzungen versehen (Schwegler, Lucius 2015).

Die Wirbelsäule ist wie eine langgezogene doppelte S-Form gekrümmt. Die Krümmungen werden als Lordose und Kyphose bezeichnet. Bei der Lordose, die an der Hals- und der Lendenwirbelsäule vorkommt, krümmt sich die Wirbelsäule ventral (bauchwärts). Bei der Kyphose, die an der Brustwirbelsäule und am Kreuzbein vorkommt, krümmt sich die Wirbelsäule dorsal (rückenwärts). Diese Form ermöglicht dem Menschen einen aufrechten, elastischen und dynamischen Gang.

Der Wirbel (➤ Abb. 14.9) gliedert sich in den **Wirbelkörper** (Corpus vertebrae) und den **Wirbelbogen** (Arcus vertebrea). Am Wirbelbogen befinden sich die zwei Querfortsätze sowie der Dornfortsatz. Der Wirbelbogen und der Wirbelkörper umgeben das Wirbelloch (Foramen vertebrea), in welchem sich das Rückenmark befindet. An den Querfortsätzen befindet sich ober- und unterhalb jeweils ein Gelenkfortsatz. Durch die Aneinanderreihung der Wirbel und ihrer Wirbelkörper entsteht der Wirbelkanal (alle Wirbellöcher übereinander). Auf jeder Höhe zweier Wirbelkörper bleibt rechts und links das sog. Zwischenwirbelloch frei, aus dem die Spinalnerven abzweigen (Schwegler, Lucius, 2015).

Mit **Bandscheiben** und **Bändern** wird die Verbindung der Wirbelkörper sichergestellt. Diese ermöglichen die Beugung, Neigung und Rotation der Wirbelsäule. Der Aufbau des Wirbelkörpers ist immer gleich.

Der Schädel liegt auf der **Halswirbelsäule** (Pars cervicalis) auf. Sie ist für die Stützung des Kopfes sowie für die Kopfbewegung zuständig. Die Halswirbelsäule wirkt im Vergleich zur restlichen Wirbelsäule etwas zarter und kleiner. Die Halswirbel werden mit C1–C7 bezeichnet.

Eine Besonderheit an der Wirbelsäule ist der erste und der zweite Halswirbel (➤ Abb. 14.8).

Der **Atlas** ist der erste Halswirbel, der keinen Wirbelkörper besitzt. Durch seine gelenkartige Verbindung mit dem zweiten Halswirbel, dem Axis, ist die Beweglichkeit des Kopfes gewährleistet. Der **Axis** ist der zweite Halswirbel, der einen Zahn (Dens) besitzt. Der Atlas dreht sich um den Dens des Axis, was eine Drehung des Kopfes ermöglicht (Schwegler, Lucius 2015).

Die **Brustwirbelsäule** (Pars thoracica) ist in 12 Brustwirbel aufgeteilt: T1–T12. Sie besteht aus stabilen und kräftigen Wirbelkörpern. Jeder Brustwirbel ist über ein kleines Gelenk mit einer Rippe verbunden. Die gelenkartige Verbindung zwischen der Brustwirbelsäule, den Rippen und dem Sternum ergibt den knöchernen Thorax. Neben der Stabilisation des Brustkorbs sind die Brustwirbel auch für die Beweglichkeit der Rippen, z. B. bei der Atmung, zuständig.

Der untere Teil der Wirbelsäule wird als Lendenwirbelsäule bezeichnet, welche mit dem Kreuzbein und dem Steißbein ein Anteil des Beckens ist.

Die **Lendenwirbelsäule** (Pars lumbalis) besteht aus 5 Wirbeln L1–L5. Die Wirbelkörper der LWS sind die größten Wirbelkörper der Wirbelsäule. Sie tragen das gesamte Körpergewicht. Das Kreuzbein (Os sacrum) sowie das Steißbein (Os coccygis) sind der hintere Anteil des Beckens und sind starr. Das Kreuzbein besteht aus 5 Wirbeln. Sie sind entwicklungsgeschichtlich miteinander verschmolzen. Zum einen gehört das Kreuzbein zum Bestandteil der Wirbelsäule zum anderen zum knöchernen Becken. Das Kreuzbein-Darmbein-Gelenk ist die knöcherne Verbindung des Beckens mit der Wirbelsäule. Man bezeichnet das Steißbein (Os coccygis) auch als Schwanzskelett. Der Mensch hat den Schwanz in der Evolution verloren. Das Steißbein besteht aus 3–4 Wirbeln und dient als Ansatz für Bänder und Sehnen (Schwegler, Lucuis 2015).

MERKE

Die Verbindung der Wirbel untereinander wird durch Wirbelgelenke, Bandscheiben und Bänder erreicht.

Es gibt 23 **Bandscheiben** (➤ Abb. 14.10). Die oberste Bandscheibe sitzt zwischen dem 3. und 4. Halswirbel, der letzte zwischen dem 5. Lendenwirbel und dem Kreuzbein.

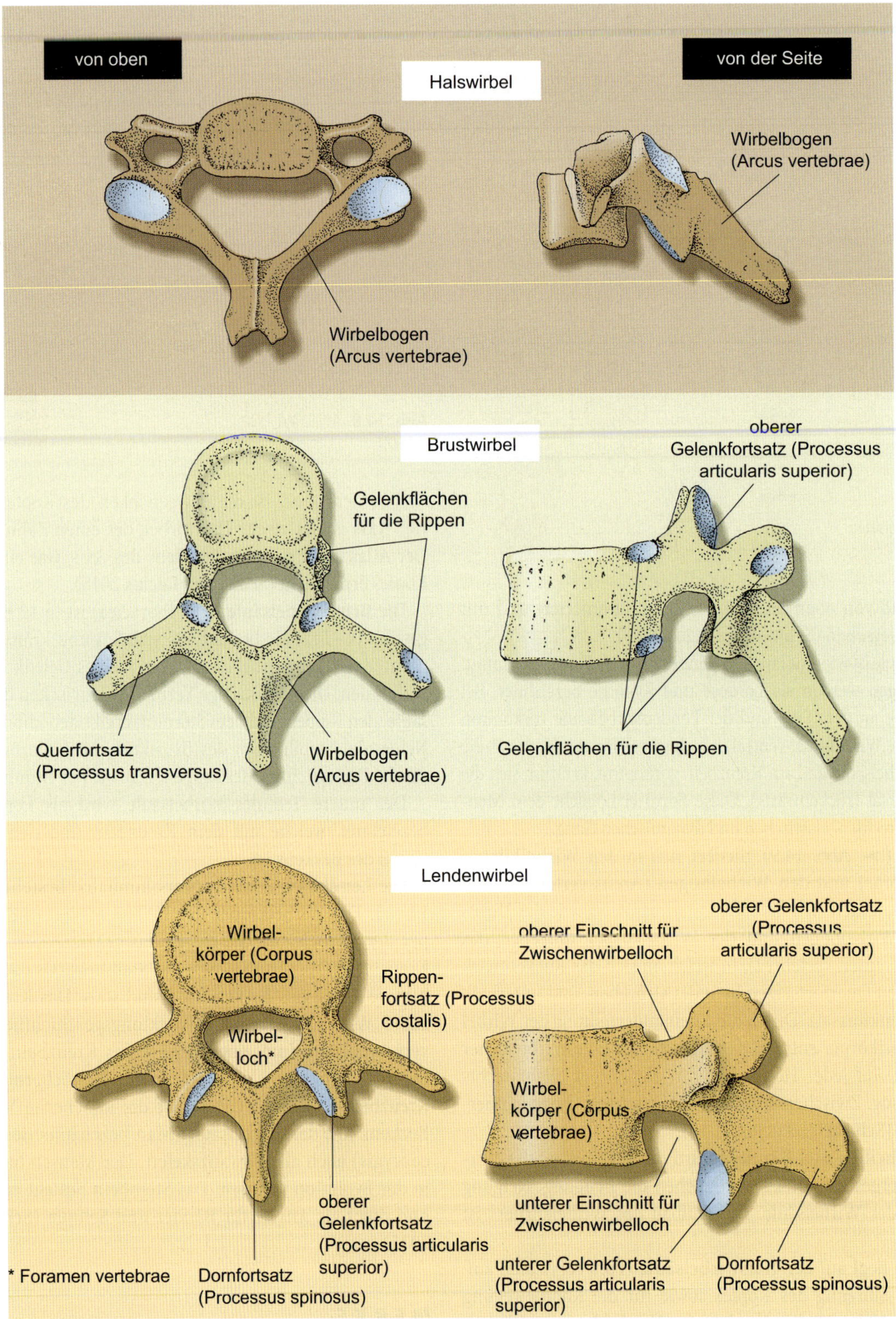

Abb. 14.9 Aufbau Wirbelkörper [L190]

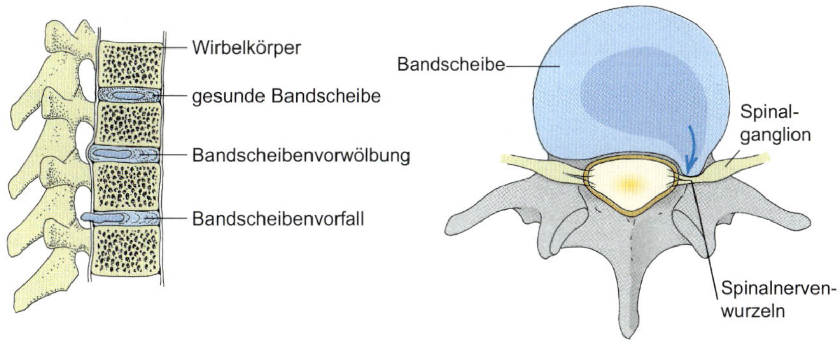

Abb. 14.10 Bandscheibe [L190]

An der Knochenhaut der angrenzenden Wirbelkörper sind die Bandscheiben verwachsen. Dadurch ist gewährleistet, dass sich die Bandscheibe nicht in den Zwischenwirbelraum verschieben kann. Sie bestehen aus Faserknorpel, der in der Mitte aufgequollen ist (Nucleus pulposus). Dieser wirkt wie ein Wasserkissen.

Es gibt mehrere Bänder (➤ Abb. 14.11), welche die Wirbelsäule stabilisieren:

- Vorderes Längsband (Ligamentum longitudinale anterius): Es liegt an der Vorderseite der Wirbelsäule.
- Hinteres Längsband (Ligamentum longitudinale posterius): Es liegt an der Hinterseite der Wirbelkörper.
- Zwischendornfortsatzbänder (ligamentum interspinale)
- Dornspitzenband (Ligamentum supraspinale): Es liegt über allen Dornfortsätzen.
- Zwischenbogenband (Ligamentum interarcuata) oder auch gelbes Band (Ligamentum flavum).

MERKE

Die Bänder sowie die Bauchmuskulatur wirken wie ein Korsett und geben der Wirbelsäule Stabilität.

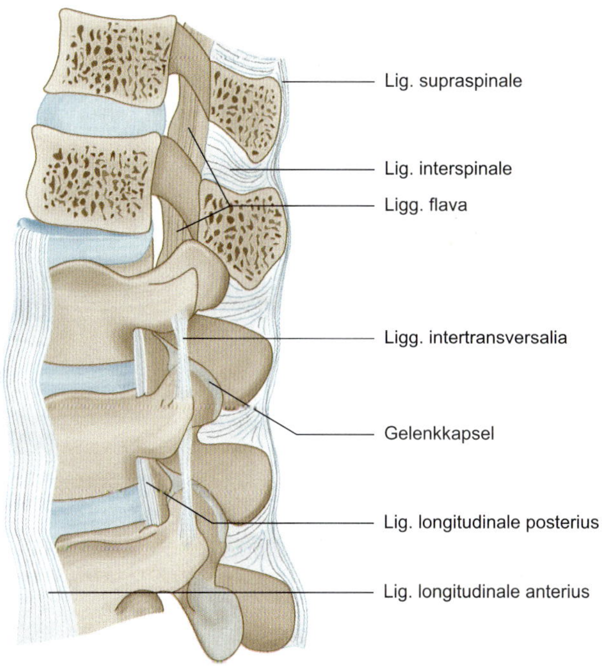

Abb. 14.11 Bänder der Wirbelsäule [L231]

Das **Rückenmark** (Medulla spinalis; ➤ Abb. 14.12) ist ein 40–50 cm langer Nervenstrang mit einem Durchmesser von 5 mm. Es liegt geschützt im knöchernen **Wirbelkanal** (Canalis vertebralis).

Das Rückenmark entspringt in Höhe des Hinterhauptlochs als 5 mm dicker Strang und wird auch als „Große Autobahn" zwischen dem Gehirn und den Rückenmarknerven bezeichnet. Das Rückenmark endet beim erwachsenen Menschen in Höhe des LWK 1 – ab hier geht das Rückenmark in Wurzelfasern über, die als **Cauda equina** (Pferdeschwanz) bezeichnet werden. Das Rückenmark besteht aus dem zentralen Nervensystem und den spinalen Nervenwurzeln. Aus dem Rückenmark entspringen 31 Nervenwurzeln, benannt nach den jeweiligen Wirbelkörpern, aus denen sie austreten. Jeder spinale Nerv innerviert ein bestimmtes Segment am Körper und überträgt Sensorik, Motorik und autonome Informationen (➤ Tab. 14.1; Schwegler, Lucius 2015).

Umgeben ist das Rückenmark von Liquor und von 3 verschiedenen **Hirnhäuten** (➤ Abb. 14.2):

- Dura mater (harte Hirnhaut)
- Arachnoidea (Spinnengewebshaut)
- Pia mater (weiche Hirnhaut)

Im Querschnitt des **Rückenmarks** erkennt man eine schmetterlingsförmige **graue Substanz,** welche in Vorder-, Seiten- und Hinterhorn unterteilt ist. Diese ist verantwortlich für die Motorik der Skelettmuskulatur sowie die Sensibilität der Nervenzellen.

Umgeben ist die graue Substanz von der **weißen Substanz,** die in Hinter- und Vorderseitenstränge unterteilt ist. Die Aufgabe der weißen Substanz liegt in der Signalweiterleitung ins periphere sowie zentrale Nervensystem (Schwegler, Lucius 2015).

14.2 Verletzungen und deren Therapien: Schädel und Gehirn

14.2.1 Schädel-Hirn-Trauma (SHT)

DEFINITION

Das **Schädel-Hirn-Trauma** (SHT) ist eine Funktionsstörung oder Verletzung des Gehirns, welche mit einer Verletzung oder Prellung der Kopfschwarte, einer knöchernen Verletzung oder einer Duraschädigung verbunden ist. Es entsteht infolge starker Gewalteinwirkung (AWMF 2015).

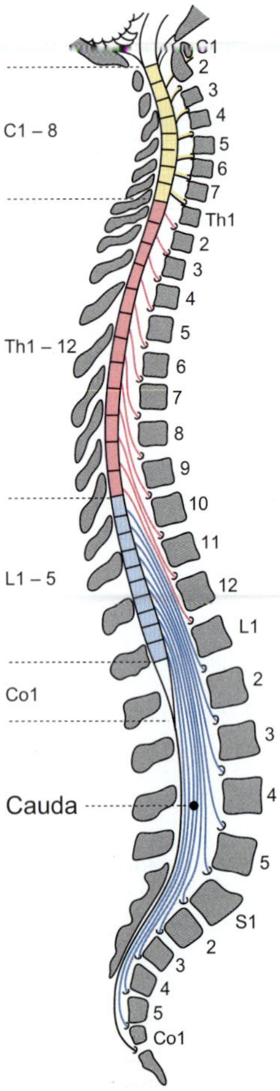

Abb. 14.12 Rückenmark [L190]

Pathogenese

Tab. 14.1 Versorgungssegmente des Rückenmarks

Segmente	Versorgungsareale
Halswirbelsäule C1–C8	Versorgung der Atemmuskulatur
Brustwirbelsäule Th1–Th12	Rumpf
Lendenwirbelsäule L1–L5	Extremitäten
Kreuzbein	Äußere Genitalien, Anus

Die häufigsten Ursachen eines Schädel-Hirn-Traumas sind Verkehrsunfälle und Stürze. In Deutschland geht man jährlich von 332 Betroffenen pro 100.000 Einwohnern aus. Das Schädel-Hirn-Trauma lässt sich auf verschiedene Wege definieren. Die häufigste Einteilung erfolgt anhand der Glasgow Coma Scale (GCS). Hierbei wird das SHT in Bezugnahme der Motorik, Augenreaktion und Kommunikation in drei Schweregrade eingeteilt. pathophysiologisch lässt sich das SHT in zwei Kategorien unterteilen. Ein weiterer Orientierungspunkt für die Einteilung des SHT lässt sich anhand des Verletzungsgrades der Haut, des Knochens und der Dura festlegen (➤ Tab. 14.2; Zweckberger, Unterberg 2012; AWMF 2015).

Bei einem leichten SHT treten im Regelfall reversible kurz anhaltende Störungen der Hirnfunktionen ohne äußere Sichtbarkeit auf

Tab. 14.2 Einteilung Schädelhirntrauma (Zweckberger, Unterberg 2012; AWMF 2015)

Pathophysiologie	Glasgow Coma Scale	Verletzungsgrad Haut, Knochen und Dura
Primärer Hirnschaden: direkte Gewalteinwirkung	Leichtes SHT: 13–15 Punkte	Offene Fraktur: Haut ist mit eröffnet
Sekundärer Hirnschaden: zeitversetztes Auftreten von Schäden	Mittelschweres SHT: 9–12 Punkte	Offenes SHT: Schädelfraktur mit Duraverletzung
	Schweres SHT: 0–8 Punkte	• Direkt offenes SHT: Haut eröffnet sowie Schädelfraktur mit Duraverletzung • Indirekt offenes SHT: Dura und Sinusverletzung

und ähneln der Gehirnerschütterung (Commotio cerebri). Das mittelschwere SHT geht mit einer Bewusstlosigkeit bis zu 30 Min. einher und ist oftmals mit einer Hirnprellung (Contusio cerebri) oder intrakraniellen Blutungen verbunden. Das schwere SHT weist eine schwere Quetschung (Kontusion) des Hirns sowie intrakranielle oder intrazerebrale Blutungen (➤ Kap. 14.2.2) auf. Dies kann mit einer Tage bis Wochen andauernden Bewusstlosigkeit einhergehen (Lang, Krauss 2013; Zweckberger, Unterberg 2012)

Symptomatik

Die Symptome eines SHT lassen sich anhand der Schweregrade differenzieren (➤ Tab. 14.3).

Nach den auftretenden Symptomen werden verschiedene diagnostische Maßnahmen durchgeführt, um so den Therapieverlauf zu bestimmen. Um Blutungen zu erkennen, ist die Computertomografie (CT) eine wichtige Untersuchungsmethode.

Tab. 14.3 Symptome bei SHT (AWMF 2015; Zweckberger, Unterberg 2012)

Schweregrade SHT	Symptome
Leicht	Kopfschmerzen, Übelkeit, Erbrechen, kurze Bewusstlosigkeit < 5 Min., Doppelbilder, kurze Amnesie oder Ausfallerscheinungen → I. d. R. erfolgt eine vollständige Remission der Symptome.
Mittelschwer	Bewusstseinsstörungen, Pupillendifferenz (Anisokorie), offensichtliche Verletzungszeichen am Kopf, Lähmungen der Extremitäten, Bewusstlosigkeit ≤ 30 Min., Bewusstseinseintrübungen → Die Symptome können reversibel, jedoch kann auch ein irreversibler Schaden entstanden sein.
Schwer	Bewusstlosigkeit, keine Augenreaktionen, nicht aufweckbar, Schmerzreiz, Pupillenerweiterung, Hemiparesen, Liquoraustritt, offene Kopfverletzungen mit Duraschädigung → Die Symptome führen zur Schädigung des Gehirns und sind nicht ganz reversibel.

MERKE
Anzeichen für einen erhöhten Hirndruck sind immer Kopfschmerzen, Übelkeit, Erbrechen und Bewusstseinsstörungen.

Therapieverfahren

Das Therapieverfahren richtet sich nach der Schwere des SHT und dem Gesundheitszustand des Patienten. Die Therapie eines **leichten SHT** erfolgt mit Bettruhe und eventueller Analgetikagabe. Bei einem **mittelschweren SHT** ist eine stationäre engmaschige Überwachung der Vitalfunktionen und neurologischen Parametern notwendig, um bei einer Verschlechterung des Gesundheitszustands operativ eine Bohrlochtrepanation oder Kraniotomie durchzuführen. Bei einem **schweren SHT** ist eine sofortige operative Versorgung mit Kraniotomie ggf. mit Kraniektomie erforderlich (Gerstner, Gumprecht 2013; Zweckberger, Unterberg 2012).

MERKE
Die Kraniotomie ist die Eröffnung des Schädeldeckels. Bei der Kraniektomie werden Teile des Schädeldeckels entfernt.

Komplikationen

Bei einem SHT kann es zu folgenden **Komplikationen** kommen:
- Durch Einrisse der Arachnoidea kommt es zu Liquoransammlung im subduralen Hygrom.
- Schwere Hirntraumata können zu posttraumatischen Epilepsien führen.
- Auch kann ein posttraumatischer Hydrozephalus als Folge des SHT auftreten.

Mögliche **Spätkomplikationen** sind:
- Psychische Wesensveränderungen
- Konzentrationsschwäche
- Gereiztheit
- Antriebslosigkeit

(Zweckberger, Unterberg 2012)

OP-Verfahren (Bohrlochtrepanation)

Bei der Bohrlochtrepanation wird der knöcherne Schädel mittels Highspeed-Bohrmaschine mit einem Trepan (➢ Abb. 14.13) eröffnet, um dadurch den Hirndruck zu senken.

Patientenpositionierung: Der Patient wird in Rückenposition gebracht. **Besonderheit** bei neurochirurgischen Lagerungen ist der **Kopf.** Dieser wird für eine feste Fixierung ohne Bewegungsspielraum in eine Mayfield-Klemme eingespannt (➢ Abb. 14.14). Die Mayfield-Klemme ist eine Dreipunktfixationsklemme für die Schädelkalotte. Durch die Fixierungspunkte kann der Kopf in verschiedene Richtungen gelagert und dadurch ein guter Zugang zum Operationsgebiet ermöglicht werden. Die Mayfield-Klemme bringt der Operateur selbst unmittelbar vor der Operation an (Gerstner, Gumprecht 2013).

PRAXISTIPP
Die Kopfpositionierung wird gemeinsam vorgenommen. Der Operateur lagert den Kopf in die benötigte Position, die Anästhesie achtet auf den Tubus des intubierten Patienten und der Springer fixiert die Mayfield-Klemme am OP-Tisch, sobald die Lagerung korrekt ist. Erst wenn alle Schrauben festgestellt sind und eine Rückmeldung vom Springer gegeben wurde, darf der Kopf losgelassen werden.

Schnittführung: längs- oder bogenförmiger Hautschnitt oberhalb der Blutungsregion. Der Schnitt wird vor der Operation mit wasserfestem Stift angezeichnet.

Präparation:
- Inzision der Kopfschwarte mit einem Skalpell
- Blutstillung
- Periost mit Raspatorium abschieben
- Mit dem Trepan unter Spülung das Bohrloch fräsen
- Knochenwachs an die Knochenräder zur Blutstillung
- Ggf. Erweiterung des Bohrlochs mit der Knochenstanze
- Dura mater vorsichtig von der Unterseite des Schädeldeckel lösen
- Ggf. kreuzförmige Duraeröffnung mit dem Skalpell
- Ggf. Blutungsquelle aufsuchen und Hämatom entfernen
- Blutung stillen

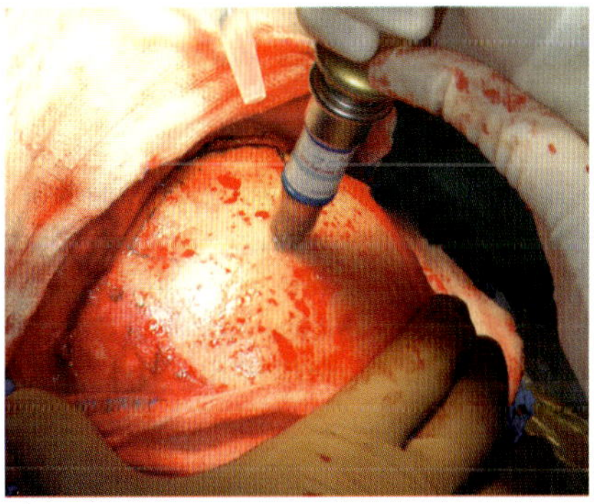

Abb. 14.13 Trepan [E1158]

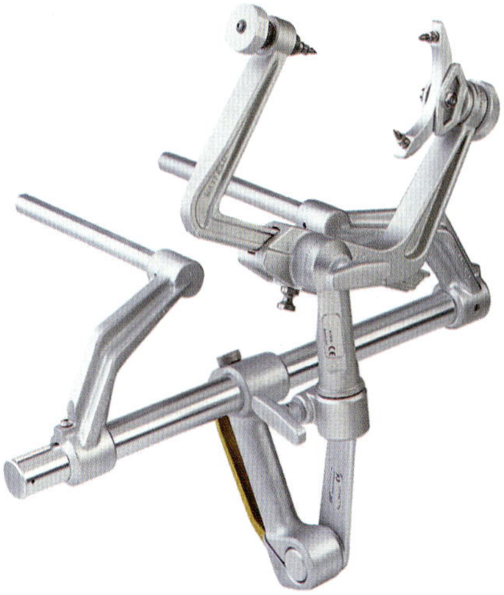

Abb. 14.14 Mayfield-Klemme [E846-016]

- Ausgiebige Spülung mit warmer Lösung

Implantation: ggf. Einlegen einer Drainage.

Wundverschluss:

- Verschluss der Kopfschwarte mit resorbierbaren Fäden
- Hautverschluss mit Klammernahtgerät oder 3–0 nicht resorbierbaren Fäden

OP-Verfahren (Kraniotomie)

Bei der Kraniotomie wird ein Teil des Schädeldeckels eröffnet. Es wird unterschieden zwischen:

- **Osteoplastische Kraniotomie:** Dabei wird postoperativ nicht mit einer Hirnschwellung gerechnet und der entfernte Schädeldeckel am OP-Ende wieder implantiert und mit Miniplatten oder Kraniofix (> Abb. 14.15) fixiert.
- **Osteoklastische Kraniotomie oder Kraniektomie:** Der entfernte Schädeldeckel wird am Ende der Operation nicht wieder implantiert, da es postoperativ zu einer Hirnschwellung kommen kann. Der Schädeldeckel wird in das abdominelle Subkutangewebe des Patienten eingenäht und zu einem späteren Zeitpunkt in einer zweiten Operation wieder reimplantiert (Gerstner, Gumprecht 2013).

Patientenpositionierung:

- Rückenposition
- Kopf wird mit der Mayfield-Klemme fixiert

Schnittführung: längs- oder bogenförmiger Schnitt oberhalb der betroffenen Region.

Präparation:

- Inzision der Kopfschwarte mit einem Skalpell
- Blutstillung an der Kopfschwarte und Anbringen der Kopfhautclips (Skalpfix/Raney-clips; > Abb. 14.16)
- Kopfschwarte mit feuchten Bauchtüchern bedecken
- Periost vom Schädelknochen abschieben
- Mehrere Bohrlöcher mit dem Trepan fräsen
- Mit dem Kraniotom (kleines Sägeblatt) verbinden
- Schädeldeckel mit einem Dissektor vorsichtig von der Dura lösen und entfernen
- Knochen auf dem Instrumentiertisch feucht halten und aufbewahren

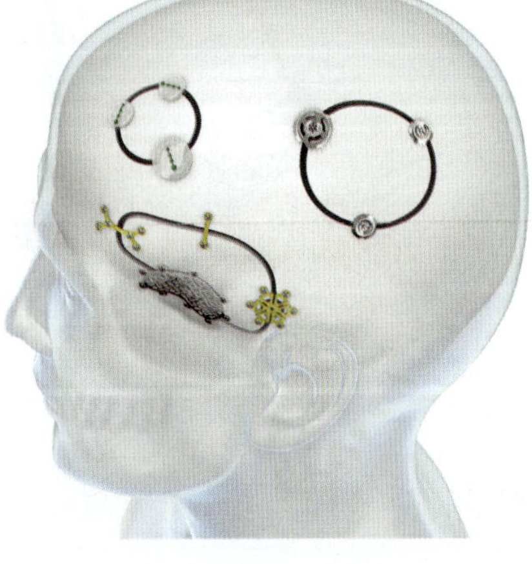

Abb. 14.15 Kraniofix und Miniplatten [U223]

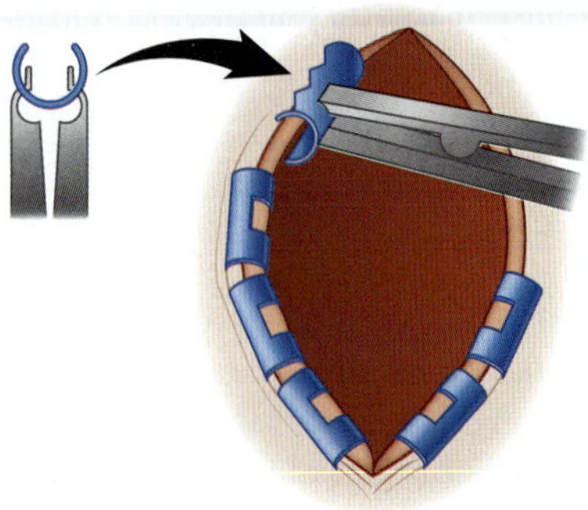

Abb. 14.16 Skalpfix/Raney-Clips [E1159]

- Dura mater mit einen 11er-Skalpell kreuzförmig eröffnen und ggf. mit Haltefaden an der Kalotte fixieren
- Weitere Eröffnung der Dura mit Pott-Schere
- Hämatom aufsuchen und entfernen
- Blutungsquelle mittels Hirnspatel oder Dissektor aufsuchen
- Blutung stillen
- Ausgiebige Spülung mit warmer Lösung

(Clarici 2017; Gerstner, Gumprecht 2013)

MERKE

Bei einer Kraniotomie/Kraniektomie muss der Instrumentierende immer genügend feuchte Hirnwatten griffbereit haben, da die freiliegende Gehirnmasse damit bedeckt wird und sie für eine schnelle Blutstillung sofort verfügbar sein müssen.

Implantieren:

- Osteoplastisch:
  - Schädeldeckel wird reimplantiert und
  - mit Miniplatten fixiert (Bohren und Schrauben) oder
  - mit einem Verschlusssystem fixiert (Kraniofix System mit Instrumentarium).
- Osteoklastisch:
  - Hautschnitt am Abdomen
  - Tasche innerhalb des Subkutangewebes präparieren
  - Einlegen des Schädelknochens

(Clarici 2017; Gerstner, Gumprecht 2013)

Wundverschluss:

- Wundverschluss Kopf:
  - Duraverschluss mit resorbierbaren Fäden
  - Verschluss der Kopfschwarte mit resorbierbaren Fäden
  - Hautverschluss mit Hautnaht oder Klammernahtgerät
- Wundverschluss Abdomen:
  - Subkutannaht
  - Hautverschluss mit Klammernahtgerät

Komplikationen: Als häufige Komplikationen gelten:

- Nachblutungen
- Epilepsie
- Infektionen
- Hydrozephalus

(Hauser 2019)

14.2.2 Intrakranielle Blutungen

DEFINITION

Intrakranielle Blutungen sind Blutungen innerhalb des knöchernen Schädels. Die Blutungen können außerhalb des Gehirns (extrazerebral) und innerhalb des Gehirns liegen (intrazerebral).

Pathogenese

Intrakranielle Blutungen können durch ein SHT (➤ Kap 14.2.1), durch einen arteriellen Bluthochdruck, eine Arteriosklerose, ein Aneurysma (➤ Kap. 14.3.2), einen Tumor (➤ Kap. 14.3.1) oder durch eine Fraktur der Schädelkalotte entstehen. Auch ungesunde Lebensgewohnheiten wie Rauchen und übermäßiger Alkoholkonsum können eine Blutung begünstigen. Die Blutungen sind nach ihrer anatomischen Lokalisation (➤ Kap. 14.1.1) benannt:

- Epidurale Blutung
- Subdurale Blutung
- Subarachnoidalblutung (SAB)
- Intrazerebrale Blutung (ICB)

Eine Blutung im Schädelinneren führt zu einem Bluterguss (Hämatom). Jedes Hämatom hat andere Wirkungen auf die Hirnfunktionen. Das **epidurale Hämatom** entsteht am häufigsten infolge einer Fraktur der Kalotte mit Verletzung der A. meningea media. Dadurch kommt es zu einer epiduralen Einblutung zwischen dem Schädelknochen und der Dura mater. Da diese beiden Strukturen eng miteinander verbunden sind, kann sich das Hämatom nicht verteilen (➤ Abb. 14.17a) und führt somit schnell zu einer Hirnkompression. Sollte ein schmales Epiduralhämatom entdeckt werden, so ist das auf eine venöse Sinusverletzung zurückzuführen.

Das **subdurale Hämatom** entsteht durch eine arterielle oder venöse Blutung und liegt zwischen der Dura mater und der Arachnoidea. Der Spalt zwischen diesen beiden Häuten ermöglicht, dass sich das Hämatom über eine ganze Hemisphäre verteilen kann (➤ Abb. 14.17b). Die Zeit zwischen dem Unfall und der Ausbreitung des Hämatoms variiert stark, sodass hier zwischen einem **akuten** und einem **chronischen** subduralen Hämatom unterschieden wird.

- Das **akute** subdurale Hämatom kann innerhalb von Stunden zu einer Hirnkontusion mit Mittellinienverschiebung und somit zu einer rapiden Verschlechterung des Gesundheitszustands führen.
- Das **chronische** subdurale Hämatom entwickelt sich innerhalb von Wochen oder Monaten. Betroffen sind häufig ältere Menschen, die im Vorfeld maximal eine vermeintliche Bagatellverletzung erlitten haben und dazu noch eine Antikoagulanzientherapie erhalten.

Das **subarachnoidale Hämatom** entsteht am häufigsten spontan durch die Ruptur eines Hirnaneurymas, welches meist an einer Bifurkation der Circulus Willisii lokalisiert ist (➤ Kap. 14.3.2). Die Blutung breitet sich diffus im subarachnoidalen Raum aus (➤ Abb. 14.17c). Alternativ können aber auch Blutungen aus Angiomen, Gerinnungsstörungen und das Einreißen einer Gefäßwand (Dissektion) eine SAB hervorrufen.

Das **intrazerebrale Hämatom** entsteht durch arterielle Hypertonie, Parenchymverletzung im Gehirn, eine Dissektion oder einen Tumor. Das Hämatom befindet sich direkt im Gehirn und zeigt sich klinisch genau wie das subdurale Hämatom (Zweckberger, Unterberg 2012; Lang, Krauss 2013).

Symptome

Die Symptome unterscheiden sich nach den einzelnen Blutungen (➤ Tab. 14.4).

Tab. 14.4 Symptome intrakranieller Blutungen (Zweckberger, Unterberg 2012; Lang, Krauss 2013)

Blutungen	Symptome
Epidurale Blutung	Bewusstseinsstörungen, kurze Bewusstlosigkeit → Wachzustand → komatös, Halbseitenlähmung (Hemiparese), weit gestellte Pupillen (Mydriasis), Anisokorie
Subdurale Blutung	**Akut:** tiefere erste Bewusstlosigkeit, die sich später wiederholt, einseitige Pupillenerweiterung, neurologische Ausfälle, Lähmungen an der nicht betroffenen Körperhälfte **Chronisch:** unklare Symptomatik, kann der eines Hirntumors (➤ Kap. 14.3.1) gleichen, aber auch der einer vaskulären Insuffizienz
Subarachnoidale Blutung	Extremer Kopfschmerz innerhalb weniger Sekunden, Übelkeit, Erbrechen, Nackensteifigkeit, Krampfanfälle
Intrazerebrale Blutung	Hemiparesen, Sprachstörungen, Krampfanfälle, Bewusstseinsstörungen

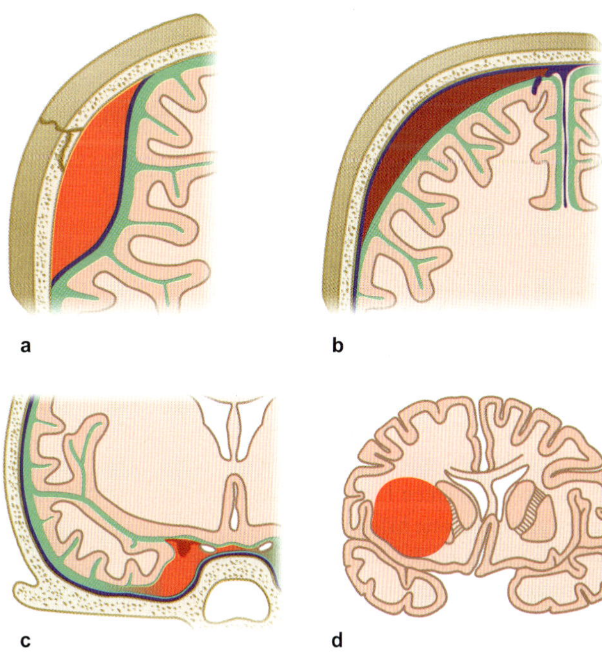

Abb. 14.17 Intrakranielle Blutungen: **a** Epidurale Blutung, **b** Subdurale Blutung, **c** Subarachnoidalblutung, **d** intrazerebrale Blutung [L231]

Therapieverfahren

Die Therapieverfahren variieren je nach Blutungsart. Intrakranielle Blutungen können konservativ behandelt werden, solange keine neurologischen Defizite erkennbar sind und keine oder nur eine minimale Mittellinienverschiebung vorliegt. Bei auftretender Anisokorie und Zustandsverschlechterung laut GCS ist eine operative Versorgung unumgänglich. Bei einem **epiduralen** Hämatom wird dann eine Kraniektomie mit Duraerweiterungsplastik notwendig. Das Therapieverfahren bei einem **akuten subduralen** Hämatom ist eine sofortige Kraniotomie ggf. mit Duraerweiterungsplastik. Bei einem **chronisch subduralen** Hämatom wird i. d. R. eine Bohrlochtrepanation (➤ Kap.14.2.1) durchgeführt. Die **Subarachnoidealblutung** wird eine Kraniotomie ggf. mit Aneurysmaclipping (➤ Kap. 14.3.2) und Einlage einer Ventrikeldrainage versorgt. Intrazerebrale Blutungen werden operativ ebenfalls mit einer Kraniotomie versorgt (Zweckberger, Unterberg 2012).

OP-Verfahren (Kraniektomie mit Duraerweiterungsplastik)

DEFINITION

Durch die **Duraerweiterungsplastik** wird die Oberfläche der Dura mater künstlich vergrößert. Dadurch wird die Hirnschwellung ermöglicht, ohne dass es zu einer Hirnkompression kommt.

Patientenpositionierung:
- Rückenposition
- Kopfpositionierung mit Mayfield-Klemme

Schnittführung: längs- oder bogenförmiger Schnitt oberhalb des lokalisierten Hämatoms.

Präparation:
- Inzision der Kopfschwarte mit einem Skalpell
- Blutstillung der Kopfschwarte und Anbringen der Kopfhautclips (Skalpfix/(Raney-clips; ➤ Abb. 14.16)
- Kopfschwarte mit feuchten Bauchtüchern bedecken
- Periost vom Schädelknochen abschieben
- Mehrere Bohrlöcher mit dem Trepan fräsen
- Mit dem Kraniotom (➤ Abb. 14.15) verbinden
- Schädeldeckel mit einem Dissektor vorsichtig von der Dura lösen und entfernen
- Knochen auf dem Instrumentiertisch feucht halten und aufbewahren
- Knöcherne Freilegung mit feuchten Hirnwatten umlegen
- Ggf. Retraktor für Hirnspatel anbringen
- Dura mater mit einen 11er-Skalpell eröffnen und ggf. mit Haltefaden an der Kalotte fixieren
- Weitere Eröffnung der Dura mit Pott-Schere
- Hämatom aufsuchen und entfernen
- Blutungsquelle mittels Hirnspatel oder Dissektor aufsuchen
- Blutung stillen
- Ausgiebige Spülung mit warmer Lösung

Implantation: fortlaufendes Einnähen eines Duraersatzes (Durapatch) mit resorbierbaren Fäden.

Wundverschluss:
- Verschluss der Kopfschwarte mit resorbierbaren Fäden
- Hautverschluss mit Hautnaht oder Klammernahtgerät

Komplikationen:
- Nachblutungen
- Infektionen

14.3 Fehlbildungen und deren Therapien: Schädel und Gehirn

14.3.1 Gehirntumoren

DEFINITION

Gehirntumoren sind Geschwülste, die im Schädelinneren oder an den Hirnhäuten entstehen. Sie sind krankhafte Zellvermehrungen verschiedener Zellarten.

Pathogenese

Im Gehirn können gut- und bösartige Tumoren entstehen. Die Einteilung der Tumoren erfolgt nach der international anerkannten Klassifikation mit dem TNM-System (Tumor, Nodes, Metastasen). Tumoren im Gehirn lassen sich durch ihr Gewebe voneinander unterscheiden. Dadurch lässt sich auch der Ursprung genauer lokalisieren. Es gibt diverse Unterformen von Gehirntumoren. Im Nachfolgenden werden häufig auftretende Tumoren aufgezeigt:
- Gliome
- Meningeome
- Metastasen

Die **Gliome** gehören zu den Tumoren der **Astrozytomen.** Gliome lassen sich in vier Grade untergliedern. Gliome des I. Grades treten meist bei Kindern und Jugendlichen auf und wachsen langsam und haben bei kompletter operativer Entfernung eine günstige Prognose. Tumoren des II. Grades werden häufig bei jungen Erwachsenen diagnostiziert. Die Gewebeart, aus der sie entstanden sind, lässt sich genau differenzieren. Aus den Astrozytomen II. Grades entwickeln sich die Tumoren III. Grades. Der häufigste maligne Hirntumor ist das Glioblastom (Grad IV). Unbehandelt werden Überlebensprognosen von 6–12 Monaten angegeben.

Meningeome entstehen aus der Arachnoidea, wachsen in Sinusnähe und sind die zweithäufigsten Neoplasien des zentralen Nervensystems. Diese Tumoren grenzen sich vom Hirngewebe ab. Sie wachsen langsam und in seltenen Fällen malignisieren sie. Sie treten spontan oder familiär gehäuft auf. Die Prognose bei diesen Tumoren richtet sich nach der Lokalisation, dem WHO-Grad und dem Ausmaß der Tumorresektion nach der Simpson-Gradierung I–V.

Hirnmetastasen sind Tochtergeschwüre, die über den Blutweg (hämatogen) von peripher gelegenen Tumoren ins Gehirn gelangen. Hirnmetastasen können im gesamten Gehirn entstehen. Am häufigsten metastasieren Bronchialtumoren mit 54–72 % und Mammakarzinome mit 20–34 % im Gehirn (Zweckberger, Unterberg 2012).

Symptome

Als allgemeine Symptome lassen sich Hirndruckzeichen wie anhaltende Kopfschmerzen (vermehrt morgens), Übelkeit, Erbrechen, Teilnahmslosigkeit, Bewusstseinseintrübung benennen. Je nach Lokalisation des Tumors kann es zu Gangstörungen (Ataxie), zu hypothalamischen Störungen, Paresen, Hirnnervenausfällen und Anisokorie kommen (Zweckberger, Unterberg 2012).

Therapieverfahren

Das Hauptziel bei Gehirntumoren ist die operative Exstirpation. Eine gängige Methode ist die **navigationsassistierte** Tumorresektion. Bei diesem Verfahren wird eine Kraniotomie (➤ Kap. 14.2.1) mit Navigationsgerät und Mikroskop durchgeführt.

Die Navigation dient zur Orientierung im OP-Situs und ermöglicht so ein präziseres Entfernen des Tumors. Durch die Übertragung von Bilddaten vom CCT und MRT auf die reale Anatomie des Patienten wird die Navigation ermöglicht. Dafür werden die CCT/MRT-Bilder des Patienten im Navigationsgerät (➤ Abb. 14.18) aufgerufen. Danach werden mit einem Laserpointer markante Schädelstrukturen am Patienten ins Navigationsgerät eingelesen. Die Technik errechnet anhand dieser Daten die genaue Position des Tumors. Dadurch kann der Operateur intraoperativ kontrollieren, wann die Resektionsgrenzen erreicht sind.

Ein weiteres Therapieverfahren ist die **Stereotaxie.** Die Stereotaxie ist in minimalinvasives Verfahren. Es gibt die stereotaktische Biopsie und den funktionellen stereotaktischen Eingriff. Bei der Stereotaxie kann mithilfe eines stereotaktischen Zielgeräts und eines bildgesteuerten MRT/CT jede beliebige Region im Gehirn genau lokalisiert und mit einer Sonde erreicht werden. Die stereotaktische Biopsie findet Anwendung, wenn sich Tumoren in tiefen Hirnregionen befinden und diese chirurgisch inoperabel sind. Der funktionelle stereotaktische Eingriff wird bei Morbus Parkinson oder einer neurologischen Bewegungsstörung (Dystonie) angewandt, um gestörte Hirnfunktionen wiederherzustellen (Zweckberger, Unterberg 2012).

Komplikationen

- Nachblutungen
- Infektionen
- Epilepsie
- Irreversible Hirnschädigungen

(Hauser 2019)

14.3.2 Aneurysmen

DEFINITION
Ein **Aneurysma** ist eine krankhafte Aussackung eines arteriellen Gefäßes.

Pathogenese

Ein Aneurysma kann anlagebedingt angeboren sein oder durch ein Gefäßveränderung wie z. B. ein erhöhter arterieller Druck, Entzündung oder Missbildungen entstehen. Meistens befinden sich Hirnaneurysma im Bereich von Gefäßbifurkationen nahe des Circulus arteriosus Willisii (➤ Abb. 14.19 und ➤ Kap. 14.2.1). Die Größe eines Aneurysmas kann unterschiedlich sein, häufig sind sie aber Kirschkerngroß.

Symptome

Ein Aneurysma bleibt im Normalfall asymptomatisch. Erst wenn es andere Hirnstrukturen verdrängt oder einengt, kann es zu Symptomen kommen. Typisch für ein Aneurysma sind

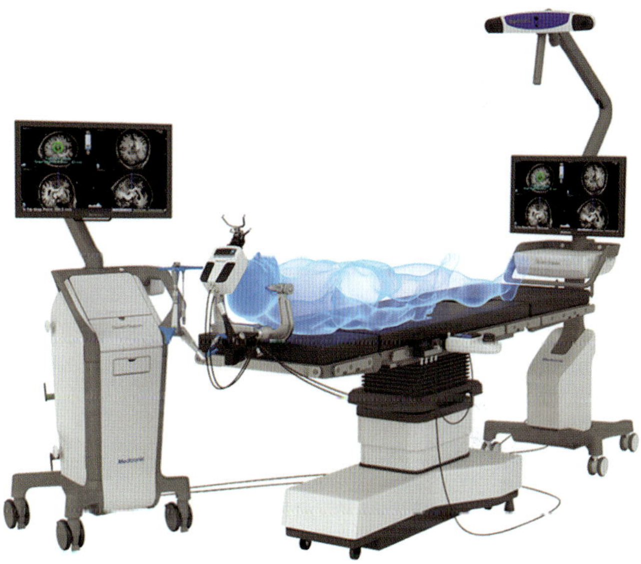

Abb. 14.18 Navigation [E1160]

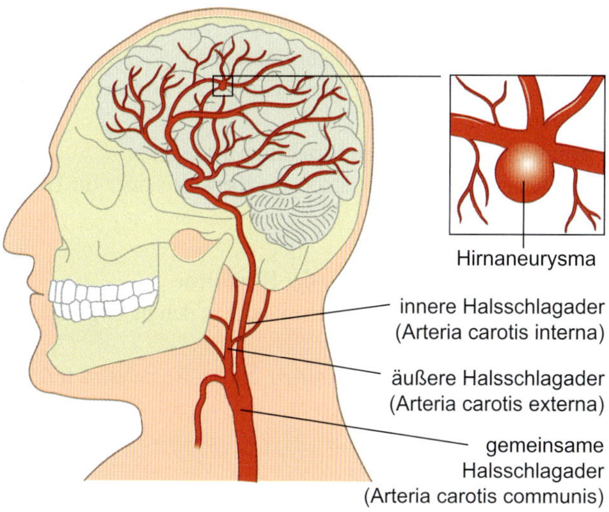

Abb. 14.19 Aneurysma [L138]

Lähmungserscheinungen des III. Hirnnervs (N. oculomotorius). Bei einer Ruptur kommt es plötzlich zu unerträglichen Kopfschmerzen, Nackensteifigkeit, Übelkeit und Erbrechen. Viele Betroffene erleiden Bewusstseinstrübungen, Desorientiertheit, Unruhe oder Ausfallerscheinungen. Die Symptome spiegeln eine lebensgefährliche Situation wider und erfordern eine sofortige Therapie.

Therapieverfahren

Die auftretenden Symptome stellen eine Notfallsituation dar und erfordern eine schnellstmögliche intensivmedizinische Behandlung. In diesem Fall steht die Aufrechterhaltung der lebensnotwendigen Funktionen wie Atmen, Kreislauf und Temperatur an erster Stelle. Folgeziel ist es, dass Aneurysma auszuschalten, indem es vom Kreislauf abgetrennt wird, ohne die Durchblutung zu stören. Dafür gibt es zwei mögliche Verfahren. Das Aneurysma-Coiling und das offene Aneurysma-Clipping. Das Coiling ist ein endovaskuläres Vorgehen, welches meist in der Neuroradiologie durchgeführt wird. Bei diesem Verfahren werden Platinen ins Aneurysma implantiert, die eine weitere Blutzirkulation im Aneurysma verhindern. Dafür wird ein Katheter von der Leiste bis zum Aneurysma vorgeschoben und radiologisch überwacht.

OP-Verfahren (Kraniotomie mit Aneurysma-Clipping)

Patientenpositionierung:
- Rückenposition
- Kopfpositionierung in der Mayfield-Klemme

Schnittführung: Längsschnitt im Schläfenbereich hinter der Haargrenze.

Präparation:
- Inzision der Kopfschwarte mit dem Skalpell
- Blutstillung und Anbringen der Raney-Clips
- Abschieben des Kaumuskelansatzes vom Knochen
- Blutstillung mit dem Kauter
- Anlegen mehrerer Bohrlöcher mit dem Trepan
- Bohrlöcher mit dem Kraniotom verbinden
- Knochendeckel mit dem Dissektor entfernen und steril aufbewahren
- Wundränder mit feuchten Hirnwatten umlegen
- Ggf. Anbringen eines Retraktors für Hirnspatel oder zur Handablage
- Mikroskop einfahren
- Mikrochirurgische Eröffnung der Hirnfurche
- Freipräparieren entlang der Hirnfurche zu den tiefer gelegenen Gefäßen
- Ablösen der umliegenden Arterien, bis das Aneurysma frei zugänglich ist

(Zweckberger, Unterberg 2012)

Implantation:
- Anbringen eines Aneurysma-Clips, ohne die abgehenden Gefäße abzuklemmen.
- Damit es nicht zu einer Ruptur kommt, wird das Trägergefäß zuerst mit einem temporären Clip verschlossen.
- Ggf. verklebte Gefäßäste freipräparieren, damit es nicht zu einer Verengung eines Gefäßastes kommt.
- Vorsichtiges mikroskopisches Abtrennen des Aneurysmanteils vom Gefäßast.
- Ggf. werden weitere Aneurysma-Clips gesetzt.
- Blutstillung und Spülung.

MERKE

Durch das hohe Blutungsrisiko werden für diese Operation immer 2 Sauger bereitgestellt.

Wundverschluss:
- Fortlaufender Duraverschluss mit resorbierbaren Fäden
- Re-Implantation des Knochendeckels mittel Miniplatten oder Kraniofix
- Kaumuskel refixieren
- Verschluss der Kopfschwarte mit resorbierbaren Fäden
- Hautverschluss mit Klammernahtgerät oder nicht resorbierbaren Fäden

Komplikationen:
- Rezidivblutung
- Hydrozephalus
- Geruchsverlust (Anosmie)
- Persönlichkeitsveränderung
- Epilepsie

(Pedridis et al. 2017)

14.4 Hydrozephalus

DEFINITION

Als **Hydrozephalus** wird die krankhafte Erweiterung der Hirnventrikel bezeichnet. Im Volksmund wird der Hydrozephalus auch Wasserkopf genannt.

Pathogenese

Ein Hydrozephalus entsteht durch einen Liquorstau in den Ventrikeln. Dies kann durch ein Ungleichgewicht zwischen der Produktion und Resorption des Liquors, aber auch durch eine Abflussstörung entstehen. Zum einen kann ein Hydrozephalus angeboren oder erworben sein. Ursache des angeborenen Hydrozephalus können Fehlbildungen sein, die den Abfluss beeinflussen. Der erworbene Hydrozephalus entsteht infolge einer vorangegangenen Erkrankung wie z. B. Hirntumor oder intrakranieller Blutungen (Lang, Krauss 2013; Zweckberger, Unterberg 2012).

Symptome

- Hirndrucksymptome
- Bei Säuglingen auch äußerlich sichtbare Veränderung der Schädelform

Therapieverfahren

Handelt es sich um einen akuten Hydrozephalus, welcher durch einen Tumor oder eine Blutung entstanden ist, wird eine Bohrlochtrepanation mit Einlage einer Ventrikeldrainage vorgenommen. Die Behandlung eines chronischen Hydrozephalus erfolgt hauptsächlich mit einem **ventrikuloperitonealen Shunt.** Seltener wird ein ventrikuloartrialer Shunt implantiert.

OP-Verfahren (ventrikuloperitonealer Shunt)

Bei diesem OP-Verfahren wird ein Kathetersystem vom Ventrikel in den Peritonealraum gelegt, damit überschüssiger Liquor ablaufen kann.

Patientenpositionierung: Rückenposition

Schnittführung:
- U-förmiger Hautschnitt hinter dem Ohr nahe Mittellinie
- Querinzision rechter Oberbauch

Präparation:
- Präparation der Kopfschwarte
- Präparation einer subkutanen Tasche für das Shuntventil
- Bohrlochtrepanation unter Spülung
- Kreuzförmige Eröffnung der Dura
- Punktion des rechten Ventrikels bis Liquor austritt
- Vorschieben des Ventrikelkatheters
- Konnektion von Ventrikelkatheter und Shuntventil
- Subkutane Tasche für das Shuntventil schaffen
- Subkutane Tunnelierung vom Kopf bis zum Abdomen
- Präparation des subkutanen Gewebes bis zum Peritoneum
- Eröffnen des Peritoneums
- Einschieben des mit dem Ventil verbundenen Peritonealkatheters
- Spülung und Blutstillung

(Kiene 2017)

MERKE
Einzelne operative Schritte können variieren

Wundverschluss:
- Verschluss der Kopfschwarte und des Abdomens mit resorbierbaren Fäden
- Hautverschluss mit Klammernahtgerät oder Fäden

Komplikationen:
- Shuntinfektion
- Shuntverschluss
- Shuntdysfunktionen

(Kiene 2017)

14.5 Degenerative Erkrankungen und deren Therapien: Wirbelsäule

Durch den aufrechten Gang sind die Wirbelsäule und die Bandscheiben einer großen Belastung ausgesetzt. Diese Belastung tritt am meisten in der unteren LWS, im lumbosakralen Übergang und an der HWS auf. Die dauerhafte Belastung der zervikalen und lumbalen Wirbelsäule sowie der Bandscheiben führt zu Verschleißerscheinungen: degenerative Erkrankung der Knochen und Gelenkknorpel (Osteochondrose).

Die gängigste Form ist die **Osteochondrose intervertebralis,** welche meist an der Lendenwirbelsäule sowie der Halswirbelsäule vorkommt. Das ist eine degenerative Erkrankung der Knochen und Gelenkknorpel.

Bei der degenerativen Erkrankung verliert die Bandscheibe ihre Fähigkeit als Puffer zwischen den Wirbelkörpern. Sie verliert an Höhe (sog. Bandscheibendegeneration). Als Folge der Höhenminderung verändern sich die Druckverhältnisse auf die benachbarten Wirbelkörper und es kommt zu Sklerosierung. Der Körper bildet Knochensubstanz, um den Druck auszugleichen. Es entstehen Osteophyten (knöcherne Anbauten), welche die Boden- und Deckplatten der Wirbelkörper verändern. Osteophyten schränken die Beweglichkeit der Wirbelsäule ein.

Die Bandscheibe (Discus intervertebralis) besteht aus einem zentralen Gallertkern (Nucleus pulposus). Dieser besteht aus weichem Gewebe und nimmt einen großen Anteil der Bandscheibe ein. Der Nucleus pulposus wirkt wie ein Wasserkissen. Umgeben ist dieser Kern von einem Faserring aus Bindewegebe, dem Anulus fibrosus. Er gleicht die Bewegung der Wirbelkörper sowie Bandstrukturen aus und dient als Stoßdämpfer.

Arten von Bandscheibenvorfällen (➤ Abb. 14.10):
- **Protusion:** Der Anulus fibrosus ist intakt und der Nucleus pulposus drückt nur den Faserring in den Zwischenwirbelraum.
- **Prolaps:** Wenn der Anulus fibrosus und das Längsband zerrissen sind, kann Bandscheibengewebe in den Wirbelkanal austreten. Zerrissenes Bandscheibengewebe kann den Spinalkanal verengen.

Entzündungen an der Wirbelsäule sind eine seltene Erkrankung, können aber heftige Auswirkungen für die Patienten haben. Meist werden sie über den hämatogenen Weg verbreitet. Es kann zu Entzündungen der Bandscheibe (Spondylodiszitis) sowie zu Entzündungen der Wirbelkörper (Spondylitis) kommen. Zwei weitere Erkrankungen sind der epidurale Abszess, der eine sofortige Operation nötig macht, sowie die Arachnitis spinalis, die durch eine Meningitis oder einer Spondylitis entstehen kann (DOP 2020; Baranczyk et al. 2009).

14.5.1 Spinalkanalstenose

DEFINITION
Eine **Spinalkanalstenose** ist eine degenerative Verengung des Spinalkanals (Zweckberger, Unterberg 2012).

Symptomatik

Diese Erkrankung kommt schleichend, weshalb Patienten auch keinen akut auftretenden Schmerz haben. Sie beschreiben nach längerem Gehen und Stehen ein Kribbeln und ein Taubheitsgefühl in den unteren Extremitäten. Erleichterung bringt nur häufiges Setzen. Hinzu kommt, dass die Patienten ein Schwäche- und Schweregefühl empfinden. Das Fahrradfahren ist für die Patienten angenehmer, als zu gehen.

Bei ausgeprägter Stenose leiden die Patienten zusätzlich unter Paresen, Gang- und Gleichgewichtsstörungen (Beyerlein 2018).

Therapieverfahren

Die Spinalkanalstenose wird vorrangig operativ versorgt. Die konservative Therapie sollte mindestens 12 Wochen durchgeführt werden. Dafür bietet sich ein multimorbides Versorgungskonzept (medikamentös, physiotherapeutisch und physikalisch). Eine sofortige OP-Indikation sind neurologische Ausfälle (Beyerlein 2018).

OP-Verfahren (Dekompression Nervenwurzel)

Patientenpositionierung: Der Patient wird in Bauchlage gebracht.

PRAXISTIPP

Präoperative Umpositionierung von Rücken- auf Bauchposition, mindestens mit 4 Personen zur Sicherung des Patienten.
Cave: Bei männlichen Patienten auf die Genitalien achten.

Zugang: Es wird eine mediale Längsinzision auf der entsprechenden Höhe der Wirbelsäule durchgeführt.

MERKE

Präoperativ wird mit dem Röntgengerät die genaue Position der spinalen Stenose ermittelt und mit einem Hautmarker angezeichnet. Intraoperativ kann es noch einmal zu einer Überprüfung der richtigen Höhe kommen.

Präparation:
- Scharfe Durchtrennung des subkutanen Gewebes mit 10er-Skalpell
- Beidseitiges paraspinösen Ablösen der Faszie mit grober Schere
- Mobilisation der paravertrebralen Muskulatur mit einem Raspatorium
- Beidseitige Einlage von Bauchtüchern oder Streifen zur Kompression
- Nach Entfernung der Bauchtücher/Streifen Blutstillung
- Einsetzen von Langenbeck-Haken
- Nochmalige Röntgenkontrolle
- Darstellung des Lig. flavum und Einsetzen des Tubenretraktors
- Einbringen des Mikroskops in das OP-Feld

MERKE

Für jedes Mikroskop sind herstellerspezifische Abdeckungen erhältlich, welche über eine spezielle Faltung mit transparenten Linsen, Haltebändern und Okularbezügen verfügen. Dadurch ist eine einfache Handhabung gewährleistet.

- Aufsuchen der Nervenwurzel und der Verengung im Wirbelbogen
- Präparation der Verengung mit Knochenstanzen, evtl. mit einer Fräse (Diamant- oder Kugelfräse)
- Evtl. Undercutting (Erweiterung des Wirbelbogens mit kleinen Meißeln)
- Freilegung des Nervs
- Kontrolle mit einem Nervenhäkchen
- Spülung

MERKE

Bei dieser Methode kann man unter den Dornfortsätzen auf die andere Seite gelangen, um die knöchernen Strukturen zu entfernen und somit die spinale Stenose zu erweitern. Diese wird mit kleinem Meißel durchgeführt.

Wundverschluss:
- Blutstillung
- Zählkontrolle
- Wundverschluss muskuläre Naht 0 Vicryl, subkutan 2–0 Vicryl, Hautnaht
- Verband

Komplikationen: Es kann intraoperativ zu Nervenverletzungen, Verletzungen des Duraschlauchs und zu Blutungen kommen. Des Weiteren können Infektionen oder Nervenschädigungen auftreten.

MERKE

Bei der spinalen Stenose werden nur knöcherne Verengungen entfernt, die den Spinalnerven einengen. Es gibt auch andere Operationsverfahren, z. B.:
- Laminektomie, bei dem der Wirbelbogen und die Dornfortsätze entfernt werden.
- Hemilaminektomie, bei dem ein Teil des Wirbelbogens entfernt wird.

14.5.2 Bandscheibenvorfall

Pathogenese

Die Bandscheiben werden vom Nucleus pulposus und einem Faserring (Anulus fibrosus) gebildet.

Durch eine Verschiebung der Druckverhältnisse in der Wirbelsäule kann es zum Heraustreten des Nucleus pulposus kommen (klassischer Bandscheibenvorfall; Meyer, Heider 2016).

Symptome

HWS: Zu den Beschwerden gehören ein Schmerz im Nacken- und Halsbereich. Die Beweglichkeit des Kopfes und des Nackens ist einge-

schränkt. Patienten beschreiben den Schmerz als dumpf und ziehend. Die genaue Lokalisation ist schwer einzuschätzen. Andere Patienten geben einen brennenden Schmerz an, der genau lokalisierbar ist. Die Patienten klagen i. d. R. über Kopfschmerzen, welche zumeist am Hinterkopf auftreten. Taubheitsgefühle und Kribbeln bis in die Finger sowie eine Schwächung der Armmuskulatur sind weitere Symptome. Es können auch Schwindelgefühle und sogar Sehstörungen auftreten.
LWS: Patienten mit einem Bandscheibenvorfall im Lendenwirbelbereich klagen über stechende Rückenschmerzen, die in die Beine ausstrahlen können. Kribbeln und Taubheitsgefühle bis zu neurologischen Ausfällen wie Fußheberparesen (einseitig oder beidseitig) können ebenso auftreten. Die Patienten neigen zu einer Schonhaltung. Eine absolute Notfallindikation ist die Funktionsstörung der Blase und des Mastdarms. Dies wird als Kaudasyndrom bezeichnet (Meyer, Heider 2016).

Therapieverfahren

Richtet sich nach den vorhandenen Symptomen, zu Beginn meist konservativ. Bei ausgeprägten Beschwerden und Funktionsstörungen ist ein operatives Vorgehen unumgänglich. Als Notfallindikation gilt das Kaudasyndrom (Meyer, Heider 2016).

OP-Verfahren (Halsbandscheibe mit ventraler Fusion)

DEFINITION

Erweitern und Eröffnen des Wurzelkanals und ggf. Entdachung des Wirbelkanals zur Entlastung der ventralen Nervenwurzel. Ausräumen des Bandscheibenvorfalls und Einsetzen eines Cages (Platzhalter).

Patientenpositionierung: Rückenposition mit leicht überstrecktem Kopf auf einer Kopfplatte oder einem Kopfring. Zur besseren Positionierung des Kopfes und zur intraoperativen Stabilisierung kann ein Nackenkissen unterstützend wirken.

Mit einer speziellen Vorrichtung werden die Arme am Körper anliegend in eine Zugposition gebracht, damit die Halswirbelsäule im Röntgen besser darstellbar wird. Gezogen wird aber erst auf Anordnung des Operateurs. Dies findet i. d. R. bei einer Position des Bandscheibenvorfalls ab Halswirbelkörper C5, teilweise auch schon C4 statt (patientenindividuell zu beurteilen).

PRAXISTIPP

Einbringen eines Röntgengeräts in seitlicher und a. p. (anterior-posterior) Darstellung zur achsgerechten Stellung der HWS und zum Darstellen des Zielgebiets. Der Schultergürtel des Patienten kann in den unteren Höhen der HWS eine Überprojektion verursachen. In diesem Fall werden die Arme mit einer Zugvorrichtung kaudal gezogen, was intraoperativ durchgeführt wird.

Schnittführung: ventral: vorderer Zugang.
Präparation:
- Anterolateraler Zugang
- Medial des Musculus sternocleidomastoideus bis zur Mittellinie des Halses
- Hautschnitt von 8–10 cm Länge mit Skalpell (z. B. Fig. 10)
- Subkutane Präparation mit einer feinen Präparierschere
- Blutstillung mit bipolarer Pinzette
- Darstellen und Eröffnung der Platysma
- Stumpfe Präparation, um Verletzung von neuralen und viszeralen Strukturen zu vermeiden
- Mobilisation der Trachea, Ösophagus medial ziehen
- Freiputzen des Wirbelkörpers mit Raspatorium und bipolarer Pinzette
- Einsetzten von stumpfen Haken (Zenker-Haken)
- Ertasten der Arteria carotis

MERKE

Die Arteria carotis ist zwingend zu ertasten und lateral des OP-Gebiets zu belassen.

- Beidseitige Muskelstrukturen des Musculus longus colli von medial nach lateral verschieben
- Platzieren des Weichteilsperrers
- Aufsuchen des Gefäß-Nerven-Bündels (Arteria carotis, Vena jugularis, Nervus vagus)
- Erneutes Freiputzen des Wirbelkörpers mit Raspatorium und bipolarer Pinzette
- Durchleuchtungskontrolle
- Einbringen des Mikroskops
- Eröffnung des vorderen Längsbandes mit Skalpell (Fig. 11)
- Einbringen der Caspar-Pins, Vorbohren und Setzen der Caspar-Schrauben
- Röntgenkontrolle

PRAXISTIPP

Die Versorgung mit Caspar-Pins kranial und kaudal der zu operierenden Höhe (z. B. C4, C5) ermöglicht einen besseren Zugang zum Bandscheibenfach und vereinfacht das Setzen des Cages.

- Aufsetzen des Caspar-Sperrers (> Abb. 14.20) und Aufspreizen des Zwischenwirbelraums

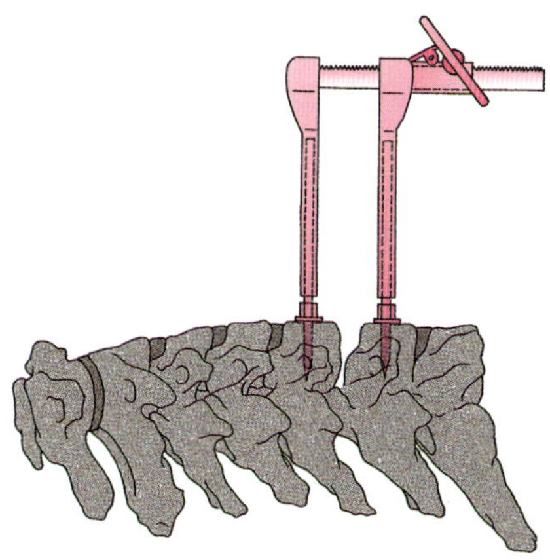

Abb. 14.20 Caspar-Sperrer [L231]

PRAXISTIPP

Durch die Fixierung der Caspar-Schrauben im Wirbelkörper und im Haltearm des Caspar-Sperrers ist ein Abrutschen unmöglich.

- Ausräumen des Bandscheibenfachs bis zum hinteren Längsband mit scharfem Löffel und Fasszangen
- Aufbohren des Bandscheibenfachs mit Rosen-, Diamant- oder Kugelfräsen, um den knorpeligen Überzug der Deck- und Bodenplatte zu entfernen
- Eröffnung des hinteren Längsbandes
- Mobilisation des Sequesters (Bandscheibenvorfall) mit einem Tasthäkchen
- Intraspinale Raumforderung mit einem Rongeur entfernen
- Blutstillung, Spülung
- Einlage von Hämostyptika
- Genaue Begutachtung des OP-Gebiets mit Tasthäkchen
- Röntgenkontrolle

PRAXISTIPP

Es gibt zahlreiche Anbieter von Cages. Sie werden aus unterschiedlichen Materialien hergestellt wie z. B. Keramik, Titan und verschiedenen Kunststoffen (z. B. PEKK, PEEK usw.). Cages sind Platzhalter, die anstelle der Bandscheibe zwischen den Wirbelkörpern eingebracht werden. Sie werden in verschiedenen Formen und verschiedenen Höhen angeboten, um die patientenindividuellen anatomischen Strukturen zu erhalten. Sie dienen der Stabilisierung der Halswirbelsäule, um die natürliche Höhe des Bandscheibenraums und ihre physiologische Stellung beizubehalten (Lordose; Scholz et al. 2018).

Implantation:
- Einsetzen eines Probeimplantats unter Röntgenkontrolle, um die Größe zu bestimmen
- Aufsetzen der passenden Prothese auf den Implantat-Halter
- Unter Röntgenkontrolle in seitlicher und a. p.-Betrachtung passend positionieren
- Vorsichtiges Einschlagen des Cages
- Aufheben der Distraktion und endgültige Positionierung der Prothese kontrollieren

VORSICHT

Bei der Implantation muss unbedingt auf die richtige Position der Prothese geachtet werden. Bei einem zu tiefen Einbringen kann es zur Kompression des Spinalkanals kommen.

- Entfernung der Caspar-Schrauben, Bohrlöcher mit Knochenwachs auffüllen
- Entfernen des Caspar-Sperrers, Setzen eines Weichteilsperrers
- Spülung und Blutstillung
- Ggf. Einlage einer Redondrainage

PRAXISTIPP

Blutungen aus den Bohrlöchern können mit einem Hämostyptikum verhindert werden.

Wundverschluss:
- Verschluss der Platysma mit resorbierbarem Faden Größe 2–0
- Subkutannaht mit resorbierbarem Faden Größe 3–0
- Hautnaht

Komplikationen: Es kann beim Zugang sowie intraoperativ zu einer Läsion des Nervus laryngeus recurrens kommen. Bei der Dekompression ist eine Verletzung des Duraschlauchs und des Spinalnervs möglich. Eine Verletzung der Arteria vertebrales sowie der umliegenden Organe und die Bildung eines Hämatoms können auftreten (Scholz et al. 2018).

14.5.3 OP-Verfahren (lumbale Bandscheibe [LW])

Die häufigste Methode zur Entfernung des Bandscheibenvorfalls ist die mikrochirurgische Entfernung des Sequesters.

MERKE

Die minimalinvasive endoskopische OP-Technik wird nur bei bestimmten OP-Indikationen angewandt. Dort werden auch die gleichen Zugänge benutzt (interlaminärer und transforaminaler Zugang).
Vorteile der endoskopischen Technik liegen bei kleineren Hautschnitten, atraumatischen Zugängen, kürzerer Operationsdauer und einer niedrigeren Komplikationsrate. Die Nachteile dieses Verfahrens liegen in einem hohen Aufwand bei der Bereitstellung des Instrumentariums und dem Umgang damit. Eine längere Einarbeitungszeit ist unumgänglich. Treten Komplikationen auf (z. B. Dura-Naht) ist es rein technisch nicht möglich, diese zu beheben (Scholz et al. 2018).

Patientenpositionierung:
- Knie-Thorax-Position (➤ Abb. 14.21). Bei der Knie-Thorax-Lagerung ist die genaue Positionierung des Patienten zu beachten. Der OP-Tisch sollte vorbereitet im Saal stehen. Er muss bestückt sein mit einem Lagerungskissen für den Bauch und der 90°-Abkippung für die Beine. Ferner sind die Stützen für die Oberschenkel und die Halterung, auf der der Patient aufsitzt, im Saal bereitzuhalten. Bei der Einschleusung ist der Patient auf einer Liege in Rücklage zu lagern und nach der Versorgung durch die Anästhesie mithilfe von mindestens vier Personen umzulagern. Der OP-Tisch ist vorbereitet auf die Knie-Thorax-Lage und die Liege wird direkt danebengestellt. Die thorakale Tischhöhe sollte gleich sein. Nun sind alle Schlauchverbindungen der Anästhesie auf die richtige Seite zu legen. Die Anästhesie gibt die Umlagerung frei. Zwei Personen drehen den Patienten auf den vorbereiteten Tisch, der Anästhesist kümmert sich um den Kopf und die vierte

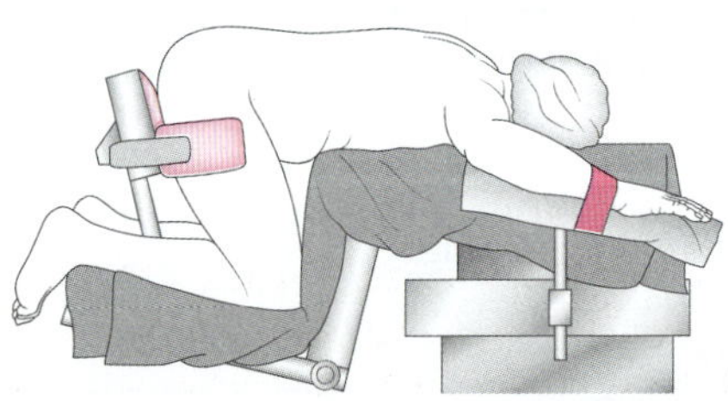

Abb. 14.21 Knie-Thorax-Lagerung [L234]

Kraft kümmert sich um die Beine des Patienten. Diese werden im 90°-Winkel gelagert. Die Knieposition wird gepolstert und zusätzliche Stützen an den Oberschenkel des Patienten angebracht. Abschließend wird die Aufsitzhalterung angesetzt. Nun ist der Patient sicher gelagert und kann nicht verrutschen.
- Bauchlage mit Bauchrahmen.

Schnittführung: mikrochirurgische Entfernung des Bandscheibenprolaps über einen
- extraforaminalen Zugang (oberer Gelenkzugang),
- interlaminären Zugang (medial und paramedial des Vorfalls),
- translaminären Zugang (gleicht dem extraforaminalen Zugang, nur der Hautschnitt ist etwas höher angesetzt) oder

Präparation:
- Hautschnitt an angezeichneter Stelle über den Dornfortsätzen mit Skalpell (Fig. 10)
- Durchtrennung der Faszie mit Skalpell (Fig. 10)
- Einsetzen von Langenbeck-Haken oder Wundspreizer
- Rückenmuskulatur und mediale Muskulatur durchtrennen
- Zur Blutstillung Streifen oder Kompressen zur Kompression ins OP-Gebiet
- Entfernung der Streifen oder Kompressen
- Einsetzen des Tubenretraktors
- Darstellung der Wirbelbögen sowie des Zwischenwirbelraums
- Röntgenkontrolle
- Einbringen des Mikroskops
- Evtl. Erweiterung des Wirbelbogens mittels Knochenstanzen
- Darstellung der Nervenwurzel und des Dura-Schlauchs
- Nervenwurzel mithilfe von Wurzelhaken medial verlagern
- Darstellung des Sequesters mit einem feuchten Nervenhäkchen
- Entfernung des Sequesters mit einer Fasszange
- Alle Anteile des Sequesters entfernen (Tasthäkchen und Dissektor zuhilfe nehmen)

Wundverschluss:
- Spülung
- Blutstillung mit bipolarer Pinzette
- Einlage von Hämostyptika
- Naht der Faszien mit resorbierbarem Faden Stärke 0
- Subkutane Naht mit resorbierbarem Faden Stärke 2–0
- Hautnaht

Komplikationen: Als Komplikation kann es zu Verletzung der Nervenwurzel und zu Blutungen kommen. Infektionen sind ebenso möglich.

14.6 Traumatische Erkrankungen und deren Therapien: Wirbelsäule

14.6.1 Kompressionsfraktur

Pathogenese

Es gibt zwei Arten von Wirbelfrakturen: die pathologische Fraktur aufgrund von Erkrankungen (Osteoporose) und die traumatischen Frakturen aufgrund von Unfällen. Wirbelfrakturen teilt man in stabile oder instabile Frakturen ein. Bei der instabilen Fraktur ist der hintere Teil des Wirbelkörpers betroffen und es kann zur Schädigung des Rückenmarks kommen.

Bei der stabilen Fraktur sind der Spinalkanal und umliegende Strukturen nicht beteiligt.

Die **Osteoporose** ist der häufigste Grund für eine Wirbelfraktur. Zumeist handelt es sich um einfache Frakturen, bei denen es zum Einbruch (Kompression) der Grund- und Deckenplatte kommt, was zu einer Veränderung der Achsverhältnisse in der Wirbelsäule führt.

Die Osteoporose wird auch als Knochenschwund bezeichnet. Es kommt in der Spongiosa des Knochens zu einer Abnahme der Dichtigkeit und Tragfähigkeit was eine Veränderung der Mikroarchitektur verursacht. Dies begünstigt eine Häufung von Frakturen schon bei geringer Belastung. Bei Frauen tritt diese Erkrankung häufiger auf als bei Männern.

Es gibt zwei **Formen** der Osteoporose:
- **Primäre Osteoporose:** Frauen in den Wechseljahren und Patienten in einem hohen Lebensalter
- **Sekundäre Osteoporose:** andere Erkrankungen wie z. B. Nierenerkrankungen, Diabetes mellitus sind der häufigste Grund für eine Wirbelfraktur.

Symptome

Bei den Patienten kommt es zu starken Rückenschmerzen. Es können auch Größenveränderungen festgestellt werden, die bis zu einigen Zentimetern betragen können.

Therapieverfahren

Konservative Therapien bei der HWS werden mit einer Schanz-Krawatte behandelt. Verletzung der BWS und LWS können auch mit einem Kunststoffkorsett behandelt werden. Alternativ können die Frakturen auch operativ versorgt werden (Raschke, Haas 2012).

OP-Verfahren (Kyphoplastie)

Bei dieser Operationsmethode wird perkutan über ein Hohlnadelsystem, mit Ballondilation zur Aufrichtung der Boden- oder Deckplatten, künstlicher Knochen unter ständiger Röntgenkontrolle in den frakturierten Teil des Wirbelkörpers eingebracht (➤ Abb. 14.22).

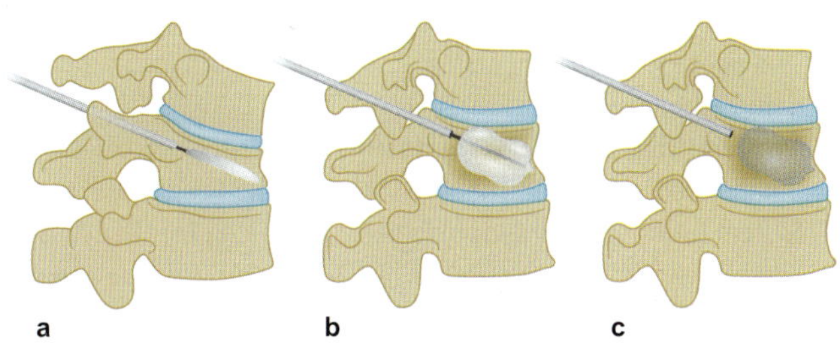

Abb. 14.22 Operatives Vorgehen [R276]

Patientenpositionierung: Bauchposition.
Schnittführung: Der Zugang kann unipedikulär oder bipedikulär durchgeführt werden.
Präparation:

- Darstellung der Fraktur mit Röntgengerät
- Hautschnitte von 2–3 cm mit dem Skalpell (Fig. 11)
- Einbringen der Trokarnadeln unter Röntgenkontrolle
- Transpedikulärer Zugangsweg beidseits
- Bei Knochenkontakt evtl. Einsatz eines Hammers

MERKE
Die Trokarnadeln besitzen eine schräg geschliffene Nadel, welche während der Passage am Spinalkanal vorbei mit der stumpfen Seite geführt werden. Im Wirbelkörper angekommen ist eine Drehung der Nadel um 180° erforderlich, um die richtige Lage im Wirbelkörper zu gewährleisten.

- Platzierung der Trokarnadel mittig im Wirbelkörper
- Einführen des Ballondilatationskatheters über Zugangskanüle
- Schrittweise Auffaltung des Ballons mit Dilatator und Kontrastmittel
- Durchleuchtungskontrolle, ob sich die Grund- oder Deckenplatte anheben
- Entlüftung und Entfernung des Ballondilatationskatheters

PRAXISTIPP
Mit der Gabe von Kontrastmittel wird begutachtet, ob es zum Austritt von Knochenzement kommt. Der Austritt von Knochenzement kann in dieser Phase zwar nicht verhindert werden, aber man bekommt eine Übersicht über den Frakturverlauf.

Implantation:

- **Vorbereiten des Knochenzements:** Der verwendete Zement wird über das Injektionsset mitgeliefert. Im Vergleich zur Endoprothetik verfügt dieser spezielle Zement über eine längere Verarbeitungszeit. Durch die höhere Viskosität ist er länger verarbeitbar. Durch andere Zusätze ist auch die Visualisierung im Röntgen besser darstellbar.
  Der Zement besteht aus zwei Komponenten: dem Pulver und der Flüssigkeit. Diese werden erst kurz vor der Implantation vorbereitet. Der Zement sollte sofort in die dafür vorgesehenen Zement-Applikatoren gefüllt werden, wobei ein Zeitfenster von 10–15 Minuten nicht überschritten werden sollte. Hierfür sind eine gewisse Übung und Geschick nötig.
  Wenn der Zement eine zähflüssige Konsistenz aufweist, ist er verwendbar. Diese Zeit ist abhängig von der Raumtemperatur und dem Produkt. Der entstandene Hohlraum wird nun mit dem Zement gefüllt.
- **Vorbereitung des Injektionssystems:** Es werden Sets angeboten, bei denen die Injektionsnadel mit einem geschlossenen System die kontrollierte Applikation ermöglicht. Der Druck im System wird über Drehbewegungen im Schraubgewinde erzeugt. Mit diesem System ist es auch möglich, durch Rückwärtsdrehung eine Unterdruckfunktion zu erzeugen, bei dem kleine Mengen an Zement aspiriert werden können.
- **Applikation des Zements unter ständiger Durchleuchtung:** Der Zement sollte sich im vorderen und hinteren Anteil des Wirbelkörpers sowie an der Grund- und Deckplatte verteilen.
- Durchleuchtung a. p. und seitlich
- Entfernen der Trokare
  (Wetzel, Wilhelm 2006)

Wundverschluss:

- Subkutane Naht mit resorbierbarem Faden Stärke 2–0
- Hautnaht

Komplikationen: Es können Infektionen sowie Blutungen auftreten. Allergische Reaktionen auf den Zement sind ebenso möglich. An der Eintrittsstelle der Pedikel kann es zu Frakturen kommen.

14.6.2 Wirbelkörperfrakturen

Symptome

Bei einer Wirbelfraktur leiden die Patienten unter starken lokalen Schmerzen, welche sowohl bei Belastungen als auch in Ruhe auftreten können. Durch diese Schmerzen neigen die Patienten zur Schonhaltung, was eine Muskelverspannung bedingt. Bei der Untersuchung treten Druck- und Klopfschmerzen auf. Wenn bei der Wirbelfraktur Nerven geschädigt wurden, können neuropathische Schmerzen mit Stechen, Gefühlsstörungen (Parästhesien) und Brennen auftreten. Sollte es zu Verletzungen des Rückenmarks gekommen sein, leiden die Patienten unter Blasen- und Mastdarmstörungen sowie Lähmungserscheinungen. Empfindungsstörungen und übersteigerte Reflexe können ebenfalls auftreten.

OP-Verfahren (Spondylodese)

Stabilisierung der Wirbelsäule mit einem Schrauben- und Stangensystem (➢ Abb. 14.23).

Bei dieser Operationsmethode werden perkutan oder in einer offenen Technik je zwei Schrauben in den Wirbelpedikel (Übergang

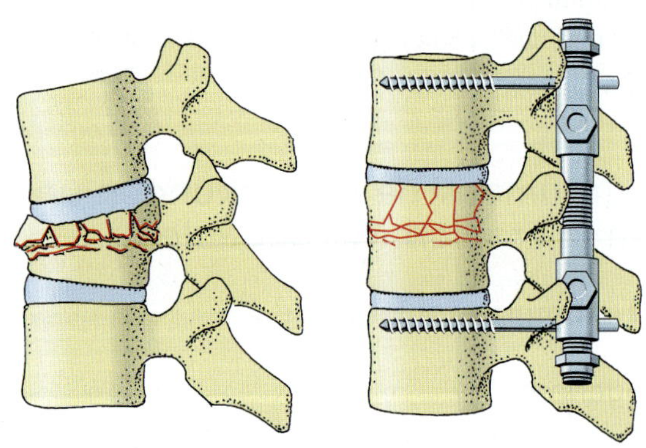

Abb. 14.23 Spondylodese [L190]

zwischen Dorn- und Querfortsätzen zum Wirbelbogen, Richtung Wirbelkörper) eingebracht. Die Pedikel-Schrauben haben einen beweglichen Kopf, welcher in Kombination mit einem Stabsystem und sog. Backen eine winkelstabile Stabilisierung ermöglicht. Dies wird auch als Fixateur interne bezeichnet. Diese Möglichkeiten hat man an der HWS, der BWS sowie der LWS. Am häufigsten wird diese Operation an der Brust- und Lendenwirbelsäule durchgeführt. Man hat mehrere Möglichkeiten, die Fraktur zu reponieren und die Achse der Wirbelsäule zu richten. Es wird mit dem Prinzip der Zuggurtung, der Abstützung und der Neutralisation gearbeitet (Große-Leege, Winkler 2001).

Patientenpositionierung: Bauchposition: Auf eine besonders sorgfältigen Positionierung ist zu achten. Der Bildwandler wird ins OP-Gebiet eingebaut. Der Bildwandler wird gegenüber dem Operateur eingebaut. Es muss gewährleistet sein, dass die Höhenkontrolle in zwei Ebenen darstellbar wird.

Präparation:

- Hautschnitt in der Mittellinie der Frakturhöhe mit dem Skalpell (Fig. 10)
- Durchtrennung des subkutanen Gewebes
- Beidseitiges Ablösen der Faszie mit Skalpell (Fig. 10)
- Beidseitige Ablösung der Muskulatur subperiostal mit Raspatorium
- Beidseitige Einlage von Bauchtüchern (Kompression)
- Blutstillung mit bipolarer Pinzette und Entfernung der Bauchtücher
- Einsetzen von Wundsperrern oder Langenbeck-Haken
- Durchleuchtung in seitlichem Strahlengang
- Durchleuchtung im a. p.-Strahlengang zur Darstellung der Pedikel
- Eröffnung der Kortikalis der Pedikel mit Pfriem in seitlicher Durchleuchtung
- Austasten des Pedikelkanals mit Kugeltaststab
- Bestimmen der Schraubenlänge

MERKE

Am häufigsten wird beim Fixateur interne ein Pedikelschraubensystem verwendet. Die selbstschneidenden Pedikelschrauben gibt es in verschiedenen Durchmessern und Längen. Diese reichen von 4–8 mm Durchmesser bis zu 35–52 mm Länge. Dies begründet sich in den verschiedenen anatomischen Strukturen und die unterschiedliche Lokalisation an der Wirbelsäule. Bei den Stäben gibt es Längen von 50–500 mm, um auch größere Distanzen zu überbrücken. Es werden jeweils zwei Schrauben oberhalb und zwei weitere Schrauben unterhalb des Nachbarwirbelkörpers eingebracht.

- Eindrehen der Pedikelschrauben mit T-Handgriff
- Durchleuchtungskontrolle, um die Schraubentiefe zu beurteilen
- Einbringen der Schrauben beidseits (abhängig von der Fraktur)
- Einbringen weiterer Pedikelschrauben in gleicher Technik
- Durchleuchtungskontrolle
- Messen der Stablänge (evtl. Kürzen der Stange mit Bolzenschneider)
- Ggf. Stab mit Biegeinstrumentarium in die richtige Form bringen
- Stab mit Stabhalter in den beweglichen Schraubenkopf setzen (Große-Leege, Winkler 2001)

Implantation: Nun beginnt die Reposition der Fraktur, bei der über die Stäbe eine Vorrichtung mit Spezialbacken und Schanzen-Schrauben angebracht wird (➤ Abb. 14.23). Es besteht die Möglichkeit der Lordosierung und der Distraktion der Fraktur. Dieser Vorgang wird unter ständiger Durchleuchtung durchgeführt.

Je nach Frakturausmaß kann es zusätzlich zu einer spinalen Fensterung kommen, bei der die Enttrümmerung des Spinalkanals vorgenommen wird.

- Einbringen von speziellen Klemmbacken und Fixierschrauben
- Festziehen der Schrauben mit Drehmonentschraubenschlüssel

Durch den Verbund von Pedikelschrauben, Stäbe und Fixierschrauben kommt es zu einer Rotation und winkelstabilen Fixation.

- Durchleuchtung zur Dokumentation
- Spülung des Wundgebiets

Wundverschluss:

- Einlegen einer Redondrainage
- Muskelnaht mit resorbierbarem Faden Größe 0
- Subkutane Naht mit resorbierbarem Faden Größe 2–0
- Hautnaht mit Einzelknopfnähten
- Verband

Nach dem Verband wird der Patient mithilfe einer zusätzlichen Liege und mithilfe der Anästhesie wieder in Rückenlage gebracht. Dies dient zur zusätzlichen Kompression des Wundgebiets, um der Hämatombildung vorzubeugen.

Komplikationen: Die häufigste Komplikation ist die falsche Lage der Pedikelschrauben, die eine Perforation des Spinalkanals und eine Duraverletzung verursachen können. Auch kann es zu einer Verletzung der Aorta oder der ileakalen Gefäße kommen. Es können Nervenverletzungen auftreten, die auch bleibende Schäden verursachen können. Auch eine Lockerung und ein Verrutschen sowie ein Bruch der Schrauben oder Stangen sind möglich. Wundheilungsstörungen und Hämatombildung sind als weitere Komplikation zu nennen. (Große-Leege, Winkler 2001).

LITERATUR

AWMF-Leitlinie 008/001: Leitlinie Schädelhirntrauma im Erwachsenenalter (2015). https://register.awmf.org/assets/guidelines/008-001l_S2e_Schaedelhirntrauma_SHT_Erwachsene_2015-12-abgelaufen.pdf (letzter Zugriff: 6.12.2022).

AWMF-Leitlinie 012/019: S3-Leitlinie Polytrauma/Schwerverletzten Behandlung. (Stand 7/2016). https://register.awmf.org/assets/guidelines/006-120l_S2k_Polytraumaversorgung-im-Kindesalter_2021-02.pdf (letzter Zugriff: 6.12.2022).

Baranczyk J, Langen H, Schmidt I, Schmidt J. Komplikationsmanagement nach Eingriffen an der Wirbelsäule in: OP-Journal 25: 42–50. Stuttgart: Thieme-Verlag, 2009.

Beyerlein J. Die Spinalkanalstenose – ein Überblick in: Manuelletherapie 22: 7–12. Stuttgart: Thieme-Verlag, 2018.

Clarici G. Operationstechniken bei Schädel-Hirn-Trauma in: Der Unfallchirurg 9.2017: 734–738.

DOP – Dachverband deutschsprachiger Osteoporoseselbsthilfeverband, Osteoporose Patientenleitlinie (2010). www.slk-kliniken.de/fileadmin/user_upload/Pll_Osteoporose_DOP_2010.pdf (letzter Zugriff: 6.12.2022).

Gerstner W, Gumprecht H. Neurochirurgie. In: Lehrbuch für Operationspflegekräfte, medizinische und pflegerische Grundlagen 4. A. München: Elsevier Urban & Fischer, 2013: 391–430.

Große-Leege H., Winkler K. H., Operative Brehandlung von Wirbelfrakturen – dorsale Instrumentierung in: OP-Journal 17. Stuttgart: Thieme-Verlag, 2001: 156–160.
Hauser A, Dissertation – Komplikationen nach Kranioplastie: Häufigkeit und Prädikatoren (2019). https://mediatum.ub.tum.de/doc/1486612/1486612.pdf (letzter Zugriff: 16.7.2022).
Kiene K. Inaugural Dissertation – Hydrozephalus und VP-Shunteinlage, Indikationen, klinischer Verlauf und Komplikationen. Eine retrospektive Analyse von 2002–2012 (2017). epub.uni-regensburg.de/36086/1/Dr.Arbeit%20elektronische%20Version%2007.08.2017.pdf (letzter Zugriff: 16.7.2022).
Lang JM, Krauss JK. Neurochirurgie. In: Jens-Dieter Rolling (Hrsg.). Die neurologische-neurochirurgische Frührehabilitation. Berlin, Heidelberg: Springer, 2013: 257–286.
Mayer HM, Heider FC. Der lumbale Bandscheibenvorfall. In: Orthopädie und Unfallchirurgie up2date 11. Stuttgart: Thieme-Verlag, 2016: 427–447.
Pedridis A, Kap M, Cornelius J. et al. Aneurysmatische Subarachnoidalblutung, Diagnostik und Therapie. In: Deutsches Ärzteblatt Jg.114, Heft 13, 2017: 226–236.
Raschke MJ, Haas NP. Unfallchirurgie. In: Siewert JR, Stein HJ (Hrsg.), Chirurgie 9. überarbeitete Ausgabe. Berlin, Heidelberg: Springer, 2012: 187–273.
Scholz M, Pingel A, Hoffmann C, Kandziora F. Künstliche Bandscheibe HWS. In: Die Wirbelsäule. Stuttgart: Thieme-Verlag, 2018: 309–330.
Schwegler J, Lucius R. Der Mensch: Anatomie und Physiologie. Stuttgart: Thieme-Verlag, 2015.
Trebsdorf M. Biologie, Anatomie Physiologie – Lehrbuch und Atlas, 15. A. Haan: Verlag Europa-Lehrmittel, Nourney, Vollmer GmbH & Co KG, 2019.
Wetzel SG, Wilhelm K E. Percutane Vertebroplastie und Kyphoplastie. In: Unfall und Orthopädie up2date 3. Stuttgart: Thieme-Verlag, 2006: 57–75.
Zilles K, Tillmann B. Anatomie. Berlin Heidelberg: Springer, 2010.
Zweckberger K, Unterberg AW. Neurochirurgie. In: Siewert JR, Stein HJ (Hrsg.), Chirurgie 9. überarbeitete Ausgabe. Berlin, Heidelberg: Springer, 2012: 187–273.

KAPITEL

15

Maren Schiel und Dennis Müller

OTA in der Kinderchirurgie

15.1 Anatomie und Physiologie des Kindes

Anders als bei chirurgischen Intervention am erwachsenen Patienten, sieht sich der Kinderchirurg mit einem heranwachsenden und sich entwickelnden Organismus konfrontiert, der andere Gegebenheiten mitbringt und auf dessen besondere Beschaffenheit sich alle Mitarbeitenden in der Kinderchirurgie einstellen müssen, um ein adäquates Ergebnis bei operativen Eingriffen und darüber hinaus zu erzielen. Aus diesen Gründen ist es von entscheidender Relevanz, sich einen Überblick über die besondere Anatomie und Physiologie eines Kindes und dessen Entwicklung zu verschaffen. Zwar sind bei einem Kind die gleichen anatomischen Strukturen zu finden wie bei einem Erwachsenen (ausgenommen bestimmter Drüsenstrukturen, welche während des Heranwachsens verkümmern), jedoch stimmen die Proportionen der Strukturen nicht überein. Das Verhältnis von Körperlänge zu Kopfhöhe beträgt bei einem gesunden Neugeborenen 4 : 1, während es bei einem erwachsenen Menschen i. d. R. bei 8 : 1 liegt (➤ Abb. 15.1). Es zeigt sich demnach, dass der Kopf eines Kindes im Vergleich zum Rest des Körpers größer ist, als es beim Erwachsenen der Fall ist.

Je nach Wachstumsgeschwindigkeit passen sich die Proportionen im Laufe des Alterns dem Verhältnis 8 : 1 an. Da allerdings die Wachstumsgeschwindigkeit bei jedem Menschen individuell verläuft und ebenso von allgemeinen Lebensstandards abhängig ist, müssen sich Mitarbeitende der Kinderchirurgie darauf einstellen, dass es keinen feststehenden Zusammenhang zwischen Alter und Körperbau gibt. So kann ein zweijähriges Kind einmal klein und

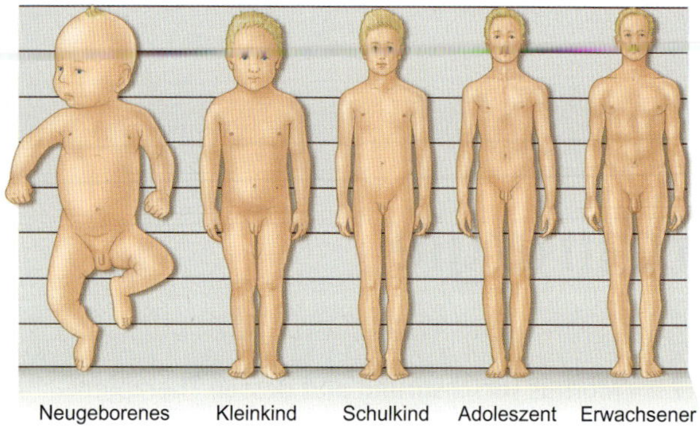

Abb. 15.1 Veränderung des Körperproportionen im Altersverlauf [L238]

zierlich sein und beim nächsten Mal groß und stämmig und den Erwartungen an Statur und Körperbau zwei Jahre voraus sein.

MERKE

Aufgrund unterschiedlicher Wachstumsgeschwindigkeiten kann nicht von stereotypen Staturen bei Säuglingen und Kleinkindern ausgegangen werden. Die teils rasante Wachstumsgeschwindigkeit in diesen Altersspannen gepaart mit unterschiedlichen Lebensstandards führt immer wieder zu individuellen körperlichen Zuständen, auf die man sich jedes Mal in seinem beruflichen Wirken und Handeln einstellen können muss.

Ein weiterer Faktor, bezogen auf das Wachstum, ist der Zustand der kindlichen Knochen. Während die ausgereifte Skelettstruktur eines Erwachsenen verhältnismäßig stabil und widerstandsfähig ist, so sind die Knochen eines Kindes weicher, biegsamer und noch nicht stabilisiert. Sie besitzen sog. Wachstumsfugen zwischen Schaft und Gelenkanteil eines Knochens, die den Körper dabei unterstützen, an Größe zu gewinnen (➤ Kap. 7). Bei diesen Wachstumsfugen handelt es sich um knorpelige Strukturen, welche während des Wachstums des Körpers den Kontakt zwischen den bereits bestehenden knöchernden Anteilen beibehalten und stetig anwachsen und erst später im Laufe ihres Wachstums verknöchern. Die wohl bekanntesten dieser Wachstumsfugen sind die sog. Fontanellen des kindlichen Schädels (➤ Abb. 15.2). Diese Sachverhalte bedeuten, dass die Skelettstruktur eines Kindes noch sehr sensibel auf Krafteinwirkungen reagiert sowie leichter unnatürlich formbar und beweglich ist.

Dazu kommt, dass im Gegensatz zum erwachsenen Menschen die Wirbelsäule eines Kindes noch relativ steil und nicht doppel-s-förmig gebogen ist (➤ Kap. 14). Aus diesen Erkenntnissen zur Knochenstruktur des Kindes lassen sich relevante Handlungsbedarfe für pflegerische Tätigkeiten wie das Positionieren ableiten. So ist sowohl die steilere Form der Wirbelsäule als auch die empfindlichere Knochenstruktur bei der Auswahl und Anlage von Positionen und Hilfsmitteln zwingend zu beachten (➤ Kap. 15.11).

MERKE

Die Skelettstruktur eines Kindes entspricht nicht der eines Erwachsenen im Kleinformat. Die Wirbelsäule ist steiler geformt, die Knochen besitzen weiche knorpelige Anteile, die sog. Wachstumsfugen, welche es einfacher machen, dem Kind bei unkontrollierter Kraftaufwendung oder unsensiblem Umgang körperlichen Schaden zuzufügen.

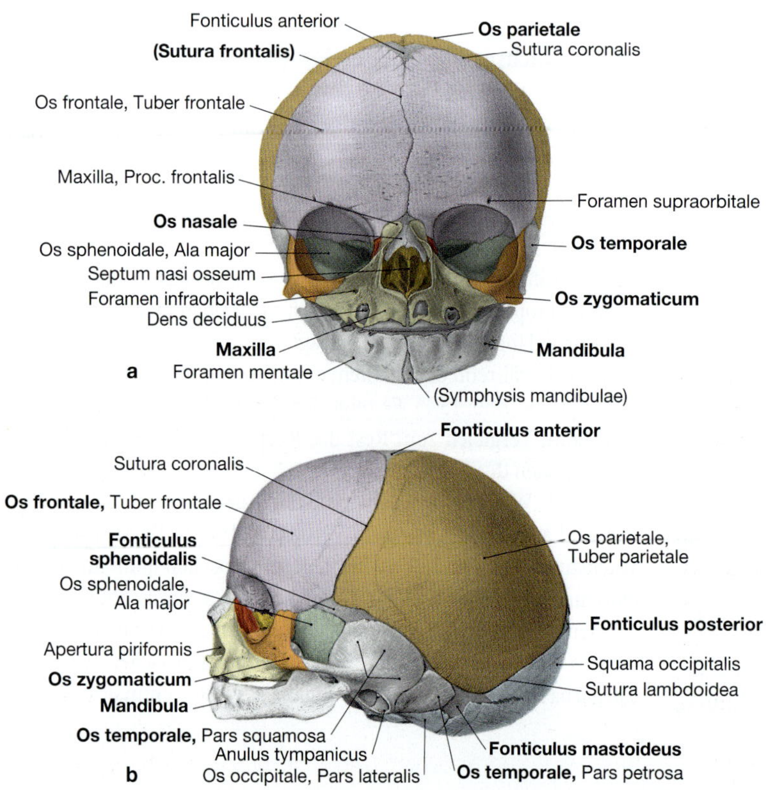

Abb. 15.2 Schädel eines Feten/Kindes [S007-3-24]

Neben den körperlichen Unterschieden zum Erwachsenen sind auch **motorische** und **kognitive Unterschiede** zwingend zu berücksichtigen. So ist die Bewegung eines Neugeborenen im 1. Lebensmonat stark von Reflexen und Reaktionen bestimmt. Willkürliche Bewegungen entwickeln sich erst im weiteren Verlauf, wenn auch bereits zu diesem Zeitpunkt absichtliche Bewegungen wie das Drehen des Kopfes und visuelles Verfolgen zu beobachten sind. Im 1. Lj. dann macht der Säugling immense Fortschritte in der motorischen Entwicklung. Er interagiert viel sicherer und zielgerichteter mit seiner Umwelt. So entwickeln sich z. B. die ersten Primitivreflexe zu komplexen Reflexreaktionen, wie das Aufstellen und Stützen des eigenen Körpers oder von Körperteilen. Eine ausreichende Kopf- und Körperhaltung entwickelt sich in den ersten 6 Mon. der Existenz. Das eigenständige Sitzen beherrscht ein Kind i. d. R. mit etwa 9 Mon. Diese Erkenntnisse zur Motorik geben wichtige Hinweise darauf, wie sensibel gerade mit Kindern im Neugeborenen- und Säuglingsalter umgegangen werden muss, wenn es um pflegerische Handlungen wie das Positionieren, aber auch den Transport im OP geht. Dabei ist zu beachten, dass sich ein stabiler Gleichgewichtssinn beim Menschen i. d. R. erst zu Beginn des Schulalters etabliert hat.

MERKE

Gerade Kinder im Neugeborenen- und Säuglingsalter sind motorisch noch sehr eingeschränkt und bedürfen besonderer Fürsorge und Sorgfalt bei pflegerischen Handlungen.

VORSICHT

Bei Neugeborenen ist das Aufsitzen wegen der noch schwachen Kopfkontrolle nicht zu empfehlen.

Auch bei der kognitiven Entwicklung eines Kindes gibt es wichtige Aspekte zu berücksichtigen, welche Einfluss auf das berufliche Handeln haben. So ist für die pflegerischen Handlungen im OP gerade das Hör- und Sprachempfinden von großer Relevanz. Ein gesunder Mensch hört bereits nach Geburt vollständig. Dies ist die Grundvoraussetzung für die Entwicklung der zwischenmenschlichen Kommunikation in Form von Sprache. Man unterscheidet hier zwischen **rezeptiver** und **expressiver Sprache.** Während Erstes das Verstehen von Sprache beschreibt, bezieht sich Zweites auf die Produktion von Sprache. Beides setzt nicht sofort nach der Geburt ein. Ein neugeborener Mensch braucht Zeit und soziale Kontakte, um ein Verständnis für und die Fähigkeit zur Sprache zu entwickeln. So beginnt das Neugeborene zwar mit ca. 3 Mon. bereits zu plaudern bzw. zu brabbeln, jedoch ein gezieltes, sinnhaftes Bilden von Wörtern beginnt i. d. R. erst frühestens mit 10–11 Mon. Mehrwortsätze (3–5 Wörter) entwickeln sich dann frühestens im Alter von ungefähr 23 Mon. Die rezeptive Sprache wiederum, also das Verstehen der Sprache, setzt zwar später ein, entwickelt sich jedoch rasanter. So beginnt etwa im Alter von 7 Mon. das Verstehen von 10 Wörtern. Im Alter von 1 J. beginnen Kinder bereits bis zu 100 Wörter zu verstehen. Ab dem 1. Lj. sind Kinder dann auch mitunter bereits in der Lage auf benannte Körperteile zu zeigen, Bilder zu erkennen und einfache Aufforderungen zu verstehen. Fähigkeiten, die i. d. R. bis vor Vollendung des 2. Lj. jedes gesunde Kind erlangt hat. Dies bedeutet, dass gerade im Umgang mit Kindern bis zum 2. Lj. viel Kommunikation nonverbal über das Zeigen und Berühren erfolgen muss, um sie adäquat während ihres Aufenthalts im OP zu begleiten und zu betreuen.

MERKE

Kinder entwickeln erst im Laufe des 1.–2. Lj. ein Grundverstehen der menschlichen Sprache. Daher erfolgt in dieser Zeitspanne noch viel nonverbale Kommunikation über Gestik und Mimik mit dem kleinen Patienten, um ihn adäquat zu betreuen.

Der letzte und entscheidende Faktor der Anatomie und Physiologie eines Kindes in Bezug auf den Aufenthalt in der Kinderchirurgie ist die eigenständige Regelung der Körpertemperatur. Der menschliche Körper ist grundsätzlich dazu in der Lage, seine Körpertemperatur bei wechselnder Umgebungstemperatur gleichmäßig zu halten. Diese Fähigkeit nennt sich **Homöothermie.** Bei einem Neugeborenen ist diese Fähigkeit noch nicht voll entwickelt. Es fällt ihm demnach schwerer, die eigene Temperatur zu halten und Temperaturschwankungen der Umwelt entgegenzuwirken. Daher ist es unablässig, die Umgebungstemperatur entsprechend hochzuhalten (➤ Tab. 15.1), sodass der Körper des Kindes am wenigsten Energie zur Wärmeproduktion benötigt. Kälte führt beim menschlichen Körper zu einer Steigerung des Stoffwechsels und damit zu einem erhöhten Bedarf an Sauerstoff. Zu vollziehende pflegerische Maßnahmen werden in ➤ Kap. 15.11 näher beschrieben.

Tab. 15.1 Richtwerte für die OP-Saaltemperatur bei Kindern

Alter	Optimale Umgebungstemperatur
Frühgeborene < 1.000 g in den ersten 12 Wo.	31–35 °C
Neugeborene am 1. Tag	31–34 °C
Neugeborene bis zum 12. Tag	28–31 °C
Säuglinge bis Kleinkind	28 °C

15.2 Kindliche Leistenhernien und deren Therapien

DEFINITION

Bei den **Leistenhernien des Kindesalters** handelt es sich um eine Verlagerung von Baucheingeweiden durch eine i. d. R. angeborene Öffnung (Bruchpforte) aus der Bauchhöhle in einen peritonealen Bruchsack in die Leistenregion.

15.2.1 Pathogenese

Bei Kindern handelt es sich i. d. R. um eine indirekte, also angeborene Leistenhernie. Im Gegensatz zu den direkten Leistenhernien der Erwachsenen, die auf einer Bindegewebsschwäche beruhen, handelt es

15

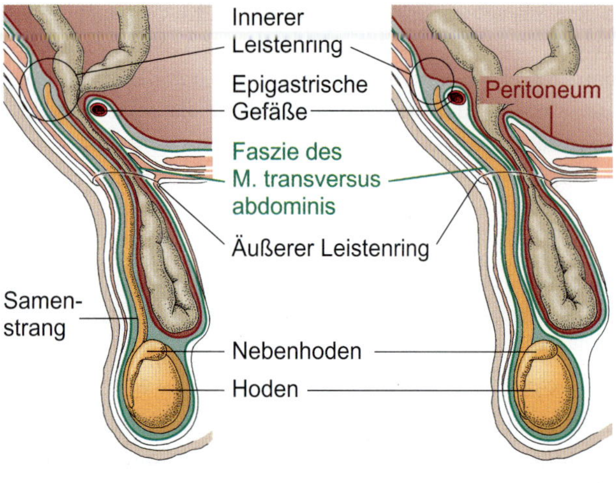

Abb. 15.3 Indirekte vs. direkte Leistenhernie [L190]

sich bei den kindlichen Leistenhernien um einen unvollständigen Verschluss des Processus vaginalis testis (➤ Abb. 15.3). Beim Processus vaginalis testis handelt es sich um eine Aussackung des Peritoneums bis in das Skrotum hinein, welche sich etwa im 3. Schwangerschaftsmonat bildet und nach dem Deszensus der Hoden obliteriert und zu den Hüllen des Samenstrangs umwandelt. Durch den Processus vaginalis testis wandern also pränatal (vorgeburtlich) die zunächst neben den Nieren gebildeten Keimanlagen des Jungen (Hoden) in das Skrotum. Nach dieser Wanderung (Descensus), obliteriert (verklebt) der Processus vaginalis normalerweise. Tut er dies nicht oder nur unvollständig, können bei erhöhtem intraabdominellen Druck (Schreien, Weinen, 3-Monats-Koliken) die Baucheingeweide (Omentum majus, Darm oder bei Mädchen auch die Ovarien) durch die entstandene Lücke in den Leistenkanal hervorprolabieren. Der innere Leistenring bildet hierbei die Bruchpforte, der Processus vaginalis den Bruchsack.

15.2.2 Symptomatik

Typischerweise zeigt sich die **Leistenhernie** als wechselnd große, schmerzlose Vorwölbung in der Leistenregion, bei Jungen manchmal bis in das Skrotum hineinreichend. Bei erhöhtem intraabdominellen Druck ist sie dabei prallelastisch palpabel, in Ruhe und v. a. im Schlaf verschwindet die Schwellung völlig. Ist die Hernie in der Untersuchung nicht wegdrückbar, also „reponibel", besteht der dringende V. a. eine Inkarzeration (Einklemmung) und somit eine Notfallindikation zur sofortigen Leistenherniotomie.

Abzugrenzen von der Leistenhernie ist die **Hydrocele vaginalis testis,** der sog. „Wasserbruch". Hierbei ist der Verschluss des Processus vaginalis nur minimal unvollständig, sodass sich keine Baucheingeweide, sondern lediglich Peritonealflüssigkeit durch den persistierenden Spalt in das Skrotum drücken kann. Die Hydrozele ist klinisch von der Leistenhernie durch das Anleuchten des Skrotums mit einer Diagnostikleuchte zu unterscheiden, der sog. Diaphanoskopie. Leuchtet das Skrotum rot auf, befindet sich Flüssigkeit zwischen den Hodenhüllen, die Diaphanoskopie ist somit positiv und beweisend für eine Hydrocele vaginalis testis. Bei einer Leistenhernie würde im Gegensatz dazu das Skrotum nicht rötlich aufleuchten, da der prolabierte Darm das Licht schlucken würde.

MERKE

Eine Inkarzeration stellt immer eine Notfallindikation für eine Operation dar!

15.2.3 Therapie

Die Therapie einer kindlichen Leistenhernie ist immer die **Leistenherniotomie.** Der Zeitpunkt der Operation richtet sich nach der Dringlichkeit der Symptomatik. Eine Inkarzeration des Darms oder der Ovarien stellt immer eine Notfallindikation dar, bei einer reponiblen Leistenhernie ist eine elektive Operation innerhalb der nächsten 2 Wochen nach Diagnosestellung sinnvoll. In jeden Fall sollten die Eltern des Kindes jedoch auf die Gefahr einer Inkarzeration hingewiesen werden!

Bei der Hydrocele vaginalis testis empfiehlt sich zunächst ein abwartendes Verhalten bis zum ersten Geburtstag des Jungen, da sich die meisten Hydrozelen bis zu diesem Zeitpunkt selbst resorbieren und sich der Processus vaginalis spontan verschließt. Persistiert die Hydrozele auch nach dem ersten Geburtstag, so ist auch hier eine Leistenherniotomie (mit Hydrozelenfensterung) indiziert. Auch bei einer sog. kommunizierenden Hydrozele, bei der die Flüssigkeit im Leistenkanal hin- und herfließen kann und somit der Verschluss des Processus vaginalis gestört wird, ist eine frühzeitige Operation indiziert. Diese Form der Hydrozele würde durch eine wechselnde Größe des Skrotums auffallen, typischerweise wäre das Skrotum am Abend deutlich größer als am Morgen.

OP-Verfahren (Leistenherniotomie)

Schnittführung: kleiner Hautschnitt oberhalb der Leistenbeuge.
Präparation:
- Leistenkanal eröffnen
- Bruchsack vom Samenstrang ablösen
- Bruchsack resezieren

Rekonstruktion:
- Offene Verbindung zum Bauchraum unterbinden
- Leistenkanal so verschließen, dass der Bruch nicht erneut austreten kann

Wundverschluss:
- Schichtweiser Wundverschluss mit Einzelknopfnähten
- Hautnaht i. d. R. mit Monocryl

Komplikationen: Die Hauptkomplikation der Leistenherniotomie ist das Rezidiv, welches bei etwa 1 % liegt.

15.3 Nabelhernien und deren Therapien

DEFINITION

Bei einer **Nabelhernie** handelt es sich um einen Nichtverschluss des bindegewebigen Rings, durch den pränatal die Nabelgefäße geführt haben.

15.3.1 Pathogenese

Nabelhernien sind mit einer Inzidenz von 10–25 % aller Neugeborenen ein sehr häufiges Krankheitsbild in der Kinderchirurgie. Die Bruchpforte wird hierbei vom Nabelring gebildet, der Bruchsackinhalt ist das Omentum majus oder der Darm, welche bei erhöhtem intraabdominellem Druck durch eine Lücke in der Bauchfaszie durch den Nabelring hervortreten können.

15.3.2 Symptomatik

Es zeigt sich meist bereits in den ersten Lebenswochen des Kindes, nach Abfallen des Nabelschnurrestes, eine Vorwölbung des Bruchsacks mit Inhalt vor die Bauchwand. Diese ist i. d. R. schmerzlos und gut reponibel und inkarzeriert nur sehr selten (➢ Abb. 15.4).

15.3.3 Therapie

Nabelhernien mit einem Durchmesser des Nabelrings von 1–1,5 cm bilden sich innerhalb des 1. Lj. mit hoher Wahrscheinlichkeit spontan zurück. Daher ist hier zunächst ein abwartendes Verhalten indiziert. Persistiert die Nabelhernie auch nach dem 1. Lj., besteht die Indikation zur **Nabelherniotomie.**

OP-Verfahren (Nabelherniotomie)

Schnittführung:
- Halbmondförmiger Schnitt am Nabel
- Darstellen der Faszie

Präparation:
- Mit stark gebogenem Overholt den Nabel umfahren und mit einem gelben Zügel anschlingen
- Hautnahen Nabel abtrennen (mit oder ohne Eröffnung des Peritoneums)

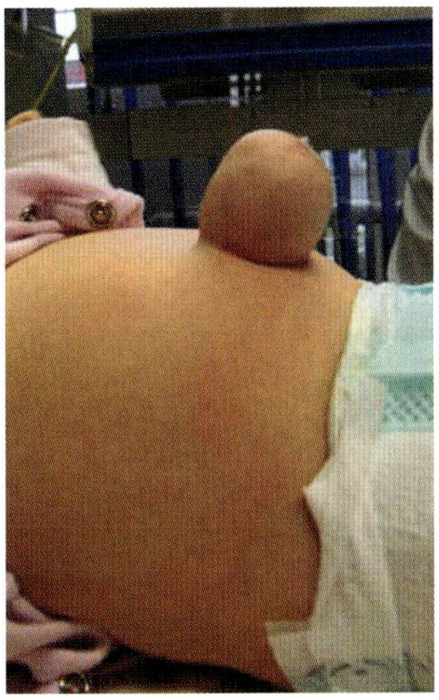

Abb. 15.4 Kindliche Nabelhernie [G879]

Rekonstruktion:
- Verschluss der Bruchlücke (Peritoneum und Faszie) mit Vicryl-Einzelknopfnähten
- Bestehende Rektusdiastase mit Vicryl-Einzelknopfnähten verschließen

Wundverschluss:
- Hautnaht mit Monocryl
- Kompressionsverband: Stielchen in den Nabel einlegen, gefaltete Kompresse, Fixomull

Komplikationen

Die Komplikationsrate bei Nabelhernien ist sehr gering. Die Gefahr einer Inkarzeration besteht kaum, selten kommt es einmal zu Verletzungen von intraabdominellen Organen, Nerven oder Gefäßen.

15.4 Retentio testis und deren Therapien

DEFINITION

Bei der **Retentio testis** (➢ 6.8.5) handelt es sich um das verzögerte oder nicht vollständige Herunterwandern der Hoden aus dem Bauchraum in das Skrotum.

15.5 Invagination und deren Therapien

DEFINITION

Bei der **Invagination** handelt es sich um eine Einstülpung eines proximalen Darmanteils in den distal gelegenen Darmanteil.

15.5.1 Pathogenese

Von einer Invagination sind meist Säuglinge und Kleinkinder bis zum 2. Lj. betroffen, 80 % davon bereits im 1. Lj. (➢ Abb. 15.5). Die Invagination ist hierbei meist im Bereich der Ileozölkalklappe gelegen, d. h., das Ileum stülpt sich in das Kolon ein. Seltener ist die Invagination von Ileum in Ileum, auch mehrfache Invaginationen sind möglich.

Als Ursachen für die Invagination gelten Motilitätssteigerungen des Darms durch Gastroenteritiden (Adenoviren), mechanische Hindernisse (Tumoren, Polypen, vergrößerte mesenteriale Lymphknoten), Darmduplikaturen oder intraabdominelle Adhäsionen (Verklebungen).

Durch die Invagination kommt es zu einer Abschnürung der Mesenterialgefäße, der venöse Abfluss ist behindert, es entsteht ein Ödem der Darmwand und eine Störung der arteriellen Durchblutung des Darms mit daraus resultierender Darmwandschädigung.

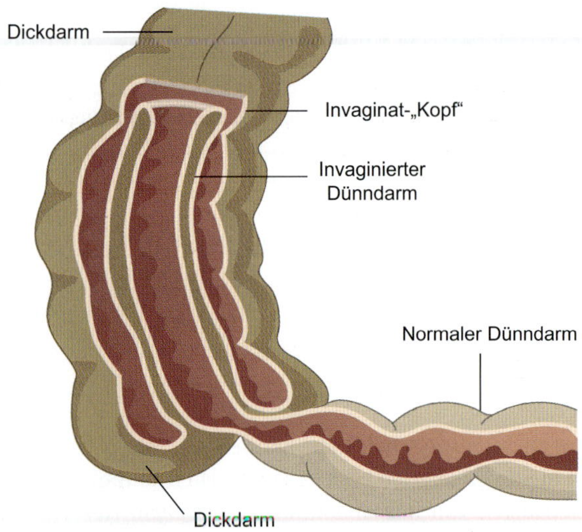

Abb. 15.5 Invagination [L138]

15.5.2 Symptomatik

Die Erkrankung ist charakterisiert durch einen plötzlichen Beginn mit schwallartigem Erbrechen, Unruhe und Schreien, einem blassgrauen Hautkolorit und einer Schonhaltung (Beine angewinkelt). Eine Ileussymptomatik (Stille des Darms bei Auskultation und ein aufgetriebenes Abdomen), Peritonismus und Abwehrspannung sowie das Absetzen von „himbeergeleeartigem" Stuhl gelten bereits als Spätsymptome.

15.5.3 Therapie

Zunächst sollte mittels der sog. „hydrostatischen **Desinvagination**" ein konservativer Therapieversuch unternommen werden. Unter sonografischer Kontrolle werden hierbei Einläufe mit einer NaCl-0,9%-Lösung unter Lagerungswechseln des Kindes durchgeführt, die zu einer Lösung der Einstülpung führen können. Dies ist auch als Kolonkontrasteinlauf unter Durchleuchtung möglich. Die Erfolgschancen einer hydrostatischen Desinvagination liegen bei 50–94%. Gelingt die konservative Desinvagination nicht, besteht die Indikation zur operativen Desinvagination. Diese kann sowohl laparoskopisch als auch mittels medianer Laparotomie erfolgen.

OP-Verfahren (Desinvagination)

Schnittführung: mediane Laparotomie.
Präparation:
- Aufsuchen der Invaginationsstelle
- Manuelle Reposition mittels Hutchingson-Handgriff (vorsichtiges Auseinanderziehen der ineinandergestülpten Anteile)

Rekonstruktion: ggf. Resektion nekrotischer Darmabschnitte mit End-zu-End-Anastomose.
Wundverschluss:
- Schichtweiser Wundverschluss
- Hautnaht

Komplikationen

Serosaeinrisse sowie eine Perforation des betroffenen Darmabschnitts sind seltene, jedoch gefürchtete Komplikationen. Außerdem stellt die relativ hohe Rezidivrate von bis zu 20% eine ernst zu nehmende Komplikation dar. Da diese zu 30% bereits innerhalb der ersten 24 Stunden auftreten, ist eine stationäre Überwachung der Patienten über mindestens 48 Stunden unabdingbar.

15.6 Hypertrophe Pylorusstenose und deren Therapien

DEFINITION

Bei der **hypertrophen Pylorusstenose** handelt es sich um eine Stenose des Magenausgangs (Pylorus), die durch eine Hypertrophie der zirkulären Muskulatur bedingt ist.

15.6.1 Pathogenese

Bei der hypertrophen Pylorusstenose handelt es sich um eine multifaktoriell bedingte Erkrankung des Säuglingsalters, die mit einer Inzidenz von etwa 1:800 auftritt. Betroffen sind hierbei v.a. männliche Säuglinge im Alter von 3–10 Lebenswochen. Es kommt zu einer Hypertrophie der zirkulären Pylorusmuskulatur, die zu einer Einengung des Magenausgangs führt.

15.6.2 Symptomatik

Die Kinder fallen durch progredientes, schwallartiges Erbrechen auf, welches zu einer Exsikkose (Austrocknung) und einer Verschiebung des Elektrolythaushalts (durch Erbrechen des sauren Magensafts) führen kann. Trotz eines guten Trinkverhaltens können sie Zeichen einer Gedeihstörung (mangelnde Gewichtszunahme) zeigen. In der klinischen Untersuchung zeigt sich die Exsikkose in einer Lethargie, einer eingefallenen Fontanelle und einem verminderten Hautturgor, also der Spannung der Haut, welche sich durch stehen bleibende Hautfalten nach vorsichtigem Hochziehen der Bauchhaut des Kindes zeigt. Außerdem ist oftmals eine sog. „Olive", also ein derber Tumor, im Oberbauch tastbar.

15.6.3 Therapie

Therapie der Wahl der hypertrophen Pylorusstenose ist die **Pyloromyotomie nach Weber-Ramstedt** oder die **laparoskopische Pyloromyotomie,** welche heutzutage immer mehr an Stellenwert gewinnt.

Eine konservative Therapie mit parenteraler Ernährung und systemischer Atropingabe ist nur bei Kontraindikation zur Operation (z. B. schweren Herz-Kreislauf- oder Lungenerkrankungen) indiziert.

OP-Verfahren (Pyloromyotomie nach Weber-Ramstedt)

Schnittführung: Oberbauchquerlaparotomie (➤ Abb. 15.6).
Präparation:
- Spreizen M. rectus abdominis
- Inzision M. transversus im Faserverlauf
- Eröffnung des Peritoneums
- Magen herausluxieren
- Aufsuchen des Pylorus
- Inzision der Serosa vom Duodenum aus
- Aufweiten der Stenose mit Overholt bis die Mukosa komplett freiliegt

Rekonstruktion:
- Überprüfung auf Intaktheit der Mukosa
- Reposition des Magens

Wundverschluss: schichtweiser Wundverschluss.

VORSICHT
Die Pylorusschleimhaut darf auf keinen Fall während der Schnittführung verletzt werden, da es sonst zu einer Eröffnung des Magens und daraus folgendem Austreten von Magensäure in den Bauchraum kommen kann. Folgekomplikation davon kann eine Peritonitis sein.

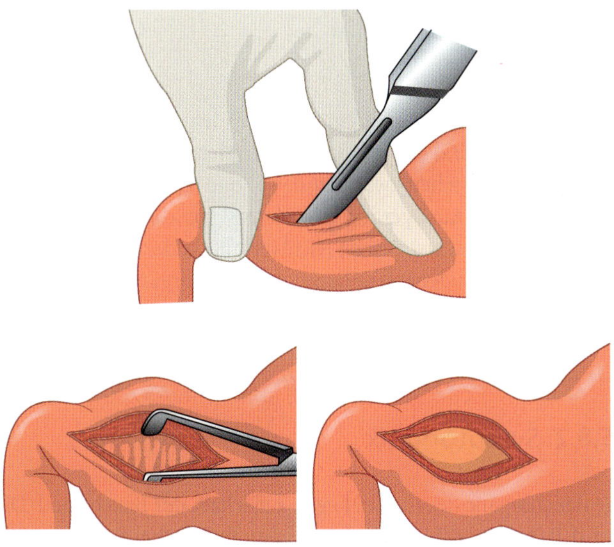

Abb. 15.6 Pyloromyotomie nach Weber-Ramstedt [L138]

Komplikationen

Die Hauptkomplikation der Schleimhautperforation tritt in ca. 1–4 % der Fälle auf und wird i. d. R. bereits intraoperativ behoben. Schwere Peritonitiden durch unbemerkte Mukosaperforationen sind sehr selten. Postoperativ anhaltendes Erbrechen kann Folge einer unzureichenden Pyloromyotomie sein, ist jedoch glücklicherweise ebenfalls sehr selten.

15.7 Morbus Hirschsprung und dessen Therapien

DEFINITION
Der **Morbus Hirschsprung** ist ein Krankheitsbild, das auf dem Fehlen von Nervenzellen (Ganglien) des Dickdarms beruht. Durch das Fehlen dieser Nervenzellen (der sog. Aganglionose) kommt es zu einer Engstellung des betroffenen Darmabschnitts und einer daraus resultierenden Dilatation (Erweiterung) des Darms vor der Engstelle.

15.7.1 Pathogenese

Der Morbus Hirschsprung (*Syn.:* Megacolon congenitum) kommt mit einer Häufigkeit 1 : 5.000 Lebendgeburten vor. Jungen sind mit einem Verhältnis von 4 : 1 deutlich häufiger betroffen als Mädchen.

In 75 % ist nur der Analkanal bzw. das Sigma beteiligt, es kann jedoch auch der gesamte Dickdarm vom Fehlen der Ganglienzellen betroffen sein.

Durch das Fehlen der Ganglienzellen ist der Darm im betroffenen Abschnitt nicht mehr in der Lage zu erschlaffen, wie für die Peristaltik notwendig. Es kommt also zu einer Engstellung des betroffenen Areals. Nachfolgend kommt es zu einer Dilatation der prästenotischen (also vor der Engstelle gelegenen) Darmanteile, welche sich schließlich als sog. Megakolon („Riesendarm") darstellen (➤ Abb. 15.7).

15.7.2 Symptomatik

Je nach Ausdehnung des betroffenen Gebiets zeigt sich eine unterschiedlich ausgeprägte Symptomatik. Klassischerweise fallen die Kinder bereits mit einem verspäteten Mekoniumabgang (Mekonium = „Kindspech" = erster Stuhl des Neugeborenen; > 24 h postnatal) auf. Im Verlauf kommt es zu einer Obstipationsneigung, häufig insbesondere nach Umstellung auf Beikost und einer explosionsartigen Defäkation nach Manipulation (rektale Untersuchung oder Einführen eines Fieberthermometers). Auch ein aufgetriebenes Abdomen ist häufig zu beobachten. In schweren Fällen kommt es zu einer Ileussymptomatik (eingestellte Darmtätigkeit) oder schweren Gedeihstörungen.

15

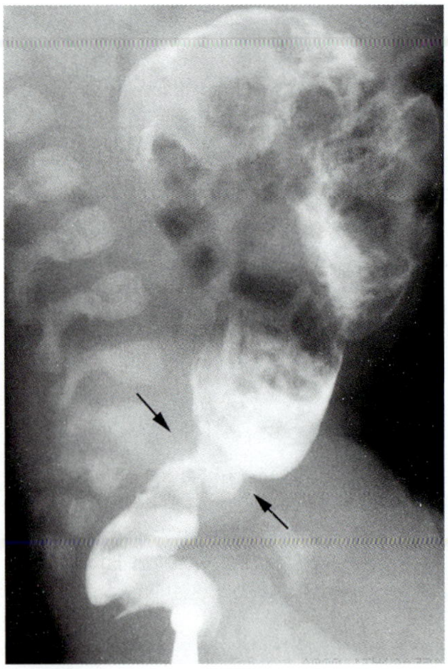

Abb. 15.7 Kolonkontrasteinlauf bei Morbus Hirschsprung [O530]

15.7.3 Therapie

Eine definitive Heilung dieses Krankheitsbildes ist nur durch ein operatives Verfahren möglich.

Je nach klinischem Bild wird hierbei ein primärer **transanaler, endorektaler Durchzug nach De la Torre** durchgeführt oder dieser Operation im Sinne eines zweizeitigen Verfahrens zunächst eine Stomaanlage vorangestellt, um die klinische Situation (Gewicht und allgemeine Entwicklung des Kindes) zunächst zu stabilisieren. Der endorektale Durchzug nach De la Torre würde schließlich im Alter von etwa 3 Mon. erfolgen.

OP-Verfahren (Endorektaler Durchzug nach De la Torre)

Schnittführung:
- Diagnostische Laparoskopie zur Befundsicherung eines Megakolons und erneuter Probenentnahmen (Vollwandbiopsie) für Schnellschnittuntersuchungen im Bereich der vermeidlichen Übergangszone des Sigmas
- Nach Sicherung der Übergangszone Schnitt als mediale Unterbauchlaparotomie erweitern und das Sigma anschließend vor die Bauchdecke verlagern

Präparation:
- Von Biopsiestelle aus Skelettierung des Mesos mittels Overholt-Schlägen bis zum Übergang der peritonealen Umschlagfalte
- Temporärer Bauchdeckenverschluss mittels einer fortlaufender Prolene-Naht
- Umlagerung des Patienten in Steinschnittlage
- Einbringen von Seidenhaltefäden und Eröffnen der rektalen Schleimhaut
- Präparation von Mukosa und Submukosa, dann Durchtrennung der Muscularis
- Schrittweise Präparation und Mobilisation des Rektums

Rekonstruktion:
- Erneute Exploration des abdominalen Zugangs
- Umschlagfalte vorsichtig durchtrennen und das Präparat transanal durchziehen (hierbei ist darauf zu achten, das Kolon nicht zu verdrehen)
- Resektion des aganglionären Darmabschnitts vor dem Anus (bis zur Biopsiestelle)
- Anastomose mittels Vicryl-Einzelknopfnähten
- Zuwenden zum abdominellen Situs, Spülung

Wundverschluss: schichtweiser Bauchdeckenverschluss.

Komplikationen

Die Komplikationen dieser Operationstechnik können in Früh- und in Spätkomplikationen eingeteilt werden. Zu den Frühkomplikationen zählen die Wundinfektion (zwischen 10 und 15 %), die frühe anorektale Stenose (≤ 20 %) mit nachfolgender Dilatationsbehandlung, eine Anastomoseninsuffizienz (≤ 2 %) sowie der postoperative Ileus.

Als Spätkomplikationen gelten die Inkontinenz (durchschnittlich ca. 8 %), eine fortbestehende Obstipation (≤ 30 %) und die Ausbildung einer Anastomosenstriktur, also des narbigen Umbaus der Anastomose, die sich dadurch zusammenzieht und eine erneute Verengung mit sich führt.

15.8 Bauchwanddefekte und deren Therapien

DEFINITION

Bei den **Bauchwanddefekten** handelt es sich um Spaltbildungen der Bauchwand im Bereich des Nabels, bei denen die Bauchorgane nach außerhalb in einen umgebenden Bruchsack (Omphalozele) bzw. freiliegend (Gastroschisis) verlagert sind.

15.8.1 Pathogenese

Bauchwanddefekte kommen mit einer Inzidenz von 1 : 4.000 Geburten vor, Jungen sind etwas häufiger betroffen als Mädchen. Bauchwanddefekte entstehen zwischen der 5. und 10. SSW während der physiologischen Auslagerung des Darms vor die Bauchwand. Es kommt im Anschluss zu einen Nichtverschluss der Bauchwand und dem damit verbundenen Freiliegen der Bauchorgane.

Bauchwanddefekte sind nicht erblich, insbesondere die Omphalozelen sind jedoch häufig assoziiert mit anderen Fehlbildungen.

15.8.2 Symptomatik

Die Bauchorgane des Kindes liegen außerhalb der Bauchwand. Dies ist i. d. R. bereits pränatal in der Sonografie sichtbar (➤ Abb. 15.8, ➤ Abb. 15.9).

15.8.3 Therapie

Die bereits pränatal gestellte Diagnose führt zu einer Vorverlegung des Geburtstermins und primärer Sectio caesarea aufgrund des Ruptur- und Infektionsrisikos und der damit verbundenen schnellstmöglichen operativen Versorgung mittels Bauchdeckenverschluss. Präoperativ und damit direkt postnatal wird der Säugling hierzu mit dem gesamten Körper bis hoch zur Axilla in einen steilen Plastikbeutel eingepackt.

Welche Art von Defektdeckung durchgeführt werden muss, hängt von der Art und der Größe des Bauchwanddefekts ab.

Bei kleinen Defekten ist i. d. R. ein primärer Verschluss der einzelnen Bauchwandschichten nach Durchmustern des Darms und Rückverlagerung der Darmanteile nach intraabdominal möglich.

Bei großen Bauchwanddefekten ist auch das Einbringen einer Patchplastik zum Wundverschluss möglich. Hierbei sollte jedoch das Risiko einer Folgeoperation zur Entfernung des Materials, welches i. d. R. nicht mit dem Kind mitwächst, abgewogen werden.

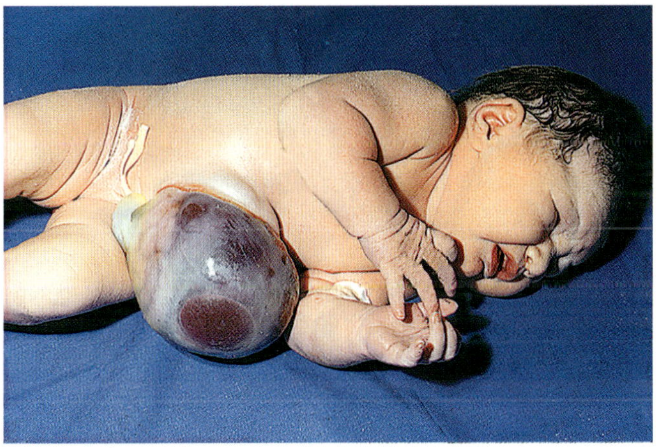

Abb. 15.8 Omphalozele [O530]

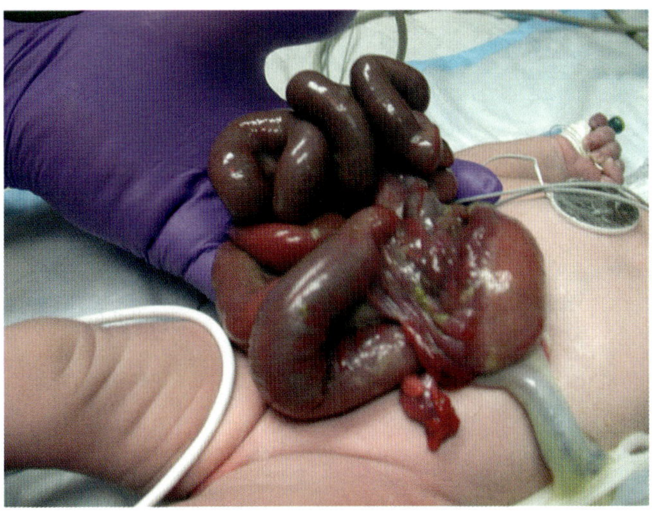

Abb. 15.9 Gastroschisis (mit freundlicher Genehmigung von Milissa McKee, MD, Yale School of Medicine) [E1161]

Bei zu großen Defekten ist die Durchführung einer **Schusterplastik** indiziert. Hierbei wird nach dem üblichen Durchmustern des Darms und Lösen von eventuellen Adhäsionen ein steriler Plastikbeutel über die freiliegenden Organe gestülpt und an der Bauchwand angenäht. Der nun die Bauchorgane enthaltene Beutel wird im Anschluss an der Decke des Inkubators angebracht und täglich ein wenig weiter nach oben gezogen. Durch den Zug am Beutel wird die Bauchdecke gedehnt, sodass sich die Peritonealhöhle aufweitet. Hierdurch und mithilfe der Schwerkraft senken sich die Bauchorgane nach und nach in die Bauchhöhle, sodass nach wenigen Tagen bis Wochen (meist 2–3 Wo.) der endgültige Bauchdeckenverschluss durchgeführt werden kann.

15

OP-Verfahren (Schusterplastik)

➢ Abb. 15.10

Schnittführung:

- Durch die bereits offen liegenden Bauchorgane ist eine Erweiterung der Peritonealöffnung i. d. R. nicht notwendig.
- Bei der Omphalozele wird entlang des Nabelrings der Bruchsack eröffnet und die Baucheingeweide freigelegt.

Präparation:

- Desinfektion, Spülung und Durchmustern des Darms
- Adhäsiolyse von Verklebungen

Rekonstruktion:

- Sterilen Beutel aus Silikonfolie über die außen liegenden Organe stülpen
- Rand des Beutels an der Bauchwand annähen
- Beutel steril verbinden und bei Rückenlage des Kindes an der Decke des Inkubators elastisch fixieren

Wundverschluss:

- Endgültiger Bauchdeckenverschluss nach etwa 2–3 Wo.
- Faszienverschluss mit Einzelknopfnähten nach Rückverlagerung der Bauchorgane
- Schichtweiser Wundverschluss

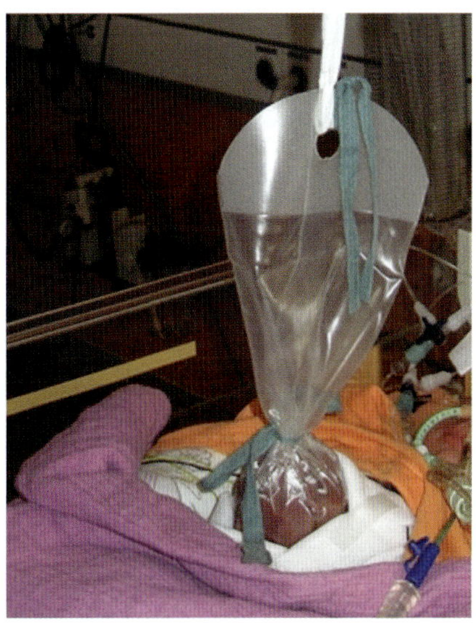

Abb. 15.10 Schusterplastik [M285]

Komplikationen

Die Hauptkomplikationen des Krankheitsbildes sind v. a. präoperativ im Sinne einer Auskühlung und Austrocknung des Kindes bei offen liegenden inneren Organen zu befürchten. Aber auch das Infektionsrisiko prä- und postoperativ ist natürlich nicht unerheblich.

Postoperativ ist die gefürchtetste Komplikation nach dem endgültigen Bauchdeckenverschluss das intraabdominelle Kompartmentsyndrom, welches durch die Einengung und einer konsekutiven Durchblutungsstörung des Darms entsteht. Folgend können sich ein Platzbauch durch zu hohen intraabdominellen Druck sowie eine Kreislaufinsuffizienz durch Kompression der unteren Hohlvene und eine Ateminsuffizienz durch Druck auf die Lungen entwickeln.

Insgesamt liegt die Überlebenschance bei Kindern mit einer Omphalozele ohne weitere Fehlbildungen bei 94 %, die der Gastroschisis bei über 90 %.

15.9 Ösophagusatresie und deren Therapien

DEFINITION

Bei der **Ösophagusatresie** handelt es sich um eine Fehlbildung des Ösophagus mit einer angeborenen Kontinuitätsunterbrechung variabler Länge, meist begleitet von einer Fistelbildung.

15.9.1 Pathogenese

Die Inzidenz der Ösophagusatresie beträgt etwa 1 : 2.500–4.000 Neugeborenen. Die Pathogenese dieser Erkrankung ist multifaktoriell, sie kommt jedoch gehäuft in Verbindung mit anderen Fehlbildungen vor (sog. VACTERL-Assoziation = Fehlbildungen der Wirbelsäule [**V**ertebra], **A**nalatresie, Herzfehler [**C**ardial], Ösophagusatresie [**T**racheo-**E**sophageal], Fehlbildungen der Niere [**R**enal], Fehlbildungen der Extremitäten [**L**imbs]).

Die Klassifikation der Ösophagusatresie erfolgt meist nach **Vogt** (➤ Abb. 15.11). Die häufigste Form ist hierbei die Ösophagusatresie Typ IIIb mit proximalem Blindsack und distaler tracheoösophagealer Fistel.

15.9.2 Symptomatik

Häufig fallen die Kinder bereits pränatal durch ein Polyhydramnion, also vermehrtem Fruchtwasser, auf, welches durch die Unfähigkeit bedingt ist, dieses zu schlucken. Ein Neugeborenes mit einer Ösophagusatresie wird postnatal meist rasch durch ein anhaltendes Husten und Speicheln auffällig. Misslingt die darauffolgende folgende Anlage einer Magensonde sollte unverzüglich eine Röntgenaufnahme (oder Röntgenkontrastuntersuchung) des Thorax und Abdomens zur Sicherung der Diagnose erfolgen.

15.9.3 Therapie

Die Therapie der Ösophagusatresie ist ausschließlich operativ möglich und sollte innerhalb der ersten 2 Lebenstage mittels End-zu-End-**Anastomosierung** oder einem Magenhochzug

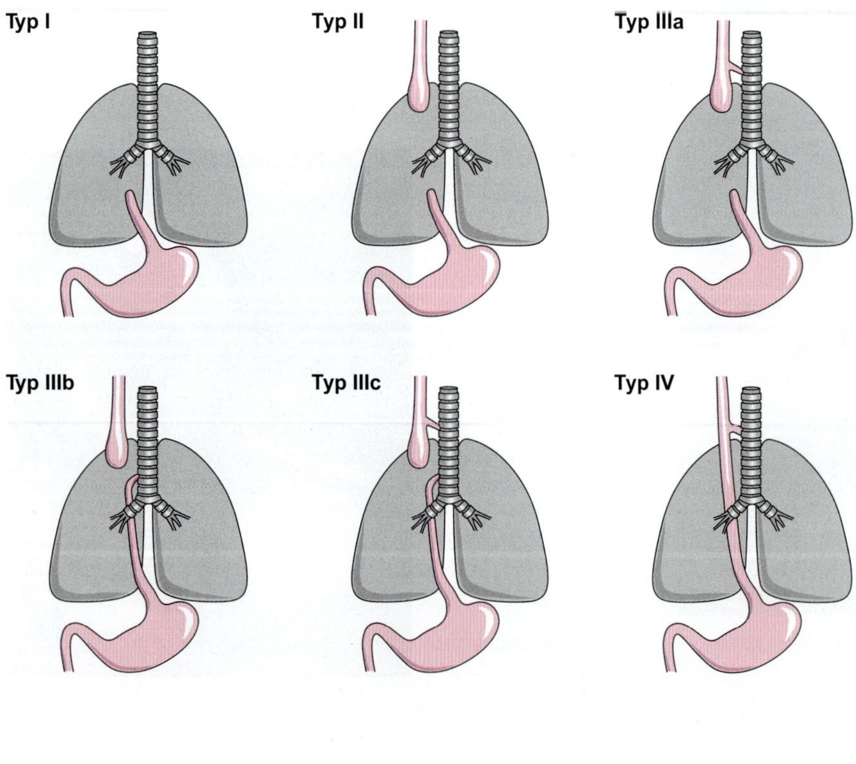

Abb. 15.11 Klassifikation nach Vogt [L231]

erfolgen. Ist der Defekt zu groß, kann auch eine Ösophagusplastik oder ein Interponat eingesetzt werden, bei welchen jedoch immer die Folgerisiken (Entfernung des Fremdmaterials oder 2-Höhlen-Eingriff bei Jejunum-Interponat) bedacht werden sollten. Daher ist auch ein zweizeitiges Vorgehen mit primärer PEG-Sondenanlage und einer endgültigen Versorgung nach ausreichendem Wachstum und Gedeihen sowie der Stabilisierung des Kindes gerechtfertigt.

OP-Verfahren (Ösophagusanastomose)

Schnittführung:
- Hautinzision vordere/mittlere Axillarlinie rechts
- Darstellen des 4. Interkostalraums/Eingehen in den 4. Interkostalraum, Darstellen der Pleura parietalis
- Einsetzen eines Thoraxsperrers

Präparation:
- Lunge mit der Pleura parietalis zur Seite schieben, Darstellen des inneren Mediastinums.
- Darstellen und Anzügeln der Vena azygos, Durchtrennen zwischen 2 Vicryl-Ligaturen.
- Identifikation und Präparation des oberen Ösophagusblindsacks durch Bewegung an der liegenden Magensonde.
- Markieren und Halten des Blindsacks mit einem Seidenfaden.
- Identifikation des Nervus vagus (Leitstruktur).
- Darstellen und Mobilisation des unteren Stumpfs.
- Anästhesie gibt über Magensonde/PEG Methylenblau-Lösung zur Sicherung des Befunds (Blindsack).
- Eröffnen des kaudalen Blindsacks, hiernach entleert sich die blaugefärbte Kochsalz-Methylenlösung.
- Sichern des unteren Blindsacks mit Seidenfaden.
- Eröffnen des oberen Blindsacks.

Rekonstruktion:
- Rekonstruktion zunächst der Hinterwand, im Anschluss Vorderwandanastomose mittels PDS-Einzelknopfnähten
- Einbringen einer Bülau-Drainage, welche gesondert kaudal des Zugangs ausgeleitet wird
- 3. und 4. Rippe mittels Periostnähten adaptieren

Wundverschluss:
- Schichtweiser Wundverschluss der Muskulatur mittels Vicryl-Einzelknopfnähten, adaptierende Subkutannähte mit Vicryl- und Hautnaht mittels Prolene-Einzelknopfnähten
- Fixierung der Bülau-Drainage durch Annaht

Komplikationen

Die Prognose ist abhängig von weiteren Fehlbildungen, der frühzeitigen Therapie sowie dem Reifegrad und dem Geburtsgewicht des Neugeborenen. Die mittlere Überlebenschance ist gut (ca. 90 %). Zu den häufigsten Komplikationen zählen die Anastomoseninsuffizienz (5–20 %) und die Ausbildung von Strikturen im Bereich der Anastomose (5–10 %). Als Spätkomplikation ist der gastroösophageale Reflux mit 20–40 % am häufigsten.

15.10 Analatresie und deren Therapien

DEFINITION

Die **Analatresie** ist eine angeborene Fehlbildung, welche mit dem Fehlen des natürlichen Darmausgangs einhergeht. Die Analöffnung und unterschiedlich lange Strecken des letzten Darmabschnitts sind hierbei nicht vorhanden. Die Analatresie kann mit oder ohne Fistelbildung einhergehen.

15.10.1 Pathogenese

Die Analatresie (oder auch anorektale Malformation) tritt mit einer Inzidenz von 1 : 400–1 : 5.000 Lebendgeburten auf. Es besteht eine multifaktorielle Genese, welche zu einem Fehlen des Darmausgangs mit oder ohne Fistelbildung (zum Damm, zur Scheide, zur Blase oder zur Harnröhre) führt (> Abb. 15.12).

15.10.2 Symptomatik

Je nach Form der anorektalen Malformation kommt es, abhängig von der Fistelbildung, zu einer Mekoniumentleerung aus anderen Körperöffnungen, z. B. aus der Urethra oder Vagina.

Handelt es sich um eine Analatresie ohne Fistelbildung, kann sich auch das Bild eines Ileus mit fehlendem Mekoniumabgang, Erbrechen und geblähtem Bauch zeigen. In der Regel fällt das Fehlen des Anus jedoch bereits bei der U1, also noch im Kreißsaal, direkt postnatal auf.

15.10.3 Therapie

Bei allen Formen der Analatresie gelten als oberste Therapieziele die primäre Entlastung des Darms und die enterale Ernährung des Kindes.

Handelt es sich um eine tiefe Form, kann über eine **primäre Durchzugsoperation nach Peña und de Vries** diskutiert werden. In der Regel, insbesondere bei hohen Formen, erfolgt ein zweizeitiges Verfahren mit zunächst durchgeführter Stomaanlage (i. d. R. Kolostoma) zur Stabilisierung des gesamten Organismus und Entlastung des Kolons. Im Anschluss erfolgt schließlich mit etwa 3–4 Lebensmonaten und einem Mindestgewicht von 3.500 g die **posteriore sagittale Anorektoplastik nach Peña und de Vries.** Bei liegendem Kolostoma wird dieses zunächst noch belassen und erst nach guter Heilung der Durchzugsoperation wieder rückverlegt.

PRAXISTIPP

Die Lagerung des Kindes erfolgt bei dieser OP-Technik in Bauchlage mit angewinkelten Beinen.

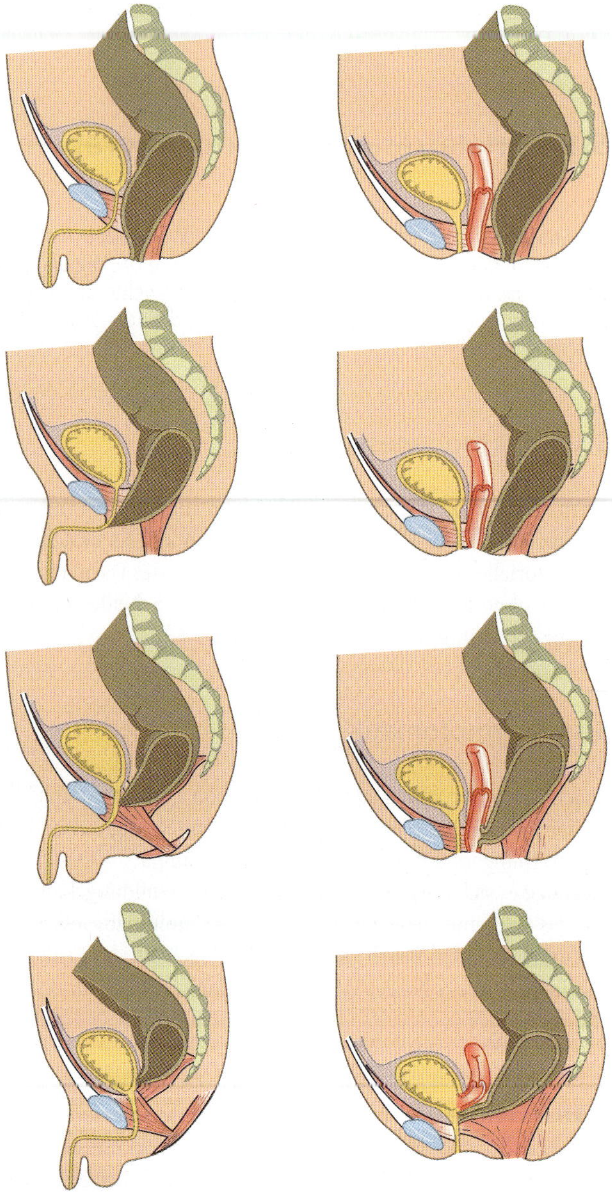

Abb. 15.12 Formen der anorektalen Malformation [L138]

OP-Technik (Durchzugsoperation nach Peña und de Vries)

Schnittführung:
- Elektrosimulation zur Markierung der zentralen Position
- Längsschnitt in der Mitte der Glutealfalte
- Durchtrennung der Schließmuskulatur
- Darstellung des Rektums

Präparation:
- Umschneidung der Fistel und Präparation der Fistel bis zum Rektum
- Fistelmarkierung mittels Seidenhaltefäden
- Resektion der Fistel auf Hautniveau
- Präparation des Rektums und Herauslösen über eine weite Strecke

Rekonstruktion:
- Anlage einer dorsalen und einer ventralen Fixierungsnaht
- Einnähen des Rektums zirkulär in den Perinealbereich
- Bougierung mittels 12-mm-Hegar-Stift

Wundverschluss:
- Verschluss der Haut mittels Einzelknopfnähten
- Einbringen einer Jelonet-Fettgaze in den Neoanus

Komplikationen

Der Komplikation der Strikturenbildung kann durch eine konsequente postoperative Nachsorge mittels Bougierung i. d. R. entgegengewirkt werden. Häufigere Komplikationen sind daher Stuhlunregelmäßigkeiten, die sich durch Stuhlschmieren oder Obstipationen zeigen.

15.11 Fachspezifische Positionierung

Bei der Patientenpositionierung in der Kinderchirurgie ist die Besonderheit weniger der Eingriff als solches, sondern viel mehr der Patientenkörper, den es zu positionieren gilt. Gerade Neugeborene, Säuglinge und heranwachsende Kinder stellen besondere Anforderungen an die Positionierung für die vorgesehene Operation. Dabei ist nicht nur die kleinere Größe des Kinderkörpers die Schwierigkeit. So sind mitunter auch die Proportionen von Kindern zusätzliche Hürden für die Verwendung herkömmlicher Positionierungshilfsmittel. Bringt man z. B. einen erwachsenen Mann in eine Steinschnittposition, um ihn rektal oder am Hoden zu operieren, so folgt standardmäßig die Verwendung von sog. Göpel-Beinhaltern o. Ä., um seine Beine in eine gespreizte Position zu bringen und sie dort zu halten ➤ (Kap. 2). Will man eine vergleichbare Operation bei Säuglingen oder kleinen Kindern vollziehen (➤ Kap. 15.4, ➤ Kap. 15.10), ist diese Form der Positionierung aufgrund des Körperbaus einfach undenkbar, weil sie schlicht nicht groß genug sind, um ohne Schäden davonzutragen in die benannten Beinhalter positioniert werden können. Darüber hinaus weist die besondere Statur und die geringe Körpergröße noch auf eine weitere Schwierigkeit hin. Ein Säugling oder kleines Kind nimmt i. d. R. weitaus weniger Platz auf einem OP-Tisch ein, als es ein Erwachsener tut. In der Regel reicht ein erwachsener Körper rechts und links bis an den Rand des OP-Tisches. Dies hat den Vorteil, dass ein am Tisch stehender Operateur auch direkt an sein OP-Gebiet heranrücken kann. Bei kinderchirurgischen Patientinnen und Patienten kann die schmale und kleine Statur noch dazu führen, dass das Kind weit an den Operateur herangezogen werden muss, damit dieser kinästhetisch einwandfrei seine Arbeit vollziehen kann. Dies wiederum kann allerdings die Assistenz von der gegenüberliegenden Seite erschweren, da der dort stehende Assistenzarzt nun schwerer an das OP-Gebiet herankommt. Diese beiden kleinen Stichprobenbeispiele zeigen, dass alternative Mittel und Wege der Positionierung gefunden werden müssen, um die teils sehr kleinen und fragilen Patientenkörper adäquat positionieren und behandeln zu können. Das erste und einfachste Mittel kann es z. B. sein, einen extra für Kinder angefertigten OP-Tisch zu verwenden. Dieser steht in seiner Funktionalität und

Einsetzbarkeit einem Standardtisch für Erwachsene in nichts nach und passt auch auf die handelsüblichen Säulen, wie sie im OP-Saal i. d. R. verbaut sind, sofern es sich um den gleichen Hersteller handelt. Was den Kindertisch so besonders macht, ist die einfache Tatsache, dass er auf die kleinen Kinderkörper ausgelegt ist. Seine Liegefläche ist kleiner und schmaler, sodass die Kinderchirurgen möglichst nahe an ihren kleinen Patienten herantreten können, dieser jedoch ebenso bequem und geschützt liegt wie ein Erwachsener auf einem Standardtisch. Im Grunde lässt sich sagen, dass ein Kindertisch in Bezug auf das Kind die gleichen Größenverhältnisse herstellt, wie sie bei einem Erwachsenen in Bezug auf einen Standardtisch vorliegen. Selbstverständlich vermag es ein Kindertisch nicht, die extrem kleine Statur eines Neugeborenen oder Säuglings auszugleichen, dennoch vereinfacht er die Positionierung und Arbeit immens. Über die Verwendung eines an die Kindergröße angepassten OP-Tischs hinaus, zeichnet sich die Positionierung in der Kinderchirurgie mitunter durch ein gewisses Improvisationstalent aus. Sollte man nicht über speziell an die Bedürfnisse des Kinderkörpers angepasste Größen von Positionierungshilfsmitteln verfügen, so empfiehlt es sich immer zu schauen, wie man die vorhandenen Kissen und Polster zur Anwendung bringen kann, um das Kind in die gewünschte Position zu bringen und die bekannten Schadenspotenziale einer Lagerung auszuschalten. Bezogen auf das Beispiel der Steinschnittposition reichen mitunter einfache Halbrollen und Polsterkissen aus, um die Beine des Kindes für die gewünschte Operation in eine gespreizte Position zu bringen.

Entscheidend ist es, auch in der Kinderchirurgie die bekannten Gefahrenpotenziale für Positionsschäden zu vermeiden sowie den empfindlichen Kindeskörper zu schützen (➤ Kap. 2). So tendieren gerade Kinder dazu, unruhig und unkontrolliert sowohl bei der Narkoseeinleitung aber auch -ausleitung zu agieren. Das Herunterfallen eines Kindes ist ebenso zu vermeiden, wie das eines Erwachsenen, besonders weil die Höhenverhältnisse aus Sicht des Kindes größer sind und so entstehende Verletzungen noch eine andere Tragweite haben können. Daher gilt auch hier eine gewissenhafte Verwendung von Sicherheitsgurten, um das Kind zu schützen. Hierbei ist ebenfalls auf die passende Größe zu achten. Gurte, die für einen Erwachsenen gerade passend sind, können nicht nur zu groß sein für ein Kind und damit keine adäquate Wirkung zeigen, sondern eventuell sogar zu einem unerwarteten Schaden führen. Besonderes Augenmerk sollte weiterhin auf das Wärmemanagement selbst bei kleinen bzw. kurzen Eingriffen gelegt werden. Im Gegensatz zum Erwachsenen verfügt der Kinderkörper noch nicht über die Fähigkeit der Homöothermie (➤ Kap. 15.1), was schneller zu einem Auskühlen des Kindes und damit zu entsprechenden Schäden führt (➤ Kap. 2). Neben obligaten Wärmedecken und anderen perioperativen Wärmemanagementsystemen für die Körperareale, welche nicht Teil des Operationsgeschehens sind, wird i. d. R. immer der Operationssaal über die normale Raumtemperatur hinaus aufgeheizt (➤ Tab. 15.1).

Die alters- und entwicklungsbedingten anatomischen und physiologischen Besonderheiten des Kindes müssen auch bei der Positionierung berücksichtigt werden, weswegen die **Größe** und das **Gewicht** für die Positionierung entscheidend sind. Besonders gefährdete Körperstelle ist bei Säuglingen und Kleinkindern der Hinterkopf aufgrund der vom erwachsenen Körper abweichenden Körperproportionen. Bei älteren Kindern sind es dagegen v. a. der Sakralbereich und die Fersen (Teising, Jipp 2016). Zudem besteht im Unterschied zu Erwachsenen bei Kindern und v. a. Neugeborenen ein erhöhtes Dekubitusrisiko durch Sonden, Katheter, Kabel, Tuben, Blutdruckmanschetten etc. (Teising, Jipp 2016), weshalb diese auf keinen Fall unter dem Kind oder unter Zug auf der Haut positioniert werden dürfen (**cave:** Druckstellen!). Bei einem Frühgeborenen muss die Positionierung noch viel vorsichtiger durchgeführt werden als bei einem Säugling oder Kleinkind, denn die dünnen Knochen sind überaus empfindlich. Watte und kleine Gelpolster sind bei der Postioinierung daher unverzichtbare Hilfsmittel.

Aus all diesen genannten Gründen sollte die Positionierung und Betreuung von Kindern im OP immer von examiniertem Fachpersonal in Zusammenarbeit mit dem zuständigen Kinderchirurgen erfolgen. Ein/e OTA-Auszubildende/r sollte niemals allein damit betraut werden. Hier hat immer ein qualifizierter Praxisanleiter als Springer anwesend zu sein.

MERKE

- Körperbau und Statur machen die Positionierung von Kindern zu einer besonderen Herausforderung.
- Positionierungshilfsmittel für Erwachsene können für Kinder unpassend und/oder zu groß sein.
- Dennoch können Standardpositionierungshilfsmittel an anderen Stellen eine große Hilfe sein.
- Die korrekte Positionierung eines Kindes erfordert mitunter gutes Improvisationsgeschick mit vorhandenen Hilfsmitteln.
- Idealerweise kommt bei Kindern ein spezieller Kindertisch zum Einsatz.
- Sicherung vor dem Hinunterfallen ist besonders bei Kindern hohes Gebot.
- Wärmemanagement ist bei Kindern besonders zu beachten, selbst bei kleinsten Eingriffen. Es gibt keine andere Maßnahme, die derart wirksam die Überlebensrate und -qualität der Versorgung kranker Kinder verbessert, wie die Kontrolle und Regulation der Umgebungstemperatur.
- Die Positionierung eines Kindes darf niemals allein durch eine/n Auszubildende/n erfolgen.

15.12 Fachspezifische Abdecksysteme

Bei der chirurgischen Abdeckung von Kindern gilt im Prinzip das Gleiche wie bei der Positionierung. Grundsätzlich wird bei den Abdeckungsmodalitäten nach dem Prinzip der chirurgischen 4-Tuch-Abdeckung verfahren. Alle hier vorgestellten Eingriffe können entsprechend mit einem Tuch für den Kopfbereich, einem Tuch für die Beine und zwei Seitentüchern abgedeckt werden. Grundsätzlich sind jedoch zwei Dinge zu berücksichtigen. Zum einen müssen die Tücher bei Weitem nicht so großflächig sein wie bei erwachsenen Patienten und zum anderen bedürfen sie keiner solch großen Klebefläche. Ganz im Gegenteil kann gerade bei Letzterem eine zu große Klebefläche zu vermeidbaren Verletzungen der empfindlichen Kinderhaut führen. Aus den genannten Gründen empfiehlt sich daher besonders bei Säuglingen und Kleinkindern das Zurückgreifen auf spezielle Abdecksysteme bzw. -sets, die explizit für Kinder hergestellt werden. Namenhafte Hersteller achten hierbei besonders darauf, dass die Klebefläche dem Alter entsprechend nicht zu klein und nicht zu groß ist, dass die Inhaltsstoffe hypoallergen sind, sowie darauf, dass die Tücher eine ausreichende Größe haben, aber nicht zu üppig ausfallen. Denn auf zu große Tücher kann während des Eingriffs getreten werden, wodurch diese eventuell unsachgemäß vom Patientenkörper gezogen werden und damit ein größeres Risiko für die Sterilität darstellen. Abgesehen davon bedeutet die Verwendung von unnötig viel Material auch immer eine ökologische und ökonomische Belastung.

MERKE

Abdeckmaterialien in der Kinderchirurgie sollten immer angepasst an die speziellen Bedarfe und Bedürfnisse von Patient und Personal ausgewählt werden.

LITERATUR

AWMF-Leitlinie 006/001 – S1-Leitlinie: Aganglionose (M. Hirschsprung) (Stand: 04/2016). https://register.awmf.org/assets/guidelines/006-001l_S1_Aganglionose_Morbus_Hirschsprung_2016-05-abgelaufen.pdf (letzter Zugriff: 6.12.2022).

AWMF-Leitlinie 006/002 – S1-Leitlinie: Anorektale Fehlbildungen (Stand: 08/2013). www.soma-ev.de/wp-content/uploads/2021/03/awmf-leitlinie-arm.pdf (letzter Zugriff: 6.12.2022).

AWMF-Leitlinie 006/022 – S2k-Leitlinie: Hodenhochstand – Maldeszensus testis (Stand: 07/2013). https://register.awmf.org/assets/guidelines/006-022l_S2k_Hodenhochstand_Maldescensus-testis_2018-08-abgelaufen.pdf (letzter Zugriff: 6.12.2022).

AWMF-Leitlinie 006-027 – S1-Leitlinie: Invagination (Stand 11/2021). https://register.awmf.org/assets/guidelines/006-027l_S1_Invagination_2021-12.pdf (letzter Zugriff: 6.12.2022).

AWMF-Leitlinie 006-030 – S1-Leitlinie: Leistenhernie, Hydrozele (Stand: 10/2020). https://register.awmf.org/assets/guidelines/006-030l_S1_Leistenhernie_Hydrozele_2020-11_1.pdf (letzter Zugriff: 6.12.2022).

AWMF-Leitlinie 006-042 – S1-Leitlinie: Bauchwanddefekte (Stand: 07/2020). https://register.awmf.org/assets/guidelines/006-042l_S1_Bauchwanddefekte-Gastroschisis-Omphalocele_2020-11.pdf (letzter Zugriff: 6.12.2022).

AWMF-Leitlinie 006-045 – S2k-Leitlinie: Kurzstreckige Ösophagusatresie (Stand: 05/2019). https://register.awmf.org/assets/guidelines/006-045l_S2k_kurzstreckige-Oesophagusatresie_2020-10.pdf (letzter Zugriff: 6.12.2022).

AWMF-Leitlinie 006-056 – S1-Leitlinie: Hypertrophe Pylorusstenose (Stand: 04/2020). https://register.awmf.org/assets/guidelines/006-056l_S1_Hypertrophe-Pylorusstenose_2020-11.pdf (letzter Zugriff: 6.12.2022).

Gortner L, Meyer S. Duale Reihe Pädiatrie. 5. A. Stuttgart New York: Thieme, 2018.

Lippert H. Lehrbuch Anatomie, 7. erweiterte A. München: Elsevier Urban & Fischer, 2007.

Maio G, Aumüller G, Conrad A et al. Duale Reihe Anatomie. 5. A. Stuttgart New York: Thieme, 2020.

Puri P, Höllwarth M. Pediatric Surgery. Berlin Heidelberg New York: Springer, 2006.

Schweinitz D v. Kinderchirurgie: Basiswissen und Praxis. W Zuckschwerdt Verlag, 2. A., 2012

KAPITEL

16

Sebastian Binger und Verena Joneleit

OTA in der Augenheilkunde

16.1 Anatomie und Physiologie des Auges

Die **Augenheilkunde** (Ophthalmologie) ist eine umfangreiche spezialisierte Fachrichtung. Erfahrungsgemäß wird das Sehen für die meisten Menschen als selbstverständlich erachtet. Erst bei Veränderungen oder Einschränkungen wird uns die Bedeutung und die Feinstrukturierung des Auges bewusst. Dieses Kapitel gibt einen Einblick in die verschiedenen operativen Möglichkeiten in der Ophthalmologie.

Der **Augapfel** (Bulbus oculi, ➤ Abb. 16.1) liegt eingebettet in Fettgewebe in der knöchernen **Augenhöhle** (Orbita). Er ist von einer **Bindegewebshülle** (Tenon-Kapsel) umgeben, die als Verschiebeschicht dient und an den Ansatzstellen der Muskeln unterbrochen ist. Sechs äußere Muskeln ermöglichen die Beweglichkeit. Nach vorn schützen die **Augenbrauen** (Supercilia) und die **Augenlider** (Palpebrae) den Bulbus oculi vor äußeren Einflüssen. Am hinteren Teil verlassen Nerven und Gefäße gemeinsam mit dem Sehnerv (N. opticus, II. Hirnnerv) den Bulbus oculi.

Der Bulbus oculi lässt sich anatomisch und funktionell in einen vorderen und einen hinteren Abschnitt teilen. Zum vorderen Abschnitt zählen **Hornhaut** (Cornea), **Regenbogenhaut** (Iris), **Pupille** (Pupilla) und **Linse** (Lens), sie ist mit **Kammerwasser** (Humor aquosus) gefüllt. Der vordere Abschnitt wird durch die Iris noch in die vordere und hintere Augenkammer geteilt. Der hintere Abschnitt ist der Glaskörperraum. Er wird durch den **Glaskörper** (Corpus vitreum) ausgefüllt. Vorderer und hinterer Abschnitt werden von der hinteren Linsenkapsel getrennt.

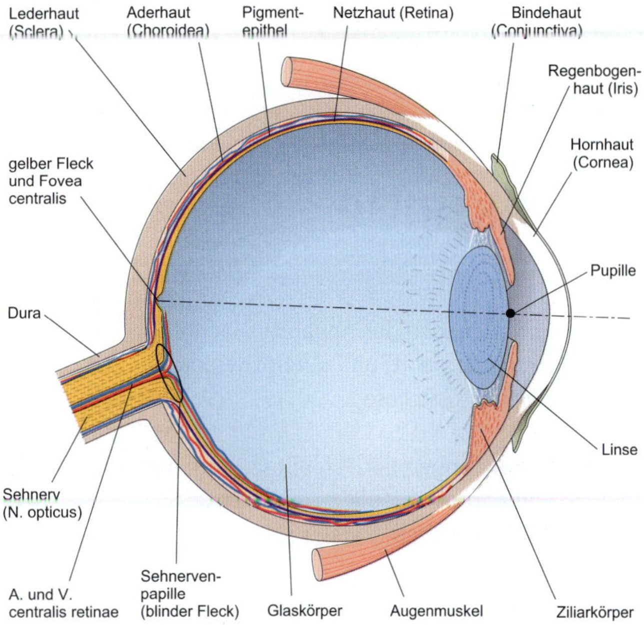

Abb. 16.1 Querschnitt durch den Bulbus oculi [L190]

Die Wand des Bulbus oculi besteht aus drei Schichten. Die äußere Schicht bildet die **Lederhaut** (Sklera), die nach vorn in die Cornea übergeht. Die derbe, weiße bindegewebige Sklera ist zwischen 0,3 und 1 mm dick, formgebend und schützend. Am vorderen sichtbaren Teil des Bulbus oculi wird die Sklera noch von der **Bindehaut** (Tunica conjunctiva) überzogen. Diese Schleimhautschicht überzieht anschließend die Innenseite der Augenlider und verbindet die beiden Strukturen so miteinander. Die als **Aderhaut** (Choroidea, Uvea) bezeichnete mittlere Schicht enthält Gefäße zur Versorgung des Bulbus oculi. Nach vorn hin geht die Choroidea in den **Ziliarkörper** (Corpus ciliare; Strahlenkörper) und die Iris über. Diese hat je nach Melaningehalt eine unterschiedliche Farbe und reguliert über **zwei glatte Muskulaturen** (M. dilatator, M. sphinkter pupilae) die Größe der Pupille und damit das einfallende Licht. Die innerste Schicht ist die **Netzhaut** (Retina). Die Retina kleidet nur den hinteren Teil des Auges aus.

Neben bereits genannten Strukturen ist auch der **Tränenapparat** (Apparatus lacrimalis) Teil der Ophthalmologie.

Physiologie des Sehens

Das Auge nimmt Licht von allen Seiten aus der Umwelt war. Die Lichtstrahlen kommen entweder direkt von einer Lichtquelle oder werden von einem Gegenstand reflektiert. Sie treffen zunächst auf die Hornhaut (Cornea). Durch die Krümmung der Hornhaut werden die Lichtstrahlen gebündelt (ca. 43 dpt Brechkraft). Die dahinter liegende Regenbogenhaut (Iris) reguliert durch Verengung und Erweiterung ihrer Öffnung (Pupille) die Anzahl der einfallenden Lichtstrahlen. Dies geschieht unwillkürlich je nach Menge der einfallenden Lichtstrahlen (Pupillenreflex). Hinter Iris und Pupille befindet sich die Linse (Lens). Diese bündelt die Lichtstrahlen weiter und kann durch Formveränderung (Stärke der Wölbung) das Bild in der Nähe bzw. Ferne „scharf stellen" (Akkommodation, variable Brechkraft). Schließlich treffen die Lichtstrahlen auf der Netzhaut (Retina) auf. Die gebündelten Lichtstrahlen vereinen sich dabei an der Stelle des schärfsten Sehens, der Makula. Hier sind die Zapfen-Sehzellen, die für das Farbsehen verantwortlich sind, besonders dicht angeordnet. Die Stäbchen-Sehzellen, die das Hell-Dunkel-Sehen ermöglichen, finden sich gemeinsam mit den Zapfen an den anderen Stellen der Netzhaut wieder. Gemeinsam wandeln sie den Lichtreiz in elektrische Impulse um. Über den Sehnerv (N. opticus) wird der Reiz an das Großhirn weitergeleitet und in der Sehrinde verarbeitet. So entsteht ein Bild. Für das räumliche Sehen sind Bilder von beiden Augen erforderlich. Durch den Winkel der Sehachse kann das Gehirn die Lage im Raum bestimmen.

16.2 Erkrankungen der Cornea (Hornhaut) und deren Therapien

Die Cornea ist der vordere, durchsichtige und gewölbte Abschluss des Bulbus oculi. Sie leistet einen großen Teil der Lichtbrechung und bietet Schutz vor äußeren Einflüssen. Ein Tränenfilm hält sie feucht und reinigt sie. Die Cornea ist ca. 550 µm dick und 11,5 mm im Durchmesser. Die Begrenzung von Cornea zur Sklera heißt Limbus corneae. Dort befinden sich die Stammzellen zur Regeneration des Epithels. Den Limbus umgibt ein feines Gefäßnetz (Randschlingennetz), welches für seine Versorgung und die der periperen Hornhaut zuständig ist.
Die Cornea ist in **fünf Schichten** aufgeteilt (von außen nach innen):
- Epithel: 40 µm dick, regenerierbar, bildet Diffusionsbarriere durch hydrophobe Plattenepithelzellen
- Bowman-Membran:14 µm dick, sehr widerstandsfähig
- Stroma: 480 µm dick, bradytroph, langsame Regeneration möglich
- Descemet-Membran: 10 µm dick, derbe Basalmembran
- Endothel: 5 µm dick, Zellen verantwortlich für die Transparenz, nicht regenarationsfähig

16.2.1 Keratokonus

Die Cornea wölbt sich kegelartig nach vorn (➤ Abb. 16.2). Dabei dünnt sie zunehmend aus. Im fortgeschrittenen Verlauf bilden sich Narben, später kommt es zur Perforation. Männer sind häufiger betroffen als Frauen im Verhältnis 3 : 1.

Symptome

Zunehmende Sehverschlechterung mit verzerrtem Sehen und Kurzsichtigkeit.

Therapie

Brille und harte Kontaktlinsen können die **Sehleistung** (Visus) verbessern und das Fortschreiten der Erkrankung verlangsamen. Im fortgeschrittenen Stadium ist eine **Hornhautvernetzung** (Crosslin-

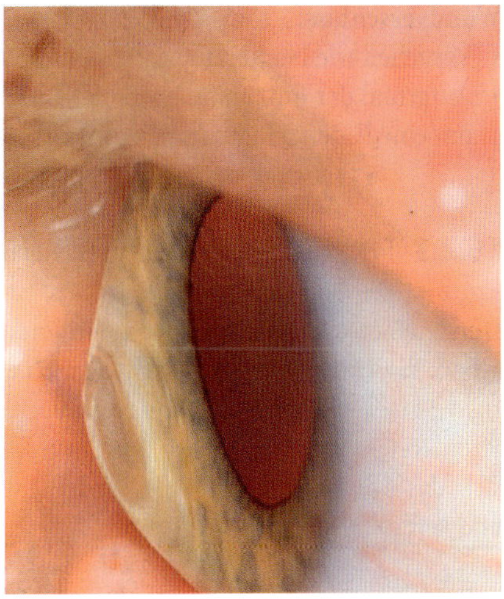

Abb. 16.2 Keratokonus [P1297]

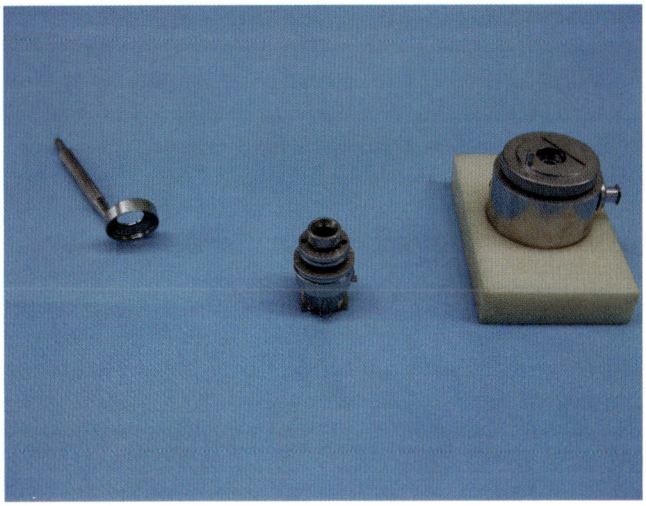

Abb. 16.3 GTS-System [P1298]

king) das Mittel der Wahl. Dabei werden durch Reaktion von Riboflavin und UV-Licht die Kollagenfasern in der Cornea quer vernetzt. Das Fortschreiten der Vorwölbung wird gestoppt. Ist der Keratokonus zu weit vorangeschritten, ist eine **Hornhauttransplantation** (Keratoplastik) unausweichlich (➤ Abb. 16.2).

OP-Verfahren: Crosslinking

Schnittführung:

- Abrasio der Epithelschicht mit einem Hockeymesser.
- Eine Eröffnung des Bulbus oculi ist nicht erforderlich.

Präparation: Riboflavin (Vitamin B_2, UV-Lichtempfindlich) wird auf die Hornhautoberfläche geträufelt, Einwirkzeit 15–30 Min. Die Cornea quillt auf.

Rekonstruktion: Bestrahlung der Hornhautoberfläche mit 370 nm UV-Licht (Quervernetzung der Kollagenfasern).

Wundverschluss:

- Ggf. Kontaktlinse zur Schmerzlinderung.
- Zur Nachbehandlung Vitamin- und eine Antibiotikasalbe stündlich im Wechsel; zusätzlich Vitamin-C-Tabletten über 3 Mon.
- Schmerzen bis zum Epithelverschluss (ca. 2 d) sind normal.

OP-Verfahren: perforierende Keratoplastik mit dem GTS-System

Präoperativ: Die Spenderhornhaut (Transplantat) wird unter Zuhilfenahme des geführten Trepan-Systems nach Krummeich (GTS-System) in einem bestimmten Durchmesser kreisförmig ausgeschnitten. Das GTS-System sorgt für eine glatte und exakte Schnittführung (➤ Abb. 16.3).

Schnittführung:

- Parazentese und Eingabe von Viskoelastikum zur Stabilisierung der Vorderkammer.
- Aufsetzen des GTS-Systems auf die Hornhaut und Erzeugen eines Vakuums zur festen Verbindung.
- Durch Drehen des Messers im GTS-System wird die Hornhaut kreisförmig in gleichem Durchmesser wie das Transplantat ausgeschnitten.

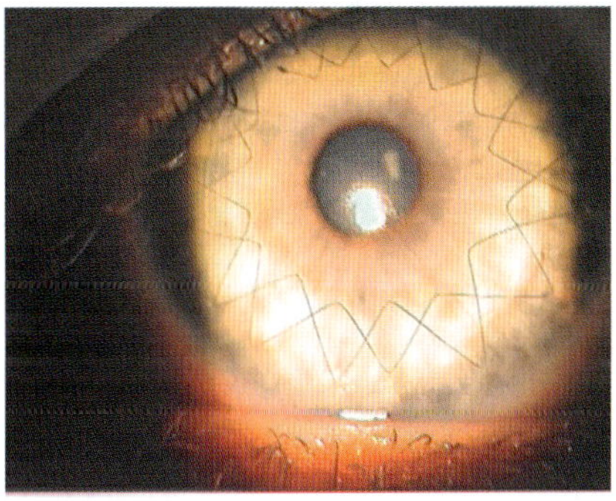

Abb. 16.4 Sternnaht nach Keratoplastik [P1297]

Rekonstruktion: Das Auge ist nun offen. Die entfernte erkrankte Hornhaut wird 1 : 1 durch das Transplantat ersetzt.

Wundverschluss (➤ Abb. 16.4):

- Anlegen von vier bis acht 10–0 Nylonhaltefäden, um das Transplantat zu sichern
- Endgültiges Festnähen des Transplantats mit zwei doppelt fortlaufenden sternförmigen 10–0 Nylonfäden oder 16 Einzelknopfnähten
- Entfernung der Haltefäden
- Kontrolle auf Dichtigkeit und Tonisierung des Bulbus, ggf. Nachlegen von Einzelknopfnähten
- Evtl. Auflegen einer Kontaktlinse

16.2.2 Ulcus corneae

Ein Ulcus corneae wird bakteriell, mykotisch, viral oder durch Protozoen (v. a. Akanthamöben) hervorgerufen. Ursachen können ein unvollständiger Lidschluss, eine Verletzung der Cornea, übergreifende Entzündungen aus Nachbarstrukturen oder eine unzureichende Kontaktlinsenpflege sein. Unbehandelt durchgreift es alle Schichten und führt bis zur Perforation.

Symptome

Typischerweise zeigt sich ein stark tränendes, gerötetes, schmerzendes Auge, ggf. Entwicklung von Eiter auch intraokular. Lichtempfindlichkeit und Zusammenkneifen der Augenlider (Blepharospasmus) ergänzen dies. Der Visus ist stark gemindert.

Therapie

Zu Beginn intensive systemische und lokale Behandlung mit Augentropfen und intraokulare Gabe von Medikamenten. Ist die Cornea perforiert, ist die Keratoplastik die einzige Therapieoption (➤ Abb. 16.5). Aufgrund der Entzündung ist die Anwendung des GTS-Systems hier nicht möglich.

OP-Verfahren: perforierende Keratoplastik à chaud

Schnittführung:
- Ausmessen der Größe des Defekts mit einem Zirkel
- Manuelles Ausstanzen des Transplantats am OP-Tisch
- Parazentese und Eingabe von Viskoelastikum zur Stabilisierung der Vorderkammer
- Manuelles Ausstanzen der erkrankten Hornhaut

MERKE
Entsprechende Größen an Einmalstanzen für Transplantat und Patient sind im Lager vorgehalten. Das Transplantat wird bei dieser Technik 0,25 mm größer im Durchmesser ausgestanzt, da die Schnittränder nicht optimal glatt sind.

Rekonstruktion: Das Auge ist nun offen. Das Transplantat wird leicht überlappend auf den Defekt gelegt und das Auge somit verschlossen.

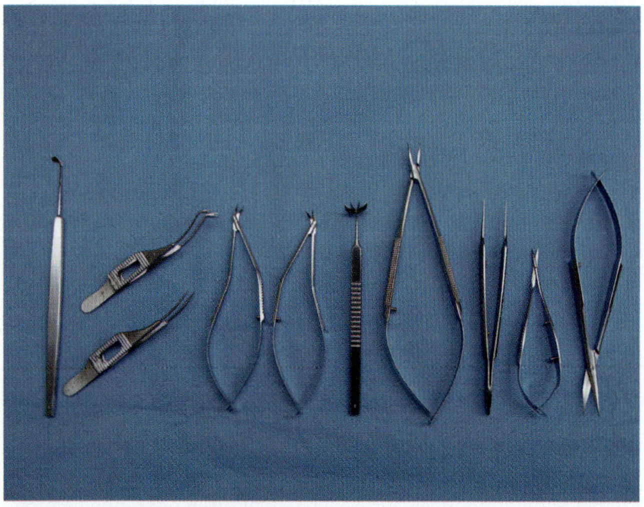

Abb. 16.5 Instrumente Keratoplastik (von links nach rechts): Hockeymesser, Kolibripinzette, Keratoplastikpinzette n. Neuhann, Keratoplastikschere rechts und links gebogen, Hornhautmarkierer n. Neuhann, Nadelhalter n. Barraquer, Fadenpinzette, Federschere n. Vannas, Federschere n. Westcott [P1298]

Wundverschluss:
- Vorgehen wie bei Keratoplastik mit dem GTS-System.
- Aufgrund der Entzündung werden Einzelknopfnähte verwendet, um eine Fadendehiszenz zu vermeiden.

16.2.3 Fuchs-Endotheldystrophie

Durch einen Gendefekt können die Endothelzellen ihrer Hauptarbeit, die Transparenz der Cornea durch Herauspumpen von Flüssigkeit zu erhalten, nicht ausreichend nachkommen. Es entsteht ein Stromaödem mit Eintrübung der Cornea. Im späten Stadium hebt sich das Epithel ab. Die Fuchs-Endotheldystrophie ist angeboren und vererbbar.

Symptome

Hauptsymptome sind verminderter Visus und Blendempfindlichkeit, später Schmerzattacken.

Therapie

Um ein Fortschreiten zu vermeiden, können kurzzeitig hyperosmolare Tropfen zur Entwässerung gegeben werden. Zur langfristigen Behandlung ist die Operation alternativlos.

OP-Verfahren: hintere lamelläre Keratoplastik (Descemet Membrane Endothelial Keratoplasty, DMEK)

Präoperativ: Das Hornhauttransplantat wird zunächst präpariert. Dabei wird die hintere Lamelle (Endothelschicht) vom Rest der Hornhautschicht abgetrennt. In steriler BSS-Lösung wird die Lamelle bis zur Transplantation aufbewahrt.

Schnittführung:
- Abrasio der Epithelschicht mit dem Hockeymesser
- Hauptschnitttunnel, Anlegen von 2 Parazentesen

Präparation:
- Iridektomie mit dem Vitrektom (Druckspitzen durch Gas vermeiden)
- Descemetorhexis: kreisrundes Anschlitzen der Endothelzellen und der unteren Descemet-Membran
- Rückstandloses Entfernen der erkrankten Lamelle aus dem Auge

Rekonstruktion:
- Eingerolltes Transplantat über den Tunnelschnitt in das Auge bringen.
- Das Transplantat wird im Auge entrollt und zentriert.
- Bei korrekter Lage Eingabe von 20 % SF6-Luft-Gas-Gemisch, um das Transplantat von innen an die eigene Hornhaut anzudrücken.

MERKE
Eine strenge Rückenlage nach der OP ist von höchster Bedeutung!

Wundverschluss:
- Kontaktlinse zur Schmerzlinderung.
- Die Schnitte verschließen sich von allein.

Hornhauttransplantat: Das Hornhauttransplantat wird als Gewebespende von Verstorbenen entnommen. Spezielle Hornhautbanken bereiten das Transplantat auf. Die Koordination der Entnahme und Vergabe übernimmt die Deutsche Gesellschaft für Gewebetransplantation. Die Kliniken fordern dort eine Hornhaut für einen Patienten an.

16.3 Erkrankungen der Lens (Linse) und deren Therapien

Die Linse ist ca. 4 mm dick und hat zusammen mit der Cornea einen hohen Anteil an der Brechkraft des Lichts (➤ Abb. 16.6). Sie liegt hinter der Iris im vorderen Augenabschnitt und bildet mit ihrer hinteren Kapsel die Grenze zwischen vorderem und hinterem Augenabschnitt. Der Linsenkern und die umliegende Linsenrinde werden von der Linsenkapsel eingefasst. Nach außen hin ist diese zirkulär über die Zonulafasern (Fibrae zonulares) mit dem Ziliarkörper verbunden. In diesem befindet sich der M. ciliaris, der durch Kontraktion und Dilatation die Wölbung der Linse beeinflusst und damit die Sehschärfe auf die Ferne oder die Nähe fokussiert **(Akkommodation).** Mit fortschreitendem Alter nimmt die Wasserkonzentration der Linse ab, zusätzlich lagern sich weitere Schichten um den Linsenkern. Die Linse wird härter und trüber, die Beweglichkeit nimmt ab.

16.3.1 Katarakt (sog. grauer Star)

Die Katarakt (➤ Abb. 16.7) beschreibt das Eintrüben der Linse so weit, dass ihre Durchsichtigkeit beeinträchtigt ist. Die deutlich

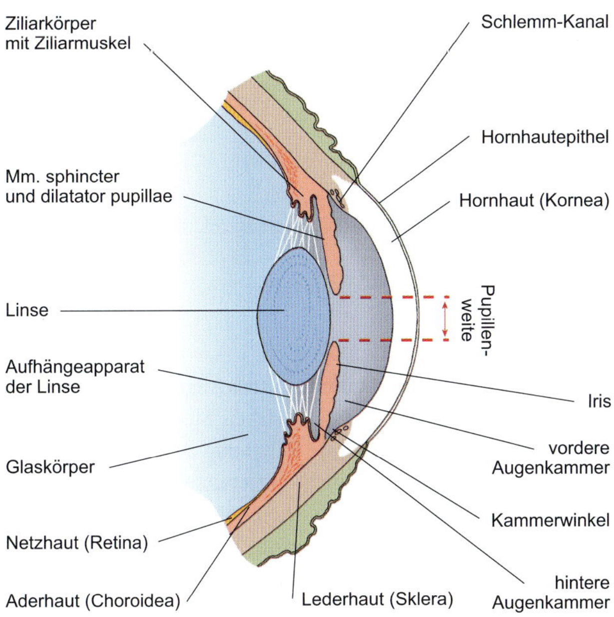

Abb. 16.6 Position der Linse und ihre Aufhängung [L190]

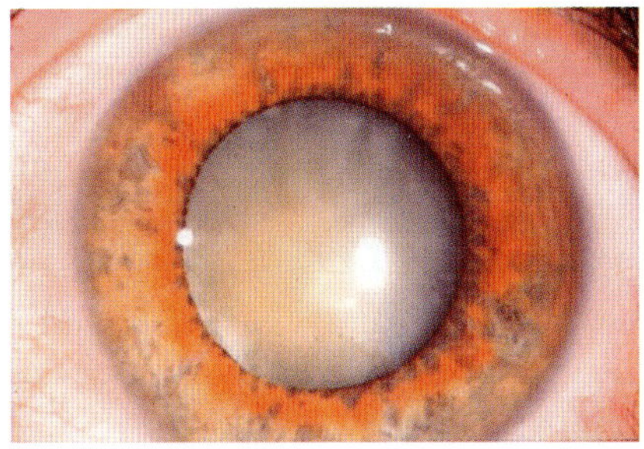

Abb. 16.7 Katarakt [P1297]

häufigste Form ist der Altersstar. Weitere Ursachen sind Allgemeinkrankheiten, Medikamenteneinnahme (z. B. langfristige Kortisoneinnahme), Verletzungen, andere Erkrankungen oder Operationen am Auge. Auch eine angeborene Katarakt durch Vererbung oder frühembryonale Schädigung ist möglich.

Symptome

Die Symptome erscheinen schleichend. Dies sind v. a. veränderte Farbwahrnehmung, Abnahme des Visus und Blendungsgefühl, v. a. in der Dunkelheit.

Therapie

Die einzige Therapieoption ist die Entfernung der Linse mit Einsetzen einer Kunstlinse. Diese wird präoperativ zur refraktiven Korrektur exakt auf den Patienten abgestimmt.

OP-Verfahren: extrakapsuläre Kataraktextraktion

Schnittführung: Corneoskleralschnitt als Haupttunnelschnitt, Anlegen von 2 Parazentesen.

Präparation:
- Viskoelastikum sorgt während der OP-Zeit für eine stabile Vorderkammer.
- Kapsulorhexis: kreisrunde Eröffnung der vorderen Linsenkapsel mit einer speziellen Pinzette.
- Hydrodissektion: Linsenkern wird mittels Flüssigkeit vom Kapselsack gelöst.
- Phakoemulsifikation (➤ Abb. 16.8): gleichzeitiges Zertrümmern und Absaugen des Linsenkerns mit Ultraschall.
- Absaugen der Rindenreste mit Spül-Saug-Verfahren.

Rekonstruktion:
- Entfaltung des Kapselsacks mit Viskoelastikum
- Implantation der gefalteten Kunstlinse mittels eines Injektors in den Kapselsack

Wundverschluss:
- Durch die Technik des Tunnelschnitts verschließen sich die Schnitte von allein.
- Ggf. ist ein Aufquellen der Hornhaut über den Schnitten möglich.

Intraokulare Linse: Die Kunstlinse besteht überwiegend aus hydrophilem oder hydrophobem Acrylat und ist aus einem Stück oder

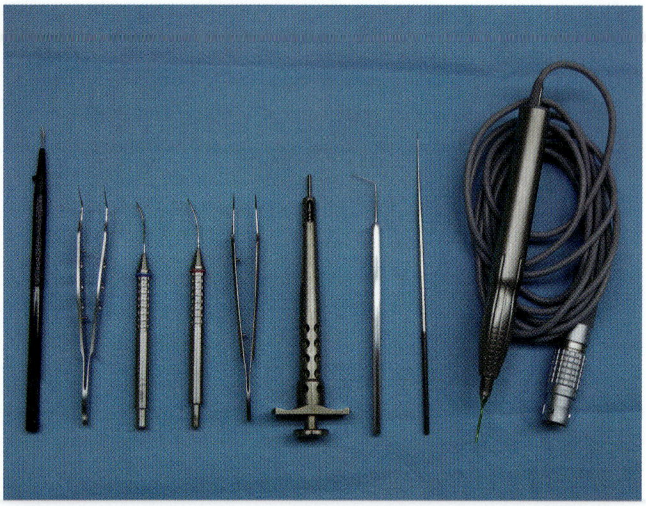

Abb. 16.8 Instrumente Phakoemulsifikation (von links nach rechts): Parazentese, Kapsulorhexispinzette, Spülhandgriff, Saughandgriff, Fadenpinzette anatomisch abgewinkelt, Shooter, Phakospatel, Repositionshäckchen, Ultraschallhandstück [P1298]

mehreren Teilen gefertigt. Sie hat einen optischen und einen haptischen Teil. Durch unterschiedliche Formen wird sie auf verschiedene Weise im Auge befestigt. Eine bestimmte Dioptrie im optischen Teil ersetzt die Brechkraft der eigenen Linse. Sonderanfertigungen gleichen zusätzlich Hornhautverkrümmungen aus oder besitzen ähnlich einer Gleitsichtbrille verschiedene Fokussierungsbereiche.

16.4 Erkrankungen des Augeninnendrucks und deren Therapien

Das Kammerwasser (Humor aquosus) ist eine klare Flüssigkeit, die den vorderen Augenabschnitt ausfüllt (➤ Abb. 16.9). Es enthält Elektrolyte, Enzyme, Proteine, Zucker, Hyaluron- und Ascorbinsäure. Die Produktion findet an den Fortsätzen des Corpus ciliare in der hinteren Augenkammer statt. Der Abfluss erfolgt in der vorderen Augenkammer über feine Kanäle im Kammerwinkel in den Schlemm-Kanal und von dort aus in die Venen. Auf seinem Weg passiert es physiologische Engstellen. Bedeutend ist der Kammerwinkel, der aus der Vorderfläche der Iris und der Hinterfläche der Hornhaut gebildet wird. Das Kammerwasser ernährt Linse und Hornhaut und sorgt durch ständige Produktion und Abfluss für einen konstanten Druck im Auge (ca. 17 mmHg). So trägt es zur Formerhaltung des Bulbus oculi bei.

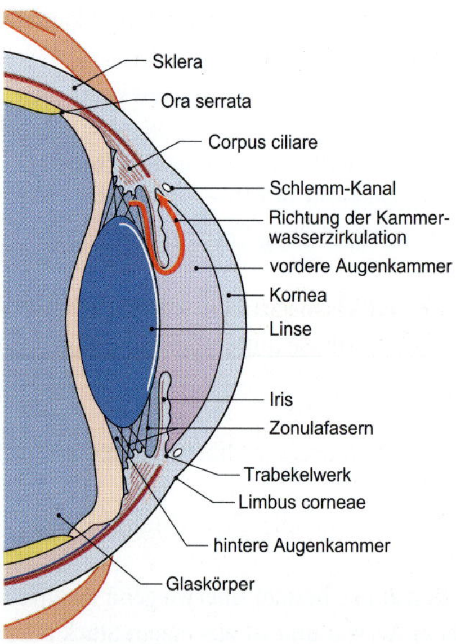

Abb. 16.9 Produktion und Abfluss von Kammerwasser [L141]

16.4.1 Glaukom (sog. grüner Star)

Das Glaukom ist durch eine Schädigung des N. opticus meist in Zusammenhang mit zu hohem Augeninnendruck definiert. Durch die Komprimierung ihrer Durchblutung gehen die Nervenfasern unwiderruflich zugrunde. In der Folge führt dies zur Erblindung. Häufig tritt es erst nach dem 40. Lj. auf. Ursachen sind Verlegung des Kammerwinkels **(Winkelblockglaukom)** oder Abflussstörungen anderer Strukturen **(Offenwinkelglaukom)**, andere Augen- oder Allgemeinerkrankungen **(Sekundärglaukom)** oder familiäre Disposition. Auch ein Glaukom bei normalem Augeninnendruck **(Normaldruckglaukom)** ist möglich. Die Kammerwinkelblockade wird häufig durch Pigmentepithel, Entzündungszellen, bei fortgeschrittener Katarakt, Neovaskularisationen, langer Kortisoneinnahme oder durch ein Trauma hervorgerufen.

Symptome

Das Glaukom bleibt lange symptomlos. Erst bei Schädigung des Sehnervs kommt es zu Gesichtsfeldausfällen. Im fortgeschrittenen Stadium entsteht der sog. Tunnelblick.

Der akute Anstieg des Augeninnendrucks macht sich durch plötzliche Sehstörung, bohrende Schmerzen mit Ausstrahlung in Hinterkopf und Kiefer sowie Übelkeit und Erbrechen bemerkbar **(Glaukomanfall).**

MERKE
Der Glaukomanfall ist ein Notfall! Er erfordert sofortiges Handeln.

Therapie

Zunächst konservative Behandlung mittels Augentropfen und, wenn bekannt, Behandlung der Ursache. Haben Medikamente nicht die erwünsche Wirkung, besteht eine Indikation zur Operation. Unterschieden werden filtrierende, nicht filtrierende und zyklodestruktive Operationsmethoden. Bei der filtrierenden Trabekulektomie wird ein zusätzlicher künstlicher Abfluss des Kammerwassers unter die Konjunktiva geschaffen. Die nicht filtrierende Kanaloplastik reduziert den Abflusswiderstand. Die Exo-CPC ist eine zyklodestruktive Methode, um die Kammerwasserproduktion zu reduzieren.

OP-Verfahren: Trabekulektomie

Schnittführung: Eröffnung der Tunica conjunctiva am Limbus (fornixständiger Bindehautlappen).
Präparation:
- Blutstillung an der Sklera
- Präparation eines viereckigen Skleradeckels mittels Tellermesser bis über den korneoskleralen Übergangsbereich
- 3-minütige Einwirkung des Zytostatikums Mitomycin C zur Vermeidung postoperativer Vernarbungen

VORSICHT
Achtung, Schutzmaßnahmen beachten!

- Anlegen einer Parazentese
- Trabekulektomie: Exzision eines Gewebestücks aus dem darunterliegenden Trabekelwerk
- Anlegen einer Iridektomie (Verlegung des Abflusses durch Iris vermeiden)

Rekonstruktion:
- Lockere Adaption des Skleradeckels an 2 Ecken mit 10–0 Nylon, sodass bei erhöhtem intraokularem Druck Kammerwasser entweichen kann
- Kontrolle des neu geschaffenen Abflusses durch Eingabe von BSS-Lösung in die Vorderkammer

Wundverschluss: fortlaufender Bindehautverschluss mit 10–0 Nylon.

OP-Verfahren: Kanaloplastik

Schnittführung: Eröffnung der Tunica conjunctiva.
Präparation:
- Blutstillung an der Sklera
- Präparation eines dreieckigen Skleradeckels
- Präparation eines weiteren, etwas kleineren Deckels innerhalb des ersten Dreiecks bis hin zum Schlemm-Kanal
- Entfernung des zweiten dreieckigen Deckels
- Darstellen und Aufdehnen der Ostien des Schlemm-Kanals mittels Viskoelastikum

Rekonstruktion: Der Mikrokatheter wird einmal 360° durch den Kanal geführt (➤ Abb. 16.10).
- Anbinden eines monofilen nicht resorbierbaren 10–0 Faden an die Katheterspitze, der beim Rückzug des Katheters im Schlemm-Kanal verbleibt
- Verknoten der Fadenenden, durch den Zug wird der Schlemm-Kanal aufgedehnt

Wundverschluss: Vernähen des oberen Skleradeckels und Verschluss der Tunica conjunctiva mit einem 10–0 resorbierbaren monofilen Faden.

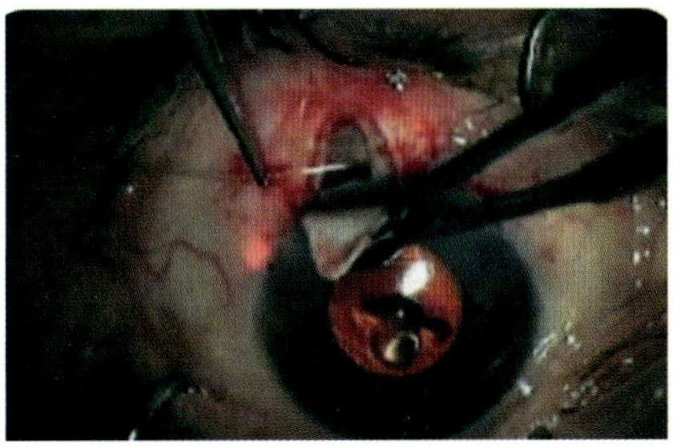

Abb. 16.10 Kanaloplastik [P1297]

OP-Verfahren: Exo-CPC (Cyclophotocoagulation)

- Ansetzen einer Lasersonde außen an der Sklera
- Verödung der Ziliarzotten mittels bestimmter Energie und Zeit

VORSICHT
Laserschutzmaßnahmen durchführen!

16.5 Erkrankungen der Retina (Netzhaut) und deren Therapien

Die Retina (➤ Abb. 16.11) kleidet den hinteren Augenabschnitt als innerste Schicht aus. Sie enthält die fotosensiblen Sehzellen, Stäbchen und Zapfen. Die lichtempfindlicheren und deutlich überzähligen Stäbchen sind für das Dämmerungssehen verantwortlich. Zapfen vermitteln das Tages- und Farbsehen. Die Lichtreize werden von den Sehzellen in elektrische Impulse umgewandelt und weiter über den **Sehnerv** (Nervus opticus) an das Sehzentrum im Gehirn geleitet. Der **gelbe Fleck** (Macula lutea) enthält ausschließlich Zapfen, hier ist die Stelle des schärfsten Sehens. Er liegt zentral in der optischen Achse, wo die meisten gebündelten Lichtstrahlen eintreffen. Der **blinde Fleck** (Papilla nervi optici) bezeichnet die Stelle, an der der N. opticus zusammen mit Arterien und Venen aus dem Auge austritt. Dort befinden sich keine Sehzellen. Durch ihre Transparenz lässt die Retina dahinter liegende Gefäße durchscheinen.

Der hintere Augenabschnitt wird durch den **Glaskörper** (Corpus vitreum) ausgekleidet, eine runde transparente gelartige Struktur, die neben Hyaloronsäure und kollagenen Fasern zum größten Teil aus Wasser besteht. Der Corpus vitreum gibt dem Auge seine Form.

Im peripheren Glaskörperraum, am Übergang zum Corpus ciliare, befindet sich die Pars plana. In diesem Bereich sind keine wichtigen Strukturen anzutreffen.

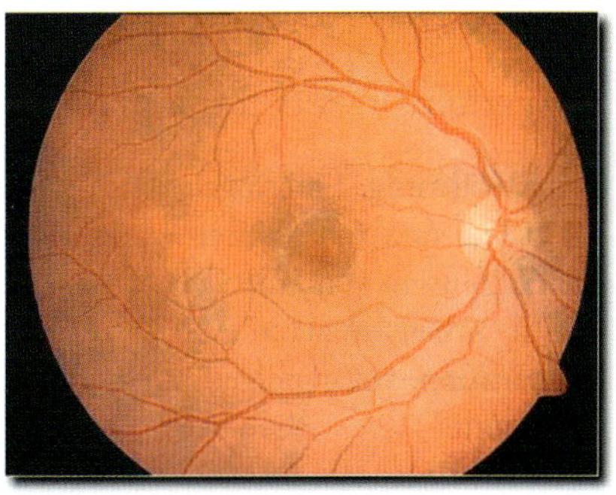

Abb. 16.11 Retina [P1297]

16.5.1 Netzhautablösung (Amotio retinae)

Die Netzhaut löst sich teilweise oder komplett von den darunterliegenden Schichten ab. Die Versorgung der Retina ist dadurch massiv gestört. Ursachen sind Löcher oder Risse in der Retina, stumpfe Traumata oder Traktionen sowie Voroperationen am Auge.

Symptome

Je nach Region der Amotio retinae hat der Patient Gesichtsfeldeinschränkungen bis hin zum totalen Sehverlust. Typisch sind Fotopsien (Lichtblitze) und Mouches volantes (schwarze Punkte, wie kleine Fliegen) sowie ein sog. Rußregen (durch Blut). Ist die Makula betroffen, ist der Visusverlust besonders stark und zum Teil irreversibel.

Therapie

Kleine Löcher können konservativ mit Hitze- oder Kälteanwendungen umstellt werden. Bei einem größeren abgehobenen Bereich muss operiert werden. Besonderes Augenmerk ist dabei auf die Makula zu legen. Ist diese noch nicht abgehoben, erfolgt die Operation schnellstmöglich. Ziel der Therapie ist es, die Retina wieder an die Unterlage anzulegen.

16.5.2 Epiretinale Gliose

Bei der Gliose wächst eine Membran über die Makula und zieht diese dabei in Falten. Ursachen hierfür sind idiopathisch, durch Trauma, systemische Erkrankungen oder Gefäßverschlüsse am Auge.

Symptome

Verzerrte Linien (Amsler-Gitter-Test) und Visusverlust sind gängige Symptome.

Therapie

Die Indikation zur Operation wird vorsichtig gestellt. Eine vollständige Genesung wird nicht immer erreicht.

OP-Verfahren: Pars-plana-Vitrektomie (PPV)

Schnittführung: Einbringen von 3 Trokaren im Bereich der Pars plana (3,5 mm vom Limbus entfernt). Sie dienen der kontinuierlichen Infusion von Wasser/Luft, für eine intraokulare Lichtquelle und als Arbeitskanal (➤ Abb. 16.12).
Präparation: vollständige Entfernung des Corpus vitreum mittels Vitrektom.

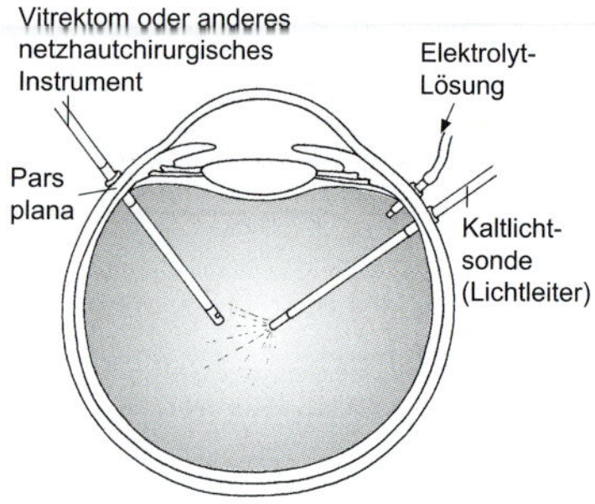

Abb. 16.12 Prinzip der PPV [L157]

Reposition (➤ Abb. 16.13):

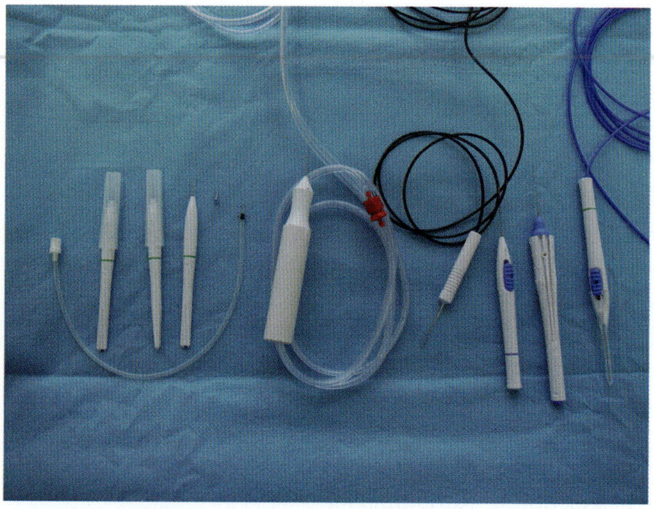

Abb. 16.13 Instrumente PPV (von links nach rechts): Infusionszulauf, Trokare, Vitrektom, Lichtquelle, zwei Beispielinstrumente, Endolasersonde [P1298]

- **Amotio retinae:** Eingabe von schwerer Flüssigkeit zur Netzhautwiederanlage; Flüssigkeits-Luft-Austausch; Umstellung des Defekts mittels Laserkoagulation zur Fixierung auf der Unterlage (Laserschutzmaßnahmen ergreifen); Eingabe eines Luft-Gas-Gemischs oder Silikonöl zur postoperativen Tamponade

MERKE
Gas wird vom Körper resorbiert, Öl muss in **einer weiteren Operation** entfernt werden.

- **Membrane Peeling:** Eingabe eines färbenden Stoffs, um die Membran sichtbar zu machen; vollständiges Abziehen der epiretinalen Membran mittels Pinzetten; Inspektion der Retina zum Ausschluss von Foramen; ggf. Medikamenteneingabe zur Unterstützung des Heilungsprozesses

Wundverschluss:

- Entfernung der Trokare
- Kontrolle der Einstichstellen auf Dichtigkeit, ggf. Nahtsicherung mit 8–0 geflochtener resorbierbarer Naht

16.5.3 Altersbedingte Makuladegeneration (AMD)

Vorwiegend im Alter auftretender progressiver Sehverlust meist beider Augen mit Veränderungen an der Makula. Typisch ist ein verzerrtes Sehen. Mäßiger Visusverlust bei Atrophie der Makulazellen (trockene Form). Starker Sehschärfeverlust und Blutung bei Bildung von Neovaskularisationen oder Narben (feuchte Form).

16.5.4 Diabetische Retinopathie

Durch Diabetes mellitus hervorgerufene Schädigung der Netzhautgefäße. Es kommt zu Netzhautödemen, Gefäßverschlüssen, Neovaskularisationen und Glaskörperblutungen bis zur Erblindung.

OP-Verfahren: intravitreale Injektion

- Einspritzen von Medikamenten über die Pars plana in den Glaskörperraum.
- Eine kontinuierliche Behandlung über mehrere Jahre ist die Regel.

16.6 Fehlstellungen in der Sehachse und deren Therapien

Insgesamt 6 äußere Augenmuskeln bewegen das Auge in unterschiedliche Richtungen (➤ Abb. 16.14). Sie entspringen an einem Sehnenring in der **Orbita** (Anulus tendineus communis) und setzten an verschiedenen Orten an der Sklera an. Innerviert werden sie vom III., IV. bzw. VI. Hirnnerven. Es werden 4 gerade und 2 schräge Augenmuskeln unterschieden.

Gerade Augenmuskeln und ihre primäre Funktion:

- M. rectus superior: Ansatz oben, Bewegung nach oben und Einwärtsrollen
- M. rectus inferior: Ansatz unten, Bewegung nach unten und Auswärtsrollen

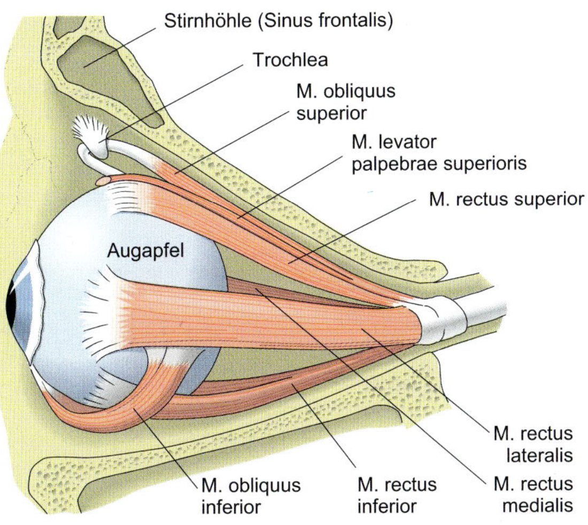

Abb. 16.14 Äußere Augenmuskeln [L190]

- M. rectus medialis: Ansatz nasal, Bewegung nach nasal
- M. rectus lateralis: Ansatz temporal, Bewegung nach temporal

Schräge Augenmuskeln und ihre primäre Funktion:

- M. obliquus superior: Einwärtsrollen
- M. obliquus inferior: Auswärtsrollen

16.6.1 Strabismus

Beim **Schielen,** dem Strabismus, weicht die Stellung eines oder beider Augen ständig oder immer wiederkehrend von der Sehachse ab, d. h., das Auge ist nicht auf das zu fixierende Objekt gerichtet. Die Ursachen für Strabismus sind vielfältig, liegen aber nicht in der Veränderung der äußeren Augenmuskeln. Im Entwicklungsalter reichen die Ursachen von Vererbung (Fehlsteuerung im Gehirn), schlechtem Visus eines Auges (z. B. Lichtbrechungsfehler) über Unfälle bis zu schweren allgemeinen Kinderkrankheiten oder seelischen Krisen. Im Erwachsenenalter sind es überwiegend neurologische oder muskuläre Allgemeinkrankheiten, die zu Lähmung von entsprechenden Nerven oder Muskeln führen. Oft ist die Ursache jedoch unklar.

Je nach Blickrichtung des abweichenden Auges unterscheidet man zwischen **Innenschielen** (Strabismus convergens), **Außenschielen** (Strabismus divergens), **Höhenschielen** (Strabismus verticalis) und **Verrollungsschielen** (Strabismus rotatorius).

PRAXISTIPP

Angeborenes oder im frühkindlichen Alter erworbenes Schielen ist häufig ein Strabismus convergens, Erwachsene haben es eher mit dem Strabismus divergens zu tun.

Ein manifester (dauerhafter) Strabismus ist meist angeboren, entsteht in den ersten Lebensmonaten oder durch eine Nerven- oder Muskellähmung. Aufgrund des hohen Schielwinkels arbeiten rechtes und linkes Auge nicht zusammen. Eine besondere Form ist der Mikrostrabismus. Der Schielwinkel ist so klein, dass er im Alltag kaum auffällt und dadurch spät erkannt wird. Oft hat sich dann bereits eine **Schwachsichtigkeit** (Amblyopie) entwickelt. Im Gegensatz zum manifesten ist der latente (zeitweilige) Strabismus häufig. Ein Auge weicht dabei nur unter bestimmten Umständen von der Sehachse ab. Latentes Schielen kann bei einem Großteil der Bevölkerung hervorrufen werden, jedoch zeigen sich meist keine Beschwerden.

Symptome

Die unterschiedlichen Bilder, die auf der Netzhaut abgebildet werden, können vom Gehirn nicht zusammengefügt werden. So entstehen Doppelbilder. Das dreidimensionale Sehen ist stark beeinträchtigt. Kopfschmerzen und Konzentrationsschwierigkeiten folgen. Von außen betrachtet ist eine Schiefhaltung des Kopfes und eine Fehlstellung der Augen zu erkennen.

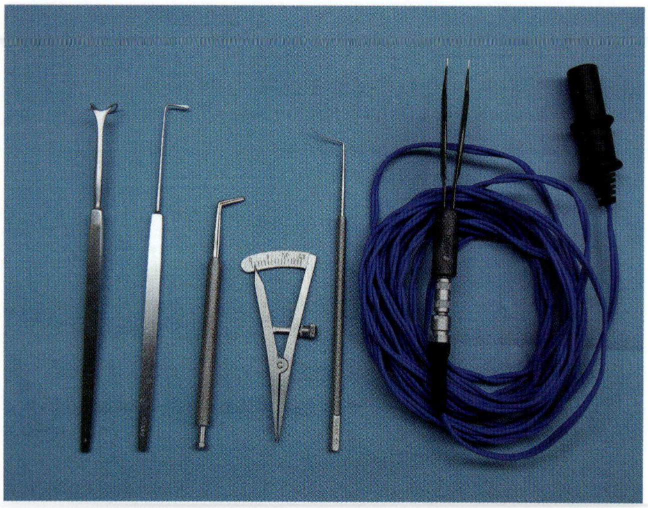

Abb. 16.15 Instrumente Schiel-OP (von links nach rechts): Lidhalter offen, Schielhaken, Muskelklemme n. Bangerter, Zirkel n. Castroviejo, Spatel n. Castroviejo, bipolare Pinzette [P1298]

Therapie

Je früher mit der Therapie begonnen wird, desto größer sind die Erfolgsaussichten. Schnell stellt sich sonst eine Amblyopie des Auges ein. Zunächst wird der Brechungsfehler durch eine Prismenbrille korrigiert. Durch Abkleben des besseren Auges wird versucht, die Amblyopie zu reduzieren (Okklusionsbehandlung). Auch orthoptische Schulung mit Übungen und Veränderung der Verhaltensweisen helfen bei einigen Formen des Strabismus. Bei etwa der Hälfte aller Patienten muss die Fehlstellung operativ korrigiert werden (➢ Abb. 16.15). Dabei wird in der Orthoptik präoperativ genaustens bemessen, welche Muskeln an welchem Auge gestärkt oder geschwächt werden müssen, um den Schielwinkel optimal zu verringern. Ziel ist es, dass beide Augen wieder auf das gleiche Objekt gerichtet sind. Eine Therapie der eigentlichen Ursache ist nicht möglich.

OP-Verfahren: Strabismus-OP

Schnittführung: Eröffnung der Bindehaut über dem Muskel (Türflügelschnitt)
Präparation/Rekonstruktion:
- Präparation und Darstellen des Muskels, Fixation mit Schielhaken und Muskelklemme nach Bangerter
- Ggf. Blutstillung
- Rückverlagerung des Muskelansatzes (Schwächung des Muskels):
  - Vorlegen von zwei 6–0 geflochtenen resorbierbaren Fäden an den Muskelecken in Höhe des Ansatzes
  - Abschneiden des Muskels an seinem Ansatz
  - Abmessen einer präoperativ definierten mm-Anzahl mittels Zirkel von den Eckpunkten des ursprünglichen Ansatzes entlang des Muskelverlaufs, um die neuen Ansatzpunkte für den Muskel zu markieren
  - Festnähen des Muskels mit den vorgelegten Nähten am neuen Ansatzpunkt
- Resektion von Muskelanteilen (Stärkung des Muskels):
  - Abmessen der präoperativ definierten mm-Anzahl mittels Zirkel vom Ansatz aus entlang des Muskels, Markierung der Punkte auf dem Muskel.
  - Vorlegen von zwei 6–0 geflochtenem resorbierbaren Fäden an den Markierungen.
  - Resektion des Muskels zwischen Höhe der Markierung und Ansatz, die Fäden verbleiben am Muskel.
  - Annähen des Muskels mit den vorgelegten Fäden am ursprünglichen Ansatzpunkt.
  - Anstatt einer Resektion kann auch eine Faltung des Muskels erfolgen.

Wundverschluss: fortlaufender Verschluss der Bindehaut mit 8–0 geflochtenem resorbierbarem Faden.

16.7 Erkrankungen des Apparatus lacrimalis (Tränenapparat) und deren Therapien

Die Tränenflüssigkeit ist eine klare, alkalische, leicht salzige Flüssigkeit. Ihre Produktion erfolgt an der **Haupttränendrüse** (Glandula lacrimalis), die sich unter dem temporalen oberen Rand der Orbita befindet. Durch den Lidschlag wird die Tränenflüssigkeit über Hornhaut und Bindehaut verteilt. An der nasalen Lidkante befinden sich das obere und untere **Tränenpünktchen** (Punctum lacrimale superius und inferius). Über die **Tränenkanälchen** (Canaliculus lacrimalis superior und inferior, später communis) gelangt die Tränenflüssigkeit in den **Tränensack** (Saccus lacrimalis). Von dort aus fließt sie über den **Tränen-Nasen-Gang** (Ductus nasolacrimalis) in die Nase (➢ Abb. 16.16).

Die Hauptaufgaben der Tränenflüssigkeit bestehen in der Befeuchtung und Reinigung von Cornea und Tunica conjunctiva und der antibakteriellen Wirkung.

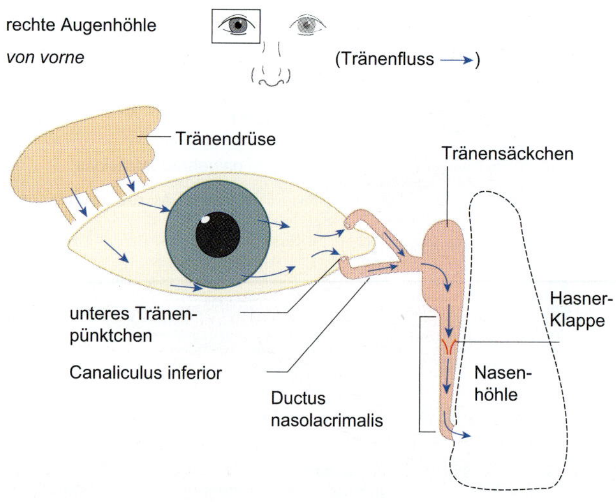

Abb. 16.16 Der Tränenapparat [E431]

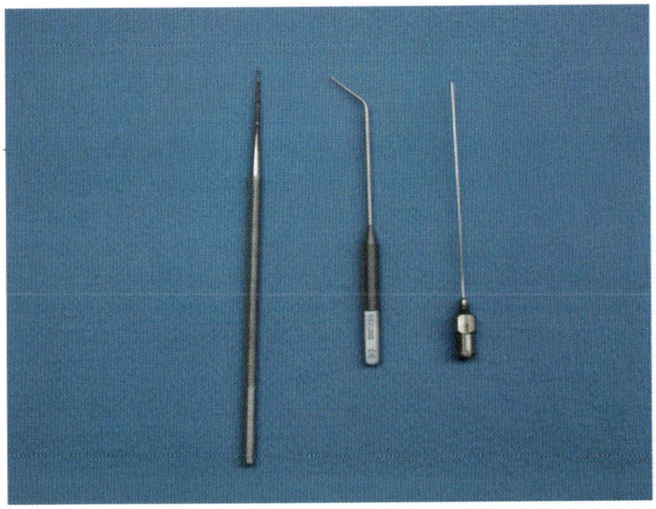

Abb. 16.17 Instrumente Tränenwegsspülung (von links nach rechts): TW-Sonde n. Wilder, TW-Sonde Modell Giessen, TW-Kanüle 23 G [P1298]

16.7.1 Tränenwegsstenose

Angeborene oder erworbene Stenose an verschiedenen Stellen der ableitenden Tränenwege, am häufigsten jedoch im Bereich des Ductus nasolacrimalis. Die Tränenflüssigkeit staut sich zurück. Sie sammelt sich im Unterlid, es kommt zu häufigem **Tränenträufeln** (Epiphora). Des Weiteren führt der Rückstau zu einer Entzündung des **Saccus lacrimalis** (Dakryozystitis). Um die Stenose zu lokalisieren und eine frühzeitige Behandlung einzuleiten, wird eine Tränenwegsspülung durchgeführt. Je nach Lokalisation der Stenose wird dann in einem weiteren operativen Schritt der Tränenabfluss wiederhergestellt.

OP-Verfahren: Tränenwegsspülung

- Vorbereitung von gefärbter physiologischer Flüssigkeit (➢ Abb. 16.17).
- Bougierung der Puncti lacrimales.
- Einführung einer Tränenwegssonde bis zum Knochenkontakt, dann erfolgt eine Druckspülung mit Beobachtung des Flüssigkeitsweges.
- Sondierung des Sacculus mit erneuter Druckspülung und ebenfalls Beobachtung des Flüssigkeitsweges.
- Ggf. Absaugen der Flüssigkeit aus dem Nasengang.

16.8 Erkrankungen der Palpebrae (Augenlider) und deren Therapien

Die Palpebrae sind eine dünne aus Muskeln, Bindegewebe, Drüsen und Schleimhaut bestehende Hautfalte. Beim Lidschluss bedecken sie den Bulbus oculi vollständig. Die Lidhaut ist gefäßreich und enthält Schweißdrüsen. Quergestreifte Muskulatur in **Ober- und Unterlid** (Mm. orbicularis oculi, tarsalis superior, inferior) steuern den Lidschluss. Darunter sorgen jeweils bindegewebige **Lidplatten** (Tarsus superior, inferior) für Festigkeit. Nach innen ist der Tarsus fest mit der Tunica conjunctiva verwachsen.

Aus dem vorderen Teil der Lidkante ragen die **Wimpern** (Cilia) heraus. An den Haarbälgen der Cilia münden die Talgdrüsen **Glandulae ciliares** (Moll-Drüsen) und **Glandulae sebaceae** (Zeis-Drüsen). Die **Glandulae tarsales** (Meibom-Drüsen) münden am freien Lidrand.

Die Palpebrae schützen den Bulbus oculi durch reflektorischen Lidschluss vor äußeren Reizen genauso wie durch das Verteilen der Tränenflüssigkeit auf der Cornea vor deren Austrocknen (➢ Abb. 16.18).

16.8.1 Blepharochalasis

Durch Erschlaffung der Strukturen am Oberlid ragt der überschüssige Hautteil über den Lidrand. Ursachen sind idiopathisch, vorausgegangene Entzündungen oder Gewebeschwäche mit zunehmendem Lebensalter. Neben einem ästhetischen Aspekt kommt es v.a. bei Verdeckung der Pupille zu Gesichtsfeldeinschränkungen. Bei der Operation wird das überschüssige Gewebe entfernt.

OP-Verfahren: Blepharoplastik

Schnittführung:
- Prä-OP: Anzeichnen der Schnittränder in Form der anatomischen Falten
- Schnitt entlang der Markierung mit einem Skalpell

Präparation/Rekonstruktion:
- Exzision der überschüssigen Haut
- Exzidieren von M. orbicularis-Anteilen
- Blutstillung
- Eröffnung der Orbitafaszie und Resektion von vorfallendem Fettgewebe

Wundverschluss: fortlaufende Naht mit einem 6–0 Faden.

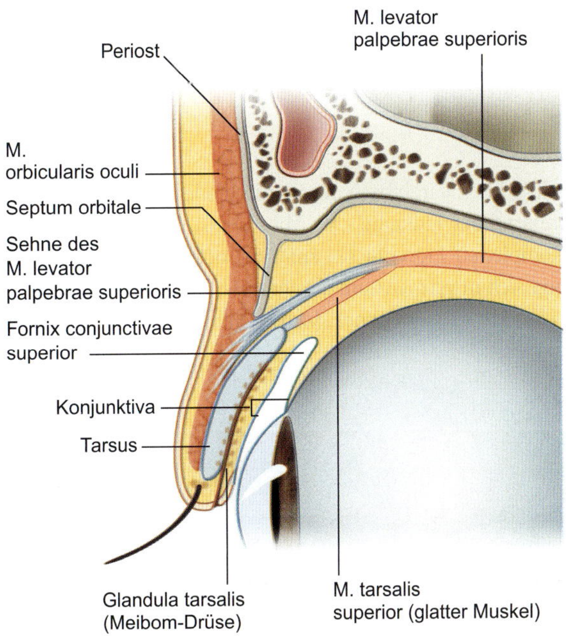

Abb. 16.18 Aufbau der Augenlider [E402-004]

16.8.2 Entropium

Kongenitale, narbige, mechanische, spastische oder altersbedingte Einwärtsdrehung der Lidkante.

Typische Symptome sind Rötung, erhöhter Tränenfluss und Fremdkörpergefühl. Durch das Reiben der Wimpern kommt es im fortgeschrittenen Stadium zu Schäden an der Cornea.

Je nach Befund sind verschiedene OP-Techniken möglich (➤ Abb. 16.19).

OP-Verfahren: Entropium-OP nach Wies (modifiziert)

Schnittführung: subziliarer Hautschnitt.
Präparation: Reduktion des M. orbicularis.
Rekonstruktion:

- Anlegen von drei 6–0 geflochtenen resorbierbaren Nähten als U-Naht unterhalb der Lidkante durch alle Lidstrukturen, insbesondere durch die sog. Retraktoren.
- Verknotung unter leichtem Zug, dies bewirkt eine Evertierung der Lidkante.

Wundverschluss: Hautnaht mit einem 6–0 Faden.

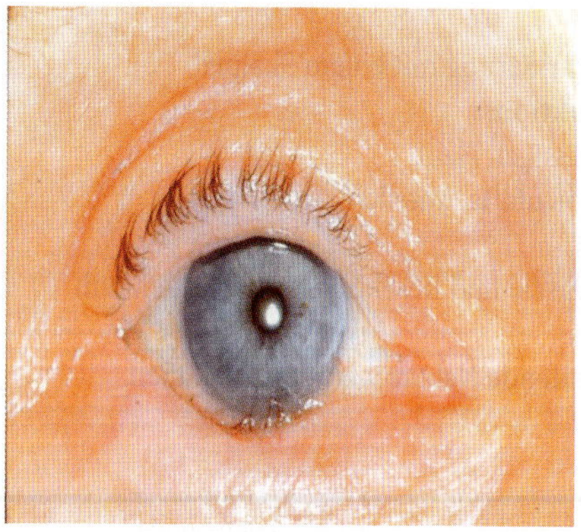

Abb. 16.19 Entropium des Unterlids [P1297]

16.8.3 Ektropium

Spastisch, narbig, paralytisch, mechanisch oder altersbedingte Auswärtsdrehung der Lidkante (➤ Abb. 16.20). Es kommt aufgrund des inkompletten Lidschlusses zur Austrocknung der Strukturen. Dies zeigt sich in vermehrtem Tränenfluss, Rötung der Tunica conjunctiva und trockener Cornea. Im Verlauf entsteht eine chronische Konjunktivitis.

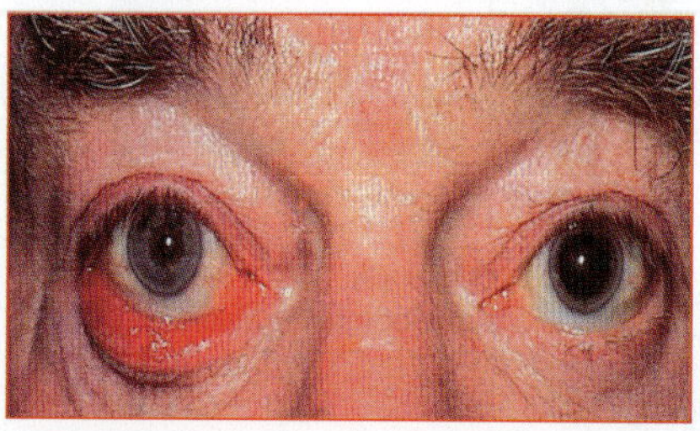

Abb. 16.20 Ektropium des Unterlids [P1297]

OP-Verfahren: Tarsuszungenplastik

Schnittführung: lateraler Subziliarschnitt bis zur Orbitakante um Unterlid.
Präparation:

- Präparation einer Tarsuszunge
- Anschlingen der Tarsuszunge mit geflochtenem nicht resorbierbaren 4–0 Faden als U-Naht
- Präparation des lateralen Orbitarands in Höhe der gewünschten Lidwinkelposition

Rekonstruktion: Verankern der Tarsuszunge auf dem Periost der Orbita mit den vorgelegten Fäden und Anziehen bis zur gewünschten Straffung des Lids.
Wundverschluss: Adaption des Lidwinkels und Hautverschluss mit 6–0 Fäden.

16.8.4 Chalazion (Hagelkorn)

Lidgeschwulst durch Verstopfung der Ausführungsgänge der Talgdrüsen, meist der Glandulae tarsales. Es entwickelt sich eine zunächst schmerzlose Verdickung. Sie kann sich über Monate mit Unterstützung von lokaler Salbentherapie zurückentwickeln. Bleibt das Chalazion bestehen oder kapselt sich ab, ist eine operative Entfernung indiziert.

OP-Verfahren: Chalazionexzision

Schnittführung:

- Einfassen des OP-Gebiets in eine Chalazionklemme, Ektropionieren des Lids
- Inzision der Tunica conjunctiva mit einem Skalpell

Präparation:

- Herausschälen des Chalazioninhalts mit einem scharfen Löffel, dies wird zur histologischen Untersuchung eingeschickt
- Entfernung der umgebenden Kapsel mit einer Schere

Rekonstruktion: Entfernung der Chalazionklemme und Repositionieren des Lids.
Wundverschluss:

- Nahtverschluss i. d. R. nicht erforderlich
- Druckverband für die ersten Minuten

16.9 Generalistische Erkrankungen des Augeninnenraums und deren Therapien

16.9.1 Endophthalmitis

Eine Endophthalmitis ist eine schwere entzündliche Reaktion in den Augeninnenräumen. Als Erreger können Bakterien, Viren, Pilze, Parasiten und Protozoen auftreten. Sie können nach operativen Eingriffen, perforierenden Verletzungen oder zunächst lokal begrenzten Entzündungen einzelner Strukturen in den Bulbus oculi eindringen. Auch eine endogene Entzündungsreaktion ist möglich. Unbehandelt führt sie schnell zum Verlust des Sehvermögens bis zum Verlust des Bulbus oculi.

Symptome

Die Endophthalmitis macht sich durch eine akut fortschreitende Visusminderung und starke dumpfe Schmerzen schnell bemerkbar. Die Bindehaut ist stark gerötet und geschwollen.

Therapie

Eine konservative lokale und systemische Therapie muss sofort eingeleitet werden. Zum Erregernachweis und um dessen spezifische Resistenz und Sensibilität zu bestimmen, wird ein Abstrich von Hornhaut oder Bindehaut sowie ein Punktat aus der Vorderkammer und/oder dem Glaskörperraum entnommen.

Bei stärkerem Befall müssen Vorderkammer bzw. Glaskörperraum operativ durchgespült werden (Lavage). In regelmäßigen Abständen erfolgt eine Injektion von spezifischen Medikamenten direkt an den Ort der Entzündung.

Die Prognose richtet sich nach der Pathogenität des Erregers sowie nach der Zeitspanne zwischen Beginn der Infektion und Beginn der Therapie.

Ist die Entzündung nicht in den Griff zu bekommen, kommt es zum Übergreifen auf benachbarte Strukturen oder zur **Schrumpfung des Auges** (Phtisis bulbi). In diesen Fällen muss eine **Entfernung des Bulbus oculi** (Enukleation) erfolgen.

Andere Indikationen zur Enukleation sind anhaltende starke Schmerzen bei austherapiertem Glaukom, nach schwerem Trauma oder bei malignen Tumoren.

DEFINITION

Enukleation: Entfernung des Bulbus oculi aus seiner Kapsel (Tenon); **Eviszeration:** Entfernung des Inhalts des Bulbus oculi unter Belassung von Sklera, äußeren Muskeln und N. oculi.

OP-Verfahren: Enukleation

Schnittführung:
- Zusätzliche Retrobulbäranästhesie zur Blutstillung
- Zirkuläre Eröffnung von Tunica conjunctiva und Tenon am Limbus

Präparation:
- Aufsuchen, Anschlingen (6–0 geflochten, resorbierbar) und Abtrennen der Mm. externi bulbi oculi am skleralen Ansatz
- Traktion des Bulbus oculi nach vorn, Aufsuchen und Einklemmen des N. opticus in eine gebogene Klemme
- Durchtrennung des N. opticus und der dort verlaufenden Gefäße oberhalb der Klemme
- Entfernung des Bulbus aus der Orbita (histologische Untersuchung)

Rekonstruktion:
- Blutstillung durch mit H_2O_2- getränkten Tupfern auf den Arterien und dem Optikusstumpf
- Einlegen eines passenden Orbitaimplantats als Füllung für die Wundhöhle

Wundverschluss:
- Kreuzförmiges Verknüpfen der Anschlingnähte der geraden Augenmuskeln über dem Implantat
- Verschluss der Tenon mit 6–0 geflochtener resorbierbarer Naht
- Verschluss der Tunica conjunctiva mit 8–0 geflochtener resorbierbarer Naht
- Einlegen einer Symblepharonschale in den Konjunktivalsack als Interimsprothese

16.10 Anästhesieverfahren in der Ophthalmologie

Die meisten Operationen werden in lokaler Betäubung durchgeführt. Dies erfordert ein hohes Maß an Empathie und Aufmerksamkeit. Ängste zu nehmen und dem Patienten das Gefühl vermitteln, gut aufgehoben zu sein, kann nicht nur das Wohlbefinden des Patienten stärken, sondern auch zu einem schnelleren und besseren OP-Verlauf führen.

16

PRAXISTIPP

Binden Sie den Patienten in Ihren Arbeitsablauf mit ein.

16.10.1 Tropfanästhesie

Oberflächenbetäubung der Cornea mittels Augentropfen zur Ausschaltung des Schmerzempfindens. Berührungen oder ein leichtes Druckgefühl können während der Operation noch wahrgenommen werden. Kleine und mittlere Eingriffe in der Augenheilkunde können unter Tropfanästhesie gut durchgeführt werden. Die häufigste Anwendung erfährt sie bei der Phakoemulsifikation.

16.10.2 Infiltrationsanästhesie

Einspritzung eines Lokalanästhetikums in das OP-Gebiet. Wird bei lokal begrenzten Operationen an den Augenlidern, der Bindehaut und Sklera oder bei kurzen Kryobehandlungen eingesetzt. Bei Augenlidoperationen sorgt ein Zusatz von Adrenalin im Lokalanästhetikum für zusätzliche Blutstillung.

16.10.3 Retrobulbäranästhesie

Das Lokalanästhetikum wird hinter den Bulbus oculi gespritzt und verteilt sich dort. Dabei werden alle Strukturen des Auges betäubt, eine Bewegung des Auges ist ebenfalls nicht mehr möglich. Die Einstichstelle befindet sich am Unterlid zwischen Bulbus oculi und Orbitakante. Eine Hauptkomplikation ist das Retrobulbärhämatom. Durch den erhöhten Druck hinter dem Auge kann es zu Schäden an den Strukturen bis zur Erblindung führen.

16.10.4 Vollnarkose

Eine Vollnarkose ist bei größeren Operationen indiziert (z. B. Corneachirurgie) sowie bei Operationen, bei denen ein vollkommen ruhiges Liegen des Patienten essenziell ist, bei zu erwartenden Komplikationen sowie bei Patienten mit Angstsymptomatik oder Vorerkrankungen, die ein ruhiges Liegen während der OP nicht ermöglichen.

16.11 Fachspezifische Positionierung

Um einen optimalen Zugang zum OP-Gebiet zu erhalten, liegt der Patient in flacher Rückenposition, ggf. ist eine leichte Oberkörperhochpositionierung möglich. Ein Arm ist am Körper angelagert, der andere Arm zur (anästhesiologischen) Überwachung auf einer Armschiene ausgelagert. Der Kopf sollte flach liegen, sodass die Augen gerade nach oben an die Decke blicken. Wichtig ist die sichere Positionierung des Kopfes in einer Kopfschale oder auf einer Kopfstütze. Als Hilfsmittel können verschiedene Kissen oder Kopfringe verwendet werden. Neben der physiologischen Lage ist darauf zu achten, dass keine Druckstellen entstehen. Dazu können die verschiedenen Segmente des OP-Tischs verstellt und weitere Positionierungshilfsmittel, z. B. eine Knierolle, verwendet werden. Eine entspannte Positionierung spielt v. a. bei Operationen in Lokalanästhesie eine Rolle, um plötzliche Bewegungen des Patienten während der Operation zu vermeiden. Ein Gurt in Höhe der Oberschenkel des Patienten sichert den Patienten auf der OP-Liege.

16.12 Fachspezifische Abdecksysteme

Neben Tischbezügen für Instrumentiertische und OP-Mäntel für steril arbeitendes Personal sind spezifische Abdecksysteme für Patienten und Geräte vorhanden.

Um den Augapfel als OP-Gebiet abzudecken, wird ein Abdecktuch mit Klebefolie verwendet. Nach Eröffnen der Folie über dem Bulbus und Einsetzen des Lidsperrers umschließt die Folie Ober- und Unterlid und hält so die Wimpern vom OP-Gebiet fern. Dieses Abdecktuch sollte bis zu den Knien reichen, um eine sichere Sterilzone herzustellen. Gegebenenfalls kann es durch ein weiteres OP-Abdecktuch nach unten hin erweitert werden. Bei Eingriffen an den Augenlidern bieten sich Lochtücher in verschiedenen Größen an. Teilweise zweigeteilt können diese variabel an die Größe des OP-Gebiets angepasst werden.

Für die meisten Operationen wird ein Mikroskop benötigt. Um dieses mit in die Sterilzone zu integrieren, gibt es sterile Armlehnenbezüge für den OP-Stuhl und Mikroskopkappen oder Bezüge für das Mikroskop.

Viele Kliniken nutzen eigens zusammengestellte Kit-Packs, in denen Tischbezug, Mäntel und Abdecktücher zusammengepackt sind. Häufig sind auch einige Kompressen und Tupfer dabei. Kit-Packs sparen Verpackungsmüll und Zeit.

LITERATUR

Berufsverband der Augenärzte Deutschlands e. V., Deutsche Ophthalmologische Gesellschaft. Glaukom [Grüner Star]. BVA + DOG, MSD SHARP & DOHME, 2011 (Stand 04/2020). http://cms.augeninfo.de/fileadmin/pat_brosch/glaukom.pdf (letzter Zugriff 6.12.2022).

Berufsverband der Augenärzte Deutschlands e. V., Deutsche Ophthalmologische Gesellschaft. Schielen und Amblyopie. BVA + DOG, 2017. (Stand 04/2020). www.dog.org/wp-content/uploads/2009/11/schielen_web.pdf (letzter Zugriff 6.12.2022).

Burk A, Burk ROW. Checkliste Augenheilkunde. 6. A. Stuttgart, New York: Thieme, 2018.

Klinisches Wörterbuch Pschyrembel. 261. A. Berlin, New York: Walter de Gruyter, 2007.

KAPITEL

17

Dennis Müller

OTA in der Ex- und Transplantationschirurgie

17.1 Besonderheiten von Ex- und Transplantation

Die Besonderheiten der Ex- und Transplantationschirurgie sind nicht fach- und sachlicher Natur, sondern vielmehr die notwendigen **methodischen Kompetenzen** im Umgang mit der besonderen Operationsform an den verschiedenen, bereits aus den vielen anderen chirurgischen Fachgebieten bekannten, Organstrukturen. Auch entsprechende **Selbst- und Sozialkompetenzen**, welche die OTA dazu befähigen, mit den besonderen Gegebenheiten der jeweiligen Operation und der speziellen Lebenssituation der betroffenen Patientinnen und Patienten adäquat umzugehen und damit fertig werden zu können, sind hier als notwendig zu betrachten.

DEFINITION

Explantation: Die Entnahme einer oder mehrerer Organstrukturen einer spendenden Person **(Spender).** Diese kann vital, also am Leben sein, dem unausweichlichen Tod nahe sein und nur noch auf künstlichen Wege, zum Zwecke der Spende, am Leben gehalten werden oder bei bestimmten Strukturen sogar bereits verstorben sein (➤ Kap. 23.3). Je nach Art und Umfang der Explantation wird der folgende Tod des Spenders in Kauf genommen bzw. dieser ist nach der Spende nicht mehr lebensfähig. Es gibt jedoch auch sog. **„Lebendspenden"**, nach denen der Spender verhältnismäßig normal, mit gleicher Lebenserwartung, weiterleben kann und wird. Jedwede Form der Spende erfordert in Deutschland grundsätzlich die **Einwilligung des Spenders.** Niemand, ob Tod oder lebendig, wird unfreiwillig zum Spender.
Transplantation: Das Übertragen einer oder mehrerer zuvor entnommener Organstrukturen auf eine empfangende Person **(Empfänger),** um dessen Leben zu retten oder seine Lebensqualität zu verbessern. Bei Transplantationen selbstreproduzierbarer oder verzichtbarer Strukturen können Spender und Empfänger ein- und dieselbe Person sein **(autologes Transplantat).** Hierunter fallen z. B. **Hauttransplantationen** nach Verbrennungen oder **Gefäßtransplantationen** zum Zwecke der Wiederherstellung der Durchblutung an Herz (➤ Kap. 10) oder den Beinen (➤ Kap. 9).

17.1.1 Verschiedene Fachgebiete

Grundsätzlich trifft man heutzutage in beinahe jedem chirurgischen Fachgebiet auf Ex- bzw. Transplantationen.

So können im Rahmen der **plastischen und Wiederherstellungschirurgie** Anteile von sich selbstreproduzierenden Strukturen **(Haut)** transplantiert werden, um z. B. Defekte oder Verletzungen zu verschließen. Verzichtbare Strukturen wie bestimmte venöse **Gefäße** (z. B. Vena saphena magna) können in der **Gefäßchirurgie** z. B. am linken Bein entnommen werden, um am rechten Bein wieder für eine gute Durchblutung zu sorgen. Verzichtbar sind diese Strukturen deswegen, da der Körper Umgehungs- bzw. Ausweichkreisläufe vorhält, die es ermöglichen, den Verlust dieser Strukturen auszugleichen. Auch ganze Organe können einem Spender entnommen werden, um sie einem Empfänger einzusetzen (homologes oder heterologes Transplantat).

DEFINITION

Autologes Transplantat: Spender und Empfänger sind die gleiche Person.
Homologes Transplantat: Spender und Empfänger sind unterschiedliche Personen, jedoch beides Menschen.
Heterologes Transplantat: Spender und Empfänger sind von unterschiedlicher Gattung. Der Spender ein Tier (z. B. Schwein) und der Empfänger ein Mensch.

So werden z. B. **Lungen** in der **Thoraxchirurgie** transplantiert und **Herzen** in der Herzchirurgie. Auch die **Leber** in der **Viszeralchirurgie** und die **Niere** als Organ der Urologie gehören zu klassischen Transplantationsorganen. Die Besonderheit dieser beiden Organe ist, dass sie durchaus auch als freiwillige Lebendspende funktionieren. Der menschliche Körper besitzt bekanntlich zwei Nieren, kann aber durchaus auch mit nur einer gut leben (➤ Kap. 6). Die Leber wiederum besitzt die besondere Eigenschaft, dass sie sich mit einem gesunden Rest von mindestens 1 % des Körpergewichts des Spenders wieder bis auf beinahe ursprüngliche Größe regenerieren kann. So ist es unter passenden Umständen möglich, Teile seiner Leber zu spenden, ohne selbst an Lebensqualität oder Lebensfähigkeit zu verlieren. Zu guter Letzt besteht heute auch die Möglichkeit, von bereits verstorbenen Menschen Organstrukturen wie z. B. die **Hornhaut** des Auges im Rahmen der **Augenchirurgie** zu entnehmen und einem lebenden Empfänger zu transplantieren, um sein

Sehvermögen wieder zu verbessern. Natürlich kann die Hornhaut auch lebend gespendet werden, jedoch besteht noch bis zu 76 Stunden nach dem Tod des Spenders die Möglichkeit der Entnahme.

17.1.2 Springen und Instrumentieren

Das Springen und Instrumentieren bei einer Ex- oder Transplantation unterscheidet sich **fachlich und sachlich** im Grunde nicht maßgeblich von der Instrumentation vergleichbarer **„Standardeingriffe"** an den betreffenden Organstrukturen, so wie sie auch in den jeweiligen Kapiteln dieses Buches beschrieben werden.

Zielsetzung

Natürlich ist bei einer Explantation zu berücksichtigen, dass, anstatt das jeweilige Organ an Ort und Stelle zu behandeln, hier nun die Entnahme des gesamten oder von Teilen des Organs im Vordergrund stehen. Priorität haben hierbei immer die Sicherstellung der Funktionalität der Organspende sowie der Erhalt des Spenderlebens (sofern es sich um eine Lebendspende handelt). Dies bedeutet allen voran, dass die zukünftige Versorgung des Organs im Körper des Empfängers gewährleistet sein muss. Alle relevanten zu- und abführenden Gefäße müssen identifiziert und sauber abgesetzt sowie vorbereitet werden, damit ein Wiederanschluss beim Empfänger sicher und Erfolg versprechend erfolgen kann. Zeit ist hierbei ein relevanter Faktor. Auch wenn es Mittel und Wege gibt, wie z. B. Kühlung, das Spenderorgan über einen gewissen Zeitraum transplantationsfähig zu halten, ist Zeit dennoch der entscheidende Faktor. Wie viel Zeit verstreichen darf, hängt immer vom jeweiligen Organ und seiner Fähigkeit, ohne Sauerstoffzufuhr zu überstehen, ab.

Ablauf

Sobald ein Spenderorgan in Aussicht steht, muss eine zügige Überführung und zeitnahe Transplantation in den Empfänger sichergestellt werden. Bei freiwilliger Lebendspende, bei der Spender und Empfänger z. B. aus dem gleichen Ort stammen, kann der Akt der Explantation und der Akt der Vorbereitung des Empfängers sowie der anschließenden Transplantation in einer OP-Abteilung parallel zueinander in zwei Sälen stattfinden. Hier sind dann zwei Teams erforderlich, die aufeinander abgestimmt Hand in Hand arbeiten müssen.

MERKE

Unter Vorbereitung versteht man, dass das Empfängergebiet so hergerichtet wird, dass das Spenderorgan Platz findet und alle notwendigen Gefäßanschlüsse vollzogen werden können, damit das Organ seine Funktionen vernünftig erfüllen kann. Vorbereitung des Empfängers bedeutet nicht zwangsläufig, dass das alte Organ herausgeschnitten und entfernt wird. Es ist auch möglich, dass es aufgrund seiner Restfunktion belassen wird und das Spenderorgan zur Unterstützung dient. So z. B. bei einer Nierentransplantation. Bei anderen Organen, z. B. dem Herzen oder der Leber, wird das **„ausgediente"** Organ entfernt, da es keinen Nutzen mehr erfüllt, Platz wegnimmt oder bei Verbleib sogar eine Gefahr für den Empfänger darstellt.

Häufiger kommt es jedoch vor, dass Spender und Empfänger an unterschiedlichen Stellen des Landes beheimatet sind. In solchen Fällen beginnt die Explantation am Aufenthaltsort des Spenders und die Transplantation wird am Aufenthaltsort des Empfängers vorbereitet. Hier sind demnach der gesicherte und schnelle Transport der Organspende zu gewährleisten. Durchschnittlich werden einem Spender 3,3 Organe und Organstrukturen entnommen, die jedoch für unterschiedliche Empfänger vorgesehen sind. Dies bedeutet zum einen, dass die Transporte gut koordiniert sein wollen, sich jedoch zum anderen auch die Frage beantwortet, warum der Empfänger nicht zum Spender transportiert wird oder andersherum.

MERKE

Ex- und Transplantationen von Organen gehören nicht zum üblichen Tagesgeschäft eines Krankenhauses. In der Regel unterliegt sowohl die Explantation als auch die Transplantation gesonderten, extra für dieses Vorgehen geschulten Teams von Ärzten und mitunter auch Pflegekräften. Diese aufeinander eingespielten und abgestimmten Teams agieren dann autark vom Rest des Stammpersonals. Beim Akt der **Explantation** kann es vorkommen, dass lediglich Chirurgen anreisen und sowohl die Anästhesie als auch die OP-Pflege vom Krankenhaus, in dem der Spender verweilt, gestellt wird. In diesem Fall kann es passieren, dass die OTA Zeuge und auch Bestandteil eines solchen Eingriffs wird. **Transplantationen** werden i. d. R. immer von einem komplett eigenen Team, bestehend aus Ärzten und Pflegekräften, in extra dafür ausgelegten Kliniken vollzogen.

Zu guter Letzt ist es i. d. R. Brauch, dass das Spenderkrankenhaus in Form einer Rückmeldung erfährt, wie und in welchem Umfang ihre Spenderorgane zu weiterem Einsatz gekommen sind. Diese Mitteilungen helfen mitunter auch dem Personal, die Hintergründe und gute Tat hinter der Explantation und Transplantation zu verstehen und wertzuschätzen

Patientinnen und Patienten

Eine entscheidende Besonderheit, gerade bei der Explantation, stellen die Behandlung und der Umgang seitens der OTA mit dem spendenden Patienten dar.

Der freiwillige Lebendspender

Ein **freiwilliger Lebendspender** ist i. d. R. gekennzeichnet von Sorge und Angst sowohl bezüglich seiner getroffenen Entscheidung als auch seiner eigenen Überlebenswahrscheinlichkeiten. Es ist daher nicht unüblich, dass ein Spender, selbst wenn er sich bereits in der Narkoseeinleitung befindet, seine Meinung ändert und von seiner Spende zurücktreten möchte. Da die Entscheidung zur Spende gänzlich auf Freiwilligkeit basiert, ist diese nicht vom Pflegepersonal bzw. der OTA anzuzweifeln oder gar zu ignorieren. Auch wenn der OTA die plötzliche Meinungsänderung moralisch verwerflich erscheint, wahrt sie Neutralität, die Fassung und behandelt den Patienten professionell. Sie betreut und unterstützt ihn in dem Ausleben seiner Entscheidung, indem sie ihn ggf. wieder ausschleust. Während der Patientenbetreuung darf auf keinen Fall ein Vorwurf formuliert, ein schlechtes Gewissen erzeugt oder gar ein Überredungsversuch stattfinden. Dies macht die Arbeit mit Ex- und Transplantation auf sozialpsychologischer Ebene so besonders für die OTA.

Der sterbende Organspender

Weitaus weniger kommunikativ, jedoch nicht weniger besonders, ist der sterbende Organspender bzw. der Umgang mit diesem. Wahrscheinlicher als eine Lebendorganspende ist die Organspende durch einen sterbenden bzw. toten Patienten (➤ Kap. 23.3). Per Definition sind diese Spender einem sog. **Hirntod** erlegen, welcher bedeutet, dass alle Gesamtfunktionen des Großhirns, des Kleinhirns und des Hirnstamms unwiederbringlich erloschen sind und der Betroffene lediglich mithilfe von Maschinen noch am Leben erhalten wird (➤ Kap. 23.3). Dieser Sachverhalt bedeutet jedoch nicht, dass der auf dem OP-Tisch liegende Patient nicht mit der notwendigen Sorgfalt zu behandeln und zu betreuen ist. Natürlich ist bei der Positionierung des Patienten die Sorge um Gewebsschädigungen o. Ä. eher von zweitrangiger Natur, dennoch hat auch ein per Definition toter Mensch ein Anrecht darauf, würdevoll behandelt zu werden.

MERKE

Würdevoll in diesem Zusammenhang bedeutet:

- Wahrung der Intimsphäre und Zudecken des toten Patienten nach Ende der OP, bevor dieser ausgeschleust wird.
- Perioperative Behandlung des Patienten, als wäre er noch am Leben:
  - Schnittführungen werden sorgfältig und angemessen vollzogen.
  - Man spricht auch hier von dem Patienten als Mensch, nicht als **Sache.**
- Zuschauer sind nur zugelassen, wenn zwingend erforderlich.

Wahrung aller Kautelen der Hygiene und Sterilität sind zum Schutz des Personals und des Spenderorgans obligat und geschehen wie bei einem lebenden Patienten. Nach erfolgter Entnahme der Spenderorgane und Verschluss des Körpers werden i. d. R. die lebenserhaltenden Maschinen vonseiten der Anästhesie heruntergefahren und deaktiviert. Der Tod des Patienten wird festgestellt und der leblose Körper wird würdevoll ausgeschleust.

VORSICHT

Sowohl das **Instrumentieren** als auch das **alleinige Springen** bei einer Ex- oder Transplantation sind nicht nur aus Gründen der noch zu erlangenden fachlichen Reife, sondern auch aus Gründen der besonderen psychologischen Belastung **nicht als Tätigkeiten für eine auszubildende OTA zu empfehlen.** In Begleitung einer passenden Praxisanleitung und bei Einverständnis der auszubildenden OTA kann diese als Zusatzspringer an diese besonderen Ereignisse der Chirurgie herangeführt werden.

Besonders heikle Explantationsgeschehen stellen Eingriffe an **hirntoten Kindern** dar. Solche Situationen erfordern besonderes Fingerspitzengefühl, sowohl im Umgang mit den Angehörigen als auch für das involvierte Personal.

VORSICHT

Explantationen bei Erwachsenen und Kindern sind in ihrer psychosozialen Qualität nicht miteinander gleichzusetzen. Daher sollte die Teilnahme an einem Kindereingriff dieser Art immer mit Bedacht gewählt werden! Darüber hinaus sollte eine Explantation am sterbenden Organspender grundsätzlich **nie auf die leichte Schulter** genommen werden.

17.2 Einstellung und Erwartungshaltung der OTA

Zu guter Letzt folgen an dieser Stelle einige Worte zum Thema der notwendigen Einstellung und empfohlenen Erwartungshaltung der OTA im Umgang mit Ex- bzw. Transplantationen.

Dieser Tätigkeitsbereich als berufliches Handeln zur Umsetzung der Organspende ist ein wichtiger Bestandteil, wenn es darum geht, menschliches Leben zu retten und zu verlängern. Jede erfolgreiche Transplantation kann die beteiligte OTA stolz machen und mit Freude erfüllen, da sie dazu beigetragen hat, einem sterbenden Menschen mitunter ein neues Leben, eine zweite Chance, geschenkt zu haben. In diesem Zusammenhang lässt sich sagen, ist es nicht nur moralisch richtig, sondern sogar als berufliche Pflicht anzusehen, Ex- und Transplantationen – so gut es einem möglich ist – zu unterstützen und zum Erfolg zu führen. Die Kehrseite der Medaille ist jedoch, dass dieser lebensrettende Eingriff i. d. R. auch mit dem Tod eines anderen Menschen einhergeht. Mathematisch gesehen kommt es eher einer Nullsumme gleich als einer Addition. Ein Leben muss mitunter enden, damit ein anderes bestehen bleibt. Dazu kommt, dass sich der Spender in diesem Fall nicht freiwillig dazu entschieden hat, sein Leben zu beenden. Häufig sind es unglückliche Schicksalsschläge auf der Seite des Spenders, die zum Glücksfall auf der Seite des Empfängers führen. Diese Konfrontation mit beiden Gefühlsregungen zugleich, den Angehörigen des Spenders in Trauer und parallel den Angehörigen des Empfängers sowie dem Empfänger selbst in Glückseligkeit, verlangen auch der emotionalen Gemütslage der OTA einiges ab. Das Beisein in solchen Situationen kann Spuren hinterlassen, die man als Pflegekraft nicht in der Lage ist selbst zu bewältigen, und auch nicht muss (➤ Kap. 23.3). Aus diesen Gründen empfiehlt es sich, seine Einstellung und Erwartungshaltung mit Bezug auf die Teilnahme an solchen Eingriffen zu überprüfen:

- Die Teilnahme sollte niemals erzwungen werden, sie geschieht immer freiwillig.
- Einmal teilgenommen heißt nicht automatisch, dass immer teilgenommen werden muss. Nein sagen, ist immer eine Option.
- Die Entscheidung zur Teilnahme sollte und darf immer differenziert in Abhängigkeit vom Alter des Spenders getroffen werden (Kind oder Erwachsener?).

- Teilnahme an einer Explantation ist keine Frage des Heldentums. Es ist eine Frage der persönlichen Widerstandsressourcen und der Belastbarkeit.
- Explantationen sollten nie als Sensation oder besonderer Kick betrachtet werden, den es zu erleben gilt.
- Eine Explantation fühlt sich intraoperativ nicht als etwas Positives und Gutes an. Das Gefühl etwas Gutes getan zu haben, stellt sich, wenn überhaupt, erst bei Erhalt der besagten Rückmeldung durch das Transplantationsteam ein (➤ Kap. 17.1.2)
- Die Explantation und der damit verbundene Tod eines Menschen dürfen der OTA nahegehen und sie beschäftigen.

Bereiten ein oder mehrere dieser Punkte Bedenken, sollte man die Teilnahme an einer Explantation lieber vorerst zurückstellen. Man ist dennoch eine würdige OTA.

LITERATUR

Bundeszentrale für gesundheitliche Aufklärung. Organspende. Die Entscheidung zählt, 2022. www.organspende-info.de (letzter Zugriff: 6.12.2022).

Kucharek M, Heitland W-U, Waldner H (Hrsg.). Lehrbuch für Operationspflegekräfte. Medizinische und pflegerische Grundlagen. München: Elsevier Urban und Fischer, 2013.

Techniker Krankenkasse. Was ist eine Hornhauttransplantation?, 2022. www.tk.de/techniker/gesundheit-und-medizin/behandlungen-und-medizin/augenerkrankungen/was-ist-eine-hornhauttransplantation-2016070?tkcm=ab (letzter Zugriff: 6.12.2022).

II Bei der medizinischen Diagnostik und Therapie mitwirken und ärztliche Anordnungen eigenständig durchführen

KAPITEL

18 Bei der Diagnostik und Therapie im Tätigkeitsfeld der Ambulanz/Notfallaufnahme mitwirken

Karl-Heinz Rorzyczka

18.1 Zentrale Notaufnahme (ZNA)

Moderne ZNA stellen heute die zentrale Anlaufstelle für alle Notfallpatienten und Rettungsdienste in Krankenhäusern dar. Sie sind die Weiterentwicklung einer ehemaligen Vielzahl einzelner fachspezifischer Notaufnahmen in vielen Kliniken, da sie eine Reihe von Vorteilen bieten: Für Patienten mit oft mehrdeutigen Beschwerden können dort ohne unnötiges Herumirren die weiteren Weichen der Behandlung gestellt werden. Es findet sich dort räumlich konzentriert eine Vielzahl von notfallmedizinisch geschultem Personal, sodass dadurch die Behandlungsabläufe und Ressourcen gebündelt und nicht zuletzt ökonomische Vorteile ausgenutzt werden.

Leider bringt diese Entwicklung auch erhebliche Probleme mit sich: Die genannten Vorteile und der Rückgang der Zahl an niedergelassenen Allgemeinärzten führt dazu, dass immer mehr Patienten den Weg in die Zentralen Notaufnahmen suchen. Die Vorteile scheinen vielen Menschen so bestechend, dass sie die Notaufnahme auch ohne das Vorliegen eines wirklichen Notfalls aufsuchen: Sie favorisieren die ZNA, da kein Termin vereinbart werden muss, eine 24-stündige Öffnungszeit besteht und zuweilen auch eine höhere Behandlungskompetenz angenommen wird. Dies führt dazu, dass fast alle Notaufnahmen weltweit mit einem massiven Patientenansturm (Overcrowding) zu kämpfen haben. Es bedarf intensiver Anstrengungen, um aus den großen Patientenströmen die tatsächlichen Notfälle frühzeitig herauszufiltern und um ausufernde Wartezeiten zu reduzieren. Trotz solcher Probleme werden in immer mehr Kliniken Zentrale Notaufnahmen etabliert, da ihnen ein hoher medizinscher, organisatorischer, aber auch wirtschaftlicher und repräsentativer Stellenwert („Visitenkarte der Klinik") zukommt.

18.1.1 Personelle Struktur

Ärztlicher Dienst

Eine Zentrale Notaufnahme sollte wie jede andere Fachabteilung einen eigenständigen **Ärztlichen Leiter** oder **Chefarzt** haben, um die Belange der Abteilung vollumfänglich und unabhängig vertreten zu können. Aufgrund der Vielfalt der möglichen Notfälle braucht eine Notaufnahme eine breite medizinische Expertise und ist daher ein Arbeitsfeld für Internisten, Chirurgen, Anästhesisten, Neurologen und Allgemeinmediziner. Solange es in Deutschland im Gegensatz zu vielen anderen Ländern noch keinen „Facharzt für Notfallmedizin" mit extensiver notfallmedizinscher Ausbildung gibt, bedarf es weiter dem regelhaften Einsatz der **Fachärzte** aller Disziplinen, um die Patienten optimal zu versorgen. Neben den Fachärzten kommen dabei **Ärzte in der Ausbildung** und **Rotationsassistenten** der einzelnen Fachdisziplinen zum Einsatz.

Pflegerischer Dienst und Hilfskräfte

Das **Pflegepersonal** einer Notaufnahme hat den Wandel zur interdisziplinären Tätigkeit meist schon früher vollzogen und übt neben den vielfältigen herausfordernden pflegerischen Aufgaben auch administrative Tätigkeiten aus. Nachdem diesem Umstand auch in der Aus- und Weiterbildung Rechnung getragen werden soll, haben viele Länder bereits eine „Fachweiterbildung Notfallpflege" eingeführt. Unterstützt werden die Pflegekräfte in vielen Notaufnahmen durch **medizinische Fachangestellte (MFA),** die durch ihre Fachausbildung neben der medizinischen Tätigkeit auch administrative Aufgaben in einer Notaufnahme gut abdecken. Eine in Deutschland noch relativ neue Berufsgruppe sind **Physician Assistants (PA),** die ein Bindeglied zwischen der pflegerischen und ärztlichen Tätigkeit darstellen und gemäß ihrer hoch qualifizierten Ausbildung auch Tätigkeiten durchführen, die früher Ärzten vorbehalten waren. Vereinzelt werden in Notaufnahmen auch **Rettungsassistenten** und **Notfallsanitäter** eingesetzt, deren Ausbildung und Tätigkeit in der Präklinik viele sehr ähnliche Aspekte abdeckt. Hilfskräfte wie **Transportdienst** und **Reinigungskräfte** ergänzen mit ihrer wertvollen Tätigkeit die Personalstruktur.

18.1.2 Bauliche Gegebenheiten

Baulich entscheidend für eine Notaufnahme ist deren zentrale Lage. Sie ist meist ebenerdig lokalisiert und sollte über kurze Wege ungehindert von den Patienten erreicht werden können. Die **Zufahrten für den Rettungsdienst** sind zur komfortablen Patientenentladung vor Witterungseinflüssen geschützt angelegt. Die **Zugänge** für gehfähige Patienten und Liegendtransporte durch den Rettungsdienst sind aus logistischen und abschirmenden Gründen meist getrennt. Die Position und Ausrichtung des **Landeplatzes für Rettungshubschrauber (RTH)** entweder neben dem Krankenhaus oder auf dessen Dach muss eine Reihe von Sicherheitsvorgaben erfüllen.

Obgleich es eine Vielzahl von denkbaren Bauplänen einer ZNA gibt, finden sich bestimmte Räumlichkeiten in den meisten Notaufnahmen: Während die Mehrzahl der Patienten über einen Hauptzugangsbereich in die ZNA kommen, ist es sehr hilfreich, für potenziell infektiöse Patienten einen gesonderten Zugang/eine gesonderte Schleuse zu einer **Isoliereinheit** zu haben, um nicht andere Patienten der Notaufnahme oder das restliche Behandlungsteam einer Kontamination auszusetzen. Im **Schockraum** einer Notaufnahme erfolgt üblicherweise mit einer großen Zahl an interdisziplinärem Personal die Erstversorgung kritischer traumatologischer oder internistisch-neurologischer Notfallpatienten. Da der CT-Diagnostik heutzutage ein hoher Stellenwert zukommt, wird ein **CT-Scanner** im oder direkt neben dem Schockraum gefordert. Neben sog. **Eingriffsräumen** (also Räume für kleinere operative Notfalleingriffe) existieren meist eine Vielzahl mehr oder minder spezialisierter **Behandlungsräume** zur Diagnostik und Therapie der Beschwerden. Schließlich sind noch **Röntgen- und Durchleuchtungsmöglichkeit** in unmittelbarer Nähe sowie möglichst kurze Wege zu Labor und Blutbank wünschenswert. Sollte bis zur Weiterverlegung oder Entlassung eine überbrückende Beobachtung oder Überwachung eines Notfallpatienten vor Ort indiziert sein, haben viele ZNA heute eine sog. **Beobachtungsstation, Decision Unit oder Kurzlieger-Station** in ihrem Areal angeschlossen. Neben einer sinnvollen Anordnung der vielen erforderlichen Räumlichkeiten ist auf eine behindertengerechte Bauweise und natürlich auf eine hygienisch einwandfreie Bauplanung zu achten. Böden und Wände müssen adäquat gesäubert und desinfiziert werden können.

18.1.3 Prozesse

Patientenaufnahme

Bei Ankunft in der ZNA werden die meisten Patienten zunächst kurz nach ihren Beschwerden befragt und ins Krankenhausinformationssystem (KIS) aufgenommen. Sollte es sich um instabile Patienten handeln, wird der administrative Prozess vorübergehend zurückgestellt, um Notfallmaßnahmen nicht zu verzögern. Kritische Patienten, die vom Rettungsdienst eingeliefert werden, können in manchen Bundesländern bereits über Datenleitung (NIDApad) angekündigt und deren Personaldaten vorab übermittelt werden, sodass sie bei Ankunft bereits im KIS angelegt sind und damit die Administration maximal verkürzt und beschleunigt wird.

Nach der Administration wird üblicherweise zunächst eine **Einschätzung der Behandlungsdringlichkeit (Triage)** vorgenommen, um insbesondere bei hohen Patientenzahlen eine fachlich begründete und objektivierbare Therapiereihenfolge zu gewährleisten. Dies erfolgt mithilfe von Triage-Systemen (z. B. Manchester Triage System, MTS, oder Emergency Severity Index, ESI), wo u. a. nach Messung der Vitalfunktionen eine nachvollziehbare Behandlungsdringlichkeit von 1–5 festgelegt wird.

Diagnostikpfade

Nachdem die Mehrzahl der Patienten mit vieldeutigen Symptomen in die Notaufnahme kommt (z. B. Thoraxschmerzen), besteht eine der Kernaufgaben in der ZNA darin, zügig die richtige Diagnose aus einer großen Zahl an Differenzialdiagnosen zu finden. Diagnostische Pfade oder Algorithmen helfen dabei unter Verwendung von klinischer Untersuchung, Labor und Bildgebung, die initial mannigfaltigen Differenzialdiagnosen zu filtern und letztlich die zutreffende Diagnose herauszufinden (Beispiel: www.medstandards.ch)

Patientendisposition

Nach der notfallmedizinischen Versorgung in der ZNA ist zu entscheiden, welche Disposition getroffen wird – also wie mit dem Patienten weiterverfahren wird: Erfolgt eine stationäre Aufnahme (periphere Station, Intensivstation, OP etc.), kann er in ambulante Betreuung entlassen werden oder muss eine Verlegung in eine andere Einrichtung erfolgen?

Patientenentlassung

Kann ein Patient nach der Notfallbehandlung wieder aus der ZNA entlassen werden, sollte nach einem zusammenfassenden ärztlichen Abschlussgespräch ein Entlassungsbrief mit Befunden und Empfehlungen mitgegeben werden. Für spezifische Probleme können dem Patienten standardisierte, gut verständliche Merkblätter ausgehändigt werden (z. B. „Verhalten nach einem leichten Schädel-Hirn-Trauma").

Patientenüberweisung

Sollte sich bereits bei der Anmeldung zeigen, dass ein Patient nicht zwingend in einer Notaufnahme behandelt werden muss, kann er an alternative Einrichtungen wie z. B. an eine angeschlossene **„Portalpraxis"** weitergeleitet werden. Dort kann dann die ambulante Behandlung dieses Patienten durchgeführt werden, ohne die Ressourcen der ZNA zusätzlich zu belasten. Wird nach Erstversorgung in der ZNA eine spezifische Weiterbehandlung als notwendig erachtet, kann der Patient an interne oder externe Fachärzte verwiesen werden.

Patientenverlegung

Bei einer notwendigen Verlegung in ein anderes Krankenhaus, ist auf eine telefonische Vorankündigung, ein geeignetes Transportmittel und vollständige Unterlagen zu achten.

Administration

Neben dem initialen Einlesen der Versichertenkarte oder manueller Eingabe der Personaldaten ins Krankenhausinformationssystem werden in vielen Kliniken weitere administrative Tätigkeiten verlangt: Es sollen dem Patienten meist ein Behandlungsvertrag, eine Datenschutzerklärung sowie ggf. auch eine Erklärung über privatärztliche Behandlung vorgelegt und von ihm unterzeichnet werden. Diese Tätigkeiten werden je nach Klinik und Tageszeit entweder von separatem administrativem Personal durchgeführt oder müssen von MFA oder Pflegepersonal zusätzlich geleistet werden.

Dokumentation

Alle Befunde und Untersuchungsergebnisse werden abschließend dokumentiert und dem Patienten in Form eines Verlegungs- oder Entlassungsbriefes an den Hausarzt mitgegeben.

18.1.4 ABCDE-Schema

Die Untersuchung und Behandlung des Schwerverletzten werden anhand des ABCDE-Schemas vorgenommen. Dies stellt einerseits durch die Anlehnung an das Alphabet sicher, dass man sowohl die Reihenfolge als auch die Vollständigkeit der darin steckenden Vitalfunktionen einhält. Andererseits wird darin auch die abgestufte Priorität der Vitalfunktionen abgebildet.

Findet sich eine Störung, wird die weitere Untersuchung nach dem Schema unterbrochen und die vorgefundene Störung sofort behoben. Dann erst wird der systematische Untersuchungsgang fortgesetzt („Treat first, what kills first!").

Die Auflistung, die aus dem Englischen stammt, lautet:

A = Airway (Atemweg): Es wird hierbei darauf geachtet, ob der Atemweg frei und nicht verlegt ist. Durch Sehen (z. B. normale Atembewegungen; kein Blut, Erbrochenes oder Fremdkörper im Mund-Rachen-Raum) und Hören (normale Atemgeräusche ohne Schnarchen, Gurgeln, Blubbern oder Pfeifen oder gar normales Sprechen des Patienten) kann ein freier Atemweg festgestellt werden. Störungen in diesem Bereich (sog. A-Problem) können durch folgende Maßnahmen behandelt werden: Vorziehen des Unterkiefers (sog. Esmarch-Handgriff) zum Beseitigen der zurück gesunkenen Zunge, Absaugen, Entfernen von Fremdkörper mit Fingern oder einer Magill-Zange, Intubation oder eine Notkoniotomie (chirurgische Eröffnung des Atemweges über dem Ringknorpel), wenn ein unüberwindbares Intubationshindernis vorliegt.

Bei diesem Untersuchungspunkt erfolgt auch die Überprüfung auf eine stabilisierte Halswirbelsäule in Form eines HWS-Kragens (sog. Stiffneck), einer Fixierung auf der Unterlage (z. B. Vakuummatratze oder auf einem Spineboard). Ansonsten muss eine manuelle Stabilisierung und Sicherung erfolgen (sog. Inline Stabilization).

B = Breathing (Atmung): Hier erfolgt die Untersuchung der Atemmechanik und des Gasaustausches. Durch Beobachten des Patienten werden über Hautfarbe (evtl. Zyanose), ungewöhnliche Thoraxbewegungen (z. B. paradoxe Atmung bei Rippenstückbrüchen) und Hören bei der Auskultation (z. B. abgeschwächtes oder fehlendes Atemgeräusch) erste Hinweise auf ein B-Problem bekommen. Die Messung der Sauerstoffsättigung vermittelt dann die Qualität der aktuellen Lungenfunktion. Störungen können durch Sauerstoffgabe, Beatmung oder ggf. Einlage einer Thoraxdrainage behandelt werden.

C = Circulation (Kreislauf): Einen ersten Aufschluss über das Herz-Kreislauf-System des Patienten ergibt das Registrieren der Hautfarbe (Blässe?) und das Vorliegen äußerer Blutungen. Über das Pulstasten und Blutdruckmessen kann die Kreislauffunktion quantifiziert werden. Die Notfallsonografie des Abdomens (FAST) und des Thorax können innere Blutungen darstellen. Zu den

Behandlungsoptionen eines C-Problems zählt neben dem Stillen äußerer Blutungen, einer Volumengabe durch Infusionen und Blutprodukte und schließlich chirurgische Notfallmaßnahmen wie Notthorakotomie und Notfalllaparotomie.

D = Disability (Neurologischer Status): Mithilfe des Glasgow Coma Scores wird das Bewusstsein des Patienten beurteil, um über die Untersuchung der Pupillen (Pupillendifferenz) erste Hinweise auf eine mögliche intrakranielle Blutung zu erhalten. Bei einem wachen Patienten kann auch die Sensibilität und Motorik differenzierter untersucht werden.

E = Exposure/Environment (Entkleiden/Wärmeerhalt): Schließlich erfolgt das vollständige Entkleiden und eine Ganzkörperuntersuchung des Traumapatienten, wobei der Rücken nicht vergessen werden darf. Um dabei weiteren Schädigungen vorzubeugen, wird der Patient von mehreren Personen mit Kommando in der Achse gedreht und die Rückseite inspiziert und palpiert. Anschließend ist gerade beim Schwerverletzten unbedingt auf den Wärmeerhalt zu achten, da ein Auskühlen schwerwiegende Folgen u. a. für die Blutgerinnung hat.

18.2 Betreuung von Notfallpatienten

18.2.1 Psychologie

18

Das Auftreten plötzlicher Symptome ist für die meisten Menschen eine massive psychische Belastung und mit starker Unsicherheit und Angst verbunden. Dies erklärt, warum viele Patienten oder ihre Angehörigen in der Notaufnahme zeitweise unwirsch oder gar aggressiv reagieren, wenn sie nicht sofort behandelt werden oder ihnen keine schnelle Erklärung für ihren Zustand geboten wird. Sowohl reale körperliche Beschwerden als auch die Ungewissheit und Befürchtungen stellen für sie einen starken körperlichen und psychischen Stress dar, der sie oft martert.

18.2.2 Der Notfallpatient

Täglich kommen auch Patienten in die Notaufnahme, die objektiv keinen schweren oder gar lebensbedrohlichen Notfall haben und dennoch in einer möglicherweise ohnehin bereits überfüllten Notaufnahme Untersuchung und Behandlung verlangen. Obwohl nicht selten Bequemlichkeit oder Anspruchsdenken vorliegen, finden sich jedoch auch durchaus Menschen, die sich aufgrund von Verunsicherung, Angst oder schlichter medizinischer Unwissenheit tatsächlich als „Notfall“ einschätzen und vorstellen. Daher definiert i. d. R. die subjektive Einschätzung des Patienten selbst einen „Notfall“, auch wenn für geschultes und erfahrenes Notaufnahmepersonal zuweilen bereits auf den ersten Blick die Trivialität des Anliegens erkannt werden kann. Viele Umstände verlangen vom ZNA-Personal ein hohes Maß an Professionalität und Toleranz: Patienten einer Notaufnahme sind bereits durch die Natur des Notfalls – also dem unerwarteten Eintreffen der Situation – i. d. R. nicht auf diese Art Arztbesuch vorbereitet: Sie kommen verschmutzt vom Arbeitsplatz, verschwitzt vom Sport, bedeckt mit Blut oder Erbrochenem, alkoholisiert oder unter Drogeneinfluss zur Behandlung, oder befinden sich aufgrund psychischer Erkrankungen in einem Ausnahmezustand. Zusätzliche Herausforderungen stellen verbal oder körperlich aggressives Verhalten von Patienten dar, dem einerseits durch deeskalierende Verhaltensweisen, andererseits aber auch durch eingestelltes Wachpersonal Rechnung getragen werden muss.

18.3 Pharmakologie in der ZNA

18.3.1 Allgemeine Pharmakologie

Arzneimittel haben in der Notaufnahme eine große praktische Relevanz, da einerseits viele Patienten bereits eine Dauermedikation einnehmen, andererseits häufig hochpotente Medikamente bei der Notfallbehandlung verabreicht werden müssen. Es ist daher notwendig, gute Kenntnisse über die einzelnen Substanzen mit Wirkungen und Dosierungen zu haben, aber auch Wechselwirkungen und Nebenwirkungen zu kennen (Dormann et al. 2013). Weitere Probleme stellen Überdosierungen oder eigenmächtiges Absetzen verordneter Medikamente bei Incompliance von Patienten dar oder weil schlicht vergessen wurde, rechtzeitig neue Rezepte beim Hausarzt abzuholen.

Neben den spezifischen Wirkungen und potenziellen Gefahren sind logistische Umstände zu beachten: Wo ist das jeweilige Medikament bevorratet und welche Lagerungsvorschriften bezüglich Temperatur und Lichteinfall bestehen? Die Lagerung sollte üblicherweise in der Originalverpackung mit Beipackzettel erfolgen. Die Verfallsdaten müssen regelmäßig kontrolliert sowie abgelaufene Medikamente aussortiert und ersetzt werden. Eine vorgeschriebene Kühllagerung darf aus hygienischen Gründen nur in separaten Medikamentenkühlschränken stattfinden. Aufgrund der hohen Relevanz der Arzneimittelverwendung im Krankenhaus wird neben dem Patientenschutz (Schulung, Dokumentation, Hygienestandards) großer Wert auf die Arzneimittelsicherheit (Fachkenntnis des Krankenhausapothekenpersonals), den Anwenderschutz (Fachpersonal) sowie die Qualitätssicherung und die Wirtschaftlichkeit gelegt.

18.3.2 Darreichungsformen von Arzneimitteln

Medikamente gibt es in den unterschiedlichsten Darreichungsformen und Applikationsweisen: Sie existieren als **feste** Medikamente in Form von Tabletten, als Dragees (mit Überzug), als Kapseln, Pulver oder Zäpfchen. **Halbfeste** Medikamente sind Salben, Pasten, Cremes oder Gele und besitzen unterschiedliche Zusammensetzung und Streichfähigkeit. **Flüssige** Medikamente werden in Form von zu injizierenden Substanzen, aber auch als Tropfen oder Säfte eingesetzt. Schließlich kommen auch **gasförmige** Medikamente wie z. B. Sauerstoff, Aerosole oder Narkosegase zum Einsatz.

Applikationswege von Arzneimitteln:

- **Oral (per os):** Nach Schlucken und anschließender Resorption des Wirkstoffs ins Blut wird er über den Kreislauf im Körper verteilt und entfaltet so seine Wirkung. Nachteilig ist hierbei die

etwas längere Dauer bis zum Wirkeintritt und eine mögliche Beeinflussung der Wirkintensität bei Erbrechen oder Durchfall. Bei der sublingualen Medikamenten-Gabe, also Verabreichung unter die Zunge, wird ein relativ schneller Wirkeintritt erreicht, ohne dass das Präparat geschluckt werden soll oder muss.
- **Rektal** (über die Schleimhaut des Enddarms)**:** Vorteile dieser Applikation sind die schnelle Resorption über die gut durchblutete Rektumschleimhaut und die einfache Applikationsmöglichkeit auch bei nicht kooperativen Patienten (Kleinkinder, Krampfende, Verwirrte) oder Schluckstörungen.
- **Inhalativ/Endobronchial** (über die Atemwege)**:** Neben der häufigen Sauerstoffgabe über Nasenbrillen oder Masken werden mithilfe von Inhalatoren, Vernebelungsmasken oder einem Endotrachealtubus Medikamente in die unteren Atemwege gebracht und dort resorbiert.
- **Nasal:** Über die Nasenschleimhaut können nicht nur abschwellende Nasentropfen oder -sprays, sondern auch notfallmäßig wichtige Medikamente wie Sedativa (z. B. Midazolam), Analgetika (Opiate, Ketamin), aber auch „Gegengifte“ wie der Opiatantagonist Naloxon bei einer Intoxikation über einen Zerstäuber (MAD, Mucosal Atomization Device) einfach verabreicht werden.
- **Dermal** (über die Haut)**:** Zum Einsatz kommen einerseits Salben und Gels, aber auch Wirkstoffpflaster (z. B. Nitrate; Fentanyl; Nikotin), die über einen längeren Zeitraum Medikamente kontinuierlich abgeben können.
- **Intravenös (i. v.):** Die direkte Gabe von Medikamenten ins venöse Blut stellt die wichtigste Verabreichungsform in der Notfallmedizin dar. Sie werden in flüssiger Form über einen Gefäßzugang appliziert. Diese Voraussetzung ist gleichzeitig ein potenzieller Nachteil, der jedoch hinter dem großen Vorteil des schnellen Wirkeintritts zurücksteht.

PRAXISTIPP

Vorbereitete Spritzen immer mit einem Medikamentenaufkleber versehen oder mit der angeklebten leeren Ampulle kennzeichnen!

- **Subkutan (s. c.):** Das Verabreichen des Medikamentes in das Unterhautfettgewebe des Bauches oder Oberschenkels ist technisch einfach, hat aber den Nachteil eines langsameren Wirkeintritts, da die Resorption ins Blut länger dauert. Gelähmte oder infizierte Extremitäten und Hautareale sollten dabei strikt vermieden werden.
- **Intramuskulär (i. m.):** Eine Injektion in den Muskel führt zu einem etwas schnelleren Wirkeintritt als subkutan, setzt aber detaillierte Kenntnisse über die Anatomie und Applikationstechnik voraus, um Komplikationen wie Nervenschäden zu vermeiden. Bei Nichteinhaltung der Hygienestandards kann es zur Ausbildung von Abszessen kommen.

VORSICHT

Bei vorhandener Antikoagulation oder anstehender Lysetherapie keine i. m.-Gabe durchführen, um Blutungskomplikationen zu vermeiden!

- **Intraossär (i. o.):** Die Applikation von Medikamenten in die Knochenmarkhöhle erfolgt durch eine Hohlnadel, die bevorzugt in den Schienbeinkopf oder auch in den Oberarmknochen eingebracht wird. Aufgrund der guten Durchblutung können fast alle gängigen Notfallmedikamente über diesen Weg verabreicht werden. Vorteilhaft ist die Platzierbarkeit auch bei unmöglichem Venenzugang sowohl bei Kindern als auch Erwachsenen. Frakturen, eine Osteomyelitis oder Verletzungen der kindlichen Wachstumsfugen sind außerordentlich selten. Der intraossäre Zugang hat sich als gute Notfallalternative für eine schnelle Gabe von Medikamenten und Infusionen etabliert.

18.3.3 Pharmakokinetik und Pharmakodynamik

DEFINITION

Die **Pharmakokinetik** ist die Lehre vom Einfluss des Organismus auf Arzneistoffe während der Bewegung (Kinese) durch den Körper. Wichtige Teilprozesse hierbei sind die Resorption (Aufnahme), die Verteilung im Körper, die Verstoffwechselung, die Speicherung und die Ausscheidung.
Die **Pharmakodynamik** stellt die Lehre von der Wirkung eines Medikaments auf den Körper dar, die v. a. auf Wechselwirkung mit Rezeptoren (Stimulation oder Blockade) und Beeinflussung von Enzymen (Aktivierung oder Hemmung) beruhen.

Die **therapeutische Breite** eines Medikaments beschreibt den Abstand zwischen der erforderlichen Mindestdosis für eine therapeutische Wirkung und der Dosis zum Auftreten von toxischen Nebenwirkungen. Waren z. B. noch vor einigen Jahrzehnten „Schlafmittelvergiftungen“ eine häufige Suizidmethode, haben moderne Schlafmittel wie die Benzodiazepine eine große therapeutische Breite, sodass damit selten Todesfälle bei Überdosierungen vorkommen.

18.3.4 Häufig eingesetzte Arzneimittel in der ZNA

Medikamente mit Wirkungen am Nervensystem

Viele Medikamente wirken auf das Nervensystem, indem sie entweder am sympathischen oder parasympathischen System ansetzen.

Benzodiazepine:
- Indikation: Angst u. Erregung; Schlafstörungen; Prämedikation; Krampfanfall
- Wirkung: angstlösend, beruhigend, krampflösend, schlafördernd
- Nebenwirkung: Müdigkeit; paradoxe Erregungsreaktionen; Abhängigkeit

Neuroleptika:
- Indikation: Psychosen mit Halluzinationen, Wahnvorstellungen, Erregung
- Wirkung: antipsychotisch durch Hemmung des Botenstoffs Dopamin
- Nebenwirkung: Dyskinäsien (Bewegungshemmung oder spontane Zuckungen)

Medikamente mit Wirkung auf das Herz-Kreislauf-System

Sympathomimetika (z. B. Adrenalin):
- Indikation: Reanimation; anaphylaktischer Schock; Vernebelung bei Asthma; Zusatz zu Lokalanästhetika zur Blutungsminderung
- Wirkung: erhöht über das sympathische Nervensystem die Herzfrequenz und -kraft sowie den Blutdruck, erweitert die Bronchien und kontrahiert periphere Blutgefäße
- Nebenwirkung: Tachykardie; Bluthochdruck

ACE-Hemmer:
- Indikation: Art. Hypertonie; Herzinsuffizienz
- Wirkung: blutdrucksenkend und gefäßerweiternd durch Hemmung des körpereigenen Angiotensin-Konversions-Enzyms (ACE)
- Nebenwirkung: Reizhusten; Angioödem

Atropin (Gift der Tollkirsche):
- Indikation: Bradykardie; pupillenerweiternde Augentropfen für Untersuchungen
- Wirkung: Steigerung der Herzfrequenz durch Blockade des Parasympathikus
- Nebenwirkung: Mundtrockenheit; Pupillenerweiterung; Augeninnendruckerhöhung

Antiarrhythmika (Gruppe unterschiedlicher Arzneimittel):
- Indikation: Herzrhythmusstörungen
- Wirkung: Beeinflussung der Herzfrequenz über Wirkung auf Ionenkanäle in den Reizbildungszentren des Herzens
- Nebenwirkung: unterschiedlich je nach Substanz

Betablocker:
- Indikation: Hypertonie; KHK; Herzinsuffizienz.
- Wirkung: blockieren β-Adrenorezeptoren des sympathischen Nervensystems, sodass Adrenalin und Noradrenalin weniger effektiv wirken können: Hemmung der Herzfrequenz und der Ausschüttung des blutdrucksteigernden Enzyms Renin
- Nebenwirkung: Bradykardie (**cave:** ggf. kein Frequenzanstieg im Volumenmangelschock); Verstärkung von Asthmasymptomen

Kalziumantagonisten:
- Indikation: Hypertonie; Herzrhythmusstörungen
- Wirkung: Blockade von Kalziumkanälen in der glatten Muskulatur der Gefäße; Hemmung der Automatie im Herz-Kreislauf-System
- Nebenwirkung: Beinödeme; Bradykardie

Diuretika:
- Indikation: Hypertonie
- Wirkung: Blutdrucksenkung durch vermehrte Urinausscheidung durch Hemmung der Rückresorption von Natrium in der Niere
- Nebenwirkung: Exsikkose; Natrium- u. Kaliummangel

Medikamente mit Einfluss auf die Blutgerinnung

In dieser Gruppe werden **Thrombozytenaggregationshemmer** (wie Acetylysalicylsäure oder Clopidogrel) von den Antikoagulanzien unterschieden, die indirekt (wie Marcumar; Heparin) oder direkt (z. B. Rivaroxaban; Dabigatran) durch Hemmung einzelner Gerinnungsfaktoren in die Gerinnungskaskade eingreifen können.

- Indikation: vorbeugende (z. B. bei OP, Vorhofflimmern, fortgeschrittene Arteriosklerose) oder therapeutische Hemmung der Blutgerinnung bei Thrombose oder Lungenembolie
- Wirkung: verzögerte Blutgerinnung
- Nebenwirkung: erhöhte Blutungsgefahr

Medikamente mit Einfluss auf die hormonellen Regelkreisläufe

Kortikosteroide:
- Indikation: allergische und entzündliche Reaktionen; Asthma; Nebenniereninsuffizienz; tumorbedingtes Hirnödem
- Wirkung: entzündungshemmend und immunsuppressiv
- Nebenwirkung: Fetteinlagerungen („Vollmondgesicht"); Pergamenthaut; Osteoporose; BZ-Anstieg

Arzneimittel mit Wirkung auf den Verdauungstrakt

Laxanzien (Abführmittel):
- Indikation: Obstipation; Darmreinigung vor Koloskopie oder operativen Eingriffen
- Wirkung: abführend durch Anregung der Peristaltik
- Nebenwirkung: Diarrhö mit Wasser- u. Elektrolytverlusten

Arzneimittel mit Wirkung auf den Stoffwechsel

Insulin:
- Indikation: Diabetes mellitus
- Wirkung: Senkung des BZ-Spiegels durch Stimulation der Zellen zur Glukoseaufnahme
- Nebenwirkung: Hypoglykämie

Arzneimittel mit Wirkung auf den Respirationstrakt

Das wesentliche Ziel bei Atemwegserkrankungen wie Asthma bronchiale oder COPD ist neben einer bronchialerweiternden Medikation eine antientzündliche Therapie.

$ß_2$-Sympathomimetika
- Indikation: Asthma bronchiale; COPD
- Wirkung: Erweiterung der Bronchien
- Nebenwirkung: Tachykardie; Unruhe

Kortikosteroide: s. o.

Methylxanthine (z. B. Theophyllin):
- Indikation: Asthma bronchiale; COPD
- Wirkung: entzündungshemmend, bronchien- und gefäßerweiternd
- Nebenwirkung: Verdauungsstörungen; Herzrhythmusstörungen (geringe therapeutische Breite!)

Einsatz und Wirkung von Antibiotika

Es gibt eine Vielzahl unterschiedlicher Antibiotikaklassen und Präparate, die sich durch unterschiedliche Wirkmechanismen und Aktivität gegen verschiedene Bakterien unterscheiden.

- Indikation: bakterielle Infektionen.
- Wirkung: Je nach Antibiotikum erfolgt eine Hemmung des Bakterienwachstums (bakteriostatisch) oder ein Abtöten der Bakterien (bakterizid).
- Nebenwirkung: Allergien; Durchfall; Pilzinfektionen.

Einsatz und Wirkung von Zytostatika

- Indikation: Krebserkrankungen; teilweise auch Autoimmunerkrankungen
- Wirkung: Beeinträchtigung von Zellwachstum u. -teilung
- Nebenwirkung: Übelkeit; Erbrechen; Haarausfall; Knochenmarkssuppression (Anämie, Leukopenie)

Einsatz und Wirkung von Impfstoffen

Impfstoffe werden zur Vorbeugung von Infektionskrankheiten verabreicht: Es gibt aktive und passive Impfungen: Eine **aktive Impfung** bedeutet, dass dem Körper Substanzen injiziert werden, die ihn „aktiv" werden lassen, d. h., dass er dadurch Abwehrzellen gegen den Erreger bilden soll. Bei einer **passiven Impfung** dagegen kann der Körper zunächst „passiv" bleiben, da ihm bereits „vorgefertigte" spezifische Antikörper verabreicht werden, die sofort wirken können. Bei einer **Simultanimpfung** wird eine aktive und passive Impfung simultan verabreicht, um einerseits durch die passive Impfung sofort einen Impfschutz zu gewährleisten, andererseits durch die aktive Impfung das Immunsystem zu stimulieren, Abwehrzellen zu bilden und möglichst auch ein Immungedächtnis aufzubauen.

PRAXISTIPP

Bei einer Simultanimpfung ist zu beachten, dass der aktive sowie der passive Impfstoff in unterschiedliche Körperstellen gespritzt werden, um zu verhindern, dass die Antikörper der Passivimpfung nicht sofort die gespritzten Antigene der Aktivimpfung eliminieren!

Weiterhin wird zwischen einem Lebendimpfstoff und Totimpfstoff unterschieden:

- Der **Lebendimpfstoff** enthält lebende, aber abgeschwächte Erreger, die die Krankheit bei Immunkompetenten nicht auslösen können (Beispiel: Masern-Mumps-Röteln-Impfung).
- Ein **Totimpfstoff** dagegen besteht aus abgetöteten Erregern oder Erregerbruchstücken (Beispiele: Tetanus-, Tollwut-, Hepatitis-B-Impfung).
  - Indikation: Vorbeugung von Infektionskrankheiten verschiedener Art
  - Wirkung: Aktivierung des Immunsystems gegen einen bestimmten Erreger
  - Nebenwirkung: Rötung, Schwellung und Schmerzen an der Impfstelle; Unwohlsein; Fieber; Kopf- und Gliederschmerzen als Ausdruck der Immunantwort

18.3.5 Betäubungsmittelgesetz

Bestimmte Medikamente unterliegen dem Betäubungsmittelgesetz, da sie ein hohes Abhängigkeits- und Missbrauchspotenzial haben. Im Krankenhaus hat das zur Folge, dass bestimmte Medikamente wie Morphium und andere Opioide wie Fentanyl, Oxycodon, Methadon und Piritramid etc. einem gesetzlich vorgeschriebenen hohen Verwaltungs- und Anwendungsstandard unterliegen: Die BTM müssen gesondert in einem verschlossenen Wertschutzschrank gelagert werden, sie dürfen nur patientenbezogen auf separaten BTM-Rezepten verordnet werden und es muss ein Nachweis über Verbleib und Bestand der BTM geführt werden („BTM-Buch"). Dort sind auch Vernichtungen von BTM (z. B. verworfene Restmengen oder zu Bruch gegangene Ampullen) zu dokumentieren.

18.3.6 Medikamentenmissbrauch

Bei der nicht indizierten Einnahme von Substanzen, die ein Suchtpotenzial haben, muss zwischen einem Missbrauch und einer Abhängigkeit unterschieden werden.

Medikamentenmissbrauch bezeichnet die Einnahme von Medikamenten ohne eine medizinische Notwendigkeit oder sie werden häufiger oder in höheren Dosierungen als geboten eingenommen. Beispiele sind Abführ-, Schmerz- und Schlafmittel.

Eine **Medikamentenabhängigkeit** zeichnet sich durch einen starken Wunsch bzw. Zwang das Medikament zu konsumieren aus; es kommt zuerst zu einer Toleranzentwicklung bzw. Dosissteigerung der Medikamenteneinnahme und mündet schließlich in körperliche Entzugssymptome bei verringertem oder unterbrochenem Gebrauch. Der Konsum wird daher oft trotz psychischer, körperlicher oder sozialer Folgeschäden fortgesetzt. Beispiele sind Benzodiazepine oder opiathaltige Schmerzmittel.

Medikamentenabhängige Menschen sind häufig in Notaufnahmen zu finden, wo sie versuchen, an entsprechende Medikamente zu kommen (Drug-seeking Behaviour). Sie suchen oft mehrere Kliniken, Praxen und Notaufnahmen auf (Ärztehopping), um die benötigten Präparate zu beschaffen. Es werden z. B. starke Schmerzen beklagt, die „nur auf bestimmte stark wirksame Medikamente ansprechen" würden, sodass weniger potente Alternativmedikamente gleich abgelehnt werden. Nicht selten wird proklamiert, dass man „unbedingt ein Opiat brauche, da auf alle anderen Schmerzmittel Allergien" bestünden. Nicht zuletzt gibt es wie bei Drogensüchtigen ggf. ein kriminelles Vorgehen, um die Medikamente zu bekommen (Arzneimittel- oder Rezeptdiebstahl).

18.3.7 Vorbereitung und Durchführung von Medikamentengaben

Während die Bereitstellung angeordneter Medikamente eine regelmäßig durchzuführende Maßnahme ist, muss eine eventuelle selbstständige Verabreichung durch OTA jeweils individuell entschieden und dem Ausbildungsstand angepasst werden.

Vor jeder Bereitstellung und besonders vor der Gabe sollte nochmals überprüft werden, ob das richtige Medikament für den richtigen Patienten für die richtige Indikation in der richtigen Dosierung und richtigen Applikationsart verlangt und gerichtet wurde **(5-R-Regel).** Fehler bei der Medikamentengabe können insbesondere in der Notfallsituation im hektischen Betrieb einer Notaufnahme leicht vorkommen. Bei Zweifeln sollte daher beim anordnenden Arzt immer nochmals nachgefragt werden, um durch Reflexion eventuelle Fehler noch rechtzeitig zu erkennen und Komplikationen zu vermeiden.

Anleitung für die subkutane Injektion

- Utensilien vorbereiten
- Hände desinfizieren
- Mit Aufziehkanüle Injektion aufziehen bzw. die Fertigspritze präparieren
- Injektionskanüle steril auf die Spritze setzen; Schutzkappe noch belassen!
- Einmalhandschuhe anziehen
- Patienten informieren
- Injektionsstelle auswählen (Bauch, Oberarm, Oberschenkel) und Patienten lagern
- Desinfektion der Injektionsstelle
- Hautfalte an der Injektionsstelle mit Daumen und Zeigefinger abheben
- Injektionskanüle zügig wenige Millimeter einstechen
- Medikament bzw. den Impfstoff langsam injizieren (ohne vorherige Aspiration)
- Kanüle 5–10 Sek. im Gewebe belassen, um Rückfluss des Wirkstoffs zu vermeiden
- Injektionskanüle zügig entfernen und Hautfalte loslassen
- Einstichstelle mit Tupfer komprimieren
- Pflaster auf Punktionsstelle aufbringen

Anleitung für die intramuskuläre Injektion (> Abb. 18.1)

- Utensilien vorbereiten
- Hände desinfizieren
- Mit Aufziehkanüle Medikament aufziehen; verbleibende Luft aus Spritze drücken
- Injektionskanüle steril auf die Spritze setzen; Schutzkappe noch auflassen!
- Einmalhandschuhe anziehen
- Patienten informieren

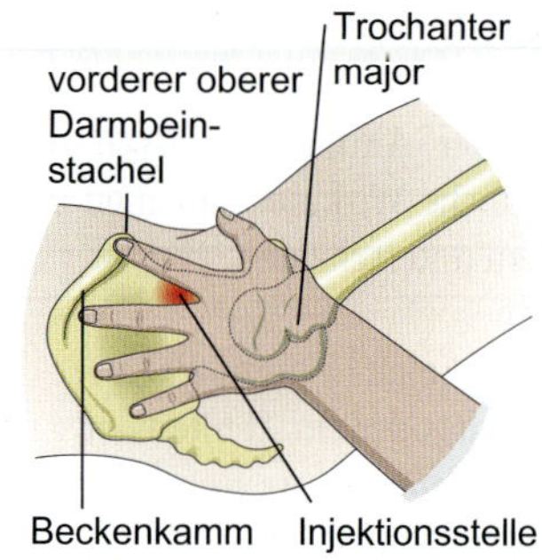

Abb. 18.1 Intramuskuläre Injektion [L157]

- Injektionsstelle auswählen (kein Ausschlag, Wunden oder Narben!) und Patienten lagern
- Desinfektion der Injektionsstelle
- Haut spannen, zügig einstechen
- Kanüle nicht bis zum Anschlag vorschieben, etwa 1 cm bleibt sichtbar
- Aspirieren, um einen Gefäßanstich auszuschließen:
  - Kommt Blut: Injektion stoppen, Kanüle entfernen, Einstichstelle abdrücken
  - Besteht ein Vakuum: Injektion erlaubt
- Medikament langsam injizieren (schmerzärmere Verteilung im Muskelgewebe)
- Kanüle zügig herausziehen und sofort im Abwurfbehälter entsorgen
- Ggf. Pflaster auf Einstichstelle fixieren

Anleitung für eine Infusion

- Utensilien vorbereiten
- Infusion auf Typ, Verfallsdatum und optische Auffälligkeiten überprüfen
- Hände desinfizieren
- Infusionsverschlusskappe entfernen
- Infusionsbesteck auspacken und Dornkappe entfernen
- Dorn des Infusionsbestecks durch die Gummikappe der Infusion bohren
- Infusion aufhängen
- Belüftungsventil des Infusionsbestecks öffnen
- Infusionssystem luftfrei füllen und Durchflussrädchen schließen
- Tropfkammer durch Kompression bis zur Markierung füllen
- Infusionsschlauch am Patienten anschließen
- Tropfgeschwindigkeit am Durchflussrädchen einstellen

18.4 Grundlagen der Chirurgie

18.4.1 Wunden

Eine Wunde ist eine Verletzung von äußeren oder inneren Körperoberflächen, die mit oder ohne Gewebsdefekt einhergehen kann.

Wunden können nach den Gesichtspunkten Wundursache, Wundart oder Keimbelastung eingeteilt werden.

Einteilung nach Wundursache

- Traumatische Wunden:
  - Entstehen durch äußere Gewalteinwirkung.
  - Ursache ist ein akutes, kurz andauerndes Ereignis („akute Wunde").
  - Machen den Großteil der Unfallverletzungen aus.
- Krankheitsbedingte Wunden:
  - Entstehen durch eine zugrunde liegende Krankheit.
  - Ursache ist eine längerfristige Veränderung (arterielle oder venöse Blutflussstörung, Diabetes oder Dekubitus), sodass die Wunde oft lange fortbesteht („chronische Wunde").
  - Großes sozialmedizinisches Problem, häufig lange Behandlungsnotwendigkeit.

Einteilung nach Wundart

Mechanische Wunden

Je nach Art der Gewalteinwirkung finden sich verschiedene Arten der Gewebsläsion: Es können grundsätzlich **stumpfe** und **scharfe** Gewalteinwirkung unterschieden werden.

Platzwunden entstehen durch das plötzliche Anpressen von Gewebe gegen einen festen Untergrund, was zum Aufplatzen des Gewebes führt (z. B. Stirnplatzwunde).

Quetschwunden resultieren aus einer flächigen Krafteinwirkung mit der Gefahr des primären oder sekundären Absterbens des Gewebes (Nekrose) und Infektionen in Wundtaschen.

Risswunden treten durch die Einwirkung von dehnenden und abscherenden Kräften auf. Die Wundränder sind oft unregelmäßig begrenzt. Eine häufige Sonderform sind **Ablederungswunden**, v. a. bei älteren Menschen, bei denen die dünne Haut („Pergamenthaut") zusätzlich zur Rissbildung auch lappenartig vom Untergrund abgeschert und zur Seite geschoben wird. Ablederungen dickerer Gewebsschichten, die oft mit einer Quetschung einhergehen **(sog. Décollement)** sind besonders problematisch, wie sie z. B. beim Überrollen durch einen Autoreifen auftreten: Dadurch und durch das sich meist ausbildende subkutane Hämatom kommt es häufig im Verlauf zum Absterben des Gewebes mit einhergehender Infektionsgefahr (➤ Abb. 18.2, ➤ Abb. 18.3).

Bisswunden zeichnen sich durch ihre hohe Gefahr von Wundinfektionen aus, sodass sie üblicherweise nicht zugenäht werden (Ausnahme: Gesicht), da dies die Infektionsgefahr weiter erhöhen würde.

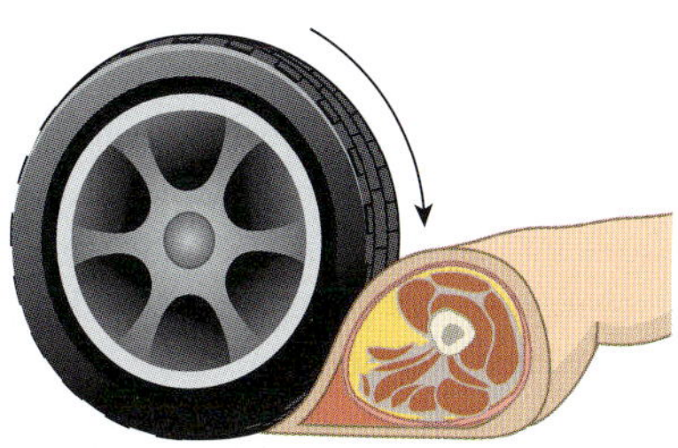

Abb. 18.2 Überrolltrauma [L138]

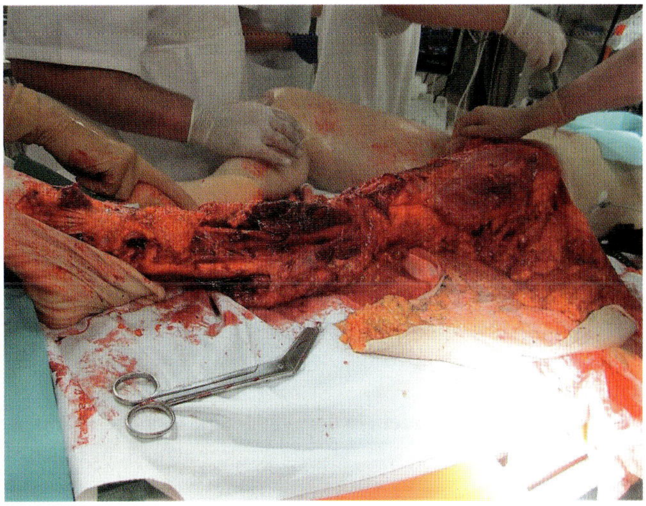

Abb. 18.3 Décollement [P1032]

Schürfwunden sind oft nur oberflächliche Hautverletzungen, die unproblematisch spontan heilen. Gelegentlich bestehen massive Schmutzeinsprengungen, die bei insuffizienter Entfernung neben Infektionen auch zu dauerhaften Verfärbungen im Narbenbereich führen (sog. Schmutztätowierung).

Schnittwunden entstehen durch scharfe Gewalteinwirkung (z. B. mit Messer). Sie klaffen je nach Länge, Tiefe und Schnittrichtung unterschiedlich stark und können leicht übersehbare Begleitverletzungen von Sehnen oder Nerven verursachen.

Stichwunden wirken an der Oberfläche oft unspektakulär, obwohl sich gefährliche und ggf. auch lebensbedrohliche Begleitverletzungen darunter verbergen können. Eine Sonderform sind **Pfählungsverletzungen,** wobei Stangen, Stöcke, Äste etc. auf die ein Patient z. B. bei einem Sturz auftrifft, durch die Haut oder durch Körperöffnungen eindringen und ihn quasi aufspießen.

Schusswunden bewirken neben der Hautwunde je nach Kaliber und Geschwindigkeit des Projektils auch eine Gewebszerstörung entlang des Schusskanals mit möglichen Organverletzungen und Frakturen.

Thermische Wunden

Verbrennungen entstehen durch die Einwirkung heißer Gase, Flüssigkeiten oder Feststoffe auf den Körper. Auch ein Reibungsvorgang kann zu einer thermischen Schädigung führen.

Bei **Erfrierungen** kommt es zu Gewebsschäden an Strukturen, die tiefen Temperaturen ausgesetzt sind. Betroffen sind häufig die Akren (Finger, Zehen, Nase, Ohren).

Chemische Wunden

Verätzungen durch Säuren oder Laugen können nach der Primärschädigung des Gewebes durch fortschreitende chemische Einwirkung zu einer sekundären Vertiefung der Gewebsschäden führen. Sie kommen akzidentell an der Haut (z. B. Zement in den Stiefel gelaufen) aber auch in Mund und Gastrointestinaltrakt bei versehentlichem (Kinder) oder absichtlichem Verschlucken (suizidal) vor.

Aktinische Wunden

Strahlenbedingte Wunden entstehen durch Einwirkung ionisierender Strahlen wie Röntgenstrahlen oder radioaktiven Isotopen.

Einteilung nach Keimbelastung

Aseptische Wunden: Aseptische Wunden sind frei von Keimbesiedelung (Beispiel: Operationswunde, die unter sterilen Bedingungen mit einer Naht verschlossen wurde). Diese Wunden haben glatte Wundränder und heilen meist schnell und komplikationslos.

Kontaminierte Wunden: In der Wunde sind Keime vorhanden, allerdings lösen die Erreger bislang keine Entzündungszeichen aus.

Septische Wunden: Krankheitskeime sind in die Wunde gelangt und haben Entzündungszeichen wie Rötung, Überwärmung oder eitrige Sekretion ausgelöst.

18.4.2 Wundheilung

Die Wundheilung ist ein natürlicher biologischer Prozess und beginnt bereits Minuten nach der Wundsetzung.

Primär heilende Wunde: Saubere, keimarme Wunden heilen bei spontaner oder chirurgischer Adaptation der Wundränder direkt und ohne stärkere Narbenbildung.

Sekundär heilende Wunde: Breit klaffende Wunden oder Gewebsdefekte heilen unter Ausbildung größerer Menge von neuem Gewebe (Narbe), welches den Defekt auffüllt. Dies dauert länger als die primäre Wundheilung und resultiert meist in einer breiteren Narbe. Bei sekundär heilenden Wunden lassen sich die verschiedenen Phasen der Wundheilung gut beobachten:

- **Exsudationsphase** (bis ca. 4 Tage)**:** Bakterien und Zelltrümmer werden durch Exsudat aus der Wunde herausgeschwemmt und Immunzellen und Wachstumsfaktoren in die Wunde abgegeben.
- **Proliferationsphase** (ca. 12–14 Tage)**:** In dieser Phase bildet sich durch das Einsprossen von vielen kleinen Gefäßschlingen ein körnchenartiges, gut durchblutetes Granulationsgewebe (von lat. granula = Körnchen) im Wundgrund aus und bewirkt ein schrittweises Auffüllen des Gewebsdefekts.
- **Regenerationsphase** (Wo.–Mon.)**:** Vervollständigung des Wundverschlusses durch Überwachsen des Granulationsgewebes mit Epithelzellen. Es kommt zur Wundschrumpfung und zum Einwachsen von Kollagenfasern in das gebildete Narbengewebe. Nachdem keine elastischen Fasern gebildet werden, besitzt Narbengewebe auch keine nennenswerte Elastizität. Im weiteren Verlauf **(Remodeling)** kommt es zur Narbenreifung **(Maturation)** mit Verfestigung, Schrumpfung und Abblassen der Narbe, was bis zu zwei Jahre andauern kann.

18.4.3 Wundbehandlung

Die chirurgische Wundbehandlung umfasst die stadiengerechte Therapie einer akuten oder chronischen Wunde unter adäquater Schmerzbehandlung. Bereits anliegende Verbände müssen langsam und vorsichtig (ggf. nach Anfeuchten) entfernt werden.

VORSICHT

Es ist ein fataler Irrglaube, dass ein „schnelles Abreißen" von Pflastern für einen Patienten weniger schmerzhaft sei! Neben starken Schmerzen können dadurch bei dünner Pergamenthaut leicht Einrisse auftreten und sogar regelrecht Stücke aus der Haut herausgerissen werden!

Wundreinigung: Schmutzpartikel und Bakterien werden mechanisch (mit Kompressen, ggf. sterile Bürste oder Skalpell) und durch Wundspülung mit NaCl-Lösung entfernt. Abgestorbene oder gequetschte Gewebsränder werden ausgeschnitten (Débridement).

Wunddesinfektion: Gewebeschonende Desinfektionsmittel töten die Mehrzahl von noch verbliebenen Keimen in der Wunde ab.

Wundverschluss: Bei akuten Wunden wird möglichst ein primärer Wundverschluss angestrebt, um eine rasche, kosmetisch vorteilhafte Wundheilung zu erreichen:

- Wundnähte
- Wundklammern
- Klammerpflaster
- Wundkleber (Acrylkleber)

Voraussetzung für einen primären Wundverschluss sind frische, gut durchblutete Wunden, die primär und nach Reinigung und Desinfektion keimarm sein sollten. Ältere oder massiv kontaminierte Wunden sollten nicht primär verschlossen werden, sondern eher einer sekundären Wundheilung überlassen werden. Eine früher festgeschriebene 6-Stunden-Grenze, bis eine Wunde spätestens verschlossen werden durfte, ist mittlerweile in Studien widerlegt und je nach Lokalisation, Art und Kontaminationsgrad ggf. bis auf 24 Stunden auszudehnen (Quinn et al. 2014).

18.4.4 Chirurgische Infektionen

Von einer chirurgischen Infektion spricht man, wenn diese entweder im Zusammenhang mit einem operativen Eingriff auftritt oder operativ saniert werden muss. Die chirurgischen Infektionen können in verschiedene Gruppen unterteilt werden:

Abszedierende Infektionen

Abszesse sind lokal begrenzte, von einer Membran umgebende Eiteransammlungen in einem nicht präformierten Hohlraum, die durch entzündliche Gewebseinschmelzung entstehen. Ursache sind vorwiegend über Verletzungen eindringende Hautbakterien.

Ein **Furunkel** ist ein Abszess, der von einem Haarfollikel ausgeht und meist eine zentrale Nekrose entwickelt. Es findet sich häufig in der Achsel, im Nacken oder am Gesäß. Wenn mehrere benachbarte Furunkel miteinander verschmelzen, spricht man von einem **Karbunkel.**

Nichtabszedierende Infektionen

Eine **Phlegmone** bezeichnet eine sich im Gewebe diffus ausbreitende Infektion, die nicht abgekapselt ist und daher auch nicht bevorzugt durch eine chirurgische Spaltung behandelt wird. Während sich eine Phlegmone auf die Haut und das Bindegewebe erstreckt, ist das **Erysipel** auf die oberen Hautschichten beschränkt und zeigt eine scharfe Begrenzung der intensiven Hautrötung. Es findet sich am häufigsten an der unteren Extremität, ist meist durch β-hämolysierende Streptokokken verursacht und geht oft mit hohem Fieber und Krankheitsgefühl des Patienten einher. Eintrittspforten der Bakterien sind meist vermeintlich harmlose Läsionen zwischen den Zehen.

Die **nekrotisierende Fasziitis** ist eine Infektion der Unterhaut und Faszien und zeichnet sich neben einem rasch progredienten Verlauf durch ein Absterben der Muskelfaszien aus. Ursächlich sind meist Mischinfektionen bei durch Diabetes oder Durchblutungsstörungen immungeschwächten Patienten. Neben einer antibiotischen Therapie muss dringend das befallene Gewebe chirurgisch radikal entfernt werden, um die sonst rasch fortschreitende Infektion in den Griff zu bekommen. Zu den schwersten und gefährlichsten Krankheitsbildern dieser Art gehört der **Gasbrand:** Durch Clostridium-perfringens-Bakterien kommt es zu einer nekrotisierenden Infektion der Haut, des Subkutangewebes und der Muskulatur. Die dabei auftretenden Gasblasen im Gewebe können bei Palpation des Gewebes als „Knistern" wahrgenommen werden. Die Infektion schreitet außerordentlich rasch von einer lokalen Infektion zu einem schwersten septischen Krankheitsbild fort, was häufig tödlich endet. Nur der frühzeitige Einsatz von Antibiotika und ein radikales chirurgisches Débridement können diesen Verlauf abwenden.

Posttraumatische Infektionen (z. B. lokale Wundinfektion, Tetanus)

Ursächlich für Infektionen, die im Rahmen von Verletzungen entstehen, können viele verschiedene Keime sein. Eine **Tetanusinfektion** wird durch Clostridium tetani verursacht. Das Bakterium bzw. dessen Sporen sind in der Umwelt weitverbreitet und können auch über banalste Verletzungen in den Körper des Patienten gelangen. Die Konsequenz ist neben einer lokalen Infektion die Bildung eines Neurotoxins, welches zu Lähmungen und Krämpfen der quer gestreiften Muskulatur führt. Es kommt dabei zu einer Kieferklemme und Anspannung der Gesichtsmuskulatur, im weiteren Verlauf auch zu tonischen Muskelkrämpfen, was in maximaler Überstreckung des Rückens und in Frakturen resultieren kann. Schließlich tritt ohne Behandlung der Tod durch Atemlähmung und Herzversagen ein. Durch die Tetanusschutzimpfung ist die Erkrankung in Deutschland sehr selten geworden, tritt jedoch in vielen ärmeren Regionen der Erde noch sehr häufig auf. In der Notaufnahme muss jeder Patient mit Verletzungen nach seiner letzten Tetanusimpfung befragt bzw. der Impfpass eingesehen werden. Wenn die Impfung länger als zehn Jahre zurück liegt, erfolgt eine Auffrischungsimpfung (aktive Impfung mit Tetanol). Sollte der Patient noch nie im Leben eine Tetanusimmunisierung bekommen haben, wird eine Simultanimpfung durchgeführt: Hierbei erhält der Patient zusätzlich zum Totimpfstoff Tetanol im anderen Arm Immunglobuline (Tetagam), die einen sofortigen Impfschutz bieten. In diesem Fall muss nach vier Wochen und zwölf Monaten jeweils noch eine Gabe von Tetanol erfolgen, um die Grundimmunisierung zu vervollständigen.

VORSICHT

Da die Applikation intramuskulär erfolgt, ist darauf zu achten, ob der Patient Marcumar oder andere Antikoagulanzien einnimmt: In diesem Fall wird der Impfstoff ausnahmsweise subkutan verabreicht!

Postoperative Infektionen (z. B. Wundinfektion, Bauchdeckenabszess)

Obwohl große Anstrengungen unternommen werden, die Häufigkeit von postoperativen Wundinfektionen zu minimieren, kommen diese leider immer wieder vor, was viele Gründe hat. Zwar können prädisponierende Risikofaktoren (z. B. Geschlecht, Übergewicht, Rauchen) nicht bzw. kaum beeinflusst werden, die expositionellen Faktoren (z. B. Operation) sind jedoch in gewissem Maße steuerbar. Daher existieren Leitlinien mit diversen Empfehlungen zur Prävention von postoperativen Infektionen (KRINKO 2018).

Klinische Infektionszeichen

Klinisch präsentiert sich eine Infektion an der Oberfläche des Körpers mit einem oder mehreren Kardinalsymptomen der Entzündung (➤ Kap. 33.1.2):

- Tumor (= Schwellung)
- Rubor (= Rötung)
- Calor (= Temperaturerhöhung)
- Dolor (= Schmerz)
- Functio laesa (= gestörte Funktion)

Bei fortgeschrittenen oder bei tief sitzenden Infektionen (wie z. B. intraabdominellen Abszessen) können **systemische Infektionszeichen** auftreten wie:

- Reduzierter Allgemeinzustand (erhöhte Atemfrequenz, Blutdruckabfall, Bewusstseinsstörung)
- Fieber und Schüttelfrost
- Anstieg der laborchemischen Entzündungszeichen (Leukozyten, CRP, PCT)

18.4.5 Verbandlehre

Wundverband

Wunden stellen eine Verletzung der Körperoberfläche dar, wodurch die Schutzfunktion der Haut an dieser Stelle nicht mehr existiert. Aufgaben eines Wundverbandes sind daher der Schutz vor Umwelteinflüssen (z. B. Schmutz, Bakterien, Austrocknung), die Sekretaufnahme, Blutstillung und Schmerzlinderung.

Aufgrund der Häufigkeit an chronischen Wunden werden derzeit weit über 1.000 verschiedene Wundauflagen von den Herstellern angeboten: Als vorteilhaft hat sich eine „feuchte Wundbehandlung" erwiesen. Dies bedeutet, dass durch die Verwendung von modernen Wundauflagen ein feuchtes Mikroklima in der Wunde geschaffen wird. Die Sekretaufnahmekapazität der Wundauflage ist dabei ein wichtiges Auswahlkriterium, da sie das Wundsekret aufnehmen soll, ohne die Wunde völlig auszutrocknen. Derartige Wundverbände erhöhen den Patientenkomfort, da sie meist deutlich atraumatischer und dadurch schmerzärmer beim Verbandwechsel sind. Moderne Wundauflagen können längere Zeit belassen werden, wodurch die Verbandwechselhäufigkeit abnimmt, was sowohl für den Patienten als auch für das Pflegepersonal vorteilhaft ist.

Neben den konventionellen Wundauflagen

- Mullkompressen (Baumwollgewebe mit geringer Flüssigkeitsaufnahme),
- Saugkompressen (Gewebemischung mit hoch saugfähigem Kern) und
- Salbenkompressen (imprägnierte Auflagen, die das Verkleben verhindern)

existieren daher eine Vielzahl sog. **hydroaktiver Wundauflagen,** die ein feuchtes Wundmilieu aufrechterhalten, indem sie aus speziellen Materialien hergestellt werden (z. B. Alginate, Hydrokolloide, Hydropolymere etc.).

Die Wundauflagen werden schließlich mit Binden oder Verbänden vor Ort fixiert. Hierzu kann die Fixierung bereits mit der Wundauflage fest verbunden sein, wie dies bei Wundschnellverbänden („Wundpflaster") der Fall ist, oder es kommen separate **Fixiermaterialien** zum Einsatz:

- Pflasterstreifen: einfache Anwendung; **cave:** Allergien
- Mullbinden: nicht elastisch; können ggf. einschnüren
- Elastische Binden: bieten einen guten Sitz
- Textilschläuche: gestrickte Netz- und Schlauchverbände mit hoher Elastizität

Ein **Kompressionsverband,** der z. B. bei Varizen oder einer Beinvenenthrombose angelegt wird, bewirkt einen permanenten Druck auf das Gewebe und die venösen Blutgefäße. Positive Effekte sind ein verbesserter Abtransport des Blutes aus den Venen, die Reduktion von Ödemen, die Vorbeugung gegen Thrombosen und ggf. die Fixierung eines bereits entstandenen Thrombus vor Ort.

VORSICHT

Vor der Anlage eines Kompressionsverbandes muss eine relevante arterielle Durchblutungsstörung (pAVK) ausgeschlossen sein, da sonst ggf. die gerade noch ausreichende Restdurchblutung sistiert und Nekrosen entstehen können!

Ein **Stützverband** dient der Ruhigstellung eines Körperabschnitts und hat daher nach Anlage eine mehr oder minder feste Konsistenz. Individuell anmodelliert werden:

- Tape-Verband: Pflasterklebeverband; verhindert nur übermäßige Bewegungen
- Zinkleimverband: halbstarrer Verband, der komprimieren und kühlen soll
- Gipsverband: exakte Anlage anspruchsvoll; höheres Gewicht; nässeempfindlich
- Kunststoff-Cast: schnelle Härtung; geringes Gewicht; widerstandsfähig gegen Nässe

Daneben existieren auch vorgefertigte oder individuell angepasste Stützverbände mit einem Kunststoffgerüst **(Orthesen),** die Extremitäten nicht nur rigide fixieren, sondern in freigegebenen Bewegungsrichtungen führen, entlasten oder auch korrigieren können.

Technische Schritte bei Anlage eines Gipses:

- Physiologische Stellung der Extremität beachten!
- Schlauchverband als Unterzug (reduziert Verrutschen und Hautirritation durch die Watte)
- Polsterwatte anwickeln; exponierte Stellen besonders abpolstern
- Krepppapier anwickeln: komprimiert und modelliert die Polsterwatte; reduziert Nässe
- Gipsbinden bzw. -longetten in Kaltwasser tauchen, ausdrücken, anlegen, glatt streichen
- Aushärtezeit von ca. 5 Min. ohne Stellungsänderung oder Fingerdruckstellen abwarten
- Schlauchverband nach Aushärten zum Schutz überziehen

18.5 Bluttransfusionen

18.5.1 Anatomie und Physiologie des Blutes

Das Blut besteht aus speziellen Zellen (Erythrozyten, Leukozyten und Thrombozyten) sowie dem Blutplasma, in dem sich eine Vielzahl von Bestandteilen befinden: Dies sind neben Wasser und gelösten Gasen, Ionen (Natrium, Kalium, Chlorid etc.), Gerinnungsfaktoren, Proteine, Nährstoffe, Hormone sowie die Abfallprodukte des Stoffwechsels Harnstoff und Kreatinin. Der menschliche Körper hat etwa 4–6 Liter Blut, um diverse Funktionen zu erfüllen:

- Transport (Beförderung von Sauerstoff, Nährstoffen und Abfallprodukten)
- Atmung (O_2 von der Lunge zu den Zellen und CO_2 in die Gegenrichtung)
- Blutstillung und -gerinnung (Hämostase)
- Abwehr (Immunsystem)
- Wärmeregulierung (optimale biochemische Abläufe benötigen konstante 36–37 °C.)

Über das Herz-Kreislauf-System wird der ganze Organismus mit Blut versorgt, sodass die Körperzellen darüber permanent einen Stoffaustausch vornehmen können. Es werden Sauerstoff und Nährstoffe zu den Zellen geliefert und Abfallprodukte sowie Kohlendioxid abtransportiert und schließlich über Lunge, Nieren und Leber entsorgt.

Die Hämostase sorgt dafür, dass der Körper bei einer Verletzung nicht unendlich blutet, sondern in zwei Phasen den Blutverlust begrenzt: Bei der **primären Blutstillung** kommt es an der Verletzungsstelle zum Anlagern der Blutplättchen (Thrombozyten), die anschließend miteinander verklumpen (Thrombozytenaggregation zu einem weißen Thrombus) und durch die Abgabe von diversen Substanzen auch eine Gefäßengstellung vor Ort bewirken. Hemmer der Thrombozytenaggregation wie Azetylsalizylsäure verringern diese Effekte, sodass dadurch unerwünschten Blutgerinnseln vorgebeugt werden kann.

Da der weiße Thrombus für einen dauerhaften Stillstand der Blutung nicht ausreicht, erfolgt zusätzlich die **sekundäre Blutstillung (Blutgerinnung):** Hierbei wird eine komplexe Aktivierung der Gerinnungsfaktoren ausgelöst, die schließlich den stabileren roten Thrombus bilden. Die einzelnen biochemischen Schritte der Thrombusbildung können durch eine Reihe von Medikamenten beeinflusst und z. B. gehemmt werden (Heparin, Marcumar etc.).

Kommt es im Rahmen von schwereren Verletzungen oder größeren Operationen zu einem ausgedehnten Blutverlust, hat dies zwangsläufig Folgen für den Organismus: Der resultierende Volumenmangel führt einerseits zur Senkung des venösen Rückstroms, zur Reduktion des Herzzeitvolumens und Abfall des Blutdrucks. Weiterhin bewirkt ein Blutverlust natürlich auch einen Abfall der Anzahl an Erythrozyten (Anämie), Thrombozyten und Gerinnungsfaktoren. Dadurch entsteht unter Umständen eine Zunahme der Blutung.

Der Volumenmangel kann zunächst durch kristalline Infusionen gut ausgeglichen werden. Da solche Lösungen jedoch nicht die vielfältigen Funktionen und Eigenschaften des Blutes (Sauerstofftransport, Blutgerinnung etc.) haben, werden die spezifischen Mangelsymptome schließlich durch die Übertragung von Blut bzw. Blutbestanteilen zu behandeln versucht:

- Erythrozytenkonzentrate (EK)
- Thrombozytenkonzentrate (TK)
- Fresh Frozen Plasma (FFP): tiefgefrorenes Frischplasma mit Gerinnungsfaktoren

18.5.2 Indikationen, Vorbereitung, Verabreichung von Blut und Blutprodukten

Es erscheint naheliegend, einen Blutmangel oder Blutfunktionsstörungen durch Transfusionen einfach beheben zu können. Nachdem aber Blut nicht unbegrenzt zur Verfügung steht und jede Bluttransfusion erhebliche Risiken und potenzielle Nebenwirkungen birgt, gilt es, die Indikation für eine Fremdblutübertragung genau abzuwägen und ist daher auch in der Durchführung strengen Regularien (Transfusionsgesetz) unterworfen. Zum Einsatz kann nur blutgruppengleiches Blut kommen, um unerwünschte und gefährliche Reaktionen zu vermeiden: Hierzu werden die Blutkonserven einer Verträglichkeitsprüfung („Kreuzprobe") im Labor unterzogen.

In dringenden Notfällen können Ausnahmen gerechtfertigt sein, um die Zeitdauer der Kreuzprobe von etwa 40 Min. zu verkürzen. Folgende Möglichkeiten bestehen:

- Gabe von zwar blutgruppengleichen, aber ungekreuzten EK.
- Gabe von 0-Rhesus-negativen Konserven, die mit allen Blutgruppen kompatibel sind.

Ablauf einer Transfusion

- Indikationsstellung durch Arzt → Entscheidungshilfe:
  - Hb ≤ 6 g/dl: immer Indikation
  - Hb 6–10 g/dl: bei kardialen Vorerkrankungen und anämischen Symptomen
  - Hb > 10 g/dl: keine Indikation
- Patientenaufklärung vor Transfusion
- Blutentnahme unter Identitätssicherung des Patienten und Anforderung der EK
- Prüfung des EK vor Transfusion mit Datenabgleich:
  - Name?
  - Blutgruppe?
  - Verfallsdatum?
  - Visuelle Prüfung? (Beschädigung? Gerinnsel? Verfärbung?)
- „Anstich" des EK mit dem Transfusionsbesteck
- Durchführung:
  - Vorbereitung des Patienten
  - Identitätsprüfung und Bedside-Test
  - Transfusion des EK
  - Dokumentation der erfolgten EK-Gabe (EK-Aufkleber in Patientenkurve)
  - Überwachung des Patienten (zumindest erste 10 Min.)
  - Transfusionsbeutel mit Restblut für mind. 24 Std. aufheben

Anwendungspraktische Aspekte

- Ein separater venöser Zugang oder eigener ZVK-Schenkel zur Transfusion ist idcal.
- Ein Transfusionsbesteck darf maximal 6 Stunden lang benutzt werden. Mehrere Konserven können binnen dieser Zeitspanne darüber verabreicht werden.
- Ein durchgeführter Bedside-Test ist für die Dauer einer Transfusionsserie gültig. Übernimmt ein anderer Arzt die Betreuung, muss er den Bedside-Test erneuern.
- Auf Intensivstationen, im OP oder im Schockraum ist es zulässig, dass Folgekonserven innerhalb einer Transfusionsserie nicht nur vom Arzt, sondern von dazu qualifiziertem Pflegepersonal gestartet werden, wenn der Arzt anwesend bzw. sofort erreichbar ist.

18.6 Notfallequipment

In medizinischen Notfallsituationen sind **Notfallwagen und -koffer** wichtige Hilfsmittel. Bestückt mit allen wichtigen Medikamenten und Instrumenten zur Sicherstellung der Vitalfunktionen, können sie an jeden Notfallort mitgenommen werden. Sie enthalten üblicherweise Absaugpumpe und -katheter, Beatmungsbeutel und -maske, Sauerstoffflasche, Stethoskop, Defibrillator, Blutdruckmanschetten, Infusionsnadeln, Notfallmedikamente (z. B. H_1-Blocker, H_2-Blocker, Kortison, Epinephrin). Wichtig ist eine identische Ausstattung und

Ordnung aller Notfallwagen im Tätigkeitsbereich, damit längeres Suchen in der Notfallsituation entfällt. Die Notfallwagen inkl. Medikamente und Geräte müssen täglich überprüft und dokumentiert werden (ggf. Verplombung überprüfter Schubladen).

18.7 Schockraum und Reanimation

18.7.1 Schockraum

Der Schockraum ist der zentrale Ort einer Notaufnahme, in dem schwer verletzte und kritisch kranke Patienten jeden Alters versorgt werden. **Schockraummanagement** bedeutet die Organisation von Aufgaben und Abläufen im Schockraum. Dies setzt zum einen voraus, dass eine entsprechend geeignete und ausgestattete Räumlichkeit zur Verfügung steht, zum anderen muss ein interdisziplinäres ärztliches und pflegerisches Schockraumteam aus Anästhesie, Unfallchirurgie, Neurochirurgie und Radiologie die Versorgung vital bedrohter Patienten rund um die Uhr sicherstellen können. Hierzu müssen die durchschnittlich acht bis zehn Mitglieder eines solchen Schockraumteams über entsprechende fachliche Qualifikationen und Fertigkeiten verfügen, eine gemeinsame Sprache der notfallmedizinischen Versorgung sprechen und die Zusammenarbeit regelmäßig praktizieren und trainieren.

18

Um ein koordiniertes Vorgehen der Beteiligten zu gewährleisten, wird das Schockraumteam von einem Teamleader angeführt, der in der Versorgung von Schwerverletzten erfahren ist und letztendlich die Prioritäten bei der Versorgung setzt. Während der Unfallchirurg den Großteil der klinischen Untersuchung und notwendige chirurgische Maßnahmen (Blutstillung, Wundversorgung, Reposition, Schienung) vornimmt, ist das chirurgische Pflegepersonal verantwortlich für die Vorbereitung und teilweise Durchführung therapeutischer Maßnahmen (Verbände, Drainagen, Blasenkatheter, Notfall-OP-Siebe, Tetanusimpfung etc.), Weiterleitung von Blutproben und Verwahren und Kennzeichnung von Patientenkleidung und Eigentum. Dem anästhesiologischen ärztlichen und pflegerischen Personal obliegt die Sicherstellung der Vitalfunktionen, und Röntgen-MTA und Radiologe führen die Bildgebung und Befundung durch. Weiteres Personal übernimmt Transporttätigkeiten und administrative Aufgaben.

Ein moderner Schockraum ist üblicherweise neben den Geräten und Medikamenten zur Stabilisierung der Vitalfunktionen mit einer Röntgenanlage, einem CT-Scanner und Notfallsieben ausgestattet, um z. B. folgende Notfalleingriffe durchführen zu können:

- Koniotomie
- Intraossäre Zugänge
- Beckenstabilisierung (Beckenzwinge, Beckenfixateur)
- Anlage von Thoraxdrainagen
- Notfallthorakotomie

Der Patient im Schock

Der Begriff Schock bezeichnet in der Medizin ein lebensbedrohliches Zustandsbild. Aus unterschiedlichen Gründen entsteht eine schwere Kreislaufstörung, wodurch die Blutzirkulation in den Kapillaren vermindert ist. Die Folgen sind eine Sauerstoffunterversorgung der Gewebe und schließlich ein Stoffwechselversagen.

Schockursachen

Die Ursache kann in Funktionsstörungen verschiedener Stellen des Kreislaufsystems liegen:

- Am Herzen als Motor des Kreislaufs: kardiogener Schock, z. B. Herzinfarkt, Perikarderguss
- An den Blutgefäßen als Leitungsbahnen des Kreislaufs:
  - Anaphylaktischer Schock: z. B. Insektengifte, Medikamente oder Nahrungsmittel
  - Septischer Schock: Reaktion auf Infektion durch Mikroorganismen
  - Neurogener Schock: wegfallender Gefäßtonus bei Rückenmarkverletzung
- Am zirkulierenden Blutvolumen als Transportmedium des Kreislaufs: Volumenmangelschock, z. B. Blutverlust, Wasserverlust bei Brechdurchfall

Die therapeutischen Maßnahmen orientieren sich an den jeweiligen Ursachen, wobei verschiedene Medikamente wie z. B. Katecholamine, Infusionslösungen und Blutprodukte, Anlage blutstillender Hilfsmittel (Tourniquet; Beckenkompressionsgurt etc.) sowie lebensrettende chirurgische Eingriffe wie Thoraxdrainage, Perikardentlastung oder Notfallthorakotomie (➤ Abb. 18.4) zum Einsatz kommen können.

18.7.2 Reanimation

Reanimationen kommen in Notaufnahmen regelmäßig vor, wobei der Kreislaufstillstand bereits präklinisch eingetreten sein kann oder ein Patient innerklinisch akut dekompensiert. Aufgrund der höchsten Lebensbedrohung müssen die Maßnahmen der Wiederbelebung prompt beginnen und im Team koordiniert ablaufen. Es ist auch in dieser Situation ideal, wenn ein Teamleader den Überblick

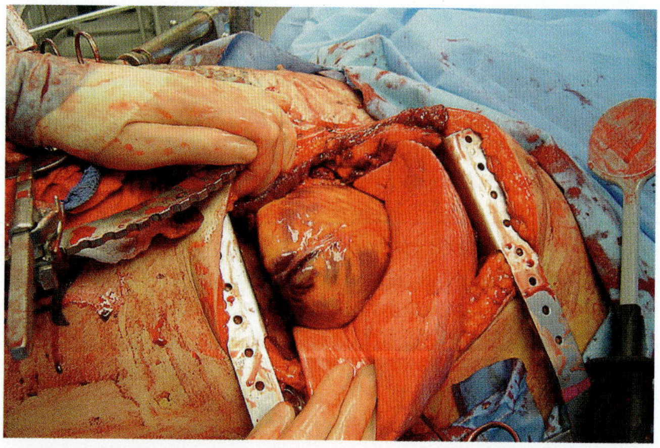

Abb. 18.4 Notfallthorakotomie [G054-012]

behält und alle Abläufe koordiniert, ohne selbst Hand anlegen zu müssen. Die Reanimation wird von je einem Mitarbeiter für die Herzdruckmassage und das Atemwegsmanagement durchgeführt und durch weiteres Personal für die Bereitstellung und die Applikation von Medikamenten ergänzt. Aufgrund der komplexen Notfallsituation und der körperlichen Belastung einer Herzdruckmassage sind sog. Springer hilfreich, die neben assistierenden Tätigkeiten auch bei der Herdruckmassage ablösend mitwirken. Nur in Ausnahmesituationen (z. B. penetrierendes Trauma mit beobachtetem Herz-Kreislauf-Stillstand) wird eine Notfallthorakotomie (direkte Blutstillung, Herzbeutelentlastung, Aortenabklemmung etc.) in Erwägung gezogen.

18.7.3 Verletzungen des Thorax

Pneumothorax

Die Lunge, die im Brustkorb liegt, macht die muskulären Atembewegungen des Thorax (Zwerchfell und Zwischenrippenmuskeln) mit, da sie auch ohne feste Verbindung durch den im Pleuraspalt herrschenden Unterdruck passiv mitbewegt wird. Dadurch wird das Ein- und Ausströmen der Atemluft bewirkt.

Wenn durch ein äußeres (z. B. Messerstich) oder inneres Leck (z. B. verletztes Lungengewebe) Luft in den Pleuraspalt eindringt, verliert die Lunge ihren aufgespannten Zustand und fällt durch die Elastizität zusammen. Da nun „freie" Luft im Brustkorb ist, spricht man von **Pneumothorax.** Die betroffene Lunge kann nun nicht mehr effektiv an der Atmung teilnehmen und es entsteht eine Beeinträchtigung des Gasaustauschs.

Besonders dramatisch ist der Verlauf bei einem **Spannungspneumothorax.** Dabei dringt nicht nur eine umschriebene Menge Luft in die betroffene Thoraxhälfte ein, sondern entwickelt durch einen Ventilmechanismus an der Verletzungsstelle einen immer höheren Druck auf dieser Seite. Dies führt schließlich dazu, dass der Überdruck auch die bislang nicht betroffene Lungenseite komprimiert, indem das Mediastinum zur Gegenseite verschoben wird. Da schließlich auch die großen Hohlvenen im Thorax durch den Überdruck komprimiert werden, entsteht jetzt zusätzlich eine massive Kreislaufbeeinträchtigung.

Die Therapie des Pneumothorax wird durch eine Einlage einer Thoraxdrainage durchgeführt (ggf. beim Spannungspneumothorax auch zuerst mit einer rascheren Nadeldekompression des Thorax). Darüber wird die freie Luft aus dem Thorax wieder hinausbefördert: Entweder lediglich durch die Bewegungen der Lunge, die die Luft über die Drainage nach außen drückt, durch ein Ventil (Wasserschloss) das erneute Einströmen aber verhindert. Oder aber durch aktives Entfernen der Luft durch eine Absaugpumpe.

Die ursächlichen Verletzungen (z. B. Messerstich der Thoraxwand oder rupturierte Lungenbläschen) verschließen sich oft spontan von selbst. Bei einem größeren Defekt der Thoraxwand oder an der Lunge (persistierende Luftfistelung) muss diese ggf. operativ verschlossen werden.

Hämatothorax

Kommt es im Rahmen des Thoraxtraumas zur Verletzung eines größeren Blutgefäßes der Lunge oder Thoraxwand, füllt sich der Brustkorb mit Blut und die Lunge verliert durch die folgende Kompression ihre Gasaustauschfunktion.

Auch dieser Zustand wird zunächst mit der Einlage einer Thoraxdrainage behandelt. Das angesammelte Blut wird nach außen abgeleitet und die sich wieder ausdehnende Lunge führt oft zur spontanen Blutstillung. Sollte dies nicht der Fall sein, muss eine operative Blutstillung über eine Thorakotomie erfolgen.

Anleitung für eine Thoraxdrainage

- Utensilien vorbereiten
- Lagerung des Armes auf der betroffenen Seite in Abduktion
- Hautdesinfektion und Lokalanästhesie
- Hautdesinfektion
- Steriles Lochtuch
- Hautschnitt mit Skalpell
- Spreizen mit der Schere zum Oberrand der nächsthöheren Rippe
- Vorsichtiges Eröffnen der Pleura mit der Schere oder dem Finger
- Austasten der Pleurainnenseite mit dem Finger nach Verklebungen
- Einlage der Drainage entlang des tastenden Fingers mit zurückgezogenem Trokar
- Fixierung der Drainage durch U-Naht (für Wundverschluss nach Drainageentfernung) und Einzelknopfnähte
- Anschluss der Drainage an Wasserschloss oder Thoraxsaugpumpe (20 cm H_2O)
- Überprüfen auf regelrechte Funktion (Beschlagen der Drainage, Blubbern im Wasserschloss)
- Steriler Verband
- Röntgen-Thorax zur Lagekontrolle

LITERATUR

Dormann H, Sonst A, Müller F et al. Adverse drug events in older patients admitted as an emergency – the role of potentially inappropriate medication in elderly people (PRISCUS). Dtsch Arztebl Int 2013; 110(13): 213–219.

KRINKO, Empfehlung der Kommission für Krankenhaushygiene und Infektionsprävention (KRINKO) beim Robert Koch-Institut. Prävention postoperativer Wundinfektionen. Bundesgesundheitsblatt, 2018, 61: 448–473.

Quinn JV, Polevoi SK, Kohn MA. Traumatic lacerations: what are the risks for infection and has the "golden period" of laceration care disappeared? Emergency Medicine Journal, 2014, 31(2): 96–100.

KAPITEL

19 Bei der Diagnostik und Therapie im Tätigkeitsfeld der Endoskopie mitwirken

Markus Brand und Dennis Müller

DEFINITION

Die **Endoskopie** (altgriechisch: éndon – innen, skopein – beobachten) umfasst den Bereich der Medizin, bei dem mit starren oder flexiblen Geräten die Hohlorgane des menschlichen Körpers (z. B. des Magen-Darm-Trakts), untersucht und behandelt werden.

Im Rahmen ihrer Ausbildung lernen OTA Schüler neben der Tätigkeit im Operationssaal auch die speziellen Gegebenheiten und Abläufe einer Endoskopieabteilung kennen. Hier erwerben sie notwendiges Wissen und Fertigkeiten, um diagnostische und therapeutische Endoskopieeingriffe vorzubereiten und zu assistieren.

19.1 Konzeptionelle Struktur einer Endoskopieabteilung

In einer modernen Endoskopieabteilung werden, je nach Größe und Schwerpunkt der jeweiligen Klinik, multiple diagnostische und interventionelle Untersuchungen durchgeführt.

Dabei hat sich die Zusammenführung verschiedener Fachbereiche in einer interdisziplinären Endoskopieabteilung sowohl aus inhaltlichen als auch organisatorischen und finanziellen Gesichtspunkten bewährt und wird zunehmend häufiger praktiziert.

Daher werden in vielen Abteilungen neben viszeralmedizinisch-endoskopischen Eingriffen (Ösophagogastroduodenoskopie [ÖGD], Koloskopie, Proktoskopie, endoskopisch retrograde Cholangiopankreatikografie [ERCP], Endosonografie [EUS], Enteroskopie) auch pneumologische Untersuchungen (flexible und starre Bronchoskopie sowie endobronchialer Ultraschall) durchgeführt. Auch die Kapselendoskopie und die gastroenterologische Funktionsdiagnostik (Manometrie, pH-Metrie sowie diverse Atemteste, z. B. HP-Diagnostik o. a.) werden häufig in der Endoskopieabteilung durchgeführt.

Diese vielfältigen Aufgaben stellen hohe Anforderungen an die personelle, räumliche und apparative Ausstattung sowie die Organisation einer Endoskopieabteilung, um einen reibungslosen und effizienten Ablauf der diversen Untersuchungen gewährleisten zu können.

19.2 Räumliche und apparative Ausstattung einer Endoskopieabteilung

Der Betrieb einer Endoskopieabteilung stellt **hohe Anforderungen** an die Einhaltung baulicher und hygienischer Standards (siehe aktuelle Empfehlungen der Kommission für Krankenhaushygiene, RKI). In jeder Endoskopieabteilung sollten daher folgende Räumlichkeiten vorhanden sein (gemäß DGVS-Leitlinie 2015):

- Zentraler Anmeldebereich
- Wartebereich für Patienten
- Untersuchungsraum/-räume (mit jeweils separater Umkleide und Patiententoilette)
- Aufwachraum
- Aufbereitungsraum für Endoskope/Zubehör
- Materiallager
- Entsorgungsraum

- Besprechungsraum für Aufklärung und Befundmitteilung
- Getrennte Toiletten für Patienten und Personal
- Aufenthaltsraum für das Personal
- Umkleideraum für das Personal

Sämtliche Räume sollten aus hygienischen Gründen leicht und feucht zu reinigen sein.

19.2.1 Untersuchungsraum

Ein moderner Untersuchungsraum besteht aus dem Eingriffsraum selbst, einer angeschlossenen Patientenumkleide sowie einer separaten Patiententoilette mit Waschbecken und Händedesinfektion. Im Eingriffsraum befindet sich die Untersuchungseinheit, die optimaler Weise an frei im Raum beweglichen Versorgungseinheiten (sog. Deckenampeln) befestigt ist (➤ Abb. 19.1). Die minimale Ausstattung der **Untersuchungseinheit** besteht aus:

- Lichtquelle mit Spülflasche
- Endoskopieprozessor (Bildempfang, Bildbearbeitung und Ausgabe)
- Absauger für das Endoskop
- Monitor zur Darstellung des Endoskopiebildes
- Bildspeicher (z. B. DICOM-Anschluss an das klinikinterne EDV-System)

Zusätzlich sind je nach Umfang der durchgeführten Eingriffe vorhanden:

- HF-Chirurgiegerät, ggf. mit APC-Einheit – für Resektionen und Blutstillung
- CO_2-Insufflator – mit Anschluss an die Spülflasche
- Endowasher – Spülpumpe mit Fußpedal
- Ggf. weitere Zusatzgeräte (Röntgen, Ultraschall, Doppelballonpumpe etc.)

Zur Durchführung von Sedierungen wird neben der Möglichkeit einer Sauerstoffgabe eine **Überwachungseinheit,** bestehend aus Monitor mit Pulsoxymeter, Blutdruckmessgerät und EKG, sowie eine separate Absaugung benötigt. Ein Notfallwagen sollte in Reichweite (z. B. an zentraler Stelle der Abteilung) positioniert sein.

Neben der Untersuchungs- und Überwachungseinheit bietet der stufenlos abdunkelbare Raum ausreichend Platz für eine Untersuchungsliege (inkl. Drehung derselben bei Durchführung von ÖGD und Koloskopie), Lagerungsschränke für Material und Endoskope, Instrumentiertische und einen EDV-Arbeitsplatz. Ein hygienischer Händewaschplatz inkl. Händedesinfektion ist Grundvoraussetzung eines jeden Untersuchungsraums.

19.2.2 Endoskope

Das Herzstück einer endoskopischen Untersuchung stellt das entsprechende Endoskop dar. Der grundlegende Aufbau eines Endoskops ist immer der gleiche, jedoch gibt es je nach Untersuchungsmethode besondere Spezifikationen, Bauarten und Extras, die sie wiederum voneinander unterscheiden. Generell handelt es sich bei jedem Endoskop um ein Gerät, welches dafür konzipiert wurde, den menschlichen Körper noninvasiv durch natürliche Öffnungen hindurch zu untersuchen und sogar zu behandeln. Es liefert dabei hochauflösende Bilder aus dem Inneren (z. B. Magen oder Dickdarm) und stellt damit eine Erweiterung des Auges des behandelnden Arztes dar. Darüber hinaus fungiert es gleichzeitig als verlängerte Hand, indem es die Möglichkeit bietet Proben zu entnehmen, Schnitte zu setzen oder sogar Adaptionen von Gewebe vorzunehmen. Ein Endoskop stellt folglich ein komplexes und hilfreiches Werkzeug für die moderne noninvasive Therapie dar.

Aufbau eines Endoskops

Ein modernes Endoskop besteht aus mehreren Abschnitten, die so konzipiert sind, dass sie eine möglichst ergonomische Handhabung und eine hygienisch einwandfreie Reinigung ermöglichen.

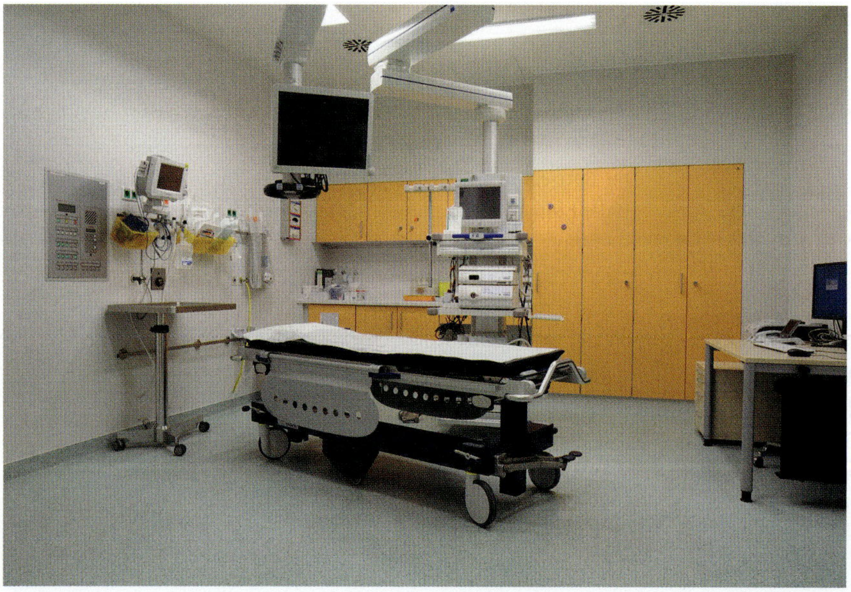

Abb. 19.1 Untersuchungsraum [P1292]

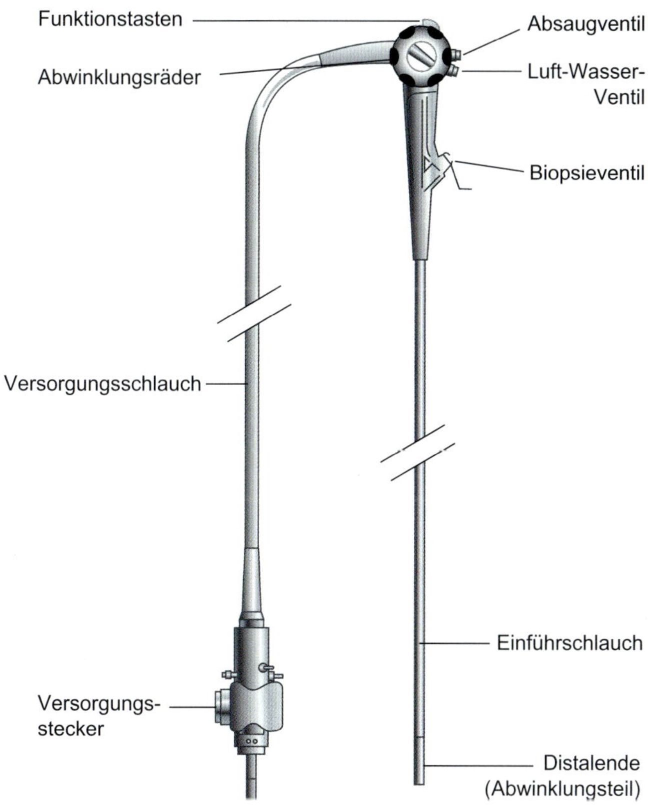

Abb. 19.2 Aufbau eines Endoskops [L138]

Am hinteren (patientenfernen) Ende befindet sich der **Versorgungsstecker,** aus dem der **Versorgungsschlauch** austritt, welcher wiederum in das **Bedienungsteil** mündet. Der nachfolgende **Einführungsschlauch** mündet in das **Distalende,** welches je nach Endoskoptyp unterschiedliche Optiken und Öffnungen enthält, um diagnostische und/oder therapeutische Maßnahmen zu ermöglichen (➤ Abb. 19.2). Das gesamte Endoskop, allem voran der **Einführungsschlauch,** ist flüssigkeitsdicht, hautverträglich und gleitfähig beschichtet, um eine möglichst schonende Untersuchung zu ermöglichen und Schäden an der empfindlichen Gerätetechnik durch eintretende Flüssigkeit zu verhindern.

Der **Versorgungsstecker** des Endoskops stellt dabei die Verbindung zwischen Gerät und Untersuchungseinheit her. Über diesen großen Stecker werden u. a. die Lichtquelle, der Endoskopieprozessor, der Sauger, eine Wasserversorgung und der Monitor mit dem Endoskop verbunden, sodass all diese Geräte in Wechselwirkung miteinander treten können. Ist von der Endoskopieassistenz alles korrekt angeschlossen, transportiert der **Versorgungsstecker** das Licht der Lichtquelle und den Strom zum Betrieb des Endoskops über den **Versorgungsschlauch** zunächst zum **Bedienungsteil** des Endoskops. Dieser Abschnitt stellt quasi das Handstück des Geräts dar, über welches der behandelnde Arzt sämtliche Funktionen des Endoskops steuern kann. Hier finden sich z. B. Räder, mit denen über Bowdenzüge die Abwicklung des distalen Endes des Endoskops gesteuert wird. Eine Drehung am größeren der beiden Räder, winkelt das distale Ende nach oben oder unten ab (je nach Drehrichtung). Das kleinere Rad steuert die Abwinklung nach rechts und links. Diese Mechanik ermöglicht zusammen mit der Drehbarkeit des Endoskops innerhalb des Organs einen beinahe vollständigen Rundumblick für den behandelnden Arzt. Die Möglichkeit der Arretierung der Steuerräder sorgt dafür, dass das Endoskop in der eingestellten Position verbleibt, um z. B. in Ruhe eine Probe zu entnehmen. Neben den Steuerrädern finden sich am **Bedienungsteil** noch Fernbedienungsknöpfe für Licht und Kamera sowie ein Ventil für die Absaugung und ein Ventil für die Zufuhr von Luft oder Wasser. Zu guter Letzt befindet sich am **Bedienungsteil** noch ein sog. Biopsie- oder Arbeitsventil. Hierüber ist es dem behandelnden Arzt möglich, zusätzliche Arbeitsgeräte über das Endoskop in den Patienten einzubringen, wie z. B. eine Biopsiezange oder eine Nadel zur Medikamentenapplikation. Das Biopsieventil stellt die Pforte zu einem Hohlraum, dem sog. Arbeits- oder Instrumentierkanal dar, welcher sich durch den gesamten Einführschlauch bis zum **Distalende** zieht, wo er aus dem Endoskop austritt. Je nach Modell befindet sich diese Austrittsöffnung des Arbeitskanals an der Spitze oder seitlich des Distalendes. Manche Modelle besitzen auch mehr als nur einen Arbeitskanal. Neben dem Arbeitskanal (über den auch abgesaugt wird) und dem Kanal für die Linsenspülung, über den auch Luft/CO_2 insuffliert werden kann, befindet sich häufig ein separater Wasserspühlkanal im **Einführungsschlauch.**

Das Licht von der Kaltlichtquelle wird über Lichtleiter im Inneren des Einführungsschlauches zum **Distalende** transportiert. Hier erzeugt ein digitaler Sensor das Kamerabild, welches über Kabelverbindungen zum Prozessor zurück transportiert wird. Darüber hinaus befinden sich im **Einführungsschlauch** die Bowdenzüge mit deren Hilfe die Abwinkelbewegungen des Distalendes möglich gemacht werden. Das Distalende befindet sich an der Spitze des **Einführungsschlauchs** und stellt damit den Abschluss des Aufbaus dar. Hier finden sich ein Objektiv mit Decklinse, der Lichtleiter, die besagte Öffnung des Arbeitskanals sowie eine Sprühdüse für Wasser bzw. Luft, die sog. Linsenspülung (➤ Abb. 19.3).

19

VORSICHT

Endoskope, egal für welche Untersuchung, sind sensible Geräte, die durchgängig umsichtig behandelt müssen und auf keinen Fall geknickt oder zu stark gewickelt werden dürfen.

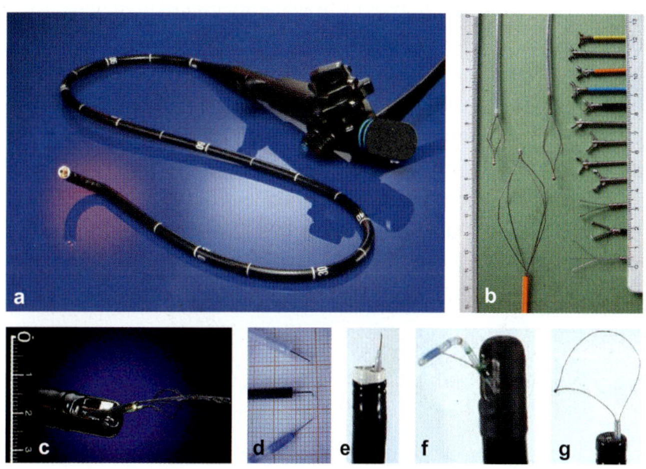

Abb. 19.3 Distalenden verschiedener Endoskope (a,c,e,f) und diverse endoskopische Instrumente (b, d, f, g) [M737]

Die erwähnten Unterschiede zwischen den einzelnen Endoskopmodellen ergeben sich v. a. aus ihren Anwendungsgebieten und sind daher i. d. R. am **Einführschlauch** und dem **Distalende** zu finden. ➤ Tab. 19.1 bietet eine Übersicht über die relevanten Unterschiede der drei gängigsten Endoskoptypen, da v. a. zwei davon auch für die folgenden Ausführungen von Relevanz sind (➤ Kap. 19.5 und ➤ Kap. 19.6). Zu beachten ist, dass die hier genannten Spezifikationen und Unterschiede etwaige Abwandlungen unter verschiedenen Jahrgängen und Herstellern von Endoskopen nicht berücksichtigen.

Tab. 19.1 Eigenschaften verschiedener Endoskope

Eigenschaft	Gastroskop	Koloskop	Duodenoskop
Maximale Abwinklung des Distalendes	Oben 210° Unten 90°–120° Seitlich 100°–120°	Oben 180° Unten 180° Seitlich 160°	Oben 115°–130° Unten 90° Rechts/links 105°–110°
Außendurchmesser Einführschlauch	9–9,8 mm	12,8–13,2 mm	11–13,1 mm
Länge Einführschlauch	103–110 cm	130 cm	124–125 cm
Blickwinkel	140°	140°	100°

19.2.3 Aufbereitungsraum

An die Aufbereitung von Endoskopen wird ein hoher hygienischer und apparativer Anspruch gestellt, um eine maximale Patientensicherheit zu gewährleisten. Die räumliche und apparative Ausstattung des Aufbereitungsraumes soll sich daher nach den aktuellen Empfehlungen der Krankenhauskommission des Robert Koch-Instituts richten.

So muss der Aufbereitungsraum eine räumliche Trennung in einen unreinen und reinen Aufbereitungsbereich aufweisen, wobei beide Bereiche ausreichend Platz für die Durchführung der einzelnen Arbeitsschritte sowie die Lagerung der benötigten Materialien bieten müssen. In modernen Endoskopieabteilungen wird dies zunehmend durch den Einsatz sogenannter Durchreiche-RDG-E (Reinigungs- und Desinfektionsgerät für Endoskope) gewährleistet. Hierbei wird das vorbereitete Endoskop auf der unreinen Seite des Raumes in die RDG-E eingelegt und nach Abschluss des Reinigungsvorgangs über eine weitere Tür auf der reinen Seite wieder aus der Maschine entnommen. Hierdurch wird eine strikte räumliche Trennung beider Arbeitsbereiche ermöglicht.

Bezüglich der detaillierten personellen und strukturellen Voraussetzungen sowie der einzelnen Arbeitsschritte zur Aufbereitung von endoskopischen Geräten wird auf ➤ Kap. 34 verwiesen.

19.2.4 Aufwachraum

Nach Beendigung der Untersuchung wird der Patient zur weiteren Überwachung in den Aufwachraum überführt. Dieser Raum dient der Aufwach- und Ruhephase nach dem Eingriff und ist an jedem Platz mit entsprechenden Überwachungseinheiten (➤ Kap. 19.2.1) und Sauerstoffanschluss ausgestattet. Gleichzeitig ist dies der Bereich, in dem sich ambulante Patienten nach der Untersuchung ankleiden, sodass die Bettplätze durch Vorhänge voneinander getrennt sein sollten. Die Anwesenheit von Angehörigen während der Aufwachphase sollte, in Abhängigkeit vom Gesundheitszustand der Mitpatienten, problemlos möglich sein.

Der für die Überwachung verantwortliche Mitarbeiter muss gemäß aktueller Leitlinie über eine abgeschlossene Berufsausbildung in einem entsprechenden Medizinalfachberuf (Gesundheits- und Krankenpflege, MFA etc.) verfügen und entsprechend qualifiziert und geschult sein (Riphaus et al. 2015). Grundsätzlich soll die Nachüberwachung nur von Personal ausgeführt werden, das auch für die Durchführung einer Sedierung qualifiziert ist und regelmäßig geschult wird (➤ Kap. 19.4).

19.3 Organisation einer Endoskopieabteilung

Die Organisation eines interdisziplinären Teams ist von gegenseitigem Respekt und optimaler Aufgabenverteilung geprägt. Besitzen die Mitarbeiter unterschiedliche Qualifikationen (OTA, Pflegekräfte, MFA), können die unterschiedlichen Fähigkeiten optimal genutzt werden.

Ein gut und effizient organisierter Arbeitsablauf ist für die Zufriedenheit der Mitarbeiter, aber auch der Patienten und Zuweiser unerlässlich. Leerlauf und unnötige Wartezeiten im Untersuchungsprogramm führen zu Unmut bei Patienten und Mitarbeitern und sind auch aus ökonomischen Gründen unbedingt zu vermeiden.

Die Planung des täglichen Untersuchungsprogramms erfolgt in einer zentralen Koordinationsstelle (zentral gelegener Arbeitsplatz mit PC-Zugang und Telefonanlage). Hier laufen sämtliche Informationen (Kapazität der einzelnen Untersuchungsräume, verfügbares Personal, Dringlichkeit neu angeforderter Untersuchungen etc.) zusammen. Ein erfahrener Mitarbeiter mit Organisationstalent und fundierten Kenntnissen der hausinternen EDV koordiniert hier in Rücksprache mit den verantwortlichen Ärzten (meist dem ärztlichen Leiter der Endoskopie) die Terminvergabe von elektiven und notfallmäßigen Eingriffen.

In einer morgendlichen Besprechung aller Teams (Ärzte und Assistenzpersonal) wird das aktuelle Tagesprogramm durchgesprochen, auf untersuchungsspezifische Besonderheiten hingewiesen und das Personal den jeweiligen Untersuchungen/Untersuchungsräumen zugeteilt.

Um einen reibungslosen Ablauf zu gewährleisten, ist eine effiziente administrative Vorbereitung notwendig. Grundvoraussetzung für jeden Eingriff ist die Anmeldung des Patienten im EDV-System der Klinik, eine Anforderung des Zuweisers mit entsprechender Indikation sowie eine rechtskräftige Aufklärung und Einwilligung des Patienten (kann bei Notfalleingriffen entfallen). Im Regelfall sollte die schriftlich fixierte Aufklärung 24 Stunden vor der Untersuchung erfolgen, um dem Patienten ausreichend Bedenkzeit für die Einwilligung/Ablehnung des Eingriffs zu ermöglichen. Zusätzlich müssen relevante Vorbefunde (Vorerkrankungen, Endoskopien, Schnittbildgebung, Infektionen, Medikamente etc.), aktuelle Laborwerte (insbesondere Quick, PTT, Blutbild) sowie ausreichend Patientenaufkleber vorliegen.

Wertgegenstände sollten sicher verwahrt und bei stationären Patienten möglichst auf Station belassen werden. Hörgeräte und Zahnersatz werden erst kurz vor Untersuchungsbeginn entgegengenommen, um die Kommunikation mit dem Personal nicht zu behindern. Findet die Untersuchung unter Sedierung statt, muss bei ambulanten Patienten vorab geklärt sein, wer den Patienten abholt bzw. wie er nach Hause kommt.

Die Abläufe der einzelnen Untersuchungen werden in ➤ Kap. 19.5 sowie in ➤ Kap. 19.6 am Beispiel einer Ösophagogastroduodenoskopie (ÖGD) und Koloskopie ausführlich beschrieben.

Die minimale Personalbesetzung eines endoskopischen Eingriffsraums besteht aus einem Arzt und zwei Mitarbeitern des Pflegeteams. Gemäß den Empfehlungen der Fachgesellschaften sollte ein Teil des Assistenzpersonals die Fachweiterbildung für Endoskopie bzw. die Fachqualifikation für gastroenterologische Endoskopie (für MFA) besitzen. Die Arbeitsverteilung erfolgt patienten- und untersuchungsbezogen unter Berücksichtigung der jeweiligen Mitarbeiterqualifikation.

19.4 Sedierung in der Endoskopie

Die Akzeptanz von endoskopischen Eingriffen in der Bevölkerung wurde durch den breiten Einsatz von Sedierungsmaßnahmen deut lich gesteigert, sodass in Deutschland aktuell ein Großteil der Untersuchungen (> 90 %) unter Sedierung stattfindet.

Die hierfür notwendigen personellen und apparativen Voraussetzungen werden durch die aktuellen Leitlinien der Fachgesellschaften vorgegeben.

Die Sedierung und Überwachung eines Patienten während einer Endoskopie kann, bei geringem Risikoprofil (Patient ohne besondere Risikofaktoren und einfache Untersuchung), nach Einleitung durch einen qualifizierten Arzt, an entsprechend ausgebildetes und erfahrenes Personal (Arzt, Gesundheits- und Krankenpflegepersonal/MFA) delegiert werden (Riphaus et al. 2015). Diese Person darf dem Patienten auf ärztliche Anordnung während der Untersuchung Propofol verabreichen (sog. NAPS, Nurse-administered Propofol Sedation), muss sich hierbei jedoch ausschließlich mit der Durchführung und Überwachung der Sedierung befassen und darf keine sonstigen (Assistenz-)Aufgaben wahrnehmen.

Das in die Sedierung und (Nach-)Überwachung eingebundene Personal muss zudem eine entsprechende Qualifikation (Fortbildung in Sedierung und Notfallmanagement für Pflege und Assistenzpersonal) besitzen und diese regelmäßig in Trainingskursen auffrischen.

Bei Patienten mit höherem Risikoprofil (z. B. ASA-Klasse III–V u. a.) darf keine NAPS erfolgen. Stattdessen muss ein entsprechend qualifizierter Arzt, ggf. sogar ein Anästhesist, die Sedierung und Überwachung des Patienten durchführen.

19.5 Durchführung einer Ösophagogastroduodenoskopie (ÖGD)

Im Rahmen einer Ösophagogastroduodenoskopie (häufig einfach als Magenspiegelung bezeichnet) wird der obere Gastrointestinaltrakt (Speiseröhre, Magen und Zwölffingerdarm) endoskopisch untersucht, wobei neben der Schleimhautbeurteilung und Biopsieentnahme multiple therapeutische Eingriffe (Resektionen, Ösophagusvarizen-Ligaturbehandlung, PEG-Sonden-Anlage und Blutstillung etc.) möglich sind.

19.5.1 Indikationen

Die Ösophagogastroduodenoskopie ist ein wichtiger Baustein in der Diagnostik multipler gastrointestinaler Krankheitsbilder, entsprechend vielfältig ist das Spektrum der möglichen Indikationen.

Typische Indikationen für eine Magenspiegelung sind in ➤ Tab. 19.2 aufgelistet.

Je nach Zustand des Patienten können die meisten diagnostischen und ein Teil der therapeutischen Eingriffe ambulant durchgeführt werden. Insbesondere bei ausgedehnten oder risikoreicheren Prozeduren sollte eine stationäre Überwachungsmöglichkeit bis zum Folgetag und ein 24-Std.-Notfalldienst (Radiologie, Endoskopie und Operationsbereitschaft zur Versorgung von Nachblutungen/Perforationen) vorhanden sein.

Tab. 19.2 Indikationen für eine Ösophagogastroduodenoskopie (Auswahl, nach Block 2005)

Diagnostische ÖGD	Therapeutische ÖGD
• Dysphagie, Schluckstörungen • Retrosternaler Schmerz • Oberbauchschmerz • Sodbrennen • Barrett-Ösophagus • Peptische Stenosen • Übelkeit, Erbrechen, Völlegefühl • Appetitlosigkeit, Gewichtsverlust • Hämatemesis • Eisenmangel • Tumorsuche im oberen GIT • Durchfallabklärung (Sprue etc.) • Unklare Aspiration, chronischer Husten • Portale Hypertension • Morbus Crohn (Befall des oberen GIT) • Erbliche Tumorsyndrome des GIT	• Blutstillung im oberen GIT (Ulkus, Varizen etc.) • Ösophagusvarizenligatur (elektiv) • Abtragung von Polypen • Mukosaresektion flacher Läsionen • Abtragung von Frühkarzinomen • Thermoablation (z. B. Barrett-Mukosa) • Fremdkörperentfernung • Stenosenbehandlung (Dilatation/Bougierung/Stenteinlage) • Anlage von Ernährungssonden (PEG/PEJ)

19.5.2 Diagnostische Ösophagogastroduodenoskopie

Vorbereitung des Arbeitsplatzes/Untersuchungsraums

Die Vorbereitung der Untersuchung durch das Endoskopieassistenzpersonal ist für eine zügige und erfolgreiche Durchführung des Eingriffs von wesentlicher Bedeutung.

19

Hierbei wird, nach Rücksprache mit dem Untersucher, ein für die jeweilige Indikation passendes Endoskop ausgewählt, mit Ventilen bestückt und mit der Lichtquelle und dem Prozessor verbunden. Nachfolgend werden Absaugpumpe und Linsenspülflasche angeschlossen und die Funktionstüchtigkeit des Endoskops sowie der gesamten Endoskopieeinheit (inkl. Bildübertragung an den Untersuchungsmonitor) geprüft. Je nach Untersuchungsindikation werden zusätzlich Spülpumpe (Endowasher) sowie die CO_2-Insufflation gerichtet und getestet.

Neben dem Endoskop wird für jeden Eingriff ein je nach Indikation mehr oder minder umfangreich bestückter Arbeitstisch vorbereitet. Die Ausstattung des sog. Grundtisches enthält sämtliche Materialien für einen diagnostischen Eingriff (Endoskopie mit Biopsieentnahme).

Der **Grundtisch** besteht aus einer saugfähigen Unterlage, einem Becher mit Spülflüssigkeit (NaCl oder Aqua) ggf. mit Entschäumerzusatz, einer 100-ml-Spritze, Kompressen, Gleitgel sowie einem Beißschutzring mit Fixierband (➤ Abb. 19.4). Zusätzlich werden für die Biopsieentnahme eine Biopsiezange sowie entsprechende Probenbehälter mit Formalin benötigt.

Daneben sollten in jedem Untersuchungsraum Materialien für die Versorgung einer Blutung (Injektionsnadel, Adrenalin, Endoclips etc.) griffbereit sein.

Bei der Vorbereitung einer therapeutischen Endoskopie wird häufig deutlich mehr Material benötigt. Die hierfür notwendigen Utensilien (Polypektomieschlingen, Stents, PEG-Sonde etc.) werden je nach Indikation bereits im Vorfeld oder situationsabhängig während der Untersuchung bereitgestellt.

Für die Durchführung einer ambulanten Endoskopie wird die mit einer sauberen Einwegunterlage abgedeckte Untersuchungsliege bereits im Untersuchungsraum positioniert, bei der Untersuchung stationärer Patienten erfolgt die Umlagerung vom Patientenbett auf die Liege häufig schon im Vorbereitungs-/Aufwachraum.

Erfolgt die Untersuchung in Sedierung, sind zusätzlich die zur Durchführung und Überwachung notwendigen Materialien (Medikamente, Sauerstoffversorgung etc.) und Geräte (Überwachungsmonitor, separate Absaugpumpe etc.) bereitzustellen und zu prüfen.

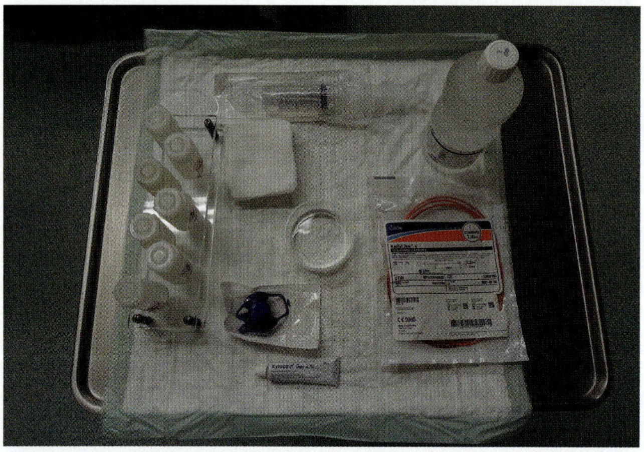

Abb. 19.4 Grundtisch für diagnostische Endoskopie [P1292]

MERKE

Eine gelungene Untersuchung beginnt bereits mit einer guten Vorbereitung. In Notfallsituationen müssen die Materialien (auch in den Lagerschränken) schnell und sicher gefunden werden. Hierfür sind eine abteilungsintern eindeutige Bezeichnung und eine strukturierte Lagerung der Materialien unabdingbar.

Vorbereitung des Patienten

Vor der Durchführung einer geplanten ÖGD sollte der Patient mindestens 6 Stunden nüchtern sein, um die Aspirationsgefahr zu minimieren und eine optimale Schleimhautbeurteilung zu ermöglichen. Im Regelfall kann der Patient daher am Vortag normal zu Abend essen und am nächsten Morgen nüchtern zur Untersuchung erscheinen. Die Entscheidung über die morgendliche Einnahme von Medikamenten trifft der aufklärende Arzt individuell mit dem Patienten.

Ambulante Patienten werden vom Pflegepersonal im Warteraum begrüßt und in den Untersuchungsraum begleitet. Hier werden zunächst die Identität des Patienten sowie die Vollständigkeit der Unterlagen (Blutwerte, Vorbefunde, Aufklärungsbogen etc.) überprüft und geklärt, wer den Patienten nach der Untersuchung wieder abholt. Hierbei wird neben dem reinen Informationsaustausch ein Vertrauensverhältnis zwischen Patient und Personal geschaffen, das dem Patienten mögliche Bedenken und Ängste vor der Untersuchung nimmt.

MERKE

Der erste Eindruck zählt! Freundliches und souveränes Auftreten bereits bei der Begrüßung schafft eine positive Atmosphäre und hilft dem Patienten, mögliche Ängste und Bedenken vor der Untersuchung zu vergessen.

Im Idealfall ist zu diesem Zeitpunkt der Untersucher bereits anwesend, begrüßt den Patienten, bespricht mit ihm die individuelle Indikation und klärt letzte Fragen zur Untersuchung. Zum Schutz seiner Kleidung wird dem Patienten ein Schutzhemd angezogen. Nachfolgend werden Blutdruckmanschette, Pulsoxymeter und je nach Vorerkrankung auch EKG-Elektroden angeschlossen und die Ausgangslage der Vitalparameter überprüft und dokumentiert. Erfolgt die Untersuchung in Sedierung, wird dem Patienten eine Sauerstoffnasenbrille aufgesetzt und ein periphervenöser Zugang angelegt. Währenddessen überprüft der Untersucher nochmals die Angaben auf dem Aufklärungsbogen, insbesondere Allergien, Vorerkrankungen, Gerinnungsmedikamente, Metallimplantate, Voroperationen am GI-Trakt und den Zeitpunkt der letzten Nahrungsaufnahme.

Direkt vor Beginn der Untersuchung wird der Patient in eine Linksseitenlage gebracht, wobei ggf. Lagerungshilfen eingesetzt werden (➤ Abb. 19.5). Da Untersuchungsräume i. d. R. klimatisiert sind, sollte, insbesondere älteren und dünn bekleideten Patienten, eine Decke angeboten bzw. im Verlauf der Untersuchung aufgelegt werden. Um ausfließenden Speichel aufzufangen wird abschließend eine saugfähige Unterlage unter den Kopf des Patienten gelegt. Das Einsetzen des Beißschutzringes erfolgt mit Beginn der Sedierung.

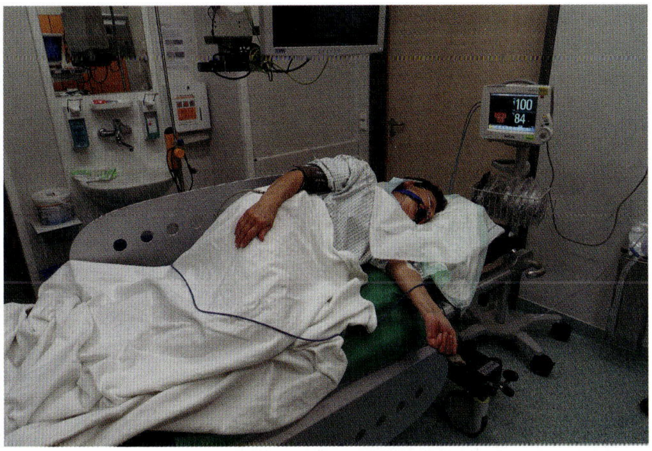

Abb. 19.5 Patientenlagerung für ÖGD (Linksseitenlagerung) [P1292]

VORSICHT

- Die Patienten neigen dazu, ihre Zahnprothesen vor Beginn der Untersuchung abzulegen. Bei Vollprothesen ist dieses Vorgehen absolut sinnvoll, um eine Beschädigung zu vermeiden. Sollten nach dem Entfernen einer Teilprothese jedoch nur noch einzelne Stiftzähne verbleiben, sind diese den Schubkräften am Beißring besonders stark ausgesetzt und entsprechend gefährdet. In diesem Fall muss individuell entschieden werden, ob der Verbleib der Prothese im Mund die Zähne nicht besser schützt.
- Sonstige Fremdkörper im Mundbereich (Piercing etc.) sollten zum Schutz vor Verletzungen/Aspiration soweit möglich entfernt werden.

PRAXISTIPP

Direkt vor dem Beginn der Untersuchung führt das Untersuchungsteam ein kurzes **Team-Time-out** durch, bei dem der Untersucher nochmals die Patientenidentität überprüft, die Indikation und den Umfang des Eingriffs sowie benötigte Materialen, Besonderheiten und mögliche Komplikationen nennt. Dieses im OP-Bereich seit Jahren übliche Prozedere erhöht die Patientensicherheit und gewährleistet einen möglichst reibungslosen Untersuchungsablauf. Je nach abteilungsintern festgelegtem Umfang des Time-outs empfiehlt sich hier die Verwendung von Checklisten.

Durchführung einer diagnostischen ÖGD

In den meisten Fällen wird die ÖGD unter Sedierung durchgeführt, was v. a. dem Patientenkomfort, aber auch dem steigenden Anteil komplexer therapeutischer Eingriffe geschuldet ist. Voraussetzungen und Rahmenbedingungen einer Sedierung in der Endoskopie sind in der aktuellen S3-Leitlinie (DGVS) beschrieben. Die Sedierung des Patienten wird dabei von einem hierfür entsprechend geschulten Mitarbeiter durchgeführt, der regelmäßig Vitalparameter und Sedierungstiefe kontrolliert und die Medikamentengabe entsprechend anpasst und protokolliert.

Der Beginn der Sedierungsmaßnahmen wird dem Patienten mitgeteilt und direkt im Anschluss der Beißschutzring eingesetzt, der mittels Gummizug am Patientenkopf befestigt wird. Spätestens mit Beginn der Sedierungsmaßnahmen wird der Untersuchungsraum abgedunkelt, um dem Patienten ein entspanntes Einschlafen zu ermöglichen. Währenddessen wird dem Untersucher das ggf. mit Gleitgel versehene Endoskop angereicht. Nachdem eine ausreichende Sedierungstiefe erreicht ist, wird das Endoskop vorsichtig über die Zunge in den Pharynx eingeführt und langsam nach unten abgewinkelt. Auch wenn der Rachen und Kehlkopfbereich nicht die Domäne der gastroenterologioschen Endoskopie ist, sollte insbesondere bei Risikogruppen (chronischer Nikotin-/Alkoholkonsum) eine kurze Beurteilung des Larynx erfolgen, um offensichtliche Tumoren in diesem Bereich zu diagnostizieren.

Nachdem das Gerät vorsichtig durch Kehlkopf und Speiseröhre in den Magen vorgebracht wurde, wird hier eventuell vorhandener Magensaft abgesaugt (Aspirationsschutz). Nachfolgend wird das Gastroskop durch den Pylorus ins tiefe Duodenum vorgeschoben. Um die Schleimhaut des oberen Gastrointestinaltrakts beurteilen zu können, muss dieser durch Gasinsufflation ausreichend entfaltet sein. Nachdem das gegebene Gas am Untersuchungsende größtenteils wieder abgesaugt werden kann, ist die Verwendung von CO_2 als Insufflationsgas bei der diagnostischen ÖGD nicht zwangsläufig geboten, insbesondere bei therapeutischen Eingriffen sollte jedoch Kohlendioxid zum Einsatz kommen. Die Beurteilung des oberen GI-Trakts erfolgt im Regelfall beim langsamen Geräterückzug von distal nach proximal, d. h., im Duodenum beginnend über den Magen zum Ösophagus. Hierbei werden etwaige Verunreinigungen mittels Spülspritze oder Endowasher entfernt und abgesaugt und danach die Schleimhautoberfläche gründlich inspiziert.

Je nach Indikation und Fragestellung werden in den einzelnen Bereichen Proben entnommen. Die Biopsieentnahme erfolgt hierbei einerseits aus auffälligen Arealen (Tumor, Ulzerationen etc.), andererseits aber auch aus makroskopisch unauffälliger Schleimhaut, da ein Teil der gastroenterologischen Erkrankungen (z. B. HP-Gastritis, Morbus Whipple, Zöliakie etc.) häufig nur histologisch nachweisbar ist.

Hierfür wird dem Untersucher (nach erfolgter Funktionsprüfung) eine Biopsiezange angereicht, die dieser langsam durch den Arbeitskanal einführt. Ist die Zange im Lumen sichtbar, wird sie auf Kommando geöffnet und vom Untersucher im Zielbereich vorsichtig in die Schleimhaut gedrückt. Nachfolgend wird die Zange geschlossen und die Biopsie durch ruckartiges Zurückziehen der Zange in den Arbeitskanal entnommen. Sämtliche ärztlichen Anordnungen werden zur besseren Koordination während der Ausführung durch das Assistenzpersonal hörbar wiederholt.

Die entnommenen Proben haben eine Größe von wenigen Millimetern, sodass bei normaler Gerinnungssituation nach kurzer Zeit eine stabile Hämostase eintritt. Die Proben werden in einen mit Patientendaten und Entnahmeort beschrifteten Formalinbehälter gegeben und luftdicht verpackt. Das asservierte Gewebe muss komplett von Formalin bedeckt sein und sollte in der Lösung schwimmen. Nachfolgend wird die Zange in NaCl/Aqua ausgespült und ggf. erneut angereicht.

Am Untersuchungsende wird überprüft, dass die Probenbezeichnung mit den Angaben im Befundbericht übereinstimmt, um kontrollbedürftige Befunde eindeutig zuordnen zu können.

PRAXISTIPP

Für den Nachweis von bakterieller oder viraler DNA/RNA, z. B. Nachweis einer CMV-Infektion mittels PCR, sollten zusätzlich unfixierte Proben asserviert werden (Probe in NaCl geben). Hierfür erfolgt während des Team-Time-out eine entsprechende Angabe durch den Untersucher.

19

Die Untersuchung endet mit der Entfernung des Geräts aus dem Mund, wobei im Pharynx stehende Flüssigkeit und Schleim zur Aspirationsprophylaxe abgesaugt werden. Beim Entfernen des Gastroskops fasst die Assistenz den Schaft mit einer Kompresse und wischt überschüssigen Speichel und Schleim ab, um die Umgebungskontamination zu minimieren.

Nachbereitung des Eingriffs

Unmittelbar nach Beendigung der Untersuchung wird das Endoskop mit reinigender, nicht fixierender Lösung durchgesaugt, je nach Gerätetyp mit einer Wasserschutzkappe versehen und in einer geschlossenen Transportwanne in den Aufbereitungsraum verbracht. Währenddessen versorgt die Sedierungskraft den Patienten, spült den Venenzugang mit NaCl-Lösung und überführt den Patienten in den Aufwachraum, wo er bis zu Entlassung durch den Untersucher weiterhin überwacht wird. Stationäre Patienten werden im Aufwachraum in ihr Bett umgelagert und nach kurzem Arztgespräch zurück auf Station gebracht, wo je nach Untersuchungsverlauf ggf. weiterführende Maßnahmen (Überwachung, Infusionen etc.) durchgeführt werden.

Verläuft die Überwachungsphase unauffällig, können die Patienten ca. 2 Stunden nach Beendigung der Untersuchung wieder essen und trinken. Treten nach der Untersuchung Schmerzen, Fieber oder Schüttelfrost auf, wird zügig der Untersucher oder ein anderer erfahrener Endoskopiker informiert, um weitere Maßnahmen einzuleiten.

Der Patient wird im Entlassungsgespräch auf mögliche Komplikationen und deren Symptome hingewiesen, insbesondere auf Nachblutungen und Anzeichen einer Perforation. Ein entsprechendes Merkblatt mit Verhaltensinformationen und einer Notfalltelefonnummer wird ausgehändigt. Darüber hinausgehende individuelle Maßnahmen und Verhaltensregeln (Wiederaufnahme der Antikoagulation etc.) werden im ärztlichen Befundbericht notiert und vom Untersucher bei Entlassung explizit angesprochen.

19.5.3 Therapeutische Ösophagogastroduodenoskopie

Die Endoskopie des oberen Gastrointestinaltrakts beinhaltet neben der reinen Schleimhautbeurteilung und Probenentnahme eine Vielzahl unterschiedlicher therapeutischer Eingriffe (Blutstillung, PEG-Sondenanlage, Stenosenbehandlung, Stenteinlage, Rekanalisierung von Tumorstenosen etc.), deren individuelle Vorbereitung und Durchführung den Umfang des Kapitels weit übersteigt. Daher wird im Folgenden die Durchführung einer endoskopischen Blutstillung im oberen Gastrointestinaltrakt als Beispiel einer therapeutischen ÖGD ausführlich erläutert.

Durchführung einer therapeutischen ÖGD – Blutstillung im oberen GI-Trakt

Die endoskopische Behandlung einer Blutung im oberen Gastrointestinaltrakt ist ein wichtiger Bestandteil der therapeutischen ÖGD und gehört zu den am häufigsten durchgeführten Eingriffen in der Notfallendoskopie (➤ Abb. 19.6).

Eine Blutung des oGIT liegt definitionsgemäß dann vor, wenn sich die Blutungsquelle oberhalb der Treitz-Flexur befindet. Ungefähr 90 % aller gastrointestinalen Blutungen haben ihre Ursache im oberen Gastrointestinaltrakt.

Typische Ursachen und Symptome einer oberen GI-Blutung sind in ➤ Tab. 19.3 dargestellt.

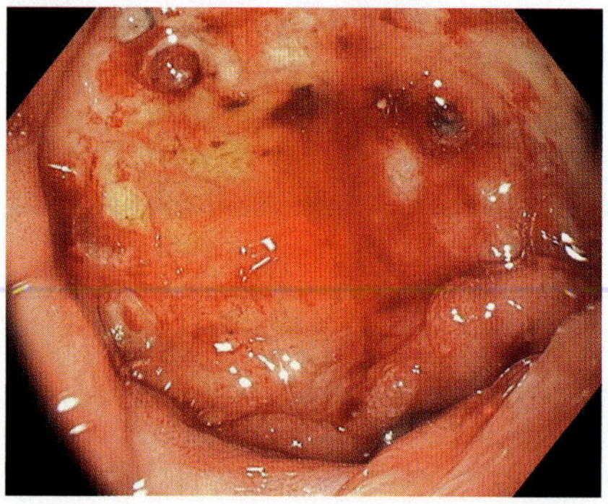

Abb. 19.6 Duodenalulkus [P1292]

Tab. 19.3 Typische Ursachen und Symptome einer akuten oberen GI-Blutung (Auswahl nach Liehn et al. 2014 und Gottschalk et al. 2009)

Ursachen	Symptome
• Magen- und Duodenalulzera • Gastroösophageale Varizen • Gastroduodenale Erosionen • Refluxösophagitis • Mallory-Weiss-Läsionen[1] • Tumorblutung • Angiodysplasien	• Hämatemesis (Erbrechen von Blut/Koageln) • Hämatinerbrechen (kaffeesatzartiges Erbrechen[2]) • Hämatochezie (peranaler Abgang von Blut/Koageln) • Kreislaufinstabilität (bis hin zum hämorrhagischen Schock)

[1] Längseinriss der Ösophagusschleimhaut/des Mageneingangs durch Erbrechen – gehäuft bei Alkoholabsusus/Reflux
[2] Hämatin = schwarzes Pigment, entsteht durch Kontakt von Hämoglobin mit Salzsäure im Magen

Vorbereitung des Arbeitsplatzes/Untersuchungsraums

Die Durchführung einer ÖGD bei oberer Gastrointestinalblutung erfolgt meist als Notfalleingriff und erfordert neben einer umfangreichen technischen Ausstattung auch eine entsprechende Erfahrung des Endoskopieteams im Umgang mit dieser Situation und den notwendigen Materialien. Entsprechend sollte bereits die Vorbereitung eines Notfalleingriffs nur unter strikter Anleitung und Aufsicht von erfahrenem Personal erfolgen.

Bezüglich der allgemeinen Vorbereitung ➤ Kap. 19.5.2.

Grundsätzlich kann die endoskopische Blutstillung mit diversen Methoden und Materialen erfolgen, deren Anwendung u. a. auch von der lokalen Expertise mit diesen Verfahren abhängt. Nachdem die jeweiligen Blutungsursachen zum Teil recht unterschiedlich behandelt werden und die Abschätzung der Blutungsquelle vor Beginn der Endoskopie nur unzureichend möglich ist, müssen für jeden Eingriff grundsätzlich sämtliche Materialien/Methoden vorbereitet bzw. griffbereit sein. Hierfür empfiehlt sich das Richten eines zusätzlichen Notfalltischs.

Folgende endoskopische Blutstillungsverfahren stehen grundsätzlich zur Verfügung:

- Injektion von Adrenalin (Epinephrin)
- Hämoclip-Applikation
- Injektion von Fibrinkleber
- Argon-Plasma-Koagulation (APC)
- Topische Applikation hämostatischer Substanzen (Pulver/Gel)
- **Für die Behandlung von Ösophagus-/Fundusvarizen:**
  - Gummibandligatur
  - Histoacryl™-Injektion
  - Sklerosierung mit Aethoxysklerol™ (Polidocanol) – wird nicht mehr empfohlen!
  - Einsatz von Ösophagusstents/Sonden (Sengstaken- oder Linton-Nachlas-Sonde)

Die genaue Anwendung der einzelnen Verfahren: s. u. (Durchführung der endoskopischen Blutstillung im oberen GI-Trakt).

Zusätzlich sind zur Behandlung der oberen GI-Blutung folgende medizinisch-technische Geräte sinnvoll:

- Ein therapeutisches Gastroskop mit größerem Arbeitskanal (ca. 3,8 mm, je nach Hersteller): ermöglicht effektives Absaugen von Blut/Koageln
- Falls vorhanden, ein sog. Jumbo-Gerät (je nach Hersteller mit Arbeitskanal bis 6 mm): ermöglicht das Absaugen von Nahrungsresten und sehr großen Koageln
- Endowasher: Spülpumpe, die durch den Untersucher mittels Fußpedal gesteuert wird und eine kontinuierlich leistungsstarke Spülung ermöglicht
- Hochfrequenz-Chirurgie-Gerät mit Neutralelektrode: zur Behandlung von Angiodysplasien mittels Argon-Plasma-Koagulation (APC)

Sämtliche Geräte werden vor dem Eingriff auf Funktionstüchtigkeit gemäß MPG geprüft.

PRAXISTIPP

Viele Endoskope besitzen neben dem Arbeitskanal einen zusätzlichen Spülkanal, der jedoch deutlich dünner ausfällt. Wird die Spülpumpe hier angeschlossen, kann der Untersucher gleichzeitig spülen und saugen, allerdings bei deutlich geringerer Spülleistung. Der Anschluss der Spülpumpe am Arbeitskanal ermöglich eine höhere Spülleistung, jedoch nur im Wechsel mit der Absaugung. Welche Konfiguration gewählt wird, sollte daher in Rücksprache mit dem Untersucher entschieden werden.

Vorbereitung des Patienten – Besonderheiten der Sedierung/Patientenüberwachung

Insbesondere bei fulminaten Blutungen findet die Notfallendoskopie häufig auf einer Intensivstation oder im Schockraum statt. Daher erfolgt die Durchführung und Überwachung der Sedierung bzw. Intubationsnarkose i. d. R. durch die intensivmedizinische Abteilung, was dem Endoskopieteam ermöglicht, sich ganz auf die Durchführung der Notfallendoskopie zu konzentrieren.

Sollte die endoskopische Blutstillung in den Räumlichkeiten der Endoskopieabteilung erfolgen, so sind für die Sedierung und Kreislaufüberwachung folgende Gerätschaften vorzubereiten und zu prüfen:

- Sauerstoffbrille mit Wandanschluss, ggf. Nasopharyngeal-Tubus bereitlegen
- Kreislaufüberwachung (RR, Pulsoxymetrie, immer inkl. EKG-Ableitung)
- Separate Absaugpumpe mit Saugkathetern (erhöhte Aspirationsgefahr bei GI-Blutung)
- Notfallwagen, je nach Situation mit bereits vorbereitetem Intubationsset, kreislaufunterstützenden Medikamenten und Infusionen
- Funktionsprüfung der möglichst großvolumigen venösen Zugänge des Patienten

Für die Durchführung der Sedierung und Kreislaufüberwachung während einer Notfallendoskopie sollte immer ein intensivmedizinisch erfahrener Arzt anwesend sein.

Durchführung der endoskopischen Blutstillung im oberen GI-Trakt

Das Einführen und Vorbringen des Endoskops erfolgt in gleicher Weise wie bei einer diagnostischen ÖGD, wenngleich bereits im Ösophagus mit Sichteinschränkungen durch Koagel oder Frischblut gerechnet werden muss. Ist die Blutungsquelle lokalisiert und die endoskopische Sicht ausreichend hergestellt, erfolgt nach Maßgabe des Untersuchers die Anwendung eines oder mehrerer blutstillender Verfahren.

Bei der Anwendung der folgenden Verfahren ist ein zügiges und sicheres Agieren aller Beteiligten erforderlich. Die benötigten Materialien sollten daher griffbereit liegen und routiniert gehandhabt werden.

MERKE

Um während eines Eingriffs, insbesondere in Notfallsituationen, sicher und effektiv arbeiten zu können, müssen alle Beteiligten mit der Funktionsweise und Anwendung der nötigen Materialien vertraut und routiniert sein.

Injektion von Adrenalin (Epinephrin)

Benötigtes Material:

- Adrenalin (Epinephrin) – Ampullen
- NaCl 0,9 %-Ampullen
- Luer-Lock-Spritzen (10 ml)
- Aufzugskanüle
- Unsterile Kompressen

Die Adrenalininjektion ist eine einfach anzuwendende und schnell verfügbare Methode der Blutstillung, sollte jedoch zur Minimierung des Rezidivblutungsrisikos mit einem zweiten, mechanischen oder thermischen, Verfahren kombiniert werden. Der Wirkstoff Epinephrin wirkt gefäßverengend und wird je nach Angabe des Untersuchers in einem Verhältnis von 1 : 10.000 oder 1 : 20.000 aufgezogen und über eine Injektionsnadel im Zielbereich injiziert. Hierfür wird eine Einweginjektionsnadel (Durchmesser und Länge passend zum gewählten Endoskop) zunächst getestet und nachfolgend mit Adrenalinlösung gefüllt angereicht. Die Länge der Kanüle liegt i. d. R. zwischen 3 und 5 mm, bei einem Durchmesser von 0,5–1,0 mm. Die Nadel wird durch einen Schiebemechanismus am Handgriff ausgefahren. Bei vielen Herstellern rastet die Nadel im aus- und eingefahrenen Zustand ein, was versehentliche Verletzungen des Arbeitskanals beim Vorschub verhindern soll.

Der Untersucher führt die Nadel durch den Arbeitskanal ein, bis der Nadeltubus sichtbar ist. Nachfolgend fährt die Endoskopieassistenz die Nadel auf Kommando aus dem Tubus aus. Nachdem die Nadel in den Zielbereich (Ulkusgrund oder blutende Schleimhaut) eingebracht wurde, erfolgt, wiederum auf Kommando, die langsame Injektion der Adrenalinlösung unter hörbarer Angabe der injizierten Milliliter. Auf Anweisung wird die Nadel eingefahren und ggf. weitere Injektionen durchgeführt. Sämtliche Manöver werden durch das Assistenzpersonal während der Durchführung laut hörbar wiederholt.

Hämoclip-Applikaton

Benötigtes Material:
- Hämoclips verschiedener Größe (als Komplettset inkl. Applikator) oder
- Clip-Aapplikator mit separaten Hämoclips
- Unsterile Kompressen

Für die mechanische Blutstillung mittels Hämoclips sind multiple Modelle unterschiedlicher Hersteller auf dem Markt, die grundsätzlich ähnlich funktionieren. Für den Notfalleinsatz sollte ein System gewählt werden, das möglichst mit allen gängigen Endoskopen eingesetzt werden kann und mit dem alle Mitarbeiter vertraut sind. Ein moderner Hämoclip sollte einfach in der Handhabung, mehrfach zu öffnen und auch in ungünstiger Geräteposition drehbar und sicher freizusetzen sein.

Der Vorteil von Einweg-Komplettsets liegt dabei v. a. in der Möglichkeit, den Clip mehrfach zu öffnen und zu schließen, und optimaler Sterilität, während Mehrweg-Clip-Applikatoren mit separaten Clips kostengünstiger in der Anwendung sind.

Der vorbereitete Clip wird dem Untersucher angereicht und langsam durch den Arbeitskanal eingeführt, auf Kommando geöffnet und im Zielgebiet positioniert. Auf Anweisung wird der Clip langsam geschlossen, jedoch noch nicht freigesetzt. Sitzt der Clip gut in der Wand und erzielt den gewünschten Effekt, wird er auf Kommando freigesetzt, andernfalls wird er erneut geöffnet und neu positioniert (gilt nur für mehrfach öffnungsfähige Clips) (➤ Abb. 19.7).

Die Handhabung der abteilungsintern vorhandenen Hämoclips muss geübt und sicher beherrscht werden, da ein versehentlich falsch freigesetzter Clip die Situation verschlechtern oder den Arbeitskanal des Gerätes beschädigen kann.

PRAXISTIPP

Um die nötige Sicherheit im Umgang mit dem Notfallequipment zu erlangen (und zu behalten) sind regelmäßige „Trockenübungen", z. B. mit Probematerial oder abgelaufenen Einwegmaterialien, hilfreich.

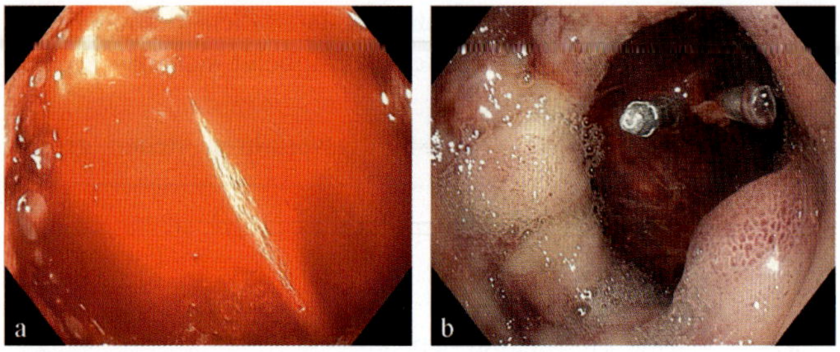

Abb. 19.7 Blutstillung mittels Hämoclip [P1292]

Neben den Standard-Hämoclips, die durch den Arbeitskanal eingebracht werden (sog. Through-the-Scope[TTS]-Clips) sind zudem deutlich größere Hämoclips verfügbar, die ähnlich einer Ligaturkappe (s. u.) auf die Gerätespitze aufgebracht und mittels Seilzugmechanismus freigesetzt werden (sog. Over-the-scope[OTS]-Clips). Diese Clips fassen deutlich mehr Gewebe, haben dementsprechend eine höhere Kompressionsleistung und werden häufig bei konventionell nicht beherrschbaren Blutungen eingesetzt. Die Anwendung dieser Clips sollte zuvor unbedingt im Team trainiert werden, diesbezüglich bieten die verschiedenen Hersteller Workshops und bebilderte Anleitungen an.

Injektion von Fibrinkleber

Benötigtes Material:
- Fibrinkleber-Präparat (von unterschiedlichen Herstellern verfügbar)
- Injektionsnadel (ein- oder doppellumig)
- NaCl 0,9 %-Ampullen
- Luer-Lock-Spritzen (2 ml)
- Aufzugskanülen
- Unsterile Kompressen

Fibrin ist ein körpereigenes Eiweiß, das den Hauptbestandteil von Blutgerinnseln bildet und dessen Vorstufe Fibrinogen bei der endoskopischen Blutstillung direkt in das blutende Areal (meist Ulkusgrund) injiziert wird. Hierbei wirkt die Substanz sowohl gerinnungsfördernd als auch mechanisch durch Kompression des Gewebes infolge der Verdrängung.

Die Lagerung und Zubereitung des Fibrinklebers erfolgt gemäß den spezifischen Herstellerangaben, die Injektion analog zur Adrenalininjektion (s. o.). Wird das Präparat über eine doppellumige Nadel iniziert, werden die beiden Komponenten (Fibrinogen und Thrombin) gleichzeitig über beide Lumina injiziert und verbinden sich im Zielbereich. Bei der Injektion über eine einlumige Nadel wird zunächst Fibrinogen gespritzt, gefolgt von NaCl 0,9 %, nachfolgend Thrombin und abschließend wieder NaCl 0,9 %. Hierdurch wird sichergestellt, dass die Nadel nicht mit Fibrinkleber okkludiert.

Die Anwendung von Fibrinkleber ist gemäß Transfusionsgesetz dokumentationspflichtig.

Argon-Plasma-Koagulation (APC-Behandlung)

Benötigtes Material:
- Hochfrequenz-Chirurgie-Gerät mit APC-Funktion inkl. Neutralelektrode

- Diverse APC-Sonden
- Unsterile Kompressen

Die APC-Behandlung ist ein kontaktfreies thermisches Blutstillungsverfahren, mit dem gezielt, aber auch großflächig, Blutungsquellen behandelt werden können. Die Energieübertragung in das Gewebe erfolgt über einen ionisierten Argon-Gasstrahl (Argonplasma), der unter Verwendung eines speziell ausgerüsteten Hochfrequenz-Chirurgie-Geräts erfolgt. Je nach Hersteller stehen verschiedene Sonden (prograder, zirkulärer oder seitlicher Gasaustritt sowie verschiedene Durchmesser) zur Verfügung. Nach dem Aufkleben der Neutralelektrode und dem Öffnen der Argon-Gaszufuhr wird die angeschlossene Sonde automatisch gespült und nachfolgend vom Untersucher über den Arbeitskanal eingeführt. Die Aktivierung der APC erfolgt über den Fußschalter des HF-Gerätes, wobei die Sonde einige Millimeter aus dem Gerät herausgeschoben sein sollte, um eine Beschädigung der Gerätespitze durch den Argonplasmastrahl zu vermeiden.

Typische Anwendungsbereiche sind Angiodysplasien, Tumorblutungen und diffuse Schleimhautblutungen.

Die Einstellungen am HF-Gerät werden in Absprache mit dem Untersucher vorgenommen (Herstellerangaben beachten).

PRAXISTIPP

Gängige APC-Geräte besitzen eine Argon-Gasflasche im Gehäuse, deren Ventil nach Einsatz der APC unbedingt wieder verschlossen werden muss. Bleibt das Ventil versehentlich offen, entweicht kontinuierlich eine geringe Menge Argongas. Je nach Füllungsstand der Gasflasche ist diese hierdurch bis zum nächsten Einsatz komplett entleert und das APC-Gerät nicht einsatzbereit. Um den Einsatz im Notfall stets gewährleisten zu können, sollte zusätzlich immer eine volle Argon Gasflasche auf Vorrat im Lager sein.

Topische Applikation hämostatischer Substanzen (Pulver/Gel)

Benötigtes Material:

- Hämostatisches Pulver/Gel (von unterschiedlichen Herstellern verfügbar)
- Spritze (100 ml) mit Luft
- Unsterile Kompressen

Seit einigen Jahren stehen zur endoskopischen Blutstillung auch topische Substanzen zur Verfügung, die über ein herstellerspezifisches System auf die Schleimhautoberfläche aufgebracht werden. Der grundlegende Wirkmechanismus dieser Substanzen besteht in der Steigerung der Blutgerinnungsfähigkeit, wobei die genaue Zusammensetzung und Wirkungsweise meist aus patentrechtlichen Gründen unter Verschluss gehalten werden.

Die Applikation der Substanzen erfolgt über einen mitgelieferten Katheter, der über den Arbeitskanal eingeführt wird. Hierbei ist, insbesondere bei der Anwendung der Pulver, darauf zu achten, dass der Arbeitskanal frei von Flüssigkeit ist, die sich beim Einführen im Katheter sammelt, wodurch das Pulver im Lumen verklumpt und den Katheter verstopft. Hierfür empfiehlt es sich, den zuvor leer gesaugten Arbeitskanal mit mehreren Hüben einer luftgefüllten Spritze freizublasen, bevor der Katheter langsam eingeführt wird. Während des Einführens wird der Katheter zusätzlich mit Luft durchgeblasen, um den Eintritt von Flüssigkeit ins Katheterlumen zu verhindern. Die Applikation der Substanzen erfolgt mit einem herstellerspezifischen System. So wird Hämospray™ (Fa. Cook) in einem pistolenartigen Handgriff mittels Gasdruckkartusche geliefert und über einen Druckknopf stoßweise freigesetzt. Die Applikation von EndoClot™ (Fa. MICRO-TECH) erfolgt über einen Behälter, aus dem das Pulver vorsichtig in den Luftstrom eines kleinen Kompressors (Mehrfachprodukt) geschüttet wird (➤ Abb. 19.8). Das Hämostase-Gel PuraStat™ (Fa. 3D MATRIX) wird in einer Fertigspritze geliefert und über einen Katheter auf die Schleimhaut aufgebracht.

Gummibandligatur (Ösophagusvarizenligatur)

Benötigtes Material:

- Ligaturset (Komplettset bestehend aus: Handgriff, Ladekatheter, Zylinder mit Gummiringen und Auslösefaden, ggf. Spüladapter)
- Gleitgel
- Unsterile Kompressen

Für die Ligatur von Ösophagusvarizen stehen verschiedene Systeme unterschiedlicher Hersteller zur Verfügung. Das Grundprinzip besteht darin, dass der Untersucher über einen Seilzugmechanismus am Endoskophandgriff (Drehknopf am Biopsieventil) ein Gummiband von einer Aufsatzkappe an der Gerätespitze freisetzen kann. Das Vorbereiten und Anbringen des Ligatursets am Endoskop erfolgt dabei nach den herstellerspezifischen Angaben. Hierbei ist zu beachten, dass der Auslösefaden nur locker gespannt ist, um ein vorzeitiges Freisetzen der Ringe zu vermeiden. Um das Einführen der Ligaturkappe zu erleichtern, wird häufig etwas Gleitgel aufgebracht.

Bei der Anwendung des Ligatursets wird die Schleimhaut mit dem darunterliegenden Gefäß (Ösophagusvarize) in die Aufsatzkappe eingesaugt und durch einen von der Kappe freigesetzten Gummiring abgebunden. Hierdurch wird der Blutfluss in der Varize unterbrochen, wodurch die Blutung i. d. R. gestoppt wird. Mit diesem System können auch nicht aktiv blutende Ösophagusvarizen behandelt werden, die abgebundenen Gefäße obliterieren im Verlauf einiger Tage (➤ Abb. 19.9).

Histoacryl™-Injektion

Benötigtes Material:

- Histoacryl™-Ampullen je 0,5 ml (Fa. Braun)
- Lipiodol™ Ultra Fluid-Ampullen (Fa. Guerbet)
- Aqua-destillata-Ampullen
- Spitze mit 2 ml Silikonöl
- Aufzugskanülen

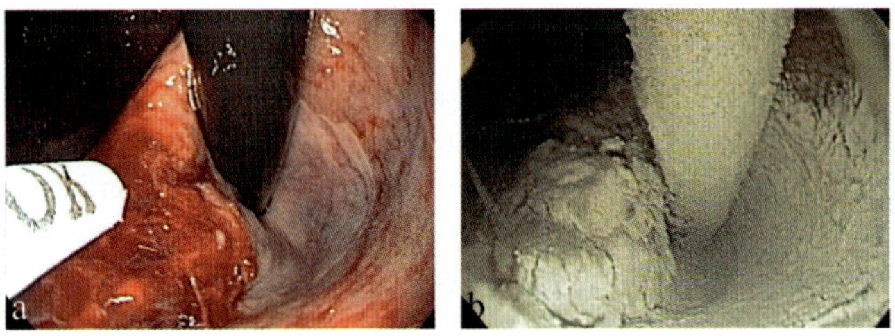

Abb. 19.8 Blutungstillung mittels Hämospray [P1292]

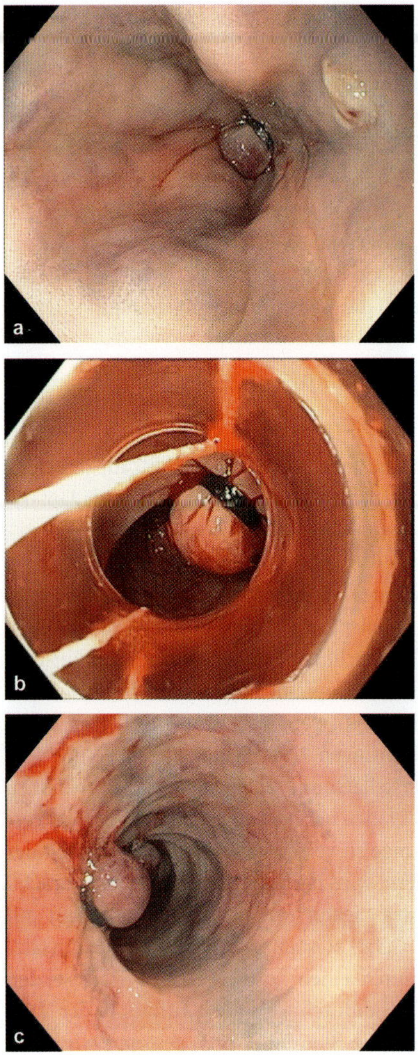

Abb. 19.9 **a** Ösophagusvarizenligatur, white nipple, **b** und **c** Ösophagusvarizen, nach Ligatur [P1292]

- Sklerosierungsnadeln (mind. 2 Stück)
- Luer-Lock-Spritzen (je 2 ml)
- Unsterile Kompressen
- Augenschutz (Brille/Face Shield)
- Schutzkleidung

Die Behandlung einer Varizenblutung mit Histoacryl™ (n-Butyl-2-Cyanoacrylat) erfolgt durch Injektion der Substanz in das Gefäßlumen. Der Wirkstoff muss streng intravasal verabreicht werden, um Gewebsnekrosen zu verhindern. Histoacryl™ ist ein Kunstharz, das bei Blutkontakt binnen Sekunden aushärtet und das Gefäß verschließt.

Die Anwendung erfolgt v. a. bei Fundusvarizenblutungen, in seltenen Ausnahmefällen auch bei Ösophagusvarizen.

Vor der Injektion werden mehrere Portionen Histoacryl™ vorbereitet. Hierfür wird eine Ampulle (0,5 ml) Histoacryl™ im Verhältnis 1:1 mit Lipiodol™ (Fettsäureethylester des jodierten Mohnöls) in eine 2-ml-Luer-Lock-Spritze aufgezogen. Ein größerer Kanülendurchmesser (0,9–1,0 mm) erleichtert das Aufziehen der zähflüssigen Substanz.

Um ein Verkleben des Arbeitskanals zu vermeiden, wird dieser direkt vor dem Einführen der Nadel mit Silikonöl gespült. Das fertige Gemisch (1 Portion = 1 ml) wird auf Kommando über eine Injektionsnadel in die Varize injiziert und die Nadel nachfolgend mit Aqua destillata durchgespült. Der Untersucher muss darauf achten, keinen Kleber in den Arbeitskanal zu saugen und sollte die Nadel erst mit einer Verzögerung von ca. 20–30 Sekunden in den Kanal zurückziehen. In der Regel werden 1–3 Portionen Histoacryl™-Lipiodol™-Gemisch injiziert.

VORSICHT

Ein Augenkontakt mit Histoacryl™ muss unbedingt vermieden werden, da hierdurch bleibende Schäden entstehen können. Daher müssen sowohl bei der Vorbereitung als auch bei der Applikation der Substanz alle anwesenden Personen (inkl. Patient) Schutzbrillen und Schutzkleidung tragen.

Sklerosierung mit Aethoxysklerol™ (Polidocanol)

Bei dieser Therapieform wird ein Sklerosierungsmittel (z. B. Aethoxysklerol™ 0,5–1 % [Fa. Kreussler Pharma]) über eine Injektionsnadel in das Gefäß (intravasal) und/oder in das umgebende Gewebe (paravasal) injiziert. Hierdurch kommt es zu einer entzündlichen Reaktion, die zum Verschluss des Gefäßes und zur Narbenbildung in der Ösophaguswand führt. Dieses Verfahren gilt jedoch aufgrund ungünstiger Langzeitergebnisse als obsolet und wird nicht mehr empfohlen.

MERKE

Aufgrund ungünstiger Langzeitergebnisse (höhere Komplikations- und Rezidivblutungsraten) verglichen zur Gummibandligatur, wird die endoskopische Anwendung von Aethoxysklerol™ zur Behandlung von Ösophagusvarizen in den aktuellen Leitlinien nicht mehr empfohlen.

Einsatz von Ösophagusstents/Sonden (Sengstaken- oder Linton-Nachlas-Sonde)

Benötigtes Material:
- Voll beschichteter Ösophagusstent/spezieller Varizenstent oder
- Sengstaken-/Linton-Nachlas-Sonde
- Ggf. Führungsdraht und Röntgenanlage mit Durchleuchtung
- Gleitgel
- Unsterile Kompressen

Sollte eine Varizenblutung mit den o. g. Methoden (Ligatur/Histoacryl™-Injektion) nicht zum Stillstand kommen, kann zur Behandlung der Ösophagusvarizenblutung ein Stent in den Ösophagus einbracht werden, der die Blutung mechanisch komprimiert. Speziell für diese Indikation wird ein sog. Varizenstent (Danis-Stent™, Fa. ELLA-CS) als Komplettset angeboten. Dieser Stent wird über einen mitgelieferten Führungsdraht eingebracht und kann aufgrund seiner speziellen Bauweise (Magenballon am distalen Ende des Einführungsbestecks) ohne Röntgenkontrolle gelegt werden (siehe Nutzungshinweise des Herstellers). Alternativ ist die (meist röntgengestützte) Anlage eines konventionellen, voll beschichteten Ösophagusstents oder die transnasale Anlage einer Sengstaken-Sonde zur mechanischen Kompression der Ösophagusvarizen möglich.

Bei nichtstillbarer Fundusvarizenblutung erfolgt als Rescue-Verfahren die endoskopisch gestützte Anlage einer Linton-Nachlas-Sonde. Die Herstellerhinweise bezüglich der Sondentherapie (Volumen, Druck und Liegedauer der Sonden) sind unbedingt zu beachten, um Komplikationen zu vermeiden.

Nachbereitung des Eingriffs

Nach dem endoskopischen Eingriff wird der Patient i. d. R. auf eine Überwachungs- oder Intensivstation verlegt, wo eine entsprechende Nachbeobachtung und Weiterbetreuung erfolgt. Die weitere Nachbereitung des Eingriffs entspricht dem üblichen Prozedere (➤ Kap. 19.5.2).

PRAXISTIPP

Insbesondere nach Notfalleingriffen empfiehlt es sich, die durchgeführten Maßnahmen teamintern nochmals zu besprechen, um eventuelle Unsicherheiten oder Fehlerquellen zu erkennen und zukünftige Abläufe zu optimieren.

19.6 Durchführung einer Koloskopie

Die Durchführung einer Koloskopie (sog. Darmspiegelung) ermöglicht die Beurteilung der Schleimhaut und die Behandlung von Schleimhautveränderungen des unteren Gastrointestinaltrakts. Hierbei werden, je nach Indikation, der komplette Dickdarm sowie der distale Anteil des Dünndarms (terminales Ileum) oder nur Teilbereiche des Dickdarms (z. B. Rektosigmoid) mit einem flexiblen Endoskop (Koloskop) untersucht.

19.6.1 Indikationen

Das Spektrum der Indikationen für eine Darmspiegelung ist vielfältig und variiert je nach Größe und Schwerpunkten einer Klinik/Praxis.

Typische Indikationen für eine Koloskopie sind in ➤ Tab. 19.4 aufgelistet.

Je nach Zustand des Patienten können ein Großteil der diagnostischen und ein Teil der therapeutischen Eingriffe ambulant durchgeführt werden. Die häufigste Indikation für die Durchführung einer Koloskopie im ambulanten/niedergelassenen Bereich ist die Vorsorgekoloskopie zur Darmkrebsfrüherkennung, eine sichere und dank breit verfügbarer Sedierung für die Patienten auch gut akzeptable Untersuchung.

Insbesondere für ausgedehnte therapeutische Prozeduren ist eine stationäre Überwachungsmöglichkeit bis zum Folgetag empfehlenswert, sodass ein Großteil der häufig auch zeit- und materialaufwendigen therapeutischen Koloskopien im stationären Bereich stattfindet.

Tab. 19.4 Indikationen für eine Koloskopie (Auswahl, nach Messmann 2014)

Diagnostische Koloskopie	Therapeutische Koloskopie
• Krebsvorsorge (Normalbevölkerung ≥ 50 J.) • Vorsorge bei Risikogruppen (z. B. Polyposis-Syndrome) • Sichtbares oder unsichtbares Blut im Stuhl • Überwachung und Aktivitätsbestimmung bei chronisch entzündlichen Darmerkrankungen • Durchfallabklärung • Schwere Obstipation/Subileus • Unklarer Gewichtsverlust • Eisenmangelanämie • Chronische/rezidivierende Bauchschmerzen • Metastasen unklarer Genese	• Abtragung von Polypen • Mukosaresektion flacher Läsionen • Fremdkörperentfernung • Stenosenbehandlung • Blutstillung • Kolondekompression bei Stenosen oder akuter intestinaler Pseudoobstruktion • Palliative Tumorbehandlung

19.6.2 Durchführung einer Koloskopie – Beispiel Krebsvorsorgekoloskopie

Vorbereitung des Arbeitsplatzes/Untersuchungsraums

Die Vorbereitungsmaßnahmen entsprechen im Wesentlichen denen der Ösophagogastroduodenoskopie (➤ Kap. 19.5). An der Lichtquelle wird ein Koloskop angeschlossen, das in seiner Bau- und Funktionsweise einem Gastroskop ähnelt, jedoch etwas dicker (ca. 12–13 mm) und deutlich länger (130–160 cm) ist. Der größere Arbeitskanal (3,2–3,8 mm) ist für Interventionen ausgelegt und ermöglich eine effektive Saugleistung an der Gerätespitze. Zusätzlich zum Grundtisch sollten eine Makrozange zur bioptischen Entfernung kleiner Polypen sowie gängige Schlingen, Unterspritzungslösung, grundlegende Materialen zur Blutstillung und das HF-Chirurgie-Gerät in Reichweite positioniert sein.

Ebenso wie die Gastroskopie wird auch die Koloskopie in den meisten Fällen unter Sedierung durchgeführt, sodass hier im Vorfeld entsprechende Vorbereitungen zu treffen sind (➤ Kap. 19.4).

Vorbereitung des Patienten

Vor der Koloskopie muss der Dickdarm des Patienten komplett vom Stuhlgang gereinigt werden, um eine möglichst komplette und genaue Beurteilung der gesamten Darmschleimhaut zu ermöglichen.

Die Durchführung einer Koloskopie bei nicht gereinigtem Darm ist mit einem erhöhten Risiko für Darmwandverletzungen bis hin zur Perforation verbunden und sollte nur in Ausnahmefällen (Notfallendoskopie bei vital bedrohlicher unterer GI-Blutung, Kolondekompression bei Tumorstenose etc.) erfolgen.

Zur Darmreinigung stehen verschiedene Abführmedikamente zur Verfügung, die sich v. a. hinsichtlich der Menge der einzunehmenden Abführlösung unterscheiden. So liegt die Trinkmenge der handelsüblichen PEG-haltigen Lösungen bei 1–3 l Abführlösung meist kombiniert mit 1 l frei wählbarer, klarer Flüssigkeit. Die Trinkmenge phosphathaltiger Abführlösungen liegt meist im Bereich von 200–400 ml, wobei hier noch größere Mengen klarer Flüssigkeit zusätzlich getrunken werden müssen, um einen Flüssigkeitsverlust zu vermeiden. Zudem sollten die Patienten in jedem Fall ca. 4–5 Tage vor den Abführmaßnahmen auf körner- und faserhaltige Nahrungsmittel verzichten.

Je nach Untersuchungszeitpunkt empfiehlt sich, insbesondere für Untersuchungen ab dem späten Vormittag, eine gesplittete Einnahme der Abführlösung, sodass die zweite Hälfte der Lösung am Morgen des Untersuchungstages eingenommen wird, was tendenziell zu einer besseren Darmreinigung führt. In jedem Fall ist die Packungsbeilage des Herstellers zu beachten.

Die allgemeinen Vorbereitungsmaßnahmen eines endoskopischen Eingriffs (Begrüßung, Nadel legen, Überprüfung der Einverständniserklärung, Gerinnungsparameter, Medikamente zur Blutverdünnung etc.) sind selbstverständlich auch für eine Koloskopie zu beachten.

Vor Beginn der Untersuchung sollte der Patient, falls nötig, nochmals eine Toilette aufsuchen können, um ggf. Reste der Abführlösung auszuscheiden. Nachfolgend zieht der Patient in der Umkleidekabine eine spezielle Koloskopiehose an, die dem Schamgefühl des Patienten Rechnung trägt und einen unkomplizierten Zugang zum Anus zu ermöglicht.

Für die Koloskopie wird der Patient initial in eine Linksseitenlage gebracht, in der er bequem und stabil auf der Untersuchungsliege liegen kann.

Durchführung einer Koloskopie mit Polypektomie

Findet die Untersuchung in Sedierung statt, wird dem Patienten der Beginn der Sedierungsmaßnahmen mitgeteilt, und der Untersuchungsraum abgedunkelt. Ein entsprechend geschulter Mitarbeiter überwacht während des Eingriffs die Vitalparameter sowie die Sedierungstiefe und passt die Medikamentengabe entsprechend an.

Die Untersuchung beginnt, nachdem eine ausreichende Sedierungstiefe erreicht ist, mit der digital-rektalen Untersuchung des Analkanals durch den Arzt. Hierfür wird durch die Endoskopieassistenz i. d. R. ein Betäubungsmittel-Gel angereicht. Nachfolgend wird die Gerätespitze vorsichtig in das Rektum eingeführt, wobei das Darmlumen durch Gasinsufflation langsam entfaltet wird.

MERKE

Bei der Koloskopie wird Insufflationsgas verwendet, um das Darmlumen zu entfalten. Im Gegensatz zur Gastroskopie kann der Patient dieses Gas am Untersuchungsende nicht einfach durch Aufstoßen entweichen lassen, sodass im Darm verbleibendes Gas häufig Meteorismus und Schmerzen verursacht. Die Verwendung von Kohlendioxid hat diese Problematik für die Patienten deutlich gebessert, da CO_2 viel schneller durch die Darmschleimhaut diffundiert und über die Lunge abgeatmet wird. **Daher sollte bei jeder Koloskopie standardmäßig Kohlendioxid verwendet werden.**

In der Regel erfolgt die Beurteilung der Darmschleimhaut sowie die Biopsieentnahme oder die Behandlung pathologischer Befunde während des Geräterückzugs. Somit ist das initiale Ziel ein zügiges und komplikationsloses Vorbringen des Endoskops in den Zökalpol bzw. das terminale Ileum.

Hierfür haben sich zwei verschiedene Möglichkeiten der Geräteführung etabliert.

Bei Version I (➤ Abb. 19.10) schiebt der Untersucher (wie bei der ÖGD) das Gerät mit der rechten Hand und steuert die Gerätespitze (über die Steuerräder) hauptsächlich mit der linken Hand. Das Assistenzpersonal stabilisiert mit zwei Händen das Gerät unter der Bauchdecke und gibt Rückmeldung über die Gerätelage und eventuelle Schlaufenbildung. Hierbei hat der Untersucher eine direkte Rückkopplung über den Druck, den das Gerät auf den Darm ausübt, und kann zusätzlich durch Drehung des Geräteschafts die Gerätespitze steuern.

Bei Version II schiebt das Assistenzpersonal das Gerät mit der rechten Hand und stabilisiert es mit der linken Hand durch Druck auf die Bauchdecke. Hierdurch hat der Untersucher beide Hände für die Steuerung der Gerätespitze verfügbar, was feinere Bewegungen ermöglicht, jedoch eine gute Koordination und Kommunikation zwischen Untersucher und Assistenzpersonal erfordert.

Wie bereits erläutert, prädisponiert die Anatomie des Kolons, insbesondere im Sigma, aber auch im Bereich der Flexuren, zur Schlaufenbildung, sodass häufig eine manuelle Stabilisierung des Geräteschafts von außen bzw. ein Auflösen der Schlingen durch Geräterückzug notwendig ist (➤ Abb. 19.11). Die externe Kompression der Bauchdecke erfolgt je nach Gerätelage, an unterschiedlichen Punkten. So wird für die Sigmapassage in Linksseitenlage ein Druck unterhalb des Nabels in Richtung linke Beckenschaufel ausgeübt. Weitere Kompressionen, z. B. für die Stabilisierung des Transversums, erfolgen oft in Rückenlage, sodass der Patient während der Untersuchung häufig gedreht wird. Da sedierte Patienten keinen relevanten Tonus der autochtonen Rückenmuskulatur aufweisen, muss die Drehung und Lagerung des Patienten besonders sorgfältig und achsgerecht erfolgen, um Wirbelsäulenschäden zu vermeiden.

Durch regelmäßigen Wechsel zwischen Schieben und Ziehen wird der Darm abschnittsweise über den Geräteschaft aufgefädelt.

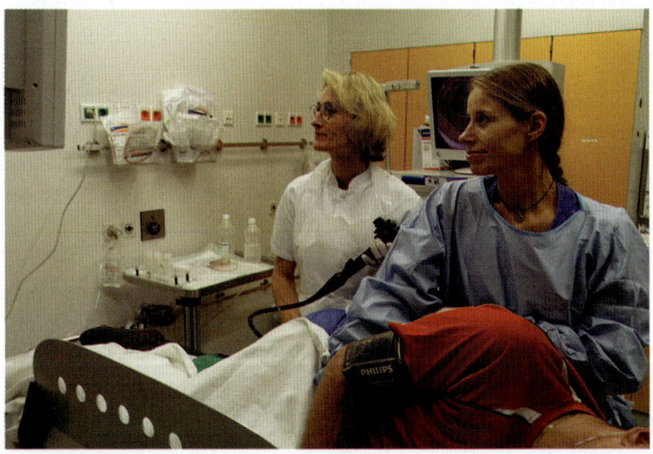

Abb. 19.10 Gerätevorschub durch Arzt oder Assistenzpersonal [P1292]

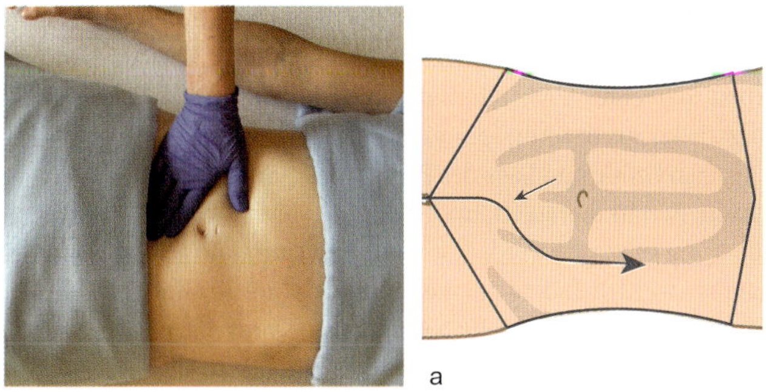

a

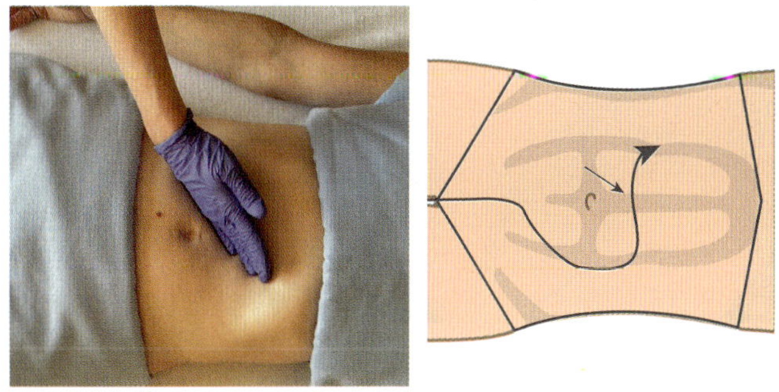

Transversumdruck

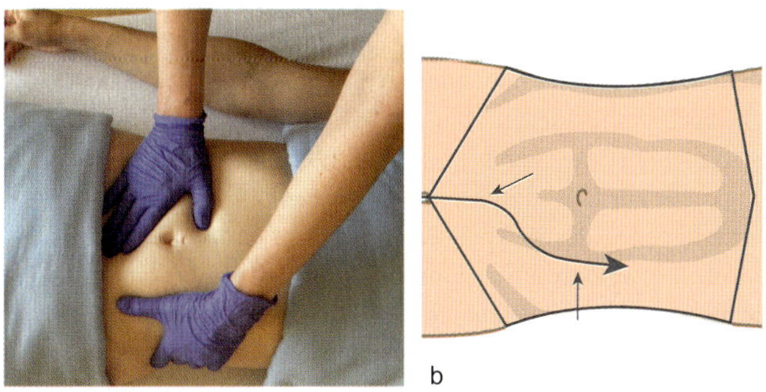

b

Sigmadruck
a Einfacher Sigmadruck in Rückenlage
b Kombinierter Sigmadruck in Rückenlage

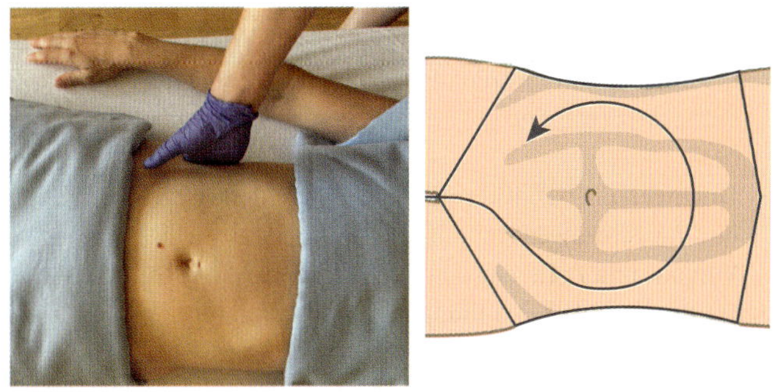

Druck an der rechten Flanke zur Passage der rechten Kolonflexur

Abb. 19.11 Druckpunkte und Schlingenauflösung [O1082]

Unter Einsatz der o. g. Druckpunkte gelingt hierdurch in den meisten Fällen eine zügige Passage ins Zökum. Bei extrem ungünstiger Anatomie, z. B. nach Voroperationen, kann die Untersuchung unter Röntgenkontrolle erfolgen, um trotzdem eine komplette Koloskopie zu erreichen.

Ist der Zökalpol erreicht, wird dieser eindeutig fotodokumentiert und nachfolgend, je nach Fragestellung, die Intubation der Ileozökalklappe vorgenommen. Hierfür ist, insbesondere bei anatomisch ungünstig gelegenem Klappenostium, eine gute Koordination zwischen Assistenzpersonal und Untersucher nötig. So gelingt die Intubation einer von der vom Gerät Richtung Zökalboden abgewandten Klappe häufig nur in halber Inversionsstellung, was langsames, gleichmäßiges und präzises Arbeiten aller Beteiligten erfordert (➤ Abb. 19.12).

Ist das terminale Ileum erreicht, erfolgt nach der Fotodokumentation ggf. die Entnahme von Schleimhautproben. Nach dem Geräterückzug ins Zökum wird dieses und nachfolgend die komplette Dickdarmschleimhaut gründlich inspiziert. Hierbei werden pathologische Befunde dokumentiert und je nach Untersuchungsindikation und Gesamtsituation des Patienten in gleicher Sitzung behandelt.

Im Rahmen der Krebsvorsorgekoloskopie werden Darmkrebsvorstufen (sog. Polypen) entfernt, wobei je nach Größe des Polypen verschiedene Verfahren zur Verfügung stehen. Sehr kleine Polypen (≤3 mm) werden häufig mittels Zangenbiopsien entfernt, wobei hierfür eine Zange mit größeren Branchen (auch Jumbo- oder Makrozange) verwendet werden sollte. Aktuelle Studien zeigen jedoch auch bei kleinen Polypen eindeutige Vorteile der Kaltschlingenabtragung insbesondere im Hinblick auf mögliche Polypenreste, sodass die aktuellen Leitlinien der Europäischen Gesellschaft für Gastrointestinale Endoskopie (ESGE) für kleine Polypen die Abtragung mittels Kaltschlinge (relativ scharfe Schlinge aus dünnem Draht ohne Diatermiestromanwendung) empfehlen (Ferlitsch et al. 2017; ➤ Abb. 19.13).

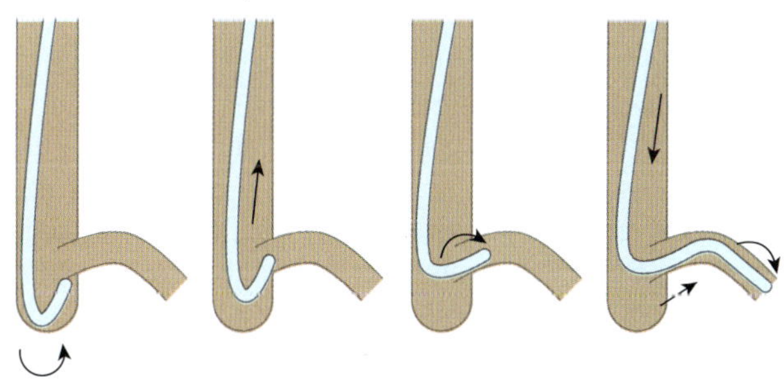

Abb. 19.12 Schematische Darstellung der Ileozökalklappenpassage [L138]

Größere Polypen werden im Regelfall mit Hochfrequenzdiatermieschlingen abgetragen. Hierfür wird eine Neutralelektrode auf den Patienten aufgebracht und eine Kabelverbindung zum Stromgenerator hergestellt. Moderne Generatoren zeigen die Funktionstüchtigkeit der Elektrode im Display an, sodass hier im Falle einer Fehlfunktion eine sofortige Korrektur erfolgen kann. Die Einstellungen am Diatermiestromgerät werden durch den Untersucher überprüft und ggf. angepasst.

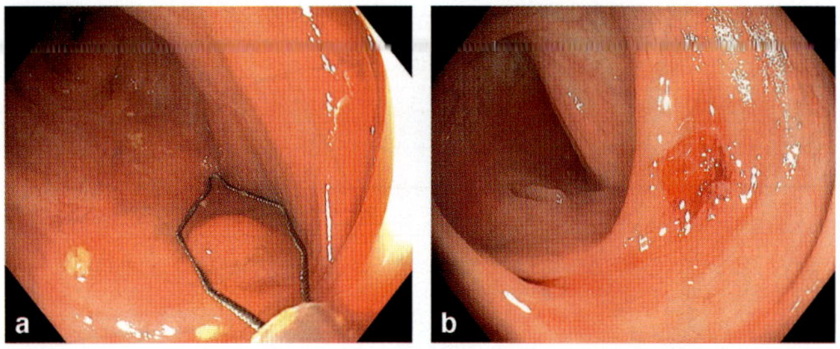

Abb. 19.13 Kaltschlingenabtragung eines kleinen Polypen [P1292]

Je nach Form und Größe des Polypen werden verschiedene Materialien für die Polypektomie benötigt:

- **Injektionsnadel** (z. B. 0,5 mm Durchmesser) mit **Injektionslösung** (NaCl mit Adrenalinzusatz, z. B. 1 : 100.000); ggf. mit Farbzusatz (z. B. Indigokarmin) zum Unterspritzen der Polypenbasis
- **Hochfrequenz-Diathermie-Schlinge:** unterschiedliche Größen und Ausführungen (monofil, geflochten etc.) verfügbar; je nach Vorgabe und Präferenz des Untersuchers
- **Hämoclips** zur Behandlung einer akuten Blutung, Verschluss der Abtragungsstelle/des Polypenstiels (Blutungsprophylaxe), Verschluss von Perforationen oder Markierung der Polypektomiestelle
- **Spritze mit NaCl-Adrenalin-Lösung** (z. B. 1 : 10.000) zur Versorgung einer akuten Blutung
- **Diverse Bergungsinstrumente:** Polypenfalle, Polypengreifer oder Netzkatheter
- **Hochfrequenzdiatermiestromgenerator** inkl. Neutralelektrode und Verbindungskabel zu Stromschlinge und Elektrode

19

In der Regel erfolgt vor der Stromschlingenabtragung eine Flüssigkeitsinjektion in die Polypenbasis. Das Flüssigkeitskissen, das hierbei in der Submukosa gebildet wird, dient als Schutz der tiefer liegenden Muskelschicht (Muscularis propria) gegen Stromschäden und vermindert somit das Perforationsrisiko. Des Weiteren können ungünstig gelegene Polypen durch gezieltes Aufspritzen der Submukosa in eine besser erreichbare Position gebracht werden, wodurch das Fassen des Polypen mit der Schlinge erleichtert wird.

Die Injektionsnadel und nachfolgend die Polypektomieschlinge werden dem Untersucher nach erfolgter Funktionsprüfung angereicht und über den Arbeitskanal eingeführt. Nachdem die Nadel bis an die Endoskopspitze vorgeschoben wurde, wird sie auf Anweisung des Untersuchers und unter optischer Kontrolle durch die Assistenz ausgefahren. Die Injektion der Flüssigkeit in die Submukosa erfolgt auf Anweisung langsam und unter Ansage der Milliliter, die gespritzt werden. Nach Entfernung der Nadel wird in gleicher Weise die Schlinge vorgebracht, geöffnet und in Position gebracht. Das Schließen der Schlinge erfolgt langsam und i. d. R. unter optischer Kontrolle. Sämtliche ärztlichen Anordnungen werden, zur besseren Koordination, während der Ausführung durch das Assistenzpersonal hörbar wiederholt.

Spürt die Assistenz beim Schließen der Schlinge die gefasste Schleimhaut als leichten Widerstand am Handgriff, wird dies dem Untersucher mitgeteilt und diese Position gehalten, um den Polypen nicht rein mechanisch abzutrennen. Der Untersucher appliziert nun über den Fußschalter den Diatermiestrom, während die Schlinge vollends geschlossen wird. Der applizierte Mischstrom enthält neben Schneide- auch relevante Koagulationsanteile, um das Blutungsrisiko aus der Abtragungsstelle zu minimieren.

Je nach Größe und Lage des Polypen ist die Abtragung nach einem Schnitt bereits komplett und der Polyp kann zur histologischen Sicherung geborgen werden. Polypen > 25 mm und flach wachsende Polypen werden häufig in mehreren Fraktionen abgetragen (sog. Piecemeal-EMR), wobei insbesondere bei großflächigen Läsionen zwischen den einzelnen Schnitten erneut Injektionslösung in die Submukosa gespritzt wird (➤ Abb. 19.14).

Tritt im Rahmen der Abtragung eine akute Blutung auf, wird diese mittels Adrenalininjektion und/oder Hämoclips gestillt. Gelingt dies nicht sofort, wird zusätzliches Personal im Raum benötigt, um z. B. den Endowasher oder andere Materialien bereitzustellen.

Je nach individuellem Blutungsrisiko kann auch nach primär komplikationsloser Polypektomie ein Clipverschluss der Abtragungsstelle zur Blutungsprophylaxe erfolgen.

Die Bergung des Polypen ist von dessen Größe abhängig. Kleine Polypen werden durch Einsaugen in den Arbeitskanal im Sieb der Polypenfalle aufgefangen. Größere Polypen werden mit der Schlinge, dem Polypengreifer oder Netzkatheter geborgen, wobei das Gewebe weder gequetscht noch zerteilt werden sollte. Durch die Verwendung dieser Bergeinstrumente ist die endoskopische Sicht relevant eingeschränkt, wodurch die Darmschleimhaut beim Rückzug nicht ausreichend beurteilt werden kann. Folglich ist ein erneutes Vorspiegeln bis zur Abtragungsstelle notwendig, was meist problemlos gelingt. Werden beim Geräterückzug weitere Polypen gefunden, werden diese i. d. R. ebenfalls abgetragen. Findet sich beim Geräterückzug ein Tumor oder ein nicht abgtragbarer Polyp, werden Proben zu histologischer Sicherung und Differenzierung des Befundes entnommen (➤ Abb. 19.15).

Die Resektate werden zur histopathologischen Untersuchung in Formalinbehältern asserviert. Je nach Fragestellung werden v. a. große oder flache Polypen auf Kork aufgespannt. Das asservierte

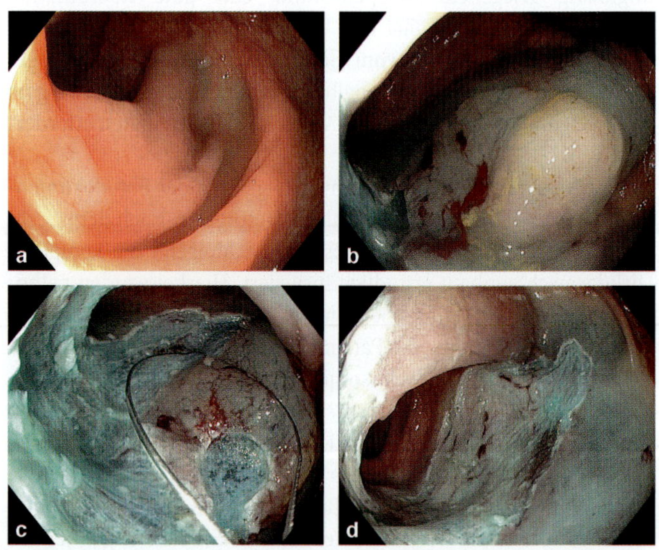

Abb. 19.14 Piecemeal-Resektion eines großen Polypen [P1292]

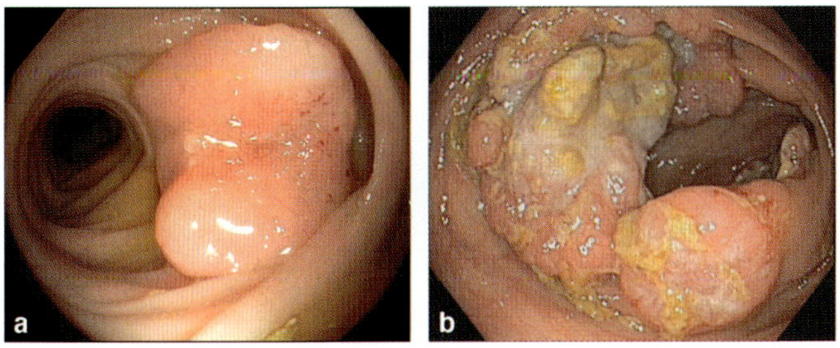

Abb. 19.15 **a** Kolonkarzinom Frühstadium, **b** Kolonkarzinom semizirkulär [P1292]

Gewebe muss komplett von Formalin bedeckt sein und sollte in der Lösung schwimmen, ggf. muss hierfür ein größerer Behälter gewählt werden.

Die Beschriftung der Probenbehälter muss eindeutig und gut lesbar sein und neben den Patientendaten eine fortlaufende Nummerierung sowie die Position des Polypen enthalten (z. B. „Sigma I" oder „45 cm ab ano"). Am Untersuchungsende wird überprüft, dass die Probenbezeichnung mit den Angaben im Befundbericht übereinstimmt, um im Falle eines kontrollbedürftigen oder operationswürdigen Befundes (z. B. Mikrokarzinoms im Polypen) eine eindeutige Lagezuordnung zu ermöglichen.

Die Untersuchung endet mit der Entfernung des Geräts aus dem Rektum, wobei zuvor möglichst viel Gas aus dem Lumen abgesaugt wird. Beim Entfernen des Koloskops fasst die Assistenz den Schaft mit einer Kompresse und wischt anhaftende Flüssigkeit und Stuhlgang ab, um die Umgebungskontamination zu minimieren.

Nachbereitung des Eingriffs

Die Nachbereitung einer Koloskopie unterscheidet sich nicht wesentlich von der einer Ösophagogastroduodenoskopie (➤ Kap. 19.5.2 und ➤ Kap. 19.5.3).

In der Regel ist die Abtragungsstelle einer Polypektomie nach ca. 14 Tagen abgeheilt. Bis dahin sollte der Patient auf regelmäßigen Stuhlgang ohne Blutungszeichen achten. Das histopathologische Ergebnis der Abtragung sowie das Kontrollintervall für die nächste Untersuchung wird im Verlauf durch den Untersucher mitgeteilt.

19.7 Weiterführende Untersuchungstechniken

Die oben beschriebenen Untersuchungsabläufe gehören zum Basisrepertoire einer Endoskopieabteilung, dessen Vorbereitung und Assistenz im Rahmen der OTA-Ausbildung erlernt und beherrscht werden sollte. Darüber hinausgehende Untersuchungsmethoden wie z. B. ERCP, Endosonografie oder Enteroskopie können über die weiterführende Fachliteratur im Anhang erkundet werden.

LITERATUR

Block B, Schachschal G, Schmidt H. Der Gastroskopie-Trainer. 2. A. Stuttgart: Thieme, 2005.

Denzer et al. S2k-Leitlinie Qualitätsanforderungen in der gastrointestinalen Endoskopie AWMF Register Nr. 021–022. Z Gastroenterol, 2015; 53: E1-E227.

Ferlitsch M et al. Colorectal polypectomy and endoscopic mucosal resektion (EMR): European Society of Gastrointestinal Endoscopy (ESGE) Clinical Guideline. Endoscopy 2017; 49.

Gottschalk U, Kern-Waechter E, Maeting S. Endoskopieassistenz. Stuttgart: Thieme, 2009.

Götz M et al. S2k-Leitlinie Gastrointestinale Blutung. Z Gastroenterol, 2017; 55: 883–936.

Jenssen C et al. Kursbuch Endosonographie. 2. A. Stuttgart: Thieme, 2018.

Keymling M, Kohler B, Kübke H. Das ERCP-Buch. Stuttgart: Thieme, 2013.

Liehn M et al. OTA-Lehrbuch. 2. A. Heidelberg: Springer, 2018.

Messmann H. Lehratlas der Koloskopie. 2. A. Stuttgart: Thieme, 2014.

Riphaus A et al. Update S3-Leitlinie „Sedierung in der gastointestinalen Endoskopie" 2014 (AWMF-Register-Nr.021/014). Z Gastroenterol, 2015; 53: 802–842.

KAPITEL

20 In der Anästhesie unterstützen

Daniel Röder

20.1 Begriffserläuterungen

Der Begriff „Anästhesie" bedeutet „Empfindungslosigkeit" und beschreibt einen Zustand, in dem schmerzhafte oder anderweitig unangenehme medizinische Eingriffe erduldet werden können. Dieser wird erreicht durch vollständigen Bewusstseinsverlust während einer Allgemeinanästhesie (sog. Vollnarkose) oder beim wachen Patienten durch Betäubung einer umschriebenen Körperregion (Lokal-/Regionalanästhesie).

Während einer Narkose ist der Patient nicht erweckbar (Hypnose), hat keine Schutzreflexe (Reflexdämpfung), atmet nicht spontan (Apnoe) und hat kein Erinnerungsvermögen (Amnesie). Dadurch nimmt er auch Schmerzreize nicht bewusst wahr. Dennoch reagiert der Körper mit einer vegetativen Stressreaktion, Blutdruck und Herzfrequenz können massiv ansteigen. Deshalb gehört bei schmerzhaften Eingriffen zur Allgemeinanästhesie immer auch eine Schmerztherapie (Analgesie).

VORSICHT

Bewusstseinsverlust bedeutet nicht Schmerzfreiheit!

Die Wirkung hypnotisierender Medikamente ist dosisabhängig: Geringe Mengen erzeugen nur einen Dämmerschlaf: Der Patient ist erweckbar, Atmung und Schutzreflexe bleiben weitgehend erhalten. Man spricht dann von „Sedierung" bzw. in Kombination mit einem Schmerzmittel von „Analgosedierung".

Relaxierung ist die medikamentöse Erschlaffung der willkürlichen Muskulatur inkl. der Atemmuskulatur. Sie darf nur während einer Allgemeinanästhesie und erst nach dem vollständigen Bewusstseinsverlust angewandt werden.

20.2 Geschichte der Anästhesie

Schmerz ist eine Urerfahrung des Menschen. Ebenso alt ist seine Suche nach schmerzlindernden Mitteln und Maßnahmen. Alkohol wurde in Mesopotamien zu diesem Zweck bereits vor 5.000 Jahren verwendet. Die Sumerer begannen mehr als 3.000 Jahre v. Chr. damit, Klatschmohn zu kultivieren und daraus Opiumsaft zur Schmerzlinderung zu gewinnen. Um die Zeitenwende nutzten Griechen und Römer vor schmerzhaften Eingriffen Getränke aus alkaloidhaltigen

Nachtschattengewächsen wie der Gemeinen Alraune. Im Mittelalter ließen arabische Ärzte erstmals Dämpfe inhalieren, indem ein Schwamm mit anästhetisch wirksamen Flüssigkeiten getränkt und auf Nase und Mund von Patienten aufgelegt wurde. Die Kombination aus Opium, Alkohol und „Schlafschwämmen" war bis weit in die Neuzeit ein geläufiges Anästhesieverfahren in Asien, Europa und Amerika.

Äther war seit dem 16. Jahrhundert als berauschende, schlafinduzierende und schmerzlindernde Substanz bekannt, wurde aber v. a. als Freizeitdroge verwendet. Im Jahr 1800 wurde das Stickoxid N_2O als schmerzlinderndes Gas mit euphorisierender Wirkung beschrieben und fortan „Lachgas" genannt. Beide Substanzen bereiteten den Weg zur modernen Anästhesiologie: Am 16. Oktober 1846 wurde in Boston erstmals öffentlich eine Operation in Inhalationsnarkose durchgeführt. Seither ermöglicht die Anwendung von Lachgas und Äthervarianten weltweit die schmerzfreie Durchführung von Operationen aller Art.

Gleichzeitig wuchs der Wunsch, auch für Operationen an wachen Patienten Schmerzfreiheit zu erzielen. Aus der südamerikanischen Inka-Kultur war bekannt, dass Schamanen bei einer Operation Blätter des Coca-Strauches kauten und den Speichel dann zur Schmerzlinderung in die Wunden spuckten. Mit Isolation der Wirksubstanz Kokain begann im ausgehenden 19. Jahrhundert das Zeitalter der modernen Regionalanästhesie: Kokainlösungen wurden in die Brusthöhle eingebracht, um Pleuritisschmerzen zu lindern, ermöglichten Augenoperationen durch Beträufeln von Horn- und Bindehaut und betäubten immer größere Körperregionen durch Injektion unter der Haut, in der unmittelbaren Umgebung von Nerven(-geflechten) oder rückenmarksnah durch Gabe in den Wirbelkanal.

Zunächst waren es die Operateure selbst, die für ihre Eingriffe die Anästhesie durchführten. Mit zunehmender Weiterentwicklung der Anästhesieverfahren etablierte sich ein eigenes medizinisches Fachgebiet, die „Anästhesiologie". Der Operateur kann sich seither auf den Eingriff fokussieren, während der Anästhesist neben der Sicherstellung der Schmerzfreiheit die Vitalparameter des Patienten überwacht und die Homöostase aufrechterhält. Die Weiterbildung zum Facharzt für Anästhesiologie begann in Deutschland im Jahre 1953 mit der Gründung der Deutschen Gesellschaft für Anästhesiologie und Intensivmedizin (DGAI). Sie dauert fünf Jahre und wird in einem Krankenhaus mit entsprechender Berechtigung absolviert.

20.3 Die Stellung der Anästhesiologie in der Krankenversorgung

Heute umfasst die Anästhesiologie

- die Vorbereitung, Durchführung und Nachüberwachung von Anästhesieverfahren,
- die Überwachung und Therapie von kritisch Kranken auf einer Intensivstation,
- die Ausbildung und Bereitstellung von Notärzten und innerklinischen Notfallteams,
- die multimodale Behandlung von akuten und chronischen Schmerzen sowie
- die palliativmedizinische Linderung von Leiden unheilbar Erkrankter.

Anästhesisten sollen bei allen Eingriffen und Verfahren hinzugezogen werden, bei denen die Schutzreflexe der Patienten oder ihre Vitalfunktionen (Bewusstsein, Kreislauf, Atmung) erheblich beeinträchtigt werden könnten. Das gilt besonders bei Eingriffen an schwer vorerkrankten Patienten sowie bei allen Narkosen und rückenmarksnahen Regionalanästhesien, wo es mitunter zu erheblichen Blutdruckabfällen kommt. Gemäß einer gemeinsamen Vereinbarung der nationalen Fachgesellschaften für Anästhesiologie und Chirurgie gilt während der gesamten perioperativen Phase das Gebot der kollegialen und vertrauensvollen Zusammenarbeit, ebenso aber auch eine strikte Aufteilung der Tätigkeiten und Verantwortlichkeiten. Der Anästhesist ist während des Eingriffs für den Erhalt und die Wiederherstellung aller lebenswichtigen Körperfunktionen (Kreislauf, Atmung, Körpertemperatur, Gerinnung, Nierenfunktion etc.) zuständig. Jedes Fach haftet gegenüber dem Patienten jeweils nur für seinen Aufgabenbereich und hat kein Weisungsrecht gegenüber dem Personal der anderen Disziplin. Für die Verantwortung gemeinsamer Maßnahmen (z. B. bei der Operationslagerung) wird auf ➤ Kap. 21 verwiesen.

Die Anästhesieabteilung eines Krankenhauses besteht i. d. R. aus einem Chefarzt und Oberärzten, die die fachliche und organisatorische Verantwortung für einzelne Bereiche der Abteilung tragen (OP-Trakt, Intensivstation, Schmerzklinik, Notfallversorgung etc.). Gemeinsam mit weiteren Fachärzten und in der Weiterbildung befindlichen Assistenzärzten erbringen sie die anästhesiologischen Leistungen in der Patientenversorgung. Hierbei werden sie unterstützt von Fachpflegekräften für Intensiv- und Anästhesiepflege oder anästhesietechnischen Assistenten (ATA). In Intensivstationen und Ambulanzen (Anästhesieaufklärung, Schmerztherapie) werden zusätzlich medizinische Fachangestellte und speziell ausgebildete Pain Nurses eingesetzt. Ärztliche Mitarbeiter sind den nichtärztlichen Mitarbeitern in medizinischen Aspekten weisungsbefugt.

Alle anästhesiologischen Leistungen, die über eine Beratung hinausgehen, sollen in einem Anästhesieprotokoll dokumentiert werden, auf dem u. a. die beteiligten Personen, verwendete Medikamente und Hilfsmittel sowie alle erfassten Vitalparameter der Patienten während der Prozedur vermerkt werden, idealerweise in elektronischer Form. Die Erfassung anästhesiologischer Zeitmarken bei Operationen ist ein wichtiges Steuerinstrument für die Prozessoptimierung in Operationseinheiten.

20.4 Präoperative Anästhesievisite

Jeder Patient, bei dem ein Eingriff mit Anästhesiebeteiligung geplant wird, muss zuvor anästhesiologisch visitiert werden. Hier sucht der Anästhesist nach Risikofaktoren für lebensbedrohliche Komplikationen.

Die präoperative Risikoevaluation und die daraus gezogenen Festlegungen für die perioperative Überwachung und Therapie tragen wesentlich zur Sicherheit und damit zum Überleben der Patienten bei. Die anästhesieassoziierte Sterblichkeit ist in den vergangenen

Jahrzehnten erheblich gesunken und liegt aktuell bei etwa einem Todesfall auf 125.000 Anästhesieverfahren.

Unmittelbare Todesursachen im operativen Setting sind das Kreislaufversagen, der Sauerstoffmangel und ein erheblicher Blutverlust. Der Anästhesist wird also in einer fokussierten Anamnese und körperlichen Untersuchung v. a. nach Hinweisen für Herz- und Lungenerkrankungen, nach anatomischen Besonderheiten des Atemweges, Gerinnungsstörungen und anderen Faktoren suchen, die solche Komplikationen begünstigen. Gegebenenfalls sind vor dem Eingriff Rückfragen bei vorbehandelnden Ärzten oder weitere technische Untersuchungen (z. B. Laborbestimmungen, EKG, Echokardiografie, Lungenfunktionstest) notwendig, um sich ein klareres Bild vom Risikoprofil des Patienten machen zu können.

Die American Society of Anesthesiologists (ASA) teilt Patienten gemäß ihrem präoperativen körperlichen Zustand in sechs Risikogruppen ein. Diese **ASA-Klassifikation** (➤ Tab. 20.1) wird wegen ihrer Einfachheit auch über die Anästhesiologie hinaus sehr häufig verwendet, um das Risiko des Patienten abzuschätzen, in der perioperativen Phase Komplikationen zu erleiden oder zu versterben.

Besonderes Augenmerk erfordern Patientengruppen, mit denen ein informativer Austausch nicht uneingeschränkt möglich ist. Dazu gehören u. a. Kinder, sedierte, demente, sehr betagte, geistig oder psychisch Erkrankte und der deutschen Sprache nicht ausreichend mächtige Patienten.

Nach Würdigung aller Befunde wählt der Anästhesist schließlich das Anästhesieverfahren aus, das für diesen Patienten und seinen geplanten Eingriff am besten geeignet ist. Zudem legt er fest, welche Überwachungsmaßnahmen während und nach der Operation geboten sind und welche Medikamente vor dem Eingriff pausiert oder zusätzlich gegeben werden sollen. Dazu gehören sedierende Präparate, die bei aufgeregten oder besorgten Patienten (inkl. Kindern) eine angstfreie Anästhesieeinleitung ermöglichen sollen. Meist werden orale Benzodiazepine verordnet (z. B. Midazolam), bei Kleinkindern ist auch die rektale oder nasale Gabe üblich.

Aus der präoperativen Medikamentenverordnung entstand der Begriff „Prämedikation", der heute irreführenderweise als Bezeichnung für die gesamte präoperative Visite gebraucht wird. Häufig finden diese Visiten nicht mehr am Patientenbett statt, sondern in einer sog. Prämedikationsambulanz.

Tab. 20.1 ASA-Klassifikation

ASA 1	Gesunder Nichtraucher
ASA 2	Milde Erkrankungen ohne funktionelle Einschränkungen (z. B. Raucher, Schwangere, gut eingestellter Bluthochdruck oder Diabetes)
ASA 3	Ernste systemische Erkrankung, die aber noch nicht lebensbedrohlich ist (z. B. COPD, Alkoholmissbrauch, koronare Herzkrankheit, morbide Adipositas)
ASA 4	Ernste, lebensbedrohliche Erkrankung (z. B. Herzinfarkt, Schlaganfall, Sepsis)
ASA 5	Verstirbt ohne Eingriff innerhalb der nächsten 24 Stunden (Polytrauma, Aortendissektion, Hirnmassenblutung, ausgedehnte Darmischämie)
ASA 6	Hirntoter Patient vor der Organentnahme

Das geplante Anästhesieverfahren, die Befunde der Anästhesievisite und alle perioperativen Anordnungen werden auf einem Papierprotokoll oder in einem elektronischen Dokumentationssystem vermerkt.

20.5 Der Anästhesiearbeitsplatz

Anästhesisten arbeiten nicht nur in Operationseinheiten. Sedierungen und Kurznarkosen können nahezu überall durchgeführt werden, wo Strom und Sauerstoff verfügbar sind: in der Radiologie (CT, MRT, Angiografie), in der Endoskopie (Gastro-, Koloskopie) oder in anderen Eingriffsräumen für kurze therapeutische Maßnahmen (z. B. Bestrahlungen, Portanlagen, Reposition luxierter Gelenke, Elektrokrampftherapie, ambulante Eingriffe).

Die Anforderungen an einen Anästhesiearbeitsplatz sind in europäischen Richtlinien und nationalen Empfehlungen festgelegt. Unabhängig vom geplanten Anästhesieverfahren muss immer ein Beatmungssystem bereitstehen, das Menge und Konzentration der Ein- und Ausatemgase misst und über Schutzvorkehrungen (z. B. Absaugung) und Alarmfunktionen verfügt. Im Fall eines technischen Defekts soll an jedem Beatmungsgerät ein manueller Beatmungsbeutel vorgehalten werden. Bei Ausfall der zentralen Gasversorgung sollen Sauerstoffflaschen in Reichweite sein.

20.5.1 Basisüberwachung

Jedes Anästhesieverfahren verlangt die Beobachtung der Vitalfunktionen Herzfrequenz, Blutdruck und Atmung. Die hierzu verwendeten Messgeräte müssen Alarmsignale geben, sobald vordefinierte Grenzen über- oder unterschritten werden.

Das **Elektrokardiogramm** (EKG) leitet die Herzströme an der Hautoberfläche ab. Üblicherweise werden drei bis fünf Elektroden auf dem Rumpf aufgeklebt und die Stromwellen auf einem Monitor angezeigt. Die Änderung von Herzfrequenz, Rhythmus und Kurvenverlauf kann frühzeitig auf lebensbedrohliche Zustände hinweisen (z. B. Herzinfarkt, Kreislaufstillstand).

Die nichtinvasive Blutdruckmessung nach Riva-Rocci (NIBP, RR) wird meist über eine Oberarmmanschette durchgeführt, die sich in regelmäßigen Zeitintervallen mit Luft füllt. Beim Entlüften entsteht ein arterielles Strömungsgeräusch, aus dem der systolische und diastolische Blutdruckwert abgeleitet wird.

Das Pulsoximeter ist eine Klammer, die meist über einem Fingernagel oder am Ohrläppchen angebracht wird. Es misst, wie häufig eine Blutwelle an einem Sensor vorbeifließt (Puls) und zu welchem Anteil das darin enthaltenen Hämoglobin mit Sauerstoff gesättigt ist (Oximetrie). Pulswelle und Sättigung werden auf einem Monitor als Kurve bzw. Prozentwert angezeigt und als akustisches Signal wiedergegeben. Die Höhe des Pulstones ändert sich mit dem Wert der gemessenen Sauerstoffsättigung. So kann ein Sättigungsabfall „gehört" werden, ohne den genauen Zahlenwert auf dem Monitor ablesen zu müssen (➤ Abb. 20.1).

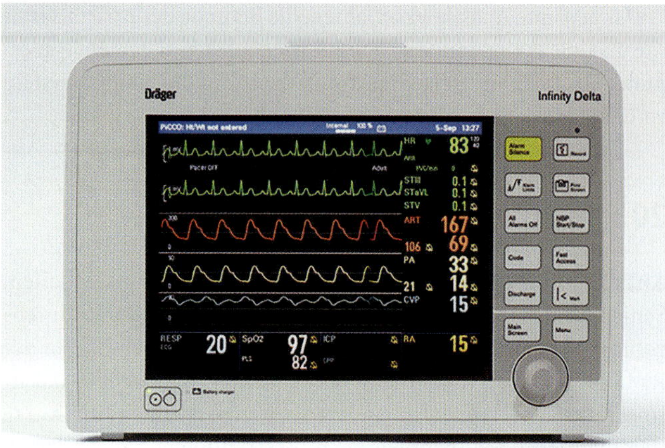

Abb. 20.1 Monitor mit EKG, Blutdruck und Sättigung [V749]

20.5.2 Gefäßzugänge und erweitertes Monitoring

Ein **zentraler Venenkatheter** (ZVK) ist ein Gefäßzugang, der in eine Hals-, Arm- oder Leistenvene eingelegt wird und mit der Spitze bis nahe an das Herz reicht. Mit seiner Hilfe können Herz-Kreislauf-wirksame oder stark venenreizende Medikamente (z. B. Kalium, Ernährungslösungen) gegeben und der zentrale Venendruck gemessen werden. Um Fehlpunktionen (v. a. in benachbarte Arterien oder Nerven) zu vermeiden, wird die Anlage unter Ultraschallkontrolle empfohlen. Die korrekte Lage wird kontrolliert durch die Ableitung eines EKG an der Spitze des ZVK, wo die Vorhofableitung (P-Welle) typischerweise genauso hoch ausschlägt wie die der Kammer (QRS-Komplex).

Bei kardiovaskulär vorerkrankten Patienten oder während ausgedehnter Eingriffe können durch plötzliche Volumenverschiebungen (Blutung, Lageänderung) drastische Kreislaufprobleme auftreten. In diesen Fällen wird der Blutdruck durch einen intraarteriell einliegenden Katheter kontinuierlich gemessen. Dazu punktiert man häufig die A. radialis oder brachialis, seltener die A. femoralis. Der Zugang ermöglicht außerdem arterielle Blutentnahmen, die der Beurteilung des Gasaustausches dienen (arterielle Blutgasanalyse, BGA). Wenn durch die Narkoseeinleitung selbst bereits Kreislaufprobleme befürchtet werden, wird der arterielle Katheter vor Anästhesiebeginn in Lokalanästhesie angelegt.

Bei speziellen Fragestellungen und kardialen Hochrisikopatienten kann mit einem zentralvenös eingebrachten Katheter in der Pulmonalarterie (PAK, Swan-Ganz-Katheter) Gefäßdrücke im Lungenkreislauf gemessen oder durch eine transösophageal eingebrachte Echokardiografiesonde (TEE) die Ventil- und Pumpfunktion des Herzens und die thorakale Aorta beobachtet werden.

Großlumige venöse Zugänge werden bei erwartet hohem Volumenverlust oder Transfusionsbedarf gelegt. Über einen doppellumigen Shaldon-Katheter kann bei Bedarf auch eine Dialysebehandlung durchgeführt werden.

Die Ableitung von Hirnströmen (Elektroenzephalogramm [EEG], Bispektralindex [BIS]) gibt Aufschluss über die Gehirnaktivität eines sedierten Patienten. So kann eine ausreichende Narkosetiefe gewährleistet werden, ohne unnötig hohe Dosierungen von Anästhetika zu verabreichen.

20.5.3 Anästhesiewagen

Zur Vereinheitlichung ihrer anästhesiologischen Arbeitsplätze legen Kliniken eine Standardausstattung für Anästhesiewagen fest. Er bevorratet alle Medikamente, Instrumente und Verbrauchsmaterialien, die während einer Anästhesie oder zur Behandlung von Notfällen benötigt werden. Dazu zählen Elektroden für EKG, Relaxometrie und Hirnstrommessung, Blutdruckmanschetten, Desinfektionsmittel, periphervenöse Verweilkanülen, Tupfer und Pflaster, Spritzen, Kanülen und Infusionsleitungen mit Dreiwegehähnen und Verschlussstopfen, Gesichtsmasken, naso- (Wendl-) und oropharyngeale (Guedel-) Tuben, Atemwegshilfen (Larynxmasken, Endotrachealtuben) mit Fixierungshilfen, Laryngoskopiespatel, ein Cuffdruckmessgerät, Magensonden, Absaugkatheter und Temperatursonden.

20.5.4 Weitere Ausstattung

Spritzenpumpen ermöglichen die kontinuierliche Medikamentengabe am Eingriffsort, ein konvektives Wärmegerät trägt über Decken oder Matten zum Erhalt der Körpertemperatur in kühler OP-Umgebung bei. Daneben sollen ein Thermometer, Defibrillator, Blutzuckermessgerät und Relaxometer (➤ Abb. 20.2) in Reichweite jedes Anästhesiearbeitsplatzes stehen. In jedem OP-Trakt sollte zudem ein Druckinfusionssystem, ein Ultraschallgerät mit Echokardiografie, ein Bronchoskopiewagen und ein Videolaryngoskop vorgehalten werden. Idealerweise haben alle Geräte und Monitore eine Notfallbatterie und funktionieren auch während eines Stromausfalls.

DEFINITION

Relaxometer (➤ Abb. 20.2): Über Hautelektroden werden elektrische Impulse an einen Muskel oder Nerv abgegeben. Aus Anzahl und Stärke der ausgelösten Kontraktionen wird gemessen, ob noch eine Restwirkung von Muskelrelaxanzien besteht oder sich die Muskelkraft vollständig erholt hat.

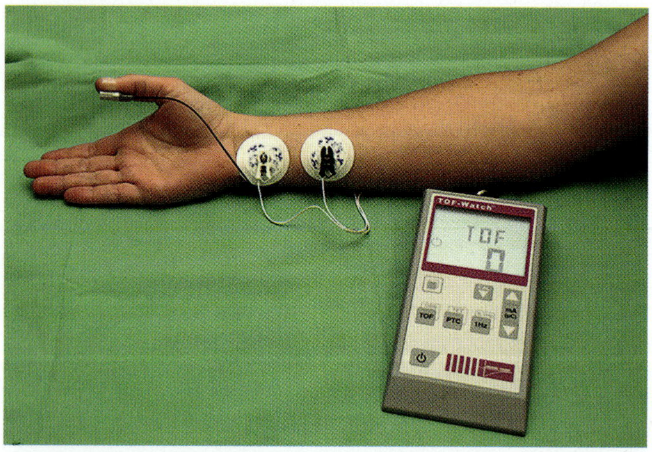

Abb. 20.2 Relaxometer [M582]

20.6 Allgemeinanästhesie

20.6.1 Vorgehen, Vorbereitung, Instrumente, Medikamente

Die Allgemeinanästhesie ist ein Verfahren, das grundsätzlich für jeden Eingriff und bei jedem Patienten angewandt werden kann. Die erwünschte Empfindungslosigkeit wird erzielt durch Medikamente, die auf das zentrale Nervensystem wirken. Sie führen dort zum Verlust von Bewusstsein und Schutzreflexen, häufig auch zum Atemstillstand. Die **hauptsächlichen Risiken** der Allgemeinanästhesie sind deshalb der Sauerstoffmangel bei unzureichender (Be-)Atmung sowie das Eindringen von Mageninhalt in die Lunge (Aspiration) aufgrund erloschener Hustenreflexe, was in der Folge eine Pneumonie und wiederum Sauerstoffmangel nach sich ziehen kann.

Um das Aspirationsrisiko minimal zu halten, sollen Patienten vor planbaren Eingriffen nüchtern sein, d. h., während sechs Stunden vor der Narkose nicht mehr essen und zwei Stunden vor der Narkose nicht mehr trinken. Für Säuglinge gilt zudem, dass sie bis vier Stunden vor Einleitung mit Milchnahrung gestillt werden dürfen. Wurden die anästhesiologisch angeordneten Karenzzeiten nicht eingehalten, entscheidet der Narkosearzt nach eigenem Ermessen darüber, ob der Eingriff dennoch durchgeführt werden kann oder ein Nüchternzeitraum abgewartet werden muss. Dies gilt ebenso für Rauchen, Kaugummikauen oder Bonbonlutschen in der Karenzzeit.

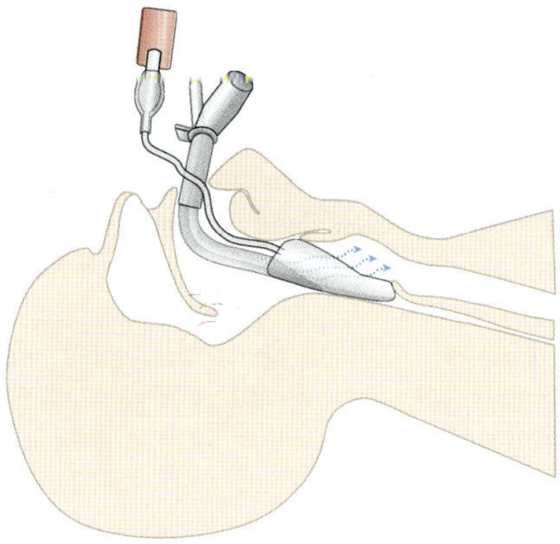

Abb. 20.3 Larynxmaske [L308]

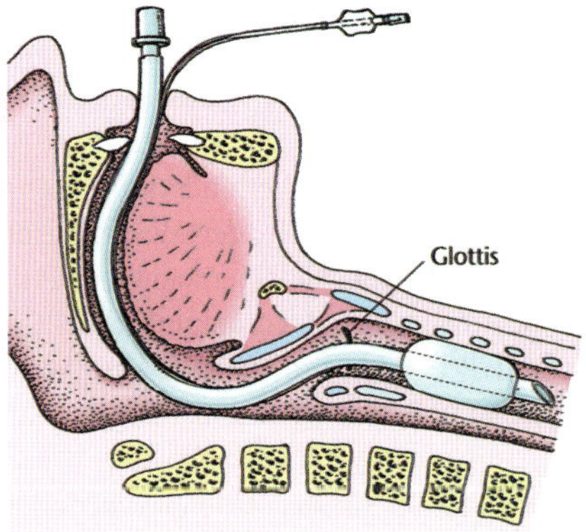

Abb. 20.4 Korrekte Intubation [L190]

Atemwegshilfen

Kurze, risikoarme Eingriffe können in einer Maskennarkose durchgeführt werden. Hierbei hält der Anästhesist eine Gesichtsmaske dicht auf Nase und Mund des Patienten und beatmet ihn manuell mit einem **Beatmungsbeutel.** Nachteilig ist hier der fehlende Aspirationsschutz und dass der Anästhesist mit beiden Händen am Patienten beschäftigt ist und deshalb nicht frei auf Komplikationen reagieren kann.

Die **Larynxmaske** (Kehlkopfmaske) wird ohne Hilfsmittel hinter der Zunge in den Rachen platziert. Sie liegt mit ihrer Spitze im Ösophaguseingang, hat eine Luftöffnung in Richtung auf die Stimmbänder zu und dichtet mit einem ringförmigen Cuff den Rachen gegen den Luftweg ab (➤ Abb. 20.3). Sie ermöglicht eine maschinelle Beatmung, bietet aber keinen vollständigen Aspirationsschutz und darf deshalb nur bei Patienten angewendet werden, die nicht aspirationsgefährdet sind. Moderne Larynxmasken haben neben dem Beatmungsanschluss einen zusätzlichen Kanal, durch den eine Magensonde gelegt werden kann.

Der **Larynxtubus** wird mit seiner Spitze in den Eingang der Speiseröhre eingeführt, wo ein Cuff verhindern soll, dass Mageninhalt zurück in den Rachen gelangt. Ein zweiter Ballon soll den Rachen so ausfüllen, dass die zwischen den beiden Cuffs austretende Luft weder nach oral noch in Richtung Magen entweichen kann, sondern die Lunge belüftet. Diese Atemwegshilfe wird v. a. im Rettungsdienst benutzt und kann Aspirationen ebenfalls nicht sicher verhindern.

Der sicherste Aspirationsschutz während einer Narkose ist die Beatmung mit einem blockbaren **Endotrachealtubus.** Ein Ballon (Cuff) am Ende des Beatmungsschlauchs wird nach der Platzierung in der Trachea mit Luft gefüllt („geblockt"), legt sich von innen eng an die Trachealschleimhaut an und dichtet den Bronchialbaum gegen die Umgebung ab. Somit kann der Patient durch den Tubus maschinell beatmet werden, aber am Tubus vorbei keine Luft oder Flüssigkeit mehr in die Lunge gelangen oder aus ihr entweichen. Der Füllungsdruck im Cuff wird mit einem Manometer (Cuffdruckmessgerät) regelmäßig kontrolliert, um bei langer Anwendung Druckschäden der Trachealschleimhaut zu vermeiden.

Für eine atraumatische und korrekte Intubation muss eine Sichtachse zwischen der Mundöffnung und der Kehlkopföffnung hergestellt, d. h., der Unterkiefer angehoben, die Zunge zur Seite gedrängt und der Kehlkopfdeckel (Epiglottis) angehoben werden. Dazu verwendet man einen gebogenen Metallspatel **(Laryngoskop)** bei erhöhter Kopflagerung und leicht nach hinten gestreckter (reklinierter) Halswirbelsäule (➤ Abb. 20.4).

Medikamente

Zur intraoperativen Analgesie werden Opioide verwendet. Sie ähneln chemisch dem Opium und dämpfen die Schmerzempfindung in Gehirn und Rückenmark. Häufige Vertreter sind Fentanyl, Sufentanil, Remifentanil und Piritramid. Als Nebenwirkungen treten Übelkeit und Erbrechen, Verstopfung, Müdigkeit und Atemdepression auf. Nach hohen Einzeldosen während der Narkoseeinleitung kann es zur Histaminausschüttung mit Hautrötung und Blutdruckabfall kommen. Die Patienten berichten von Nasenjucken und müssen niesen oder husten.

Das in Deutschland am häufigsten verwendete Hypnotikum ist Propofol. Es führt zunächst rasch zum Bewusstseinsverlust, in höherer Dosis kommt es dann auch zum Reflexverlust mit Atemstillstand. Häufige Nebenwirkungen sind Blutdruckabfall und Bradykardie sowie ein ausgeprägter Schmerz bei der intravenösen Injektion, den wache Patienten als sehr unangenehm beschreiben, und der durch die Gabe eines Lokalanästhetikums vorab gemildert werden kann. Wegen seiner kurzen Wirkdauer wird Propofol zur Narkoseeinleitung sowie für kurze Eingriffe verwendet, kann aber auf der Intensivstation auch über mehrere Tage infundiert werden. Neben Propofol kommen als Hypnotika auch der Valium-Abkömmling Midazolam sowie das mit LSD verwandte Ketamin zur Anwendung.

Muskelrelaxanzien verhindern die Signalübertragung vom Nerven auf die Muskelzelle, der Muskel bleibt schlaff. Hierzu werden Abwandlungen des südamerikanischen Pfeilgiftes Curare verwendet (z. B. Atracurium, Rocuronium). Eine Relaxation ist nicht immer erforderlich und wird üblicherweise verwendet bei der endotrachealen Intubation zur Erschlaffung der Stimmbänder oder zur Verbesserung der Operationsbedingungen, z. B. bei intraabdominellen Eingriffen oder zur Reposition von luxierten Gelenken.

Nach der Einleitung wird die Anästhesie aufrechterhalten, indem eines der oben genannten Hypnotika durch eine Spritzenpumpe kontinuierlich infundiert (totale intravenöse Anästhesie, TIVA) oder die Beatmungseinheit dem Gasgemisch Ätherderivate wie Sevofluran, Isofluran oder Desfluran beimengt wird (Inhalationsanästhesie). Eine Kombination aus Inhalations- und intravenöser Anästhesie nennt man „balancierte Anästhesie“.

Neben den üblichen Einleitungsmedikamenten sollen auch Notfallmedikamente bereitgelegt werden, um typische Nebenwirkungen wie eine Bradykardie oder einen Blutdruckabfall zügig behandeln zu können.

20.6.2 Ablauf

Die Narkoseeinleitung findet in der Regel außerhalb des Operationssaals in einem speziell eingerichteten Vorbereitungsraum statt, in dem alle anästhesieüblichen Medikamente, Hilfsmittel und Geräte vorgehalten werden. Währenddessen kann der Operationssaal vom vorigen Eingriff gereinigt und der kommende Eingriff vorbereitet werden.

Nach Anbringen der Basisüberwachung (EKG, Blutdruckmanschette, Sättigungsclip) und Anlegen eines intravenösen Zugangs wird eine Gesichtsmaske dicht über Mund und Nase des Patienten gelegt, durch die er für mehrere Minuten reinen Sauerstoff einatmet („Präoxygenierung“). Dabei wird der Stickstoff aus der Lunge ausgewaschen und stattdessen dort ein Sauerstoffvorrat aufgebaut.

Sobald die Lunge überwiegend mit reinem Sauerstoff gefüllt ist (erkennbar an einer hohen Sauerstoffkonzentration in der Ausatemluft), gibt man ein kurz wirksames Opioid (Sufentanil, Fentanyl) und wartet das Eintreten der Wirkung ab. Die Patienten beschreiben ein angenehmes Gefühl, werden müde, verspüren Juckreiz auf der Haut oder in der Nase und husten manchmal wegen eines bronchialen Hustenreizes. Ab diesem Moment gilt der Patient bis zur Sicherung des Atemweges als aspirationsgefährdet, weil Opioide die Schutzreflexe dämpfen und auch selbst Übelkeit und Erbrechen auslösen können. Bei hohen Dosen oder empfindlichen Patienten kann es bereits zum Atemstillstand (Apnoe) kommen, dann muss unverzüglich mit einer Maskenbeatmung begonnen werden (➤ Abb. 20.5).

Als Nächstes wird das Hypnotikum (z. B. Propofol) gegeben. Die Dosis bemisst sich nach der Wirkung, Ziel ist ein Verlust von Bewusstsein und Spontanatmung. Der Anästhesist beginnt eine sanfte Maskenbeatmung. Je mehr Druck auf die Atemwege ausgeübt wird, desto höher ist das Risiko, dass auch der Magen mit Luft überbläht wird, sich spontan nach oral entleert und dabei Magensäure in die Lunge gelangt (➤ Tab. 20.2).

Die Maskenbeatmung ist dann erfolgreich, wenn ein für den Patienten ausreichendes Atemzugvolumen erreicht und nach der Beatmung regelmäßig Kohlendioxid ausgeatmet wird.

Bevor der Tubus in die Luftröhre eingeführt werden kann, muss die Kehlkopfmuskulatur relaxiert werden, damit sich die Stimmritze öffnet. Der Wirkeintritt ist dosisabhängig (ca. 30–90 s), so lange wird weiter über die Gesichtsmaske beatmet. Der geeignete Zeitpunkt der Intubation kann mithilfe eines Relaxometers bestimmt werden.

Bei der konventionellen Intubation wird ein Laryngoskop mit einem gebogenen Spatel in den Mund eingeführt, die Zunge nach links verdrängt und die Spatelspitze entlang der Zunge in den

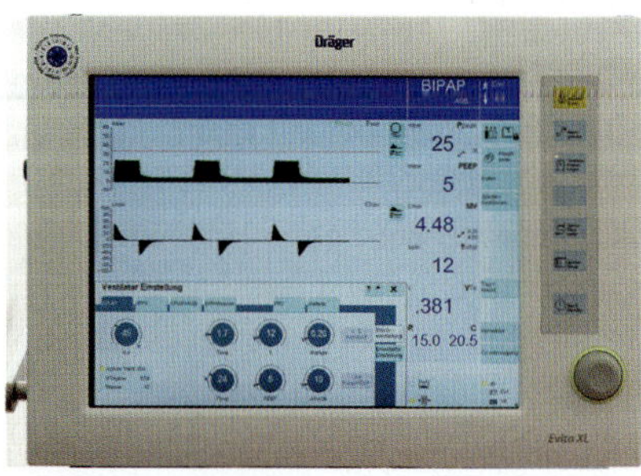

Abb. 20.5 Beatmungsgerät mit FiO_2, FeO_2, $etCO_2$ [A400-190]

Tab. 20.2 Übliche Einleitungsdosen

Fentanyl	2–3 µg/kg KG	(70 kg: 0,15–0,2 mg)
Oder		
Sufentanil	0,2–0,3 µg/kg KG	(70 kg: 15–20 µg)
Propofol	2–3 mg/kg KG	(70 kg: 150–200 mg)
Rocuronium	0,6 mg/kg KG	(70 kg: 40–45 mg)
Muskelrelaxansdosis bei Rapid Sequence Induction (RSI)		
Rocuronium	0,9 mg/kg KG	(70 kg: 60–70 mg)
Oder		
Succinylcholin	1 mg/kg KG	(70 kg: 70 mg)

Hypopharynx vorgeschoben, bis der Kehldeckel (Epiglottis) sichtbar wird. Durch Zug in Griffrichtung des Laryngoskops wird die Epiglottis angehoben und der Blick auf die Stimmbänder frei. Entlang des Spatels wird der Tubus vor den Kehlkopfeingang geführt und zwischen den Stimmbändern soweit in die Trachea vorgeschoben, bis der Tubuscuff vollständig unterhalb der Stimmbandebene liegt. Schließlich wird der Cuff mit Luft geblockt und der Spatel entfernt.

Die direkte Sicht auf die Stimmbänder kann durch ein BURP-Manöver (Backward Upward Rightward Pressure) verbessert werden, indem ein Assistent von außen den Schildknorpel nach dorsal, kranial und rechts verschiebt. Die Passage der Stimmbänder gelingt manchmal leichter mithilfe eines im Tubus liegenden Führungsstabes, der die Tubusspitze etwas nach oben und links lenkt. Wegen erhöhter Gefahr von Schleimhaut- und Kehlkopfverletzungen soll ein Führungsstab nicht routinemäßig verwendet werden.

Sichere Zeichen für eine erfolgreiche Platzierung des Endotrachealtubus sind die direkte Verfolgung des Tubusverlaufs durch die Stimmbänder hindurch und der anhaltende Nachweis von Kohlendioxid in der Ausatemluft durch eine Kapnometrie. Unsichere Zeichen der korrekten Tubuslage ist ein Beschlagen der Tubusinnenwand, die Auskultation von Atemgeräuschen über den Lungenflügeln, Thoraxexkursionen oder eine normale pulsoximetrische Sauerstoffsättigung.

20.6.3 Narkoseausleitung

Die Narkoseausleitung findet entweder im OP-Saal oder einem Ausleitungsraum statt. Zum Ende der chirurgischen Maßnahmen wird die Zufuhr der Narkosemedikamente so reduziert, dass der Patient in die Spontanatmung überführt werden kann. Kriterien für die Extubation sind ein stabiler Kreislauf, ein ausgeglichener Säure-Base-Haushalt, Normothermie, vollständig vorhandene Schutzreflexe, suffiziente Spontanatmung und Oxygenierung und vollständig aufgehobene Wirkung von Muskelrelaxanzien.

Eine anhaltende Restwirkung von Muskelrelaxanzien oder ein Opioidüberhang können zur Dämpfung von Schutzreflexen führen und müssen deshalb vor Extubation erkannt und behandelt werden. Hierfür stehen spezielle Medikamente zur Verfügung.

Vor der geplanten Extubation wird durch erneute Präoxygenierung eine Sauerstoffreserve in der Lunge geschaffen. Dann wird Sekret aus dem Mund-Rachen-Raum abgesaugt, ggf. der Magen entleert, ein Absaugkatheter endobronchial in den Tubus eingeführt und dieser nach dem Entblocken des Cuffs unter kontinuierlichem Sog entfernt.

Nach der Extubation erhält der Patient Sauerstoff über eine Gesichtsmaske oder Nasenbrille und wird bei stabilen Verhältnissen in die Aufwacheinheit verlegt, idealerweise unter kontinuierlicher Überwachung der Vitalparameter mit einem Transportmonitor.

Komplikationen nach Extubation sind obere Atemwegsverlegungen, zu flache Atmung, Stridor, Laryngo- oder Bronchospasmus. Obwohl selten erforderlich, sollte immer Equipment für eine notfallmäßige Re-Intubation bereitliegen.

20.6.4 Kindernarkose

Kinder sind keine „kleinen Erwachsenen". Ihre Anatomie und Physiologie unterscheidet sich in zahlreichen anästhesiologischen Aspekten vom Erwachsenen, sie entwickeln häufiger Atemwegskomplikationen und haben einen erhöhten Medikamenten- und Flüssigkeitsbedarf. Die wichtigsten Risikofaktoren in der Kinderanästhesie sind mangelnde Vertrautheit in der Durchführung und das Alter des Kindes. Deshalb sollen Eingriffe nur im Beisein erfahrener Anästhesisten durchgeführt werden.

Besonderes Augenmerk ist darauf zu richten, Kinder in einer angst- und geräuscharmen Atmosphäre zu behandeln. Wenn es nicht möglich ist, dass sie im Beisein ihrer Eltern einschlafen können, sollen sie erst nach Wirkung einer sedierenden Vormedikation von ihnen getrennt werden. Eine turbulente Narkoseeinleitung führt häufig zu einem unruhigen Erwachen und hierbei wiederum zu Atemwegskomplikationen. Ruhe, Geduld und erfahrene Assistenz sind das oberste Gebot bei der Ein- und Ausleitung von Kindernarkosen.

20.6.5 Intubation bei Aspirationsrisiko (Blitzintubation, Ileuseinleitung, Rapid Sequence Induction)

Bei Patienten, die nicht nüchtern sind oder aufgrund ihres Zustandes ein erhöhtes Aspirationsrisiko aufweisen (Refluxerkrankung, Dünndarmileus, Trauma), wird bei der Narkoseeinleitung keine Maskenbeatmung durchgeführt, um nicht versehentlich den Magen zu blähen und Erbrechen auszulösen. Stattdessen werden in schneller Abfolge die Einleitungsmedikamente gegeben (Rapid Sequence Induction, RSI) und nach deren Anschlagszeit endotracheal intubiert. Viele Kliniken halten währenddessen einen großlumigen Absaugkatheter bereit und versehen den Tubus mit einem Führungsstab.

Durch den Verzicht auf die Maskenbeatmung besteht die Gefahr, dass die Sauerstoffsättigung bis zur Intubation erheblich absinkt. Deshalb muss vor Beginn der Narkoseeinleitung umso konsequenter eine ausreichend lange „Präoxygenierung" abgewartet werden.

20.6.6 Schwieriger Atemweg

Folgende anatomische Besonderheiten können dazu führen, dass die direkte Sicht auf die Stimmbänder nicht gelingt: eingeschränkte Reklination der Halswirbelsäule, kleine Mundöffnung, große oder hervorstehende obere Schneidezähne, ein fliehendes Kinn, eine vergrößerte Zunge, ein verhärteter Mundboden (z. B. infolge einer Bestrahlung), verschwollene oder durch einen Tumor verengte Atemwege.

In diesen Fällen kann ein Videolaryngoskop hilfreich sein. Mithilfe einer Kamera in der Spatelspitze wird der Kehlkopfeingang auf einem Bildschirm dargestellt und der Tubus am Spatel entlang in die Stimmritze eingeführt.

VORSICHT

Die wichtigste Maßnahme bei Intubationsproblemen ist das unverzügliche Herbeiholen von Hilfe! Falscher Stolz oder Scham dürfen nicht zu einer Verzögerung notwendiger Maßnahmen führen!

Wenn die Intubation nicht gelingt, wird nach dem Hilferuf eine Maskenbeatmung begonnen – auch bei Patienten, die ursprünglich eine Blitzeinleitung erhalten sollten. Bei schwieriger Maskenbeatmung kann eine Larynxmaske platziert werden.

Als besonders komplikationsträchtig gilt die Konstellation, dass ein Patient weder mit Maske beatmet, noch intubiert werden kann (cannot ventilate, cannot intubate). Lösen die bislang genannten Maßnahmen das Problem nicht, dann bleibt als Notfallmaßnahme eine Koniotomie oder Tracheotomie.

Erwartet man einen schwierigen Atemweg bei einem aspirationsgefährdeten Patienten, der eine Allgemeinanästhesie benötigt, wird die Intubation unter Spontanatmung und Erhalt der Schutzreflexe mithilfe eines Bronchoskops durchgeführt (fiberoptische Wachintubation, FOI). Nach Gabe von abschwellenden Nasentropfen und Lokalanästhetikum-Spray im Nasen-Rachen-Raum wird das Bronchoskop durch ein Nasenloch eingeführt und unter Sicht und wiederholter Lokalanästhesie über Rachen und Hypopharynx durch die Stimmbänder geleitet. Dann wird ein Tubus, der vorab über das Bronchoskop gefädelt wurde, in die Trachea vorgeschoben und der Atemweg durch Blocken des Cuffs gesichert. Erst nach der Sicherung des Atemwegs und einer Tubuslagekontrolle werden die Einleitungsmedikamente injiziert.

20.7 Regionalanästhesie

Die Betäubung einer einzelnen Körperregion erlaubt schmerzhafte Eingriffe am wachen, spontan atmenden Patienten und ist deshalb mit einer geringeren Medikamentenbelastung und weniger Nebenwirkungen verbunden als eine Allgemeinanästhesie. Umspült man Nervenfasern mit einem Lokalanästhetikum, dann wird an dieser Stelle die Signalübertragung im Nerv unterbrochen: Im betroffenen Versorgungsgebiet können Schmerzen und andere Sinnesreize nicht mehr wahrgenommen (Analgesie, Anästhesie) und motorische Befehle nicht mehr ausgeführt werden (Parese, Plegie). Man unterscheidet zwischen rückenmarksnahen und peripheren Blockaden sowie zwischen Einmalgaben und Katheteranlagen zur wiederholten oder kontinuierlichen Applikation.

Entscheidend für den Erfolg peripherer Blockaden ist das Einbringen des Lokalanästhetikums in die unmittelbare Nähe von Nerven, ohne diese oder andere Strukturen (Gefäße, Pleura) zu verletzen. Früher mussten Anästhesisten dazu auf ihre Erfahrung und die Identifikation anatomischer „Landmarken“ vertrauen, heute setzt man Nervenblockaden zunehmend unter Ultraschallsicht und kann so einen schnelleren Wirkeintritt und höhere Erfolgsraten bei weniger Komplikationen erzielen. In Zweifelsfällen kann eine elektrische Stimulation über die Punktionsnadel helfen, die im Ultraschall sichtbaren Strukturen zu identifizieren: Ein „Nervenstimulator“ überträgt Stromimpulse von der Spitze der Punktionsnadel auf die fragliche Struktur. Handelt es sich um einen Nerv, dann wird der Impuls entlang der Fasern fortgeleitet und führt bei der zugehörigen Muskulatur zu einer rhythmischen Kontraktion.

Bei rückenmarksnahen (neuraxialen) Blockaden wird die Reizweiterleitung weiter zentral, nämlich im Wirbelkanal, unterbrochen. Bei einer Periduralanästhesie bleibt das Lokalanästhetikum außerhalb der das Rückenmark umgebenden Haut (Dura) und umspült die naheliegenden Nervenwurzeln. Die Wirkung ist also regional auf die Dermatome um den Punktionsort begrenzt und reicht – abhängig von der Konzentration des verwendeten Medikaments – von einer Analgesie bis zur vollständigen motorischen Blockade. Für eine Spinalanästhesie wird die Dura durchstoßen und das Lokalanästhetikum unmittelbar in den Liquorraum appliziert. Dies führt bei den üblichen Konzentrationen zu einer vollständigen Blockade aller Qualitäten von der Punktionshöhe bis ins Sakralmark (reversible Querschnittslähmung).

PRAXISTIPP

Materialen für die Regionalanästhesie

- Hautdesinfektionsmittel
- Lokalanästhetikum
- Ultraschallgerät mit steriler Hülle
- Ggf. Nervenstimulator
- Ggf. Kanüle zur Hautstanze
- Applikationskanüle
- Lochtuch, sterile Handschuhe empfohlen
- Ggf. Katheter und steriler Kittel
- Notfallmedikamente

20.7.1 Vorgehen

Vor einer elektiven Regionalanästhesie müssen dieselben Nüchternheitsregeln eingehalten werden wie vor geplanten Allgemeinanästhesien, weil im Falle von Wirkversagen, Komplikationen oder der Änderung bzw. Ausweitung des geplanten Eingriffs eine Narkoseeinleitung erforderlich werden kann.

Nach Anschluss des Basismonitorings, Anlage eines intravenösen Zugangs und Lagerung des Patienten wird die geplante Punktionsstelle desinfiziert und die Zielstruktur im Ultraschallbild aufgesucht. Die Spitze der Applikationskanülen ist entweder scharf (Tuohy) oder stumpf (Sprotte) geschliffen (➤ Abb. 20.6). Bei Letzteren muss die Haut mit einer scharfen Stanzkanüle vorpunktiert werden. Die Applikationskanüle wird nun unter Ultraschallkontrolle an den gewünschten Ort vorgeschoben. Bevor das Lokalanästhetikum (LA) verabreicht wird, muss eine Hilfsperson wiederholt überprüfen, ob sich durch die Kanüle Blut ansaugen lässt, die Kanüle also fälschlicherweise in einem Blutgefäß liegt (Aspirationskontrolle). Im Ultraschallbild kann die typische LA-Verteilung im Zielgebiet beobachtet werden.

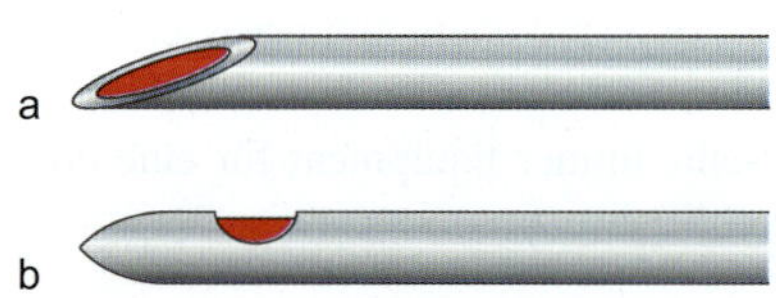

Abb. 20.6 **a** Tuohy-Nadel, **b** Sprotte-Nadel [L138]

Bei der Anlage eines Katheters sind höhere Hygienestandards zu befolgen (steriler Kittel, sterile Handschuhe, steriles Lochtuch über der Punktionsstelle). Erreicht die Kanüle das Zielgebiet, wird nach Gabe eines LA-Bolus ein Katheter durch die Kanüle eingeführt, dessen Lage im Ultraschallbild kontrolliert und die Ausbreitung des LA bei Gabe aus dem Katheter beobachtet. Eine intravasale Katheterlage muss unbedingt verhindert werden, deshalb ist auch hier die wiederholte Aspirationskontrolle unverzichtbar.

Bei der Kombination von Allgemein- und Regionalanästhesie wird empfohlen, die Nervenblockade bereits vor der Narkoseeinleitung und nur am wachen oder leicht sedierten Patienten vorzunehmen. Bei Kindern und anderen schwer führbaren Personen oder auf ausdrücklichen Patientenwunsch kann die Betäubung auch nach der Narkoseeinleitung erfolgen, dann allerdings mit einem erhöhten Risiko für Nervenschäden.

Rückenmarksnahe Regionalanästhesien werden meist am sitzenden Patienten durchgeführt, die Punktion ist aber auch seitlich im Liegen möglich. Das Vorbeugen des Rumpfes vergrößert den Zwischenwirbelraum und erleichtert die Punktion. Bei einer Periduralkatheteranlage muss eine Fehllage im Liquorraum ausgeschlossen werden. Deshalb wird wiederholt getestet, ob Liquor aspiriert werden kann. Vor Bestücken des Katheters mit Lokalanästhetika wird eine Testdosis verabreicht, die bei periduraler Lage keine motorische Auswirkung hat, bei spinaler Lage aber bereits zu Lähmungen führt (➤ Tab. 20.3). Der Periduralkatheter kann auch nach einer korrekten Anlage noch in den Liquorraum dislozieren, deshalb muss der Patient während des gesamten Therapieverlaufs auf motorische Ausfälle untersucht werden. Bei der Kombination einer spinalen Einmalgabe mit der Anlage eines Periduralkatheters spricht man von einer kombinierten Spinal Epiduralanästhesie (CSE).

Bei Kindern ist es möglich, eine peridurale Kaudalanästhesie durchzuführen, hier wird das Lokalanästhetikum zwischen Kreuzbein und Steißbein in den Wirbelkanal gegeben. Auch Katheteranlagen sind möglich. Je jünger die Patienten sind, desto höhere Dermatome können betäubt werden. Die DGAI empfiehlt bei Kindern eine Kaudalanästhesie als Ergänzung einer Narkose für alle Eingriffe unterhalb des Rippenbogens. Bei Erwachsenen werden anatomisch bedingt durch dieses Verfahren allenfalls Eingriffe in der Anorektalregion wirksam anästhesiert.

Auf Wunsch können Patienten, die unter alleiniger Regionalanästhesie operiert werden, nach erfolgreicher Anlage und Wirksamkeit eine Sedierung für die Dauer des Eingriffs erhalten. Hierfür eignen sich niedrige Dosen Midazolam oder Propofol.

Tab. 20.3 Lokalanästheitika

Einteilung von Lokalanästhetika nach	Wirkdauer	Einsatzgebiet
Lidocain	Kurz	Peripher
Mepivacain	Mittellang	Peripher
Prilocain	Mittellang	Peripher, spinal
Bupivacain	Lang	Spinal
Ropivacain	Lang	Peripher, epidural, kontinuierlich (Katheter)

VORSICHT

Eine Operation am wachen oder nur leicht sedierten Patienten erfordert von allen Anwesenden erhöhte Achtsamkeit auf die Häufigkeit, die Lautstärke und nicht zuletzt auch die Inhalte von Gesprächen im Eingriffsraum!

20.7.2 Komplikationen

Lokalanästhetika blockieren die Reizweiterleitung, indem sie in die Nervenzelle eindringen und von innen den Einstrom von Natriumionen ins Plasma verhindern. Die Fähigkeit, durch die Zellmembran zu diffundieren, nimmt in saurer Umgebung stark ab, sodass in entzündetem Gewebe eine Regionalanästhesie i. d. R. nicht wirksam ist.

Natriumkanäle finden sich auch in Gehirn und Herz. Werden Lokalanästhetika versehentlich intravenös appliziert oder in erheblicher Menge aus dem Gewebe resorbiert, kann es zu toxischen Blutspiegeln kommen. Patienten berichten dann von einem metallischen Geschmack auf der Zunge, einem Taubheitsgefühl um den Mund, Tinnitus oder verwaschener Sprache. Später können sich Krampfanfälle und schließlich ein Koma entwickeln (➤ Tab. 20.4). Beim Auftreten der ersten Symptome muss die Zufuhr sofort beendet werden. Zur Sedierung kann niedrig dosiert Propofol oder Midazolam i. v. gegeben werden. Am Herzen können verschiedene Rhythmusstörungen auftreten und bei zunehmender Bradykardie bis zur Asystolie führen. Dann muss eine kardiopulmonale Reanimation für mindestens 30 Min. durchgeführt werden. Die zusätzliche i. v.-Gabe von Fettlösungen hat in Fallberichten höhere Erfolgsraten für die Reanimation gezeigt (Lipid Rescue), sodass die DGAI empfiehlt, überall dort 20-prozentige Lipidlösungen (z. B. Lipofundin®) vorzuhalten, wo Regionalanästhesien durchgeführt werden.

Da die Symptome einer Intoxikation zeitlich verzögert auftreten können, soll nach Regionalanästhesien die Basisüberwachung mindestens 30 Min., bei rückenmarksnahen Verfahren mindestens 45 Min., nach Anlage fortgeführt werden.

MERKE

Symptome einer Lokalanästhetika-Intoxikation

- Neurologisch: metallischer Geschmack, periorale Taubheit, „Klingeln in den Ohren", verwaschene („kloßige") Sprache, Verwirrtheit, Unruhe, Zittern, Nystagmus, Übelkeit und Erbrechen, Unregelmäßigkeit der Atmung, Puls- und Blutdruckanstieg, Tremor, Zuckungen, tonisch-klonische Krämpfe, Bewusstlosigkeit, Atemstillstand
- Kardiovaskulär: Herzfrequenzänderungen, AV-Block, QRS-Veränderungen, QT-Zeit-Verlängerungen, Hypotonie, Kammerflimmern, Asystolie

Anaphylaktische Reaktionen auf die o. g. modernen Lokalanästhetika vom Amid-Typ sind selten und richten sich eher gegen Zusatzstoffe (Parabene). Präparate vom sog. Ester-Typ (Procain, Benzocain) haben eine deutlich höhere allergene Potenz, werden aber heute kaum mehr verwendet.

Infolge einer Regionalanästhesie können Missempfindungen (Parästhesien) wie z. B. Kribbeln oder Jucken im betäubten Bereich ebenso auftreten wie motorische (Parese) oder sensorische Ausfälle

20

Tab. 20.4 Lokal-/Regionalanästhesie

Lokalanästhesie	Unmittelbar am Eingriffsort
	Kleine Dosen, kaum systemische Wirkung auf Kreislauf
	Wundversorgung, Hautpunktion
Periphere Regionalanästhesie	Blockade zwischen OP-Gebiet und Rückenmark (Nerv, Nervenplexus)
	Hohe Dosen, systemische Wirkung durch Resorption möglich
	Operationen, z. B. an A. carotis (Plexus cervicalis), Schulter (interskalenärer Plexus brachialis), Hand (axillärer Plexus brachialis), Knie (N. femoralis), Fuß (N. ischiadicus, N. saphenus)
Rückenmarksnahe Regionalanästhesie	• Spinalanästhesie: • Blockade im Spinalkanal (Liquorraum) • Niedrige Dosis, motorische und sensorische Blockade, starke Kreislaufwirkung möglich • z. B. Leistenhernien, gynäkologische oder urologische Unterbaucheingriffe, Operationen an Bein oder Fuß
	• Periduralanästhesie: • Blockade außerhalb des Spinalkanals • Hohe Dosis, Wirkung konzentrationsabhängig (reine Analgesie bis motorische Blockade möglich), geringere Kreislaufwirkung • Alle Eingriffe an Rumpf oder unterer Extremität

(Hypästhesie). Sie sind aber selten und bilden sich meist vollständig zurück. Andere Ursachen für neurologische Defizite sind u. a. lagerungs- oder operationsbedingt und lassen sich wegen ähnlicher Symptome nicht immer eindeutig voneinander unterscheiden. Neben unmittelbaren Punktionsschäden kann es zu blutungsbedingten Druckschäden oder Entzündungen kommen. Abszesse oder Hämatome im Spinalkanal können eine Querschnittslähmung zur Folge haben, deshalb muss bei neurologischen Auffälligkeiten nach rückenmarksnaher Regionalanästhesie unverzüglich eine Kernspintomografie durchgeführt werden (➤ Tab. 20.4).

20

20.8 Postanästhesiologische Überwachung

Ein erheblicher Anteil der Todesfälle, die in den ersten 24 Stunden nach einer Operation auftreten, ist vermeidbar und beruht auf einer unzureichenden personellen oder technischen Nachüberwachung. Auch weit über die Dauer eines diagnostischen oder therapeutischen Eingriffs hinaus sind Patienten nach einer Anästhesie einer vitalen Gefährdung ausgesetzt: Ein Medikamentenüberhang kann den Atemantrieb, die Herzfrequenz oder die Schutzreflexe (Aspirationsgefahr) dämpfen, eine hoch stehende Spinalanästhesie kann eine erhebliche Blutdrucksenkung verursachen. Und auch eine postoperative Nachblutung oder Lokalanästhetika-Intoxikation kann lebensbedrohliche Auswirkungen haben.

Die Überwachung erfolgt in einer Aufwacheinheit in unmittelbarer Nähe zum Operationstrakt, es muss jederzeit ein Anästhesist in Rufweite sein. Nach einer strukturierten Patientenübergabe (➤ Kap. 20.10.3) vom Anästhesieteam aus dem OP an das Team der Aufwacheinheit wird der Patient an einen Bettplatz gebracht, der neben dem im OP üblichen Basismonitoring über eine Absaugeinrichtung und eine Sauerstoffversorgung verfügt. Häufig können die Messwerte des Bettplatzes auch auf einem zentralen Monitor im Stützpunkt abgelesen werden. Erfahrene Intensiv- und Anästhesiepflegekräfte erheben neben den Standardparametern den neurologischen Status und die Körpertemperatur, führen Blutentnahmen durch, erwärmen hypotherme Patienten, versorgen Wunden, Verbände und Drainagen, lagern und mobilisieren die Patienten und geben nach ärztlicher Rücksprache Medikamente gegen Übelkeit oder Schmerzen (➤ Kap. 20.9).

Häufige Komplikationen während der Aufwachraumphase sind Übelkeit und Erbrechen, Unterkühlung und Shivering (Muskelzittern), zu hohe oder zu niedrige Blutdruckwerte, respiratorische Insuffizienz, akute Nachblutungen, Harnverhalt, Bewusstseinsminderung und Agitiertheit.

Die Verlegung aus dem Aufwachraum auf eine weiterversorgende Station ist möglich, sobald vordefinierte Kriterien erfüllt und von einem Anästhesisten verantwortlich bestätigt wurden. Dazu gehören die Stabilität der Vitalparameter (Blutdruck, Herzfrequenz, Temperatur) und das ausreichende Vorhandensein von Bewusstsein, Schutzreflexen, Atemantrieb, Urinproduktion und Schmerztherapie. Es soll keine relevante Blutung mehr bestehen. Bei rückenmarksnahen Regionalanästhesien soll zudem die sensorische Blockade oberhalb des Nabels (Dermatom Th 10) bereits abgeklungen sein.

20.9 Postoperative Schmerzbehandlung

Der Schmerz hat im Alltag eine wichtige Funktion als Warnsignal vor gesundheitlichen Gefahren, im chirurgischen Kontext ist er dem Patienten dagegen lästige Begleiterscheinung eines ansonsten erwünschten Heileingriffs. Aus medizinischer Sicht können postoperative Schmerzen das Operationsergebnis negativ beeinflussen, die Wiederherstellung des Patienten verzögern und sich bei fehlender Linderung zu einer dauerhaften Beeinträchtigung des Patienten entwickeln. Somit kommt der postoperativen Schmerzbehandlung eine hohe Bedeutung bei der Genesung zu.

Die Planung der analgetischen Therapie beginnt bereits in der präoperativen anästhesiologischen Visite. Unter Berücksichtigung von Patientenangaben (Schmerz im Alltag, Einnahme von Schmerzmitteln) und dem geplanten Eingriff (erwartete Stärke, Qualität und Dauer postoperativer Schmerzen) wird ein geeignetes Anästhesieverfahren ausgewählt. Alle Krankenhäuser und ambulant operierende Praxen sind zudem verpflichtet, ein Konzept zum Management von akuten postoperativen Schmerzen zu entwickeln mit dem Ziel, Schmerzen vorzubeugen und zu lindern. Dazu wird das betreuende Personal regelmäßig geschult, in größeren Einrichtungen gibt es einen Akutschmerzdienst aus schmerztherapeutisch weitergebildeten Anästhesisten und Pflegekräften (Pain Nurse), die die Schmerzbehandlung auch weit über den Operationstag hinaus auf den Bettenstationen mitbegleiten können.

Nach einer Operation wird der Patient in der Aufwacheinheit regelmäßig zu Schmerzen in Ruhe und bei Belastung befragt. Der Patient ordnet hierbei die Schmerzintensität einem Zahlenwert von 0 bis 10 zu (NRS, numerische Rating-Skala) und beschreibt den Ort und die Schmerzqualität, z. B. hell, dumpf, brennend, kolikartig oder pochend. Das Ziel der Schmerzbehandlung ist nicht die völlige Schmerzfreiheit, sondern die Reduktion der Intensität auf ein erträgliches Maß (z. B. NRS 3 von 10).

Zur Basisschmerztherapie sollen zunächst Nichtopioidanalgetika (NOPA) verwendet werden. Hierzu zählen u. a. nichtsteroidale Antirheumatika (NSAR) wie Ibuprofen, Diclofenac, Coxibe (Etoricoxib, Celecoxib, Parecoxib) sowie Metamizol oder Paracetamol.

Bei mittleren und starken Schmerzen werden zusätzlich Opioide verabreicht, idealerweise per os. Typische orale Opioidanalgetika sind Tramadol, Tilidin, Dihydrocodein, Morphin, Hydromorphon oder Oxycodon. Viele dieser Substanzen können auch intravenös gegeben werden, entweder bolusweise oder als Dauerinfusion. Daneben erfreut sich Piritramid in Deutschland großer Beliebtheit in der postoperativen intravenösen Schmerztherapie.

Rechnet man nach dem Eingriff mit starken, lang andauernden Schmerzen, dann kann in geeigneten Operationsgebieten eine einmalige oder kathetergestützte Regionalanästhesie die Narkose ersetzen oder ergänzen (➤ Kap. 20.7).

Spezielle Pumpensysteme erlauben dem Patienten, bei hoher Schmerzintensität bedarfsweise zusätzliche Einzeldosen abzufordern. Bei intravenöser Applikation spricht man von patientenkontrollierter intravenöser Analgesie (PCIA), bei Epiduralkathetern von patientenkontrollierter Epiduralanalgesie (PCEA).

Einen Patient nach postoperativer Überwachung mit einer Schmerzpumpe auf eine Peripherstation zu verlegen, setzt die Schulung des Stationspersonals und täglich mehrfache Visiten durch den Akutschmerzdienst voraus, um Risiken der Behandlung frühzeitig zu erkennen (z. B. Überdosierung, Blutung, Infektion, Nervenschädigung) und in enger Abstimmung mit dem Patienten und dem Stationsteam den Übergang zu einer oralen Schmerztherapie mitzugestalten.

20.10 Sicherheit in der Anästhesie

20.10.1 Patientenidentifikation

Die Weltgesundheitsorganisation WHO hat 2009 eine Surgical Safety Checklist zur Förderung der Patientensicherheit formuliert (➤ Abb. 2.21) Sie fordert vom Anästhesieteam, vor Anästhesiebeginn die Identität des Patienten, den Operationsort (z. B. links/rechts), die Art des Eingriffs und das Vorliegen der schriftlichen Einwilligung in die geplante Maßnahme in der zugehörigen Akte zu prüfen. Für die Identifikation werden Patientenarmbänder verwendet, die zum Zeitpunkt der Klinikaufnahme angebracht werden und mindestens Name, Vorname und Geburtsdatum des Patienten lesbar enthalten sollen. Daneben können weitere Informationen (z. B. Station, Fallnummer) schriftlich vermerkt oder auf andere Weise dargestellt werden (Strichcode, RFID-Chips, Farbcodes). Diese Form des Identitätsabgleichs ist besonders wichtig bei Notfall- oder fremdsprachigen Patienten sowie bei Kindern, dementen Menschen oder Menschen mit eingeschränkter Wahrnehmungsfähigkeit.

Vor dem Hautschnitt werden seitens der WHO erneut Sicherheitsprüfungen gefordert: Das Team im Operationssaal soll sich mit Name und Funktion bekannt machen und die Identität des Patienten, den Eingriff und die erforderliche Lagerung bestätigen. Das chirurgische und anästhesiologische Team tauschen sich über zu erwartende Probleme, Vorerkrankungen, Operationsdauer, Blutverlust und ggf. erforderliche Antibiotikagaben aus. Hier muss auch genannt werden, dass Instrumentarium und Sterilitätsindikatoren geprüft wurden.

20.10.2 Medikamente

Um Verwechslungen zu vermeiden, empfiehlt die DGAI bei der Beschriftung von Spritzen die Verwendung von standardisierten Etiketten (z. B. nach ISO-Norm 26825/2007). Sie enthalten den Namen des Wirkstoffs und zeigen durch ihre Hintergrundfarbe an, zu welcher Gruppe das Präparat gehört (z. B. Opioide: blau; Hypnotika: gelb etc.; www.divi.de/forschung/divi-zeitschrift/2012-3/empfehlung-zur-kennzeichnung-von-spritzen-in-der-intensiv-und-notfallmedizin-2012-erste-ueberarbeitung-des-divi-standards).

Alle parenteralen Medikamente, die für eine Anästhesieeinleitung vorbereitet werden, müssen unter aseptischen Bedingungen aufgezogen und mit einer sterilen Kappe verschlossen werden. Die zugelassene Lagerdauer von befüllten Spritzen und angebrochenen Behältnissen richtet sich nach Herstellerinformationen und örtlichen Hygienestandards. Durch das Nichtbeachten bei der Zubereitung von Medikamenten oder Infusionen kam es in der Vergangenheit nachweislich zu bakteriellen Infektionen oder der Übertragung von Viren (z. B. Hepatitis).

20.10.3 Strukturierte Patientenübergabe

Die Überantwortung eines Patienten in die Hände eines anderen Teams (OP an Aufwachraum, Aufwachraum an Bettenstation) muss von einer gründlichen Unterrichtung über alle relevanten Patienteninformationen (Übergabe) begleitet werden. Diese kurzen und wichtigen Zeiten des Austauschs sind geprägt von Zeitdruck, Nebengeräuschen und Paralleltätigkeiten (Umlagern, Wechseln der Überwachungsgeräte, Telefonate etc.) und deshalb besonders fehleranfällig. Ein strukturiertes Übergabekonzept kann Missverständnisse reduzieren und Kommunikationsdefizite vermeiden. Die Weltgesundheitsorganisation WHO empfiehlt hierfür das **SBAR-Konzept.** Die Übergabe soll thematisch geordnet werden nach Situation (S), Hintergrund (Background, B), aktueller Beurteilung (Assessment, A) und Empfehlungen (Recommendations, R).

Es hat sich bewährt, die Überwachungs- und Therapiegeräte der Aufwacheinheit (Sauerstoff, Spritzenpumpen etc.) vor der Übergabe einzustellen und nach Zusammentreffen aller verantwortlichen Personen (Ärzte aus Anästhesie und Aufwacheinheit samt jeweiliger Pflege) den Patienten zunächst an die neuen Geräte anzuschließen, bevor die Übergabe beginnt. Es spricht immer nur eine Person. Nach der strukturierten Übergabe bleibt Zeit für Fragen aller Beteiligten. Es werden keine Privatgespräche und keine Telefonate geführt, die Übergabe wird allenfalls für Notfälle unterbrochen. Mögliche Inhalte einer Übergabe nach SBAR zeigt ➤ Tab. 20.5.

Tab. 20.5 Inhalte einer Übergabe nach SBAR-Konzept

Situation	Name, Alter, Geschlecht, Diagnose, Eingriff, Anästhesieverfahren
Background	Allergien und Vorerkrankungen, präoperative Diagnostik, Allgemeinzustand vor Anästhesiebeginn, intraoperative Ereignisse
Assessment	Überwachungsmaßnahmen, Zugänge (inkl. Ort für die Applikation von Notfallmedikamenten), Spritzenpumpen, Volumentherapie, Einfuhr, Ausfuhr, Gabe von Blutprodukten, aktuelle Laborwerte, letzte Gabe von Antibiotika, Analgetika, Muskelrelaxanzien
Recommendation	Drainagenlage, Anordnungen durch Operateur, Extubation geplant?, postoperative Überwachungseinheit (Aufwachraum, IMC, Intensivstation), postoperative Schmerztherapie

20.11 Notfallmaßnahmen

20.11.1 ABCDE-Schema

Das Notfallmanagement in einem interdisziplinären Team erfordert eine einheitliche Begrifflichkeit und ein einheitliches Vorgehen. Zur Beurteilung vital gefährdeter Patienten kann das ABCDE-Schema angewandt werden (➤ Tab. 20.6 und ➤ Kap. 18.1.4). Es ermöglicht durch eine strukturierte Untersuchung des Patienten, das zugrunde liegende Problem schnell erkennen, beschreiben und therapieren zu können („Treat first what kills first"). So kann z. B. der Ausgleich von Blutverlusten („C-Problem") nicht zum Überleben des Patienten beitragen, wenn der Atemweg verlegt ist („A-Problem").

Tab. 20.6 ABCDE-Schema

Airway	Atemweg	Freimachen/Freihalten des Atemwegs, Stabilisieren der Halswirbelsäule
Breathing	Atmung	Sauerstoffgabe, assistierte oder kontrollierte Beatmung, Entlasten eines Pneumothorax
Circulation	Kreislauf	Puls, Blutdruck, kapilläre Füllungszeit, Hautkolorit kontrollieren, Blutung stillen, Volumen infundieren
Disability	Neurologischer Status	Wachheit, Pupillenstatus, Blutzuckerstatus
Environment	Umgebung	Entkleiden zur weiteren Untersuchung, Wärmeverluste vermeiden

20.11.2 Anaphylaktische Reaktion

Im Rahmen einer Anästhesie kommen Patienten in kurzer Zeit mit einer Vielzahl von Substanzen in Kontakt, auf die der Organismus überempfindlich reagieren kann. Hierzu gehören insbesondere Muskelrelaxanzien und Antibiotika, aber auch Analgetika, Hypnotika, Blutprodukte, Infusionslösungen, Antiseptika oder latexhaltige Materialien. Man unterscheidet zwischen echten allergischen (immunvermittelten) Reaktionen und pseudoallergischen (anaphylaktoiden) Phänomenen. Anaphylaxien treten in unterschiedlicher Ausprägung und zeitlicher Latenz etwa 1- bis 8-mal pro 10.000 Anästhesien auf und gehören zu den häufigsten perioperativen Todesursachen (➤ Tab. 20.7).

Tab. 20.7 Schweregrade anaphylaktischer Reaktionen, beispielhafte Symptome

Grad	Symptome
1	Juckreiz, Hautrötung, Nesselsucht und Schleimhautschwellung
2	Messbare, aber nicht lebensbedrohliche Änderung der Vitalparameter: Blutdruckabfall, Tachykardie, Herzrhythmusstörungen, Übelkeit, Erbrechen, Husten, Atemnot
3	Lebensbedrohliche Symptome: Larynx-, Bronchospasmus, Schock
4	Herz- und/oder Atemstillstand
5	Tod

Bei V. a. eine Anaphylaxie muss die Zufuhr der ursächlichen Substanz sofort gestoppt werden. Nach dem Herbeirufen von Hilfe (Anästhesiefacharzt und -pflegekraft) soll Sauerstoff insuffliert und Infusionslösung verabreicht werden. Je nach Ausprägung sind weitere Maßnahmen erforderlich wie z. B. die Anwendung abschwellender Medikamente (Glukokortikoide, Antihistaminika, inhalative Broncholytika), Kreislaufunterstützung durch Adrenalingabe, die notfallmäßige Sicherung der Atemwege (Intubation, ggf. Koniotomie) oder eine kardiopulmonale Reanimation.

20.11.3 Koniotomie, Tracheotomie

Die Atemwegssicherung mittels **Koniotomie** ist eine Notfallmaßnahme, wenn wegen einer Schwellung, Blutung oder anderweitiger supraglottischer Verlegung des Atemwegs kein Beatmungsschlauch platzierbar ist. Man punktiert das Ligamentum cricothyroideum und platziert dann mithilfe eines Führungsdrahts in Seldinger-Technik eine Kanüle in der Trachea, alternativ kann man das Band auch scharf durchtrennen und einen dünnen Tubus mit einem Spekulum direkt einführen. Die Komplikationsraten sind aufgrund der Notfallsituation und der seltenen Durchführung relativ hoch.

Tracheotomien sind i. d. R. geplante Eingriffe und werden bei erwartet schwierigem Atemweg oder zur Langzeitbeatmung durchgeführt. In Einzelfällen erfolgt bei einem erwartet schwierigen Atemweg eine Narkoseeinleitung in Tracheotomiebereitschaft: Sollte die Intubation „von oben" misslingen, platziert ein routinierter Chirurg eine Trachealkanüle mittels chirurgischer Tracheotomie.

LITERATUR

Beck G, Deja M, Hofer H et al. Empfehlungen Mindestanforderungen an den anästhesiologischen Arbeitsplatz. (2013) 39–42.

Deutsche Gesellschaft für Anästhesiologie und Intensivmedizin. S1 Leitlinie Atemwegsmanagement. AWMF-Registernummer 001/028. 1–42. (2015). https://register.awmf.org/assets/guidelines/001-028l_S1_Atemwegsmanagement_2015-04-abgelaufen.pdf (letzter Zugriff: 6.12.2022).

Deutsche Gesellschaft für Anästhesiologie und Intensivmedizin. Strukturierte Patientenübergabe in der perioperativen Phase – Das SBAR-Konzept. DGAI, A&I 2016; 57: 88–90.

Deutsche Gesellschaft für Anästhesiologie und Intensivmedizin. S3-Leitlinie Behandlung akuter perioperativer und posttraumatischer Schmerzen. AWMF-Register-Nr. 001/025. (2021). https://register.awmf.org/assets/guidelines/001-025l_S3_Behandlung-akuter-perioperativer-posttraumatischer-Schmerzen_2022-11.pdf (letzter Zugriff: 6.12.2022).

ERC-Leitlinie zur Reanimation 2015, Notfall Rettungsmed 2015; 18: 655–747.

Wurpts G, Aberer W, Dickel H et al. S2k-Leitlinie: Diagnostik bei Verdacht auf eine Betalaktamantibiotikaüberempfindlichkeit. Allergologie. 2019; 42(11): 493–528. https://doi.org/10.5414/ALX02104

III Interdisziplinäres und interprofessionelles Handeln verantwortlich mitgestalten

KAPITEL

21

Dennis Müller

In Gruppen und Teams zusammenarbeiten

DEFINITION

Soziologie ist die Lehre oder Wissenschaft von der Gesellschaft. Genau genommen von der Struktur und Funktionsweise von Gesellschaften und der Interaktion ihrer Individuen miteinander. Wie beeinflussen sie sich gegenseitig im Guten und im weniger Guten.

21.1 Soziale Rolle

Um das Konzept einer Gesellschaft zu verstehen, gehört es u. a. dazu, ein Verständnis dafür zu entwickeln, dass jedes Mitglied einer Gesellschaft nicht nur einfach **da** ist, sondern im Rahmen seiner Teilhabe an dieser Gesellschaft auch eine **Rolle** in ihr „spielt". Diese **soziale Rolle** kann auferlegt, aber auch selbst gewählt sein. So bekleiden Menschen z. B. die Rolle des Vaters oder der Mutter. Dies tun sie i. d. R. mehr oder weniger freiwillig. Die soziale Rolle des Bruders, der Schwester, des Mannes oder der Frau wird uns da schon eher von der Gesellschaft bzw. der Natur auferlegt, und es wird daher schwerer, sie abzulegen oder zu verändern. Bereits hier fällt auf, dass sich ein Individuum scheinbar nicht nur über eine Rolle in seiner Gesellschaft definiert, sondern dazu neigt, Besitzer mehrerer zu sein. Bleibt die Frage, woher weiß man, welche soziale Rolle(n) man bekleidet, wie diese funktionieren und was man mit ihr zu tun oder zu lassen hat. Dazu gibt die Rollentheorie der Soziologe Aufschluss.

MERKE

Bei der Frage nach sozialen Rollen geht es weniger um die Menge oder Art, sondern mehr um das **wie geht man mit der Rolle um** und **was muss man im Umgang beachten.**

21.1.1 Rollentheorie

Grundsätzlich definiert sich eine **soziale Rolle** über Verhaltensideen bzw. Erwartungen. Erwartungen, die entweder die gesamte Gesellschaft oder einzelne Individuen (auch man selbst) an die jeweilige Rolle stellen. Die Frage etwa, wie ein OTA-Schüler zu sein hat, beantwortet sich nicht allein aus der eigenen Vorstellung über diese Rolle, sondern auch aus den Erwartungen und Verhaltensideen anderer Menschen, der Gesellschaft und z. B. dem Krankenhaus, in dem man tätig ist. Zusammenfassend hat die Soziologie festgestellt, dass sich jede einzelne soziale Rolle durch drei Komponenten bestimmen lässt ➤ Abb. 21.1.

1. Interaktion mit einzelnen, konkreten Menschen
2. Gesellschaftlich festgelegte Erwartungen und Regeln
3. Institutionelle Stabilisierung

In der **Interaktion mit einzelnen, konkreten Menschen** lernen wir als Träger einer Rolle, wie andere Menschen sie sehen und verstehen, zeigen aber auch gleichzeitig, wie wir sie bis zu diesem

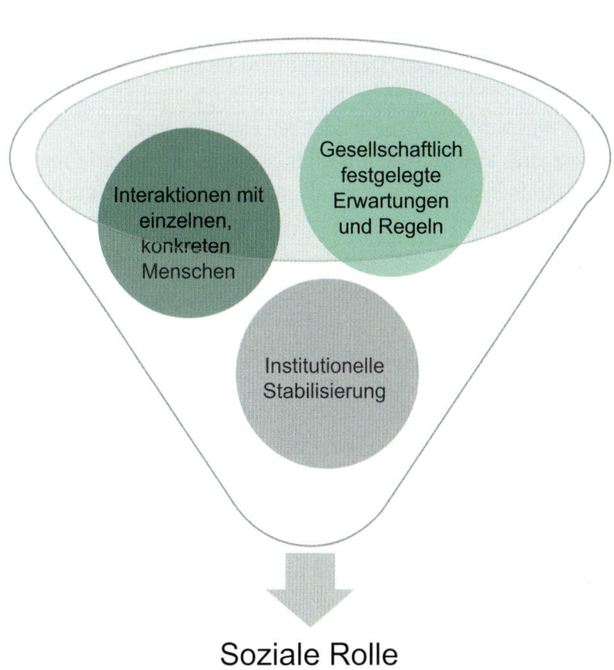

Abb. 21.1 Man spricht von einer sozialen Rolle, wenn … [L138]

Zeitpunkt verstanden haben. Das Besondere an dieser Komponente ist, dass sie uns ermöglicht, durch die gemachten Erfahrungen im Nachgang unsere eigene Interpretation zu reflektieren und ggf. für das nächste Mal anzupassen, weil wir z. B. gemerkt haben, dass wir mit unserer Interpretation aneckten und Missverständnis ernteten. **Gesellschaftlich festgelegte Erwartungen und Regeln** wiederum geben dem Träger einer Rolle klare Hinweise darauf, was die Außenwelt von seiner Rolle erwartet, wie diese zu sein hat. Damit dem Rollenträger diese Erwartungen und Regeln gegenwärtig sind und es leichter fällt, sie zu erfüllen, gibt es die dritte Komponente der **institutionellen Stabilisierung.** Dies bedeutet nichts anderes, als dass in jeder Gesellschaft Institutionen (z. B. Schulen, Arbeitsstelle, Polizei, Gerichte, Familien u. Ä.) etabliert sind, die die Einhaltung und Erfüllung von Erwartungen und Regeln an die jeweilige Rolle unterstützen. Beispielsweise fällt es leichter, seine Rolle des Schülers zu verstehen und umzusetzen, da die **Institution Schule** existiert, welche dies z. B. durch Kontrolle und Sanktionen unterstützt.

Beispiel: Sich ihrer Rolle der OTA-Auszubildenden bewusst, begeht Friederike L. ihren Start in die Ausbildung. Sie hat sich im Vorfeld über die OTA informiert, weiß, was sie in den nächsten drei Jahren lernen soll, und hat für sich selbst eine Vorstellung davon entwickelt, wie eine OTA zu sein hat. Am ersten Tag kommt sie in ihr Ausbildungskrankenhaus. Dort wird sie zunächst zusammen mit anderen Auszubildenden ihres Jahrgangs von der Leitung des OPs und der Schule in Empfang genommen. Hier erfährt sie durch eine Einführungspräsentation, was das Krankenhaus und auch die Schule von ihren Auszubildenden erwarten, und welche Regeln und Pflichten in den nächsten drei Jahren zu befolgen sind. Mit einer nun erweiterten Vorstellung davon, was sie als OTA-Auszubildende zu tun und zu leisten hat, begeht Friederike ihre folgenden Tage. Sie interagiert dabei mit anderen Auszubildenden sowie Mitarbeitenden der Pflege und des Ärzteteams. Nach einiger Zeit fühlt sich Friederike in ihrer Tätigkeit so sicher, dass sie beginnt, anderen Auszubildenden und auch examinierten Mitarbeitenden Arbeitsanweisungen zu erteilen. Daraufhin wird sie zum Gespräch mit der OP-Leitung gebeten, welche Friederike noch einmal eindringlich erklärt, was von einer Auszubildenden erwartet wird.

Diese drei Komponenten beeinflussen sich gegenseitig und bilden zusammen das aus, was wir als **soziale Rolle einer Gesellschaft** wahrnehmen.

MERKE

Die Aufgabe bzw. das Ziel von sozialen Rollen ist die Stabilisierung zwischenmenschlicher Interaktionen zur Einbindung des Menschen in die Gesellschaft und ihre Institutionen.

Zusammenfassend lässt sich ableiten:

- Jede soziale Rolle ist ein Bündel von Verhaltensweisen bzw. -erwartungen, die an den Träger einer Rolle gestellt werden.
- Rollen haben einen **objektiven** und einen **subjektiven** Aspekt:
  - Objektiv sind die von außen tatsächlich gestellten Forderungen.
  - Subjektiv sind die persönliche Interpretation und Umsetzung der Erwartungen.

MERKE

Rollenerwartungen sind nicht alle im selben Maße verpflichtend. Man unterscheidet Muss-, Soll- und Kann-Erwartungen.

21.1.2 Rollenstress und Rollenkonflikte

Rollenstress entsteht, wenn es für den Rollenträger bei der Realisierung der Rollenerwartungen zu Schwierigkeiten kommt.
Schwierigkeiten können sein:

- Rollenerwartung ist unklar.
- Rollenträger ist mit den mit der Rolle verbundenen Aufgaben überfordert.
- Positionsveränderung führt zu Rollenveränderung.
- Ungleichgewicht zwischen Rollenrechten und Rollenpflichten.
- **Rollenkonflikte** (➤ Tab. 21.1).

DEFINITION

Rollenkonflikte entstehen durch widersprüchliche Erwartungen an eine Person. Sie belasten den Rollenträger besonders dann, wenn er die Widersprüche nicht bewusst erlebt oder nicht bereit ist darüber zu sprechen.

Grundlegend unterscheidet man mehrere Arten von Rollenkonflikten ➤ Abb. 21.2.

An der Spitze steht zunächst einmal die Unterscheidung zwischen einem **inter**personalen und einem **intra**personalen Rollenkonflikt. Bei einem **interpersonalen** Rollenkonflikt treffen zwei Rollenträger aufeinander, deren jeweilige Rollenerwartungen an die andere Rolle miteinander in Konflikt stehen, z. B. Arbeitgeber und Arbeitnehmer im Tarifstreit. Diese Konflikte ergeben sich erst in einer sozialen Situation und entsprechen dem, was in der Gesellschaft als Konflikt oder Streit zwischen zwei Parteien bekannt ist (➤ Kap. 21.3). Ein **intrapersonaler** Rollenkonflikt hingegen findet im Individuum selbst statt und bezieht sich rein auf seine Rolle(n). Der **intra**personale Rollenkonflikt ist in Bezug auf Rollenstress der relevante. Er unterteilt sich weiterhin in **Inter**rollenkonflikte, **Intra**rollenkonflikte und den **Rolle-Selbst-Konflikt.** Außerdem lässt sich der **Intra-**

Tab. 21.1 Formen intrapersonaler Rollenkonflikte

Interrollenkonflikt	Intrarollenkonflikt	Rolle-Selbst-Konflikt
Er tritt auf, wenn eine Person gleichzeitig **zwei oder mehr Rollen** innehat und die Verhaltenserwartungen der einen Rolle mit denen der anderen Rolle **unvereinbar** sind oder sich sogar widersprechen.	**Intersenderkonflikt:** Unterschiedliche Sender richten unvereinbare oder widersprüchliche Verhaltenserwartungen an **eine** Rolle des Trägers. **Intrasenderkonflikt:** Die unvereinbaren oder widersprüchlichen Erwartungen an die Rolle des Trägers gehen von ein und demselben Sender aus.	Er tritt auf, wenn die Rollenanforderungen mit den eigenen Normen und Wertevorstellungen unvereinbar sind oder ihnen widersprechen (z. B. Metzger und Vegetarier sein).

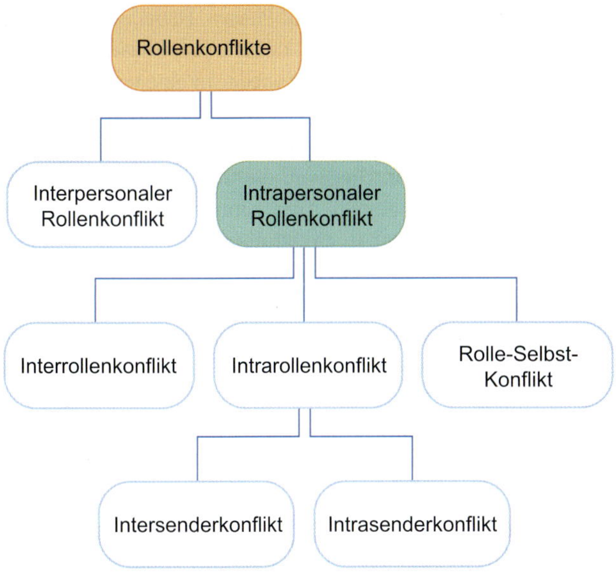

Abb. 21.2 Rollenkonflikte [L138]

rollenkonflikt noch in Abhängigkeit von der Anzahl der beteiligten Sender in einen **Inter**sender- und einen **Intra**senderkonflikt unterteilen (➤ Tab. 21.1).

Beispiel: Annette G. vereint u. a. drei soziale Rollen in sich. Die der Mutter, die der Ehefrau und die der OTA. Wird Annette mit einer Situation konfrontiert, z. B. mit der Bitte ihres Vorgesetzten länger zu bleiben, so können diese drei Rollen in einen Interrollenkonflikt (blau) geraten, wenn Annette sich überlegen muss, ob sie länger bleibt, dann aber den Erwartungen vonseiten ihrer Ehefrau und ihres Kindes nicht nachkommt.

Außerdem kann Annette als OTA in einen Intrarollenkonflikt (rot) geraten, weil gleichzeitig von ihr erwartet wird, dass sie einen Schüler anleitet, den Patienten adäquat versorgt und den bevorstehenden Eingriff instrumentiert.

Einen Rolle-Selbst-Konflikt hätte Annette dann zu befürchten, wenn ihr die Vorbereitung eines unwiderruflich sterbenden Menschen zugeteilt wird, dem man ihren Wertvorstellungen nach keine Operation mehr zumuten, sondern ihn seine letzten Stunden mit der Familie genießen lassen sollte.

Für den Umgang mit solchen Rollenkonflikten kennt die Soziologie einige **typische Reaktionsformen:**

- Der Betroffene passt sich den Erwartungen jener Bezugsgruppe an, die über die schwerwiegendsten Sanktionen verfügt. **Wo fällt die Strafe höher aus?**
- Der Betroffene entscheidet sich bewusst für die einen und gegen die anderen Erwartungen, unabhängig von den drohenden Sanktionen.
- Der Betroffene versucht, sein tatsächliches Verhalten gegenüber einer Kontrolle abzuschirmen, z. B. durch Lügen.
- Der Betroffene erlebt den Konflikt als persönliches Ungenügen.

Der schlimmste Fall ist hierbei das Erleben des **persönlichen Ungenügens.** Der Betroffene projiziert dann das Versagen in einer oder beider Rollen auf sich als gesamter Mensch. Ein Fall der unbedingt vermieden werden sollte. Damit ein Individuum nicht an Rollenstress jedweder Form zugrunde geht, ist es wichtig, entsprechende **Widerstandsressourcen** zu entwickeln.

DEFINITION

Widerstandsressourcen sind Einstellungen, Methoden oder Charakteristika, die ihrem Besitzer dabei helfen, mit schwierigen Situationen wie Rollenstress fertig zu werden. Eben **gegen sie Widerstand einlegen** zu können.

Menschen, die gut mit Rollenstress umgehen können bzw. ihn gar nicht erst bekommen, verfügen über drei wichtige Charakteristika, welche in der Soziologie auch **Dimensionen des Verhältnisses zwischen Subjekt und Rolle** genannt werden:

- Frustrationstoleranz
- Ambiguitätstoleranz
- Rollendistanz

Frustrationstoleranz ist die Fähigkeit mit sog. Rollenzwiespältigkeiten umzugehen. Dies bedeutet: Wenn keine Übereinstimmung zwischen Rollenerwartungen und den eigenen Bedürfnissen besteht, wird dennoch ein rollenkonformes Handeln durch den Rollenträger vollzogen.

Beispiel: Julius hat das persönliche Bedürfnis mindestens bis 10 Uhr zu schlafen. Da er allerdings als ordentlicher OTA um 7.30 Uhr im OP zu sein hat und das auch möchte, verzichtet er auf die eigene Bedürfnisbefriedigung zugunsten des rollenkonformen Handelns.

Ambiguitätstoleranz wiederum ist die Fähigkeit unterschiedliche Rollen(-interpretationen) miteinander verbinden bzw. verschiedene Sichtweisen ertragen zu können. Sie ist essenziell für die Bewältigung der beschriebenen Inter- und Intrarollenkonflikte von Annette G. (➤ Abb. 21.3).

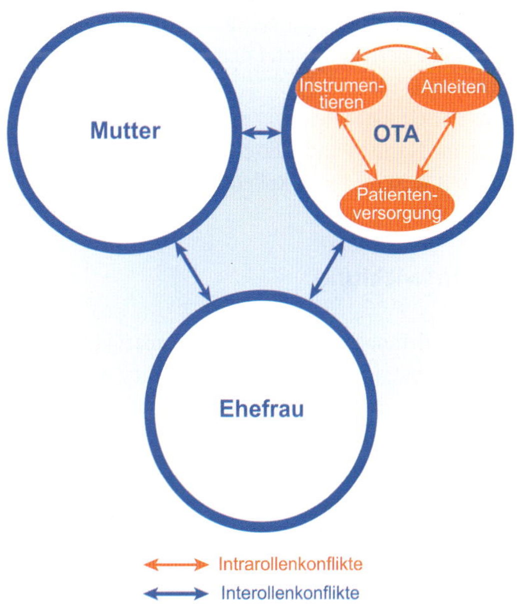

Abb. 21.3 Inter- und Intrarollenkonflikte [L231]

Rollendistanz zu guter Letzt ist die Fähigkeit Rollen zu erfüllen, ohne sich gänzlich mit deren Erwartungen zu identifizieren bzw. Absichtliches nicht in Gänze zu erfüllen, obwohl man dies könnte oder dürfte. Sie ist notwendig, damit soziale Strukturen und Situationen nicht gefährdet werden. Ermöglicht die Wahrung der eigenen Identität, trotz Scheitern in einer Rolle. Man spricht hier auch von gewolltem **„Aus der Rolle fallen“.** Wenn man so will, ist die Rollendistanz der Schlüssel zur Lösung von **Rolle-Selbst-Konflikten** (➤ Tab. 21.1) und auch ein Mechanismus zum Schutz vor dem Empfinden eines Rollenkonflikts als **persönliches Ungenügen.**

21.2 Gruppe als System

Die Arbeit einer OTA ist nicht von Einzelkämpfertum geprägt, auch wenn einige Tätigkeitsfelder diesen Eindruck erwecken können. Eine OTA versteht sich und ihre Rolle als Teil einer großen interdisziplinären Einheit, bestehend aus anderen OTA, ATA, Ärzten und anderen Pflegekräften. Die OTA arbeitet mit einer Gruppe zusammen in einem Team.

DEFINITION

Die **Gruppe** ist ein hoch organisiertes soziales Gebilde, das aus einer meist kleinen Anzahl von wechselseitig in Beziehung stehenden Individuen zusammengesetzt ist. Die Gruppe besteht aus einem Füreinander von gefühls- und verstandesmäßig verbundenen Mitgliedern, von denen jedes eine bestimmte Funktion im Kollektiv ausübt.

21.2.1 Aufbau und Entwicklung einer Gruppe

Um per Definition von einer Gruppe sprechen zu können, müssen folgende **Merkmale** erfüllt sein:

- Zusammenfinden von mind. 2 Personen
- Bestand über einen längeren Zeitraum
- Wechselseitige Beziehung unter den Mitgliedern in Interaktion und Kommunikation
- Gemeinsame Gruppenziele
- Gemeinsame Normen und Wertevorstellungen
- Struktur mit verschiedenen Rollen

21

Gruppenentwicklung

Eine Gruppe ist demnach ein bewegliches Konstrukt, welches immer wieder Veränderungen und Anpassungen unterworfen ist. Sie ist auch nicht einfach da, sondern entsteht, besteht und zerfällt mitunter auch wieder, nachdem ihr Zweck erfüllt wurde. Man spricht hier auch von einer **Gruppenentwicklung.** Diese Entwicklung lässt sich in **fünf Phasen** unterteilen:

1. Orientierungsphase (Forming)
2. Konfliktphase (Storming)
3. Konsolidierungsphase (Norming)
4. Durchführungsphase (Performing)
5. Auflösungsphase (Adjourning)

Jede Gruppe durchläuft diese fünf Phasen. Dabei ist jede Gruppe ihrem eigenen Tempo unterworfen, kann für jede Phase unterschiedlich lange Zeit benötigen und sogar wieder in eine vorangegangene Phase zurückfallen.

Die **Orientierungs- oder Formingphase** stellt die Eröffnung der Gruppenentwicklung dar. Hier wird die Gruppe zusammengestellt oder wurde zusammengestellt. Dies kann selbst- oder fremdbestimmt passieren. So oder so **„beschnuppern“** sich die Gruppenmitglieder in dieser Phase. Man schaut sich meist zurückhaltend um, mit wem man es zu tun hat, welche Erwartungen an einen und die Gruppe gestellt werden und wie man selbst in diese Konstellation hineinpassen könnte. Die Mitglieder orientieren sich an den Gegebenheiten.

Die **Konflikt- oder Stormingphase** als nächste Phase der Gruppenentwicklung macht ihrem Namen alle Ehre. Hier kann es auch einmal stürmisch und konfliktreich zugehen. Die Mitglieder haben sich in der ersten Phase orientiert und nun geht es darum, Pfründe zu sichern. Seinen Platz bzw. die gewünschte **Rolle** innerhalb der Gruppe zu besetzen und zu halten. Es ist nicht unwahrscheinlich, dass es hier zu kleinen Auseinandersetzungen und Streitigkeiten kommt, da so gut wie jeder versucht, seinen Standpunkt bezüglich Rollenverteilung und Marschrichtung (Aufgaben/Ziele) der Gruppe durchzusetzen und zu halten.

MERKE

Werden Punkte wie Rollen, Aufgaben und Ziele bereits von außen fremdbestimmt vorgegeben, kann diese Phase damit verkürzt und abgeschwächt werden.

In der **Konsolidierungs- oder Normingphase** ist das große Konfliktpotenzial dann meist verflogen. Die Mitglieder haben sich kennengelernt und geeinigt. Es können Rollen gewählt oder verteilt werden, Aufgaben und Ziele werden definiert. Verhaltensweisen und Regeln werden formuliert und man macht sich bereit für die eigentliche Aufgabe. Ab hier beginnt die eigentliche Kooperation innerhalb der Gruppe und es entwickelt sich ein **Wir-Gefühl.**

Die **Durchführungs- oder Performingphase** macht dann die Hauptarbeit der Gruppe aus. Effiziente Arbeit und Erfüllung der gesteckten Aufgabe(n) können nun vollzogen werden. Die Gruppe ist einsatzbereit.

In der **Auflösungs- oder Adjourningphase** neigt sich die Zeit der Gruppe dem Ende. Die gesteckten Ziele wurden erreicht, die Aufgaben erfüllt und es gibt keinen Grund mehr zusammenzubleiben. Die Gruppe löst sich auf, die Mitglieder verabschieden sich voneinander und gehen getrennte Wege. Je nach Art und Dauer des Zusammenhalts der Gruppe, kann diese Phase sehr emotional und hart werden.

Führung als Rollenfunktion

Eine Gruppe beinhaltet immer mehrere Rollen. In der Regel hat jedes Mitglied eine Rolle innerhalb der Gruppe inne. Manchmal auch einige Mitglieder die gleiche. So gibt es z. B. in einer Freundschaftsgruppe einen Komiker, einen Frauenheld, eine Draufgängerin, einen Sensiblen, eine Intelligente und Ähnliche. Eine äußerst relevante Rolle innerhalb eines jeden Gruppengefüges nimmt allerdings die **Rolle der Führung** oder des **Anführers** ein.

DEFINITION

Führung als Rollenfunktion kann sich aus der Gruppe selbst entwickeln. Sie dient der Verwirklichung von Zielen und der Förderung des Gruppenzusammenhalts. Führungsfunktionen können von verschiedenen Gruppenmitgliedern abwechselnd übernommen werden. Zwischen Führung und Gruppe besteht eine Wechselbeziehung. Der Träger der Führungsrolle muss den Normen der Gruppe entsprechen. Die Geführten müssen sich mit ihm identifizieren können. Führungsfunktionen übernehmen am ehesten Personen, die besonders aktiv sind und eine hohe Kontaktbereitschaft aufweisen.

Grundsätzlich kennt die Soziologie zwei Arten von Führung:

- Die **aufgabenorientierte Führung** hilft bei der Verwirklichung von Zielen, ergreift die Initiative, entwickelt Ideen, formuliert i. d. R. die Pläne und Ziele, erkundet die Meinungen der anderen Mitglieder, koordiniert gemeinsame Aktivitäten, vertritt die Gruppe nach außen und sucht nach Lösungen und Vorschlägen bei Problemen der Gruppe.
- Die **sozial-emotionale Führung** fördert den Gruppenzusammenhalt, ermutigt und bestätigt die Gruppenmitglieder, besticht durch Freundlichkeit und Wärme, vermittelt und baut Spannungen ab, ist offen für Beiträge und besitzt eine Sensibilität für Gefühle und Gruppenprozesse.

MERKE

Beide Varianten müssen nicht zwingend von einer Person vertreten werden, sie können auch aufgeteilt werden.

Normen

Neben unterschiedlichen Rollen hat sich eine Gruppe auch über Normen verständigt.

Normen sind Vorstellungen über „richtiges Verhalten" (Verhaltensvorschriften). Sie entstehen durch eine Angleichung der Meinungen in der Gruppe und werden durch Sanktionen gesichert (z. B. Sprüche, Kontaktverminderung, Ausschluss aus der Gruppe). Normen erleichtern die Kommunikation und stärken das Gefühl der Zusammengehörigkeit, sie schränken aber auch die Freiheit des Individuums ein.

Gruppe und Team

Wie bereits eingangs festgestellt, ist die Arbeit der OTA geprägt durch Teamarbeit. Daraus ergeben sich folgende Fragen: **„Was unterscheidet eine Gruppe von einem Team?" „Sind alle Gruppen auch Teams oder eher alle Teams Gruppen?"**

DEFINITION

Das **Team** ist eine Unterform der Gruppe, bei der Erfüllung der Aufgaben und Leistungsmaximierung im Vordergrund stehen.

Dies bedeutet, dass grundsätzlich alle **Merkmale einer Gruppe** auch für ein Team gelten. Der feine, aber doch relevante Unterschied ist, dass bei einem Team die **Aufgabe bzw. das Ziel im Vordergrund** stehen. Um dieses mit möglichst maximaler Effizienz zu erreichen, stellen Mitglieder eines Teams ihre persönlichen Interessen und Befindlichkeiten zum Wohle des Teams zurück. Dadurch wird ein Team zu einer gut geölten und effizienten Maschinerie. Andersherum bedeutet dies jedoch auch, dass ein Wechsel oder Zuwachs an Mitgliedern eines Teams dieses zunächst einmal ins Stocken bringt, bis sich die Prozesse und Aufgabenverteilungen wieder eingeschliffen haben. Damit bekommt der Ausspruch **„Private Angelegenheiten haben auf der Arbeit nichts verloren!"** seine Bedeutung.

MERKE

Während persönliche Befindlichkeiten und Bedarfe eines Mitglieds die Orientierung einer Gruppe beeinflussen kann und darf, da sich dieses soziale Gefüge dazu berufen fühlt, sich entsprechend um ihre Mitglieder zu kümmern, duldet die effiziente Maschinerie eines Teams dieses nicht ohne Weiteres und büßt dann einen wichtigen Teil seiner selbst ein.

21.2.2 Sozialer Einfluss

DEFINITION

Sozialer Einfluss ist die beabsichtigte oder unbeabsichtigte Einflussnahme einer oder mehrerer Personen auf die Einstellungen, Überzeugungen, Wahrnehmungen oder das Verhalten einer oder mehrerer Personen.

Dabei spielt es zunächst einmal keine Rolle, ob der oder die Einflussnehmende recht hat oder falsch liegt. Für die tägliche Arbeit einer OTA bedeutet dieses, dass auch immer die Gefahr besteht, Aussagen bzw. Handlungen der Gruppe bzw. anderer Mitglieder fälschlicherweise als richtig bzw. korrekt anzunehmen.

Einflussformen

Man unterscheidet **zwei Arten von Einflussnahme,** sprich, bei seinem Gegenüber die Bereitschaft zu wecken, die Meinung, Einstellung oder Wahrnehmung anderer anzunehmen:

- Personen oder Gruppen können **normativen Einfluss** auf andere Personen oder Gruppen nehmen. Dies bedeutet, dass der Einfluss auf dem Bedürfnis nach Akzeptanz und Bestätigung durch andere beruht.
  Beispiel: Der Großteil des OTA-Kurses beschließt, den morgigen Unterricht bei Frau Sch. nicht zu besuchen, da sie mit ihrem Unterricht unzufrieden sind und ein Zeichen setzen wollen. Louis S. mag den Unterricht eigentlich sehr gerne, schließt sich der Gruppe aber dennoch an, da er Angst davor hat, von der Klasse sonst ausgegrenzt zu werden.

- Die zweite Art der Einflussnahme ist der **informative Einfluss.** Personen oder Gruppen nehmen hier Einfluss auf Basis des angenommenen Informationswerts ihrer Meinung, Wahrnehmung oder Einstellung. Dies gelingt am besten v. a. in mehrdeutigen Situationen, unter Zeitdruck, wenn ein Überprüfen nicht möglich ist oder wenn ein Expertenstatus bei der einflussnehmenden Person oder Gruppe angenommen wird.
  Beispiel: Gerd F. hat seit Tagen immer wieder Kopfschmerzen und geht deswegen zu seinem Hausarzt. Er hat sich bereits im Internet schlau gemacht und ist sich ziemlich sicher, dass er einen Hirntumor hat, der sofort operiert werden muss. Sein Hausarzt Dr. B. hört sich geduldig die Geschichte seines Patienten an, untersucht ihn gründlich und kommt dann zu dem Schluss, dass es nichts Ernstes ist. Gerd ist durch die Aussage seines Arztes sichtlich beruhigt und glaubt nicht mehr an einen Hirntumor, denn Dr. B. muss es als Mediziner ja am besten wissen.

Dies bedeutet also, dass beide Einflussgrößen die Bereitschaft steigern, sich an die Meinung bzw. das Verhalten einer Person oder Gruppe anzupassen. Diese Bereitschaft nennt sich **Konformität.** Man unterscheidet hier zwischen **Compliance** und **Konversion.**

DEFINITION

Compliance: Öffentliche Konformität ohne innere Überzeugung. Die ursprüngliche Überzeugung bleibt jedoch erhalten.
Konversion: Öffentliche Konformität, bei der auch die private Überzeugung verändert wird.

In beiden Fällen erliegt man folglich der Einflussnahme und zeigt dieses nach außen hin. Der Unterschied besteht hier in der eigenen Überzeugung. Entweder bleibt man im Inneren seiner ursprünglichen Meinung treu oder ändert diese ebenfalls.

Die **Compliance** findet sich daher eher als Reaktion auf einen **normativen Einfluss.** Da es dem Empfänger der Einflussnahme in erster Linie darum geht, gemocht bzw. anerkannt zu werden, ist es nicht notwendig, seine eigene Einstellung oder Meinung zu überdenken oder anzupassen. Die **Konversion** hingegen als tiefgreifendere Form der Konformität findet sich v. a. nach einer **informativen Einflussnahme.** Da der Empfänger hier davon ausgeht, dass der Einflussnehmende mehr oder bessere Informationen besitzt als er selbst, tendiert er eher dazu, seine eigenen Informationen anzuzweifeln und als unwahr zu akzeptieren. Er ändert demnach auch seine private Überzeugung.

VORSICHT

Die Konformität in Gruppen nimmt zu, wenn
- man dazu gebracht wird, sich inkompetent oder unsicher zu fühlen.
- eine Gruppe aus mindestens drei Leuten besteht (Mehrheitsgedanke).
- eine Gruppe sich einig ist (die abweichende Meinung nur einer einzigen anderen Person bestätigt den Mut deutlich, ebenfalls anderer Meinung zu sein).
- man den Status und die Attraktivität der Gruppe oder der Person hoch einschätzt.
- man sich nicht vorher in irgendeiner Weise auf eine Antwort festgelegt hat.
- man von anderen in der Gruppe beobachtet wird.
- man durch die eigene Kultur besonders ermutigt wird, soziale Standards zu respektieren.

MERKE

Einflussnahme lässt sich sehr gut brechen, wenn man sich nicht mehr allein mit seiner Meinung, Wahrnehmung oder Einstellung fühlt. Jede weitere Person, die einen in seiner Sicht unterstützt, schwächt den Einfluss einer Gruppe oder Person ab und steigert den Mut, seine Meinung beizubehalten.

21.3 Konfliktmanagement

DEFINITION

Konfliktmanagement beschreibt die Fähigkeit, sich Auseinandersetzungen oder Streitigkeiten mit anderen Individuen oder Gruppen zu stellen und diese zu einer Lösung zu bringen.

21.3.1 Ärger und Wut

Ärger ist ein Gefühl, das jeder kennt. Es steigt in einem auf und sorgt meist für eine körperliche Erregung in Form einer lauteren Stimme, eines erhöhten Herzschlags oder eines Rotfärbens des Gesichts. Dazu kommt, dass man sich auf eine emotionale Ebene begibt, auf der man eher Appelle als Sachinhalte kommuniziert (➤ Kap. 30). Wut bzw. Zorn ist dabei die stärkste Form des Ärgers. Wut ist, gegenüber dem Ärger, durch eine stärkere Intensität der körperlichen Erregung (Herzrasen, Schweißausbrüche, Zittern, Tränen u. Ä.) gekennzeichnet. Wer wütend reagiert, sieht sich zutiefst verletzt, gedemütigt, ausgenutzt, missbraucht, mit Füßen getreten oder bedroht.

VORSICHT

- Bei einem Wutanfall kann es zu einem Kontrollverlust kommen! Der/Die Betroffene wendet sich verbal und tätlich gegen die Person oder Sache, auf die er/sie wütend ist.
- Er/Sie will sich rächen und es dem anderen heimzahlen.

Doch wie kommt es dazu, dass sich ein Mensch überhaupt ärgert? Die **zwei Ursachen** sowohl **für Ärger** als auch Wut sind:

1. **Wir fühlen uns persönlich angegriffen:** Hinter dem Verhalten des anderen wird eine feindselige, niederträchtige, gemeine und böse Absicht vermutet! Es war kein Zufall, keine Ungeschicklichkeit, sondern Absicht.
2. **Wir fordern, alles müsse so sein, wie wir es wollen und für richtig halten:** Das Entscheidende ist hier der Aspekt der Forderung. Bei einfachen Wünschen wäre man bei Nichterfüllung lediglich enttäuscht. In einer Forderung stecken jedoch ein handfester Wille und der Anspruch, dass es immer so sein soll. Eine Nichterfüllung ist inakzeptabel.

Jedoch ist nicht jeder Mensch gleich und nicht jeder Mensch ärgert sich gleich schnell, intensiv und lange. Doch warum ist das so?

Ein Erklärungsansatz basiert auf der Annahme von **Prof. Werner Correll.** Er geht davon aus, dass der Mensch fünf Grundmotive oder -bedürfnisse als Antriebskraft besitzt:

1. Soziale Anerkennung
2. Sicherheit und Geborgenheit
3. Vertrauen

4. Selbstachtung
5. Unabhängigkeit und Verantwortung

Die Reihenfolge ist dabei nicht bindend, wie bei anderen Erklärungen oder Modellen. Jeder Mensch misst diesen Grundmotiven seine eigene Dringlichkeitseinstufung bei.

Das **Bedürfnis nach sozialer Anerkennung** steht dabei in Wechselbeziehung mit dem anderen Grundmotiv der **Selbstachtung.** Das Bedürfnis nach sozialer Anerkennung wird umso größer, je geringer die Selbstachtung einer Person ist. Umgekehrt bedeutet das, dass die empfangene soziale Anerkennung darüber entscheidet, ob sich diese Person geachtet oder wertgeschätzt fühlt.

Dazu kommt, je geringer die Selbstachtung eines Menschen ist, umso eher fühlt er sich angegriffen, bedroht und verletzt und umso schneller unterstellt er anderen, diese behandelten einen mit Absicht respektlos und abfällig. Bekommt demnach solch eine Person also keine Anerkennung von außen, bleibt seine Selbstachtung niedrig und er/sie ist empfänglicher für Ärger und Wut.

21.3.2 Konflikte und Konfliktlösung

DEFINITION

Konflikt kommt aus dem Lateinischen **configere** und heißt so viel wie aneinanderschlagen, zusammenstoßen, im weitesten Sinne auch Kampf oder Streit.

Das Kernerlebnis des Konflikts ist demnach der Ärger über eine frustrierende Situation, welche dann zum Streit oder Kampf, also einer Auseinandersetzung führt.

Konflikte werden als Differenzen im Fühlen, Wollen und Handeln zwischen Mitgliedern einer Interaktion definiert. Meistens tragen alle Parteien zur Konflikterhaltung, Konflikteskalation oder Konfliktlösung durch ihr Verhalten, die Art ihrer Kommunikation, die verschiedenen Deutungen, Bewertungen und Erklärungen bei.

Je nachdem wie sich die Konfliktparteien zueinander verhalten, welche Kommunikationsformen oder Deutungsmuster sie verwenden, kann sich ein Konflikt lösen oder er kann in die Gegenrichtung gehen und sich verhärten. Man spricht dann von **Konflikteskalation.**

Konflikteskalation

Friedrich Glasl hat hierzu 2004 ein **Modell der Eskalationsstufen** entwickelt (> Abb. 21.4).

Das Modell zeigt neun Stufen, auf denen sich ein Konflikt befinden kann, wobei immer drei eine neue Etappe darstellen. Die Eskalation des Konflikts vollzieht sich dabei von oben nach unten. Demnach bewegt sich ein Konflikt durch die Etappen Win-Win, Win-Lose und Lose-Lose.

Auf der **Win-Win**-Etappe ist der Konflikt noch von der Intention geprägt, dass beide Parteien als Gewinner (win, engl. für **gewinnen**) bzw. Sieger aus dem Konflikt herausgehen.

Auf der **Win-Lose**-Etappe ist die Intention der Konfliktparteien umgeschwungen und es geht jedem darum, zu gewinnen und die andere Partei soll verlieren (lose, engl. für **verlieren**).

Auf der letzten, untersten **Lose-Lose**-Etappe ist die Intention von Selbstzerstörung geprägt. Hier rückt der eigene Sieg in den Hintergrund und der eigene Verlust bzw. Schaden wird in Kauf genommen, Hauptsache die andere Partei verliert mehr oder deutlicher.

Schaut man sich die drei Etappen genauer an, so werden jeder drei einzelne Stufen zugeordnet, die die Eskalationsentwicklung des Konflikts weiter differenzieren.

- **Stufe 1: Verstimmung und Verhärtung**
  Es herrschen zwar Spannungen und verhärtete Standpunkte vor, jedoch besteht noch die Überzeugung, dass Gespräche den Konflikt lösen können.

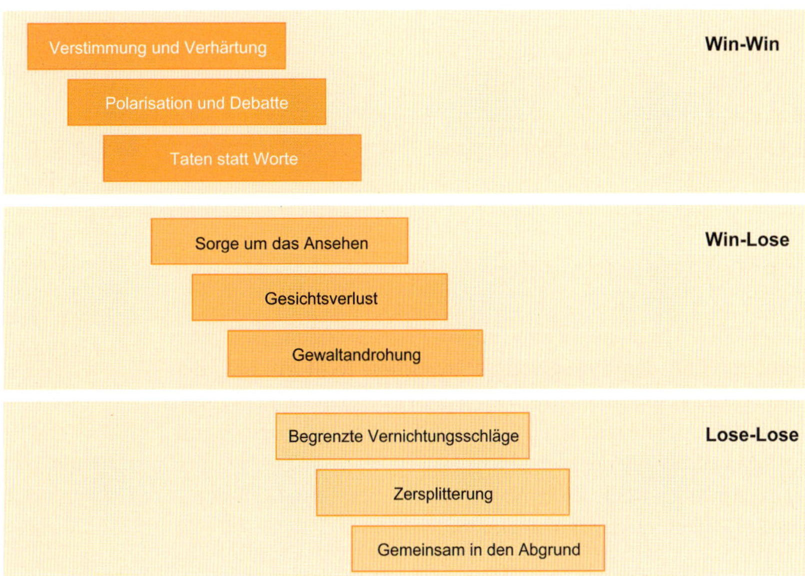

Abb. 21.4 Die Eskalationsstufen nach (Glasl 2013) [L143]

- **Stufe 2: Polarisation und Debatte**
  Ab hier überlegen sich die Konfliktparteien Überzeugungsstrategien. Es beginnt ein Schwarz-Weiß-Denken und die Meinungsverschiedenheiten führen zu einem Streit. Es kommt zu gegenseitiger verbaler Abwertung.
- **Stufe 3: Taten statt Worte**
  Man ist der Meinung, reden hilft nicht mehr, es müssen Taten folgen. Gespräche werden abgebrochen, es dominiert nonverbales Verhalten und die Gefahr der Fehlinterpretation dieser nonverbalen Kommunikation steigt.
- **Stufe 4: Sorgen um das Ansehen**
  Die Konfliktparteien beginnen gegenseitige Feindbilder zu **„malen"** und die Gegenseite in eine negative Rolle zu manövrieren. Man sucht nach **„Gleichgesinnten"**.
- **Stufe 5: Gesichtsverlust**
  Die Angriffe auf die Gegenseite werden direkt und öffentlich. Alles, um die moralische Glaubwürdigkeit zu beschädigen. Ein Vertrauensverlust liegt vor.
- **Stufe 6: Gewaltandrohung**
  Androhungen von Sanktionen häufen sich. Die Eskalation geht ab hier schneller voran. Es geht um das Symbolisieren von Macht über die andere Partei.
- **Stufe 7: Begrenzte Vernichtungsschläge**
  Der Umgang verliert an Menschlichkeit. Die Gegenseite ist nur noch das und keine Person mehr. Kann der Gegenseite Schaden zugefügt werden, wird dabei eigener Schaden in Kauf genommen und sogar als Gewinnen empfunden.
- **Stufe 8: Zersplitterung**
  Es geht nur noch um Zerstörung der Gegenseite. Dieses Streben wird intensiv verfolgt und es ist jedes Mittel recht.
- **Stufe 9: Gemeinsam in den Abgrund**
  Ab hier gibt es kein Zurück mehr. Die Gegenseite muss vernichtet werden, selbst wenn es die eigene Zerstörung bedeutet.

Betrachtet man diese neun Eskalationsstufen, wird sehr schnell deutlich, dass eine zeitnahe und erfolgreiche Lösungsstrategie für einen Konflikt gefunden werden sollte und ein Missachten des Konflikts diesen nur schlimmer macht, bis alle irreversiblen Schaden nehmen.

MERKE
Idealerweise löst man einen Konflikt, solange er sich noch auf der Etappe Win-Win befindet.

Konfliktlösungsstrategien

Beispiel: OTA Simone ist nun im zweiten Ausbildungsjahr und kennt sich mit den Springertätigkeiten schon recht gut aus. Bei einem Routineeingriff unterläuft ihr jedoch leider ein kleiner Fehler. Sie hat den Operateur missverstanden und das abgegebene Präparat der Regelversorgung mit Formaldehyd zugeführt und nicht, wie dieser es tatsächlich wollte, einen Schnellschnitt veranlasst. Der Operateur ist sichtlich verärgert über Simone.

Das Beispiel zeigt den Beginn eines Konflikts, welcher sich jetzt noch auf der Win-Win-Etappe befindet, jedoch bei falschem Verhalten oder Nichtstun eskalieren kann. Daher ist es für OTA Simone ratsam, eine gute Lösungsstrategie zu wählen und diese zu verfolgen. Die simpelste, aber nicht immer einfachste Strategie ist das **Konfliktlösungsgespräch,** da es je nach Rolle der Konfliktparteien und der persönlichen Einstellung viel Überwindung kosten kann.

Für ein **Konfliktlösungsgespräch** empfehlen sich **vier einfache Schritte:**

- **Schritt 1: Die Notbremse ziehen**
  Entscheidend für eine erfolgreiche Lösung ist es, **„entärgert"** in das Gespräch zu gehen. Ist man selbst derjenige, der sich geärgert hat, können **Selbstregulationsübungen,** wie innerlich bis zehn zählen oder frische Luft schnappen, hilfreich sein. Ist die andere Partei diejenige, die verärgert ist, sollte hier die Möglichkeit zur Beruhigung eingeräumt werden. Das Abklingenlassen der Emotionen und das Ankommen auf einer Sachebene (➤ Kap. 30) sind der Schlüssel für die folgenden Schritte.
- **Schritt 2: (Sich trauen) Gesprächsbereitschaft (zu) zeigen**
  Man vereinbart ein Treffen bzw. einen **Gesprächstermin.** Wichtig ist, dass dies an einem anderen Ort als dem des Auslösers geschieht. Hier können die Regeln der **klientenzentrierten Gesprächsführung** hilfreich sein (➤ Kap. 30). Intention dieses Gesprächs sollte es sein, Interesse an den Bedürfnissen des Gegenüber zu zeigen und seine eigenen Bedürfnisse mitzuteilen. Einleitende Sätze können beginnen mit: **„Was ist los?"** oder **„Ich fühle mich …"**.
- **Schritt 3: Lösungen sammeln**
  In diesem Schritt geht man an das Eingemachte. Hier werden die Wünsche und Bedürfnisse zum Ende des Konflikts erfragt bzw. kommuniziert. Einleitende Worte können hier sein: **„Was willst du?"/„Was willst du nicht?"** oder **„Ich möchte"/„Ich möchte nicht …"**.
- **Schritt 4: Zufriedenheit prüfen**
  Zum Abschluss des Lösungsgesprächs ist es immer wichtig, die Zufriedenheit aller Parteien mit der Lösung zu prüfen. Je nach Situation reicht vielleicht schon die simple Frage nach dem Verzeihenkönnen. Andernorts zahlt sich die Frage nach der **Zufriedenheit mit der Lösung** aus.

MERKE
Ein wichtiger Schritt für die Konfliktbewältigung ist es, sich von dem Gedanken zu befreien, dass es nichts ändern würde. Dieser Gedanke ist sehr häufig ein Vorurteil, welches keine Bestätigung findet. Man wundert sich, wie positiv Menschen darauf reagieren, wenn man offen und ruhig auf sie zu geht, Gesprächsbereitschaft zeigt und seine eigene Gefühlslage schildert. Oft sind sich die Menschen in ihrem Verhalten nämlich gar nicht bewusst, was sie bei ihrem Gegenüber damit angerichtet haben.

Sollte es am Ende wider Erwarten nicht zu einer Lösung des Konflikts kommen können oder die Gegenseite das Ersuchen um ein Gespräch abblocken, empfiehlt sich noch ein weiterer, fünfter Schritt.

- **Schritt 5: Hilfe holen**
  Um trotz anfänglicher Verweigerung eine Lösung per Gespräch zu erarbeiten oder wenn sich partout keine Lösung finden lässt bzw. sich keine Zufriedenheit mit gefundenen Lösungen ergibt, gibt es noch die Möglichkeit einen **unparteiischen** Dritten dazuzuholen, der bei dem Gespräch vermitteln kann. Das Entscheidende ist, dass diese Person oder Partei **unbeteiligt** ist und keinerlei Nutzen aus dem Sieg der einen oder der anderen Partei zieht.

VORSICHT

Schritt 5 soll **keinesfalls** mit der **vierten Eskalationsstufe** verwechselt werden! Es handelt sich hierbei nicht um den Aufruf, einen **Gleichgesinnten** dazuzuholen!

LITERATUR

Altenthan S, Betscher-Ott S, Ott W et al. Psychologie. Köln: Bildungsverlag EINS Westermann, 2017.
Aronson E, Akert RM, Wilson TD. Sozialpsychologie. Frankfurt: Pearson Deutschland 2014.
Correll W. Menschen durchschauen und richtig behandeln. Psychologie für Beruf und Familie. Heidelberg: MVG-Verlag, 2007.
Glasl F. Konfliktmanagement. Ein Handbuch für Führungskräfte, Beraterinnen und Berater. Bern: Haupt Verlag, 2013.
Gollwitzer M, Schmitt M. Sozialpsychologie. Weinheim: Beltz, 2006.
Hurrelmann K, Richter M. Soziologie von Gesundheit und Krankheit. Wiesbaden: Springer Fachmedien, 2016.
Schust J, Forgas JP, Jones R, Frey D. Soziale Interaktion und Kommunikation: Eine Einführung in die Sozialpsychologie. Weinheim/Basel: Beltz Verlagsgruppe, 1999.

IV Verantwortung für die Entwicklung der eigenen Persönlichkeit übernehmen, berufliches Selbstverständnis entwickeln und berufliche Anforderungen bewältigen

IV

KAPITEL

22

Egbert Stanka und Dennis Müller

Berufliches Selbstverständnis entwickeln

Eine gelungene OP ist immer die Arbeit eines ganzen Teams, in dem jeder eigenverantwortlich seine Aufgaben übernimmt. Operationstechnische Assistentinnen und Assistenten unterstützen Ärztinnen und Ärzte als Funktionspflegekräfte als Instrumentierende (➤ Kap. 3) am OP-Tisch sowie als unsterile Springer (➤ Kap. 2) als Bindeglied zwischen sterilem und unsterilem Arbeitsbereich. Sie bereiten u. a. Instrumente, Materialien und Geräte für die Operationen vor und nach. Sie betreuen Patientinnen und Patienten während ihres gesamten Aufenthalts im OP. Sie tragen Verantwortung, benötigen umfassendes medizinisches, hygienisches und pflegerisches Wissen und technisches Geschick sowie soziale Fähigkeiten, um die täglichen Anforderungen im OP zu meistern.

Sowohl die Springer- als auch die Instrumentiertätigkeit erfordern ein Höchstmaß an persönlicher sowie fachlicher Qualifikation, Verantwortungsbewusstsein, schneller Auffassungsgabe und ständiger Kommunikation (verbal und nonverbal) mit dem gesamten OP-Team. Dies ermöglicht in diesem anspruchsvollen beruflichen Handlungsfeld ein vorausschauendes Wirken auf qualitativ und quantitativ hohem Niveau. Ein möglichst reibungsloser Operationsablauf in verhältnismäßig entspannter Atmosphäre kann so sichergestellt werden. Bewusstsein für die eigenen Kenntnisse und Fertigkeiten, aber auch die selbstständige (Be-)Achtung der eigenen Grenzen und der verantwortungsvolle Umgang damit, sind wichtige weitere Eigenschaften der Operationstechnischen Assistenz (OTA). Die OTA arbeitet mit Menschen, an Menschen und für Menschen, egal in welchem Arbeitsbereich sie während oder nach ihrer Ausbildung tätig ist. So trägt die OTA innerhalb ihrer Tätigkeits- und Arbeitsbereiche dazu bei, die hohen qualitativen und sicherheitsrelevanten Standards bei der Patientenversorgung im Operationsbereich sicher zu gewährleisten und nachvollziehbar zu dokumentieren.

Die OTA ist nach ihrer dreijährigen Ausbildung so qualifiziert, dass sie die vielfältigen und anspruchsvollen Aufgaben in ihrem beruflichen Handlungsfeld sach- und fachgerecht durchführen kann. Dabei entwickelt sie alle hierfür relevanten Kompetenzen durch zielgerichtete theoretische und praktische Ausbildung. Grundlage der Ausbildung sind seit dem 1. Januar 2022 das Gesetz über die Ausbildung zur Anästhesietechnischen Assistentin und zum Anästhesietechnischen Assistenten und über die Ausbildung zur Operationstechnischen Assistentin und zum Operationstechnischen Assistenten (ATA-OTA-G) vom 14. Dezember 2019 sowie die dazugehörige Ausbildungs- und Prüfungsverordnung über die Ausbildung zur Anästhesietechnischen Assistentin und zum Anästhesietechnischen Assistenten und über die Ausbildung zur Operationstechnischen Assistentin und zum Operationstechnischen Assistenten (ATA-OTA-APrV) vom 4. November 2020. Davor wurde sowohl die Ausbildung und Prüfung der Operationstechnischen Assistenz als auch die der Anästhesietechnischen Assistenz über eine gemeinsame Empfehlung der Deutschen Krankenhausgesellschaft (DKG) geregelt.

Das berufliche Handlungsfeld der OTA ist allerdings nicht nur auf den Operationsbereich beschränkt. Verhält es sich doch so, dass die OTA neben dem OP auch in Abteilungen der Endoskopie, in Aufbereitungseinheiten für Medizinprodukte (AEMP), (früher ZSVA = zentrale Sterilgutversorgung), ambulanten Operationszentren, Polikliniken, sogar Notaufnahmen und bei niedergelassenen Chirurgen tätig sein darf und dort ihre Fachexpertise einbringt. Darüber hinaus bekleiden Operationstechnische Assistentinnen und Assitenten mit entsprechender Berufserfahrung und Qualifikation in vielen Bereichen Praxisanleiter- oder Leitungspositionen und dürfen diese sowohl organisatorisch als auch administrativ ausüben.

22.1 Historie des Gesundheitsfachberufs im OP

Der Gesundheitsfachberuf der OTA wird zwar aufgrund seiner Berufsbezeichnung gerne den Assistenzberufen zugeordnet, hat jedoch seine Wurzeln in der Krankenpflege und ist damit und von Gesetzes wegen zu den Pflege- bzw. Heilberufen zu zählen.

Die frühe OP-Assistenz hat sich aus der Militärchirurgie entwickelt. Damals war es üblich, dass der sog. „Feldscher" eine Assistenz hatte, die ihm bei der Versorgung von Verletzungen und bei Operationen assistierte und ihn unterstützte. Gegen Mitte des 18. Jahrhunderts wurde die Assistenztätigkeit im Operationsbereich genauer definiert. Eine der Hauptaufgaben dieser Assistenz war es, für die Einhaltung der hygienischen Voraussetzungen im Operationssaal zu sorgen. Diese Entwicklung erfolgte aufgrund der Erkenntnisse von Ignaz Semmelweis und Joseph Lister. Semmelweis gilt als Begründer der Asepsis. Darunter versteht man alle Maßnahmen, mit denen verhindert werden kann, dass Erreger in offene Körperhöhlen oder Wunden eingebracht werden. Dazu gehörte auch damals schon z. B. die Benutzung steriler Instrumente, das Tragen von Schutzkleidung oder die bauliche Trennung von Operations- und Pflegebereichen. Die von Lister aufgestellte Vermutung, dass die Luft mit infektiösen, krank machenden Keimen belastet sei und dass diese somit bei Kontakt Infektionen verursachen könnten, führte zu weiteren Maßnahmen für deren Einhaltung die Assistenz verantwortlich war. Die Entwicklungen schritten in Richtung einer immer stärkeren Bedeutung der Asepsis voran, was darin mündete, dass die Tätigkeiten der OP-Assistenz genauer definiert wurden. Seit dieser Zeit ist dies eine Hauptaufgabe sowohl der sterilen Saalassistenz (heute: Instrumentiertätigkeit) als auch der unsterilen Saalassistenz (heute: Springertätigkeit).

Ordinäre Pflegekräfte waren zunächst die Berufsgruppe, die die Tätigkeiten im Operationsbereich ausübten. 1979 wurden dann die ersten Fachweiterbildungen für den Operationsdienst in Deutschland etabliert. Diese Fachweiterbildungen konnten zum damaligen Zeitpunkt von Pflegepersonen absolviert werden, wenn sie mindestens ein Jahr, später sechs Monate, in einer Operationsabteilung gearbeitet hatten. Diese Fachweiterbildungen erfolgten und erfolgen auf Grundlage einer Ausbildungsempfehlung durch die Deutsche Krankenhausgesellschaft (DKG) bzw. landesrechtlicher Regelungen, sofern ein Bundesland welche erlässt. Da die Zahl der Pflegekräfte, die sich für den Operationsbereich bewarben, rückläufig wurde, hat Anfang der 1990er-Jahre in Deutschland ein neues Berufsbild begonnen sich zu etablieren: das der Operationstechnischen Assistentinnen und Assistenten.

22.2 Etablierung des Berufsbildes OTA in Deutschland

Eines der ersten Vorläuferkonzepte der OTA-Ausbildung waren die Operating Room Technicans (ORT) in Amerika. Diese waren ehemaliges OP-Personal aus Militärlazaretten des Ersten Weltkrieges, die dann ab ca. 1953 für die unsterile Saalassistenz (Springertätigkeit) in Krankenhäusern eingesetzt wurden. Instrumentieren blieb den Operative Registered Nurses (ORN) vorbehalten. Erst ab 1973 wurden sie in Amerika als unabhängiger Beruf anerkannt. Ähnlich gestaltete sich die Entwicklung in England. Dort entstand um 1940, ebenfalls aufgrund von Personalmangel, der Beruf des Operating Department Assistant, aus welchem sich später der erst 2016 staatlich anerkannte Beruf des Operating Departement Practitioner entwickelte. Diese Ausbildung dauert aktuell zwei Jahre und umfasst die prä-, intra- und postoperative Versorgung der Patienten. Ende der 1960er-Jahre entstand dann in den Niederlanden der Beruf des Operatie Assistent, der 1977 in den Niederlanden staatlich geregelt und anerkannt wurde. In der Schweiz begann 1972 der erste Ausbildungsgang für Technische Operations-Assistenten. Die Ausbildung zählt bis heute als Vorbild für die Operationstechnische Assistenz in Deutschland. Der TOA hat sich in der Schweiz unter der neuen Berufsbezeichnung Fachfrau/-mann für Operationstechnik etabliert.

In Deutschland begann die erste OTA-Ausbildung 1990. Das Krankenhaus Mülheim/Ruhr war Vorreiter. Die Ausbildung wurde von Ärzten und Pflegenden gemeinsam ausgearbeitet und aufgelegt. Damit wurde versucht, dem damaligen, in vielen OP-Bereichen vorherrschenden, Personalmangel zu begegnen und auszugleichen. Drei Jahre später wurde die Gemeinschaft zur Erarbeitung und Konzeption von Richtlinien für die Ausbildung von Operationstechnischen Assistenten (GEKA) gegründet. Im weiteren Verlauf machte es sich die Deutsche Krankenhausgesellschaft (DKG) zur Aufgabe, eine Richtlinie zur Ausbildung von Operationstechnischen Assistenten zu erstellen und 1996 zu veröffentlichen. Diese Richtlinie wurde im Laufe der Jahre weiterentwickelt und immer wieder an die sich ständig verändernden Gegebenheiten im Gesundheitswesen, hier speziell auf die OTA-Ausbildung bezogen, angepasst.

Im Jahr 2004 wurde dann der OTA-Schulträger-Verband gegründet, aus dem heraus sich 2007 der Deutsche OTA-Schulträger-Verband (DOSV) bildete. Durch den DOSV entstand ein lernfeldorientiertes Curriculum, in dem die theoretischen Inhalte und Ziele der OTA-Ausbildung aufgeführt sind. Dieses Curriculum wurde immer wieder aktualisiert und den Mitgliedern des DOSV zur Verfügung gestellt.

20 Jahre nach Entstehung des Berufsbildes in Deutschland, gründet sich 2014 der Deutsche Berufsverband Operationstechnischer Assistenten (DBOTA) im Klinikum der Stadt Ludwigshafen gGmbH.

22.2.1 Staatliche Anerkennung und Bedeutung

In den Jahren zwischen 2004 und 2010 regelten 3 Bundesländer aus Ermangelung einer bundesweiten gesetzlichen Regelung auf Landesebene die OTA-Ausbildung. Schleswig-Holstein (2004) erließ als erstes Bundesland, eine Landesverordnung über die Berufsausbildung zur oder zum Operationstechnischen Angestellten (OTA-VO). Als zweites Bundesland folgte Thüringen. Dort wurde die OTA-Ausbildung unter dem Namen Medizinisch-Technischer Assistent für den Operationsdienst (MTA-O) in die Thüringer Schulordnung für die Höhere Berufsfachschule als dreijährige Ausbildung aufgenommen. 2010 kam Sachsen-Anhalt als drittes Bundesland dazu. Hier wurde die Verordnung über die Ausbildung für die Operationstechnische Assistenz (OTA-VO) erlassen. Sachsen-Anhalt war somit das dritte Bundesland, in dem die Ausbildung nach Landesrecht anerkannt war.

Schon **2005** wird in der **„Berliner Erklärung"** die Schaffung einer **bundeseinheitlichen, staatlichen Ausbildungsregelung für**

Operationstechnische Assistentinnen und Assistenten gefordert. Seitdem reichte u. a. die DKG 2010 einen Gesetzesentwurf über den Beruf der Operationstechnischen Assistenten und die Änderung des Krankenhausfinanzierungsgesetzes in den Bundestag ein. 2012 wurde im Bundestag eine parlamentarische Arbeitsgruppe mit der staatlichen Anerkennung beauftragt, was aber leider immer wieder verschoben wurde. Das Bundesland Nordrhein-Westfalen versuchte, den Gesetzesentwurf von 2010 erneut in den Bundesrat einzubringen. Der Bundesrat und auch die Bundesregierung sehen Handlungsbedarf und verweisen auf die Arbeitsgruppe des Bundesministeriums für Gesundheit. 2014 erfolgte ein weiterer Beschluss des Bundesrates, in dem die erneute Einbringung des Gesetzentwurfs in den Bundestag beschlossen wurde. Im Februar 2018 wurde erneut vom Bundesland Nordrhein-Westfalen ein Gesetzesantrag gestellt, mit der Bitte an den Präsidenten des Bundestages, zu beschließen, dass der Gesetzentwurf erneut in den Bundestag eingebracht werden solle. Dieser Beschluss erfolgte im März 2018. Über eineinhalb Jahre später war es dann endlich so weit. Basierend auf dem erneuten Vorstoß im Februar 2018 verabschiedete der Bundestag mit Zustimmung des Bundesrates im Dezember 2019 das Gesetz über die Ausbildung zur Anästhesietechnischen Assistentin und zum Anästhesietechnischen Assistenten und über die Ausbildung zur Operationstechnischen Assistentin und zum Operationstechnischen Assistenten, welches am 1. Januar 2022 in Kraft trat. Ein Jahr später am 4. November 2020 folgte dann, basierend auf § 66 des ATA-OTA-G, die dazugehörige Ausbildungs- und Prüfungsverordnung. Damit erlangte sowohl die OTA als auch ihr in der Zwischenzeit etabliertes Pendant für die Anästhesiepflege, die ATA, nach **über 30 Jahren** der Existenz die lang ersehnte **staatliche Anerkennung.**

Seit **2017** sind **OTAs in den Tarifvertrag des Öffentlichen Dienstes integriert.** Hierüber ist die Eingruppierung in den Tarifvertrag und damit die Vergütung geregelt. Bedingt durch die fehlende staatliche Anerkennung konnten die Lerninhalte und Schwerpunkte der einzelnen Schulen stark variieren. Dies machte eine Vergleichbarkeit der Ausbildungen bundesweit schwer. Durch die bundesweit einheitliche Regelung des Berufsstandes und seiner Ausbildung soll sich dies nun verbessern. Auch ist die Berufsbezeichnung der Operationstechnischen Assistenz (OTA) sowie die der Anästhesietechnischen Assistenz (ATA) nun geschützt, was dazu beiträgt, dass Arbeitgeber und Arbeitnehmer wissen, was sie zu erwarten haben, wenn sie mit dieser Berufsbezeichnung konfrontiert werden.

22.2.2 Berufliche Weiterentwicklung

Inzwischen gibt es in Deutschland auch für die OTA viele Möglichkeiten, sich beruflich weiterzuentwickeln. Die OTA besetzt Leitungsfunktionen in Operationsabteilungen, ambulanten Operationszentren oder ist als Praxisanleiter/in in den Ausbildungskliniken und Ausbildungsstätten tätig. Einige Fachhochschulen in Deutschland haben aktuell auch ihre Zugangsvoraussetzungen für ein Pädagogikstudium geöffnet, sodass auch Operationstechnische Assistentinnen und Assistenten mit Berufserfahrung unter bestimmten Voraussetzungen auch ohne Abitur studieren können. Mittlerweile existieren auch Studiengänge der Pädagogik, welche explizit auf die Ausbildung der OTA zugeschnitten sind. Eine weitere Möglichkeit der beruflichen Weiterentwicklung ist die Ausbildung/das Studium zum Chirurgischen Assistenten oder zum Kardiovaskulären Assistenten. Diese werden an verschiedenen Standorten in Deutschland angeboten und durchgeführt.

22.3 Berufsorganisationen

In den vorangegangenen Kapiteln wurden die beiden beruflichen Vertretungen der OTAs bzw. der OTA-Ausbildung kurz benannt. Diese sind der Deutsche OTA-Schulträger-Verband und der Deutsche Berufsverband Anästhesietechnischer und Operationstechnischer Assistenz (ATA|OTA), ehemals Deutscher Berufsverband Operationstechnischer Assistenten (DBOTA).

22.3.1 Deutscher OTA-Schulträger-Verband e. V. (DOSV)

Im **Deutschen OTA-Schulträger-Verband** sind sehr **viele Ausbildungsträger** und damit **Ausbildungsstätten für OTAs in Deutschland** organisiert. Er ist damit eine bundesweit tätige Organisation. Hauptaufgaben und Ziele des DOSV sind:

- **Gestaltung des Berufsbildes**
- **Curriculare Entwicklung der Ausbildung und der Ausbildungskonzepte, um darüber die Qualität der Ausbildung zu sichern**
- **Vertretung der Mitgliederinteressen**
- **Förderung des Meinungs- und Erfahrungsaustauschs im Verband und mit anderen Organisationen des Gesundheitswesens**
- **Kontakt und Austausch mit staatlichen Einrichtungen**
- **Kontakt und Austausch mit wissenschaftlichen Einrichtungen und Institutionen des Gesundheitswesens**
- **Verfassen berufspolitischer Stellungsnahmen**

Um die Ziele auf der Ebene der Bundesländer positiv zu begünstigen, besteht die Möglichkeit, sich unter dem Dachverband des DOSV zu Landesauschüssen zu organisieren und zusammenzuschließen und hierfür z. B. auch Förderung vom DOSV aus den Mitgliedsbeiträgen heraus zu bekommen. Zum Zeitpunkt der Erstellung dieses Kapitels waren die drei Landesausschüsse der OTA-Schulen in Baden-Württemberg, Nordrhein-Westfalen und Berlin/Brandenburg etabliert.

Vom DOSV wurden auch diverse Publikationen erstellt, die frei zugänglich sind. Exemplarisch genannt sind diese:

- Das von Hans Böhme (Rechtsanwalt) bereits im Jahre 2003 im Auftrag des DOSV erstellte Rechtsgutachten zum Thema „Staatliche Regelung für die OTA-Ausbildung“
- Die 2005 erfolgte „Berliner Erklärung des Verbandes der OTA-Schulträger zur Ausbildungssituation und zum Berufsbild der Operationstechnischen Assistentinnen und Assistenten“

22

- Der im Jahre 2010 veröffentlichte Ergebnisbericht der Forschungsgruppe Metrik zur im Auftrag des DOSV durchgeführten „Befragung zur Personalsituation und Personalentwicklung in den Operationsbereichen“
- Die „Umfrage zur Berufszufriedenheit 2015“ an deutschen Krankenhäusern
- Die 2018 erfolgte „Stellungnahme des DOSV zum Positionspapier des DBfK“

Das ATA-Pendant zum **DOSV** ist der Deutsche Bundesverband der Schulen für Anästhesietechnische Assistentinnen und Assistenten e. V. **(DBVSA).** Mit der staatlichen Anerkennung beider Berufsgruppen ist auch ein Zusammenschluss dieser beiden Verbände angedacht, sodass es in Zukunft nur noch einen Schulträgerverband gibt, welcher die Belange beider Ausbildungen regelt und unterstützt.

Bereits vollzogen wurde dieser Zusammenschluss bzw. diese Erweiterung auf der Ebene der Berufsverbände.

22.3.2 Deutscher Berufsverband Anästhesietechnischer und Operationstechnischer Assistenz (ATA|OTA)

Der **Deutsche Berufsverband Operationstechnischer Assistenten** war eine Vereinigung durch die sich **vorwiegend die OTA,** aber auch Angehörige aller anderen Berufsgruppen, die in der sterilen oder unsterilen Saalassistenz tätig sind, organisieren können. Der **DBOTA wurde 2014** auf Initiative einzelner Operationstechnischen Assistentinnen und Assistenten **gegründet** und erfreut sich seither eines ständigen Zulaufs. **2019,** als Konsequenz aus der staatlichen Anerkennung, beschloss der DBOTA auf seiner Mitgliederversammlung, auch Kolleginnen und Kollegen aus dem Berufsstand der ATA und anderer Berufe der Anästhesiepflege als ordentliche Mitglieder des Berufsverbandes zuzulassen und willkommen zu heißen. Darüber hinaus wurde sich im Zuge dessen für die Gründung des Deutschen Berufsverbandes Anästhesietechnischer und Operationstechnischer Assistenz **(ATA|OTA)** ausgesprochen, in welchem der DBOTA aufgehen sollte. Damit war der Grundstein für eine gemeinsame Stimme beider Berufsgruppen gelegt. Dieses Vorhaben wurde dann **2020** erfolgreich umgesetzt.

Die Mitgliedschaft ist hier freiwillig und nicht wie bei Berufskammern zwingend. **Berufsverbände** wie der ATA|OTA **sind unabhängige,** nur an ihre Leitbilder, Ziele und gesetzlichen Vorschriften gebundene **Interessenvertretungen.** Ein Berufsverband hat zwei grundsätzliche Funktionen:

- **Nach innen stehen die Beratung und Förderung der Mitglieder und die Weiterentwicklung des Berufsbildes im Vordergrund.**
- **Nach außen werden die Interessen des Berufes vertreten, um gemäß der Zielsetzung, deren Realisierung zu begünstigen und zu beeinflussen.**

Beispiel hierfür ist seit 2017 die Teilnahme des ehemaligen DBOTA, jetzt ATA|OTA, an der Konferenz der Fachberufe im Gesundheitswesen bei der Bundesärztekammer und die enge Zusammenarbeit mit dem DOSV.

Die vom ATA|OTA verfolgten Ziele und Aufgaben sind vielfältig und gehen von der Kooperation mit nationalen und internationalen Verbänden und der Darstellung der Berufsbilder über die Sicherung der Qualität der im OP erbrachten Leistungen durch die ständige Einbeziehung des wissenschaftlichen Fortschritts bis hin zur Beratung von Berufsangehörigen in beruflichen, tariflichen oder rechtlichen Belangen. Der ATA|OTA ist eine lernende Organisation, die sich ständig weiterentwickelt, um so bestmöglich für ihre Aufgaben und Ziele einzustehen.

Dies spiegelt sich in den sechs Kernbereichen des **Leitbildes des ATA|OTA** deutlich wider (➤ Abb. 22.1):

- **Qualitätsbewusstsein**
- **Partnerschaftlichkeit**
- **Vernetzung**
- **Lösungsorientierung**
- **Kreativität**
- **Transparenz**

Der ATA|OTA hat viele Veröffentlichungen in einschlägigen Fachzeitschriften erstellt, die sich speziell mit den Aufgaben, Zielen und dem Bewusstsein für die Tätigkeit der ATA bzw. OTA auseinandersetzen.

Der **Nationale Ethikkodex des ATA|OTA (NEO)** ist eine weitere wichtige Veröffentlichung, welche noch zu Zeiten des DBOTA entstanden ist (➤ Abb. 22.2). In ihm wurde festgelegt, dass der **OTA-Beruf** ein **medizinischer Beruf im pflegerischen Handlungsfeld** der Krankenversorgung ist. In den Haupteinsatzbereichen der OTA ist die Überschneidung und gemeinschaftliche Durchführung der Patientenversorgung durch die OTA und die (Fach-)Krankenpflege nicht voneinander zu trennen. Kooperative Zusammenarbeit der Berufsgruppen ist Grundvoraussetzung für die sichere, auf qualitativ hochwertigem Standard stehende, Versorgung von Patientinnen und Patienten aller Altersstufen. Damit ist die Versorgung von Patienten immer als ein Zusammenwirken und Verbund unterschiedlichster Berufsgruppen, also als System zu betrachten. In einem System ist jeder Anteil gleich wichtig, da von jedem Anteil das Gelingen abhängt.

Der NEO ist in vier grundlegende Bereiche, mit unterschiedlichen, aber doch zusammengehörenden Schwerpunkten, aufgebaut. Diese sind:

- **OTA und Gesellschaft**
- **OTA und die Wissenschaften**
- **Anwendungsvorschläge für den NEO**
- **Die Anwendung der einzelnen Kernelemente des NEO**

Betrachtet man den Ethikkodex des ATA|OTA genauer, so spiegelt sich darin sehr gut wider, dass die bewusste Entwicklung eines beruflichen Selbstverständnisses, bezogen auf die Rolle der OTA in der Krankenversorgung, sehr wichtig für Operationstechnische Assistentinnen und Assistenten selbst, aber auch für die gesamte Krankenversorgung ist. Gleiches gilt für die Zusammenarbeit im Team. Die Arbeit mit Menschen, an Menschen, für Menschen erfordert von allen Beteiligten ein hohes Maß aller Kompetenzbereiche und der Achtung der Menschenwürde. Damit wird eine der Grundvoraussetzungen für die Ausbildung eines professionellen Grundverständnisses für das Berufsbild OTA, also einer Profession, geschaffen.

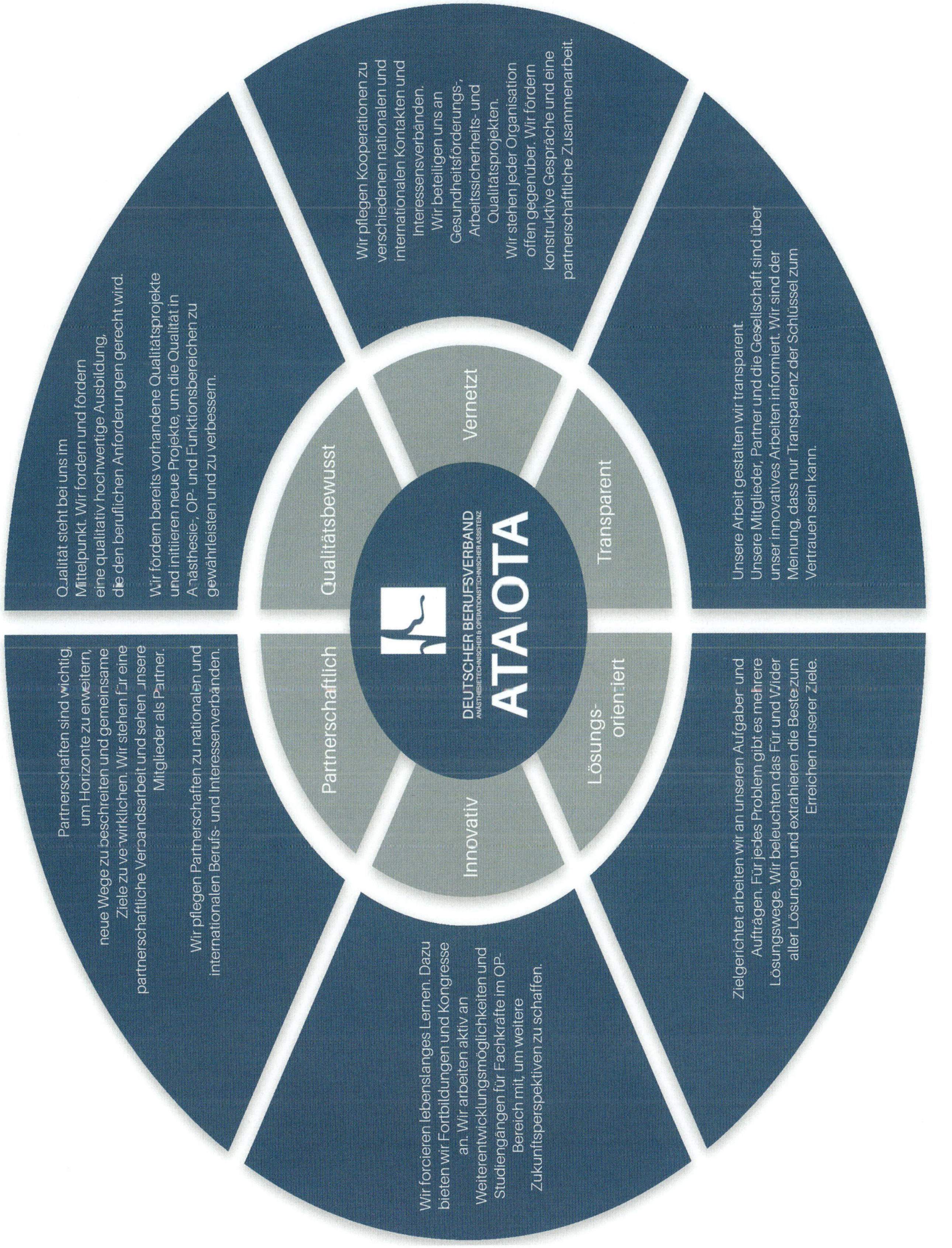

Abb. 22.1 Leitbild des Deutschen Berufsverbands Anästhesietechnischer und Operationstechnischer Assistenz (ATA|OTA) (https://ata-ota.org/beispiel-seite/leitbild) [W1205]

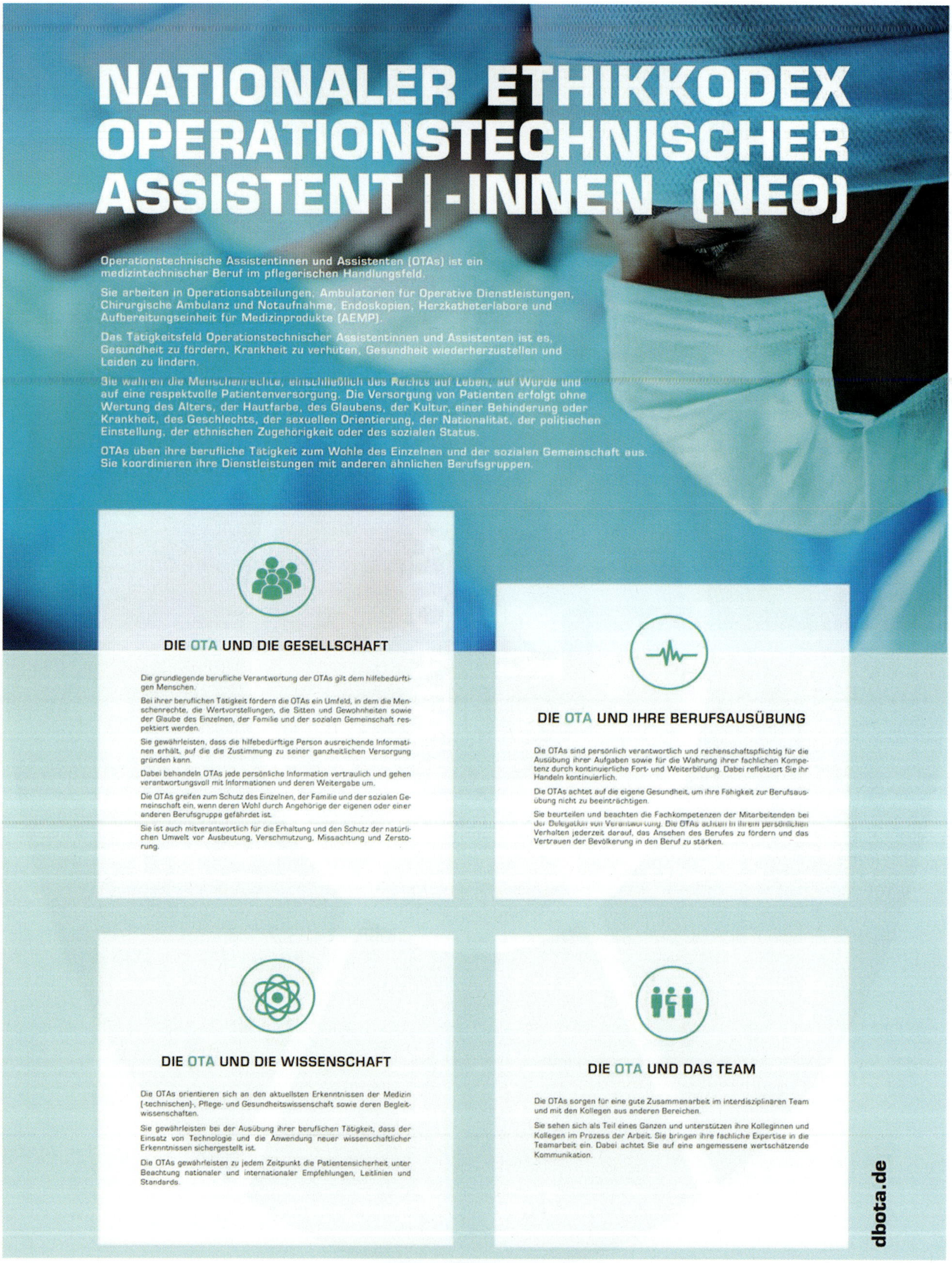

NATIONALER ETHIKKODEX OPERATIONSTECHNISCHER ASSISTENT | -INNEN (NEO)

Operationstechnische Assistentinnen und Assistenten (OTAs) ist ein medizintechnischer Beruf im pflegerischen Handlungsfeld.

Sie arbeiten in Operationsabteilungen, Ambulatorien für Operative Dienstleistungen, Chirurgische Ambulanz und Notaufnahme, Endoskopien, Herzkatheterlabore und Aufbereitungseinheit für Medizinprodukte (AEMP).

Das Tätigkeitsfeld Operationstechnischer Assistentinnen und Assistenten ist es, Gesundheit zu fördern, Krankheit zu verhüten, Gesundheit wiederherzustellen und Leiden zu lindern.

Sie wahren die Menschenrechte, einschließlich des Rechts auf Leben, auf Würde und auf eine respektvolle Patientenversorgung. Die Versorgung von Patienten erfolgt ohne Wertung des Alters, der Hautfarbe, des Glaubens, der Kultur, einer Behinderung oder Krankheit, des Geschlechts, der sexuellen Orientierung, der Nationalität, der politischen Einstellung, der ethnischen Zugehörigkeit oder des sozialen Status.

OTAs üben ihre berufliche Tätigkeit zum Wohle des Einzelnen und der sozialen Gemeinschaft aus. Sie koordinieren ihre Dienstleistungen mit anderen ähnlichen Berufsgruppen.

DIE OTA UND DIE GESELLSCHAFT

Die grundlegende berufliche Verantwortung der OTAs gilt dem hilfebedürftigen Menschen.

Bei ihrer beruflichen Tätigkeit fördern die OTAs ein Umfeld, in dem die Menschenrechte, die Wertvorstellungen, die Sitten und Gewohnheiten sowie der Glaube des Einzelnen, der Familie und der sozialen Gemeinschaft respektiert werden.

Sie gewährleisten, dass die hilfebedürftige Person ausreichende Informationen erhält, auf die die Zustimmung zu seiner ganzheitlichen Versorgung gründen kann.

Dabei behandeln OTAs jede persönliche Information vertraulich und gehen verantwortungsvoll mit Informationen und deren Weitergabe um.

Die OTAs greifen zum Schutz des Einzelnen, der Familie und der sozialen Gemeinschaft ein, wenn deren Wohl durch Angehörige der eigenen oder einer anderen Berufsgruppe gefährdet ist.

Sie ist auch mitverantwortlich für die Erhaltung und den Schutz der natürlichen Umwelt vor Ausbeutung, Verschmutzung, Missachtung und Zerstörung.

DIE OTA UND IHRE BERUFSAUSÜBUNG

Die OTAs sind persönlich verantwortlich und rechenschaftspflichtig für die Ausübung ihrer Aufgaben sowie für die Wahrung ihrer fachlichen Kompetenz durch kontinuierliche Fort- und Weiterbildung. Dabei reflektiert Sie ihr Handeln kontinuierlich.

Die OTAs achtet auf die eigene Gesundheit, um ihre Fähigkeit zur Berufsausübung nicht zu beeinträchtigen.

Sie beurteilen und beachten die Fachkompetenzen der Mitarbeitenden bei der Delegation von Verantwortung. Die OTAs achten in ihrem persönlichen Verhalten jederzeit darauf, das Ansehen des Berufes zu fördern und das Vertrauen der Bevölkerung in den Beruf zu stärken.

DIE OTA UND DIE WISSENSCHAFT

Die OTAs orientieren sich an den aktuellsten Erkenntnissen der Medizin (-technischen)-, Pflege- und Gesundheitswissenschaft sowie deren Begleitwissenschaften.

Sie gewährleisten bei der Ausübung ihrer beruflichen Tätigkeit, dass der Einsatz von Technologie und die Anwendung neuer wissenschaftlicher Erkenntnissen sichergestellt ist.

Die OTAs gewährleisten zu jedem Zeitpunkt die Patientensicherheit unter Beachtung nationaler und internationaler Empfehlungen, Leitlinien und Standards.

DIE OTA UND DAS TEAM

Die OTAs sorgen für eine gute Zusammenarbeit im interdisziplinären Team und mit den Kollegen aus anderen Bereichen.

Sie sehen sich als Teil eines Ganzen und unterstützen ihre Kolleginnen und Kollegen im Prozess der Arbeit. Sie bringen ihre fachliche Expertise in die Teamarbeit ein. Dabei achtet Sie auf eine angemessene wertschätzende Kommunikation.

dbota.de

Abb. 22.2 Deutscher Ethikkodex Anästhesietechnischer und Operationstechnischer Assistenz (https://ata-ota.org/ethikkodex_ataota/) [W1205]

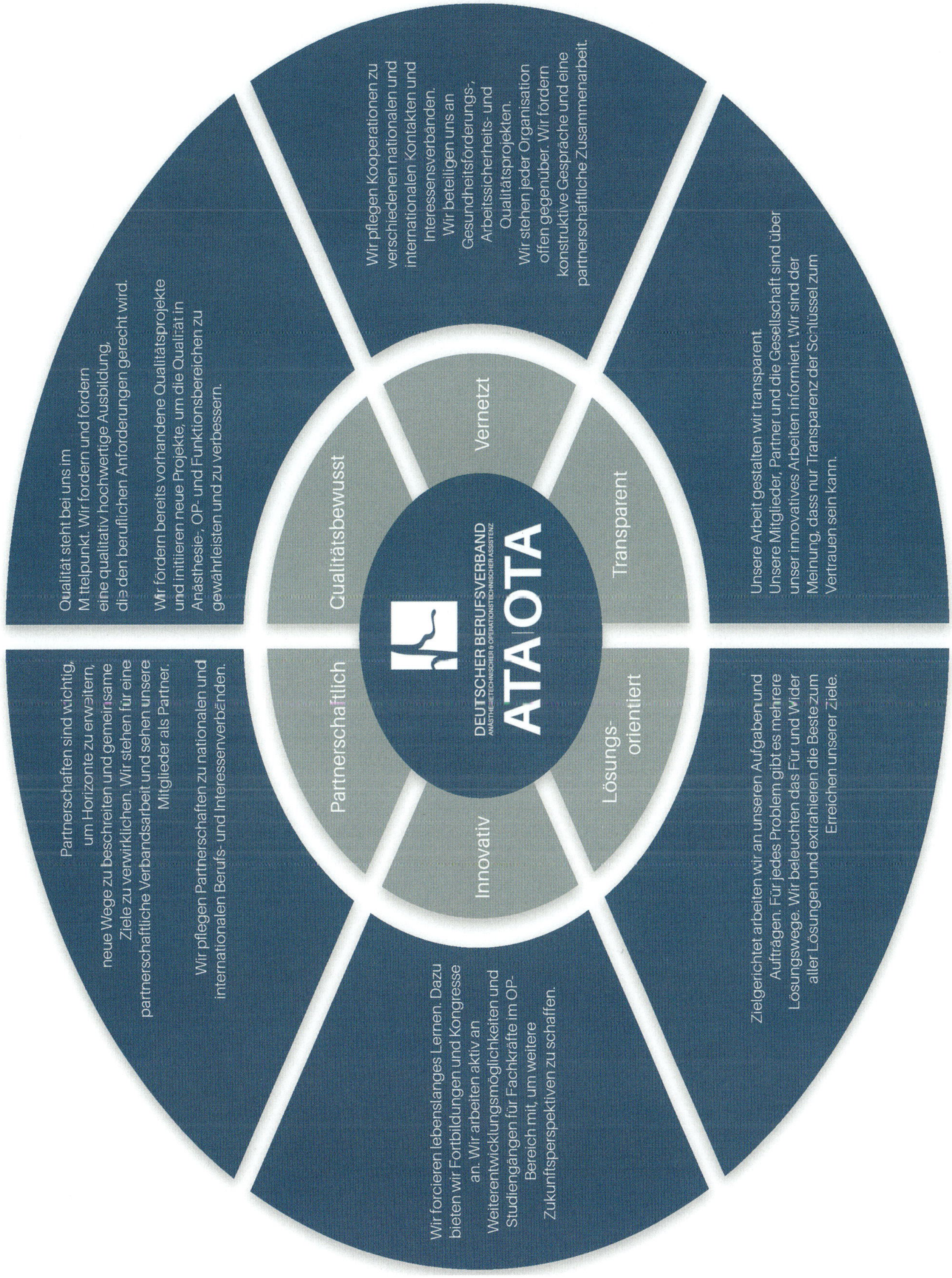

Abb. 22.1 Leitbild des Deutschen Berufsverbands Anästhesietechnischer und Operationstechnischer Assistenz (ATA|OTA) (https://ata-ota.org/beispiel-seite/leitbild) [W1205]

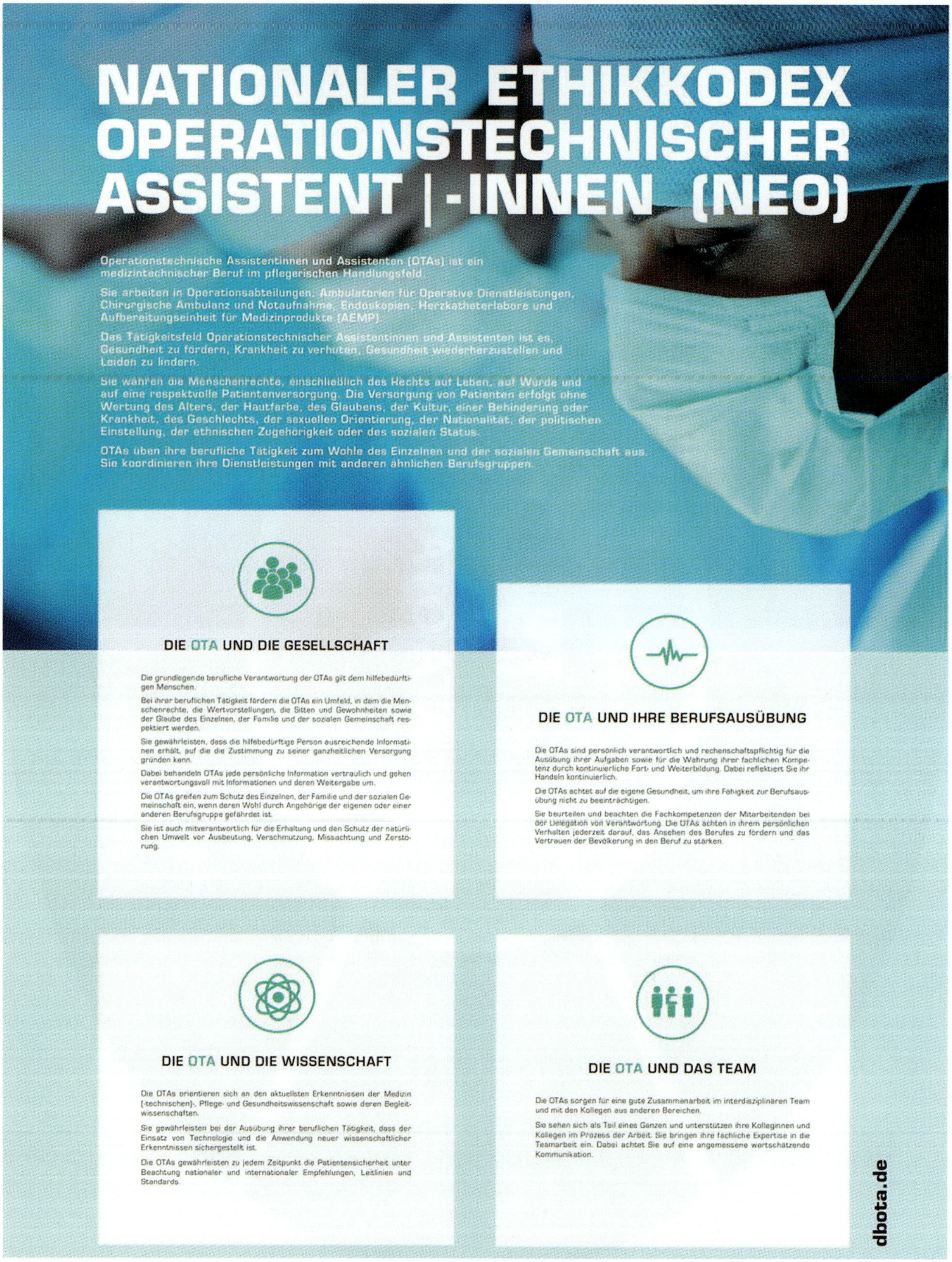

Abb. 22.2 Deutscher Ethikkodex Anästhesietechnischer und Operationstechnischer Assistenz (https://ata-ota.org/ethikkodex_ataota/) [W1205]

LITERATUR

Deutsche Krankenhausgesellschaft. DKG-Empfehlung zur Ausbildung und Prüfung von Operationstechnischen und Anästhesietechnischen Assistentinnen und Assistenten. www.dkgev.de/fileadmin/default/Mediapool/2_Themen/2.5._Personal_und_Weiterbildung/2.5.12._Aus-__Fort-_und_Weiterbildung_von_OTA_ATA/Rechtliche_Grundlagen/DKG-Empfehlung_OTA-ATA_01-01-2014.pdf (letzter Zugriff: 6.12.2022).

Deutscher Berufsverband Anästhesietechnischer & Operationstechnischer Assistenz (2021): Chronik. https://ata-ota.org/chronik/ (letzter Zugriff: 6.12.2022).

Deutscher Berufsverband Anästhesietechnischer & Operationstechnischer Assistenz (2021): Geschichte. https://ata-ota.org/beruf/geschichte/ (letzter Zugriff: 6.12.2022).

Deutscher Berufsverband Anästhesietechnischer & Operationstechnischer Assistenz (2021): Nationaler Ethikkodex Operationstechnischer Assistentinnen und Assistenten (NEO). https://ata-ota.org/ethikkodex_ataota/ (letzter Zugriff: 6.12.2022).

Deutscher Berufsverband Anästhesietechnischer & Operationstechnischer Assistenz (2021): Leitbild. https://ata-ota.org/beispiel-seite/leitbild/ (letzter Zugriff: 6.12.2022).

Deutscher OTA Schulträger-Verband e. V.: Curriculum 2012 für die Ausbildung von Operationstechnischen Assistentinnen und Assistenten. 2015. www.ota.de/verband/der-verband/ (letzter Zugriff: 6.12.2022).

KAPITEL

23 Ethische und gesellschaftliche Prinzipien

Stéphane Itasse, Christian Hohm, Dennis Müller, Jürgen Floß und Jonas Weinzierl

23.1 Ethische Prinzipien

Stéphane Itasse

23.1.1 Herkunft und Bedeutung der Worte Ethik und Moral

Was soll ich tun? Welche Art zu handeln ist richtig? Die meisten Menschen denken nicht lange darüber nach, bevor sie handeln. Sie kennen die Werte, Normen und Tugenden ihrer gesellschaftlichen Gruppe und ihrer Kultur. Daraus ergeben sich Muster, Konventionen und Prinzipien für das Handeln, die man unter dem Begriff „Sitten" zusammenfassen kann. Aus dem lateinischen Wort für Sitte (mos) leitet sich die **Moral** ab. Sie umfasst sowohl ungeschriebene Gebräuche als auch praktische Vorgaben wie Werte, Güter, Pflichten und Rechte. Wer dagegen verstößt, handelt unmoralisch. Wer moralische Regeln nicht kennt oder sich bewusst dagegen auflehnt, handelt amoralisch.

Je nach Kultur, Religion und Wertvorstellungen können sich die Sitten und damit die moralischen Regeln stark unterscheiden. Was bedeutet in dieser Situation nun richtiges Handeln? Mit dieser Frage beschäftigt sich die **Ethik.** Als Teilbereich der Philosophie beschäftigt sie sich mit den Voraussetzungen und der Bewertung menschlichen Handelns.

Der Begriff Ethik hat seinen Ursprung im griechischen Wort „ethos" und hat die Bedeutung Brauch, Gewohnheit, Gepflogenheit – also eigentlich die gleiche Grundbedeutung wie der Begriff Moral. Heute werden sie jedoch unterschiedlich verwendet.

DEFINITION

Moral: geschriebene und ungeschriebene Gesetze, Gebräuche, Pflichten, Werte und Rechte, welche einen Rahmen für die menschlichen Handlungen vorgeben.
Ethik: methodisches Nachdenken über die Moral.

23.1.2 Entwicklung der Ethik (geschichtliche Aspekte)

Vor- und Frühgeschichte

Man kann davon ausgehen, dass sich bereits bei den vorgeschichtlichen Gesellschaften ethische Verhaltensregeln herausgebildet haben. Das lässt sich anhand von Beobachtungen primitiver Gesellschaften ableiten. Diese Gesellschaften haben eine religiöse Grundlage, Verbote sind oft als Tabus formuliert. Die **religiösen Regeln** bestimmen die Ethik.

Auch für die frühen Hochkulturen ist die Religion entscheidend für die Entwicklung des gesellschaftlichen Ethos. So gilt im alten China die Einordnung in das Tao, das Prinzip der Weltordnung, als das oberste Gebot. Die vedische Religion Indiens kennt ein die Welt regierendes Sittengesetz, das sogar über dem Weltschöpfer Varuna stand. In der babylonischen Religion werden die ethischen Gebote auf Schamasch, den Gott des Rechts, zurückgeführt. Dieser gilt auch als Urheber des Codex Hammurapi, der ältesten überlieferten Gesetzessammlung.

Vorchristliche Antike

In der Antike wandelt sich das Selbstbild der Menschen. In den früheren Gesellschaften dachten die Menschen, ihre gesamte soziale Ordnung würde von den Göttern oder dem einen Gott bestimmt. Doch nun tritt der Mensch als Individuum in den Vordergrund. Die Sophisten im 5. bis 4. Jahrhundert vor Christus meinen, es sei für ein Vernunftwesen wie den Menschen unangemessen, wenn dessen Handeln ausschließlich von Konventionen und Traditionen geleitet wird.

Im 4. Jahrhundert vor Christus macht Aristoteles die Ethik zu einem Teilbereich der Philosophie[1]. Er meint damit die wissenschaftliche Beschäftigung mit Gewohnheiten, Sitten und Gebräuchen (ethos). Aristoteles war überzeugt, das menschliche Handeln sei grundsätzlich einem vernünftigen und theoretisch fundierten Nachdenken zugänglich (➤ Abb. 23.1).

Die Ethik von Aristoteles setzt beim Glück als Begriff des höchsten Guts an. Nach seiner Ansicht kann der Mensch das Glück dadurch erreichen, dass er sein spezifisches „ergon" zu verwirklichen sucht. Das Wort „ergon" meint die bestimmte Funktion, Aufgabe oder Leistung einer Sache.

Das gesuchte „Ergon" des Menschen besteht nun darin, die Vernunftfähigkeit der Seelenteile zu aktivieren. Diese spezifisch menschliche Leistung wird dann erreicht, wenn die Seele in einem „vortrefflichen" Zustand ist, was Aristoteles mit dem Ausdruck „arete" (Tugend) bezeichnet.

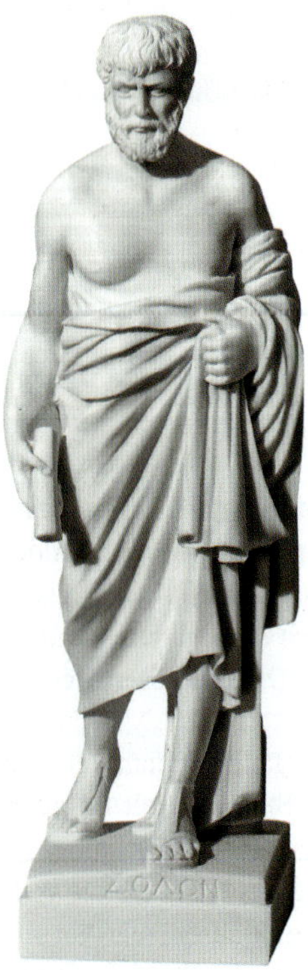

Abb. 23.1 Aristoteles [J787]

[1] Aristoteles: Die Nikomachische Ethik. Aus dem Griechischen und mit einer Einführung und Erläuterungen versehen von Olof Gigon. 5. A. dtv, München 2002.

MERKE

Für Aristoteles ist Ethik im Prinzip eine praktische Wissenschaft (➤ Kap. 23.6), die ohne Beispiele und konkrete Untersuchungen nicht auskommt. Denn es hängt von vielen konkreten Umständen ab, ob eine Handlung gut ist und die Steigerung des Glücks zur Folge hat. Die Tugend ist nach seiner Lehre eine Haltung, die durch Vernunft bestimmt ist und die man einüben muss.

Christentum in Antike und Mittelalter

Das Christentum blieb zwar dabei, ethische Regeln als gottgegeben zu akzeptieren. Christliche Denker haben dennoch versucht, Ansätze der griechischen Philosophie in die Theologie mit aufzunehmen.

Nachdem viele Werke von Aristoteles in Europa im Hochmittelalter wiederentdeckt wurden, entwickelten christliche Denker die Tugendethik weiter. Der Einfluss von Aristoteles politischen Schriften führte außerdem zum Überdenken des Verhältnisses von staatlicher und kirchlicher Gewalt und deren allmählicher Teilung.

Von der Renaissance bis in die Gegenwart

Ab dem 15. Jahrhundert hatte die Reformation weitreichende Folgen: Innerhalb des Christentums gab es plötzlich konkurrierende Ideen in unmittelbarer Nachbarschaft. Damit standen auch die ethischen Regeln nicht mehr so unverrückbar fest wie im Mittelalter. Zugleich fingen die Menschen an, sich viel stärker als Individuum zu begreifen.

In dieser Zeit änderte sich auch das Verständnis von der Aufgabe des Staates: Er sollte sich nicht mehr an ein Gottesreich im Jenseits angleichen, sondern sich selbst erhalten. Er wird als das Ergebnis eines Vertrags angesehen, den die einzelnen Menschen im Naturzustand als Individuen im Naturzustand eingegangen sind.

Aus diesen Ideen sind die sog. **Vertragstheorien** entstanden. Danach ist ein angenommener Vertrag die Grundlage für die moralischen Prinzipien des menschlichen Handelns und zugleich für die Berechtigung politischer Herrschaft. Im Mittelpunkt der Ethik steht nur noch der Mensch als Individuum, der in keinerlei vorgegebenen Natur- oder Schöpfungsordnungen mehr steht. Gesellschaftliche und politische Institutionen lassen sich demnach nur dann noch rechtfertigen, wenn sie den Interessen, Rechten und Glücksvorstellungen der Individuen dienen.

Als Begründer der Vertragstheorie gilt Thomas Hobbes. Die von ihm entwickelten Konzepte stellen die ethische Grundlage des Liberalismus dar.

Kant und das 19. Jahrhundert

Geprägt hat die Ethik im 19. Jahrhundert v. a. ein Philosoph: Immanuel Kant. In seiner Pflichtenethik löst er das Moralprinzip von Sinneserfahrungen. Was zu tun ist, kommt aus dem Inneren des Subjekts. Es kommt zu einer „Aufspaltung der Ethik oder Sittenlehre in eine auf Moralität bezogene Tugendlehre und eine auf die

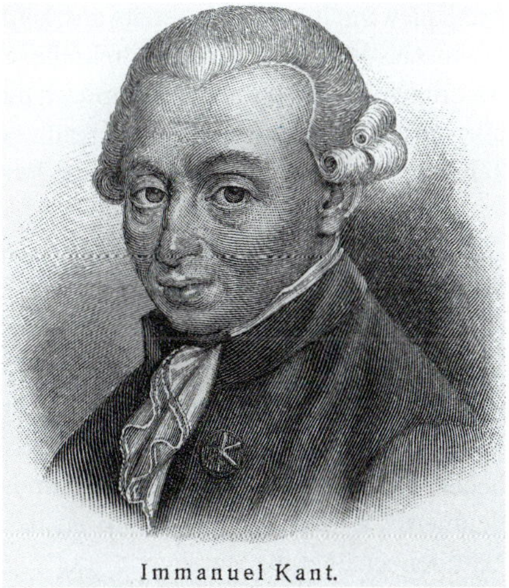

Abb. 23.2 Immanuel Kant [X381-006]

Legalität bezogene Rechtslehre"[2]. Es ist also ein Unterschied zwischen dem, was man moralisch tun soll, und dem, was das Gesetz verlangt (➤ Abb. 23.2).

MERKE

Bei Kant stellt sich die Ethik anders dar als bei Aristoteles: Kant stellt den Schwerpunkt auf die Handlung selbst (deontologischer Ansatz), während Aristoteles v. a. auf die Folgen der Handlung abzielt (teleologischer Ansatz). Das griechische Wort „to deon" bedeutet so viel wie Pflicht.

Für Kant stammt der Anspruch der Moral nicht aus der Erfahrung. Seine unbedingte Verbindlichkeit kann nur erfahrungsfrei (a priori) bestimmt sein. Dieses unbedingt verbindliche Sittengesetz nennt Kant den **kategorischen Imperativ.** Kant kennt verschiedene Formulierungen des kategorischen Imperativs. Die „Grundformel" lautet in ihrer ausführlichsten Formulierung:

„Handle nur nach derjenigen Maxime, durch die du zugleich wollen kannst, daß sie ein allgemeines Gesetz werde."[3]

Dieser kategorische Imperativ ist für Kant das „Grundgesetz der reinen praktischen Vernunft". Er stellt die allgemeine Form eines sittlichen Gesetzes dar.

Die Ethik Kants bleibt allerdings nicht rein formal, sie wird auch materiell. So stellt er in der „Selbstzweckformel" des kategorischen Imperativs den Menschen als Zweck an sich selbst in den Vordergrund:

„Handle so, daß du die Menschheit, sowohl in deiner Person, als in der Person eines jeden andern, jederzeit zugleich als Zweck, niemals bloß als Mittel brauchest."[4]

Zentraler Gedanke in der Ethik Kants ist die **Pflicht.** Sie ist für ihn der höchste Moralbegriff, in dem sich die Unbedingtheit des Sittlichen ausspricht. Der Ursprung der Pflicht kann für Kant nur in der Würde des Menschen als Person liegen.

[2] Jan Rohls: Geschichte der Ethik. 2. A. Mohr Siebeck, Tübingen 1999, ISBN 3-16-146706-X, S. 6

[3] Immanuel Kant: Grundlegung zur Metaphysik der Sitten, B52.

[4] ebda., B66 f.

Das 19. Jahrhundert hat aber auch eine andere, bis heute ebenfalls wichtige Richtung der Ethik hervorgebracht – den **Utilitarismus.** Die Theorien des Utilitarismus haben eines gemeinsam: Sie beurteilen den moralischen Wert einer Handlung anhand ihrer (wahrscheinlichen) Folgen. Der Utilitarismus verfolgt den Ansatz, dass sich die verschiedenen Handlungsmöglichkeiten und ihre Folgen messen lassen. Die Handlungsfolgen werden mit dem Aufwand für die Handlung abgeglichen. Das erlaubt es, nach einem mathematischen Kalkül zu entscheiden.

Dabei ist nicht jede Handlung mit schlechten Folgen moralisch verboten. Hätten andere Möglichkeiten, einschließlich Nichtstun, noch schlechtere Folgen, soll man sich für die am wenigsten schlechte Handlung entscheiden. Zu den Folgen gehören dabei:

- Die beabsichtigten Folgen der Handlung
- Die unbeabsichtigten, aber absehbaren Folgen („Nebenfolgen") der Handlung
- Die Handlung und ihre Umstände selbst (z. B. der mit ihr verbundene Aufwand)

Alle drei Faktoren müssen bei der Wahl der richtigen Handlung miteinbezogen werden. Dabei kommt es nicht darauf an, welche Folgen die Handlung tatsächlich hat, sondern welche absehbar sind. Es zählen also die Folgen, wie sie ein gut informierter und vernünftig denkender Beobachter zum Zeitpunkt der Handlung als mehr oder weniger wahrscheinlich erwarten kann.

Von allen Handlungsmöglichkeiten ist für den Utilitarismus diejenige moralisch geboten, die das maximale Übergewicht der positiven über die negativen Folgen bewirkt. Dieses Maximum wird ausschließlich als Summe bestimmt.

Der Utilitarismus kennt nur einen einzigen Wert: den „Nutzen". Darunter verstehen Anhanger dieser Ethik die von einer Handlung bewirkten Lust und des durch sie vermiedenen Leides. Träger des Nutzens ist im Utilitarismus dabei immer das Individuum. „Gesamtnutzen" oder „Gemeinwohl" werden als Summe der jeweiligen Einzelnutzen aufgefasst.

Das 20. Jahrhundert und die Gegenwart

Im 19. Jahrhundert taucht ein neuer Begriff in der Philosophie auf, der im 20. Jahrhundert auch in die Ethik vordringt: Werte. War der Begriff Werte zuvor rein wirtschaftlich verwendet worden, wird jetzt in der Ethik das Gute als Wert begriffen. Maßgeblich für die Prägung des Ausdrucks „Wertethik" wird das Buch „Der Formalismus in der Ethik und die materiale Wertethik" von Max Scheler[5]. Als Begründer der materialen Wertethik gilt allerdings Franz Brentano mit seinen Werken „Vom Ursprung sittlicher Erkenntnis" und „Grundlegung und Aufbau der Ethik".

Im Gegensatz zu Kant will Scheler an einer materialen Grundlegung der Ethik festhalten. Dazu führt er die Werte als Gegenbegriff zur Kantischen Pflichtethik ein. Scheler nimmt an, dass Werte vor allen Vernunftüberlegungen eine „objektive Gültigkeit" haben. Dies gelingt für ihn in emotionalen Akten des Wertfühlens. Werte sind

[5] Max Scheler: Der Formalismus in der Ethik und die materiale Wertethik. 4. A. Bern 1954

23

dabei für ihn von den konkreten Gütern unabhängig, so ähnlich wie z. B. Farben von den Dingen unabhängig sind. Das Ziel ist für Scheler eine „Lehre von den sittlichen Werten", die von allen Erfahrungen unabhängig ist. Die Werte müssen aus der „natürlichen Weltanschauung" herausgelöst werden.

Scheler entwickelt eine Rangordnung der Werte, die sich seiner Ansicht nach einem jeweils entsprechenden „Fühlen" erschließen:

- das Angenehme und das Unangenehme (sinnliches Fühlen),
- das Edle und das Gemeine (vitales Fühlen),
- das Schöne und das Hässliche; das Rechte und das Unrechte (geistiges Fühlen) und
- das Heilige und das Unheilige (Gefühl der Liebe).

In der Gegenwart gehört außerdem das Hauptwerk des Philosophen John Rawls „Eine Theorie der Gerechtigkeit" zu den meistdiskutierten Ethikbüchern. Es führt die Vertragstheorien fort und wendet sich gegen den ebenfalls die zeitgenössische Diskussion beherrschenden Utilitarismus.

Rawls versteht unter Gerechtigkeit in erster Linie soziale Gerechtigkeit. Diese definiert er als *„die Art, wie die wichtigsten gesellschaftlichen Institutionen Grundrechte und -pflichten und die Früchte der gesellschaftlichen Zusammenarbeit verteilt werden"*[6]. Er kritisiert dabei am Utilitarismus, dass dieser die Gerechtigkeit im Sinne des „größten Glücks der größten Zahl" nur als eine Funktion des gesellschaftlichen Wohlergehens gesehen habe. Dies werde den Freiheitsrechten der einzelnen Individuen nicht gerecht.

Auf der Suche nach den legitimen Gerechtigkeitsprinzipien, entwirft Rawls – wie die Vertragstheoretiker vor ihm – das Gedankenexperiment des Urzustands. In ihm sollen faire Bedingungen herrschen, die niemanden benachteiligen oder bevorzugen. Unter diesen Bedingungen des Urzustandes würden die Menschen sich nun auf zwei Gerechtigkeitsprinzipien einigen:

„1. Jedermann soll gleiches Recht auf das umfangreichste System gleicher Grundfreiheiten haben, das mit dem gleichen System für alle anderen verträglich ist.

2. Soziale und wirtschaftliche Ungleichheiten sind so zu gestalten, dass (a) vernünftigerweise zu erwarten ist, dass sie zu jedermanns Vorteil dienen und (b) sie mit Positionen und Ämtern verbunden sind, die jedem offen stehen."[7]

Das erste Gerechtigkeitsprinzip bezieht sich auf die „Grundfreiheiten", zu denen Rawls politische und individuelle Freiheiten zählt. Diese sind für alle gleich zu verteilen. Anders sieht es mit den im zweiten Grundprinzip angesprochenen wirtschaftlichen und sozialen Gütern aus. Hier kann eine Ungleichverteilung dann gerechtfertigt sein, wenn sie von allgemeinem Interesse ist.

Eine weitere wichtige Richtung in der Gegenwart ist die **Diskursethik.** Sie steht in der Tradition Kants, erweitert aber seinen Ansatz um Erkenntnisse der Sprachphilosophie. Der Austausch von Argumenten in einer Sprachgemeinschaft, Diskurs genannt, steht dabei doppelt im Vordergrund. Zum einen gilt er als Mittel zur Begründung einer allgemeinen Ethik. Die Diskursethik will zeigen, dass jede Person, die an einem Diskurs teilnimmt, bestimmte Moralprinzipien implizit immer bereits anerkennt. Zum anderen gilt der Diskurs als Mittel, um ethische Streitfälle schlichten zu können. Eine bestimmte Handlungsweise ist demnach moralisch richtig, wenn ihr alle – insbesondere die von dieser Handlungsweise Betroffenen – als Teilnehmer einer Argumentation ohne Zwang zustimmen können.

[6] John Rawls: Eine Theorie der Gerechtigkeit. Suhrkamp, Frankfurt a. M. 2003, ISBN 3-518-06737-0., S. 23

[7] Ebda., S. 81

23.1.3 Aufgaben der Ethik

Über die Jahrhunderte hinweg haben die Menschen immer wieder über die Grundlagen des Zusammenlebens nachgedacht und die Regeln für die Gemeinschaft neu definiert. Diese teils ungeschriebenen, teils exakt festgehaltenen Regeln dafür haben wir als Moral definiert (➤ Kap. 23.1.1). Ethik ist demnach das methodische Nachdenken über die Moral.

Das Besondere bei den Menschen ist u. a., dass sie diese Regeln für das Zusammenleben selbst festlegen können. Diese Fähigkeit bringt ein neues Problem mit sich: Um Regeln aufzustellen, muss ich sie begründen. Auch dies ist eine Aufgabe der Ethik.

Ein weiterer Punkt sind die Handlungen der Menschen. Zum Teil sind sie notwendig (essen, trinken, schlafen) oder vorbestimmt (sterben); größtenteils sind diese Handlungen aber möglich. Diese Handlungsfreiheit führt zu unterschiedlichen Werten, Normen und Traditionen. Zugleich entstehen dadurch auch unterschiedliche Arten von Konflikten, sei es innerhalb einer Tradition oder zwischen verschiedenen Kulturen.

Ein großer Schritt ist in diesem Zusammenhang die „Allgemeine Erklärung der Menschenrechte" (➤ Kap. 29). Diese sind allerdings keine höhere Stufe der Moral, sondern unterstehen genauso den ethischen Fragen, wenn es um die konkrete Anwendung geht.

23.1.4 Grundfragen der Ethik

„Was soll ich tun?" Diese Frage zieht sich durch die gesamte Geschichte der Ethik. Heute wird die Ethik als der Bereich der Philosophie definiert, der Kriterien für gutes und schlechtes Handeln aufstellt sowie für die Bewertung der Motive und Folgen von Handlungen.

Ihren Zielen nach ist die Ethik eine praktische Wissenschaft. Sie soll dem Menschen bei seinen Entscheidungen helfen, wo es um sittliche Fragen geht. Dabei kann die Ethik allerdings nur allgemeine Prinzipien und Normen aufstellen. Wie diese Prinzipien in einer konkreten Situation anzuwenden sind, geht über die Ethik hinaus. Im Mittelpunkt sind die Fragen nach dem „höchsten Gut", dem richtigen Handeln in bestimmten Situationen und der Freiheit des Willens.

23.1.5 Ethik als praktische Wissenschaft

Einordnung der Ethik

Seit Aristoteles hat die Einordnung der Ethik als Teil der praktischen Philosophie Bestand. Weitere Bestandteile sind die Politik und die

Ökonomie. Das Verhältnis zwischen Ethik, Politik und Ökonomie hat sich seitdem mehrmals grundlegend gewandelt.

Auf ähnliche Art und Weise wandelt sich auch das Verhältnis von Ethik und Recht fortlaufend. Der Vorrang des Rechts setzt Ethik und Moral nicht aus. Auf der anderen Seite lässt sich auch die Moral als eine höhere Instanz gegenüber dem Recht auffassen. Ebenso wenig kann man für die Ethik einen Vorrang gegenüber Recht und Moral beanspruchen.

Auch kann man eine „angewandte Ethik" nicht einer „allgemeinen Ethik" einfach unterordnen, so wie man z. B. ein Naturereignis einem allgemeinen physikalischen Gesetz unterordnen kann. Dies liegt daran, dass Menschen frei handeln können und nicht nur so, wie es von ihrer Natur aus notwendig ist. Daraus ergeben sich viele Handlungsmöglichkeiten. Diese Möglichkeiten und die Unterschiede in den konkreten Situationen machen ein besonderes ethisches Nachdenken nötig.

Ethik für OTAs

Ganz speziell für Operationstechnische Assistentinnen und Assistenten (OTA) hat der Deutsche Berufsverband Anästhesietechnischer und Operationstechnischer Assistenz einen Ethikkodex (➤ Abb. 22.2) erstellt. Dieser ist im Internet abrufbar unter: https://ata-ota.org/ethikkodex_ataota/.

Dieser **Nationale Ethikkodex Operationstechnischer Assistent/-innen,** abgekürzt NEO, enthält neben allgemeinen Definitionen vier große Unterpunkte:

- Die OTA und die Gesellschaft
- Die OTA und ihre Berufsausübung
- Die OTA und die Wissenschaft
- Die OTA und das Team

Zu den wichtigsten Inhalten des NEO gehören:

- ***Ethische Grundregeln:*** *„Sie [Anm.: die OTAs] wahren die Menschenrechte, einschließlich des Rechts auf Leben, auf Würde und auf eine respektvolle Patientenversorgung. Die Versorgung von Patienten erfolgt ohne Wertung des Alters, der Hautfarbe, des Glaubens, der Kultur, einer Behinderung oder Krankheit, des Geschlechts, der sexuellen Orientierung, der Nationalität, der politischen Einstellung, der ethnischen Zugehörigkeit oder des sozialen Status.*
  OTAs üben ihre berufliche Tätigkeit zum Wohle des Einzelnen und der sozialen Gemeinschaft aus."
- ***In Bezug auf die Gesellschaft:*** *„Die grundlegende berufliche Verantwortung der OTAs gilt dem hilfsbedürftigen Menschen. Bei ihrer beruflichen Tätigkeit fördern die OTAs ein Umfeld, in dem die Menschenrechte, die Wertvorstellungen, die Sitten und Gewohnheiten sowie der Glaube des Einzelnen, der Familie und der sozialen Gemeinschaft respektiert werden.*
  Sie gewährleisten, dass die hilfsbedürftige Person ausreichende Informationen erhält, auf die die Zustimmung zu seiner ganzheitlichen Versorgung gründen kann."
- ***In Bezug auf die Berufsausübung:*** *„Die OTAs sind persönlich verantwortlich und rechenschaftspflichtig für die Ausübung ihrer Aufgaben sowie für die Wahrung ihrer fachlichen Kompetenzen durch kontinuierliche Fort- und Weiterbildung. Dabei reflektieren sie ihr Handeln kontinuierlich."*
- ***In Bezug auf die Wissenschaft:*** *„Die OTAs orientieren sich an den aktuellsten Erkenntnissen der Medizin[-technischen]-, Pflege- und Gesundheitswissenschaft sowie deren Begleitwissenschaften. Sie gewährleisten bei der Ausübung ihrer beruflichen Tätigkeit, dass der Einsatz von Technologie und die Anwendung neuer wissenschaftlicher Erkenntnisse sichergestellt ist.*
  Die OTAs gewährleisten zu jedem Zeitpunkt die Patientensicherheit unter Beachtung nationaler und internationaler Empfehlungen, Leitlinien und Standards."

23.1.6 Ziele und Grenzen der Ethik

Das Nachdenken in der Ethik befasst sich mit den Regeln für das menschliche Handeln und damit, wie diese Regeln zu rechtfertigen sind. Dieses ethische Nachdenken ersetzt aber nicht das moralische Handeln und macht Menschen auch nicht moralisch. Dies geschieht ausschließlich durch die konkreten Handlungen.

Die Ethik ist auch keine höhere Moral, die den Menschen einen Katalog von Handlungsnormen vorschreibt. Sie beschränkt sich darauf, die Moral zu begründen und Möglichkeiten des Handelns darzulegen. Ethik ist somit auch keine bloße Fallsammlung, auch wenn die Analyse von Fällen ein Bestandteil des ethischen Nachdenkens ist.

23.2 Diversität und transkulturelle Kompetenz

Christian Hohm und Dennis Müller

DEFINITION

*„**Transkulturelle Kompetenz** ist die Fähigkeit, individuelle Lebenswelten in der besonderen Situation und in unterschiedlichen Kontexten zu erfassen, zu verstehen und entsprechende angepasste Handlungsweisen daraus abzuleiten."*[8]

Damit greift der Begriff der Transkulturalität über den Begriff der Religion hinaus. Unter Transkulturalität versteht man nicht nur die sich ausdifferenzierenden religiösen Vorstellungen, die Unterteilung in Konfessionen einer Weltreligion (z. B. evangelisch und katholisch bzw. sunnitisch und schiitisch etc.) oder die unzählbaren Naturreligionen. Der Begriff der transkulturellen Kompetenz umfasst alle Lebensbereiche und Vorstellungen vom Leben und dem adäquaten Umgang damit (hier speziell im Bereich des Gesundheitswesens; ➤ Abb. 23.3).

[8] Domenig: Transkulturelle Kompetenz. Lehrbuchbuch für Pflege-, Gesundheits- und Sozialberufe. Gebundenes Buch – 2007, S. 174

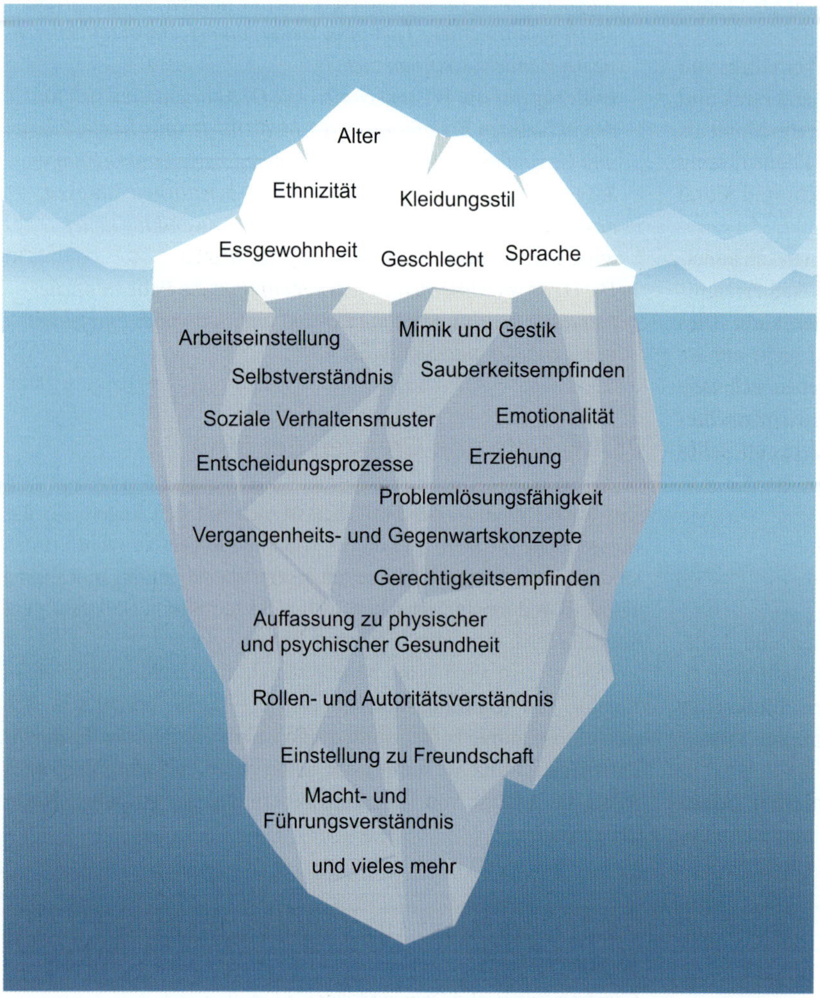

Abb. 23.3 Der transkulturelle Eisberg (nach S. Freud und E. Hemingway) [L138]

23.2.1 Differenzierung

Im und um den Operationssaal gehen die Herausforderungen an die OTA, die einen unmittelbaren Bezug zum wachen Patienten hat, über das Maß der fachlichen Kompetenzen weit hinaus. Vordergründig mag es egal sein, wer vor einem „auf dem OP-Tisch liegt". Unter einer ethischen Betrachtungsweise war es aber noch nie egal und wird es auch nicht sein.

Gerade deswegen sind auch für die OTA **transkulturelle Kompetenzen** für den Umgang mit der **Diversität** aller beteiligten Personen notwendige berufliche Voraussetzungen. Je nach dem persönlichen Menschenbild definiert sich der jeweilige Umgang mit und das Verhalten gegenüber den anvertrauten Patientinnen und Patienten, aber auch gegenüber Mitarbeitern, Kolleginnen und Kollegen. Selbstverständlich gelten auch im Operationssaal die Menschenrechte, wie sie in der Allgemeinen Erklärung der Menschenrechte vom 1. Dezember 1948 proklamiert sind.

23.2.2 Individualisierung

Der weiterhin seit Jahren anhaltende Trend zur Individualisierung religiöser, kultureller und gesellschaftlicher Einstellungen macht es notwendig, voreilige, vermeintlich naheliegende, Zuschreibungen zu vermeiden. **Beispiele:**

- Eine arabisch sprechende Frau mit Schleier, die erklärt, kein Schweinefleisch zu essen, muss nicht zwingend eine Muslima sein, obwohl alles dafür sprechen mag.
- Ein älterer Mann, der eine Halskette mit Kreuz umhängen hat, ist möglicherweise kein Christ und will nicht so behandelt werden, als sei er religiös.

Es bleibt im zunehmend multikulturellen Umfeld eine wichtige Aufgabe, anamnetisch professionell möglichst viele relevante kulturelle Informationen vom Patienten zu erfahren.

Kenntnisse und Kompetenzen im transkulturellen Kontext

Was brauche ich als OTA zur Orientierung im „Multikulti-Dschungel"? Welche Kenntnisse und Fähigkeiten sind nötig?

Hintergrundwissen

Im Umgang mit Patientinnen und Patienten braucht es für die OTA Hintergrundwissen zu verschiedenen Sterbe- und Trauerritualen, politischen und sozialen Zusammenhängen im Heimatland des Patienten, religiöse Grundkenntnisse zu verschiedenen Glaubensrichtungen und allen voran die Ambition, Menschen nicht durch „Schubladendenken" vorzubeurteilen. Nachdem man nicht zu allen Kulturen entsprechendes Hintergrundwissen vorhalten kann, sollte das Behandlungsteam eine Idee davon entwickeln, wie man an entsprechendes Hintergrundwissen kommen könnte.[9] Falls zu interreligiösen Themen (das Arbeitsfeld OTA betreffend) Fragen entstehen, könnte als Erstinformation das Team der Krankenhausseelsorge eine gute Adresse sein. Selbstverständlich ist es auch sinnvoll, die Angehörigen im Vorfeld eingebunden zu haben, um spezifische, kulturelle oder religiöse Besonderheiten zu benennen.

Immer sollte man sich der großen divergierenden Strömungen in den Religionen und Kulturen bewusst sein: Man kann nie alles über jede Religion, jede Kultur und deren unterschiedliche Ausprägungen wissen! Sensibilität ist gefragt und auch die Bereitschaft, sich individuell zu informieren.[10]

Migrations- und lebensweltspezifische Schwerpunkte[11]:

- Lebens- und Migrationsgeschichte (Herkunft, Schichtzugehörigkeit, Werte)
- Soziales Netz (Familiensystem, soziales Umfeld)
- Arbeit, Beruf, Ausbildung
- Religion (v. a. Einfluss auf Pflege und Versorgung)
- Kommunikation (Deutschkenntnisse, Regeln etc.)
- Schmerz (Einstellung dazu, Haltung zu Schmerzmitteln)
- Ernährung (religiöse und kulturelle Vorschriften)
- Gesundheit und Krankheit (Krankheitserklärungsmodell)
- Begleitung (Erwartungen an die Pflege, Vorbehalte)
- Sterben, Tod (gewünschte Rituale, Versorgung des Leichnams)

Fähigkeit und Bereitschaft zur Selbstreflexion

Gefühle der Unsicherheit bei sich selbst gilt es wahrzunehmen:

- „Darf ich den Patienten nach seiner Lebensgeschichte fragen?"
- „Kann ich verhindern, dass ich den Patienten durch meine Fragen ‚verletze'?"
- „Wie reagiere ich auf Fragen/Antworten, die meinen eigenen Wertvorstellungen entgegenstehen?"
- „Wo liegen meine eigenen Grenzen in der Beziehungsgestaltung?"
- „Wie kann ich mich vor ‚Schubladendenken' schützen?"

All diesen Fragen und Unsicherheiten sollte man sich stellen und eine Antwort für sich finden.

Erfahrung

Hierbei handelt es sich einerseits um die eigenen Erfahrungen und Kenntnisse zu anderen Religionen und Kulturen, wie sie z. B. im Schulunterricht (Religionsunterricht, Ethikunterricht) vermittelt werden. Andererseits kann man i. d. R. auch auf das Erfahrungswissen des Teams zurückgreifen und im Austausch mit den Teammitgliedern Informationen gewinnen. Denn auch die OP-Teams sind oft multikulturell aufgestellt.[12]

Empathie

Empathie ist die innere Bereitschaft und persönliche Kompetenz eines Menschen, eine andere Person bezüglich ihrer Emotionen, Gedanken, Empfindungen, Absichten und persönlicher Merkmale zu verstehen und anzunehmen.

Empathischen Menschen schreibt man im Allgemeinen die Fähigkeit zu, auf Gefühle (z. B. Traurigkeit, Freude) der Mitmenschen angemessen reagieren zu können. Unter Bezugnahme auf die erste Formulierung könnte angenommen werden: je größer die Bereitschaft einer Person zur Selbstreflexion, desto größer die Empathiefähigkeit der Person.

Handlungskompetenzen[13]

- Sicherstellung der Kommunikation
- Einbezug von Krankheitserklärungsmodellen
- Reflexion aktueller rechtlicher, sozialer und ökonomischer Entwicklungen zur Migration
- Eigene soziokulturelle Hintergründe reflektieren
- Traumatisierte Patienten wahrnehmen[14]
- Genderspezifische Gesichtspunkte realisieren

Informationen zum Islam

Nachdem in der Bundesrepublik neben dem Christentum v. a. der Islam als Religion bemerkbar ist, werden an dieser Stelle einige grundsätzliche Informationen dazu wiedergegeben.[15] *„Der Glaube*

[9] Einen guten Überblick bietet: Urban, Elke: Transkulturelle Pflege am Lebensende, Kohlhammer, 2014

[10] Zur Religionsverteilung in Deutschland: https://de.statista.com/statistik/daten/studie/701006/umfrage/verteilung-der-bevoelkerung-in-deutschland-nach-religionszugehoerigkeit/

[11] Aus Pflegepraxis, 2017, Jg. 70, Heft 1, z.T. zitiert

[12] Zusätzlich dazu hat man im Einzelfall immer auch die Möglichkeit, bestehende Netzwerke zu nutzen. Vor allem die Klinikseelsorge vor Ort kann eine gute Ansprechpartnerin sein. Mit ihrer Hilfe können i.d.R. Kontakte zu anderen Religionen hergestellt werden. Es gehört zu den Qualitätsmerkmalen guter Seelsorge, dass sie interreligiös und überkonfessionell vernetzt ist.

[13] Nach Domenig: Transkulturelle Kompetenz. Lehrbuchbuch für Pflege-, Gesundheits- und Sozialberufe. Gebundenes Buch – 2007, S. 182

[14] Welche Rolle mag es für einen Patienten im OP spielen, dem Operateur ausgeliefert zu sein, wenn er z.B. traumatisierende Kriegserlebnisse gemacht haben sollte, die ihn ebenfalls die Gefühle von Ohnmacht und Ausgeliefertsein erleben haben lassen.

[15] Weitere Informationen zum Islam z. B. unter www.bmi.bund.de/DE/themen/heimat-integration/staat-und-religion/islam-in-deutschland/islam-in-deutschland-node.html.

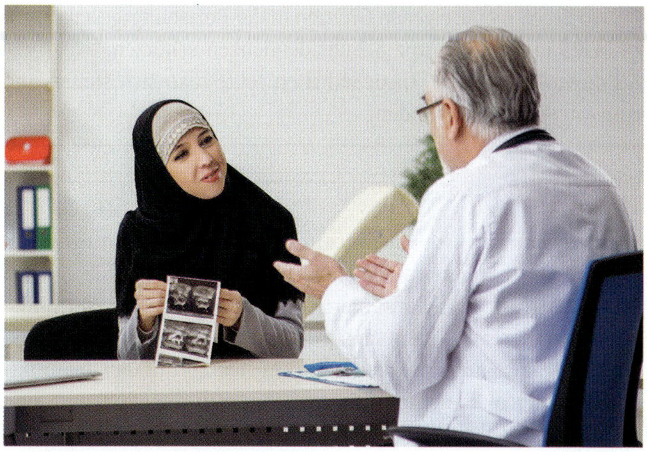

Abb. 23.4 Muslimische Patientin [J787]

und seine Forderungen an menschliches Verhalten hat daher auch Auswirkungen auf den Krankenhausaufenthalt, der in Übereinstimmung mit den Glaubensvorschriften und unter den besonderen, reduzierten Bedingungen der Krankheit gestaltet werden will."[16]

- Gläubige Muslime beten fünfmal täglich die vorgeschriebenen Gebete.
- Übersetzungen des Korans aus dem Arabischen in andere Sprachen sind nicht erlaubt. Korantexte aus Übersetzungen bitte nur vorlesen, wenn dies der Patient ausdrücklich wünscht.
- Die äußere Sauberkeit gilt als Symbol für die innere Sauberkeit. Alles, was mit Ausscheidungen wie Stuhl, Urin, Blut etc. in Berührung gekommen ist, sollte gründlich gewaschen werden.
- Der Patient darf nie ganz aufgedeckt werden, weil der Keuschheit eine hohe Bedeutung beigemessen wird.

Es handelt sich hier um Handlungsrichtlinien, die speziell für die Pflege entwickelt wurden. Im Operationssaal müssen je nach den vorhandenen Möglichkeiten diese Richtlinien an die speziellen OP Bedingungen angepasst werden. Nicht alles wird man zu jeder Zeit im OP umsetzen können, weil die organisatorischen und ökonomischen Bedingungen das nicht gerechtfertigt zulassen. Eventuell kann aber doch mit gutem Willen der eine oder andere Gesichtspunkt umgesetzt oder mindestens wahrgenommen werden.

Schlussplädoyer

OTA-Auszubildende schildern verständlicherweise immer wieder, dass die Umsetzung transkultureller Kompetenzen und die damit verbundene Akzeptanz der Diversität aller ihnen begegnenden Personen zwar nicht immer leicht ist, dass aber das Wissen um die individuellen Ansichten, Bedarfe und Bedürfnisse die eigene Haltung den Menschen innerhalb und außerhalb des OPs gegenüber beeinflusst und zum bewussteren Umgang veranlasst.

23.3 Sterben und Tod

Jürgen Floß (23.3.1) und Jonas Weinzierl

23.3.1 Sterben im OP

Umgang mit Krisen, Sterben und Tod im OP

Erfahrungen mit Sterben und Tod begleiten das Leben. Sie wirken hinein in die Arbeit in einer Klinik. Auch im OP kommt es zu unerwarteten Krisen, in deren Folge der Tod eines Patienten eintreten kann. Ein professioneller Umgang damit setzt die Bereitschaft voraus, sich mit früheren und aktuellen Erfahrungen mit dem Sterben auseinanderzusetzen. Weil diese persönlich belastend wirken können, ist es wichtig, sie wahrzunehmen, zu reflektieren und Formen der Selbstfürsorge einzuüben.

Sonderfall Tod im OP: Explantation

Eine außergewöhnliche Situation im OP stellt die Multiorganentnahme bei einem hirntoten Patienten dar. Der vorher aufgrund intensivmedizinischer Versorgung kreislaufstabile, beatmete Patient verlässt nach erfolgter Explantation als Leichnam den OP. Das emotionale Erleben und Bewerten durch das OP-Personal kann sich dabei in einem weiten Spektrum zwischen Ablehnung und Zustimmung bewegen (➢ Kap. 17). Auch hier bedarf es einer persönlichen Auseinandersetzung aller Beteiligten. Einen nachhaltigen Eindruck hinterlassen kann das Miterleben der Stilllegung des Herzens durch Einleiten kalter Perfusionsflüssigkeit in die Körperhöhle. Dies kann wirken, wie ein „zweiter Tod", der nun aber für das OP-Personal sinnlich wahrnehmbar ist.

Besondere Bedeutung kommt der Todesdefinition zu: *„Ob es tatsächlich legitim ist, den Hirntod als eigentlichen Tod des Menschen zu definieren, wird auch in Zukunft strittig bleiben… (Dennoch) ist … relativ unstrittig, dass der Hirntod als verlässliches Kriterium für den Zeitpunkt gilt, ab dem eine Explantation bei entsprechender vorangegangener Einwilligung vorgenommen werden darf.*"[17]

Die freie Einwilligung stellt neben dem Hirntod die zentrale Voraussetzung für die Explantation dar. Der vorherrschende Mangel an Spenderorganen steht jedoch in Spannung zur Freiwilligkeit (➢ Abb. 23.5).

Mögliche Zustimmungsmodelle:

- Widerspruchslösung: Bereitschaft zur Organspende gilt als Regelfall, der durch schriftlichen Widerspruch aufgehoben wird.
- Enge Zustimmungslösung: Nur die höchstpersönliche Erklärung durch einen Organspendeausweis zählt, eine Stellvertretung ist nicht möglich.
- Erweiterte Zustimmungslösung: Auch Angehörige können stellvertretend zustimmen, wenn kein Organspendeausweis vorliegt.
- Entscheidungslösung: seit 2012 in Deutschland Erklärungspflicht zur Organspendebereitschaft: „Ja …, nein …, weiß nicht …"

[16] Wunn, Ina: Muslimische Patienten; Chancen und Grenzen religionsspezifischer Pflege, Kohlhammer, 2006, S. 145.

[17] Giovanni Maio, Mittelpunkt Mensch. Ethik in der Medizin – Ein Lehrbuch, Freiburg 2012, S. 282 ff.; weiterführend auch 2. A., 2017, S. 427 ff.

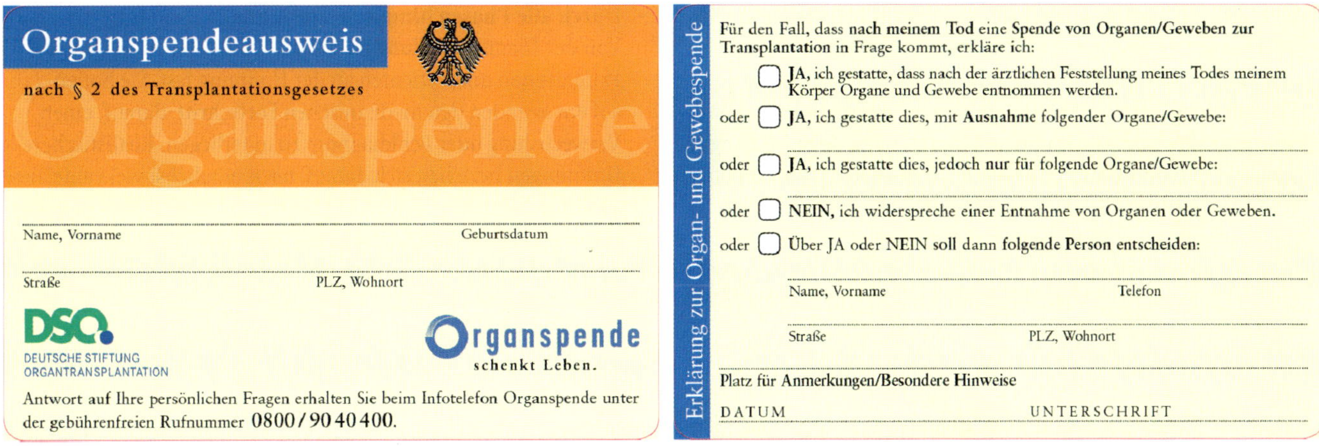

Abb. 23.5 Organspendeausweis [W162]

Ein weiteres ethisches Problem im Kontext von Organspende und Transplantation stellt die Verteilungsgerechtigkeit dar. In der Zuweisung von Spenderorganen durch die Organisation Eurotransplant müssen verschiedene Kriterien zusammenwirken: Erfolgsaussicht, Dringlichkeit und Chancengleichheit mit Anrechnung von Wartezeiten sowie ein Bonus für Kinder. Alle diese Punkte können sozioemotionale Auswirkungen auf die OTA haben, wenn es um die Bewertung von Sterben und Tod im Kontext des eigenen Tätigkeitsfeldes geht. Aus diesen Gründen ist es auch für die OTA sinnvoll und zielführend, sich mit den Konzepten der Trauer, des Sterbens, der Sterbebegleitung und des Todes auseinanderzusetzen, auch wenn der Kontext, in dem diese Berufsgruppe auf diese Punkte trifft, ein anderer ist als der von Pflegekräften im Tätigkeitsfeld der palliativen Stationspflege.

23.3.2 Phasen der Trauer nach Kübler-Ross

Anders als beim plötzlichen Eintritt des Todes stellt sich die Situation dar, wenn jemand die Diagnose einer lebensbedrohenden Erkrankung erhält. Die Konfrontation mit dem bevorstehenden Tod ist für Patientinnen und Patienten, deren Umfeld, aber auch für Ärztinnen und Ärzte sowie Pflegende eine große Herausforderung. Ende der 1960er-Jahre begann Elisabeth Kübler-Ross (1926–2004), eine Schweizer Fachärztin für Psychiatrie und Professorin an einer amerikanischen Universität, intensiv zum Thema Tod und Sterben zu forschen. Bis heute hat sie sich auf diesem Gebiet einen Namen gemacht. Ihre oberste Maxime war, sterbende Menschen nicht als Gegenstand ihrer Forschung zu betrachten, sondern sie als Subjekte ihres Lebens und Sterbens zu verstehen und damit als Expertinnen und Experten ihrer Situation. *„Wir haben den Patienten gebeten, unser Lehrer zu werden, damit wir mehr als bisher über die Endstation des Lebens wissen, über seine Ängste, Sorgen und Hoffnungen.“*[18]

Auf Grundlage der Analyse ihrer Interviews mit über 200 sterbenden Patientinnen und Patienten beschreibt Kübler-Ross fünf Phasen, die eine Patientin oder ein Patient typischerweise als Reaktion auf die Erkenntnis einer todbringenden Erkrankung und das bevorstehende Lebensende durchläuft.

- **1. Phase: Nichtwahrhabenwollen und Isolierung**
  „Das kann nicht sein, ich doch nicht!“ In dieser ersten Reaktion versuchen Patientinnen und Patienten die schreckliche Wahrheit des bevorstehenden Todes von sich fernzuhalten, indem sie ihn leugnen. Dies kann je nach Persönlichkeit durch unterschiedliche bewusste und unbewusste Strategien geschehen: durch die Überzeugung, einer Verwechslung zu unterliegen bzw. eine Fehldiagnose erhalten zu haben, oder mit der Weigerung, sich mit der tödlichen Erkrankung auseinanderzusetzen und so zu tun, als wäre nichts geschehen. In einer anderen Strategie werden Krankheit und Sterben zwar als die eigene Realität erkannt, stehen aber im Denken und Sprechen isoliert und unverbunden neben der eigenen Gesundheit und Zukunftsplänen. Eine Integration findet (noch) nicht statt. Diese erste Phase kann unterschiedlich lange dauern, von wenigen Momenten bis hin zu vielen Monaten. Auch im weiteren Verlauf greifen Patientinnen und Patienten immer wieder auf die Strategie der Verdrängung zurück. In diesen Zeiten wappnen sie sich und tanken Kraft für neue, konstruktivere Formen der Bewältigung.
- **2. Phase: Zorn**
  Kaum jemand bleibt bis zum Tod durchgängig bei der Verleugnung. Meist folgt eine Phase, in der intensive aggressive Gefühle im Vordergrund stehen. Unterschiedliche Nuancierungen davon können Ärger, Wut, Zorn, Neid und Groll sein. **„Warum denn ich und nicht ein anderer?“** ist die zugrunde liegende Frage. Diese Phase ist nicht nur für Betroffene, sondern auch für Angehörige und Helfende oft schwer zu ertragen. Der Zorn auf das ungerechte Schicksal trifft das Umfeld in Form von Aggressionen und Vorwürfen. Diese können berechtigt sein, sind oftmals aber auch unrealistisch und ohne äußerlich erkennbaren Grund. Die Gefahr für das Umfeld besteht darin, die Zornausbrüche persönlich zu nehmen. Hilfreich in dieser Situation ist, sich in das Erleben des kranken Menschen, nämlich sich vom Leben ausgeschlossen und betrogen zu fühlen, hineinzuversetzen. Patientinnen und Patienten fühlen sich in dieser Phase unterstützt von Menschen, die sie aushalten und ihnen erlauben,

[18] Kübler-Ross 2014, S. 7

23

ihren Zorn auszudrücken; die bei ihm oder ihr bleiben und sein oder ihr Bedürfnis nach Selbstbestimmung achten.

- **3. Phase: Verhandeln**
  Patientinnen und Patienten haben nun weitestgehend akzeptiert, dass die Erkrankung zu ihrem Tod führen wird. Zugleich hängen sie noch an ihrem Leben und sind noch nicht bereit zu sterben. Die Strategie dieser Phase ist nicht mehr Kampf und Auflehnung, sondern besteht darin, mit dem Schicksal oder mit Gott zu verhandeln, meist um zeitlichen Aufschub oder Schmerzfreiheit. **„Nur noch einen schönen Sommer erleben, dann bin ich bereit klaglos zu sterben."** Diese Verhandlungen geschehen meist im Verborgenen und werden höchstens vorsichtig angedeutet. Deshalb ist gerade in diesem Stadium die Begleitung durch ein multidisziplinäres Team dienlich, in dem neben medizinischen Kräften auch Seelsorgende und Psychologinnen und Psychologen tätig sind.
- **4. Phase: Depression**
  In der vierten Phase steht der Schmerz über den Verlust im Vordergrund. Es zeigen sich zwei Formen der Depression, die in verschiedene Richtungen weisen und denen unterschiedlich zu begegnen ist. In der reaktiven Depression betrauert der betroffene Mensch einen durch die Erkrankung bereits erlittenen Verlust (Selbstständigkeit, Körperteil/-funktionen, Teile der eigenen Identität). **„Das alles habe ich verloren. Was bin ich noch wert? Ich sehe keinen Sinn mehr."** Hier kann es helfen, wenn das Umfeld übertriebene Scham- und Schuldgefühle abmildert: durch ein Kompliment, eine Aufmunterung, eine willkommene Ablenkung o. Ä. Deutliche Entlastung bringt es, wenn letzte Dinge geregelt werden können und noch Offengebliebenes geklärt werden kann. Sind solche existenziellen Fragen gelöst, bessert sich eine reaktive Depression oft rasch. Bei der anderen Form geht es um den vorweggenommenen endgültigen Abschied aus dem Leben. **„Es gibt keine Hoffnung und keine Zukunft für mich."** Hier sind Aufheiterungen nicht mehr angebracht. Angehörige und Helfende unterstützen den sterbenden Menschen, sich mit seinem Schicksal abzufinden, indem sie ruhig bei ihm bleiben, ihm seinen seelischen Schmerz zugestehen und die eigene Ohnmacht aushalten. *„Der vorbereitende Schmerz braucht kaum Worte; hier kommt es viel eher darauf an, stillschweigend da zu sein und mit einer Geste zu versichern, dass man den Schmerz kennt und teilt."*[19]
- **5. Phase: Zustimmung**
  Schließlich akzeptiert die sterbende Person ihr Schicksal und sieht dem bevorstehenden Tod ruhig und ohne große Emotionen entgegen. **„Ich bin bereit."** Meist ist sie sehr müde, schläft viel, der Interessenskreis wird kleiner. Die Patientin oder der Patient zieht sich mehr und mehr aus der Welt zurück und möchte in Ruhe gelassen werden. Kommunikation besteht v. a. aus kleinen Gesten. In dieser Phase beim sterbenden Menschen zu bleiben oder immer wieder kurz nach ihm zu schauen, auch wenn medizinisch kaum noch etwas getan werden kann, zeigt ihm, dass er nicht alleingelassen wird, sondern dass Menschen bis zum Schluss für ihn da sind.
- **Durch alle Phasen hindurch: Hoffnung**
  Von der Diagnosestellung bis kurz vor dem Tod halten fast alle Patientinnen und Patienten an der Hoffnung fest. Sie hoffen auf ein Wunder, den medizinischen Fortschritt, darauf, einer Verwechslung oder Fehldiagnose zu unterliegen. Realistischere Hoffnungen beziehen sich darauf, noch möglichst viele gute Tage zu haben, dass eine Therapie Erleichterung bringt, dass geliebte Menschen zu Besuch kommen und für ein paar Momente die Krankheit und den bevorstehenden Tod vergessen lassen. Die letzte Hoffnung kann sein, beim Sterben sanft hinüberzuschlafen oder nicht allein sterben zu müssen. Oder sie beziehen sich auf das Danach: im Tod von bereits verstorbenen geliebten Menschen herzlich empfangen zu werden und/oder nach dem irdischen Leben in allumfassender Liebe oder bei Gott geborgen zu sein. Manchmal zeigt sich die Hoffnung in einer vorübergehenden Zeit des Leugnens, um Atem zu holen, manchmal ist sie ein beständiges Gefühl, das durch die ganze Zeit der Krankheit trägt. Worin die Hoffnung besteht, kann sich im Laufe der Zeit verändern.

PRAXISTIPP

Die Hoffnung – sei sie auch noch so unrealistisch – darf Patientinnen und Patienten niemals genommen werden. Häufig ist sie es, die ihnen die Kraft gibt, belastende Untersuchungen und Therapien durchzustehen oder nicht vor Angst und Verzweiflung verrückt zu werden.

VORSICHT

Diese Darstellung der fünf Phasen ist eine idealtypische. Sie darf nicht in der Weise missverstanden werden, dass die Phasen eine klar abgrenzbare Abfolge von Stufen wären, die ein schwerkranker Mensch bis zum Tod durchlaufen müsste. Sie verlaufen selten linear, eher spiralförmig. In ihnen zeigen sich Bewältigungsstrategien, die sich bei aller Vielfalt von Reaktionen als wiederkehrende Muster herauskristallisiert haben. Die einzelnen Phasen können unterschiedlich lange dauern, *„lösen einander oft ab, existieren aber auch nebeneinander."*[20] Deren Beschreibung ist als Orientierungshilfe für Sterbende, Angehörige und Helfende gedacht. Dabei darf nie vergessen werden, dass wie im Leben, auch im Sterben jeder Mensch seinen eigenen individuellen Weg geht!

23.3.3 Sterbehilfe

Im Zusammenhang mit einer zum Tod führenden Erkrankung konfrontieren Patientinnen und Patienten regelmäßig Ärzte, Pflegende und Angehörige mit dem Wunsch nach Sterbehilfe. Als Gründe dafür werden häufig Angst vor Schmerzen, Angst vor dem Alleinsein und die Sorge, anderen zur Last zu fallen, genannt. Sterbehilfe ist ein stark emotional besetztes Thema, das gesellschaftlich kontrovers diskutiert wird. Doch das Wort „Sterbehilfe" an sich ist nicht so eindeutig, wie es scheint. Es gilt, verschiedene Formen zu unterscheiden:

- **„Passive Sterbehilfe"** meint den Verzicht auf die Einleitung oder die Fortführung lebenserhaltender Maßnahmen. Der Tod

[19] ebd. S. 118

[20] ebd. S. 165

der Patientin oder des Patienten, der ohne Behandlung oder ohne ihre Weiterführung als sicher gilt, wird also zugelassen. Dies ist nach deutscher Rechtsprechung legitim, wenn es dem tatsächlich geäußerten oder dem mutmaßlichen Willen der betroffenen Person entspricht. In einer Patientenverfügung kann vorab der eigene Wille bekundet werden.

- Unter dem Begriff **„indirekte Sterbehilfe"** versteht man das billigende Inkaufnehmen eines beschleunigten Todeseintritts als unbeabsichtigte Nebenwirkung von Medikamenten, die zur Symptomlinderung, etwa bei starken Schmerzen oder Atemnot, verabreicht werden. Der Bundesgerichtshof erlaubt dies ausdrücklich. Aktuelle Forschung konnte allerdings in wissenschaftlichen Studien nachweisen, dass bei korrekter Verabreichung die heute in der palliativen Behandlung verwendeten Medikamente zur Symptomlinderung wie Opioide und Sedativa auch in hoher Dosierung sehr sicher sind und durch die Linderung des Leidens tendenziell sogar eher lebensverlängernd als lebensverkürzend wirken. Damit ist das Urteil des Bundesgerichtshofs mehr von theoretischer als von praktischer Relevanz.
- Bei der **„aktiven Sterbehilfe"** beendet eine andere Person direkt und aktiv das Leben eines Menschen auf dessen expliziten Wunsch hin, z. B. durch Verabreichung einer tödlichen Substanz. Juristisch wird dies als „Tötung auf Verlangen" bezeichnet und ist in Deutschland gemäß § 216 des Strafgesetzbuches strafbar. Eine ähnliche rechtliche Regelung gilt in den meisten europäischen Ländern, ausgenommen die Niederlande, Belgien und Luxemburg.
- Beim **„assistierten Suizid"**, auch **„Beihilfe zur Selbsttötung"** genannt, tötet sich ein sterbewilliger Mensch selbst. Die Beihilfe bzw. Assistenz besteht darin, dass Dritte die Voraussetzung für den Suizid schaffen. So besorgen oder verschreiben sie z. B. ein tödliches Medikament, die suizidwillige Person nimmt dieses aber freiwillig und selbstständig zu sich. So hat sie bis zum letzten Moment die Möglichkeit, die getroffene Entscheidung zu revidieren. Bei der kontrovers geführten gesellschaftlichen Diskussion zu diesem Thema geht es nicht in erster Linie um die Frage nach der moralischen Legitimität des Todeswunsches von Betroffenen, auch nicht um die Straffreiheit von helfenden Angehörigen, sondern um die Frage, ob diese Form der Sterbehilfe **„geschäftsmäßig"** durchgeführt werden darf. Geschäftsmäßig im juristischen Sinne handelt eine natürliche oder juristische Person, wenn sie *„die Gewährung, Verschaffung oder Vermittlung der Gelegenheit zur Selbsttötung zu einem dauernden oder wiederkehrenden Bestandteil [ihrer] Tätigkeit macht."*[21] Dies betrifft in erster Linie medizinisches Personal und Sterbehilfevereine. In einem Urteil vom 26. Februar 2020 hat das Bundesverfassungsgericht das seit 2015 im § 217 StGB geregelte Verbot der geschäftsmäßigen Förderung der Selbsttötung als verfassungswidrig erklärt und aufgehoben. Als Begründung nennt es das Selbstbestimmungsrecht des Menschen.[22] Überraschend an dem Urteil ist, dass die geschäftsmäßige Beihilfe zum Suizid an keine Voraussetzungen gebunden ist (z. B. eine schwere unheilbare Erkrankung). Dies heißt allerdings nicht, dass die Beihilfe zum Suizid nicht vom Gesetzgeber v. a. in Bezug auf Verfahrensabläufe (z. B. Beratungspflicht, Wartezeiten, Nachweis der Freiwilligkeit u. Ä.) reguliert werden darf. Dieser Prozess der gesetzlich verankerten Regulierung ist im Gange.

[21] juracademy 2018

[22] *„Das allgemeine Persönlichkeitsrecht […] umfasst ein Recht auf selbstbestimmtes Sterben. Dieses Recht schließt die Freiheit ein, sich das Leben zu nehmen und hierbei auf die freiwillige Hilfe Dritter zurückzugreifen."* (Pressemitteilung Nr. 12/2020 vom 26. Februar 2020)

MERKE

Auch wenn die geschäftsmäßige Beihilfe zum Suizid seit 2020 in Deutschland erlaubt ist, gibt es keinen gesetzlichen Anspruch darauf. Ärztinnen und Ärzte können also nicht dazu verpflichtet werden, Beihilfe zum Suizid zu leisten.

In der Sterbehilfe im Sinne des assistierten Suizids ist das Selbstbestimmungsrecht eines Menschen am Lebensende realisiert. Dem gegenüber steht die Fürsorgepflicht der Solidargemeinschaft für ihre Mitglieder. Das Bundesverfassungsgericht erkennt in seiner Urteilsbegründung die Sorge an, dass sich durch eine Legalisierung der geschäftsmäßigen Suizidbeihilfe diese als eine normale Form der Lebensbeendigung etablieren könnte. Darin läge die Gefahr, dass hochbetagte und schwerstkranke Menschen ökonomischen und sozialen Repressionen ausgesetzt werden, was autonomiegefährdend wirken könne. In diesem Spannungsfeld zwischen Selbstbestimmungsrecht des Einzelnen und Fürsorgepflicht der Gemeinschaft muss sich die heutige Gesellschaft in humanitärer Sicht beweisen.

VORSICHT

Die im Grundgesetz der Bundesrepublik Deutschland im Artikel 1 verburgte Würde des Menschen bildet die Argumentationsgrundlage sowohl derer, die sich **für** aktive Sterbehilfe und/oder Beihilfe zum Suizid aussprechen, als auch derer, die sich **dagegen** aussprechen.

23.3.4 Sterbebegleitung

Die Hospiz- und Palliativbewegung betont nicht erst seit dem Urteil des Bundesverfassungsgerichts, dass die Würde des Menschen am Lebensende nicht allein durch die Möglichkeit des assistierten Suizids gewährleistet wird. Sie setzt sich für eine andere Form von Sterbehilfe ein: nicht für eine Hilfe **zum** Sterben, sondern für eine Hilfe **beim** Sterben durch ganzheitliche Betreuung. Adäquate (palliativ-)medizinische und pflegerische Versorgung, menschliche Zuwendung und Dasein mildern Leiden und Ängste. Dies trägt für Sterbende zu einem Leben in Würde bis zuletzt und schließlich zu einem Sterben in Würde bei.

Strukturelle Säulen der Sterbebegleitung

Die gesellschaftliche Entwicklung der letzten Jahrzehnte hat dazu geführt, dass Sterben nicht mehr selbstverständlich eingebettet in die und aufgefangen von der (Groß-)Familie stattfindet. Mehr als früher braucht es deshalb Strukturen institutioneller Sterbebegleitung, die nicht nur medizinische, sondern auch psychosoziale Unterstützung beinhaltet. In folgenden Bereichen findet professionelle Sterbebegleitung statt, oftmals ergänzt durch ehrenamtliches Engagement:

- Niedergelassene Ärzte, v. a. **Haus- und Allgemeinärzte.** Ein über Jahre oder Jahrzehnte gewachsenes Vertrauensverhältnis prädestiniert diese für die medizinische Begleitung ihrer Patientinnen und Patienten auch am Lebensende. Mangelhafte strukturelle Voraussetzungen erschweren allerdings die hausärztliche Betreuung und verlangen den Ärztinnen und Ärzten, die diese Aufgabe dennoch wahrnehmen, ein hohes Maß an Engagement und Idealismus ab.
- **Spezialisierte ambulante Palliativversorgung** (SAPV). Seit 2007 hat unter bestimmten Voraussetzungen jede und jeder gesetzlichen Anspruch auf ergänzende Begleitung durch ein SAPV-Team. Dieses setzt sich zusammen aus Palliativmedizinerinnen und -medizinern, speziell ausgebildeten Krankenpflegekräften und Koordinatorinnen und Koordinatoren. Es unterstützt niedergelassene Ärzte bei der Betreuung und ermöglicht so Schwerstkranken und Sterbenden, auch in der letzten Lebensphase zu Hause bleiben und dort sterben zu können.
- **Palliativstationen** (Verweildauer i. d. R. bis zu drei Wochen) sind Akutstationen eines Krankenhauses. Die primäre Aufgabe ist die Versorgung in Krisensituationen von Menschen mit einer unheilbaren Krankheit. Eine solche Krise kann medizinisch, psychosozial mit der Gefahr des Zusammenbruchs des Familiensystems oder existenziell, oft verbunden mit dem akuten Wunsch nach Lebensbeendigung, sein. Ziel einer Palliativstation ist die rasche Behebung der Krise und Stabilisierung der Patientinnen und Patienten, um sie mit einem guten Versorgungskonzept nach Hause zu entlassen oder in ein stationäres Hospiz zu verlegen. Die Entlassungsrate liegt bei etwa 50 %, die andere Hälfte überlebt die Krise nicht und stirbt auf der Palliativstation.
- **Stationäre Hospize** stehen im Gegensatz zu Palliativstationen nicht unter ärztlicher, sondern unter pflegerischer Leitung. Hier erfahren Menschen, deren Tod absehbar ist, menschlich zugewandte und auf die letzte Lebensphase spezialisierte Pflege. Niedergelassene Ärztinnen und Ärzte übernehmen die medizinische Versorgung. Die Verweildauer bis zum Tod liegt i. d. R. zwischen wenigen Stunden und einem halben Jahr. Patientinnen und Patienten sowie Angehörige empfinden das Hospiz meist als einen wohltuend ruhigen und friedlichen Ort menschlicher Zuwendung für die letzte Lebenszeit und ein Sterben in Würde.
- **Ambulante Hospizdienste** sind i. d. R. Vereine, die gut ausgebildete und professionell begleitende Ehrenamtliche, zum Teil ergänzt durch hauptamtliche palliative Care-Kräfte, stellen. Sie begleiten Sterbende in ihren letzten Tagen und Wochen meist im häuslichen Umfeld oder in stationären Hospizen.

Ganzheitliche Betreuung am Lebensende

In der Definition von Palliativmedizin durch die Weltgesundheitsorganisation (WHO) werden erstmals in der Medizingeschichte physische, psychosoziale und spirituelle Probleme und Bedürfnisse als gleichwertig gesehen. Eine ganzheitliche Sterbebegleitung zeichnet sich gerade durch das Zusammenspiel dieser verschiedenen Bereiche aus.

- Die **medizinische Therapie** im Rahmen der Sterbebegleitung hat das Ziel, belastende physische Symptome zu lindern. Es werden v. a. Schmerzen, internistische Symptome (Atemnot, Übelkeit, Erbrechen etc.) und neuropsychiatrische Symptome (Verwirrtheit, Delir, Depression, Ängste etc.) behandelt. Zur Erfahrung schwer kranker und sterbender Menschen gehört der zunehmende Verlust von Selbstständigkeit und vermehrte Abhängigkeit. In einer solchen Situation ist das Anliegen der Palliativmedizin den Blick nicht v. a. auf das zu richten, was nicht mehr geht, sondern *„zu fördern und zu erhalten, was noch möglich ist. Mit Hilfe von Krankengymnastik kann die Mobilität des Patienten gesteigert werden. Atem- und Körpertherapie helfen, das Wohlbefinden zu steigern. Musik- und Kunsttherapie bieten dem Patienten an, Gefühle auszudrücken, wenn es ihm schwerfällt, sie auszusprechen."*[23] Auch wenn die pharmakologische und nichtpharmakologische Symptomkontrolle allein keine ausreichende Sterbebegleitung darstellt, so schafft sie doch erst die Voraussetzung dafür, sich auch psychosozialen und spirituellen Bedürfnissen zuwenden zu können.
- **Psychosoziale Betreuung** meint die Betreuung Sterbender als Teil ihres sozialen Umfelds. Dazu gehören Familie, Freundinnen und Freunde, Arbeit etc. Psychologische Begleitung hilft sterbenden Menschen, aber auch deren Angehörigen, mit Belastungen, die mit dieser Krisensituation einhergehen, besser umgehen zu können. Themen können sein: Krankheitsbewältigung, Umgang mit Verlusten, Versäumnissen oder Schuldgefühlen, Kommunikationsprobleme innerhalb der Familie, Überlastung der Angehörigen durch die Pflege und vieles mehr. Neben Psychologinnen und Psychologen leisten (Palliativ-)Sozialarbeiterinnen und Sozialarbeiter v. a. konkrete Hilfe zur Bewältigung alltagsrelevanter Probleme. Sie arbeiten bedarfs- und ressourcenorientiert mit einem Blick auf das gesamte familiäre System. So unterstützen sie bei Anträgen oder Behördenangelegenheiten und vermitteln andere Unterstützungsmöglichkeiten wie Haushaltshilfen, Pflegedienste, Nachbarschaftshilfe, Kontakt zu Selbsthilfegruppen etc. Sind die Fragen des täglichen Lebens geklärt, bringt das meist eine große Entlastung für alle Beteiligten (➤ Kap. 32.2).
- **Spirituelle Begleitung.** Die Konfrontation mit dem bevorstehenden Tod führt bei den meisten Menschen dazu, sich mit existenziellen und im weitesten Sinn spirituellen Fragen auseinanderzusetzen. Dazu gehören Fragen nach Wertvorstellungen, Lebenssinn (am Lebensende), Glaube, Transzendenz. Menschen ganzheitlich zu begleiten, erfordert, sie auch in diesen Fragen nicht alleinzulassen. An wen sich von Krankheit und Tod bedrohte Menschen mit ihren spirituellen und religiösen Themen wenden, hängt häufig weniger von der Profession des Gegenübers ab, sondern vom Vertrauensverhältnis innerhalb der gewachsenen zwischenmenschlichen Beziehung. So können Seelsorgende, aber auch Ärztinnen und Ärzte, Pflegekräfte, Psychologinnen und Psychologen, Sozialarbeiterinnen und -arbeiter, Physiotherapeutinnen und -therapeuten, ehrenamtliche Hospizhelferinnen und -helfer und andere zu Ansprechpartnerinnen und -partnern werden. In einem solchen Gespräch

[23] Bausewein 2017, S. 33f

werden selten Antworten gefordert. Es geht vielmehr darum, den Raum zu schaffen, dass Sterbende aussprechen können, was sie beschäftigt, Offenes und Nichtwissen auszuhalten, Fragen zu teilen.

Grundhaltungen der Sterbebegleitung

Wichtiger als Kommunikationsregeln für das Gespräch mit Sterbenden sind folgende Grundhaltungen (➤ Abb. 23.6):

- **Achtsamkeit:** Sich im Vorfeld gedanklich und emotional auf das Gespräch einstellen, ganz beim Gegenüber sein, äußerlich (sich hinsetzen) und innerlich eine Begegnung auf Augenhöhe ermöglichen, Störungen soweit möglich ausschalten.
- **Hörende sein:** Zuhören, der besuchten Person den Raum und die Zeit geben, erzählen zu können und dabei die eigenen Themen einzubringen und zu besprechen; keine schnellen Antworten haben; Sprachlosigkeit, Ungewissheit und Ohnmacht zulassen und aushalten.
- **Den Standpunkt der sterbenden Person begreifen:** Zu erfahren suchen, wo die andere Person steht, was sie denkt, was sie (über ihre Erkrankung und ihren Zustand) weiß, v. a. aber den Raum öffnen für ihre Gefühle und Empfindungen.
- **Wahrheit und Wahrhaftigkeit:** Es muss nicht immer alles gesagt werden, aber was gesagt wird, muss der Wahrheit entsprechen, sonst wird Vertrauen zerstört. *„Wenn wir uns zu sehr zurückhalten oder gar barmherzig lügen, nehmen wir den Betroffenen die Chance, über das zu sprechen, was sie bewegt."*[24] Dies zieht die Gefahr nach sich, die Einsamkeit und gefühlte Isolation sterbender Menschen zu verstärken. Meist haben Patientinnen und Patienten selbst ein gutes Gespür dafür, wie es um sie steht. Begleitende können darauf vertrauen, dass eine Patientin oder ein Patient entsprechende Signale gibt, sollte er oder sie keine genauen Informationen wünschen. Fällt es Begleitenden schwer, offen über eine schlechte Prognose zu sprechen, lohnt sich die Frage, wen sie tatsächlich schonen wollen: das Gegenüber oder sich selbst. Dagegen kann die Unterstützung durch Begleitende, innerhalb der Familien offen zu sprechen, kostbare Begegnung und Verbindung schaffen, die es beiden Seiten ermöglicht, voneinander Abschied zu nehmen.

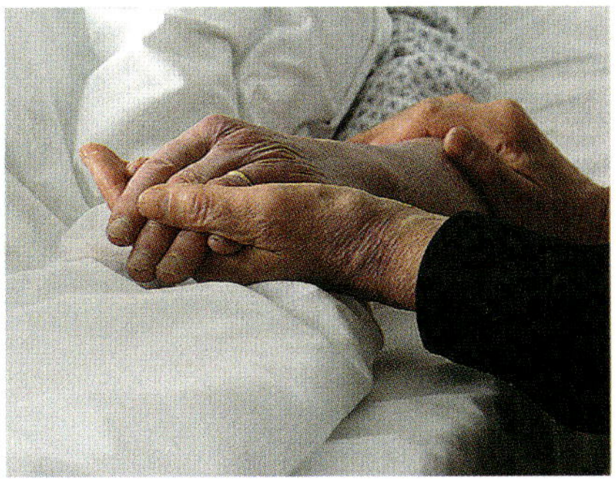

Abb. 23.6 Menschliche Zuwendung am Lebensende [K115]

- **Mut zum Schweigen:** Gesagtes nachklingen lassen, da sein, auch wenn keine verbale Kommunikation mehr möglich ist, zugewandt bleiben und den sterbenden Menschen spüren lassen, nicht allein zu sein.
- **Bedürfnisse ernst nehmen:** Nicht allein gelassen zu werden, körperliche Nähe und zärtliche Berührung zu erfahren, Freiräume und Zeit für sich zu haben, möglichst schmerz-/symptomfrei zu sein, gehört zu den wichtigsten Bedürfnissen. Dabei ist es aber unverzichtbar, den sterbenden Menschen selbst nach seinen Bedürfnissen und Wünschen zu fragen. Seine Wünsche decken sich nicht immer mit dem, was Helfende vermuten. Es gilt, ihn bis zuletzt als ganzen Menschen wahrzunehmen und sein Bedürfnis nach Selbstbestimmung zu respektieren.

Professionelle Sterbebegleitung

Wie in jeder Profession, die mit Menschen zu tun hat, bedarf es auch in der Sterbebegleitung sowohl fachlicher als auch sozialer Kompetenz, egal ob als Ärztin oder Arzt, Pflegerin oder Pfleger, Seelsorgerin oder Seelsorger, Hospizhelferin oder -helfer. Das Wissen um physische und psychische Vorgänge beim Sterben braucht die Ergänzung um die Bereitschaft, *„sich mit seinem ganzen Menschsein einzubringen"*[25], der sterbenden Person also von Mensch zu Mensch zu begegnen. Das bedeutet, sich nicht hinter einer Rolle zu verstecken, sondern sich als Mensch mit Stärken und Schwächen einzubringen, authentisch zu sein. Gerade Schwerstkranke und Sterbende haben ein untrügliches Gefühl dafür, ob ein Mensch übereinstimmend ist oder nicht.

Es gilt, Ohnmacht auszuhalten, im Sinne der Psychohygiene gut für sich selbst zu sorgen, eigene Kraftquellen zu kennen und zu nutzen, eine Balance zu schaffen zwischen Empathie und Abgrenzung. Solidarität mit Sterbenden und Liebe zum und Lust am eigenen Leben schließen sich nicht aus. Beides miteinander in Einklang zu bringen ist die Herausforderung für Menschen in der (professionellen) Sterbebegleitung.

PRAXISTIPP

Notwendige Voraussetzung für eine hilfreiche Sterbebegleitung ist, sich mit der eigenen Endlichkeit, mit den eigenen Ängsten vor dem Sterben und den eigenen Wünschen, Hoffnungen und Vorstellungen – Lebensende und Tod betreffend – auseinandergesetzt zu haben.

Immer wieder neu ist, das richtige Maß an Nähe und Distanz zu suchen. Eine Nähe, die warmherzige und offene Begegnung ermöglicht, Mitgefühl zulässt. Sobald aber Begleitende selbst mitleiden, die Grenzen zwischen der sterbenden und der begleitenden Person verschwimmen, ist die Begleitung zu nah dran und nicht mehr hilfreich. Deshalb gehört zu professionellem Handeln, sich bei der Reflexion des eigenen Tuns auch selbst begleiten zu lassen, durch Supervision, kollegiale Beratung oder Intervision.

Die Begleitung Sterbender ist eine anspruchsvolle und fordernde Aufgabe. Und doch ist es ein Geben und Nehmen. Sterbende können

[24] ebd. 2017, S. 47

[25] Specht-Tomann, Tropper 2020, S. 11

ihren Begleiterinnen und Begleitern echte Lehrmeisterinnen und Lehrmeister für das Leben sein. Die meisten Begleitenden empfinden ihre Aufgabe als sehr befriedigend und als großes Geschenk, in dieser existenziellen und vielleicht intimsten Phase des Lebens ein Stück Weg mitgehen zu dürfen.

23.3.5 Religion und Glaube

Wie oben beschrieben, fördert der bevorstehende Tod, dass sich Menschen mit existenziellen Fragen beschäftigen: Habe ich gut gelebt? Was ist der Sinn des Lebens? Woher kommen wir, wohin gehen wir? Was kommt nach dem Tod? So ist es nicht verwunderlich, dass gerade an der Schwelle zwischen Leben und Tod Religion eine besondere Bedeutung erhält. Vielen Menschen hilft der Glaube – ob in eine institutionalisierte Religionsgemeinschaft eingebettet oder nicht – ihre Hoffnung aufrechtzuerhalten und in ihrem Leben und Sterben Sinn zu erfahren. *„Die Botschaft der Religion ist: Der Tod hebt das Leben nicht einfach auf, sondern er transformiert es."*[26] Zum Wesen von Religion gehört es, den Tod nicht auszuklammern, sondern als selbstverständlichen Teil des Lebens zu sehen. So kann Religion den Menschen helfen, den Tod zu akzeptieren. Die verschiedenen Religionen kennen unterschiedliche Jenseitsvorstellungen. Durch Rituale versuchen Religionen, die Angst vor dem Ungewissen in den Griff zu bekommen und einen guten Übergang für die Sterbenden, aber auch für die Zurückbleibenden, zu ermöglichen. Die meisten Religionen haben sehr konkrete Vorstellungen davon, was ein „guter Tod" ist. Sei es im Islam das Anliegen, die letzten Gedanken und Worte einer sterbenden Person mögen die Schahada, das Glaubensbekenntnis, sein, während er auf der rechten Körperseite mit dem Gesicht nach Mekka gerichtet liegt. Oder bei katholischen Christinnen und Christen die Stärkung mit dem Dreiklang aus Vergebung der Sünden, Krankensalbung und Eucharistie. Für Buddhistinnen und Buddhisten ist es erstrebenswert, auf der rechten Seite liegend in der sog. „Löwenstellung" zu sterben, in der auch der Buddha gestorben ist, dabei die Öffnungen der rechten Körperseite zu verschließen, damit das Bewusstsein aus dem linken Nasenloch austreten kann, was eine gute Wiedergeburt verheißt.

Sterbende zu begleiten, durch Rituale den Ablöseprozess vom Leben zu unterstützen und schließlich die Toten zu bestatten, stellt in den meisten Religionen einen wichtigen Dienst dar. Religiöse Vorstellungen und Riten können Menschen in ihrer letzten Lebensphase Ängste nehmen, Trost und Geborgenheit spenden. Sie fühlen sich eingebettet in ein größeres Ganzes, im besten Fall gestärkt und bereit, das irdische Leben loszulassen und einzugehen in ein Jenseits, was auch immer uns dort erwarten mag.

Eine bedürfnisorientierte Sterbebegleitung zeichnet sich durch eine respektvolle kultur- und religionssensible Haltung aus. Es gilt, auch nach den religiös-spirituellen Bedürfnissen Sterbender zu fragen – und diese, wenn irgend möglich, zu erfüllen. Ist es der Wunsch der betreffenden Person, sollten Seelsorgende oder Geistliche der entsprechenden Religionsgemeinschaft hinzugezogen werden. Menschen die gewünschten religiösen Handlungen beim Sterben zu verwehren – sei es aus Unachtsamkeit, anderer Prioritätensetzung oder weil diese schlichtweg nicht umsetzbar sind – kann Todesängste sterbender Menschen verstärken und Angehörigen tiefe Schuldgefühle bereiten bzw. eine gesunde Trauer erschweren.

LITERATUR

Bausewein C. Sterbende begleiten. 3. A. Würzburg: Echter, 2017.

Borasio GD. Über das Sterben. Was wir wissen, Was wir tun können, Wie wir uns darauf einstellen. 7. A. München: C. H. Beck, 2019.

Ernst S. Am Anfang und Ende des Lebens. Grundfragen medizinischer Ethik. Freiburg i. Br.: Verlag Herder, 2020.

Kübler-Ross E. Interviews mit Sterbenden, Freiburg i. Br.: Kreuz-Verlag, 2014.

Schwikart Georg, Tod und Trauer in den Weltreligionen. 2. A. Kevelaer: topas, 2010.

Specht-Tomann M, Tropper D. Bis zuletzt an deiner Seite. Begleitung und Pflege schwerkranker und sterbender Menschen. 8. A. Stuttgart: mvg-Verlag, 2020.

www.bundesverfassungsgericht.de/SharedDocs/Pressemitteilungen/DE/2020/bvg20-012.html (letzter Zugriff: 6.12.2022).

https://ids-pub.bsz-bw.de/frontdoor/deliver/index/docId/10156/file/Vogel_Baeumer_Deus_Ruediger_Tripps_Adjektiv_geschaeftsmaessig_2019.pdf (letzter Zugriff: 6.12.2022).

www.dhpv.de/aktuelles_stellungnahmen.html (letzter Zugriff: 6.12.2022).

www.juracademy.de/recht-interessant/article/geschaeftsmaessigkeit-sterbehilfe-217-stgb (letzter Zugriff: 6.12.2022).

[26] Schwikart 2010, S. 11

KAPITEL

24

Claudia Stahr

Das eigene Lernen planen, durchführen und evaluieren

24.1 Rahmenbedingungen der OTA/ATA-Ausbildung

24.1.1 Das ATA-OTA-Gesetz

Als Reaktion auf den demografischen Wandel und der dadurch ansteigenden Zahl von Krankenhausaufenthalten und Operationen sowie der zunehmenden Modernisierung operativer und anästhesiologischer Verfahren, wurde 2019 das Gesetz über die Ausbildung zum/r Anästhesietechnischen und Operationstechnischen Assistenten/in vom Bundestag beschlossen.

Es ist seit 01.01.2022 rechtskräftig. Durch die dort festgelegten bundesweit einheitlichen Regelungen soll die Stellung der Berufsgruppe innerhalb der Gesundheitsberufe gestärkt und damit die Attraktivität des Berufes erhöht werden. Durch die Sicherung der Qualität der Ausbildung auf einem einheitlich hohen Niveau wird zudem die Patientensicherheit erhöht.

Die Berufsbezeichnungen „Anästhesietechnische/r Assistent/in und Operationstechnische/r Assistent/in werden gesetzlich geschützt und dürfen nur von Personen geführt werden, die eine entsprechende Ausbildung mit einer staatlichen Prüfung abgeschlossen haben. Die Erlaubnis zum Führen der Berufsbezeichnung kann aus gesundheitlichen Gründen ausgesetzt werden, wenn der/die Inhaber/in eine Straftat begeht oder nicht über ausreichende deutsche Sprachkenntnisse verfügt.

Auch Ziele, Inhalte und Rahmenbedingungen, wie die Ausbildung der Lehrkräfte, Ausbildungsdauer, Vergütung und die Möglichkeit der Anerkennung von Ausbildungen, die außerhalb der Bundesrepublik Deutschland absolviert wurden, sind gesetzlich festgelegt.

MERKE

Voraussetzungen für das Führen der Berufsbezeichnung OTA/ATA

- Das erfolgreiche Absolvieren der Ausbildung
- Ein Verhalten, aus dem sich nicht die Unzuverlässigkeit zur Ausübung des Berufs ergibt
- Die gesundheitliche Eignung zur Ausübung des Berufs
- Die erforderlichen Kenntnisse der deutschen Sprache

24.1.2 Die Ausbildungs- und Prüfungsverordnung (APrV)

In §66 des ATA-OTA-Gesetzes wird das Bundesministerium für Gesundheit ermächtigt, in einer Ausbildungs- und Prüfungsordnung folgendes im Einzelnen zu regeln:

- Ausbildungsziele und Inhalte
- Praktische Einsätze und Qualifikation der Praxisanleitung
- Staatliche Prüfung und Nachprüfung
- Anerkennung von Ausbildungen und Ausbildungsabschnitten, die außerhalb der Bundesrepublik Deutschland absolviert wurden

Sie ergänzt das ATA-OTA-Gesetz. Betont werden hier die fächerübergreifende und handlungsorientierte Ausgestaltung des Unterrichts auf Basis vorgegebener Kompetenzschwerpunkte. Die Umsetzung und Ergänzung des theoretischen Unterrichts in den Praxisphasen soll durch Festlegung erweiterter Anforderungen an die Praxisanleitung verbessert werden.

PRAXISTIPP

Regelmäßig kommt es bei der Zusammenarbeit von Schülern und erfahrenen Mitarbeitenden zu Auseinandersetzungen darüber, wie bestimmte Abläufe in der Praxis korrekt umgesetzt werden. Schüler haben gelernt, wie bestimmte Dinge nach neuestem Erkenntnisstand gehandhabt werden sollten, um z. B. Risiken für den Patienten zu minimieren o. Ä. In der Praxis läuft vieles anders und die Abläufe unterscheiden sich auch von Station zu Station.
Als Schülerinnen und Schüler sollten Sie zunächst beobachten und wahrnehmen, wie auf der Station, auf der Sie aktuell eingesetzt ist, gearbeitet wird. Falls bestimmte Abläufe für Sie nicht nachvollziehbar sind, fragen Sie nach. So zeigen Sie, dass Sie interessiert sind und mitdenken, und versuchen zu verstehen, wie und aus welchen Gründen die Arbeitsabläufe hier so sind. Diese Hintergrundinformationen helfen Ihnen dabei, Ihr eigenes Verhalten zu planen und Entscheidungen zu treffen.

24.2 Entwicklung von Kompetenzen

Laut Bundesinstitut für Berufsbildung wird unter Kompetenz die „Verbindung von Wissen und Können in der Bewältigung von Handlungsanforderungen" verstanden (www.bibb.de). Um als OTA kompetent handeln zu können, sind Kenntnisse, Fertigkeiten und Fähigkeiten notwendig, die im Laufe der OTA-Ausbildung vermittelt und gefördert werden.

- **Kenntnisse** = erworbenes Wissen über fachliche Inhalte und Methoden
- **Fertigkeiten** = eingeübte Teile der Tätigkeit, die als Routine ausgeführt werden
- **Fähigkeiten** = angeborene oder erworbene Eigenschaften, die für eine Tätigkeit notwendig sind

Im Berufsbildungsgesetz wurde 2005 der Erwerb der beruflichen Handlungsfähigkeit als Leitziel der Berufsausbildung festgelegt. Die sog. **Handlungskompetenz** setzt sich aus fachlicher, methodischer, sozialer und Selbstkompetenz zusammen (➤ Tab. 24.1). Unter fachlicher Kompetenz wird das Wissen verstanden, das im Laufe der Ausbildung erworben wird. Die methodische Kompetenz beschreibt die Art und Weise wie gearbeitet wird, z. B. wie komplexe Aufgaben strukturiert und ihre Bearbeitung geplant werden. Soziale Kompetenz ist notwendig, um mit Patienten, Vorgesetzten, Kollegen und Mitarbeitern gut zu kommunizieren und zusammenzuarbeiten. Unter dem Begriff Selbstkompetenz werden persönliche Eigenschaften, Werte u. Ä. zusammengefasst.

Tab. 24.1 Handlungskompetenz

Fachkompetenz	Schlüsselkompetenz		
	Methodenkompetenz	Soziale Kompetenz	Selbstkompetenz
Schulwissen, Ausbildung, Fort- und Weiterbildung, Sprachkenntnisse etc.	Eigenständig arbeiten, praxisorientiert lernen, Arbeitsstandards setzen etc.	Mit Patienten, Kollegen, Vorgesetzten kommunizieren, Vertrauen aufbauen etc.	Sich selbst organisieren, Initiative zeigen, mit Stress umgehen etc.

24.3 Lernen gestalten

Die Schüler erarbeiten sich in den drei Jahren ihrer Berufsausbildung ein neues und komplexes Wissensgebiet, das sie befähigen soll, in variablen Situationen kompetent zu handeln. Sie verarbeiten dabei umfangreiche Wissensinhalte, lernen Fertigkeiten und entwickeln ihre Fähigkeiten. Alle Schüler nehmen am selben Unterricht teil und durchlaufen die gleiche Ausbildung in der Praxis. Dennoch lernen manche Schüler mehr als andere. Diese Unterschiede werden oft mit dem Modell der verschiedenen Lerntypen erklärt. Diese systematischen Unterschiede sind nicht durch Untersuchungen belegt. Die Erfahrung zeigt aber, dass jeder eigene Strategien und Vorlieben hat, wie er am besten lernt.

PRAXISTIPP

Probieren Sie verschiedene Lernmethoden aus und beobachten Sie, auf welche Art Sie gelernte Inhalte am besten verstehen und im Gedächtnis stabil abspeichern. Mit der Zeit werden Sie so Ihre bisherigen Lernstrategien ausbauen und neue Lernstrategien entwickeln.

24.4 Lernprozesse verstehen

Lernen ist mehr als bewusstes Abspeichern von Wissensinhalten im Gedächtnis, wo sie im richtigen Moment abgerufen werden müssen, um zu zeigen, dass erfolgreich gelernt wurde. Beim erfolgreichen Lernen werden nach neurowissenschaftlichen Erkenntnissen neuronale Netzwerke (➤ Abb. 24.1) durch Verbindungen von Nervenzellen im Gehirn aufgebaut und stabilisiert. Durch den Aufbau und die kontinuierliche Festigung dieser neuronalen Verbindungen können Wissen, Fertigkeiten und Fähigkeiten neu erworben und erweitert werden. Die Wörter „lernen" und „lehren" gehören ursprünglich zur Wortgruppe „leisten", das wörtlich „einer Spur nachgehen" bedeutet. Tatsächlich werden beim Lernen bei häufiger Wiederholung so stark ausgeprägte Verbindungen zwischen Nervenzellen gebildet, dass sie in der elektronenmikroskopischen Darstellung als Spur sichtbar sind. Durch den Fortschritt der kognitiven Neurowissenschaften, z. B. durch die Entwicklung bildgebender Verfahren wie der Magnetresonanztomografie (MRT), wissen wir heute viel darüber, was den Aufbau und die Stabilisierung neuronaler Netzwerke begünstigt und was Lernende und Lehrende tun können, um wirksam zu lernen.

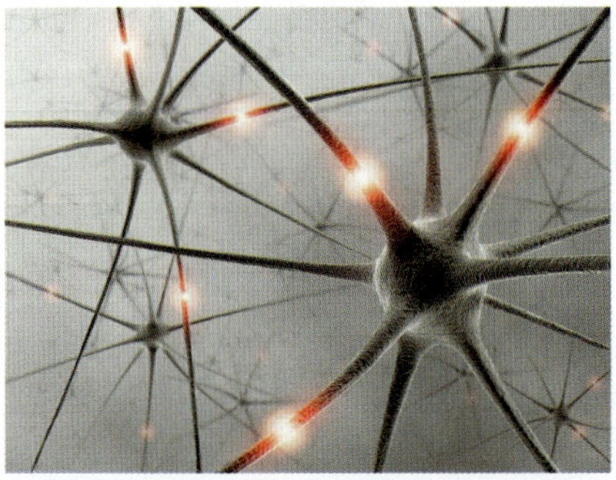

Abb. 24.1 Neuronale Netzwerke [J787]

24

24.4.1 Voraussetzungen für den Aufbau neuronaler Netzwerke

- **Bedeutsamkeit:** Erfahrungen, die den eigenen Körperzustand verändern, d. h., die mit der Aktivierung emotionaler Zentren in tieferen Bereichen des Gehirns einhergehen, sind für den Lernenden bedeutsam. Wenn das, was und wie die Schüler lernen, Emotionen bei ihnen auslöst, werden neue synaptische Verknüpfungen aufgebaut. Wenn ein Schüler z. B. erlebt, dass ein Patient ruhiger wird, wenn ihm jemand zuhört und angemessen auf seine Ängste reagiert, entwickelt er sein Gesprächsverhalten und damit seine soziale Kompetenz.
- **Orientierung:** Mithilfe äußerer Vorbilder und innerer Leitbilder entscheiden Schüler, was ihnen wichtig ist, lenken ihre Aufmerksamkeit und planen ihre Handlungen. Solche Orientierungshilfen sind wichtig, um gelernte Verhaltensmuster auf neue Situationen zu übertragen und sich erfolgreich neuen Herausforderungen zu stellen. So können Schüler zunehmend eigenständig agieren. Wenn z. B. der Praxisanleiter nicht nur erklärt, wie er etwas tut, sondern auch die Gründe und seine persönlichen Motive für bestimmte Verhaltensweisen darlegt, hilft das dem Schüler, in ähnlichen Situationen zu entscheiden, wie er sich verhalten soll.
- **Inspiration:** Druck und die damit einhergehende Erregung des Gehirns führen dazu, dass wir auf bereits stabil aufgebaute handlungsleitende Muster, sog. Routinen, zurückgreifen. Erst wenn der Druck und damit das eigene Erregungsniveau sinkt, können komplexere synaptische Netzwerke aktiviert und neu gelernte komplexe Verhaltensmuster erfolgreich umgesetzt werden. Die Schüler sollten also in einer möglichst vertrauensvollen Atmosphäre lernen und das Gesagte umsetzen können.

MERKE

Grundvorrausetzungen für erfolgreiches Lernen und die Entwicklung von Kompetenzen

- **Bedeutsamkeit:** Verbindung der Lerninhalte mit Erlebnissen, die Emotionen auslösen
- **Orientierung:** Entwicklung von Einstellungen und Werten
- **Inspiration:** entspannte Lernatmosphäre mit möglichst wenig Druck

24.5 Rollen im Lernprozess

Lehrkräfte vermitteln, ausgerichtet an den Lernzielen der einzelnen Lernbereiche, Wissen, Fähigkeiten und Fertigkeiten, die für die erfolgreiche Ausübung des OTA-Berufs wichtig sind. Dem Lehren voraus gehen die konkret definierten Lehrziele, die auf dem Curriculum basieren und gleichzeitig die Lernziele für die Lernenden darstellen. Dabei sind gut strukturierte und aufeinander abgestimmte Lerneinheiten die Grundlage für eine erfolgreiche Wissensvermittlung.

Die Lehrkräfte und Praxisbegleiter beeinflussen durch die Wahl der Lehrmethoden und durch ihr eigenes Verhalten die Lernprozesse der Schüler. Lehrende und Lernende stehen also in einer engen Beziehung. Diese Beziehung befindet sich traditionell in einem Machtgefüge. Die Lehrkräfte und Lernbegleiter prüfen in theoretischen und praktischen Tests, inwieweit das in der Ausbildung vermittelte Fachwissen, die Fertigkeiten und Fähigkeiten gelernt wurden. Die Bewertung unterschiedlicher Leistungen trägt zur hierarchischen Beziehung bei. Um Lernen erfolgreich zu gestalten, ist eine vertrauensvolle Zusammenarbeit von Lehrenden und Schülern auf Augenhöhe wichtig. Das gilt sowohl für den theoretischen und praktischen Unterricht als auch für das Lernen in den Praxisphasen. Lernen heißt immer auch, gewohnte Verhaltensweisen, die Sicherheit geben, zu verändern und Neues auszuprobieren. Das geht am besten, wenn sich die Schüler sicher fühlen und Freiraum haben – auch um ungestraft „Fehler" machen zu dürfen.

Durch günstige Unterrichtsmethoden wie selbstständiges Bearbeiten von Themen in Einzel-, Paar- oder Gruppenarbeiten fördern die Lehrkräfte die Eigenverantwortung und Motivation der Schüler. Dabei haben sie eine beratende Funktion und stehen als Fachexperten und Moderatoren im Hintergrund. Die Hauptakteure sind die Schüler selbst, die für ihr Lernen und den Ausbildungserfolg die Verantwortung übernehmen.

24.6 Motiviert lernen

Grundsätzlich entscheiden sich die Schüler freiwillig und aus individuellen Gründen wie Interesse, Identifikation oder Neugierde für eine Berufsausbildung. Dabei erscheint es als selbstverständlich, dass sich die Schüler für die Fachgebiete interessieren und motiviert sind, sich mit dem Stoff zu befassen und diesen zu lernen. Die Motivation ist jedoch von Schüler zu Schüler unterschiedlich ausgeprägt und verändert sich auch im Verlauf der Ausbildung. Es gibt eine Vielzahl an lehrenden Personen und zu vermittelnden Inhalten, sodass dabei unweigerlich Situationen auftreten, in denen es Lernhindernisse oder sogar Blockaden gibt. Weitere Einflüsse sind außerdem die Lernumgebungen, Lerninstrumente und persönliches Befinden.

Durch die Verbindung von Inhalten im fächerübergreifenden Unterricht im Rahmen der OTA-Ausbildung werden die Schüler in die Lage versetzt, das erworbene Wissen in verschiedenen Bereichen anzuwenden und auch praktisch umzusetzen. Der Praxisbezug und die Erfolgserlebnisse, die die Schüler haben, wenn sie erworbenes Wissen anwenden, steigern die Motivation. Ein **Erfolgserlebnis** tritt dann ein, wenn eine herausfordernde Situation gemeistert wurde. Bei Tätigkeiten, die wir bereits gut können, haben wir seltener Erfolgserlebnisse, als bei für uns neuen Aufgaben, deren Bewältigung anstrengend ist. Die Schüler sollten also ermutigt werden, ihnen schwierig erscheinende Ausgaben anzugehen und so weit wie möglich selbstständig zu bearbeiten. Aufgaben, die trotz Anstrengung nicht bewältigt werden können, überfordern und verringern das Selbstvertrauen und die Motivation. Aufgaben, die „mit links" bewältigt werden können, führen auf Dauer zu Unterforderung.

Die Formulierung offener Lernziele in den Lernbereichen wirkt sich ebenfalls positiv auf die Motivation der Schüler aus, da sie mitbestimmen können, welche Aspekte eines Themas sie besonders interessieren. Die Bereitschaft zu lernen ist von vielen Faktoren, den sog. Motivatoren, abhängig (> Tab. 24.2). Wie

Tab. 24.2 Motivatoren

Intrinsische Motivatoren	Extrinsische Motivatoren
Wahrnehmung und Merkmale der Tätigkeit selbst: • Sinnhaftigkeit • Abwechslung • Grad der Selbstständigkeit • Ganzheitlichkeit	Faktoren, die von außen kommen: • Umgebung • Soziale Kontakte • Belohnung und Bestrafung in Form von Noten • Anerkennung • Kritik • Finanzielle Anreize etc.

auch bei der Arbeitsmotivation, können intrinsische und extrinsische Motivatoren unterschieden werden. Langfristig sind intrinsische Motivatoren, also Merkmale der Tätigkeit selbst, am wirksamsten.

24.7 Lernen vorbereiten

Jeden Tag werden im Unterricht neue Lerninhalte vermittelt, die nach der dreijährigen Ausbildung in einer Prüfung angewandt und umgesetzt werden sollen. Am schnellsten und effektivsten werden die Inhalte verarbeitet, wenn die Schüler den Lernstoff regelmäßig nach dem Unterricht bzw. zur Vorbereitung auf den nächsten Unterricht wiederholen. Oft fehlt hierfür die Zeit und die Motivation, sodass vor Prüfungen große Stoffmengen in kurzer Zeit gelernt werden müssen. Der dabei entstehende Zeit- und Leistungsdruck erschwert den Aufbau komplexer neuronaler Netzwerke im Gehirn. Das Gehirn kann nur begrenzte Stoffmengen innerhalb einer bestimmten Zeit verarbeiten, da es sonst zu sog. Interferenzen kommt, d. h., ältere Gedächtnisinhalte werden von neu dazukommenden Inhalten überlagert. **Die Grundlage für erfolgreiches Lernen ist die Vorbereitung.**

PRAXISTIPP

Tipps zur erfolgreichen Vorbereitung auf das Lernen

- Verschaffen Sie sich **rechtzeitig** einen Überblick über den Umfang der Lerninhalte.
- Teilen Sie umfangreichen Lernstoff in **überschaubare Einheiten** auf, z. B. anhand der zu bearbeitenden Seitenzahlen und/oder Themen.
- Planen Sie Lerntage mit vier bis maximal sechs Stunden konzentrierten **Lernphasen.**
- Legen Sie nach eineinhalb Stunden ca. 20-minütige **Pausen** ein.
- Wechseln Sie nach den Pausen zu **anderen Fächern** – je unterschiedlicher die Inhalte, desto weniger überlagern sich die Inhalte und das Gelernte bleibt im Gedächtnis.
- Setzen Sie sich nach der SMART-Regel (s. u.) formulierte **Lernziele.** Die Erfolgserlebnisse beim Erreichen der Ziele steigern die Motivation.
- Inhalte, die wir für **interessant und wichtig** halten, lernen wir besser. Stimmen Sie sich positiv auf die Lerninhalte ein und wechseln Sie Lieblingsfächer mit anderen ab. So erhalten Sie die Lernmotivation für den Tag.
- Schaffen Sie eine geeignete **Lernumgebung** mit einem aufgeräumten Schreibtisch und dem benötigten Arbeitsmaterial.
- Achten Sie auf gesunde Ernährung und gute Sauerstoffversorgung, damit das Gehirn **leistungsfähig** bleibt.
- Finden Sie einen eigenen **Lernrhythmus** und lernen Sie zu Tageszeiten, in denen Sie sich aufnahmefähig fühlen.
- Planen Sie **nach dem Lernen** eine Phase ein, in der Sie möglichst wenig Reize aufnehmen. Lesen Sie z. B. in einem schönen Buch, gehen Sie spazieren oder schlafen Sie, damit ihr Gehirn die beim Lernen aufgenommenen Informationen verarbeiten kann. Wenn Sie Fernsehen, Videospiele spielen oder Ähnliches, sinkt die Gedächtnisleistung durch die Verarbeitung vieler neuer Reize rapide.
- **Belohnen Sie sich,** wenn Sie ein größeres Themengebiet abgeschlossen haben, mit einem schönen Erlebnis, z. B. Essen mit Freunden oder einem Ausflug. Das steigert die Motivation.

MERKE

Motivierende Ziele sind „SMART" formuliert!

- **Spezifisch:** Formulieren Sie Ihre Ziele so konkret wie möglich: Was wollen Sie genau erreichen?
- **Messbar:** Legen Sie eindeutige Messkriterien fest: Woran merken Sie, dass Sie das Ziel erreicht haben?
- **Annehmbar:** Sie selbst müssen hinter dem stehen, was Sie tun: Was wollen Sie selbst?
- **Realistisch:** Formulieren Sie das Ziel so, dass Sie es erreichen können: Was ist Ihrer Einschätzung nach möglich?
- **Terminiert:** Legen Sie einen Zeitpunkt fest, bis wann Sie das Ziel erreichen wollen und können.

24.8 Vorlieben erkennen

Für das Lernen von Wissensinhalten und deren praktische Umsetzung ist es wichtig, möglichst viele stabile Verbindungen zwischen Nervenzellen im Gehirn in Form von Netzwerken aufzubauen. Neue Lernprozesse bauen auf vorangegangene Prozesse auf, erweitern sie oder fügen sie neu zusammen. Das findet umso wirkungsvoller statt, je öfter das Gelernte geübt wird. Wiederholung ist wichtig, um erfolgreich zu lernen. Das Gelernte wird auch besser vom Gehirn verarbeitet, wenn mehrere Sinnesorgane am Lernprozess beteiligt sind. Mit welchen Sinnesorganen Informationen effektiv aufgenommen und verarbeitet werden, ist von Schüler zu Schüler unterschiedlich. Die individuellen Unterschiede werden oft durch das Modell der Lerntypen erklärt.

Frederic Vester unterscheidet dazu **vier Lerntypen** (Jung 2011):

- Der **visuelle Lerntyp** lernt durch **Sehen** und kann aus Bildern, Grafiken und während des Lesens die meisten Informationen verinnerlichen.
- Der **auditive Lerntyp** lernt durch **Hören** und profitiert durch die Vertonung und mündliche Erklärung der Lerninhalte. Durch wiederholtes (und eigenes) Vorlesen, Besprechen und Hören kann er die Informationen gut verarbeiten und speichern.
- Der **kommunikative Lerntyp** lernt durch **Sprechen** und verarbeitet Inhalte am besten durch die sprachliche Interaktion mit dem Lehrer.
- Der **praktische Lerntyp** lernt durch **Handeln** in Form von manuellen Tätigkeiten. Das bedeutet z. B. das Versuchen und Trainieren der Informationen mit geeigneten Hilfsmitteln wie Flipcharts, Spielen, Experimenten etc.

Meist liegen persönliche Vorlieben, sog. Präferenzen, oder auch Mischungen von Lerntypen vor. Um motiviert und selbstorganisiert zu lernen, ist es wichtig, sich selbst einzuschätzen und persönliche Vorlieben zu kennen, um die Lernprozesse aktiv zu steuern und zu gestalten. Verschiedene Lernmethoden können den unterschiedlichen Vorlieben entsprechend eingesetzt werden.

Im Unterricht werden Inhalte visualisiert, d.h., die Lehrkraft spricht nicht nur, sondern zeigt die wesentlichen Inhalte in Form von Präsentationen mittels Beamer, Flipchart, Whiteboard etc. Einige Inhalte erarbeiten die Schüler während des Unterrichts in Gruppen- oder Einzelarbeiten selbst. Die Schüler können eigenständig verschiedene Methoden nutzen, um während und nach dem Unterricht möglichst wirksam zu lernen.

Eine Methode, die sich in der Praxis bewährt hat, ist das Lernen in **Lerngruppen.** Alle Schüler eines Jahrgangs lernen die gleichen Inhalte. Die Verarbeitung dieser Inhalte ist jedoch oft unterschiedlich. Durch die Zusammenarbeit in Lerngruppen können sich Schüler über Inhalte austauschen, sich gegenseitig Inhalte erklären und offene Fragen beantworten.

Die Lerngruppen innerhalb eines Jahrgangs werden oft nach Sympathie gebildet. Es ist jedoch sinnvoll auch darüber nachzudenken, wer inhaltlich zu verschiedenen Themen beitragen kann und wer welche Stärken einbringt. Eine Lerngruppe hat mindestens drei und höchstens acht Mitglieder. Sie sollte nicht zu groß sein, da sonst die gemeinsame Terminfindung schwierig wird und bei größeren Gruppen oft auch mehr Unruhe herrscht, und damit die Aufmerksamkeit für die Inhalte kleiner ist.

24.9 Lerninhalte zusammenfassen

Da das Gedächtnis nur eine bestimmte Menge an Informationen verarbeiten kann, ist es bei großen Stoffmengen sinnvoll, wichtige Informationen von weniger wichtigen zu unterscheiden und zumindest im Text zu markieren. Wirkungsvoller ist es, Inhalte zusammenzufassen und in eigenen Worten aufzuschreiben. Bereits während des Unterrichts können Schüler wichtige Punkte mitschreiben und erhöhen durch den Vorgang des Schreibens ihre Gedächtnisleistung.

In Studien von Pam Mueller und Daniel Oppenheimer (Mueller und Oppenheimer 2014) wurden die Lerneffekte von handschriftlichen und mit Laptop verfassten Mitschriften verglichen. Die Ergebnisse belegen, dass Inhalte besser verstanden und erinnert werden, wenn Mitschriften handschriftlich verfasst werden. Bei Mitschriften am Laptop schreiben die Zuhörer oft wörtlich mit. Bei Mitschriften, die mit der Hand verfasst werden, beschränken sie sich dagegen auf wesentliche Inhalte und fassen Punkte mit eigenen Worten zusammen. So werden die Informationen bereits beim Zuhören verarbeitet und besser gelernt.

Bei der Nachbereitung der Inhalte zu Hause und der Vorbereitung auf eine Prüfung, können Schüler ebenfalls Zusammenfassungen komplexer Themen erstellen und handschriftlich aufschreiben. Durch das Erfassen der wesentlichen Inhalte und das Formulieren in eigenen Worten wird das Verständnis und die Gedächtnisleistung gefördert. Zusätzlich liegen die wesentlichen Inhalte als Skript vor, in dem die Schüler die wichtigen Punkte wiederholen können.

In manchen Veranstaltungen werden sog. **Stundenprotokolle** angefertigt. In Protokollen werden die besprochenen Themen, Vereinbarungen und Ergebnisse verbindlich festgehalten und dokumentiert. Sie dienen den Teilnehmern der Veranstaltung als Gedächtnisstütze und andere, die von den besprochenen Themen betroffen sind, können sich durch Nachlesen informieren. In Krankenhäusern werden z.B. Besprechungen von Fachbereichen, Qualitätszirkeln oder Projektgruppen protokolliert. Am Anfang des Protokolls werden Ort, Datum und Teilnehmende sowie die besprochenen Themen genannt. Die Zeitform des Protokolls ist die Gegenwart.

Es gibt zwei unterschiedlichen Arten der Protokollführung. In sog. Verlaufsprotokollen werden die besprochenen Themen möglichst genau und der zeitlichen Reihenfolge nach festgehalten. Sie sind meist umfangreich und Inhalte wiederholen sich oft, wenn Diskussionen nicht strukturiert verlaufen. Der Verlauf der Veranstaltung ist aber gut nachzuvollziehen, auch für Personen, die nicht dabei waren. In sog. Ergebnisprotokollen werden erzielte Ergebnisse, Entscheidungen und vereinbarte Maßnahmen zusammengefasst.

Unterrichtsprotokolle sind oft eine Mischform aus Verlaufs- und Ergebnisprotokoll. Die Ergebnisse und der Weg, auf dem die Teilnehmenden zu den Ergebnissen gekommen sind, werden in der zeitlichen Reihenfolge, in der die Veranstaltung abgelaufen ist, in Unterrichtsprotokollen festgehalten.

24.10 Lernerfolg überprüfen

Zur Überprüfung des Lernerfolgs und zur Verfestigung der Inhalte nach dem Lernen gibt es verschiedene Möglichkeiten.

Lassen Sie sich nach dem Lernen abfragen, z.B. von einer Mitschülerin oder einem Mitschüler. Der Abfragende stellt Ihnen Fragen zu einem gelernten Inhalt anhand eines Textes aus dem Buch oder einem Skript und Sie beantworten sie. Meist ist es hilfreich, wenn derjenige, der abfragt, die Inhalte zumindest teilweise kennt. Es fällt ihm dann leichter, geeignete Fragen zu finden und zu beurteilen, inwieweit die Antwort korrekt und ausreichend ist oder ggf. noch einmal nachzufragen. Gleichzeitig vertieft auch derjenige, der abfragt, die Inhalte. Ein Teil der OTA-Abschlussprüfung findet in Form einer mündlichen Prüfung statt. Auch dafür ist es eine gute Übung, wenn Sie sich gegenseitig abfragen.

Während und am Ende der Ausbildung finden Leistungsnachweise in Form von **schriftlichen Prüfungen** statt. Oft werden dafür sog. Multiple-Choice-Fragen mit vorgegeben Antwortmöglichkeiten verwendet. Sie müssen dann „nur noch" die richtige/n Antwort/en ankreuzen. Die Bewertung von Multiple-Choice-Fragen ist einfacher und objektiver, da hier die richtig angekreuzten Fragen zusammengezählt werden können. Bei offen formulierten Fragen entscheidet der Prüfer inwieweit durch die jeweilige Aussage die Frage beantwortet wurde. In manchen Fächern gibt es vorgefertigte Tests zur Vorbereitung auf schriftliche Leistungsnachweise. So können sich die Schüler mit möglichen Aufgabestellungen vertraut machen und die Inhalte wiederholen.

Auch bei E-Learning-Einheiten sind meist Testfragen zur Selbstkontrolle enthalten, damit der Lernende selbst feststellen kann, ob und inwieweit er die Inhalte verstanden hat und anwenden kann.

24.11 Feedback

Ein wichtiges Mittel zur Steuerung des eigenen Lernens, insbesondere des Lernens von praktischen Fertigkeiten, ist das Feedback. Feedback, d. h., Rückmeldung, ob etwas erfolgreich gelernt wurde, kann z. B. aus der Tätigkeit und dem Verhalten selbst kommen. Wenn ein Schüler z. B. das erste Mal selbstständig einen Verbandwechsel vorgenommen hat und der Verband hält gut und die Wunde heilt, ohne sich zu entzünden, sieht er, dass er das Gelernte gut umgesetzt hat. Wenn er unsicher ist, wie er ein Arbeitsergebnis bewerten soll, kann er einen Kollegen nach seiner Einschätzung fragen und sich aktiv Feedback einholen. Oft bekommen die Schüler Feedback von Lehrkräften, Kollegen oder Vorgesetzten, ohne danach zu fragen.

Beim Geben von positiven und negativen Rückmeldungen ist es wichtig, sich auf eine konkrete Situation und ein bestimmtes Verhalten zu beziehen und das zu **beschreiben.** Der Feedbackgeber beschreibt möglichst genau, was er in dieser Situation gesehen und gehört, also wahrgenommen hat. Das Feedback sollte möglichst zeitnah nach der entsprechenden Situation erfolgen, damit der Feedbacknehmer sich gut an die Situation erinnern kann.

Im zweiten Schritt beschreibt der Feedbackgeber, welche **Gefühle** das entsprechende Verhalten beim ihm ausgelöst hat. Der, der das Feedback bekommt, kann auf diese Weise die Wirkung, die ein bestimmtes Verhalten in einer konkreten Situation auf den anderen hatte, besser verstehen.

Als Abschluss kann der Feedbackgeber erläutern, was er sich **in der Zukunft** wünscht. Das kann bei negativem Feedback z. B. ein anderes Verhalten sein oder bei positivem Feedback z. B. ein Anwenden des positiven Verhaltens auf weitere Situationen. Positives und negatives Feedback sollten immer Entwicklungsmöglichkeiten aufzeigen.

MERKE

Die drei **Ws** fassen die Regeln zum Geben von Feedback zusammen:
- **W**ahrnehmung: äußere Wahrnehmung, Tatsachen: Zahlen, Daten, Fakten: Ich sehe, höre …, wir hatten vereinbart …
- **W**irkung: innere Wirkung, Gefühle, Vermutungen, Zweifel: Das bewirkt bei mir, ich fühle dabei, ich vermute, ich glaube, ich befürchte, ich habe den Eindruck …
- **W**unsch: Wunsch, Veränderung, Erwartung: Ich will, ich erwarte, ich wünsche mir …

24.12 E-Learning nutzen

Durch die zunehmende Digitalisierung haben sich auch die Lern- und Lehrmethoden verändert. Es gibt zahlreiche Formen des E-Learnings mit jeweils unterschiedlicher aktiver Beteiligung des Lernenden.

Häufig werden sog. **Computer- oder webbasierte Trainings** genutzt, bei denen über eine Lernsoftware oder über eine Lernplattform im Internet, Inhalte in Lernmodulen vermittelt werden. Im Unterschied zum klassischen Lehrbuch werden dafür nicht nur Texte und Abbildungen genutzt, sondern multimediale Elemente wie z. B. Animationen oder Filme. So können auch komplexe Zusammenhänge verständlich dargestellt werden.

Zusätzlich zu den Lernmodulen gibt es Testmodule, in denen die Lernenden Fragen zu den Inhalten beantworten, und so kontrollieren können, ob sie die Inhalte verstanden haben. Eine weitere aktive Beteiligung findet bei dieser Form des Lernens nicht statt.

Virtuelle Klassenzimmer, virtuelle Seminare oder Webinare ermöglichen den Teilnehmern eine ortsunabhängige Teilnahme an Lehrveranstaltungen. Diese Lehrveranstaltungen werden live übers Internet übertragen. Die Teilnehmer sehen und hören den Dozenten und entsprechendes Anschauungsmaterial, wie Präsentationen, Filme, und können Fragen beantworten oder stellen. Die Veranstaltung wird aufgezeichnet, sodass die Teilnehmer das Gesagte und Gezeigte nochmals wiederholen und vertiefen können.

In sog. **Lernportalen** können CBT, WBT und virtuelle Seminare kombiniert werden. Oft gibt es in Lernportalen auch Tutoren, die fachliche und technische Fragen live oder zeitlich versetzt beantworten. Die Lernenden haben im Lernportal auch Zugriff auf ergänzende Lernmedien, Unterlagen, Filme, FAQs u. a. m. Eine Weiterentwicklung der Lernportale findet in **Lernmanagementsystemen (LMS)** statt, mit denen auch die Teilnehmer verwaltet, Lernziele definiert und Lernfortschritte festgehalten werden können. Ein bekanntes Lernmanagementsystem ist **Moodle** (Modular Object Oriented Learning Enviroment), eine Lernumgebung auf Open-Source-Basis, auf das die Lernende im Internet zugreifen können. Die Teilnehmer melden sich online an, um einzeln oder in Gruppen kooperativ zu lernen. Es können auch Arbeitstermine mit Erinnerungsfunktion an den Abgabetermin vergeben werden. Zur Abfrage eines Meinungsbildes, zur Einteilung in Gruppen, Entscheidungsfindung nach Diskussion oder zur Terminabsprache können die Teilnehmer online abstimmen. Moodle wurde u. a. für den Einsatz von Blended Learning entwickelt und wird von Hoch- und Fachhochschulen sowie von Berufsschulen häufig genutzt.

Der Begriff **Blended Learning** beschreibt die Mischung von effektiven E-Learning-Methoden mit traditionellen Lehrmethoden, also der Präsenzveranstaltung. Blended Learning verbindet positive Faktoren wie freie Orts- und Zeitwahl, individuelle Anpassung der Lerngeschwindigkeit auf den Lernende und eine hohe Eigenverantwortlichkeit des E-Learnings mit Präsenzphasen. In den Präsenzphasen können die Lernenden das Gelernte in Fallstudien, Rollenspielen, Präsentationen und Diskussionsrunden vertiefen und umsetzen. Die Verknüpfung von traditionellen Lern- und Lehrmethoden mit E-Learning-Elementen bietet neue Möglichkeiten, das Lernen motivierend und effektiv zu gestalten.

LITERATUR

Bundesinstitut für Berufsbildung. www.bibb.de/de/8570.php (letzter Zugriff: 6.12.2022).

Deutsche Krankenhausgesellschaft. DKG-Empfehlung zur Ausbildung und Prüfung von Operationstechnischen und Anästhesietechnischen Assistentinnen und Assistenten. www.dkgev.de/fileadmin/default/Mediapool/2_Themen/2.5._Personal_und_Weiterbildung/2.5.12._Aus-__Fort-_und_Weiterbildung_von_OTA_ATA/Rechtliche_Grundlagen/DKG-Empfehlung_OTA-ATA_01-01-2014.pdf (letzter Zugriff: 6.12.2022).

Deutscher OTA-Schulträger-Verband e. V. Curriculum 2012 für die Ausbildung von Operationstechnischen Assistentinnen und Assistenten (2015).

Engst J. Duden Praxis kompakt – Protokolle, Berichte und Memos verfassen. Mannheim/Zürich: Dudenverlag, 2011.

Faßnacht M. Vom Lehrenden zum Lernbegleiter. In: Dietrich S. (Hrsg.). Selbstgesteuertes Lernen in der Weiterbildungspraxis. Ergebnisse und Erfahrungen aus dem Projekt SeGeL. Bielefeld: Bertelsmann, 2001. 136–146.

Hüther G. Mit Freude lernen – Ein Leben lang. Weshalb wir ein besseres Verständnis vom Lernen brauchen. 4. A. Göttingen: Vandenhoeck & Ruprecht GmbH, 2016.

Jung H. Personalwirtschaft. 9. A. München: Oldenbourg Wissenschaftsverlag GmbH.

Kirchhöfer D. Lernkultur Kompetenzentwicklung – Begriffliche Grundlagen. Berlin: ESM Satz und Grafik GmbH, 2004.

Mueller P, Oppenheimer D. The Pen Is Mightier Than the Keyboard: Advantages of Longhand Over Laptop Note Taking. SAGE. Psychological Science 1–10, 2014; 25(6): 1159–1168.

Neuerburg C. Lerntypen und ihre Bedeutung für die Praxis der Personalentwicklung. Hamburg: Diploma Verlag GmbH, 2005.

Rollet B. Lernen und Lehren. Eine Einführung in die Pädagogische Psychologie und ihre entwicklungspsychologischen Grundlagen. 5. A. Wien: Universitätsverlag, 1997.

KAPITEL

25

Juliane Engel

Auf die eigene Gesundheit achten

25.1 Pathogenese und Salutogenese

„Es ist vermutlich besser, sich auf das zu konzentrieren, was den Menschen gesund erhält, als immense Mittel für die Erforschung seiner Krankheiten auszugeben.“ *A. Antonovsky*

25.1.1 Pathogenese

DEFINITION

Die **Pathogenese** beschäftigt sich mit der Erklärung von Krankheiten. Beim pathogenetischen Ansatz wird davon ausgegangen, dass der Mensch entweder krank oder gesund ist. Der Blick ist eindeutig auf die Krankheit, die krank machenden Erreger, Risikofaktoren oder Stressoren gerichtet. Krankheit wird als Abweichung von der Norm angesehen, d. h., Gesundheit wird als der Normalzustand betrachtet. Der Mensch wird auf seine Krankheit reduziert und benötigt Hilfe von außen, von kompetenten Profis, um wieder gesund zu werden (➤ Abb. 25.1).

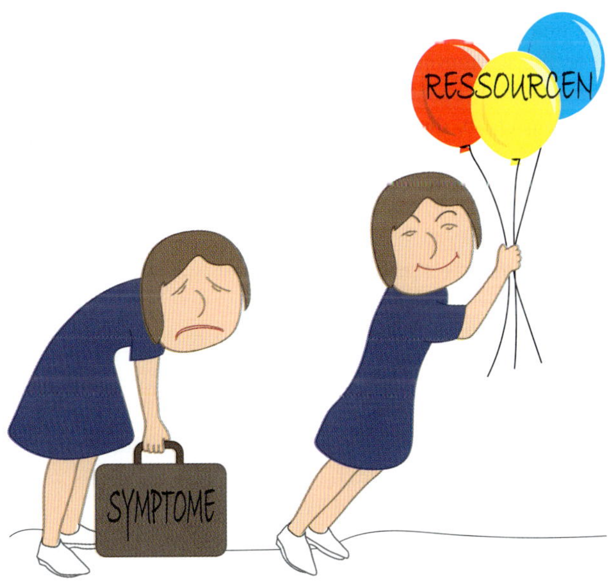

Abb. 25.1 Symptome und Ressourcen [L138]

25.1.2 Salutogenese

Bei der Salutogenese geht es um die Entstehung und Entwicklungsbedingungen von Gesundheit.

Der bekannteste Vertreter des salutogenetischen Ansatzes ist Aaron Antonovsky, ein jüdisch-amerikanischer Soziologe (1923–1994). Er ging davon aus, dass Gesundheit kein Normalzustand ist, sondern dass der Mensch sich auf einem Gesundheits-Krankheits-Kontinuum bewegt (➤ Abb. 25.2).

Laut Aaron Antonovsky ist nur in sehr wenigen Fällen eine klare Einteilung in „krank“ bzw. „gesund“ möglich, viel häufiger kommt es vor, dass sich Menschen z. B. trotz eines zu hohen Blutdrucks gesund fühlen, und diese eindeutige Einteilung gar nicht möglich ist.

Wie in ➤ Abb. 25.2 zu sehen ist, gibt es bestimmte Belastungsfaktoren, die dafür sorgen, dass sich der Mensch eher in Richtung Krankheit bewegt. Hierzu zählen physikalische, biochemische und psychosoziale Stressoren. In unserer Zeit sind es die psychosozialen Stressoren, die besonders in den Blick genommen werden müssen, also etwa arbeitsbedingter Stress.

Aaron Antonovsky hat den Begriff des „Kohärenzgefühls“ (Sense of Coherence) geprägt, eine Grundeinstellung des Menschen, die es

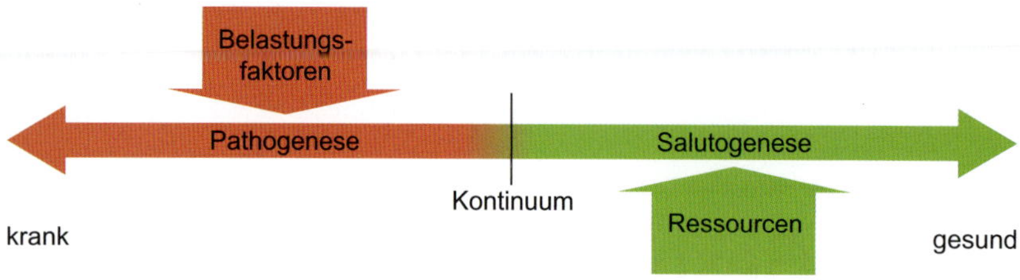

Abb. 25.2 Gesundheit und Krankheit als Kontinuum (eigene Darstellung) [L138]

ihm ermöglicht, vorhandene Ressourcen für seine Gesundheit und sein Wohlbefinden zu nutzen.

DEFINITION

Kohärenz kommt aus dem Lateinischen und bedeutet Zusammenhang.

Das Kohärenzgefühl setzt sich aus drei Komponenten zusammen:
- Der Verstehbarkeit
- Der Handhabbarkeit
- Der Sinnhaftigkeit

Bei der Arbeit in einem multiprofessionellen Team im OP bedeutet dies z. B., dass die Rollen und Abläufe für alle klar und transparent sind (= Verstehbarkeit), dass jede Mitarbeiterin und jeder Mitarbeiter Aufgaben zugeteilt bekommt, die sie/er mit ihren/seinen Ressourcen bewältigen kann (= Handhabbarkeit), und dass Engagement und Anstrengungen anerkannt und belohnt werden und das eigene Tun als sinnvoll erlebt wird (= Sinnhaftigkeit).

Der Mensch benötigt laut Antonovsky generalisierte Widerstandsressourcen, die es ihm ermöglichen, dieses Kohärenzgefühl in seinem Leben zu erlangen.

DEFINITION

Eine **Ressource** ist ein „natürlich vorhandener Bestand von etwas, was für einen bestimmten Zweck […] (ständig) benötigt wird." (www.duden.de)

Zu den generalisierten Widerstandsressourcen, die Aaron Antonovsky beschrieben hat, gehören:
- Körperliche und konstitutionelle Ressourcen (Gesundheit, intaktes Immunsystem etc.)
- Materielle Ressourcen (Geld, Wohnraum etc.)
- Personale und psychische Ressourcen (Wissen, Selbstvertrauen, soziale Kompetenzen etc.)
- Interpersonale Ressourcen (soziale Netzwerke, Unterstützung durch Bezugspersonen etc.)
- Soziokulturelle Ressourcen (Eingebundensein in kulturelle, religiöse, politische etc. Gruppen)

25.1.3 Resilienz

Resilienz ist ein Begriff, der ursprünglich aus der Materialkunde kommt und beschreibt, wie schnell ein Material nach Einwirkung von außen wieder in seinen ursprünglichen Zustand zurückfindet.

In der Psychologie spricht man von der Widerstandskraft eines Menschen gegenüber belastenden Einflüssen von außen.

Es gibt verschiedene Faktoren, die die Resilienz eines Menschen positiv beeinflussen und die durch verschiedene Übungen im Alltag auch gefördert werden können.

Diese sieben Resilienzfaktoren oder auch Säulen der Resilienz lauten:
1. Optimismus – das Positive im Leben sehen
2. Akzeptanz – Dinge hinnehmen, die man nicht ändern kann
3. Lösungsorientierung – sich nicht auf Probleme konzentrieren und darum kreisen, sondern nach Lösungen suchen
4. Opferrolle verlassen und handlungsfähig bleiben – die Schuld für eigene Probleme nicht nur bei den anderen suchen und selbst dazu beitragen, dass sich Situationen verändern
5. Netzwerke nutzen – Familie, Freundeskreis, Kollegen usw. um Unterstützung bitten
6. Verantwortung übernehmen – Fehler zugeben und für diese einstehen
7. Zukunft planen – sich Ziele für die Zukunft setzen und sich auch Alternativen überlegen, falls die Pläne durch widrige Umstände nicht durchgeführt werden können

25.2 Gesundheit und Krankheit

„Gesundheit ist dasjenige Maß an Krankheit, das es mir noch erlaubt, meinen wesentlichen Beschäftigungen nachzugehen."
Friedrich Nietzsche

DEFINITION

Laut WHO ist **Gesundheit** „… ein Zustand vollständigen körperlichen, psychischen und sozialen Wohlbefindens und nicht nur das Freisein von Beschwerden und Krankheit." (www.gesundheit-psychologie.de/leitgedanken/Gesundheit.htm)

Das heutzutage übliche **Krankheits**modell ist ein bio-psycho-soziales, d. h., es ist davon auszugehen, dass Krankheit sowohl somatische als auch soziale oder psychische Ursachen haben kann.
Gesundheit kann aus mehreren Blickwinkeln betrachtet werden:
- Störungsfreiheit – gesund ist, wer nicht krank ist.
- Wohlbefinden – gesund ist, wer sich wohl fühlt.
- Leistungsfähigkeit – gesund ist, wer in seinem Arbeitsbereich die geforderten Leistungen erbringt.
- Gleichgewicht – gesund ist, wer sich in einem ausgewogenen, harmonischen Verhältnis befindet.
- Flexibilität – gesund ist, wer sich dynamisch verändern kann.
- Anpassung – gesund ist, wer sich immer wieder an veränderte Gegebenheiten anpassen kann.

Der Blick auf die Leistungsfähigkeit ist für die Kranken- und Rentenversicherungen am relevantesten: Ist bei einem kranken Arbeitnehmer eine Wiederherstellung der Arbeitskraft möglich oder muss eine Berentung angestrebt werden?

In Bezug auf Krankheit und Gesundheit ist eine Unterscheidung zwischen den Geschlechtern zu beachten. Nicht nur die Art und Häufigkeit der Erkrankungen unterscheidet sich, sondern auch der Umgang mit Krankheiten. Erkrankungen zeigen sich bei Männern und Frauen unterschiedlich. Bestes Beispiel hierfür ist der Herzinfarkt, der sich bei Männern meist durch die „typischen" Symptome Taubheit im linken Arm, Atemnot und Brustschmerzen bemerkbar macht, während Frauen über Übelkeit, Druckgefühl im Oberbauch oder Rückenschmerzen klagen. Dies führt häufig dazu, dass der Herzinfarkt bei Frauen nicht rechtzeitig erkannt wird.

Auch der häufig belächelte „Männerschnupfen" hängt laut einer Studie tatsächlich damit zusammen, dass Männer weniger Östrogen produzieren als Frauen und dieses Hormon die Reaktion des Immunsystems auf Viren beeinflusst.

Ebenso spielen die kulturellen oder religiösen Hintergründe der Patientinnen und Patienten eine Rolle. Etwa 20 % der deutschen Gesamtbevölkerung haben einen Migrationshintergrund. Trotzdem setzt sich die OTA-Ausbildung noch wenig mit kulturellen und religiösen Aspekten auseinander. Da aber einige Religionsgemeinschaften (Sekten) Operationen oder notwendige Bluttransfusionen ablehnen, ist eine Auseinandersetzung mit religiösen Hintergründen durchaus sinnvoll. Es gibt zwar keine wissenschaftlichen Beweise dafür, dass Glaube etwa nach einer Operation oder bei einer chronischen Erkrankung für eine bessere Heilung sorgt, doch viele Menschen erfahren aus ihrem Glauben Trost und Hoffnung.

Was ebenfalls einen Einfluss auf Gesundheit und Lebenserwartung hat, ist der sozioökonomische Status, d. h., Beruf, Bildung und Einkommen wirken sich direkt und indirekt auf das gesundheitliche Verhalten aus. Und dies teilweise auch über Generationen hinweg. Wenn also Kinder bereits in ärmlichen Verhältnissen aufwachsen, sind sie häufiger verhaltensauffällig, gesundheitlich beeinträchtigt bzw. chronisch krank und/oder übergewichtig.

Eine wichtige Unterscheidung muss getroffen werden bezüglich **Gesundheitsförderung** und **Krankheitsprävention.** Bei der Gesundheitsförderung ist die zentrale Frage „Was hält uns gesund?", während sich die Krankheitsprävention mit der Frage auseinandersetzt „Was macht uns krank?". Das Tragen von Mundschutz und Handschuhen dient präventiv dazu Risiken zu minimieren, die die Gesundheit gefährden können. Gesundheitsfördernd wirken u. a. ausreichender Schlaf, eine gesunde Ernährung und Entspannung. Die beiden oben genannten Fragen führen zum nächsten Thema.

25.3 Stress

Stress ist zunächst einmal nicht unbedingt negativ zu betrachten, auch wenn dies in unserer heutigen Zeit häufig der Fall ist.

Es kann unterschieden werden in **Distress** und **Eustress**. Mit Distress ist v. a. der negativ empfundene Stress gemeint, bei dem Stresshormone ausgeschüttet werden und der auch krank machen kann. Als Eustress wird der sog. „gute Stress" bezeichnet, der nicht als Belastung wahrgenommen wird.

Die stärksten Belastungen im Arbeitsalltag des OP sind wohl Stressoren wie Rufbereitschaft, Überstunden oder auch die große körperliche Belastung.

Laut WHO ist Stress eines der größten Gesundheitsrisiken des 21. Jahrhunderts. Durch beruflichen Stress bedingt kommt es zu vielen Fehlzeiten und Arbeitsausfällen und die Arbeitnehmer erlangen häufig nicht mehr ihre vollständige Berufsfähigkeit zurück.

Stressreaktionen sind, wie oben beschrieben, nicht nur negativ anzusehen, denn sie mobilisieren unseren Körper, damit er sich effektiv vor möglichen Bedrohungen schützen kann. Es kommt bei Stress u. a. zu einer geistigen Aktivierung, zu einer erhöhten Durchblutung der Muskulatur, zu einer Steigerung von Herzschlag und Blutdruck – all dies ermöglicht dem Menschen entweder „Kampf" oder „Flucht", also entweder stellt er sich einer schwierigen Situation oder er versucht, dieser zu entkommen.

Wenn diese Stressreaktionen nur kurzfristig auftreten, sind sie für den (gesunden) Menschen unbedenklich. Treten sie aber häufig und/oder langfristig auf, können sie massive körperliche und psychische Probleme hervorrufen, etwa Magen-Darm-Probleme, Herz-Kreislauf-Erkrankungen, Schlafstörungen o. Ä.

Daher ist es wichtig, sich mit Stressbewältigungsstrategien auseinanderzusetzen und diese v. a. auch anzuwenden.

Mögliche Strategien zur Stressbewältigung sind:

- Entspannungsverfahren wie Yoga, PMR, autogenes Training, Achtsamkeitsübungen oder Meditation
- Tagesstrukturierung durch Planung und To-do-Listen
- Ausreichend Schlaf und eine gesunde Ernährung
- Sportliche Aktivitäten und Hobbies

25.4 Ernährungslehre

Traurig, aber wahr – wer kennt es nicht?

- Eine Stunde Fitnessstudio – dafür habe ich keine Zeit.
- Eine Stunde Streaming – eine Folge geht locker noch.
- Gesunde Ernährung: 150 EUR – viel zu teuer.
- 2 × feiern im Monat: 150 EUR – gönn ich mir.
- Ein Buch pro Monat: 15 EUR – wer kann sich das denn leisten?
- Besuch im Fast-Food-Restaurant mit der Crew: 15 EUR – easy!
- 15 Min. Joggen – dafür habe ich absolut keine Zeit.
- 15 Min. länger im Bett bleiben – beste Sache.

MERKE

Durch unsere **Entscheidungen** bestimmen wir unser Leben. Willst du etwas an deinem Leben **ändern,** triff bessere Entscheidungen!

Was heißt Ernährung? Ernährung bedeutet für uns vielerlei Dinge. Sie steht u. a. für

- die Aufnahme lebensnotwendiger Substanzen.
- die Zufuhr von Energie.
- Genuss.

Was auch immer die Ernährung für den einzelnen Menschen noch bedeuten mag, sie ist unumstritten (über-)lebensnotwendig und das nicht nur auf der körperlichen Ebene (physische Gesundheit), sondern – wie der Punkt Genuss bereits vermuten lässt – auch auf der geistigen Ebene (psychische Gesundheit). Folgt man dem Ansatz der WHO, das Gesundheit eine Frage der drei Komponenten Körper, Geist und Gesellschaft ist, so kann einer geselligen Nahrungsaufnahme mit Freunden unterstellt werden, die soziale Gesundheit zu fördern.

Es gibt viele unterschiedliche Nahrungsmittel, abhängig von Jahreszeit und Örtlichkeit, die uns Menschen zur Verfügung stehen, um u. a. den drei oben genannten Belangen nachzukommen. Diese Nahrungsmittel werden gemeinhin in sieben Kategorien unterteilt:

1. Getreide(-erzeugnisse), Kartoffeln
2. Gemüse, Salat
3. Obst
4. Milch, Milchprodukte
5. Fleisch, Wurst, Fisch, Eier
6. Fette, Öle
7. Getränke (Wasser)

Verschiedene Studien diskutieren kontrovers darüber, in welchem Ausmaß bzw. Umfang welche Kategorie Bestandteil unserer täglichen Ernährung sein sollte. In der Vergangenheit wurde gesunde Ernährung durch eine Pyramidenform dargestellt. An der Basis befanden sich die wichtigsten „Grundnahrungsmittel", welche wir bedenkenlos konsumieren durften. Mit aufsteigender Folge kamen die Nahrungsmittel, bei denen Vorsicht beim Konsum angeraten wurde, passend zu der spitz zulaufenden Form einer Pyramide. Heute empfiehlt die Deutsche Gesellschaft für Ernährung [DGE] die Darstellung der Nahrungsmittelkategorien in Form eines Kreisdiagramms. Je nach Größe der eingenommenen Fläche der Kategorie zeigt sich ihre Priorisierung für eine gesunde Ernährung (➤ Abb. 25.3).

MERKE

Selbstverständlich existieren mittlerweile ebensolche Nahrungsmittelkategorisierungskonzepte auch für Vegetarier und Veganer, wenngleich der Verzicht auf Kategorie 5 (➤ Abb. 25.3) eine gesunde/ausgewogene Ernährung u. U. schwieriger gestalten kann und mitunter Nahrungsergänzungsmittel erforderlich macht.

Egal, für welche Form der Nahrungsaufnahme wir uns entscheiden, ob fleischhaltig oder fleischlos, unsere Nahrung besteht aus verschiedenen Komponenten (➤ Abb. 25.4).

25.4.1 Fette

Fett ist der Nährstoff mit der meisten Energie. Ein Gramm Fett enthält ca. 9 kcal. Damit liegt der physiologische Brennwert mit umgerechnet 37 kJ/g Fett mehr als doppelt so hoch wie bei Kohlenhydraten und Proteinen (je 17 kJ/g). Daher verwundert es nicht, dass in der Gesellschaft schnell gesagt wird „Fett macht fett!" und „fettarme" Produkte die Dauerbrenner in den Nahrungsmittelregalen in unseren Supermärkten sind. Dennoch, unser Körper benötigt Fette. Diese sog. **essenziellen Fettsäuren** können sogar einen gesundheitsfördernden Effekt haben, wie z. B. die Omega-3-Fettsäuren. Sie stehen in dem positiven Ruf, antientzündlich zu sein, Herz-Kreislauf-Erkrankungen vorzubeugen und die kognitive Leistungsfähigkeit zu steigern. Darüber hinaus gibt es einige Vitamine, die sich nur in Fett lösen. Der Körper benötigt also Fette, um diese Vitamine überhaupt aufnehmen zu können.

MERKE

Die DGE empfiehlt, eine Tagesdosis von 30 % der Energiezufuhr über Fette zu erbringen. Leider ist der Realwert bei den meisten Menschen in unserem Land eher doppelt so hoch. Größte Falle hierbei sind die versteckten Fette.

Cave: Ungesättigte Fettsäuren **(pflanzliche Fette)** sind besser als gesättigte Fettsäuren **(tierische Fette).**

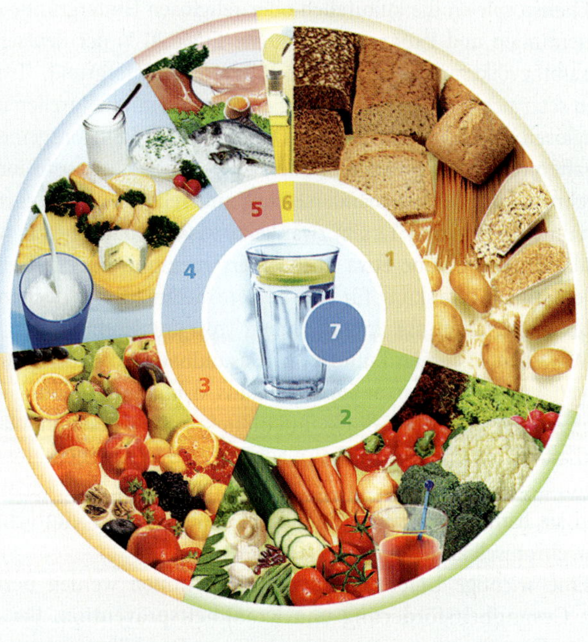

DGE-Ernährungskreis®,
Copyright: Deutsche Gesellschaft für Ernährung e.V., Bonn

Abb. 25.3 Ernährungskreis nach DGE [W245]

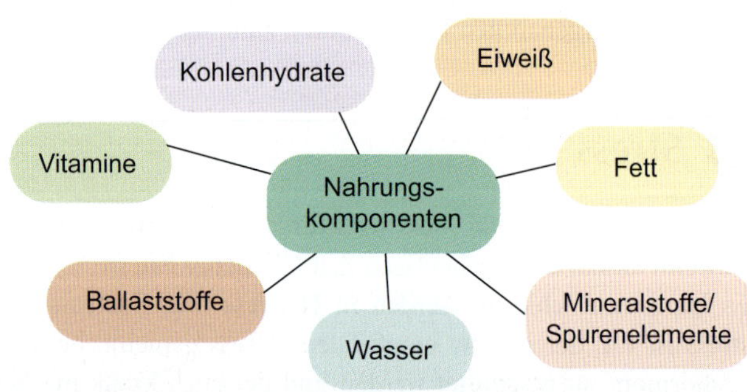

Abb. 25.4 Nahrungskomponenten nach DGE [L138]

VORSICHT

! Versteckte Fette befinden sich z. B. in Schokolade, Doppelrahmprodukten, Streichwurst oder -käse und ähnlichen industriell „cremiger" aufbereiteten Nahrungsmitteln.

25.4.2 Kohlenhydrate

MERKE

Richtiges Essen fängt mit den richtigen Kohlenhydraten an.

Kohlenhydrate sind der Treibstoff des Körpers. Ein Gramm Kohlenhydrate enthält ca. 4 kcal. Auch wenn der physiologische Brennwert niedriger ist als der von Fett, so sind es die Kohlenhydrate, die essenziell für unsere Zellen sind. Sie sind damit unser erster Energielieferant. Der Körper wandelt Kohlenhydrate über Verdauungsprozesse in Glukose, einen sog. Einfachzucker um, welche ihrerseits als Energielieferant an unsere Körperzellen gegeben wird, die dann wiederum ihre Arbeit machen können.

Grundsätzlich unterscheidet man vier Gruppen von Kohlenhydraten, basierend auf ihrer chemischen Zusammensetzung (➤ Tab. 25.1):

1. Monosaccharide (Einfachzucker)
2. Disaccharide (Zweifachzucker)
3. Oligosaccharide (Mehrfachzucker)
4. Polysaccharide (Vielfachzucker)

MERKE

Chemisch betrachtet sind Kohlenhydrate Zucker.

Je komplexer der Zucker ist, desto weniger süß schmeckt er (bis zur Geschmacksneutralität) und umso schwerer ist er in Wasser löslich. Allerdings braucht der Körper auch mehr Zeit, um ihn zu spalten, bis er verwertbare Glukose erhält – diese dann jedoch reichlich. **Komplexere Kohlenhydrate** sind daher zu empfehlen, da sie den Körper länger beschäftigen und mit Energie versorgen, während **einfache Zucker** schneller verdaut und verbraucht sind. Die empfohlene Tagesdosis liegt nach DGE bei 55–60 % der Energiezufuhr.

MERKE

Maltodextrin ist kaum süß und beinahe geschmacksneutral. Da es gerade noch wasserlöslich ist, wird es in der **Diätetik** eingesetzt, um Mahlzeiten mit Kohlenhydraten anzureichern.

Tab. 25.1 Vier Gruppen von Kohlenhydraten

Vielfachzucker	Mehrfachzucker	Zweifachzucker	Einfachzucker
Zellulose	Maltodextrin	Laktose	Traubenzucker (Glukose, Dextrose)
Stärke	Maltotriose	Saccharose (z. B. Rüben- und Rohrzucker)	Fruchtzucker (z. B. in Honig, Früchten, Fruchtsäften)
Glykogen (z. B. Getreide, Kartoffeln, Fleisch)	Stachyose Raffinose		

25.4.3 Eiweiß (Proteine)

Unser Körper besteht zu 15–20 % aus Eiweiß. Unsere Muskulatur besteht zu 20 % aus diesem Baustoff des Körpers. Da verwundert es nicht, dass wir uns mit der Nahrung über den Tag immer wieder neues Baumaterial zuführen müssen, damit unser Körper z. B. die Zellerneuerung und das Wachstum vorantreiben kann. Stellt man sich unseren Körper wie eine Baustelle vor, dann entsprechen Kohlenhydrate und Fette dem Treibstoff und dem Strom für die Baumaschinen und Werkzeuge, während die Proteine die Steine, das Holz und den Mörtel darstellen, um das Haus zu bauen. Insgesamt besteht unser Körper aus „nur" 20 verschiedenen Aminosäuren. Aus ihnen werden nach der genetischen Vorlage (DNA) körpereigene Proteine aufgebaut. Das Problem ist nur, dass zehn dieser Aminosäuren nicht selbst vom Körper produziert werden können und daher über die Nahrung zugeführt werden müssen. Diese zehn Aminosäuren werden daher auch als essenziell bezeichnet.

MERKE

Zehn Aminosäuren sind essenziell: Leucin, Isoleucin, Lysin, Methionin, Valin, Phenylalanin, Threonin, Tryptophan, Arginin und Histidin.

Über die Funktion als Baustoff hinaus, agieren Proteine durchaus auch als (Not-)Energielieferant. Ihr physiologischer Brennwert entspricht dem der Kohlenhydrate und liegt folglich ebenfalls bei 4 kcal/g. Die DGE empfiehlt eine Tagesdosis von 0,8 g/kg KG Protein. 15 % der Energiezufuhr pro Tag sollte aus Eiweißen bestehen. Die Falle hierbei ist, dass Eiweiße häufig in Gesellschaft von Fetten anzutreffen sind. Unser Körper ist darauf gepolt, Eiweiß in der Nahrung zu „suchen", da er dieses braucht, um sich selbst zu erhalten, aufzubauen und oder zu erneuern. Dies führt mitunter dazu, dass wir unnötig viel Fett und/oder Kohlenhydrate zu uns nehmen, während wir eigentlich nur versuchen, unseren Eiweißbedarf zu decken. Betrachtet man als Beispiel zwei Varianten von Lachs, wird dies schnell deutlich (➤ Tab. 25.2).

Für beinahe die gleiche Menge Eiweiß nimmt unser Körper während des Genusses von Zuchtlachs mehr als doppelt so viele Kalorien zu sich, als er müsste, wenn wir uns für Wildlachs entscheiden.

Daher gilt es immer darauf zu achten, besonders **„wertvolles" Eiweiß** zu sich zu nehmen, also Nahrungsmittel, deren Proteingehalt nicht durch zusätzliche Fette und/oder Kohlenhydrate „verdünnt" wurde.

MERKE

Verzichte lieber auf proteinverdünnte Nahrung!

Tab. 25.2 Vergleich Zuchtlachs mit Wildlachs

	Zuchtlachs		Wildlachs	
	Gewicht	Kalorien	Gewicht	Kalorien
Eiweiß	20 g	80 (20 × 4)	21 g	84 (21 × 4)
Fett	15 g	135 (15 × 9)	1 g	9 (1 × 9)
Kohlenhydrate	0 g	0 (0 × 4)	0 g	0 (0 × 4)
Summe		**215**		**93**

25.4.4 Vitamine

Sie fungieren als Regulatoren des Stoffwechsels und sind essenzielle Nährstoffe, die mit der Nahrung zugeführt werden müssen. Sie sind allen voran in Obst und Gemüse zu finden. Daher empfiehlt die DGE, 5 ×/d Gemüse und/oder Obst zu sich zu nehmen.

VORSICHT

Licht und Hitze sind schädlich für Vitamine!

MERKE

Es gibt sowohl fettlösliche als auch wasserlösliche Vitamine.

25.4.5 Ballaststoffe

Ballaststoffe liefern kaum Energie (2 kcal/100 g) und werden vom Verdauungssystem nicht verwertet. Dennoch haben sie eine nicht zu unterschätzende Relevanz für den menschlichen Körper und unsere Ernährung. Die Substanzen aus Obst, Gemüse und Getreide quellen im Darm. Sie binden dabei Giftstoffe und beschleunigen die Darmtätigkeit. Außerdem fungieren sie durch das Binden von Wasser als natürlicher Appetitzügler. Des Weiteren senken sie den Cholesterinspiegel und verzögern die Nahrungsverdauung im Darm, wodurch Kohlenhydratmahlzeiten länger anhalten.

Die **empfohlene Tagesdosis** liegt bei ca. 30–50 g. Ballaststoffe finden sich vorwiegend in Vollkornprodukten wie Kleie, Leinsamen, Roggenvollkornbrot und Hülsenfrüchten.

25.4.6 Mineralstoffe

Mineralstoffe werden nur in geringen Mengen vom Körper benötigt. Sie unterstützen u. a. den Säure-Base-Haushalt und Zellaufbau im Körper.
Zu den wichtigsten gehören:

- Natrium, Kalium
- Kalzium, Magnesium
- Chlorid, Schwefel, Phosphor
- Eisen, Jodid, Fluorid
- Selen, Molybdän, Zink, Mangan, Chrom, Kupfer, Kobalt

Problematisch ist, dass viele Menschen in Deutschland dazu tendieren, Mineralstoffe (v. a. Salz) in ihren Nahrungsmitteln überzudosieren. 6 g/d sind die empfohlene Menge, bei den meisten landen jedoch ca. 16 g/d in den Mahlzeiten. Dies kann zu erhöhten Wassereinlagerungen führen oder Herz-Gefäß-Problemen.

PRAXISTIPP

Das in den Lebensmitteln bereits enthaltene Salz reicht i. d. R. für den täglichen Bedarf aus. Alternativ sollte mit frischen Kräutern gewürzt werden.

25.4.7 Wasser

Unser Körper besteht zu ca. 60 % aus Wasser. Unser Blut allein sogar zu 80 %. Es ist Lösungs- und Transportmittel für Nährstoffe. Darüber hinaus spielt es eine wichtige Rolle bei der Wärmeregulation. Wasser wird folglich nicht ohne Grund als Spender des Lebens bezeichnet.

MERKE

Ohne feste Nahrung können wir wochenlang überleben – ohne Wasser jedoch nur wenige Tage.

Die DGE empfiehlt daher immer ausreichend über den Tag zu trinken. Empfohlen werden 1,5 l/d Wasser, da davon ausgegangen wird, dass ein weiterer Liter durch das in fester Nahrung enthaltene Wasser aufgenommen wird.

VORSICHT

Zu viel trinken kann schädlich sein. Führen wir unserem Körper einen Überschuss an Wasser zu, kann dies zu einem Missverhältnis von Nährstoffen im Körper führen!

25.5 Bewegungslehre – Kinästhetik im OP

Rückenprobleme (Verspannungen im Nacken und/oder Schmerzen im Hals- und Lendenwirbelbereich) sind ein bekanntes und häufig vorkommendes Phänomen unserer Gesellschaft. Etwa 80 % der Bevölkerung leiden unter diesen genannten Rückenproblemen. Ein hoher Prozentsatz dieser Beschwerden beruht auf muskulären Dysbalancen und Fehlbelastungen sowohl im Alltag als auch im Beruf. Gerade die Arbeit im OP ist prädestiniert für Dysbalancen und Fehlbelastungen. Langes Stehen am OP-Tisch, das Halten von Extremitäten der Patienten, um diese z. B. regelhaft zu desinfizieren, sowie das Heben und Tragen schwerer Siebe, Röntgenschutzwesten, medizinischer Gerätschaften oder Instrumente fordern nach Feierabend ihren Tribut und bescheren uns nicht selten einen schmerzhaften Rücken.

- 94 % aller Rückenschmerzen sind hierbei sog. einfache Rückenschmerzen.
- 5 % sind auf ein radikuläres Syndrom (das Drücken auf Nervenwurzeln, z. B. bei einen Bandscheibenvorfall) zurückzuführen.
- 1 % können sog. spezifische Rückenschmerzen sein, deren Ursache z. B. bei Ermüdungserscheinungen, Osteoporose oder gar Tumoren zu finden ist.

Körperliche Aktivitäten, wie Bewegung und Sport, aber auch bereits das rückenschonende Arbeiten können den Problemen vorbeugen.

Die offiziellen Bewegungsempfehlungen für Erwachsene liegen bei mindestens 150 Minuten wöchentlich ausdauerorientierter Bewegung, die etwas anstrengend ist (z. B. schnelles Gehen,

Radfahren, Schwimmen) oder mindestens 75 Minuten wöchentlich eine ausdauerorientierte Bewegung, die anstrengend ist (z. B. Laufen, schnelles Radfahren oder schnelles Schwimmen). Darüber hinaus sollten zusätzlich mindestens 2 Tage/Woche muskelkräftigende Aktivitäten vollzogen werden, wie funktionsgymnastische Übungen oder das Bewegen von Lasten. Lange Sitzphasen sollten vermieden werden. Hier empfiehlt es sich, das Sitzen immer wieder durch körperliche Aktivitäten zu unterbrechen. Regelmäßiges Aufstehen, um einen kleinen Spaziergang oder kleine Dehnübungen zu machen, kann bereits Wunder bewirken. Entscheidend ist, dass monotone Haltungen und Bewegungsabläufe durch gegenläufige Bewegungen/Aktivitäten ausgeglichen werden.

MERKE

Regelmäßige sportliche Betätigungen sind als Ausgleich zu den Alltags- und Berufsbelastungen empfehlenswert und erforderlich, um Gesundheit, Wohlbefinden und Leistungsfähigkeit zu erhalten.

LITERATUR

Antonovsky A. Antonovskys Modell der Salutogenese – Diskussionsstand und Stellenwert, BZgA, erweiterte Neuauflage, 2001.

Deutsche Gesellschaft für Ernährung. *Deutsche Gesellschaft für Ernährung e. V.* – Der Wissenschaft verpflichtet. Ihr Partner für Essen und Trinken (2022). www.dge.de/uploads/media/Pressemappe-14-DGE-Ernaehrungsbericht_03.pdf (letzter Zugriff: 6.12.2022)

Franke A. Modelle von Gesundheit und Krankheit. Huber, 2012.

Kast B. Der Ernährungskompass: Das Fazit aller wissenschaftlichen Studien zum Thema Ernährung – Mit den 12 wichtigsten Regeln der gesunden Ernährung. München: C. Bertelsmann Verlag, 2018.

www.faz.net/aktuell/politik/inland/soziale-ungleichheit-beeinflusst-die-gesundheit-15585325.html (letzter Zugriff: 6.12.2022).

www.gesundheit.de/familie/frauengesundheit/frau-und-gesund/geschlechtsspezifische-medizin-der-kleine-unterschied-und-seine-folgen (letzter Zugriff: 6.12.2022).

www.spektrum.de/news/gibt-es-den-maennerschnupfen-doch/1393911 (letzter Zugriff: 6.12.2022).

https://de.statista.com/statistik/daten/studie/942622/umfrage/umfrage-zu-den-staerksten-belastungsfaktoren-im-arbeitsalltag-nach-taetigkeitsbereich/ (letzter Zugriff: 6.12.2022).

V Das eigene Handeln an rechtlichen Vorgaben und Qualitätskriterien ausrichten

KAPITEL

26 Relevante rechtliche Regelungen kennen und anwenden

Stefan Westerholt und Bernd Müller

26.1 Grundlagen des Rechts

Stefan Westerholt und Bernd Müller

Das Gesundheitswesen ist einer der bedeutendsten Wirtschaftszweige in Deutschland und hat in den vergangenen Jahren ein starkes Wachstum erfahren. Faktoren wie der demografische Wandel und der relative Wohlstand in unserer Gesellschaft führen voraussichtlich auch weiterhin zu einer starken Nachfrage nach Gesundheitsdienstleistungen. Damit sind nicht nur zahlreiche Arbeitsplätze gesichert, sondern auch hohe Kosten verbunden. Die Sozialgesetze und weitere rechtliche Regelungen strukturieren das Gesundheitswesen und geben die Rahmenbedingungen vor. Wichtige Fragen, z. B. nach den Ansprüchen der Bürgerinnen und Bürger gegenüber den Leistungserbringern und den damit verbundenen Pflichten oder den Rechten von Arbeitnehmerinnen und Arbeitnehmern im Gesundheitswesen sind somit geklärt. Umgekehrt regeln diese Gesetze aber auch, wo die Leistungen des Staates enden und welche Verantwortlichkeiten den professionell Tätigen obliegen, bis hin zu persönlichen Haftungsfragen. Die folgenden Kapitel sollen einen Überblick über die rechtlich relevanten Regelungen geben.

26.2 Basisverantwortungen der beruflichen Tätigkeit des OTA in Bezug zu anderen Berufen – Delegation

Bernd Müller

26.2.1 Direktions- bzw. Weisungsrecht des Arbeitgebers

Der Arbeitgeber hat das Recht, seinen Arbeitnehmerinnen und Arbeitnehmern im Rahmen des bestehenden Arbeitsverhältnisses bestimmte Tätigkeiten zuzuweisen und nähere Anweisungen über Art, Umfang, Zeit und Ort der Dienstleistung zu treffen. Zu diesem Direktions- bzw. Weisungsrecht des Arbeitgebers gehört in der Gesundheitsversorgung auch die Übertragung ärztlicher Aufgaben auf das nichtärztliche Personal (Delegation), denn der Arzt braucht nicht alle Leistungen persönlich zu erbringen, sondern kann Aufgaben an ausreichend qualifizierte Mitarbeiter übertragen (§ 28 Abs. 1 SGB V).

Eindeutige gesetzliche Vorschriften zum Delegationsrecht gibt es (leider) nicht. Trotzdem wird weder in der Rechtsprechung noch in der Fachliteratur bestritten, dass die Delegation ärztlicher Aufgaben erlaubt ist. Umstritten ist lediglich, in welchem Umfang ärztliche Aufgaben delegiert werden dürfen.

MERKE

In seinem Urteil vom 24.6.1975 – VI ZR 72/74 hat der Bundesgerichtshof (BGH) unter anderem auch zu diesem Thema Stellung bezogen:
„Die Verwendung nichtärztlicher Hilfspersonen ist aus der modernen Medizin und insbesondere aus dem heutigen Klinikwesen nicht wegzudenken. Es ist auch unvermeidlich, dass diesen Hilfspersonen ein hohes Maß an Verantwortung zufällt […]. Ein persönliches Eingreifen des Arztes ist vielmehr grundsätzlich nur zu fordern, wo die betreffende Tätigkeit gerade beim Arzt eigene Kenntnisse und Kunstfertigkeiten voraussetzt."

DEFINITION

Delegieren leitet sich vom lateinischen Wort „delegare" ab, was „anvertrauen", bzw. „übertragen" bedeutet. Delegation ist somit die Übertragung von Kompetenzen und Verantwortung auf hierarchisch nachgeordnete Mitarbeiterinnen und Mitarbeiter.
Man spricht hier auch von Kompetenzdelegation, welche durch die Zusammenarbeit zwischen Medizin und Krankenpflege ein rechtliches Konzept der Arbeitsteilung bildet, die durch die Übertragung von Arbeitsaufgaben der Ärztin oder des Arztes an professionelle Pflegekräfte oder Fachpflegekräfte, wie sie z. B. in der Intensivmedizin praktiziert wird.

Was ist bei einer Delegation an Pflegepersonal zu beachten?

In den Fällen der Delegation trägt die Ärztin oder der Arzt in jedem Fall die Anordnungsverantwortung und die Pflegekraft die Durchführungsverantwortung.

Das bedeutet, dass vonseiten der Ärztin oder des Arztes die **Auswahl, Anleitung** und **Überwachung** der Pflegekraft an die delegiert wurde, zu prüfen und zu verantworten ist. Die Pflegekraft trägt ausschließlich die Durchführungsverantwortung, denn sie ist diejenige Person, die die angeordnete Maßnahme durchführt. Das bedeutet, dass die beauftragte Pflegekraft hierbei eigenständig und selbstverantwortlich alle Maßnahmen zu treffen hat, die zur sorgfältigen Ausführung der delegierten Tätigkeit gehören.

Heilkundliche Tätigkeiten durch nichtärztliches Personal

Das nichtärztliche Personal darf in eingeschränktem Umfang heilkundliche Tätigkeiten ausführen. Unter „Ausübung der Heilkunde" versteht man die auf Feststellung, Heilung oder Linderung menschlicher Krankheiten, Körperschäden und Leiden gerichtete Tätigkeit, die nach allgemeiner Auffassung besondere (ärztliche) Fachkenntnisse voraussetzt (Heilkunde im engeren Sinne). Hierzu gehören alle Diagnose- und Therapieentscheidungen sowie solche Verrichtungen und Eingriffe, die aufgrund ihrer Komplikationsdichte und Gefährdungsnähe ärztliches Wissen und Können unbedingt erfordern. Diese Tätigkeit obliegt in erster Linie den approbierten Ärztinnen und Ärzten. Maßnahmen, die keine besonderen Gefahren für die Patientinnen und Patienten mit sich bringen, also Heilkunde im weiteren Sinne, können dem Grundsatz nach auch von nichtärztlichem Fachpersonal durchgeführt werden, denn Pflegekräfte wirken umfassend bei der Verhütung, Erkennung und Heilung von Krankheiten mit, denn der Schwerpunkt ihrer Tätigkeit liegt in der Grund- und Behandlungspflege. Weitere Aufgaben sind die Krankenbeobachtung, die Gesundheitsförderung sowie Erste-Hilfe-Maßnahmen und Verwaltungsaufgaben (vergl. § 4 KrPflG).

Soweit bestimmte Maßnahmen Bestandteil der pflegerischen Ausbildung sind, kann dies als ein Indiz für die Delegationsfähigkeit solcher Maßnahmen (z. B. Medikamentengabe, Verbandwechsel, Injektionen, Infusionen und Blutentnahmen, Legen und Entfernen eines Blasenkatheters) angesehen werden.

Verweigerung der Delegation

Genaue Grenzen, in welchem Umfang ärztliche Tätigkeiten wie z. B. Injektionen, Infusionen und Blutentnahmen auf das Pflegepersonal übertragen werden können, bestehen nicht, deshalb muss jede Pflegekraft für sich entscheiden, ob sie eine Delegation annimmt oder nicht. Kann eine Pflegeperson eine ihr angewiesene Maßnahme nicht ausführen, weil sie fachlich nicht oder nicht ausreichend qualifiziert ist oder die Versorgungsqualität nicht für gewährleistet hält, oder liegen andere Umstände vor, die es der Pflegekraft unmöglich machen, so kann sie die Umsetzung der Anordnung verweigern und muss dies der betreffenden Ärztin oder dem betreffenden Arzt mitteilen. Tatsächlich ist die Pflegekraft in einem konkreten Fall sogar verpflichtet die Übernahme der an sie delegierten Tätigkeit zu verweigern.

PRAXISTIPP

So kann eine OTA oder ATA z. B. nicht verpflichtet werden, bei Operationen Tätigkeiten eines Assistenzarztes auszuüben, v. a. Wundsekret abzusaugen, Gefäße zu koagulieren, Haken zu halten, Fäden abzuschneiden und darauf zu achten, ob Nerven beschädigt werden können. Dies seien, so entschied das Arbeitsgericht Koblenz mit Urteil vom 24.8.1993 (Aktenzeichen 3 Ca 713/93), dem Arzt vorbehaltene Tätigkeiten.
Wurde eine Aufgabe nach sorgsamer Selbstprüfung übernommen, setzt die Pflicht zur richtigen Durchführung der angeordneten Maßnahme ein. Bei Komplikationen ist der Arzt zu verständigen.

Pflegekräfte sind in bestimmten Fällen berechtigt, eine ihnen zulässig übertragene Aufgabe aus Gewissensgründen abzulehnen, denn aufgrund von Art. 4 Abs. 1 GG, der die Gewissensfreiheit garantiert, ist eine Arbeitsverweigerung aus Gewissensgründen grundsätzlich möglich. Ebenso sieht § 12 SchKG (Schwangerschaftskonfliktgesetz) die Verweigerung der Mitwirkung bei einem Schwangerschaftsabbruch ausdrücklich vor.

Dokumentationspflicht

Die Delegation einer ärztlichen Aufgabe auf das Pflegepersonal ist in jedem Fall schriftlich zu dokumentieren. Für die zeitgerechte Dokumentation der Delegation einer ärztlichen Aufgabe auf das Pflegepersonal ist in erster Linie die delegierende Ärztin oder der delegierende Arzt verantwortlich. Vergl. auch § 10 Abs. 1 der Musterberufsordnung für deutsche Ärztinnen und Ärzte (MBO-Ä 1997) Dokumentationspflicht:

MERKE

§ 10 Abs. 1 der Musterberufsordnung für deutsche Ärztinnen und Ärzte (MBO-Ä 1997) – Dokumentationspflicht:
„Ärztinnen und Ärzte haben über die in Ausübung ihres Berufes gemachten Feststellungen und getroffenen Maßnahmen die erforderlichen Aufzeichnungen zu machen. Diese sind nicht nur Gedächtnisstützen für die Ärztin oder den Arzt, sie dienen auch dem Interesse der Patientin oder des Patienten an einer ordnungsgemäßen Dokumentation."

Diese Regelung ist so zu verstehen, dass auch Delegationsentscheidungen der Ärztin oder des Arztes aufzuzeichnen sind und somit schriftlich zu erfolgen haben! Die Dokumentation kann von der Ärztin oder dem Arzt an die durchführende Pflegekraft delegiert werden. In diesen Fällen hat die anordnende Ärztin oder der anordnende Arzt die Pflicht, die erfolgte Dokumentation abzuzeichnen. Aufgrund des Gebots der Schriftlichkeit durch die anordnende Ärztin oder den anordnenden Arzt muss eine telefonische Delegationsentscheidung auf Notfälle beschränkt bleiben. Ist es zu einer solchen Ausnahmesituation gekommen, ist von der durchführenden Pflegekraft die angeordnete Maßnahme zu dokumentieren und diese Dokumentation schnellstmöglich der anordnenden Ärztin oder dem anordnenden Arzt zur Gegenzeichnung vorzulegen. Aus der Sicht der durchführenden Pflegekraft ist die schriftliche Dokumentation einer ärztlichen Delegationsentscheidung deshalb wichtig, weil nur damit der Nachweis geführt werden kann, dass die Pflegekraft berechtigt ärztliche Aufgaben durchgeführt hat.

26.3 Einführung in das Sozialrecht

Stefan Westerholt

MERKE

Die sozialrechtlichen Grundlagen der Bundesrepublik Deutschland sind im Grundgesetz verankert. Im Art. 20 Abs. 1 steht:
„Die Bundesrepublik Deutschland ist ein demokratischer und sozialer Bundesstaat."

In diesem Absatz des Grundgesetzes sind elementare Verfassungsprinzipien enthalten.

- Deutschland ist ein **demokratischer Staat:** Das Volk wählt, wer im Bundestag vertreten sein soll.
- Deutschland ist ein **Bundesstaat:** Er besteht aus 16 Bundesländern mit jeweils eigenen Regierungen.
- Deutschland ist ein **Sozialstaat:** Die Aufgabe des Staates besteht auch darin, mit Maßnahmen der Gesetzgebung dafür Sorge zu tragen, dass die Bürgerinnen und Bürger ein menschenwürdiges Leben führen können.
  (Schneider und Toyka-Seid 2022)

Soziale Leistungen, wie z. B. Sozialhilfe, die Rente oder ärztliche Behandlungen im Krankheitsfall, sind demnach ein im Grundgesetz verankerter Anspruch für alle Menschen, die in Deutschland leben und die gesetzlichen Voraussetzungen erfüllen. Der Staat hat den Auftrag, sich auch um die sozialen Belange seiner Bürgerinnen und Bürger zu kümmern. Die Maßnahmen, die er zur Verbesserung der sozialen Verhältnisse ergreift, kennzeichnen die Sozialpolitik der jeweiligen Regierung. Mit ihnen soll erreicht werden, dass alle Bürgerinnen und Bürger ein Mindestmaß an sozialer Gerechtigkeit und sozialer Sicherheit erhalten.

- **Soziale Gerechtigkeit** meint, dass die Lebensbedingungen und Chancen in unserer Gesellschaft für alle annähernd gleich sein sollen (➤ Abb. 26.1). Der Staat versucht einen Ausgleich zwischen Arm und Reich herzustellen, indem er z. B. Steuern abhängig vom Einkommen erhebt oder Kindern und Jugendlichen die gleichen Bildungschancen ermöglicht.

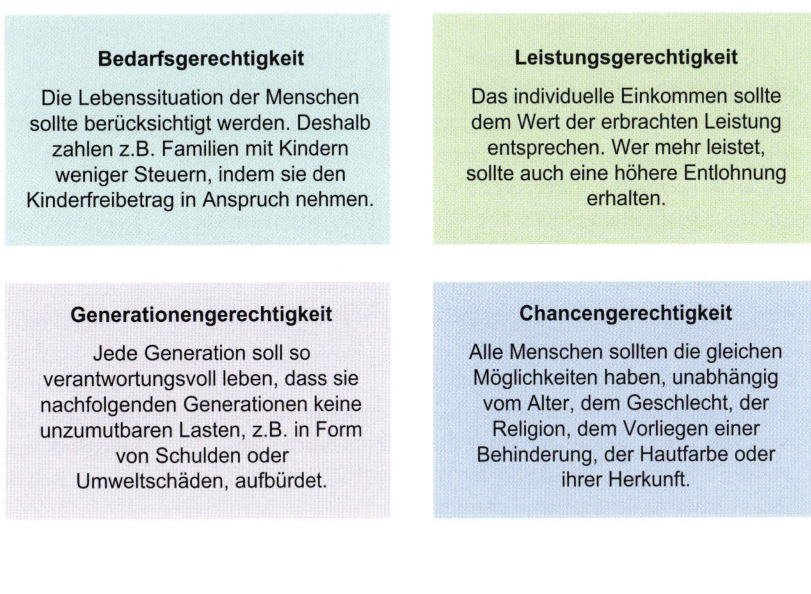

Abb. 26.1 Soziale Gerechtigkeit [L138]

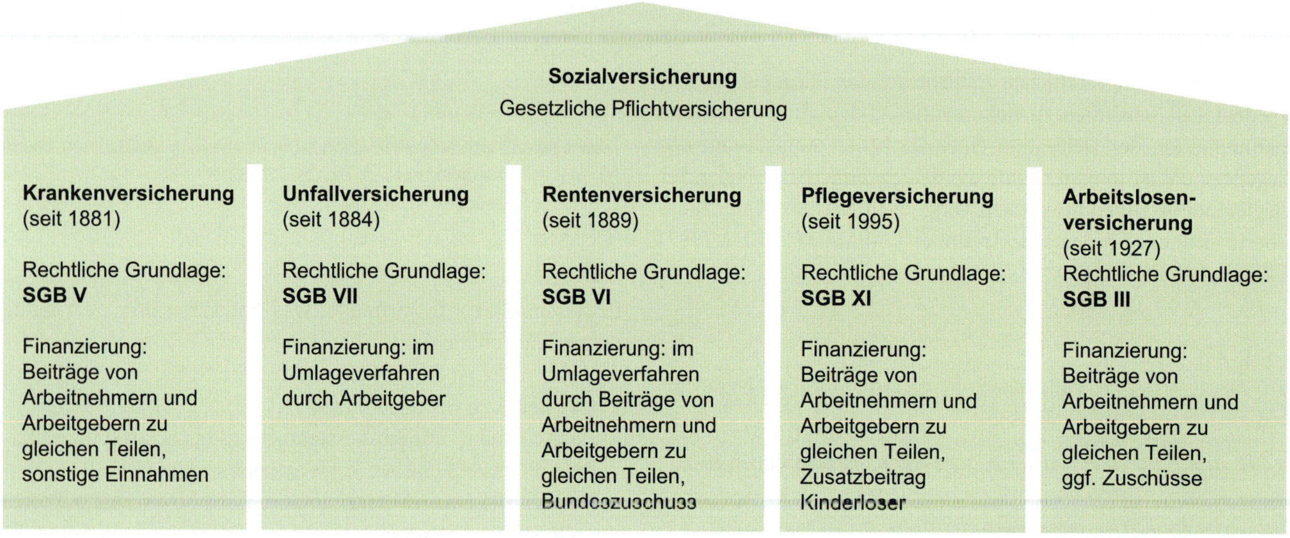
Sozialversicherung
Gesetzliche Pflichtversicherung
Krankenversicherung (seit 1881)
Rechtliche Grundlage: SGB V
Finanzierung: Beiträge von Arbeitnehmern und Arbeitgebern zu gleichen Teilen, sonstige Einnahmen
Unfallversicherung (seit 1884)
Rechtliche Grundlage: SGB VII
Finanzierung: im Umlageverfahren durch Arbeitgeber
Rentenversicherung (seit 1889)
Rechtliche Grundlage: SGB VI
Finanzierung: im Umlageverfahren durch Beiträge von Arbeitnehmern und Arbeitgebern zu gleichen Teilen, Bundeszuschuss
Pflegeversicherung (seit 1995)
Rechtliche Grundlage: SGB XI
Finanzierung: Beiträge von Arbeitnehmern und Arbeitgebern zu gleichen Teilen, Zusatzbeitrag Kinderloser
Arbeitslosenversicherung (seit 1927)
Rechtliche Grundlage: SGB III
Finanzierung: Beiträge von Arbeitnehmern und Arbeitgebern zu gleichen Teilen, ggf. Zuschüsse

Abb. 26.2 Die fünf Säulen der Sozialversicherung [L138]

Die soziale Gerechtigkeit kann auch in die Bereiche der Bedarfs-, Leistungs-, Generationen- und Chancengerechtigkeit unterteilt werden.

- **Soziale Sicherheit** hat zum Ziel, im Leben eines Menschen die größten Risiken abzumildern. Dazu zählen v. a. Krankheit, Arbeitslosigkeit, Unfall, Alter und Pflegebedürftigkeit. Sozialleistungen sollen ergänzend Unterstützung oder Schutz gewähren.

Die fünf Säulen der Sozialversicherung (➤ Abb. 26.2) dienen als gesetzliche Pflichtversicherung für breite Bevölkerungsschichten, um die sozialen Existenzgrundlagen auch im Notfall oder im Alter zu schützen.

26.3.1 Finanzierung der Sozialpolitik

DEFINITION

Mit dem **Sozialbudget** werden alle sozialen Leistungen und ihre Finanzierung dargestellt. Die **Sozialleistungsquote** gibt den Anteil der Sozialausgaben am Bruttoinlandsprodukt an.

Die Absicherung der Lebensrisiken und das Herstellen sozialer Gerechtigkeit sind mit einem hohen finanziellen Aufwand verbunden. Finanziert werden diese Leistungen im Wesentlichen durch Sozialversicherungsbeiträge und Steuern. Die Ausgaben stiegen 2020, auch beeinflusst durch die Coronakrise, auf 1,19 Billionen Euro. Die Sozialleistungsquote, also der Anteil der Sozialausgaben am Bruttoinlandsprodukt, stieg 2020 auf geschätzte 33,6 % und ist damit stärker gewachsen als die Wirtschaftsleistung. Der größte Posten in den gesamten Sozialausgaben sind die Rentenzahlungen, gefolgt von der Krankenversicherung (➤ Abb. 26.3).

Aktuelle Entwicklung der Sozialausgaben:

- Die Sozialleistungsquote erreichte 2020 einen Spitzenwert von 33,6 %. Begründet wurde dieser Trend durch eine pandemiebedingten Reduktion der Wirtschaftsleistung und einem Zuwachs der sozialen Leistungen.
- Die größte Ausgabensteigerung ist ausgelöst durch die COVID-19-Pandemie bei der Arbeitslosenversicherung zu verzeichnen. Unternehmen wurden durch das Kurzarbeitergeld in der Krise massiv gestützt. Entlassungen in betroffenen Betrieben (z. B. im Gastgewerbe, gefolgt von der Verkehrs- und Logistikbranche) konnten dadurch verhindert werden.
- Weitere Steigerungen sind in der Renten-, Pflege- und Krankenversicherung zu verzeichnen.

(Bundesministerium für Arbeit und Soziales 2021)

Diese Entwicklung zeigt ein Spannungsfeld auf, welches, gemessen an den Zielen des Sozialstaates, positive und negative Auswirkungen haben kann. ➤ Abb. 26.4 stellt anhand von zwei Argumenten dar, dass die Effekte sozialstaatlicher Maßnahmen durchaus widersprüchlich sein können.

PRAXISTIPP

Auf den monatlichen Lohnabrechnungen sind zusätzlich zum Gehalt (Gesamt-Brutto) auch die Abzüge aufgelistet. Neben der zu entrichtenden Lohnsteuer werden die Beiträge für die Kranken-, Renten-, Arbeitslosen- und Pflegeversicherung, auch **Sozialabgaben** genannt, aufgeführt.

26.3.2 Die gesetzliche Krankenversicherung (SGB V)

Der SGB V beinhaltet die gesetzlichen Bestimmungen zur Krankenversicherung. Laut § 1 SGB V hat diese die Aufgabe,

- die Gesundheit der Versicherten zu erhalten, wiederherzustellen oder ihren Gesundheitszustand zu verbessern sowie
- die Versicherten aufzuklären, zu beraten und auf eine gesunde Lebensführung hinzuwirken.

Damit hat die GKV einen umfassenden Auftrag von der **Gesundheitsförderung** und **Prävention** über die **Krankenbehandlung** bis hin zur **Rehabilitation.**

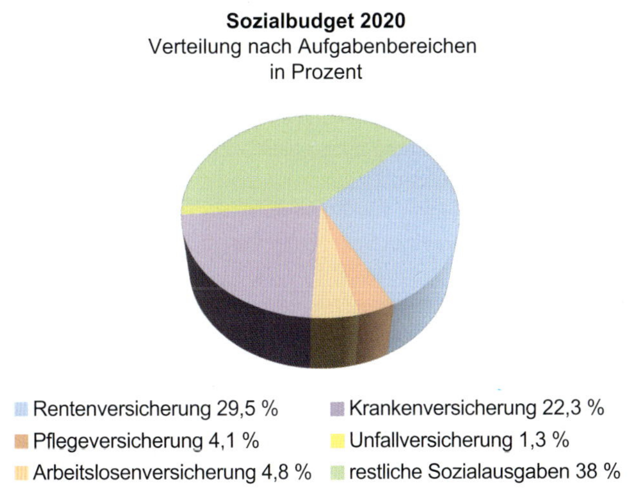

Abb. 26.3 Sozialbudget 2020 insgesamt 1.119.394 Milliarden Euro (Quelle: Bundesministerium für Arbeit und Soziales 2021) [L138]

Die Leistungen der gesetzlichen Krankenversicherung lassen sich wie in ➢ Tab. 26.1 dargestellt untergliedern.

Die Leistungen der Krankenversicherung dürfen nur durch **anerkannte Leistungserbringer** erbracht werden. Diese Personengruppen sind berechtigt, mit der gesetzlichen Krankenversicherung zusammenzuarbeiten und abzurechnen. Hierbei handelt es sich u. a. um

- Vertrags(zahn)ärzte,
- Psychotherapeuten,
- Krankenhäuser,
- Apotheken,
- Erbringer von Heil- und Hilfsmittelleistungen,
- Hersteller von Arzneimitteln,
- Hebammen,
- Personen, Einrichtungen und Unternehmen, die Leistungen in den Bereichen häusliche Krankenpflege oder Haushaltshilfe erbringen sowie
- Rettungsdienste und Krankentransportunternehmen.

Prinzipien der gesetzlichen Krankenversicherung

Die gesetzliche Krankenversicherung bietet ca. 90 % der deutschen Bevölkerung einen Schutz vor den Folgen von Krankheiten. Sie beruht auf grundlegenden und strukturellen Prinzipien, die den Umgang mit den Gesetzen regeln.

Solidaritätsprinzip, § 1 SGB V: Die Beiträge der Versicherten richten sich nach der finanziellen Leistungsfähigkeit des Versicherten. Das Versicherungsrisiko, wie z. B. das Alter oder Vorerkrankungen, haben keinen Einfluss auf die Höhe der Beiträge. Welche

Tab. 26.1 Leistungen der gesetzlichen Krankenversicherung

Gesundheitsförderung und Früherkennung von Krankheiten	z. B. • Gesundheitsuntersuchungen zur Früherkennung von Krankheiten (z. B. Messung des Blutdrucks, Darmkrebsvorsorge oder Zahnvorsorgeuntersuchungen). • Vorsorgeleistungen dienen dazu, Krankheiten zu verhüten oder die bereits geschwächte Gesundheit zu verbessern, z. B. durch Mutter-Vater-Kind-Kuren. • Impfungen.
Krankheit	z. B. • Krankenhausbehandlung • Ärztliche und zahnärztliche Behandlung • Versorgung mit Arznei-, Verband-, Heil- und Hilfsmitteln • Häusliche Krankenpflege • Medizinische Leistungen zur Rehabilitation
Schwangerschaft und Mutterschutz	z. B. • Ärztliche Behandlung und Betreuung • Hebammenhilfe • Stationäre Entbindung • Haushaltshilfe • Mutterschaftsgeld
Krankengeld	z. B. • Anspruch auf Krankengeld, wenn die Krankheit eine Arbeitsunfähigkeit zur Folge hat oder • auf Kosten der Krankenkasse stationär in einem Krankenhaus, einer Vorsorge- oder Rehabilitationseinrichtung eine Behandlung erfolgen muss.
Hilfe zur Familienplanung und Leistungen bei durch Krankheit erforderlicher Sterilisation und bei nicht rechtswidrigem Schwangerschaftsabbruch	z. B. • Ärztliche Beratung zu Fragen der Empfängnisregelung • Verordnung von empfängnisregelnden Mitteln bis zu einem bestimmten Alter • Im Krankheitsfall erforderliche Sterilisation

Tschirner und Behrendt (2016), S. 177

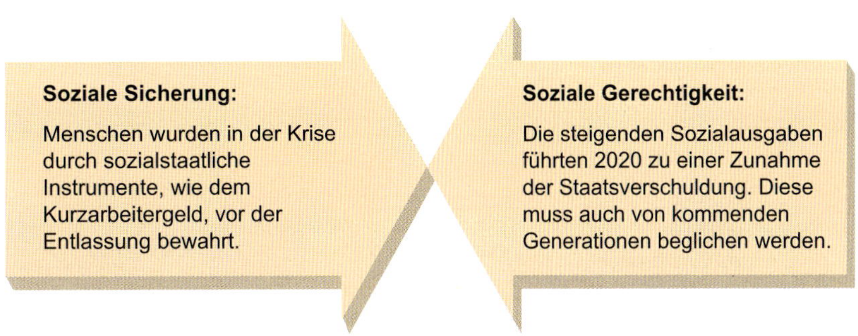

Abb. 26.4 Spannungsfeld der sozialen Sicherung [L138]

Leistungen in Anspruch genommen werden können, hängt nicht von der Beitragshöhe ab, sondern von den medizinischen Erfordernissen. Das Solidaritätsprinzip drückt sich auch in der Möglichkeit aus, dass Familienmitglieder unter bestimmten Voraussetzungen beitragsfrei mitversichert sind und so ebenfalls die Versicherungsleistungen in Anspruch nehmen können.

Sachleistungsprinzip, § 2 SGB V: Die Versicherten erhalten medizinische Sach- und Dienstleistungen von den Anbietern (siehe anerkannte Leistungsanbieter), ohne dafür eine Rechnung zu erhalten und selbst in Vorleistung treten zu müssen. Die Leistungserbringer rechnen direkt mit den Krankenkassen bzw. den Kassenärztlichen Vereinigungen ab.

Versicherungspflicht, § 5 SGB V: Arbeitnehmerinnen und Arbeitnehmer, Angestellte, Bezieherinnen und Bezieher von Leistungen der Arbeitslosenversicherung, Jugendliche in besonderen Einrichtungen, behinderte Menschen, Studierende und Rentnerinnen und Rentner sind Pflichtmitglieder in der gesetzlichen Krankenversicherung. Bestimmte Personengruppen (z. B. Beamtinnen und Beamte, Selbstständige) oder Arbeitnehmerinnen und Arbeitnehmer und Angestellte, deren regelmäßiges Arbeitsentgelt oberhalb der Jahresarbeitsentgeltgrenze liegt, sind von der Versicherungspflicht befreit und können sich privat versichern.

Neben der Pflichtmitgliedschaft und der Familienversicherung gibt es auch die Möglichkeit der freiwilligen Versicherung in der GKV. Selbstständige oder Angestellte (Letztere mit einem Einkommen oberhalb der Jahresarbeitsentgeltgrenze) müssen nicht Mitglied einer privaten Krankenversicherung werden, sondern können über die freiwillige Mitgliedschaft in der GKV bleiben.

Qualität und Wirksamkeit der Leistungen, § 2 SGB V: Qualität und Wirksamkeit der Leistungen haben dem allgemein anerkannten Stand der medizinischen Erkenntnisse zu entsprechen und den medizinischen Fortschritt zu berücksichtigen.

Wirtschaftlichkeitsgebot, § 12 SGB V. Die Leistungen müssen ausreichend, zweckmäßig und wirtschaftlich sein, sie dürfen das Maß des Notwendigen nicht überschreiten. Leistungen, die nicht notwendig oder unwirtschaftlich sind, können Versicherte nicht beanspruchen, dürfen die Leistungserbringer nicht bewirken und die Krankenkassen nicht bewilligen.

- **Ausreichend:** Die Leistungen müssen dem Einzelfall angepasst sein, dem allgemein anerkannten Stand der medizinischen Erkenntnisse entsprechen und den medizinischen Fortschritt berücksichtigen.
- **Zweckmäßig:** Die Leistung ist dem Behandlungsziel dienlich und trägt zum Behandlungserfolg bei.
- **Wirtschaftlich:** Die Leistung soll qualitativ hochwertig sein, aber mit möglichst geringem Aufwand an Kosten erbracht werden.
- **Notwendig:** Die Leistung muss objektiv für den Behandlungserfolg erforderlich sein.

(Heller-Jung (2012)

MERKE

Die Ansprüche der Versicherten auf Leistungen im § 2 SGB V, die dem Stand der medizinischen Erkenntnisse entsprechen und den medizinischen Fortschritt berücksichtigen sollten, stehen häufig im Widerspruch zum Wirtschaftlichkeitsgebot des § 12 SGB V.

Die private Krankenversicherung (PKV) im Unterschied zur gesetzlichen Krankenversicherung (GKV)

Während die GKV durch das Solidaritätsprinzip gekennzeichnet ist, gilt für die private Krankenversicherung das Äquivalenzprinzip. Die Versicherungsbeiträge werden äquivalent zu den individuell vorhandenen Risikofaktoren wie Eintrittsalter, Geschlecht und Vorerkrankungen sowie den gewünschten Leistungen kalkuliert. Die Beiträge der PKV steigen regelmäßig und bleiben auch im Rentenalter hoch. Für Angestellte und Selbstständige, die von der Versicherungspflicht der GKV befreit sind, gilt daher, dass eine PKV nur mit einem hohen und sicheren Einkommen zu empfehlen ist (➤ Abb. 26.5).

Eine detaillierte Gegenüberstellung der gesetzlichen und privaten Krankenversicherung befindet sich auf der Internetseite der Stiftung Warentest: (www.test.de/Krankenversicherung-Gesetzlich-oder-privat-Eine-Entscheidungshilfe-1132030-0/).

Selbstverwaltung des Gesundheitswesens

Die Organisation der Gesundheitsversorgung in Deutschland weist besondere Merkmale auf und unterscheidet sich damit von den Gesundheitssystemen vieler anderer Staaten. In Großbritannien oder Italien beispielsweise wird die Leistungserbringung überwiegend staatlich organisiert. Der Staat unterhält Krankenhäuser und Arztpraxen, die über Steuern finanziert werden. In Deutschland

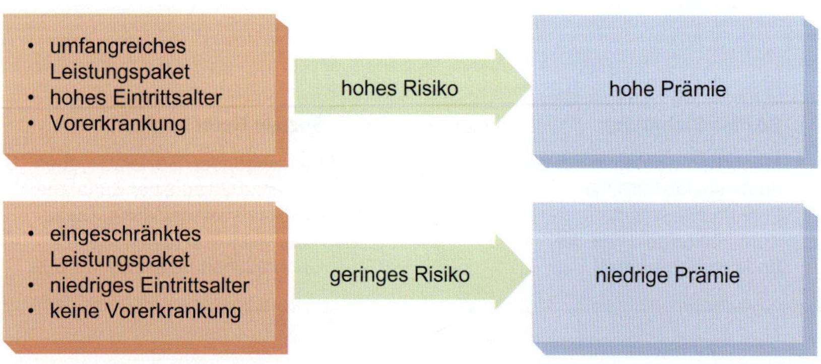

Abb. 26.5 Äquivalenzprinzip der privaten Krankenversicherungen [L138]

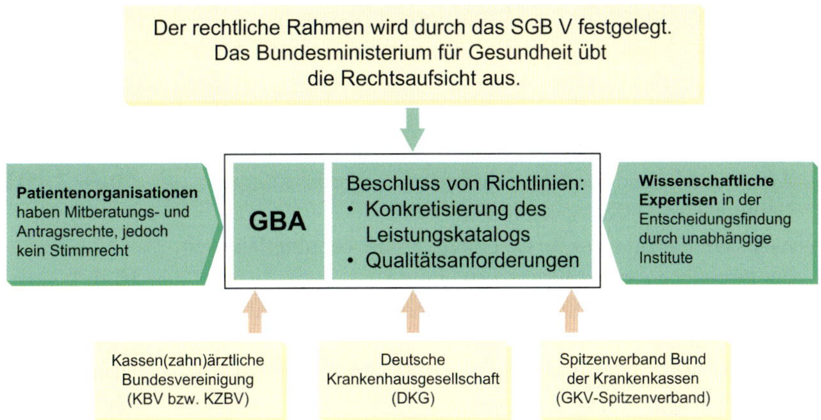
Der rechtliche Rahmen wird durch das SGB V festgelegt. Das Bundesministerium für Gesundheit übt die Rechtsaufsicht aus.
Patientenorganisationen haben Mitberatungs- und Antragsrechte, jedoch kein Stimmrecht
GBA
Beschluss von Richtlinien:
• Konkretisierung des Leistungskatalogs
• Qualitätsanforderungen
Wissenschaftliche Expertisen in der Entscheidungsfindung durch unabhängige Institute
Kassen(zahn)ärztliche Bundesvereinigung (KBV bzw. KZBV)
Deutsche Krankenhausgesellschaft (DKG)
Spitzenverband Bund der Krankenkassen (GKV-Spitzenverband)

Abb. 26.6 Aufbau und Funktion des GBA [L138]

hingegen gibt der Staat die Rahmenbedingungen vor, z. B. über das fünfte Sozialgesetzbuch, und übt die Rechtsaufsicht aus. Die Leistungserbringer (Krankenhäuser, Krankenkassen und niedergelassene Ärzte) organisieren auf dieser Grundlage die Gesundheitsversorgung nach dem Prinzip der **Selbstverwaltung** eigenverantwortlich. Eine zentrale Rolle in diesem System spielt der Gemeinsame Bundesausschuss (GBA; ➤ Abb. 26.6).

Die Funktionsweise und Bedeutung des GBA kann anhand des Beispiels der **Arzneimittel-Richtlinie** verdeutlicht werden:

Die Versicherten haben einen gesetzlich verankerten Anspruch auf die Versorgung mit Arzneimitteln nach § 31 SGB V. Zudem besagt der § 2 SGB V, dass die Qualität und Wirksamkeit dem allgemein anerkannten Stand der medizinischen Erkenntnisse zu entsprechen haben.

Der GBA konkretisiert diese Vorgaben nun in einer Arzneimittel-Richtline. Er berücksichtigt dabei insbesondere den § 12 SGB V, nach dem die Leistungen ausreichend, zweckmäßig und wirtschaftlich zu sein haben. Die Akteure der Kassen(zahn)ärztlichen Bundesvereinigung, die Deutsche Krankenhausgesellschaft und der Spitzenverband der Krankenkassen beraten z. B. darüber, welche neuen Medikamente künftig von den Krankenkassen erstattet werden sollen. Dabei werden sie fachlich unterstützt vom Institut für Qualität und Wirtschaftlichkeit im Gesundheitswesen (IQWiG). Die Patientenverbände haben in diesem Prozess eine Mitberatungs-, jedoch kein Abstimmungsrecht.

Das Ergebnis dieser Beratungen fließt in die Arzneimittel-Richtlinie ein, in der allgemeine Grundsätze für die Verordnung von Arzneimitteln, stofflichen Medizinprodukten und Verbandmitteln in der vertragsärztlichen Versorgung festgelegt wurden. Beispielsweise ist hier definiert

- welche Arzneimittel unwirtschaftlich sind und daher nicht verordnet werden dürfen bzw.,
- dass Arzneimittel, bei deren Anwendung eine Erhöhung der Lebensqualität im Vordergrund steht, nicht erstattungsfähig sind.

26.3.3 Soziale Marktwirtschaft

Um den Begriff der sozialen Marktwirtschaft zu erklären, ist es notwendig, zunächst ein wesentliches Kennzeichen der reinen Marktwirtschaft herauszuarbeiten. Hierbei handelt es sich um einen Ordnungsrahmen, in dem die Produktion und Verteilung von Gütern und Dienstleistungen über Angebot und Nachfrage geregelt werden. Die Aufgabe des Staates besteht lediglich darin, die äußere und innere Sicherheit zu gewährleisten. Der Staat greift nicht in das wirtschaftliche Geschehen ein. Der freie Wettbewerb steht im Mittelpunkt und in diesem System könnte es z. B. passieren, dass ein Krankenhaus durch eine Insolvenz schließen muss und in der Folge die Gesundheitsversorgung in der betreffenden Region nicht mehr gesichert ist.

In der sozialen Marktwirtschaft greift der Staat lenkend in das wirtschaftliche Geschehen ein, um soziale Ziele, wie die soziale Sicherheit und Gerechtigkeit, zu gewährleisten. In dem genannten Fall des insolventen Krankenhauses sind in Deutschland die Bundesländer verpflichtet, einen Krankenhausbedarfsplan zu erstellen. Die Krankenhausbetten in einer bestimmten Region, die in einem solchen Bedarfsplan aufgeführt sind, müssen notfalls vom Staat sichergestellt werden, auch wenn sich die Bereitstellung unter wirtschaftlichen Gesichtspunkten nicht rechnen würde (Schubert und Klein 2020).

Am Beispiel der Gesundheitsversorgung der Krankenhäuser lässt sich noch ein weiteres Merkmal der sozialen Marktwirtschaft aufzeigen. In einer reinen Marktwirtschaft wird der Preis über den Mechanismus von Angebot und Nachfrage bestimmt. Das trifft auch auf viele Wirtschaftsbereiche der sozialen Marktwirtschaft zu. Im Gesundheitswesen gibt es allerdings zahlreiche gesetzliche Regelungen, in denen der Staat in die Preisbildungen lenkend eingreift. Die Entgelte für Krankenhausleistungen werden z. B. durch das Krankenhausentgeltgesetz (KHEntgG) maßgeblich geregelt (➤ Kap. 28).

PRAXISTIPP

Die Krankenhausbedarfspläne der jeweiligen Bundesländer sind öffentlich einsehbar. Hierfür können in einer Suchmaschine die Begriffe **Krankenhausbedarfsplan + die Angabe des jeweiligen Bundeslandes** eingegeben werden. Im Ergebnis ist für das Bundesland zu sehen, wie viele Krankenhäuser und Krankenhausbetten mit welchen Fachgebieten in welchen Regionen zur bedarfsgerechten Versorgung der Bevölkerung voraussichtlich notwendig sind und vorgehalten werden müssen.

26.3.4 Die gesetzliche Unfallversicherung SGB VII

Die gesetzliche Unfallversicherung ist ein Zweig der Sozialversicherung (> Abb. 26.2). Sie hat die Aufgabe (§ 1 SGB VII):

- Arbeitsunfälle und Berufskrankheiten sowie arbeitsbedingte Gesundheitsgefahren zu verhindern,
- nach dem Eintritt eines Versicherungsfalls die Leistungsfähigkeit der Betroffenen wiederherzustellen und
- die Versicherten oder ihre Hinterbliebenen durch Geldleistungen zu entschädigen.

Versichert sind Arbeitnehmerinnen und Arbeitnehmer und Auszubildende sowie weitere Personenkreise (z. B. Schülerinnen und Schüler, Studierende, Blutspenderinnen und Blutspender, Mitarbeiterinnen und Mitarbeiter in Hilfsorganisationen).

Die gesetzliche Unfallversicherung tritt ein bei

- **Arbeitsunfällen** (Arbeitsunfälle sind die Unfälle, die im Zusammenhang mit der versicherten Tätigkeit zustande kommen),
- **Wegeunfällen** (Unfälle auf dem direkten Weg zur oder von der versicherten Tätigkeit),
- **psychische Beeinträchtigungen** (hervorgerufen durch schwerwiegende Ereignisse, z. B. durch eine Gewalttat, eine als lebensbedrohlich empfundene Situation oder ein anderes einschneidendes Erlebnis im Zusammenhang mit der versicherten Tätigkeit) sowie
- dem **Auftreten von Berufskrankheiten.**

Was ist beim Auftreten eines dieser Ereignisse zu tun? Jede noch so geringe Verletzung und jede Erste-Hilfe-Maßnahme muss im Krankenhaus in einem Verbandbuch oder in einem entsprechenden EDV-System dokumentiert werden. Sollte aufgrund des Ereignisses eine ärztliche Versorgung notwendig sein, ist eine Durchgangsärztin oder ein -arzt aufzusuchen. Wenn jedoch schnelle Hilfe entscheidend ist, kann eine Notärztin, ein Notarzt, eine Hausärztin oder ein Hausarzt die erste Behandlung vornehmen. Wichtig ist in dem Fall aber, dass eine Überweisung an eine Durchgangsärztin oder einen -arzt erfolgt.

MERKE

Der Versicherungsschutz liegt nicht vor, wenn kein direkter Zusammenhang zwischen der Verletzung oder dem Gesundheitsschaden und der versicherten Tätigkeit vorliegt. So ist das plötzliche Auftreten von Nasenbluten ohne Fremdeinwirkung während der Arbeitszeit kein Arbeitsunfall.

Unfallverhütungsvorschriften

Die gesetzliche Unfallversicherung (SGB VII) regelt im § 15 die Unfallverhütungsvorschriften. Diese stellen für jedes Unternehmen und jede gesetzlich Versicherte bzw. jeden Versicherten (Arbeitnehmerinnen und Arbeitnehmer) die Pflichten zum Gesundheitsschutz und der Arbeitssicherheit dar. Hierbei geht es um Maßnahmen zur Verhütung von Arbeitsunfällen, Berufskrankheiten und arbeitsbedingten Gesundheitsgefahren. Die Unternehmen sind z. B. dazu verpflichtet, zur Organisation der Ersten Hilfe Mitarbeiterinnen und Mitarbeiter als Ersthelferinnen bzw. -helfer auszubilden. Ebenso gehören Maßnahmen zum technischen Arbeitsschutz dazu, wie der sichere Umgang mit Kanülen und Skalpellen.

26.4 Einführung in das Arbeitsrecht

Bernd Müller

26.4.1 Allgemeines

DEFINITION

Arbeit stammt aus dem mittelhochdeutschen von dem Wort **Arebeit = Mühsal, Plage.**

Der Mensch arbeitet, um zu leben – eigentlich eine einfache Formel.

Wir setzen unsere Zeit sowie unsere körperliche und geistige Kraft ein, um mit dem Erlös, den wir daraus erzielen, unseren Lebensunterhalt und den unserer Familie zu bestreiten. Arbeit ist also grundsätzlich Mittel zum Zweck, und doch bestimmt Arbeit das Leben von Millionen Menschen. Arbeit braucht somit verlässliche Regeln! Diese Regeln (Rechte und Pflichten) müssen für Arbeitgeber und Arbeitnehmer (Beschäftigte) gleichermaßen gelten.

Diese Rechte und Pflichten sind in unterschiedlichen Gesetzen und Verordnungen geregelt und durch tarifvertragliche Vereinbarungen zwischen Gewerkschaften und Arbeitgebern festgelegt. Die Gesamtheit dieser Rechtsgrundlagen bezeichnet man als Arbeitsrecht.

Die Anwendung der Vielzahl arbeitsrechtlicher Gestaltungsfaktoren erfordert deshalb eine Rangordnung. Die Gestaltungsfaktoren müssen daher zunächst in eine „gestufte" Ordnung gebracht werden.

Vom ranghöchsten zum rangniedersten Gestaltungsfaktor absteigend, lautet die Rangfolge:

1. Supranationales Recht (z. B. EG-Recht)
2. Verfassungsrecht
3. Zwingendes Gesetzesrecht (z. B. EFZG, BUrlG, MuSchG, JarbSchG, SchwbG, KSchG)
4. Tarifvertrag
5. Betriebs- und Dienstvereinbarung, Einzelarbeitsvertrag, ergänzt durch allgemeine Arbeitsbedingungen, Betriebsübung, Gleichbehandlungsgrundsatz, dispositive gesetzliche und
6. kollektivrechtliche Regelungen und dem Weisungsrecht des Arbeitgebers.

Obwohl bereits die Weimarer Reichsverfassung ein einheitliches Arbeitsrecht versprochen hatte, gibt es bis auf den heutigen Tag kein einheitliches Gesetzbuch der Arbeit!

Ganz im Gegenteil: Die Zahl der Einzelgesetze, die punktuell in das Arbeitsleben eingreifen, wächst ständig. (zzt. ca. 60 Gesetze).

MERKE

Das Arbeitsrecht ist weitgehend Richterrecht. Aber: Der Richter setzt kein Recht, sondern wendet Recht an.

Die Vorgaben des Gesetzgebers bilden die Grundlagen der Rechtsfindung des Richters. Er muss bei unzureichenden Vorgaben das

„materielle Recht mit den anerkannten Methoden der Rechtsfindung aus den Rechtsgrundlagen ableiten, die für das betreffende Rechtsverhältnis maßgeblich sind" (Bundesverfassungsgericht vom 26.6.1991 in BVerfGE 84, 212, 226 f.).

26.4.2 Begriff des Arbeitsrechts

Mit unterschiedlicher Akzentuierung kann Arbeitsrecht entweder nach seinem Regelungsgegenstand oder seiner Zwecksetzung bestimmt werden.

Regelungsgegenstand ist das Arbeitsverhältnis; Arbeitsrecht ist folglich das **Recht der Arbeitsverhältnisse.**

Da der Schwerpunkt arbeitsrechtlicher Zwecksetzung im Schutz des Arbeitnehmers liegt, wird Arbeitsrecht vielfach auch als **Sonderrecht der Arbeitnehmer** definiert.

Beide Begriffsbestimmungen bringen zum Ausdruck, dass Arbeitsrecht nicht das Recht der Arbeit schlechthin ist, sondern allein die von einem Arbeitnehmer aufgrund eines Arbeitsverhältnisses geleistete abhängige Arbeit erfasst.

Arbeitnehmer und Arbeitgeber

Eine Legaldefinition des Arbeitnehmerbegriffs fehlt. Nach herrschender Meinung ist Arbeitnehmer, wer aufgrund eines privatrechtlichen Vertrages für einen anderen unselbstständige Dienste leistet.

MERKE

Nicht jeder, der in einem Vertragsverhältnis Arbeit für andere leistet, ist deshalb Arbeitnehmer, für den das Arbeitsrecht gilt.

Arbeitnehmer ist nur, wer die Arbeit im Dienst eines anderen in einem Abhängigkeitsverhältnis leistet. Voraussetzung ist allgemein, dass fremdbestimmte Arbeit erbracht wird. Wer selbstständig bestimmen kann, wie er seine Arbeit gestaltet, ist regelmäßig nicht Arbeitnehmer.

MERKE

- Dienst- oder Werkvertrag = **selbstständig tätig**
- Arbeitgeber bestimmt Ort, Zeit + Art der Arbeit = **abhängig beschäftigt**

Arbeitnehmer sind i. d. R. wirtschaftlich abhängig vom Arbeitgeber. Arbeitgeber im arbeitsrechtlichen Sinne ist jeder, der einen anderen als Arbeitnehmer beschäftigt. Dabei spielt es keine Rolle, ob der Arbeitgeber eine natürliche oder eine juristische Person ist, ob er Privatperson oder Person des öffentlichen Rechts ist. Jeder Haushaltsvorstand, der eine Hausgehilfin oder einen Hausgehilfen beschäftigt, ist Arbeitgeber, auch wenn er gleichzeitig Arbeitnehmer ist.

Individualarbeitsrecht

Das Individualarbeitsrecht regelt die Beziehungen zwischen der einzelnen Arbeitnehmerin und dem einzelnen Arbeitnehmer und dem Arbeitgeber. Im Mittelpunkt steht also das einzelne Arbeitsverhältnis, das sich aus dem Arbeitsvertrag ergibt.

Kollektivarbeitsrecht

Das Kollektivarbeitsrecht regelt die Wahrnehmung der Interessen der Gesamtheit der Arbeitnehmer. Es gliedert sich in das Betriebsverfassungsrecht und das Tarifrecht.

Gleichberechtigung zwischen den Geschlechtern

Frauen wie Männer müssen als Arbeitnehmer für die gleiche Arbeit den gleichen Lohn erhalten. Grundgesetz, Bürgerliches Gesetzbuch und Gleichberechtigungsgesetz verbieten eine Schlechterstellung der Frauen. Seit dem Inkrafttreten des 2. Gleichberechtigungsgesetzes am 1. September 1994 wurden die Beschäftigungs- und Aufstiegsmöglichkeiten für Frauen ebenso verbessert, wie die Möglichkeiten für Teilzeitarbeit und Beurlaubung. Weder im öffentlichen Dienst noch in der freien Wirtschaft dürfen i. d. R. Stellen nur für Männer oder nur für Frauen ausgeschrieben werden. Seit dem 1. Januar 2019 sind Stellenausschreibungen sogar geschlechtsneutral zu formulieren. Zu diesem Zwecke ergänzte der Gesetzgeber für die Suche nach einer Stellenbesetzung neben männlich (m) und weiblich (w) das neutrale Geschlecht divers (d).

MERKE

GG Art. 3 [Gleichheit vor dem Gesetz]

(1) Alle Menschen sind vor dem Gesetz gleich.
(2) Männer und Frauen sind gleichberechtigt. Der Staat fordert die tatsächliche Durchsetzung der Gleichberechtigung von Frauen und Männern und wirkt auf die Beseitigung bestehender Nachteile hin.
(3) Niemand darf wegen seines Geschlechts, seiner Abstammung, seiner Rasse, seiner Sprache, seiner Heimat und Herkunft, seines Glaubens, seiner religiösen oder politischen Anschauungen benachteiligt oder bevorzugt werden. Niemand darf wegen seiner Behinderung benachteiligt werden. → Antidiskriminierungsgesetz.

26.4.3 Der Arbeitsvertrag

Das Arbeitsverhältnis entsteht durch Abschluss eines Arbeitsvertrages. Das Prinzip der Vertragsfreiheit gilt daher grundsätzlich auch im Arbeitsrecht. Der Arbeitsvertrag ist als Unterfall des Dienstvertrages ein gegenseitiger schuldrechtlicher Vertrag und wie jeder Vertrag ein zweiseitiges Rechtsgeschäft, sodass neben dem allgemeinen Schuldrecht auch die Regeln über das Zustandekommen von Verträgen, über Geschäftsfähigkeit, über Willensmängel, über Gesetz- und Sittenwidrigkeit gelten.

Die Grenzen des Prinzips der Vertragsfreiheit (Art. 12 Abs. 1 GG), wonach jeder Einzelne die Freiheit besitzt, seine Lebensverhältnisse eigenverantwortlich durch Vertrag zu regeln, sind im Arbeitsrecht enger und bei den einzelnen Ausprägungen der Vertragsfreiheit unterschiedlich gezogen. Die freie Entscheidung darüber, ob ein Arbeitsvertrag abgeschlossen wird, kann durch Gesetz, Tarifvertrag oder den Grundsatz von Treu und Glauben (§ 242 BGB) eingeschränkt sein.

Inhalte des Arbeitsvertrages

Der Arbeitsvertrag sollte aus Gründen der Rechtssicherheit schriftlich abgeschlossen werden. Mündliche Vereinbarungen sind zwar auch möglich, erschweren jedoch den Nachweis des Vertragsinhaltes. Hier greift das Gesetz über den Nachweis der für ein Arbeitsverhältnis geltenden wesentlichen Bedingungen. Dies verlangt nämlich, dass der Arbeitgeber dem Arbeitnehmer spätestens bis zum Ablauf des ersten Beschäftigungsmonats eine von ihm unterzeichnete und mit dem Firmenstempel versehene Bescheinigung mit den wesentlichen Vereinbarungen (Beginn, Entgelt, Arbeitszeit, Urlaub, Weihnachtsgeld usw.) des Beschäftigungsverhältnisses übergibt. Unterlässt der Arbeitgeber das Ausstellen und Übergeben der Bescheinigung, hat er im Falle eines Rechtsstreits vor dem Arbeitsgericht erhebliche Nachteile.

VORSICHT

Die Freiheit, ohne Beachtung bestimmter Formen rechtswirksam handeln zu können, besteht grundsätzlich auch für Arbeitsverträge. Entgegen einer in der Arbeitnehmerschaft weitverbreiteten Ansicht kann ein Arbeitsvertrag daher auch mündlich, ja sogar durch konkludentes (schlüssiges) Handeln abgeschlossen werden.

Beispiel: Ein Bauunternehmen sucht Hilfskräfte und hat deshalb an der Baustelle eine Anzeigentafel aufgestellt. Alfons A. liest die Tafel, geht auf die Baustelle, ergreift eine Schaufel und beginnt am Mischer zu arbeiten, indem er Sand und Zement in den Mischer schaufelt. Der Bauleiter sieht Alfons und lässt ihn gewähren. Somit ist ein Arbeitsvertrag durch schlüssiges (konkludentes) Handeln zustande gekommen.

Ausnahmen vom Grundsatz der Formfreiheit können sich aus Gesetz sowie aus tarif- oder arbeitsvertraglichen Schriftformvereinbarungen ergeben (Schriftform bedeutet: Die Urkunde muss von beiden Partnern eigenhändig durch Namensunterschrift unterzeichnet werden, §§ 126,127 BGB).

Hinsichtlich der Rechtsfolgen bei Nichteinhaltung der Schriftform wird unterschieden zwischen der **konstitutiven Schriftform** und der **deklaratorischen Schriftform.**

Bei der **konstitutiven Schriftform** hängt die Wirksamkeit des Vertragsabschlusses von der Beachtung der Schriftform ab. Die konstitutive Schriftform wird i. d. R. durch einen Tarifvertrag vorgegeben und ist somit zwingend erforderlich. Solange die Schriftform fehlt, ist der Arbeitsvertrag nichtig, also nicht rechtswirksam zustande gekommen. Mündliche Zusagen sind deshalb rechtlich nicht bindend und gelten als nicht gegeben.

Bei der **deklaratorischen Schriftform** berührt die fehlende Schriftform die Wirksamkeit des Arbeitsvertrages nicht (die Beweisführung ist aber erschwert); es besteht lediglich ein Anspruch auf schriftliche Niederlegung des mündlich abgeschlossenen Vertrages (→ Nachweisgesetz). Die Freiheit, den Vertragsinhalt beliebig nach privat autonomen Vorstellungen gestalten zu können (vgl. § 105 GewO), ist zum Schutze des wirtschaftlich schwächeren Arbeitnehmers am stärksten eingeschränkt. Einschränkungen ergeben sich aus zwingenden Gesetzen, wie z. B. dem ArbZG, dem BUrlG, dem EFZG sowie aus Tarifverträgen und Betriebsvereinbarungen. Von diesen Regelungen kann im einzelnen Arbeitsvertrag grundsätzlich nur zugunsten des Arbeitnehmers abgewichen werden (Günstigkeitsprinzip).

Beispiel:

1. Im Arbeitsvertrag können Arbeitnehmer und Arbeitgeber den Mindesturlaubsanspruch von 24 Werktagen (§ 3 BUrlG) nicht verkürzen, sondern nur erhöhen (vgl. § 13 BurlG).
2. Soweit das Arbeitsverhältnis einem Lohn- oder Gehaltstarifvertrag untersteht, können Arbeitnehmer und Arbeitgeber das tarifliche Entgelt nicht durch arbeitsvertragliche Vereinbarung unterschreiten.

Wie jeder Vertrag kommt auch der Arbeitsvertrag nach dem Konsensprinzip (§§ 145 ff. BGB) durch zwei übereinstimmende Willenserklärungen zustande. Die zeitlich vorangehende Willenserklärung wird Antrag oder Angebot, die zeitlich nachfolgende Willenserklärung wird Annahme genannt.

MERKE

Stellenausschreibungen sind keine Vertragsangebote; ihnen fehlt der rechtsgeschäftliche Bindungswille. Sie beinhalten daher lediglich Aufforderungen an die Leser, ihrerseits Angebote abzugeben.

Beendigung des Arbeitsverhältnisses/Kündigung

Ein Arbeitsverhältnis kann auf ganz unterschiedliche Weise enden:

- Ein Arbeitnehmer erreicht eine bestimmte Altersgrenze, mit der er vereinbarungsgemäß aus dem Betrieb ausscheidet.
- Arbeitnehmer und Arbeitgeber einigen sich in einem Aufhebungsvertrag, dass der Arbeitnehmer in beiderseitigem Einvernehmen das Unternehmen verlässt.
- Das Arbeitsverhältnis endet ebenfalls, wenn der Arbeitnehmer stirbt.
- Das Arbeitsverhältnis wird durch eine Kündigung beendet.

Mit einer Kündigung beendet einer von zwei Vertragspartnern das Arbeitsverhältnis. Das kann sowohl der Arbeitnehmer als auch der Arbeitgeber sein, der ihn bis dahin beschäftigt hat. Anders als bei einem Aufhebungsvertrag kommt es jedoch nicht darauf an, ob der Betroffene mit der Kündigung einverstanden ist, sie ist daher eine einseitige Entscheidung.

Gründe für eine Kündigung kann es viele geben, z. B.:

- Der Arbeitnehmer möchte eine neue Beschäftigung aufnehmen.
- Der Arbeitgeber kann nach einem Umsatzeinbruch den Arbeitnehmer nicht mehr beschäftigen.

Fast immer ist eine Kündigung eine wichtige und folgenreiche Entscheidung, denn für die meisten Beschäftigten ist der Arbeitsplatz die einzige Quelle ihres Lebensunterhalts – also ihre Existenzgrundlage. Aus diesem Grunde bezweckt das Arbeitsrecht, dass Arbeitnehmer ihren Arbeitsplatz möglichst behalten sollen. Sie sollen vor übereilten und sozial ungerechtfertigten Kündigungen geschützt sein. Andererseits muss es Unternehmen möglich sein, Arbeitnehmer entlassen zu können, wenn es die wirtschaftliche Situation erfordert, wenn ein Arbeitnehmer ungeeignet für seine Position ist oder sein Fehlverhalten dem Betrieb schadet. Deshalb gibt es das Kündigungsschutzgesetz und die gesetzlichen Kündigungsfristen. Der Kündigungsschutz soll die verschiedenen Interessen ausgleichen und sowohl für Arbeitnehmer als auch für Arbeitgeber annehmbare Lösungen schaffen.

MERKE

Das Kündigungsschutzgesetz schränkt allein Kündigungen des Arbeitsverhältnisses durch den Arbeitgeber ein. Die gesetzlichen Kündigungsfristen gelten dagegen für Kündigungen durch den Arbeitgeber wie durch den Arbeitnehmer.

Der gesetzliche Kündigungsschutz ist in einer ganzen Reihe von Gesetzen festgelegt. Für einige Gruppen von Beschäftigten gelten Sonderregelungen, z. B. für werdende Mütter, Schwerbehinderte oder Eltern in der Elternzeit.

Der Kündigungsschutz lässt sich deshalb unterteilen in

- einen allgemeinen Kündigungsschutz und
- einen besonderen Kündigungsschutz.

Für den allgemeinen Kündigungsschutz sind das Kündigungsschutzgesetz und die Kündigungsfristen geschaffen worden. Besondere Festlegungen zum Kündigungsschutz finden sich z. B. im Betriebsverfassungsgesetz, im Sprecherausschussgesetz, im Arbeitsplatzschutzgesetz sowie im Schwerbehindertengesetz, im Mutterschutzgesetz, im Bundeselterngeldgesetz, im Berufsbildungsgesetz und in Tarifverträgen.

Für Kündigungen gibt es im Gesetz keine besonderen Formvorschriften, sie können also auch mündlich erklärt werden. Ihr Inhalt muss aber eindeutig sein, der Kündigungszeitpunkt darf keine Fragen offenlassen.

VORSICHT

Kündigungen bedürfen grundsätzlich keine Angaben über die Gründe!

Wird ein Arbeitsverhältnis fristlos gekündigt, hat der Empfänger der Kündigung jedoch das Recht, die Gründe dafür zu erfahren. Außerdem kann die Angabe von Gründen in Tarifverträgen oder Betriebsvereinbarungen festgelegt werden. Teilkündigungen sind unzulässig, da einzelne Bestimmungen eines Arbeitsvertrages nicht gekündigt werden dürfen.

Allgemeiner Kündigungsschutz

Der Kreis der Begünstigten

Der allgemeine Kündigungsschutz gilt für alle Arbeitnehmer, auf die folgende zwei Bedingungen zutreffen:

- Sie sind zum Zeitpunkt der Kündigung länger als 6 Monate ohne Unterbrechung in demselben Unternehmen oder derselben Verwaltung beschäftigt (§ 1 KschG).
- Ihr Betrieb oder die Verwaltung beschäftigt regelmäßig mehr als 5 Arbeitnehmer, wobei Lehrlinge hier nicht mitzählen (§§ 1, 23 KSchG).

Als „Betrieb" zählen auch Rechtsanwaltsbüros oder Arztpraxen, nicht aber private Haushalte. Das Alter eines Arbeitnehmers spielt keine Rolle.

Als Arbeitnehmer wird voll gezählt, wer regelmäßig mehr als 30 Stunden in der Woche beschäftigt ist. Arbeitnehmer, die weniger arbeiten, werden nur teilweise berücksichtigt:

- Bis einschließlich 20 Stunden = 0,50 volle Arbeitnehmer
- Bis einschließlich 30 Stunden = 0,75 volle Arbeitnehmer

Beispiel: Ein Handwerksbetrieb beschäftigt drei Vollzeitkräfte, zwei Teilzeitkräfte mit je 30 Wochenstunden, eine Teilzeitkraft mit 18 Wochenstunden und eine Teilzeitkraft mit zehn Wochenstunden. Für die Feststellung der Zahl der beschäftigten Arbeitnehmer gilt: Es sind ($3 + 2 \times 0{,}75 + 2 \times 0{,}5 =$) 5,5 Arbeitnehmer beschäftigt. Das Kündigungsschutzgesetz findet somit Anwendung.

Personenbezogene Kündigungen

Kündigungen werden gegen Arbeitnehmer aus ganz verschiedenen Gründen ausgesprochen. Das können sein:

- Gründe, die in der Person des Arbeitnehmers liegen (etwa mangelhafte Eignung).
- Mitunter führt auch Krankheit zu einer personenbezogenen Kündigung, v. a., wenn die Leistungsfähigkeit des Arbeitnehmers nachlässt und er die an ihn gestellten Anforderungen nicht mehr erfüllen kann. Unternehmen müssen strenge Auflagen erfüllen, um einen Arbeitnehmer wegen Krankheit zu kündigen.
- Fehlverhalten: Dies können Verletzungen des Arbeitsvertrages, Diebstahl oder die Tatsache sein, dass ein Arbeitnehmer dauerhaft seine Arbeitsaufgaben vernachlässigt. In der Regel muss einer solchen Kündigung eine Abmahnung vorausgehen, mit der der Arbeitgeber z. B. Leistungsmängel beanstandet und darauf hinweist, dass im Wiederholungsfall mit einer Kündigung zu rechnen ist.

Ist die Kündigung durch solche Gründe bedingt, so ist sie nicht im Sinne des Kündigungsschutzgesetzes sozial ungerechtfertigt. Verstößt die Kündigung auch nicht gegen sonstige Vorschriften, die sie unwirksam machen (z. B. unterlassene oder nicht richtige Anhörung eines etwa vorhandenen Betriebsrats vor der Kündigung, Fehlen der Zustimmung der Hauptfürsorgestelle bei Schwerbehinderten), so ist die Kündigung wirksam.

MERKE

Nach der Rechtsprechung des Bundesarbeitsgerichts gilt bei allen Kündigungen der Grundsatz der Verhältnismäßigkeit. Dieser Grundsatz besagt, dass eine Kündigung, die das Arbeitsverhältnis beendigen (also nicht nur ändern) soll, als äußerstes Mittel erst in Betracht kommt, wenn keine Möglichkeit zu einer anderen Beschäftigung, unter Umständen auch mit schlechteren Arbeitsbedingungen, besteht. Die Änderungskündigung hat also Vorrang vor einer Kündigung, die das Arbeitsverhältnis beendet.

26

Weitere Fälle einer sozial ungerechtfertigten Kündigung sind:
- Die Kündigung verstößt gegen eine zwischen Arbeitgeber und Betriebsrat vereinbarte Richtlinie über die Personalauswahl bei Kündigungen.
- Arbeitnehmer können an einem anderen Arbeitsplatz innerhalb des Betriebes oder eines anderen Betriebsteils weiterbeschäftigt werden. Dies setzt voraus, dass ein solcher Arbeitsplatz vorhanden und frei ist und der Arbeitnehmer dafür qualifiziert ist.
- Die Weiterbeschäftigung des Arbeitnehmers ist nach einer zumutbaren Umschulung oder Fortbildung möglich.
- Eine Weiterbeschäftigung ist unter anderen Vertragsbedingungen möglich, und der Arbeitnehmer ist damit einverstanden.

Betriebsbedingte Kündigung
Es bleibt nicht aus, dass Unternehmen aus dringenden betrieblichen Gründen Arbeitnehmern kündigen müssen. Dringende betriebliche Erfordernisse sind
- Auftragsrückgang,
- Rationalisierung der Produktionsabläufe oder
- Stilllegung des Betriebes.

Der Arbeitnehmer kann also nicht mehr beschäftigt werden (§ 1 KSchG). Machen solche dringenden betrieblichen Gründe einen Personalabbau erforderlich und kommen für die Kündigung mehrere Arbeitnehmer in Betracht, die nach der bisher ausgeübten Tätigkeit untereinander vergleichbar sind, hat eine Auswahl unter den in Betracht kommenden Arbeitnehmern nach sozialen Gesichtspunkten stattzufinden (§ 1 KSchG). Das Unternehmen hat in diesem Fall abzuwägen, welcher Arbeitnehmer auf seinen Arbeitsplatz am wenigsten angewiesen ist – er ist vorrangig von der Kündigung betroffen. Dem betroffenen Arbeitnehmer sind die Gründe für die soziale Auswahl zu nennen. Eine Auswahl nach sozialen Gesichtspunkten scheidet dann aus, wenn betriebstechnische, wirtschaftliche oder sonstige berechtigte betriebliche Bedürfnisse die Weiterbeschäftigung eines oder mehrerer bestimmter Arbeitnehmer bedingen. Ein solcher Fall liegt z. B. vor, wenn im Interesse eines geordneten Betriebsablaufs auf Arbeitnehmer mit besonderen Kenntnissen oder erheblich höherer Leistungsfähigkeit nicht verzichtet werden kann. Ist in einem Tarifvertrag, in einer Betriebsvereinbarung nach § 15 des Betriebsverfassungsgesetzes oder in einer entsprechenden Richtlinie nach den Personalvertretungsgesetzen festgelegt, welche sozialen Gesichtspunkte zu berücksichtigen sind und wie diese Gesichtspunkte im Verhältnis zueinander zu bewerten sind, so kann die soziale Auswahl der Arbeitnehmer nur auf grobe Fehlerhaftigkeit überprüft werden (§ 1 Abs. 4 KSchG).

Kündigung wegen Änderung des Arbeitsverhältnisses
Ein Unternehmen kann einem Arbeitnehmer kündigen und ihm gleichzeitig einen neuen Arbeitsvertrag anbieten – dann allerdings mit geänderten Konditionen, z. B. einem niedrigeren Gehalt. Man spricht hier von einer Änderungskündigung. Der Arbeitnehmer kann solch ein Angebot
- ablehnen,
- annehmen oder
- unter Vorbehalt annehmen (§ 2 KSchG).

Unter Vorbehalt annehmen bedeutet: Der Arbeitnehmer nimmt die Arbeit unter geänderten Konditionen nur unter der Bedingung an, dass diese Änderungskündigung nicht sozial ungerechtfertigt ist. Dieses muss er dem Arbeitgeber innerhalb von 3 Wochen nach Kündigung mitteilen. Ist die Kündigungsfrist kürzer als 3 Wochen (z. B. weil im Tarifvertrag eine kürzere Kündigungsfrist vorgesehen ist), so muss die Mitteilung an den Arbeitgeber innerhalb dieser Kündigungsfrist erfolgen. Zeitgleich muss er diesen Vorbehalt auch vor einem Arbeitsgericht geltend machen (Klage), sonst erlischt der Vorbehalt. Er arbeitet bis zur Klärung des Sachverhalts zunächst unter den neuen, meist ungünstigeren Arbeitsbedingungen. Stellt sich heraus, dass die Änderung der Arbeitsbedingungen tatsächlich sozialwidrig war, bleibt das ursprüngliche Arbeitsverhältnis bestehen und der Arbeitgeber muss den Einkommensverlust ausgleichen. Hat der Arbeitgeber jedoch richtig gehandelt, wird der Arbeitnehmer seine neue Tätigkeit zu dem geringeren Gehalt fortsetzen können. Deshalb ist der Vorbehalt für den Arbeitnehmer eine vorteilhafte Möglichkeit, seine Rechtslage zu erfahren, ohne seinen Arbeitsplatz zu riskieren.

Natürlich kann der Arbeitnehmer eine Änderungskündigung auch sofort ablehnen und ohne Vorbehalt gegen sie innerhalb von 3 Wochen Klage erheben. Stellt das Arbeitsgericht dann aber fest, dass das Unternehmen richtig gehandelt hat, ist für den Arbeitnehmer der Arbeitsplatz verloren. Im Falle, dass die Kündigung tatsächlich sozial ungerechtfertigt war, hat der Arbeitnehmer Anspruch auf seinen alten Arbeitsplatz. Meist ist eine weitere Zusammenarbeit jedoch nicht mehr zumutbar; Arbeitnehmer und Arbeitgeber trennen sich dann bei Zahlung einer Abfindung. Eine Änderungskündigung kann auch so verstanden werden, dass ein Arbeitgeber versucht Arbeitsplätze zu erhalten, obwohl sich die wirtschaftlichen Bedingungen für das Unternehmen verschlechtert haben. Gerade kleine und mittlere Betriebe sind gezwungen, ihre Mitarbeiter dann für weniger Gehalt zu beschäftigen – aber doch immerhin zu beschäftigen. In diesem Verständnis wird der Arbeitnehmer die Änderungskündigung annehmen.

Kündigungsfristen

Das geltende Recht berücksichtigt ausgewogen sowohl die Interessen der Arbeitnehmer als auch die Interessen der Arbeitgeber.

Begriff
Unter einer Kündigungsfrist ist der Zeitraum zwischen dem Zugang der Kündigung und ihrem Wirksamwerden zu verstehen. Kündigungsfristen sollen dem Arbeitnehmer wie auch dem Arbeitgeber Zeit verschaffen, sich einen neuen Arbeitsplatz bzw. einen neuen Beschäftigten zu suchen. Außerdem soll der Gekündigte Zeit haben, sich gegen die Kündigung zu wehren. Die gesetzlichen Kündigungsfristen für Arbeitnehmer und Arbeitgeber sind jetzt einheitlich in § 622 des Bürgerlichen Gesetzbuchs (BGB) geregelt. Das sind allgemein gültige Kündigungsfristen für alle Arbeiter und Angestellten. Darüber hinaus haben die Tarifpartner die Möglichkeit, abweichend von den gesetzlichen Kündigungsfristen Verkürzungen oder Verlängerungen in Tarifverträgen festzulegen. Arbeitnehmer sollten sich

nach diesen Regelungen bei ihrer Gewerkschaftsvertretung oder dem Betriebsrat erkundigen. Eine tarifvertraglich veränderte Kündigungsfrist gilt auch für nicht tarifgebundene Arbeitnehmer und Arbeitgeber; wenn ihre Anwendung zwischen ihnen ausdrücklich vereinbart wird.

Die Kündigungsfristen im Einzelnen (Regelungen des § 622 BGB)

Probezeit

In einer vereinbarten Probezeit kann das Arbeitsverhältnis mit einer Frist von 2 Wochen gekündigt werden. Dauert die Probezeit länger als 6 Monate, was freilich selten ist, gilt nicht mehr die Kündigungsfrist von 2 Wochen, sondern die Grundkündigungsfrist von 4 Wochen zum 15. oder zum Ende eines Kalendermonats. Das Arbeitsverhältnis eines Arbeiters oder Angestellten kann mit einer Frist von 4 Wochen (also von 28 Tagen, nicht etwa 1 Monat) zum 15. des Monats oder zum Ende des Kalendermonats gekündigt werden. Man spricht hier von der Grundkündigungsfrist, im Unterschied zu verlängerten Kündigungsfristen nach mindestens 2-jähriger Betriebszugehörigkeit nach Vollendung des 25. Lebensjahres.

Ausnahmen

Eine kürzere Kündigungsfrist kann einzelvertraglich vereinbart werden:

- Wenn ein Arbeitnehmer nur vorübergehend zur Aushilfe eingestellt ist, dann gilt die Verkürzung nur für die ersten 3 Monate seiner Aushilfstätigkeit.
- Wenn der Betrieb i. d. R. nicht mehr als 20 Arbeitnehmer beschäftigt; in diesem Fall kann die Kündigungsfrist ohne festen Kündigungstermin vereinbart werden (also nicht nur zum 15. oder zum Ende eines Kalendermonats).
- Die Kündigungsfrist beträgt aber weiterhin 4 Wochen.

Bei der Feststellung der Zahl der Arbeitnehmer sind die zu ihrer Berufsbildung Beschäftigten (z. B. Lehrlinge, Volontäre, Umschüler, Praktikanten) nicht zu berücksichtigen. Teilzeitbeschäftigte mit einer regelmäßigen wöchentlichen Arbeitszeit sind wie folgt zu berücksichtigen:

- Bis einschließlich 10 Stunden = 0,25 volle Arbeitnehmer
- Bis einschließlich 20 Stunden = 0,50 volle Arbeitnehmer
- Bis einschließlich 30 Stunden = 0,75 volle Arbeitnehmer

Verlängerte Kündigungsfristen

Wenn ein Arbeitgeber einem Arbeitnehmer kündigen möchte, der auf eine längere Betriebszugehörigkeit zurückblicken kann, sind längere Kündigungsfristen als die Grundkündigungsfrist einzuhalten:

- Nach 2-jähriger Betriebszugehörigkeit 1 Monat zum Monatsende
- Nach 5-jähriger Betriebszugehörigkeit 2 Monate zum Monatsende
- Nach 8-jähriger Betriebszugehörigkeit 3 Monate zum Monatsende
- Nach 10-jähriger Betriebszugehörigkeit 4 Monate zum Monatsende
- Nach 12-jähriger Betriebszugehörigkeit 5 Monate zum Monatsende
- Nach 15-jähriger Betriebszugehörigkeit 6 Monate zum Monatsende
- Nach 20-jähriger Betriebszugehörigkeit 7 Monate zum Monatsende

Berücksichtigt wird dabei die Betriebszugehörigkeit des Arbeitnehmers von seinem 25. Lebensjahr an. Es zählt auch eine Beschäftigung in einem anderen Betrieb des Unternehmens. Von dieser Regelung unberührt ist die Kündigung durch den Arbeitnehmer: Er hat sich nur an die Grundkündigungsfrist oder die vereinbarte Kündigungsfrist zu halten.

MERKE

Längere Kündigungsfristen können auch einzelvertraglich zwischen Arbeitgeber und Arbeitnehmer ausgehandelt werden. Dabei gilt: Der Arbeitnehmer darf keine längeren Kündigungsfristen als der Arbeitgeber haben, während dies umgekehrt möglich ist.

Nichteinhaltung der Kündigungsfrist

Die Kündigung ist dann nicht absolut unwirksam. Eine verspätet zugegangene Kündigung gilt vielmehr im Zweifel als Kündigung zum nächsten zulässigen Termin.

Die fristlose Kündigung

Eine fristlose Kündigung, die in § 626 BGB geregelt ist, beendet ein Arbeitsverhältnis ohne Beachtung der gesetzlichen oder tariflichen Kündigungsfristen. Entscheidend für die Wirksamkeit der fristlosen Kündigung ist – was in der Praxis nicht selten verkannt wird –, dass es nicht um eine Weiterbeschäftigung auf Dauer geht, sondern nur darum, ob bis zum Ende der Kündigungsfrist, also i. d. R. nur für wenige Wochen, die Fortsetzung des Arbeitsverhältnisses für den Kündigenden nicht mehr zumutbar ist. Die fristlose Kündigung kann nur innerhalb von 2 Wochen erfolgen. Die Frist beginnt mit dem Zeitpunkt, an dem der Kündigungsberechtigte von den für die Kündigung maßgebenden Tatsachen Kenntnis erlangt. Fristlos kündigen können sowohl Arbeitgeber als auch Arbeitnehmer. Dafür muss es „wichtige" Gründe geben.

Ein wichtiger Grund zur fristlosen Kündigung ist jeder Grund, der dem Kündigenden die Fortsetzung des Arbeitsverhältnisses bis zum nächsten ordentlichen Kündigungstermin nach Treu und Glauben unzumutbar macht. Dabei darf das Verhalten des Arbeitgebers oder des Arbeitnehmers nicht isoliert betrachtet werden, sondern nur im Zusammenhang mit der bisherigen Entwicklung des Arbeitsverhältnisses und den besonderen Umständen des Einzelfalls. Folgende Fehlverhalten einer Arbeitnehmerin oder eines Arbeitnehmers sind geeignet einen wichtigen **Grund für eine fristlose Kündigung durch den Arbeitgeber** abzugeben:

- beharrliche Arbeitsverweigerung,
- Anstellungsbetrug,
- dauernde oder anhaltende Arbeitsunfähigkeit,
- grobe Verletzung der Treuepflicht,
- Verstöße gegen das Wettbewerbsverbot.

Gründe für die fristlose Kündigung durch den Arbeitnehmer waren früher gesetzlich vorgesehen und werden von der Rechtsprechung auch heute noch anerkannt, wenn auch stets nur unter Berücksichtigung des gesamten Einzelfalls:

- Verweigerung des Lohns oder Gehalts,
- Tätlichkeiten,
- erhebliche Ehrverletzungen,
- dauernde Arbeitsunfähigkeit.

Vor einer fristlosen Kündigung ist stets eine umfassende Interessenabwägung erforderlich, also die Prüfung, ob das Arbeitsverhältnis nicht doch bis zum Ende der ordentlichen Kündigungsfrist fortgeführt werden kann. Ebenso ist auch die Dauer der Betriebszugehörigkeit bei der Entscheidungsfindung zu berücksichtigen. Alle anderen arbeitsrechtlichen Schritte, wie eine Abmahnung oder eine Versetzung, sollten ebenfalls geprüft und ggf. einer fristlosen Kündigung vorgezogen werden. Auch die Möglichkeit einer Änderungskündigung ist zu prüfen und ggf. einer Beendigung des Arbeitsverhältnisses vorzuziehen. Eine fristlose Kündigung ist auch dann nicht gerechtfertigt, wenn der Arbeitgeber der Arbeitnehmerin oder dem Arbeitnehmer auch eine andere Arbeit zuweisen kann, das Einverständnis der Arbeitnehmerin oder des Arbeitnehmers vorausgesetzt.

In der Regel ist aber eine weitere Zusammenarbeit überhaupt nicht mehr zumutbar; deshalb spielt diese Möglichkeit in der Praxis eine untergeordnete Rolle. Die fristlose Kündigung ist die letzte unausweichliche Maßnahme für den Arbeitgeber. Zu beachten ist hierbei, dass der Arbeitgeber im Streitfall die Beweislast für die Tatsachen trägt, auf die sich die fristlose Kündigung stützt.

Arbeitsgerichtsbarkeit

Die Arbeitsgerichtsbarkeit ist eine eigenständige, von der Zivilgerichtsbarkeit unabhängige Gerichtsbarkeit. Sie besteht aus drei Instanzen:

- den Arbeitsgerichten (§§ 14–31 ArbGG),
- den Landesarbeitsgerichten (§§ 33–39 ArbGG) und
- dem Bundesarbeitsgericht (§§ 40–45 ArGG).

Arbeitsgerichte

Ein Arbeitsgericht ist die 1. Instanz und mit einer Berufsrichterin oder einem Berufsrichter als vorsitzenden Richter und zwei ehrenamtlichen Richterinnen oder Richtern besetzt.

Die ehrenamtlichen Richterinnen und Richter werden paritätisch von Arbeitnehmer- und Arbeitgeberseite herangezogen. Auf der Arbeitnehmerseite wird das Amt des ehrenamtlichen Richters/der ehrenamtlichen Richterin oft von Betriebsräten oder Gewerkschaftssekretären/-sekretärinnen besetzt.

Auf Arbeitgeberseite sind Personen mit Personalbefugnissen tätig wie z. B.

1. Geschäftsführerinnen und Geschäftsführer,
2. Prokuristinnen und Prokuristen,
3. Personalleiterinnen und Personalleiter oder
4. Assessorinnen und Assessoren der Arbeitgeberverbände.

Vor dem Arbeitsgericht können Parteien und Beteiligte selbst auftreten oder sich vertreten lassen, z. B. durch einen Vertreter seiner Gewerkschaft oder einen Rechtsanwalt (§ 11 Abs. 1 ArbGG). In der Verhandlung können die Parteien mit Beiständen erscheinen (§ 11 Abs. 6 ArbGG → z. B. volljährige Angehörige).

Landesarbeitsgerichte

Die Landesarbeitsgerichte sind als 2. Instanz zuständig für Berufungen gegen Urteile der Arbeitsgerichte sowie für die Beschwerden gegen Beschlüsse der Arbeitsgerichte (§§ 64–69, 87–91 ArbGG). Ebenso wie bei den Arbeitsgerichten sind die Kammern der Landesarbeitsgerichte mit je einer vorsitzenden Berufsrichterin oder einem vorsitzenden Berufsrichter und zwei ehrenamtlichen Richterinnen/Richtern (je ein/e Arbeitnehmer- und ein/e Arbeitgebervertreter/-in) besetzt (§ 35 Abs. 2 ArbGG). Vor dem Landesarbeitsgericht müssen sich die Parteien grundsätzlich durch Prozessbevollmächtigte vertreten lassen. Als Bevollmächtigte sind außer Rechtsanwälten nur Gewerkschaften und Vereinigungen von Arbeitgebern zugelassen (§ 11 Abs. 4 ArbGG).

Bundesarbeitsgericht (dritter Rechtszug)

Das Bundesarbeitsgericht mit Sitz in Erfurt (§ 40 Abs. 1 ArbGG) besteht aus zehn Senaten, die jeweils mit drei Berufsrichterinnen/Berufsrichtern – einer/einem Vorsitzenden und zwei Beisitzerinnen/Beisitzern – sowie zwei ehrenamtlichen Richterinnen/Richtern, die jeweils aus den Kreisen der Arbeitgeber und Arbeitnehmer besetzt sind (§ 41 ArbGG). Das Bundesarbeitsgericht ist u. a. für Revisionen gegen Urteile und Rechtsbeschwerden gegen Beschlüsse der Landesarbeitsgerichte zuständig. Die Parteien werden vor dem Bundesarbeitsgericht durch einen Rechtsanwalt als Prozessbevollmächtigten (in bestimmten Fällen auch durch einen Vertreter der Gewerkschaft oder eines Arbeitgeberverbandes) vertreten (§ 11 Abs. 2 ArbGG).

Verfahrensarten

Die Arbeitsgerichtsbarkeit kennt folgende Verfahren:

- **Urteilsverfahren (individualrechtliche Verfahren):** Im Urteilsverfahren sind die Gerichte für Rechtsstreitigkeiten zwischen Arbeitgebern und Arbeitnehmern wegen Angelegenheiten aus Arbeitsverhältnissen und Angelegenheiten zwischen Arbeitgeberverbänden und Gewerkschaften zuständig (§§ 2, 46–79 ArbGG).
- **Beschlussverfahren (kollektivrechtliche Verfahren):** Im Beschlussverfahren wird über Rechtsstreitigkeiten aus dem kollektiven Arbeitsrecht entschieden. Es handelt sich hier um Rechtsstreitigkeiten zwischen Arbeitgeber und Betriebsrat hinsichtlich der Einhaltung und Durchsetzung des Betriebsverfassungsrechts (Betriebsverfassungsgesetz, Sprecherausschussgesetz) und dem Tarifrecht. Im Letzteren geht es um Entscheidungen über die Tariffähigkeit und Tarifzuständigkeit von Vereinigungen (§§ 2a, 80–98 ArbGG).
- **Einstweilige Verfügung:** Bei besonderer Eilbedürftigkeit kann im arbeitsgerichtlichen Verfahren vorläufiger Rechtsschutz mithilfe einer einstweiligen Verfügung beantragt werden

(§ 85 Abs. 2 ArbGG). Hier handelt es sich um vorläufige Maßnahmen zur Sicherung eines streitigen Anspruchs oder es sollen streitige Rechtsverhältnisse kurzfristig geregelt werden. Im Arbeitsrecht wird das Rechtsmedium der einstweiligen Verfügung bei Streitigkeiten über Urlaubsgewährung, auf Weiterbeschäftigung oder Unterlassung von Wettbewerb angewandt.

26.4.4 Tarifvertragsrecht

Tarifautonomie

Die Tarifautonomie ist durch das Tarifvertragsgesetz verfassungsrechtlich garantiert (Art. 9 Abs. 3 GG) und ist ein Teil der Privatautonomie. Tarifverträge sind somit privatrechtliche Regelungen zwischen einer oder mehreren Gewerkschaften und einer Arbeitgebervereinigung (z. B. Innung, Bundes- oder Landesinnung oder Verband) oder einem einzelnen Arbeitgeber (Haustarifvertrag). Er regelt Rechte und Pflichten der Tarifvertragsparteien und enthält u. a. Vorschriften über Abschluss und Beendigung von Arbeitsverhältnissen, Arbeitsentgelte, Urlaubsansprüche, Sonderzahlungen, Arbeitszeiten, Mehrarbeitsstunden sowie über betriebliche Fragen. Unabdingbar notwendig für die Geltung der Rechtsnormen für die einzelnen Arbeitgeber und Arbeitnehmer ist deren Verbandsbeitritt, der rein privatrechtlicher Natur ist.

Tarifvertragsparteien

Die Tarifvertragsparteien sind die Parteien, die über den Abschluss eines Tarifvertrages verhandeln. Dazu zählt man die Gewerkschaften (Arbeitnehmer) und die Arbeitgeberverbände (Arbeitgeber). Eine Gewerkschaft ist ein Zusammenschluss von Arbeitnehmern. Ihr Ziel ist es, die wirtschaftlichen und sozialen Arbeits- und Lebensbedingungen für die abhängig beschäftigten Arbeitnehmer zu verbessern. Aufseiten der Arbeitnehmer darf auch ein Zusammenschluss vieler Arbeitnehmer in die Verhandlungen eintreten. Arbeitnehmerverbände sind freiwillige Zusammenschlüsse von Unternehmern. Ihr Ziel ist es, die sozialpolitischen und arbeitsrechtlichen Interessen der Mitglieder zu vertreten, zu informieren und zu beraten. In unserem Wirtschaftssystem werden sie als Sozialpartner bezeichnet. Bei einer Tarifverhandlung vertreten diese beiden Blöcke ihre Interessen.

Tarifverträge

Sie sichern Mindestarbeitsbedingungen, sie sichern den Lebensstandard und sie stellen humane Arbeitsbedingungen her und beteiligen die Arbeitnehmerinnen und Arbeitnehmer am wirtschaftlichen Wohlstand der Volkswirtschaft. Arbeitnehmerverbände sind freiwillige Zusammenschlüsse von Unternehmern. Ihr Ziel ist es, die sozialpolitischen und arbeitsrechtlichen Interessen der Mitglieder zu vertreten, zu informieren und zu beraten.

Der Tarifvertrag regelt Löhne, Gehälter, die Arbeitszeit und weitere Arbeitsbedingungen von Arbeitnehmerinnen und Arbeitnehmern einer Branche oder eines Unternehmens. Die Höhe des Entgelts und die Länge der Arbeitszeit können nur im Tarifvertrag geregelt werden. Schließlich haben Tarifverträge eine Kooperationsfunktion, denn sie zwingen die Gewerkschaften in die Friedenspflicht während der Laufzeit der Tarifverträge.

Aufgaben eines Tarifvertrags

Der Tarifvertrag regelt Rechte und Pflichten der Tarifvertragsparteien. Es gibt mehrere Funktionen eines Tarifvertrages im Tarifvertragsrecht. Dazu gehören die Schutzfunktion, die Friedensfunktion, die Ordnungs- und Verteilungsfunktion.

- **Friedensfunktion:** Während der Laufzeit eines Tarifvertrages können keine weiteren Forderungen zu geklärten Inhalten gestellt werden. Änderungen tariflicher Abmachungen sowie Arbeitskämpfe sind nicht erlaubt.
- **Schutzfunktion:** Arbeitnehmer werden vor einseitigen Festlegungen der Arbeitgeber geschützt, da die im Tarifvertrag festgelegten Arbeitsbedingungen nicht unterschritten werden dürfen. Aber auch die Arbeitgeber sichern den Arbeitnehmern zu, dass sie einen Job haben, Geld verdienen, versichert sind usw. Die Schutzfunktion legt fest, dass es unabdingbare Mindestarbeitsbedingungen gibt, von denen nicht zulasten des Arbeitnehmers abgewichen werden darf.
- **Ordnungsfunktion:** Zur Zeit der Geltungsdauer eines Tarifvertrages sind die davon erfassten Arbeitsverhältnisse gleich oder ähnlich geregelt.
- **Verteilungsfunktion:** Sie beteiligen die Arbeitnehmerinnen und Arbeitnehmer am wirtschaftlichen Wohlstand unserer Volkswirtschaft.
- **Wettbewerbsfunktion:** Sie sichern den Unternehmen gleiche Konkurrenzbedingungen bei den Arbeitskosten.
- **Kooperationsfunktion:** Sie zwingen die Gewerkschaften in die Friedenspflicht während der Laufzeit der Tarifverträge.

Wirkung von Tarifverträgen

Es bestehen verschiedene Möglichkeiten, wie Tarifverträge Wirkungen zwischen den Arbeitsvertragsparteien entfalten können.

- **Tarifgebundenheit:** Sie liegt vor, wenn Arbeitgeber und Arbeitnehmer jeweils Mitglied eines tarifschließenden Verbandes, also eines Arbeitgeberverbandes und einer Gewerkschaft sind.
- **Geltungsbereich:** Für eine Tarifwirkung muss das Arbeitsverhältnis vom Geltungsbereich des Tarifvertrages erfasst werden, dessen Reichweite im Tarifvertrag festgelegt ist:
  - Räumlich erfasst werden nur Arbeitsverhältnisse in Betrieben, die in der tariflich bezeichneten Region ihren Sitz haben.
  - Für den branchenmäßig-betrieblichen Geltungsbereich ist der tarifvertraglich bezeichnete Wirtschaftszweig maßgeblich.
  - Der persönliche Geltungsbereich erstreckt sich tarifvertraglich auf bestimmte Personengruppen.

Der Tarifvertrag tritt, sofern nichts anderes vereinbart ist, mit seinem Abschluss in Kraft und endet durch Zeitablauf oder Kündigung. Nach Ablauf eines Tarifvertrages wirken seine Normen bis zum Abschluss einer neuen Abmachung weiter; sogenannte Nachwirkung tritt ein.

MERKE
Die Verwirkung bzw. der Verzicht auf tarifliche Rechte ist nicht möglich!

Für die Geltung von Regelungen zu betriebsrechtlichen Fragen genügt die einseitige Tarifbindung des Arbeitgebers. Hierunter fallen die allgemeine betriebliche Ordnung wie z. B. Arbeitsort, Arbeitszeitverteilung u. Ä.

26

- **Allgemeinverbindlichkeitserklärung:** Arbeitnehmerverbände sind freiwillige Zusammenschlüsse von Unternehmern. Ihr Ziel ist es, die sozialpolitischen und arbeitsrechtlichen Interessen der Mitglieder zu vertreten, zu informieren und zu beraten. Trotz fehlender Mitgliedschaft in einem tarifschließenden Verband kann mittels Allgemeinverbindlichkeitserklärung des Tarifvertrages durch den Bundesminister für Arbeit oder das zuständige Ministerium des Landes, die Gültigkeit des Vertrages auch auf nicht tarifgebundene Arbeitgeber und Arbeitnehmer erstreckt werden. Die Allgemeinverbindlichkeitserklärung endet durch deren Aufhebung oder durch Aufhebung des ihr zugrunde liegenden Tarifvertrages. Bis zum Abschluss neuer Vereinbarungen zwischen Arbeitgeber und Arbeitnehmer gelten diese allgemeinverbindlichen Tarifnormen weiter.

26.4.5 Betriebsverfassungsrecht

Allgemeines

Das Betriebsverfassungsrecht regelt innerbetrieblich das Verhältnis zwischen dem Arbeitgeber und der Belegschaft eines Unternehmens. Die Mitarbeiterinnen und Mitarbeiter des Unternehmens werden dabei durch den von ihnen gewählten Betriebsrat repräsentiert. Das Betriebsverfassungsrecht ist im Betriebsverfassungsgesetz (BetrVG) geregelt und gibt den Arbeitnehmerinnen und Arbeitnehmern durch den Betriebsrat eine Beteiligung an Entscheidungen, die das Unternehmen betreffen und die sonst von der Unternehmensleitung allein getroffen würden. Man bezeichnet diese Beteiligung auch als **Mitbestimmungsrecht.**

MERKE
Die Mitwirkungs- und Beschwerderechte der Arbeitnehmer nach §§ 81 ff. BetrVG gelten im Übrigen unabhängig davon, ob ein Betriebsrat existiert oder nicht.

Der Betriebsrat

Ein Grundgedanke des Betriebsverfassungsgesetzes ist die vertrauensvolle Zusammenarbeit zwischen Arbeitgeber und Arbeitnehmerinnen und Arbeitnehmern. Damit das auch gewährleistet ist, sind gemäß § 1 BetrVG in Betrieben mit i. d. R. mindestens fünf ständigen wahlberechtigten Arbeitnehmern, von denen drei wählbar sind, Betriebsräte zu wählen. Der Betriebsrat wird also von der Belegschaft gewählt und arbeitet gemeinsam mit den im Betrieb ggf. vertretenen Gewerkschaften und Arbeitgebervereinigungen zum Wohle der Arbeitnehmer und des Betriebs. In § 2 BetrVG ist dazu festgelegt: „Arbeitgeber und Betriebsrat arbeiten unter Beachtung der geltenden Tarifverträge vertrauensvoll und im Zusammenwirken mit den im Betrieb vertretenen Gewerkschaften und Arbeitgebervereinigungen zum Wohl der Arbeitnehmer und des Betriebs zusammen."

Insbesondere wacht der Betriebsrat u. a. darüber, dass die zugunsten der Arbeitnehmer geltenden Gesetze, Verordnungen, Tarifverträge und Betriebsvereinbarungen eingehalten und durchgeführt werden. Er ist außerdem bei sozialen, personellen und wirtschaftlichen Angelegenheiten zu beteiligen. Diese Beteiligungsrechte gliedern sich in Mitbestimmungsrechte und in Mitwirkungsrechte. Die allgemeinen Aufgaben des Betriebsrates sind in § 80 BetrVG genannt. Darüber hinaus regelt das BetrVG folgende Mitwirkungsrechte aus folgenden Bereichen:

- **Soziale Angelegenheiten, §§ 87 ff. BetrVG:** Hierbei gilt es zu beachten, dass das Mitbestimmungsrecht des Betriebsrates nur für kollektive Angelegenheiten besteht, also nur für Maßnahmen, die kollektive Arbeitnehmerinteressen betreffen.
- **Personelle Angelegenheiten, §§ 92 ff. BetrVG:** Regelungen zu personellen Einzelmaßnahmen finden sich in den §§ 99 ff. BetrVG. Danach hat der Arbeitgeber in Betrieben mit mehr als 20 wahlberechtigten Arbeitnehmern den Betriebsrat vor jeder Einstellung, Eingruppierung, Umgruppierung und Versetzung zu unterrichten. Er muss sich dazu auch die Zustimmung des Betriebsrates zu der geplanten Maßnahme einholen. Verweigert der Betriebsrat seine Zustimmung mit einer Begründung, die sich unter die in § 99 Abs. 2 BetrVG anerkannten Gründe einordnen lässt, kann der Arbeitgeber nach § 99 Abs. 4 BetrVG beim Arbeitsgericht die Ersetzung der Zustimmung beantragen. Bis zur Sitzung beim Arbeitsgericht kann der Arbeitgeber die personelle Maßnahme vorläufig durchführen, wenn es aus sachlichen Gründen dringend nötig ist, § 100 Abs. 1 BetrVG. Nach § 102 Abs. 1 Satz 1 BetrVG ist der Betriebsrat auch vor jeder Kündigung zu hören. Eine ohne Anhörung des Betriebsrats ausgesprochene Kündigung ist nach § 102 I 3 BetrVG unwirksam.
- **Wirtschaftliche Angelegenheiten, §§ 106 ff. BetrVG:** In Unternehmen mit mehr als 100 Arbeitnehmern ist nach § 106 BetrVG ein Wirtschaftsausschuss zu bilden. Dieser berät wirtschaftliche Angelegenheiten mit dem Arbeitgeber und unterrichtet den Betriebsrat. In Betrieben mit mehr als 20 wahlberechtigten Arbeitnehmern hat der Unternehmer den Betriebsrat nach § 111 BetrVG über geplante und in Satz 2 aufgezählte Betriebsänderungen, die wesentliche Nachteile für die Belegschaft zur Folge haben können, rechtzeitig und umfassend zu unterrichten. Betriebsänderungen sind mit dem Betriebsrat zu beraten.

Damit hat der Betriebsrat u. a. die folgenden Rechte:

- Informationsrechte
- Anhörungsrechte
- Beratungsrechte
- Widerspruchsrechte
- Zustimmungserfordernisse, insbesondere bei einer Kündigung
- Bereiche mit Einigungszwang
- Initiativrechte

26.4.6 Arbeitskampfrecht

DEFINITION

Der **Arbeitskampf** wird im Rechtswesen wie folgt definiert: Arbeitskampf ist die von der Arbeitgeber- oder Arbeitnehmerseite zur Erreichung bestimmter Ziele mittels kollektiver Störungen der Arbeitsbeziehungen bewirkte Druckausübung.

Teilnehmer eines Arbeitskampfes in diesem Sinne können also nur Arbeitnehmer oder Arbeitgeber und deren Organisationen sein.

Es hat folgende Instrumente, um Forderungen Nachdruck zu verleihen:

- Streik für die Arbeitnehmer
- Aussperrung für die Arbeitgeber
- Boykott, der maßgeblich darauf gerichtet ist, den Kampfgegner geschäftlich zu schädigen.

VORSICHT

Arbeitskämpfe sind jedoch nur auf tarifvertraglicher, nicht auf betrieblicher Ebene zulässig!

26.4.7 Die wichtigsten Gesetze

Wie bereits in der Einleitung zum Thema Arbeitsrecht dargestellt, ist das Arbeitsrecht auf viele Einzelgesetze aufgesplittet. Die wichtigsten davon sind zum einen die Rechtsvorschriften zur Entgeltfortzahlung im Krankheitsfall und die Vorschriften, die den Schutz der Arbeitnehmerinnen und Arbeitnehmer betreffen.

Entgeltfortzahlung im Krankheitsfall

Auch zu diesem Thema finden wir Vorschriften in verschiedenen Gesetzen, die zu beachten sind:

- Entgeltfortzahlungsgesetz
- BGB
- HGB
- Gewerbeordnung (GO)

Grundsätzlich gilt für alle Arbeitnehmerinnen und Arbeitnehmer sowie für Auszubildende das Entgeltfortzahlungsgesetz von 1994. Es regelt die Zahlung des Arbeitsentgelts an gesetzlichen Feiertagen und die Fortzahlung des Arbeitsentgelts im Krankheitsfall. An einem gesetzlichen Feiertag ist eine Arbeitnehmerin/ein Arbeitnehmer grundsätzlich nicht verpflichtet, Arbeit zu leisten. Der Arbeitgeber ist aber verpflichtet der Arbeitnehmerin/dem Arbeitnehmer das Arbeitsentgelt zu zahlen, das sie/er ohne Arbeitsausfall erhalten hätte. Im Falle der Arbeitsunfähigkeit durch Krankheit, einer medizinischen Rehabilitationsmaßnahme, der Arbeitsverhinderung aufgrund einer nicht rechtswidrigen Sterilisation oder eines nicht rechtswidrigen Schwangerschaftsabbruchs erhält die Arbeitnehmerin/der Arbeitnehmer das im Arbeitsvertrag vereinbarte Arbeitsentgelt bis zur Dauer von sechs Wochen weitergezahlt. Voraussetzung für die Entgeltfortzahlung ist, dass die Arbeitnehmerin/der Arbeitnehmer die Arbeitsunfähigkeit dem Arbeitgeber unverzüglich mitteilt. Spätestens am dritten Tag der Arbeitsunfähigkeit muss die Arbeitnehmerin/der Arbeitnehmer dem Arbeitgeber eine ärztliche Bescheinigung über die Arbeitsunfähigkeit vorlegen. Wenn der Arbeitgeber es verlangt, muss die Arbeitnehmerin/der Arbeitnehmer ab dem ersten Tag der Arbeitsunfähigkeit diese mit einem ärztlichen Attest nachweisen.

Schutzgesetze

Arbeitssicherheit und Gesundheitsschutz sind für die Mitarbeiterinnen und Mitarbeiter eines jeden Unternehmens unabdingbar. Darunter sind alle Maßnahmen, Mittel und Methoden zum Schutz der Beschäftigten vor arbeitsbedingten Sicherheits- und Gesundheitsgefährdungen zu verstehen. Die Zielsetzung ist die Verhütung von Arbeitsunfällen, die Verhütung anderer gesundheitlichen Gefährdungen am Arbeitsplatz oder durch die Arbeit. Es geht also um den Schutz der Gesundheit der Beschäftigten eines Unternehmens. Arbeitssicherheit und Gesundheitsschutz sind somit wichtige Faktoren für den wirtschaftlichen Erfolg eines jeden Unternehmens, denn gesunde, leistungsfähige und motivierte Mitarbeiterinnen und Mitarbeiter bilden zusammen mit den finanziellen Mitteln und den vorhandenen Sachwerten die sichere Basis für den wirtschaftlichen Erfolg des Unternehmens. Aus diesen Gründen sind Maßnahmen in den Bereichen Arbeitssicherheit und Gesundheitsschutz ein Garant und eine sinnvolle und effektive Investition in die erfolgreiche Zukunft des jeweiligen Unternehmens.

Die wichtigsten Schutzgesetze sind:

- Mutterschutzgesetz
- Jugendarbeitsschutzgesetz
- Schwerbehindertengesetz
- Arbeitsplatzschutzgesetz
- Arbeitsschutzgesetz
- Arbeitszeitgesetz
- Kündigungsschutzgesetz (➤ Kap. 26.4.3)

Mutterschutzgesetz

Die Schwangerschaft und die Geburt eines Kindes und die ersten Lebensmonate sind eine wichtige Zeit im Leben einer Frau und ihrer Familie. Deshalb brauchen Mutter und Kind in dieser Zeit den besonderen Schutz des Gesetzes. Das Mutterschutzgesetz übernimmt diese wichtige Aufgabe und schützt mit seinen Vorschriften die Gesundheit der Frau und ihres Kindes am Arbeits-, Ausbildungs- und Studienplatz während der Schwangerschaft, nach der Entbindung und in der Stillzeit. Der Mutterschutz beginnt, sobald eine Frau schwanger ist und sie die Schwangerschaft dem Arbeitgeber, dem Ausbildungsbetrieb, der Schule oder der Hochschule angezeigt hat. Sie ist verpflichtet, die Schwangerschaft durch ein ärztliches Attest oder ein Attest einer Hebamme oder eines Entbindungspflegers nachzuweisen. Eine weitere wichtige Aufgabe des Mutterschutzgesetzes in dieser Zeit ist, die werdende oder stillende Mutter vor einer unberechtigten Kündigung durch den Arbeitgeber zu schützen. Der Arbeitgeber hat bei Bekanntwerden der Schwangerschaft unverzüglich den Arbeitsplatz seiner Arbeitnehmerin auf mögliche Gefährdungen zu überprüfen. Wenn die werdende Mutter besonderen gesundheitlichen Gefährdungen am Arbeitsplatz ausgesetzt ist oder ausgesetzt sein könnte, sieht das Gesetz hier die Möglichkeit einer Umbesetzung auf einen Arbeitsplatz ohne Gefährdungen vor. Ist dies nicht möglich, besteht ein gesetzliches Beschäftigungsverbot und die werdende Mutter wird unter Fortzahlung ihres Arbeitsentgelts von der Arbeitsleistung freigestellt. Auch die behandelnde Ärztin oder der behandelnde Arzt der Schwangeren kann ein generelles Arbeitsverbot verhängen, wenn eine Gefährdung aus medizinische Gründen vorliegt und schriftlich attestiert wird. Der Arbeitgeber kann dieses ärztliche Attest grundsätzlich nicht anfechten oder überprüfen lassen. Kann die Frau während der Schwangerschaft ohne gesundheitliche Gefährdungen ihre vertraglichen Arbeiten weiterhin verrichten, tritt sechs Wochen vor dem mutmaßlichen Tag der Entbindung die gesetzliche Schutzfrist in Kraft und der Arbeitgeber darf die werdende Mutter nicht weiterbeschäftigen, es sei denn, die Schwangere erklärt sich ausdrücklich zur Arbeitsleistung bereit. Die Erklärung kann jederzeit von ihr widerrufen werden. Nach der Entbindung sieht der Gesetzgeber eine absolute Schutzfrist von acht Wochen vor. Bei einer Früh- oder Mehrlingsgeburt verlängert sich diese Frist auf zwölf Wochen. Für die Zeit der Schutzfristen und für den Tag der Entbindung erhält die Frau von ihrer Krankenkasse ein Mutterschaftsgeld in Höhe von 13,– EUR je Kalendertag. Der Arbeitgeber muss das Mutterschaftsgeld bis zum Nettoentgelt aufstocken. Die Einhaltung der Vorschriften des Mutterschutzgesetzes wird staatlich durch eine Aufsichtsbehörde überwacht. Diese hat in den Bundesländern unterschiedliche Bezeichnungen. Das Mutterschutzgesetz und die Aufsichtsbehörde müssen in jedem Unternehmen aushängen.

Jugendarbeitsschutzgesetz

Das Jugendarbeitsschutzgesetz dient dem Schutz von arbeitenden Kindern und Jugendlichen. Es zählt zu den Gesetzen des sozialen Arbeitsschutzes. Ziel des Jugendarbeitsschutzgesetzes ist es, Kinder und Jugendliche vor Überlastungen zu schützen. Das Gesetz schützt deshalb junge Menschen vor Arbeit, die zu früh beginnt, die zu lange dauert, die zu schwer ist, die sie gefährdet oder die für sie ungeeignet ist. Kinderarbeit ist grundsätzlich verboten.

Schwerbehindertengesetz (SGB IX)

Hauptaufgabe des Schwerbehindertengesetzes ist es, für Chancengleichheit auf dem Arbeitsmarkt in Deutschland zu sorgen. Es gibt den Unternehmen einen rechtlichen Rahmen vor und unterstützt sie durch Fördermittel, wenn sie schwerbehinderte Arbeitnehmerinnen und Arbeitnehmer integrieren. Darunter versteht das Gesetz Menschen, die körperliche, seelische, geistige oder Sinnesbeeinträchtigungen haben, die sie in Wechselwirkung mit einstellungs- und umweltbedingten Barrieren an der gleichberechtigten Teilhabe an der Gesellschaft hindern können. Eine Beeinträchtigung liegt vor, wenn der Körper- und Gesundheitszustand von dem für das Lebensalter typischen Zustand abweicht (§ 2 Abs. 1 SGB IX). Deshalb erhalten sie Leistungen, um ihre Selbstbestimmung und ihre volle, wirksame und gleichberechtigte Teilhabe am Leben in der Gesellschaft zu fördern, Benachteiligungen zu vermeiden oder ihnen entgegenzuwirken. Dabei wird den besonderen Bedürfnissen von Frauen und Kindern mit Behinderungen sowie Menschen mit seelischen Behinderungen Rechnung getragen. Gleiches gilt auch für Menschen, die von einer Behinderung im Sinne der Vorschriften des SGB IX bedroht sind.

Träger der Leistungen zur Teilhabe (Rehabilitationsträger) können sein:

1. Gesetzliche Krankenkassen
2. Bundesagentur für Arbeit
3. Träger der gesetzlichen Unfallversicherung
4. Träger der gesetzlichen Rentenversicherung
5. Träger der Kriegsopferversorgung und der Kriegsopferfürsorge
6. Träger der öffentlichen Jugendhilfe
7. Träger der Eingliederungshilfe

Arbeitsplatzschutzgesetz

Das Arbeitsplatzschutzgesetz regelt als Schutzgesetz das Benachteiligungsverbot für Arbeitnehmer, in Heimarbeit Beschäftigte, Handelsvertreter, Beamte und Richter in Zusammenhang mit der Einberufung zum Grundwehrdienst oder zu einer Wehrübung. Während dieser Zeit ruht das Arbeitsverhältnis.

Arbeitsschutzgesetz

Aufgabe des Arbeitsschutzgesetzes (ArbSchG) ist es, vornehmlich die Pflichten des Arbeitgebers in Bezug auf den allgemeinen Arbeitsschutz sowie deren Überwachung zu regeln. Es sichert den Arbeitnehmerinnen und Arbeitnehmern Schutzrechte zu und verpflichtet diese aber auch, aktiv beim Arbeitsschutz in ihrem Unternehmen mitzuwirken. Arbeitsschutz bedeutet, die Sicherheit und die Gesundheit der Beschäftigten sicherzustellen. Sowohl der Arbeitgeber als auch die Arbeitnehmerinnen und Arbeitnehmer sind verpflichtet, aktiv beim Arbeitsschutz mitzuwirken, indem Schutzvorschriften und Schutzmaßnahmen strikt eingehalten werden. So müssen Maschinen und andere Arbeitsmittel ordnungsgemäß verwendet werden. Denn jede Mitarbeiterin und jeder Mitarbeiter hat eine Sorgfaltspflicht gegenüber ihren/seinen Kolleginnen und Kollegen. Der Arbeitgeber ist seinerseits neben anderen Aufgaben zur arbeitsmedizinischen Vorsorge seiner Mitarbeiterinnen und Mitarbeiter verpflichtet. Dazu gehören auch Maßnahmen zu Erster Hilfe und in Notfällen. Jede Mitarbeiterin und jeder Mitarbeiter ist verpflichtet, auf die eigene Sicherheit zu achten und die Maßnahmen aus Sicherheitsschulungen und Unterweisungen umzusetzen. Auch die Arbeitssicherheit spielt dabei natürlich eine große Rolle im Arbeitsschutz. Alle Arbeitsplätze müssen menschengerecht und sicher gestaltet sein und das Tragen von Sicherheitskleidung und die

Nutzung von Sicherheitsvorkehrungen an Maschinen sind zwingend erforderlich. Weiterhin ist jede Mitarbeiterin und jeder Mitarbeiter verpflichtet, erkanntes Gefährdungspotenzial im Unternehmen dem/der Sicherheitsbeauftragten oder der Leitung zu melden. Die Kosten für den Arbeitsschutz trägt der Arbeitgeber allein.

Arbeitszeitgesetz

Das Arbeitszeitgesetz legt die Grenzen der Arbeitszeit in Deutschland fest. Dazu zählen auch Festlegungen bezüglich der Ruhepausen und Ruhezeiten. Die Höchstarbeitszeit kann sich auch auf Nebentätigkeiten auswirken. Das ist immer dann der Fall, wenn Arbeitnehmerinnen oder Arbeitnehmer in zwei oder mehr Arbeitsverhältnissen beschäftigt sind. Dann gilt auch hier die Höchstgrenze.

Regelmäßige wöchentliche Arbeitszeit

Arbeitszeit ist die Zeit vom Beginn bis zum Ende der Arbeit, ohne die Ruhepausen. Das Arbeitszeitgesetz schreibt keine regelmäßige wöchentliche Arbeitszeit vor. Diese wird i. d. R. über den Tarifvertrag oder den Arbeitsvertrag festgelegt. Allerdings ergibt sich aus den Regelungen des § 3 ArbZG eine tägliche und somit eine wöchentliche Höchstarbeitszeit: Die werktägliche Arbeitszeit der Arbeitnehmer darf 8 Stunden nicht überschreiten. Das Arbeitszeitgesetz legt somit eine Wochenarbeitszeit von 48 Stunden fest. Dies ergibt sich aus der bereits erwähnten täglichen Arbeitszeit von 8 Stunden an 6 Werktagen in der Woche. Die tägliche Arbeitszeit kann auf bis zu 10 Stunden nur verlängert werden, wenn innerhalb von 6 Kalendermonaten oder innerhalb von 24 Wochen im Durchschnitt 8 Stunden werktäglich nicht überschritten werden. Aus dieser Regelung ergibt sich somit eine Höchstarbeitszeit von 60 Stunden in der Woche. Allerdings muss innerhalb eines Zeitraumes von 6 Monaten oder 24 Wochen ein Ausgleich erfolgen, sodass sich eine durchschnittliche tägliche Arbeitszeit von 8 Stunden ergibt. Das Arbeitszeitgesetz macht keine Angaben zum Beginn und dem Ende der Arbeitszeit. Beginn und Ende der Arbeitszeit richten sich also folglich nach den Bedürfnissen und Erfordernissen des Unternehmens und können im Rahmen der täglichen Höchstarbeitszeit (§ 3 ArbZG) zwischen Arbeitgeber und Mitarbeiter frei vereinbart werden. Nach den geltenden tariflichen Regelungen und der einschlägigen Rechtsprechung des Bundesarbeitsgerichts (BAG) beginnt und endet die Arbeitszeit grundsätzlich an der Arbeitsstelle.

Ruhepausen

Aus Gründen des Gesundheitsschutzes sowie aufgrund arbeitswissenschaftlicher Erkenntnisse ist es erforderlich, dass die Arbeit durch angemessene Ruhepausen unterbrochen wird. Die Ruhepausen sollen der Mitarbeiterin oder dem Mitarbeiter die Aufnahme von Nahrung ermöglichen sowie Gelegenheit geben, sich von der physischen und psychischen Arbeitsbelastung zu erholen (➤ Tab. 26.2).

Tab. 26.2 Ruhepausen nach Arbeitszeit

Arbeitszeit	Vorgeschriebene Ruhepausenzeit
Mehr als 6 und bis zu 9 Stunden tgl.	Insgesamt mind. 30 Minuten
Mehr als 9 Stunden tgl.	Insgesamt mind. 45 Minuten

Ruhezeiten

Die Ruhezeit stellt im Gegensatz zur Ruhepause keine bloße Unterbrechung der täglichen Arbeit dar, sondern ist die Zeit, die mindestens zwischen dem Ende der täglichen Arbeitszeit und dem Beginn der folgenden täglichen Arbeit liegen muss. Entsprechend dem Arbeitsschutzgesetz beschreiben die Ruhezeiten jene Zeiträume zwischen den Arbeitstagen. Dabei ist von einer Mindestruhezeit von 11 Stunden auszugehen. Das Arbeitszeitgesetz enthält für manche Branchen besondere Regelungen zu Ruhezeiten. Dadurch können diese um eine Stunde gekürzt werden. Das betrifft u. a. folgende Bereiche:

- Krankenhäuser
- Pflegeeinrichtungen

Jede Verkürzung der Ruhezeit muss innerhalb eines Kalendermonats oder innerhalb von 4 Wochen durch Verlängerung einer anderen Ruhezeit auf mindestens 12 Stunden ausgeglichen werden. In Krankenhäusern und anderen Einrichtungen zur Behandlung, Pflege und Betreuung von Personen können Kürzungen der Ruhezeit durch Inanspruchnahmen während einer Rufbereitschaft, die nicht mehr als die Hälfte der Ruhezeit betragen, zu anderen Zeiten ausgeglichen werden. Aufgrund der vorstehend genannten gesetzlichen Regelungen ergibt sich im Falle der Rufbereitschaft eine Mindestruhezeit von mindestens 5,5 Stunden!

Bereitschaftsdienst und Rufbereitschaft

Als Bereitschaftsdienst wird jene Zeitspanne bezeichnet, in der sich ein Arbeitnehmer für dienstliche Zwecke bereithalten muss, um seine Arbeitskraft einsetzen zu können, sofern dies nötig sein sollte. Der Bereitschaftsdienst muss nicht zwingend im Betrieb selbst abgeleistet werden; dies kann auch ggf. von anderen Orten aus geschehen – je nach Art des Bereitschaftsdienstes. Der Bereitschaftsdienst ist als Arbeitszeit zu definieren. Aus diesem Grund muss er auch bei der Berechnung der maximalen wöchentlichen Arbeitszeit von 48 Stunden sowie der maximalen täglichen Arbeitszeit von 8 bzw. 10 Stunden Berücksichtigung finden. Im Gegensatz zum Bereitschaftsdienst zählt die Rufbereitschaft nicht als Arbeitszeit im Sinne des Arbeitszeitgesetzes. Als Arbeit im Sinne des Arbeitszeitgesetzes gilt nur die Zeit, die die Arbeitnehmerin oder der Arbeitnehmer tatsächlich an ihrem/seinem Arbeitsplatz mit ihrer/seiner Arbeit verbringt. Diese wird auch als Heranziehungszeit definiert.

Sonn- und Feiertagsarbeit

Grundsätzlich dürfen Arbeitnehmerinnen und Arbeitnehmer an Sonn- und gesetzlichen Feiertagen nicht beschäftigt werden. In mehreren Bereichen wie z. B. im Gesundheitswesen, im Rettungswesen, bei der Feuerwehr, der Polizei und in der Gastronomie dürfen Arbeitnehmerinnen und Arbeitnehmer an solchen Tagen beschäftigt werden. Solche Arbeitnehmerinnen und Arbeitnehmer erhalten dann neben der folgenden Ruhezeit einen Ersatzruhetag für den durch die Arbeit entgangenen Feiertag. Der Ersatzfeiertag soll sich grundsätzlich an die Ruhezeit anschließen.

Nachtarbeit und Schichtarbeit

Unter Nachtarbeit versteht das Gesetz Arbeit, die zwischen 23 Uhr und 6 Uhr geleistet wird und in diesem Zeitraum mehr als 2 Stunden dauert. Arbeitnehmerinnen und Arbeitnehmer, die aufgrund ihres Arbeitsvertrages Nachtarbeit als Dauernachtwache, in Wechselschicht oder Nachtarbeit an mindestens 48 Tagen im Kalenderjahr leisten, gelten vor dem Gesetz als Nachtarbeitnehmerinnen und Nachtarbeitnehmer. Auch für Nachtarbeitnehmerinnen und Nachtarbeitnehmer gilt ebenso wie für alle übrigen Arbeitnehmerinnen und Arbeitnehmer die Höchstarbeitszeit von 8 Stunden je Arbeitstag, die auch bei Bedarf auf 10 Arbeitsstunden erhöht werden kann. Anders als bei Arbeitnehmerinnen und Arbeitnehmern der Tagesschicht muss hier die Mehrarbeit innerhalb von 4 Wochen oder einem Kalendermonat ausgeglichen werden. Für Nachtarbeit ist der Arbeitgeber verpflichtet, einen angemessenen Ausgleich in Lohnzuschlägen oder Freizeit zu zahlen. Allerdings macht das Gesetz keine Angaben über die Höhe der Nachtzuschläge. Diese werden entweder durch Tarifverträge oder durch arbeitsvertragliche Vereinbarungen festgelegt.

26.5 Einführung in das Haftungsrecht

Bernd Müller

26.5.1 Allgemeines

DEFINITION

Das **Haftungsrecht** regelt die Frage: „Wer trägt wann und wofür die Verantwortung?"

Juristisch gesprochen geht es darum, wie sich Menschen im Rechtsverkehr zu verhalten haben und welche Rechtsfolgen eintreten, wenn sie fehlerhaft handeln.

MERKE

Haftung ist die rechtliche Verpflichtung einer Person, für Schäden am Eigentum oder Vermögen anderer Menschen oder für die Verletzung strafrechtlich geschützter Rechtsgüter gegenüber einer dritten Person einzustehen.

Geschützte Rechtsgüter sind z. B. das Recht auf körperliche Unversehrtheit (Körperverletzung → § 223 StGB) oder das Eigentum (Diebstahl → § 242 StGB).
Auch im Krankenhausalltag sind Haftungsfragen allgegenwärtig:

- *„Darf ich den Patienten/die Patientin fixieren?"*
- *„Darf ich als Krankenschwester/-pfleger oder OTA eine Injektion verabreichen?"*

oder

- *„Wer haftet, wenn Frau Müller stürzt, Herr Meier sich verirrt, Frau Lehmann aus dem Bett fällt oder nach der OP bei Herrn Schmidt ein Tupfer nicht entfernt wurde?"*

Medizinisches Fachpersonal und Pflegekräfte haben aufgrund ihres Berufsbildes ein sehr starkes Verantwortungsgefühl für ihre Patientinnen und Patienten und sind oftmals der Auffassung, dass diesen nichts passieren darf.

Diese Einstellung erschwert einen nüchternen Umgang mit den Risiken im Krankenhausalltag, denn diese gehören zum Alltag im Krankenhaus und es gilt, sie so weit wie möglich zu minimieren, denn vollständig ausgeschlossen werden, können sie nicht.

26.5.2 Haftungsarten

Risiken gehören zum Leben eines jeden Menschen, somit auch zum Leben eines Krankenhauspatienten. Nur wenn Mitarbeiterinnen/Mitarbeiter nachlässig sind, sich falsch oder pflichtwidrig verhalten, treten die Haftungsfolgen ein. Dabei kommen grundsätzlich drei Bereiche der Haftung unabhängig voneinander zum Tragen:

- Das Strafrecht
- Das Zivilrecht
- Das Arbeitsrecht

Aber auch das Versicherungsrecht, das Heimrecht und das Berufsrecht werden u. U. dabei berührt. In besonderen Fällen kommt im Bereich des Zivilrechts das Staatshaftungsrecht zum Tragen, nämlich immer dann, wenn ein Mensch aufgrund eines richterlichen Beschlusses in Haft ist oder in der geschlossenen Abteilung eines Krankenhauses medizinisch behandelt wird, dabei zu Schaden kommt und der Schaden in der Verantwortlichkeit des Personals zu suchen ist, denn bei staatlich angeordneten Zwangsmaßnahmen ist der Staat für das Wohl des Bürgers verantwortlich und haftet bei Zwischenfällen für seine Bediensteten.

Strafrecht

Das Zusammenleben der Menschen erfordert Rahmenbedingungen, die das Verhalten untereinander und gegenüber Dritten regeln, damit Unstimmigkeiten und Streitereien vermieden bzw. geklärt und schnell beigelegt werden können. Einen großen Teil dieser Rahmenbedingungen nehmen die Vorschriften des Strafgesetzbuches (StGB) ein, die bestimmte Verhaltensweisen der Menschen unter Strafe stellen (z. B. die Körperverletzung → § 223 StGB).
Es gelten im Strafrecht folgende Grundsätze:

1. Jeder haftet für sein eigenes Verschulden.
2. Bestraft kann nur werden, wenn die Strafbarkeit im Gesetz bestimmt war, bevor die Tat begangen wurde (§ 1 StGB).
3. Straftaten werden grundsätzlich von Amts wegen verfolgt, egal ob der/die Geschädigte es verlangt oder nicht. Es handelt sich hier um sog. Offizialdelikte. Als Offizialdelikte bezeichnet man

solche Straftaten, die Polizei und Staatsanwaltschaft von Amts wegen verfolgen, ohne dass ein Bürger das begangene Delikt zur Anzeige gebracht hat.

4. Einige kleinere Straftaten werden aber nur auf Antrag des/der Geschädigten von der Staatsanwaltschaft verfolgt, diese werden als Antragsdelikte bezeichnet. Dazu gehören insbesondere:
   - Hausfriedensbruch
   - Haus- und Familiendiebstahl
   - (leichte) Körperverletzung
   - Beleidigung
   - Verletzung der Schweigepflicht
   - Verletzung von Briefgeheimnissen

Begriff Straftat

Das Zusammenleben in einem Rechtsstaat ist dadurch gekennzeichnet, dass sich jeder Mensch an bestimmte Regeln halten muss, weil das Zusammenleben sonst nicht funktionieren kann. Auf das Strafrecht übertragen heißt das: *„Jeder Mensch muss wissen, was er tun darf und was nicht."*

Der Begriff Straftat hängt also mit der Verletzung von Rechtsgütern zusammen. Alle Rechtsgüter werden durch die vorhandene Rechtsordnung geschützt, weil in ihnen die Lebensinteressen jedes einzelnen Menschen und der Allgemeinheit verkörpert sind (z. B. Leben, Gesundheit, Freiheit, Eigentum). Rechtsgüter werden also bei einer Straftat, die eine schuldhaft und zu Unrecht begangene Tat darstellt, beschädigt oder zerstört. Eine Straftat ist somit eine verbotene Handlung.

MERKE

Eine Straftat liegt vor, wenn drei Bedingungen erfüllt sind:
1. Die Tat muss im Strafgesetzbuch (StGB) oder einem anderen Gesetz als verbotene Tat beschrieben und mit einer Strafe bedroht sein.
2. Der Täter muss schuldhaft, also bei vollem Bewusstsein, gehandelt haben.
3. Der Täter muss rechtswidrig gehandelt haben, also ohne Rechtfertigungsgründe (z. B. Notwehr).

Strafverfolgung

Als Täter wird bestraft:
- **Wer eine Tat selbst begeht** → § 25 Abs. 1 StGB
- **Wer eine Tat durch einen anderen begehen lässt** (mittelbarer Täter) → § 25 Abs. 1 StGB
- **Wer gemeinsam mit einem anderen die Tat begeht** (Mittäter) → § 25 Abs. 2 StGB **Anstiftung zu einer Straftat** → § 26 StGB (Das Bestimmen des Täters zu dieser Tat, d. h., der Täter wird beeinflusst, die Tat überhaupt zu begehen.)
- **Beihilfe** (Teilnehmerschaft) → § 27 StGB (Dem Täter wird Hilfe geleistet.)
  Beispiel:
- Ein Arzt zeigt einer Pflegekraft, wie sie einen Patienten mit einer Überdosis Morphium töten kann, ohne dass es auffällt.
- Ein Arzt verschafft einer Pflegekraft Morphium, ohne zu hinterfragen, wofür das Morphium benötigt wird, und die Pflegekraft tötet damit einen Patienten.

Straftatbestände

Straftatbestände sind gesetzlich festgelegte Merkmale für die Strafwürdigkeit einer Handlung/einer Tat. Man unterscheidet hier zwischen Vermögensdelikten und Nichtvermögensdelikten.

Vermögensdelikte
- **Diebstahl** → § 242 StGB

Strafbarkeit kann wegen Irrtums ausgeschlossen sein (§ 16 StGB).
Beispiel: Ein Pfleger einer Altenpflegeeinrichtung gibt den Angehörigen einer Verstorbenen den Fernseher aus dem Zimmer mit, weil er geglaubt hat, dass er Eigentum der Verstorbenen war. Tatsächlich war der Fernseher Eigentum einer Mitbewohnerin. Der Pfleger hat sich somit nicht wegen Diebstahl strafbar gemacht.
- **Unterschlagung** → § 246 StGB

Eine Unterschlagung liegt vor, wenn jemand trotz Aufforderung durch die Eigentümerin/den Eigentümer vorsätzlich eine fremde bewegliche Sache (Wertgegenstände, Schmuck oder Geld) behält oder nicht herausgibt.
- **Untreue** → § 266 StGB

Diese Norm bezweckt den Schutz des Vermögens einer Person vor dem **Missbrauch** oder dem **Treuebruch** durch eine dritte Person (z. B. Betreuer, Vormund, Vermögensverwalter, Prokurist). Eine Strafbarkeit wegen Untreue setzt ferner voraus, dass als Folge der Untreue ein Vermögensschaden beim Vermögensinhaber eintritt.
Ein **Missbrauchstatbestand** liegt dann vor, wenn die Täterin/der Täter fremdes Vermögen in einer Weise belastet, die zwar rechtlich wirksam ist, aber gegen die Interessen der Inhaberin/des Inhabers ist.
Beispiel: Der Mieter einer Wohnung hinterlegt bei Antritt des Mietverhältnisses eine Mietkaution in Höhe von 2 Monatsmieten. Entgegen der Vorschrift des § 551 Abs. 3 BGB hinterlegt der Vermieter die Kaution nicht bei einer Bank, sondern verwendet das Geld in anderer Weise. Der Vermieter macht sich hier der Untreue strafbar, weil er gegenüber dem Mieter eine treuhänderische Pflicht hat.
Bei einem **Treuebruch** tritt die Vermögensschädigung dadurch ein, dass der Betreuer/die Betreuerin die vertraglichen oder gesetzlichen Vermögensbetreuungspflichten im Rahmen des bestehenden Treueverhältnisses verletzt.
Beispiel: Willi M. ist als rechtlicher Betreuer seiner Tante Hulda H. bestellt. Die Betreuungsverfügung des Gerichts deckt neben der Vermögenssorge auch die Personensorge und die Gesundheitssorge ab. Willi findet beim Aufräumen eines Schrankes im Schlafzimmer von Hulda einen Umschlag voller Geld (10.000 EUR). Er fragt Hulda danach, welche sagt, dass es sich um ihre „eiserne Reserve" für Notzeiten handelt. Willi nimmt das Geld an sich und erklärt Hulda, dass er das Geld auf ihr Konto bei der Bank einzahlen werde. Tatsächlich behält er das Geld für sich und bezahlt davon sein neues E-Auto.

Nichtvermögensdelikte
- Gegen das Leben
- Gegen die körperliche Unversehrtheit
- Gegen die persönliche Freiheit

- Gegen die Ehre
- Gegen den persönlichen Friedens- und Geheimnisbereich
- In Fälschungsstraftaten

Gegen das Leben
- Mord → § 211 StGB
- Totschlag → § 212 StGB
- Tötung auf Verlangen → § 216 StGB
- Fahrlässige Tötung und Aussetzung mit Todesfolge →§ 222 StGB (Es reicht aus, wenn man eine Person, die wegen Krankheit oder Gebrechlichkeit hilflos ist, im Stich lässt.)

Gegen die körperliche Unversehrtheit
- **Körperverletzung** → § 223 StGB: Wer eine andere Person körperlich misshandelt oder an der Gesundheit beschädigt, wird mit Freiheitsstrafe bis zu 5 Jahren oder mit Geldstrafe bestraft.
- **Misshandlung Schutzbefohlener** → § 225 StGB: Misshandlung ist eine üble, unangemessene Behandlung, durch die das körperliche Wohlbefinden nicht nur unerheblich beeinträchtigt wird.
- **Hilfspflicht (unterlassene Hilfeleistung)** → § 323c StGB: Wer bei Unglücksfällen oder gemeiner Gefahr oder Not nicht Hilfe leistet, obwohl dies erforderlich und ihm den Umständen nach zuzumuten und insbesondere ohne erhebliche Gefahr und ohne Verletzung anderer wichtiger Pflichten möglich ist, wird mit Freiheitsstrafe bis zu 1 Jahr oder Geldstrafe bestraft.

Gegen die persönliche Freiheit
§ 239 StGB führt dazu aus:
(1) Wer einen Menschen einsperrt oder auf andere Weise der Freiheit beraubt, wird mit Freiheitsstrafe bis zu fünf Jahren oder mit Geldstrafe bestraft.
(2) Der Versuch ist strafbar.
- **Freiheitsberaubung:** Eine Freiheitsberaubung liegt vor, wenn einem Menschen durch eine andere Person die Möglichkeit genommen wird, sich frei nach eigenem Willen fortzubewegen. Das Strafrecht unterscheidet hier zwei Tatmodalitäten:
  1. Das Einsperren einer anderen Person
  2. Das Berauben der Freiheit einer anderen Person auf andere Weise durch Fesseln, Betäuben, Festhalten.
- **Freiheitsentziehende Maßnahmen:** Eine freiheitsentziehende Maßnahme oder Fixierung ist eine der einschränkendsten therapeutischen Vorgehensweisen. Diese Maßnahmen dürfen ausschließlich nur zum Wohle der davon betroffenen Person angewandt werden und bedürfen der richterlichen Genehmigung. Wird ein gebrechlicher oder kranker Mensch in einem Krankenhaus oder einer Pflegeeinrichtung durch die Anwendung von mechanischen oder anderen Mitteln in seinem Bewegungsdrang oder am Verlassen seines Aufenthaltsortes gehindert, liegt eine freiheitsentziehende Maßnahme oder Fixierung vor. Folgende Maßnahmen sind als freiheitsentziehende Maßnahmen zu bewerten:
  - **Fixieren** des Betroffenen durch mechanische Vorrichtungen an Stuhl oder Bett durch Bettgitter, Leibgurte, Schutzdecken oder Betttücher sowie Therapietische am (Roll-)Stuhl, Gurte am (Roll-)Stuhl, Hand-, Fuß- oder Bauchfesseln.

    Beispiel: Eine OTA fixiert eine Patientin auf Anweisung des Operateurs nach dem Ausschleusen am Bett, weil sie gedacht hat, dass das erlaubt ist. Hier hat sich die OTA strafbar gemacht. Sie kann aber in diesem Fall mit der Nachsicht des Gerichts und mit einer relativ milden Strafe rechnen. Hier liegt ein vermeidbarer Verbotsirrtum vor. Dieser wirkt sich lediglich strafmildernd aus (§ 17 StGB).
  - **Einsperren** der/des Betroffenen durch Absperren der Station oder des Zimmers sowie komplizierte Schließmechanismen an der Tür, die von der betreffenden Person nicht bewältigt werden können.
  - **Sedierende Medikamente** wie Schlafmittel, Psychopharmaka, wenn sie gegeben werden,
    - um die betreffende Person an der Fortbewegung in der Einrichtung oder am Verlassen der Einrichtung zu hindern,
    - um die Pflege zu erleichtern,
    - um generell Ruhe auf der Station oder in der Einrichtung herzustellen.
  - **Sonstige Vorkehrungen** wie Zurückhalten am Hauseingang durch Personal, Wegnahme von Bekleidung (wie z. B. Schuhe), Wegnahme von Fortbewegungsmitteln wie z. B. Rollstuhl oder Gehwagen (Die Aufstellung hat keinen Anspruch auf Vollständigkeit.).

Wann ist eine Freiheitsentziehung zulässig? Eine freiheitsentziehende Maßnahme ist nur zulässig bei vorheriger Genehmigung durch das Gericht! Nur in Ausnahmefällen können freiheitsentziehende Maßnahmen ohne gerichtliche Genehmigung zulässig sein.
Ausnahmen:
- Genehmigung durch den Betroffenen
- Mutmaßliche Einwilligung des Betroffenen
- Rechtfertigender Notstand nach § 34 StGB

Genehmigung durch den Betroffenen: Eine freiheitsentziehende Maßnahme ist zulässig, wenn der Betroffene wirksam in die Maßnahme einwilligt. Einwilligungsfähigkeit des Betroffenen liegt vor, wenn der Betroffene über den maßgeblichen natürlichen Willen verfügt. Geschäftsfähigkeit ist nicht Voraussetzung. Der Betroffene muss die Bedeutung und Tragweite seiner Entscheidung erkennen können. Die Einwilligung bezieht sich jeweils auf die konkrete Situation. Der Betroffene kann die Einwilligung jederzeit widerrufen. Verliert der Betroffene, z. B. infolge einer Erkrankung, die natürliche Einsichtsfähigkeit, ist auch seine vorher gegebene Einwilligung nicht mehr wirksam. Die Einwilligung des Betroffenen sollte aus Gründen der Rechtssicherheit schriftlich fixiert und durch Unterschrift bestätigt werden.

Mutmaßliche Einwilligung des Betroffenen: Hier befindet sich die betroffene Person in einer Situation, in der sie tatsächlich **keine** wirksame Einwilligung über den Eingriff in ihr Rechtsgut zum Ausdruck geben kann. Im Unterschied zur rechtfertigenden Einwilligung fehlt es hier an einer Äußerung des wirklichen Willens, weshalb an dessen Stelle der mutmaßliche Wille des Betroffenen tritt. Um diesen zu ermitteln, wird auf alle Umstände des Einzelfalls abgestellt. Hierbei ist grundsätzlich nach der objektiven Interessenlage zu entscheiden. Als Maßstab für die Entscheidung ist die Position eines vernünftigen und verständigen Menschen heranzuziehen. Liegt eine Patientenverfügung vor, ist diese grundsätzlich bindend.

Beispiel 1: Ein bewusstloser Patient wird mit dem Rettungswagen ins Krankenhaus gebracht. Er hat eine offene Schenkelhalsfraktur erlitten und wird unverzüglich in den OP gebracht, wo die Fraktur operativ behandelt wird. Der bewusstlose Patient ist nicht in der Lage, in die notwendige Operation (Körperverletzung) einzuwilligen. Es ist davon auszugehen, dass der Patient mit der operativen Versorgung der offenen Schenkelhalsfraktur und der damit verbundenen Sicherung auf dem OP-Tisch einverstanden ist.

Beispiel 2: Wenn der Betroffene zur willkürlichen Fortbewegung unfähig ist und kein diesbezüglicher Wille erkennbar ist, wird angenommen, dass er mit dieser ärztlichen Maßnahme (z. B. Sicherung am OP-Tisch) einverstanden ist. Der Betroffene hat z. B. nicht mehr die Fähigkeit, das Bett oder den OP-Tisch zu verlassen. Aber wer am Bettgitter oder den Sicherheitsgurten rüttelt, lässt den Willen zur Fortbewegung erkennen oder signalisiert, dass er nicht einverstanden ist.

Rechtfertigender Notstand nach § 34 StGB: Es geht hierbei um eine Konfliktsituation zweier rechtlich geschützter Interessen. Diese Rechtsvorschrift sanktioniert grundsätzlich die Verletzung eines Rechtsgutes, das von der Rechtsordnung als geringer bewertet wird als das zu schützende Rechtsgut. Voraussetzung hierbei ist, dass der Betreffende nicht anders handeln kann, um das höherwertige Rechtsgut zu schützen. Das Leben eines Menschen ist somit immer höherwertiger als ein Sachwert (egal wie wertvoll der Gegenstand ist). Bei der Frage, ob eine Handlung durch Notstand gerechtfertigt ist, muss geprüft werden, ob

- die Gefahr nicht anders abwendbar ist,
- das durch die Handlung geschützte Rechtsgut gegenüber dem verletzten Rechtsgut in der konkreten Situation von der Wertung her höher zu veranschlagen ist,
- der Grad der drohenden Gefahr erheblich ist,
- die Handlung angemessen ist.

Gegen die Ehre

Ehre ist der Ruf, als ein charakterlich anständiger Mensch zu gelten. Jede Äußerung, die geeignet ist, den Ruf einer Person zu schädigen, ist ehrverletzend und damit strafbar. Strafbar macht sich insbesondere, wer über jemanden ehrverletzende Tatsachen verbreitet. Wie z. B. *„Paul ist ein Steuerhinterzieher"* oder *„Rudi ist ein Betrüger. Er bringt alte Leute um ihre Ersparnisse."*

Reine Werturteile, wie etwa *„Klaus ist ein Sausack"*, fallen nicht unter die üble Nachrede, sondern sind **Beschimpfungen.**

Gegen den persönlichen Friedens- und Geheimnisbereich (Schweigepflicht und Datenschutz)

DEFINITION

§ 203 StGB – **Verletzung von Privatgeheimnissen**

(1) Wer unbefugt ein fremdes Geheimnis, namentlich ein zum persönlichen Lebensbereich gehörendes Geheimnis oder ein Betriebs- oder Geschäftsgeheimnis, offenbart, das ihm [...]* anvertraut worden oder sonst bekannt geworden ist, wird mit Freiheitsstrafe bis zu einem Jahr oder mit Geldstrafe bestraft.

* Auslassung: Auflistung verschiedener Berufsstände, auf deren Abbildung hier aus Gründen der Lesbarkeit verzichtet wurde. U.a. sind hier die Berufe des Gesundheitswesens genannt.

Im Jahr 1983 hat das Bundesverfassungsgericht durch das sog. Volkszählungsurteil die Grundlage des heutigen Datenschutzes geschaffen und das Recht auf informationelle Selbstbestimmung verbrieft. Datenschutz gehört somit zu den Persönlichkeitsrechten, als da sind:

- Recht der persönlichen Ehre
- Recht auf informationelle Selbstbestimmung
- Schutz vor Unterschieben von Äußerungen
- Recht am geschriebenen Wort
- Recht am gesprochenen Wort
- Recht am eigenen Bild

Das bedeutet, dass jede Person selbst über die Verwendung ihrer personenbezogenen Daten entscheiden kann und soll.

Datenschutz im Krankenhaus: Im Krankenhaus werden Menschen mit dem Ziel wieder gesund zu werden, diagnostiziert, behandelt, operiert und gepflegt. Diese wichtigen Tätigkeiten des Krankenhauses werden natürlich nicht einfach so durchgeführt, denn ein Krankenhaus ist kein rechtsfreier Raum, sondern alles was in einem Krankenhaus geschieht, ist rechtlich relevant und folglich gesetzlich reguliert. Um eine kranke Person erfolgreich behandeln zu können, ist es zwingend erforderlich, dass Ärztinnen und Ärzte, Schwestern und Pfleger viele Daten erheben müssen. Diese „Gesundheitsdaten" betreffen also einen sehr sensiblen Teil der Persönlichkeit eines Menschen und es ist nur folgerichtig, dass der Gesetzgeber durch verschiedene Gesetze äußerst strenge Anforderungen an die Handhabung dieser Daten stellt (Datenschutz-Grundverordnung [DSGVO], die Landeskrankenhausgesetze sowie § 203 StGB ärztliches Berufsgeheimnis; ➤ Kap. 26.6). In den letzten Jahren ist der Gesetzgeber besonders in diesem Rechtsbereich verstärkt tätig gewesen, um den Patientinnen und Patienten mehr Datensouveränität zu geben und auch vereinfachte und transparente Behandlungs- und Abrechnungsabläufe zu schaffen. Insbesondere sind hier die elektronische Patientenakte (ePA) und das Patientendatenschutzgesetz (PDSG) zu benennen.

Gesundheitsdaten: Gesundheitsdaten sind personenbezogene Daten, die durch Recht und Rechtsprechung einen hohen Schutz genießen. Sie beziehen sich auf die körperliche oder geistige Gesundheit eines Menschen und ebenso auf die Erbringung erforderlicher und vereinbarter Gesundheitsdienstleistungen sowie auf die daraus resultierenden Informationen über den Gesundheitszustand. Aufgrund der Vorschriften des Art. 9 Abs. 1 der DSGVO ist die Verarbeitung von Gesundheitsdaten grundsätzlich untersagt. Da aber ein Krankenhaus aus Gründen der Diagnostik, zur Sicherstellung der Behandlungen der Patientinnen und Patienten und zur späteren Nachvollziehbarkeit aller Behandlungsaktivitäten einen Nachweis haben muss, lassen § 22 Bundesdatenschutzgesetz (BDSG) und die Landeskrankenhausgesetze der jeweiligen Bundesländer Ausnahmen zu. Darüber hinaus sind alle vorstehend genannten Daten vom ärztlichen Berufsgeheimnis nach § 203 StGB geschützt. Wenn diese ohne rechtliche Befugnis oder ausdrückliche Erlaubnis der Patientin oder des Patienten an Dritte weitergegeben werden, drohen Haftstrafen von bis zu drei Jahren.

Betroffenenrechte im Gesundheitswesen: Den Patientinnen und Patienten stehen nach dem dritten Kapitel der DSGVO bestimmte

Betroffenenrechte zu. Das bekannteste dieser Rechte ist das Recht auf Auskunft über die verarbeiten Daten, denn grundsätzlich hat die Patientin/der Patient nach Art. 15 DSGVO das Recht Auskunft über die zu ihr/ihm gespeicherten Daten vom Krankenhaus zu verlangen. Allerdings kann dieses Recht jedoch aufgrund von Art. 9 Abs. 4 DSGVO in Verbindung mit § 630 g BGB beschränkt werden, wenn die Patientin/der Patient Einsicht in ihre/seine Patientenakte verlangt. Aufgrund dieser vorstehend genannten Vorschriften kann die Einsichtnahme in seltenen Fällen verwehrt werden und zwar immer dann, wenn therapeutische Gründe dagegensprechen und die Patientin/der Patient durch Kenntnis Schaden erleiden könnte (z. B. im Falle einer psychischen Erkrankung).

Interner Zugriff auf Patientendaten: Ein Krankenhaus oder eine stationäre Pflegeeinrichtung ist grundsätzlich als organisatorische Einheit anzusehen. Das kann aber nicht bedeuten, dass in einem Krankenhaus/einer Pflegeeinrichtung, auch wenn es von den Mitarbeiterinnen und Mitarbeitern als organisatorische Einheit angesehen wird, Patientendaten/Bewohnerdaten sowie andere personenbezogene Daten intern frei zugänglich sind, ausgetauscht und/oder weitergegeben werden dürfen. Ein Krankenhaus/eine Pflegeeinrichtung stellt in datenschutzrechtlicher Hinsicht keine geschlossene Einheit dar. Deshalb darf jede Mitarbeiterin/jeder Mitarbeiter nur Zugriff auf solche Daten haben, die für den eigenen Aufgabenbereich notwendig sind. Ein weitergehender Zugriff auf Daten ist deshalb nicht zulässig. So ist z. B. eine Reinigungskraft in einem Krankenhaus zwar datenschutzrechtlich vereidigt, darf aber trotzdem keinen Zugriff auf Daten haben. Weder Patientendaten noch Personaldaten.

Weitergabe von Patientendaten an Dritte: Jeden Tag stellt sich für ein Krankenhaus/eine Pflegeeinrichtung die Frage, wie mit Anfragen und Auskunftsersuchen von Krankenkassen, vom Medizinischen Dienst der Krankenkassen, von Hausärzten, nachbehandelnden Ärzten, Konsiliarärzten[1], Behörden, Dienstleistern, Angehörigen und Besuchern umgegangen werden soll. Die Weitergabe von Informationen zum Gesundheitszustand oder Genesungsfortschritt an Angehörige oder andere dem Patienten nahestehende Personen ist grundsätzlich nicht erlaubt. In jedem einzelnen der vorstehend genannten Fälle ist eingehend zu prüfen, ob und in welchem Umfang eine Auskunft, eine Weitergabe von Patientendaten rechtlich zulässig, also unbedenklich ist. Grundsätzlich hat die Auskunft suchende Stelle oder Person mit ihrer Anfrage die Rechtsgrundlage, die das Krankenhaus zur Auskunft verpflichtet, genau zu bezeichnen oder eine entsprechende Einwilligung, Vollmacht oder Urkunde als Nachweis der Berechtigung beizufügen. Telefonische Auskünfte sind stets abzulehnen, weil sie unzulässig sind.

Zivilrechtliche Haftung

Das Zivilrecht beinhaltet eine duale Form von zwei unterschiedlichen Haftungsgrundlagen. Zum einen geht es um die Erfüllung einer persönlichen Pflicht und zum anderen um das Eintreten mit dem persönlichen Vermögen, aufgrund einer vertraglichen Vereinbarung (vertragliche Haftung) oder aber aufgrund einer außervertraglichen Verpflichtung zum Schadenersatz verpflichtet zu sein.

Rechtsgrundlagen §§ 823–853 BGB

§ 823 BGB führt aus: (1) Wer vorsätzlich oder fahrlässig das Leben, den Körper, die Gesundheit, die Freiheit, das Eigentum oder ein sonstiges Recht eines anderen widerrechtlich verletzt, ist dem anderen zum Ersatz des daraus entstehenden Schadens verpflichtet.

Fazit: Wenn also ein Mensch, ein Kind oder ein kranker und/oder pflegebedürftiger Mensch von einem anderen Menschen geschädigt wurde, kann er von diesem, entsprechend der oben genannten Rechtsvorschrift, Schadenersatz verlangen. Es muss also ein Ausgleich für den erlittenen Schaden geschaffen werden. In der Regel wird eine finanzielle Entschädigung gezahlt, z. B. Erstattung der entstandenen Krankenhaus-/Behandlungskosten oder den Gegenwert in Geld für beschädigte oder vernichtete Sachen. Für erlittene Verletzungen des Körpers oder der Gesundheit besteht ein Anspruch auf Schmerzensgeld → § 847 BGB.

MERKE

Da der Staat in zivilrechtlichen Fällen nicht von sich aus tätig wird, damit der Betreffende zu seinem Recht kommt, muss jeder Geschädigte selbst dafür Sorge tragen, dass er seine Schadenersatzansprüche selbst geltend macht und sie auch selbst, ggf. mithlfe eines Anwalts und den Zivilgerichten, durchsetzt.

Arbeitsrechtliche Haftung

Neben den zivil- und strafrechtlichen Folgen kann es auch im Verhältnis zwischen Arbeitgeber und Arbeitnehmer zu haftungsrechtlichen Konsequenzen komme (➤ Tab. 26.3). Sei es, dass der Arbeitgeber dem Arbeitnehmer bestimmte Tätigkeiten untersagt, der Arbeitnehmer versetzt wird (auf eine andere Station), ein anderer Arbeitsbereich zugewiesen wird, der Arbeitnehmer eine Abmahnung erhält oder der Arbeitnehmer in Zukunft bestimmte Arbeiten ablehnt. Als letzte Konsequenz kann sogar eine Kündigung des Beschäftigungsverhältnisses ausgesprochen werden.

Tab. 26.3 Grundsätzliche Haftungsansprüche

Es können haftbar gemacht werden		
Der Mitarbeiter	**Die Vorgesetzten**	**Der Träger**
Bei vorwerfbarem fehlerhaftem Handeln → § 823 BGB Dem einzelnen Mitarbeiter kann Anspruch auf Freistellung von der Haftung gegen den Träger zustehen (gefahrengeneigte Arbeit, Rechtsprechung des BAG)	Bei Anleitungs- und Überwachungsfehlern → § 831 BGB Bei Organisationsfehlern → § 823 BGB	Für fremdes Verschulden → § 278 BGB Bei Auswahl-, Anleitungs- und Überwachungsfehlern → § 831 BGB Bei Organisationsfehlern → § 823 Abs. 1 BGB

Staatshaftung

Das Staatshaftungsrecht sieht vor, dass neben dem Schadenverursacher auch der Staat haften kann (z. B. Bund, Länder, Städte und Gemeinden). Der Staat kann in bestimmten Fällen nach den Grundsätzen der Staatshaftung herangezogen werden. Das wird immer dann der Fall sein, wenn Zwangsmaßnahmen staatlich angeordnet werden. z. B.:

- Eine Zwangsunterbringung in einer geschlossenen Abteilung eines Landeskrankenhauses, wenn der Geschädigte dort zwangsweise medizinisch behandelt wurde.
- Ein Triebtäter wird anstelle des Strafvollzuges zu einer psychiatrischen Behandlung in ein Landeskrankenhaus zwangsweise eingewiesen.

Bei staatlich angeordneten Zwangsmaßnahmen ist der Staat für das Wohl des Bürgers, den er mit einer solchen Zwangsmaßnahme belegt hat, verantwortlich und haftet bei Zwischenfällen.

26.5.3 Haftungsgrundlagen

Schuldfähigkeit und Deliktsfähigkeit

Ob ein Tatbestand rechtliche Konsequenzen für den Täter oder Verursacher hat, ist dadurch zu prüfen, dass festgestellt wird, ob ein Verschulden vorliegt. Ist ein Verschulden zu bejahen, ist zu prüfen, ob der Betreffende schuldfähig ist. Im Zivil- und Strafrecht gibt es unterschiedliche Begriffsbestimmungen für die Verantwortlichkeit des Täters bzw. des Verursachers. Im Strafrecht spricht man von Schuldfähigkeit und im Zivilrecht von Deliktsfähigkeit (> Tab. 26.4 und > Tab. 26.5).

Tab. 26.4 Schuld- und Deliktsfähigkeit in Straf- und Zivilrecht

Strafrecht	Zivilrecht
Schuldfähigkeit ist die Möglichkeit eines Erwachsenen, zur Normbefolgung fähig zu sein und über die entsprechende Handlungs- und Willensfreiheit zu verfügen.	**Deliktsfähigkeit** ist die Einsichts-, Zurechnungs- und Steuerungsfähigkeit einer Person.
Schuldunfähig sind Kinder bis 14 Jahren → § 19 StGB sowie Bewusstseinsgestörte, krankhaft seelisch Gestörte → § 20 StGB.	**Deliktsunfähig** sind Kinder < 7 Jahren → § 828 Abs. 1 BGB, Kinder < 10 Jahren bei Unfällen mit Kfz, Schienenbahn oder Schwebebahn → § 828 Abs. 2 BGB, Bewusstlose und Geisteskranke → § 827 BGB.
Bedingt schuldfähig sind Jugendliche (14–18 Jahre) → §§ 1, 3 JGG.	**Bedingt deliktsfähig** sind Minderjährige vom 7.–18. Lebensjahr → § 828 Abs. 2 BGB.
Unbeschränkt schuldfähig sind alle übrigen.	**Unbeschränkt deliktsfähig** sind alle übrigen.

Tab. 26.5 Schuldformen

Vorsatz	Fahrlässigkeit
Bewusstes und gewolltes Handeln: Absicht	Das Außerachtlassen der im Verkehr erforderlichen Sorgfalt: Verkehrssicherungspflicht

Fahrlässigkeit

Fahrlässig handelt eine Person, die es an der nötigen Sorgfalt und Umsichtigkeit fehlen lässt. Fahrlässigkeit wird im Zivilrecht und Strafrecht unterschiedlich behandelt. Im Zivilrecht wird der sog. „objektive Maßstab" angesetzt, während im Strafrecht der sog. „subjektive Maßstab" Anwendung findet. Für den Bereich der Pflege können die Begriffe so definiert werden:

Objektiver Maßstab (Zivilrecht): Es wird die Sorgfalt und Gewissenhaftigkeit einer Durchschnitts-OTA/-Pflegekraft zum Vergleich herangezogen, um das Verschulden feststellen zu können.

Subjektiver Maßstab (Strafrecht): Hier handelt fahrlässig, wer die Sorgfalt außer Acht lässt, zu der er nach den Umständen und seinen persönlichen Verhältnissen verpflichtet und fähig ist, und deshalb nicht erkennt, dass er eine Straftat begeht oder, obwohl er dies für möglich hält, darauf vertraut, dass es nicht geschehen werde.

Man unterscheidet bei der Fahrlässigkeit verschiedene Stufen:

- Leichte Fahrlässigkeit
- Normale Fahrlässigkeit
- Grobe Fahrlässigkeit

Grobe Fahrlässigkeit liegt z. B. vor, wenn die Pflegekraft den allgemein anerkannten Stand der Pflege nicht beachtet, also wenn die einfachsten und nächstliegenden Überlegungen nicht angestellt werden und die der Sachlage entsprechende besonders gebotene Sorgfalt außer Acht gelassen wird, d. h., wenn der Handelnde das nicht beachtet, was jedermann einleuchten müsste.

Beispiel:

- Schnelles Spritzen von Valium.
- PDL duldet, dass jede Pflegekraft ohne Weiteres ärztliche Verrichtungen durchführt.
- Ein dekubitusgefährdeter Patient wird stundenlang auf dem eingenässten OP-Tisch liegen gelassen.
- OTA reicht dem Chirurgen kontaminierte Instrumente an.
- Heimleiter duldet richterlich nicht genehmigte Fixierung.

Rechtfertigende Gründe

Notwehr und Nothilfe

§ 27 StGB: Durch Notwehr oder Nothilfe ist gerechtfertigt, wer eine Tat begeht, um einen gegenwärtigen rechtswidrigen Angriff von sich oder anderen abzuwenden.

§ 227 BGB: Eine durch Notwehr gebotene Handlung ist nicht widerrechtlich. Notwehr ist diejenige Verteidigung, welche erforderlich ist, um einen gegenwärtigen rechtswidrigen Angriff von sich oder anderen abzuwenden.

DEFINITION

Ein **Notstand** ist eine Situation, in der Personen einer Gefahr ausgesetzt sind, die nur unter Einsatz besonderer Mittel oder Maßnahmen zu beseitigen ist. Insbesondere werden dabei solche Gefahren betrachtet, die sich auf rechtlich geschützte Güter oder Interessen beziehen und nur durch die Verletzung eines fremden Rechtsguts abwendbar sind. Ein Notstand ist also eine Ausnahmesituation, in der eine Gefahr schnell abgewendet werden muss, um Menschenleben zu retten oder die körperliche Unversehrtheit zu erhalten.

Rechtsgrundlagen:
- Rechtfertigender Notstand → § 4 StGB (➤ Kap. 26.5.2)
- Notstand → § 228 BGB

Bei der Frage, ob eine Handlung durch Notstand gerechtfertigt ist, muss geprüft werden, ob
- die Gefahr nicht anders abwendbar ist,
- dass durch die Handlung geschützte Rechtsgut gegenüber dem verletzten Rechtsgut in der konkreten Situation von der Wertung her höher zu veranschlagen ist,
- der Grad der drohenden Gefahr erheblich ist,
- die Handlung angemessen ist, die Gefahr abzuwenden.

Beispiel: Willi M. will gerade sein Stammlokal betreten, um an einem Skatturnier teilzunehmen, als der stark alkoholisierte Bruno S. aus dem Lokal kommt und stark schwankend zu seinem Auto geht, um damit heimzufahren.

Willi geht sofort zu Bruno und fordert ihn auf, das Auto zu verlassen und nicht zu fahren und ihm den Zündschlüssel zu geben. Bruno ist aber stur und will unbedingt fahren, und verweigert die Herausgabe des Zündschlüssels.

Willi nimmt Brunos Handgelenk und verdreht es mit festem Griff, bis Willi den Autoschlüssel loslässt, nimmt ihm den Zündschlüssel ab und verhindert so, dass Bruno mit dem Auto fahren kann.

Ein Unterfall des rechtfertigenden Notstands stellt die **rechtfertigende Pflichtenkollision** dar. Sie liegt vor, wenn jemand eine ihm obliegende Pflicht nur auf Kosten einer ihm gleichfalls obliegenden Pflicht erfüllen kann, egal wie man sich entscheidet.

Sie stellt also einen **besonderen Rechtfertigungsgrund** bei **Unterlassungsdelikten** dar, denn es handelt sich hier nicht um eine Konstellation, die im Gesetz beschrieben ist, sondern um einen Rechtfertigungsgrund, der aufgrund des Gewohnheitsrechts anerkannt wird.

Um den Wert der kollidierenden Pflichten zu ermitteln, gibt es einige Anhaltspunkte:
- Es müssen die gefährdeten Rechtsgüter abgewogen werden (Leben, Gesundheit, Eigentum).
- Garantenpflicht oder Hilfeleistungspflicht?
- Distanz der Gefahrenquelle bzw. der zu rettenden Person.
- Wie hoch ist die Gefahr des Schadenseintritts beider Parteien?

Einwilligung und mutmaßliche Einwilligung

Die Rechtswidrigkeit einer Tat kann weiterhin dadurch entfallen, dass das „Opfer" in die Rechtsgutverletzung eingewilligt hat (z. B. Einwilligung in die Verabreichung einer Spritze, einer Massage, einer OP usw.).

§ 228 StGB: Wer eine Körperverletzung mit Einwilligung der verletzten Person vornimmt, handelt nur dann rechtswidrig, wenn die Tat trotz der Einwilligung gegen die guten Sitten verstößt.

Die Garantenstellung

Eine Garantenstellung liegt dann vor, wenn durch Gesetz, Vertrag oder aus einem anderen Grund eine Pflicht zum Handeln besteht. Diese Pflicht zum Handeln wird Garantenpflicht genannt. Sie entsteht z. B. zwischen Ehegatten (vgl. § 1353 BGB), zwischen Eltern und Kindern (vgl. § 1618a BGB), innerhalb von Lebens- und Gefahrengemeinschaften (nicht bei WGs, wohl aber zwischen Lebenspartnern und Gemeinschaften wie z. B. Bergsteigergruppen) und innerhalb von Behandlungsverträgen zwischen Arzt und Patient (vgl. § 630 a BGB). Es geht hier um Straftatbestände, die dadurch verwirklicht werden, dass eine rechtlich gebotene Handlung unterlassen wird. Man unterscheidet zwischen dem **echten Unterlassungsdelikt** und dem **unechten Unterlassungsdelikt.**

Das echte Unterlassungsdelikt: Es betrifft vom Gesetzgeber typisierte Lebenssituationen, in denen er eine Pflicht zum Handeln quasi als selbstverständlich unterstellt, so z. B. bei der unterlassenen Hilfeleistung (§ 323c StGB) oder bei der Nichtanzeige geplanter Straftaten (§ 138 StGB).

Das unechte Unterlassungsdelikt: Der Täter wird hier dafür bestraft, dass er einen Erfolg (Schaden) nicht abgewendet hat, obwohl er zur Schadensvermeidung verpflichtet war (§ 13 StGB). Bei sog. unechten Unterlassungsdelikten ist das Vorliegen einer Garantenstellung Voraussetzung für die Bejahung einer Strafbarkeit, diese ist in § 13 StGB geregelt und dadurch gekennzeichnet, dass dem Betroffenen aufgrund seiner Garantenstellung eine Pflicht zur Erfolgsabwendung aufgebürdet wird. Eine solche Pflicht zum Handeln kann bestehen nach Gesetz, aus einem Vertrag oder aus einem anderen Grund, z. B. durch ein gefahrbegründendes Vorverhalten, der sog. Ingerenz (lat.: ingerere = sich einmischen) des Täters, wobei der Verpflichtete pflichtwidrig ein gebotenes Handeln unterlässt und dadurch einen anderen schädigt (vgl. § 13 I StGB).

Beispiel: Eltern helfen ihrem ertrinkenden Kind nicht; Bestrafung wegen Totschlags, begangen durch Unterlassen. Die Garantenstellung ergibt sich hier aus dem Gesetz (Personensorge nach §§ 1626, 1631 BGB). Aus dieser Garantenstellung erwächst dann die Garantenpflicht, also die Pflicht zu handeln, um die Gefahr abzuwehren.

Man unterscheidet bei der Garantenpflicht zwischen zwei Grundtypen:
- Zum einen die **Beschützer- oder Obhutsgaranten** und zum anderen die sog. **Überwachungsgaranten.** Diese Unterteilung wird auch **funktionelle Zweiteilung** genannt.
- Der **Überwachungsgarant** hat dafür Sorge zu tragen, dass sich aus Gefahrenquellen, für die er gewisse Sicherungspflichten innehat, keinerlei Schäden für andere ergeben. Demgegenüber muss der **Beschützergarant** das Gut, für welches er Obhutspflichten trägt, vor allen von außen kommenden Gefahren schützen. Grundlage der Garantenstellung/-pflicht kann grundsätzlich nur eine Rechtspflicht sein.

DEFINITION

Eine **Rechtspflicht** ist die einer Person vom Gesetz auferlegte Pflicht zu einem Tun, Dulden oder Unterlassen.

Die Person, die die Pflicht zu übernehmen hat, muss ihr Verhalten so einrichten, wie es ihr vom Recht vorgeschrieben wird. Sie ist somit ein von der Rechtsordnung an Personen gerichteter und von diesen zu befolgender Befehl.

26.5.4 Rechtliche Haftungsprüfung

Bei der Frage, wer wann haften muss, geht man nach einer bestimmten Prüfungsfolge vor:
1. Sachverhalt feststellen (z. B. Tathergang ermitteln).
2. Gesetz überprüfen (rechtlich relevanter Tatbestand im Gesetz vorhanden?).
3. Sachverhalt abgleichen mit dem im Gesetz vorgegebenen Tatbestand (= subsumieren).
4. Liegt ein rechtlich relevanter Tatbestand vor (z. B. Körperverletzung → § 223 StGB)?

Wenn die Prüfung ein Verschulden einer Person oder mehrerer Personen zum Ergebnis hat, treten die genannten Haftungsfolgen ein.

26.6 Datenschutz-Grundverordnung (DSGVO)

Stefan Westerholt

Die DSGVO ist eine europäische Richtlinie und gilt in Deutschland seit Mai 2018. Mit dieser neuen Verordnung soll der fortschreitenden Digitalisierung von Wirtschaft und Gesellschaft innerhalb Europas Rechnung getragen werden. Es geht darum, die Interessen von Verbraucherinnen und Verbrauchern und der Wirtschaft gleichermaßen zu berücksichtigen. Insbesondere die Bürgerinnen und Bürger sollen in ihrem Grundrecht auf informelle Selbstbestimmung ihrer Daten gestärkt werden. Die DSGVO lässt sich mit folgenden Merkmalen skizzieren:
- **Marktortprinzip:** Die Verordnung gilt nicht nur für Betriebe innerhalb der EU, sondern für alle Unternehmen, die ihre Waren und Dienstleistungen innerhalb der EU anbieten. Entscheidend ist also nicht, wo der Artikel produziert wird, sondern ob er auf dem europäischen Binnenmarkt angeboten wird.
- **Transparenz für Verbraucher:** Jede Verbraucherin/jeder Verbraucher hat das Recht zu erfahren, welche Unternehmen persönliche Daten über sie/ihn sammeln. Folglich müssen Unternehmen darlegen können, wann und zu welchem Zweck Kundendaten gespeichert werden. Das gilt auch für Krankenhäuser.
- **Recht auf Vergessenwerden:** EU-Bürgerinnen und -Bürger haben das Recht, persönliche Daten löschen zu lassen. Gemeint sind damit Daten auf allen Formaten, elektronisch oder in Papierform. Große Unternehmen bieten für diesen Zweck Formulare an.
- **Datenportabilität:** Verbraucherinnen und Verbraucher haben das Recht, über die eigenen Daten zu bestimmen und diese z. B. zu einem anderen Unternehmen mitzunehmen. Sämtliche Vertragswechsel (Telefon- oder Stromanbieter) lassen sich damit einfacher durchführen.
- **Anlaufstelle für alle Datenschutzfragen:** Für die Klärung von Datenschutzfragen aus Sicht der Verbraucherinnen und Verbraucher innerhalb der EU sind niedrigschwellige Regelungen notwendig. Die Bürgerinnen und Bürger eines EU-Landes können sich bei einem Verdachts- oder Beschwerdefall an die inländische Aufsichtsbehörde wenden. Diese kümmert sich um alle weiteren Belange und stimmt das weitere Vorgehen mit der Dienststelle des betroffenen EU-Landes ab.
  (IHK Akademie: EU Datenschutz-Grundverordnung, DSGVO)

26

MERKE

In Krankenhäusern werden große Mengen personenbezogener Daten mit sensiblem Inhalt gesammelt. Daher spielt der Datenschutz hier eine besondere Rolle. Aus diesem Grund bedarf es bei der Herausgabe von Patientendaten i. d. R. immer der Zustimmung der Betroffenen. Das gilt auch für das Auskunftsersuchen von Angehörigen.

LITERATUR

Bundesministerium für Arbeit und Soziales (Hrsg.). Sozialbericht 2021. Bonn, 2021.

BMAS/Klett MINT GmbH (Hrsg.): Soziale Gerechtigkeit. Was ist sozial gerecht? www.sozialpolitik.com/es/soziale-gerechtigkeit (letzter Zugriff: 6.12.2022).

Heller-Jung S (Hrsg.). Stichwort Gesundheitswesen. Ein Lexikon für Einsteiger und Insider. Unter Mitarbeit von Hartmut Reiners. KomPart-Verlag [Hrsg.]. 4., vollst. aktualisierte A., vollst. überarb. Berlin: KomPart-Verl.-Ges (G + G – kleine Reihe).

IHK Akademie: EU Datenschutzgrundverordnung (DSGVO). www.ihk-muenchen.de/de/Service/Recht-und-Steuern/Datenschutz/Die-EU-Datenschutz-Grundverordnung/ (letzter Zugriff: 6.12.2022).

Schneider G, Toyka-Seid C. Das junge Politik-Lexikon von www.hanisauland.de. Bonn: Bundeszentrale für politische Bildung 2022 (letzter Zugriff: 6.12.2022).

Schubert K, Klein M. Das Politiklexikon. Begriffe. Fakten. Zusammenhänge. 8. A. Bonn: Dietz, J H, 2021.

Tschirner A, Behrendt S. Arbeits- und Sozialversicherungsrecht. Haan-Gruiten: Verl. Europa-Lehrmittel Nourney, Vollmer, 2016.

Hopf W, Edelstein B. Chancengleichheit zwischen Anspruch und Wirklichkeit. Bundeszentrale für politische Bildung 2018. www.bpb.de/gesellschaft/bildung/zukunft-bildung/174634/chancengleichheit?p=all (letzter Zugriff: 6.12.2022).

KAPITEL

27 Qualitäts- und Risikomanagement im OP kennen und anwenden

Günther Leimberger

27.1 Grundbegriffe des Qualitätsmanagements

27.1.1 Definition des Qualitätsbegriffs

Die Definition des Begriffs **Qualität** kann vielfältig erfolgen. Grundsätzlich kann man sagen, dass Qualität den Umfang der Anforderungserfüllung eines Produkts oder einer Leistung beschreibt. Dafür bedarf es im Vorfeld festgelegter **Qualitätsmerkmale,** die diese Anforderung am besten beschreiben. So kann die Qualität der Instrumentenaufbereitung durch die Merkmale Funktionsfähigkeit, Vollständigkeit des jeweiligen Siebes, verschmutzungsfrei oder als eindeutig identifizierbar beschrieben werden. Je seltener es bei den genannten Punkten zu Abweichungen kommt, umso höher ist der Grad der Qualität der Aufbereitung. Man misst hier das Ergebnis eines Prozesses und spricht somit von **Ergebnisqualität.**

Ein weiteres Beispiel für Qualität ist die Einhaltung des Kriteriums des „ersten Schnitts" für einen Saal. Wird ein dafür bestimmtes Zeitfenster regelmäßig eingehalten, entsprechen die damit verbundenen Prozesse wie Patientenvorbereitung, Patientenabruf, OP-Vorbereitung, Personalplanung den für sie vereinbarten Vorgaben oder Standards. Man spricht dann von **Prozessqualität.**

Stehen für diese Prozesse die notwendigen Ressourcen verlässlich zur Verfügung und sind die einzelnen Teilschritte nachvollziehbar, z. B. in Standards beschrieben und für alle beteiligten Mitarbeiter immer verfügbar, spricht man von **Strukturqualität.**

Wichtiges Element des täglichen OP-Betriebs ist die Qualität der OP-Planung. Der Qualität hängt in hohem Maße von den damit verbundenen Prozessen und Strukturen ab. Eindeutig definierte Verantwortlichkeiten für die OP-Planung, verbunden mit verbindlichen Tageskapazitäten der einzelnen Abteilungen oder Operateure, sowie ein transparentes Planungs-Tool sind wichtige Strukturen für eine gelungene OP-Planung. Die Prozesse der kurz-, mittel- und langfristigen OP-Planungen sind ebenso entscheidend für eine OP-Planung, welche in ihren Zielen eine hohe Verbindlichkeit und damit verbunden Zufriedenheit für den Patienten und Mitarbeiter hat, und für eine gute Auslastung der Tageskapazitäten sorgt. Eine gute **Planungsqualität** ist die Basis für eine wirtschaftliche OP-Organisation und hohe Mitarbeiterzufriedenheit. Sie berücksichtigt alle die Planung beeinflussende Faktoren und ist somit für jeden OP-Bereich erzielbar, wenn man diese Faktoren kennt und einfließen lässt. Dazu gehören die Quote an Notfalloperationen, die Kenntnis über die technische Ausstattung der OPs und deren Limitationen, das Wissen um die verfügbaren OP-Siebe, aber auch die normal zu erwartenden OP-Zeiten für bestimmte Eingriffe und Operateure.

Unter Qualität im Gesundheitswesen versteht man eine ausreichende und zweckmäßige, d. h. patienten- und bedarfsgerechte, an der Lebensqualität orientierte, fachlich qualifizierte, aber auch wirtschaftliche medizinische Versorgung mit dem Ziel, die Wahrscheinlichkeit erwünschter Behandlungsergebnisse bei Individuen und in der Gesamtbevölkerung zu erhöhen[1].

Unter **Qualitätsmanagement** versteht man alle aufeinander abgestimmten Tätigkeiten zum Leiten und Lenken einer Organisation, die darauf abzielen, die Qualität der angebotenen Leistungen zu verbessern. Qualitätsmanagement ist Aufgabe aller Führungsebenen, muss jedoch durch die sog. oberste Leitung (Vorstand, Geschäftsführung) angeführt werden. Für die Praxis bedeutet dies, dass die Unternehmensführung eine Qualitätspolitik entwickelt. Diese beinhaltet ein sog. Qualitätsversprechen, also eine Aussage darüber, was Patienten und Kunden an Qualität erwarten dürfen. Ergänzt wird diese durch ein **Leitbild** der Gesamtorganisation, aber auch einer Teilorganisation (z. B. im Rahmen eines OP-Statuts). Es stellt die Vision eines Unternehmens in puncto Qualität dar, welche man durch konsequentes qualitätsorientiertes Handeln erreichen möchte. Leitbild und Qualitätspolitik dürfen auch Aussagen darüber enthalten, was der Patient oder Kunde nicht erwarten darf.

[1] GMDS-Arbeitsgruppe „Qualitätsmanagment in der Medizin" (2008), Begriffe und Konzepte des Qualitätsmanagements. 3.A., GMDS, Hannover

Um die Inhalte eines Leitbildes (Vision) mit Leben zu füllen, bedarf es der Festlegung von Qualitätszielen und Wegen, um diese zu erreichen (Mission). Qualitätsziele werden zwischen der Unternehmensleitung und den nachgeordneten Führungskräften vereinbart. So kann ein stetes Höchstmaß an Patientensicherheit im OP Teil eines Leitbildes sein. Ein konkretes Ziel, dies dauerhaft zu erreichen, ist z. B. eine vereinbarte Höchstquote von Patienten, welche ohne Seitenmarkierung in den OP-Bereich kommen. Das damit verbundene Risiko der Seitenverwechslung soll durch entsprechende Maßnahmen am Ende bei null liegen.

Vom Qualitätsmanagement ist die Qualitätssicherung zu unterscheiden. Mittels Qualitätssicherung werden die notwendigen Mindeststandards sichergestellt. Damit wird für den Patienten das notwendige Vertrauen geschaffen, dass alle notwendigen Merkmale und Anforderungen an die Qualität der Behandlung erfüllt werden. Qualitätssicherung ist ein Teil des Qualitätsmanagements.

27.2 Werkzeuge des Qualitätsmanagements

27.2.1 Der PDCA-Zyklus

Maßgeblich für ein etabliertes Qualitätsmanagement ist das kontinuierliche Überprüfen und Verbessern von Prozessen, Strukturen und Ergebnissen. Dies geschieht dadurch, dass Ziele festgelegt werden **(Plan),** Maßnahmen zu deren Erreichung entwickelt und umgesetzt werden **(Do),** deren Wirkung bezüglich der Zielerreichung geprüft werden **(Check)** und bei Bedarf adaptiert werden **(Act).** Man kann dies als kontinuierlichen Kreislauf betrachten und bezeichnet diesen Kreislauf auch als **PDCA-Zyklus** (> Abb. 27.1).

Anhand des folgenden Beispiels „Einarbeitung von neuen Mitarbeitern" soll nun das Vorgehen nach dem PDCA-Zyklus vorgestellt werden.

- **Plan:** Als Ziel wird festgelegt, dass der neue Mitarbeiter innerhalb eines Zeitraums von 3 Monaten am Bereitschaftsdienst teilnehmen kann.
- **Do:** Es wird zunächst erhoben, welche Eingriffe im Bereitschaftsdienst anfallen und somit beherrscht werden müssen. Ebenso wird ein fester Ansprechpartner für den neuen Mitarbeiter festgelegt, welcher auch eine pädagogische Kompetenz besitzt (Mentor). Außerdem wird ein Plan erarbeitet, der die notwendigen Lernziele zur Zielerreichung beinhaltet.
- **Check:** Grundlage für den Check ist die Erreichung der definierten Lernziele. Diese werden mittels regelmäßiger Gespräche und Lernzielkontrollen in der Praxis geprüft. In Verbindung mit der festgelegten Zeitachse wäre die Anzahl der schon beherrschten Operationen zum Zeitpunkt X ein typischer Check. Ein Check sollte stets ein oder mehrere messbare Parameter oder Eigenschaften beinhalten, welche sich vom definierten Ziel ableiten.
- **Act:** Erkennt man, dass der neue Mitarbeiter „im Plan" ist, schreitet man mit dem Ausbildungsplan fort. Identifiziert man jedoch noch bestehende Wissenslücken, muss der Plan korrigiert werden und es erfolgen vertiefte Anleitungen zu diesen Lücken. Stellt sich heraus, dass der entwickelte Ausbildungsplan grundsätzlich zu straff gehalten war, muss das Ziel (Plan) korrigiert werden, indem z. B. der Zeitraum verlängert wird.

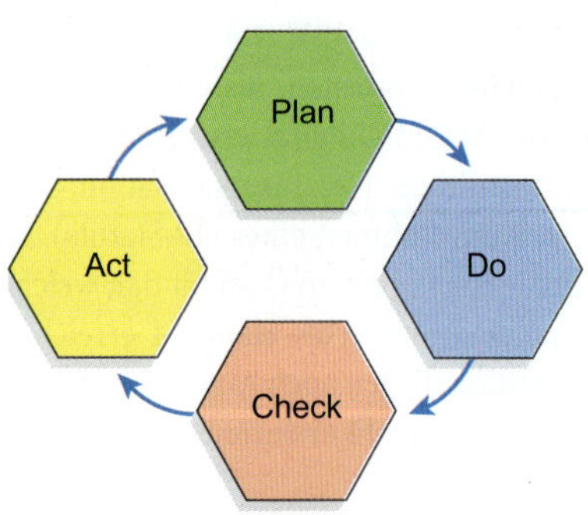

Abb. 27.1 PDCA-Zyklus [L143]

27.2.2 Typische QM-Werkzeuge

Während sich die Zielfestlegung zumeist aus der Qualitätspolitik, aus den Patientenerwartungen oder den Vorgaben der Unternehmensleitung gut ableiten lässt, ist die Entwicklung geeigneter Maßnahmen oft aufwendiger. Ein etabliertes Qualitätsmanagement kennt hierfür verschiedene Elemente zur Entwicklung von geeigneten Maßnahmen. Beispielhaft sollen hier einige vorgestellt werden.

- **Brainstorming:** Brainstorming ist eine Vorgehensweise, bei der eine Gruppe von Teilnehmern zu einer vorher festgelegten Fragestellung alle ihre damit verbundenen Ideen in einem bestimmten Zeitraum (z. B. 15 Min.) äußert. Diese werden ohne Kommentar oder Diskussion aufgeschrieben und nach Abschluss der Ideensammlung (Brainstorming) nach ähnlichen Inhalten gruppiert. Ziel dieses Verfahren ist es, ohne Einschränkungen alle entstandenen Gedanken zu sammeln und in der Folge strukturiert zu verwerten. Eine ähnliche, jedoch im Vorgehen deutlich strukturierte Variante ist das **Mindmapping.**
- **Ursachen-Wirkungs-Diagramm:** Die auch als **Ishikawa-**Diagramm bezeichnete Methode versucht Ursachen und Wirkungen grafisch darzustellen und in der Folge die damit erarbeiteten Zusammenhänge zu bewerten. Das Bewertungsergebnis priorisiert die einzelnen, als sinnvoll erkannten Maßnahmen. Man analysiert mit dieser Methode strukturiert die möglichen Ursachen, aufgeteilt in verschiedene Gruppen. So wird diese Methode z. B. auch 6-M-Methode benannt, wenn sie nach den sechs Ursachen Mensch, Maschine, Methode, Messung, Material und Milieu mögliche Ursachen für ein Problem analysiert.
  Als Beispiel sei hier das Problem Fehler in der Instrumentenaufbereitung benannt:
  Ursache:
  - **Mensch:** unzureichende Schulung.
  - **Maschine:** technische Probleme, z. B. der Reinigungsgeräte.
  - **Messung:** Fehler in der Validierung der Reinigungsgeräte oder in der optischen Prüfung der Instrumente.

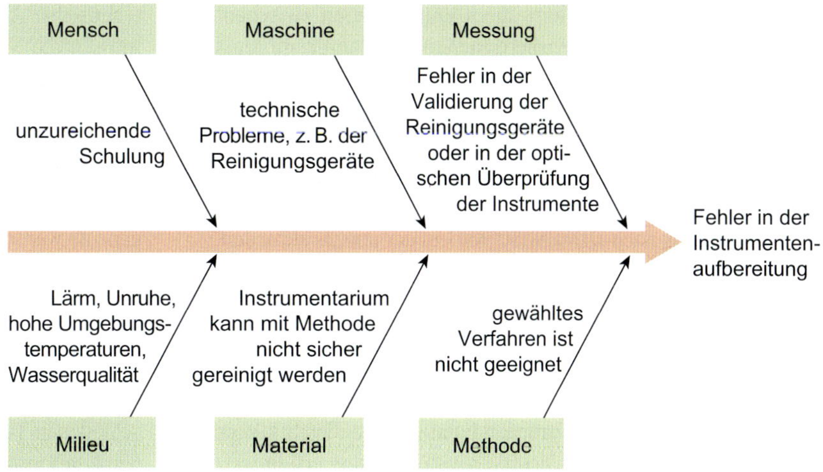

Abb. 27.2 Fishbone-Diagramm [L138]

- **Milieu:** Lärm, Unruhe oder hohe Umgebungstemperaturen können die Konzentrationsfähigkeit der Mitarbeiter beeinflussen. Ebenso hat die Wasserqualität Einfluss auf die Reinigungsleistung.
- **Material:** Das verwendete Instrumentarium kann mit den herkömmlichen Methoden nicht sicher gereinigt werden (z. B. Hohlrauminstrumente).
- **Methode:** Das gewählte Verfahren, z. B. bei der chemischen Reinigung, ist nicht geeignet.

Mit diesen Verfahren erhält man zuerst einen Überblick über mögliche Ursachen für ein Problem. Mittels Bewertung der Einzelursachen kann man in der Folge systematisch Ursachen ausschließen und andere intensiver analysieren. Die verschiedenen Ursachengruppen werden in einem Diagramm dargestellt. Aufgrund seiner Darstellungsweise, nenntman dieses auch Fischgrätendiagramm (Fishbone-Diagramm ➤ Abb. 27.2).

- **FMEA:** Während das Ursachen-Wirkungs-Diagramm ein bestehendes Problem analysiert, ist die **Fehlermöglichkeits- und Einflussanalyse** (FMEA) eine Methode, um potenzielle Fehler eines Verfahrens oder eines Prozesses frühzeitig zu erkennen und zu beheben. Ähnlich dem Ishikawa-Diagramm werden alle Einzelschritte eines Verfahrens nach möglichen Fehlerquellen untersucht. Sind diese identifiziert, werden die möglicherweise entstehenden Fehler nach deren Eintrittswahrscheinlichkeit und Bedeutung bewertet. Potenzielle Fehler mit den daraus resultierenden höchsten Werten werden in der Folge bearbeitet.
  Die FMEA wird v. a. bei sehr komplexen Prozessen eingesetzt, da sie mit ihrer Systematik alle Einzelfaktoren analysiert und auf ihr Risikopotenzial hin beleuchtet. Die FMEA wird oft als Methode der Fehlervermeidung eingesetzt, während das Ishikawa-Diagramm bereits geschehene Fehler analysiert.
  Wichtig bei allen dieser vorgestellten Methoden ist eine Moderation durch einen in der Methodik erfahrenen Moderator sowie die Bereitschaft aller Teilnehmer, die eigenen Interessen hinten anzustellen.
- **Durchführung von Audits:** Audits stellen eine unverzichtbare Methode des Qualitätsmanagements zur Überprüfung der festgelegten Prozesse und Strukturen dar. Im Rahmen eines Audits begehen Mitarbeiter des Qualitätsmanagements die Abteilungen, befragen die dort tätigen Mitarbeiter, beobachten den Alltag und/oder prüfen die verwendeten Dokumente. Am Ende steht ein Auditbericht, welcher der Abteilung die Einhaltung der Standards zurückmeldet. Man spricht hier von internen Audits. Eine Sonderrolle spielen hier die Peer Reviews. Hier besuchen sich Experten in ihren Bereichen gegenseitig und begutachten die Vorgehens- und Arbeitsweise im jeweils anderen Bereich. Dies kann als internes Audits innerhalb einer Klinik oder auch als externes Audit klinikübergreifend geschehen. Ein Peer Review hat weniger einen Kontrollcharakter, als vielmehr den Anspruch, im nachgehaltenen Austausch voneinander zu lernen.

27.2.3 Zertifizierungsverfahren

Ein Unternehmen oder eines seiner Teilbereiche kann seine gesamten Aktivitäten zum Qualitätsmanagement, also sein Qualitätsmanagementsystem von einer neutralen Instanz nach festgelegten Kriterien überprüfen und bestätigen lassen. Man spricht dann von einer Zertifizierung des QM-Systems. In diesem Verfahren wird einfach gesagt überprüft, ob die von bestehenden Qualitätszielen abgeleiteten Maßnahmen entwickelt und umgesetzt werden und deren Zielerreichung überprüft wird, das Unternehmen also in einheitlicher Art und Weise den PDCA-Zyklus lebt. Damit eine einheitliche Vorgehensweise sichergestellt werden kann, benötigt es deren schriftliche Fixierung in **Standards oder Verfahrensanweisungen.** Diese finden sich für alle Mitarbeitenden in einem **Qualitätshandbuch** wieder. Damit sichergestellt ist, dass diese Dokumente stets aktuell vorliegen, unterzieht man sie einer **Dokumentenlenkung.** Danach wird jedes Dokument fachlich geprüft und freigegeben und dieses Verfahren in regelmäßigen Abständen wiederholt. Die Mitarbeiter müssen nach erfolgter Dokumentenlenkung die Aktualität, sowie Freigeber und Gültigkeit nachvollziehen können.

Für den OP-Bereich typische Standards sind Hygienestandards, Lagerungsstandards, Verfahrensanweisungen zur OP-Vorbereitung oder Standards zur Bereitstellung der Materialien für einen definierten Eingriff. Weitere wichtige Bestandteile einer Zertifizierung sind der Umgang mit Fehlern, die Kommunikation zwischen den verschiedenen Zuständigkeitsbereichen und Verfahren zur Messung der definierten Qualitätszielerreichung.

Geschieht diese Überprüfung nach bestimmten Vorgaben oder Normen, erhält man ein Zertifikat, welches die Einhaltung derselben bestätigt. Typische, im Krankenhaus angewandte Zertifizierungsverfahren sind:

- Zertifizierung nach DIN EN ISO 9001 in der jeweils aktuellen Fassung
- Zertifizierung nach KTQ® (Kooperation für Transparenz und Qualität)
- Zertifizierung nach JCI (Joint Commission on Accreditation in Health Care)
- Systematik der EFQM (European Foundation of Quality Management)

Es gibt für Krankenhäuser und Arztpraxen jedoch keine gesetzliche Verpflichtung für eine Zertifizierung, der Gesetzgeber schreibt lediglich Maßnahmen zur Umsetzung eines Qualitätsmanagement- und Risikomanagementsystems im Krankenhaus vor. Welche Variante man hierfür verwendet und ob man sich dies durch eine externe Begutachtung überprüfen lässt, obliegt den Kliniken. Ergänzt wird dies durch zunehmende Vorgaben des Gesetzgebers zur Sicherstellung von Maßnahmen zur Qualitätssicherung. Die damit vorgegebenen Mindeststandards werden vom Gesetzgeber definiert und müssen von den Kliniken in ihrer Einhaltung nachgewiesen werden. Hier besteht allerdings das Risiko, dass Maßnahmen der Qualitätssicherung ein systematisches Qualitätsmanagement bei knappen Ressourcen verdrängen können, wenn diese in ihrer Bearbeitungsintensität steigen.

27.3 Qualitätssicherung und -management im OP

Der OP-Bereich mit seinen komplexen Verfahren ist ein kritisches Element der medizinischen Behandlung. Es bestehen verschiedene Risiken für den Patienten und in der Folge für den gesamten Krankenhausbetrieb. Umso wichtiger sind hier die Etablierung eines Systems qualitätssichernder Maßnahmen und deren Weiterentwicklung im Sinne eines QM-Systems. Hierbei sind die nachfolgenden typischen Themen zu berücksichtigen.

27.3.1 Sicherheit von Medizinprodukten

Als Medizinprodukt bezeichnet man einen Gegenstand oder einen Stoff, der zu medizinisch-therapeutischen oder diagnostischen Zwecken für Menschen verwendet wird, wobei die bestimmungsgemäße Hauptwirkung im Unterschied zu Arzneimitteln primär nicht pharmakologisch, metabolisch oder immunologisch, sondern meist physikalisch oder physikochemisch erfolgt. Darunter fallen auch Medizingeräte. Diese unterliegen regelmäßigen technischen Prüfungen, für deren Einhaltung der Betreiber des Medizinprodukts verantwortlich ist. Die Durchführung wird zumeist an die medizintechnische Abteilung eines Krankenhauses delegiert, trotzdem müssen die Nutzer darauf achten, dass die von ihnen verwendeten Geräte ein gültiges Prüfzeichen haben.

Eine Besonderheit stellt die Anwendung von Röntgenstrahlen dar. Diese darf nur durch Mitarbeiter erfolgen, welche die dafür notwendige Sachkunde besitzen und diese regelmäßig auffrischen. Die Funktionsfähigkeit der Röntgengeräte muss ebenfalls regelmäßig geprüft werden. Auch hierzu sind die Zuständigkeiten durch die Unternehmensleitung festzulegen, das Vorliegen der notwendigen Sachkunde muss durch den Strahlenverantwortlichen der Klinik überprüft werden. Geregelt sind diese Vorgaben in der Röntgenverordnung und dem Strahlenschutzgesetz.

Wiederaufbereitbare Medizinprodukte unterliegen ebenfalls verschiedenen Vorschriften, um einen einwandfreien Reinigungs- und Sterilisationsprozess zu gewährleisten. Dies ist wiederum die Voraussetzung dafür, dass Medizinprodukte ohne Risiko für den Patienten angewandt werden können. Unbedingte Voraussetzung ist z. B. das Vorliegen einer Aufbereitungsanleitung durch den Hersteller der Instrumente. Ebenso unterliegen Reinigungs-und Desinfektionsgeräte sowie Sterilisatoren der Pflicht zur regelmäßigen **Validierung.** Unter Validierung versteht man die Überprüfung eines Verfahrens bezüglich seiner Wirksamkeit, wie z. B. die Reinigung von Instrumenten mit einem bestimmten Reinigungsmittel unter Verwendung eines definierten Reinigungsprogramms. Die Gesamtheit der Erfüllung aller notwendigen Vorgaben wird mit einer eigenen Norm zur Aufbereitung von Medizinprodukten, der DIN 13485 zertifiziert. Die gesetzlichen Grundlagen finden sich hier im Medizinproduktegesetz, samt seiner damit verbundenen Verordnungen.

Damit vom Nutzer festgestellte und nicht bekannte Fehler in der Beschaffenheit oder Funktionalität strukturiert überprüft und kommuniziert werden, gibt es die Verpflichtung, diese zentral an das Bundesamt für Arzneimittelsicherheit zu melden. Nach entsprechender Prüfung kann von dort eine Warnmeldung ebenso erfolgen wie eine Rückholverpflichtung der fehlerhaften Produkte durch den Hersteller[2].

27.3.2 Schutz des Patienten vor Verwechslungen

Ein weiteres OP-typisches Thema der Qualitätssicherung im OP ist der Schutz des Patienten vor Verwechslungen. Diese kann eine Verwechslung der Person selbst, aber auch eine Verwechslung der zu operierenden Körperseite umfassen. Aufgrund der Tatsache, dass der Patient dem Operateur nicht immer persönlich bekannt ist und bedingt durch beruhigende Medikamente oder die durchgeführte Narkose nicht immer adäquat bis gar nicht kontaktierbar und vollständig orientiert ist, müssen Sicherheitsmaßnahmen eingeführt und im Rahmen der Qualitätssicherung überprüft werden, um die Durchführung der richtigen OP am richtigen Patienten stets sicherzustellen.

Hierfür werden drei Verfahren und Hilfsmittel parallel angewandt. Jeder Patient erhält ein Armband, mit dem er eindeutig

2 www.bfarm.de

identifizierbar ist. Die Anlage erfolgt stets nach eindeutiger Identifikation des Patienten im Rahmen der Aufnahme. Dieser Prozess ist auch für ein erneutes Anlegen, z. B. bei Wechsel des verwendeten Handgelenks, sicherzustellen.

Das sog. Team-Time-out vor OP-Beginn dient einem kurzen Check des gesamten OP-Teams zu dem Patienten, dem Eingriff oder den Besonderheiten. Erst wenn alle relevanten Fakten bestätigt sind, beginnt die Operation. Da die gesamten Prozesse rund um einen Eingriff verschiedenartig und komplex sind, ist die Arbeit mit einer OP-Checkliste, welche wichtige Schritte aller Prozesse überprüft, vorgeschrieben. Sie beinhaltet z. B. die mehrfache Identitätsprüfung, die Vollständigkeit der notwendigen Unterlagen oder die Durchführung des Team-Time-outs. Neben einem Leitfaden für die verschiedenen Maßnahmen zur Sicherstellung der Patientensicherheit dient die OP-Checkliste gleichzeitig auch zur Dokumentation dieser Maßnahmen.

27.3.3 Schutz des Patienten vor vermeidbaren Komplikationen

Neben den bereits beschriebenen Risiken besteht das Risiko der Wundinfektion, des versehentlichen Belassens von Fremdkörpern im OP-Gebiet und der Verwechslung von Untersuchungsmaterial. Dies zu vermeiden, ist Zweck von dazu erstellten Standards, welche regelhaft geprüft und den Mitarbeitern vermittelt werden müssen. Interne Audits sollten die korrekte Anwendung regelhaft überprüfen.

Da grundsätzlich der Mensch in seinem Handeln ein Risikofaktor sein kann, wird bei Arbeiten mit hohem Risikopotenzial für den Patienten das Vieraugenprinzip als Werkzeug der Qualitätssicherung angewandt. So erfolgt z. B. die Zählkontrolle von eingebrachten Tupfern, Tüchern, verwendeten Nadeln oder Instrumenten immer durch zwei Personen. Auch die korrekte Patientenzuordnung von entnommenem Probenmaterial sollte gemeinsam erfolgen. Die hierfür benannten Standards sind schon seit Langem verpflichtend vorgegeben, um nicht nur Patientenschädigungen, sondern auch davon abgeleitete Haftpflichtschäden zu vermeiden.

All diese benannten Maßnahmen dienen der Reduktion von Patientenrisiken und damit einem hohen Maß an Patientensicherheit. Man kann diese Aktivitäten der Qualitätssicherung, aber auch dem eng damit verbundenen klinischen Risikomanagement zuordnen (> Kap. 27.4).

27.4 Risikomanagement im OP

Grundsätzlich sind Qualitätsmanagement und Risikomanagement zwei sich ergänzende und unverzichtbare Bereiche zur Sicherstellung einer hochwertigen Behandlung nach modernen Standards. Die Vermeidung von Komplikationen oder Verwechslungen stellen eine unumgängliche Anforderung an die Qualität der Prozesse im OP-Bereich dar (> Kap. 34.3.6).

Unter einem Risikomanagementsystem versteht man die Gesamtheit aller organisatorischen Maßnahmen, die zur Erkennung, Analyse und Verhinderung von Risiken getroffen werden. Auch das Risikomanagement bedient sich definierter Strukturen und Verfahren.

- **Identifizieren möglicher Risiken:** Zunächst werden Risiken gesammelt. Hierbei geht es darum, mögliche Gefährdungen und Bedrohungen im Projekt zu identifizieren. Dies kann anhand folgender Fragen geschehen:
  - Was kann alles schiefgehen?
  - Welche Gefahren lauern?
  - Wo gab es früher schon einmal Probleme?
- **Bewertung der Risiken:** Sinn und Zweck dieser Bewertung ist die Identifikation der wirklich wichtigen Risiken. Nicht alle Risiken gefährden das Projekt gleichermaßen. In der Folge kommt es darauf an, sich auf die bedrohlichsten Risiken zu konzentrieren.
- **Strategien entwickeln:** Grundsätzlich unterscheidet man folgende mögliche Strategien:
  - Welche Risiken will ich vermeiden?
  - Welche Risiken will ich reduzieren?
  - Welche Risiken will ich delegieren?
  - Welche Risiken kann ich akzeptieren?
- **Maßnahmen definieren:** Risiken, die nicht akzeptiert werden können, sollten mit Maßnahmen belegt werden. Das stete Ziel ist hierbei die Vermeidung oder zumindest eine Reduzierung der Risiken.
  Gesucht sind Maßnahmen, welche entweder die Eintrittswahrscheinlichkeit des Risikos oder den Schaden reduzieren, falls das Risiko doch eintritt. Weitere Elemente sind:
  - Umsetzung der Maßnahmen
  - Prüfung der Auswirkungen
  - Risiken überwachen

Grundsätzlich sind diese Elemente des Risikomanagements analog dem PDCA-Zyklus als ein steter Handlungskreislauf zu betrachten.

Am Anfang stehen Methoden zur Erkennung und Analyse von Risiken. Hierzu dienen die bereits beschriebenen Werkzeuge des Qualitätsmanagements. Eine wichtige Rolle zur Identifizierung von möglichen Risiken spielen neben den einschlägigen Vorschriften oder Warnhinweisen bei der Nutzung von Medizinprodukten auch die bisherigen Erfahrungen und ausgewerteten Schadensfälle der Haftpflichtversicherer. Letztere sind aufgrund der Vielzahl und hohen Komplexität der medizinischen Prozesse nahezu unverzichtbar, um neben der Verwendung von Methoden zur Fehlerverhütung potenzielle Risiken für den Patienten zu erkennen. Diese Datenbasis ist häufig Grundlage für die Durchführung von Risikoaudits.

Analysiert man geschehene Fehler oder kritische Prozesse, wie z. B. den Ablauf einer OP auf mögliche Patientenrisiken, verwendet man zu deren Beschreibung vornehmlich zwei Parameter. Dies sind die **Eintrittswahrscheinlichkeit** sowie die damit verbundene mögliche **Schadenshöhe bei Eintritt.** Je höher beide Parameter einzeln oder gemeinsam eingeschätzt werden, umso dringlicher ist der damit verbundene Handlungsbedarf. So wäre die Seitenverwechslung ein ziemlich unwahrscheinliches Ereignis, die damit verbundene Schadenshöhe aber sehr hoch. Dies v. a., da neben der Schädigung des Patienten selbst, weitere negative Folgen für das gesamte Krankenhaus z. B. durch einen Imageverlust drohen, wenn dieser Fehler öffentlich wird.

Ergebnis eines Risikoaudits ist also nicht nur die Identifikation möglicher Risiken, sondern auch ein daraus abzuleitender Handlungsplan zur künftigen Verbeugung der erkannten Risiken. Ein systematisches Risikomanagement führt diese Schritte konsequent und regelmäßig durch.

Fehlervermeidung beginnt mit einer positiven **Fehlerkultur.** Analysiert man die Entstehung von vermeidbaren Komplikationen, stellt man fest, dass diese nicht selten durch ein Zusammenwirken einzelner, vermeidbarer Faktoren aufgetreten sind. So geht ein Patient im Rahmen seines Krankenhausaufenthalts durch verschiedene Prozessschritte seiner Behandlung, die von unterschiedlichen Akteuren durchgeführt werden. Jeder dieser Prozessschritte stellt im Sinne der Fehlervermeidung ein grundsätzliches Risikopotenzial dar, welches man durch Standards oder Standard Operation Procedures (SOP) zu vermeiden sucht. Jeder Standard stellt auch eine Sicherheitsbarriere für Patient und Arzt oder Pflegekraft dar. Ein Fehler in einem Prozessschritt kann durch den Folgeschritt entdeckt und korrigiert werden, wenn dies mit der notwendigen Aufmerksamkeit geschieht. So stellt z. B. die eindeutige Patientenidentifikation vor Beginn einer Operation ein mehrstufiges Geschehen dar. Bei Abholung des Patienten erfolgt eine Identifikationsabfrage durch den Transportdienst sowie eine eindeutige Zuordnung der beigefügten Akten mit Patientendaten, Einverständniserklärung und weiteren OP-relevanten Dokumenten. Gleiches erfolgt dann erneut in der Patientenschleuse im OP sowie vor Beginn der Narkose. Im Rahmen des Team-Time-outs im OP-Saal erfolgt die letztmalige Identifikationsprüfung und Prüfung der korrekten Unterlagen, der korrekten OP-Seite und OP. Werden diese Stufen durch fehlende SOPs, unplanmäßige Ereignisse, mangelnde Aufmerksamkeit oder gar Ablehnung der einzelnen Akteure, mangelnde Kooperation des Patienten oder Auslassung eines der Prozessschritte nicht konsequent umgesetzt, drohen Fehler. So liegen z. B. zwei Patienten mit dem Namen Müller in einem Zimmer. In der morgendlichen Eile wird dem abgeholten Patienten die falsche Akte mitgegeben, der Patient ist in der Schleuse aufgeregt und beantwortet die falsch gestellte Nachfrage nach seinem Namen nicht und der Operateur kennt seinen Patienten nicht. Damit versagen aufeinander aufgebaute Sicherungskonzepte.

Es gibt in allen Behandlungsschritten solche eskalierenden Ereignisketten, welche potenziell zur Schädigung des Patienten führen können. Erforscht und beschrieben wurde dies durch James Reason als Swiss Cheese Modell (Schweizer-Käse-Modell)[3] (➤ Kap. 34.3.6).

Eine wichtige und erfolgreiche Methodik zur Entwicklung einer positiven Fehlerkultur und Vermeidung von Fehlern stellt die Verwendung eines Meldesystems für beinahe oder bereits geschehene Fehler dar. Dieses als CIRS (Critical Incident Reporting System) bezeichnete, anonymisierte Meldesystem erlaubt jedem Mitarbeiter gemachte oder beinahe geschehene Fehler zu melden, ohne damit eine Restriktion befürchten zu müssen. Ziel ist stets eine positive Kultur im Umgang mit Fehlern, welche diese als Lern- und Verbesserungspotenzial und nicht als Fehlleistung im negativen Sinne betrachtet. Die damit verbundene Prüfung durch eine neutrale Instanz innerhalb des Krankenhauses und die daraus resultierende künftige Verhütung des gemachten Fehlers sollen dafür sorgen, dass alle Mitarbeiter von diesem Ergebnis Kenntnis erhalten und der (beinahe) geschehene Fehler sich nicht wiederholt. Eine systematische Anwendung der CIRS-Methodik erhöht somit die Patientensicherheit. In Deutschland stehen zudem verschiedene übergreifende CIRS-Datenbanken zur Verfügung, welche die gemachten Erkenntnisse allen Nutzern zur Verfügung stellt. Beispiele hierfür sind www.cirsmedical.de, www.cirs.bayern oder www.kh-cirs.de.

Zusammen mit den Ergebnissen aus den CIRS-Auswertungen und den aktuellen Empfehlungen zum Risikomanagement, z. B. durch das Aktionsbündnis Patientensicherheit (www.aps-ev.de) ist das Risikomanagement integrativer Bestandteil eines sich an den Bedürfnissen des Patienten orientierenden Qualitätsmanagements einer Klinik.

LITERATUR

GMDS-Arbeitsgruppe „Qualitätsmanagement in der Medizin". Begriffe und Konzepte des Qualitätsmanagements. 3. A. Hannover: GMDS, 2008.

www.bfarm.de (letzter Zugriff: 6.9.2022).

https://human-factors-hamburg.de/lexikon/swiss-cheese-model/ (letzter Zugriff: 6.12.2022).

[3] z. B. https://human-factors-hamburg.de/lexikon/swiss-cheese-model/

KAPITEL

28

Günther Leimberger

Betriebswirtschaftliche Grundlagen des Krankenhausbetriebes kennen

28.1 Grundlagen wirtschaftlichen Arbeitens

28.1.1 Der Begriff der Wirtschaftlichkeit

Spricht man über Wirtschaftlichkeit, bewertet man den Ertrag einer Leistung in Bezug zu den damit verbundenen Kosten. Kosten sind die im Rahmen einer Leistungserstellung verbrauchten Güter. Dies können verbrauchte Materialien, Personalstunden, im Zusammenhang mit der Leistungserstellung notwendige Gebäudekosten oder aber auch Nutzungsgebühren sein, wie z. B. Lizenzen für eine Software.

Sind die Erträge aus einer Leistung, wie z. B. eines operativen Eingriffs, höher als alle damit verbundenen Kosten, bezeichnet man diese Leistung als wirtschaftlich.

In diesem Zusammenhang sind die Begriffe der **Effektivität** und der **Effizienz** zu definieren. Der Effizienzbegriff bewertet die eingesetzten Mittel in Bezug auf ein gewünschtes Ergebnis. Je geringer der Mitteleinsatz im Verhältnis zum erzielten Ergebnis ist, als umso effizienter ist dieser zu bezeichnen („Tun wir die richtigen Dinge?"). Effektivität beschreibt die Art und Weise der praktischen Umsetzung („Tun wir die Dinge richtig?"). Verbessert man Effizienz und Effektivität führt dies zu steigender Wirtschaftlichkeit.

Ein Beispiel soll dies erläutern: Den größten Anteil an den Kosten einer Operationsabteilung haben die Kosten für das benötigte Fachpersonal. Ziel einer effizienten OP-Planung („Tun wir die richtigen Dinge?") sollte es daher sein, mit dem vorhandenen Team möglichst viele operative Eingriffe innerhalb der geplanten täglichen Arbeitszeit durchzuführen. Dies ist der strategische Ansatz der Effektivität. Damit dies gelingt, benötigt man damit verbundene Abläufe („Tun wir die Dinge richtig?"), welche ein reibungsloses Aufeinanderfolgen der geplanten Eingriffe ermöglichen. Mit optimalen Abläufen erreicht man z. B., dass das Zeitintervall zwischen zwei Eingriffen möglichst kleingehalten wird. Optimale Abläufe zu haben, bedeutet aber auch, dass das Team nicht über seine geplante Arbeitszeit hinaus beschäftigt wird. Dann entstehen sog. Überstunden, die je nach Arbeitsvertrag zu deutlichen Mehrkosten aufgrund von Gehaltszuschlägen führen. Das ist die Effektivität des Handelns, sie beschreibt die praktische (operative) Umsetzung der Effizienzstrategie.

28.2 Die Kostenseite der Leistungserbringung

28.2.1 Direkte und indirekte Kostenbestandteile

Bezüglich des Kostenbegriffs unterscheidet man direkte und indirekte Kosten.

Direkte Kosten können einer erbrachten Leistung unmittelbar zugeordnet werden. So kann man während einer Operation verbrauchtes Material oder damit verbundene Personalzeiten mit hoher Genauigkeit direkt der jeweiligen Operation zuordnen. Damit man aber eine Operation durchführen kann, werden zusätzlich z. B. entsprechende Räumlichkeiten (OP-Säle) und Mitarbeiter, welche diese Räumlichkeiten auf einem aktuellen technischen Stand (Luftqualität, Temperatur, baulicher Zustand) halten (z. B. Haustechnik), benötigt. Die damit verbundenen Kosten können nur mittels Schätzungen einer individuellen Operation zugeordnet werden. Aufgrund dieser fehlenden direkten Zuordenbarkeit spricht man von **indirekten Kosten.**

28.2.2 Variable und fixe Kosten

Kosten unterscheidet man ebenso bezüglich ihrer Entstehung.

So sind Materialien wie z. B. Nahtmaterial oder Operationsabdeckungen erst dann als Kostenbestandteile relevant, wenn diese im Rahmen einer Operation benötigt und verbraucht werden. Man spricht in diesem Falle von **variablen Kosten**. Je mehr Material man benötigt, umso höher sind die damit verbundenen variablen Kosten. Davon unterscheiden sich die **Fixkosten**.

Diese entstehen immer und unabhängig von einer erbrachten Leistung. Dazu gehören z. B. Kosten für das OP-Personal.

Für eine Operation benötigt man verschiedene Berufsgruppen. Einige davon werden nur im Operationsbereich eingesetzt wie die Operationstechnischen Assistenten. So müssen pro OP-Saal immer zwei Personen dieser Berufsgruppe vorgehalten werden. Diese „verursachen" unabhängig von ihrer Inanspruchnahme feste Kosten, da sie aufgrund eines bestehenden Arbeitsvertrages einen Gehaltsanspruch haben, welcher unabhängig von deren Inanspruchnahme ist. Da ein Arbeitsvertrag festgeschriebene Beschäftigungszeiten und Kündigungsfristen hat, müssen diese Mitarbeiter unabhängig davon, ob sie benötigt werden oder nicht, ihr Gehalt bekommen. Andere Tätigkeiten sind aufgrund des Spezialisierungsgrades dieses Berufsbildes kaum möglich, eine kurzfristige Beendigung des Arbeitsverhältnisses wegen nicht gegebener Beschäftigungsmöglichkeit ist durch den Kündigungsschutz nicht erlaubt. Aus diesem Grund spricht man in diesen Fällen von Fixkosten. Weitere Fixkostenbeispiele sind Gebäudekosten oder Kosten für die bereitgestellte Medizintechnik.

28.2.3 Darstellungsarten von Kosten

Kosten werden durch Kostenarten, welche festgelegten Kostenstellen zugeordnet werden, beschrieben.

Kostenarten sind festgelegte Kategorien, denen die einzelnen Kosten zugeordnet werden. Zunächst unterscheidet man zwischen **Personalkosten** und **Sachkosten**. Die Begriffe sind nahezu selbsterklärend. Personalkosten sind Kosten, welche im Rahmen eines Beschäftigungsverhältnisses entstehen. Grundlage hierfür ist, einfach gesagt, ein bestehender Arbeitsvertrag. Alle daraus resultierenden Kosten bezeichnet man als Personalkosten. Dazu gehören typischerweise folgende Kostenbestandteile:

- Grundgehalt zuzüglich aller zu gewährenden Zulagen und Zuschläge
- Beiträge des Arbeitgebers zu den Sozialversicherungen
- Beiträge zur berufsgenossenschaftlichen Versicherung
- Kosten für die arbeitsmedizinische Betreuung

Kosten für Personen, welche aufgrund eines Arbeitsverhältnisses mit einem anderen (dritten) Unternehmen mit Aufgaben im OP betraut werden (z. B. Reinigungsdienste, Wartungsdienste, Arbeitnehmerüberlassung) sind keine Personalkosten. Diese sind den Sachkosten zuzuordnen.

Vereinfacht gesagt sind alle entstandenen Kosten, welche keine Personalkosten nach der oben erfolgten Definition sind, Sachkosten. Dazu zählen z. B. Materialkosten, Mietkosten, Wartungs-/Reparaturkosten, Lizenzgebühren, Instandhaltungskosten, Arzneimittelkosten, Strom-, Wasser-, Heizungskosten usw.

Kosten können entweder einzelnen Leistungen zugordnet werden oder als Gemeinkosten pauschal über alle erbrachten Leistungen verrechnet werden. Während einer Krankenhausbehandlung entstandene Kosten können entweder für jeweils einen vollständigen stationären Aufenthalt oder für jeden Behandlungstag einzeln berechnet werden. Wie weiter unten noch dargestellt werden wird, wird ein Großteil der Kosten eines stationären Aufenthalts im Rahmen einer Aufenthalts- oder Fallpauschale zusammengefasst.

Die dabei verwendete Systematik wird in ➤ Tab. 28.1 anhand der Kosten aus dem Operationsbereich dargestellt.

Neben der beschriebenen Zuordnung zu definierten Kostenarten müssen die Kosten auch in den verschiedenen Bereichen eines Krankenhauses verrechnet werden. Aus diesem Grund ist ein System von Kostenstellen notwendig. Für eine Klinik bedeutet dies, dass alle Bereiche in denen Kosten entstehen, gleichzeitig eine eigene Kostenstelle darstellen. Alle Kostenstellen werden in einem Kostenstellenplan dargestellt. Eine durchgängige Kostenstellenstruktur ist eine Grundvoraussetzung für eine ordnungsgemäße Verbuchung von entstandenen Kosten. Dies gilt in der täglichen Praxis für bestelltes Material, für freigegebene Rechnungen, für Leistungen der Zentralsterilisation, welche die aufbereiteten Siebe z. B. den verschiedenen operativen Fachabteilungen zuordnen kann. Die Zuordnung erfolgt stets nach dem Prinzip des Ortes der Entstehung.

28.2.4 Kostenauswertungen

Entstehende Kosten sind maßgeblich für Wirtschaftlichkeit eines Unternehmens. Sie geben Auskunft, ob Effizienz und Effektivität in der Leistungserbringung den gesteckten Zielen entsprechen. Da der Operationsbereich ein sehr kostenträchtiger Bereich ist, ist es unumgänglich, die dort entstehenden Kosten regelhaft zu überwachen. Dafür gibt es unterschiedliche Methoden.

Kostenartenrechnung

Im Rahmen der Kostenartenrechnung werden die Kosten nicht nur in Sach- und Personalkosten unterschieden, sondern analog ➤ Tab. 28.1 den dort benannten Unterkostenarten wie Kosten für

Tab. 28.1 Übersicht Kosten im OP

Kostenart	Beispiele	Sach-/Personal-kosten	Variable/fixe Kosten	Direkte/indirekte Kosten
Kosten ärztlicher Dienst	Operateur/Anästhesist/in	Personalkosten	Fix	Direkt
Kosten Pflegedienst	Aufwachraumpflege	Personalkosten	Fix	Direkt/indirekt
Kosten medizinisch-technischer Dienst	OTA, Anästhesiepflege	Personalkosten	Fix	Direkt/indirekt
Direkt zuordenbare Arzneimittel	Fibrinkleber	Sachkosten	Variabel	Direkt
Indirekt zuordenbare Arzneimittel	Narkosegas	Sachkosten	Variabel	Indirekt
Implantate	Aortenklappe	Sachkosten	Variabel	Direkt
Direkt zuordenbare Materialkosten	Kit-Pack	Sachkosten	Variabel	Direkt
Indirekt zuordenbare Materialkosten	Softwarekosten/Instrumente	Sachkosten	Fix und variabel	Indirekt
Medizinische Infrastruktur	AEMP	Sach- und Personalkosten	Fix und variabel	Indirekt
Nichtmedizinische Infrastruktur	Verwaltung	Sach-und Personalkosten	Fix und variabel	Indirekt

Arzneimittel, Kosten für medizinisch-technischen Dienst zugeordnet.

Als Ergebnis kann man die summierten oder durchschnittlichen Kosten für die einzelnen Unterkostenarten errechnen und diese mit gleichen Kostenarten anderer Kliniken oder Abteilungen vergleichen.

Kostenstellenrechnung

Die Kostenstellenrechnung dient der Erhebung aller in einer Kostenstelle verbuchten Kosten. Sie kann Grundlage für die Vereinbarung von Budgets mit den Kostenstellenverantwortlichen sein. Diese Budgets umfassen alle Kosten, welche dort entstehen, und haben das Ziel, die Ausgaben einer Abteilung zu begrenzen und Anreize zum sorgsamen Umgang mit Gütern zu schaffen.

Beide Methoden erlauben keine Aussage dazu, ob z. B. eine Operation wirtschaftlich ist. Um dies zu erfahren, benötigt man die Kostenträgerrechnung.

Kostenträgerrechnung

Im Rahmen der Kostenträgerrechnung besteht die Möglichkeit, alle Kosten für eine einzelne Leistung, z. B. Operation, zu berechnen. Dies kann als Durchschnittswert oder als Einzelwert erfolgen. Gemäß der Übersicht in ➤ Tab. 28.1 können Kosten direkt (z. B. Implantate oder direkt zuordenbare Arzneimittel) oder indirekt (z. B. Kosten für medizinische Infrastruktur wie AEMP) ermittelt werden. Für die indirekte Zuordnung werden zumeist Verteilungsschlüssel verwendet. Dies können z. B. Kosten pro OP-Betriebsstunde oder Kosten pro operiertem Patienten sein.

Mit den korrekten Werten aus einer Kostenträgerrechnung kann man konkrete Daten zur Wirtschaftlichkeit einer Operation bekommen. Im Vergleich zu einem Produktionsbetrieb kann man einen nicht wirtschaftlichen Eingriff nicht ohne Weiteres nicht mehr durchführen. Jedoch sind neben betriebswirtschaftlichen Aspekten der Versorgungsauftrag eines Krankenhauses genauso zu beachten, wie ethische Fragen einer rein wirtschaftlich bedingten OP-Planung. Die Kostenträgerrechnung kann jedoch durch Vergleich mit den Kosten anderer Kliniken einen Hinweis auf möglicherweise ineffiziente Strukturen oder Abläufe geben. Sie kann als Methode, aber auch für die Kalkulation von geplanten neuen Leistungen dienen.

28.3 Weitere Grundbegriffe aus der Betriebswirtschaft

28.3.1 Investitionen und Abschreibung

Während die in ➤ Abb. 28.1 aufgezeigten Kosten durch den direkten Güterverbrauch entstehen, beschreibt der Begriff der **Investitionsgüter** Geräte, Gebäude und weitere Dinge, welche über einen längeren Zeitraum oder bei vielen operativen Eingriffen genutzt werden können. Dies unterscheidet Investitionsgüter von den **Verbrauchsgütern** wie z. B. Arzneimittel oder Nahtmaterial, welche bei einmaliger Nutzung verbraucht werden. Investitionsgüter unterliegen einem Wertverlust durch Abnutzung. Dies ist vergleichbar mit einem Neuwagen, welcher im laufenden Betrieb je nach gefahrenen Kilometern und Alter zunehmend an Wert verliert. Um diesem Aspekt aus betriebswirtschaftlicher Sicht gerecht zu werden, müssen Investitionsgüter abgeschrieben werden. Abschreibung bedeutet, dass der Wertverlust z. B. eines Medizingeräts als jährliche Kosten deklariert werden. Dieser Wertverlust wird grundsätzlich nach Nutzungsdauer/-häufigkeit oder Lebensdauer festgelegt. Konkret werden Lebensdauern und somit Abschreibungsdauern von Investitionsgütern durch verschiedene Verordnungen vorgeschrieben. Der errechnete Wertverlust ist Bestandteil einer Kostenträgerrechnung.

Eine besondere Rolle ist den sog. geringwertigen Wirtschaftsgütern (GWG) zugeschrieben. Diese liegen unter einer festgelegten Wertgrenze von 800 EUR und werden im Jahr des Kaufs komplett abgeschrieben. Vorrausetzung für eine Zuordnung von Gütern zu den GWG ist die selbstständige Nutzung und die Beweglichkeit des Gutes. Zu diesen Gütern gehören z. B. Einzelinstrumente für den OP.

28.4 Die Leistungsseite

28.4.1 Grundlagen des Betriebes von Einrichtungen des Gesundheitswesens, insbesondere von Krankenhäusern

Duale Finanzierung und Daseinsfürsorge

Während außerhalb der Patientenversorgung Dienstleistungen und Angebote der unternehmerischen Freiheit unterliegen, ist der größte Teil der medizinisch-therapeutischen Angebote durch eine Vielzahl von Rechtsnormen geregelt. Innerhalb dieser Rechtsnormen sind Angebote und deren Preise strikt geregelt, was Kliniken und ambulante Praxen in ihrem unternehmerischen Handeln zum einen einschränkt, zum anderen aber auch eine finanzielle Sicherheit gibt.

Begründet ist dies dadurch, dass der größte Teil dieser Leistungen durch die Krankenversicherung übernommen wird und die Sicherstellung der stationären Krankenhausbehandlung zum Teil auch Aufgabe des Staates ist.

Der Betrieb eines Krankenhauses ist Teil der **Daseinsfürsorge** der Bundesrepublik Deutschland. Diese stellt den Zugang der Bevölkerung zu existenziellen Gütern und Leistungen zu definierten Standards und verträglichen Preisen entsprechend ihren Bedürfnissen sicher. Eines dieser Bedürfnisse ist die stationäre Behandlung einer Erkrankung in einem Krankenhaus.

Die Finanzierung eines Klinikbetriebs erfolgt in Deutschland durch ein **duales Finanzierungssystem**. Die reinen Behandlungskosten werden durch die Krankenversicherung übernommen, die Kosten für den Bau und die bauliche Sanierung von Kliniken sowie für Ersatzinvestitionen aus der Medizintechnik erfolgen durch die einzelnen Bundesländer.

Um dies sicherzustellen, bedarf es gesetzlicher Regelungen. Das Sozialgesetz V definiert den Begriff Krankenhaus (§ 107 SGB V):

Krankenhäuser im Sinne dieses Gesetzbuchs sind Einrichtungen, die

1. der Krankenhausbehandlung oder Geburtshilfe dienen,
2. fachlich-medizinisch unter ständiger ärztlicher Leitung stehen, über ausreichende, ihrem Versorgungsauftrag entsprechende diagnostische und therapeutische Möglichkeiten verfügen und nach wissenschaftlich anerkannten Methoden arbeiten,
3. mit Hilfe von jederzeit verfügbarem ärztlichem, Pflege-, Funktions- und medizinisch-technischem Personal darauf eingerichtet sind, vorwiegend durch ärztliche und pflegerische Hilfeleistung Krankheiten der Patienten zu erkennen, zu heilen, ihre Verschlimmerung zu verhüten, Krankheitsbeschwerden zu lindern oder Geburtshilfe zu leisten,
   und in denen
4. die Patienten untergebracht und verpflegt werden können.

28.4.2 Der Krankenhausbetrieb

Auf dieser allgemeinen Grundlage regeln verschiedene Gesetze den Betrieb und die Finanzierung der Krankenhäuser. Grundsätzlich haben Krankenhäuser folgende Aufgaben:

- stationäre Patientenbehandlung,
- teilstationäre Behandlung,
- vor- und nachstationäre Behandlung sowie
- ambulante Operationen.

Teilstationäre Behandlungen sind Behandlungsangebote, welche sich über mehrere Stunden eines Tages hinwegziehen, aber keine Übernachtung in der Klinik benötigen. Hierzu gehören aufwendige Untersuchungsprogramme oder Infusionstherapien, aber auch regelmäßige Verfahren der Blutwäsche (Dialyse).

Ambulante Operationen finden zum Teil in ambulanten Operationszentren der Kliniken statt und bedingen eine Entlassung des Patienten am OP-Tag.

Neben diesen regulären Angeboten haben Krankenhäuser auch die Möglichkeit, ambulante Behandlungen anzubieten. Dies ist nach geltender Rechtslage v. a. dann möglich, wenn diese Behandlungen nicht durch einen niedergelassenen Facharzt der jeweiligen Versorgungsregion angeboten werden können.

Man unterscheidet Krankenhäuser weiter nach deren Versorgungsstufe:

- Krankenhäuser der **I. Versorgungsstufe** dienen der Grundversorgung in der jeweiligen Region.
- Krankenhäuser der **II. Versorgungsstufe** erfüllen in Diagnostik und Therapie überörtliche Schwerpunktaufgaben.
- Krankenhäuser der **III. Versorgungsstufe** bieten ein differenziertes und umfassendes Leistungsspektrum an.

Die damit verbundene Vorhaltung bestimmter medizinischer Disziplinen ist im **Landeskrankenhausplan** beschrieben. In diesem sind für jedes Krankenhaus die Anzahl der zu betreibenden Betten und deren Zuordnung zu den vorzuhaltenden Fachabteilungen festgelegt. Der Fachabteilungszuordnung liegt wiederum ein Versorgungsschlüssel zugrunde. Die Erstellung des Krankenhausplans ist Sache der Bundesländer. Die dort festgeschriebenen Daten wie Versorgungsstufe, Bettenanzahl und Fachdisziplinen sind Grundlage für die Förderung von Investitionen und bilden die Voraussetzung für das jeweilige stationäre Angebot in der Patientenbehandlung. Es reglementiert die in den Kliniken angebotenen Fachabteilungen und beschreibt die genehmigten Fachprogramme einer Klinik.

Ergänzt wird diese Planung durch Hochschulkliniken, Krankenhäuser der Unfallversicherungen und Fachkrankenhäuser. Deren Struktur ist mit dem Angebot der anderen Krankenhäuser abzustimmen.

28.4.3 Krankenhausfinanzierung

Wie bereits beschrieben, ist die Abrechenbarkeit des größten Anteils an Leistungen der Kliniken, aber auch der ambulanten Praxen reglementiert. Beispielhaft soll hier die Komplexität der Krankenhausfinanzierung dargestellt werden.

Das Krankenhausfinanzierungsgesetz

Das Krankenhausfinanzierungsgesetz (KHG) regelt das System der dualen Finanzierung der Krankenhäuser.

Vereinfacht gesagt, erfolgt die Förderung von Investitionen durch die Länder und wird durch deren Landeskrankenhausgesetze geregelt. Das KHG definiert hierzu die notwendigen Rahmenbedingungen. Hierunter fallen bauliche Maßnahmen, die Anschaffung von notwendigen Geräten für Diagnostik und Therapie sowie von technischen Einrichtungen des Krankenhausbetriebes. In diesem Rahmen werden lediglich die Anschaffungskosten, jedoch nicht die Betriebskosten übernommen. Dies unterscheidet eine Klinik von einem anderen Dienstleister.

Die leistungsgerechte Finanzierung der stationären Behandlung, einschließlich einer möglichen vor- und nachstationären Behandlung, erfolgt durch dafür festgelegte Pflegesätze. Deren Gestaltung ist durch eine Vielzahl von weiteren Rechtsverordnungen und Gesetzen festgeschrieben.

Erwähnenswert ist hierbei, dass auch die Kosten für die Ausbildung im Krankenhaus durch diese Rechtsnormen sichergestellt sind.

Ergänzt wird das Krankenhausfinanzierungsgesetz durch das Krankenhausentgeltgesetz. Dieses beschreibt die einzelnen Bestandteile und die Prozesse in der Kostenerstattung der verschiedenen Krankenhausleistung nach KHG durch die dafür zuständigen Krankenkassen.

Fallpauschalen als Vergütungsinstrument

Seit 2004 erfolgt die Vergütung einer stationären Behandlung durch einen Pauschalbetrag. Da sich die einzelnen Behandlungen bezüglich deren Dauer, Aufwand und Komplexität im erheblichen Maße unterscheiden können, wurden dafür Fallpauschalen entwickelt (DRG, Diagnosis Related Groups). Derzeit gibt es hierfür über 1.100 solcher Fallpauschalen. Grundsatz dieser Art der Kostenerstattung ist, dass gleiche Behandlungen (Fallpauschalen) unabhängig von dem damit verbundenen individuellen Aufwand stets mit dem gleichen Betrag erstattet werden. Damit dieser Betrag dem Durchschnitt der anfallenden Kosten entspricht, werden die einzelnen Kostenbestandteile von ausgewählten Krankenhäusern durch ein unabhängiges Institut erhoben und in einer Fallpauschale zusammengeführt (vgl. Kostenträgerrechnung ➤ Kap. 28.2.4). Diese Kostenbestimmung (Kalkulation) erfolgt einmal im Jahr und hat so zu einer kontinuierlichen Weiterentwicklung und zunehmenden Differenzierung der Pauschalen geführt. Aus diesem Grund hat sich die Anzahl der Fallpauschalen seit deren Einführung nahezu verdoppelt und wurde sukzessive durch weitere Vergütungsbestandteile ergänzt.

Ergänzend zu den Fallpauschalen kann ein Krankenhaus weitere, durch Fallpauschalen nicht finanzierte Leistungen abrechnen. Dies geschieht mittels Zusatzentgelten (ZE), Entgelten für neue Untersuchungs-und Behandlungsmethoden (NUB) und im Rahmen von Tagespflegesätzen. ZE und NUB bilden den Teil der Leistungen ab, welcher keiner Fallpauschale festzugeordnet werden kann, und refinanzieren somit zusätzlich entstandene Aufwendungen. So benötigt z. B. nicht jeder Patient nach einer komplexen Operation Blutkonserven, Blutgerinnungsfaktoren oder einen längeren Intensivaufenthalt. Wird dies jedoch benötigt, können unter bestimmten Bedingungen Zusatzentgelte für Bluttransfusionen und Gerinnungsfaktoren, ebenso wie eine Pauschale für aufwendige Intensivmedizin zusätzlich in Rechnung gestellt werden. Mit der Einführung dieser Systematik hatte man die Erwartung, dass die Kosten für die Krankenhausbehandlung transparenter und weniger werden. Tatsächlich ist damit die Anzahl der Krankenhausbetten, v. a. in großen Ballungsräumen, geringer geworden, jedoch ist, bedingt durch die Komplexität der Abrechnungsmodalitäten, die gewünschte Transparenz nicht gegeben und der verwaltungstechnische Aufwand in der Abrechnung der Leistungen erheblich gestiegen.

Grundlagen der Leistungsabrechnung

Erbringt ein Unternehmen eine Leistung für Dritte, stellt es eine Rechnung und rechnet die Leistung darüber ab. Diese in der freien Wirtschaft übliche Vorgehensweise hat für die Leistungen von Kliniken, aber auch von Arztpraxen kaum eine Relevanz. Beide Versorgungsbereiche müssen innerhalb begrenzter Leistungsvolumina ihre Leistungen planen und abrechnen. Beispielhaft sei dies für die Abrechnung stationärer Leistungen beschrieben.

Jedes Krankenhaus vereinbart im Laufe des Jahres ein Leistungsvolumen mit den Krankenkassen, das sich aus den oben benannten Vergütungsformen zusammensetzt. Konkret werden die von der Klinik geplanten und erwarteten Fallpauschalen in Anzahl und Vergütung vereinbart. Gleiches gilt auch für Zusatzentgelte und ggf. für NUB und tagesgleiche Pflegesätze. Dies ergibt ein jährliches Gesamtbudget, in dessen Rahmen die Kliniken ihre Leistungen anbieten und abrechnen können. Man könnte dies auch als eine Art Garantiebudget bezeichnen, mit dem eine Klinik ihre Ausgaben planen kann. Damit erhalten Kliniken für das jeweilige Verhandlungsjahr Planungssicherheit, was sie von jedem Unternehmen der freien Wirtschaft unterscheidet. Behandelt eine Klinik jedoch mehr Patienten, erhält sie für die zusätzlichen Behandlungen nur einen Teil der eigentlichen Fallpauschale. Dies nennt man Mehrerlösausgleich. Umgekehrt erhält eine Klinik auch dann ihr Garantiebudget, wenn sie weniger Patienten als geplant behandelt, man spricht dann von einem Mindererlösausgleich.

Hier sei nochmals betont, dass die Preise für die einzelnen Fallpauschalen festgeschrieben sind. Ziel des wirtschaftlichen Handelns muss also sein, dass sich die Kosten nicht über die Erlöse der Fallpauschalen hinaus entwickeln. Dies hat seit der Einführung der Fallpauschalen dazu geführt, dass die Patienten deutlich früher entlassen werden und viele Abläufe verbessert wurden.

28.5 Wirtschaftliche Planung

Jeder Gesundheitsbetrieb muss seine geplanten Erlöse und Kosten für das folgende Wirtschaftsjahr planen. Dies erfolgt in der jährlichen Wirtschaftsplanung. In diese fließen neben den geplanten Leistungen und den damit verbundenen Einnahmen auch die direkt damit verbundenen Kosten und geplante zusätzliche Ausgaben, z. B. für Investitionen oder Bau- und Reparaturmaßnahmen, ein. Ergebnis der Wirtschaftsplanung ist ein geplantes Jahresergebnis des Betriebes. Der Wirtschaftsplan wird vom Besitzer oder Träger des Betriebes genehmigt und ist dann die Grundlage für die Budgetplanung der einzelnen Bereiche oder für Vereinbarungen von zu erbringenden Leistungen mit den Fachabteilungen.

Um möglichst frühzeitig Abweichungen von dieser Planung zu erkennen, werden Erlös-und Kostenentwicklung durch das Controlling regelmäßig überprüft. Die daraus resultierenden Prüfungsergebnisse werden z. B. im Rahmen von Monatsberichten an die Verantwortlichen kommuniziert. Man spricht hier vom **Finanzcontrolling.**

In den Krankenhäusern hat sich in den letzten Jahren das **Medizincontrolling** als weiterer Bereich des Controllings etabliert. Das Medizincontrolling überwacht und analysiert die Leistungsentwicklung und die korrekte Dokumentation der abrechenbaren Leistungen. Es trägt zudem dafür Sorge, dass vorgegebene Rahmenbedingungen und Strukturen in den Bereichen eingehalten werden. Eine weitere Aufgabe ist die Bearbeitung von Rechnungsstellungen, die durch die Kostenträger reklamiert werden.

28.6 Träger und Führungsstrukturen im Gesundheitswesen

28.6.1 Träger von Gesundheitseinrichtungen

Träger oder auch Betreiber von Krankenhäusern sind zu meist folgende Institutionen:

- Kommunale Träger (Landkreise, Städte, Bezirke, Verwaltungsgemeinschaften)
- Bundesländer und die Bundesrepublik (Universitätsklinika, Deutsches Herzzentrum, Bundeswehrkrankenhäuser)
- Kirchliche Träger
- Versicherungen, Knappschaften und Berufsgenossenschaften
- Stiftungen (Alfried Krupp von Bohlen und Halbach-Stiftung, Robert Bosch Stiftung)
- Private Klinikbetreiber

Klinikbetreiber tragen am Ende das wirtschaftliche Risiko, indem sie an Gewinn und Verlust partizipieren. Sie beaufsichtigen die Klinikleitung vor Ort durch entsprechende Gremien wie z. B. Aufsichtsrat oder Stiftungsrat.

Unabhängig von der Art des Trägers können Krankenhäuser unterschiedliche Rechtsformen haben. Die Rechtsform eines Unternehmens ist entscheidend für die gesetzlichen Rahmenbedingungen, die für den Klinikbetrieb relevant sind. Die am weitesten verbreitete Rechtsform ist die Gesellschaft mit beschränkter Haftung (GmbH). Kommunale und staatliche Träger betreiben ihre Kliniken auch in Form von Eigenbetrieben, selten noch als sog. Regiebetrieb.

Ein Eigenbetrieb ist dadurch gekennzeichnet, dass der Träger noch im Besitz des Krankenhauses ist, dessen Betrieb jedoch eigenständig durch eine Klinikleitung erfolgt. So werden z. B. viele Universitätskliniken als Eigenbetriebe, z. B. des Landes Bayern, betrieben.

Werden Kliniken als GmbH betrieben, sind die Träger zugleich Gesellschafter dieser GmbH und haften gemäß den gesetzlichen Regelungen mit den eingebrachten Gesellschafteranteilen, jedoch nicht darüber hinaus.

28.6.2 Führungsstrukturen

Die Führungsstrukturen von Gesundheitseinrichtungen sind ebenso abhängig von deren Betriebs- oder Rechtsform. So muss eine GmbH einen oder mehrere Geschäftsführer ernennen. Dies ist im GmbH-Gesetz begründet. Immer häufiger findet man eine duale Leitung mit einer medizinischen und einer kaufmännischen Geschäftsführung.

Eigenbetriebe werden sehr häufig durch einen Vorstand geführt. Die beschriebene duale Leitung von kaufmännischer und ärztlicher Direktion wird nicht selten durch eine Pflegedirektion ergänzt. Als Besonderheit der Universitätskliniken sind auch Forschung und Lehre durch das Dekanat der medizinischen Fakultät im Vorstand vertreten. Der Vorstand ist ebenso wie eine Geschäftsführung für das wirtschaftliche Ergebnis verantwortlich und muss durch ein Kontrollgremium (z. B. Aufsichtsrat) entlastet werden.

Weniger in der Verantwortung für das wirtschaftliche Ergebnis als für Personal, Organisation und medizinisch-therapeutische Angebote steht die nächste Führungsebene einer Klinik. Zu dieser Ebene gehören die Chefärzte der Fachabteilungen, die Pflegedienstleitungen und Abteilungs- respektive Geschäftsbereichsleitungen der Verwaltung. Diese werden gerade im Rahmen einer bestehenden Geschäftsführung durch die Positionen des Ärztlichen Direktors, des Pflegedirektors und des Verwaltungsdirektors vertreten.

Die Führungsstrukturen einer Klinik werden durch ein sog. Organigramm dargestellt. Die den verschiedenen Führungsebenen zugeordneten Aufgaben werden häufig durch eine Geschäftsordnung und in untergeordneten Führungsebenen durch Stellen- oder Tätigkeitsbeschreibungen festgelegt.

In den Kliniken findet man Pflegestationen und Funktionsbereiche für Diagnostik und Therapie. Diese werden durch Stations- oder Bereichsleitungen zusammen mit Oberärzten der jeweiligen Fachabteilungen geführt.

➤ Abb. 28.1 zeigt ein typisches Organigramm eines Krankenhauses am Beispiel eines Universitätsklinikums.

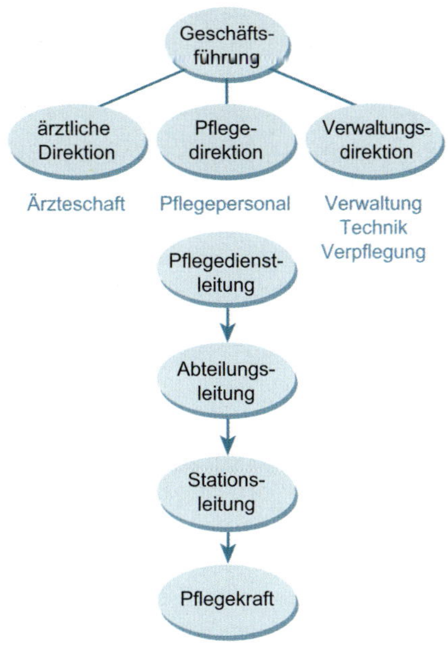

Abb. 28.1 Organigramm [L138]

28.7 OP-Management

28.7.1 Grundlagen

Der Begriff „Management" ist grundsätzlich nicht einheitlich definiert. Er umschreibt zum einen die Führung eines Unternehmens oder eines Geschäftsbereiches. Zum anderen umfasst er auch die Führung der Mitarbeiter im jeweiligen Zuständigkeitsbereich der jeweiligen Organisation. Das Management ist zudem für die Festlegung der Ziele einer Organisation und die Strategie, wie diese Ziele erreicht werden können, zuständig. Damit verknüpft sind auch Organisation und Bereitstellung der damit verbundenen Ressourcen. Personen, welche diese Rolle innehaben, bezeichnet man als Manager.

Spricht man von **OP-Management**, beschreibt dieser Begriff die oben genannten Zuständigkeiten in einer Operationsabteilung. Das OP-Management legt somit die Grundlagen und die Strategie fest, mit der die Organisation des OP-Bereichs, seiner Mitarbeitenden und seiner Prozesse im täglichen Betrieb effizient und effektiv funktioniert.

Der Aufgabenbereich der **OP-Organisation** umfasst die Umsetzung der strategischen Vorgaben in den alltäglichen Betrieb. Dazu gehören der fachgerechte Personaleinsatz, die Sicherstellung von reibungslosen Übergängen in den nächsten OP-Punkt eines Saales, die Integration von Notfällen in die bestehende OP-Planung sowie die Sicherstellung der dafür notwendigen materiellen und personellen Ressourcen.

Vereinfacht könnte man sagen, dass das OP-Management den Fahrplan definiert und die **OP-Koordination** dafür sorgt, dass dieser Fahrplan jeden Tag mit den geplanten Kapazitäten und ohne Verzögerungen eingehalten wird.

OP-Management ist seit vielen Jahren zu einem unverzichtbaren Bestandteil der OP-Organisation geworden. In keinem Bereich einer Klinik sind die Leistungen so kostenintensiv und die aufeinandertreffenden Interessen so vielfältig. So treffen dort folgende Berufsgruppen aufeinander, deren Aufgaben auf den Punkt koordiniert werden müssen:

- Operateure und Assistenzärztinnen und -ärzte der vorhandenen Fachabteilungen
- Anästhesie
- Instrumentierende und Saalassistenz (Pflege, OTA, MFA)
- Anästhesiepflege/-assistenz
- Kardiotechnik, je nach Fachabteilung
- (Neuro-)Radiologie (Hybrid-OP-Säle)
- Pathologie (Schnellschnittuntersuchungen)
- Zentralsterilisation
- Reinigungsdienste
- Lagerungsassistenzen
- Logistik

Weiter sind folgende Schnittstellen zu OP-fernen Bereichen zu beachten:

- Normalpflegestationen und Intensivstationen
- Patiententransportdienste
- Aufwachräume
- Einkauf (rechtzeitige Bereitstellung von benötigtem Material)
- Medizintechnik (Funktionsfähigkeit, Betriebssicherheit)
- Krankenhaushygiene

All diese Aufgaben- und Berufsgruppen müssen miteinander koordiniert und abgestimmt werden, um jeden Tag einen reibungslosen OP-Ablauf sicherzustellen. So führt ein verzögerter Patiententransport zu teils unaufholbaren Verschiebungen beim OP-Beginn. Eine nicht erfolgte Absprache mit der Zentralsterilisation führt dazu, das bestimmte Instrumente oder Instrumentensiebe ad hoc nicht verfügbar sind. Diese gegenseitigen Abhängigkeiten lassen sich beliebig fortsetzen. Fakt ist, das bei Nichtberücksichtigung eines der vielen Faktoren, das gesamte Tagesprogramm beeinflusst wird. Damit wird die Bedeutung des OP-Managements offensichtlich.

28.7.2 OP-Management in der Praxis

Das OP-Statut als Basisregelwerk

Grundlage eines funktionierenden OP-Managements ist eine Festlegung der Ziele, Strukturen, Steuerungsprozesse und Verantwortlichkeiten dieser komplexen Organisation in einem sog. **OP-Statut.** Ergänzt werden dessen Inhalte durch die Beschreibung der Controlling-Werkzeuge, welche die vorgegebenen Ziele und deren Erreichung messen. Damit werden zu bestimmende Werte und das damit verbundene Berichtswesen festgelegt.

Dieses Statut stellt eine verbindliche Grundlage für alle im OP tätigen Akteure dar. So ist es nur konsequent, wenn deren Vorgesetzte dieses gemeinsam abstimmen und den gefundenen Konsens durch ihre Unterschrift bestätigen. In der Regel unterzeichnen alle Chefärzte, Belegärzte und die Leitung des Pflegedienstes dieses Statut.

Konkret soll ein OP-Statut alle Prozesse von der OP-Planung, über die Organisation des Patientenabrufs, die grundlegenden Zuständigkeiten für die unmittelbare OP-Vorbereitung und den

Transport in den Aufwachbereich beschreiben. Wichtig ist hierbei eine Regelung zur Integration von Notfallpatienten in den Tagesablauf und eine Regelung zum Umgang mit unvorhergesehener Knappheit von Saalkapazitäten. Das OP-Statut beschreibt zudem die Nutzungsordnung für die vorhandenen OP-Säle und trifft Regelungen für die Bereitschaft von Personal außerhalb des üblichen Tagesbetriebes. Zuletzt beinhaltet es Mechanismen zur Bearbeitung von Abweichungen oder Nichteinhaltung. Seine Funktionalität wird in aller Regel durch festgelegte Kennzahlen regelhaft überprüft.

Typische Kennzahlen des OP-Managements

Aufgrund der zumeist IT-gestützten Dokumentation des OP-Protokolls ist die Auswertung v. a. von OP-spezifischen Zeitspannen relativ einfach möglich. Dazu gehören typischerweise folgende Werte:

- **Schnitt-Naht-Zeit** (S-N-Zeit) als Grundlage für eine realistische OP-Kapazitätsplanung.
- **Ende chirurgischer Maßnahme – Beginn chirurgischer Maßnahme** (ECM/BCM) als Grundlage zur Beurteilung der Wechselzeiten von einer Operation zur nächsten.
- **Erster Schnitt:** Dieser Wert beschreibt die Pünktlichkeit der Operateure und die Zuverlässigkeit der vorbereitenden Maßnahmen. Hierzu werden häufig feste Vorgaben vereinbart, welche einen zügigen und an die notwendigen Vorbereitungen adaptierten Start des OP-Tages sicherstellen sollen.
- **Stabilität des 1. Punktes:** Dieser Wert kennzeichnet die Qualität der OP-Planung und Patientenvorbereitung.
- **Beginn Narkose – Ende Narkose** als Grundlage für eine realistische Anästhesiekapazitätsberechnung.
- **Summe der Zeiten: Beginn – Ende chirurgische Maßnahme** als Grundlage zur Messung der täglichen Saalauslastung. Hier sind Zielwerte von > 55 % sinnvoll.
- **Pünktliches Ende des Tagesbetriebes** als Kennzeichen für eine realistische OP-Tagesplanung.

Die gemessenen Werte dienen zum einen der Überprüfung der Prozessqualität und können Tendenzen genauso aufzeigen, wie sie die Grundlage für Optimierungsaktivitäten für schlecht laufende Prozesse sind. Sie dienen zum anderen aber auch der regelmäßigen Überprüfung der den Fachabteilungen zugeordneten Saalkapazitäten. OP-Kapazitäten sind einerseits, wie bereits beschrieben, die teuerste Ressource einer Klinik, andererseits auch oft die knappste Ressource. So macht es allein aus diesen beiden Gründen Sinn, die Zeit der Inaktivität (Leerzeiten) zu minimieren. Außerdem ist es immer im Sinne der Patienten, dass diese ihren operativen Eingriff wie geplant erhalten. Eine, bei optimierter Organisation unnötige, Verschiebung auf einen anderen Tag ist nicht nur eine unnötige psychische Belastung, die damit verbundene Nahrungskarenz kann auch Auswirkung auf die physische Konstitution der Patienten haben.

Somit sind OP-Statut und die davon abgeleiteten Kennzahlen die Kerninstrumente für ein funktionierendes OP-Management. Die mit dem OP-Management verbundenen Führungsstrukturen werden in ➤ Kap. 28.7.3 vorgestellt.

28.7.3 Führungsmodelle im OP

Vertikale Verantwortungsstruktur

In dieser Struktur ist dem OP-Management die Verantwortung für die Mitarbeiterinnen und Mitarbeiter der OP- und Anästhesiepflege und für alle Prozesse vor, während und nach einer Operation zugeordnet. Zumeist gehören auch der Sterilisationsbereich zu diesem Verantwortungsbereich sowie die Verantwortung für die Lagerhaltung des OPs. Man könnte sagen, dass in dieser Struktur alles aus einer Hand kommt. Unterstützt wird das OP-Management durch nachgeordnete Leitungen der Pflege und/oder des Sterilisationsbereiches sowie eine OP-Koordinationsstelle.

Geteilte Verantwortungsstruktur

In dieser Struktur liegt die Verantwortung für Organisation und Prozesse in den Händen des OP-Managements und die Verantwortung für das OP-Personal (OP-Pflege, OTA, Anästhesiepflege, AEMP) in den Händen der pflegerischen Leitung. Beide zusammen stimmen sich regelhaft ab, um einen kontinuierlich stabilen Ablauf zu gewährleisten.

Beide Modelle findet man in den Kliniken, man kann beide Organisationsstrukturen als erfolgreich bezeichnen, sodass die jeweilige Präferenz zumeist nur der individuellen Klinikstruktur geschuldet ist.

28.7.4 Ökologie im OP

Jedes Krankenhaus ist wie jedes andere Unternehmen zu ökologischem Handeln verpflichtet. Diese gesellschaftliche, aber auch durch Gesetze und Verordnungen definierte Verpflichtung umfasst die Vermeidung von Abfall, z. B. durch Reduktion von Einmalmaterialien oder Umverpackungen, die Einsparung von Energie und damit die Reduktion des CO_2-Ausstoßes sowie die sorgfältige Nutzung von Rohstoffen. Vor allem die Abfallentsorgung und der Umgang mit kontaminierten Abwässern sind durch verschiedene Verordnungen umfänglich geregelt. So gilt es, Sondermüll adäquat zu erkennen und in entsprechenden Gefäßen zu entsorgen. Intraoperativ verwendete Chemotherapeutika sind nach definierten Vorgaben zu entsorgen, organische Abfälle ebenso. Dies ist in jeder Klinik geregelt. Verantwortliche und kompetente Ansprechpartner sind die Abfallbeauftragten sowie die Gefahrstoffbeauftragten und die Klinikhygiene. Alle Vorgaben haben das stete Ziel, Kontaminationen der Umwelt, aber auch der Mitarbeiter mit potenziell gefährlichen Stoffen zu verhindern.

Jeder Bemühung zur Wahrung ökologischer Aspekte stehen Anforderungen der Hygiene, des Medizinproduktegesetzes, Anforderungen an Raumluftqualität und -temperatur entgegen. Dies mit der Konsequenz, dass ehemals wiederaufbereitbare Güter wie OP-Abdeckungen nur noch als Einmalmaterialien verfügbar sind und der energetische Aufwand Luftreinigung und -temperierung durch notwendige Vorgaben erheblich ist. Mitunter sind Bereiche wie Operationssäle, aber auch Intensivstationen die größten Energieverbraucher einer Klinik. Trotzdem gibt es Möglichkeiten, den Betrieb eines OPs auch unter ökologischen Gesichtspunkten zu optimieren. Dazu gehören z. B. die Verwendung von OP-spezifischen Sets zur Abdeckung, die Vermeidung von unnötigen Instrumentenaufbereitungen durch im Inhalt optimierte Siebe, die Gewährleistung von vollständigen Sieben und ein hoher Grad an Standardisierung der OP-Siebe. Eine so beschriebene Sieboptimierung reduziert den energetischen Aufwand im Rahmen deren Aufbereitung, aber auch den Chemikalienverbrauch hierfür. Die eigene Energiegewinnung durch ein Blockheizkraftwerk ist eine weitere Option für die Kliniken, Strom günstiger und umweltfreundlicher zu erzeugen, da hierbei nachwachsende Brennstoffe verwendet werden können. Im Segment der benötigten Einmalartikel gibt es derzeit keine verpflichtenden Nachweise zu deren ökologischer Bilanz. Angesichts immer wieder bestehender Lieferschwierigkeiten und internationaler Lieferketten hat Ökologie in der Beschaffung kaum einen Einfluss.

Die Aktivitäten eines Krankenhauses zur Sicherstellung des ökologischen Handelns lassen sich am besten in einem **Umweltmanagementsystem** zusammenfassen. Dafür gibt es verschiedene Umweltsiegel und Zertifizierungsnormen, welche die Aktivitäten zur Steigerung der ökologischen Qualität bewerten. Hierzu gehört das Umweltmanagementsystem EMAS oder die Umweltmanagementsystemnorm ISO 14001. Beide bedingen im Rahmen des dafür notwendigen Qualitätsmanagements, dass man ökologisch relevante Verbrauchsdaten misst, bewertet und versucht, diese weitestgehend zu optimieren. Dazu gehören der Energieverbrauch, die gemessenen Abfallmengen oder der Wasserverbrauch. Weiterer und ebenso wichtiger Teil der Umweltmanagementaktivitäten ist die Schulung und Sensibilisierung der Mitarbeiterinnen und Mitarbeiter für diese Themen. Gerade die korrekte Trennung der Abfälle, der sorgsame Umgang mit Strom und Wasser sind Themen, deren Erfolg vom Verständnis der Mitarbeitenden in hohem Maße abhängig ist.

KAPITEL

29 Berufliches Handeln im gesellschaftlichen Kontext gestalten

Stéphane Itasse

29.1 Menschenrechte

Über die Religionen und ethischen Ansätze in aller Welt hinweg: Was ist allen Menschen gemeinsam? Der jüngste Versuch dies zu definieren stammt aus dem Jahr 1948: Drei Jahre nach dem Ende des Zweiten Weltkriegs mit Millionen Toten und unvorstellbaren Kriegsverbrechen beschlossen die Vereinten Nationen (UN) die **„Allgemeine Erklärung der Menschenrechte"**.

MERKE

„Alle Menschen sind frei und gleich an Würde und Rechten geboren." So beginnt die Resolution (Entschließung) A/RES/217 der Vereinten Nationen. Diese Allgemeine Erklärung der Menschenrechte umfasst 30 Artikel und wurde am 10. Dezember 1948 in Paris verkündet. In den Artikeln sind grundlegende Ansichten über die Rechte aufgelistet, die jedem Menschen zustehen sollten.
Vollständige Erklärung: www.un.org/depts/german/menschenrechte/aemr.pdf.

29.2 Vereinte Nationen

Neben der Allgemeinen Erklärung der Menschenrechte gibt es noch weitere völkerrechtlich bindende Verträge zwischen den Mitgliedern der Vereinten Nationen (UN-Konventionen):

- Genfer Flüchtlingskonvention (1951)
- UN-Konvention gegen Rassismus (1969)
- UN-Konvention zur Beseitigung jeder Form von Diskriminierung der Frau (1981)
- UN-Konvention gegen Folter (1984)
- UN-Konvention für die Rechte der Kinder (1990)
- UN-Konvention gegen Korruption (2003)
- UN-Konvention über die Rechte von Menschen mit Behinderungen (2008)
- UN-Konvention gegen Verschwindenlassen (2009)

MERKE

Ergänzend zur Allgemeinen Erklärung der Menschenrechte gibt es regionale Abkommen, z.B. die Europäische Menschenrechtskonvention (Konvention zum Schutz der Menschenrechte und Grundfreiheiten vom 4. November 1950). Derzeit sind alle Mitgliedsstaaten des Europarats auch der Europäischen Menschenrechtskonvention beigetreten. Die darin enthaltenen Freiheitsrechte sind vor dem Europäischen Gerichtshof für Menschenrechte mit Sitz in Straßburg einklagbar.

PRAXISTIPP

Wie man die Menschenrechte im Berufsalltag der Pflege umsetzen kann, erklärt die **Pflege-Charta:** www.wege-zur-pflege.de/pflege-charta.
Für OTA hat der Deutsche Berufsverband Anästhesietechnischer und Operationstechnischer Assistenz einen „Nationalen Ethikkodex Operationstechnischer Assistenten" (NEO) entwickelt: https://ata-ota.org/ethikkodex_ataota/.

29.3 Europäische Union

Was im Jahr 1957 als Wirtschaftsbündnis von sechs Staaten begann, ist mittlerweile zur größten politischen Union der Welt herangewachsen. In fast sechs Jahrzehnten hat die **Europäische Union** die folgenden Meilensteine erlebt:

- 1957: Gründung der Europäischen Wirtschaftsgemeinschaft (EWG) durch Unterzeichnung der Römischen Verträge. Mitglieder sind Belgien, Deutschland, Frankreich, Italien, Luxemburg und die Niederlande.
- 1968: Europäische Zollunion, die Zölle im Handel zwischen den Mitgliedsstaaten sind abgeschafft.
- 1973: Am 1. Januar treten Dänemark, Irland und Großbritannien (bis 2020) der Europäischen Gemeinschaft bei.
- 1979: Die Bürger der Europäischen Gemeinschaft wählen erstmals das Europäische Parlament direkt.
- 1981: Beitritt Griechenlands.
- 1985: Unterzeichnung des Schengener Abkommens zum **Abbau der Personenkontrollen an den Binnengrenzen** durch Belgien, Deutschland, Frankreich, Luxemburg und die Niederlande (1995 in Kraft gesetzt). Weitere Länder schließen sich im Lauf der Jahre an.
- 1986: Beitritt Spaniens und Portugals und Unterzeichnung der Einheitlichen Europäischen Akte. Diese legt die Grundlage für den Binnenmarkt.
- 1992: **Vertrag von Maastricht** unterzeichnet. Der Vertrag tritt an die Stelle der Römischen Verträge und begründet die Europäische Union (EU) als übergeordneten Verbund für die Europäische Gemeinschaft (EG), die gemeinsame Außen- und Sicherheitspolitik sowie die Zusammenarbeit in den Bereichen Justiz und Inneres.
- 1993: Vollendung des Europäischen Binnenmarktes mit vier Grundfreiheiten: **freier Verkehr** von **Waren, Dienstleistungen, Personen** und **Kapital.**
- 1995: Beitritt von Österreich, Finnland und Schweden.
- 1999: Einführung des **Euro** als gemeinsame Währung (als Bargeld seit 2002).
- 2004: Estland, Lettland, Litauen, Malta, Polen, die Slowakei, Slowenien, Tschechien, Ungarn und Zypern treten der EU bei.
- 2007: Beitritt von Rumänien und Bulgarien.
- 2012: Die EU erhält den Friedensnobelpreis.
- 2013: Beitritt Kroatiens.

Heutige Mitgliedsstaaten der EU (Stand Februar 2021) sind Belgien, Bulgarien, Dänemark, Deutschland, Estland, Finnland, Frankreich, Griechenland, Irland, Italien, Kroatien, Lettland, Litauen, Luxemburg, Malta, Niederlande, Österreich, Polen, Portugal, Rumänien, Schweden, Slowakei, Slowenien, Spanien, Tschechien, Ungarn, Zypern. Beitrittskandidaten sind Albanien, Montenegro, Nordmazedonien, Serbien, die Ukraine und die Türkei.

Island, Liechtenstein und Norwegen bilden zusammen mit der EU den Europäischen Wirtschaftsraum, es gelten besondere Zollvorschriften. Die Türkei ist Mitglied in der Europäischen Zollunion.

Organe der Europäischen Union: Laut dem Vertrag über die Europäische Union gibt es sieben Organe:

- das Europäische Parlament,
- den Europäischen Rat,
- den Rat der Europäischen Union (Ministerrat),
- die Europäische Kommission,
- den Europäischen Gerichtshof,
- die Europäische Zentralbank und
- den Europäischen Rechnungshof.

Weitere Gremien und Institutionen sind an der Gestaltung und Umsetzung der europäischen Politik beteiligt.

Arbeitsfelder der EU: Grundsätzlich kann die EU nur Aufgaben übernehmen, die ihr die Mitgliedsstaaten übertragen. Zudem gilt das Subsidiaritätsprinzip: Danach übernimmt die EU nur diejenigen Aufgaben, die sich auf europäischer Ebene besser lösen lassen als in kleineren Einheiten.

Komplett in die Zuständigkeit der EU fallen: Außenhandelspolitik, Zollunion, Wettbewerbsrecht und Währungspolitik (für den Euro).

Zusammen mit den Mitgliedsstaaten ist die EU zuständig für: Energiepolitik, Landwirtschaft und Fischerei, Verkehr, Umweltpolitik, Sicherheits- und Verteidigungspolitik, Sozialpolitik, Forschung und Entwicklung sowie Verbraucherschutz.

Für weitere Informationen: www.bpb.de/themen/europaeische-union/?field_filter_format=all&field_tags_keywords[0]=-1&d=1.

Für neue Rechtsvorschriften in der EU ist das übliche Entscheidungsverfahren das ordentliche Gesetzgebungsverfahren (früher „Mitentscheidungsverfahren"). Dabei müssen das Europäische Parlament und der Rat der Europäischen Union die Vorschriften gemeinsam verabschieden.

Bevor die EU-Kommission eine neue Maßnahme vorschlägt, bewertet sie die möglichen Folgen, konsultiert interessierte Parteien und lässt sich von Experten beraten. Bürger, Unternehmen und Organisationen können über die Website der öffentlichen Konsultationen am Konsultationsverfahren teilnehmen.

Das Parlament und der Rat überprüfen die Vorschläge der EU-Kommission und geben Empfehlungen zu Änderungen ab. Wenn sich der Rat und das Parlament nicht auf die Änderungen einigen können, findet eine zweite Lesung statt.

In der zweiten Lesung können das Parlament und der Rat erneut Änderungen vorschlagen. Wenn sich das Parlament nicht mit dem Rat einigen kann, hat es das Recht, die vorgeschlagenen Rechtsvorschriften abzulehnen.

Wenn sich die beiden Institutionen bezüglich der Änderungen einigen, kann der Vorschlag angenommen werden. Einigen sie sich nicht, versucht ein Vermittlungsausschuss eine Lösung zu finden. In dieser letzten Lesung dürfen sowohl der Rat als auch das Parlament den Vorschlag ablehnen (Website der EU: europa.eu).

29.4 Verfassungsrechtliche Grundlagen der Bundesrepublik Deutschland

Die Idee der Menschenrechte ist auch im Grundgesetz der Bundesrepublik Deutschland enthalten: Die Art. 1–19 umfassen die **Grundrechte.** Neben den Menschenrechten, die für alle Menschen in der Bundesrepublik Deutschland gelten, gibt es noch die **Bürgerrechte** für Menschen mit deutscher Staatsbürgerschaft.

29.5 Grundgesetz

Die Grundrechte, die im Grundgesetz der Bundesrepublik Deutschland verankert sind, sind aufgeführt in ➤ Tab. 29.1.

Neben den Grundrechten bestimmt das Grundgesetz auch den staatlichen Aufbau der Bundesrepublik Deutschland.

Tab. 29.1 Grundrechte, die im Grundgesetz verankert sind

Artikel	Inhalt
1	Schutz der Menschenwürde
2	Recht auf Freiheit und Person
3	Gleichheit vor dem Gesetz
4	Glaubens-, Gewissens- und Bekenntnisfreiheit
5	Freiheit von Meinung, Kunst und Wissenschaft
6	Schutz von Ehe und Familie und von Kindern nicht verheirateter Eltern
7	Schulwesen, Recht auf Privatschulen
8	Versammlungsfreiheit
9	Vereinigungsfreiheit
10	Brief-, Post- und Fernmeldegeheimnis
11	Freizügigkeit
12	Berufsfreiheit
13	Wehrdienst- und andere Dienstverpflichtungen
14	Unverletzlichkeit der Wohnung
15	Eigentum, Erbrecht, Enteignung und Sozialisierung
16	Ausbürgerung, Auslieferung
17	Asylgrundrecht
18	Verwirken von Grundrechten
19	Petitionsrecht

DEFINITION

Drei Faktoren machen einen Staat aus: Staatsgebiet, Staatsvolk und Staatsgewalt.

- Das **Staatsgebiet** ist ein bestimmter Teil der Erdoberfläche.
- Das **Staatsvolk** umfasst alle Menschen, welche die jeweilige Staatsbürgerschaft besitzen.
- Die **Staatsgewalt** bedeutet, dass Herrschaftsausübung möglich ist, also der Staat seine Aufgaben erfüllen kann.

29.6 Aufgaben des Staates

Die **Aufgaben des Staates** sind:

1. Innere und äußere Sicherheit garantieren
2. Setzen und Ausfüllen des rechtlichen Rahmens für Wirtschaft und Gesellschaft
3. Infrastruktur
4. Verbraucherschutz und Ernährung
5. Steuerung der Eingriffe in die Wirtschaft (Fiskal- und Steuerpolitik, Geldpolitik, Förderungen, Strukturpolitik, Einkommensverteilung)
6. Ermöglichen und Steuern von Bildung und Forschung
7. Sonstige Staatsaufgaben: Kulturförderung, Schutzfunktionen für bestimmte gesellschaftliche Gruppen, Planungen

29.7 Staatsordnung der Bundesrepublik Deutschland

Damit die Bundesrepublik Deutschland diese Aufgaben erfüllen kann, legt das Grundgesetz eine Staatsordnung fest.

MERKE

Art. 20 GG

(1) Die Bundesrepublik Deutschland ist ein demokratischer und sozialer Bundesstaat.
(2) Alle Staatsgewalt geht vom Volke aus. Sie wird vom Volke in Wahlen und Abstimmungen und durch besondere Organe der Gesetzgebung, der vollziehenden Gewalt und der Rechtsprechung ausgeübt.
(3) Die Gesetzgebung ist an die verfassungsmäßige Ordnung, die vollziehende Gewalt und die Rechtsprechung sind an Gesetz und Recht gebunden. […]

Aus diesem Artikel leiten sich wesentliche Elemente der Staatsordnung ab:

1. Das Staatsvolk überträgt in Deutschland die Staatsgewalt an gewählte Vertreter in Parlamenten, statt sie selbst auszuüben. Nur die Parlamente werden vom Volk gewählt.
2. Es gilt das Prinzip der Gewaltenteilung: Die Organe der Gesetzgebung (Legislative), der vollziehenden Gewalt (Exekutive) und der Rechtsprechung (Judikative) sind getrennt.
3. Rechtsstaatlichkeit: Der Staat und die Menschen, die in seinem Namen handeln, müssen sich selbst an Recht und Gesetz halten.

29.8 Ziele der Gewaltenteilung

Ob Könige, Kaiser oder Diktatoren: Wenn ein Mensch die ganze Macht in seinem Land an sich zieht, machen die Bewohner oft schlechte Erfahrungen. Deshalb kam vor mehr als 300 Jahren die Idee der Gewaltenteilung auf. Die Organe der Gesetzgebung (Legislative), der vollziehenden Gewalt (Exekutive) und der Rechtsprechung (Judikative) sind getrennt und kontrollieren sich gegenseitig. So sollen die Bürger vor Machtmissbrauch geschützt sein.

Auch wenn die Gewaltenteilung heute oft nur in abgewandelter Form umgesetzt ist, ist sie ein wichtiger Bestandteil einer echten Demokratie. Vor allem die Gerichte müssen von der Regierung unabhängig sein und sich ausschließlich an den Gesetzen orientieren. In Deutschland kann das Bundesverfassungsgericht als Teil der Judikative den Bundeskanzler oder Bundesminister (Teil der Exekutive) aufhalten, wenn sie etwas tun oder beschließen, was gegen die Verfassung verstößt. Gleiches gilt für den Bundestag oder Bundesrat als Teil der Legislative.

Allerdings sind in Deutschland wie in vielen parlamentarischen Demokratien die Exekutive und die Legislative nicht mehr getrennt. Eine Mehrheit der Abgeordneten wählt eine Kandidatin/einen Kandidaten aus ihren Reihen zur/zum Bundeskanzler/in. Die Kontrolle der Regierung übernimmt dann nicht mehr das komplette Parlament, sondern nur die sog. Opposition. Der Begriff bezeichnet die Abgeordneten aller Parteien, die nicht der Regierung angehören.

Eine weitere Gewaltenteilung ergibt sich in Deutschland durch die Aufteilung der Aufgaben auf Bund und Länder. Zudem haben die Länder Einfluss auf die Gesetzgebung des Bundes. Darüber hinaus bringt der Wettbewerb zwischen den verschiedenen Parteien eine weitere Kontrolle mit sich. Gleiches gilt für Verbände und Massenmedien.

29.9 Aufgaben und Aufbau der Legislativorgane Bundestag und Bundesrat

Die Gewaltenteilung spiegelt sich in verschiedenen Institutionen und Ämtern wider, die ebenfalls im Grundgesetz festgelegt sind:

Das zentrale Organ der Bundesrepublik Deutschland ist der **Bundestag** (Art. 38–49 GG), den das Volk alle vier Jahre wählt. Der Bundestag wählt den **Bundeskanzler** als Regierungschef, zusammen mit dem Bundesrat die **Verfassungsrichter** und zusammen mit Vertretern der Landtage in der Bundesversammlung den **Bundespräsidenten.** Weitere Aufgaben des Bundestags sind die **Gesetzgebung,** die **Kontrolle der Parteienfinanzierung** und die **Kontrolle der Bundesregierung** durch Anfragen, Untersuchungsausschüsse und die Feststellung des Staatshaushalts.

Die Abgeordneten des Bundestages haben ein **freies Mandat.** Das bedeutet, dass sie nicht an Aufträge oder Weisungen gebunden sind (Art. 38 GG). Damit die Unabhängigkeit der Abgeordneten geschützt bleibt, haben sie weitere Vorrechte, die auch im Grundgesetz verankert sind: **Indemnität** (Art. 46 GG), **Immunität** (Art. 46 GG) und **Zeugnisverweigerungsrecht** (Art. 47 GG).

Kommt der Bundestag vollständig zusammen, spricht man vom **Plenum.** Üblicherweise tagt das Parlament öffentlich. Hier debattieren die Abgeordneten, hier finden aktuelle Stunden, große Anfragen, Regierungsbefragungen und Fragestunden statt, bei denen der Bundestag die Arbeit der Regierung kontrolliert. Auch über Gesetzesvorhaben stimmt das Plenum offen ab. Außerhalb des Plenums arbeiten die Bundestagsabgeordneten oft in **Ausschüssen.**

Neben dem Bundestag entscheidet der **Bundesrat** (Art. 50–53 GG) über die Gesetze mit. Die zweite Kammer des Parlaments vertritt die 16 Landesregierungen. Die 16 Bundesländer entsenden zwischen drei und sechs Mitglieder in den Bundesrat. Jedes Bundesland gibt seine Stimmen geschlossen ab, das Stimmverhalten legt die Landesregierung fest.

29.10 Gesetzgebungsverfahren

Damit es ein **neues Gesetz** oder eine **Gesetzesänderung** geben kann, ist ein **Gesetzgebungsverfahren** (Art. 70–77 GG) notwendig. Dazu wird eine Gesetzesvorlage in den Bundestag eingebracht (www.bpb.de/politik/grundfragen/24-deutschland/40463/wie-ein-gesetz-entsteht).

Im Bundestag werden die Bundesgesetze in dreimaliger Lesung beraten. In der ersten Lesung wird meistens nur beschlossen, den Entwurf an Ausschüsse zu überweisen. Mit deren Stellungnahme finden dann die zweite und dritte Lesung statt. Über das Gesetz stimmt der Bundestag am Ende der dritten Lesung ab.

Nach Annahme im Bundestag werden die Bundesgesetze dem Bundesrat vorgelegt. Dieser kann gegen das vom Bundestag beschlossene Gesetz innerhalb von drei Wochen den Vermittlungsausschuss anrufen. Bei zustimmungsbedürftigen Gesetzen haben auch Bundestag und Bundesregierung diese Möglichkeit. Schlägt der Vermittlungsausschuss eine Änderung vor, muss der Bundestag darüber entscheiden, ob er sich dem Änderungsvorschlag anschließt.

Nach dem Vermittlungsverfahren richtet sich das weitere Vorgehen danach, ob es sich bei dem Bundesgesetz um ein Gesetz handelt, das der Zustimmung des Bundesrats bedarf oder nicht. Bei Gesetzen, die der Zustimmung des Bundesrats nicht bedürfen (Einspruchsgesetze), kann dieser nach Beendigung des Vermittlungsverfahrens Einspruch einlegen. Den Einspruch kann der Bundestag mit derselben Mehrheit zurückweisen, mit der der Bundesrat ihn beschlossen hat, mindestens jedoch mit der Mehrheit seiner Mitglieder (Art. 76, 77 GG).

Die vom Bundestag beschlossenen Gesetze werden vom Bundespräsidenten nach Gegenzeichnung durch den Bundeskanzler und die zuständigen Bundesminister ausgefertigt. Voraussetzung für das Inkrafttreten des Gesetzes ist außerdem, dass es im Bundesgesetzblatt verkündet worden ist.

29.11 Exekutivaufgaben und Zusammensetzung der Bundesregierung

Die politische Führung Deutschlands liegt bei der **Bundesregierung** (Art. 62–69 GG). Sie besteht aus dem **Bundeskanzler** und den **Bundesministern.** Dabei wird der Bundeskanzler auf Vorschlag des Bundespräsidenten vom Bundestag gewählt.

29.12 Stellung des Bundeskanzlers

In Art. 65 GG heißt es: „Der Bundeskanzler bestimmt die Richtlinien der Politik und trägt dafür die Verantwortung. Innerhalb dieser Richtlinien leitet jeder Bundesminister seinen Geschäftsbereich selbständig und unter eigener Verantwortung. Über Meinungsverschiedenheiten zwischen den Bundesministern entscheidet die Bundesregierung." Damit sind drei wichtige Prinzipien festgelegt:

- das Kanzlerprinzip,
- das Ressortprinzip und
- das Kollegialprinzip.

Der Bundeskanzler hat innerhalb der Regierung eine besondere Stellung. Dies zeigt sich darin, dass er

- als einziges Regierungsmitglied vom Bundestag gewählt ist, was eine erhöhte Legitimation verleiht;
- allein im Bundestag die Vertrauensfrage stellen kann; wird dieser Antrag abgelehnt, kann er Neuwahlen herbeiführen;
- nur durch ein Misstrauensvotum zu stürzen ist, wobei auch alle Bundesminister ihr Amt verlieren;
- laut Art. 64 GG das Recht hat, Minister zur Ernennung und Entlassung vorzuschlagen – der Bundestag kann keine Minister zum Rücktritt zwingen;
- die Richtlinien der Politik bestimmt und dafür allein verantwortlich ist.

29.13 Funktion des Bundespräsidenten

Oberstes Verfassungsorgan ist der **Bundespräsident.** Als Staatsoberhaupt repräsentiert er die Einheit des Staates. Das Grundgesetz weist ihm aber nur wenige politische Kompetenzen zu. Die Amtszeit des Bundespräsidenten dauert fünf Jahre, er kann höchstens einmal wiedergewählt werden.

29.14 Bundesverfassungsgericht

Das fünfte wichtige Verfassungsorgan ist das **Bundesverfassungsgericht** mit Sitz in Karlsruhe. Es kontrolliert, ob Akteure wie Parlamente, Regierung oder andere Gerichte das Grundgesetz einhalten.

29.15 Politische Willensbildung in der repräsentativen Demokratie

Heute haben Staaten meistens zu viele Einwohner, als dass jeder Bürger selbst die politischen Prozesse beeinflussen könnte. Aus diesem Grund organisieren sich Menschen mit ähnlichen Überzeugungen in **Parteien**. Im Grundgesetz heißt es dazu in Art. 21, Abs. 1: „Die Parteien wirken bei der politischen Willensbildung des Volkes mit. Ihre Gründung ist frei. Ihre innere Ordnung muss demokratischen Grundsätzen entsprechen. Sie müssen über die Herkunft und Verwendung ihrer Mittel sowie über ihr Vermögen öffentlich Rechenschaft geben."

Laut Grundgesetz und Parteiengesetz gelten die in > Tab. 29.2 festgelegten Grundregeln.

Wahlen sind für die Bürger die wichtigste Möglichkeit, um sich politisch zu beteiligen. Dabei gelten die in > Tab. 29.3 festgelegten Wahlgrundsätze (Art. 38, Abs. 1 GG).

Grundsätzlich gibt es zwei Möglichkeiten, die Wählerstimmen auf Parlamentssitze umzulegen: Bei der Mehrheitswahl ist das Wahlgebiet in Wahlkreise eingeteilt, die je einen Abgeordneten entsenden. Bei der Verhältniswahl entscheiden sich die Wähler nicht für einzelne Kandidaten, sondern für die Liste einer Partei.

Bei der Bundestagswahl gilt ein System, das „personalisierte Verhältniswahl" heißt. Dabei hat der Wähler zwei Stimmen. Mit der Erststimme wählt er den Kandidaten einer Partei im Wahlkreis (Mehrheitswahl), mit der Zweitstimme die Liste einer Partei (Verhältniswahl). Die Sitze werden entsprechend den für die Listen insgesamt abgegebenen Stimmen auf die Parteien verteilt. Ausschlaggebend für die Sitzverteilung ist also die Zweitstimme.

In Deutschland sind weit mehr Menschen Mitglieder in **Vereinen** als in Parteien. Laut dem Bundesverband deutscher Vereine und Verbände gibt es über 600.000 eingetragene Vereinigungen in der Bundesrepublik. Davon verfolgen über 5.000 Verbände – die

Tab. 29.2 Demokratische Grundregeln

Mehrparteienprinzip	Art. 21 des Grundgesetzes schließt ein Einparteiensystem aus.
Parteienfreiheit	Jeder Bürger kann eine Partei gründen.
Chancengleichheit	Jede Partei kann an Wahlen teilnehmen und Wahlwerbung betreiben.
Innerparteiliche Demokratie	Sie ist nur für Parteien vorgeschrieben: Alle Entscheidungen müssen von den Parteimitgliedern oder durch Delegierte, die von den Parteimitgliedern gewählt sind, in Wahlen und Abstimmungen getroffen werden. Parteiämter müssen jeweils für zwei Jahre in geheimer Wahl besetzt werden. Alle Mitglieder haben gleiches Stimmrecht.
Finanzielle Rechenschaftslegung	Parteien müssen, wiederum anders als alle anderen Vereine, über ihre Einnahmen und Ausgaben öffentlich Rechenschaft ablegen.

Tab. 29.3 Wahlgrundsätze nach Art. 38 GG, Abs. 1

Allgemein	Jeder Staatsbürger darf wählen und gewählt werden, sofern das Mindestalter erreicht ist. Bei Wahlen auf Bundesebene liegt das Mindestalter bei 18 Jahren, in einigen Bundesländern für Landtags- und Kommunalwahlen bei 16 Jahren.
Unmittelbar	Die Wähler wählen ihre Abgeordneten direkt im Wahlkreis oder über Listen.
Frei	Auf die Wähler darf keinerlei Druck ausgeübt werden, ihre Stimme für einen bestimmten Kandidaten oder eine bestimmte Partei abzugeben. Es gibt auch keine Wahlpflicht.
Gleich	Jede Stimme zählt gleich viel.
Geheim	Es bleibt geheim, wie jeder einzelne Wähler abstimmt.

eigentlichen Interessenverbände – politische Ziele. Im Februar 2021 waren davon 2.288 Verbände als Interessenvertreter beim Deutschen Bundestag registriert („Lobbyliste": www.bundestag.de/resource/blob/189476/8d60da47d5c54b1143ce9dd2ee8b32cf/lobbylisteaktuell-data.pdf).

Kurzfristigerer Natur als Verbände sind **Bürgerinitiativen.** Sie bilden sich meist für ein einziges Ziel, mobilisieren die Öffentlichkeit und üben Druck aus. Meistens sind sie auf lokaler Ebene tätig.

Ein Mittel der direkteren Beteiligung ist der **Bürgerentscheid.** Dieser ist eine Abstimmung über ein spezifisches Thema. Zudem gibt es in einigen Länderverfassungen oder Landesgesetzen die Möglichkeit zu **Volksentscheiden.**

Ferner haben die Bürger das Recht, eine **Petition,** also eine Eingabe oder eine Bittschrift, an die zuständigen Stellen oder den Bundestag zu richten.

29.16 Presse- und Meinungsfreiheit

Einzelne Bürger können sich nur dann eine politische Meinung bilden, wenn sie umfassend informiert sind. Diese Bündelung und Weiterleitung von Informationen übernehmen **Massenmedien.** Darunter fallen Zeitungen, Zeitschriften, Radio oder Fernsehen. In jüngster Zeit spielen Internetangebote eine immer größere Rolle, v. a. soziale Medien wie Facebook, Instagram, WhatsApp, YouTube oder TikTok.

Grundlage der Medien ist die **Presse- und Meinungsfreiheit.** Dazu heißt es in Art. 5 GG: „(1) Jeder hat das Recht, seine Meinung in Wort, Schrift und Bild frei zu äußern und zu verbreiten und sich aus allgemein zugänglichen Quellen ungehindert zu unterrichten. Die Pressefreiheit und die Freiheit der Berichterstattung durch Rundfunk und Film werden gewährleistet. Eine Zensur findet nicht statt. (2) Diese Rechte finden ihre Schranken in den Vorschriften der allgemeinen Gesetze, den gesetzlichen Bestimmungen zum Schutze der Jugend und in dem Recht der persönlichen Ehre."

Art. 1 schützt also vor staatlichen Eingriffen. Zum Beispiel sind Meinungsäußerungen nicht strafbar, staatliche Überwachung und Unterdrückung von Veröffentlichungen sind unzulässig, Behörden müssen den Medien Auskunft geben und Journalisten brauchen Informanten nicht preiszugeben. Art. 2 hingegen schützt Individuen vor den Medien; Beleidigungen und Verleumdungen stehen unter Strafe.

29.16.1 Massenmedien und ihre Aufgaben

Die **Aufgaben der Massenmedien** sind:

- Informationen zu verbreiten: Sie sollen so umfassend, sachgerecht und verständlich wie möglich sein.
- Zur Meinungsbildung der Bürgerinnen und Bürger beizutragen, indem sie politische Probleme und Zusammenhänge einsichtig machen und politische Ereignisse kommentieren.
- Die Entscheidungen der politischen Institutionen sowie das Verhalten der Amtsinhaber zu kontrollieren und Missstände zu kritisieren.

29.16.2 Medien als Instrument der Meinungsbildung

Vieles in unserer Welt spielt sich in größerer Entfernung ab. Wer kann schon gleichzeitig im Bundestag in Berlin, bei der Europäischen Kommission in Brüssel und den Vereinten Nationen in New York sein, um alles zu erfahren? Die Medien sind es, die diese Informationen aus aller Welt übermitteln. Mit den Nachrichten erhalten wir die Informationen, die wir benötigen, um uns in der Gesellschaft zurechtzufinden. Dabei produzieren insbesondere die privaten Medien auf Dauer nur die Informationen, die auch Absatz finden. Öffentlich-rechtliche Radio- und Fernsehsender haben hingegen auch einen „Programmauftrag".

Um in der Demokratie mitentscheiden zu können, benötigen wir Informationen. Diese liefern die Medien, weshalb freie Medien für eine Demokratie unbedingt notwendig sind. Aus diesen Informationen können wir uns dann eine eigene Meinung zu den politischen Fragen bilden. Mit Kommentaren und Meinungsbeiträgen verstärken Medien ihre Rolle, die sie in der Demokratie einnehmen.

29.16.3 Manipulation durch Medien

Da Medien niemals alle Informationen verbreiten können, müssen sie darauf achten, die Schwelle zur **Manipulation** nicht zu überschreiten. Einigen wird vorgeworfen, Sachverhalte unzulässig zu vereinfachen, unbedeutende Ereignisse zu dramatisieren, sachliche Probleme zu personalisieren, ein Thema nur für kurze Zeit hochzuspielen, um es dann fallen zu lassen, sowie fast ausschließlich negative Meldungen zu verbreiten.

In sozialen Medien kommen außerdem Probleme mit Falschnachrichten (Fake News) und Hate Speech hinzu. International bekennen sich die Betreiber mittlerweile dazu, dagegen vorzugehen. Für Deutschland ist dazu im Jahr 2020 das Netzwerkdurchsetzungsgesetz in Kraft getreten.

LITERATUR

Allgemeine Erklärung der Menschenrechte. www.un.org/depts/german/menschenrechte/aemr.pdf (letzter Zugriff: 6.12.2022).

Das Europäische Parlament. www.europarl.europa.eu/portal/de (letzter Zugriff: 6.12.2022).

Das Grundgesetz für die Bundesrepublik Deutschland. www.gesetze-im-internet.de/gg/BJNR000010949.html (letzter Zugriff: 6.12.2022).

Der Europäische Rat. www.consilium.europa.eu/de/european-council (letzter Zugriff: 6.12.2022).

Die Europäische Kommission. https://ec.europa.eu/info/index_de (letzter Zugriff: 6.12.2022).

Die Europäische Union. https://europa.eu (letzter Zugriff: 6.12.2022).

Nationaler Ethikkodex Operationstechnischer Assistenten (NEO). https://ataota.org/ethikkodex_ataota (letzter Zugriff: 6.12.2022).

Pflege-Charta. www.wege-zur-pflege.de/pflege-charta (letzter Zugriff: 6.12.2022).

Prinzipien des EU-Aufbaus. www.bpb.de/themen/europaeische-union/dossier-europaeische-union/42933/prinzipien-des-eu-aufbaus (letzter Zugriff: 6.12.2022).

Jellinek G. Allgemeine Staatslehre (= Recht des modernen Staates, Bd. 1). Berlin 1900; 2. A. 1905; 3. A. 1914.

Luhmann N: Die Realität der Massenmedien. 2., erweiterte A. Opladen: Westdeutscher Verlag, 1996.
de Secondat C, Baron de Montesquieu. De l'esprit des loix, Genf 1748, deutsche Ausgabe: Weigand K (Auswahl der Texte, Übersetzung, Einleitung). Reclams Universal-Bibliothek, 8953/57. Stuttgart: Philipp Reclam, 1965; durchgesehene und bibliografisch ergänzte Neuausgabe: 2011.
Strohmeier G: Politik und Massenmedien. Eine Einführung. Baden-Baden: Nomos Verlag, 2004.

VI Mit Patientinnen und Patienten aller Altersstufen und deren Bezugspersonen kommunizieren und interagieren

VI

KAPITEL

30

Dennis Müller

Kommunikation

DEFINITION

Unter **Kommunikation** versteht man die Interaktion zwischen Individuen durch Laute bzw. Sprache (verbal) und/oder durch körperliche Signale (nonverbal).

Der Mensch beginnt vom ersten Tage seines Lebens an, die Regeln der Kommunikation zu lernen, obwohl ihm diese Regeln selbst kaum jemals bewusst werden.

30.1 Sprache

Sprache stellt einen wichtigen Baustein der zwischenmenschlichen Kommunikation dar. Gerade in der heutigen Zeit nutzen wir häufig rein das gesprochene oder geschriebene Wort, um uns auszudrücken, unseren Willen zu erklären oder Sachverhalte darzustellen. Vor allem in Situationen, in denen körperliche Signale wie Bewegungen (Gestik) und Gesichtsausdrücke (Mimik) nicht Teil der zu übermittelnden Information sind, wird es mitunter schwierig, sein Gegenüber richtig zu verstehen. Dies gilt auch für das berufliche Handlungsfeld des OPs. Sowohl die OTA als auch die anderen Berufsgruppen tragen i. d. R. aus hygienischen Gründen eine Mundnasenbedeckung während ihrer Tätigkeit im OP-Saal. Mimik zum gesprochenen Wort ist folglich schwerer zu erkennen und kann daher zu Missverständnissen führen. Darüber hinaus sind grundsätzlich Bewegungen und das Sprechen auf ein Minimum zu reduzieren, um Verwirbelungen der Luft und die Gefahr der Kontamination von Materialien etc. gering zu halten. Deswegen ist es umso entscheidender die korrekte Sprache zu sprechen, sprich, seine Worte passend und zielgerichtet zu wählen.

DEFINITION

Sprache besteht grundsätzlich aus zwei Faktoren. Die **Sprachproduktion** und das **Sprachverstehen.** Die Sprachproduktion konzentriert sich sowohl darauf, was Menschen sagen, als auch auf die Prozesse, die zur Produktion der Mitteilung notwendig sind. Hierzu zählen das laute hörbare Wort sowie das Verwenden von Gebärden und das Schreiben.
Das **Sprachverstehen** befasst sich mit dem Verständnis einer Mitteilung, dem Aufkommen eventueller Mehrdeutigkeiten und deren Auflösung.

30.1.1 Medizinische Fachsprache

Medizinische Fachsprache ist das Werkzeug sowohl der Ärzte als auch des Pflegepersonals im gesamten Krankenhaus, was den OP in logischer Konsequenz miteinschließt.

Medizinische Fachsprache bedient sich in erster Linie der lateinischen und griechischen Sprache, verwendet aber durchaus auch deutsche Begriffe.

PRAXISTIPP

Die relevanten Bezeichnungen von anatomischen Strukturen, Eingriffen, Richtungen etc. in der offiziellen Ausdrucksform bzw. Sprache parat zu haben, muss das erklärte Ziel einer OTA sein.

Achsen, Ebenen und Richtungsangaben

Zunächst wird der Körper in unterschiedliche Achsen und Ebenen unterteilt, um sich besser orientieren zu können (➤ Abb. 30.1).

- Die **Longitudinalachse** ist eine Längsachse, die von oben nach unten verläuft und umgekehrt.
- Die **Transversalachse** ist die Querachse von rechts nach links und umgekehrt.
- Die **Sagittalachse** ist die Pfeilachse von vorn nach hinten und umgekehrt.
- **Frontalebene:** Dies ist die Ebene, die entsteht, wenn man sich die **flache Hand vor die Augen** hält.
- **Transversalebene:** Diese Ebene entsteht, wenn man sich die **flache Hand waagerecht an die Stirn** hält.

- **Sagittalebene:** Diese Ebene wiederum entsteht, wenn man sich die **flache Hand senkrecht auf die Nase** hält. Diese Ebene muss nicht genau mittig durch den Körper verlaufen. Die **mittige Variante** nennt sich dann **Medianebene.**

Bewegungen, basierend auf den drei Achsen, werden wie folgt benannt:

- **Um die Transversalachse:**
  - Zur Achse hin = Beugung oder Flexion
  - Von der Achse weg = Streckung oder Extension
- **Um die Longitudinalachse:**
  - Drehbewegung nach innen = Innenrotation
  - Drehbewegung nach außen = Außenrotation
- **Um die Sagittalachse:**
  - Zur Achse hin (zum Körper hin) = Adduktion (lat. adducere – hinführen)
  - Von der Achse weg (vom Körper weg) = Abduktion (lat. abducere – wegführen)

Über klare Bezeichnungen der Achsen und Ebenen des Körpers hinaus arbeitet die medizinische Fachsprache auch mit spezifischen Richtungsangaben (➤ Abb. 30.2).

Richtungsangaben implizieren immer auch eine Bewegung in die jeweilige Richtung, es sind nicht nur reine Ortsangaben, z. B.:

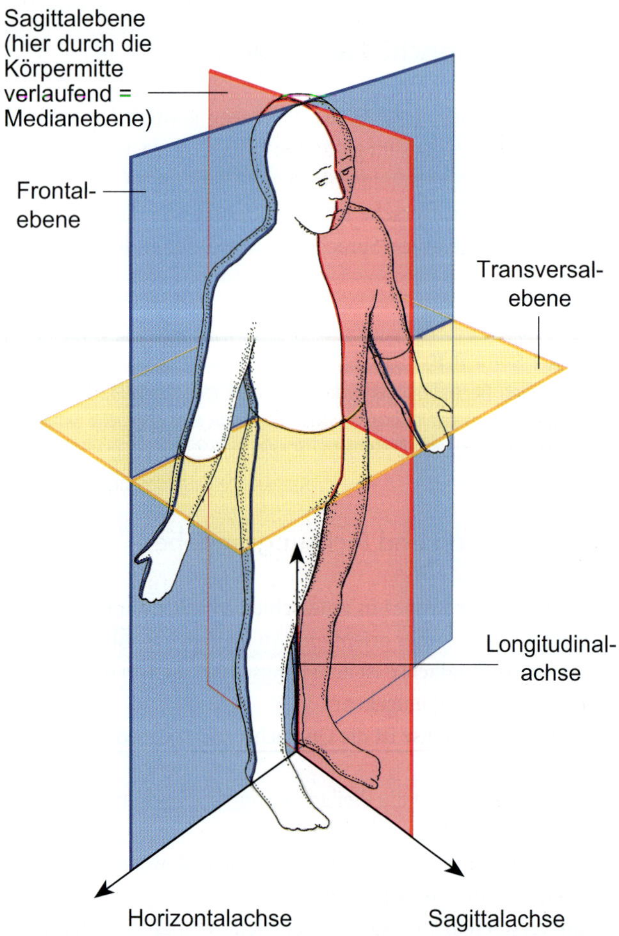

Abb. 30.1 Körperachsen und Körperebenen [L190]

median (Körpermittelebene) und **medial** (zur Körpermittelebene hin).

MERKE
Richtungsangaben werden **immer** aus Sicht des Patienten vorgenommen.

Präfixe und Suffixe – Vor- und Nachsilben

Des Weiteren besteht die medizinische Fachsprache aus verschiedenen vorangestellten (Präfixe) oder nachgestellten (Suffixe) Wortteilen, meist aus dem Lateinischen und Griechischen, welche entsprechend Aufschluss über die Aussage des jeweiligen Begriffs geben (➤ Tab. 30.1). **Beispiel: Poly**neuro**pathie** = krankhafte Veränderung vieler Nerven.

Gängige Grundbegriffe

Viele Begrifflichkeiten tauchen in der medizinischen Terminologie immer wieder auf. Gerne auch in abgekürzter Form. Die gängigsten Grundbegriffe zeigt ➤ Tab. 30.2.

Darüber hinaus spielen folgende Attribute eine wichtige Rolle in der Sprache und Kommunikation zwischen den Berufsgruppen des Gesundheitswesens:

- **Superfizia**l = oberflächlich
- **Profund** = tief
- **Proximal** = rumpfnah
- **Distal** = rumpffern
- **Zentral** = im Zentrum
- **Peripher** = in der Umgebung

Organangaben

In der medizinischen Terminologie setzen sich Namen oft aus zwei oder mehr Wörtern zusammen. Häufig lässt sich schon über den Namen ein Bezug zu den entsprechenden anatomischen Strukturen herstellen (➤ Tab. 30.3).

Beispiel: Musculus brachialis = Oberarmmuskel, **Nervus ulnaris** = Ellennerv. Auch die Beteiligung mehrerer Strukturen lässt sich am Namen erkennen: **N. glossopharyngeus** = die Zunge und den Rachen versorgender Nerv.

Ortsangaben

Häufig werden noch nähere Angaben zum Ort gemacht. Ob sich eine Struktur z. B. links, rechts, oben oder unten befindet (➤ Tab. 30.4). **Beispiel:** Musculus tibialis anterior, Vena Cava inferior.

Auch beim Lesen von Befunden, Arztberichten und Anamnesen kommen wiederholt bestimmte Bezeichnungen und gängige Abkürzungen zum Einsatz:

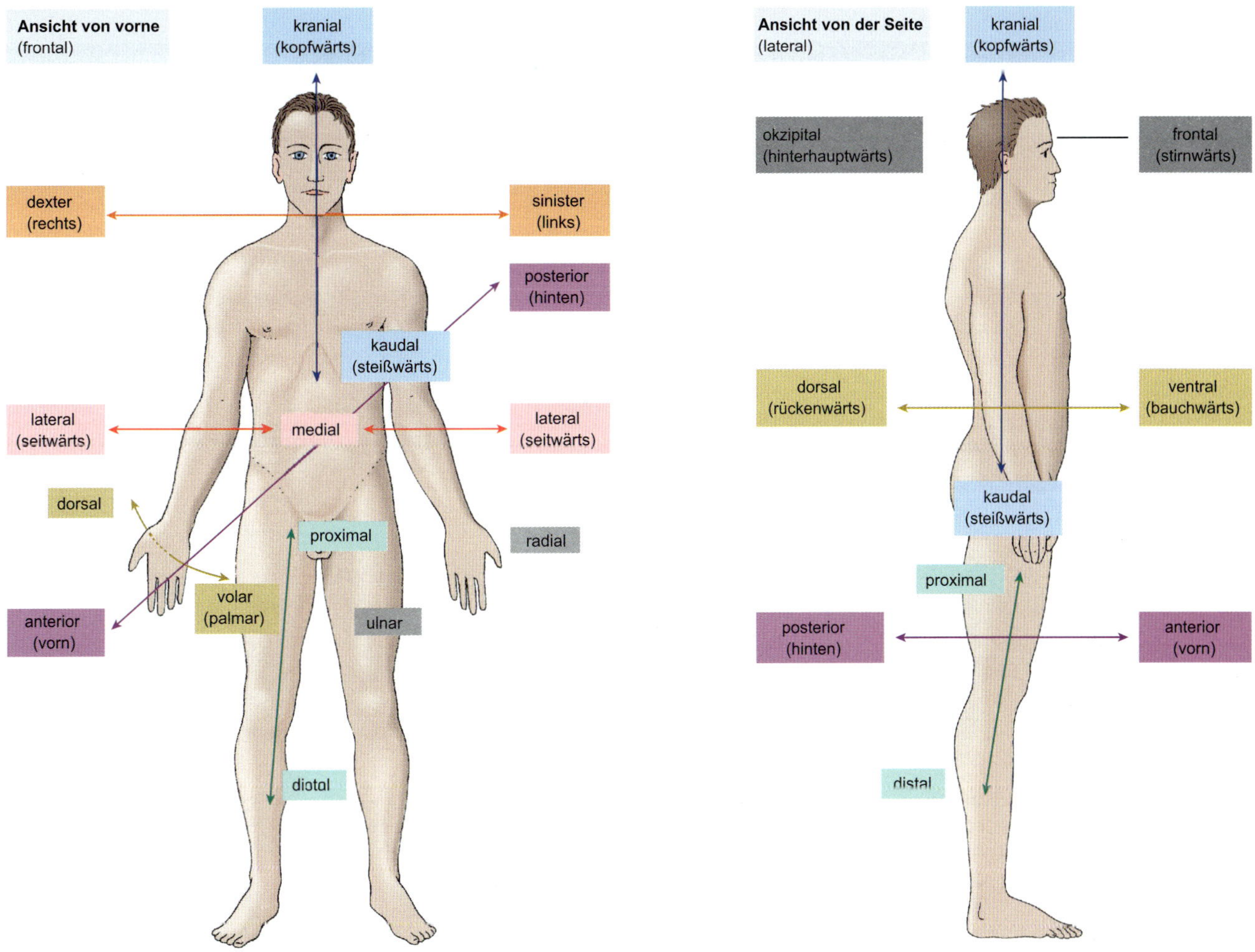

Abb. 30.2 Richtungsbezeichnungen zur Orientierung am menschlichen Körper [L190]

Tab. 30.1 Auswahl gängiger Vor- und Nachsilben

Präfixe		**Suffixe**	
Latein/*Griechisch*	Deutsche Bedeutung	Latein/*Griechisch*	Deutsche Bedeutung
brady-	Langsam	*-itis*	Entzündung
dys-	Miss-, schlecht	-osis/-ose	Chronisch degenerativer Prozess
endo-	Innen, innerhalb	-pathie	Krankhafte Veränderung
epi-	Oben, auf	-iasis	Krankheit
extra-	Außerhalb	-skopie	Hineinschauen
hyper-	Über, oberhalb	-tomie	„Temporäres" Eröffnen
hypo-	Unter, unterhalb	-stomie	Dauerhaftes Offenhalten
infra-	Unterhalb	-ektomie	Entfernen
inter-	Zwischen, mitten		
intra-	Innerhalb		
makro-	Groß		
meso-	Mitten		
mikro-	Klein		
per(i)-	Um		
poly-	Viel		
post-	Nach, hinter		
prae-/prä-	Vor, vorher		
tachy-	Schnell		

Tab. 30.2 Gängige Grundbegriffe und ihre Abkürzungen

Latein/Griechisch	Plural	Abkürzung	Deutsche Bedeutung
Arcus	Arcus	–	Bogen
Arteria	Arteriae	A. (Aa.)	Arterie
Articulatio	Articulationes	–	Gelenk
Brachium	Brachia	–	Arm
Cavum	Cava	–	Höhle
Cranium	Crania	–	Schädel
Digitus	Digiti	–	Finger, Zeh
Ductus	Ductus	–	Gang
Fascia	Fasciae	–	Flächiges (Muskel-)Bindegewebe
Foramen	Foramina	–	Loch, Öffnung
Fossa	Fossae	–	Grube, Vertiefung
Glandula	Glandulae	–	Drüse
Ligamentum	Ligamenta	Lig. (Ligg.)	Band
Musculus	Musculi	M. (Mm.)	Muskel
Nervus	Nervi	N. (Nn.)	Nerv
Nodus	Nodi	–	Knoten
Os	Ossa	–	Knochen
Pars	Partes	–	Teil
Plexus	Plexus	P.	(Nerven-)Geflecht
Processus	Processus	Proc.	Vorsprung
Ramus	Rami	R. (Rr.)	Zweig
Sinus	Sinus	–	Ausbuchtung, Aushöhlung
Vena	Venae	V. (Vv.)	Vene

30

Tab. 30.3 Organangaben

abdominalis	zum Bauch gehörend
brachialis	zum Oberarm gehörend
bronchialis	an den Bronchien
coronaris	zu den Herzkranzgefäßen gehörend
costalis	an den Rippen
cranialis	zum Schädel gehörend
dorsalis	am Rücken, rückenwärts gelegen
femoris	am Oberschenkel gelegen
fibularis	zum Wadenbein gehörend
hepatis	an oder in der Leber gelegen
pectoralis	an der Brust gelegen
peroneus	am Wadenbein gelegen
radialis	an der Speiche gelegen
renalis	an oder in der Niere gelegen
ulnaris	an der Elle gelegen

Tab. 30.4 Ortsangaben

anterior	vorderer
ascendens	aufsteigend
cranialis	oben, kopfwärts
descendens	absteigend
dexter (-tra/-trum)	rechts
dorsalis	hinten, am Rücken, rückenwärts
externus (-a)	außen, an der Oberfläche
Inferior	unterer
internus (-a)	innen, im Körper
lateralis	seitlich, außen
longitudinalis	in Längsrichtung
maximus (-a)	der (die) Größte
medialis	innen, zur Mitte hin
medius (-a)	mittlere(r), zwischen zwei anderen
minimus (-a)	der (die) Kleinste
posterior	hintere(r)
profundus (-a)	tief
sinister (-tra/-trum)	links
superficialis	oberflächlich
superior	obere(r)

- **Cave:** Achtung, Obacht, hüte dich!
- **Z. n.:** Zustand nach
- **Klinik:** Symptome, die einer Behandlung bedürfen

MERKE

Wer sich gezielt und professionell in der Sprache der jeweiligen Gesellschaft, in welcher er sich bewegt, ausdrücken kann, wird eher von ihr akzeptiert und als einer der Ihren anerkannt.

30.2 Theorien, Modelle und Konzepte der Kommunikation

An dieser Stelle soll nun versucht werden einige wichtige Grundlagen zu diskutieren, und bedeutende Theorien, Denkmodelle und Konzepte zu formulieren und vorzustellen. Menschen kommunizieren tagtäglich miteinander, ohne sich darüber bewusst zu sein. Manche Gespräche enden in Streitigkeiten, ohne dass es einen ersichtlichen Grund dafür gibt. Eine Lösung hierfür wäre, die Kommunikation zu analysieren und die einzelnen Elemente zu betrachten. Nur wenn man die Grundelemente einer Interaktion versteht, kann man entsprechend kommunizieren und Streitigkeiten entgegenwirken.

DEFINITION

Innerhalb einer Interaktion oder Kommunikation gibt es immer einen Sender und einen Empfänger. Als **Sender** bezeichnet man denjenigen, der eine Botschaft aussendet. Als **Empfänger** wird derjenige beschrieben, der diese Botschaft wahrnimmt. Diese Rollen tauschen sich innerhalb des gesamten Prozesses immer wieder aus. Reagiert der Empfänger auf die wahrgenommene Botschaft mit einer eigenen Botschaft, wird er automatisch zum Sender, der vorherige Sender wird seinerseits zum Empfänger.

30.2.1 Fünf Axiome der Kommunikation

Der österreichische Psychologe und Kommunikationswissenschaftler Paul Watzlawick stellte fünf Grundregeln, sog. Axiome auf, welche die menschliche Kommunikation und ihre Widersprüchlichkeiten erklären sollen.

MERKE

Alle Axiome sind notwendig, damit Kommunikation gelingt. Die Kommunikation kann fehlschlagen, wenn eines oder mehrere der Axiome gestört sind.

1. **Man kann nicht nicht kommunizieren.** Dies trifft bereits ab dem Tag der Geburt zu und bedeutet, dass jedes Verhalten, sei es nun verbal oder nonverbal, eine Form der Kommunikation darstellt. Und da man sich immer verhält, sobald man mit einem anderen Individuum interagiert, kommuniziert man folgerichtig auch immer.
   Beispiel 1: Herr M. fragt in die Klasse, ob jemand die fünf Axiome von Paul Watzlawick kennt. Johannes, einer der Auszubildenden, starrt währenddessen die ganze Zeit auf den Boden. Man könnte nun annehmen, er kommuniziert nicht mit Herrn M. Doch er tut es trotzdem, da Johannes so der Klasse und v. a. Herrn M. ohne Worte mitteilt, dass er nicht aufgerufen werden und etwas dazu sagen mochte.
2. **Jede Kommunikation hat einen Inhalts- und einen Beziehungsaspekt, derart, dass Letzterer den Ersteren bestimmt und daher eine Metakommunikation ist.** Der **Inhaltsaspekt** beschreibt dabei die reine Weitergabe einer Information. Der **Beziehungsaspekt** hingegen meint, wie der Sender möchte, dass der Empfänger die Information verstehen soll. Hierbei spielt eine Rolle, in welcher Beziehung Sender und Empfänger zueinander stehen. Der Sender verwendet hierzu entsprechende eine Gestik, Mimik oder einen Tonfall, wobei er annimmt, dass sie seiner Beziehung zum Empfänger angemessen sind und dafür sorgen, dass dieser ihn wie beabsichtigt versteht.
   Beispiel 2: Die Praxisanleiterin Susanne nimmt ihre OTA-Schülerin Aysel zur Seite, die bei der präoperativen Springertätigkeit nicht gut mitgemacht hat. In einem strengen Tonfall und mit erhobenem Zeigefinger sagt Susanne ihrer Schülerin: *„Beim nächsten Mal erwarte ich etwas mehr Performance von dir."* Aysel ist aufgrund der Information, des Tonfalls und der Geste sofort klar, dass Susanne unzufrieden ist und eine Verbesserung ihrer Arbeitsleistung erwartet. Diese Kommunikation legitimiert sich für Aysel dadurch, dass Susanne ihre Praxisanleiterin ist.
3. **Die Natur einer Beziehung ist durch die Interpunktion der Kommunikationsabläufe seitens der Partner bedingt.** Interpunktion der Kommunikationsabläufe **bedeutet Ursache und Wirkung, Reiz und Reaktion.** Die Kommunikation bzw. das Verhalten des Senders bewirkt als Reiz eine Reaktion beim Empfänger. Diese Reaktion wiederum zeigt sich im Verhalten des Empfängers, welches seinerseits einen Reiz beim ehemaligen Sender setzt, der wiederum eine Reaktion auslöst. So geht es immer hin und her, was zum Verstärken von Verhalten führen kann, sei es nun gewünschtem oder ungewünschtem Verhalten.
   Beispiel 3: Als Folge des geschilderten Vorfalls schaut Susanne nun bei Aysel genauer hin. Aysel fühlt sich durch die ständige Beobachtung eingeschüchtert und wird nervös. Die Nervosität veranlasst Susanne, genauer hinzuschauen, da sie Unsicherheiten vermutet. Durch das noch genauere Hinschauen seitens Susanne wird Aysel noch nervöser und macht Fehler.
4. **Menschliche Kommunikation bedient sich digitaler und analoger Modalitäten.** Digitale Kommunikationen haben eine komplexe und vielseitige logische Syntax, aber eine auf dem Gebiet der Beziehungen unzulängliche Semantik. Analoge Kommunikationen dagegen besitzen dieses semantische Potenzial, ermangeln aber die für die eindeutige Kommunikation erforderliche logische Syntax. Diese lange Ausführung des vierten Axioms bedeutet nichts anderes als die Möglichkeiten, in denen Kommunikation gezeigt werden kann. **Digital** bezieht sich dabei darauf, dass Informationen in Worte oder Sprache gefasst und klar benannt werden, während **analog** meint, dass Bilder, Zeichnungen, Gestik, Mimik oder ein bestimmter Tonfall eingesetzt werden. Diese Körpersprache dient dazu, Interpretationsspielräume zu verkleinern und die Botschaft eindeutiger zu machen. Passen Sprache und Körpersprache nicht zusammen, kann es zu Irritationen kommen.

Beispiel 4: Hannes und Svenja machen beide die OTA-Ausbildung. Sie sind in einem Jahrgang, im gleichen Haus und verstehen sich auch privat sehr gut. Im Unterricht sitzen sie allerdings weiter weg voneinander. Da sie auch während des Unterrichts das Bedürfnis haben, sich über allerlei Dinge auszutauschen, nutzen sie verborgen vor den Augen der Lehrkräfte ihre Smartphones, um sich Textnachrichten zu schicken. Da den beiden die Körpersprache zu ihren Texten fehlte, kam es schon häufiger zu ärgerlichen Missverständnissen, die dann in der Pause geklärt werden mussten.

5. **Zwischenmenschliche Kommunikationsabläufe sind entweder symmetrisch oder komplementär, je nachdem, ob die Beziehung zwischen den Partnern auf Gleichheit oder Unterschiedlichkeit beruht.** Das letzte Axiom beschreibt den Sachverhalt, dass Sender und Empfänger entweder auf Augenhöhe interagieren **(symmetrisch)** oder dass einer die Oberhand über den anderen hat und somit die **„Richtung"** der Interaktion bestimmt **(komplementär).**
   Beispiel 5: Die Praxisanleiterin Susanne und ihre OTA-Schülerin Aysel aus **Beispiel 2** haben primär eine **komplementäre Beziehung,** da eine Praxisanleiterin die Oberhand über die Auszubildenden hat. Würde Aysel dies nicht akzeptieren bzw. sich dem nicht unterordnen, wäre nach Watzlawick die Kommunikation gestört, da eine Ungleichheit in dem Verständnis der Beziehung zueinander besteht.
   Anders verhält es sich bei Hannes und Svenja aus **Beispiel 4.** Da beide Auszubildende desselben Jahrgangs sind, herrscht hier primär eine **symmetrische Beziehungsstruktur** vor, es sei denn, einer der beiden versteht sich z. B. durch persönliche Leistungen als über dem anderen stehend.

30.2.2 Vier-Schnäbel-und-Ohren-Modell

Friedemann Schulz von Thun, Kommunikationspsychologe aus Hamburg, entwickelte ein Modell, mit dessen Hilfe sich zwischenmenschliche Interaktion aufschlüsseln und analysieren lässt. Schulz von Thun geht mit seinem **Vier-Schnäbel-und-Ohren-Modell** davon aus, dass bei eine Äußerung/Information/Botschaft nicht nur auf einer Ebene gemeint sein und verstanden werden kann, sondern insgesamt vier Seiten besitzt. Diese vier Seiten werden über vier Schnäbel des Senders angesprochen und durch vier Ohren des Empfängers aufgenommen. Entscheidend ist, dass die Auswahl der Intensität der vier Seiten Sender und Empfänger unabhängig voneinander gestalten.

MERKE

Der Sender hat lediglich Kontrolle darüber, mit welchem der vier Schnäbel er spricht, während der Empfänger unabhängig davon entscheidet, mit welchem seiner vier Ohren er die Nachricht hört.

Schulz von Thun knüpft damit an die bereits besprochenen fünf Axiome Paul Watzlawicks an, gerade was die Sach- und Beziehungsebene sowie Ursache und Wirkung betrifft (> Kap. 30.2.1). So besteht nach Schulz von Thun eine Nachricht aus den folgenden vier Seiten: **Sachinhalt, Selbstkundgabe, Appell, Beziehungshinweis** (> Abb. 30.3).

1. **Sachinhalt:** Der Sachinhalt beschreibt, worüber der Sender informieren möchte bzw. welche sachliche Information der Empfänger heraushören kann.
   Beispiel 1: Aussage des Beifahrers zum Fahrer: *„Du, da vorn ist grün."* **Sachinhalt:** Die Ampel zeigt grün an.
2. **Selbstkundgabe:** In jeder Nachricht, die ein Sender äußert, verbirgt sich ein Stück Information über sich selbst. Dies kann sowohl eine gewollte **Selbstdarstellung** als auch eine unfreiwillige **Selbstenthüllung** sein. Dies kann mitunter für den Sender hoch brisant sein, da er eine gewollte Selbstdarstellung in seine Nachricht einbringt, der Empfänger jedoch nur die unfreiwillige Selbstenthüllung wahrnimmt.
   Beispiel 2: Aussage des Beifahrers zum Fahrer: *„Du, da vorn ist grün."* **Selbstkundgabe:**
   - Ich bin wach und innerlich dabei **(Selbstdarstellung).**
   - Ich bin deutschsprachig und fahrtüchtig **(Selbstenthüllung).**
   - Ich habe es eilig **(Selbstdarstellung/Selbstenthüllung).**
3. **Beziehungshinweis:** Der Beziehungshinweis zeigt auf, was der Sender von dem Empfänger hält und wie die beiden zueinander stehen. Dies zeigt sich oft in der gewählten Formulierung, der Körpersprache oder dem Tonfall. Das dazugehörige Empfängerohr ist meistens das empfindlichste, denn diese Seite der Nachricht gibt ihm Aufschluss darüber, wie er sich als Person behandelt zu fühlen hat.
   Beispiel 3: Aussage des Beifahrers zum Fahrer: *„Du, da vorn ist grün."* **Beziehungshinweis:** Du brauchst scheinbar meine Hilfestellung zum Fahren.
   Hört der Empfänger auf diesem Ohr, ist eine ablehnende Reaktion, wie *„Fährst du oder fahre ich?"* denkbar. Diese Haltung richtet sich nicht gegen den Sachinhalt der Nachricht, sondern gegen den Beziehungshinweis und kann mitunter zu gänzlich anderen Verhaltensreaktionen führen, als sie eigentlich vom Sender erwartet wurden (Axiom 4 > Kap. 30.2.1).
4. **Appell:** Die letzte Seite einer Nachricht ist der Appell. Er weist auf eine **Veranlassungsabsicht** hin. Was möchte der Sender mit der reinen Information bezwecken bzw. was hört der Empfänger, was er auf Basis der Information tun soll.
   Beispiel 4: Aussage des Beifahrers zum Fahrer: *„Du, da vorn ist Grün."* **Appell:** Gib Gas.

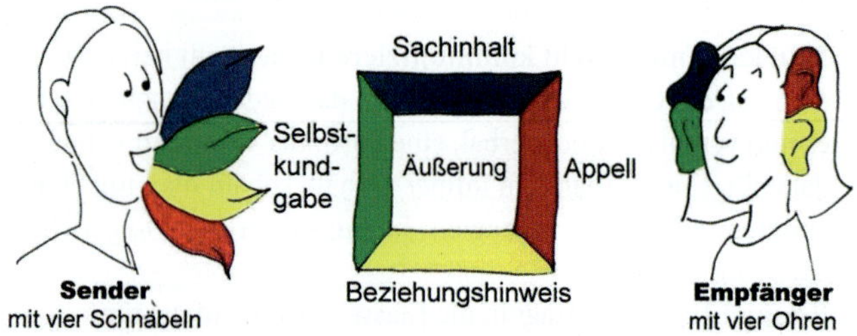

Abb. 30.3 Vier Seiten einer Nachricht (Schulz von Thun 2000) [T605]

MERKE

Schafft es der Sender, seine Nachricht so rüberzubringen, dass der Empfänger mit den passenden Ohren zu den verwendeten Schnäbeln hört, liegt eine gelungene Kommunikation vor. Hört der Empfänger auf zu den Schnäbeln des Senders nicht passenden Ohren, so ist die Kommunikation gestört, kann eskalieren und es kommt zu einem Konflikt (➤ Kap. 21.3).

30.2.3 Transaktionsanalyse

Mitte des 20. Jahrhunderts entwickelte der amerikanische Psychiater Eric Berne das Modell der Transaktionsanalyse. Das Modell basiert auf psychoanalytischen Erkenntnissen und dient in erster Linie dem Verständnis und der Lösung von Kommunikationsstörungen und Konflikten.

Nach Berne kann jeder Mensch im Gespräch aus drei Persönlichkeitsebenen heraus agieren bzw. reagieren: Dem **Kindheits-Ich,** dem **Eltern-Ich** und dem **Erwachsenen-Ich.** Die Entwicklung dieser Ich-Zustände findet bereits in der Kindheit statt. Und je nach gemachter Erfahrung und Sozialisation können diese unterschiedlich ausgeprägt sein.

Kindheits-Ich: Dieser Zustand nimmt Bezug auf das Verhalten, das der Mensch als kleines Kind den anderen Menschen gegenüber gezeigt hat. Jeder Mensch trägt in seinem Inneren einen kleinen Jungen bzw. ein kleines Mädchen mit sich. Dieses Wesen fühlt, denkt, handelt und reagiert genauso, wie der betreffende Mensch das getan hat, als er sich in einem ganz bestimmten Alter befand. Das Kindheits-Ich gilt keineswegs als „kindlich" oder „unreif", sondern als „kindhaft", d. h., es verhält sich wie ein Kind in einer ganz bestimmten Lebensphase (➤ Tab. 30.5).

Tab. 30.5 Kindheits-Ich in der Kommunikation

Angepasstes Kindheits-Ich		Natürliches Kindheits-Ich	
Verbale Äußerungen	Nonverbale Äußerungen	Verbale Äußerungen	Nonverbale Äußerungen
• Ich habe Angst! • Lass mich in Ruhe! • Ist doch nicht meine Schuld. • Wenn du meinst. • Ich kann das nicht! • Darf ich …?	• Schmollen • Weinen • Gebeugter Kopf • Wutausbrüche • Sich auf die Lippen beißen • Verkrampft • Hilflos • Traurig • Blick nach unten	• Das finde ich toll! • Ich will …! • Spitze, dieses …! • Ich mag dich!	• Lachen • Glänzende Augen • Kichern • Neugierig sein

Eltern-Ich: Dieser Zustand beschreibt einen Kommunikationsstil, der sich von den Elternfiguren ableitet. Dabei fühlt, denkt, handelt, spricht und reagiert der Mensch ebenso, wie seine Eltern es getan haben, als er selbst noch Kind war. Dieser Ich-Zustand tritt besonders dann auf, wenn man zu seinen eigenen Kindern spricht. Er wirkt so stark, dass selbst dann, wenn der Mensch diesen Ich-Zustand verbal nicht zum Ausdruck bringt, er zumindest sein Verhalten beeinflusst, indem er sozusagen die Gewissensfunktion übernimmt (➤ Tab. 30.6).

Tab. 30.6 Eltern-Ich in der Kommunikation

Stützendes Eltern-Ich		Kritisches Eltern-Ich	
Verbale Äußerungen	Nonverbale Äußerungen	Verbale Äußerungen	Nonverbale Äußerungen
• Du schaffst das schon! • Halb so schlimm. • Komm, ich mache das für dich! • Lass den Kopf nicht hängen. • Beruhige dich, das schaffst du schon! • Das könnte gefährlich sein.	• Hand auf die Schulter legen • Besorgter Gesichtsausdruck • Ermutigend • Anderen alles abnehmen • Trösten • Verständnisvolles Nicken	• Hör auf damit! • Wie der wieder rumläuft! • Wie konntest du nur …?! • Du musst …! • Das tut man doch nicht! • Es ist unerhört, dass du …! • Bring mir sofort …!	• Naserümpfen • Verschränkte Arme • Gehobene Augenbraue • Erhobener Zeigefinger • Schuldige suchen • Zurechtweisen • Ironisch • Automatisch urteilen

Erwachsenen-Ich: In diesem Ich-Zustand verhält sich der Mensch auf einer vermeintlich objektiven Ebene, indem er mit Vernunft und Einsicht argumentiert. Er nimmt eine Einschätzung seiner Umwelt auf der objektiven Ebene vor und berechnet die sich für ihn ergebenden Möglichkeiten und Wahrscheinlichkeiten aufgrund seiner bisher gemachten Erfahrungen (➤ Tab. 30.7).

Tab. 30.7 Erwachsenen-Ich in der Kommunikation

Erwachsenen-Ich	
Verbale Äußerungen	Nonverbale Äußerungen
• Ich denke, dass … • Wahrscheinlich ist … • Meiner Meinung nach … • Wie denken Sie darüber, Herr …? • Warum wurde das …? • Wie kam es dazu? • Angenommen, dass …? • Wann starten wir? • Wer übernimmt das?	• Interessierter Gesichtsausdruck • Oberkörper nach vorn beugen • Konzentration • Sachlich • Alternativen entwickeln • Schnelle Augenbewegungen • Daten sammeln • Fragen stellen • Gesicht dem Partner zuwenden

MERKE

Innerhalb der Kommunikation können Kindheits-Ich und Eltern-Ich sowohl positive als auch negative Effekte bzw. Auswirkungen haben. Das Erwachsenen-Ich hingegen wirkt sich i. d. R. immer positiv auf eine Kommunikation aus.

Die Transaktionsanalyse zeigt Stärken und Schwächen jedes Ich-Zustands auf. Das Entscheidende ist, darauf zu achten, dass man sich innerhalb einer Kommunikation auf einer Ebene befindet. Auf einer Ebene sein bedeutet hier, dass die Ich-Zustände zueinanderpassen. Hier stellt sich weiterhin ein direkter Bezug zum fünften Axiom Watzlawicks her (➤ Kap. 30.2.1). Während Kind-Ich und Eltern-Ich grundsätzlich komplementäre Interaktionen führen, in denen einer die Oberhand über den anderen einnehmen will, ist die Interaktion zwischen zwei Erwachsenen-Ich-Zuständen i. d. R. von Symmetrie geprägt.

VORSICHT

Nicht jede komplementäre Kommunikation ist automisch eine Kommunikation zwischen Kind-Ich und Eltern-Ich. Auch Erwachsenen-Ich-Zustände können komplementär kommunizieren, wobei dies nicht die primäre Intention ist.

Kommunikationen zwischen Kind-Ich und Kind-Ich sowie zwischen Eltern-Ich und Eltern-Ich führen aufgrund ihrer gleichen Ansichten und Motivationen häufig zu Konfrontation und Störungen innerhalb der Kommunikation und somit zum Konflikt, da sie nicht auf einer Ebene kommunizieren. Kennt man die Motivation hinter dem jeweiligen Ich-Zustand, kann man sich besser darauf einstellen und die richtigen Signale senden.

MERKE

Die idealtypische Kommunikationsebene stellt die Ebene des Erwachsenen-Ichs dar. Kommunizieren Sender und Empfänger auf dieser Ebene, können am besten Beziehungen aufgebaut, verbessert, entwickelt und gepflegt werden.

30.2.4 Klientenzentrierte Gesprächsführung

„Wirksame Beratung besteht aus einer eindeutig strukturierten, gewährenden Beziehung, die es dem Klienten ermöglicht, zu einem Verständnis seiner selbst in einem Ausmaß zu gelangen, das ihn befähigt, aufgrund dieser neuen Orientierung positive Schritte zu unternehmen“ *(Rogers, 1942)*

Die klientenzentrierte Gesprächsführung wurde von dem amerikanischen Psychologen Carl R. Rogers entwickelt. Sie dient in erster Linie der Verwirklichung einer gelingenden Gesprächsdynamik in einer Therapie- oder Beratungssituation. Aus diesem Grund ist in den folgenden Ausführungen immer von Berater und Klient die Rede. Die Konzepte lassen sich jedoch ohne Weiteres auf andere Gesprächssituationen übertragen. Dies können z. B. Feedback-, Konflikt- (➤ Kap. 21.3) oder Anleitungsgespräche sein, die sich mithilfe dieses Konzepts effektiv führen lassen. Deshalb ist mit dem Begriff **Berater oder Beratende** immer jede Form von **gesprächsinitiierender Person** gemeint. **Klient** meint entsprechend jede Form von **gesprächsbedürfender Person.**

Die Kernidee ist es, in der Gesprächssituation zum Gesprächspartner eine Beziehung herzustellen, die durch die Verwirklichung der von Rogers formulierten (Berater-)Merkmale gekennzeichnet ist:

- Die Beratende tritt dem Klienten als Person gegenüber. Als Person, die offen ist für ihr eigenes Erleben und die sich nicht hinter einer Rolle „versteckt“ **(Echtheit oder Kongruenz).**
- Die Beratende achtet den Klienten als Person und bemüht sich ihm gegenüber um ein uneingeschränktes Akzeptieren **(unbedingte Wertschätzung).**
- Die Beratende versucht, den Klienten von seinem Bezugspunkt her zu verstehen, d. h., so wie er die Dinge sieht und wahrnimmt **(einfühlendes Verstehen).**

MERKE

Ziel ist es, krank machende Inkongruenzen zwischen Selbstkonzept und Erfahrungen des Klienten auflösen und ihn zu befähigen, auch mit künftigen Problemen besser fertig zu werden.

Echtheit oder Kongruenz: Dies bedeutet Übereinstimmung mit sich selbst. Für Rogers war Kongruenz die grundlegendste unter den Einstellungen, die den positiven Verlauf einer Beratung oder Therapie fördern. Ihm ging es darum, in der Begegnung mit der Klientin keine „Rolle“ zu spielen, sondern als Person da zu sein. Diese Kongruenz, für die heute oft auch der Ausdruck **„Authentizität“** gebraucht wird, erfordert ein Offensein für sich selbst, für das eigene Erleben.

Unbedingte Wertschätzung: Dies bedeutet, eine Person zu schätzen, ungeachtet der verschiedenen Bewertungen, die man selbst ihren verschiedenen Verhaltensweisen gegenüber hat. Die Beratende muss sich darum bemühen, den Klienten zu akzeptieren und anzunehmen, unabhängig davon, was der Klient äußert, unabhängig davon, wie der Klient sich gerade gibt.

Einfühlendes Verstehen: Dies funktioniert, indem sich die Beratende jeweils auf die gefühlsmäßigen Empfindungen (Vorstellungen, Einstellungen, Werte) des Klienten konzentriert und versucht, diese vom Bezugspunkt des Klienten her zu verstehen und dem Klienten dies so Verstandene möglichst präzise mitteilt **(paraphrasieren).** Dadurch nimmt der Klient diese Empfindungen aus einer gewissen Distanz heraus wahr, die es ihm/ihr wiederum ermöglicht, Einstellungen und Werthaltungen infrage zu stellen.

DEFINITION

Paraphrasieren: Die präzise Wiedergabe der geäußerten Vorstellungen, Einstellungen und Werte seines Gegenübers in eigenen Worten, z. B.: „Sie fühlen sich deswegen also niedergeschlagen und missverstanden, habe ich das richtig verstanden?“

Abgesehen von der wünschenswerten klientenzentrierten Gesprächsführung begleiten die Beratende grundsätzlich noch vier weitere Antworttendenzen auf einzelne Klientenäußerungen. Dabei gibt es einige Gefahren bzw. Nachteile dieser häufigen Antwortmuster, welche es unbedingt zu beachten gilt:

1. **Bagatellisierung:** Die Probleme und Gefühle des Klienten werden bagatellisiert, d. h., sie werden heruntergespielt. Der Klient wird getröstet oder beruhigt, ein Wunsch, der grundsätzlich in jedem halbwegs empathischen Menschen verankert ist, wenn diesem von Problemen und Gefühlen berichtet wird. Die Gefahr dabei ist jedoch, dass sich das Gegenüber dann nicht verstanden, nicht ernst genommen fühlt.

VORSICHT

Dies gilt nicht zwingend bei Gesprächen mit Menschen, zu denen man einen emotionalen Bezug hegt (Freunde oder Partner). Häufig erwarten diese im Gespräch eine aktive Bagatellisierung als Zeichen des Rückhalts und der Unterstützung und kein neutrales Beratungsgespräch. Hier ist **einfühlendes Verstehen** die Antwort.

2. **Fragen stellen:** Es werden weitere Informationen, Hinweise verlangt, deshalb werden Fragen gestellt. Die Gefahr dabei ist, dass der Klient das Gefühl bekommt, er werde ausgefragt. Weiterhin wird das Gespräch dadurch leicht vorzeitig in eine bestimmte Richtung gelenkt, die der Fragen stellenden Person wichtig erscheint, während der Klient evtl. ganz andere Schwerpunkte setzen würde oder möchte.

VORSICHT

Gerät ein Gespräch ins Stocken oder verliert sich der Klient, kann eine gut gesetzte Frage erforderlich oder hilfreich sein, um das Gespräch wieder aufzunehmen.

3. **Ratschläge geben:** Dem Klienten wird gleich ein Ratschlag, eine Lösung für sein Problem angeboten. Abgesehen davon, dass es sehr schwierig sein kann, für jeden Klienten immer eine passende Lösung seines Problems „parat" zu haben, wird der Klient dadurch in eine passive „Konsumentenhaltung" gedrängt. Dies hat zur Folge, dass er bei der nächsten Schwierigkeit wieder nicht weiterweiß und den nächsten Ratschlag braucht. Darüber hinaus besteht die Gefahr, sich als Beratende zur Zielscheibe zu machen, denn wenn der Ratschlag nach hinten losgeht, wird mitunter der Ratgeber zur Verantwortung gezogen.

VORSICHT

Ähnlich wie bei der Bagatellisierung kann auch hier im privaten emotionalen Sektor ein Ratschlag die gewünschte Reaktion sein.

4. **Werturteile abgeben:** Es werden negative Werturteile abgegeben, d. h., das Verhalten des Klienten wird in irgendeiner Form kritisiert. Es ist zweifelhaft, ob man dem Klienten dadurch weiterhilft. Im Gegenteil führt es eher dazu, dass sich der Klient noch schlechter fühlt als ohnehin schon.

VORSICHT

Grundsätzlich muss bedacht werden, dass **klientenzentrierte Gesprächsführung** ein Werkzeug für professionelle Gespräche ist und sich nur bedingt für die Anwendung im privaten und freundschaftlichen Sektor eignet. Ein/e Freund/in oder ein/e Partner/in wünscht sich i. d. R. keine/n neutrale/n Berater/in, sondern eben eine/n Freund/in bzw. ein/e Partner/in.

Über **Verhaltenshinweise** hinaus lebt die klientenzentrierte Gesprächsführung auch von dem richtigen Einsatz von **Ressourcen.** Damit ist gemeint, unter welchen Bedingungen Gespräche idealerweise geführt werden sollten.

- **Ruhe:** Zunächst einmal sollten Gespräche grundsätzlich in Ruhe stattfinden. Ständige **Störungen** und **Unterbrechungen** durch Geräusche verunsichern den Klienten, reißen ihn heraus und machen es auch dem Beratenden schwer, sich auf das Gespräch zu fokussieren und sollten daher vermieden werden.
- **Privatsphäre und Vertraulichkeit:** Für das Gespräch sollte immer ein eigener Raum ausgesucht werden. Ähnlich wie bei dem Aspekt Ruhe kann ein Gespräch nicht auf dem Flur stattfinden oder unter dem Beisein **anderer Person** sinnvoll geführt werden. Dem Klienten muss immer signalisiert werden, dass das Gespräch in einem vertraulichen Rahmen stattfindet und sämtliche Informationen ebenso behandelt werden, es sei denn, er wünscht explizit etwas anderes.
- **Zeit:** Für ein Gespräch sollte sich immer **ausreichend Zeit** genommen werden. Ein Gespräch zwischen Tür und Angel ist geprägt von Hektik und Unruhe. **Zeitdruck** wirkt sich zum einen **negativ** auf die Absicht des Klienten aus sich zu öffnen, und zum anderen tendiert die Beratende aus Ermangelung an Zeit viel eher dazu, den Klienten durch Ratschläge oder Bagatellisierung **„abzubügeln"**, um im Zeitfenster zu bleiben. Für ein erfolgreiches, zielführendes Feedback oder Anleitungsgespräch bedeutet es, dafür ruhig zunächst einmal eine Zeit von **60 Minuten** zu veranschlagen. Länger sollte es erst einmal nicht gehen, um nicht das Gefühl von Endlosigkeit bei beiden Parteien zu erwecken. Sollte sich abzeichnen, dass der Gesprächsbedarf ernsthaft über diese Zeitspanne hinausgeht, empfiehlt sich die Vereinbarung von Folgeterminen.
- **Nähe und Distanz:** Sowohl für Beratende als auch Klient muss eine angenehme Nähe bzw. Distanz hergestellt werden. Keiner von beiden darf das Gefühl haben, der eine fühlt sich in der Nähe des anderen unwohl oder der eine will dem anderen besonders nahe sein.
- **Bequemlichkeit und Atmosphäre:** Zu guter Letzt ist es entscheidend für ein erfolgreiches Gespräch, die notwendige Bequemlichkeit zu schaffen, die den Klienten darin unterstützt, gesprächsbereit zu sein und es der Beratenden ermöglicht aufmerksam zuzuhören. Hierzu gehört es für bequeme Sitzgelegenheiten zu sorgen, sodass keiner das Bedürfnis entwickelt, nach kurzer Zeit aufstehen zu wollen. Gespräche im Stehen erfüllen nicht den Aspekt von Bequemlichkeit und Ruhe. Ganz im Gegenteil unterstützt dies eher die **Fluchttendenzen** v. a. des Klienten, weil er jederzeit laufbereit ist. Auch sollten die Sitzgelegenheiten weder frontal zueinander gestellt sein noch durch einen Tisch o. Ä. getrennt werden. Frontales Gegenübersitzen vermittelt eine aggressive, angriffslustige Haltung und vermittelt dem Klienten darüber hinaus das Gefühl, den Blicken des Gegenübers schutzlos ausgeliefert zu sein und sich diesen in unangenehmen Situationen nicht entziehen zu können. Ein Tisch o. Ä. zwischen beiden Parteien stellt eine zu überwindende **Barriere** dar, die zwar Schutz bedeuten kann, aber auch die Kommunikation erschwert, wenn sich der Klient dahinter **versteckt.** Ein metaphysisches Durchkommen wird durch diese physische Barriere beeinträchtigt.

MERKE

Stehen die Stühle leicht seitlich bzw. schräg zueinander, vermittelt dies eine offene, zugewandte und dennoch keine aggressive Gesprächshaltung. Beide können während des Gesprächs so ab und zu ihren Blick etwas schweifen lassen, ohne das Gefühl von Desinteresse zu vermitteln.

LITERATUR

Halla-Heißen I Kommunikation in der Verwaltung. In: Halla Heißen I, Saremba S (Hrsg.). Sozialwissenschaftliche Grundlagen des beruflichen Handelns. Handeln in Organisation und öffentlichen Verwaltungen. Wiesbaden: Springer-Fachmedien (2017). 1–100.

Hesse J, Schrader H-C (Hrsg.). Transaktionsmodell. (2019). www.berufsstrategie.de/bewerbung-karriere-soft-skills/kommunikationsmodelle-transaktionsmodell.php (letzter Zugriff: 6.12.2022).

I care Anatomie Physiologie. Stuttgart: Thieme, 2020.

Junfermann (Hrsg.). (2019). Transaktionsanalyse. www.junfermann.de/content-32-32/transaktionsanalyse/ (letzter Zugriff: 6.12.2022).

Ramaraju, S. Psychological perspectives on interpersonal communication, 2012. http://smd.sjtu.edu.cn/Public/sub/2/download/22-PSYCHOLOGICAL%20PERSPECTIVES%20ON%20INTERPERSONAL%20COMMUNICATION.pdf (letzter Zugriff: 6.12.2022).

Rogers CR. Die klientenzentrierte Gesprächspsychotherapie. Client-Centered Therapy. Frankfurt am Main: Fischer Taschenbuch Verlag GmbH, 1983.

Schulz von Thun F. Miteinander reden 1. Störungen und Klärungen. Allgemeine Psychologie der Kommunikation. 34. A. Hamburg: RoRoRo Sachbuch, 2001a.

Schulz von Thun F. Miteinander reden 2. Stile, Werte und Persönlichkeitsentwicklung. Differentielle Psychologie der Kommunikation. 20. A. Hamburg: RoRoRo Sachbuch, 2001b.

Schulz von Thun F. Miteinander reden 3. Das „innere Team" und situationsgerechte Kommunikation. Kommunikation Person Situation. 8. A. Hamburg: RoRoRo Sachbuch, 2001c.

Soft-Skills (Hrsg.). Transaktionsanalyse erklärt. Eltern-Ich, Erwachsenen-Ich, Kind-Ich. (2006–2018). www.soft-skills.com/transaktionsanalyse-erklaert/ (letzter Zugriff: 6.12.2022).

Stulich O. Gesprächstechniken. In: Amberger S, Roll S. (Hrsg.), Psychiatriepflege und Psychotherapie, Stuttgart: Thieme, 2010. 161–167.

Watzlawick P, Beavin Helmick J, Jackson DD. Menschliche Kommunikation. Formen, Störungen, Paradoxien. 8. A. Bern, Stuttgart, Toronto: Hans Huber, 1990.

KAPITEL

31

Juliane Engel, Olivia Uncrut und Alexander Wilm

Patienten fachkundig betreuen und begleiten

31.1 Wahrnehmung und Wahrnehmungsstörungen

Juliane Engel

„Nichts ist im Verstand, was nicht zuvor in der Wahrnehmung wäre." *Sprichwort*

DEFINITION

„**Wahrnehmung** im engeren biologischen Sinn ist der Prozess der Aufnahme und Verarbeitung von sensorischen Informationen bzw. Reizen durch die Sinnesorgane. Im erweiterten, physiologischen Sinn umfasst der Begriff Wahrnehmung zusätzlich die Prozessierung und Interpretation von Sinnesreizen. Gemäß dieser Definition sind Sinnesreize nur dann echte Wahrnehmungen, wenn sie kognitiv verarbeitet werden." (http://flexikon.doccheck.com/de/Wahrnehmung)

Die Sinneswahrnehmungen können sein:

- Visuell (sehen)
- Auditiv (hören)
- Kinästhetisch (fühlen)
- Olfaktorisch (riechen)
- Gustatorisch (schmecken)

Wahrnehmung ist von vielen verschiedenen Faktoren abhängig, zum einen von den Rollen, Normen, Werten und der Kultur, mit denen der Mensch aufwächst, aber auch von seinen Vorerfahrungen mit ähnlichen Situationen. Des Weiteren spielt auch die aktuelle psychische und physische Verfassung eine große Rolle, also ob der Mensch gerade Angst hat oder sich freut, oder ob er sich körperlich gesund oder krank fühlt. Daher nehmen unterschiedliche Menschen die gleiche Situation auch ganz anders wahr. Dies wird als „subjektive Wirklichkeit" bezeichnet.

Die Wahrnehmung des Menschen kann auch beeinträchtigt sein, dann wird von Wahrnehmungsstörungen gesprochen. Am häufigsten sind visuelle, auditive Störungen oder Störungen der Körperwahrnehmung. Diese Wahrnehmungsstörungen können angeboren sein oder auch im Laufe des Lebens entstehen. Bei Wahrnehmungsstörungen können entweder Defekte am jeweiligen Wahrnehmungsorgan vorliegen oder die Reizweiterleitung ist gestört. Behandelt werden die Wahrnehmungsstörungen entweder durch entsprechende Hilfsmittel wie z. B. Brille oder Hörgerät, durch Operationen, z. B. Cochlea-Implantat, oder durch Physio-/Ergotherapeuten, Logopäden o. Ä.

31.2 Patientenbeobachtung

Juliane Engel

Im Umgang mit Patienten spielt nicht nur die Wahrnehmung eine große Rolle, sondern vielmehr die **Beobachtung.**

DEFINITION

„Unter **Beobachtung** versteht man die zielgerichtete Erfassung der aktuellen Umwelt durch die Sinnesorgane und das Festhalten des Erfassten in schriftlicher Form." (www.altenpflegeschueler.de/psychologie/beobachtung)

Im OP müssen die Vitalzeichen des Patienten überwacht und dokumentiert werden, seine Hautfarbe, sein Muskeltonus, die Lagerung etc. All dies wird als Beobachtung bezeichnet. Daraus ergeben sich dann entsprechende Entscheidungen und Handlungen. Ziel der Beobachtung ist es, Probleme und Komplikationen rechtzeitig zu erkennen und ihnen entgegenzuwirken. Für die

Patientenbeobachtung können außer den Sinnesorganen auch diverse Hilfsmittel eingesetzt werden, Medizinprodukte wie Blutdruckmessgerät, Thermometer oder verschiedene Teststreifen und Skalen.

Bei der Beobachtung können auch verschiedene Fehler auftreten, die zu einer verzerrten Wahrnehmung führen können. Fehlende Aufmerksamkeit oder Konzentration gehören dazu ebenso wie die selektive Wahrnehmung oder auch der Halo-Effekt. Diese und andere Beobachtungsfehler können dazu führen, dass wichtige Dinge nicht wahrgenommen werden.

31.3 Persönlichkeitstheorien

Juliane Engel

„Das Wertvollste im Leben ist die Entfaltung der Persönlichkeit und ihrer schöpferischen Kräfte.“ *A. Einstein*

31.3.1 Psychosoziale Entwicklungstheorie

Früher befasste sich die Entwicklungspsychologie nur mit der Kindheit und Jugend, inzwischen wird die gesamte Lebensspanne eines Menschen einbezogen, die embryonale Phase miteingeschlossen. Da Kinder bereits im Mutterleib den verschiedensten Einflüssen ausgesetzt sind (Emotionen der Mutter, schädigende Umwelteinflüsse etc.), lassen sich spätere Verhaltensauffälligkeiten teilweise darauf zurückführen.

31

Führend in der Entwicklungspsychologie war der Psychoanalytiker Erik Erikson (1902–1994). Er teilte das gesamte Leben in acht Entwicklungsphasen ein. Jede dieser Phasen beginnt mit einem zu lösenden Konflikt, der überwunden werden muss. Jede positive Bearbeitung dieses Konflikts bringt den Menschen näher an eine gesunde Persönlichkeit und hin zu einem reifen, ausgeglichenen Erwachsenen.

Die **Entwicklungsphasen nach Erik Erikson** lauten:

1. Grundvertrauen vs. Grundmisstrauen (0–1 J.)
2. Autonomie vs. Scham und Zweifel (1–3 J.)
3. Initiative vs. Schuldgefühl (3–6 J.)
4. Werksinn (Kompetenz) vs. Minderwertigkeitsgefühl (6 J.–Pubertät)
5. Identität vs. Rollenverwirrung (Jugendalter)
6. Intimität vs. Isolation (junges Erwachsenenalter)
7. Generativität (Produktivität) vs. Stagnation (Erwachsenenalter)
8. Integrität vs. Verzweiflung (letzte Lebensphase)

31.3.2 Psychosexuelle Entwicklungstheorie

Die Psychoanalyse ist eine der bekanntesten Persönlichkeitstheorien und geht auf Sigmund Freud (1856–1939) zurück. Er unterscheidet im sog. Instanzenmodell drei Anteile der Persönlichkeit,

- das Es,
- das Über-Ich und
- das Ich.

Als **Es** wird alles bezeichnet, was mit Trieben und Lust zu tun hat. Die Abläufe sind unbewusst und es sind eher kindliche Verhaltensweisen damit gemeint: „Ich will, ich möchte.“

Das **Über-Ich** gibt die Normen und Werte vor, nimmt eine Elternposition ein, sagt, was getan werden muss: „Ich soll, ich muss.“

Das **Ich** übernimmt die Vermittlung zwischen **Es** und **Über-Ich** und stellt gleichzeitig einen Bezug zum Hier und Jetzt her. Je nachdem, ob diese Vermittlung gelingt, zeigt der Mensch eine intakte oder gestörte Persönlichkeit. Eine fehlgeschlagene Vermittlung zwischen **Es** und **Über-Ich** führt nach Sigmund Freud zu Verhaltensstörungen.

Auch Sigmund Freud befasste sich mit der kindlichen Entwicklung und hat diese in **verschiedene Entwicklungsphasen** eingeteilt:

- Orale Phase (das Kind erfährt seine Umgebung, indem es alles in den Mund steckt)
- Anale Phase (die willentliche Beeinflussung der Ausscheidung steht im Vordergrund)
- Phallische Phase (geschlechtsspezifisches Verhalten wird kopiert; Konkurrenz zwischen Junge und Vater um die Zuneigung der Mutter = sog. Ödipus-Konflikt)
- Latenzphase (bis zur Pubertät; kein Interesse am anderen Geschlecht)
- Genitale Phase (körperliche/sexuelle Entwicklung; Annäherung an das andere Geschlecht)

Weitere wichtige Persönlichkeitstheorien befassen sich mit dem Menschen

- als lernfähiges Wesen → Lerntheorien
- als komplexes System → Systemtheorien
- als Gelehrter → kognitive Theorien
- als sich selbst verwirklichendes Individuum → humanistische Theorien

31.4 Umgang mit Menschen in unterschiedlichen Lebenssituationen im OP und den Funktionsabteilungen

31.4.1 Der pädiatrische Patient

Olivia Uncrut

➤ Abb. 31.1.

Die Kinderchirurgie ist der jüngste Zweig der allgemeinen Chirurgie. Die älteste Kinderklinik in Deutschland ist die 1863 in Nürnberg eingerichtete Kinderklinik. Jedoch hat sich die Kinderchirurgie als eigenständiges Fach erst nach dem Zweiten Weltkrieg etabliert. Behandelt werden Kinder bis zum 18. Lj, wenn das Wachstum abgeschlossen ist. Die Rechte eines jungen Patienten im Krankenhaus regelt die **EACH Charta** (**E**uropean **A**ssociation for **C**hildren in **H**ospital) aus dem Jahre 1988, welche beim „Aktionskomitee Kind im Krankenhaus“ einzusehen ist (Tillig 2017; Steugck 2012).

Einteilung der Lebensabschnitte bei Kindern (Schimpf et al. 2018):

- Frühgeborenes → Geburt vor der 37. SSW
- Neugeborenes → 1.–28. Lebenstag

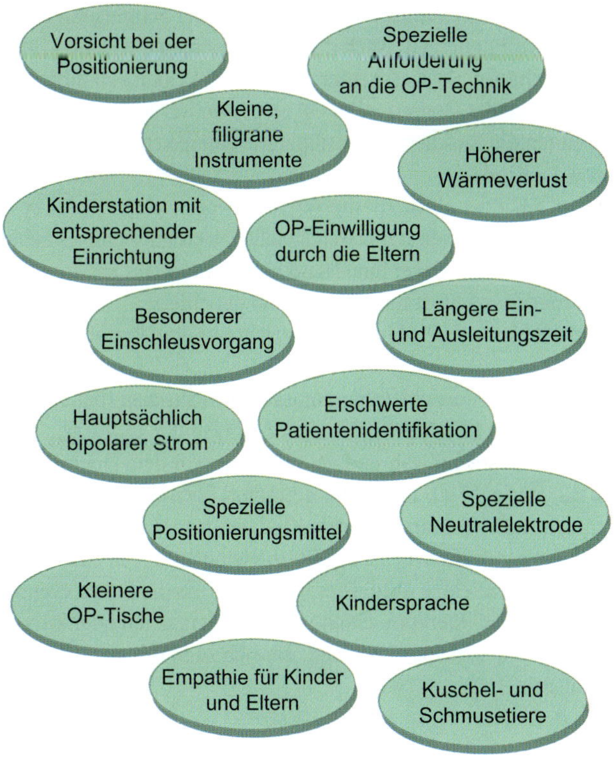
Vorsicht bei der Positionierung
Spezielle Anforderung an die OP-Technik
Kleine, filigrane Instrumente
Höherer Wärmeverlust
Kinderstation mit entsprechender Einrichtung
OP-Einwilligung durch die Eltern
Besonderer Einschleusvorgang
Längere Ein- und Ausleitungszeit
Hauptsächlich bipolarer Strom
Erschwerte Patientenidentifikation
Spezielle Positionierungsmittel
Spezielle Neutralelektrode
Kleinere OP-Tische
Kindersprache
Empathie für Kinder und Eltern
Kuschel- und Schmusetiere

Abb. 31.1 Besonderheiten in der Kinderchirurgie [L138]

- Säuglinge →2.–12. Lebensmonat
- Kleinkinder → 2.–5. Lj.
- Schulkind → 6.–Lj.

Besonderheit

Der Berufsalltag in der Kinderchirurgie ist wie in der Erwachsenenchirurgie von Leistungssteigerung, Kostenreduktion und Personalengpässen geprägt, dennoch müssen viele Besonderheiten beachtet werden. Mitarbeiter müssen über ein großes Maß an Empathie für Kinder und v. a. für ihre Eltern besitzen. Für diese ist es besonders schwierig, ihre Kinder in fremde Hände abzugeben, ohne dass sie darauf Einfluss nehmen können, wie dies im OP der Fall ist. Da sich die seelische Verfassung der Eltern auf die Kinder übertragen kann, ist es wichtig, dass die Eltern in dieser Situation ihre Emotionen kontrollieren und den Kindern Sicherheit und Verlässlichkeit vermitteln. Für Kinder bedeutet eine Operation eine besonders große Stresssituation in der sie völlig neue Erfahrungen machen. Die Trennung von den Eltern und die Begegnung mit fremden und anders gekleideten Menschen stellen für die Kinder eine Herausforderung dar. Darauf angemessen zu reagieren, setzt ein professionelles Verhalten aller Mitarbeitenden voraus (Steugck 2012).

Die meisten Säuglinge bis zum 6. Mon. akzeptieren, solange jemand die **Ersatzmutterfunktion** übernimmt, die Trennung von den Eltern leichter. Kleinkinder ab dem 6. Mon. bis zum 4.–5. Lj. hingegen merken die Trennung, sind jedoch noch zu jung, um dies zu verstehen (Aschemann 2009). Daher ist es wichtig, dass das Fachpersonal bereits an der Schleuse, wo die Kinder übernommen werden, ein Vertrauensverhältnis zu den Kindern aufbaut. Die Kommunikation mit Kindern erfolgt immer ohne Mund-Nasen-Schutz und auf Augenhöhe, indem man sich beispielsweise hinkniet oder setzt. Viele Kinder brauchen Körperkontakt, das beruhigt sie und wird als angenehm empfunden. Schulkinder tolerieren besser die Trennung von den Eltern, da sie bereits in der Lage sind, rationale Erklärungen zu verstehen (Aschemann 2009). Da Kinder auch ein Schamgefühl besitzen, welches v. a. ab dem Schulkindalter sehr ausgeprägt ist, müssen sie vor neugierigen Blicken abgeschirmt werden. Am besten ist es, wenn nur ein bis zwei Personen die Kinder an der Schleuse abholen.

Kinder verstehen nicht immer was passiert und sind ängstlich, weswegen man viele Tätigkeiten spielerisch erklären muss. Hier ist die Kreativität des Fachpersonals gefragt. Viele Kinder lassen sich dadurch beeindrucken, indem man die Einleitung als ein spannendes Spiel gestaltet, für das es später eine Tapferkeitsurkunde gibt. Handschuhe können z. B. aufgeblasen und zu einer Spielfigur gebastelt oder mit einem dicken Filzstift bemalt und als Finger-/Handpuppen zum Erklären verwendet werden. Kuscheltiere, die die Kinder mit in den OP nehmen dürfen, können zur Ablenkung, zum Trost oder zum Demonstrieren von Maßnahmen verwendet werden (➤ Abb. 31.2). Zudem muss die Sprache und Wortwahl kindgerecht und altersgemäß sein. **Zaubertrank, Zauberpflaster** und **Traumluftmaske** sollten keine Fremdwörter für das Fachpersonal sein (Steugck 2012). Es ist wichtig, den Kindern jede Maßnahme zu erklären. Auf gar keinen Fall darf gelogen werden. Dies zerstört das Vertrauensverhältnis und Kinder können durch ein traumatisches Erlebnis eine akute Belastungsreaktion erleiden und später Krankenhäuser als einen sehr unangenehmen Ort abspeichern (Aschemann 2009).

MERKE
Alle Kinder bekommen eine Tapferkeitsurkunde nach der OP!

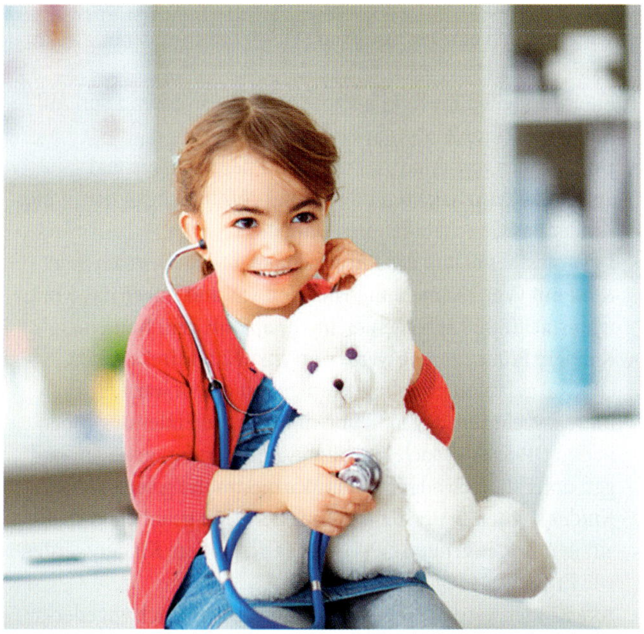

Abb. 31.2 Tätigkeiten im OP sollten Kindern spielerisch erklärt und nahegebracht werden. [J787]

31

Damit eine Operation für die kleinen Patienten möglichst stressfrei verlaufen kann, leisten im Idealfall die Eltern einen großen Beitrag. Sie können mit altersgemäßen und anschaulichen Erklärungen ihr Kind sowohl auf den bevorstehenden Krankenhausaufenthalt als auch auf die anstehende Operation vorbereiten. Hierzu lassen sich zahlreiche Kinderbücher finden wie z. B. das Buch „Was passiert im Krankenhaus?", anhand dessen die Kinder die verschiedenen Berufsfelder im Krankenhaus, die sonderbaren Geräte, Räume und den OP kennenlernen können. Ein weiteres Kinderbuch „Schäfchen zählen mit Fred und Paula" aus dem Krankenhaus Werne (www.klinikum-luenen.de/fileadmin/werne/PDF/Fred_und_Paula_Broschuere.pdf) ist besonders für die Narkosevorbereitung einsetzbar. So ist es Kindern möglich, bereits im Vorfeld die Abläufe im Krankenhaus kennenzulernen und kommen dadurch mit der ungewohnten Situation besser zurecht (Steugck 2012).

Von der Vorbereitung auf Station bis zur Einleitung im OP

- Kleine Kinder bekommen auf Station einen **Zaubertrank** (z. B. Midazolam-Saft), der schöne Träume macht und (ca. 60 Min. vor der OP) ein **Zauberpflaster** (ELMA-Pflaster – lokales Betäubungsmittel) zur Erleichterung der Venenpunktion, welches sofort die Angst wegzaubert. **Wichtig:** Einwirkdauer von EMLA-Pflaster variiert je nach Kindesalter. Hierzu müssen zwingend die Herstellerangaben beachtet werden (www.emla.de/wp-content/uploads/2019/01/gebrauchsinformtation-emla-pflaster.pdf).
- Kleine Kinder werden häufig als Letzte eingeschleust, da hier bereits Ruhe im Schleusenbereich herrscht. Wichtig bei der Bestellung der Kinder in den Operationsbereich am OP-Tag selbst: lange bzw. unnötige Wartezeiten vermeiden! Das Risiko einer eventuellen Verschiebung des OP-Termins ist bereits im Vorfeld durch eine gewissenhafte OP-Programmplanung auszuschließen.
- Eltern begleiten ihr Kind bis zur OP-Schleuse oder in den Aufwachraum (krankenhausspezifisch).
- Dort wird es vom Anästhesisten und Pflegefachpersonal abgeholt – **ganz wichtig:** ohne Mund-Nasen-Schutz, damit die Kinder das Gesicht erkennen können!
- Der Anästhesist und das Pflegefachpersonal stellen sich dem Kind mit (Vor-)Namen und Funktion vor und fragen das Kind, wie es heißt und sprechen es im Verlauf mit dem Namen an.
- Kleinere Frühgeborene werden im Inkubator direkt in den OP-Saal gefahren, Säuglinge werden mit einem warmen Tuch im Aufwachraum abgeholt und direkt in die Einleitung (oder in den OP-Saal, je nach Einleitungsanforderung) getragen und ggf. unter die Wärmlampe/den Wärmestrahler gelegt, kleinere Kinder werden in der Schleuse aus dem Bett gehoben und direkt auf den vorgewärmten OP-Tisch gelegt, größere Kinder werden wie Erwachsene eingeschleust.
- Alle Kinder werden sofort mit einem warmen Tuch zugedeckt.
- Vertraute Gegenstände wie Kuscheltiere oder Schmusetücher dürfen mit in den OP. Nach der OP bekommen die Kinder im Aufwachraum ihr Kuscheltier zurück. Auf keinen Fall dürfen diese nach der Operation im OP vergessen werden! Natürlich erhalten die Kuscheltiere postoperativ den gleichen OP-Verband wie die Kinder.
- Da sich Kinder plötzlich unerwartet bewegen könnten und so die Gefahr besteht, vom OP-Tisch zu fallen, werden sie nie unbeobachtet gelassen. **Cave:** Eine Hand bleibt immer am Kind und die Aufmerksamkeit ist nur auf das Kind gerichtet.
- Unmittelbar vor der Einleitung spricht nur eine Person mit dem Kind.
- Während der Einschlafphase muss Ruhe herrschen (behagliche Umgebung).
- Die Eltern warten während der OP-Dauer vor dem Operationstrakt oder auf Station und werden sofort nach der Operation in den Aufwachraum zu ihrem Kind geführt. Manche Kliniken händigen den Eltern ein sog. Elterntelefon aus, über das sie jederzeit erreichbar sind. Dies ist sinnvoll, da die Eltern eventuell während der Operation einen Spaziergang machen oder kurz frische Luft schnappen können, um sich zu beruhigen. (Schimpf et al. 2018).

Instrumentarium und Material

Das Grundinstrumentarium ist dem der Erwachsenenchirurgie gleich, jedoch sind die Instrumente in der Kinderchirurgie kleiner und filigraner (➤ Kap. 15): kleinere Wundhaken, Pinzetten, Scheren, Nadelhalter. Die Auswahl des Instrumentariums ist vom Alter, von der Körpergröße und vom Gewicht des Kindes abhängig. Bei Jugendlichen müssen wesentlich größere Instrumente verwendet werden, wohingegen bei Frühgeborenen (Gewebe und Organe deutlich fragiler) kleinere, filigranere (häufig Mikroinstrumente) zur Anwendung kommen. Alle weiteren Anforderungen an Instrumente wie Sauberkeit, Sterilität, Funktionsfähigkeit oder Schärfe sind dem Instrumentarium in der Erwachsenenchirurgie gleich. Die benötigten Textilien sind i. d. R. ebenfalls kleiner. Kleine Bauchtücher, Kompressen oder Stieltupfer, die in kleine Zangen eingespannt werden. In der Kinderchirurgie wird bei kleineren Kindern überwiegend die bipolare Diathermie angewandt. Bei der Anwendung der monopolaren Diathermie müssen spezielle Neutralelektroden (Gewichtsangabe beachten) angebracht werden, bei Säuglingen wird ausschließlich die bipolare Diathermie verwendet (Steugck 2012), da der thermische Effekt bei der monopolaren Diathermie schwer kalkulierbar ist und die Platzierung der Neutralelektrode aufgrund der kleinen Körpergröße schwierig ist. Das Nahtmaterial ist ebenfalls feiner und meist atraumatisch. Bevorzugt wird wegen der guten Knüpfeigenschaft geflochtenes resorbierbares Nahtmaterial. Um eine Fadenentfernung postoperativ zu vermeiden, werden für die Hautnaht monofile, resorbierbare Fäden verwendet. Weitere Informationen zu Instrumenten und Nahtmaterial ➤ Kap. 2 und ➤ Kap. 3.

31

MERKE

Da die Immunabwehr v. a. bei Neugeborenen noch nicht vollständig ausgebildet ist, muss, wenn mehrere Eingriffe geplant sind, latexfrei gearbeitet werden, um das Allergierisiko zu reduzieren (Steinbrink et al. 2021).

Wärmeregulation

Die alters- und entwicklungsbedingten anatomischen und physiologischen Besonderheiten des Kindes, insbesondere bei Neugeborenen, unterscheiden sich grundlegend von denen des Erwachsenen (Steugck 2012). Das Früh- und Neugeborene, aber auch das kranke Kleinkind haben Mühe, die Körpertemperatur konstant zu halten (Steugck 2012). Deswegen ist dem Wärmemanagement besonders große Beachtung zu schenken.

- **Wärmeregulation:**
  - Instabiler Wärmehaushalt durch die relativ größere Körperoberfläche im Vergleich zum Körpergewicht. Der größte Wärmeverlust erfolgt, aufgrund der relativ großen Oberfläche, über den Kopf.
  - Dünnes subkutanes Fettgewebe bei Frühgeborenen mit der Folge schlechter Isolierung → Wärmeverlust.
  - Relativ geringe Wärmeproduktion, die durch Medikamente (z. B. Muskelrelaxanzien) weiter reduziert wird.
  - Zusätzlich Wärmeverlust durch Narkotika (Betäubungsmittel) → gesteigerte Hautdurchblutung.
- **Maßnahmen:**
  - Vorgewärmte Decken und Vorwärmen des OP-Tischs: Durch den Hautkontakt mit kalten Oberflächen kommt es zum Wärmeverlust. Verwendung von Wärmesystemen wie Wärmedecke, WarmTouch, Wärmematte, Wärmelampe bzw. Wärmestrahler, v. a. bei Neugeborenen, Säuglingen und kleinen Kindern, beugt dem Wärmeverlust vor. Bei langer Narkoseeinleitung erfolgt die Einleitung v. a. bei Frühgeborenen unter einem Wärmestrahler.
  - Die OP-Saal Temperatur sollte mindestens 21 °C betragen.
  - Verwendung von Infusions- und Spüllösungen, die auf Körpertemperatur angewärmt sind.
  - Extremitäten (Arme und Beine) in Watte einwickeln.
  - Bedecken des Kopfes mit einer Mütze oder einem Tuch.
  - Zügiges Abdecken nach der Hautdesinfektion unter Berücksichtigung der Einwirkzeit, da ein Wärmeverlust besonders durch feuchte Haut unter kaltem Luftzug erfolgt.
  - Intraoperativ feuchte Abdeckungen und frei liegende Darmschlingen führen ebenfalls zum Wärmeverlust → Verdunstungskälte. Sorgfältig spülen, überflüssige Spülflüssigkeit evtl. mit Bauchtüchern auffangen, frei liegende Darmschlingen zudecken.
  - Zugluft durch offene Türen vermeiden. Wobei festgehalten werden kann, dass im OP-Bereich die Türen grundsätzlich geschlossen sein müssen und das Betreten und Verlassen des OP-Saals auf ein Minimum reduziert werden muss.
  - Kontinuierliche Temperaturüberwachung und -messung.

(Schimpf et al. 2018; https://register.awmf.org/assets/guidelines/001-018l_S3_Vermeidung_perioperativer_Hypothermie_2019-08.pdf)

MERKE

Hautkontakt zu kalten Oberflächen, Zugluft sowie unbedeckte Körperoberflächen müssen im Rahmen eines effektiven Wärmemanagements vermieden werden. Es gibt keine andere Maßnahme, die derart wirksam die Überlebensrate und -qualität der Versorgung kranker Kinder verbessert als die Kontrolle und Regulation der Umgebungstemperatur.

Positionierung

Die alters- und entwicklungsbedingten anatomischen und physiologischen Besonderheiten des Kindes müssen auch bei der Positionierung berücksichtigt werden, weswegen die Größe und das Gewicht für die Positionierung entscheidend sind. Besonders gefährdete Körperstellen sind bei Säuglingen und Kleinkindern der Hinterkopf aufgrund der anderen Körperproportion, bei älteren dagegen der Sakralbereich und die Fersen (Teising, Jipp 2016). Weitere dekubitusgefährdete Stellen ➤ Kap. 2.2. Zudem besteht im Unterschied zu Erwachsenen bei Kindern und v. a. Neugeborenen ein erhöhtes Dekubitusrisiko durch Sonden, Katheter, Kabel, Tuben, Blutdruckmanschetten etc. (Teising, Jipp 2016), weshalb diese auf keinen Fall unter dem Kind oder unter Zug auf der Haut positioniert werden dürfen (**cave:** Druckstellen!). Bei einem Frühgeborenen, muss die Positionierung noch viel vorsichtiger durchgeführt werden als bei einem Säugling oder Kleinkind, denn die dünnen Knochen sind überaus empfindlich. Watte und kleine Gelpolster sind bei der Lagerung unverzichtbare Hilfsmittel. Meistens positionieren in enger Absprache der Operateur und der Anästhesist. Das OP-Fachpersonal unterstützt dabei (Steugck 2012; Schimpf et al. 2018; Teising, Jipp H. 2016). Die Grundsätze der Positionierung wie kein Haut-zu-Haut-Kontakt, kein Kontakt zum OP-Tisch oder zu Metall, trockene und faltenfreie Unterlage, sind wie in der Erwachsenenchirurgie und ➤ Kap. 2 zu entnehmen.

Beim Kinder-OP-Tisch ist die Liegefläche etwas schmaler und kürzer als in der Erwachsenenchirurgie. Ebenfalls wie in der Erwachsenenchirurgie stehen Kinder-OP-Tische zur Verfügung, die entsprechend dem Gewicht und der Größe des Kindes sowie der geplanten OP (z. B. strahlendurchlässig) ausgewählt werden können. Detaillierte Informationen zum Thema Positionierung von Kindern in der Chirurgie ➤ Kap. 15.11.

31.4.2 Der Mensch im Alter

Alexander Wilm

Im Rahmen der Tätigkeit, in den verschiedenen Operations- und Funktionsabteilungen begegnen wir immer mehr älteren Menschen. Die Gründe hierfür sind der demografische Wandel in der Bevölkerung und die steigende Lebenserwartung in der heutigen Zeit. Der Umgang mit Menschen in dieser Lebensphase kann kurz sein, z. B. während der Umbettung, oder länger, z. B. bei der Durchführung einer Teil- oder Lokalnarkose, und erfordert empathisches Handeln (➤ Abb. 31.3).

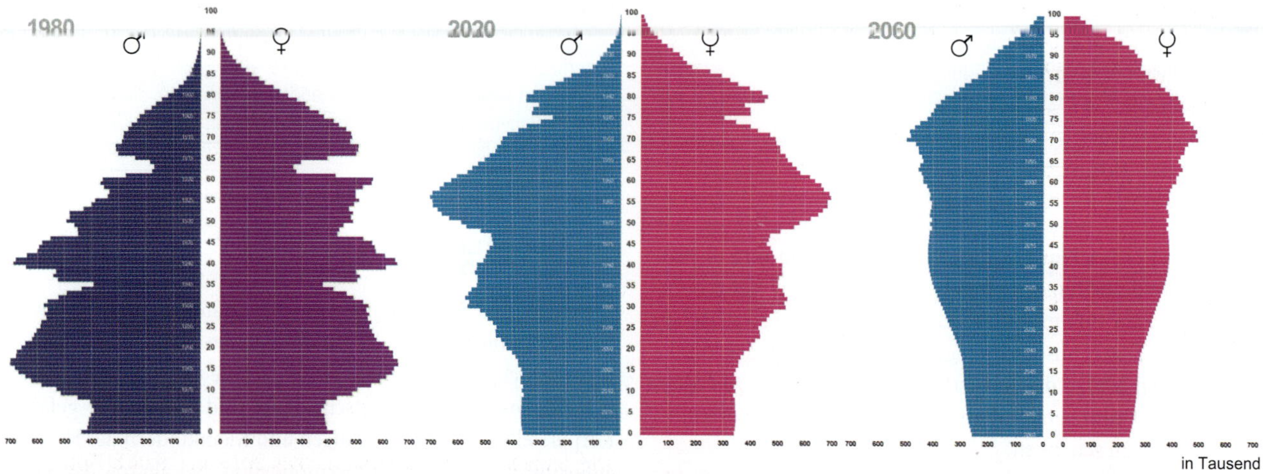

Medianes Alter (die Hälfte der Bevölkerung ist jünger, die Hälfte älter)		
36,2 Jahre	46,3 Jahre	50,5 Jahre
Über 65 Jährige auf 100 20- bis 64-Jährige		
27	38	65

Abb. 31.3 Perspektivische Entwicklung der Altersaufteilung in der Gesamtbevölkerung [W193]

DEFINITION

Altern ist ein biologischer, psychischer Prozess der mit der Geburt beginnt und erst mit dem Tod endet.

Man unterscheidet zwischen einem biologischen und einem biografischen Alter und dem Alter als Lebensabschnitt. Das biologische Alter ergibt sich aus der Summe des biografischen Alters und den körperlichen und seelischen Einflüssen, welche im kalendarischen Leben auf den Menschen eingewirkt haben. Das biologische Alter kann multifaktoriell beeinflusst werden und ist individuell verschieden. Faktoren, die auf das biologische Alter einwirken können, sind z. B.

- Stress,
- Ernährung,
- Alkohol- bzw. Nikotinkonsum,
- Bewegung oder
- soziale Interaktionen.

Das biologische Alter eines Menschen ist immer individuell und eher ein Indikator für den körperlichen Zustand und die Gesundheit eines Menschen. Im Gegensatz dazu ist das biografische Alter der Objektivität unterworfen und in der heutigen Zeit klar definiert. Das kalendarische Alter ist für den tatsächlichen Verlauf des Alterns nicht unmittelbar von Bedeutung.

DEFINITION

Gerontologie befasst sich mit der Erforschung von Alterungsvorgängen beim Menschen unter Einbeziehung von biologischen, medizinischen, sozialen und psychologischen Aspekten.

Der Prozess des Alterns stellt auch eine Entwicklung dar. Diese Entwicklung zeigt eher einen Abbau bzw. einen Rückgang der Fähigkeiten. Man kann diese Entwicklung anhand von körperlichen und geistigen Merkmalen eindeutig erkennen.

Geistige Entwicklung im Alter

Im Gehirn und besonders im Zentralnervensystem kommt es mit zunehmenden Alter zu Veränderungen. Diese Veränderungen manifestieren sich im Allgemeinen durch eine Verlangsamung in der Aufnahme von geistigen Reizen, einer verlangsamten Orientierung und einer nachlassenden Gedächtnisleistung. Gerade die Aufnahmefähigkeit und die Gedächtnisleistung lassen sich aber durch Training bzw. Förderung positiv beeinflussen.

Körperliche Entwicklung im Alter

Die körperliche Entwicklung eines Menschen endet immer mit dem Tod. Die körperliche Entwicklung im Prozess des Alterns ist eigentlich immer mit dem Abbau bzw. dem Rückgang der Funktionalität von Organen, der körperlichen Leistungsfähigkeit und dem Abschwächen der Sinnesfähigkeiten einhergehend. Exemplarische Beispiele hierfür sind:

- **Herz-Kreislauf-System und Organe:**
  - Hypertonie → Anstieg des Blutdrucks
  - Abnehmende Herzleistung
  - Kreislauf reagiert insgesamt verzögert
  - Rückgang der Filterleistung der Nieren
- **Sinnesorgane:** Abnahme der Hör- und Sehleistung

- **Bewegungsapparat:**
  - Arthrose in den Gelenken
  - Nachlassende Muskelkraft
  - Veränderung der Knochendichte
- **Immunsystem:** Erhöhte Infektionsneigung

Der Prozess des Alterns an sich erhöht natürlich die Wahrscheinlichkeit, an Herz-Kreislauf-Erkrankungen, Organerkrankungen und an Krebs in jeglicher Form zu leiden bzw. zu erkranken. Weiterhin ist die Gefahr einen Unfall zu erleiden, aufgrund der Tatsache der Verschlechterung von Sinnesorganen und der Einschränkung des Bewegungsapparats um ein Vielfaches erhöht. Dies bedeutet, im Alter herrscht eine hohe Morbiditätsrate. Hat ein Mensch verschiedene Erkrankungen zur gleichen Zeit, spricht man von einer Multimorbidität.

DEFINITION

Morbidität bedeutet die Häufigkeit einer Erkrankung innerhalb einer bestimmten Bevölkerungsgruppe.
Multimorbidität beschreibt das gleichzeitige Bestehen von mehreren Erkrankungen bei einer Person.

Umgang mit älteren Menschen im OP und den Funktionsabteilungen

Aufgrund der oben beschriebenen Entwicklungen im Alter erfordert der Umgang mit Menschen in dieser Lebensphase ein hohes Maß an Empathie und Kongruenz. Ein kongruentes Verhalten im Umgang mit Patienten bedeutet, der Mitarbeiter muss eine gewisse Glaubwürdigkeit und Authentizität gegenüber dem Patienten gewährleisten. Empathisches Verhalten ist gekennzeichnet durch Einfühlungsvermögen und die Fähigkeit, sich auf die Situation des Patienten einzulassen und daraus Erkenntnisse für den Umgang mit diesen Patienten generieren zu können (Robert Koch-Institut 2009).

PRAXISTIPP

Umgang mit älteren Patienten

- Besonderes Augenmerk sollte auf das Wärmemanagement gelegt werden. Bei älteren Patienten ist die Gefahr einer Hypothermie wesentlich höher (➤ Kap. 2).
- Die Dekubitusgefahr steigt mit zunehmendem Alter und Gewicht. Kachektische Patienten sind davon genauso betroffen wie adipöse Patienten (➤ Kap. 2).
- Klebeflächen der Abdeckungen und die Neutralelektrode müssen sehr vorsichtig von der Haut gelöst werden, um keine zusätzlichen Verletzungen an der Haut zu riskieren.
- Prinzipiell sollte eine Kontrolle der Vitalzeichen bei jedem Patienten erfolgen. Im Rahmen der Vollnarkose und/oder Teilnarkose übernimmt die Anästhesie diese Aufgabe. Bei Patienten in Lokal- bzw. Regionalanästhesie sollte generell auch ein Monitoring erfolgen.
- Soweit durchführbar sollte es gerade älteren Menschen ermöglicht werden, dass sie ihre benötigten Hilfsmittel wie z. B. Brillen und Hörgeräte so lange wie möglich einsetzen können.
- Die Ein- und Ausfuhr sollte bei älteren Patienten im Auge behalten bzw. bilanziert werden, um Einlagerungen im Gewebe oder ein Austrocknen zu vermeiden.
- Gerade auch in der Biografie des Einzelnen finden sich immer Ansatzpunkte zum Beginn einer Konversation.

31.4.3 Der suizidgefährdete Patient

Juliane Engel

„Krankheiten der Seele können den Tod nach sich ziehen und das kann Selbstmord werden.“ *G. Ch. Lichtenberg*

DEFINITION

Unter **Suizid** versteht man Selbstmord, Selbsttötung oder Freitod.

Die Suizidrate in Deutschland lag 2019 bei 9.041 Fällen (1980: 18.451). Damit war sie etwa dreimal so hoch wie die Anzahl der Verkehrstoten. Und doch wird über Verkehrstote wesentlich häufiger in den Medien berichtet als über Suizide.

Dies hat zum einen den Grund, dass der sog. Werther-Effekt vermieden werden soll. Darunter wird ein direkter Zusammenhang zwischen Medienberichten über Suizid(-methoden) und Erhöhung der Suizidrate in der Bevölkerung verstanden. Zum anderen ist der Suizid, wie auch viele psychische Erkrankungen, in der Bevölkerung noch immer tabuisiert.

Die Anzahl der Suizidversuche in Deutschland wird auf ca. 100.000 pro Jahr geschätzt. Während 70 % der vollendeten Suizide männliche, ältere Personen betreffen, werden Suizidversuche häufiger von jüngeren Frauen begangen. Allerdings ist die Dunkelziffer bei Suiziden und Suizidversuchen sehr hoch, da bei manchen Autounfällen, Tablettenüberdosierung o. Ä. eine suizidale Absicht nicht ausgeschlossen werden kann.

Suizid und Suizidalität sind keine eigenständigen Erkrankungen, sondern können bei vielen psychischen und körperlichen Erkrankungen und Krisen vorkommen. Besonders gefährdet sind Personen, die an Depressionen, Suchterkrankungen, Psychosen oder Angststörungen leiden. Aber auch in Krisensituationen (Arbeitsplatzverlust, schwere körperliche Krankheit, Tod eines nahen Angehörigen etc.) oder schwierigen Lebensphasen (Pubertät, Wechseljahre, Pensionierung etc.) können Menschen einen Suizid als einzigen Ausweg ansehen. Wenn Menschen bereits einen Suizidversuch hinter sich haben, ist die Gefahr eines erneuten Versuchs ebenfalls erhöht und jeder Zehnte stirbt später tatsächlich durch einen Suizid.

Die meisten Menschen, die einen Suizid planen, kündigen dies im Vorfeld an. Solche Äußerungen müssen in jedem Fall ernst genommen werden. Der Suizid wird hierbei entweder direkt angekündigt oder es wird indirekt der Wunsch nach Ruhe geäußert, Hoffnungslosigkeit beschrieben oder die Sinnlosigkeit des bisherigen und zukünftigen Lebens beklagt. Aufmerksam beobachtet werden müssen auch Menschen, die, ohne triftigen Grund, damit beginnen ihren Nachlass zu regeln, Dinge zu verschenken oder sich von Freunden und Verwandten auffällig zu verabschieden.

Präsuizidales Syndrom

In den 1950er-Jahren wurde das präsuizidale Syndrom von Erwin Ringel (1921–1994) beschrieben, das aus drei Phasen besteht und auch heute noch relevant ist:
1. **Einengung:** Es wird kein anderer Ausweg mehr gesehen, außer der Suizid.
2. **Aggressionsumkehr:** Aggressionen gegen andere Menschen oder die Umwelt werden gegen sich selbst gerichtet.
3. **Suizidfantasien:** Zunächst denkt die Person selbst über verschiedene Suizidmethoden o. Ä. nach, später drängen sich diese Gedanken ungewollt und unaufhaltsam auf.

Phasen der Suizidalität

Nach Walter Pöldinger (1929–2002) können drei Phasen der Suizidalität unterschieden werden:
1. **Erwägungsphase:** Der Suizid wird als Lösungsmöglichkeit in Erwägung gezogen.
2. **Ambivalenzphase:** Der Mensch ist sich bezüglich seiner Suizidalität unsicher. In dieser Phase kommt es häufig zu direkten Suizidankündigungen.
3. Entschlussphase: Der Mensch wirkt abgeklärt und ausgeglichen. Dies wird häufig als Entspannung der suizidalen Krise missverstanden.

Wichtig ist, auf suizidale Menschen empathisch und wertschätzend einzugehen. Sie befinden sich in einer schweren Krise und benötigen dringend Unterstützung und Verständnis. Daher ist es notwendig, Angehörige und Freunde mit ins Boot zu holen, denn der wichtigste Grund für ein Weiterleben sind meist die Bezugspersonen („Das kann ich doch meinem Mann/meinen Kindern etc. nicht antun.").

Suizidalität sollte immer offen und direkt angesprochen werden. Ein Gespräch über Suizidalität wird aber oft aus Angst, „schlafende Hunde zu wecken", vermieden.

31.4.4 Abhängigkeitserkrankungen

Juliane Engel

„Wer eine Droge missbraucht, den nimmt sie gefangen." *A. Tenzer*

DEFINITION

„Unter **Abhängigkeit** oder **Sucht** versteht man das zwanghafte Bedürfnis bzw. den unwiderstehlichen Drang nach einem bestimmten Stimulus (Reiz), z. B. einer chemischen Substanz (Droge)." (http://flexikon.doccheck.com/de/Abh%C3%A4ngigkeit)

Abhängigkeitserkrankungen, früher Suchterkrankungen genannt, haben, wie die meisten psychischen Erkrankungen, nicht nur eine Ursache, sondern es sind verschiedene Faktoren an der Entstehung beteiligt. So kommen etwa genetische Dispositionen als mögliche Ursache infrage, ebenso soziale Faktoren. Wenn im Familien- und Freundeskreis regelmäßig Substanzen konsumiert werden, ist die Hemmschwelle für den eigenen Ge-/Missbrauch sicher niedriger. Aber auch schwere Lebenskrisen können Auslöser sein, die jemanden in eine Abhängigkeitserkrankung führen können. Oder Menschen versuchen, ihre psychischen Probleme, z. B. Ängste, Stimmenhören bei Psychosen o. Ä. durch Alkoholkonsum zu betäuben.

Daten/Fakten

- Im Jahr 2020 waren psychische und verhaltensbezogene Störungen durch Alkohol die dritthäufigste Hauptdiagnose in Krankenhäusern.
- Der Pro-Kopf-Verbrauch an Reinalkohol liegt in Deutschland bei ca. 10 l/J.
- Die Ausgaben für Tabakwaren beliefen sich im Jahr 2020 auf rund 32,08 Milliarden Euro (statista.com).
- Es wird geschätzt, dass 1,4–1,9 Mio. Menschen medikamentenabhängig sind, dies sind v. a. ältere Frauen. (www.tk.de).
- Etwa 453.000 Menschen sind abhängig von illegalen Drogen wie Kokain oder Amphetamin (www.dhs.de). Im Jahr 2020 belief sich die Zahl der Drogentoten auf 1581 und ist damit das fünfte Jahr in Folge angestiegen.
- Die Anzahl der pathologischen Glücksspieler wird in Deutschland auf 200.000 geschätzt (www.dhs.de).

Die Begriffe Abhängigkeit und Sucht werden häufig gleichbedeutend verwendet, allerdings spricht man in Fachkreisen eher von Abhängigkeit, wenn es um bestimmte Substanzen geht, z. B. Alkohol, Nikotin, Drogen oder Medikamente, und von Sucht, wenn es eher stoffungebunden ist, z. B. krankhafte Spiel-, Computer-, Kaufsucht. Auch eine Essstörung kann zu den Süchten gezählt werden.

Außerdem wird je nach konsumierter Menge bei der substanzgebundenen Abhängigkeit von riskantem, gefährlichem oder Hochkonsum gesprochen.

Für die Diagnostik einer Abhängigkeitserkrankung müssen nach ICD-10 **mindestens drei** der folgenden Symptome gleichzeitig innerhalb der letzten zwölf Monate erfüllt sein:
- Körperliche Entzugssymptomatik
- Toleranzentwicklung gegenüber den Substanzeffekten
- Starkes Verlangen, die Substanz zu konsumieren (= Craving)
- Verlust anderer Interessen, gedankliche Einengung
- Kontrollverlust über Menge und Dauer des Konsums
- Anhaltender Substanzgebrauch trotz schädlicher Folgen

Meist entsteht eine Abhängigkeit schleichend über viele Monate oder Jahre hinweg und die Betroffenen begeben sich häufig nicht freiwillig in Behandlung, sondern erst, wenn der Ehepartner mit Scheidung droht, der Arbeitsplatz in Gefahr ist oder der Führerschein aufgrund des Alkohol- oder Drogenkonsums eingezogen wurde. Daraus ergeben sich Probleme bei der Behandlung, denn die erste Phase in der Behandlung von Abhängigkeitserkrankungen ist die **Motivation.** Die Eigenmotivation kann im stationären Bereich unterstützt werden durch eine vertrauensvolle Beziehungsgestaltung und unterstützende Gesprächsführung (= Motivational Interviewing). Die **Entgiftungs- oder Entzugsphase** sollte im stationären

Setting stattfinden, da durch den Entzug Komplikationen auftreten können, wie ein Grand-mal-Anfall, erhöhte Blutungsneigung durch Störung der Leberfunktion und Verhärtung/Vergrößerung der Leber (v. a. Ösophagusvarizenblutung) oder kardiale Komplikationen. Die **Entwöhnungsphase** besteht dann darin, auf den abhängigkeitsauslösenden Stoff komplett zu verzichten und sich andere, gesündere Lebens- und Verhaltensweisen anzueignen. Da das „Suchtgedächtnis" nicht vergisst, bleibt die Gefahr eines Rückfalls lebenslang erhalten und so darf z. B. ein trockener Alkoholiker sein Leben lang keinen Alkohol mehr anrühren.

Besonders abhängigkeitsgefährdet sind Mitarbeiter in sozialen Berufen und insbesondere im Krankenhaus, da abhängigkeitserzeugende Substanzen relativ leicht verfügbar sind. Auch die große Verantwortung, die auf den Schultern von medizinischem Personal liegt, kann zur Abhängigkeit führen. Des Weiteren können Schichtdienst, Überstunden und Bereitschaftsdienste dazu führen, dass zu Medikamenten oder zu Alkohol gegriffen wird, um sich nach der Arbeit zu entspannen und zur Ruhe zu kommen. Daher ist es besonders wichtig, dass sich das Führungspersonal mit einem möglichen Substanzmissbrauch der Mitarbeiter auseinandersetzt und dass auch die Kollegen untereinander auf eventuelle Anzeichen eines Substanzmissbrauchs oder einer Abhängigkeit achten.

LITERATUR

Aschemann D. OP-Lagerungen für Fachpersonal. Heidelberg: Springer, 2009.

Hammer M, Plößl I. Irre verständlich – Menschen mit psychischer Erkrankung wirksam unterstützen. Köln: Psychiatrie Verlag GmbH, 2012.

Menche N. Alter. In: Menche N, Pflege heute, 5. A. München: Elsevier Urban und Fischer, 2011. 141–144.

Robert Koch-Institut. Gesundheit und Krankheit im Alter. 2009. https://edoc.rki.de/bitstream/handle/176904/3220/21r1eZ1NVL2AY_02.pdf?sequence=1 (letzter Zugriff: 6.12.2022).

Steinbrink A, Mahdjoub F, Eden F et al. In: Liehn M, Lengersdorf B, Steinmüller L, Döhler R (Hrsg.), OP-Handbuch. Grundlagen, Instrumentarium, OP-Ablauf. 7., aktualisierte und erweiterte A. Springer. 2021, 602.

Steugck I. Klein gleich groß? Im OP 2: 66–67. Stuttgart: Georg Thieme Verlag KG, 2012. www.thieme.de/statics/dokumente/thieme/final/de/dokumente/zw_im-op/imOP-Alltag_in_einer_Kinderchirurgie.pdf (letzter Zugriff: 6.12.2022).

Schimpf J, Craß D, Sollmann V (Hrsg.). Kompendium Kinderanästhesie 2., vollständig überarbeitete und ergänzte A. Heidelberg: Springer, 2018.

Teising D, Jipp H. Neonatologische und pädiatrische Intensiv und Anästhesiepflege, Praxisleitfaden 6., aktualisierte A. Heidelberg: Springer, 2016.

Tillig B. Steckbrief Kinderchirurgie. 2017. Berufsverband der deutschen Chirurgen e. V. (BDC). www.bdc.de/kinder-chirurgie (letzter Zugriff: 6.12.2022).

VII In lebensbedrohlichen Krisen- und Katastrophensituationen zielgerichtet handeln

KAPITEL

32

Mareike Pusch und Dennis Müller

In lebensbedrohlichen Krisen- und Katastrophensituationen zielgerichtet handeln

Eine Vielzahl von professionellem Fachpersonal ist an der Versorgung und Betreuung von kritisch kranken oder verletzten Patientinnen und Patienten beteiligt. Die Notfallversorgung im ambulanten und stationären Bereich ist dementsprechend von zahlreichen Schnittstellen geprägt. In diesem Kapitel werden Themen wie Rettungsdienst, Notaufnahme, Übergabe, Triage und Reanimation näher betrachtet.

32.1 Notfallversorgung in Deutschland

Mareike Pusch

Das Gesundheits- und flächendeckende Notfallversorgungssystem in Deutschland kann als eines der teuersten und besten der Welt angesehen werden (Niehues, Krampe 2011). Die Notfallversorgung wird in zwei große Bereiche eingeteilt: in die **ambulante** (Primärversorgung) und die **stationäre Versorgung** (Akutversorgung). Anfangs sind die Hausärztinnen und Hausärzte und/oder die Fachärztinnen und Fachärzte sowie der ärztliche Bereitschaftsdienst für „einfachere, nicht lebensbedrohliche Notfälle“ zuständig. In „schweren Notfällen“ übernimmt das Fachpersonal aus dem Rettungsdienst und im Krankenhaus die Versorgung der Patientinnen und Patienten.

Als **Notfallpatientinnen** werden diejenigen Personen bezeichnet, die körperliche oder psychische Veränderungen im Gesundheitszustand aufweisen und eine medizinische Betreuung notwendig scheint. Das notfallmedizinische Ziel sollte sein, dass jeder akut verletzten oder erkrankten Notfallpatientin schnellstens eine individuelle Versorgung ermöglicht werden kann. Die Notfallpatientinnen erreichen aus eigenem Antrieb und durch Zuweiser wie Rettungs- und Notarztdienst oder über niedergelassene Haus- und Fachärztinnen die Notaufnahme (Zimmermann et al. 2016). Wichtig ist, dass kritisch kranke Patientinnen schnell in die richtige Zielklinik mit der entsprechenden Fachabteilung gebracht werden. Dabei handelt es sich z. B. um Patientinnen mit einem Schlaganfall (Apoplex), die in eine Klinik mit neurologischem Schwerpunkt und einer Stroke Unit eingeliefert werden. Das Gleiche gilt für Verletzte, die einen schweren Unfall hatten und in einem Traumazentrum als Polytrauma-/Schwerverletze versorgt werden.

32.1.1 Notfallversorgung im präklinischen und klinischen Bereich

Der Zeitraum vom Absetzen des Notrufs bis zum Beginn der Behandlung im Krankenhaus nennt man in der Notfallmedizin **Präklinik.** Im Anschluss findet die klinische Erstversorgung in einem geeigneten Krankenhaus statt. An der Notfallversorgung in Deutschland sind unterschiedliche Institutionen und Personen beteiligt.

Leitstelle: Bei der Leitstelle handelt es sich um eine Einrichtung, die dauerhaft von spezialisiertem Personal (Disponenten) besetzt ist und sowohl die Annahme von Notrufen als auch die Alarmierung, Koordinierung und Lenkung von Einsatzkräften übernimmt. Es gibt unterschiedliche Formen einer Leitstelle, in der auch die Leitstelle der Feuerwehr oder des ärztlichen Bereitschaftsdienstes integriert sein kann. Die Leitstelle übernimmt viele Aufgaben und ist eine wichtige Schnittstelle zwischen Rettungsdienst, Feuerwehr und Notaufnahme. Um die Kommunikation zwischen den unterschiedlichen Einrichtungen zu verbessern, nutzen einige Leitstellen und Notaufnahmen das webbasierte System IVENA eHealth (**inter**disziplinärer **Ve**rsorgungs**na**chweis). Damit kann z. B. die digitale Ankündigung von Patientinnen erfolgen oder eine Übersicht über die Kapazität von Betten und Behandlungsplätzen in den Krankenhäusern dargestellt werden.

Rettungsfachpersonal und Notärztin: Bei medizinischen Notfällen im präklinischen Bereich kommt das Personal des

Rettungsfachpersonals zum Einsatz. Aufgaben des Rettungsdienstes sind z. B. die medizinische Versorgung und Überwachung von Erkrankten/Verletzen am Einsatzort und der Transport mit einem Rettungswagen oder Rettungshubschrauber in ein Krankenhaus. Auch verlegt das Rettungsfachpersonal vital bedrohte Patientinnen in ein anderes Krankenhaus (Intensivtransport) oder befördert Erkrankte mit dem Krankentransport in spezielle medizinische Einrichtungen (z. B. zur Dialyse). Im Rettungsdienst sind Personen beschäftigt, die eine Qualifikation als Rettungssanitäterin oder Rettungsassistentin bzw. Notfallsanitäterin haben.

Die Notärztin wird entweder direkt von der Leitstelle, gemeinsam mit dem Rettungsdienst alarmiert oder vom Team am Einsatzort nachgefordert. Je nach Zustand der Erkrankten, wird die Notärztin hinzugeholt, wenn die Patientin z. B. stärkste Schmerzen hat oder nicht mehr atmet. Das ärztliche Personal, das an der Notfallrettung beteiligt ist, zeichnet sich durch eine Zusatzqualifikation aus, die 2-jährige berufsbegleitende Weiterbildung in Notfallmedizin.

Rettungsmittel: sind die Fahrzeuge, die im präklinischen Bereich genutzt werden. Diese unterscheiden sich in der Ausstattung und in der Qualifikation des Personals, das die Rettungsmittel besetzt. Das Rettungsmittel wird je nach Bedarf von der Disponentin in der Leitstelle ausgewählt und entsendet:

- Krankentransportwagen (KTW)
- Rettungswagen (RTW)
- Schwerlast-Rettungswagen (S-RTW)
- Notarzteinsatzfahrzeug (NEF)
- Rettungshubschrauber (RTH)

Zentrale Notaufnahme: Auch in der zentralen Notaufnahme (ZNA) ist nichtärztliches und ärztliches Personal tätig. Vorrangig arbeiten Gesundheits- und Krankenpflegerinnen u. a. mit der Weiterbildung Notfallpflege in der ZNA. Zu den Aufgaben von Pflegenden gehören die Ersteinschätzung, Begleitung, Überwachung und Versorgung von Patientinnen mit unterschiedlichen Leitsymptomen und in speziellen Pflegesituationen. Auch andere Berufsgruppen sind in der Notaufnahme tätig (➤ Abb. 32.1). Die Qualifikation des Personals ist von den Gegebenheiten der einzelnen ZNA und der Größe des Krankenhauses abhängig.

Das nichtärztliche Team wird von Medizinerinnen der jeweiligen Fachrichtung unterstützt. In der ZNA herrscht ein großer Personalmix, weil dort viele Personen multiprofessionell und interdisziplinär zusammenarbeiten müssen.

32.1.2 Der Weg vom Unfallort in die Klinik

Ereignet sich ein schwerer Unfall oder handelt es sich um einen lebensbedrohlichen Notfall, muss der Rettungsdienst alarmiert und die Rettungskette ausgelöst werden. Unter der **europaweiten Notrufnummer 112** erreicht man die (Rettungs-)Leitstelle, auch Notrufzentrale genannt. Hier werden alle wichtigen Informationen von geschultem Personal zur Situation abgefragt und im Anschluss das geeignete Rettungsmittel (z. B. Rettungswagen) an den Ort des Notrufs geschickt. Bei einer lebensbedrohlichen Erkrankung oder Verletzung können Symptome wie z. B. Bewusstlosigkeit, starke Schmerzen oder akute Luftnot auftreten.

Die Rettungskette beginnt mit Sofortmaßnahmen am Ort des Geschehens und mit dem Absetzen des Notrufs. Danach können weitere Maßnahmen eingeleitet werden. Dazu gehören z. B. Wärmeerhalt, Lagerung und die Betreuung der betroffenen Person. Nach Ankunft des Rettungsfachpersonals beginnt die medizinische Hilfe und die Patientin wird für einen Transport in ein geeignetes Krankenhaus vorbereitet.

Im Krankenhaus angekommen, wird zuerst die mündliche **Übergabe** an das behandelnde Team der Notaufnahme gemacht. Die Übergabe beinhaltet alle wichtigen Informationen zur Situation und zur bisherigen Versorgung der Patientin. Diese Informationen werden mithilfe von Übergabeinstrumenten strukturiert und zügig weitergegeben.

DEFINITION

Die Zeit vom eingehenden Notruf bis zum Erreichen des Krankenhauses nennt man **Prähospitalzeit.**

Übergabeinstrumente: Für die strukturierte Übergabe kommen sog. **Akronyme** zum Einsatz. Dabei wird ein Kurzwort, das aus den Anfangsbuchstaben oder -silben mehrerer Wörter besteht, genutzt. Das Akronym kann dann als eigenes gesprochenes Wort angewandt werden. Diese Übergabeinstrumente werden u. a. im Rettungsdienst und in der Notaufnahme verwendet.

- **c!ABCDE-Algorithmus** (Critical Bleeding, Airway, Breathing, Circulation, Disability, Environment)**:** zügige und strukturierte Erhebung bzw. Weitergabe von Störungen der Vitalfunktionen und bedrohlichen Verletzungen der Erkrankten

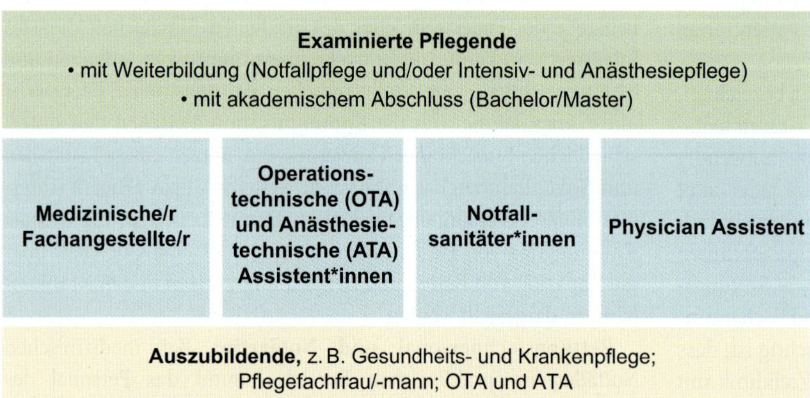

Abb. 32.1 Nichtärztliches Personal in der Notaufnahme [L138]

- **AT-MIST-Schema** (Age, Time, Mechanism, Injury, Signs, Treatment)**:** zur Übergabe von schwer verletzten Patientinnen
- **SAMPLER-Schema** (Symptoms, Allergies, Medication, Past medical history, Last oral intake, Events, Risk factors)**:** eine Ergänzung zum c!ABCDE-Schema. Ziel: strukturierte Erhebung bzw. Weitergabe der Anamnese
- **SBAR-Schema** (Situation, Backround, Assessment, Recommendation)**:** von der Weltgesundheitsorganisation (WHO) zur Weitergabe von Informationen empfohlen

Erst nachdem die Übergabe abgeschlossen ist und keine Rückfragen mehr bestehen, wird die Patientin auf die Behandlungstrage umgelagert. Nun beginnt offiziell die Behandlung, Versorgung und Betreuung der Patientin in der Notaufnahme. Das Rettungsfachpersonal kann seinen Einsatz beenden. In der Notaufnahme kümmert sich, je nach Leitsymptom, ein interdisziplinäres Team aus unterschiedlichen Fachdisziplinen um die Patientin.

32.1.3 Erstversorgung in der Notaufnahme

In der Notaufnahme erfolgt die Behandlung und Versorgung in unterschiedlichen Fachdisziplinen von akut lebensbedrohlich bis leicht verletzten bzw. erkrankten Patientinnen verschiedener Altersklassen. Handelt es sich um Patientinnen, die vital bedroht sind und eine sofortige Behandlung nötig ist, werden diese im **Schockraum** versorgt. Die Ausstattung des Schockraums ist auf die Stabilisierung und Behandlung von vital bedrohten Patientinnen ausgerichtet. Häufig übernehmen Pflegende die Vorbereitung des Schockraums sowie die Alarmierung der Personen, die für die Versorgung der Patientin anwesend sein müssen.

Vorbereitungen im Schockraum – vor Eintreffen der Patientin:

- Alarmierung und Information: Basisteam oder erweitertes Team
- Vorbereitung: Schockraum
- Vorbereitung und Kontrolle: z. B. technisches Equipment, Notfall-Sets, Materialien bereitlegen
- Absprachen im Team treffen
- Administration und Dokumentation vorbereiten

MERKE

Nach Ankündigung und Ankunft der Patientin beginnt erst nach der strukturierten Übergabe (z. B. c!ABCDE) die interdisziplinäre Versorgung der kritisch Kranken oder schwer verletzten Patientin.

Erstmaßnahmen in der Notaufnahme:

- Umlagern der Patientin auf die Trage in der ZNA: durch mehrere Personen aus dem Team Rettungsdienst und ZNA; ggf. Nutzung von Hilfsmitteln, z. B. Rollboard
- Umstecken der mit der Patientin in Verbindung stehenden Kabel und Schläuche von den mobilen Geräten des Rettungsdienstes zum Monitoring des Schockraums. Ziel: kontinuierliche Vitalzeichenkontrolle
- Ganzkörperuntersuchung nach c!ABCDE-Schema und Anamnese
- Körpertemperatur ermitteln
- Patientenbeobachtung und Anwendung von Assessments (z. B. numerische Rating-Skala [NRS] zur Schmerzerfassung)
- Vorbereitung und Durchführung von Therapie und Diagnostik: z. B. Atemwegsmanagement, Intubation und Beatmung, Reanimation, externe Blutungskontrolle bei offenen/geschlossenen Verletzungen
- Patientin entkleiden und OP-Hemd anziehen
- Wärmemanagement
- EKG-Monitoring
- 12-Kanal-Elektrokardiogramm
- Peripheren Venenzugang oder anderen Zugangsweg legen bzw. sichern
- Blutentnahme (z. B. Blutgasanalyse, Kreuzblut und andere Laborproben)
- Transport der Patientin begleiten (z. B. zur Diagnostik, in den operativen Bereich [OP], auf die Intensivstation)
- Hygienemanagement beachten
- Information, Begleitung und Unterstützung der Patientin und deren Bezugspersonen

Die Reihenfolge der Tätigkeiten erfolgt je nach Situation parallel und wird von unterschiedlichen Personen durchgeführt. Alle Teammitglieder sollten u. a. ihre Arbeitsumgebung kennen, um zügig Material und Equipment einsetzen zu können. Zur Anwendung kommen auch Checklisten, Leitlinien, Algorithmen und Standards. Besonders zu beachten ist die Bedeutsamkeit der strukturierten Informationsweitergabe und die Nutzung von standardisierten Kommunikationsstrategien (z. B. c!ABCDE-Schema).

32.1.4 Triage

Verwendet wird der Begriff „Triage" gewöhnlich in Kriegs- und Katastrophenszenarien. Aber der Begriff wird auch in unterschiedlichen Bereichen der Notfallmedizin genutzt und muss genauer erklärt werden.

Massenanfall von Verletzten und anderen Großschadenereignissen: Bei einem Massenanfall von Verletzten (MANV) handelt es sich um einen Notfall mit einer Vielzahl von Betroffenen. Akteure am Einsatzort sind das Personal von Rettungs- und Sanitätsdienst, Medizinerinnen, Polizei, Feuerwehr und andere Sondereinheiten, die einem Sichtungsprozess folgen. Die Einschätzung der Verletzten wird anhand von Sichtungskategorien durch ärztliches und nichtärztliches Personal vorgenommen. Die jeweilige Sichtungskategorie dient dazu, dass eine priorisierte Versorgung erfolgt und danach der individuelle Transport in eine entsprechende Zielklinik eingeleitet werden kann (Heller et. al. 2018). Es gibt eine Vielzahl von Vorüberlegungen und Konzepten zur Bewältigung dieser Szenarien.

Ersteinschätzung in der Notaufnahme: In der Notaufnahme treffen häufig gleichzeitig mehrere Patientinnen oder Patienten ein. Ziel ist es, diejenigen zu ermitteln, die eine direkte pflegerische und medizinische Versorgung benötigen. Die Behandlungsdringlichkeit wird von spezialisierten Pflegenden eingeschätzt. Dafür gibt es mehrere Konzepte: z. B. das Manchester Triage System (MTS) oder den Emergency Severity Index (ESI). Hierbei sollte statt Triage der Begriff Ersteinschätzung (Primary Assessment) genutzt werden

32

(Krey 2017). Gesetzlich vorgeschrieben wird die Ersteinschätzung in Notaufnahmen in einem Beschluss des Gemeinsamen Bundesausschusses (G-BA, § 12, Abs. 2).

COVID-19-Pandemie: Priorisierung von intensivpflichtigen Patientinnen und Patienten: Den Begriff Priorisierung anstelle von Triage sollte man verwenden, wenn es um die Verteilung und Verfügbarkeit von Betten und anderen Ressourcen im Krankenhaus während der COVID-19-Pandemie geht (Dutzmann, Michalsen 2021). In Deutschland wurde im Verlauf der Pandemie die Empfehlung für „Entscheidungen über die Zuteilung intensivmedizinischer Ressourcen im Kontext der COVID-19-Pandemie" von der Deutschen Interdisziplinären Vereinigung für Intensiv- und Notfallmedizin e. V. (DIVI) im Zusammenschluss mit verschiedenen Fachgesellschaften veröffentlicht (DIVI 2021). Darin werden Kriterien und Indikatoren beschrieben, die z. B. die Entscheidung zur Aufnahme von Patientinnen und Patienten auf die Intensivstation vereinfachen sollen. Im Vordergrund stehen der individuelle Patientenwille und die ärztliche Indikation als Grundlage für die jeweilige medizinische Entscheidung.

32.1.5 Reanimation

Außerhalb eines Krankenhauses erlitten laut dem Deutschen Reanimationsregister im Jahr 2020 mindestens 60.000 Menschen einen plötzlichen Herz-Kreislauf-Stillstand (Fischer et al. 2021). Bei einem Herz-Kreislauf-Stillstand handelt es sich um jede Unterbrechung der Atmungs- und Herzfunktion, die dazu führt, dass die Zellen in lebenswichtigen Organen dauerhaft geschädigt werden und der Tod eintritt.

Viele lebensbedrohliche Symptome können einen Herz-Kreislauf-Stillstand auslösen. Dazu gehören z. B. Herzrasen, Luftnot, Schwindel, Kopfschmerzen, Bewusstlosigkeit oder auch Brustschmerz. Die Ursachen für einen Herz-Kreislauf-Stillstand sind sehr unterschiedlich. Es kann sich um reversible Ursachen, z. B. um eine Hypoxie, Hypovolämie, Hypo-/Hyperkaliämie oder Hypothermie handeln. Möglich ist auch ein Myokardinfarkt, eine Vergiftung oder ein Unfall.

Bei der kardiopulmonalen Reanimation (CPR) handelt es sich um die Thoraxkompression und die Beatmung bzw. Atemspende beim Erkrankten, die durch Laien und Rettungsfachpersonal durchgeführt wird. Ziel ist es, mit den die Maßnahmen früh zu beginnen, um die Zirkulation des Blutkreislaufes sowie die Sauerstoffversorgung der Organe und des Gehirns aufrechtzuerhalten.

Der Deutsche Rat für Wiederbelebung – German Resuscitation Council e. V. (GRC) veröffentlichte zuletzt 2021 die Leitlinie zum Thema Reanimation. Die Inhalte aus der Leitlinie sollen bei Anwendung zu einer erfolgreichen Wiederbelebung beitragen. Darin sind die aktuellen Erkenntnisse zur Reanimation aus der Forschung zusammengetragen worden. In der Leitlinie werden u. a. Empfehlungen, Maßnahmen und Vorschläge zur Therapie erklärt.

DEFINITION

- Kardiopulmonale Reanimation = Cardiopulmonary Resuscitation (CPR)
- Basismaßnahmen zur Wiederbelebung = Basic Life Support (BLS)
- Erweiterte Reanimationsmaßnahmen = Advanced Life Support (ALS)

Unterschieden werden die sog. Basismaßnahmen zur Wiederbelebung (BLS) und die erweiterten Reanimationsmaßnahmen (ALS) bei Erwachsenen. Die BLS beziehen sich auf Anwenderinnen außerhalb oder innerhalb der Klinik, die keine spezielle Aus- und Fortbildung zur Reanimation vorweisen können (➤ Abb. 32.2).

Die erweiterten Reanimationsmaßnahmen (ALS) finden zusätzlich zu den BLS Anwendung im prä- und innerklinischen Bereich. Besonderheiten sind u. a. das Hinzuziehen eines Reanimationsteams, die professionelle Untersuchung nach dem c!ABCDE-Schema sowie die Sauerstoffgabe, Beatmung und Defibrillation. Im Vordergrund beider Maßnahmen stehen zu Beginn das Erkennen eines Kreislaufstillstands sowie die Kompression des Thorax und die frühzeitige Defibrillation.

Die Versorgung und **Reanimation von Neugeborenen und Kindern** wird ausführlich in der Leitlinie dargestellt. Auch werden Basismaßnahmen (PALS) und erweiterte Maßnahmen zur Reanimation von Kindern (EPALS) für geschulte Anwenderinnen und Anwender beschrieben (GRC 2021).

DEFINITION

- Basismaßnahmen zur Wiederbelebung von Kindern = Peadiatric Basic Life Support (PBLS)
- Erweiterte Maßnahmen zur Reanimation von Kindern = European Paediatric Advanced Life Support (EPALS)

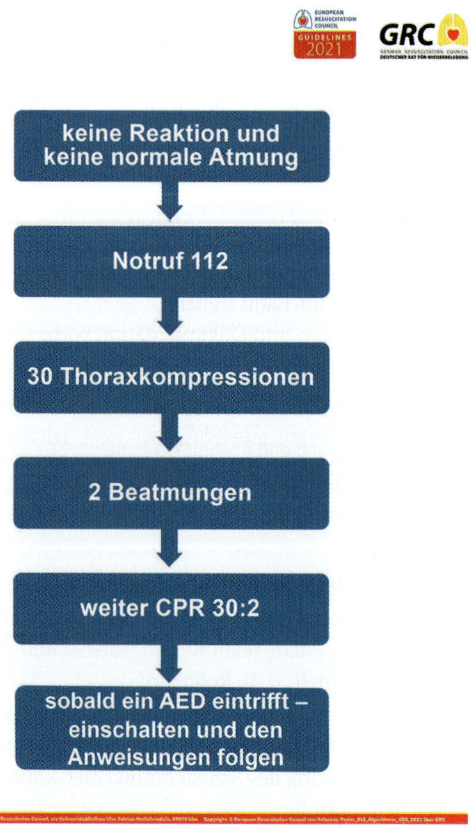

Abb. 32.2 BLS-Algorithmus © German Resuscitation Council (GRC) und Austrian Resuscitation Council (ARC) 2022 [F781-034]

In allen Punkten nimmt u. a. sowohl die Einführung von Konzepten und Algorithmen als auch die Aus- und Fortbildung des Personals im prä- und innerklinischen Bereich zum Thema Reanimation einen hohen Stellenwert ein.

32.2 Katastrophenschutz

Dennis Müller

Eine Katastrophe definiert sich darüber, dass sie in Entstehung, Verlauf, Dynamik und Ausdehnung nicht nur nicht planbar, sondern auch nicht „ausdenkbar" ist.

- Bevor nicht ein ICE westlich von Eschede mit einem Brückenkopf kollidierte, waren die real eingetretenen Folgen dieses Unfalls im Vorhinein nicht ausdenkbar.
- Bevor nicht die Flugzeuge 2001 in das World Trade Center in New York flogen, waren auch hier das Szenario und die Folgen im Vorhinein nicht ausdenkbar.
- Das Gleiche gilt für den Tsunami vom 26.12.2004 – und alle weiteren Katastrophen.

Die Faktoren, die über den Verlauf einer Katastrophe bestimmen, sind so zahlreich und interagieren so komplex und chaotisch, dass die Katastrophe im Vorhinein planerisch nicht in den Griff zu bekommen ist. Wie kann ich mich auf etwas vorbereiten, mit dem ich nicht zu rechnen wage? Daher gilt: Wo Gefahrenpotenziale katastrophischen Ausmaßes erkennbar sind sowie erkannt und kontrolliert werden, dort tritt die Katastrophe nicht ein.

DEFINITION

Bei einem **Katastrophenfall** handelt es sich im engeren Sinn um eine länger andauernde und meist großräumige Schadenslage, die mit der normalerweise vorgehaltenen Gefahrenabwehr (Feuerwehr, Rettungsdienst, Polizei) nicht angemessen bewältigt werden kann und die nur mit überregionaler (oder internationaler) Hilfe und zusätzlichen Ressourcen (Militär sowie nicht organisierte Bevölkerungsteile) unter Kontrolle gebracht werden kann. Typisch dabei ist, dass durch das Ereignis (wie etwa Erdbeben, Hochwasser, Waldbrandserie) die Infrastruktur (Straßen, Brücken, Wasserversorgung, Energieversorgung) beeinträchtigt und teilweise zerstört ist und/oder die örtlichen Hilfskräfte und Hilfsressourcen (wie Polizei, Feuerwehr, Krankenhäuser) selbst geschädigt sind.
Großschadenlagen können dagegen nach mehrstündiger Anlaufphase, großräumiger Nachbarschaftshilfe aus nicht betroffenen Bereichen und Alarmierung von Hintergrunddiensten (dienstfreien Schichten, freiwilligen Feuerwehren, Hilfsorganisationen wie dem Deutschen Roten Kreuz, deren Schnelleinsatzgruppen sowie in Deutschland dem THW) die akuten Gefahren etwa binnen eines Tages im Wesentlichen beseitigt werden, so spricht man im engeren Sinn nur von einem „Massenunfall", einem „Großschadenereignis" bzw. „Massenanfall von Verletzten".

MERKE

Lokale Ereignisse werden in aller Regel nicht als Katastrophen eingestuft, weil zum einen das Schadensausmaß begrenzt bleibt, zum anderen aus der näheren Umgebung genügend freie Hilfskräfte herangeführt werden können.

32.2.1 Katastrophenschutzmaßnahmen

Dem Katastrophenschutz kommt damit eine besondere Stellung im Rahmen präventiver Schutzmaßnahmen zu. Er umfasst viele verschiedene staatliche Vorsorgemaßnahmen und -einrichtungen für den Katastrophenfall. Katastrophenschutz beinhaltet allen voran Maßnahmen zum Schutz des Lebens und der Gesundheit der Bevölkerung sowie der Umwelt vor der Auswirkung von Katastrophen oder Extremsituationen.

Für den Katastrophenschutz sind in Deutschland gemäß Art. 70 GG in erster Linie die einzelnen Bundesländer zuständig. Im späteren Verlauf dieses Kapitels zeigen sich jedoch auch Abweichungen von diesem Konzept, nämlich die sog. Notstandsgesetze (➤ Kap. 32.2.4).

Von Staats wegen sind folgende öffentliche Einheiten für den Katastrophenschutz in Deutschland zuständig:

- Staatliche Feuerwehren
- Bundesanstalt Technisches Hilfswerk (THW)
- Bundesamt für Bevölkerungsschutz und Katastrophenhilfe (BBK)
- Staatliche Ordnungsbehörden, sprich die Polizei und das Ordnungsamt
- Bundeswehr in zivilmilitärischen Angelegenheiten

Darüber hinaus sind in allen Bundesländern weitere gemeinnützige Hilfsorganisationen in den Katastrophenschutz eingebunden. Diese sind aufgrund feststehender öffentlich-rechtlicher Verträge dauerhaft mit der Wahrnehmung dieser Aufgaben betraut. Zu Ihnen zählen:

- Arbeiter-Samariter-Bund (ASB)
- Deutsche Lebens-Rettungs-Gesellschaft e. V. (DLRG)
- Deutsches Rotes Kreuz (DRK)
- Johanniter-Unfall-Hilfe (JUH)
- Malteser Hilfsdienst (MHD)

32.2.2 Patientenbetreuung im Katastrophenfall

Der Umgang mit Patienten bzw. Betroffenen eines Katastrophenfalls ist noch einmal eine ganz besondere Aufgabe für das involvierte Personal. Gerade in diesen Extremsituationen werden besondere Kompetenzen vom pflegenden Personal im Umgang mit den Menschen gefordert:

- Die Sicherung der Qualität der Pflege muss weiterhin gewährleistet sein.
- Auf einen Schlag müssen Patientinnen und Patienten aller Altersgruppen versorgt werden.
- Die kulturelle Sensibilität wird hier mitunter besonders gefordert.
- Teamwork, Professionalität und Anpassungsfähigkeit sind unabdingbar.

VORSICHT

Ein beklemmendes Gefühl und Ratlosigkeit sind bei direkter Konfrontation vorherrschend. Der „gesunde Menschenverstand" ist hier im Umgang nicht immer der beste Weg.

32

Psychische „Erste Hilfe"

In Krisen- und Katastrophensituationen ist die Behandlung von bzw. Betreuung bei körperlichen Schäden nur ein Teil der Aufgaben des behandelnden Personals. Ein weitaus bedeutenderer Effekt kommt der Behandlung psychischer Schäden im Rahmen eines solchen Katastrophenerlebens zu. Hierzu gibt es **5 wesentliche Empfehlungen zur psychischen „Ersten Hilfe"**:

- **Das Erleben von Sicherheit fördern:** In einer Katastrophensituation ist absolute Sicherheit zunächst nicht möglich. Das Erleben von Sicherheit ist somit relativ.
  - Zunächst äußere Sicherheit: Schutz, Unterkunft, Nahrung, Rückführung
  - Danach innere Sicherheit: Beruhigung, Zuversicht, Struktur, Halt etc.
- **Beruhigen und entlasten:** Kappen von Belastungsspitzen; Reduktion von Zeichen der Übererregung; niemand kann tatsächlich „entspannen".
- **Selbstwirksamkeit und Kontrolle fördern:** Die Überzeugung, aus eigener Kraft die Situation bewältigen zu können, fördern.
- **Kontakt und Anbindung fördern:** Ideal: schnelle Zusammenführung, bzw. Kontaktherstellung zu Angehörigen, Freunden; Anbindung der Betroffenen an nahestehende und vertrauenswürdige Menschen hat hohen Stellwert.
- **Das Gefühl von Hoffnung stärken:** Hoffnung im Kontext von traumatischen Ereignissen ist schwierig zu behandeln. Nicht gemeint ist hierbei: Alles-wird-gut-Einstellung! Besser ist die Förderung von Zuversicht; Förderung des Gefühls, dass in der Zukunft eine Besserung erreichbar sein wird. Lösungsorientierte Sichtweise (realistische Ziele formulieren).

VORSICHT

- Krankenhauspersonal ist in diesem Zusammenhang nie gefeit davor, ebenfalls psychische Schäden durch derlei Extremsituationen zu erleiden.
- Bei 1–4 % der Einsatzkräfte kann es zu einer sog. posttraumatischen Belastungsstörung (PTBS) kommen. Dies ist ein 3-fach erhöhtes Risiko gegenüber der Normalbevölkerung.
- **Besonders belastende Einsätze sind Extremsituationen mit**
  - der Bedrohung des eigenen Lebens/der eigenen Würde.
  - der Bedrohung des Lebens/der Würde von Kollegen.
  - Kindern.
  - bekannten Opfern oder Schadensverursachern/Tätern.
  - lang andauernden Einsätzen.
  - intensiven Sinneseindrücken (Gerüche, Schreie).
  - moralischen Konflikten oder erzwungener Untätigkeit.

32.2.3 Kriseninterventions- und Notfallpläne

Jedes Krankenhaus muss daher eigene Kriseninterventions- bzw. Notfallpläne besitzen, um z. B. im Großschadenfall oder bei Katastrophen handlungsfähig zu sein und adäquat handeln zu können.

Diese sog. **Alarm- und Einsatzpläne** sind auf Grundlage landesgesetzlicher Regelungen zu erstellen. Krankenhäuser haben sich demnach auf interne und externe Schadensereignisse vorzubereiten, indem sie u. a. in der Lage sind, ihre Aufnahme- und Behandlungskapazitäten auszuweiten. **Folgende materielle, personelle und organisatorische Vorkehrungen sind zu treffen:**

- U. a. Abstimmung mit Feuerwehr und Rettungsdienst
- Mitarbeiterschulung
- Ausfall- und störungssichere Kommunikationssysteme

Der Alarm-, Einsatz- oder Katastrophenplan muss folgende Kriterien erfüllen:

- Erstellung für die unterschiedlichen Gefahrenlagen
- Kurze Handlungsanweisungen für die relevanten Funktionsbereiche
- Sicherstellung von einheitlichem Handeln

VORSICHT

Der Notfallplan ist sicherheitsrelevant und daher vertraulich zu behandeln! Es ist nicht auszudenken, welchen Schaden Menschen mutwillig anrichten könnten, wenn sie im Falle eines geplanten Anschlags wissen würden, wie diese Pläne funktionieren. Mit diesem Wissen wäre es möglich, die Pläne zu sabotieren und damit ihren Erfüllungszweck zu verhindern.

Folgende Inhalte muss ein Alarm-, Einsatz- oder Katastrophenplan berücksichtigen:

- Zielsetzung, allgemeiner Aufbau
- Aktivierung des Notfallplans (Wer? Wann?)
- Führungsstruktur
- Notfallbetrieb bei internen und externen Schadenslagen
- Alarmstufen
- Personal- und Materialeinsatz
- Interne und externe Alarmierung
- Berücksichtigung interner und externer Schadenslagen

MERKE

Jeder Mitarbeitende des Krankenhauses muss über die Inhalte der jeweiligen Pläne Bescheid wissen und diese befolgen (können). Es ist folglich die Pflicht jedes Beschäftigten, sich entsprechend informiert zu halten.

Krisen und Notfälle im Krankenhaus

Im Krankenhaus selbst können dem Personal ebenfalls unterschiedlichste Krisen und Notfälle begegnen. Daher sollen im Folgenden einige „klassische" Beispiele genannt und mit Handlungsempfehlungen unterlegt werden.

Was mache ich bei … einem Stromausfall?

Es ist nicht unwahrscheinlich, dass entweder spontan, ohne ersichtlichen Grund oder durch eine andersartige Katastrophe/Krise der Strom im gesamten Gebäude eines Krankenhauses unerwartet und unvermittelt ausfällt. Aus diesem Grund bzw. zur Absicherung einer solchen Situation sind Krankenhäuser i. d. R. immer mit sog. Notstromaggregaten ausgestattet. Diese stellen absolut nicht die 100-prozentige Stromversorgung im Vergleich zum „normalen Netzbetrieb" wieder her, sorgen aber dafür, dass das Krankenhaus seine Aufgaben unter eingeschränkten Bedingungen weiter fortführen kann. Aus diesem Grund empfehlen sich folgende Maßnahmen für das Personal:

- Sicherung der Vitalfunktionen akut lebensbedrohter Patienten bei Ausfall von Beatmungs- und Narkosegeräten
- Prüfen, ob Steckdosen anderer Stromkreise Strom führen und lebenswichtige Geräte umstecken
- Aufschieben nicht dringlicher Eingriffe
- Stromverbrauch reduzieren!
- Ggf. Räumung oder Evakuierung von Bereichen oder Gebäuden
- Dokumentation in Papierform

Was mache ich bei … einem EDV-Ausfall?

Selbst wenn das gesamte Gebäude weiterhin Strom hat, kann es passieren, dass durch Beschädigungen der Hardware die EDV ausfällt oder durch Hackerangriffe bzw. unachtsame Mitarbeitende z. B. ein Virus in das EDV-System des Krankenhauses eingeschleust wird und dieses bis auf Weiteres lahmgelegt ist. In solch einem Fall empfiehlt sich folgendes Vorgehen:

- Dokumentation in Papierform
- Anforderung von Labor, Röntgen- und Konsiliarleistungen in Papierform (ggf. Fax)
- Auf gute Absprachen achten
- Nach der Behebung des EDV-Ausfalls: Daten nachtragen

Was mache ich bei … einer Bombendrohung?

Häufig in Crime-Thrillern gesehen, kann es auch im wahren Leben zu so etwas Erschreckendem wie einer Bombendrohung kommen. Sich ungerecht behandelt fühlende Patienten, ehemalige Mitarbeitende oder verzweifelte Angehörige können leider auf den Gedanken kommen, sich auf diesem Weg Gehör oder Gerechtigkeit zu verschaffen. In solch einem Fall empfiehlt es sich, folgendermaßen vorzugehen:

- In der Regel wird die Drohung per Telefon ausgesprochen. Dann gilt: Anrufenden ausreden lassen! Notizen machen!
- Panik vermeiden: Keine laute Weitergabe der Bombendrohung und keine unüberlegten Aktionen!
- Alarmierung der Zentrale/Pforte/Krankenhauseinsatzleitung (KEL).
- Weiteren Anweisungen der Krankenhauseinsatzleitung Folge leisten.

Was mache ich bei … einem Amoklauf?

Ähnlich wie bei einer Bombendrohung ist auch der Amoklauf im oder am Krankenhaus denkbar und folgt meist vergleichbaren Beweggründen. Auch für diesen Fall gibt es einige Empfehlungen zum Verhalten:

- Sofortige Alarmierung der Polizei über den Notruf 110, danach Information an die Zentrale/Pforte.
- Panik vermeiden, keine unüberlegten Aktionen.
- Eigenschutz beachten und die Umgebung warnen!
- Sich selbst und andere durch Einschließen in Sicherheit bringen und im verschlossenen Raum zusätzlich Deckung suchen.
- Im Einzelfall den Amokläufer durch Einschließen isolieren.
- Keine Heldentaten! Die Chance, sich selbst und andere zu gefährden ist größer, als den Amokläufer erfolgreich unschädlich zu machen!

VORSICHT

Polizeilich-taktisches Vorgehen: unverzügliches Unschädlichmachen des Täters.

32.2.4 Notstandsgesetze

Verfassungsrechtliche Bestimmungen, die sog. Notstandsgesetze, dienen dazu, im Verteidigungsfall oder bei schweren inneren Unruhen und großen Katastrophen die staatliche Ordnung aufrechtzuerhalten, gerade dann, wenn diese genannten Ereignisse die Grenzen einzelner Bundesländer überschreiten. Hierzu existieren Notstandsbestimmungen im Grundgesetz und einzelne Bundesgesetze wie das **Gesetz zum Zivilschutz.**

Für diesen Schutz der Zivilbevölkerung nach dem Gesetz zum Zivilschutz ist gemäß Art. 73 GG im Verteidigungsfall der Bund zuständig. Sollte es folglich im Rahmen einer Katastrophe oder eines andersartigen Zwischenfalls, der den Schutz der Zivilbevölkerung bundesweit erforderlich macht, zum Einsatz militärischer Mittel kommen (müssen), so ist in dem Moment das Bundesministerium für das Innere (BMI) für die gesamte Zivilverteidigung zuständig.

MERKE

Im Verteidigungsfall erweitert sich die Gesetzgebungskompetenz des Bundes in der Form, dass die Bundeskanzlerin bzw. der Bundeskanzler in diesem Moment die Befehlsgewalt über die deutschen Streitkräfte besitzt. Die Bundesregierung kann in diesem Moment, ohne vorherige Abstimmung mit den Länderführungen

- die Bundespolizei bundesweit einsetzen,
- den Landesregierungen Handlungsanweisungen erteilen sowie
- Wehrfähige (m/w/d) zum Dienst für das Land einziehen.

LITERATUR

Adams HA. Der Notfallplan des Krankenhauses. In: Anästhesie Intensivmedizin, Nr. 53, S. 62–81, Aktiv Druck & Verlag, 2012.

Deutsche Interdisziplinäre Vereinigung für Intensiv- und Notfallmedizin e. V. (DIVI). Entscheidungen über die Zuteilung intensivmedizinischer Ressourcen im Kontext der COVID-19-Pandemie – Klinisch-ethische Empfehlungen (3. überarbeitete Fassung vom 14.1.2021). https://register.awmf.org/assets/guidelines/040-013l_S1_Zuteilung-intensivmedizinscher-Ressourcen-im-Kontext-der-COVID-19-Pandemie-Klinisch-ethische_Empfehlungen_2021-12_1.pdf (letzter Zugriff: 7.12.2022).

Deutscher Rat für Wiederbelebung – German Resuscitation Council e. V. (GRC). Reanimation 2021 – Leitlinien kompakt. www.grc-org.de/downloads/Leitlinien%20kompakt_26.04.2022.pdf (letzter Zugriff: 7.12.2022).

Dutzmann J, Michalsen A. „Triage-Empfehlungen" der Fachgesellschaften. Hintergrund, Zusammenfassung und Kommentar. Chirurg 2021;92: 128–133. www.researchgate.net/publication/348852198_Triage-Empfehlungen_der_FachgesellschaftenTriage_recommendations_of_the_specialist_societies_Hintergrund_Zusammenfassung_und_KommentarBackground_summary_and_comments (letzter Zugriff: 7.12.2022).

32

Fischer M, Wnent J, Gräsner J. et al. Öffentlicher Jahresbericht 2020 des Deutschen Reanimationsregisters: Außerklinische Reanimation 2020. (2021). www.reanimationsregister.de/berichte.html (letzter Zugriff: 7.12.2022).

Gemeinsamer Bundesauschuss (G-BA). Beschluss des Gemeinsamen Bundesausschusses über die Erstfassung der Regelungen zu einem gestuften System von Notfallstrukturen in Krankenhäusern gemäß § 136c Abs. 4 SGB V. (2018). www.g-ba.de/downloads/39-261-3301/2018-04-19_Not-Kra-R_Erstfassung.pdf (letzter Zugriff: 7.12.2022).

Gräff I, Pin M, Ehlers P. Empfehlungen zum strukturierten Übergabeprozess in der zentralen Notaufnahme. Notfall + Rettungsmedizin, 2022; 25: 10–18. https://link.springer.com/article/10.1007/s10049-020-00810-8 (letzter Zugriff: 7.12.2022).

Häske D, Heinemann N. Der Rettungsdienst und seine Aufgaben. In: Dubb R, Kaltwasser A, Pühringer F-K, Schmid K (Hrsg.). Notfallversorgung und Pflege in der Notaufnahme. Praxisbuch für die multiprofessionelle Zusammenarbeit. Stuttgart: Kohlhammer, 2017. 59–71.

Heller A. Neue Konzepte zur Sichtung. Deutsches Ärzteblatt, 2018; 115(21–32): 1432–1433. www.aerzteblatt.de/pdf.asp?id=199324 (letzter Zugriff: 7.12.2022).

Hermes C. Brandschutz im Klinikalltag. In: Intensiv, Jg. 19, 93–100. Stuttgart: Thieme Verlag, 2011.

Johnstone M-J. Nurses' experiences of ethical preparedness for public health emergencies and healthcare disasters: A systematic review of qualitative evidence. In: Nursing and Health Sciences, Nr. 16, 2014; 67–77.

Krey J. Triage in der Notaufnahme. In: Dubb R, Kaltwasser A, Pühringer F-K, Schmid K. (Hrsg.). Notfallversorgung und Pflege in der Notaufnahme. Praxisbuch für die multiprofessionelle Zusammenarbeit. Stuttgart: Kohlhammer, 2017. 72–88.

Niehues C, Krampe B. Sektorale Trennung der Notfallversorgung. In: von Eiff W, Dodt C, Brachmann M, Niehues C, Fleischmann T (Hrsg.). Management der Notaufnahme. Patientenorientierung und optimale Ressourcennutzung als strategischer Erfolgsfaktor. Stuttgart: Kohlhammer, 2011. 29–41.

Sterling Y. Nursing „Caring" During Catastrophic Events: Theoretical, Research, and clinical insights. In: International Journal for Human Caring, 2014, Jg. 18, Nr. 1: 60–65.

Weidringer JW. Katastrophenmedizin. Leitfaden für die ärztliche Versorgung im Katastrophenfall. Hrsg: Bundesamt für Bevölkerungsschutz und Katastrophenschutz. Bonn. Warlich Druck, 2013.

Zimmermann M, Brokmann JC, Gräff I et al. Zentrale Notaufnahme – Update 2016. Der Anaesthesist; 2016, 65(4), 243–249. www.springermedizin.de/zentrale-notaufnahme-update-2016/8006072 (letzter Zugriff: 7.12.2022).

VIII Hygienische Arbeitsweisen umfassend beherrschen und beachten

KAPITEL

33

Olivia Uncrut, Jana Schürmann und Anna-Luise Schrader

Hygienische Arbeitsweisen kennen und einüben

33.1 Allgemeine Hygiene

DEFINITION

Hygiene (griech. Hygienós, d.h. gesund, heilsam): Lehre von der Verhütung von Krankheiten sowie der Erhaltung und Förderung der Gesundheit. Der Begriff leitet sich von der griechischen Göttin „Hygieia" ab, die in der griechischen Mythologie für seelische und körperliche Gesundheit und Prävention von Krankheiten steht (Düllingen et al. 2013).

Hygiene ist ein **Qualitätsziel** und somit fester Bestandteil des Qualitätsmanagements im Krankenhaus (➤ Kap. 27). Das primäre Ziel der Hygiene ist der Erhalt und Förderung der Gesundheit des Menschen. Die Hygiene umfasst Bereiche wie Individualhygiene, Sozialhygiene, Lebensmittelhygiene, Umwelthygiene, Psychohygiene und Krankenhaushygiene.

Das Ziel der **Krankenhaushygiene** ist die Prävention und Bekämpfung von Infektionen sowie die Verhinderung der Weiterverbreitung von Infektionskrankheiten. Somit dient die Krankenhaushygiene dem Schutz des Patienten vor zusätzlichen Erkrankungen, aber auch dem Schutz des Personals vor Infektionen (Düllingen et al. 2013; TRBA 250 2018). Da auch asymptomatische Personen mit potenziell infektiösen Erregern besiedelt sein können, müssen im Krankenhausalltag bestimmte grundlegende Präventionsmaßnahmen (Basishygienemaßnahmen) betrieben und eingehalten werden, um eine Erregerübertragung zu verhindern (Patient- und Personalschutz; KRINKO [a] 2015).

Zu den **Maßnahmen der Basishygiene** gehören:

- Auf die eigene Körperhygiene achten (regelmäßige Haar- und Körperpflege).
- Eine grundlegende Händehygiene, d.h. kurze Fingernägel ohne Nagellack oder künstliche Anteile, ideal ist ein einheitlicher Abschluss von Nagel und Fingerkuppe.
- Kein Schmuck an Händen und Unterarmen sowie keine offenen Wunden. Diese sollten mit einem flüssigkeitsdichten Pflaster abgedeckt werden.
- Eine konsequente Durchführung der hygienischen Händedesinfektion nach den 5 Indikationen der WHO und immer nach dem Ablegen von Handschuhen (KRINKO [d] 2016).
- Korrektes Anlegen der Dienst- bzw. Bereichsbekleidung.

- Tragen der persönlichen Schutzausrüstung (PSA) als Barrieremaßnahme vor Krankheitserregern, im Besonderen bei Kontakt zu Körperflüssigkeiten, Blut oder Sekreten.
- Durchführung der Flächendesinfektion. Insbesondere Flächen, die häufig benutzt bzw. berührt werden, z. B. Ablageflächen und die Tastatur des PCs zur Dokumentation müssen nach jedem Patienten desinfiziert werden.
- Aufbereitung und Desinfektion von Medizinprodukten oder Materialien, die am Patienten zum Einsatz kommen, z. B. Stethoskope, Lagerungsmaterial und Kabel.
- Abfallentsorgung entsprechend den vor Ort geltenden Vorgaben.
- Eine korrekte Entsorgung und Aufbereitung der Wäsche für Patienten und der Arbeitskleidung für das Personal mit desinfizierenden, regelmäßig überprüften Waschverfahren. Wichtig ist hierbei eine staubfreie, keimarme und saubere Lagerung der Wäsche.

Einhaltung spezifischer Hygienemaßnahmen bei bestimmten Maßnahmen, z. B. Punktionen, Injektionen (KRINKO [a] 2015; Luce-Wunderle 2015). **Erweiterte,** über die Basishygiene hinausgehende **Maßnahmen,** richten sich nach dem **Transmissionsweg** (Übertragungsweg) und den Eigenschaften des Erregers (➤ Kap. 33.1.1). Aber auch nach der Veranlagung und der Immunität des Patienten. Zu den erweiterten Maßnahmen zählen u. a.:

- Eine räumliche Trennung, z. B. durch die Isolierung des Patienten.
- Eine – vor dem ersten Patientenkontakt – umfangreich angelegte PSA. Diese beinhaltet Schutzhandschuhe, einen Schutzkittel (langärmelig, flüssigkeitsabweisend, mit Bündchen an den Handgelenken und einem Rückenverschluss), einen Atemschutz (FFP2) und eine Schutzbrille
- Berücksichtigung der Übertragungswege, z. B. Erregerübertragung durch Injektionen oder über Aerosole (Tröpfchen, die ≤ 5 µm).
- Die Berücksichtigung des Gefährdungspotenzials für bestimmte Personal- oder Patientengruppen, z. B. Pflichtangebot einer Hepatitis-B-Impfung für medizinisches Personal (ArbMedVV 2019; KRINKO [a] 2015).

Diese hygienischen Maßnahmen zielen auf das korrekte Verhalten von Beschäftigten, Patienten und Besuchern. Dies ist eine wichtige Grundlage für die Hygiene im Krankenhaus, die, egal welche Erreger vorliegen, immer und ganz allgemein anzuwenden ist. Hinzukommen aber noch weitere Maßnahmen, um eine Kontamination möglichst zu vermeiden. Neben den persönlichen Schutzmaßnahmen sind bauliche, technische und organisatorische Maßnahmen relevant. Auch diese zielen auf eine Kontaminationsverringerung auf Materialien, Produkten oder Oberflächen ab bzw. verringern die Belastung durch Mikroorganismen in der Luft. Alle Maßnahmen haben aber gemeinsam, dass sie eine Infektion von Personal, Patienten oder Besuchern verhindern sollen, insbesondere mit antibiotikaresistenten Erregern (Bauministerkonferenz 2013; Bundesministerium für Gesundheit (a) 2022). In diesem Zusammenhang sind Begriffe wie Reinigung, Desinfektion, Sterilisation, Antiseptik und Asepsis von großer Bedeutung und müssen, hinsichtlich ihrer Bedeutung, klar voneinander getrennt werden (➤ Tab. 33.1).

Tab. 33.1 Log-Stufen zur Keimreduktion (vgl. Jassoy und Schwarzkopf 2018; KRINKO [b] 2004)

	Keimreduktion	Logstufen
Reinigung	1.000.000 auf 10.000 Keime	10^6 auf 10^2
Desinfektion	1.000.000 auf 10 Keime	10^6 auf 10^5
Sterilisation	1.000.000 auf 1 Keim	10^6 auf 10^0

DEFINITION

Antiseptik: (*Syn.:* Antisepsis) bezeichnet Maßnahmen zur Wachstumshemmung, Inaktivierung bzw. Abtötung der Mikroorganismen, die an einem Gewebe haften. Sie geht auf Joseph Lister zurück und bedeutet „gegen Fäulnis gerichtet". Oft sind dies flüssige Chemikalien, die zur Prophylaxe und Bekämpfung auf der Haut, den Schleimhäuten und in Wunden eingesetzt werden (Pschyrembel 2021, www.pschyrembel.de/Antiseptik/K02LF/doc; Suerbaum et al. 2016).

Asepsis: dient der Prävention von Infektionen und Kontaminationen mit Mikroorganismen, z. B. bei chirurgischen Eingriffen. Ziel ist es, eine Keimfreiheit zu erreichen; dies kann durch verschiedene Maßnahmen wie Sterilisation oder Desinfektion geschehen. Hierbei steht das Wort Aseptik für „frei von jeder Fäulnis" und beinhaltet immer mehrere Maßnahmen, z. B. die Sterilisation von Instrumenten und Materialien sowie die Desinfektion der Haut vor einem Eingriff (Pschyrembel 2021, www.pschyrembel.de/Asepsis/K0313/doc; Suerbaum et al. 2016).

Die unterschiedlich starke Keimreduktion wird erreicht durch:

- **Dekontamination:** ein Überbegriff für Reinigungs- und Desinfektionsmaßnahmen. Wobei die Entfernung von Mikroorganismen auf Oberflächen gemeint ist. Eine Dekontamination ist stärker als eine reinigende Maßnahme, erreicht aber nicht das Maß der Keimreduktion, welches die Desinfektion erreicht (Jassoy und Schwarzkopf 2018; Dettenkofer et al.; Lemmen und Scherrer 2018).
- **Reinigung:** Entfernung von sichtbaren und unsichtbaren Verunreinigungen wie Schmutz, Mikroorganismen oder organischen Substanzen. Die Keimreduktion beträgt 50–80 %. Die Reinigung muss immer in feuchter Form erfolgen und sorgt lediglich für eine „optische" Sauberkeit (Jassoy und Schwarzkopf 2018).
- **Desinfektion:** gezielte Maßnahmen zur Abtötung/Inaktivierung von vermehrungsfähigen Mikroorganismen mit dem Ziel, einen Gegenstand/Bereich in einen Zustand zur versetzen, in dem von ihm keine Infektion mehr ausgehen kann. Hierfür stehen physikalische und chemische Verfahren zur Verfügung. Dabei erfolgt eine Keimreduktion um 85–99 %. Dies wird auch als **Antisepsis (Keimarmut)** bezeichnet (Düllingen et al. 2013; Jassoy und Schwarzkopf 2018; KRINKO [b] 2004).
- **Sterilisation:** Abtötung bzw. irreversible Inaktivierung aller Mikroorganismen und deren Sporen. Ein sterilisiertes Medizinprodukt muss frei von krank machenden Mikroorganismen oder deren Zellprodukten sein. Die Keimreduktion beträgt 99,9999 %. Man kann thermische, chemische, aber auch radioaktive Sterilisationsverfahren nutzen (Düllingen et al. 2013; Jassoy und Schwarzkopf 2018; ➤ Kap. 34).

33.1.1 Grundlagen Krankheitserreger

Bakterien

DEFINITION

Bakterien: Mikroskopisch kleine (0,5–5 µm), einzellige Lebewesen ohne echten Zellkern (Prokaryonten). Sie haben die Evolution entscheidend mitgeprägt (Holtmann und Nitschke 2017; Buselmaier und Haussig 2018).

Vorkommen

Bakterien sind die ältesten „Bewohner" der Erde und kommen praktisch überall vor, z. B. im Boden, in der Luft, im Wasser oder in Lebensmitteln. In der pharmazeutischen Industrie werden sie zur Herstellung von Medikamenten (z. B. Insulin) verwendet. Als **physiologische Flora** (auch **Normal-** oder **Standortflora**) besiedeln sie Haut und Schleimhaut des Menschen, ohne ihn zu schädigen, d. h., sie leben in einer Art Symbiose (Einklang) mit dem Menschen und verursachen beim Gesunden i. d. R. keine Infektion, sondern unterstützen den Stoffwechsel und schützen sogar vor Infektionen, indem sie krank machende Keime daran hindern, sich einzunisten (> Tab. 33.2). So leben beispielsweise im Darm eine Vielzahl von Bakterien, die die verdauungsfördernde Darmflora bilden. Die Haut des gesunden Menschen ist ebenfalls von harmlosen Bakterien besiedelt. Diese bilden die Hautflora. Eine besonders hohe Anzahl von Bakterien befindet sich im Mund (Jassoy und Schwarzkopf 2018; Düllingen et al. 2013).

Bakterien können aber auch als **Krankheitserreger** wirken. Hierbei werden **fakultativ pathogene Erreger** und **obligat pathogene Erreger** unterschieden (Düllingen et al. 2013).

Tab. 33.2 Physiologische Flora des Menschen (Düllingen et al. 2013; Lenarz und Boenninghaus 2012)

Körperbereich	Vorherrschende Bakterien	Funktion
Haut	Staphylokokken, Streptokokken, Mykobakterien und Corybakterien	Stabilisieren des pH-Werts, Schutzfunktion. Diese Bakterien sind verantwortlich für die typische Geruchsentwicklung in behaarten Körperregionen, Hand- und Fußinnenflächen.
Mund	Streptokokken	„Mundpolizei", d. h. Kontrollfunktion gegenüber Keimen von außen
Nasen-Rachenraum[1]	Staphylokokken, Meningokokken, Streptokokken	Reinigende Schutzfunktion
Verdauungstrakt	5 % coliforme Stäbchen wie *E. coli* und Enterokokken, 95 % Anaerobier	Verantwortlich für die physiologische Verdauung
Unterer Teil Harnröhre (distale Urethra)[2]	Streptokokken, Staphylokokken, gramnegative Stäbchen	Reinigende Schutzfunktion der Blase
Scheide (Vagina)	Milchsäurebakterien (Laktobazillen, Döderlein-Stäbchen)	Schaffen einen sauren pH-Wert und verhindern die Besiedlung durch andere Keime; z. B. Schutz vor Pilzinfektionen

[1] Das Bronchialsystem und die Alveolen sind i. d. R. keimfrei.
[2] Nierenbecken, Harnleiter und Blase sind bakterienfrei (steril).

DEFINITION

Fakultativ pathogene Keime: Bakterien der physiologischen Flora, die unter bestimmten Voraussetzungen (z. B. immunsuprimierende Therapie) Infektionen verursachen können. Beispielsweise kann der *Klebsiella pneumoniae,* der zur physiologischen Flora des Verdauungstrakts gehört, bei geschwächtem Immunsystem eine Lungenentzündung verursachen.
Obligat pathogene Keime: Keime, die zu jeder Zeit und bei jedem Menschen eine krank machende Potenz besitzen, z. B. bestimmte Varianten des *Escherichia coli* (Düllingen et al. 2013; Jassoy und Schwarzkopf 2018).

Vermehrung und Aufbau eines Bakteriums

Die **Vermehrung** erfolgt ungeschlechtlich durch Zellteilung (Zweiteilung) und dauert bei schnell wachsenden Bakterien ca. 20 Minuten, bei langsam wachsenden bis zu 12 Stunden (Holtmann und Nitschke 2017). Die meisten Bakterien benötigen zur Vermehrung ein feuchtes Klima (Keller und Menche 2017). **Aufbau einer Bakterienzelle** > Abb. 33.1 und > Tab. 33.3.

Einteilung

Die **Einteilung der Bakterien** erfolgt hauptsächlich anhand folgender Kriterien:

- **Bakterienform** (> Abb. 33.2). Dabei werden im Wesentlichen 3 Formen unterschieden:
  - **Kugelförmige Bakterien** (Kokken), z. B. Staphylokokken (Haufenkokken), Streptokokken (Kettenkokken) und Diplokokken (paarig gelagerte Kokken, z. B. Pneumokokken)
  - **Stäbchenförmige Bakterien,** z. B. Clostridien
  - **Schraubenförmige Bakterien** (Spirochäten), z. B. Borrelien
- **Dem Verhalten gegenüber Sauerstoff:**
  - **Aerobier** können ohne Sauerstoff nicht wachsen.
  - **Fakultative Anaerobier** sind tolerant gegenüber Sauerstoff, d. h., sie können mit oder ohne Sauerstoff leben.

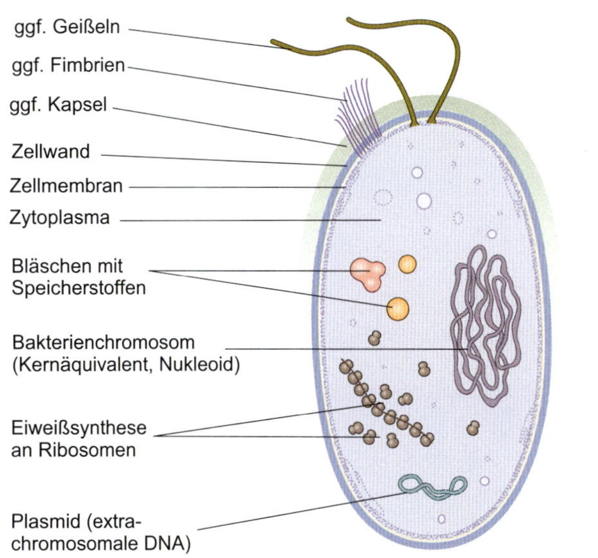

Abb. 33.1 Aufbau einer Bakterienzelle [L190]

33

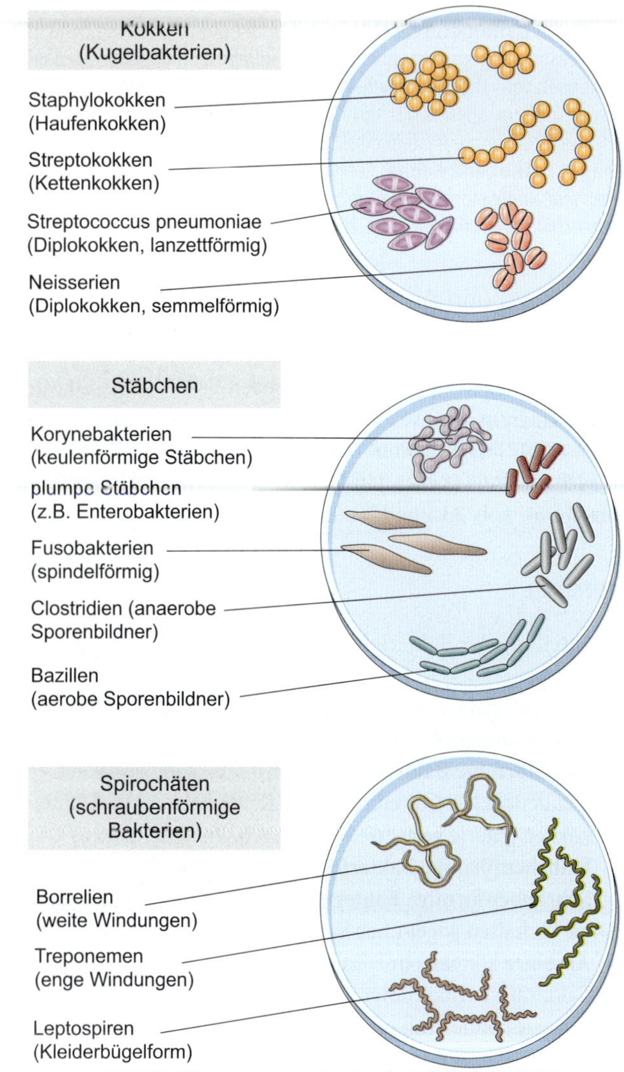

Abb. 33.2 Einteilung der Bakterien anhand der Bakterienform [L190]

Tab. 33.3 Aufbau einer Bakterienzelle

Strukturelemente, die bei allen Bakterien vorhanden sind	
Bauelement	Funktion
Zellmembran	Stoffaustausch zwischen Zellinnerem und Zellumgebung mithilfe von Kanälen und Rezeptoren
Zytoplasma	Wässrige Grundsubstanz, in der alle Lebensvorgänge ablaufen
Bakterienchromosom (Kernäquivalent, Nukleoid)	Erbsubstanz aus DNA (Desoxyribonukleinsäure), Informationsspeicher und Steuerung der Lebensvorgänge
Ribosomen	Ort der Eiweißsynthese
Evtl. zusätzlich vorhanden sind	
Kapsel (Schleimhülle)	Zusätzliche Hülle, bietet Schutz vor dem Immunsystem des Wirts
Zellwand	Schutz vor äußeren Einflüssen, gibt dem Bakterium seine typische Form (Kokke oder Stäbchen); Baumaterial Murein
Plasmid	Zusätzliche Erbinformation (extrachromosale DNA-Stücke)
Geißeln (Flagellen)	Aktive Fortbewegung
Fimbrien (Pili)	Anheftung an andere Bakterien oder an die Oberfläche der Wirtszellen

- **Für obligate Anaerobier** ist Sauerstoff Gift. Sie leben z. B. im Dickdarm des Menschen (Holtmann und Nitschke 2017).

- **Sporenbildung.** Einige Bakterien wie *Bacillus anthracis, Clostridium tetani, perfringens, botulinum* oder *difficile* bilden **Sporen,** d. h., sie gehen bei ungünstigen Umweltbedingungen (Kälte, Wärme, Trockenheit) in **Dauerformen** über und können so mehrere Jahre überleben. Werden die Bedingungen günstiger, nehmen sie ihren Stoffwechsel wieder auf und können sich durch Zweiteilung wieder vermehren (Holtmann und Nitschke 2017; Jassoy und Schwarzkopf 2017).

Ein wichtiges Instrument, um Bakterien während der Betrachtung unter dem Lichtmikroskop zu unterscheiden, ist die **Gram-Färbung** (➤ Abb. 33.3). Bei diesem Labortest wird die Zellwand mit einem

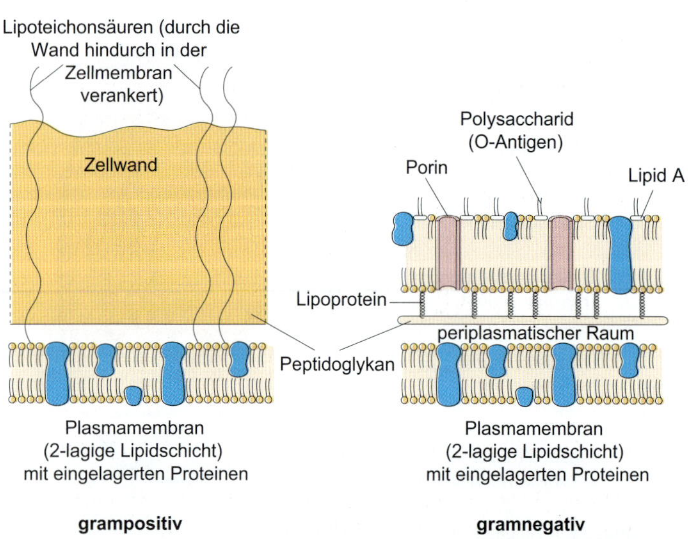

Abb. 33.3 Einteilung der Bakterien anhand der Gram-Färbung und deren Unterschiede in der Zellwand. [R172]

violetten Farbstoff gefärbt, durch eine unterschiedliche Zellwandstruktur der verschiedenen Bakterien zeigen sich unterschiedliche Ergebnisse. **Grampositive** Bakterien erscheinen danach blauviolett (z. B. *Staphylococcus aureus*), **gramnegative** rot (z. B. *Escherichia coli;* Keller und Menche 2017; Holtmann und Nitschke 2017; Hof und Dörries 2005).

Bakterielle Auswirkungen auf den Menschen

DEFINITION

Pathogenität: Fähigkeit eines Krankheitserregers, beim Wirt (Mensch, Tier) eine Erkrankung auszulösen.
Virulenz („Giftigkeit"): Stärke der Pathogenität. Je virulenter ein Erreger ist, desto schwerer verläuft die Infektion.

Pathogenitätsfaktoren sind genetisch bedingte Eigenschaften von Krankheitserregern, die dem Erreger das Eindringen, Überleben und die Vermehrung im Wirtsorganismus ermöglichen. Dazu gehören die **Kapsel** zum Schutz vor dem Immunsystem, **Fimbrien** (Pili) zur Anheftung an die Wirtszelle, von Bakterien produzierte **Enzyme,** um Substanzen des Wirts aufzuspalten, sowie **Toxine** zur besseren Vermehrung (➤ Abb. 33.1). **Toxine** sind Giftstoffe, die den Wirtsorganismus schädigen. Unterschieden werden **Exotoxine,** die von lebenden Bakterien abgegeben werden, und **Endotoxine,** die erst beim Zerfall von Bakterien entstehen

Welche Symptome die jeweiligen Bakterien hervorrufen, hängt davon ab mit welcher Variante eines Bakteriums der Betroffene infiziert ist.

Antibiotika

DEFINITION

Antibiotika: Arzneimittel zur Behandlung rein bakterieller Infektionen. Hemmen das Wachstum der Bakterien **(Bakteriostase)** oder töten sie ab **(Bakterizidie).**

Das wohl bekannteste Antibiotikum, welches bereits 1875 beschrieben wurde, ist das Penicillin (Herff et al. 2021).

Die **Nebenwirkungen** von Antibiotika resultieren daraus, dass diese auch die natürliche Bakterienflora des Menschen (➤ Tab. 33.2) angreifen, wodurch es zu einem Ungleichgewicht der physiologischen Flora kommen kann. Dadurch können beispielsweise schwere Durchfälle (Störung in der Darmflora) oder Pilzinfektionen (Störung der Hautflora) auftreten. Darüber hinaus sind substanzspezifische Nebenwirkungen wie Übelkeit, Ausschlag, Juckreiz und allergische Reaktionen möglich. Bei einer unsachgemäßen Einnahme, z. B. eine zu kurze oder unregelmäßige Einnahme, besteht die Gefahr der **Resistenzentwicklung** (Widerstandsfähigkeit der Bakterien gegen das Antibiotikum; Keller und Menche 2017).

DEFINITION

Antibiotikaresistenz: Bakterien sind **resistent** gegen ein bestimmtes Antibiotikum, wenn dieses die Bakterien nicht mehr in ihrem Wachstum hemmen bzw. abtöten kann. Diese Antibiotikaresistenz kann natürlicherweise vorhanden sein, sie kann aber auch **erworben** werden, d. h., durch genetische Veränderungen der Bakterien entstehen.
Multiresistenz: Bakterien, die verschiedene Resistenzen aufweisen, d. h., gegen verschiedene Antibiotika resistent sind, werden als **multiresistent** bezeichnet.

MERKE

Wichtige Ursachen für eine Resistenzentwicklung sind – neben der unsachgemäßen Einnahme – zu häufige bzw. unnötige Einnahmen eines Antibiotikums und der unkritische Einsatz eines Breitspektrum-Antibiotikums (Antibiotikum mit breiter Wirksamkeit gegen viele Infektionserreger) sowie eine zu geringe Dosierung von Antibiotika. Aber auch der Einsatz von Antibiotika in der Veterinärmedizin und Landwirtschaft hat Auswirkungen auf die Entstehung und Ausbreitung resistenter Erreger in der Humanmedizin sowie umgekehrt (Bundesärztekammer, Kassenärztliche Bundesvereinigung 2020; Pschyrembel 2018; KRINKO [f]) 2014).

Multiresistente Erreger (MRE) – Problemkeime im Krankenhaus

Multiresistente Erreger stellen ein großes Problem im Gesundheitswesen dar. Bedeutsam sind insbesondere:

- MRSA (Methicillin-resistenter *Staphylococcus aureus*)
- VRE (Vancomycin-resistente Enterokokken)
- MRGN (multiresistente gramnegative Bakterien), z. B. Acinetobacter-Stämme, *Pseudomonas aeruginosa* und multiresistente Enterobakterien, insbesondere *E. coli* und Klebsiellen. Die vorangestellte Zahl gibt an, gegen wie viele der 4 Antibiotika-Hauptgruppen der Erreger resistent ist. Hierunter fällt auch die Gruppe der speziellen ESBL (Extended-Spectrum-β-Lactamasen)-bildenden Darmbakterien. Mittels des von den Bakterien gebildeten Enzyms ESBL wird das Beta-Laktam-Antibiotika unwirksam (KRINKO (e), 2012).

Viren

DEFINITION

Viren: Nur elektronenmikroskopisch sichtbare, (0,03–0,3 µm große) organische Strukturen, die aus Erbsubstanz (DNA [Desoxyribonukleinsäure] oder RNA [Ribonukleinsäure]) bestehen, auch als Genom bekannt. Sie werden von einer Eiweißhülle **(Kapsid)** und evtl. zusätzlich einer Virushülle **(Envelop)** umgeben (➤ Abb. 33.4). Viren haben keinen eigenen Stoffwechsel, sondern benötigen **Wirtszellen** zur Vermehrung, d. h., sie vermehren sich ausschließlich innerhalb von Zellen, die sie parasitenhaft befallen. Einige Viren besitzen eine Lipidschicht um ihr Kapsid herum, in dieser Schicht sind Glykoproteine verankert, mit denen die Viren an Wirtszellen besser andocken können (Keller und Menche 2017; Holtmann und Nitschke 2017; Jassoy und Schwarzkopf 2018).
Bakteriophagen sind Viren, die ausschließlich Bakterien als Wirte nutzen. Bestimmte Bakteriophagen können spezifisch nur bestimmte Bakterien infizieren (Holtmann und Nitschke 2017).

MERKE

Behüllte Viren sind allgemein **weniger stabil** gegen Umwelteinflüsse (z. B. Austrocknung, UV-Strahlung, Wärme oder Desinfektionsmittel) als unbehüllte Viren, deren Kapsid robuster ist. Deshalb erfordern unbehüllte Viren i. d. R. leistungsstärkere Desinfektionsmittel.

Zu den **behüllten Viren** zählen z. B. Herpes-simplex-Viren, Hepatitis-B-Viren, Rotelnviren, Influenza-, Masern- und Pockenviren sowie HI-Viren. Zu den **unbehüllten** („nackten") **Viren** gehören Hepatitis-A-Viren, Papillomaviren, Adenoviren, Polioviren, Rota- und Noroviren.

Zur **Vermehrung** benötigen Viren Wirtszellen. Sobald die Viren in den Körper eingedrungen sind, beginnen sie sich zu vermehren. Ihre Vermehrung gliedert sich in 6 Phasen (➤ Abb. 33.5):

1. **Anheftung (Adsorption):** Das Virus dockt über spezifische Rezeptoren an die Wirtszelle an.
2. **Eindringen (Penetration)** in die Zelle.
3. **Uncoating:** Das Erbgut des Virus wird freigelegt.
4. **Replikation:** Die Wirtszelle wird zugunsten des Virus manipuliert und produziert zahlreiche Viruspartikel, es erfolgt die **Virusvermehrung.**
5. **Anordnung:** Nach der Reifung werden die Viruspartikel zusammengesetzt.
6. **Freisetzung (Release, Ausschleusung)** der fertigen Viren. Die Freisetzung kann erfolgen durch:
   - Auflösung der Zellmembran **(Lyse).** Die so freigesetzten Viren haben keine Virushülle.
   - **Ausschleusung** (Knospung, Budding). Dabei werden Teile der Zellmembran als Bestandteil der Virushülle mitgenommen.

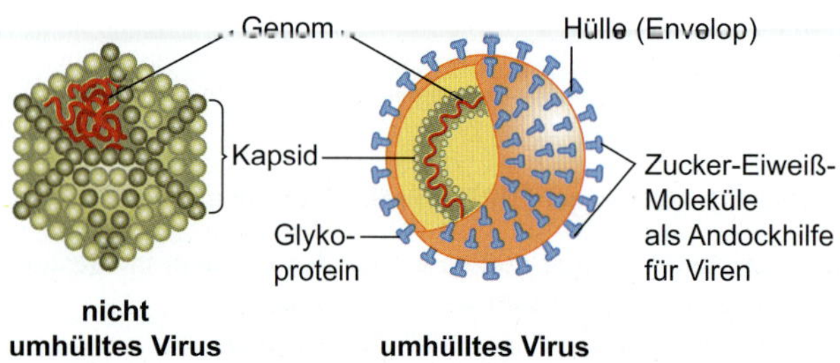

Abb. 33.4 Aufbau eines Virus [L138]

Viren können beim Menschen Krankheiten auslösen. Viele der sog. Kinderkrankheiten wie Masern, Mumps, Windpocken oder Röteln sind Virusinfektionen. An ihnen erkrankt der Mensch nur einmal, da der Körper während der Infektion eine lebenslange Immunität bildet. Weitere durch Viren hervorgerufene Erkrankungen sind beispielsweise Gürtelrose, Herpes, Hepatitis, HIV-Infektion/AIDS, Grippe etc. Die Behandlung viraler Infektionen ist meist nur symptomatisch möglich bzw. sinnvoll. Bei manchen Virusinfektionen werden **Virostatika** (Arzneimittel, die die Virusvermehrung hemmen) eingesetzt.

Gegen einige Virusinfektionen wie z. B. Masern, Röteln, Mumps, Windpocken, Kinderlähmung, Hepatitis A und B, Grippe oder Infektion mit humanen Papillomaviren, werden prophylaktisch Schutzimpfungen eingesetzt (Jassoy und Schwarzkopf 2018; Keller und Menche 2017).

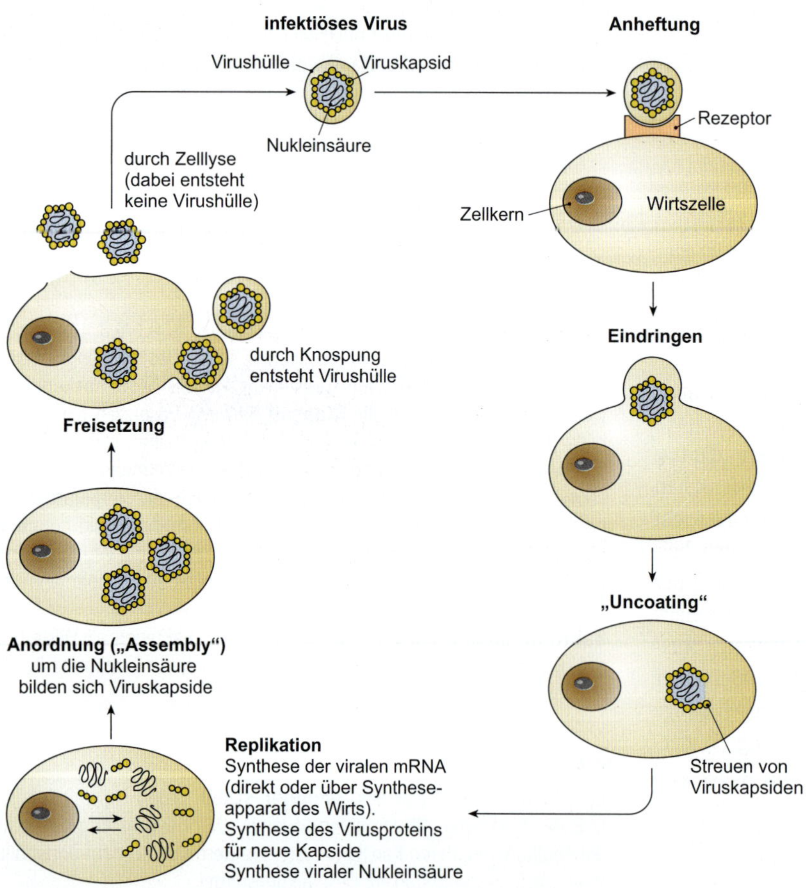

Abb. 33.5 Vermehrungszyklus von Viren [R172]

Pilze

DEFINITION

Pilze (Fungi): eigenständige Lebewesen, die sich überwiegend ungeschlechtlich, selten geschlechtlich, vermehren.
Mykosen: durch Pilze verursachte Erkrankungen.

Die für Menschen schädlichen Pilze werden meist nach dem **DHS-Schema** eingeteilt:

- **Dermatophyten** sind **Fadenpilze,** die oberflächliche Mykosen von Haut, Nägeln und Haaren hervorrufen können, z. B. Fußpilz, Nagelpilz oder Pilzerkrankungen der behaarten Kopfhaut.
- **Hefepilze (Sprosspilze)** gehören in geringen Mengen zur natürlichen Flora des menschlichen Magen-Darm-Trakts. Das Immunsystem sowie andere Mikroorganismen auf der Haut begrenzen die Ausbreitung der Hefepilze normalerweise. Können sich die Hefepilze jedoch übermäßig vermehren und die Haut-/Schleimhautbarriere durchdringen, etwa weil das Immunsystem geschwächt ist, können sie z. B. Infektionen der Mundschleimhaut **(Mundsoor),** des Urogenitaltrakts (z. B. **Vaginalmykose**) oder der Haut (insbesondere im feuchtwarmen Milieu von Hautfalten) hervorrufen. Im schwersten Fall können sie sich über das Blut im ganzen Körper ausbreiten und eine lebensbedrohliche **Pilzinfektion** hervorrufen.
- **Schimmelpilze,** z. B. der **Aspergillus,** gehören ebenfalls zu den **Fadenpilzen.** Sie sind sehr weit verbreitet und kommen z. B. auf Pflanzen, in der Erde, auf klammen Wänden, Tapeten oder Polstermöbeln sowie in verdorbenen Lebensmitteln wie Brot oder Obst/Gemüse vor. Bei abwehrgeschwächten Patienten können Schimmelpilze Erkrankungen von Lunge, Ohr oder Nasennebenhöhlen hervorrufen.

(Düllingen et al. 2013; Keller und Menche 2017; Holtmann und Nitschke 2017; BZgA 2022).

Pilze verursachen beim Menschen **lokale** (örtlich begrenzte) Mykosen der Haut und/oder Schleimhaut oder **systemische,** d. h., die inneren Organe oder den ganzen Körper betreffende **Mykosen.** Insbesondere systemische Mykosen bis hin zur lebensbedrohlichen Pilzinfektion entstehen vor allem bei schwerer Abwehrschwäche, z. B. aufgrund eines Diabetes mellitus, einer Leukämie oder einer HIV-Infektion.

Beim gesunden (immunkompetenten) Menschen sind Mykosen sehr selten. Zur Behandlung werden **Antimykotika** (Arzneimittel) eingesetzt. Diese können **lokal** (z. B. Salbe oder Nagellack) oder **systemisch** (oral oder per Infusion) verabreicht werden.

Parasiten

DEFINITION

Parasiten (Schmarotzer): tierische Lebewesen, die auf Kosten eines anderen Lebewesens existieren (Düllingen et al. 2013).
Ektoparasiten leben **auf** dem Körper des Wirts, z. B. Läuse, Flöhe, Milben oder Zecken. **Endoparasiten** leben **im** Körper des Wirts, z. B. Fuchsbandwurm (Buselmaier und Haussig 2018).
Erkrankungen durch Parasiten werden als **Parasitosen** bezeichnet. Sie treten mit regionalen Unterschieden auf. Im tropischen Klima ist eine Parasitose wahrscheinlicher als in gemäßigten Breitengraden, wie z. B. Deutschland (Jassoy und Schwarzkopf 2018).

Parasiten werden über verschiedene Wege übertragen, sehr selten von Mensch zu Mensch. Häufig gibt es einen Zwischenwirt. Dies sind z. B. Mücken, Zecken oder Flöhe. Außerdem findet eine Übertragung auch häufig über indirekte Wege wie kontaminierte Lebensmittel oder Wasser statt. Die Vermehrung von Parasiten läuft über Eier ab und benötigt immer eine gewisse Zeit sowie spezielle Umgebungsbedingungen. Eine Isolation des Betroffenen ist nicht immer notwendig. Ein Wurmbefall (Endoparasit) ist für andere Menschen, auch im Krankenhaus, nicht ansteckend (Jassoy und Schwarzkopf 2018).

Es gibt 3 Gruppen, die es bei Parasiten zu unterscheiden gilt (➤ Tab. 33.4 und ➤ Abb. 33.6):

Tab. 33.4 Parasiten – Einteilung

Gruppe	Merkmale
Protozoen (Urtierchen)	Tierische Einzeller, z. B. Plasmodien (Erreger der Malaria, die von der Anopheles-Mücke übertragen werden und zur massenhaften Zerstörung von Blutzellen führen).
Helminthen (Würmer)	Unterschieden werden Band-, Rund-, Saug- und Fadenwürmern. Diese verursachen überwiegend tropische Parasitosen. Im deutschsprachigen Raum sind v. a. Infektionen mit dem Madenwurm *(Oxyuris)* und dem Fuchsbandwurm *(Echinococcus multilocularis)* bedeutsam (wenige Fälle).
Anthropoden (Gliederfüßler)	Ektoparasiten wie Zecken, Milben, Flöhe, Läuse, Wanzen, Mücken und Fliegen, die auf der Haut des Wirts leben und dort entzündliche Prozesse verursachen.

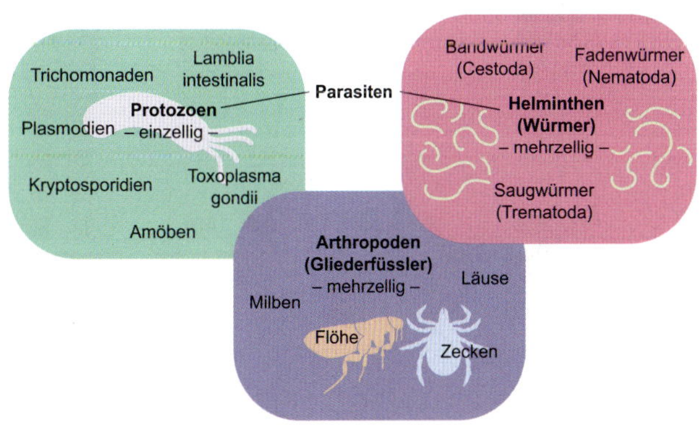

Abb. 33.6 Humanpathogene Parasiten [L138]

33.1.2 Infektion, Infektionsquellen, Übertragungswege und Eintrittspforten

DEFINITION

Infektion: Eindringen und Vermehrung von Krankheitserregern im Körper. Treten einige Zeit (Inkubationszeit) nach dem Eindringen von Erregern Symptome auf, spricht man von **Infektionskrankheit:** Dann zeigen sich oft die typischen Entzündungszeichen (➤ Abb. 33.7).

33

Entzündungszeichen bzw. Entzündungen deuten darauf hin, dass die körpereigene Abwehr aufgrund eines bestimmten Reizes reagiert. Solche Reize können Fremdkörper, aber auch jede Form von Krankheitserregern sein (IQWIG 2021).
Unterschieden wird in **endogene Infektionen,** d. h. Infektionen durch körpereigene Keime, z. B. Harnwegsinfekt durch körpereigene Darmbakterien *(E. coli),* und **exogene Infektionen,** bei denen Krankheitserreger von außen in den Organismus eindringen, z. B. im Rahmen von Punktionen. Exogene Infektionen gelten i. d. R. als vermeidbar.
Akute Infektionskrankheiten sind zeitlich begrenzt. Typisch sind ein rascher Beginn und ein Verlauf von Tagen bis Wochen, z. B. die Influenza (Grippe). **Chronische Infektionskrankheiten** zeichnen sich durch einen langen Verlauf aus. Bei **chronisch-rezidivierenden (wiederkehrenden) Infektionskrankheiten** treten in unterschiedlichen Abständen immer wieder Symptome auf, die nach einigen Tagen wieder für Monate oder Jahre verschwinden (symptomfreie Zeit), bevor sie erneut auftreten, z. B. Herpes labialis (Lippenherpes). Eine **chronisch fortschreitende Infektionskrankheit** verschlimmert sich über Monate und Jahre immer weiter, typisches Beispiel ist die HIV-Infektion (Jassoy und Schwarzkopf 2018).

Ob sich aus einer Infektion eine Infektionskrankheit entwickelt, welches Ausmaß diese Erkrankung annimmt und wie lange sie dauert, hängt wesentlich von der **Pathogenität** und **Virulenz** des Erregers sowie der **Immunabwehrlage** des Patienten ab.

Die meisten Infektionen verlaufen unbemerkt **(inapparent).** Erst wenn die krank machende Eigenschaft des Erregers die Möglichkeiten der menschlichen Immunabwehr übersteigt, zeigen sich Symptome und die Infektionskrankheit verläuft manifest **(apparent).**

Infektionen können **lokal begrenzt** bleiben (z. B. Abszess), in die Umgebung fortschreiten oder über den Lymph- und Blutweg in andere Organe streuen. **Systemische Infektionen** beeinträchtigen den gesamten Organismus. Bei einer **Bakteriämie** befinden sich Bakterien in großer Anzahl in der Blutbahn. Die systemische Reaktion des Körpers auf die unkontrollierte Infektion mit Bakterien oder Pilzen heißt **Sepsis.**

DEFINITION

Sepsis: bezeichnet umgangssprachlich eine Blutvergiftung bzw. Blutstrominfektion. Hierbei wird die körpereigene Abwehr aufgrund einer Infektionskrankheit fehlreguliert, wodurch eigene Organe geschädigt werden.

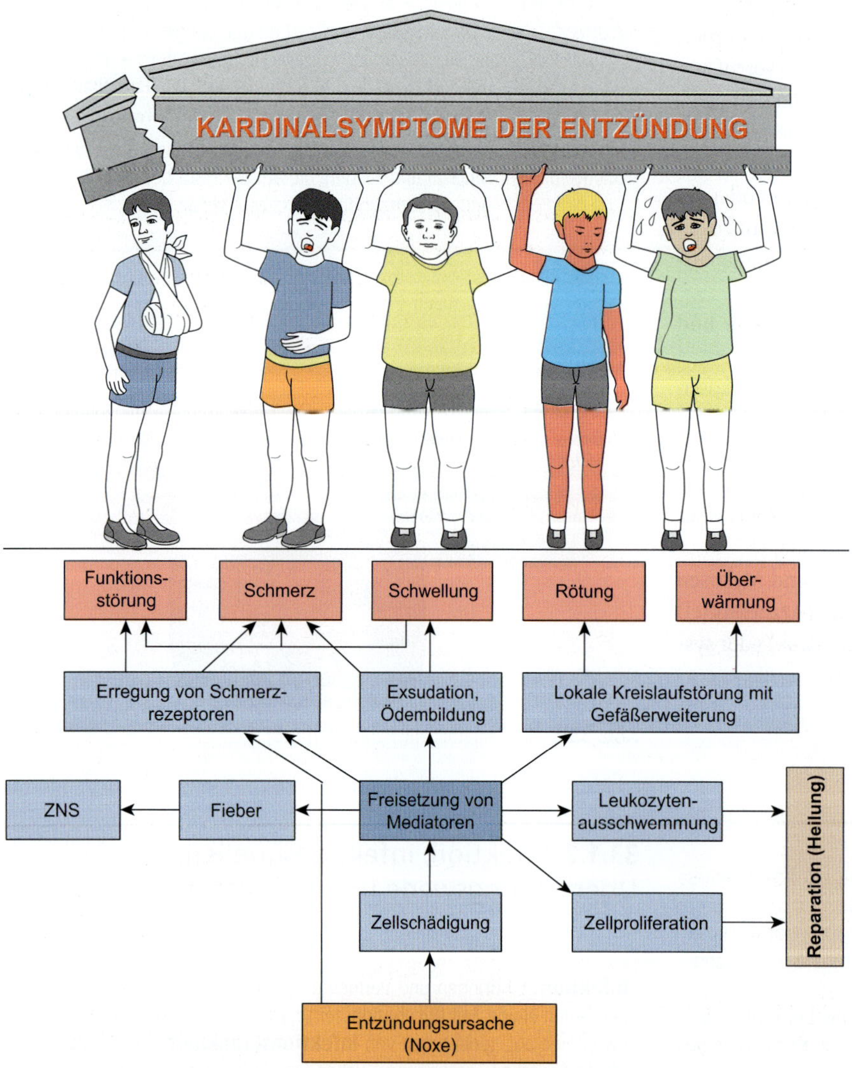

Abb. 33.7 Kardinalsymptome der Entzündung [L143]

Die Sepsis kann als Komplikation jeder Infektion wie z. B. Lungenentzündung, Harnwegsinfektion, aber auch nach Verletzungen und chirurgischen Eingriffen entstehen und stellt einen lebensbedrohlichen Zustand dar, der sofortige medizinische Hilfe notwendig macht (Düllinge et al. 2013; Jassoy und Schwarzkopf 2018; BZgA 2022).

MERKE
Nicht jede Infektion verursacht eine erkennbare Erkrankung!

Infektionsquellen

DEFINITION
Infektionsquelle: Ursprung der Infektion, d.h. Ort, an dem die Erreger leben, sich ernähren und vermehren (Düllingen et al. 2013) und von dem aus sie sich verbreiten.

Mögliche Infektionsquellen sind gesunde oder kranke Menschen oder Tiere, medizintechnische Geräte und Instrumente, technische und sanitäre Einrichtungen (z. B. Wasserhähne, raumlufttechnische Anlagen), Wasser, Lebensmittel oder Pflanzen/Erde (KRINKO (a) 2015; Düllingen et al. 2013; Jassoy und Schwarzkopf 2018).

Übertragungswege

Die Erregerübertragung kann **direkt** oder **indirekt** erfolgen:
- Bei der **direkten Übertragung** kommt es zum unmittelbaren Kontakt des Empfängers mit der Infektionsquelle, z. B. einem infizierten Menschen oder Tier.
- Bei der **indirekten Übertragung** gehen die Infektionserreger über einen „Überträger" auf den Empfänger über. Diese Überträger werden unterschieden in Vehikel und Vektoren:
  - **Vehikel** sind unbelebte Stoffe (Gegenstände) wie z. B. kontaminierte Medizinprodukte, Türklinken, Tastaturen oder medizinische Geräte, aber auch Trinkwasser oder Lebensmittel.
  - **Vektoren** sind Lebewesen, die den Erreger transportieren, ohne selbst zu erkranken, z. B. Insekten.

Die **wichtigsten Übertragungswege** sind:
- Direkter (unmittelbarer) oder indirekter Kontakt zur Infektionsquelle **(Kontaktinfektion).** Die Infektion erfolgt hauptsächlich über die Hände!
- Fäkal-orale Übertragung **(Schmierinfektion).** Dabei werden kleinste Mengen infizierten Stuhls verschleppt und über den Mund aufgenommen.
- Über erregerhaltige Tröpfchen, die beim Niesen, Husten oder Sprechen übertragen werden **(Tröpfcheninfektion).**
- Über Aerogene (Tröpfchenkerne) mit einer Größe < 5 µm **(aerogene Infektion).** Aerogene haben eine größere Reichweite als Tröpfchen und dringen beim Empfänger tiefer in die Atemwege ein.
- Parenterale Übertragung über Transfusionen, Infusionen oder kontaminierte Kanülen.
- Sexuelle Übertragung durch intensiven Haut- und Schleimhautkontakt beim Geschlechtsverkehr.
- Erregerübertragung von der infizierten Mutter auf das Ungeborene bzw. Neugeborene über die Plazenta während der Schwangerschaft **(diaplazentare Übertragung),** bei der Geburt oder über die Muttermilch.
- Über Stiche oder Bisse durch Vektoren.
- Über kontaminiertes Wasser und Lebensmittel.

MERKE
Für die meisten Erreger kommen mehrere Übertragungswege infrage. Noroviren beispielsweise können fäkal-oral übertragen werden oder über die orale Aufnahme virushaltiger Tröpfchen aus der Luft, welche während des schwallartigen Erbrechens entstehen. Zudem ist eine Übertragung über kontaminierte Speisen (z. B. Salate, Krabben, Muscheln) oder Getränke (verunreinigtes Wasser) möglich (RKI 2008; TRBA 250 2018).

(Düllingen et al. 2013; KRINKO [a] 2015; RKI 2016; TRBA 250 2018; Frank et al. 2014; Hauer 2017; Jassoy und Schwarzkopf 2018).

Eintrittspforten

Die Körperstelle bzw. der Körperbereich, über die Krankheitserreger in den Körper eintreten, wird als **Eintrittspforte** bezeichnet. Die wichtigsten Eintrittspforten für Krankheitserreger sind (➤ Abb. 33.8):
- **Natürliche Körperöffnungen** wie Mund, Nase, Harnröhre, Rektum und Vagina
- **Künstlich angelegte Eintrittspforten,** die eine Verbindung zwischen Außenwelt und Körperinnerem schaffen, wie z. B. zentralvenöse Katheter, Injektionskanülen, Drainagen, Blasenkatheter oder Operations- und Punktionswunden.

In beiden Fällen werden die Erreger entweder über die Haut, Schleimhäute, Blutweg oder über das freiliegende Gewebe (bei großen offenen Wunden) in den Körper aufgenommen (➤ Tab. 33.5; Düllingen et al. 2013; Keller und Menche 2017; Schmal 2017).

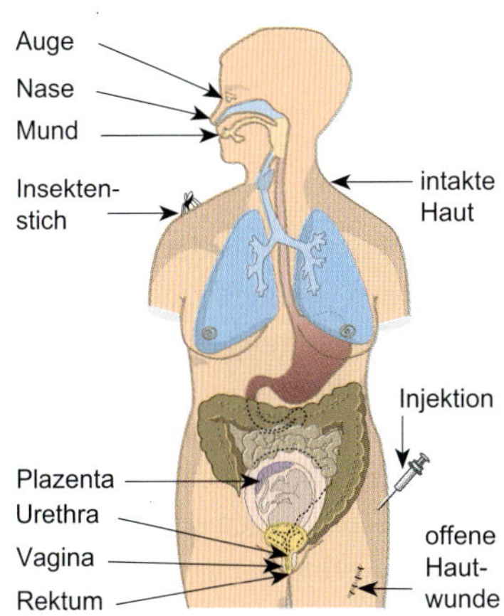

Abb. 33.8 Eintrittspforten für Erreger [L138]

33

Tab. 33.5 Erregeraufnahme über Haut und Schleimhaut

Über die Haut	Über die Schleimhaut (Mukosa)
Vektor, z. B. Mücke Malaria, Dengue-Fieber	Augenschleimhaut (Okular), z. B. Chlamydien, Hepatitis
Direkte Penetration (über Parasiten, die sich in die Haut fressen können)	Nasen- und Mundschleimhäute, z. B. über Husten, Niesen – TBC, Influenza
Wunden	Oral, übers Essen und Trinken, z. B. Cholera, Rotavirus, Salmonellen
Über Spritzen, Bluttransfusionen, z. B. HIV, Hepatitis B und C	Urogenital/rektal, z. B. HIV, HPV, Hepatitis B und C

MERKE

Um Maßnahmen zur Unterbrechung der Infektionswege bzw. zur Infektionsprophylaxe betreiben zu können, müssen die Übertragungswege und Eintrittspforten bekannt sein!

PRAXISTIPP

Wissen schützt vor Ansteckung!

Die Bundeszentrale für gesundheitliche Aufklärung (BGzA) stellt auf ihrer Internetseite Merkblätter zu den wichtigen Infektionskrankheiten (in mehreren Sprachen) kostenlos zur Verfügung. Diese sog. **Erregersteckbriefe** enthalten Informationen zu Übertragungswegen, Krankheitszeichen, Verhalten im Krankheitsfall und Schutz vor Ansteckung (➤ Abb. 33.9)! Abrufbar unter: www.infektionsschutz.de/erregersteckbriefe.

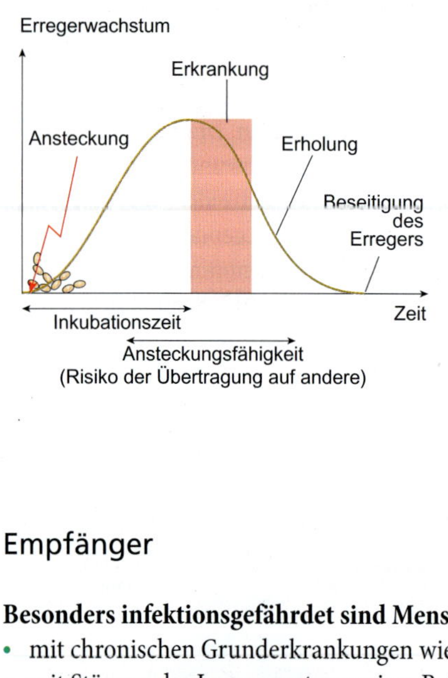

Abb. 33.9 Überblick über den Ablauf einer Infektion [L190]

Empfänger

Besonders infektionsgefährdet sind Menschen

- mit chronischen Grunderkrankungen wie Diabetes mellitus.
- mit Störung des Immunsystems wie z. B. im Falle einer Chemotherapie, HIV-Infizierte.
- mit schlechtem Ernährungszustand wie z. B. Untergewicht (Kachexie) oder Übergewicht (Adipositas).
- mit äußeren Verletzungen oder Wunden wie Schnitte, Stiche, Schürfungen, Verbrennungen.
- mit geringem (Neugeborene) oder ganz hohem Alter.
- mit Alkoholkrankheit.

(Düllingen et al. 2013)

33.1.3 Nosokomiale Infektionen

DEFINITION

Nosokomiale Infektion (NI): während oder im Zusammenhang mit einem Krankenhausaufenthalt erworbene Infektion, frühestens nach 72 Stunden.

Nach dem Infektionsschutzgesetzt (IfSG) § 2 Abs. 8 ist eine nosokomiale Infektion *„eine Infektion mit lokalen oder systemischen Infektionszeichen als Reaktion auf das Vorhandensein von Erregern oder ihrer Toxine, die im zeitlichen Zusammenhang mit einer stationären oder einer ambulanten medizinischen Maßnahme steht, soweit die Infektion nicht bereits vorher bestand."*

Laut **KISS** (Krankenhaus-Infektions-Surveillance-System) gilt eine Infektion als nosokomial, wenn der Infektionstag (= Tag mit dem ersten Symptom) frühestens der Tag 3 des Krankenhausaufenthalts ist. Auch im Krankenhaus erworbene Infektionen, die erst nach der Entlassung auftreten, zählen zu den nosokomialen Infektionen (Nationales Referenzzentrum für Surveillance von nosokomialen Infektionen RKI 2016).

Nosokomiale Infektionen und die Zunahme der Antibiotikaresistenz bei bestimmten Krankheitserregern stellen eine ständige Herausforderung für das gesamte Personal in medizinischen Einrichtungen dar. Krankenhäuser und Einrichtungen für ambulantes Operieren sind laut dem § 23 Abs. 4 des IfSG dazu verpflichtet, bestimmte nosokomiale Infektionen und Krankheitserreger mit speziellen Resistenzen und Multiresistenzen zu erfassen und zu bewerten (Surveillance; Jassoy und Schwarzkopf 2018). Das nationale Referenzzentrum (NRZ) stellt dafür eine Methode zur einheitlichen Datenerfassung zur Verfügung: das **Krankenhaus-Infektions-Surveillance-System (KISS).** Die erhobenen Daten werden regelmäßig dem NRZ übermittelt, analysiert und interpretiert. Die zusammengefassten Daten werden in geeigneter Form als Referenzdaten bereitgestellt, um geeignete Vergleichsdaten für die eigene Klinik oder Gesundheitseinrichtung zu erhalten (RKI 2015).

Die **häufigsten nosokomialen Infektionen** sind:

- Harnwegsinfektionen (katheterassoziierte Harnwegsinfektionen)
- Pneumonien
- Gefäßkatheterassoziierte Infektionen
- Postoperative Wundinfektionen
- Clostridium difficile-assoziierte Diarrhö (CDAD)
- Sepsis (RKI 2019)

Neben dem persönlichen Leid, welches durch eine Infektion verursacht wird, entstehen durch einen längeren Krankenhausaufenthalt und zusätzliche medizinische Behandlungen, neben den wirtschaftliche Kosten, erhebliche soziale Folgen durch Arbeits- und Verdienstausfall (Bundesministerium für Gesundheit [a] 2022; Bauministerkonferenz 2013).

Man unterscheidet **endogene** und **exogene nosokomiale Infektionen (**➤ Tab. 33.6**).**

Tab. 33.6 Merkmale endogener und exogener nosokomialer Infektionen

	Endogene Infektion	Exogene Infektion
Häufigkeit	Etwa ⅔ aller nosokomialen Infektionen	Etwa ⅓ aller nosokomialen Infektionen
Ursache	Verschleppung von Mikroorganismen der körpereigenen Flora in einen Bereich, in dem sie physiologisch nicht vorkommen. Möglichkeiten für eine **Verschleppung körpereigener Erreger** sind gegeben • im Rahmen der Körperpflege, durch Verschleppung von Darmkeimen zur Harnröhrenöffnung oder in eine Wunde, • bei invasiven Maßnahmen wie dem Legen eines Venenzugangs oder einer Kniegelenkpunktion (hierbei werden die Erreger der Hautflora in das Venensystem oder in das Gelenk verschleppt), • im Rahmen von Operationen (Verschleppen von Erregern der Hautflora in die Wunde oder Eröffnung von Hohlorganen), • bei einer endotrachealen Intubation (hierbei werden die Nasen-Rachen-Keime in die tieferen Atemwegsabschnitte verschleppt; Düllingen et al. 2013).	Mikroorganismen von außen, aus der belebten oder unbelebten Umgebung des Patienten: • **Belebte Umgebung:** alle Personen, die Kontakt zum Patienten haben, v. a. Pflegepersonen und Ärzte. Die Übertragung erfolgt fast ausschließlich über kontaminierte Hände. • **Unbelebte Umgebung:** Materialien und Geräte, die in Kontakt mit dem Patienten kommen, aber auch Wasser und Luft.

33.2 Organisation der Krankenhaushygiene

Die Grundlagen für die Umsetzung und Durchführung der Hygiene sind in vielen Gesetzen, Verordnungen und Richtlinien verteilt. Neben den Gesetzen, Verordnungen und Empfehlungen müssen die dazugehörigen Normen (DIN, EN, ISO) bei der Umsetzung der Hygiene beachtet werden. Leitlinien S1, S2 und S3 der wissenschaftlichen, medizinischen Fachgesellschaften geben ebenfalls wichtige Hinweise zur Umsetzung von Hygienemaßnahmen (Herr 2014). Einen zentralen Anteil an der Krankenhaushygiene haben das Robert Koch-Institut (RKI) und die beim RKI eingerichtete Kommission für Krankenhaushygiene und Infektionsprävention (KRINKO). Da sie anhand der gesetzlichen Vorgaben, z. B. dem Infektionsschutzgesetz, praktische Handlungsempfehlungen erarbeiten und veröffentlichen (RKI 2004).

33.2.1 Bauliche Anforderungen an die OP-Abteilung aus hygienischer Sicht

Der OP-Bereich ist ein sensibler Bereich, an den hohe hygienische Anforderungen gestellt werden. Ziel aller Hygieneanforderungen ist der Patientenschutz vor nosokomialen Infektionen und der Personalschutz vor berufsbedingten Infektionen. Dieser ist daher vom übrigen Krankenhausbereich getrennt. Verschiedene Maßnahmen sollen das oben genannte Ziel erfolgreich umsetzen:

- Persönliche Verhaltensweisen der Beschäftigten, aber auch der Patienten und der Besucher
- Patientenbezogene, spezifische Schutzmaßnahmen, z. B. Isolation
- Betriebliche und organisatorische Maßnahmen
- Bauliche Maßnahmen
- Apparativ-technische Maßnahmen (TRBA 250 2018; Bauministerkonferenz 2013; KRINKO [c] 2018).

Im Folgenden sollen die baulichen, betrieblichen und organisatorischen Maßnahmen näher erläutert werden.

Ein **OP-Bereich** besteht aus einer Vielzahl an Räumen mit unterschiedlichen Funktionen und es gibt mehrere Möglichkeiten der Umsetzung der geforderten Maßnahmen. Ein erster wichtiger Punkt ist der **begrenzte Zugang** zum OP-Bereich einer Gesundheitseinrichtung, egal ob in einer ambulanten oder stationären Einrichtung. Um den Zugang im OP zu kontrollieren, gibt es verschiedene Schleusensysteme. Dies dient dem Verhindern von Erregerverschleppung aus anderen Bereichen der Gesundheitseinrichtung. Es gibt 3 Arten von Schleusensystemen:

- Personalschleuse,
- Patientenschleuse und
- Materialschleuse (sowohl rein als auch unrein/kontaminiert; KRINKO [c] 2018).

Personalschleuse mit einer reinen und unreinen Seite, **Toiletten** und ggf. Dusche. Die unreine Seite muss über genügend Ablageflächen/Schränke für die Ablage der Stationskleidung oder der privaten Kleidung und Sammelbehälter für die Entsorgung der benutzten Bereichskleidung verfügen. Die Toiletten müssen mindestens einmal täglich gereinigt und ggf. desinfiziert werden. Es gibt 3 Möglichkeiten der Schleusengestaltung. Die 1-Raum-, 2-Raum- oder 3-Raumschleuse (➤ Abb. 33.10). Die 1-Raum-Schleuse verliert in den Kliniken mittlerweile an Bedeutung (KRINKO [c] 2018; Landesgesundheitsamt Baden-Württemberg 2022).

MERKE

Aus hygienischer Perspektive ist die 3-Raum-Personalschleuse die optimale Lösung!

Berufskleidung und Bereichskleidung sind voneinander zu unterscheiden. Die Berufskleidung (Dienstkleidung oder Arbeitskleidung) in einer Klinik beinhaltet i. d. R. einen Kurzarm-Kasack oder -Kleid und eine Hose. Oft wird eine helle Farbe gewählt (z. B. weiß) und die Bekleidung muss aus Baumwolle oder einem Baumwollmischgewebe sein sowie eine chemothermische oder thermisch-desinfizierende Aufbereitung aushalten können. Unter der Berufskleidung darf private Kleidung getragen werden, solange sie nicht zu sehen ist.

In Arbeitsfeldern mit einer besonderen Infektionsgefährdung sollte eine Bereichskleidung angelegt werden. In folgenden Bereichen trägt man Bereichskleidung:

33

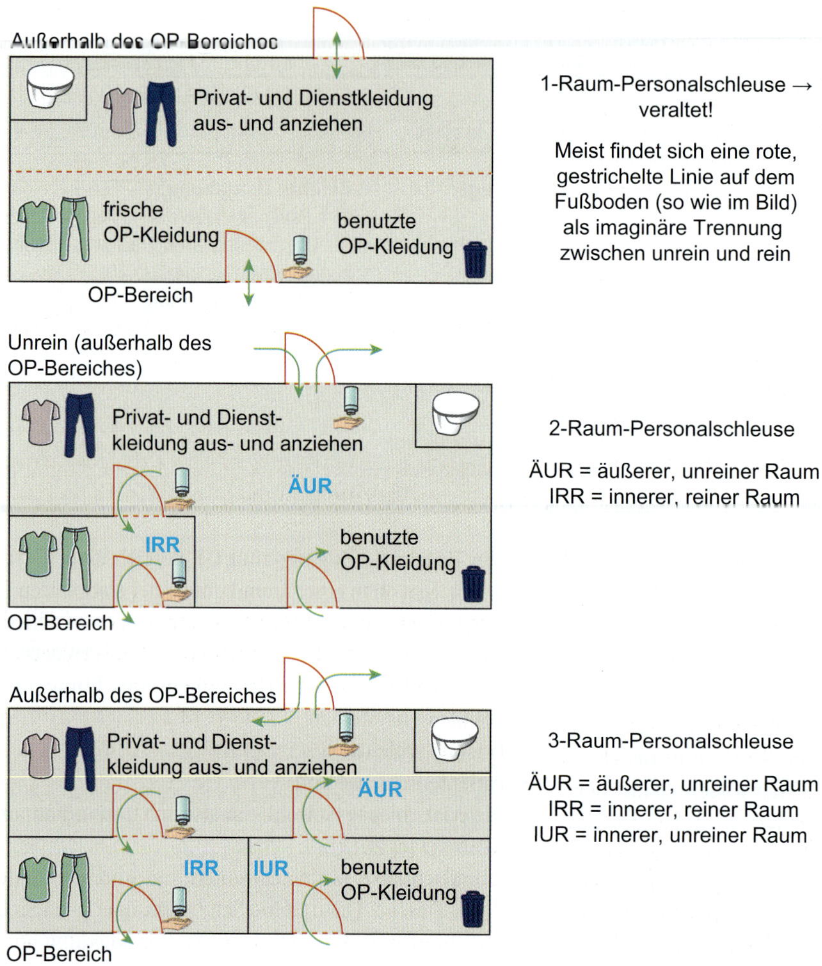

Abb. 33.10 1-Raum-, 2-Raum- und 3-Raum-Personalschleuse [L138]

- OP und Anästhesie
- Intensivstationen
- Dialyse, Kreißsaal, Endoskopie, Herzkatheter
- Blutspende- und Präparationsbereich der Blutbank
- ZSVA

Hierbei sollten die Beschäftigten in den speziellen Arbeitsfeldern ebenfalls einen Kurzarm-Kasack und eine Hose tragen. Die Wäsche muss mit nachgewiesen wirksamen, desinfizierenden Waschverfahren aufbereitet werden und ist täglich sowie sofort nach einer Kontamination zu wechseln. Außerdem ist das Tragen von Schutzschuhen, welche flüssigkeitsdicht und rutschhemmend sind, verpflichtend. Die Schuhe müssen gegenüber einer maschinellen chemischen oder thermisch-desinfizierenden Aufbereitung bei 60 °C beständig sein. Vereinzelt gibt es auch Einmalkleidung als Bereichskleidung. Diese ist nach dem Tragen zu verwerfen (Deutsche Gesellschaft für Krankenhaushygiene e. V. 2016; Unfallkassen und Berufsgenossenschaften [a] 2014).

Die Patientenschleuse dient der Übernahme des Patienten in den OP-Bereich. Auch dieser Raum beinhaltet eine reine und eine unreine Seite. Bevorzugt sollte eine mechanische Umbetthilfe genutzt werden, da diese die reine von der unreinen Seite trennt und eine körperliche Entlastung des Personals mit sich bringt. Es gibt aber auch manuelle Umbetthilfen, welche den Vorteil haben, mobil einsetzbar zu sein (KRINKO [c] 2018; Unfallkassen und Berufsgenossenschaften [b] 2014).

Der Materialversorgungsraum dient zur Anlieferung von Gütern wie z. B. Einmalmaterialien und Instrumenten. Zwischen dem Materialversorgungsraum und dem **Materialentsorgungsraum** muss zwingend eine räumliche Trennung bestehen. Es sind daher immer 2 gesonderte Räume. Der Materialentsorgungsraum ist für unreine Güter wie Abfälle und benutzte Instrumente gedacht (KRINKO [c] 2018).

Jeder OP-Bereich enthält zudem mindestens einen oder mehrere **Operationsräume.** Der OP-Saal ist ein in sich geschlossener Raum mit gut schließenden Türen, worauf im Besonderen auch durch das Personal zu achten ist. Dies ist wichtig, da eine spezielle Klimatisierung im OP-Saal gegeben ist. Die Türen sollten zudem eine gewisse Breite aufweisen, um auch mit einem Krankenhausbett hindurchfahren zu können. Außerdem muss der gesamte OP-Trakt ebenfalls klimatisiert sein.

Hierfür sind OP-Bereiche mit einer **raumlufttechnischen Anlage (RLTA)** ausgestattet. Die Aufgaben der RLTA sind:

- Schutz der Patienten durch eine keimarme bis keimfreie Luftqualität
- Thermische Behaglichkeit für das Personal beim Operieren
- Gase, z. B. Narkosegase oder chirurgische Rauchgase und andere gasförmige Stoffe abtransportieren

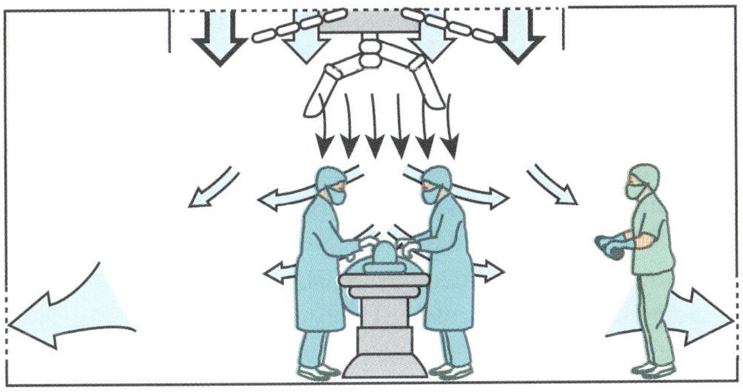

a

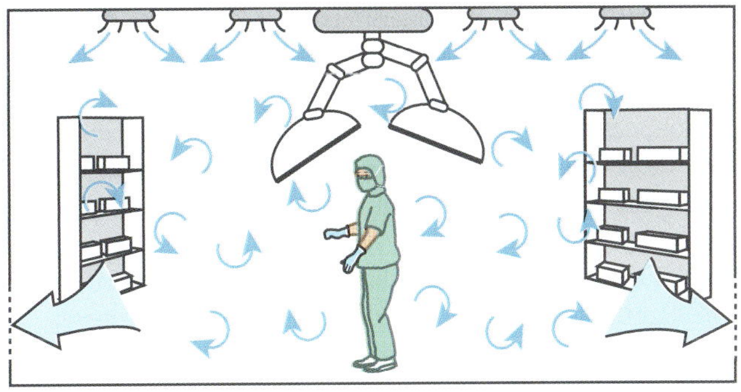

b

Abb. 33.11 Lüftung in den Raumklassen 1a und 1b/2 [L138]

- Bei anderen technischen Prozessen und Produkten die Funktionalität und Sicherheit gewährleisten (Deutsche Gesellschaft für Krankenhaushygiene e. V. 2018).

Da nach der TRBA 250 der OP-Trakt zur Schutzstufe 2 gezählt wird, besteht bei Operationen eine Infektionsgefahr über die Luft für das Personal sowie den Patienten. Aus diesem Grund werden im OP-Trakt unterschiedliche Raumklassen unterschieden (➤ Tab. 33.7).

Die Raumklasse 1a sollte in jedem OP-Saal integriert sein. Sie zeichnet sich aus durch die turbulenzarme Verdrängungsströmung (TAV), auch Lamina-Airflow (LAF) genannt. Dieses spezielle Lüftungskonzept sorgt für einen möglichst partikelfreien und erregerfreien Schutzbereich, der die sterilen Tische, den OP-Tisch und das OP-Team abdeckt. In diesem Bereich sorgt die von der Decke nach unten gerichtete Luftströmung für einen Abtransport der Verunreinigungen. Am Fußboden wird die Luft dann aus dem OP-Saal abgefiltert. Die Filter für die Zuluft bei RLT-Anlagen im OP-Saal sind Schwebstofffilter der Filterklasse H13. Sie gehören zur 3. Filterstufe und müssen im OP-Trakt genutzt werden.

Durch einen Überdruck zwischen den OP-Sälen und den OP-Fluren können keine Partikel und Mikroorganismen beim Öffnen der Saaltüren in den Operationsraum gelangen. Gleiches gilt für den gesamten OP-Bereich und die Türen zu den unreinen Außenbereichen. Außerhalb des OP-Saales, z. B. in den Patientenschleusen und OP-Fluren, ist die Raumklasse 1b ausreichend (➤ Abb. 33.11; Deutsche Gesellschaft für Krankenhaushygiene 2015 und 2018; Unfallkassen und Berufsgenossenschaften 2021).

Außer den bis hierher genannten Räumen gibt es zudem im OP-Bereich noch:

Tab. 33.7 Raumklassen im Krankenhaus (Deutsche Gesellschaft für Krankenhaushygiene 2015 und 2018)

Raumklasse	Bezeichnung	Filter
1a	Turbulenzarme Verdrängungsströmung (TAV)	Zuluft H13, Abluft mind. M5
1b	Turbulente Mischlüftung (TML)	Zuluft H13, Abluft mind. M5
2	Turbulente Mischlüftung (TML)	Zuluft bis H13, Abluft bis H13

- Flächen oder Räume zur Ein- und Ausleitung (**Einleitungsräume** bzw. **Ausleitungsräume**) von Narkosen und zur postoperativen Nachbetreuung der Patienten. Diese Räumlichkeiten werden zum Großteil von der Anästhesie genutzt.
- Flächen oder Räume für die chirurgische Händedesinfektion (sog. **Waschräume**/Waschzonen, ➤ Abb. 33.12) mit Waschplatz, da die chirurgische Händedesinfektion nicht im OP-Saal stattfinden darf.
  Handwaschplätze müssen mit fließendem, warmem und kaltem Wasser, Handwaschpräparat, Desinfektionsmittel und Einmaltüchern zum Abtrocknen der Hände ausgestattet sein. Um eine Kontamination der Bereichskleidung durch Spritzer zu vermeiden, darf der Wasserfluss nicht direkt in den Siphon bzw. auf den Abfluss gerichtet sein. Die Armaturen sind ohne Handbedienung zu betätigen. Geeignet sind Fußbetätigung, lange Armaturenhebel, die mit dem Ellenbogen bedient werden oder ggf. mit Sensor.
- **Lagerräume** für medizinische Geräte und andere Vorräte sowie Sterilgut. Einige OPs verfügen über sog. Sterilflure. Sterilflure sind große Flure mit Einbauschranken oder Wagen, in denen das Sterilgut gelagert wird. Diese sind nur mit Mund-Nasen-Schutz zu betreten.

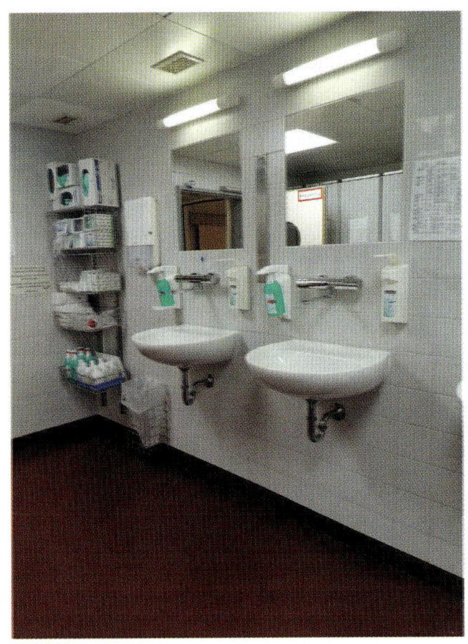

Abb. 33.12 Beispielhafter Waschraum [P1301]

- Raum zur **Lagerung von Lagerungsmaterialien** – meistens im Patientenschleusenbereich.
- Mitarbeiteraufenthaltsräume.
- **Dokumentations-** und **Büroräume** für Verwaltungsarbeiten.
- **Aufwachraum:** direkte Anbindung an den OP-Trakt ist vorteilhaft.
- **Zentralsterilisationsräume** zur Aufbereitung von Instrumenten in unmittelbarer Nähe.
- **Ggf. Rüsträume:** Das sind Vorbereitungsräume für Instrumententische, wenn diese außerhalb des OP-Saals vorbereitet werden.

MERKE

Die Rüsträume müssen ebenfalls die Raumklasse 1a haben, da hier partikel- und keimfrei Sterilgut aufgebaut werden soll!

Eine gut durchdachte Raumplanung bzw. Anordnung der Räume ermöglicht eine sinnvolle Ablauforganisation und ein hygienisch einwandfreies Arbeiten (➤ Abb. 33.13).

Grundsätzlich gilt:

- Hinsichtlich der Beschaffenheit müssen alle Oberflächen (Arbeitsflächen, Fußböden, Wandflächen, Flächen von Geräten und Apparaten) glatt, abwischbar, fugendicht und beständig gegenüber Reinigungs- und Desinfektionsmitteln sein.
- Im gesamten OP-Bereich sind ausreichend Desinfektionsmittelspender und Untersuchungshandschuhe zu positionieren.
- Das hygienische Verhalten der Beschäftigten muss korrekt sein, d. h., sämtliche Kopf- und Barthaare müssen von der Kopfbedeckung und dem Mund-Nasen-Schutz (MNS) abgedeckt sein. Dadurch ergibt sich ausschließlich das Tragen einer Astro-Haube und eines eng anliegenden MNS, welcher auch die Nase und den Mund bedeckt (TRBA 250 2018; KRINKO [c und d]; Bauministerkonferenz 2013; Deutsche Gesellschaft für Krankenhaushygiene e. V. 2018).

33.2.2 Infektionsschutzgesetz (IfSG)

Das Infektionsschutzgesetz (IfSG), mit vollständigem Namen **Gesetz zur Verhütung und Bekämpfung von Infektionskrankheiten beim Menschen,** trat am 1.1.2001 in Kraft und regelt die gesetzlichen Pflichten zur Prävention und Bekämpfung von Infektionskrankheiten beim Menschen.

Zweck des Gesetzes ist es

- übertragbare Krankheiten beim Menschen vorzubeugen,
- Infektionen frühzeitig zu erkennen und
- ihre Weiterverbreitung zu verhindern.

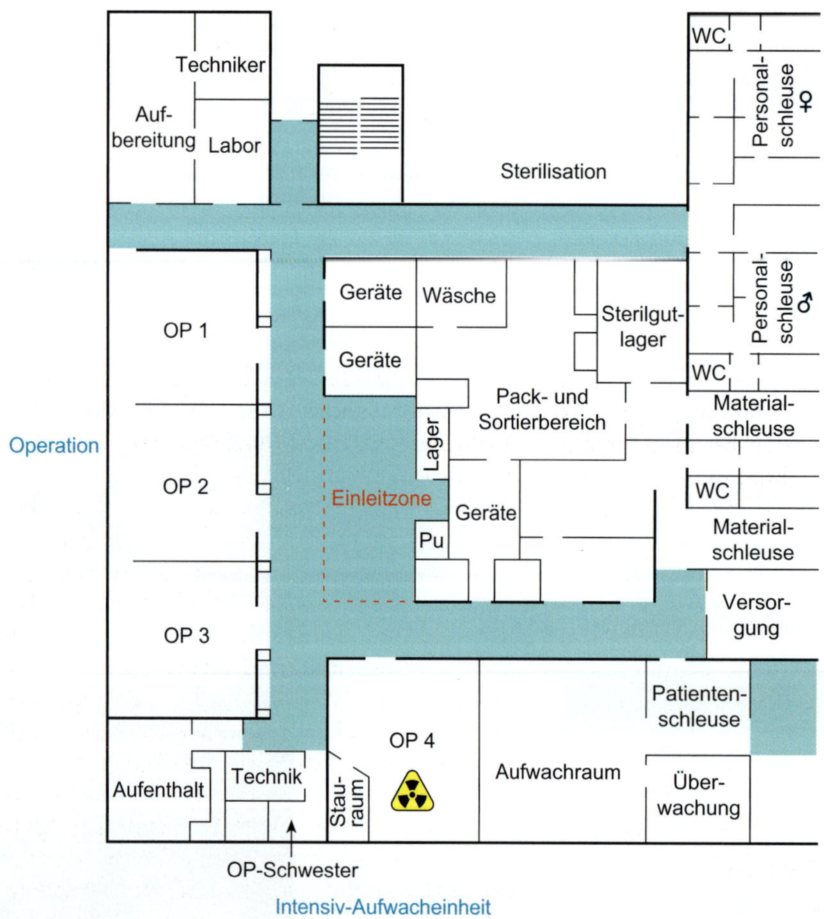

Abb. 33.13 Grundriss eines OP-Trakts [L138]

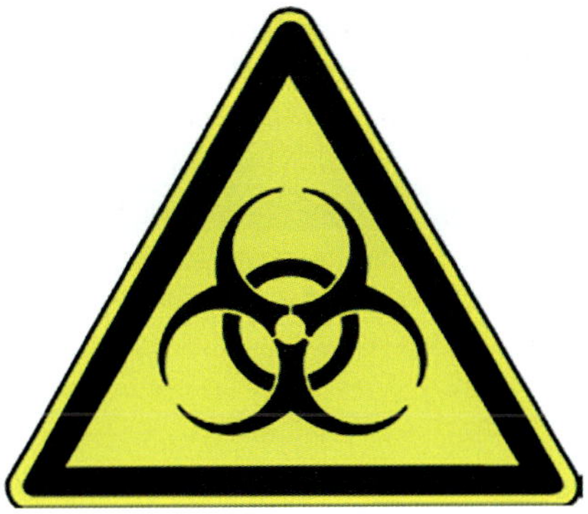

Abb. 33.14 Symbol für Biostoffe [W1175]

Das Gesetz dient ganz allgemein dem Schutz der Bevölkerung. Meldepflichtige Krankheiten sind z. B. Tollwut, Röteln, Cholera, aber auch COVID-19 und viele weitere. Zudem müssen Ausbrüche von zwei oder mehr gleichartigen Erkrankungen, die in einem zeitlichen und örtlichen Zusammenhang stehen, ebenfalls gemeldet werden (IfSG 2022).

Diese Meldedaten sind wichtige Voraussetzung, um daraus Präventionskonzepte und Bekämpfungsmaßnahmen zum Schutz der Menschen zu entwickeln. Im § 23 Abs. 4 werden unter anderem Krankenhäuser und andere Gesundheitseinrichtungen dazu angehalten, bestimmte nosokomiale Infektionen und Erreger mit speziellen Resistenzen und Multiresistenzen sowie den Antibiotikaverbrauch zu erfassen und zu bewerten. Je nach den einrichtungsspezifischen Erfordernissen sind folgende nosokomiale Infektionen zu erfassen:

- Beatmungsassoziierte Pneumonien (Krankheitserreger werden durch die Beatmungsapparatur in die Lunge gebracht)
- Katheterassoziierte Harnwegsinfektionen (Krankheitserreger werden durch den Katheter eingeschleust)
- Katheterassoziierte Septikämien
- Postoperative Wundinfektionen (anhand geeigneter Indikatoroperationen)
- Nosokomiale Diarrhöen durch C. difficile (CDAD)

(RKI 2013)

Aus der Auswertung müssen sachgerechte Schlussfolgerungen hinsichtlich erforderlicher Präventionsmaßnahmen gezogen und umgesetzt werden. Zudem müssen in diesen bereits genannten Gesundheitseinrichtungen zur infektionshygienischen Überwachung und zum Schutz von Personal sowie Patienten Hygienepläne und Verfahrensanweisungen existieren, die vor Infektionen schützen. Der Hygieneplan muss auf die jeweilige Einrichtung bezogen sein und unter Einbezug der Richtlinien der **Ko**mmission für **Kr**ankenhaushygiene und **In**fektionsprävention (KRINKO) und der Kommission **A**ntiinfektiva, **R**esistenz und **T**herapie (ART) nach dem aktuellen Stand der Wissenschaft erstellt werden (IfSG 2022; RKI 2013).

Als zusätzliche Kontrollinstanz unterliegen die Krankenhäuser der infektionshygienischen Überwachung durch die landesspezifischen Gesundheitsämter, welche befugt sind, sämtliche Unterlagen einzusehen sowie Proben zu untersuchen (IfGS 2022).

33.2.3 Rechtsverordnungen der Länder (LHygV)

Um nosokomiale Infektionen zu verhüten und die Weiterverbreitung von Krankheitserregern, insbesondere solcher mit Resistenzen zu vermeiden, wurden die Landesregierungen gemäß § 23 Abs. 8 des IfSG verpflichtet, eigene Hygieneverordnungen zu erlassen. Demnach verfügen alle Bundesländer über eigene Hygieneverordnungen (unterschiedliche Bezeichnung in den einzelnen Ländern) in denen, unter anderem die **personell-fachlichen, betrieblich-organisatorischen** sowie **baulich-funktionellen** Voraussetzungen zur Einhaltung der Hygiene und Infektionsprävention geregelt werden. Unter anderem sind das: die Einrichtung einer Hygienekommission, die Beschäftigung eines Krankenhaushygienikers, hygienebeauftragter Ärzte, von Hygienefachkräften und eines Hygienebeauftragten in der Pflege. Zudem muss es einen spezifischen Hygieneplan, je nach Einrichtung, geben (IfSG 2022).

MERKE

Rechtsverordnungen der Länder regeln:

- Mindestanforderungen an Bau, Ausstattung und Betrieb der Einrichtung
- Erstellung, Aufgaben und Zusammensetzung einer Hygienekommission
- Personelle Ausstattung mit Hygienefachkräften, Krankenhaushygienikern, Bestellung hygienebeauftragter Ärzte, Hygienebeauftragte in der Pflege
- Die erforderliche Qualifikation und Schulung des Personals hinsichtlich Infektionsprävention
- Methoden zur Erkennung und Erfassung nosokomialer Infektionen und Erreger mit Multiresistenzen

33.2.4 Medizinprodukterecht-Durchführungsgesetz (MPDG) und Medizinprodukte-Betreiberverordnung (MPBetreibV)

Im Bereich der Medizinprodukte hat sich in den letzten Jahren einiges verändert. Das früher gültige Medizinproduktegesetz (MPG) würde im Jahr 2021 vom überarbeiteten Gesetz zur Durchführung unionsrechtlicher Vorschriften betreffend Medizinprodukte **(Medizinprodukterecht-Durchführungsgesetz, MPDG)** abgelöst. Diese Neuerung war nötig, da auf EU-Ebene neue Verordnungen (EU-Medizinprodukteverordnungen – MDR und IVDR) in Kraft getreten sind, welche die nationalen Vorgaben ergänzen.

Medizinprodukte sind Produkte, die zu einem medizinischen Zweck hergestellt und zur Anwendung am Menschen bestimmt würden, hierunter fallen Implantate, Produkte zur Injektion, Infusion, Transfusion und Dialyse, humanmedizinische Instrumente, Software, Katheter, Herzschrittmacher, Dentalprodukte, Verbandstoffe, Sehhilfen, Röntgengeräte, Kondome, ärztliche Instrumente, Labordiagnostika, Produkte zur Empfängnisregelung sowie In-vitro-Diagnostika. Das MPDG und die EU-Verordnungen regeln gemeinsam das Inverkehrbringen von Medizinprodukten, die Inbetriebnahme von Medizinprodukten, sollen für die Sicherheit, Eignung und Leistung der Medizinprodukte sorgen sowie die

Gesundheit und die Sicherheit von Patienten, Anwendern und Dritten gewährleisten (Bundesministerium für Gesundheit [b] 2022; MPDG 2022).

Einzelheiten zum Betreiben, Anwenden, Errichten, Instandhalten und Aufbereiten von Medizinprodukten sowie die sicherheits- und messtechnischen Kontrollen regelt die Verordnung über das Errichten, Betreiben und Anwenden von Medizinprodukten **(Medizinprodukte-Betreiberverordnung – kurz MPBetreibV)** und ist somit ein wichtiges Regelwerk bezüglich des Umgangs mit Medizinprodukten.

Medizinprodukte dürfen nur von Personen betrieben oder angewandt werden, die eine Ausbildung und Erfahrung besitzen. Hierfür gibt es in den Gesundheitseinrichtungen mit mehr als 20 Beschäftigten eine/n Beauftragte/n für Medizinproduktesicherheit. Die Person hat die folgenden Aufgaben:

- Vermittlungsperson zwischen den Behörden, Herstellern und Vertreibern zu sein,
- die Pflichten von Anwendern und Betreibern zu koordinieren und Informationen auszutauschen sowie
- Korrekturmaßnahmen und Sicherheitsmaßnahmen zu koordinieren und deren Umsetzung zu begleiten (MPBetreibV 2021).

MERKE

Medizinprodukte dürfen nur angewandt werden, wenn sie in einem einwandfreien Zustand sind und nur von Personen, die über die dafür erforderliche Ausbildung (Einweisung/Schulung) oder Kenntnisse und praktischen Erfahrung verfügen. Der Anwender haftet beim Einsatz der Medizinprodukte.

33.2.5 Biostoff- und Gefahrstoffverordnung (BioStoffV/GefStoffV)

Die Biostoffverordnung **(BioStoffV)** – Verordnung über Sicherheit und Gesundheitsschutz bei Tätigkeiten mit Biologischen Arbeitsstoffen – ist eine Ergänzung zum Arbeitsschutzgesetz und beschäftigt sich mit der Sicherheit von Beschäftigten **(Personalschutz)** vor Biostoffen am Arbeitsplatz und dem Gesundheitsschutz der Beschäftigten beim Umgang mit diesen Stoffen. Diese Verordnung zielt darauf ab, die Beschäftigten vor Infektionen bei der Arbeit zu schützen, aber auch sowohl das Personal als auch Dritte im Umgang mit Biostoffen zu sensibilisieren und präventiv zu schützen (Bundesministerium für Arbeit und Soziales 2022).

Biostoffe im Sinne dieser Verordnung sind alle Krankheitserreger, z. B. Mikroorganismen (Bakterien, Viren, Pilze), Zellkulturen (z. B. Kultivierung von Bakterien auf einem Nährmedium/Petrischale) und Endoparasiten (z. B. Bandwürmer) einschließlich ihrer gentechnisch veränderten Formen (z. B. Milchsäurebakterien, Hefen). Die Biostoffe werden in der BioStoffV in **4 Risikogruppen** eingeteilt (➤ Tab. 33.8; Bundesministerium für Arbeit und Soziales 2022; BioStoffV 2021).

Infektionen werden in der Regel erst durch biologische Arbeitsstoffe der Risikogruppe 2 ausgelöst. In seltenen Fällen, z. B. bei Menschen mit schwachem Immunsystem, Exposition gegenüber sehr hoher Konzentration oder wenn biologische Arbeitsstoffe in die Blutbahn gelangen (z. B. über eine Nadelstichverletzung), können Infektionen auch durch Arbeitsstoffe der Risikogruppe 1 hervorgerufen werden (BioStoffV 2021).

Tab. 33.8 Einstufung der Biostoffe (➤ Abb. 33.14) entsprechend dem von ihnen ausgehenden Infektionsrisiko (BioStoffV 2021; Bundesanstalt für Arbeitsschutz und Arbeitsmedizin 2020)

Risikogruppe	Definition	Beispiele
1	Biostoffe, die nur im unwahrscheinlichen Fall Krankheiten hervorrufen	• Teile der Hautflora • Biologische Arbeitsstoffe, die in der Lebensmittelindustrie verwendet werden, wie Hefen (einzellige Pilze), die in der Bäckerei, Winzerei oder beim Bierbrauen verwendet werden oder Milchsäurebakterien zur Joghurtherstellung
2	Biostoffe, die eine Krankheit hervorrufen und somit eine Gefahr für Beschäftigte darstellen können; eine Weiterverbreitung auf die Bevölkerung ist unwahrscheinlich, da wirksame Vorbeugung oder Behandlung möglich	• Noroviren • Clostridium difficile • Hepatitis-A-Virus (HAV) • *Pseudomonas aeruginosa* • *Staphyloccocus aureus*
3	Biostoffe, die eine schwere Krankheit hervorrufen und somit eine ernste Gefahr für Beschäftigte darstellen können; eine Weiterverbreitung auf die Bevölkerung ist möglich; wirksame Vorbeugung oder Behandlung möglich	• *Mycobacterium tuberculosis* • *SARS-CoV-2* • Hepatitis-B- und C-Virus[1] • Immundefizienz-Virus des Menschen (HIV)[1]
4	Biostoffe, die eine schwere Krankheit hervorrufen und somit eine ernste Gefahr für Beschäftigte darstellen; eine Weiterverbreitung auf die Bevölkerung ist u. U. möglich; Vorbeugung oder Behandlung nicht möglich	• Ebola-Virus • Marburg-Viren • Lassaviren

[1] Erreger besitzen trotz ihres Gefahrenpotenzials ein begrenztes Infektionsrisiko für Beschäftigte, da eine Übertragung über die Luft bei diesen Stoffen eher unwahrscheinlich ist.

Um die Arbeit mit Biostoffen einschätzen zu können, sind die Arbeitgeber über das Arbeitsschutzgesetz dazu verpflichtet, für die Arbeit mit Biostoffen eine Gefährdungsbeurteilung vorzunehmen. Diese muss vor Beginn der Tätigkeit mit Biostoffen erfolgen und spezifisch auf die jeweiligen Aufgaben abgestimmt sein. Eine Gefährdungsbeurteilung beinhaltet u. a. die Identität und die Übertragungswege der Erreger, die Art der Tätigkeit sowie die Häufigkeit des Kontakts mit den jeweiligen Biostoffen. Nach der BioStoffV gilt der OP-Bereich als eine Arbeitsstätte mit Schutzstufenzuordnung. Dies bedeutet, dass Gefährdungsbeurteilungen erforderlich sind, da in diesem Bereich sowohl gezielte als auch ungezielte Tätigkeiten eine kontinuierliche Infektionsgefahr mit sich bringen (Bundesministerium für Arbeit und Soziales 2022).

Tab. 33.9 Schutzstufen mit Beispielen nach TRBA 250 (2018)

Schutzstufe	Definition	Beispieltätigkeiten
1	• Kein Umgang oder sehr selten ein geringfügiger Kontakt mit potenziell infektiösem Material wie Körperflüssigkeiten, -ausscheidungen oder -gewebe und • keine offensichtliche sonstige Ansteckungsgefahr vorhanden	Untersuchungen: Röntgen, Kernspintomografie, Ultraschall, EKG, EEG; bestimmte körperliche Untersuchungen, z. B. Auskultieren eines Patienten ohne Symptome einer Atemwegsinfektion; Reinigungsarbeiten nicht kontaminierter Flächen
2	• Regelmäßiger Kontakt mit potenziell infektiösem Material wie Körperflüssigkeiten, -ausscheidungen oder -gewebe oder • eine offensichtliche sonstige Ansteckungsgefahr, etwa durch eine luftübertragene Infektion oder durch Stich- und Schnittverletzungen	Punktieren, Injizieren, Blutabnehmen, Legen von Gefäßzugängen, Entnehmen von Proben zur Diagnostik, Katheterisieren, Operieren, Intubieren, Extubieren, Absaugen respiratorischer Sekrete, Umgang mit benutzten Instrumenten (Kanülen, Skalpelle), Umgang mit infektiösen bzw. potenziell infektiösen Abfällen, Reinigen und Desinfizieren kontaminierter Flächen und Gegenstände
3	• Es liegen biologische Arbeitsstoffe der Risikogruppe 3 vor und • es werden Tätigkeiten durchgeführt, die eine Übertragung möglich machen, z. B. Gefahr von Aerosolbildung, Spritzern oder Verletzungen.	Behandlung eines Patienten mit offener Lungentuberkulose während der infektiösen Phase (hohe Ansteckungsgefahr über Aerosole), Haut- und Schleimhautkontamination durch Spritzer, z. B. beim Operieren
4	Tätigkeiten mit Erregern der Schutzstufe 4 (Infektion oder entsprechender Verdacht)	Untersuchung, Behandlung und Pflege von Patienten, die mit einem hochkontagiösen, lebensbedrohlichen Krankheitserreger wie Ebola-Virus infiziert sind.

Allerdings gibt es im Krankenhaus nicht nur Biostoffe, wie z. B. Mikroorganismen, von denen eine Gefahr für das Personal und die Patienten ausgeht. Auch Gefahrstoffe, z. B. Chemikalien wie Zytostatika und Desinfektionsmittel, besitzen bestimmte, negative physikalische und chemische Eigenschaften. Oft sind diese Gefahrstoffe hochentzündlich, giftig, ätzend oder krebserregend. Die Einstufung, Kennzeichnung und Verpackung dieser Gefahrstoffe wird in der **Gefahrstoffverordnung (GefStoffV)** geregelt. Zudem enthält sie umfassende Maßnahmen für Mitarbeiterschutz bei Tätigkeiten mit diesen Gefahrstoffen (➤ Abb. 33.15; GefStoffV 2021).

33.2.6 Technische Regeln für biologische Arbeitsstoffe (TRBA 250)

Die TRBA 250 konkretisiert die Anforderungen der BiostoffV im Gesundheitswesen und in der Wohlfahrtspflege und enthält weitere wichtige Informationen zur praktischen Umsetzung des Umgangs mit Biostoffen. Zum Umgang mit Biostoffen, zumeist Bakterien, Viren oder Pilze, kommt es bei Tätigkeiten im Rahmen der Patientenversorgung oder der Arbeit mit Produkten, Gegenständen oder Materialien, die mit Biostoffen in Kontakt waren oder sind. Hierbei können auch Toxine freigesetzt werden. Alle Beschäftigten, die mit diesen Erregern in Berührung kommen könnten, egal ob beabsichtigt oder unbeabsichtigt, müssen geschützt werden (Bundesministerium für Arbeit und Soziales 2022; BioStoffV 2021; TRBA 250 2018).

Die Tätigkeiten, die im Umgang mit Biostoffe anfallen, werden hinsichtlich ihrer Infektionsgefährdung in 4 Schutzstufen unterteilt. Diese **4 Schutzstufen** (➤ Tab. 33.9) orientieren sich an den Infektionsrisikostufen 1 bis 4 aus der BiostoffV (TRBA 250 2018; Bundesministerium für Arbeit und Soziales 2022).

MERKE

Der Operationsbereich sowie die unreine Seite der Zentralsterilisation werden insgesamt der Schutzstufe 2 zugeordnet, da hier weitgehend Tätigkeiten der Schutzstufe 2 durchgeführt werden.

33

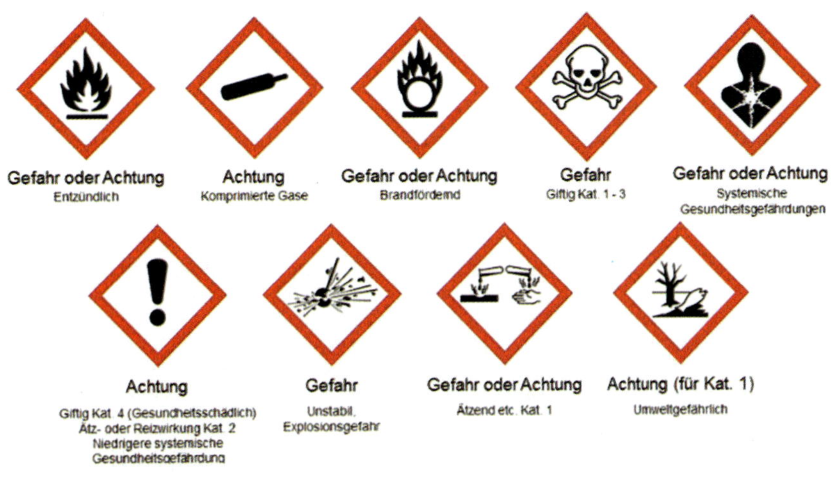

Abb. 33.15 Beispielhafte Grafiken für Gefahrenstoffe [W1207]

33.2.7 Richtlinien und Empfehlungen

Für Gesundheitseinrichtungen gelten unterschiedliche Gesetze, Verordnungen, Richtlinien, aber auch Empfehlungen. Hierbei ist nicht immer ganz klar, wann welches Instrument zum Einsatz kommt. Das Gesetz ist das maßgebliche und förmliche Gerüst. Es ist allgemeinverbindlich für Regel- und Ausnahmefälle und enthält bei Verstößen auch strafrechtliche Folgen. Da aber nicht jeder Einzelfall im Gesetzestext stehen kann, gibt es Rechtsverordnungen, z. B. die MPBetreibV. Diese ist ebenfalls verbindlich und enthält auch Sanktionen. Bestimmte Verordnungen werden aber durch Gesetze, z. B. das IfSG, über die Bundesländer geregelt und können demnach variieren. **Richtlinien** sind regelmäßige Vorschriften, welche den aktuellen wissenschaftlichen Erkenntnisstand berücksichtigen. Sie sind grundsätzlich verbindlich und werden im Bereich der Medizin vom Gemeinsamen Bundesausschuss oder der Bundesärztekammer erarbeitet. **Leitlinien** sind Handlungsempfehlungen aufgrund des medizinischen Erkenntnisstands. Sie richten sich primär an Ärzte und beschreiben bestimmte Handlungssituationen. Die Klassifizierung der Leitlinien erfolgt in den Stufen S1-, S2- und S3-Leitlinie, wobei die Stufen für eine unterschiedliche Evidenz (d. h. Nachvollziehbarkeit des Zusammenhangs) stehen. **Empfehlungen** hingegen können von Gremien, Fachgesellschaften und Institutionen ausgesprochen werden; diese beinhalten aber keine allgemeinverbindlichen Handlungsanweisungen. Einzig die KRINKO und der ART haben hier im Bereich der Medizin eine Sonderstellung (Jorzig und Benson 2022).

Gemäß § 23 Abs. 1 Infektionsschutzgesetz (IfSG) erstellt die am Robert Koch-Institut (RKI) eingerichtete Kommission für Krankenhaushygiene und Infektionsprävention (KRINKO) Empfehlungen zur Verhütung nosokomialer Infektionen. Diese Empfehlungen beinhalten betrieblich-organisatorisch und baulich-funktionellen Maßnahmen in Bezug auf die Hygiene in Krankenhäusern. Das Ziel dieser Empfehlungen ist, die Anzahl nosokomialer Infektionen in Krankenhäusern durch hygienische Maßnahmen zu senken. Folglich sind diese Empfehlungen auch maßgeblich für die Qualitätssicherung und -weiterentwicklung der Krankenhäuser. Alle aktuell gültigen Empfehlungen der KRINKO beruhen auf dem aktuellen Wissensstand und sind anhand von Studienergebnissen wissenschaftlich begründet. Die Inhalte der Empfehlungen stellen die hygienischen Anforderungen an das Krankenhaus dar, aber sie bilden auch eine detaillierte Arbeitsgrundlage für die praktische Umsetzung der Krankenhaushygiene für die Beschäftigten. Bei der Umsetzung der Empfehlungen sind stets die besonderen Bedingungen der jeweiligen Einrichtung, der zu behandelnden Patienten sowie ökonomische und ökologische Aspekte zu berücksichtigen (RKI 2004).

MERKE

Alle Empfehlungen und weitere Informationen sind auf der Internetseite des RKI unter Empfehlungen der Kommission für Krankenhaushygiene und Infektionsprävention (KRINKO) veröffentlicht (www.rki.de/DE/Content/Infekt/Krankenhaushygiene/Kommission/kommission_node.html).

Die Empfehlungen der KRINKO stellen kein verbindliches Recht dar. Sie haben vielmehr den Charakter einer Leitlinie, die den aktuellen Wissensstand zu hygienischen Anforderungen an das Krankenhaus darstellt. Grundsätzlich kann von den Vorgaben der Empfehlungen abgewichen werden, aber es dürfen dabei weder Personal noch die Patienten gefährdet werden (RKI 2010; Düllingen et al. 2013). Leiter von Krankenhäusern sind laut Infektionsschutzgesetz dazu verpflichtet, eine Hygienekommission einzurichten. Denn *„eine effektiv organisierte Krankenhygiene ist nicht nur zentraler Bestandteil des Qualitäts-, sondern auch des Risikomanagements"*. Daher sind verschiedene Organisationsstrukturen und spezielle personelle Stellen zu besetzen (RKI 2009).

Hygienekommission

Zu den **Aufgaben** der Hygienekommission gehören u. a.
- die Erstellung von Hygieneplänen und deren Einhaltung zu überwachen,
- Empfehlungen für die Aufzeichnung von nosokomialen Infektionen, des Auftretens von Krankheitserregern mit speziellen Resistenzen und Multiresistenzen sowie des Antibiotikaverbrauchs nach § 23 Abs. 4 IfSG zu erarbeiten,
- aus der Bewertung der Aufzeichnungen sachgerechte Schlussfolgerungen hinsichtlich erforderlicher Präventionsmaßnahmen und hinsichtlich des Einsatzes von Antibiotika zu ziehen,
- bei der Planung von Baumaßnahmen mitzuwirken und bei der Beschaffung von technischen Anlagen und Medizinprodukten zu beraten sowie
- Fortbildungen für das Personal in Bezug auf Infektionsprävention und Einsatz von Antibiotika sicherzustellen.

Die Zusammensetzung einer Hygienekommission stellt ➤ Abb. 33.16 beispielhaft dar. Den Vorsitz der Hygienekommission trägt die ärztliche Leiterin oder der ärztlichen Leiter. Treffen der Kommission finden mindestens einmal jährlich und bei besonderen Vorkommnissen wie z. B. gehäuftem Auftreten von nosokomialen Infektionen unverzüglich statt. Je nach Bedarf, kann die Hygienekommission weitere Fachkräfte der Einrichtung als Mitglieder hinzuziehen, z. B. Betriebsarzt, Medizintechnik, Betriebs- oder Personalrat. Die Mitglieder der Hygienekommission dienen als Multiplikatoren, indem sie die Entscheidungen der Hygienekommission in die Praxis tragen und bei deren Umsetzung aktiv mitwirken (RKI 2009; HmbMedHygVO 2012).

Krankenhaushygieniker

Der Bedarf an Krankenhaushygienikern richtet sich nach dem Risikoprofil der Einrichtung sowie seiner Größe und Komplexität. Universitätskrankenhäuser haben sehr vielfältige, infektionshygienische Fragen, da hier viele Fachabteilungen angesiedelt sind und auch sehr viel unterschiedliches Personal tätig ist. Sie benötigen einen internen Krankenhaushygieniker, während bei kleineren Kliniken auch eine konsiliarische Beratung ausreicht. Krankenhaushygieniker sind in der Regel Fachärzte für Hygiene und Umweltmedizin

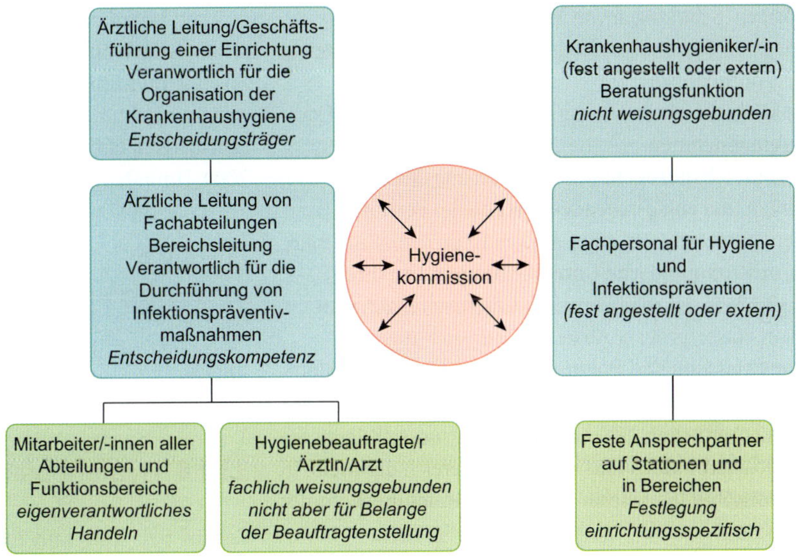

Abb. 33.16 Beispiel für die Zusammensetzung einer Hygienekommission [L143]

oder für Mikrobiologie, Virologie und Infektionsepidemiologie und benötigen zusätzlich die von der Bundesärztekammer geforderte „curriculare Fortbildung Krankenhaushygiene". Zu den **Aufgaben** gehören:

- **Betrieblich-organisatorisch,** z. B. Ermittlung des Risikoprofils für die Entstehung nosokomialer Infektionen, umfassende Beratung der Krankenhausleitung in Angelegenheiten der Krankenhaushygiene und Infektionsprävention, Surveillance nosokomialer Infektionen und von Erregern mit speziellen Resistenzen und Multiresistenzen, Auditierung, Begehungen vor Ort, Ausbruchs- und Krisenmanagement, Aus- und Fortbildung der Mitarbeiter
- **Baulich-funktionell,** z. B. Beratung und Unterstützung bei der Planung und Ausführung von Baumaßnahmen sowie dem Betrieb von hygienerelevanten Gewerken wie Wasser/Abwasser, Abfall, Raumluft- und Klimatechnik
- **Interdisziplinäre Zusammenarbeit,** z. B. Beteiligung an lokalen Arbeitsgruppen bzw. Kommissionen wie Hygiene-, Arzneimittel-, Arbeitsschutz-, Umweltschutzkommission
- **Hygienisch-mikrobiologische Untersuchungen,** z. B. Festlegung, Analyse und Beurteilung hygienisch-mikrobiologischer Untersuchungen, gezielte Umgebungsuntersuchungen zur Erkennung von Infektionsquellen und Übertragungswegen bei Ausbrüchen

(RKI 2009; HmbMedHygVO 2012; RKI 2016)

Hygienebeauftragter Arzt

Hygienebeauftragte Ärzte arbeiten eng mit dem Hygienefachpersonal zusammen und stehen den Kollegen in der jeweiligen Funktionsabteilung in allen bereichsspezifischen Fragen der Hygiene als zentrale Ansprechpartner zur Verfügung. Damit sie ihre Aufgabe erfüllen können, sollen hygienebeauftragte Ärzte in ihrem Gebiet Facharzt und weisungsbefugt sein. Zu den **Aufgaben** gehören:

- **Betrieblich-organisatorisch:** Umsetzung der im Hygieneplan geforderten Maßnahmen in ihrem Funktionsbereich, Bindeglied zwischen dem Behandlungs- und dem Hygieneteam
- **Abteilungs-/bereichsbezogene Unterstützung des Hygienefachpersonals:** Analyse der bereichsspezifischen Infektionsrisiken, Durchführung der Infektionssurveillance im Zuständigkeitsbereich
- **Optimierung des Antibiotikagebrauchs,** z. B. in Zusammenarbeit mit der Mikrobiologie und der klinischen Infektiologie den Antibiotikaeinsatz im eigenen Fachbereich optimieren
- **Ausbruchsmanagement,** z. B. das Erkennen und Melden von Infektionsausbrüchen, Abklärung infektiöser Komplikationen und Einleiten von Gegenmaßnahmen in enger Abstimmung mit den Hygienemitarbeitern/-innen.

Damit tragen die hygienebeauftragten Ärzte eine zentrale Verantwortung für die erfolgreiche Prävention von nosokomialen Infektionen. In jedem Krankenhaus sollte es mindestens eine/n hygienebeauftragte/n Arzt/Ärztin geben. In Kliniken mit einem speziellen Risikoprofil für nosokomiale Infektionen, z. B. Pädiatrie, Neurochirurgie oder Chirurgie mit Intensivstation, sollte es in jeder Fachabteilung eine/n hygienebeauftragte/n Arzt/Ärztin geben (RKI 2009; HmbMedHygVO 2012).

Hygienefachkräfte

Im Krankenhaus sind Hygienefachkräfte (HFK) bei hygienischen Fragen zentrale Ansprechpersonen für alle Mitarbeiterinnen und Mitarbeiter. Hygienefachkraft wird man, indem man die Ausbildung zur Pflegefachfrau/zum Pflegefachmann absolviert, mind. 3 Jahre Berufserfahrung hat und eine Weiterbildung zur Hygienefachkraft durchläuft. Neben der beratenden Funktion zur Umsetzung infektionspräventiver Maßnahmen umfassen die **Aufgaben** einer Hygienefachkraft:

- **Betrieblich-organisatorisch:** Erstellung von Hygiene-, Reinigungs- und Desinfektionsplänen, Beratung von Patienten

33

und Angehörigen, Schulungen von Mitarbeitern, regelmäßige Durchführung von Begehungen in ihrem Verantwortungsbereich (Station, Funktionsbereich)
- **Baulich-funktionell:** Überwachung und Unterstützung vor Ort bei (Um-)Baumaßnahmen
- **Abteilungs-/bereichsbezogen:** Implementierung der Hygienemaßnahmen und entsprechende Beratung des Personals, Kontrolle der Umsetzung von empfohlenen Hygienemaßnahmen
- **Hygienisch-mikrobiologische Untersuchungen:** Durchführung von hygienisch-mikrobiologischen Untersuchungen (z. B. Entnahme von Wasserproben, Abklatschuntersuchungen)
- **Surveillance:** Erfassung und Dokumentation von nosokomialen Infektionen, Mitarbeit bei der Erfassung und Bewertung von resistenten und multiresistenten Erregern, Mitwirkung bei der Erstellung von Infektionsstatistiken
- **Ausbruchsmanagement:** Mithilfe und Beratung beim Ausbruchsmanagement, Aufklärung der Übertragungswege, Schutzmaßnahmen zur Verhinderung der Weiterverbreitung

In vielen kleineren Kliniken gibt es nur Hygienefachkräfte, die von externen Krankenhaushygienikern unterstützt werden. Demnach kommt den HFK ein hohes Maß an Verantwortung im Bereich der Präventionsarbeit zu. Sollte ein Krankenhaushygieniker im Betrieb tätig sein, sind ihm die HFK dienstlich und fachlich zugeordnet (RKI 2009; HmbMedHygVO 2012).

MERKE

Hygienefachkräfte nehmen eine zentrale Rolle in der Organisationsstruktur der Krankenhaushygiene ein und sind zentrale Ansprechpersonen für alle Berufsgruppen. Sie tragen vor allem im Pflegebereich zur Umsetzung infektionspräventiver Maßnahmen bei.

33

Hygienebeauftragte in der Pflege

Hygienebeauftragte in der Pflege müssen über eine abgeschlossene Berufsausbildung als Pflegefachmann/Pflegefachfrau und über mehrjährige Berufserfahrung verfügen. Sie stellen eine Verbindung zwischen Hygienefachkraft und Stations- bzw. Bereichspersonal dar. Sie dienen somit als direkter Ansprechpartner sowohl für das Bereichspersonal als auch für die Hygienefachkräfte. Damit tragen die Hygienebeauftragten aktiv zur Akzeptanz und Umsetzung von Präventionsmaßnahmen bei und sind ein wichtiger Informationspartner für die Umsetzung festgelegter Hygienemaßnahmen in speziellen Tätigkeitsbereich. Zu ihren **Aufgaben** gehören:
- **Betrieblich-organisatorisch,** z. B. Kommunikationspartner bzw. Schnittstelle zu Mitarbeitern des Hygieneteams, Multiplikator hygienerelevanter Themen in ihrem Bereich
- Abteilungs-/bereichsbezogen, z. B. Mitwirkung beim Umgang mit bereichsspezifischen Infektionsrisiken, Mitarbeit beim Erstellen der bereichsspezifischen Hygienestandards, Kleingruppenschulung korrekter Hygienepraktiken in ihrem Bereich
- **Ausbruchsmanagement,** z. B. frühzeitige Wahrnehmung von Ausbrüchen und Informationsweitergabe an die Hygienefachkraft, Mitarbeit bei der Bewältigung von epidemisch auftretenden Krankenhausinfektionen

Sowohl in Kliniken als auch in ambulanten Gesundheitsversorgungseinrichtungen sollte auf jeder Station bzw. in jedem Funktionsbereich ein Hygienebeauftragter aus der Pflege tätig sein (RKI 2009; HmbMedHygVO 2012).

MERKE

Für die erfolgreiche Umsetzung hygienischer Maßnahmen ist es sinnvoll, eine erfahrene, hygieneinteressierte und in ihrem Bereich anerkannte Pflegekraft als **„hygienebeauftragte Pflegekraft"** auszuwählen (RKI 2009).

33.2.8 Hygieneplan

Gemäß § 23 IfSG sind Einrichtungen des Gesundheitswesens verpflichtet, innerbetriebliche Verfahrensweisen zur Infektionshygiene in Hygieneplänen festzulegen. Die innerbetrieblichen Verfahrensweisen werden auf der Grundlage einer Analyse und Bewertung der lokalen Infektionsrisiken bezüglich Erkennung, Verhütung und Bekämpfung von Krankenhausinfektionen festgelegt (MedHygV 2013).

Als Grundlage für die Erstellung des Hygieneplans dienen die Empfehlungen der Kommission für Krankenhaushygiene und Infektionsprävention (KRINKO, ➤ Kap. 33.2.7) und die Technischen Regeln für biologische Arbeitsstoffe (TRBA 250, ➤ Kap. 33.2.6). Diese enthalten wichtige Empfehlungen zu Präventionsmaßnahmen. Die Erstellung des Hygieneplans erfolgt entsprechend dem aktuellen Stand der medizinischen Wissenschaft und Technik und ist, unter Berücksichtigung neuer wissenschaftlicher Erkenntnisse und eigens erhobener Infektionsstatistiken sowie betrieblicher Änderungen in den Organisations- und Funktionsabläufen, kontinuierlich zu aktualisieren.

Die festgelegten innerbetrieblichen Verfahrensanweisungen haben die Bedeutung einer **Dienstanweisung** und müssen von allen Mitarbeitern eingehalten werden.

Dementsprechend muss der Hygieneplan in allen Pflege- und Funktionsbereichen vorliegen und jedem Mitarbeiter zugänglich sein (MedHygV 2012; TRBA 250 2018).

Der Hygieneplan enthält Maßnahmen zur Personal- und Patientenhygiene (Personal- und Patienteneinschleusung, Kleidung und Schutzkleidung, Händehygiene, Toilettengang, Hautantiseptik, Haarentfernung usw.), Reinigung, Desinfektion und Sterilisation von Instrumenten, Geräten, Inventar und Flächen und zu Ver- und Entsorgung (Abfall, Wäsche). (Hygieneplan UKW, Düllingen et al. 2013) In den dazugehörigen Desinfektionsplänen werden die Zusammensetzung und Anwendungstechniken der Desinfektionsmittel mit den jeweiligen entsprechenden Einwirkzeiten festgelegt (➤ Tab. 33.10).

MERKE

Neben der Festlegung von standardisierten Handlungsabläufen und der Qualitätssicherung der Hygiene ist das Ziel des Hygieneplans vor allem der Infektionsschutz von Patienten und Personal!

Tab. 33.10 Auszug Muster-Hygieneplan[1]

Was?	Wann?	Wie?	Womit?
Händewaschen	• Vor Arbeitsbeginn • Nach Arbeitsende • Nach Toilettengang • Nach sichtbarer (grober) Verschmutzung • Nach der Händedesinfektion nur bei wahrscheinlichem Kontakt mit Bakteriensporen oder Parasiten	Handwaschpräparat aus Spender entnehmen. Gesamte Handflächen einschließlich der Fingerkuppen und Zwischenräume werden eingerieben und anschließend unter fließendem Wasser abgewaschen. Dann werden die Hände mit einem Einmalhandtuch sorgfältig abgetrocknet.	Handwaschpräparat, Einmalhandtuch
Hygienische Händedesinfektion	• Unmittelbar vor und nach direktem Patientenkontakt • Unmittelbar vor aseptischen Tätigkeiten • Unmittelbar nach Kontakt mit potenziell infektiösem Material vom Patienten • Nach Kontakt mit unmittelbarer Patientenumgebung (z. B. Flächen) • **Immer:** nach Ablegen der Handschuhe	Herstellerangaben bezüglich Menge und Dauer der Einwirkzeit einhalten. Dabei sind die Hände üblicherweise mit 3–5 ml komplett zu benetzen. Besondere Aufmerksamkeit gilt dem Einreiben von Fingerkuppen, Nagelfalzen und Daumen. Bei Anbruch eines neuen Gebindes: Dokumentation des Anbruchdatums	Händedesinfektionsmittel, Einwirkzeit: 30 s
	Bei sichtbarer Kontamination der Hände	Punktuelle Verunreinigung mit einem mit Händedesinfektionsmittel getränkten Einmalpapierhandtuch o. Ä. entfernen. Anschließend hygienische Händedesinfektion durchführen. Nach Einwirkzeit ggf. Hände waschen. Bei starker Verschmutzung Hände vorsichtig abspülen, waschen und anschließend desinfizieren.	Handwaschpräparat, Einmalhandtuch, Händedesinfektionsmittel Einwirkzeit: 30 s
Chirurgische Händedesinfektion	• Vor Eröffnung der Haut- und Schleimhautoberfläche • Vor Abtragen von oberflächlicher Haut und Schleimhaut • Bei Versorgung größerer Wunden • Vor invasiven Eingriffen • Vor direktem Kontakt zum Eingriffsfeld und zu sterilen Medizinprodukten/Materialien	Desinfektionsmittel wiederholt in Hände, Unterarme bis zum Ellenbogen einreiben, über die gesamte Einwirkzeit Haut feucht halten	Händedesinfektionsmittel, Einwirkzeit: nach Herstellerangaben
Hautschutz	Bei Bedarf: • Vor längerem Tragen von Handschuhen • Vor/während der Arbeit/dem Schichtwechsel • Nach dem Händewaschen • Vor hautbelastenden Tätigkeiten	Hautschutzmittel aus Spender oder Tube in die Haut einmassieren	Hautschutzmittel
Hautpflege	• Mehrmals täglich • Am Arbeitsende	Hautpflegemittel aus Spender oder Tube in die Haut einmassieren	Hautpflegemittel

[1] Hygieneplan abgerufen unter: www.kvb.de/fileadmin/kvb/V10/Mitglieder/Versorgung/Corona/KVB-Hygieneplan-Reinigung-Desinfektion-Corona-Ambulanz.pdf

33.3 Hygienische Arbeitsweisen

33.3.1 Maßnahmen zur Keimreduktion

Die hygienisch einwandfreie Durchführung der Reinigung und Desinfektion im Krankenhausbereich dient sowohl der Sauberkeit als auch der Infektionsverhütung zum Patienten- und Personalschutz. Insgesamt werden drei Maßnahmen,

- **Reinigung,**
- **Desinfektion** und
- **Sterilisation**

zur Keimreduktion durchgeführt (Menche 2018).

Im Hinblick auf die Häufigkeit und den Umfang der Desinfektion werden unterschieden:

- **Routinemäßige Desinfektion,** auch als laufende Desinfektion, prophylaktische Desinfektion oder Desinfektion am Krankenbett bezeichnet. Diese erstreckt sich auf alle Flächen, die kontaminiert wurden oder kontaminiert sein könnten. Das Ziel ist eine Verhinderung der Verbreitung von Krankheitserregern während der Behandlung und Pflege von Patienten.
- **Gezielte Desinfektion,** welche bei erkennbarer Kontamination (z. B. mit Blut, Eiter, Ausscheidungen), bei Ausbruchssituationen oder speziellen Erregern durchgeführt wird.
- **Schlussdesinfektion,** welche z. B. nach der Entlassung infektiöser Patienten durchgeführt wird. Der Raum wird so aufbereitet, dass er für die Behandlung und Pflege eines anderen Patienten wieder benutzt werden kann. Wird täglich nach Beendigung des OP-Programms durchgeführt und wird auch als Abschlussdesinfektion des Tages bezeichnet.
- **Desinfizierende Reinigung,** wenn Reinigungsprozess und Desinfektion in einem Arbeitsgang erfolgen (Düllingen et al. 2013; Jassoy und Schwarzkopf 2018 KRINKO 2004).

Methoden der Desinfektion:

- **Einreiben:** Einreiben des Präparats für die deklarierte Einwirkzeit (z. B. Händedesinfektion).
- **Wischen:** Flächendesinfektionsmittel werden auf diese Weise aufgetragen. Oder bei Haut- und Schleimhautdesinfektionsmittel: Abwaschen des Hautareals mit einem sterilisierten, in Desinfektionsmittel getränkten Tupfers.
- **Einlegen:** Der zu desinfizierende Gegenstand oder das Objekt (z. B. Instrumente) werden in einem geöffneten Zustand komplett in das Desinfektionsmittel eingelegt.
- **Verdampfen** und **Vernebeln** werden zur Raumdesinfektion auf der Basis von Wasserstoffperoxidprodukten durchgeführt. Beide Verfahren sind nur in sehr selten Fällen notwendig, z. B., wenn eine besondere Infektionsgefahr durch Norovirusausbrüche besteht, und werden zusätzlich zur Wischdesinfektion eingesetzt.
- **Sprühen** zur Flächendesinfektion ist nach der Gefahrstoffverordnung nicht erlaubt (unzuverlässige Wirkung, Einatmen von Desinfektionsmitteldämpfen vom Personal). Bei der Hautdesinfektion wird im Rahmen von Punktionen das Desinfektionsmittel auf die Haut gesprüht (Jassoy und Schwarzkopf 2018; Düllingen et al. 2013).

Die Sterilisation wird im Rahmen der Intrumentenaufbereitung bearbeitet.

Haut- und Schleimhautantiseptik

Mit der Antiseptik der Haut soll die transiente und residente Hautflora abgetötet bzw. reduziert werden. Ziel ist es, zu verhindern, dass Infektionserreger von der Oberfläche in die Tiefe gelangen und dort eine Infektion hervorrufen. In der Regel gehört die Desinfektion des OP-Gebiets zu den ärztlichen Tätigkeiten, wird aber in einigen OPs an die Pflege delegiert.

Zur Hautdesinfektion werden alkoholische Präparate (Isopropanol, Propanol oder Ethanol) verwendet. Die Einwirkzeit variiert, je nach Präparat und Desinfektionsareal, von 1 bis zu 10 Min. Wobei die 10 Min. nur bei talgdrüsenreicher Haut und in seltenen Fällen anfallen (siehe Herstellerangaben). Die meisten alkoholischen Desinfektionsmittel haben eine Einwirkzeit von ca. 1 Min. bei talgdrüsenarmer, und ca. 2 Min. bei talgdrüsenreicher Haut. Anforderungen und Eigenschaften von Desinfektionsmittel ➤ Kap. 33.3.3.

Die Hautantiseptik wird nach der chirurgischen Händedesinfektion, jedoch vor dem Anziehen des sterilen OP-Mantels durchgeführt.

Durchführung:

- Bei aseptischen Operationen wird das Desinfektionsmittel mit sterilem Tupfer und Kornzange von innen nach außen, also von der geplanten Schnittführung zur Peripherie auftragen. Dieser Vorgang wird, immer mit einem frischen Tupfer, für die deklarierte Einwirkzeit, mehrmals wiederholt.
- Bei septischen Eingriffen wird das Desinfektionsmittel von der Peripherie zur Wunde hin desinfiziert. Auch dieser Vorgang wird, immer mit einem frischen Tupfer, für die deklarierte Einwirkzeit mehrmals wiederholt.
- Die Haut muss während der gesamten Einwirkzeit feucht gehalten werden → Einwirkzeit unbedingt einhalten! Das Desinfektionsmittel abtrocknen lassen → nicht mit Bauchtüchern abtrocknen.
- Unterschiede in der Einwirkzeit bei talgdrüsenreicher und talgdrüsenarmer Haut beachten.
- Nach erfolgreicher Antiseptik wird die Umgebung des OP-Gebiets mit sterilen Tüchern abgedeckt.

Ebenso wie die Haut ist die Schleimhaut ebenfalls mit Mikroorganismen besiedelt. Mit der Schleimhautantiseptik wird die physiologische mikrobielle Schleimhautflora reduziert bzw. zum Teil eliminiert. Zur Schleimhautdesinfektion kommen Präparate mit unterschiedlichen Wirkstoffen wie Octenidin, PVP-Jod oder Chlorhexidin zum Einsatz. Das Auftragen der Mittel erfolgt wie bei der Hautdesinfektion mit Kornzange und sterilem Tupfer. Die zu desinfizierende Stelle, z. B. Genitalbereich, Mundschleimhaut, ist mehrmals mit einem frischen Tupfer abzuwischen (Düllingen et al. 2013; Bergen 2015; Luce-Wunderle 2015).

33.3.2 Individualhygiene

Unter Individualhygiene versteht man die eigenverantwortliche Hygiene einer einzelnen Person. Sie bezieht sich unter anderem auf die eigene Körperpflege oder (Berufs-)Bekleidung (Schewior-Popp et al. 2017).

Im Krankenhaus ist die Individualhygiene unerlässlich, besonders in Bezug auf Patienten- und Eigenschutz vor Infektionserregern (Düllingen et al. 2013).

Piercings und Tattoos

Piercings können grundsätzlich getragen werden, solange diese nicht infiziert sind. Sobald es zu einer Entzündung der Piercingstelle kommt, besteht ein Infektionsrisiko sowohl für den Träger als auch für den Patienten. Das Piercing muss unverzüglich entfernt werden und die Stelle ist mit antiseptischen Mitteln zu behandeln.

Tätowierungen bergen bei vollständiger Wundheilung keine Infektionsgefahr für Patienten und für den Träger selbst (Jassoy und Schwarzkopf 2018).

Kopf- und Barthaar

Haare sind Keimträger und beinhalten ein Infektionsrisiko für Patienten. In Wunden eingebrachte Haare wirken als Fremdkörper und können Infektionen verursachen. (Düllingen et al. 2013; Jassoy und Schwarzkopf 2018; DGKH 2016).

In kritischen Bereichen, wie z. B. OP-Abteilungen oder Operationssälen, muss das Kopf- und Barthaar vollständig bedeckt sein. Hierfür gibt es in jeder reinen OP-Schleuse verschiedene Kopfhauben und Mundschutze, die bei unterschiedlichen Bedürfnissen

Anwendung finden. Eine Manipulation an Kopfhauben sollte vermieden werden, z. B. kleine Löcher. Diese können zur Freisetzung von Haaren oder Hautpartikeln führen (Bundesgesundheitsblatt 2018).

Berufskleidung

Die Berufskleidung soll stets sauber, gepflegt und ordentlich sein. Bei Verschmutzungen oder Rissen sollte die Berufskleidung gewechselt und sachgerecht entsorgt werden, um Infektionen oder Keimverschleppungen zu vermeiden.

Fingernägel und Schmuck

Um Schmutzansammlungen unter den Nägeln, Patientenverletzungen und Handschuhperforationen zu vermeiden, sind Fingernägel von medizinischem Personal

- kurz,
- rundgeschnitten,
- mit den Fingerkuppen abschließend und
- gepflegt

zu tragen. Nagellack ist abzulehnen, da feine Risse im Nagellack eine gute Ablage für Bakterien bieten und der Nägel schlecht vom Desinfektionsmittel erreicht werden. Auf künstlichen Fingernägeln oder Gelnägeln ist die Bakteriendichte wesentlich höher als auf natürlichen Nägeln. Wissenschaftliche Untersuchungen haben künstliche Nägel als Quelle für nosokomiale Infektionen bei immunsupprimierten Patienten und für Ausbrüche postoperativer Infektionen mehrmals identifiziert. Künstliche Fingernägel und Gelnägel sind daher abzulehnen und unzulässig bei medizinischem Personal.

Schmuckstücke an den Unterarmen und Händen, z. B. Uhren, Ringe und Freundschaftsbänder, verhindern die sachgerechte Händedesinfektion und bergen somit ein Infektionsrisiko für Patienten und Personal. Zudem erhöht das Tragen von Ringen die Perforationsgefahr von Handschuhen (KRINKO 2016; TRBA 250 2018). Halsketten bergen ein Verletzungsrisiko, z. B. bei der Reinigung von Patienten, sowohl für die Patienten als auch für das Personal und sind daher vor dem Arbeitsbeginn abzulegen (Düllingen et al. 2013).

MERKE

Die Einhaltung der Individualhygiene liegt in der Eigenverantwortung eines jeden Mitarbeiters! Durch geeignetes persönliches Hygieneverhalten wird das Infektionsrisiko sowohl für die Patienten als auch für das Personal reduziert.

33.3.3 Händehygiene

Die Hände des Personals sind das häufigste Übertragungsvehikel von Erregern im Krankenhaus. Die konsequente Händehygiene ist daher eine wichtige Maßnahme, um das Übertragen von Erregern zu vermeiden. Voraussetzung für eine einwandfreie Händehygiene ist eine intakte saubere Haut mit kurzen, nicht lackierten Fingernägeln (KRINKO 2016). Schmutzige Fingernägel sind spätestens vor dem Anlegen der Berufskleidung zu reinigen.

Händewaschung

Ziel:

- Entfernung von Schweißrückständen und groben Verschmutzungen
- Entfernung von Bakteriensporen

Die Händewaschung ist keine Alternative zur hygienischen Händedesinfektion, da bei der Waschung die Keime nicht abgetötet, sondern lediglich durch den Abspülvorgang reduziert werden. Wegen der austrocknenden Wirkung und der geringeren Keimreduktion im Gegensatz zur Händedesinfektion ist eine Händewaschung nur in wirklich notwendigen Situationen durchzuführen und auf das nötigste zu beschränken.

Beispiele hierfür sind:

- Vor Arbeitsbeginn und ggf. zum Arbeitsende
- Sichtbare Verschmutzungen oder Verunreinigungen, z. B. mit Blut, Körpersekreten
- Nach Kontakt mit Patienten mit einer Clostridium-difficile-Infektion
- Nach dem Toilettengang

Grundsätze der Händewaschung:

- Räume unterhalb des Nagels sind besonders zu berücksichtigen, da diese große Teile der Handflora enthalten.
- Die Waschung erfolgt mit nach oben gerichteten Fingerspitzen und tiefer gelegenen Ellenbogen (Rekontamination der Hände vermeiden).
- Kaltes bis lauwarmes Wasser benutzen. Heißes Wasser lässt die Haut aufquellen und entfettet sie, was auf lange Sicht zu Hautirritationen führt.
- Seifenreste gründlich abspülen, da sie die Wirkung des Desinfektionsmittels beeinflussen.
- Hände mit keimarmen Einmaltüchern sorgfältig abtrocknen.
- Wegen Hautirritationen und der damit verbundenen höheren Erregerabgabe ist auf ein Bürsten der Hände und Unterarme zu verzichten.
- Die Waschdauer der Hände sollte nicht länger als 1 Min. betragen. Länger andauernde Händewaschungen sind wegen einer potenziellen Hautschädigung abzulehnen.
- Zwischen der Händewaschung und der chirurgischen Händedesinfektion muss ein Abstand von mind. 10 Min. eingehalten werden.

(KRINKO 2016)

MERKE

Ist zusätzlich zur hygienischen Händedesinfektion eine Händewaschung notwendig, wird diese, bis auf nachstehende Ausnahmen, nach der hygienischen Händedesinfektion durchgeführt.

- Stark verschmutzte Hände (z. B. mit Blut oder Körperausscheidungen) zunächst vorsichtig abspülen und dann gründlich waschen. Darauf

achten, dass die Berufskleidung und die Umgebung des Waschbeckens nicht kontaminiert werden.
- Bei punktueller Verunreinigung kann diese zunächst vorsichtig mit einem mit Desinfektionsmittel getränkten Tuch entfernt werden. Anschließend können die Hände desinfiziert werden.

Händedesinfektion

Die Haut wird im Rahmen der Händedesinfektion in zwei Hautfloren unterteilt, in die **transiente** und **residente** Hautflora. Ziel der Händedesinfektion ist es, Mikroorganismen der Hautflora zu eliminieren bzw. zu reduzieren (Düllingen et al. 2013 Kramer et al. 2016; Jassoy und Schwarzkopf 2018).

DEFINITION

Residente Hautflora → physiologische Hautflora: Mikroorganismen, die in der Regel fester Bestandteil der physiologischen Flora sind, z. B. *Staphylococcus epidermis, Micrococcus, Corynebacterium* – in tieferen Hautschichten.
Transiente Hautflora → nicht zur eigenen Hautflora gehörend: Mikroorganismen, die sich nur temporär und immer wieder in wechselnder Besetzung auf den oberen Hautschichten aufhalten (auch als **Anflugkeime** bezeichnet). Dies können Bakterien (inklusive nosokomiale Erreger), Pilze oder Viren sein. Bakterien und Hefepilze können eine bis mehrere Stunden, Viren 10 Min. bis mehrere Stunden überleben, z. B. *Staphylococcus aureus,* Bacillus-, Pseudomonas-, Enterobacteriaceae-Arten, Influenzaviren, Hefepilze (weitere Informationen: Kramer et al. 2016).

MERKE

Die **residente Hautflora** lässt sich weder durchs Händewaschen noch durch eine Händedesinfektion **komplett** entfernen.

Damit eine Händedesinfektion erfolgreich ist, müssen bestimmte Grundvoraussetzungen erfüllt werden. Hierzu zählen
- intakte Haut,
- saubere Hände,
- kurze und saubere Fingernägel,
- keine künstlichen oder gegelten Fingernägel,
- keine Schmuckstücke an Händen und Unterarmen.

Händedesinfektionsmittel

Mittel der Wahl zur hygienischen und chirurgischen Händedesinfektion sind Händedesinfektionsmittel (HDM) auf Alkoholbasis. Die eingesetzten Alkohole sind Isopropanol, Propanol oder Ethanol (Düllingen et al. 2013; AWMF 2016; www.rki.de/DE/Content/Infekt/Krankenhaushygiene/Kommission/Downloads/Haendehyg_Rili.html).

Die Auswahl des Desinfektionsmittels richtet sich nach der Wirksamkeit, der Verträglichkeit und der individuellen Hautverträglichkeit.

HDM mit medizinischer Zweckbestimmung sind im Sinne des § 2 Arzneimittelgesetz (AMG) Arzneimittel und bedürfen gemäß § 21 AMG einer Zulassung durch die zuständige Behörde (KRINKO 2016). Eigenschaften von Händedesinfektionsmitteln sind:
- **Bakterizid** = Abtötung von Bakterien
- **Fungizid** = Abtötung von Pilzen
- **Levurozid** = Abtötung von Hefepilzen wie z. B. Candida albicans
- **Begrenzt viruzid** = Abtötung von behüllten Viren (z. B. Herpes simplex, HIV)
- **Begrenzt viruzid Plus** = Abtötung von bestimmten unbehüllten Viren wie Adeno-, Noro- und Rotaviren
- **Viruzid** = Abtötung von allen behüllten und unbehüllten Viren wie z. B. Hepatitis-Viren, Papillomaviren, Polioviren

(KRINKO 2016; Düllingen et al. 2013; www.rki.de/DE/Content/Infekt/Krankenhaushygiene/Kommission/Downloads/Haendehyg_Rili.html)
HDM sind nur in sehr seltenen Fällen für die Ausbildung einer Kontaktallergie verantwortlich. Wichtige Hautfette werden zwar gelöst, aber nicht entfernt. Zudem bieten viele Desinfektionsmittel einen Hautschutz durch zugesetzte Feuchthaltesubstanzen sowie pflegende und rückfettende Zusatzstoffe. Darauf ist insbesondere bei der Auswahl der HDM zu achten. Ein Pflegeprodukt, z. B. Handcreme, sollte dennoch täglich Verwendung finden (KRINKO 2016; Düllingen et al. 2013; AWMF 2016).

MERKE

Alkoholische Händedesinfektionsmittel bekämpfen Viren, Bakterien und Pilze sowie Hefen. Nach Kontakt mit spezifischen Krankheitsbildern, z. B. Clostridium difficile, ist eine Händewaschung unabdingbar, um Bakteriensporen zu entfernen.

VORSICHT

Desinfektionsmittel dürfen unter **keinen** Umständen zusammengeschüttet oder vermischt werden!

Bei der Händedesinfektion wird zwischen der hygienischen und der chirurgischen Händedesinfektion unterschieden.

Hygienische Händedesinfektion

Bei der hygienischen Händedesinfektion wird die transiente Hautflora (nicht zur eigenen Hautflora gehörend) mit einem geeigneten Händedesinfektionsmittel abgetötet bzw. inaktiviert.
Ziel:
- Unterbrechung von Infektionsketten
- Prävention nosokomialer Infektionen

Die hygienische Händedesinfektion ist **die wichtigste Einzelmaßnahme zur Unterbrechung von Infektionsketten und dient der Prophylaxe von nosokomialen Infektionen.** Demnach sind Indikationen zur Händedesinfektion immer dann gegeben, wenn dadurch die Übertragung von potenziell pathogenen Erregern auf Patienten, Personal sowie Gegenstände und Oberflächen unterbrochen werden kann. Die hygienische Händedesinfektion dient somit nicht nur dem Patientenschutz, sondern auch dem Eigenschutz.

Aufgrund von Erkenntnissen zur Erregerübertragung über die Hände hat die WHO (World Health Organization) Indikationsgruppen, die sich auf 5 zentrale Risikosituationen für eine Erregerübertragung fokussieren, zusammengefasst. Die Indikationsgruppen geben dem Personal eine Hilfestellung, wann eine Händedesinfektion notwendig ist (➤ Abb. 33.17 und ➤ Tab. 33.11).

Des Weiteren hat eine hygienische Händedesinfektion immer in folgenden Situationen zu erfolgen:

- Vor dem Betreten der reinen Seite der Personalumkleide von OP-Bereichen, spätestens vor dem Anlegen der grünen Bereichskleidung.
- Vor Beginn der Tätigkeit im OP-Saal, idealerweise vor dem Saaleintritt.
- Nach jedem Toilettenbesuch.
- Nach Husten, Niesen oder Naseputzen.
- **Immer** vor und nach dem Benutzen von sterilen oder unsterilen Handschuhen: Beim Tragen von sterilen und unsterilen Handschuhen kann eine Kontamination der Hände durch unbemerkte Perforation im Handschuh oder während dem Ablegen erfolgen

(KRINKO 2016; Kramer et al. 2016).

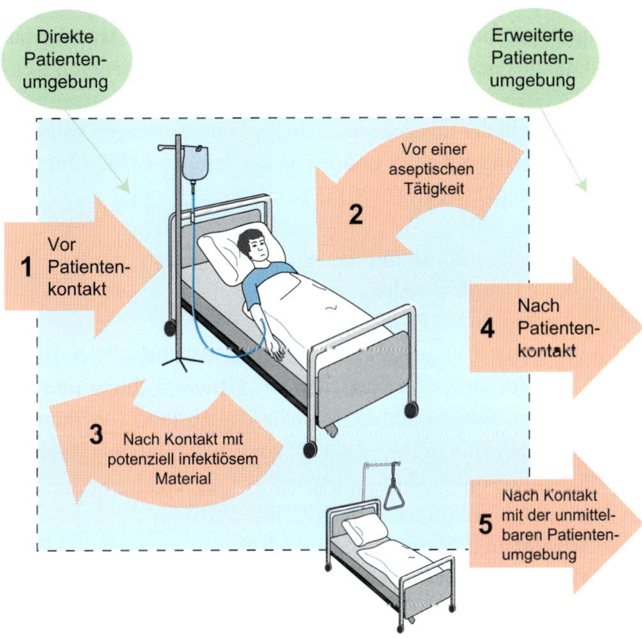

Abb. 33.17 Die 5 Indikationen der Händedesinfektion [L143]

Um eine Übertragung von potenziell pathogenen Erregern zu verhindern, ist die korrekte Durchführung der hygienischen Händedesinfektion unerlässlich.

Durchführung: Entnahme des Desinfektionsmittels möglichst mit dem Ellenbogen. Ausreichend Händedesinfektionsmittel, ca. 3–5 ml (2–3 Hübe), in die trockene hohle Hand geben, sodass alle Areale der Hand wie Fingerspitzen, Nagelfalze, Daumen, Fingerzwischenräume, Innen- und Außenfläche benetzt werden. Das Händedesinfektionsmittel gemäß Herstellerangaben, jedoch mindestens 30 s in die Hände, einschließlich Handgelenke, einreiben (➤ Abb. 33.18). Die Hände müssen während der gesamten Einwirkzeit feucht gehalten werden. Besonderes Augenmerk liegt auf den Hauptkontaktstellen und Erregerreservoiren wie **Fingerspitzen, Nagelfalzen** und **Daumen** (➤ Abb. 33.19). Im Falle eines direkten Kontakts der Unterarme mit dem Patienten oder kontaminierten Gegenständen sind diese ebenfalls mit in den Desinfektionsvorgang einzubeziehen.

➤ Abb. 33.18 stellt die Bewegungsabfolge der Prüfnorm DIN EN 1500 dar. Um Benetzungslücken zu vermeiden, muss die Bewegungsabfolge nicht zwingend eingehalten werden, da keine Unterschiede zwischen der Bewegungsabfolge bei der EN 1500 und bei einer selbst gewählten Einreibetechnik nachgewiesen werden konnten, wenn der Fokus auf die oben genannten Areale der Hand gelegt wird. Dennoch ist das Einhalten der Bewegungsabfolge, im Sinne eines Standards beim Erlernen der Technik durchaus sinnvoll (KRINKO 2016).

MERKE

Die hygienische Händedesinfektion ist die wirksamste Einzelmaßnahme zur Unterbrechung von Infektionsketten. Das Tragen von Handschuhen ersetzt nicht die hygienische Händedesinfektion, da in den Handschuhen kleine Mikroläsionen vorhanden sein könnten.

Tab. 33.11 Beispielsituationen mit Indikationen zur hygienischen Händedesinfektion[1]

Wann?	Warum?	Beispielsituation
Vor Patientenkontakt	Um den Patienten vor einer Keimübertragung zu schützen	Waschen des Patienten, Puls, Blutdruck und Temperatur messen, vor dem Einschleusen in den OP-Bereich, vor dem Lagern des Patienten
Vor aseptischen Tätigkeiten	Um den Patienten vor einer Keimübertragung zu schützen und zu vermeiden, dass patienteneigene Keime in den Körper gelangen	Vor invasiven Eingriffe wie dem Legen eines Venenzugangs, dem Legen eines Blasenkatheters, Injektionen, Punktionen, vor dem Richten und Öffnen des Sterilguts, vor dem Verbandwechsel
Nach Kontakt mit potenziell infektiösen Materialien	Um sich selbst, die Umgebung und weitere Patienten vor einer Keimübertragung zu schützen	Nach Kontakt mit Schleimhäuten, Ausscheidungen, Körperflüssigkeiten, Sekreten, Umgang mit Blut, Entfernen von Verbänden, nach der Versorgung von Abstrichen, Schnellschnitten, Histologien, nach Manipulationen an Drainagen, Kathetern, Saugerbeuteln
Nach Patientenkontakt	Um sich selbst, die Umgebung und weitere Patienten vor einer Keimübertragung zu schützen	Waschen des Patienten, Puls, Blutdruck und Temperatur messen, nach dem Entpositionieren des Patienten, nach dem Ausschleusen des Patienten aus dem operativen Bereich
Nach Kontakt mit der unmittelbaren Patientenumgebung	Um sich selbst, die Umgebung und weitere Patienten vor einer Keimübertragung zu schützen	Wechsel der Bettwäsche, Einstellen der Infusion/Tropfenzähler, Kontakt zum Bett, Nachtkästchen, nach Kontakt zu Positionierungsmaterialien, zum Beatmungsgerät, zur Patientendecke/Wärmedecke

[1] Nach: KRINKO 2016; Aktionsbündnis Patientensicherheit 20 online

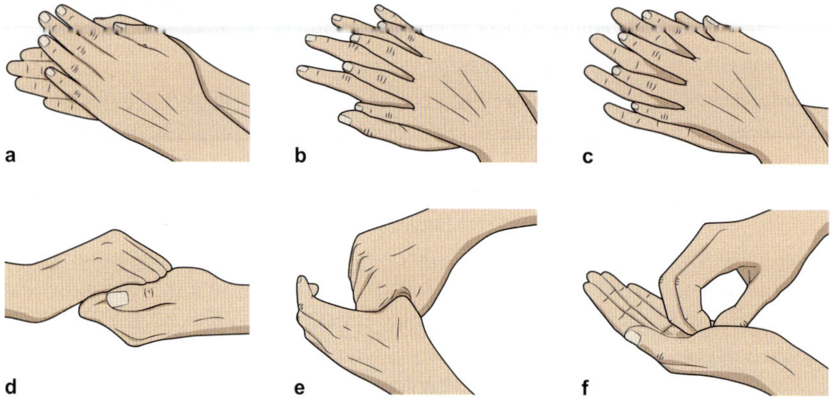

Abb. 33.18 Schritte der hygienischen Händedesinfektion [L264]
a Etwa 3–5 ml (2–3 Hübe) in die Handfläche geben und die Hände aneinanderreiben, **b** Linke Hand über den rechten Handrücken legen und Fingerzwischenräume benetzen. Vorgang für die linke Seite wiederholen, **c** Handinnenfläche auf Handinnenfläche legen und die Fingerzwischenräume der rechten und linken Hand, von innen benetzen, **d** Mit Greifgriff die Hände ineinandergreifen und Fingeraußenseite an Handinnenfläche reiben, **e** Linken Daumen mit der rechten Hand umschließen und mit kreisenden Bewegungen das Desinfektionsmittel sorgfältig einreiben. Vorgang für den rechten Daumen wiederholen, **f** Fingerkuppen der linken Hand mit kreisenden Bewegungen in der Handinnenfläche benetzen. Vorgang für die rechte Seite wiederholen.

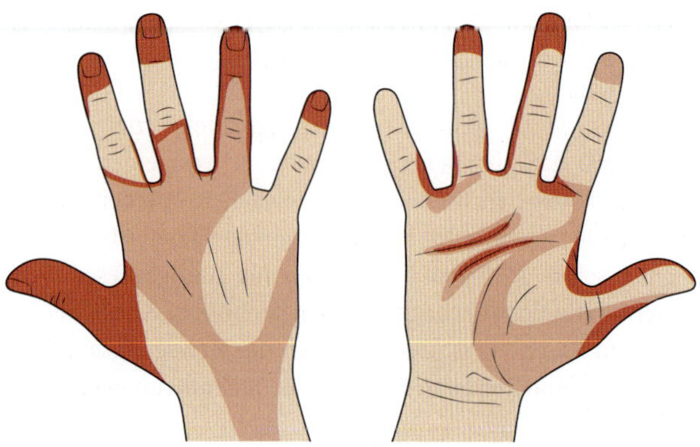

Abb. 33.19 Häufig vernachlässigte Hautareale bei der Händedesinfektion. Besonderes Augenmerk liegt auf Fingerspitzen, Nagelfalzen, Daumen! [L264]

Gründe, die zu einer fehlerhaften Händedesinfektion führen:
- Zu wenig Desinfektionsmittel
- Einwirkzeit nicht eingehalten
- Benetzungslücken nicht beachtet
- Falsches Desinfektionsmittel verwendet
- Schmuck an den Händen oder Unterarmen
- Nagellack, künstliche Nägel
- Nicht intakte Haut

PRAXISTIPP

Unter folgendem Link finden Sie ein „5-Momente-E-Learning-Tool" zur Händehygiene. In diesem Tool sind Lernsituationen mit typischen Tätigkeiten, welche eine Händedesinfektion erfordern, eingebaut. Das E-Learning-Tool ist als Fortbildungsmaßnahme von der „Registrierung für berufliche Pflegende" anerkannt:
www.hartmann-science-center.com/de-de/hygiene-knowledge/hand-hygiene/hand-disinfection/five-moments-for-hand-hygiene.

Chirurgische Händedesinfektion

Die chirurgische Händedesinfektion, umgangssprachlich „sich waschen", wird vor jedem chirurgischen Eingriff von allen Mitarbeitern mit direktem Kontakt zum Operationsfeld sowie bei Eingriffen mit gleichen Anforderungen an die Asepsis wie eine Operation, durchgeführt. Sie soll neben der Eliminierung der **transienten** Hautflora die **residente** Hautflora für die Dauer der Operation weitgehend reduzieren. Dadurch wird im Falle einer Handschuhperforation die Anzahl der Erreger, welche in die Wunde gelangen könnten, möglichst gering gehalten und somit das Infektionsrisiko für den Patienten gesenkt (KRINKO 2016).

Ziel:
- Transiente Hautflora eliminieren
- Residente Hautflora reduzieren
- Infektionsrisiko für Patienten senken

Die präoperative Händewaschung ist kein Bestandteil der chirurgischen Händedesinfektion. Zwischen der Händewaschung und der chirurgischen Händedesinfektion sollte ein Abstand von mindestens 10 Min. liegen. Kürzere Abstände können die Wirkung von Desinfektionsmittel durch Verdünnungseffekt aufgrund der Restfeuchte an den Händen beeinträchtigen (KRINKO 2016).

Durchführung: Desinfektionsmittelspender mit dem Ellenbogen betätigen. Das Desinfektionsmittel zunächst in die hohle Hand geben und großflächig über beide Hände verteilen. Anschließend die Unterarme bis zum Ellenbogen benetzen. Durch eine eingeübte Einreibetechnik das Desinfektionsmittel in die Hände und Unterarme einreiben. Hautareale für die deklarierte Einwirkzeit von 1,5–3 Min., in Abhängigkeit vom Präparat und dem individuellen Hygieneplan, mit dem Desinfektionsmittel feucht halten. Hierbei ist eine mehrmalige Entnahme des Desinfektionsmittels notwendig.

Bei einer Einwirkzeit von 90 Sek. hat sich folgende **10-10-70-Regel** bewährt:
- 10 Sek. werden großflächig beide Hände bis Handschuhlänge mit Desinfektionsmittel benetzt.
- 10 Sek. werden die Unterarme bis zum Ellenbogen desinfiziert.
- 70 Sek. werden ausschließlich die Hände bis zu den Handgelenken desinfiziert.

Bei einer Einwirkzeit von 1, 3 oder 5 Min. ist die **10-10-70-Regel** dementsprechend anzupassen und ggf. sind die einzelnen Schritte zu verlängern.

Grundsätze einer erfolgreichen chirurgischen Händedesinfektion:
- Während der gesamten Einwirkzeit ist das Desinfektionsareal feucht zu halten, eine häufige Aufnahme von Desinfektionsmittel ist daher indiziert.

- Besonderes Augenmerk auf Fingerkuppen, Nagelfalze und Fingerzwischenräume legen.
- Hände über Ellenbogenniveau halten.
- Darauf achten, dass während des Desinfektionsvorgangs keine Hautareale, welche nicht desinfiziert wurden, z. B. Hautareal oberhalb des Ellenbogens, berührt werden.

Vor dem Anziehen der sterilen Handschuhe müssen die Hände trocken sein.

Wichtig: nicht abtrocknen oder schütteln, sondern mittels Einreiben des Desinfektionsmittels eine Trocknung erreichen. Dies verringert die Perforationsgefahr der Handschuhe und reduziert das Irritationsrisiko der Haut. Des Weiteren wird die Wirksamkeit des Desinfektionsmittels bei 1 Min. Lufttrocknung signifikant verbessert (KRINKO 2016).

VORSICHT

Bei Nagelbettverletzungen oder Entzündungsprozessen an den Händen ist eine Durchführung der Operation abzulehnen, da es Nachweise für Infektionen infolgedessen gibt. Bei kleinen Verletzungen oder nichtentzündlichen Veränderungen kann die Operation mit zwei Paar Handschuhen durchgeführt werden (KRINKO 2016).

Hautschutz und Hautpflege

Die intakte Haut der Hände ist eine Voraussetzung für eine erfolgreiche Händedesinfektion. Hautschäden wie kleine Risse können als Eintrittspforten für Infektionserreger und zum Erregerreservoir werden und bergen somit ein erhöhtes Infektionsrisiko, sowohl für den Patienten als auch für den Betroffenen selbst. Ist die Haut beschädigt, ist die Bereitschaft zur Desinfektion gering, da es brennt und schmerzt.

Bei der Hautpflege unterscheidet man in

- **Hautschutzpräparate** und
- **Hautpflegepräparate.**

Hautschutzpräparate schützen vor Hautirritationen. **Hautpflegepräparate** unterstützen die Regeneration der Haut. Geeignet sind Präparate mit dermatologisch nachgewiesener Wirksamkeit und Produkte ohne Duft- und Konservierungsstoffe (Sensibilisierung).

Aufgrund der erhöhten Hautbelastung durch das fortwährende Desinfizieren und Waschen der Hände sind Hautschutz- und -pflegemittel regelmäßig am Dienstende und in der Freizeit zu verwenden. Werden Hautschutz- oder -pflegepräparate während der Arbeit aufgetragen, ist darauf zu achten, dass diese die Wirkung von Desinfektionsmitteln nicht beeinträchtigen. Daher ist eine Anwendung in Arbeitspausen und nach Arbeitsende zu empfehlen.

Aus hygienischen Gründen ist die Verwendung von Hautschutz- und -pflegemitteln aus Gemeinschaftsdosen nicht erlaubt. Besser geeignet sind hierfür Tuben. Bei der Verwendung ist wegen der mikrobiellen Kontamination ein Rücksog des ausgedrückten Strangs zu vermeiden. Der Arbeitgeber ist verpflichtet geeignete Hautschutz- und -pflegemittel zur Verfügung zu stellen. Hierbei ist der betriebsinterne Hautschutzplan zu beachten (KRINKO 2016; Düllingen et al. 2013).

Handlungen, die das Risiko einer Hautschädigung minimieren:

- Hände eher desinfizieren statt waschen.
- Waschlotionen gründlich abspülen, da Reste die Haut belasten.
- Hände nur mit kaltem bis lauwarmem Wasser waschen. Sehr warmes oder heißes Wasser lässt die Haut aufquellen und trocknet sie aus.
- Hände sorgfältig abtrocknen.
- Hautpflegeprodukte regelmäßig (täglich) verwenden.
- Bei Reinigungs- und Desinfektionsarbeiten Schutzhandschuhe tragen.
- Handschuhe nicht mit feuchten Händen anziehen (Hände können nicht trocknen, Hornschicht quillt auf, Empfindlichkeit für Hautschäden ist erhöht).
- Handschuhe nur so lange wie nötig tragen.

Durchführung: Hautschutz- oder -pflegepräparate immer in saubere und trockene Hände einreiben. Eine kleine Menge Pflegepräparat auf den Handrücken geben. Anschließend mit Handrücken auf Handrücken die Pflegelotion einreiben. Fingerzwischenräume, Nagelfalze und Fingerkuppen nicht vergessen. Am Ende das Mittel mit Waschbewegung in die Handinnenfläche einreiben. Wird diese Reihenfolge eingehalten, erfolgt die Hautpflege in erster Linie an den Stellen, wo es am meisten benötigt wird (orochemie 2016).

MERKE

Hautveränderungen wie Juckreiz oder Ekzeme sind ein Hinweis auf eine allergische Reaktion und unverzüglich durch den Betriebsarzt oder Dermatologen abzuklären.

PRAXISTIPP

Reflektieren Sie die Häufigkeit der Händewaschung und der Desinfektion im Berufsalltag. Bedenken Sie, dass die Händedesinfektion wesentlich effektiver und hautschonender ist.

33.3.4 Arbeits-, Berufs-, Bereichs- und Schutzkleidung

Bei der **Arbeitskleidung** handelt es sich um eine Kleidung, die anstelle oder in Ergänzung der Privatkleidung während der Arbeitszeit getragen wird. In medizinischen Einrichtungen ohne besondere Hygieneanforderungen, wie z. B. in der Psychiatrie, kann die Arbeitskleidung identisch mit der Privatkleidung sein. Diese ist dennoch nur in der Einrichtung zu tragen. Geeignet sind Kurzarm-T-Shirt und Hose aus Baumwolle oder Baumwollmischgewebe. Ein Wechsel findet in der Regel alle 2 Tage statt. Bei Tätigkeiten mit einer Kontaminationsgefährdung, wie z. B. Blutentnahme, muss eine Schutzkleidung getragen werden. Im Falle einer unerwarteten Kontamination, z. B. mit Blut oder Ausscheidungen, muss sie vom Arbeitgeber aufbereitet werden (TRBA 250 2018; Düllingen et al. 2013; Jassoy und Schwarzkopf 2018; DHKH 2016).

Die **Berufskleidung** ist eine berufsspezifische Kleidung und soll Mitarbeiter als solche kenntlich machen. Diese zählt laut TRBA 250 zur Arbeitskleidung. Berufskleidung ist in der Regel im Krankenhaus weiß. Sie besteht aus Kurzarm-Kasack und Hose und wird vom

Arbeitgeber gestellt (➤ Abb. 33.20). Die Häufigkeit des Wechsels ist abhängig von den individuellen Gegebenheiten des Arbeitsplatzes, in der Regel alle 2 Tage, bei Kontamination sofort. Als Material kommen Baumwolle und Baumwollmischgewebe zur Anwendung (DHKH 2016). Diese halten die erforderliche Aufbereitung bei 60–90 °C aus (TRBA 250 2018; Düllingen et al. 2013).

Die Berufskleidung wird vom OP-Personal von der sog. **weißen Umkleide** bis zur **grünen OP-Umkleide (Personalschleuse in die OP-Abteilung)** oder in der Pause, wenn diese außerhalb der OP-Abteilung stattfindet, getragen.

Die **Bereichskleidung** ist eine bereichsgebundene Kleidung, die nur in Funktionsbereichen, wie z. B. im OP oder auf Intensivstation, getragen wird. Diese ist im Gegensatz zur Berufskleidung farblich (häufig: OP = grün, Intensivstationen = blau) gekennzeichnet und darf nur innerhalb der Funktionsbereiche getragen werden. Ausnahme ist **immer** die Notfallsituation. Als Material kommen Baumwollmischgewebe oder Microfaser zur Anwendung. Der Wechsel erfolgt täglich, bei Kontamination sofort und bei Durchschwitzen, z. B. nach dem Tragen der Bleischürze, sobald möglich (➤ Abb. 33.20b). Sonderregelung Kleidungswechsel nach dem Toilettengang – s. interner Hygieneplan. Für Allergiker gibt es die Möglichkeit, die Bereichskleidung als Einwegkleidung aus Vlies zu tragen (➤ Abb. 33.20c; Düllingen et al. 2013; DGKH 2016; Jassoy und Schwarzkopf 2018).

Funktion der OP-Bereichskleidung ist vor allem die **Verhinderung einer Erregerverschleppung** vom OP-Trakt nach draußen und umgekehrt (KRINKO [c] 2018). Die OP-Bereichskleidung umfasst

- Kasack,
- Hose,
- OP-Haube und
- OP-Schuhe.

MERKE

Durchgeschwitzte Kleidung bietet nicht den erforderlichen Schutz vor Erregern und muss baldmöglichst gewechselt werden.

Die OP-Bereichskleidung sollte

- zweckmäßig geschnitten sein und somit die erforderliche Bewegungsfreiheit, die z. B. beim Positionieren des Patienten benötigt wird, zulassen.
- atmungsaktiv, feuchtigkeitsaufsaugend und antistatisch sein. Besonders geeignet sind Mischgewebe, z. B. 65 % Polyester und 35 % Baumwolle.
- bei hohen Temperaturen (60–90 °C) oder mit desinfizierenden Verfahren waschbar sein.
- kurzärmlig sein, da lange Ärmel eine korrekte Händedesinfektion behindern und durch das Streifen über verschmutzte Stellen ein Kontaminationsrisiko darstellen.
- hautfreundlich und nicht allergieauslösend sei.
- die Hygiene gewährleisten.
- eine geringe Partikelabgabe haben.
- wirtschaftlich sein durch lange Haltbarkeit.
- in ausreichender Stückzahl zur Verfügung stehen, damit sie im Falle einer Kontamination gewechselt werden kann.

(Düllingen et al. 2013).

OP-Haube: In den OP-Bereichen wird immer ein Haarschutz getragen. Indikation hierfür ist der Patienten- und Personalschutz.

- **Patientenschutz:**
  - Vor dem Herabfallen von Haaren und Haarschuppen in die OP-Wunde während der Operation
  - Kontaminationsschutz von Medizinprodukten beim Vorbereiten und Richten
- **Personalschutz:** vor Kontamination mit organischem Material. Bei septischen Operationen wird das Tragen von zwei Hauben empfohlen. Hier hausinterne Vorgaben beachten!

OP-Hauben sind Einmalartikel aus Vliesstoffen und werden nach Beendigung der Tätigkeit gemäß Abfallschlüssel entsorgt. Bei Kontamination erfolgt sofort ein Wechsel. OP-Hauben als Mehrwegartikel sind in operativen Bereichen nicht zulässig, da sie die Anforderungen der Hygiene nicht erfüllen (s. interner Hygieneplan).

Anforderung an die OP-Haube:

- Nicht allergienauslösend, z. B. Latexallergie
- Flüssigkeitsabweisend
- Haarundurchlässig
- Atmungsaktiv, hohe Luftdurchlässigkeit
- Mehrere Größen und Formen für Kurzhaar, Langhaar, Bartträger (Beispiele ➤ Abb. 33.21)

(DGKH 2016; KRINKO [c] 2018).

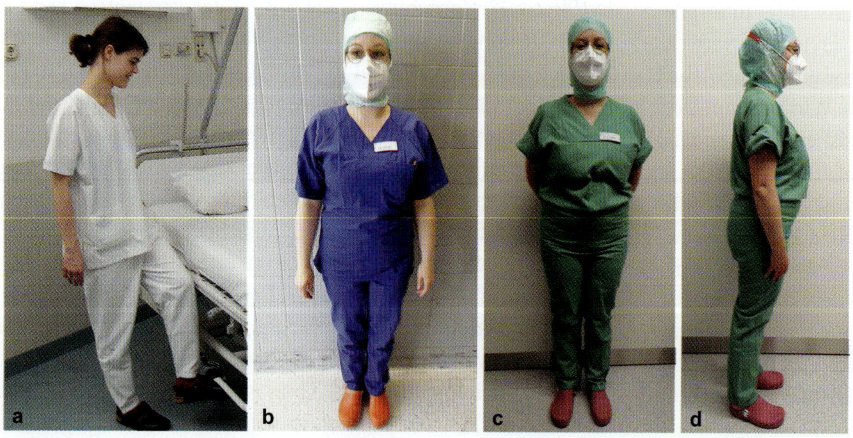

Abb. 33.20 Berufs- und Bereichskleidung: **a** Berufskleidung weiß [K115], **b** OP-Bereichskleidung blau [P1301], **c** und **d** OP-Bereichskleidung grün [P1301]

33

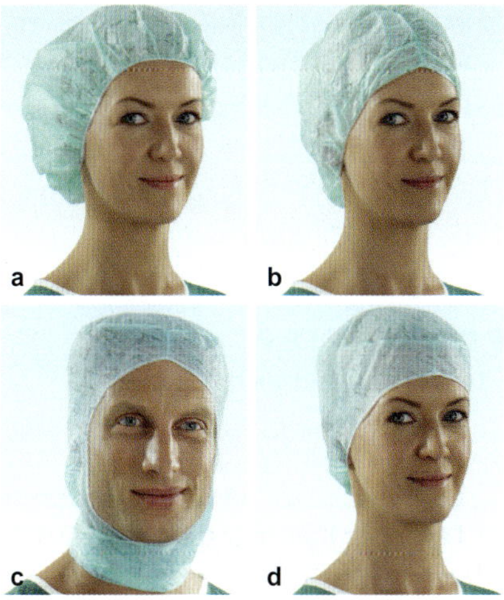

Abb. 33.21 Verschiedene OP-Hauben-Modelle: **a** Schwesternhaube/Baretthaube Sentinex®, **b** Haube Fancy Sentinex®, **c** Astrohaube mit Schweißband Sentinex®, **d** Haube Trend Sentinex® [U403]

MERKE

- Haare sind stets mit residenten und transienten Keimen besiedelt.
- Auch bei Haarlosigkeit muss eine Kopfhaube getragen werden, da diese eine Kontamination des Patienten mit Hautschuppen verhindert.
- Die Kopfhaube kann nur dann ihre Funktion erfüllen, wenn alle Kopfhaare vollständig bedeckt sind.

VORSICHT

Das Gummiband in den OP-Hauben kann Latex enthalten (s. Herstellerangaben). Dies erfordert besondere Aufmerksamkeit bei Patienten mit Latexallergie, da alle Patienten beim Einschleusen in den OP eine OP-Haube aufgesetzt bekommen.

Der Kopf- und Haarschutz (Kopfhaube) zählt in einigen Krankenhausbereichen, z. B. auf Station, zur Schutzkleidung.

OP-Schuhe: Das Tragen geeigneter Schuhe verhindert Arbeitsunfälle. Der Arbeitgeber ist verpflichtet darauf zu achten, dass seine Mitarbeiter geeignetes Schuhwerk tragen. Im OP-Bereich werden die Schuhe vom Arbeitgeber zur Verfügung gestellt (➤ Abb. 33.22). Anforderungen an OP-Schuhe:

- Sie müssen bequem sein und dem Träger einen sicheren Halt bieten.

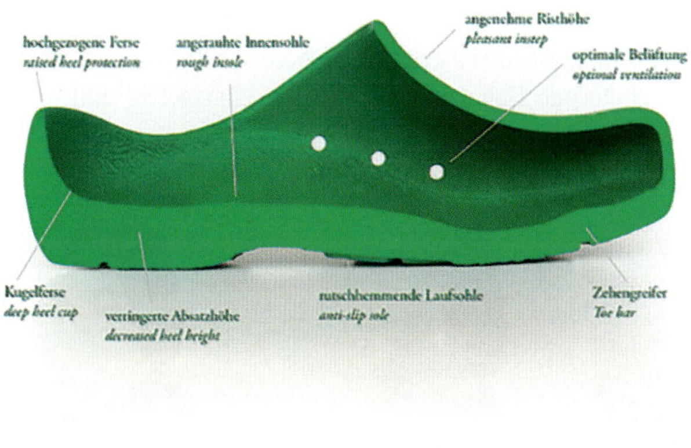

Abb. 33.22 OP-Schuhe. Eigenschaften: Bis 90 °C wasch- und desinfizierbar, maschinelle Reinigung möglich, antistatisch, rutschhemmende Sohle, mit und ohne Fersenriemen [V1005]

- Sie müssen vor Kontaminationen durch Flüssigkeiten und vor Verletzungen schützen.
- Sie müssen vorn geschlossen sein, den Fuß ganz umschließend und eine rutschhemmende Sohle haben.
- Sie müssen antistatisch und atmungsaktiv sein und ein angenehmes Fußklima ermöglichen.
- Das Obermaterial muss eine effiziente Reinigung ermöglichen (glatte Oberfläche ist von Vorteil), beständig gegen Desinfektionsmittel sein, Perforationsbeständig gegen spitze Gegenstände, flüssigkeitsabweisend sowie wasch- und desinfizierbar (maschinelle Aufbereitung, mind. 60 °C und max. 90 °C) sein.
- Sie müssen ein vorgeformtes Fußbett mit optimaler Dämpfung zur Entlastung von Bandscheiben, Bewegungsapparat und Gelenken haben. Sie sollen zudem ein ermüdungsfreies Gehen und Stehen ermöglichen.
- Die Absätze sollten breit und maximal 2 cm hoch sein. Dadurch wird das Gewicht gleichmäßig auf den gesamten Fuß verteilt. Höhere Absätze hingegen verhindern eine gleichmäßige Verteilung des Gewichts auf den Fuß und beeinträchtigen die Körperhaltung, was wiederum zu Belastung der Wirbelsäule und des Bewegungsapparates führt.

(BGW 2013; DGKH 2016; Düllingen et al. 2013; Jassoy und Schwarzkopf 2018; KRINKO (c) 2018].

Bei der **Schutzkleidung** handelt es sich um eine Kleidung, die dazu bestimmt ist, die Arbeits-, Berufs- oder Bereichskleidung vor einer schädigenden Einwirkung oder Kontamination durch biologische Arbeitsstoffe zu schützen (TRBA 250 2018). Sie bildet somit eine mechanische Barriere zwischen dem Träger und seiner Umgebung und **verhindert** dadurch die **Verbreitung von Krankheitserregern.** Die Schutzkleidung wird auch als persönliche Schutzausrüstung (PSA) bezeichnet und muss vom Arbeitgeber in ausreichender Stückzahl zur Verfügung gestellt werden (TRBA 250 2018; Jassoy und Schwarzkopf 2018; Düllingen et al. 2013).

Je nach Tätigkeit und Arbeitsbereich kann sich die Schutzkleidung aus unterschiedlichen Komponenten zusammensetzen. Beispiele für Schutzkleidung sind

- Schutzhandschuhe,
- Augenschutz,
- Mund-Nasen-Schutz (MNS) bzw. Atemschutz,
- langärmliger Schutzkittel und
- (Plastik-)Schutzschürze.

Bei der Schutzkleidung lassen sich drei Schutzfunktionen unterscheiden:

1. Schutz des Personals vor Erregern des Patienten, z. B. Tragen einer Schutzschürze bei der Körperpflege, Tragen von Handschuhen bei der Blutentnahme.
2. Schutz des Patienten vor den Erregern des Personals, z. B. im OP durch das Tragen von Mund-Nasen-Schutz oder eines sterilen OP-Kittels.
3. Schutz des Patienten vor Erregern anderer Patienten. Dies erfolgt indirekt, indem durch das Tragen der Schutzkleidung durch das Personal die Keimverbreitung verhindert wird.
   (Jassoy und Schwarzkopf 2018; Düllingen et al. 2013)

Im OP-Bereich unterscheiden wir sterile und unsterile Schutzkleidung:

- **Unsterile Schutzkleidung beinhaltet:** Mund-Nasen-Schutz, unsterile Handschuhe, langärmliger Schutzkittel, Plastikschürze, Schutzbrille, Mund-Nasen-Schutz mit Schirm, Atemschutzmasken, eventuell Gummistiefel in der Urologie bei spezifischen Operationen (siehe TUR-B und TUR-P)
- **Sterile Schutzkleidung beinhaltet:** OP-Kittel (flüssigkeitsabweisend bzw. -dicht), sterile Handschuhe

PRAXISTIPP

Im Hygieneplan befinden sich genaue Informationen darüber, wann welche Schutzkleidung zu tragen ist. Sind Schutzmaßnahmen nicht aufgeführt, kann eine Hygienefachkraft weitere Auskunft geben.

Mund-Nasen-Schutz

Der Mund-Nasen-Schutz (MNS) gehört zur Schutzkleidung. Indikationen für das Tragen sind:

- Patientenschutz: vor der Verbreitung von Tröpfchen aus dem Mund und Nasenbereich des Personals.
- Personalschutz bzw. Schutz des Trägers:
  - Vor Spritzern mit Körperflüssigkeiten des Patienten
  - Vor Berührung des Gesichtes mit kontaminierten Händen

Dieser besteht in der Regel aus einem dreilagigen Vlies und ist vor allem in Bereichen wie Sterilgutfluren (Flure oder Räume, in welchen die Sterilgutlagerung erfolgt), Waschräumen und OP-Sälen zu tragen (s. krankenhausinterner Hygieneplan). Die Innenseite ist **feuchtigkeitsaufsaugend** und die Außenseite **flüssigkeitsabweisend.** Beim Tragen müssen der Mund und die Nase vollständig bedeckt sein. Bartträger müssen einen passenden MNS auswählen, evtl. müssen Sie 2 MNS tragen, um den Bart in Kombination mit der richtigen Haube vollständig zu bedecken.

Ein Wechsel wird empfohlen:

- Nach 2 Std. Tragezeit (wenn möglich) bzw. nach jeder Operation
- Bei vielem Sprechen nach 30 Min.
- Bei Verschmutzung und Durchfeuchtung sofort

MERKE

Häufige Hygienefehler im Umgang mit dem MNS

- Manipulation im MNS-Bereich ohne anschließende Händedesinfektion
- Runterhängen der Maske
- Wiederaufsetzen der herunterhängenden Maske
- Absetzen und Aufsetzen des MNS ohne anschließende Händedesinfektion

(AWMF [a] 2011; Düllingen et al. 2013; Jassoy und Schwarzkopf 2018; TRBA 250 2018)

PRAXISTIPP

Korrektes Aufsetzen des MNS

1. Nasenclip formen. OP-Maske auf dem Gesicht platzieren. Dabei Mund und Nase vollständig bedecken.
2. Obere Bindebänder am Hinterkopf sicher verknoten.
3. Untere Bindebänder im Nacken sicher verknoten.
4. OP-Maske vollständig entfalten (➤ Abb. 33.23).

MERKE

Auf engen Sitz der Mund-Nasen-Schutzmaske achten, um den Luftaustritt zu minimieren! Nur so kann der MNS sicher seine Schutzfunktion erfüllen (➤ Abb. 33.23).

Technik der Maskenabnahme und beim Maskenwechsel:

- Durch seitlichen Zug werden zuerst die unteren und dann die oberen Haltebänder zerrissen.
- Maske direkt in den Abfall entsorgen. Nicht in der Hand zerknüllen, nicht mit den Fingern in die Innenseite greifen.
- Hygienische Händedesinfektion durchführen.
- Erfolgt ein Maskenwechsel, dann jetzt neue Maske aufsetzen, anschließend hygienische Händedesinfektion.

MERKE

Benutzte Maske nicht in die Jackentasche stecken!

Atemschutzmasken: FFP (Filtering Face Piece)-Masken

Um die Beschäftigten vor einer Tröpfcheninfektion durch aerogen übertragbare Infektionserreger zu schützen, reicht das Tragen bzw. die Filterfunktion des MNS nicht aus. Hierfür müssen partikelfilternde Halbmasken (Filtering Face Piece= FFP) getragen werden. Partikelfilternde Halbmasken sind Atemschutzgeräte und werden

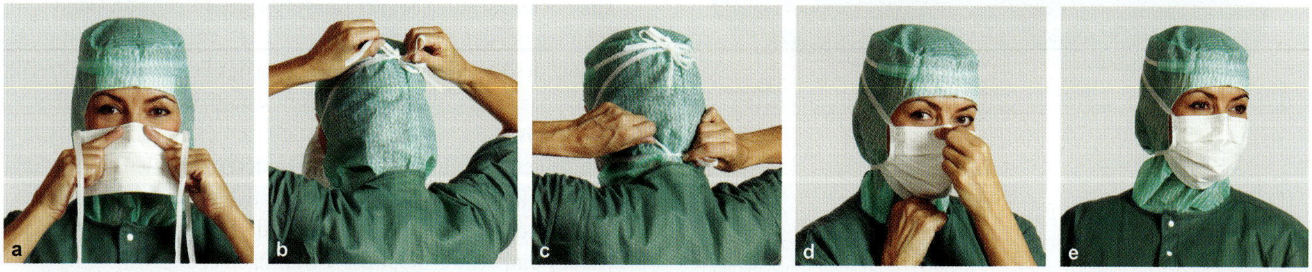

Abb. 33.23 Korrektes Aufsetzen des MNS [U349]

nach der DIN EN 149 geprüft und in die Geräteklassen FFP1–3 eingeteilt. Mindestrückhaltevermögen der FFP-Masken:

- FFP1 80 %
- FFP2 94 %
- FFP3 98 %

Oder andersrum FFP-Masken haben eine nach innen gerichtete Leckage (Gesamtleckage) von:

- FFP1 max. 22 %
- FFP2 max. 6 %
- FFP3 max. 2 %

Demnach weisen FFP1-Masken die geringste und FFP3-Masken die größte Schutzwirkung auf. Je höher die Schutzwirkung, umso stärker der Atemwiderstand. Dadurch kann bei längerem Tragen, schwerer körperlicher Arbeit und/oder schlechten Luftverhältnissen eine FFP-Maske anstrengend werden. Zur Reduktion des Atemwiderstands werden die Masken auch mit Ausatemventil angeboten und sind bevorzugt einzusetzen (➤ Abb. 33.24a, b). Für die Schutzwirkung ist der Dichtsitz der Maske entscheidend. Bartträger sind darauf hinzuweisen, dass durch den Bart der Dichtsitz der FFP-Maske nicht gewährleistet ist und somit die erwartete Schutzwirkung nicht erreicht werden kann. Im Gegensatz zum MNS ist beim Abnehmen der FFP-Maske darauf zu achten, dass diese **nicht von außen** angefasst wird und die äußere Oberfläche nicht mit Mund, Nase oder Schleimhäuten in Berührung kommt. Um eine Kontamination der Hände zu vermeiden, sind beim Ablegen des Atemschutzes Handschuhe zu tragen und anschließend sofort die Hände zu desinfizieren. (©MF [c] 2016; TRBA 250 2018]

MERKE

Der MNS dient in erster Linie dem Patientenschutz, FFP-Masken werden in erster Linie zum Eigenschutz getragen. Die Schutzwirkung erfolgt beim MNS von innen nach außen, und bei FFP-Masken von außen nach innen.

Augen- und Gesichtsschutz

Besteht die Gefahr des Verspritzens mit potenziell infektiösen Materialien oder Flüssigkeiten, ist laut TRBA 250 ein geeigneter Augenschutz zu tragen. Beispielsweise können dies Tätigkeit sein wie:

- Operative Eingriffe, z. B. in der Gefäßchirurgie, Orthopädie, Unfallchirurgie und Zahnmedizin
- Punktionen von Arterien
- Intubationen, Extubation, endotracheales Absaugen
- Reinigung kontaminierter Instrumente von Hand oder mit Ultraschall

Als Augen- bzw. Gesichtsschutz sind geeignet (➤ Abb. 33.25):

- Bügelbrille mit Seitenschutz
- Mund-Nasen-Schutz mit Visier (4-lagig, entspricht in etwa der Filterfunktion einer FFP1-Maske)
- Gesichtsschutzschilde

(TRBA 250 2018; Lohmann und Rauscher 2018)

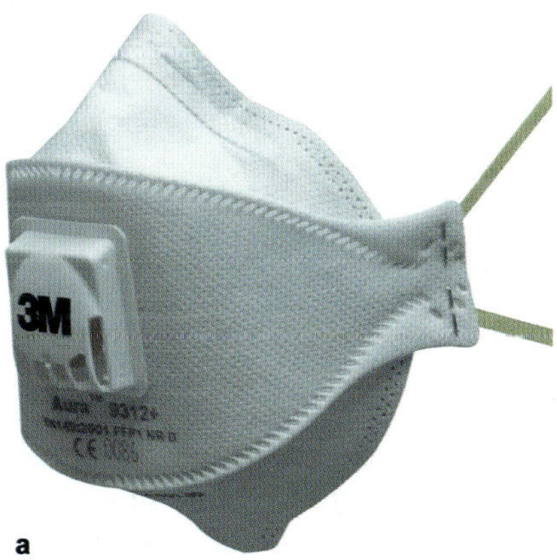

a

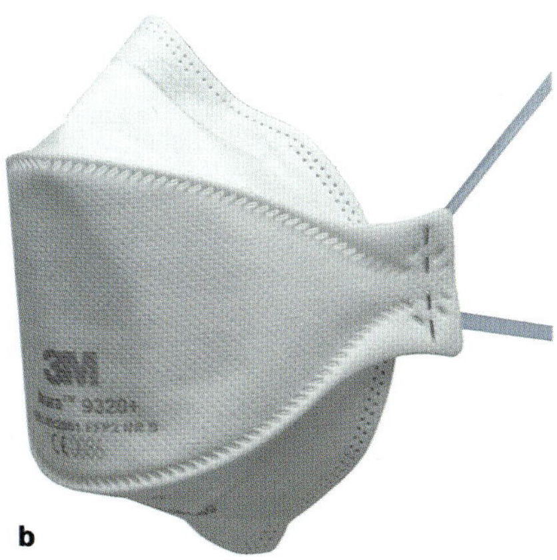

b

Abb. 33.24
a Atemschutzmaske mit Ausatemventil,
b Atemschutzmaske ohne Ausatemventil [V072]

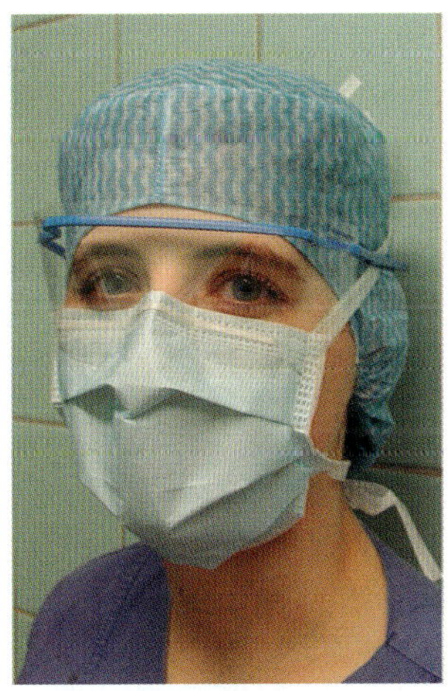

a

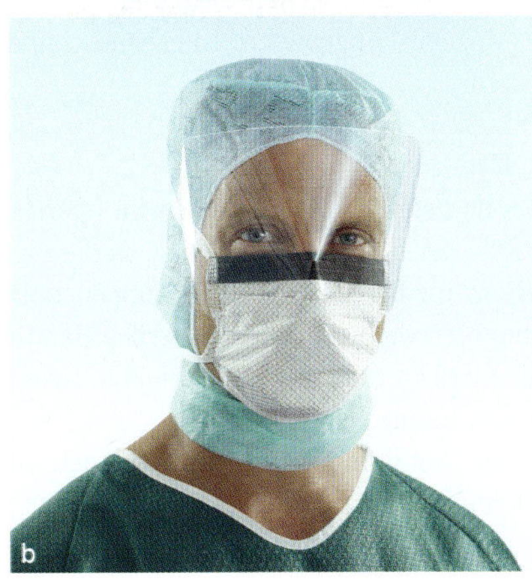

b

Abb. 33.25 Augen- und Gesichtsschutz: **a** Schutzbrille mit Seitenschutz, **b** Mund-Nasen-Schutz mit Visier [M161/U403]

Handschuhe

Neben der hygienischen Händedesinfektion gehört das Tragen von Handschuhen zu den wichtigsten Maßnahmen im Rahmen der Infektionsprophylaxe. Sie werden neben dem Schutz vor Chemikalien, Reinigungs- und Desinfektionsmittel oder anderen Gefahrstoffen vor allem bei Tätigkeiten getragen, bei denen ein Kontakt mit Körperflüssigkeiten, Körpersekreten oder Ausscheidungen besteht. Im Praxisalltag sind dies u. a. Tätigkeiten wie Blutabnahme, Verbandwechsel, Versorgung bzw. Entfernung von Drainagen, Operieren, Legen eines Blasenkatheters, Reinigung von OP-spezifischen Geräten und Medizinprodukten. Hierfür werden je nach Tätigkeit unsterile oder sterile Handschuhe verwendet. Unsterile Handschuhe werden vor allem zum Eigenschutz getragen und schützen vor dem Kontakt mit infektiösem Material. Sterile Handschuhe werden zum Eigenschutz und zum Schutz des Patienten vor Infektionen getragen. Besteht die Gefahr der Übertragung von Infektionskrankheiten wie Hepatitis, HIV, Tuberkulose ist das Tragen doppelter Handschuhe, sog. Indikator-Handschuhe, indiziert. Das erste Paar ist farbig (z. B. grün) und das zweite Paar ist neutral. Im Falle einer Handschuhperforation wird das untere farbige Paar deutlich sichtbar.

MERKE

Das Tragen doppelter Handschuhe ist generell bei langer Operationsdauer, septischen Operationen und in unfallchirurgischen und orthopädischen Operationsabteilungen wegen der sehr hohen Perforationsgefahr durch den erhöhten Kraftaufwand, scharfe und sperrige Instrumente, indiziert.

Anforderungen an medizinische Handschuhe:
- Barrierefest gegenüber Mikroorganismen → zuverlässiger Kontaminationsschutz
- Flüssigkeitsdicht
- Reißfest
- Hochelastisch
- Gutes Tastempfinden
- Griffigkeit
- Gute Passform und gute Trageeigenschaft (Hände werden nicht eingeschnürt)
- Einfaches und sicheres An- und Ausziehen
- Möglichst ungepudert; Latexhandschuhe müssen ungepudert sein!
- Elektrisch isolierbar
- Hypoallergen

Bei den sterilen Handschuhen im operativen Bereich dominieren wegen der sehr guten Passform, starken Elastizität und guten Griffigkeit im Bereich der Fingerkuppen noch Naturlatexmaterialien. Hingegen werden bei den unsterilen Handschuhen aufgrund zunehmender Latexallergien latexfreie Handschuhe, z. B. aus Nitril (Nitrilhandschuhe), verwendet.

Die Handschuhe sind nach Gebrauch sofort zu entsorgen. Da die Dichtigkeit der Handschuhe nicht zu 100 % gewährleistet werden kann, **muss** nach dem Ablegen der Handschuhe **immer** eine hygienische Händedesinfektion durchgeführt werden. Verfahren zur Prüfung der Dichtigkeit sind in der DIN EN 455–1 festgelegt. Für medizinische Handschuhe legt die DIN EN 455–1 einen AQL-Wert (Acceptable Quality Level) von 1,5 als weltweiten Standard für Operations- und Untersuchungshandschuhe fest.

MERKE

- Handschuhe schützen den Patienten und den Träger vor Infektionen.
- Das Tragen von Handschuhen ersetzt nicht die Händedesinfektion!
- Vor aseptischen Arbeiten die Hände desinfizieren.
- Nach dem Ablegen der Handschuhe ist eine hygienische Händedesinfektion indiziert.
- Nicht mit noch feuchten Händen die Handschuhe anziehen → Hautschäden/-irritationen, Materialschäden durch Desinfektionsmittelreste.

VORSICHT

Beim Einsatz von Knochenzement (PMMA) wird die Schutzfunktion von Latexhandschuhen gestört. Deswegen ist nach Kontakt mit Knochenzements ein Handschuhwechsel durchzuführen. Das Tragen doppelter Handschuhe ist hier dringend zu empfehlen.

(AWMF [a] 2011; AWMF [b] 2011; DGKH 2016; RKI 2018; Düllingen et al. 2013; TRBA 2018).

OP-Mantel

Der Operationsmantel gehört zur sterilen Schutzkleidung und verhindert eine Erregerübertragung während operativer Eingriffe vom Personal zum Patienten und umgekehrt.

Für den OP-Mantel existieren nach DIN EN 13795 zwei Materialienklassen:
- High Performance (erreger- und flüssigkeitsdicht)
- Standard Performance (erregerdicht)

Flüssigkeitsdicht ist wichtig, da Flüssigkeiten die Erregerübertragung erleichtern und so die Gefahr einer Wundinfektion erhöht wird. Allerdings ist bei Operationen, bei denen mit geringem Flüssigkeitsaufkommen zu rechnen ist (z. B. Augenchirurgie) ein **flüssigkeitsabweisender** OP-Mantel ausreichend.

Neben der mikrobiellen Undurchlässigkeit (erregerdicht) und Widerstandsfähigkeit gegen Flüssigkeitspenetration (flüssigkeitsdicht bzw. -abweisend) werden an den OP-Mantel Anforderungen gestellt wie:
- Druck- und reißfest
- Atmungsaktiv → erforderlichen Wärme- und Feuchtigkeitsaustausch zulassen
- Fusselarm
- Bequem und funktionell → gute Passform, verschiedene Längen und Größen, die Bewegungsfreiheit ermöglichen
- Knöchellang, hier verschiedene Größen beachten!
- Strickbündchen an den Ärmeln

Der OP-Mantel wird nach Beendigung der Tätigkeit in den Abfall entsorgt. Hierbei muss auf ein sachgerechtes und hygienisches Entkleiden geachtet werden.

33.3.5 Prävention postoperativer Wundinfektionen

DEFINITION

Wundinfektion: Infektion durch Mikroorganismen, die sich in der Wunde vermehren und schädigende Giftstoffe abgeben. Meist lokal begrenzt, oft lokale Gewebszerstörung und typische Entzündungszeichen (➤ Abb. 33.7). Bei Ausbreitung der Erreger über den Blut- und Lymphweg droht die Gefahr einer lebensgefährlichen Sepsis (Düllingen et al. 2013).
Postoperative Wundinfektion (Surgical Site Infections, SSI): Infektion nach einer Operation, welche die Inzision, das operierte Organ bzw. die im Rahmen der OP eröffnete Körperhöhle betrifft und innerhalb von 30 bzw. 90 Tagen postoperativ auftritt.

Trotz großer Fortschritte im Bereich der Antiseptik und Asepsis (➤ Kap. 33.1) sind postoperative Wundinfektionen ein wesentliches Problem in allen operativen medizinischen Fachbereichen und können enorme Auswirkungen für die betroffenen Patienten haben, z. B. Folgeoperationen, längerer Krankenhausaufenthalt, Verdienstausfall.

Die Entstehung postoperativer Wundinfektionen ist wesentlich von **3 Faktorengruppen** abhängig, die sich gegenseitig beeinflussen können:

1. Menge, Art und Pathogenität/Virulenz des **endogen** oder **exogen** eingebrachten **Erregers**
2. Vorbestehende infektionsfördernde Umstände beim **Patienten**
3. **Operationstechnische Bedingungen** (KRINKO [c] 2018).

Endogen oder exogen eingebrachte Erreger

Die meisten nosokomialen postoperativen Wundinfektionen werden von Bakterien verursacht. Selten ist eine Kombination von Bakterien und Pilzen ursächlich. Das Erregerspektrum kann je nach Operationsregion bzw. Operationsart variieren. Während in der Abdominalchirurgie postoperative Infektionen eher durch den Enterococcus spp. und *E. coli* verursacht werden, werden in der Herzchirurgie, Traumatologie und Orthopädie postoperative Infektionen eher durch den **S. aureus** verursacht (KRINKO [c] 2018). Weitere Informationen ➤ Tab. 33.6 und ➤ Kap. 33.1.2 (KRINKO 2018).
Mögliche Infektionsquellen sind:

- Das Operationsgebiet des Patienten, z. B. beim Eröffnen von Hohlorganen wie Dünn- oder Dickdarm (endogene Infektion).
- Andere Körperregionen des Patienten, z. B. von der normalen Hautflora des Patienten oder bei nasaler Kolonisierung mit *S. aureus* (endogene Infektion).
- Die belebte oder unbelebte Umgebung des Patienten während der Operation (exogene Infektion). Die Erregerübertragung kann beispielsweise über perforierte OP-Handschuhe, undichte Patientenabdeckung und OP-Kleidung während der Operation oder einen zu lockeren Sitz des Mund-Nasen-Schutzes erfolgen (Keime aus dem Mund-Rachen-Raum des Trägers können in die OP-Wunde gelangen).

(KRINKO [c] 2018; Luce-Wunderle 2015).

MERKE

Beim **endogenen Infektionsweg** handelt es sich um **Infektionsquellen,** die vom **Patienten** ausgehen. Der **endogene Infektionsweg** ist nicht komplett zu verhindern, da sich die Haut- und Schleimhautflora des Patienten, trotz ausreichender und sorgfältiger präoperativer Hautantiseptik, nicht eliminieren lässt (KRINKO [c] 2018).

Ebenfalls von Bedeutung ist die vorbestehende mikrobielle Besiedlung im Operationsgebiet. Das RKI unterscheidet hier – abhängig von der vorbestehenden Kolonisation – vier Wundkontaminationsklassen (➤ Tab. 33.12). Mit steigendem Kontaminationsgrad wächst auch die Gefahr einer postoperativen Wundinfektion. Eingriffe an infizierten Wunden bedürfen besonderer Sorgfalt, um das Infektionsrisiko so gering wie möglich zu halten (KRINKO [c] 2018; Düllingen et al. 2013; Luce-Wunderle 2015).

Tab. 33.12 Wundkontaminationsklassen. Abhängig vom Grad der mikrobiellen Besiedelung im Operationsgebiet werden vier Gruppen unterschieden (KRINKO [c] 2018; Kompetenzzentrum Hygiene und Medizinprodukte 2018).

Gruppe	Erklärung	Beispiele
Gruppe 1	**Aseptische Operationen,** d. h. Operationen in nicht kontaminierter Region	Gelenk- und Knochenoperationen, Weichteiloperationen
Gruppe 2	**Bedingt aseptische Operationen,** d. h. Operationen in sauber-kontaminierter Region	Operationen am Urogenitaltrakt, am oberen Gastrointestinaltrakt, im gynäkologischen Bereich
Gruppe 3	**Kontaminierte Operationen,** d. h. Operationen in kontaminierter Region	Operationen an kontaminierten Weichteilen oder am unteren Gastrointestinaltrakt
Gruppe 4[1]	**Septische Operationen,** d. h. Operationen in manifest infizierter Region	Operationen an Abszessen oder massiv kontaminierten Wunden

[1] Eingriffe bei Patienten mit multiresistenten Erregern (MRE, z. B. MRSA, VRE, MRGN) sind der Gruppe 4 zuzuordnen, wenn es sich um eine Infektion mit MRE im OP-Gebiet handelt.

Vorbestehende infektionsfördernde Umstände beim Patienten

Bestimmte vorbestehende **Umstände beim Patienten** steigern das Risiko für eine postoperative Wundinfektion (patienteneigene Risikofaktoren). Bedeutsam sind vor allem:

- Diabetes mellitus
- Adipositas (BMI > 25)
- Rauchen
- Anämie
- Immunsuppression (z. B. bei HIV-Infektionen) oder einer immunsuppressiven Therapie (Kortison, Zytostatika)
- Vorbestehende Infektionen im Operationsgebiet oder anderen Körperregionen
- Mangelernährung
- Kachexie (pathologischer Gewichtsverlust)
- Vermehrter Alkoholkonsum

33

All diese Faktoren verzögern die Wundheilung und steigern somit das Infektionsrisiko. So gibt es Hinweise, dass durch die beeinträchtigte Abwehrsituation beim insulinpflichtigen Diabetes mellitus und einer Hyperglykämie > 200 mg/dl präoperativ, die Gefahr einer postoperativen Wundinfektion erhöht ist. Eine beeinträchtigte Abwehrsituation besteht ebenfalls bei einer Immunsupression. Durch das Rauchen wird die primäre Wundheilung verzögert und dadurch die Infektionsgefahr erhöht. Zudem besteht bei Mangelernährung, Adipositas und Kachexie ein Eiweißmangel, Energiedefizit und/oder Mangel an Vitaminen und Spurenelemente, die ebenfalls zu einer verzögerten Wundheilung mit erhöhter Infektionsgefahr führen (KRINKO [c] 2018; Düllingen et al. 2013; Jassoy und Schwarzkopf 2018).

MERKE

Patienteneigene Risikofaktoren sind nur bedingt beeinflussbar, jedoch sind diese so weit wie möglich auf ein Minimum zu reduzieren, damit das Infektionsrisiko sinkt!

Operationstechnische Bedingungen

Auch die **operationstechnischen Bedingungen** beeinflussen das Risiko einer postoperativen Wundinfektion. Wichtig sind vor allem:

- Auswahl des operativen Verfahrens/Art des Zugangs und der Operationstechnik: Eine atraumatische Operationstechnik ist mit weniger postoperativen Infektionen verbunden, wohingegen eine traumatische Operationstechnik mit intraoperativer Fettgewebstraumatisierung mit einer erhöhten Infektionsgefahr verbunden ist. Dies ist darauf zurückzuführen, dass das beschädigte Fettgewebe im Gegensatz zum übrigen Gewebe nicht mehr so stark durchblutet wird (KRINKO [c] 2018; Düllingen et al. 2013).
- Dauer der Operation: Eine längere Operationsdauer ist mit mehr Kontaminationsrisiken verbunden Die Operationsdauer kann jedoch – je nach Eingriffsart – stark variieren (vgl. Cholezystektomie und Operation nach Whipple).
- Verwendete Implantate und andere Materialien.

(KRINKO [c] 2018).

Das Risiko für die Entstehung postoperativer Wundinfektionen kann minimiert werden durch:

- Die wohl wichtigste Maßnahme ist die Mitarbeiterschulung. Regelmäßige Schulungen über die internen Hygienevorschriften vor allem in Bezug auf Händehygiene, Antibiotikaprophylaxe, Verhalten im OP oder die OP-Technik sind im Rahmen der SSI-Prävention unverzichtbar.
- Präoperative Senkung der Patientenrisikofaktoren (s. o.).
- Präoperativ bestehende Infektionen so weit wie möglich behandeln.
- Präoperative Ganzkörperwäsche der Patienten am Vorabend oder am Tag der OP.
- Präoperatives Aufwärmen des Patienten.
- Präoperatives Kürzen der Haare mittels elektrischer Haarschneidemaschine in der Einleitung bzw. im Vorraum. Eine Haarkürzung im OP-Saal muss vermieden werden. Rasieren (nass, trocken) ist mit einer erhöhten SSI-Rate verbunden, da durch das Rasieren kleine Mikroverletzungen in der Haut verursacht werden können, die als Ein- und Austrittspforte für Erreger fungieren.
- Präoperative Desinfektion des OP-Feldes. Hier muss insbesondere die deklarierte Einwirkzeit (talgdrüsenreiche/talgdrüsenarme Hautareale) des Desinfektionsmittels eingehalten werden.
- Gewährleistung der Sterilität der Instrumente, Abdeckmaterial und das gewissenhafte Tragen von Schutzkleidung. Bei Kontamination/Zweifel an der Sterilität sofort wechseln. Wechsel der Schutzkleidung muss abseits vom Operationsfeld erfolgen (➤ Kap. 33.3.4).
- Hygienegerechtes Verhalten des Personals: kurze, saubere Fingernägel, Ablegen von Schmuck, Händewaschung vor dem Betreten des OP-Trakts, hygienische Händedesinfektion vor dem Anlegen der Bereichskleidung, OP-Saal und Sterilgutflure nur mit Mund-Nasen-Schutz betreten, Durchführung der chirurgischen Händedesinfektion vor dem sterilen Einkleiden, Händewaschung nach dem Toilettenbesuch, Anzahl, Aktivitäten und Gespräche der Personen im OP-Saal auf ein Minimum reduzieren (die Belastung der Raumluft mit Hautschuppen und Mikroflora des Personals erhöht sich mit der Anzahl und Bewegungen des Personals im OP-Saal), Türen des OP-Saals geschlossen halten (➤ Kap. 33.3.1).
- Drainagen nur bei gezielter Indikation und so kurzzeitig wie möglich einsetzen.
- Benutzte Instrumente und andere aufzubereitende Materialien postoperativ sachgerecht entsorgen.
- Postoperative Desinfektion aller patientennahen und sichtbar kontaminierten Flächen im OP-Saal (von kontaminierten Flächen können die Erreger v. a. über die Hände, aber auch über kontaminierte Medizinprodukte zum Patienten übertragen werden).

(KRINKO [c] 2018).

33.3.6 Ein- und Ausschleusen in den OP-Bereich

Der OP-Trakt ist aufgrund seiner Funktion ein sensibler Bereich und daher räumlich vom restlichen Krankenhaus getrennt und nur über Schleusen zu betreten. Die Personal-, Patienten- und Materialschleusen haben die Funktion, eine Erregerverschleppung in beide Richtungen zu verhindern. Die Personalschleuse besteht in den meisten OP-Bereichen aus einer 3-Kammer-Schleuse (➤ Kap. 33.2.1) Im **äußeren** Personalschleusenraum werden sichtbarer Schmuck, Armbänder, Uhren, Arbeitskleidung oder Straßenkleidung bis auf die Unterwäsche abgelegt. Aus hygienischer Sicht muss spätestens hier eine Händewaschung bzw. eine hygienische Händedesinfektion erfolgen. Diese muss vor dem Betreten des reinen Raums, wo die keimarme Bereichskleidung angezogen wird, erfolgen. Eine Händewaschung wird hier empfohlen, da eine Händedesinfektion nicht gegen Sporen wirksam ist (Bauministerkonferenz 2013; Hygieneplan UKW).

Anlegen der Bereichskleidung

Nach erfolgreicher hygienischer Händedesinfektion werden zuerst der Kasack und danach die Hose angelegt. Der Kasack wird bevorzugt in der Hose getragen. Dies verhindert Verwirbelungen, wirkt der Unfallgefahr durch Hängenbleiben entgegen und senkt die Gefahr der Kontamination im Sterilbereich. Die Bereichskleidung muss die private Kleidung (Unterhemd, T-Shirt, Socken) vollständig überdecken. Zudem sollte auch auf die Größe der Bereichskleidung und der OP-Schuhe geachtet werden. Sie sollte nicht zu groß und auch nicht zu eng anliegend sein, um dem Träger eine optimale Voraussetzung für den OP-Alltag zu bieten.

Gerne können die Ärmel des Kasacks schon hochgekrempelt werden, um die Händehygiene sachgerecht durchführen zu können.

Die nun anzulegende Haube muss die Kopfhaare vollständig bedecken. Bartträger werden angehalten, eine passende Haube auszuwählen. Lange Haare sollten gut festgebunden sein, damit sie während des Tragens nicht aus der Haube rutschen können.

Vor dem Aufsetzen des MNS ist eine hygienische Händedesinfektion durchzuführen. Der MNS kann auch zu einem späteren Zeitpunkt aufgesetzt werden. Dieser ist allerdings spätestens vor dem Betreten des Operationssaals, des Sterilgutflurs oder des Waschraums aufzusetzen (s. auch interner Hygieneplan). Tragedauer und Hygienefehler im Umgang mit dem MNS in ➤ Kap. 33.3.3 und ➤ Kap. 33.3.4 beachten (https://m.thieme.de/viamedici/klinik-medical-skills-fit-im-op-1552/a/praxisanleitung-verhalten-op-4243.htm).

Ablegen der Bereichskleidung

Der Ausschleusvorgang erfolgt über den inneren unreinen Raum der Personalschleuse. Hier werden die Bereichskleidung und OP-Schuhe abgelegt. Einmalartikel werden gemäß Abfallschlüssel in den Müll entsorgt, Mehrwegkleidung in die dafür vorgesehenen Wäschesäcke abwerfen und anschließend eine hygienische Händedesinfektion durchführen. Betreten des **äußeren** unreinen Raums und Anlegen der Arbeits- oder Straßenkleidung (➤ Kap. 33.3.4; Kramer et al. 2016; Holtmann und Nitsche 2017).

Verhalten im OP

Hygienisch korrektes Verhalten und Arbeiten im OP ist eine Grundvoraussetzung, um Patienten und sich selbst vor eine Infektion zu schützen.

- Konsequente Durchführung der Händehygiene.
- Türen geschlossen halten und die Anzahl der Türöffnungen auf ein Minimum reduzieren → Raumlufttechnik kann nur so ihre Funktion erfüllen.
- Vor dem Anreichen von Sterilgut immer hygienische Händedesinfektion durchführen.
- Sicherheitsabstand zum Sterilbereich von mind. 0,5 m, am besten 1 m einhalten.
- Nicht durch den sterilen Bereich (Sterilzone) laufen.
- Nicht über den Sterilbereich anreichen, nichts auf den Instrumentiertisch oder Beistelltisch abwerfen.
- Instrumente unter dem Laminar-Air-Flow richten und stellen.
- Bei Kontakt zu potenziell infektiösem Material (z. B. Blut, Histologien) Schutzhandschuhe tragen.
- Perforierte Handschuhe sofort ausziehen/wechseln → hygienische Händedesinfektion.
- Luftturbulenzen vermeiden, unnötiges Hin- und Herlaufen vermeiden – im OP nicht rennen. Ausnahme: Notfall!
- Sprechen auf das Notwendigste reduzieren; MNS ist nicht zu 100 % dicht.
- So wenig Personen im OP-Saal wie möglich bzw. nötig.
- OP-Saal nur mit MNS und OP-Haube betreten.
- Durchfeuchtete, verschmutzte Bereichskleidung oder Mund-Nasen-Schutz sofort wechseln.
- Septische OP-Säle nur bei Bedarf betreten.
- Schutzbrillen oder Visiere müssen immer getragen werden, wenn mit dem Versprühen von Körperflüssigkeiten zu rechnen ist (Holtmann und Nitsche 2017; Luce-Wunderle 2015)

MERKE

Die höchste Keimbelastung geht vom Operationsteam, in Abhängigkeit von seiner Körperpflege, Kleidung und Bewegung aus! Hygienisches Verhalten und die konsequente prä-, intra- und postoperative Einhaltung der Basishygienemaßnahmen können postoperative Infektionen verhindern (Bauministerkonferenz 2013).

Anziehen steriler Schutzkleidung

Die sterile Schutzkleidung setzt sich zusammen aus

- sterilem Operationskittel und
- sterilen Handschuhen,

die die Aufgabe haben, einen direkten Kontakt der Haut oder der Bereichskleidung des Personals mit der Wunde des Patienten zu verhindern. Die sterile Schutzkleidung wird bei allen invasiven Eingriffen getragen und verhindert eine Übertragung von Krankheitserregern vom Personal → Patient und Patient → Personal (➤ Kap. 33.3.4).

Nach der chirurgischen Händedesinfektion betritt die sterile Saalassistenz (SSA) mit über das Ellenbogenniveau gehaltenen und trockenen Fingerspitzen den OP-Saal. Im OP-Saal wird zunächst der sterile OP-Kittel mithilfe des Springers angezogen (➤ Abb. 33.26).

Nach dem Anziehen des OP-Mantels werden die Handschuhe angezogen. Vor dem Anziehen müssen die Hände komplett trocken sein. Das Anziehen der Handschuhe erfolgt nach einem festen Schema, um eine Kontamination zu vermeiden (➤ Tab. 33.13).

VORSICHT

Ein intraoperativer Handschuhwechsel muss mit ausreichendem Abstand zum Instrumentiertisch durchgeführt werden.

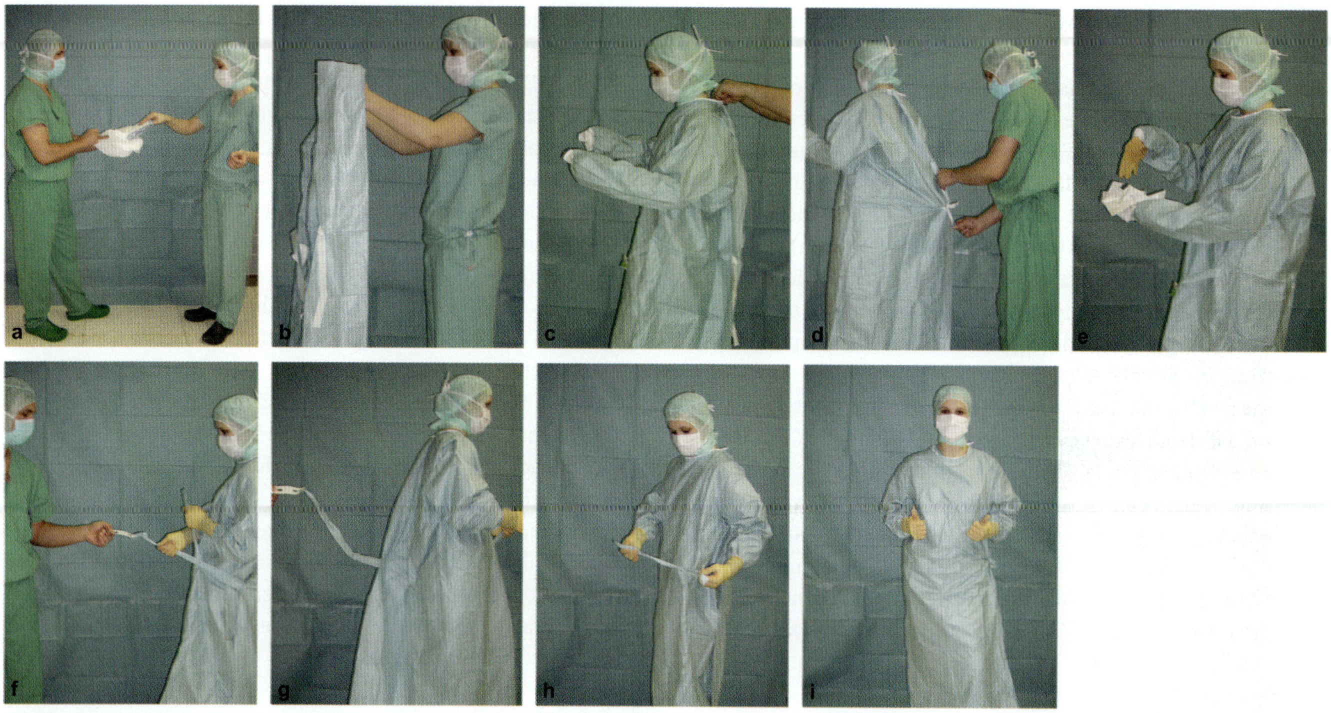

Abb. 33.26 Anleitung zum Anziehen des OP-Mantels [M300]

MERKE

- Hände immer in Höhe Oberbauch halten oder auf den Instrumentiertisch legen
- Hände auf keinen Fall seitlich am Körper hängen lassen oder in die Achseln stecken!

Steriles Ankleiden des OP-Teams am Beispiel des Operateurs

Das sterile Ankleiden des OP-Teams erfolgt durch die instrumentierende Person:

1. Der Springer entfaltet den Kittel.
2. Der Operateur schlüpft mit beiden Armen in den Kittel.
3. Die Instrumentierende schiebt auf Höhe der Ellenbogen die Ärmel und Kittelmanschetten über die Hände bis zum Handgelenk hoch (einige Operateure haben gerne das Bündchen weiter vorn).
4. Der Springer schließt hinten zunächst den Klettverschluss und bindet anschließend die im Kittel innen liegenden Bänder zu (➤ Abb. 33.26).
5. Die Instrumentierende entnimmt in der Regel zuerst den rechten Handschuh aus der Verpackung und dehnt diesen am Handschuhbündchen weit auseinander, sodass der Operateur mit der rechten Hand hineinschlüpfen kann und zieht diesen weit über das Bündchen des OP-Mantels (**cave:** Daumen der Instrumentierenden abspreizen, Kontaminationsrisiko während des Hineinschlüpfens). Linker Handschuh gleiches Prinzip.
6. Anschließend nimmt sie das Bändel und reicht dem Operateur die Mantelkarte hin. Operateur dreht sich um die eigene Achse und bindet beide Bänder zu (➤ Abb. 33.26; Luce-Wunderle 2015).

Kommt ein Teammitglied erst nach dem Hautschnitt hinzu, empfiehlt es sich, den OP-Mantel wie in ➤ Abb. 33.26 beschrieben, mithilfe des Springers anzuziehen, da die Handschuhe der Instrumentierenden kontaminiert sind. Eine andere Möglichkeit wäre es, frische Handschuhe anzuziehen und wie in den Punkten 1.–6. beschrieben, den OP-Mantel anzulegen.

Handschuhe ausziehen/sterile Kittel ablegen

Im Folgenden wird das sachgerechte Ausziehen von OP-Kittel und Handschuhen beschrieben (➤ Abb. 33.27):

1. Schleife an der Seite lösen oder zerreißen.
2. Kittel auf Brusthöhe mit beiden Händen fassen und nach vorn ziehen, dadurch löst sich der Verschluss auf der Hinterseite des Kittels.
3. Kittel über die Arme streifen, dabei versuchen die Handschuhe anzubehalten.
4. Den ausgezogenen Kittel wie ein Paket formen und in den Müllsack legen.
5. Sachgerechtes Ausziehen der Handschuhe.

Tab. 33.13 Handschuhe anziehen – geschlossene Technik [Fotos: M300]

	Beschreibung
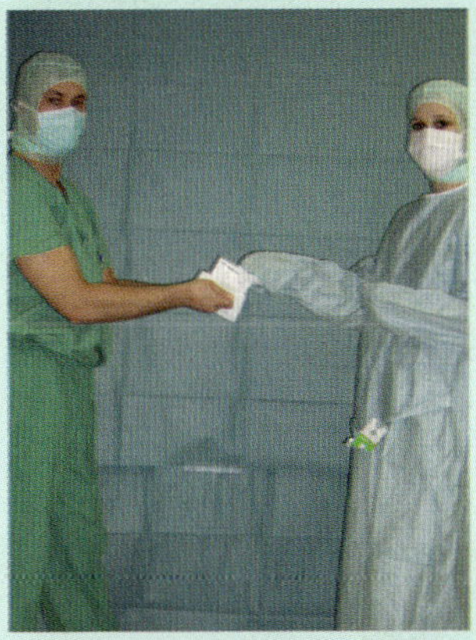	**Schritt 1:** Die äußere Umverpackung wird von der unsterilen Saalassistenz (USA) geöffnet. Die sterile Saalassistenz (SSA) entnimmt die innere Papierverpackung mit in den OP-Kittelmanschetten versteckten Händen.
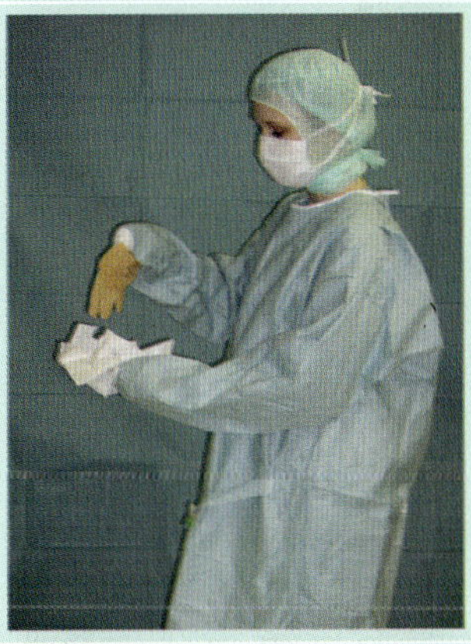	**Schritt 2:** Die Papierverpackung so weit öffnen, dass zunächst ein Handschuh an der Umschlagsfalte entnommen werden kann.
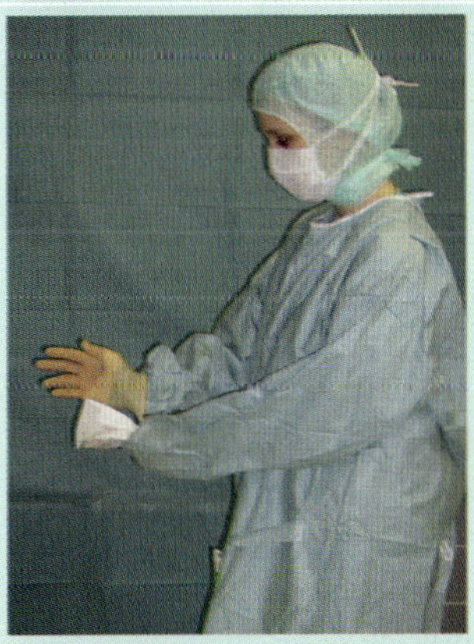	**Schritt 3:** Den Handschuh verkehrt und mit nach oben gerichteten Fingern auf die Hand legen. Mit Daumen in die Umschlagsfalte fassen und den Handschuh über die Hand stülpen.
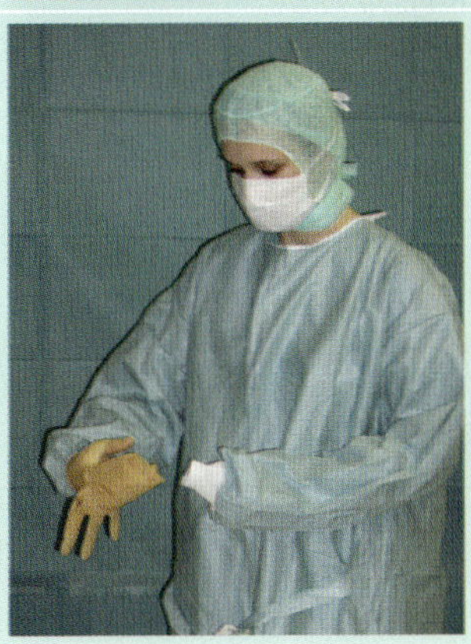	**Schritt 4:** Mit der beschuhten Hand den zweiten Handschuh entnehmen und ebenfalls verkehrt, mit den Fingerspitzen Richtung Oberarm auf die Hand legen und mit der unbeschuhten Hand hineinschlüpfen.

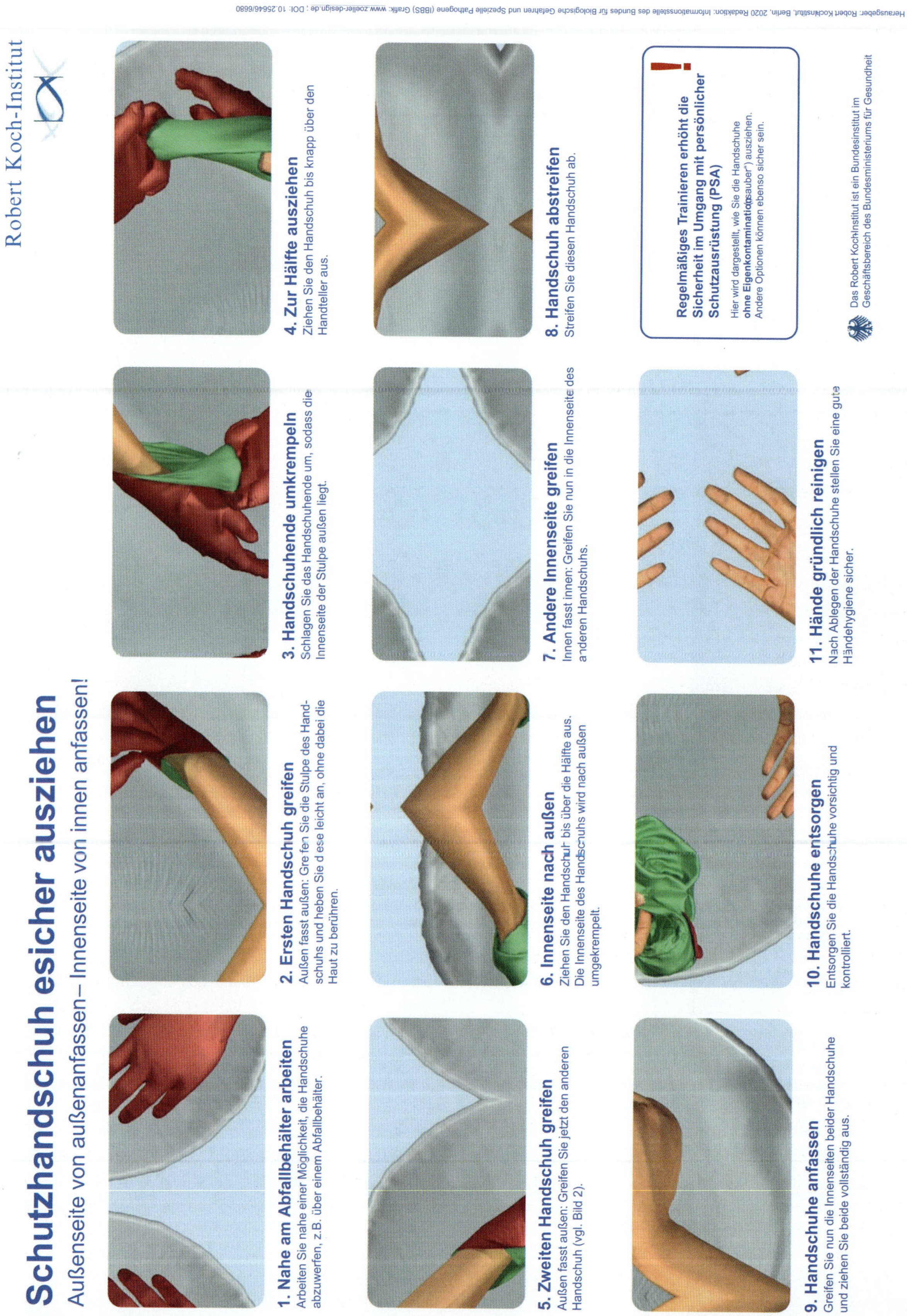

Abb. 33.27 Schutzhandschuhe sicher ausziehen (nach RKI, 2020) [X221] (www.rki.de/DE/Content/InfAZ/N/Neuartiges_Coronavirus/PSA_Fachpersonal/Handschuhe_ausziehen.pdf?__blob=publicationFile)

33.4 Erreger im OP

Durch unser heutiges Leben haben sich unzählige Erreger entwickelt, die den OP- und Krankenhausalltag bestimmen. Einige der folgenden Erreger begleiten uns schon mehrere Jahrzehnte, einige auch erst ein paar Jahre.

Für jeden Erreger gibt es unterschiedliche Schutzmaßnahmen, die im Krankenhaus unter allen Umständen durchzuführen sind und an die sich das Personal halten muss. Der krankenhausspezifische Hygieneplan stellt hierbei ebenfalls eine große Rolle dar und sollte bei verschiedensten Erregern mit zu Hilfe gezogen werden.

33.4.1 Multiresistente Erreger

Multiresistente Erreger oder mehrfach resistente Erreger werden im medizinischen Kontext als MRE abgekürzt. Diese Erreger sind gegen einen oder mehrere Antibiotikagruppen resistent. Im Krankenhaus spielen diese Erreger eine große Rolle (viele Patienten, die mit Antibiotika therapiert werden) und müssen daher vom Personal eingedämmt werden. Für diese Erreger gibt es verschiedenste hygienische Maßnahmen und Vorschriften. Einige davon werden im Anschluss beschrieben. Zu den Erregern zählen u. a.

- MRSA (Methicillin-resistente *Staphylococcus aureus*)
- VRE (Vancomycin-resistente Enterokokken)
- MRGN (multiresistente gramnegative Bakterien)

(www.gesundheitsforschung-bmbf.de/de/multiresistente-keime-am-lebensende-6121.php; www.uniklinik-ulm.de/fileadmin/default/01_Patienten-Besucher/Downloads/Umgang_mit_VRE-Info_fuer_Aerzte_und_Pflegepersonal.pdf).

33.4.2 MRSA

MRSA (Methicillin-resistenter *Staphylococcus aureus*) sind Bakterien, die auf der Haut und Schleimhaut von gesunden und kranken Menschen vorkommen. Häufig findet man sie im Nasenvorhof, Rachen, in den Achseln und Leisten. Eine Infektion kann erst zustande kommen, wenn die Bakterien z. B. über Schleimhäute in den Organismus gelangen. Diese Bakterien können eine Resistenz gegen viele Antibiotika, u. a. Methicillin, entwickeln.

MRSA ist von Mensch zu Mensch vor allem über die Hände übertragbar. Ein zweiter Übertragungsweg sind verunreinigte, mit MRSA kontaminierte Gegenstände. Dazu zählen Türklinken, Handläufe oder Oberflächen. MRSA haftet sehr gut an Plastik und Edelstahllegierungen. Er kann somit einige Zeit in der Nähe von Menschen vorhanden sein, ohne einen Ausbruch zu verursachen, oder Personen sogar besiedeln, ohne dass es zu Symptomen oder einer Erkrankung kommt.

Zur Prävention und zum Umgang im Krankenhaus sind folgende Richtlinien entstanden:

- Einhaltung vollständiger Basishygiene
- Unterbringung im Einzelzimmer (Isolation)
- Tragen der persönlichen Schutzausrüstung bei Patientenkontakt
- Strikte Händehygiene

33.4.3 MRGN

Unter diesem Begriff findet man Bakteriengruppen, die zum Teil verschieden sind, aber eine Gemeinsamkeit haben: Sie sind resistent, also unempfindlich gegenüber Antibiotika. MRGN steht dabei für multi(M)-resistente(R), gram(G)-negative(N) Bakterien. Zudem gibt es die Einteilung 3MRGN oder 4MRGN. Das bedeutet, dass die Bakterien gegen 3- oder gegen 4-Antiobiotikagruppen unempfindlich sind. Die Übertragung von MRGN kann von

- Mensch zu Mensch,
- Tier zu Mensch oder
- über Gegenstände und Lebensmittel erfolgen.

Am häufigsten kommen diese Bakterien im Magen-Darm-Trakt von Menschen oder Tieren vor. Manchmal findet man sie aber auch auf der Haut, im Nasen-Rachen-Raum oder Analbereich.

MRGN Bakterien stellen für Krankenhauspatienten eine Gefahr dar, mittlerweile findet man sie aber auch bei Menschen ohne Infektion oder Bezug zum Gesundheitssektor. Bei Personen mit einem gesunden Immunsystem löst diese Bakterienform nicht zwingend eine Infektion aus, birgt aber eine Gefahr für immungeschwächte Personen oder Menschen mit offenen Wunden und nach operativen Eingriffen, wenn diese Personen aufeinandertreffen. Hier kann man (zumindest bei einem Verdacht auf 4MRGN) über ein Aufnahmescreening vor Beginn eines Krankenhausaufenthalts nachdenken.

Hat eine Besiedelung mit einem MRGN-Bakterienstamm stattgefunden und es zeichnet sich eine Infektion ab, können die folgenden Symptome auftreten:

- Fieber
- Wundinfektionen
- Entzündungen der Harn- oder Atemwege und
- im schlimmsten Fall eine Sepsis (bei Kontakt zur Blutbahn).

Solche Infektionen sind dann, aufgrund fehlender Therapiemöglichkeiten, sehr schwierig zu behandeln und haben einen langwierigen Verlauf sowie eine erhöhte Sterblichkeit (BZgA 2018; KRINKO [g] 2012; KRINKO [h] 2014).

33.4.4 Coronavirus

Das Coronavirus, auch *SARS-CoV-2* (schweres akutes respiratorisches Syndrom-Coronavirus-2) setzt sich aus vielen verschiedenen Virusvarianten zusammen und kann daher auch unterschiedliche Symptome verursachen.

Die Virusübertragung findet hauptsächlich von Mensch zu Mensch über die Einatmung virushaltiger Flüssigkeitspartikel (z. B. beim Husten oder Sprechen) statt. Eine andere Möglichkeit ist die Übertragung über Aerosole (kleine Tropfen). Diese Aerosole können einige Zeit in der Luft schweben und sich gut in geschlossenen Räumen in der Luft ausbreiten. Eine Risikominimierung findet im Umkreis von einem bis zwei Metern um eine infizierte Person statt.

Maßnahmen bei der Pflege infizierter Patienten:

- Konsequente Einhaltung der Basis- und Händehygiene
- Tragen eines mehrlagigen medizinischen MNS, Tragen einer FFP2-Maske
- Isolierung der infizierten Patienten inkl. Schleuse/Vorraum

- Häufiger Luftaustausch
- Verwendung PSA, bestehend aus Schutzkittel, Einweghandschuhen, FFP2-Maske, Schutzbrille
- Verwendung eines Händedesinfektionsmittels mit nachgewiesener, mindestens begrenzt viruzider Wirksamkeit

33.4.5 Tuberkulose

Tuberkulose ist eine Lungenerkrankung und wird durch Bakterien ausgelöst. Zu den ersten Symptomen zählt Husten. Die Erkrankung ist in Deutschland rückläufig. Dies liegt daran, dass sich die Lebensumstände im Lauf der Zeit verbessert haben und dass weitere Therapiemöglichkeiten entwickelt worden sind. Tuberkulose wird von Mensch zu Mensch (über Aerosole) und über Nahrungsmittel übertragen.
Im Krankenhaus gibt es hygienische Maßnahmen, z. B.:

- Standardisierte Basishygiene.
- Räumliche Isolierung.
- Hustenetikette.
- Adäquate Raumbelüftung.
- Geeigneter Atemschutz (FFP2-Maske).
- Für die Schlussdesinfektion sind Reinigungsmittel bzw. Desinfektionsmittel mit tuberkulozider Wirkung zu verwenden.

33.4.6 HIV

HIV (Human Immunodeficiency Virus) kann eine Infektion auslösen, die bestimmte Zellen der Immunabwehr schwächen oder zerstören kann. Diese Schwächung oder Zerstörung kann den Körper für bestimmte Erkrankungen anfällig machen. Untherapiert kann die HIV-Infektion AIDS (Acquired Immunodeficiency Syndrome = erworbenes Immunschwächesyndrom) auslösen.

Der häufigste Übertragungsweg ist ungeschützter Geschlechtsverkehr. Im medizinischen Kontext kann eine Ansteckung über HIV-infiziertes Blut erfolgen.

Der hygienische Umgang bei Patienten mit einer HIV-Infektion oder AIDS setzt sich zusammen aus:

- Basishygienemaßnahmen
- Tragen der PSA, u. a. (doppelte sterile) Schutzhandschuhe, Kittel, mehrlagiger MNS und Schutzbrille, bei direktem Kontakt mit virushaltigen Flüssigkeiten (z. B. Blut, Sperma)
- Sachgerechte Entsorgung von kontaminierten virushaltigen Medizinprodukten (z. B. Nadeln), um eine Gefährdung für Dritte auszuschließen
- Verwendung von Desinfektionsmitteln mit begrenzt viruzider, begrenzter Viruzid-plus oder viruzider Wirkung

33.4.7 Hepatitis

Die Virushepatitiden A–E unterscheiden sich zwar durch unterschiedliche Erreger, sie haben jedoch dasselbe Ziel: eine Hepatitis-Infektion auslösen. Hepatitis ist die Entzündung der Leber und kann u. a. durch die genannten Virushepatitiden, durch Alkoholabusus oder Bakterien ausgelöst werden. In ➤ Tab. 33.14 sind die verschiedenen Virushepatitiden mit ihren spezifischen Eigenschaften aufgelistet.

Zu den allgemeinen hygienischen Maßnahmen im Krankenhaus gehören:

- Basishygiene
- Regelmäßige Händedesinfektion

Tab. 33.14 Unterschiede zwischen den Virushepatitiden A, B, C, D und E (Quelle: www.deutsche-apotheker-zeitung.de/daz-az/2019/daz-12-2019/neues-zum-hepatitis-alphabet)

	Hepatitis A	Hepatitis B	Hepatitis C	Hepatitis D	Hepatitis E
Virus	RNA-Virus Picornaviridae	DNA-Virus Hepadnaviridae	RNA-Virus Flaviviridae	RNA-Virus Virusoid	RNA-Virus Hepeviridae
Inkubationszeit	15–45 Tage	40–160 Tage	15–100 Tage	40–160 Tage	15–60 Tage
Auftreten	Epidemisch	Sporadisch, ohne jahreszeitlichen Bezug	Sporadisch, ohne jahreszeitlichen Bezug	Nur mit HBV	Weltweit, in Deutschland vorwiegend HEV-Genotyp 3
Verlauf	Akut, selten fulminant oder protahiert, stets limitiert, 100 % Ausheilung	Meist asymptomatisch, selten fulminant, ca. 5 % chronisch (häufiger bei Kindern), Reaktivierung nach Ausheilung möglich	20–50 % Ausheilung, meist asymptomatisch, sehr selten fulminant, 50–70 % chronisch, keine Reaktivierung nach Heilung möglich	Konfektion (heilt oft aus) oder Superinfektion (meist chronisch), chronische Verläufe häufig mit raschem Progress	Akut, meist unbemerkt, selten fulminant, selten chronische Verläufe bei Immunschwäche möglich, sonst vollständige Ausheilung
Immunität nach durchgemachter Erkrankung	Ja	Ja	Nein	Ja, wenn die HBV-Infektion ausgeheilt ist	Eingeschränkt
Impfung	HAV-Antigen: 2 Impfungen i. m 0 und 6 Monate HAV/HBV-Antigen: 3 Impfungen i. m. 0, 1 und 6 Monate	HBV-Antigen: 3 Impfungen i. m. HAV/HBV-Antigen: 3 Impfungen i. m. 0, 1 und 6 Monate	Keine Impfung	HBV-Impfung schützt auch vor Hep. D	Impfung gegen HEV (Genotyp 1) in China verfügbar

- Bei Patientenkontakt Einmalhandschuhe tragen
- Einsatz von viruzidem Desinfektionsmittel

LITERATUR

AWMF (a) Arbeitsgemeinschaft der Wissenschaftlichen Medizinischen Fachgesellschaften. Hygieneanforderungen beim ambulanten Operieren. 2018; 029/014. https://register.awmf.org/assets/guidelines/029-014l_S1_Hygieneanforderungen-beim-ambulanten-Operieren_2019-07.pdf (letzter Zugriff: 7.12.2022).

AWMF (b) Arbeitsgemeinschaft der Wissenschaftlichen Medizinischen Fachgesellschaften. Anforderungen an Handschuhe zur Infektionsprophylaxe im Gesundheitswesen. 2011; 029/021. https://register.awmf.org/assets/guidelines/029-021l_S1_Anforderungen-an-Handschuhe-zur-Infektionsprophylaxe_2019-07-abgelaufen.pdf (letzter Zugriff: 7.12.2022).

AWMF (c) Arbeitsgemeinschaft der Wissenschaftlichen Medizinischen Fachgesellschaften. Hygieneanforderungen bei ausgewählten respiratorisch übertragbaren Infektions-Erkrankungen (aerogen und Tröpfchen). 2023. https://register.awmf.org/de/leitlinien/detail/029-032 (letzter Zugriff: 7.12.2022).

Bauministerkonferenz. Planungshilfe – Funktionsstelle Operation. Baulich-funktionelle Anforderungen. 2013. www.bauministerkonferenz.de/Dokumente/42317213.pdf (letzter Zugriff: 15.9.2022).

Bergen P. Basiswissen Krankenhaushygiene, Hygienegrundlagen für Gesundheitsberufe, 4. aktualisierte A. Verlag: Brigitte Kunz. (2014). Abgerufen von: http://bsimgx.schluetersche.de/upload3569417846461151219.pdf (letzter Zugriff: 15.9.2022).

BGW (Berufsgenossenschaft für Gesundheitsdienst und Wohlfahrtspflege). Dresscode Pflege. 2013. http://epub.sub.uni-hamburg.de/epub/volltexte/2013/20810/pdf/M658_Dresscode_20SicherheitpropertypdfDownload.pdf (letzter Zugriff: 15.9.2022).

Bundesanstalt für Arbeitsschutz und Arbeitsmedizin. Neuartiges Virus SARS-CoV-2 (bislang 2019-nCoV) durch den ABAS in Risikogruppe 3 eingestuft und Empfehlung zu „Arbeitsschutzmaßnahmen bei Probenahme und Diagnostik von SARS-CoV-2". 2020a. www.baua.de/DE/Angebote/Aktuelles/Meldungen/2020/2020-02-19-Coronavirus.html (letzter Zugriff: 15.9.2022).

Bundesanstalt für Arbeitsschutz und Arbeitsmedizin. Neuartiges Virus SARS-CoV-2 (bislang 2019-nCoV) durch den ABAS in Risikogruppe 3 eingestuft und Empfehlung zu „Arbeitsschutzmaßnahmen bei Probenahme und Diagnostik von SARS-CoV-2". 2020b. www.baua.de/DE/Angebote/Aktuelles/Meldungen/2020/2020-02-19-Coronavirus.html (letzter Zugriff: 22.9.2022).

Bundesärztekammer und Kassenärztlicher Bundesvereinigung (Hrsg.). Antibiotika – wenn sie nicht mehr wirken. 2020a. www.patienten-information.de/kurzinformationen/antibiotikaresistenzen (letzter Zugriff: 15.9.2022).

Bundesärztekammer und Kassenärztlicher Bundesvereinigung (Hrsg.). Antibiotika – wenn sie nicht mehr wirken. 2020b. www.patienten-information.de/kurzinformationen/antibiotikaresistenzen (letzter Zugriff: 22.9.2022).

Bundesministerium für Arbeit und Soziales (Hrsg.). Arbeitsschutz. Biosstoffverordnung 2021, 2022, S.1–28. Bonn: bmas. www.bmas.de/SharedDocs/Downloads/DE/Publikationen/a227-biostoffverordnung-2013-08.pdf;jsessionid=A7AB58173326B0FF3EB9D798C50D6CA7.delivery2-replication?__blob=publicationFile&v=3 (letzter Zugriff: 15.9.2022).

Bundesministerium für Gesundheit. AIDS und HIV. 2022. www.bundesgesundheitsministerium.de/service/begriffe-von-a-z/a/hiv-und-aids.html (letzter Zugriff: 15.9.2022).

Bundesministerium für Gesundheit (a) (Hrsg.). DART 2020. Abschlussbericht. Berlin 2022. www.bundesgesundheitsministerium.de/fileadmin/Dateien/3_Downloads/D/DART_2020/BMG_DART_2020_Abschlussbericht_bf.pdf (letzter Zugriff: 15.9.2022).

Bundesministerium für Gesundheit (b). Was sind Medizinprodukte? 2022. www.bundesgesundheitsministerium.de/themen/gesundheitswesen/medizinprodukte/definition-und-wirtschaftliche-bedeutung.html (letzter Zugriff: 15.9.2022).

Bundeszentrale für gesundheitliche Aufklärung (BZgA) (Hrsg.). Infektionsschutz. Pilze. 2022a. www.infektionsschutz.de/infektionskrankheiten/erregerarten/pilze/#c6286 (letzter Zugriff: 15.9.2022).

Bundeszentrale für gesundheitliche Aufklärung (BZgA) (Hrsg.). Infektionsschutz. Sepsis – ein medizinischer Notfall. 2022b. www.infektionsschutz.de/infektionskrankheiten/krankheitsbilder/sepsis-ein-medizinischer-notfall/#:~:text=Eine%20Sepsis%20(oft%20auch%20Blutvergiftung,einer%20Sch%C3 %A4digung%20eigener%20Organe%20kommen (letzter Zugriff: 15.9.2022).

Bundeszentrale für gesundheitliche Aufklärung (BZgA) (Hrsg.). Infektionsschutz.de – Pilze. 2022c. www.infektionsschutz.de/infektionskrankheiten/erregerarten/pilze/#c6286 (letzter Zugriff: 22.9.2022).

Bundeszentrale für gesundheitliche Aufklärung (BZgA) (Hrsg.). Infektionsschutz.de – Sepsis – ein medizinischer Notfall. 2022d. www.infektionsschutz.de/infektionskrankheiten/krankheitsbilder/sepsis-ein-medizinischer-notfall/#:~:text=Eine%20Sepsis%20(oft%20auch%20Blutvergiftung,einer%20Sch%C3 %A4digung%20eigener%20Organe%20kommen (letzter Zugriff: 22.9.2022).

Bundeszentrale für gesundheitliche Aufklärung (BZgA). Infektionsschutz. MRGN – MULTIRESISTENTE GRAMNEGATIVE BAKTERIEN. Informationen über Krankheitserreger beim Menschen – Hygiene schützt! 2018. www.infektionsschutz.de/erregersteckbriefe/mrgn/#c5873 (letzter Zugriff: 15.9.2022).

Bundeszentrale für gesundheitliche Aufklärung. Infektionsschutz. Coronavirus SARS-CoV-2/COVID-19 – Informationen über Krankheitserreger beim Menschen – Impfen und Hygiene schützen. 2022a. www.infektionsschutz.de/erregersteckbriefe/coronavirus-sars-cov-2/ (letzter Zugriff: 15.9.2022).

Bundeszentrale für gesundheitliche Aufklärung. Infektionsschutz. Hepatitis. Informationen über Krankheitserreger beim Menschen – Impfen und Hygiene schützen. 2022b. www.infektionsschutz.de/erregersteckbriefe/hepatitis-a/ (letzter Zugriff: 15.9.2022).

Bundeszentrale für gesundheitliche Aufklärung. Infektionsschutz. Tuberkulose. Informationen über Krankheitserreger beim Menschen. 2018. www.infektionsschutz.de/erregersteckbriefe/tuberkulose/#c1171 (letzter Zugriff: 15.9.2022).

Buselmaier W, Haussig, J. Biologie für Mediziner. 14. A. Springer GmbH, Deutschland, 2018.

Dettenkofer M, Frank U, Just H-M, Lemmen S, Scherrer M. Praktische Krankenhaushygiene und Umweltschutz. 4 A. Berlin, 2018.

Deutsche Gesellschaft für Krankenhaushygiene e. V. DGKH-Sektion „Hygiene in der ambulanten und stationären Kranken- und Altenpflege/Rehabilitation" im Konsens mit dem DGKH-Vorstand. Kleidung und Schutzausrüstung für Pflegeberufe aus hygienischer Sicht. 2016; 41: 7/8. S. 186–192. Hygiene & Medizin. Wiesbaden: mhp Medien. www.krankenhaushygiene.de/ccUpload/upload/files/2016_09_Kleidung%20und%20Schutzausruestung_DGKH.pdf (letzter Zugriff: 15.9.2022).

Deutsche Gesellschaft für Krankenhaushygiene e. V. Luftqualität im OP-Saal: Wundinfektionen, RLT-Anlagen und Disziplin. 2018. www.krankenhaushygiene.de/ccUpload/upload/files/2018_11_13_DGKH-Stellungnahme_Luftqualit%C3%A4t-im-OP-Saal.pdf (letzter Zugriff: 15.9.2022).

Deutsche Gesellschaft für Krankenhaushygiene e. V.; Sektion „Klima und Raumlufttechnik. Krankenhaushygienische Leitlinie für die Planung, Ausführung und den Betrieb von Raumlufttechnischen Anlagen in Räumen des Gesundheitswesens. 2015; 40–12. S. 519–526. Hygiene & Medizin-Wiesbaden: mhp Medien. www.krankenhaushygiene.de/pdfdata/leitlinien/2015_12_rlta.pdf (letzter Zugriff: 15.9.2022).

Düllingen M, Kirov A, Unverricht H. Hygiene und medizinische Mikrobiologie, Lehrbuch für Pflegeberufe. 6. A. Stuttgart: Schattauer, 2013.

Frank C, Faber M, Hellenbrand W, Wilking H, Stark K. Wichtige, durch Vektoren übertragene Infektionskrankheiten beim Menschen in Deutschland. RKI, Bundesgesundheitsblatt. DOI 10.1007/s00103-013-1925-9. Berlin: Springer, 2014. www.rki.de/DE/Content/InfAZ/V/VektorInf/Bundesgesundheitsblatt_Mai_2014_Frank_et_al.pdf?__blob=publicationFile (letzter Zugriff: 15.9.2022).

Gesetz zur Durchführung unionsrechtlicher Vorschriften betreffend Medizinprodukte (Medizinprodukterecht-Durchführungsgesetz – MPDG). 2022. www.gesetze-im-internet.de/mpdg/MPDG.pdf (letzter Zugriff: 15.9.2022).

Gesetz zur Verhütung und Bekämpfung von Infektionskrankheiten beim Menschen (Infektionsschutzgesetz – IfSG). 2022. www.gesetze-im-internet.de/ifsg/IfSG.pdf (letzter Zugriff: 22.9.2022).

Hamburgische Verordnung über die Hygiene und Infektionsprävention in medizinischen Einrichtungen (HmbMedHygVO). 2012. www.krankenhaushygiene.de/pdfdata/MedHygVo/MedHygVO_Hamburg_27032012.pdf (letzter Zugriff: 15.9.2022).

Hauer T. Allgemeine Hygienemaßnahmen. In: Schulz-Stübner S. (Hrsg.). Repetitorium Krankenhaushygiene und hygienebeauftragter Arzt. Berlin: Springer, 2017. 237–319.

Herff H, Wenzel V, Böttiger B W. Kardiopulmonale Reanimation und Penicillin als Beispiele des Wiederentdeckens. Der Anaesthesist 70 Berlin: Springer, 2021. 1051–1052. doi.org/10.1007/s00101-021-00970-3 (letzter Zugriff: 15.9.2022).

Herr C. Bayerisches Landesamt für Gesundheit und Lebensmittelsicherheit. Gesetzliche Regelungen, Krankenhaushygiene. Gesetzliche Regelungen. Krankenhaushygiene. 2014. www.aekbv.de/images/stories/aerzte/Hygiene-in-Klinik-und-Praxis/Prof._Herr_Caroline_Kurs_BL%C3%84K_Feb_12_Krhhygiene_aktuali_2014_feb.pdf (letzter Zugriff: 15.9.2022).

Hof H, Dörries R. Duale Reihe. Medizinische Mikrobiologie. 3. A. Stuttgart: Thieme, 2005.

Holtmann H, Nitschke J. BASICS Medizinische Mikrobiologie, Hygiene und Infektiologie. 4. A. München: Elsevier Urban & Fischer, 2017.

Hübner NO, Kellner NB, Partecke LI et al. Determination of antiseptic efficacy of rubs on the forearm and consequences for surgical hand disinfection. J Hosp Inf, 2011;78(1): 11–15.

Institut für Qualität und Wirtschaftlichkeit im Gesundheitswesen (IQWiG) (Hrsg.). gesundheitsinformation.de – Was ist eine Entzündung? 2021. www.gesundheitsinformation.de/was-ist-eine-entzuendung.html#:~:text=Wenn%20eine%20Wunde%20anschwillt%2C%20rot,wie%20ein%20Splitter%20im%20Finger (letzter Zugriff: 15.9.2022).

Jassoy C, Schwarzkopf A. Hygiene, Infektiologie, Mikrobiologie. 3. A. Stuttgart: Thieme, 2018.

Jorzig A, Benson D. Organisation, Recht 3. Empfehlungen, Richt- und Leitlinien versus Gesetze und Verordnungen Krankenhaushygiene up2date, 2022;17 (1). DOI: https://doi.org/10.1055/a-1395-4859. Stuttgart: Thieme, 2022.

Kampf G, Ostermeyer C, Heeg P. Surgical hand disinfection with a propanol-based hand rub: equivalence of shorter application times. J Hosp Inf, 2005;59(4): 304–310.

Kampf G, Ostermeyer C. Efficacy of alcohol-based gels compared with simple hand wash and hygienic hand disinfection. J Hosp Inf, 2004;56: 13–15.

Keller C, Menche N. Pflegen. Grundlagen und Interventionen. 2. A. München: Elsevier Urban & Fischer, 2017.

Kramer A, Assadian O, Exner M, Hübner N-O, Simon A. Krankenhaus- und Praxishygiene. 3. A. München: Elsevier Urban & Fischer, 2016.

KRINKO (a). Infektionsprävention im Rahmen der Pflege und Behandlung von Patienten mit übertragbaren Krankheiten. Empfehlung der Kommission für Krankenhaushygiene und Infektionsprävention (KRINKO) beim Robert Koch-Institut, 2015; 58: 1151–1170. Bundesgesundheitsblatt. DOI: https://doi.org/10.1007/s00103-015-2234-2. Berlin: Springer; www.rki.de/DE/Content/Infekt/Krankenhaushygiene/Kommission/Downloads/Infektionspraev_Pflege_Diagnostik_Therapie.pdf?__blob=publicationFile (letzter Zugriff: 15.9.2022).

KRINKO (b). Anforderungen an die Hygiene bei der Reinigung und Desinfektion von Flächen. Empfehlung der Kommission für Krankenhaushygiene und Infektionsprävention beim Robert Koch-Institut (RKI), 2004; 47: 51–61. Bundesgesundheitsblatt. DOI: https://doi.org/10.1007/s00103-003-0752-9 Berlin: Springer. www.rki.de/DE/Content/Infekt/Krankenhaushygiene/Kommission/Downloads/Flaeche_Rili.pdf?__blob=publicationFile (letzter Zugriff: 15.9.2022).

KRINKO (c). Prävention postoperativer Wundinfektionen. Empfehlung der Kommission für Krankenhaushygiene und Infektionsprävention (KRINKO) beim Robert Koch-Institut. 2018; 61:448–473. Bundesgesundheitsblatt. doi.org/10.1007/s00103-018-2706-2. Berlin: Springer, 2018. www.rki.de/DE/Content/Infekt/Krankenhaushygiene/Kommission/Downloads/Empfehlung_Wundinfektionen_2018-04.pdf?__blob=publicationFile (letzter Zugriff: 15.9.2022).

KRINKO (d). Händehygiene in Einrichtungen des Gesundheitswesens. Empfehlung der Kommission für Krankenhaushygiene und Infektionsprävention (KRINKO) beim Robert Koch-Institut (RKI), 2016; 59: 1189–1220. Bundesgesundheitsblatt. DOI: https://doi.org/10.1007/s00103-016-2416-6. Berlin: Springer. www.rki.de/DE/Content/Infekt/Krankenhaushygiene/Kommission/Downloads/Haendehyg_Rili.pdf?__blob=publicationFile (letzter Zugriff: 15.9.2022).

KRINKO (e). Hygienemaßnahmen bei Infektionen oder Besiedlung mit multiresistenten gramnegativen Stäbchen. Empfehlung der Kommission für Krankenhaushygiene und Infektionsprävention (KRINKO) beim Robert Koch-Institut (RKI). 2012; 55: 1311–1354. Bundesgesundheitsblatt. DOI: https://doi.org/10.1007/s00103-012-1549-5. Berlin: Springer. edoc.rki.de/bitstream/handle/176904/253/21obND4dxM.pdf?sequence=1&isAllowed=y (letzter Zugriff: 22.9.2022).

KRINKO (f). Empfehlungen zur Prävention und Kontrolle von Methicillin-resistenten Staphylococcus-aureus-Stämmen (MRSA) in medizinischen und pflegerischen Einrichtungen. Empfehlung der Kommission für Krankenhaushygiene und Infektionsprävention (KRINKO) beim Robert Koch-Institut, 2014, 57: 696–732. Bundesgesundheitsblatt. DOI: https://doi.org/10.1007/s00103-014-1980-x. Berlin, Heidelberg: Springer. www.rki.de/DE/Content/Infekt/Krankenhaushygiene/Kommission/Downloads/MRSA_Rili.pdf?__blob=publicationFile (letzter Zugriff: 22.9.2022).

KRINKO (g). Hygienemaßnahmen bei Infektionen oder Besiedlung mit multiresistenten gramnegativen Stäbchen. Empfehlung der Kommission für Krankenhaushygiene und Infektionsprävention (KRINKO) beim Robert Koch-Institut (RKI). 2012; 55:1311–1354. Bundesgesundheitsblatt. DOI: https://doi.org/10.1007/s00103-012-1549-5. Berlin: Springer. www.rki.de/DE/Content/Infekt/Krankenhaushygiene/Kommission/Downloads/Gramneg_Erreger.pdf?__blob=publicationFile (letzter Zugriff: 22.9.2022).

KRINKO (h). EpidemiologischesBulletin. Ergänzung zu den „Hygienemaßnahmen bei Infektionen oder Besiedlung mit multiresistenten gramnegativen Stäbchen" (2012) im Rahmen der Anpassung an die epidemiologische Situation. 2017; 21. www.rki.de/DE/Content/Infekt/EpidBull/Archiv/2014/Ausgaben/21_14.pdf?__blob=publicationFile (letzter Zugriff: 22.9.2022).

Lenarz T, Boenninghaus H-G. Hals-Nasen-Ohren-Heilkunde. 14. A., Berlin Heidelberg: Springer, 2012.

Luce-Wunderle, G. Klinikleitfaden OP-Pflege. 6. A. München: Elsevier Urban & Fischer, 2015.

Ministerium für Soziales, Gesundheit und Integration. Landesgesundheitsamt Baden-Württemberg. Hygienische Aspekte bei der Planung von OP-Abteilungen. www.gesundheitsamt-bw.de/fileadmin/LGA/_DocumentLibraries/SiteCollectionDocuments/01_Themen/Hygiene/PlanungOP.pdf (letzter Zugriff: 22.9.2022).

Nationales Referenzzentrum für Surveillance von nosokomialen Infektionen, Robert Koch-Institut. Definitionen nosokomialer Infektionen für die Surveillance im Krankenhaus-Infektions-Surveillance-System (KISS-Definitionen), Berlin 2016. edoc.rki.de/bitstream/handle/176904/180/26uycIPOihPSg.pdf?sequence=1&isAllowed=y (letzter Zugriff: 22.9.2022).

Orochemie. Hautpflege und Hautschutz – Die richtige Einreibetechnik. 2016. pdf.oro-hygiene.de/?id=10&type=199&tx_desinfektionsplan_desinfektionsplan%5bcontroller%5d=FlyerPlanPdf&tx_desinfektionsplan_desinfektionsplan%5baction%5d=print&tx_desinfektionsplan_desinfektionsplan%5bplan%5d=1847 (letzter Zugriff: 22.9.2022).

Pschyrembel. Breitspektrum-Antibiotika, 2018. www.pschyrembel.de/Breitspektrum-Antibiotika/K044H/doc/ (letzter Zugriff: 22.9.2022).

Pschyrembel. Antiseptik, 2021a. www.pschyrembel.de/Antiseptik/K02LF/doc/ (letzter Zugriff: 22.9.2022).

33

Pschyrembel. Asepsis, 2021b. www.pschyrembel.de/Asepsis/K0313/doc/ (letzter Zugriff: 22.9.2022).

RKI. (Hrsg.) Handbuch zum Modul VI der strukturierten curricularen Fortbildung „Krankenhaushygiene". Berlin 2015. www.nrz-hygiene.de/files/Publikationen/Handbuch_Fortb_KHH.pdf (letzter Zugriff: 22.9.2022).

RKI. Außergewöhnlicher Fall einer neonatalen Herpes-simplex-Virus-Infektion. Epidemiologisches Bulletin, 32, 87–292. DOI: https://doi.org/10.17886/EpiBull-2016–049. Berlin: Springer, 2016a, www.rki.de/DE/Content/Infekt/EpidBull/Archiv/2016/Ausgaben/32_16.pdf?__blob=publicationFile. (letzter Zugriff: 22.9.2022).

RKI. Die Kategorien in der Richtlinie für Krankenhaushygiene und Infektionsprävention – Aktualisierung der Definitionen – Mitteilung der Kommission für Krankenhaushygiene und Infektionsprävention. Bundesgesundheitsblatt 53: 754–756. DOI: https://doi.org/10.1007/s00103-010-1106-z. 2010. Berlin: Springer. www.rki.de/DE/Content/Infekt/Krankenhaushygiene/Kommission/Downloads/Kategor_Rili.pdf?__blob=publicationFile (letzter Zugriff: 22.9.2022).

RKI. Empfehlung zum Kapazitätsumfang für die Betreuung von Krankenhäusern und anderen medizinischen Einrichtungen durch Krankenhaushygieniker/innen. 2016b; 59: 1183–1188. Bundesgesundheitsblatt. DOI: https://doi.org/10.1007/s00103-016-2410-z. Berlin, Heidelberg: Springer. www.rki.de/DE/Content/Infekt/Krankenhaushygiene/Kommission/Downloads/Betreuung_Krankenhaeuser.pdf?__blob=publicationFile (letzter Zugriff: 22.9.2022).

RKI. Empfehlungen des RKI zu Hygienemaßnahmen im Rahmen der Behandlung und Pflege von Patienten mit einer Infektion durch SARS-CoV-2. 2022a. www.rki.de/DE/Content/InfAZ/N/Neuartiges_Coronavirus/Hygiene.html;jsessionid=E206AE6BF2B04C0162B79C1BCD190704.internet092?nn=2386228 (letzter Zugriff: 22.9.2022).

RKI. Hygieneplan. Wo bekomme ich Rahmen- oder Musterhygienepläne für Einrichtungen des Gesundheitswesens? https://www.rki.de/DE/Content/Infekt/Krankenhaushygiene/ThemenAZ/H/Hygiene/Hygiene_plan.html (letzter Zugriff: 22.9.2022b).

RKI. Infektionsschutz. RKI-Ratgeber. HIV-Infektion/AIDS. 2022c. www.rki.de/DE/Content/Infekt/EpidBull/Merkblaetter/Ratgeber_HIV_AIDS.html;jsessionId=800F7FBA357C3EC239A1CD247EC9D1C3.internet052#doc2374480bodyText12 (letzter Zugriff: 22.9.2022).

RKI. Infektionsschutz. RKI-Ratgeber. Tuberkulose. 2022d. www.rki.de/DE/Content/Infekt/EpidBull/Merkblaetter/Ratgeber_Tuberkulose.html;jsessionid=E4107BEE4DCF28ADBC8822B6F1CF97C5.internet091#doc2374486bodyText13 (letzter Zugriff: 22.9.2022).

RKI. Infektionsschutz. Startseite Infektionskrankheiten. Norovirus-Gastroenteritis. RKI - Ratgeber. 2008a. www.rki.de/DE/Content/Infekt/EpidBull/Merkblaetter/Ratgeber_Noroviren.html (letzter Zugriff: 22.9.2022).

RKI. Infektionsschutz. Startseite Infektionskrankheiten. Norovirus-Gastroenteritis. RKI - Ratgeber. 2008b. www.rki.de/DE/Content/Infekt/EpidBull/Merkblaetter/Ratgeber_Noroviren.html (letzter Zugriff: 22.9.2022).

RKI. Personelle und organisatorische Voraussetzungen zur Prävention nosokomialer Infektionen. 2009; 52: 951–962. Bundesgesundheitsblatt. DOI: https://doi.org/10.1007/s00103-009-0929-y. Berlin: Springer. www.rki.de/DE/Content/Infekt/Krankenhaushygiene/Kommission/Downloads/Rili_Hygmanagement.pdf?__blob=publicationFile (letzter Zugriff: 22.9.2022).

RKI. Startseite Service Pressestelle Pressemitteilungen 2019. Neue Schätzung zur Krankheitslast durch Krankenhaus-Infektionen. Pressemitteilung des Robert Koch-Instituts, 2019. www.rki.de/DE/Content/Service/Presse/Pressemitteilungen/2019/14_2019.html (letzter Zugriff: 22.9.2022).

RKI. Surveillance nosokomialer Infektionen sowie die Erfassung von Krankheitserregern mit speziellen Resistenzen und Multiresistenzen, Bundesgesundheitsblatt, Nr. 56, S. 580–583. DOI: https://doi.org/10.1007/s00103-013-1705-6. Berlin: Springer, 2013, www.rki.de/DE/Content/Infekt/IfSG/Nosokomiale_Infektionen/liste_noso.pdf?__blob=publicationFile (letzter Zugriff: 22.9.2022).

RKI. Vorwort und Einleitung der Kommission zur Richtlinie für Krankenhaushygiene und Infektionsprävention. 2004; 47: 409–411. Bundesgesundheitsblatt Gesundheitsforschung Gesundheitsschutz. DOI: https://doi.org/10.1007/s00103-004-0803-x. Berlin: Springer. www.rki.de/DE/Content/Infekt/Krankenhaushygiene/Kommission/Downloads/Vorw_Rili.pdf?__blob=publicationFile (letzter Zugriff: 22.9.2022).

Schewior-Popp S, Sitzmann F, Ullrich L. (Hrsg.). Thiemes Pflege. Das Lehrbuch für Pflegende in Ausbildung, 15. A. Stuttgart, New York: Thieme, 2021.

Schmal J. Hygiene. In: Keller C, Menche N (Hrsg.). Pflegen. Grundlagen und Interventionen. München: Elsevier Urban & Fischer, 2017. 135–154.

Suerbaum S, Burchard G-D, Kaufmann S, Schulz T (Hrsg.). Medizinische Mikrobiologie und Infektiologie, 8., überarbeitete u. erweiterte A. Berlin, Heidelberg: Springer, 2016.

TRBA 250. Biologische Arbeitsstoffe im Gesundheitswesen und in der Wohlfahrtspflege. 2018. www.baua.de/DE/Angebote/Rechtstexte-und-Technische-Regeln/Regelwerk/TRBA/pdf/TRBA-250.pdf?__blob=publicationFile (letzter Zugriff: 22.9.2022).

Unfallkassen und Berufsgenossenschaften (a). Sicheres Krankenhaus. Startseite Operationssaal. Zugehörige Themen Infektionsgefährdung Bereichskleidung/Schutzkleidung. 2014. www.sicheres-krankenhaus.de/operationssaal/zugehoerige-themen/bereichskleidung-schutzkleidung (letzter Zugriff: 22.9.2022).

Unfallkassen und Berufsgenossenschaften (b). Sicheres Krankenhaus. Operationssaal. 2014. https://sikh.rms2cdn.de/files/gesamt-pdf/Sicheres-Krankenhaus_Operationssaal.pdf (letzter Zugriff: 22.9.2022).

Unfallkassen und Berufsgenossenschaften. Sicheres Krankenhaus. Startseite Operationssaal. Bau und Ausstattung Belüftung. 2021. https://www.sicheres-krankenhaus.de/operationssaal/operationssaal/belueftung (letzter Zugriff: 22.9.2022).

Verordnung über das Errichten, Betreiben und Anwenden von Medizinprodukten (Medizinprodukte-Betreiberverordnung – MPBetreibV). 2021. www.gesetze-im-internet.de/mpbetreibv/MPBetreibV.pdf (letzter Zugriff: 22.9.2022).

Verordnung über Sicherheit und Gesundheitsschutz bei Tätigkeiten mit Biologischen Arbeitsstoffen (Biostoffverordnung – BioStoffV). 2021. www.gesetze-im-internet.de/biostoffv_2013/BioStoffV.pdf (letzter Zugriff: 22.9.2022).

Verordnung zum Schutz vor Gefahrstoffen (Gefahrstoffverordnung – GefStoffV). 2021. www.gesetze-im-internet.de/gefstoffv_2010/GefStoffV.pdf (letzter Zugriff: 22.9.2022).

Verordnung zur arbeitsmedizinischen Vorsorge vom 18. Dezember 2008 (BGBl. I S. 2768), die zuletzt durch Artikel 1 der Verordnung vom 12. Juli 2019 (BGBl. I S. 1082) geändert worden ist. www.gesetze-im-internet.de/arbmedvv/ArbMedVV.pdf (letzter Zugriff: 22.9.2022).

Verordnung zur Hygiene und Infektionsprävention in medizinischen Einrichtungen (MedHygV). Verordnung zur Hygiene und Infektionsprävention Bayern 4.2-IV. 2012. www.krankenhaushygiene.de/pdfdata/MedHygVo/MedHygVO_Bayern_09082012.pdf (letzter Zugriff: 22.9.2022).

KAPITEL

34

Bruno Amann und Thomas Fengler

Aufbereitung von Medizinprodukten (MP) im Tätigkeitsfeld der AEMP/ZSVA

34.1 Einführung

Der Fortschritt in den Naturwissenschaften hat in den letzten Jahrzehnten auch in der Medizin zu einer dynamischen Entwicklung neuer Methoden und Verfahren geführt. So konnten dadurch viele Operationen durch weniger invasive Eingriffe ersetzt werden. Gleichzeitig gab es eine Zunahme an operativen Interventionsmöglichkeiten. Als ein wichtiges Beispiel sei hier der Herzkatheter genannt. Durch die minimalinvasive Chirurgie sind schonende und weniger belastende operative Möglichkeiten geschaffen worden, die auch für schwer erkrankte Patienten zugänglich wurden. Künstlicher Gelenkersatz und Implantationen allgemein waren im letzten Jahrhundert noch eine Besonderheit im OP und gehören heute flächendeckend zum Standardprogramm.

Von der Mechanik zur Mechatronik, von der Optik zum elektronischen CCD-Chip: Die Computerisierung (IT, EDV, HD plus, 4 K, 3 D) hat in Form elektronischer Apparate (wie Roboter- und Navigationssysteme aus der Luftfahrt) längst Einzug in den OP gehalten und ermöglicht millimetergenaue Chirurgie, die den umgangssprachlichen Begriff „chirurgische Präzision" rechtfertigen. Diese Präzision ist nur mit entsprechenden Entwicklungen von Material und in der Feinmechanik möglich. Präzisionsinstrumente sind sehr kostspielig und ebenso aufwendig in der Wiederaufbereitung. Diese Medizinprodukte müssen genauso sicher aufbereitet werden wie das

Standardinstrumentarium, bestehend u. a. aus Klemme, Schere und Pinzette.

Parallel zu diesem Fortschritt mussten auch die Aufbereitungsansprüche an die immer komplexer werdenden MP angepasst werden. Dazu kamen hygienische Anforderungen wegen „neuer" oder häufiger auftretender Infektionskrankheiten (z. B. HBV, HCV, HIV, vCJK), die letztlich zu einer Professionalisierung und Arbeitsteilung zwischen instrumentierendem und aufbereitendem Personal geführt hat. „So nebenbei" nach der OP die Instrumente innerhalb der OP-Abteilung aufzubereiten, geht heute nur noch bei einfachen ambulanten Eingriffen oder in Arzt- bzw. Zahnarztpraxen. Auch hier findet eine zunehmende Fremdvergabe der Aufbereitung bzw. eine Zentralisierung der Medizinprodukteaufbereitung in großen AEMP/ZSVA statt, die über ausreichend Räumlichkeiten, erfahrenes sowie fort- bzw. ausgebildetes Personal und Apparate verfügen. Alternativ werden auch vermehrt Einweg-MP und Einwegimplantate verwendet, die das Infektionsrisiko durch die Aufbereitung ausschließen.

So kann sich das OP-Personal ganz auf den Patienten und die Operation konzentrieren, während sich Fachkräfte um die Wiederaufbereitung und Sterilisation der MP kümmern. Ohne diese Arbeitsteilung sind ein moderner OP-Betrieb und das umfangreiche OP-Programm nicht mehr denkbar. So wie die OTA-Ausbildung eine Antwort auf erhöhten Personalbedarf wegen der stark gestiegenen Operationszahlen ist, findet seit 2016 in Deutschland eine neue Berufsausbildung zur Fachkraft für MP-Aufbereitung (FMA) statt. Seit 2019 stehen die ersten Absolventen zur Verfügung.

Qualifikation auf Basis einer Ausbildung erfordert darüber hinaus die Bereitschaft, jahrelang (lebenslänglich) zu lernen. Bisher geschah dies auf Basis einer dreistufigen jeweils nur Wochen dauernden Fortbildung (Fachkunde I–III). Seit 2019 existiert die Fachkunde III als Managementlehrgang entsprechend einer Fachweiterbildung (> 700 Unterrichtseinheiten) wie im Krankenpflegebereich mit entsprechend höheren Zugangsvoraussetzungen.

Räumliche Anforderungen im Einzelnen werden hier nicht detailliert beschrieben, sofern es sich nicht ausdrücklich um die Aufbereitungsgeräte selbst handelt. Es sei auf die Empfehlungen des AK Qualität der DGSV e. V. verwiesen.

Um die Qualität dieser Prozesse nachvollziehbar gewährleisten zu können, besteht die Notwendigkeit, dies innerhalb eines Qualitätsmanagementsystems durchzuführen und nachzuweisen. Eine Zertifizierung des QM einer AEMP ist derzeit in Deutschland nicht erforderlich, aber das Sozialgesetzbuch SGB V fordert für das Gesundheitswesen fortlaufende qualitätssichernde Maßnahmen (Die Verpflichtung für ein QM-System als Leistungsnachweis ergibt sich aus dem Sozialgesetzbuch SGB V § 135 Abs. 1–3 ff. für alle Gesundheitseinrichtungen.). Die DGSV empfiehlt für die AEMP als wesentlichem Teil der Gesundheitseinrichtung die Zertifizierung des QM. Mit der Aufbereitung von MP ist eine große Verantwortung verbunden, der jeder einzelne AEMP-Mitarbeiter gerecht werden muss. Alle Anwender von MP sollten sich der Verantwortung beim sachgerechten Umgang mit den MP bewusst werden, da dies unmittelbar Auswirkungen auf den Erfolg der Aufbereitung hat und den Wert der MP erhält.

Die OTA-Ausbildung ermöglicht einen Einblick in die sachgerechte MP-Aufbereitung und sieht den Praktikumseinsatz in einer AEMP/ZSVA vor. Da umfassende Inhalte der für eine Tätigkeit in einer AEMP/ZSVA erforderlichen Fachkunde I zum/zur Technischen Sterilisationsassistenten/in (DGSV) auch Teil des Curriculums sind, kann eine Sach- bzw. Fachkunde nach erfolgreichem Abschluss der OTA-Ausbildung laut RKI/KRINKO Anlage 6 „Sachkenntnis des Personals" vermutet werden. Optimal wäre eine über die Vermutung hinausgehende nachweisliche Qualifikation durch den Erwerb des Zertifikats „Fachkunde I" bereits während der OTA-Ausbildung. Folglich trägt der Praxisanleiter in der AEMP/ZSVA die Durchführungsverantwortung und nicht der OTA-Auszubildende, solange der Nachweis der Fachkunde nicht erbracht werden kann. Der OTA-Schüler darf und soll alle Tätigkeiten in einer AEMP gezeigt bekommen und diese selbst üben, erlernen und durchführen. Neben seiner Unterschrift bzw. seinem Kürzel zeichnet stets auch immer der Praxisanleiter am Ende der Durchführung verantwortlich!

MERKE

OTA-Auszubildende werden in der AEMP stets durch Praxisanleiter/Mentoren betreut. Eine eigenverantwortliche Tätigkeit in einer AEMP ist ohne Nachweis (z. B. Zertifikat von der DGSV) einer Qualifikation während der Ausbildung nicht möglich.

34.2 Regelwerk

34.2.1 Grundsätzliches, Definitionen, Verantwortung

MP bzw. Instrumente sind nach einer Operation mit Körpergewebe und Körperflüssigkeit kontaminiert. Diese Kontamination kann mit Krankheitserregern belastet sein, ohne dass dies immer bekannt ist. Unabhängig davon, ob der Infektionsstatus des Patienten bekannt ist oder nicht, werden alle aufbereitbaren MP so behandelt und aufbereitet, als ob diese mit infektiösen Anschmutzungen belastet seien und eine Infektion auslösen könnten. Die Aufbereitung von MP beinhaltet die bewährten Verfahren der Reinigung, Desinfektion und Sterilisation innerhalb der bekannten Grenzen. Die gesetzlichen Vorgaben dienen dem Schutz von Patienten, Anwendern und Dritten.

34.2.2 Regulatorische Bedingung für die Aufbereitung

Der Umgang mit Medizinprodukten ist innerhalb der EU reguliert und gilt in allen Ländern der Europäischen Union. In Deutschland regelt das Medizinprodukte-Durchführungsgesetz den Umgang mit MP. Zusammen mit anderen Verordnungen (zur Unfallverhütung, technische Regeln, Biostoffe) gestaltet die Medizinprodukte-Betreiberverordnung MPBetreibV die täglichen MP-Anwendungsbedingungen (zuletzt aktualisiert: 01/2017). Verschiedene Organisationen und Interessengruppen aus Wirtschaft, Wissenschaft und Technik sowie Fachgesellschaften und Vereine, Verbände treffen sich in Ausschüssen, um anhand der Regularien Empfehlungen und Normen für die Praxis zu formulieren.

Der Fachverband für die Aufbereitung von Medizinprodukten ist die Deutsche Gesellschaft für Sterilgutversorgung (DGSV e. V.). In den Fachausschüssen Qualität, Bau- und Neubau sowie Personal gibt dieser Verein praktische Hilfestellung (seit 1996). Als einzige Fachgesellschaft ist die DGSV für die Qualifizierung von AEMP-Mitarbeitern, medizinischen Fachangestellten in Praxen, Krankenpflegepersonal etc. zuständig. Es werden alle zertifizierten Qualifizierungen zur Sach- und Fachkunde ausschließlich von dieser Fachgesellschaft legitimiert. Ein wichtiges Satzungsziel wurde mit der Schaffung eines neuen Berufs zur „Fachkraft für Medizinprodukteaufbereitung" (FMA) seit 2016 verwirklicht.

34.2.3 Europäische Medizinprodukteverordnung (MDR)

Das Europäische Parlament hat 2017 die neue Medizinprodukteverordnung (Medical Device Regulation, MDR) verabschiedet. Diese Verordnung betraf v. a. MP-Hersteller, die die umfangreichen Änderungen innerhalb der Übergangszeit umsetzen müssen. Die europäischen Richtlinien der EU mit den Jahreszahlen (19)90/385/EWG (aktive implantierbare MP), 93/42/EWG (sonstige MP) und 98/79/EWG (In-vitro-Diagnostika) sind durch die Medizinprodukteverordnung (Medical Device Regulation, MDR) ersetzt worden. Nationale Gesetzgebung wie das Medizinproduktegesetz mussten – soweit erforderlich – angepasst werden. Diese Verordnung soll z. B. die Rückverfolgung der Lieferkette bestimmter MP zum Anwender bzw. Kunden durch den Hersteller oder Behörden vereinfachen. So kann ein schneller effizienter Rückruf ermöglicht werden, falls ein Risiko von einem bestimmten MP ausgeht oder bestehen könnte. Die Verordnung fordert u. a. die schrittweise Einführung einer einmaligen eindeutigen Produktnummer pro MP durch sog. Unique Device Identifikation (UDI). Hierdurch soll die Rückverfolgbarkeit des jeweiligen Medizinproduktes ermöglicht werden. Die konkrete technische Umsetzung bleibt abzuwarten. Neben strengerer Überwachung und Prüfungen vor und nach dem Inverkehrbringen von MP sollen gemeinsame Spezifikationen innerhalb der EU zur Vereinfachung bei Veröffentlichungen durch die EU-Kommission oder ihrer Expertengruppen führen.

34.2.4 Medizinproduktegesetz (MPG), Medizinprodukterecht-Durchführungsgesetz (MPDG) und Medizinprodukte-Betreiberverordnung (MPBetreibV)

Das **Medizinproduktegesetz** (MPG) wurde am 26.5.2021 durch das **Medizinprodukterecht-Durchführungsgesetz** (MPDG) für alle Produkte im Anwendungsbereich der Verordnung (EU) 2017/745 abgelöst, auch für In-vitro-Diagnostika. Auf den 61 Seiten des neuen MPDG wird viel aus der 333 Seiten starken europäischen Verordnung über Medizinprodukte (Medical Device Regulation, MDR) übernommen (Art und Durchführung klinischer Studien zur Tauglichkeit der MP, Fälschungssicherheit, Aufgaben des Medizinprodukte-Beraters, Einweisung in Medizinprodukte, Betreiber-Funktion, Meldesystem). Der klinische Anwender hat damit wenig zu tun, da die gesetzlichen Anforderungen weitgehend den Inverkehrbringer betreffen, dabei aber auch die Aufgaben des Betreibers beschreibt. In diesem Kapitel zur Aufbereitung geht es vordringlich um die klinischen Aufgaben des Medizinprodukte-Dienstleisters wie die Aufbereitung und Instandhaltung und deren erfolgreiche Durchführung in der täglichen Routine.

DEFINITION

Gemäß § 3 Abs. 14 früheres Medizinproduktegesetz bezeichnet **Aufbereitung von bestimmungsgemäß keimarm oder steril zur Anwendung kommenden MP** die nach deren Inbetriebnahme zum Zwecke der erneuten Anwendung durchgeführte Reinigung, Desinfektion und Sterilisation einschließlich der damit zusammenhängenden Arbeitsschritte sowie die Prüfung und Wiederherstellung der technisch-funktionellen Sicherheit.

Dieser Paragraf definiert die Anforderungen an die Aufbereitung. Die Aufbereitung besteht demnach nicht nur aus der Reinigung, Desinfektion und Sterilisation von Medizinprodukten. Vielmehr muss auch die technisch-funktionelle Sicherheit geprüft und ggf. wiederhergestellt werden. Nach der Aufbereitung müssen die MP hinsichtlich ihrer Materialeigenschaften, Funktionen (z. B. Schneiden, Bohren, Kautern, Messen, Sehen durch eine Optik) den gleichen Merkmalen wie Maß, Form, Funktion und Sicherheit eines Neuprodukts genügen.

DEFINITION

Eine **ordnungsgemäße Aufbereitung** wird laut Medizinprodukte-Betreiberverordnung (§ 8 Abs. 2) vermutet, wenn die nachstehende gemeinsame Empfehlung der Kommission für Krankenhaushygiene und Infektionsprävention am Robert Koch-Institut und des Bundesinstitutes für Arzneimittel und Medizinprodukte zu den „Anforderungen an die Hygiene bei der Aufbereitung von Medizinprodukten" beachtet wird (KRINKO 2012).

Wenn nach diesen gesetzestechnischen Vorgaben Medizinprodukte aufbereitet wurden, kann von der Vermutung ausgegangen werden, dass eine ordnungsgemäße Aufbereitung unterstellt werden kann. Diese Vermutungsregel gilt, solange diese nicht widerlegt wurde. Wer also nicht nach den gesetzestechnischen Vorgaben aufbereitet, muss die sachgerechte Aufbereitung bei einer gerichtlichen Auseinandersetzung nachweisen und seine Methoden als mindestens äquivalent gutachterlich bestätigen können (Beweislastumkehr).

34.2.5 Empfehlung der KRINKO 2012 und Aktualisierungen

Als die wichtigste staatliche Institution für die hygienische Aufbereitung von MP ist das Robert Koch-Institut (RKI) in Berlin zusammen mit dem Bundesinstitut für Arzneimittel und Medizinprodukte (BfArM) in Bonn maßgebend für die Festlegung des „Mindeststandards" zuständig, wie er in der KRINKO 2012 formuliert wird.

Das RKI ist ein Bundesinstitut im Geschäftsbereich des Bundesministeriums für Gesundheit. Es ist die zentrale Einrichtung der Bundesregierung auf dem Gebiet der Krankheitsüberwachung und -prävention. Zu den Kernaufgaben des RKI zählen die Erkennung, Verhütung und Bekämpfung von Krankheiten, insbesondere von Infektionskrankheiten. Der gesetzliche Auftrag des RKI lautet, wissenschaftliche Erkenntnisse als Basis für gesundheitspolitische Entscheidungen zu erarbeiten. Das RKI berät so Bundesministerien, insbesondere das Bundesministerium für Gesundheit (BMG) und wirkt auch bei der Entwicklung von Normen und Standards mit. Neben der Fachöffentlichkeit berät das RKI zunehmend die breite Öffentlichkeit zu allen Fragen der Gesundheit und Krankheiten.

Durch das Medizinproduktegesetz (MPG), die Medizinprodukte-Sicherheitsplanverordnung (MPSV) und die Verordnung über klinische Prüfungen von Medizinprodukten (MPKPV) ergeben sich für das Bundesinstitut für Arzneimittel und Medizinprodukte (BfArM) folgende Aufgaben:

- Betreuung von Meldungen von (Beinahe-)Vorkommnissen (zentrale Erfassung, Auswertung und Bewertung der bei Anwendung oder Verwendung von Medizinprodukten auftretenden Risiken)
- Erstellung der Risikobewertung einschließlich Prüfung von korrektiven Maßnahmen der verantwortlichen Inverkehrbringer auf Angemessenheit
- Durchführung oder Veranlassung wissenschaftlicher Untersuchungen zur Ermittlung von Risiken
- Zusammenarbeit mit den verantwortlichen Inverkehrbringern, den Betreibern und Anwendern, den für das Medizinproduktewesen, das Eich- und Messwesen sowie den Arbeits- oder Strahlenschutz zuständigen Behörden des Bundes und der Länder, den Strafverfolgungsbehörden, Behörden anderer Staaten, wissenschaftlichen Fachgesellschaften, dem Medizinischen Dienst der Spitzenverbände der Krankenkassen, benannten Stellen sowie sonstigen Einrichtungen, Stellen und Personen
- Informationsaustausch mit den für Medizinprodukte zuständigen obersten Bundes- und Landesbehörden sowie weiteren Behörden, einschließlich Durchführung regelmäßiger Besprechungen (Routinesitzungen) und ggf. Sondersitzungen
- Informationsaustausch mit den zuständigen Behörden der anderen Vertragsstaaten des Abkommens über den Europäischen Wirtschaftsraum, der Europäischen Kommission und den zuständigen Behörden anderer Staaten
- Unterrichtung von sonstigen Behörden, Organisationen und Stellen
- Wissenschaftliche Aufarbeitung der durchgeführten Risikobewertungen

Darüber hinaus ist sie für die Sonderzulassung von Medizinprodukten zuständig, nimmt Beratungsaufgaben wahr (zuständige Behörden, benannte Stellen und Hersteller in Fragen der Klassifizierung von Medizinprodukten und Abgrenzung zu anderen Produkten sowie deren Entscheidung hinsichtlich der technischen und medizinischen Anforderungen und zu Fragen der Sicherheit von Medizinprodukten). Weiteres unter www.bfarm.de.

Auch das Paul-Ehrlich-Institut nimmt behördliche Aufgaben im Medizinproduktebereich wahr. Seine Zuständigkeit beschränkt sich insoweit jedoch auf die in Anhang II der Richtlinie 98/79/EG genannten In-vitro-Diagnostika, die zur Prüfung der Unbedenklichkeit oder Verträglichkeit von Blut- oder Gewebespenden bestimmt sind oder Infektionskrankheiten betreffen.

Infektionsschutzgesetz (ISG), MPG und MPBetreibV sowie Hygieneverordnungen der Länder (z. B. Bayerische Medizinhygieneverordnung-MedHygV v. 1.12.2010, www.gesetze-bayern.de/Content/Document/BayMedHygV) verweisen direkt auf das RKI bzw. auf die verschiedenen Empfehlungen der Kommission für Krankenhaushygiene und Infektionsprävention (KRINKO). Alle Empfehlungen sind unter www.rki.de zugänglich, werden laufend aktualisiert und erscheinen im Bundesgesundheitsblatt. Die letzte große Revision der „Anforderungen an die Hygiene bei der Aufbereitung von Medizinprodukten“ wurde 10/2012 im Gesundheitsblatt 55 auf den Seiten 1244–1310 veröffentlicht. Diese sog. KRINKO 2012 dient mit den inzwischen erfolgten Ergänzungen (z. B. im Epidemiologischen Bulletin sowie unter „Häufig gestellte Fragen“, FAQ) allen Beteiligten zur Information und als Wegweiser für die Organisation und Erstellung eines Qualitätsmanagements (QM), welches die Voraussetzung für eine nachweisliche wie sachgerechte Aufbereitung ist.

34.2.6 Relevante Normen

Bei der Befolgung der jeweiligen Normen kann von der Erfüllung der „anerkannten Regeln der Technik“ gesprochen werden. In den Empfehlungen des RKI und der KRINKO wird neben Hinweisen zu Gesetzen, Verordnungen, Richtlinien auch auf Normen verwiesen. In den „Anforderungen an die Hygiene bei der Aufbereitung von Medizinprodukten“ finden sich die Hinweise zu den Normen ab Seite 1258 im Anhang B. Die für die hygienische Aufbereitungspraxis besonders bedeutsamen Normen werden hier hervorgehoben.

Normen werden in Normenausschüssen erstellt und legen technisch-funktionelle Merkmale und Mindestansprüche fest (Ziel: Standards und Standardisierung). In Deutschland zuständig ist das Deutsche Institut für Normung (DIN). Bei Befolgung dieser Angaben kann von der Erfüllung der „anerkannten Regeln der Technik“ ausgegangen werden. Innerhalb der EU werden diese EU-Normen in allen Mitgliedstaaten umgesetzt und eingeführt bzw. harmonisiert (DIN EN 285), es gibt aber auch ausschließlich deutsche Normen (DIN 58298-19/20) oder weltweit harmonisierte internationale Normen, die für die EU harmonisiert werden müssen (DIN EN ISO 17665).

MERKE

ISO-Normen können übernommen werden, EN-Normen müssen von EU-Mitgliedstaaten national übernommen werden.

Auswahl der wichtigsten Normen:

- **DIN EN ISO 17664** Aufbereitung von Produkten für die Gesundheitsfürsorge: vom Medizinprodukthersteller bereitzustellende Informationen für die Aufbereitung von Medizinprodukten ISO 17664:2017.
  Da das RKI, das MPG und die MPBetreibV auf die Einhaltung der Herstellerangaben besonders bei der Instand-

setzung und Wiederaufbereitung von MP bestehen, ist die DIN EN ISO 17664:2017 zur wichtigsten Norm geworden (Teil 1 für kritische und semikritische, Teil 2 für unkritische Medizinprodukte). Nun müssen seitdem alle Hersteller geeignete Angaben zur Aufbereitung aller aufbereitbaren MP machen. Unabhängig davon, ob es sich um unsteril, keimarm oder steril aufzubereitende MP handelt. Die Herstellerangaben müssen den Aufbereiter in die Lage versetzen, mit den üblichen nachweislichen (validierten) Verfahren den zur sicheren Anwendung erforderlichen Zustand des MP (wieder-)herzustellen.
- **DIN EN ISO 17665** Sterilisation von Medizinprodukten, beschreibt die Sterilisation mit feuchter Hitze. Hier ist die Dampfsterilisation mit reinem, gesättigtem Dampf gemeint. Die Norm beschreibt den Begriff „steril" als frei von lebensfähigen Mikroorganismen und Sterilität als ein von lebensfähigen Mikroorganismen freier Zustand.
- **DIN EN ISO 11135** Sterilisation mit Ethylenoxid (Niedertemperaturverfahren für thermolabile MP).
- **DIN EN ISO 11139** Terminologie für Begriffe des ISO TC (Technical Committee) 198 der ISO „Sterilization of Healthcare Products".
- **DIN EN ISO 14180** Sterilisation mit Formaldehyd (Niedertemperaturverfahren für thermolabile MP).
- **DIN EN ISO 13485:2016-08** Medizinprodukte – Qualitätsmanagementsysteme – Anforderungen für regulatorische Zwecke (Zertifizierung), Anpassung und Zusammenhang mit ISO 9001:2016.
- **DIN EN ISO 14971** Medizinprodukte – Anwendung des Risikomanagements auf Medizinprodukte.
- **DIN 58953** Sterilisation – Sterilgutversorgung (Begriffe Teil 1, Logistik von sterilen MP Teil 8, Anwendungstechniken von Weichverpackungen Vlies, Papier, Folie Teil 7, Sterilisierbehälter Teil 9).

34.2.7 Nationale Verordnung (Biostoffverordnung, technische Richtlinien, Unfallverhütung)

Die Verordnung über Sicherheit und Gesundheitsschutz bei Tätigkeiten mit Biologischen Arbeitsstoffen (Biostoffverordnung, BioStoffV) teilt in § 3 *Einstufung von Biostoffen in Risikogruppen* die Infektionsrisiken nach dem Stand der Wissenschaften in 4 Gruppen ein. Die Tätigkeiten in einer AEMP (oder im OP) entsprechen der Risikogruppe 2: Biostoffe, die eine Krankheit beim Menschen hervorrufen können und eine Gefahr für Beschäftigte darstellen können; eine Verbreitung in der Bevölkerung ist unwahrscheinlich; eine wirksame Vorbeugung oder Behandlung ist normalerweise möglich.

Dies trifft für den unreinen Bereich und der manuellen Reinigung kontaminierter Instrumente zu. Bei Beachten der Vorschriften der persönlichen Hygiene wie z. B. Schutzkleidung und Händedesinfektion, ausreichenden Impfschutz, kann das Risiko beim Umgang mit Biostoffen auf ein vertretbares Maß gesenkt werden.

Die Anforderungen aus der Biostoffverordnung werden in den „Technischen Regeln für Biologische Arbeitsstoffe (TRBA)" konkretisiert. Sie geben den Stand der Technik, Arbeitsmedizin und Arbeitshygiene sowie sonstige gesicherte wissenschaftliche Erkenntnisse zu Tätigkeiten mit biologischen Arbeitsstoffen wieder.

Die **TRBA 250** „Biologische Arbeitsstoffe im Gesundheitswesen und in der Wohlfahrtspflege" konkretisiert im Rahmen ihres Anwendungsbereichs die Anforderungen der Biostoffverordnung. Die typischen Tätigkeiten wie Annahme und Desinfektion kontaminierter Instrumente in der AEMP werden der Schutzstufe 2 zugeordnet. Bei der Gefahr von infektiösen Aerosolen, Spritzern und Verletzungen kann auch die Tätigkeit bzw. spezielle Tätigkeiten in Schutzstufe 3 zugeordnet werden. Die TRBA 250 beschreibt die Schutzmaßnahmen, die zu ergreifen sind. Dazu gehört z. B. die Ausstattung der geeigneten Räumlichkeiten, Desinfektionsmittel beständige Oberflächenbeschaffenheit, separate Toiletten für Personal. Die eingesetzten Verfahren sollen so erfolgen, dass die Bildung von Aerosolen minimiert wird. Der Zugang zu den Arbeitsbereichen ist auf das notwendige (Fach-)Personal beschränkt. Maßnahmen zur Verhütung von Nadelstichverletzungen und den Umgang mit diesen Gefahren müssen durch technische wie organisatorische Maßnahmen vorgenommen werden. Hierbei spielt das persönliche Verhalten eine entscheidende Rolle. Der Arbeitgeber hat sich der Aufgabe zu stellen und muss für ausreichend und ausgebildetes und geeignetes Personal Sorge tragen, um Stich- und Schnittverletzungen, z. B. durch Fehlbedienung wegen Überlastung, zu vermeiden. Ebenso hat der Arbeitgeber nach § 8 Abs. 4 Nr. 4 BioStoffV zusätzlich „persönliche Schutzausrüstung" (PSA), einschließlich Schutzkleidung, in ausreichender Stückzahl zur Verfügung zu stellen, wenn andere organisatorische, bauliche, technische Maßnahmen nicht ausreichen.

Der Arbeitgeber hat nach § 14 Abs. 1 BioStoffV schriftliche Betriebsanweisungen zu erstellen und diese zu aktualisieren. Die Betriebsanweisung ist arbeitsbereichs-, tätigkeits- und stoffbezogen auf der Grundlage der Gefährdungsbeurteilung und der festgelegten Schutzmaßnahmen zu erstellen. Beschäftigte müssen anhand der Betriebsanweisung unterwiesen werden. Dies gilt auch für Praktikanten und Mitarbeiter von Fremdfirmen. Die Betriebsanweisung ist in einer verständlichen Form und Sprache abzufassen und durchzuführen. Zusammen mit dem Hygieneplan sollte die Betriebsanweisung deutlich sichtbar, z. B. im unreinen Bereich der AEMP, ausgehängt oder ausgelegt sein.

Belehrung über Arbeits- und Umweltschutz: Eine schriftlich bestätigte Unterweisung/Belehrung zu biologischen Infektionsgefahren anhand der Biostoffverordnung, weiteren Gefahren und hygienischen sowie sicherheitstechnischen Verhaltensweisen ist zu Beginn des Arbeitsverhältnisses und regelmäßig, z. B. jährlich, zu wiederholen. Betriebsärztliche Betreuung und Beratung, z. B. über Impfangebote, ergänzen die vorbeugenden Maßnahmen. Der Umfang dieser ärztlichen Betreuung ist in der Verordnung zur Arbeitsmedizinischen Versorgungvorschrift (ArbMedVV) definiert.

Neben den biologischen gibt es weitere Umweltgefahren. Diese werden in weiteren Verordnungen und Gesetzen geregelt. Der Umgang mit Chemikalien ist im Chemikaliengesetz beschrieben. Die Gefahrstoffverordnung regelt den Umgang mit weiteren chemischen und physikalischen Gefahren. Neben hochentzündlichen und ätzenden Stoffen sind weitere Gefahren wie krebserregende

Substanzen und der sachgerechte Umgang damit in der Gefahrenstoffverordnung aufgeführt. Die Strahlenschutzverordnung muss im OP beachtet werden und spielt für die AEMP kaum eine Rolle. Der Umgang mit Abfällen wird im Abfallgesetz detailliert beschrieben.

MERKE

Radiopharmaka und **Zytostatika** sind problematische Gefahrenstoffe, die im Zusammenhang mit der AEMP von der Instrumentenaufbereitung auszuschließen sind.

34.3 Risikobewertung und Einstufung von MP vor der Beschaffung und Aufbereitung

Verantwortlich für die korrekte Risikoeinstufung der MP, die Festlegung der Art und die Durchführung der Aufbereitung ist der Betreiber. Im Krankenhaus ist der Betreiber der Träger (Land, Stadt, Kommune, GmbH, AG) und wird durch die Geschäftsführung vertreten. Die Geschäftsführung beauftragt das Fachpersonal aus Hygiene, Medizin, Medizin- und Haustechnik. Zusammen mit der Leitung der AEMP/ZSVA wird eine Risikobeurteilung für die Aufbereitung anhand der Möglichkeiten regelkonform festgelegt. Die Möglichkeiten und Grenzen der Aufbereitung von MP ergeben sich aus der personellen, räumlichen, apparativen Ausstattung und Leistungsfähigkeit einer AEMP/ZSVA. Die Herstellerinformationen (HI) entsprechend DIN EN ISO 17664 sind dabei stets zu berücksichtigen. Die Einstufung der MP in Risikostufen ist die Risikoeinschätzung, die beim direkten Einsatz am Patienten entstehen kann, wenn aufbereitete MP erneut zur Anwendung kommen (➤ Abb. 34.1).

Unkritische Medizinprodukte: Wird mit dem MP nur die intakte Haut berührt, handelt es sich um „unkritische MP" (EKG-Elektroden, Stethoskop, Blutdruckmanschette, Nierenschale).

Semikritische Medizinprodukte: MP, die mit vorgeschädigter krankhaft veränderter Haut und/oder unsteriler Schleimhaut in Berührung kommen, werden in „semikritisch" eingestuft. Eine weitere Unterteilung in semikritisch A und B verdeutlicht den Aufbereitungs(mehr)aufwand zwischen einteiligen MP mit einsehbarer Oberfläche (A ohne besonderen Aufwand) und mehrteiligen MP (B erhöhter Aufwand) mit verdeckten Flächen z. B. durch Gelenke (Beatmungsschläuche, Laryngoskopspatel, flexible Endoskope).

Kritische Medizinprodukte: Hier handelt es sich um sterile MP, die Haut und/oder Schleimhaut durchdringen und so über diese natürliche Barriere Kontakt zu Blut, inneren Gewebe und Organen haben (➤ Abb. 34.2). Dazu zählen auch MP, die zur Anwendung von Blut, Blutprodukten oder sterilen Arzneimitteln verwendet werden. Kritische MP werden je nach Risiko und Aufbereitungsaufwand in drei weitere Stufen eingeteilt. Ohne besondere Anforderungen an die Aufbereitung wird mit „kritisch A" angegeben. Hier kann das MP nach der Reinigung vollständig visuell auf Sauberkeit überprüft werden. Ist diese Kontrolle erschwert und kann der Reinigungserfolg nicht ausschließlich mit visueller Beurteilung erfolgen, bestehen „erhöhte Anforderungen an die Aufbereitung". Die Einteilung erfolgt dann in „kritisch B". Ist eine Sterilisation mit Dampf nicht möglich, bedeutet dies „besonders hohe Anforderungen an die Aufbereitung" und die Einstufung in „kritisch C".

- **„kritisch A":** OP-Instrumente mit glatter und vollständig einsehbarer Oberfläche, z. B. Wundhaken, Spekula, Nierenschale
- **„kritisch B":** Gelenkinstrumente wie Klemmen und Scheren, MIC-Trokar
- **„kritisch C":** flexible Endoskope, endoskopisches Zubehör, thermolabile MP

34.3.1 Angaben der Hersteller zur Aufbereitung von MP (DIN EN ISO 17664:2017)

Eine ganze Reihe von Gesetzen, Verordnungen, Richtlinien und Normen verpflichtet den Hersteller von wiederverwendbaren Medizinprodukten, Angaben für die Inverkehrbringung zu machen. Dies schließt ein, dass der Hersteller Angaben zur Aufbereitung einschließlich Reinigung, Desinfektion, Spülung und Trocknung, ggf. Verpackung und Sterilisation, zum Transport sowie zur sachgerechten Lagerung zur Verfügung stellen muss. Der Hersteller muss valide Angaben zur Instandsetzung, Wartung, Pflege sowie über Risiken im Zusammenhang mit der Aufbereitung machen, falls dies erforderlich ist.

Die Herstellerangaben müssen plausibel und vollständig und in einer für die Aufbereitung und Anwendung erforderlichen verständlichen Sprache erstellt worden sein. Ungeeignete oder unvollständige Herstellerangaben stellen ein Risiko nicht nur bei der Aufbereitung dar. In diesem Fall kann es sich um ein Vorkommnis handeln, und der Betreiber muss prüfen, ob eine Meldung an das BfArM verpflichtend erfolgen muss.

In der aktuellen DIN EN ISO 17664 „Aufbereitung von Produkten für die Gesundheitsvorsorge – Vom Medizinprodukt-Hersteller bereitzustellende Informationen für die Aufbereitung von Medizinprodukten" wurde nun eine internationale Vereinbarung zur Aufbereitung für alle wiederverwendbaren Medizinprodukte getroffen (nicht wie bisher ausschließlich für resterilisierbare MP). Hierzu zählen auch mehrfach aufbereitete, aber nur einmalig eingesetzte Medizinprodukte (z. B. Implantatschrauben) und (zählbar) mehrfach einsetzbare (z. B. codierte Effektoren/Manipulatoren in der Roboterchirurgie). Folgende detaillierte Angaben müssen in den Aufbereitungsanweisungen der Hersteller enthalten sein:

- Erstbehandlung am Gebrauchsort
- Vorbereitung vor der Reinigung
- Reinigung
- Desinfektion
- Trocknung
- Kontrolle und Wartung
- Verpackung
- Sterilisation (ggf.)
- Lagerung
- Transport

Die DIN EN ISO 17664 gilt nicht für

- Einweginstrumente, da hier der Hersteller keine erneute Anwendung (und damit Aufbereitung) vorgesehen hat und dies daher im Rahmen der Inverkehrbringung nicht prüfen lassen muss.
- Textilien in Patientenabdecksystemen oder OP-Bekleidung.

34

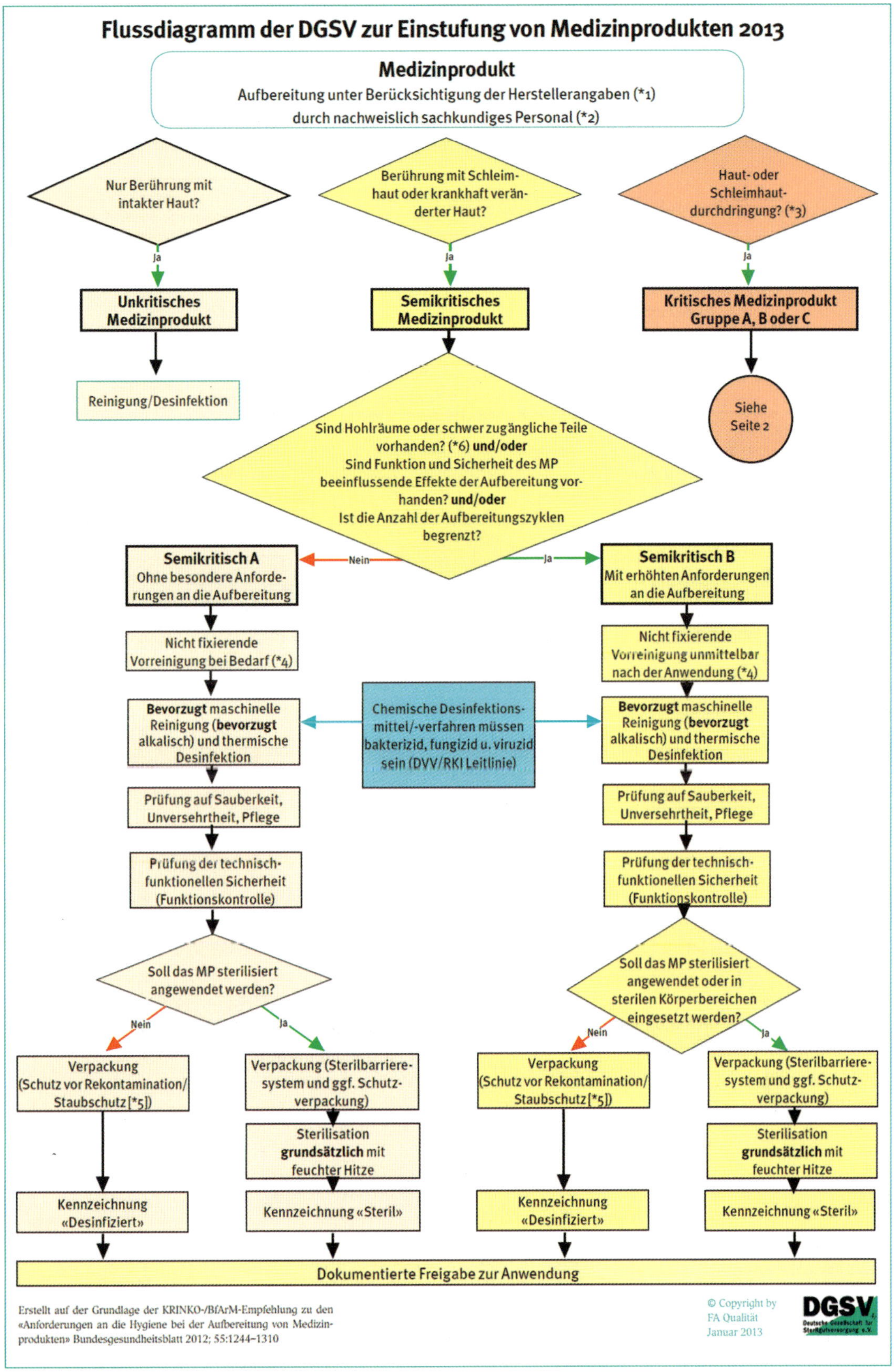

Abb. 34.1 Flussdiagramm der DGSV zur Einstufung von Medizinprodukten [V796]

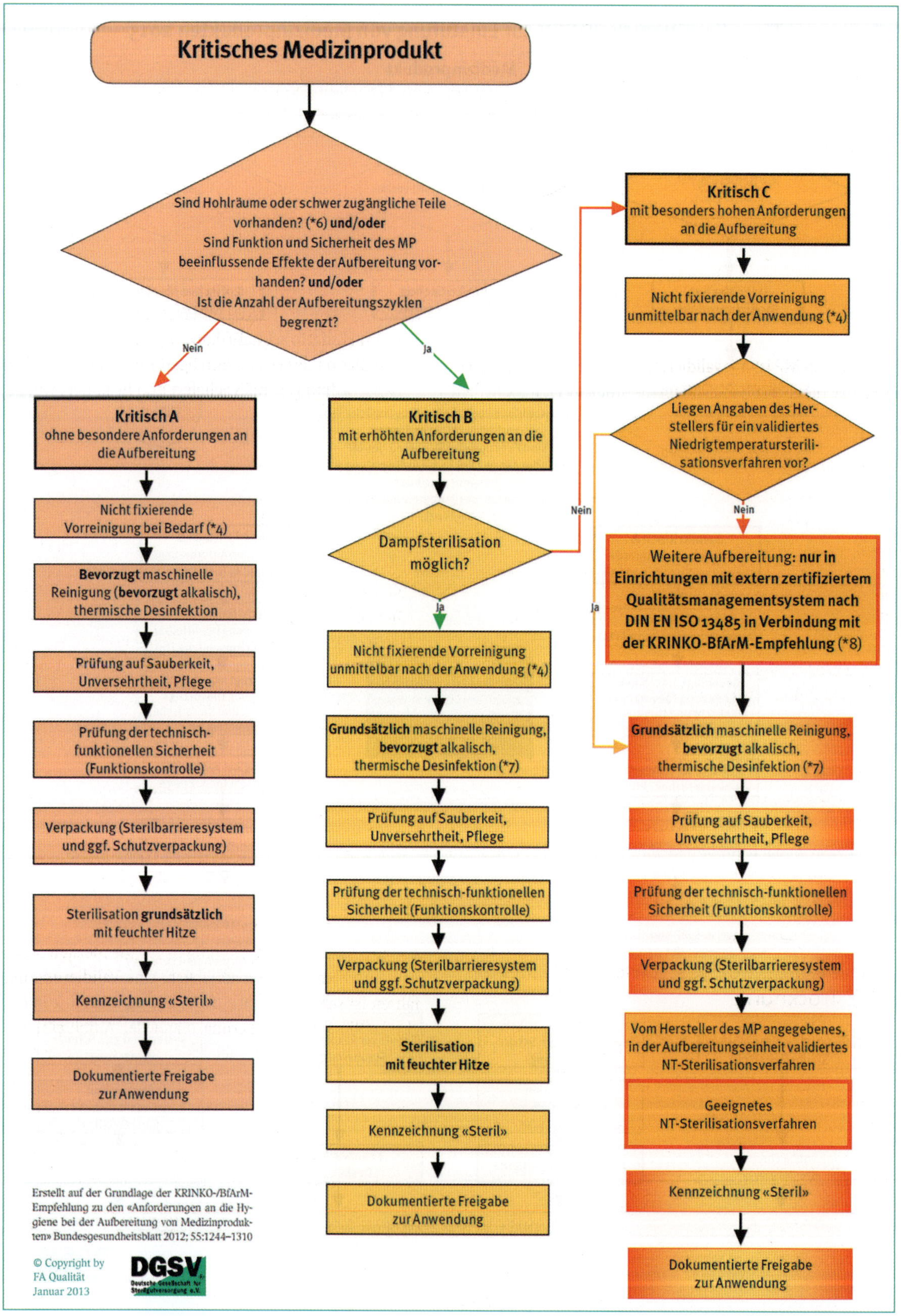

Abb. 34.2 Kritisches Medizinprodukt [V796]

MERKE
Die Aktualisierung der Norm bedeutet für alle Hersteller von aufbereitbaren Medizinprodukten einen hohen Aufwand bei der Beschreibung der Aufbereitungsanleitung sowie des Umgangs mit im Instrumentenkreislauf befindlichen MP. Im Rahmen der ebenfalls zu aktualisierenden Risikobewertung muss eine Validierung vorgenommen werden. Da mindestens ein validiertes Verfahren beschrieben werden muss, könnte sich der Hersteller auf ein maschinelles Aufbereitungsverfahren beschränken und sich z. B. die Mühe mit der Validierung manueller Prozesse sparen (Reinigungs- und Desinfektionsverfahren).

34.3.2 Validierung der Prozessschritte Reinigung, Desinfektion, Verpackung, Sterilisation

Die Aufbereitung von MP ist mit validierten Verfahren durchzuführen. Dadurch soll eine möglichst hohe Patienten- und Anwendersicherheit erzielt werden. Um den Beweis (Evidenz) für die geforderte Qualität bei der Aufbereitung von MP erbringen zu können, müssen alle wichtigen Prozesse und Prozessschritte in regelmäßigen Abständen überprüft werden. Die dokumentierte stichprobenartige Leistungsüberprüfung mit exaktem Nachweis der (zuvor unabhängig definierten und beschriebenen) Prozessparameter sowie die Protokollierung der Ergebnisse ist wesentlicher Teil der sog. Prozessvalidierung (mit Installations-, Operations- und Leistungsqualifikation).

In der Praxis haben sich jährliche Validierungen bei RDG, Containerwaschanlagen, Papier-/Folien-Siegelnahtgeräten und Sterilisatoren bewährt. Zuvor ist unabhängig von der Leistungsüberprüfung eine Wartung durch den Hersteller vorzunehmen. Einzelheiten sind den entsprechenden Leitlinien der Fachgesellschaften zu entnehmen (für manuelle und maschinelle Reinigung, Sterilbarrieresysteme und Sterilisationsprozesse, bisher nicht für Ultraschallreinigung).

Bestimmte Funktionsprüfungen werden sowohl bei Validierungen als auch bei Routineüberprüfungen mit Hilfsgeräten vorgenommen (Überprüfung der elektrischen Sicherheit bei MIC-Instrumenten, Bipolarpinzetten und Scheren mit Isolationsschicht, Lichtkabel und starren Optiken).

Reinigung, Desinfektion (thermisch oder chemothermisch), Trocknung

Maschinelle Prozesse von RDG, RDG-E und Containerwaschanlagen können so z. B. anhand der Herstellervorgaben nach DIN EN 15883 mit den Teilen 1–7 überwacht und geprüft werden. Die Normen beschreiben neben den Anforderungen an die Reinigungsgeräte auch die Routineüberwachung und Überprüfung zwischen den Validierungen. In den von der DGKH und DGSV veröffentlichten Leitlinien findet der Anwender und gleichermaßen der Validierer Checklisten auf dieser Basis und Tabellen mit den benötigten Angaben, gemäß Stand der Technik und Wissenschaft (teilweise auch in der Norm beschrieben).

Die erste Leistungsüberprüfung nach der Installations- und Operationsqualifikation bedarf aber eines Routinebetriebs und muss an den dann bereits eingeführten Standardbeladungen vorgenommen werden, also nicht am fabrikneuen Gerät. Ergänzt bzw. neu durchgeführt werden sie, wenn es zu erheblichen Änderungen (Reparaturen, Neuaufstellung) kam. Dann wird erneut die Übereinstimmung mit den erforderlichen Prozessparametern durch die Validierung bestätigt (Konformität). Beispiele sind die Veränderung der Wasseraufbereitung bzw. Wasserqualität, Wechsel der Reinigungs- und ggf. Desinfektionschemie, bei Programmänderungen oder größeren Reparaturen (wie Austausch ganzer Aggregate und Pumpen, deren Leistungsfähigkeit – zumindest partiell – validiert werden muss). Die Forderung nach validierten (bevorzugt) maschinellen Prozessen besteht seit der Veröffentlichung der KRINKO 2001 „Anforderungen an die Hygiene bei der Aufbereitung von MP“. Reinigung und Desinfektion sind die Voraussetzung für eine erfolgreiche Sterilisation und somit der wichtigste Prozessschritt bei der Aufbereitung. Es werden drei Prüfungen unterschieden:

1. Die **Installationsqualifikation** (IQ) wird bei der Lieferung und Installation des Geräts durchgeführt, um festzustellen, ob das Gerät ordnungsgemäß geliefert und installiert wurde.
2. Die **Betriebsqualifikation** (BQ) wird anschließend durchgeführt, um sicherzustellen, dass die Anlagen innerhalb der festgelegten Grenzen arbeiten und die bestimmungsgemäßen Vorgaben dazu auch eingehalten werden.
3. Die **Leistungsqualifikation** (LQ) wird später durchgeführt, um den Routinebetrieb vor Ort abzubilden. Neben standardisierten Test- und Prüfkörpern wird die reale Situation und Beladung untersucht. Nach der Leitlinie von DGKH, DGSV und AKI ist bei der Reinigung ein Richtwert von ≤ 100 µg Proteinrest pro Instrument akzeptabel. Die Desinfektion mit heißem VE-Wasser wird mit der Bestimmung des A_0-Wert-Konzepts durchgeführt. Als letzter Programmschritt im RDG ist die (erfolgreiche) Trocknung ebenso Teil der LQ.

MERKE
Die regelmäßige Wiederholung der Leistungsüberprüfung (z. B. jährliche Leistungsqualifikation = LQ) wird gelegentlich auch falsch als Revalidierung bezeichnet, sie entspricht aber der LQ. Der qualifizierte Validierer richtet sich nach den entsprechenden Leitlinien (sofern vorhanden) und dem aktuellen Stand von Wissenschaft und Technik.

Die rein manuelle Aufbereitung ist für die meisten Medizinprodukte in Deutschland kaum noch üblich, eine Validierung manueller Verfahren ist schwierig und aufwendig, wie ein Blick in die umfangreiche Leitlinie zur Validierung manueller Aufbereitung von MP von DGKH, DGSV und AKI zeigt. Experten sehen den Einsatz manueller Verfahren nur in dem Fall gegeben, wo eine maschinelle, d. h., weitgehend standardisierte Aufbereitung (noch) nicht möglich oder unmöglich ist. Bei der maschinellen Aufbereitung ist die fachgerechte Beladung eine der schwierigsten händischen Aufgaben. Die Sicherheit von Patient, Aufbereiter oder Dritter darf bei der manuellen Aufbereitung ebenso wenig gefährdet sein wie bei der maschinellen Aufbereitung, d. h., beide Verfahren müssen gleich sicher sein.

Verpackung und Packen

Verpackung und Packen wird in der DIN 58953-Reihe geregelt. Teil 7 beschäftigt sich mit der Weichverpackung, Papier, Vlies und der Papier-Folien-Verpackung und gibt Anleitung über Falttechnik bei Bogenware Papier oder Vlies. Teil 8 beschreibt die Transport- und Lagerlogistik von sterilen MP. Teil 9 beschreibt die sog. Hartverpackung im Sterilisierbehälter einschließlich des Hinweises, dass ein Tragegewicht von 10 kg nicht überschritten werden sollte. Das Gewicht der Transporteinheiten muss hierfür bekannt sein. Am weitesten verbreitet sind die Container aus Aluminium, da hier u. a. die besten Trocknungsergebnisse erzielt werden können. Wichtig ist die periodische Wartung der jeweiligen Containersysteme.

Eine Validierung des Verpackungsprozesses bei Papierfolienverpackungen findet anhand des jeweiligen Siegelnahtgeräts regelmäßig statt. Nach DIN 58953-7 muss die Siegelung immer nach einem validierten Verfahren erfolgen. Diese erfolgt anhand des internationalen Leitfadens DIN CEN ISO/TS 16775 sowie der DGSV-Leitlinie „Validierung von Siegelprozessen". Dies schließt eine Dichtheitsprüfung der Siegelnaht ein.

Die DIN EN ISO 11607 beschreibt die Verpackungsprozesse. Eine Validierung kann mithilfe der aktuellen DGSV-Leitlinie für die Validierung der Verpackungsprozesse nach DIN EN ISO 11607-2 in der Praxis erfolgen.

Sterilisation

Mit der Sterilisation von kritischen MP ist die höchste Aufbereitungsstufe erreicht. In einer AEMP/ZSVA werden hitzebeständige MP mit gesättigtem Reinstdampf sterilisiert (Oberflächensterilisation). Seit Ende des 19. Jahrhunderts (1882 Trendelenburg, Bonn, und Schimmelbusch, Köln/Berlin Charité) ist dies die sicherste, umweltfreundlichste und billigste Methode. Nur ein sehr kleiner Anteil von wenigen Prozent thermolabiler MP muss in Sterilisatoren mit Niedertemperaturverfahren sterilisiert werden („kritisch C"). Aktuell am weitesten in den AEMP verbreitet wird die Wasserstoffperoxid-Plasma-Sterilisation dafür angewandt. Bewährte ältere Verfahren sind in der AEMP Niedertemperatur-Dampf-Formaldehyd-Sterilisatoren (NDTF) und die Niedertemperatursterilisation mittels Ethylenoxid. Letzteres ist übrigens das industriell am häufigsten eingesetzte Verfahren. Sterilisierte Einwegmedizinprodukte (z. B. Injektionsnadeln) und OP-Abdeckungen sind Beispiele. Ein besonderer Befähigungsschein ist nur für das Ethylenverfahren erforderlich.

Vor- und Nachteile der einzelnen Verfahren ergeben sich aus den individuellen Anforderungen (Pflichten- bzw. Lastenheft) wie Zeitersparnis, einfache Installation oder Kosten (Anschaffungs-, Unterhaltskosten, Fix- und variable Kosten). Beispiel: Schnell ist das Wasserstoffperoxid-Verfahren (Plasma), die Kosten sind wiederum geringer bei der bewährten Formaldehyd-Wasserdampf- und Ethylenoxid-Sterilisation.

MERKE

Jahrzehnte nach Auftreten des Rinderwahns in Großbritannien ist ungeklärt, inwiefern Prionen (fehlgefaltete Proteine) als neuer kritischer Marker für die Grenzen der Wirksamkeit bei der sterilisierenden Aufbereitung gelten können. Es gibt bisher keine Evidenz für derartige Infektionen, die durch unzureichend aufbereitete Medizinprodukte verursacht wurden. Prionen sollen die variante Form der Creutzfeld-Jakob-Erkrankung hervorrufen können (vCJK). Die Inzidenz dieser seltenen, zum Tode führenden meldepflichtigen CJK-Erkrankung liegt europaweit bei weniger als 1.000 neuen Fällen im Jahr (1–1,5/1 Mio. Einwohner).

Das äußerst hitzebeständige Prion kann bei einer Sterilisation nur abgetötet bzw. inaktiviert werden, wenn zuvor erhebliche Mengen bei der Aufbereitung im RDG reduziert und denaturiert wurden (etwa durch mild- bzw. schwach alkalische Prozesschemikalien während der Reinigungsphase bei 55 °C/10 Min.). Die verlängerte Dampfsterilisation bei 134 °C (18 Min. im Prionen-Programm) wurde daher in einigen Ländern Europas eingeführt. Dies führt allerdings zu höheren Kosten, einem deutlich verlangsamten Produktionsprozess sterilisierter STE und möglicherweise auch zu einer vorzeitigen Alterung derjenigen Instrumente, die aus einem Werkstoffverbund hergestellt sind. Eine Güterabwägung im Rahmen des Risikomanagements ist durch den Betreiber vorzunehmen.

Die DIN EN 556-1 beschreibt die Sterilität von Medizinprodukten in Europa. Als steril gelten MP nur, wenn diese in Sterilbarrieresysteme (SBS) für die Lagerungsfähigkeit verpackt, nach einem validierten Verfahren sterilisiert wurden und sich kein lebensfähiger Mikroorganismus auf oder in dem als steril bezeichneten Produkt befindet. Die Abtötung von Mikroorganismen erfolgt unter der Annahme einer Keimbelastung mit hoher Resistenz (Sporenbildner) und wird im Ergebnis mit einem „Overkill" erreicht. Nach internationaler Norm wird das Sterilisationssicherheitsniveau (SAL = Sterility Assurance Level) mit der „Wahrscheinlichkeit des Vorhandenseins" eines einzelnen lebensfähigen Mikroorganismus auf einem Produkt nach der Sterilisation definiert. Dieser einzelne Mikroorganismus verdoppelt sich unter gegebenen Umständen in 20 Minuten, was sich dann infolge der Lagerung zu einem Infektionsproblem für den nächsten Patienten „auswachsen" kann. Festgelegt ist daher, dass der SAL $\leq$ 1 : 1.000.000 sein muss. Da dies nicht beweisbar ist, muss eine 100-prozentige Verfahrenssicherheit angestrebt werden (vergleichbar der immer sicher funktionierenden Lenkung im Auto).

Die **Validierung der Sterilisation** findet regelmäßig (z. B. jährlich) statt und bestätigt die Eignung von Sterilisator und Beladung. Wichtige Normen dazu sind die deutsche DIN EN 285 als Produktnorm für Dampf-Großsterilisatoren (enthält Tabelle zur geforderten Wasserqualität), die DIN EN ISO 17665 für die Prozesse und deren Validierung sowie die damit verbundene DIN EN ISO 13485, die das für den (Dampf- und Oberflächen-)Sterilisationsprozess erforderliche Qualitätsmanagementsystem beschreibt (welche wiederum auf die ISO 14971 zum Risikomanagement Bezug nimmt).

Für die **Validierung der H_2O_2-Plasma-Sterilisation** wird inzwischen eine dringend erforderliche eigene ISO-Norm erarbeitet. Derzeit wird die übergeordnete DIN EN ISO 14937 DIN EN ISO 14937:2010-03 „Sterilisation von Produkten für die Gesundheitsfürsorge – Allgemeine Anforderungen an die Charakterisierung eines sterilisierenden Agens und an die Entwicklung, Validierung und Lenkung der Anwendung eines Sterilisationsverfahrens für Medizinprodukte" (ISO 14937:2009) in der deutschen Fassung EN ISO 14937:2009 verwendet.

34

Für das **Niedertemperatur-Dampf-Formaldehyd-Verfahren** (NTDF) zählt die NTDF-Sterilisator-Norm DIN EN 14180. Diese regelt die Standardtemperatur bei 60 °C (max. 87 °C) und den maximal zulässigen Betriebsdruck. Es handelt sich hierbei um eine Wasserdampfsterilisation weit unter 100 °C für thermolabile MP, wobei das Wirkungspotenzial mittels 2 % Formaldehyd-Zusatz gesteigert wird. Die frühere irreführende Bezeichnung als „Gassterilisation" wurde aus der europäischen Norm entfernt. Die EN ISO 25424 wurde speziell für das NTDF-Verfahren erarbeitet und beschreibt Anforderungen, Validierung und Routinekontrollen.

Für die **Gassterilisation mit Ethylenoxid** existiert die spezielle Norm EN ISO 11135–1. Dieses Verfahren wurde von den anderen Niedertemperaturverfahren im Krankenhaus weitgehend abgelöst.

MERKE

Sowohl bei der thermischen Desinfektion als auch bei den Sterilisationsverfahren gibt es Plus-Toleranzangaben (kein „Plus/Minus"). Bei Routinekontrollen, Prozessvalidierung oder Wartung gemessene Minus-Abweichungen werden daher als Fehler eingestuft, z. B. 134 °C minus 2 Grad ist unzulässig. Dies ist festgelegt für eine hohe Prozesssicherheit, unbeachtet einer klinischen Relevanz, da diese kaum zu ermitteln ist.

Transport und Lagerung

Transport und Lagerung sind wie alle Teilprozesse im Instrumentenkreislauf in die Validierung miteinzubeziehen. Gemäß der KRINKO/BfArM Empfehlung dürfen die (sterilen) Eigenschaften des aufbereiteten MP während des Transports und der Lagerungszeit nicht nachteilig beeinflusst werden. Die DIN 58953-8 „Logistik von sterilen MP" beschreibt Anlieferung, Lagerung, Kommissionierung, Transport und Bereitstellung. Bei geschützter Lagerung können MP, die in einer AEMP steril aufbereitet wurden, sechs Monate gelagert werden. Wird zusätzlich zum Sterilbarrieresystem (SBS) eine staubdichte Schutzverpackung (= Verpackungssystem) verwendet, kann die Lagerfrist auf bis zu fünf Jahre erweitert werden. Offen gelagerte SBS dienen der unmittelbaren Verwendung und verlieren ihre sterile Eigenschaft bzw. werden (spätestens) nach 48 Stunden/2 Tagen als unsteril angesehen.

MERKE

Da es große Unterschiede zwischen den einzelnen Krankenhäusern gibt, muss jeder Krankenhausbetrieb bzw. jede Gesundheitseinrichtung (Ambulanz, MVZ, AOZ, Seniorenheim), die Umgang mit MP und Patienten hat, die erforderlichen Maßnahmen individuell und auf die Verhältnisse und Ansprüche des Betriebes adaptiert festlegen und spezifisch umsetzen (insbesondere in Standardarbeits- und Standardverfahrensanweisungen). Die Verantwortung dafür trägt der Praxis- oder Krankenhausbetreiber (siehe Sozialgesetzbuch: Forderung nach einem Qualitätsmanagementsystem).

34.3.3 Sicherung der Qualität angewandter Aufbereitungsprozesse

Das RKI beschreibt in der KRINKO-Empfehlung „Anforderungen an die Hygiene bei der Aufbereitung von MP" die Notwendigkeit, die bewährten Verfahren stets in gleichbleibender hoher nachweislicher Qualität zu gewährleisten **(Qualitätsmanagement, QM).** Um diese Qualität zu sichern, muss ein Qualitätsmanagementsystem eingeführt werden. Dieses ermittelt und beschreibt die erforderliche Qualität und legt die Akzeptanzkriterien fest, in deren bekannten Grenzen der zur Aufbereitung eingesetzten Verfahren die gesetzlichen Vorgaben erfüllt werden und dem Schutz von Patienten, Anwendern und Dritten dienen. Die (formale) Zertifizierung des (inhaltlichen) QM-Systems ist gesetzlich (wohl aus Kostengründen) nicht gefordert. Wettbewerbsvorteile und erhöhte Standfestigkeit eigener Positionen bei behördlichen oder juristischen Auseinandersetzungen dürfen bei zertifizierten QM-Systemen vermutet werden (Zertifikat und erfolgte Audits).

Die europäische Gesetzgebung setzt eine Zertifizierung des QM voraus, wenn „kritisch C"-MP im Niedertemperatur-Sterilisationsverfahren aufbereitet werden. Die KRINKO im RKI ermöglicht eine Sterilisation von „kritisch C"-MP auch ohne Zertifizierung, wenn die nötigen Angaben des Herstellers für ein validiertes Niedertemperatur-Sterilisationsverfahren vorliegen. Die Zertifizierung des QM in der AEMP ist sehr zeitaufwendig und dauert Monate bis Jahre. Dabei ist meist eine Unterstützung durch externe Beratungsfirmen notwendig.

Die erforderliche Norm für ein Qualitätsmanagement ist die DIN EN ISO 13485, aufbauend auf der DIN EN ISO 9001. Diese internationale Norm legt Anforderungen an ein Qualitätsmanagementsystem fest, wenn eine Organisation ihre Fähigkeit zur Bereitstellung von Medizinprodukten und zugehörigen Dienstleistungen darzulegen hat, die ständig die Anforderungen der Kunden und die für Medizinprodukte und zugehörige Dienstleistungen zutreffenden gesetzlichen Anforderungen erfüllen. Beide Normen sind in weiten Teilen identisch, wobei die ISO 9001 das Qualitätsmanagement beschreibt und die Organisation verpflichtet, kontinuierliche Verbesserungen anzustreben. Die ISO 13485 richtet sich auf das (Medizin-)Produkt, die Produktionsbedingungen und die Produktsicherheit, sei es Herstellung oder Aufbereitung.

Beschreibungen, Forderungen, Bestimmungen wie Gesetze, Verordnungen, Empfehlung und Normen sind die Elemente der Qualitätssicherung, beschrieben im Qualitätsmanagement-Handbuch, spezifisch für jedes Krankenhaus bzw. andere Gesundheitseinrichtung. Es regelt die Zuständigkeiten in der sog. **Aufbauorganisation (Ebene 1)** und teilt die verschiedenen Aufgaben (Teilleistungen) auf die einzelnen Aufgabenträger auf. Die **Ablauforganisation (Ebene 2)** regelt die zur Leistungserbringung notwendigen Arbeitsabläufe. Sie legt die ausführenden Abteilungen fest, beschreibt die einzelnen Tätigkeiten und die Reihenfolge der Ausführungen. In der **Ebene 3** werden in einfacher Form **Verfahrens- und Arbeitsanweisungen** erstellt, die zur genauen Beschreibung einer (manuellen) Tätigkeit erforderlich sind (mess- bzw. „zählbar" oder nur „erzählbar in beschreibender Form").

34.3.4 Aufbau- und Ablauforganisation

Qualitätsmanagement beginnt immer auf der höchsten Leitungsebene. Im Krankenhaus ist dies die Geschäftsleitung. Ein QM-System ohne aktive Mitarbeit aller Abteilungen und Mitarbeiter ist nicht möglich. Besondere Vorbildfunktion hat hier die Geschäftsführung mit einer formulierten Geschäftspolitik und deren Grundsätze, dem Leitbild. QM im Krankenhaus umfasst sämtliche Leistungsbereiche und erfordert somit die Einbeziehung und wirksame Zusammenarbeit des Personals. Im Zentrum stehen immer das Kunden-Lieferanten-Verhältnis und die jeweiligen Schnittstellen („liefern müssen"). Nicht nur die Leistung am Patientam und den Angehörigen, sondern auch die verschiedenen Leistungsbereiche im KH, z. B. OP/AEMP, stehen miteinander in ähnlicher „Kunden-Lieferanten-Beziehung".

Alle der Qualitätssicherung dienenden Vorgänge und Maßnahmen müssen beschrieben und Dokumente („letzte Änderung am ...", „Freigabe durch ...") im Qualitätshandbuch für alle Teilnehmer ersichtlich hinterlegt und einsehbar sein. Um nun alle Zuständigkeiten und notwendigen Tätigkeiten zu beschreiben, muss dies organisiert werden (Organisation in 3 Ebenen, sog. Dokumentationspyramide):

1. Die Aufbauorganisation (Ebene 1) beschreibt die Hierarchie der Organisation, zerlegt die Prozesse in Teilprozesse und benennt die einzelnen verantwortlichen Aufgabenträger.
2. Die Ablauforganisation (Ebene 2) beschreibt die einzelnen Tätigkeiten und Arbeitsabläufe, die zur Leistungserbringung erforderlich sind, unterteilt in einzelne Tätigkeiten, bestimmt die Reihenfolge der Ausführungen und legt ausführende/zuständige Stellen fest.
3. Die Ebene 3 beschreibt die Arbeitsausführung aufgrund von Verfahrensanweisungen (VA), Arbeitsanweisungen (AA) bzw. Standardarbeitsanweisungen (SAA bzw. engl. SOP = Standard Operation Procedure). Diese Dokumente enthalten in klarer, leicht verständlicher Form alle Angaben, die zur korrekten Durchführung einer bestimmten Tätigkeit (inkl. Reihenfolge) erforderlich sind.

34.3.5 Standardarbeits- und Standardverfahrensanweisungen

Verfahrensanweisungen sind den Standardarbeitsanweisungen (SAA) laut Qualitätshandbuch übergeordnet. Alle Anweisungen müssen für die Beschäftigten leicht erreichbar und einsehbar sein. Dies kann innerhalb eines Krankenhauses über das Intranet geschehen. So werden alle Vorgänge und Anweisungen für alle Mitarbeiter transparent gemacht und die interdisziplinäre Zusammenarbeit und das gegenseitige Verständnis erleichtert.

Aufbau und Merkmale einer Verfahrensanweisung

1. **Titel:** Verfahrensanweisungen (VA) beschreiben das gesamte qualitätsrelevante Verfahren für den jeweils geltenden Bereich. Beispiel: VA für den unreinen Bereich/Reinigung „Warenannahme kontaminierter Medizinprodukte aus dem Zentral-OP".
2. **Geltungsbereich:** Hier wird die Abteilung eingetragen und die Personen, die von der VA betroffen sind. Beispiel: „Diese VA gilt für Unreiner-Bereich-AEMP".
3. **Zweck:** Hier werden die wesentlichen Ziele formuliert. Beispiel: „Vermeidung von Korrosion durch unmittelbare rasche Aufbereitung kontaminierter MP".
4. **Verantwortlichkeit:** In der AEMP ist die Leitung und Stellvertretung für die Erstellung der VA zuständig. Änderungen dürfen nur von zuvor benannten Personen durchgeführt werden.
5. **Definitionen und Abkürzungen:** In einem Qualitätsmanagement müssen eine aktuelle, einfache, einheitliche (offizielle) Sprache sowie einheitliche Bezeichnungen und Abkürzungen verwendet werden. Beispiel: AEMP = Aufbereitungseinheit für Medizinprodukte, RDG = Reinigungs-Desinfektions-Gerät.
6. **Mitgeltende Dokumente:** Hier werden Verweise auf mitgeltende VA, (Geräte-)Handbücher, RKI-KRINKO-Anforderungen, Herstellerangaben, Normen usw. eingetragen. Beispiel: „VA Zusammenarbeit mit dem Zentral-OP bei der Entsorgung von MP".
7. **Änderungsnachweis:** Hier werden alle Änderungen an der VA dokumentiert. Name, Unterschrift und Änderungsdatum sowie Revisionsnummer bestätigen die Änderung. Die Änderung muss klar ersichtlich sein, es empfiehlt sich, diese z. B. farblich hervorzuheben.
8. **Verteiler:** Hier werden alle Beteiligten des Qualitätsmanagements und die betreffenden Funktionsstellen aufgezählt. Beispiel: AEMP, Zentral-OP, Technik etc.
9. **Inkraftsetzung:** Mit den erforderlichen Unterschriften „Ersteller, Prüfer und freigegeben durch" ist das Dokument freigegeben und gültig. Die Informationsweitergabe an die Mitarbeiter ist zu dokumentieren. Dies kann mithilfe einer Kenntnisnahme-Namenszeichen-Liste geschehen.
10. **Prozesse und Verantwortlichkeiten:** Hier können z. B. durch Diagramme Vorgänge und Zuständigkeiten anschaulich dargestellt werden.

Aufbau und Merkmale einer Standardarbeitsanweisung (SAA, SOP = Standard Operating Procedure)

Für alle manuellen Aufbereitungsschritte sind SAA zu erstellen. Die SAA sind ebenso Bestandteile des Qualitätsmanagements. Die Mitarbeiter sind verpflichtet, die SAA und ihre Vorgaben im Sinne einer Dienstanweisung zu beachten. Als **Ziel** einer Standardarbeitsanweisung sollen immer die hygienischen Anforderungen (Prävention) und die technische Sicherheit (Funktion) eines Medizinprodukts erreicht bzw. wiederhergestellt werden. Die SAA soll eine möglichst gleichbleibende Qualität auch bei manuellen Prozessen ermöglichen. **Zuständig** für die Erstellung ist auch hier die AEMP-Leitung.

Struktur und Aufbau des Formulars einer SAA sind vergleichbar mit der einer Verfahrensanweisung.

MERKE

Unterschiede zwischen beiden Anweisungen (VA/SAA): Verfahrensanweisungen sind meist abteilungs- und/oder arbeitsplatzübergreifend oder gelten allgemein, Standardarbeitsanweisungen oft nur in einer Abteilung (z. B. AEMP) bzw. an einem Arbeitsplatz. Beispiele: VA „Hygienische Händedesinfektion" gilt in allen Hygienebereichen. SAA „Vorreinigung im Ultraschallbad" wird nur für die AEMP benötigt.

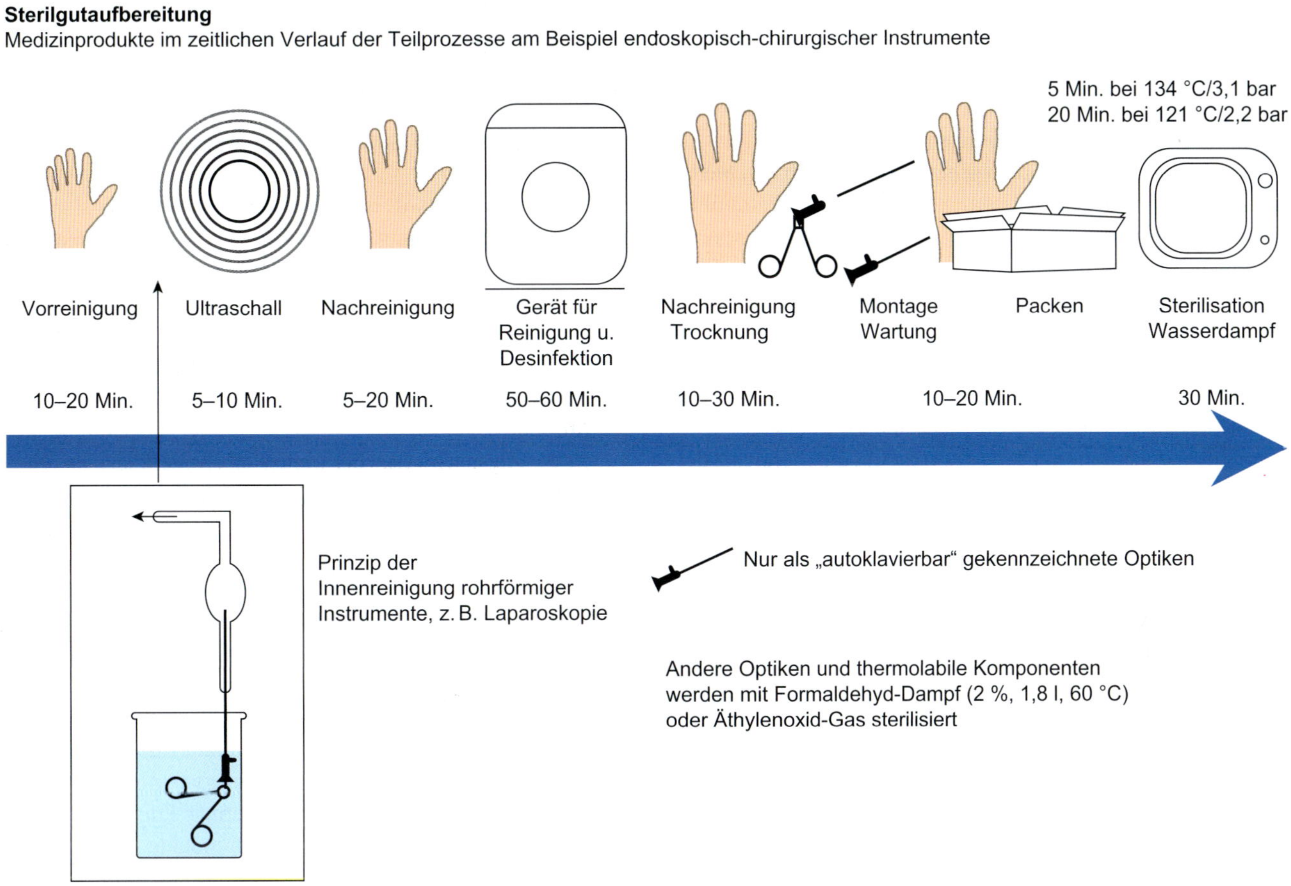

Abb. 34.3 Sterilgutaufbereitung: zeitlich-inhaltlicher Ablauf der Aufbereitung in der Aufbereitungseinheit für Medizinprodukte (AEMP), aufgezeichnet von Fengler/Pahlke (1995), www.cleanical.de/publikationen medien cleanical.html (Fengler 1996).
Die Zeiten müssen dokumentiert werden und weichen dementsprechend von diesem Beispiel ab. [L138]

34.3.6 Risikomanagement unter Berücksichtigung der Wirklichkeit (Wirtschaftlichkeit vs. Regelwerk)

Die Aufbereitung von Medizinprodukten ist eine Produktionsaufgabe, die viele händische Arbeitsschritte einschließt und die sich aufgrund der besonderen Anforderungen einem Qualitätsmanagement unterwerfen muss (s. ISO 13485, 9001, 14971, 15224; ➤ Kap. 27.4). Insbesondere ist ein Organisationsverschulden mit Blick auf den Patienten, Mitarbeiter oder betroffene Dritte auszuschließen. Eine zentrale Aufgabe ist daher die Risikoanalyse, die für die zu beschreibenden Aufbereitungsteilschritte Verfahrensweisen herausfiltert, die ein möglichst geringes Risiko aufweisen (➤ Abb. 34.3).

Für jeden der Prozessschritte (Ablage, Transport, Vorbereitung zur Reinigung, Vorreinigung und Reinigung usw.) ist darzustellen, welche Gesichtspunkte für die Risikobetrachtung im Sinne einer Risikominimierung, -überwälzung oder -übernahme eine Rolle spielen. Ziel ist dabei nicht die Maximierung der Maßnahmen oder die Übernahme von Laboraufgaben seitens der AEMP, sondern eine praktikable Verfahrensweise, die eine Plausibilitätsbetrachtung einschließt.

Dabei muss eine von den Mitarbeitern praktizierbare Routine für den Produktionsprozess aufbereiteter Medizinprodukteeinheiten auch durch Kontrollmaßnahmen sichergestellt werden. Diese wird auf Basis des „Demingkreises" (Plan, Do, Check, Act → PDCA-Zyklus) in einem dynamischen Optimierungsprozess gehalten (➤ Abb. 34.4). Der Betreiber der Aufbereitungseinheit für Medizinprodukte muss jederzeit die Qualität der geleisteten Arbeit belegen können.

Der Gemeinsame Bundesausschuss (G-BA) stellt zum Thema „Klinisches Risikomanagement und Fehlermeldesysteme" fest:[1]

„§ 5 (1) Das Krankenhaus hat wesentliche Maßnahmen zur Weiterentwicklung der Patientensicherheit ein- und durchzuführen. Dazu werden unter Einbeziehung auch der Patientenperspektive Risiken identifiziert und analysiert, wobei es Führungsaufgabe ist, die entsprechende Risikostrategie festzulegen. Identifizierte Risiken werden bewertet und durch die Ableitung und Umsetzung von Präventionsmaßnahmen reduziert.

(2) Die Krankenhausleitung bietet aktiv Unterstützung und gewährleistet den strukturierten Austausch zwischen allen Beteiligten. Für die Etablierung, Koordination und Steuerung des klinischen

[1] Beschluss des Gemeinsamen Bundesausschusses über eine Änderung der Vereinbarung des Gemeinsamen Bundesausschusses gemäß § 137 Abs. 1 Satz 3 Nr. 1 SGB V über die grundsätzlichen Anforderungen an ein einrichtungsinternes Qualitätsmanagement für nach § 108 SGB V zugelassene Krankenhäuser: Umsetzung des § 137 Abs. 1d Satz 1 SGB V vom 23. Januar 2014

Risikomanagements im Krankenhaus sind Verantwortliche zu benennen. Die Mitarbeiter sind regelmäßig und zeitnah über den Sachstand zu informieren und in die geplanten Maßnahmen einzubinden. Hierzu gehören insbesondere Schulungen der Mitarbeiter sowie Fallanalysen und -besprechungen. […]"

Auch Überwachungsbehörden gehen übrigens nach den Methoden des Risikomanagements vor, z. B. erfolgt die behördliche Überwachung der Betreiber nach dem MPG in NRW schon seit 2002 einem Konzept der systematischen risikoabgestuften Überwachung. Dabei werden die Überwachungsmaßnahmen priorisiert nach

- Risiko aus der Anwendung (Behandlungsspektrum),
- Risiko aus der Aufbereitung und
- Fallzahlen (Patientenaufkommen)
- Weitere Risiken, z.B. durch Dritte.

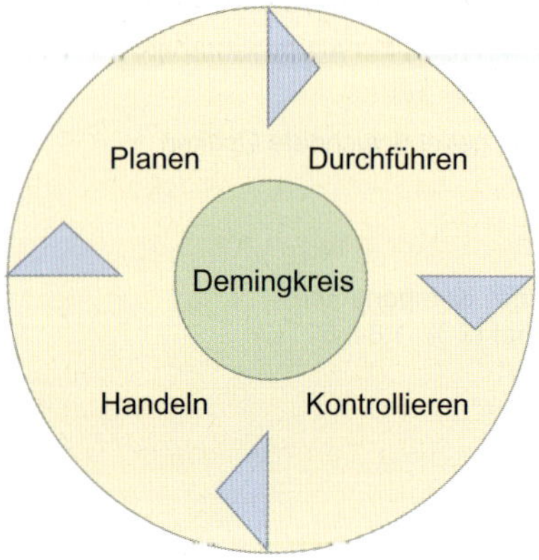

Abb. 34.4 Demingkreis (Plan, Do, Check, Act → PDCA-Zyklus). Wie „schraube" ich an der Qualität? (Deming 1982) [L138]

Werkzeuge des Risikomanagements

Risikomanagement wird als ein fortlaufender Prozess verstanden, in dem Planung, Umsetzung, Überwachung und Verbesserung kontinuierlich stattfinden und sich der Prozess nach und nach zu höherer Qualität „emporschraubt" (➤ Abb. 34.4). Risikomanagement ist in diesem Sinne und gemäß der ISO-Norm 14971 eine Führungsaufgabe, welche auch eine entscheidende Rolle im Qualitätsmanagement spielt. Risikomanagement soll über die gesamte Lebensdauer einer Organisation (z. B. für die Aufbereitung von Medizinprodukten) zur Anwendung kommen und eine Kultur der Risikolenkung in der Organisation entstehen lassen. Die Anwendung eines Risikomanagementsystems kann mithilfe von bestimmten Werkzeugen erleichtert werden.

1. **CAPA = Corrective and Preventive Actions** ist ein Qualitätsmanagementkonzept für die systematische Untersuchung von Abweichungen (z. B. Ausfall/Abweichungen), um ein wiederholtes Auftreten zu vermeiden („Korrekturmaßnahmen") oder das Auftreten im Voraus zu verhindern („vorbeugende Maßnahme"). Um sicherzustellen, dass die Maßnahmen wirksam sind, ist eine systematische Untersuchung von Ausfällen oder Abweichungen von wesentlicher Bedeutung. Ein System könnte z. B. ISO 13485:2003/AC2007 (Medizinprodukte – Qualitätsma-

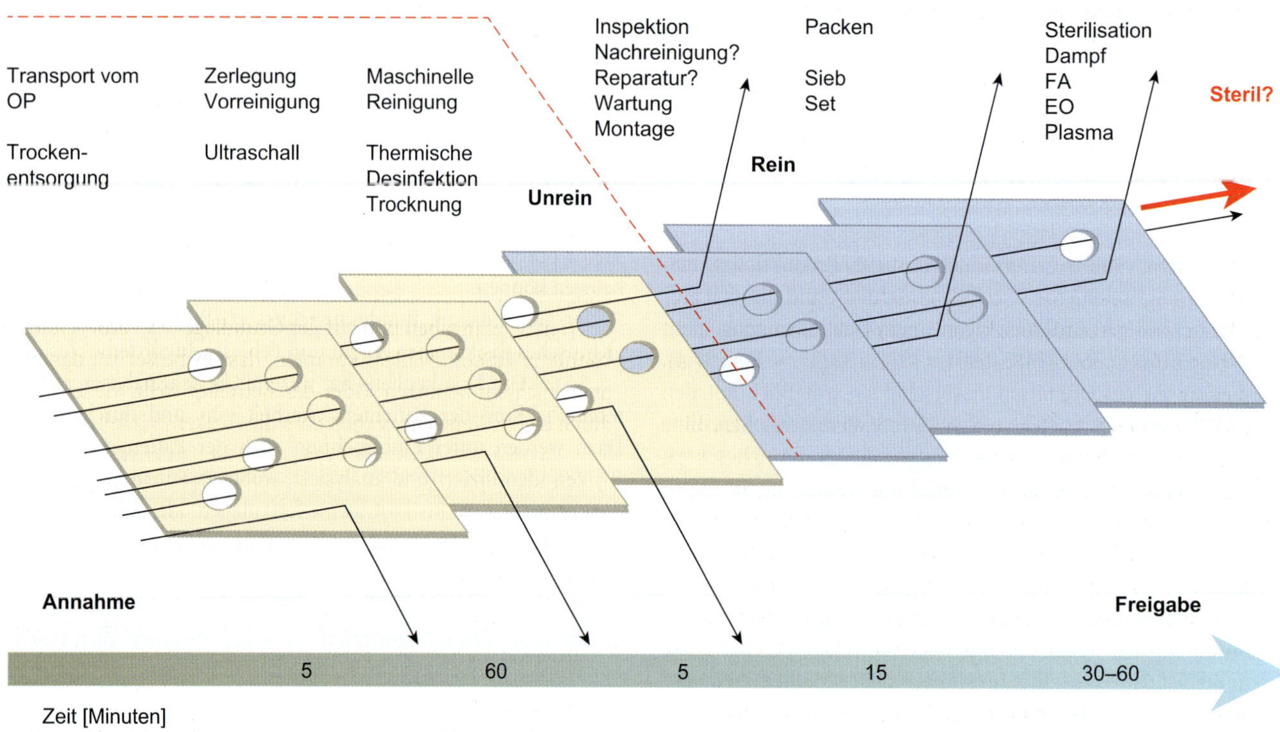

Abb. 34.5 Entstehen einer Inzidenz („unsteril")
Das „Schweizer-Käse"-Diagramm vergleicht Sicherheitsebenen mit hintereinanderliegenden Käsescheiben. Die Löcher sind ein Bild für die Unvollkommenheit von Sicherheits- oder Schutzmaßnahmen in einem Sicherheitssystem. Bei einer ungünstigen Kombination vieler ursächlicher Faktoren entwickeln sich einzelne Fehler zu Schäden, Unfällen oder katastrophalen Folgen (nach James Reason: Human error: models and management. In: British Medical Journal. Band 320, Nr. 7237, 18. März 2000, S. 768–770) [L138]

34

nagementsysteme – Anforderungen für regulatorische Zwecke) sein oder ISO 14971:2012 (Medizinprodukte – Anwendung des Risikomanagements auf Medizinprodukte).

2. **HACCP = Hazard Analysis and Critical Control Points:** Ein „kritischer Kontrollpunkt" ist ein Punkt, Schritt oder Verfahren im Verarbeitungsprozess, bei dem Kontrollen möglich sind, um Risiken zu verhindern oder sie auf ein akzeptables Niveau zu reduzieren. Durch eine Gefährdungsanalyse können Risiken und mögliche Gefahren identifiziert und Pläne für Gegenmaßnahmen ausgearbeitet werden.
   Die Durchführung einer Gefahrenanalyse, Identifizierung potenzieller Gefahren und Festlegung von Plänen für Gegenmaßnahmen erfolgt in mehreren Schritten:
   - Identifikation der für die Sicherheit kritischen Kontrollpunkte. Festlegung von Eingreifgrenzen an den jeweiligen Kontrollpunkten. Eine kritische Eingreifgrenze ist der Maximal- oder Minimalwert, auf die hin physikalische, chemische oder biologische Gefahren überprüft werden müssen, um eine Gefährdung abzuwenden, zu eliminieren oder auf ein erträgliches Niveau zu reduzieren.
   - Einrichten von entsprechenden Überwachungsverfahren an den kritischen Kontrollpunkten. Das Überwachungsverfahren und die Häufigkeit sollten im HACCP-Plan festgehalten werden.
   - Einrichten von Korrekturmaßnahmen für den Fall von Abweichungen (z. B. F1 kritisch, F2 schwerwiegend, F3 sonstige). Die notwendigen Schritte im Fall von Über- oder Unterschreitungen der Grenzwerte müssen festgelegt sein. Medizinprodukte, die die Grenzwerte nicht einhalten, müssen dem Kreislauf entzogen werden.
   - Einrichten von Evaluierungsmaßnahmen zur Überprüfung der Effizienz des HACCP-Systems. Dabei können/sollten die gesamten HACCP-Pläne, die Aufzeichnungen der kritischen Kontrollpunkte, die kritischen Grenzwerte, die Stichproben und die Analysen evaluiert werden.
   - Einrichten einer Dokumentation der Maßnahmen: Alle Produktionsstätten haben entsprechende Archive und Dokumentationen der Daten zum HACCP. Dazu gehören die Daten an den Kontrollpunkten, Grenzwerte, Aktivitäten zur Überprüfung und zur Evaluierung sowie die Vorgehensweise bei Abweichungen.
3. **ALARP = As Low As Reasonably Practicable:** Beim ALARP-Konzept geht es darum, das Risiko gegen den Aufwand (Kosten, Arbeit) abzuwägen, der benötigt würde, um es weiter zu reduzieren oder auszuschalten. Die Entscheidung ist von vornherein zugunsten von Gesundheit und Sicherheit gewichtet, da der Betreiber Risikominderungsmaßnahmen umzusetzen hat. Will er den Aufwand vermeiden, muss der Betreiber nachweisen, dass der Aufwand grob unverhältnismäßig wäre, da z. B. nur ein geringeres Maß an Risikominimierung zu erreichen wäre.
4. Die Risikodokumentation kann im Rahmen eines **CIRS = Critical Incident Reporting System,** eines Fehlermeldesystems, durchgeführt werden. Diesem Konzept liegt die Erfahrung zugrunde, dass einem gravierenden Schaden i. d. R. eine Reihe von entsprechenden Beinahezwischenfällen vorangegangen ist. Bei Kenntnis des Risikos wäre es wohl möglich gewesen, das Ereignis zu verhindern. Es können alle sicherheitsrelevanten Ereignisse berichtet werden: kritische Ereignisse, Beinaheschäden und Fehler, die zusätzlich für überregionales, interdisziplinäres oder interprofessionelles Lernen relevant erscheinen. CIRS haben nicht das Ziel, Schuld- oder Haftungsfragen zu klären, sondern das Risiko zu reduzieren, indem „Löcher" in der mehrschichtigen Abwehr geschlossen werden, welche oft durch aktive und passive Fehler verursacht werden.[2]
   Der G-BA äußert sich dazu wie folgt:[3]
   „(3) Ein Fehlermeldesystem muss für alle Mitarbeiter abteilungs- und berufsgruppenübergreifend niederschwellig zugänglich und einfach zu bewerkstelligen sein. Die Meldungen müssen freiwillig, anonym und sanktionsfrei durch die Mitarbeiter erfolgen können. […] Es sind sowohl Einführungen in den Umgang mit Fehlermeldesystemen als auch bei Bedarf regelmäßige Schulungen für die Mitarbeiter durchzuführen.
   (4) Auf der Grundlage eingegangener Meldungen erfolgt die Analyse der Prozesse, und nach zeitnaher Bearbeitung werden entsprechende Präventionsmaßnahmen abgeleitet und umgesetzt. […]
   (5) Für das Fehlermeldesystem im Besonderen ist eine entsprechende Dokumentation und Nachvollziehbarkeit des Systems erforderlich. Nach Implementierung von Maßnahmen sollen eine Evaluation und gemäß des PDCA-Zyklus ggf. erforderliche Anpassungen erfolgen."

Risiko-Nutzen-Analyse

Manchmal kann man ein Risiko nur mindern, indem man auf ein bestimmtes Instrument verzichtet. Beispiel: der flexible Knochenmarkbohrer. Wir benötigen ihn, aber er lässt sich kaum risikolos reinigen (➤ Abb. 34.6). Die Entscheidung, solche Instrumente zu nutzen, erfordert es, die Risiken gegen den erwarteten Nutzen des Verfahrens abzuwägen. Manchmal können solche Urteile nur im Wissen um den Gesundheitszustand eines einzelnen Patienten durch einen Arzt vorgenommen werden. Unter Berücksichtigung der Herstellerangaben und auf der Grundlage des vorliegenden MP könnte er zu dem Schluss kommen, dass es besser ist, das Instrument nicht zu benutzen. Oder der Betreiber stellt, vielleicht sogar durch eigene Versuche, sicher, dass die Risiken erträglich sind, weil ein geeignetes Verfahren zur Reinigung beschrieben werden kann. So oder so, es muss Verantwortung übernommen werden. Alle

[2] Das Versagen mehrschichtiger Abwehrstrategien wird anhand des Schweizer-Käse-Modells beschrieben (➤ Abb. 34.5). Ein Beispiel wäre das Doppler-Prinzip bei der Bahn: Mindestens zwei nach menschlichem Ermessen „unmögliche" Fehler sind nötig, damit es zum Schadensereignis kommen kann – trotzdem hat es sich erwiesen, dass manchmal auch zwei Abwehrschichten „durchbrochen" werden können.

[3] Beschluss des Gemeinsamen Bundesausschusses über eine Änderung der Vereinbarung des Gemeinsamen Bundesausschusses gemäß § 137 Abs. 1 Satz 3 Nr. 1 SGB V über die grundsätzlichen Anforderungen an ein einrichtungsinternes Qualitätsmanagement für nach § 108 SGB V zugelassene Krankenhäuser: Umsetzung des § 137 Abs. 1d Satz 1 SGB V vom 23. Januar 2014

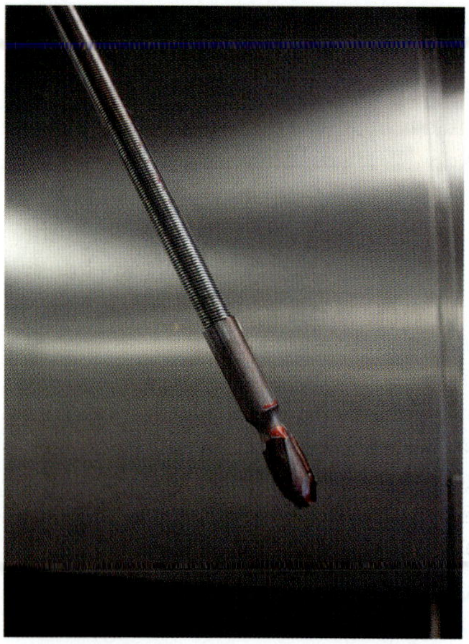

Abb. 34.6 Benutzen oder nicht benutzen? Das ist hier die Frage! Flexibler Knochenmarkbohrer, der biegsam ist und händisch (!) innen gebürstet und gespült werden muss. [P1291]

Beteiligten müssen verstehen, dass die Nutzung eines Medizinprodukts immer ein bestimmtes Risiko beherbergt, ganz gleich welche Vorsichtsmaßnahmen wir anwenden.

Die Risikoanalyse ist daher immer Plausibilitätsprüfungen zu unterziehen, bevor z. B. eine klinische Studie geplant wird. Die Plausibilitätsprüfung ist eine grobe Schätzung, eine schnelle Überprüfung eines Ergebnisses, ob etwas überhaupt plausibel ist (akzeptabel, vernünftig). Sind die Zahlen realistisch? So kann ein möglicher offensichtlicher Fehler manchmal frühzeitig erkannt werden. Plausibilitätsprüfungen können mit minimalem Aufwand auf Basis bereits bestehender Erkenntnisse durchgeführt werden.

In gewisser Weise kann man den Begriff der „Plausibilität" auch mit „Einsatz von gesundem Menschenverstand" ersetzen. Legt man dieses Konzept schon vor Beginn der kleinteiligen Analysen und Risikobeherrschungsmaßnahmen an ein Problem an, dann hat man oft schon früh eine Vorstellung davon, wo man am ehesten mit Problemen zu rechnen hat. Zur Illustration hier ein paar Thesen zur Plausibilität beim Thema Reinigungskontrolle:

- Wenn ich eine Restverschmutzung schon visuell entdecke, dann kann ich mir die Probennahme sparen.
- Wenn ich die Höhe der Ausgangsverschmutzung nicht kenne, dann gibt mir die Reduzierung um eine bestimmte Zahl von Log-Stufen nur bedingte Sicherheit, da es sich um eine für die abreichernde Reinigung (Abtransport) ungeeignete Messmethode handelt. Eine Grenzwertbetrachtung ist erforderlich. Log-Stufen-Reduzierungen eignen sich dagegen für Wirksamkeitsvergleiche von Reinigern bei geeignetem Studien-Design.
- Wenn die Restverschmutzung pro Instrument überprüft, aber nicht auf die Oberfläche/Größe umgerechnet wird, dann ist das Ergebnis nur vermeintlich aussagekräftig: Mikroinstrumente unterschreiten leichter einen Grenzwert als große Instrumente!

34

Medizinprodukte – „Familien" schaffen

Die Gruppenbildung von Instrumenten hilft uns, Aufbereitungsprobleme bestimmter Medizinprodukte zu antizipieren: Welche Instrumente sind potenziell problematisch? Welche bedürfen einer obligatorischen manuellen Vorreinigung, welche dürfen keinesfalls ins Ultraschallbad? Welche müssen validiert werden? Welche Parameter sind für die verschiedenen Aufbereitungsschritte bekannt, die neben automatisierten Reinigungs- oder Sterilisationsverfahren auch viele manuelle Aspekte enthalten? Spezifische Protokolle sollten relevante und strukturierte Informationen enthalten (➤ Tab. 34.1).

Eine Vorgehensweise, um prozessbezogene Risiken zu beheben, ist die Klassifizierung im Zusammenhang mit den Eigenschaften des Medizinprodukts: unkritisch, semikritisch und kritisch. Designmerkmale können bezüglich definierter Prozesse (Reinigungs-/Sterilisierbarkeit) Einfluss nehmen (➤ Tab. 34.2).

Tab. 34.1 Einteilung von Instrumenten in Gruppen nach Erreichbarkeit von Oberflächen bei der Aufbereitung[1]

Keine Validierung nötig (Anforderungen sind bereits durch die Leistungsanforderungen an das RDG nach ISO 15883 abgedeckt)	Validierung durch den Hersteller nötig (und u. U. auch durch den Anwender); Reinigungserfolg nicht direkt überprüfbar
• Gruppe 1: Kritisch-A-Instrumente wie Wundhaken • Gruppe 2: Kritisch-B-Instrumente wie Scheren, Klemmen	• Gruppe 3: Schiebeschaftinstrumente • Gruppe 4: Rohrschaftinstrumente • Gruppe 5: mikrochirurgische Instrumente • Gruppe 6: komplexe Instrumente • Gruppe 7: flexible Instrumente

[1] Gruppierung nach: Wilder J, Roth K. Cleaning of Instruments – an absolute Requirement for Successful Re-processing. Horizons. A Supplement to Biomedical Instrumentation & Technology. AAMI (spring 2012): 69–72.

Tab. 34.2 Eingruppierung von Endoskopen nach Aufbereitungsaspekten (aus „Leitlinie zur Validierung maschineller Reinigungs-/Desinfektionsprozesse zur Aufbereitung thermolabiler Endoskope"[1])

Gruppe 1 (Gastroskope, Koloskope)	Gruppe 2	Gruppe 3 (Bronchoskope, HNO, Urologie)
• Mit Luft-/Wasserkanälen • Mit einem Instrumentier-/Absaugkanal • Mit/ohne zusätzlichem Instrumentierkanal • Mit/ohne Zusatzspülkanal	• Mit Luft-/Wasserkanälen • Mit einem Instrumentier-/Absaugkanal • Mit/ohne zusätzlichem Instrumentierkanal • Mit/ohne Albarrankanal • Mit bis zu 2 Steuerkanälen für Ballonfunktionen	• Mit bis zu 2 Kanälen, ohne Kanalsystem im Versorgungsschlauch • Ohne Kanäle im Endoskop

[1] Zentralsterilisation Suppl. 3/2011, Anlage 3 (siehe auch Beitrag in FORUM Schriftenreihe Band 14, 2012, www.cleanical.de/media/pdf/Forum2012_14_web.pdf)

- Durchlässigkeit (Permeabilität) innerer Lumina
- Material und Oberflächen(-Beschichtungen)
- Gelenke, Scharniere, Gewinde(gänge)
- Hohl(räume)
- Schäfte
- Oberflächeneigenschaften
- Masse
- Volumen
- Beständigkeit

Weitere Aspekte

Medizinprodukte werden direkt an Menschen eingesetzt. Manche MP können die Patienten verletzen und Schäden hervorrufen. Der Patient ist während einer Operation kein Kunde! Das wiederaufbereitete MP ist nur eines von vielen Risikofaktoren, aber das Risiko wird als kontrollierbar eingestuft. „Vollständig beherrschbar" ist es dagegen nicht, da niemand weiß, wo diese MP zuvor zum Einsatz kamen. Es existiert daher ein spezielles Regelwerk zur Überwachung. Eine geeignete Form der Dokumentation ist erforderlich. Und das Personal muss insbesondere manuelle, technische, chemische, hygienische und organisatorische Fähigkeiten und Kenntnisse besitzen, weswegen auch eine Berufsausbildung angestrebt wird. Seit 1998 war dies ein Gründungsziel der Deutschen Gesellschaft für Sterilgutversorgung (DGSV e. V.).

Um eine sichere Aufbereitung auf dem Stand der Wissenschaft und Technologie zu garantieren, sind folgende Anforderungen von äußerster Bedeutung:

- Geeignete Räumlichkeiten und Geräte (investieren).
- Zeitliche und räumliche Trennung der Aufbereitungsprozesse (unrein, rein, verpackt, sterilisiert).
- Qualifiziertes, fortgebildetes Personal (Fachkunde I–III bzw. Sachkunde bei Vorliegen einer medizinischen Ausbildung).
- Regelmäßige Weiterbildungen (Auffrischungskurse nach 5 J.).
- Geeignete und validierte manuelle/maschinelle Prozesse (in beschriebenen Schritten).
- Mindestanforderungen (AA, VA, SAA, SVA, SOP) sind in die Betriebsabläufe eingebettet.
- Gesetzliches Regelwerk (ist bekannt und wird befolgt).
- Aktueller Stand der Technologie und Wissenschaft (wird wahrgenommen und ist berücksichtigt).
- Lückenlose zurückführbare Dokumentation (stichwortartig).
- Qualitätssicherungssystem Prozessbeschreibung, Standardverfahren.

Die Risikobewertung und der Umgang damit ist ein entscheidender Teil des Qualitätsmanagements bei der Aufbereitung von Medizinprodukten. Verschiedene Werkzeuge des Risikomanagements werden eingesetzt, um eine Kultur der Risikolenkung in der Organisation entstehen lassen. Die Bildung von MP-Gruppen und Familien hilft uns dabei, Probleme zu antizipieren und Risiken zu reduzieren. Nicht zuletzt sollten wir bedenken, dass sich die Wahrscheinlichkeit des Eintretens eines Ereignisses aus der Summe der potenziellen Risiken ergibt. Je mehr davon wir also identifizieren und kontrollieren können, desto besser für alle Beteiligten (➤ Kap. 27.4).

34.4 Durchführung der Aufbereitung

DEFINITION

Als **Aufbereitung** (von Medizinprodukten) wird der gesamte Prozess, bestehend aus Reinigung, Desinfektion und Sterilisation bezeichnet. Dies gilt auch für unkritische und semikritische MP, die ohne Sterilisation, aber gereinigt und desinfiziert angewandt werden.

34.4.1 Ablage nach Verwendung am Patienten und Transport

Nach einer Operation werden die Instrumente abgelegt und nicht „abgeworfen". Um ein geordnetes Ablegen oder auch Entsorgen der Instrumente zu gewährleisten, müssen anhand von SAA Vereinbarungen zwischen OP und AEMP als QM-Dokument erstellt/vereinbart werden. Darin sollten nach Möglichkeit genaue Angaben über Zeit und Mengen der Lieferungen festgelegt werden. Hat die AEMP Zugang zur OP-Planung und zum OP-Programm, kann sich die AEMP auf das zu erwartende Aufkommen vorbereiten (inkl. der Zeitfenster, wann mit größeren Lieferungen zu rechnen ist). Es ist wichtig, dass beide Partner genau darüber Bescheid wissen, was die jeweilige Abteilung leisten kann und wo deren Grenzen und Möglichkeiten sind. Gegenseitige Hospitationen können das Verständnis und so die Zusammenarbeit verbessern helfen. Da die OTA-Ausbildung ausgiebige Praktika in Endoskopie und AEMP vorsieht, sollten die Einsätze dafür genutzt werden, die Zusammenarbeit zwischen dem Anwender und dem Aufbereiter zu studieren und ggf. zu verbessern.

Die Entsorgung gebrauchter Medizinprodukte im OP verlangt einen sachgerechten Umgang, der meist nur in der AEMP verständlich gemacht werden kann, und setzt spezifische Kenntnisse voraus. Nur in der Aufbereitungsabteilung selbst werden die speziellen Grenzen der Machbarkeit erlebbar und ersichtlich. So erfordert die Entsorgung die gleiche Sorgfalt wie beim Instrumentieren während des operativen Eingriffs. Abgelegte Instrumente dürfen nicht völlig verschmutzt und verstopft in die AEMP geschickt werden. So wie intraoperativ gegenüber dem Chirurgen sollte grober Schmutz schon am Instrumentiertisch mit einer feuchten Kompresse abgewischt werden, ehe das Instrument weitergegeben bzw. zur Entsorgung abgelegt wird. Einweg-MP, Flüssigkeiten und Abfälle müssen bereits vor Ort entsorgt werden.

Alles, was die Aufbereitung erschwert oder unmöglich machen könnte, hat zu unterbleiben. Gelenkinstrumente werden geöffnet abgelegt. Zerlegbare Instrumente, soweit es der Hersteller vorgesehen hat, werden in die Einzelteile zerlegt und bei besonders kleinen Einzelteilen in ein Kleinteilesieb mit besonders enger Maschenweite (z. B. 1 mm^2) sortiert. Schwere Instrumente zuerst (nach unten) ablegen. Empfindliche Instrumente sowie spitze feine Instrumente obenauf und separat wegen der Stichverletzungsgefahr in einer Nierenschale ablegen. Durchspülen der Hohlinstrumente und Schläuche am OP-Tisch, verhindert Eintrocknung von Schmutz und Verstopfung der Lumen.

Ein chirurgisches Sieb kann im verpackten Zustand mehr als 100 einsortierte Instrumente enthalten. Diese sollten max. 10 kg/Container bzw. STE (= Sterilguteinheit) mit 30 × 3 × 60 cm Außenmaß wiegen (empfohlen in DIN 58953-9). In geöffnetem Zustand passen diese Instrumente nicht auf ein einziges Entsorgungssieb. Es sind also noch weitere leere Siebe (etwa drei Siebe) für die Entsorgung eines chirurgischen Grundsiebes erforderlich. Die Instrumente sollten dabei nicht erheblich über den oberen Siebrand herausragen, damit das AEMP-Personal wegen der Verletzungs- und Infektionsgefahr (Berufsgenossenschaft, Unfallverhütungsvorschriften, technische Richtlinien, biologische Arbeitsstoffe etc.) kein Umsortieren kontaminierter Instrumente durchführen muss. Außerdem ist die Höhe zum Sprüharm in den einzelnen Ebenen des RDG (Reinigungs-Desinfektions-Gerät) beschränkt, sodass die Instrumente diesen blockieren können.

In den meisten Entsorgungsfällen werden die Instrumente trocken abgelegt und entsorgt. Eine Lieferzeit kontaminierter Instrumente vom OP in die AEMP von bis zu sechs Stunden in einem geschlossenen Entsorgungscontainer sollte nicht überschritten werden. Die sofortige Aufbereitung verschmutzter Instrumente ist immer vorzuziehen, um den Kontakt an schädlichen Einflüssen möglichst kurz zu halten. Auch Edelstahlinstrumente können rosten, wenn diese an der Oberfläche beschädigt werden und zu lange korrosiven Zusätzen wie Blut und (erwärmter) Elektrolytlösung (Kochsalz- oder Ringer-Lösung) ausgesetzt sind. Jodlösung hat ebenso einen schädigenden Einfluss. Reste von Alkohol- und Desinfektionslösungen führen zu einer raschen Denaturierung oder Blutgerinnung, die eine Reinigung unmöglich machen kann. So kann z. B. Silikon im normalen Aufbereitungsprozess mit keinem Reinigungsmittel vom Instrument entfernt werden, sondern würde sogar zum Totalausfall des RDG führen können. Instrumente, bei denen stets eine manuelle Vorreinigung erforderlich ist, sind getrennt abzulegen (z. B. Kauter-Instrumente der Elektrochirurgie mit eingebranntem Gewebe/Blut).

Die sog. Nassentsorgung ist nur noch in Ausnahmefällen sinnvoll, da Nachteile wie Gewicht, Kontaminationsgefahr durch Spritzer u. Ä. bestehen. Meistens kann dies durch eine Nassentsorgung beim Anwender vor Ort und einer anschließenden Feuchtentsorgung der abgetropften Instrumente erleichtert werden. Ebenso kann bei langen Lagerzeiten verschmutzter Instrumente auch durch Reinigungssprays eine korrosionsverhindernde Reinigungschemie bequem aufgebracht werden. Moderne Reinigungssprays sind der Nass- oder Feuchtentsorgung wirtschaftlich wie vom (Vor-)Reinigungsergebnis überlegen. Desinfektionszusätze sollten bei der Entsorgung vermieden werden, weil es dabei zu Proteinfixierungen kommen kann, die eine Reinigung unnötig erschweren. Da in Deutschland ein normaler Aufbereitungszyklus mit vier Stunden angesetzt wird, können nicht sachgerecht abgelegte und entsorgte Instrumente zusätzliche Verzögerungen verursachen.

Das OP-Personal kennzeichnet bei der Entsorgung defekte Instrumente, damit diese nach der Aufbereitung identifiziert und dekontaminiert einer Reparatur zugeführt werden können (mit Dokumentation im Lieferschein).

34

MERKE

Eine gute Zu- und Zusammenarbeit, **das sachgerechte Vorbereiten, Vorbehandeln, Sammeln, Vorreinigen und ggf. Zerlegen** (RKI-KRINKO-Anforderung) ist also Voraussetzung für eine erfolgreiche und werterhaltende Aufbereitung. **Die Aufbereitung der Instrumente beginnt schon im OP** und nicht erst in der AEMP (DGSV). Es werden mehr Siebe für die Entsorgung benötigt als für die Versorgung.

Da das OP-Personal mehrmals die Instrumente nach Vollzähligkeit kontrollieren und zählen muss, kann dies zum Ende der OP bereits geschehen oder spätestens beim Ablegen in das Entsorgungssieb. Es ist von größtem Interesse, diese Zählung stets geordnet nach Instrumentengruppe und Lage auf dem Instrumentiertisch in einer festgelegten Reihenfolge durchzuführen. Nur so kann diese Routine dazu beitragen, dass kein Instrument vergessen wird!

Der geschützte, Beschädigungen vermeidende **Transport** zur AEMP geschieht in geschlossenen Containern oder Transportsystemen mit Transportsicherung. Transporte außerhalb des Krankenhauses müssen mit einer besonderen Kennzeichnung („Kontaminierte Medizinprodukte") der Transportbehältnisse kenntlich gemacht werden, um z. B. Rettungspersonal zu warnen.

34.4.2 Aufbereitung nicht angewandter MP

Früher wurden Instrumente, die während der OP nicht verwendet wurden, aus Ermangelung an ausreichender maschineller Reinigungskapazität „ungewaschen" in den Packbereich durchgereicht. Dort wurden sie zusammen mit den gereinigten und desinfizierten Instrumenten kontrolliert, ggf. geölt und verpackt. Anschließend erfolgte die erneute Sterilisation. Da die AEMP keine Kontrolle über die Instrumente im OP hat, ist es besser, stets alle Instrumente ausnahmslos und komplett aufzubereiten, ein hygienischer Sicherheitsgewinn ohne spürbaren Zeitverlust. Nur wenn das Verfalldatum für die Lagerzeit abgelaufen oder überschritten wurde, kann ein ausschließlicher Sterilisationsprozess durchgeführt werden (entfernte oder beschädigte Verschlusssiegel eines Instrumentencontainers, ein geöffneter oder entfernter Deckel, eine beschädigte oder nasse Lagerverpackung sind davon ausgeschlossen). Bei Zweifel an der Keimarmut sollte eine komplette Aufbereitung stattfinden.

Leihsysteme, Leihinstrumente oder fabrikneue Instrumente, die unsteril geliefert wurden, sollten ebenso komplett im RDG aufbereitet und sterilisiert werden, auch wenn der Hersteller die Keimarmut bestätigen sollte. Zu groß ist die Unsicherheit während eines langen Transportwegs mit großen Temperaturunterschieden und Erschütterungen. Im Haftungsfall wäre es dann auch schwierig, den Zeitpunkt festzulegen, wo die Kontamination stattgefunden hat. Die komplette Aufbereitung gemäß mitgelieferter Herstellerinformation liegt dann in einer Hand.

Werden Instrumente nur „übersterilisiert", d. h., ohne zuvor im RDG aufbereitet worden zu sein, befindet sich das Instrumentenöl aus der vorherigen Aufbereitung noch am Instrument. Zusammen mit Partikeln, die sich mit dem Öl und Instrument verbinden, entsteht bei jeder Übersterilisation und jedem Neuverpacken eine Addierung der Fremdstoffe bei der Instrumentenpflege. Deshalb sollte nach zwei Übersterilisationen ein kompletter Aufbereitungsdurchlauf stattfinden (Auspacken, RDG plus Sterilisation).

Einwegverpackung wie Vlies oder Papierfolienverpackung sowie Papierfilter müssen bei der Übersterilisation stets erneuert werden. Sterilcontainer sollten entweder maschinell im RDG bzw. einer Containerwaschanlage oder manuell per Wischdesinfektion (z. B. 70 % Alkohol, verfliegt rückstandsfrei) keimarm aufbereitet werden.

34.4.3 Aufbereitung verwendeter (kontaminierter) MP

- Bereits im OP werden die Instrumente für die Aufbereitung vorbereitet, bevorzugt Trockenentsorgung. Vorbehandeln durch Abwischen grober Verschmutzung, Durchspülen der Hohlinstrumente, Sammeln und Sortieren nach Produktgruppen, Zerlegen nach Herstellerangaben. MIC-Instrumente sollen im OP nicht zerlegt werden, da die filigranen Teile so leichter beim Transport verloren gehen bzw. verbogen und beschädigt werden können.
- Transport in geschlossenen Behältnissen und mit Transportsicherung.
- Reinigung, Zwischenspülen, Desinfektion, Spülung und Trocknung: In der AEMP geschieht dies überwiegend maschinell mit RDG und RDG-E sowie teilmaschinell in der Vorreinigung im Ultraschallbad. Manuelle Aufbereitung findet in einer AEMP nur selten und begründet statt.
- Prüfung auf Sauberkeit und Unversehrtheit der Oberflächen (Korrosion, Kratzer, Risse, Spalte) für eine Entscheidung, ob das MP sauber und unversehrt ist. Oder erneute Aufbereitung und Aussortieren bei Schäden.
- Pflege, Wartung und Instandsetzung, z. B. dampfdurchlässiges Instrumentenöl auf Gelenk- und Schneidflächen, Funktionskontrollen, Prüfung der technischen Sicherheit.
- Kennzeichnung ist problematisch wegen Kontamination, kann aber als Information für den Anwender erforderlich sein (Hinweise, Information).
- Hygienisches keimarmes Verpacken semikritischer MP in keimarme Schutzhüllen (ohne anschließende Sterilisation).
- Hygienisches Verpacken in Sterilbarrieresysteme (SBS) in „Hart-" oder „Weichverpackung".
- Sterilisation.

Die Aufbereitung endet mit der dokumentierten Bestätigung und Freigabe der Charge zur (geschützten) Lagerung und möglichst zeitnahen erneuten Anwendung.

Vorbereitung der Aufbereitung – vorbehandeln, sammeln, vorreinigen, zerlegen, zwischenlagern und transportieren

Da die Aufbereitung bereits beim Anwender (im OP) außerhalb des Verantwortungsbereichs der AEMP geschieht, müssen innerhalb des QM eindeutige Angaben (VA, SAA) zur gegenseitigen Zusammenarbeit im Vorfeld schriftlich vereinbart werden. Bei Verwendung ungeeigneter Methoden, fehlerhafter Anwendung und bei der Entsorgung, können diese Erschwernisse zu unnötigen wie irreversiblen Mängeln führen, die eine sachgerechte Aufbereitung der MP in der AEMP unmöglich machen und den Verlust des MP bedeuten. Geeignete Desinfektions- und/oder Reinigungslösungen für die Vorreinigung sowie der Nass- oder Trockenentsorgung beim Anwender werden im Vorfeld im Hygiene- und Desinfektionsplan beschrieben und festgelegt. Bei langen Lagerungs- und Trocknungszeiten können moderne Reiniger mit Korrosionsinhibitoren Rost und Korrosion in der wässrigen Lösung verhindern und gleichzeitig das Antrocknen von Blut und Gewebe vermeiden. Das Eintrocknen sollte auch verhindert werden, um keine Schutzschicht (Schutzkolloide) für Infektionserreger zu bieten.

Chemische, mechanische und physikalische Schädigungen durch ungeeignete Vorreinigung, Transport und Zwischenlagerung sollten durch Festlegung geeigneter Verfahrensabläufe, Lieferzeiten und der möglichst raschen Aufbereitung in der AEMP vermieden werden.

Wegen der Verletzungs- und Infektionsgefahr beim Umgang mit biologischen Arbeitsstoffen sind stets die Belange des Arbeitsschutzes (TRBA 250) zu beachten. Eine persönliche Schutzausrüstung (PSA), räumliche (Raumluft) und organisatorische Voraussetzungen müssen vom Arbeitgeber erstellt und in Qualität und Menge ausreichend gewährleistet und vorhanden sein, um vom Mitarbeiter verpflichtend eingesetzt und verwendet werden zu können. Eine schriftlich dokumentierte Belehrung über Gefahrstoffe (Biostoffverordnung, Technische Richtlinien Biologische Arbeitsstoffe 250, Gefahrenstoffverordnung) ist jährlich durchzuführen.

Wareneingang kontaminierter MP in die AEMP/unreiner Bereich (unreine Seite der AEMP) – Vorreinigung, Reinigung, Desinfektion, Spülung und Trocknung (DIN EN ISO 15883)

Teilautomatisierte maschinelle Verfahren sind laut KRINKO 2012 bevorzugt anzuwenden. Die Reproduzierbarkeit mit Blick auf eine Prozessvalidierung ist wesentlich leichter bei maschinellen Verfahren gegenüber rein händischer Aufbereitung zu erbringen. Sie sind auch wegen der Verletzungs- und Infektionsgefahr das Mittel der ersten Wahl. Nur wenn Herstellerangaben explizit ein maschinelles Verfahren ausschließen und manuelle Aufbereitungsprozesse beschreiben, sollten diese anhand der in VA und SAA festgelegten Verfahren von besonders erfahrenen Fachkräften durchgeführt werden.

Wer unerfahrene Mitarbeiterinnen und Mitarbeiter zuerst im unreinen Bereich beschäftigt, muss nicht nur wegen der fehlenden Routine und Erfahrung mit einem stark erhöhten Verletzungsrisiko, sondern neben der Unfallgefahr auch mit höheren Schäden an Instrumenten und Maschinen rechnen. Nur besonders erfahrene Mitarbeiter können aufgrund ihrer Ausbildung und Erfahrung die der händischen Tätigkeit innewohnenden Risiken besser einschätzen und routiniert vermeiden. Nur durch Beherrschen der Fähigkeiten, Kenntnis der Abläufe und Verfahren werden die Instrumente den notwendigen Prozessen zugeführt. So kann eine dauerhafte Qualität,

z. B. bei der Beladung des Chargenwagens, gewährleistet und Chaos beim Entladen der Instrumente aus dem RDG vermieden werden.

Bei einer ausschließlich maschinellen Aufbereitung sind die Verfahren weitgehend standardisiert und so relativ einfach durchzuführen. Meist empfehlen die Hersteller in ihren Angaben zur Aufbereitung eine Vorreinigung im Ultraschallbad. Dieses teilmaschinelle Verfahren ist generell bei allen dafür geeigneten Instrumenten anzuwenden, da es sehr wirksam ist. Es erspart in den meisten Fällen ein Bürsten bzw. Durchbürsten an besonderen Stellen und Hohlräumen mit eingetrockneten Körpergewebezellen- und Flüssigkeiten. So werden bereits Blut, Partikel, Schmutz, Knochenmehl und Knochensplitter im Ultraschallbad entfernt und eine Schmutzreduktion von wenigstens fünf Log-Stufen (auf weniger als 50 µg Proteinrest als Zielwert) erreicht. Auch über einen längeren Zeitraum eingetrocknetes Blut und Gewebe wird innerhalb von fünf Minuten fast vollständig im US-Bad entfernt, wenn ein geeignetes Reinigungsmittel verwendet wird (meist der Maschinenreiniger des RDG, ➤ Abb. 34.9). Da das US-Bad über einen längeren Zeitraum (12–24 h) verwendet wird, muss eine höhere Konzentration als im RDG verwendet werden (Abschwächung der Reinigungswirkung durch Schmutzeintrag). Da der US-Prozess meist nur wenige Minuten dauert, werden auch bei Aluminium (z. B. Schädelklemme nach Mayfield) keinerlei Kurz- oder Langzeitschäden wegen erhöhter Alkalität pH > 11 festgestellt.

Die Erwärmung der Ultraschalllösung ist nicht zu empfehlen, da es während des Betriebs sowieso zu einer erheblichen Erwärmung der Lösung kommt. Um die Mitarbeiterinnen und Mitarbeiter vor Ausgasungen, Wrasen und Aerosolen zu schützen, sollte eine rückwärtige Absaugung am US-Becken dauerhaft stattfinden. Kombinationspräparate aus Reinigungs- und Desinfektionschemie sind nicht zu empfehlen, da es hier regelmäßig zu einer Proteinfixierung und schlechten Reinigungsergebnissen kommt.

Nach der Vorreinigung im Ultraschallbad werden die gelösten Schmutzpartikel abgespült, erst jetzt handelt es sich tatsächlich um eine Reinigung: Zunächst wird mit einer Handbrause und einem kräftigen Wasserstrahl (kaltes Trinkwasser) das gesamte Sieb von den gelösten Partikeln abgespült (Spritzschutz: persönliche und kollektive Schutzausrüstung). Anschließend werden alle Hohlräume und Lumen durchspült, um gelöste Schmutzreste aus dem Inneren zu entfernen (anschließend Durchgängigkeitsprüfung).

Die meisten (Grund-)Instrumente werden in ihrem Instrumentensieb in die Ebenen des RDG-Beschickungswagen für Instrumente geschoben. Hohl- und Lumeninstrumente werden an entsprechende Luer-Lock-Adapter bzw. weitere Anschlüsse verschraubt, eingesteckt und verbunden, um die Innenreinigung zu ermöglichen. Neben den Instrumentenwagen werden Spezialwagen, d. h., spezifische Beschickungswagen für spezifische Instrumentengruppen verwendet: MIC-Instrumente, Augeninstrumente, Anästhesie, Robotik-Instrumente, weitere.

Manuelle Aufbereitungsverfahren (validiert gemäß Leitlinie) werden nur in begründeten Einzelfällen angewandt, die Gleichwertigkeit beider Verfahren (maschinell/manuell) muss gewährleistet sein oder der vom Hersteller zu erbringende Nachweis über die ausreichende Wirkung der in der Herstellerinformation beschriebenen alleinigen händischen Methode. In einer großen AEMP sind rein manuelle Verfahren kaum noch anzutreffen, da technische Verbesserungen zumeist eine thermische maschinelle Aufbereitung ermöglichen (oder das MP ist ein Einwegprodukt). Die Roboterchirurgie hat allerdings aufgrund der komplexen Manipulatoren manuelle Aufbereitungs(teil)schritte.

Wie aus Waschen Reinigung wird: Vorspülen, Reinigung, Neutralisation, Zwischenspülen, Desinfektion und abschließende Trocknung finden idealerweise ausschließlich im RDG innerhalb der AEMP zentralisiert statt. Somit sind diese in Echtzeit überwachten maschinellen Aufbereitungsprozesse unabhängig vom Personal, stets gleich in Qualität und Quantität und zumindest teilweise nachvollziehbar über Protokollausdruck und Datenspeicherung. Dabei kann die Beladung der RDG ebenso per Scanner eingelesen und dokumentiert werden und erscheint im Maschinenprotokoll. Das **Vorspülen** im RDG geschieht mit kalten Wasser mindestens in Trinkwasserqualität über einen kurzen Zeitraum und soll ein Einweichen des Schmutzeintrags bewirken. Instrumente aus dem Ultraschallbad inkl. Nachspülen sind visuell sauber und belasten so den maschinellen Aufbereitungsprozess im RDG deutlich weniger. Knochenmehl- und Splitter werden somit weitestgehend aus dem RDG-Prozess herausgehalten und führen mit größter Sicherheit zu sehr guten Ergebnissen. Die **Reinigung**sphase folgt anschließend bereits mit erwärmtem Wasser. Meist wird wegen der besseren Wirksamkeit der Reinigungschemie hier bereits VE-Wasser (voll entsalztes Wasser) oder enthärtetes Weichwasser verwendet. Das erwärmte Wasser wird dann auf 55 °C erhitzt und stets im Umwalzbetrieb (Spülflotte) über die Sprüharme und Anschlüsse gepumpt. Der erwärmten schwach alkalischen Lauge (ggf. mit Zusätzen wie Enzymen, Tensiden) wird wegen der derzeit besten Proteinlösung der Vorzug gegeben (➤ Abb. 34.7).

MERKE

Das sog. Prion (als vermutetem Mitverursacher der [varianten] Creutzfeld Jakob-Krankheit, [v]CJK) wird als Worst-Case-Szenario (schlimmster Fall) bei der Aufbereitung angesehen. Wegen der geringen Inzidenz des Auftretens von Prionen bzw. von Erkrankten ist dies inzwischen aber nicht mehr unwidersprochen die vorherrschende Risikobeurteilung (30 Jahre nach Auftreten des sog. Rinderwahns durch die bovine spongiforme Enzephalopathie [BSE], das als Quelle der sog. Slow-Virus-Infektionen gilt).

Nach der schwach alkalischen Reinigung, pH > 10, ist eine **Neutralisation** mit Phosphor- oder Zitronensäure bei metallischen Medizinprodukten zu empfehlen, da vorhandene anorganische Beläge (und Korrosion) zumindest in Teilen gelöst werden. Die Neutralisation von Augeninstrumenten ist besonders wichtig, da Verschleppungen aus der alkalischen Reinigung zu dauerhaften Schäden am und im Auge führen können. Es empfiehlt sich deshalb bei Augeninstrumenten neben der Neutralisation stets den (neutralen) pH-Wert der Restfeuchte (z. B. Lackmustest) nach dem RDG-Prozess zu prüfen. Die Neutralisation ist ein zusätzlicher Verdünnungsschritt von organischen Rückständen und Schmutzpartikel insgesamt und dient auch dem Werterhalt der Instrumente und

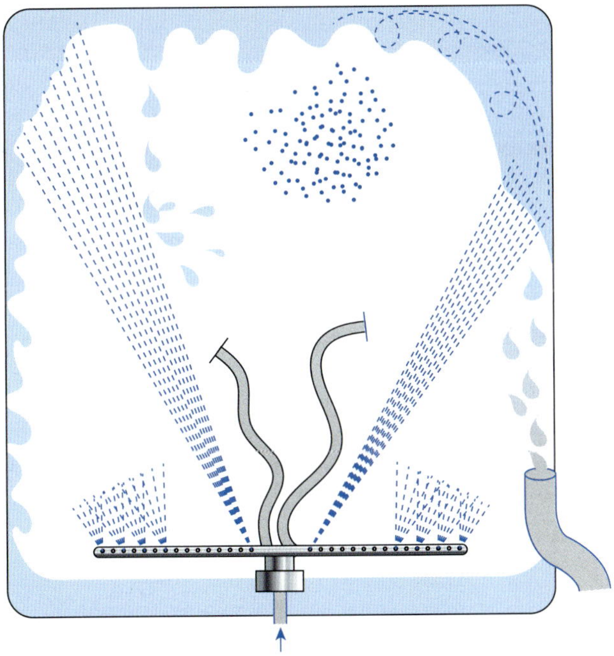

Abb. 34.7 Wie aus Waschen Reinigung wird: Das Transport- und Abreicherungsmedium Wasser (für Verschmutzungen) wird durch Sprüharme mittels Prallwasser, ablaufendem und reflektiertem Wasser, mittels Vernebelung, Durchspülen über konnektierte Anschlüsse über und durch das Spülgut geleitet. Es handelt sich um eine druckabhängige Leistung, die stark von der geeigneten Beladungskonfiguration des Chargen-/Beschickungswagen abhangt (siehe Normungsreihe DIN CEN ISO 15883, Vorschlag zur Präzisierung mittels Beladungswagen-Beschreibung – Begriffe, Bestandteile; Fengler, Pahlke, Michels 2009) [L138]

des RDG (weniger Silikat- und Kieselsäure-Ablagerungen auf der Metalloberfläche).

Die **Zwischenspülung** ist ein erneuter Verdünnungs- und Spülschritt, der v. a. Reste der Prozesschemikalien vor der Desinfektion entfernen soll.

Die **Desinfektion** im RDG geschieht ausschließlich durch erhitztes VE-Wasser über einen bestimmten Zeitraum und wird deshalb als Thermodesinfektion bezeichnet. Instrumente werden dabei z. B. bei > 90 °C/5 Min. der Spülflotte ausgesetzt, um an den visuell gereinigten Instrumenten noch lebende Organismen abzutöten. Da die physikalischen Parameter für die Abtötungswirkung bekannt sind, ist die Überprüfung und Kontrolle der Einhaltung dieser Parameter für den Routinebetrieb ausreichend. Der Abtötungswert wird in Sekunden bei 80 °C angegeben und mit A_0-Wert (EN ISO 15883) bezeichnet. Bei chirurgischen Instrumenten ist ein A_0-Wert von > 3000 erforderlich (bei 80 °C 50 Min., bei 90 °C nur noch 5 Min. nötig).

Trocknung: Nach dem Abpumpen der letzten Spülflotte (aus der Thermodesinfektion) beginnt die Trocknung im RDG mit erhitzter gefilterter Luft. Je nach Spülgut aus Metall- oder Kunststoffwerkstoffen können unterschiedliche Temperaturen und Trocknungszeiten erforderlich sein. Trockene erhitzte Luft sollte bei Kunststoffen niedriger eingestellt werden. Meist werden Anästhesie- und MIC-Instrumente bei 90 °C und Instrumente aus Metallen bei ca. 110 °C getrocknet. 15–20 Min. sind als Trocknungszeit meist ausreichend. Längere Zeiten oder der Zusatz von Klarspülern bringen kaum Vorteile. Auf Klarspüler sollte wegen der möglichen negativen Auswirkung auf die Wundheilung und auf Versprödung bestimmter (Polysulfon-)Kunststoffe völlig verzichtet werden. Es ist besser, Restfeuchte manuell bei der Instrumentenkontrolle zu entfernen oder mit medizinischer Druckluft (bzw. im Wärmeschrank, aufgeheiztem Sterilisator).

Alle Spül- und Prozessschritte im RDG werden automatisch durch Sensoren überwacht. Ein Abweichen von den eingestellten Prozessparametern würde unmittelbar zum Abbruch des automatischen Aufbereitungsprogramms durch das Gerät selbst führen. Die Programmierung lässt eine Manipulation des automatischen Programmablaufs durch AEMP-Mitarbeiterinnen und -Mitarbeiter nicht zu. Ein Sichtfenster im Reinigungs-Desinfektionsgerät (RDG) ermöglicht die visuelle Kontrolle, ob die Sprüharme alle rotieren oder z.B. durch Spülgut blockiert sind. Bei erforderlichem vorzeitigem Programmabbruch kann nur die Tür zum unreinen Bereich geöffnet werden und das noch nicht vollständig gereinigte und nicht desinfizierte „Spülgut" für die Aufbereitung in einem funktionsfähigen RDG entnommen werden, falls der Fehler nicht durch das Personal oder die Haustechnik behoben werden kann. Alle Prozessparameter werden aufgezeichnet und dienen so auch dem Kundendiensttechniker als wichtige Information bei der Fehlersuche.

34.4.4 Aufbereitungsverfahren (manuell, teilmaschinell, maschinell)

Grundsätzlich lässt sich eine manuelle von einer maschinellen Aufbereitung nicht starr unterscheiden, da in jedem Fall neben den automatisierten Teilschritten händische Prozeduren erforderlich sind, etwa beim Beladen des Chargen- bzw. Beschickungswagen eines RDG (> Abb. 34.8). Besonders deutlich wird dies bei der Aufbereitung von zumeist semikritisch eingesetzten flexiblen Endoskopen, die als Erstes noch im Untersuchungsraum neben der Patientenliege eine manuelle Spülung aller Kanäle erfahren müssen (sog. Bedside Procedure, WHO Reprocessing Guide 2016, S. 80 ff.).

Daher sind zunehmend auch RDG-E (Reinigungs-und Desinfektionsgerät für Endoskope) in größeren AEMP anzutreffen. Besonders bei Neubauten findet das Verlagern der Aufbereitung von flexiblen Endoskopen aus der Endoskopieabteilung in die AEMP statt. Nur hier gibt es ausreichend geeignete Räumlichkeiten, alle Medien und ausreichend ausgebildetes wie erfahrenes Personal, das sich ausschließlich auf die Aufbereitung konzentrieren kann und somit dem MP-Anwender mehr Zeit „am Patienten" und für die Anwendung (Diagnose, Therapie) sowie Betreuung verschafft. Eine Abwägung der Vor- und Nachteile, z. B. durch Hol- und Bringe-Dienst, muss vor Ort geprüft und entschieden werden.

RDG-E sind Reinigungs-Desinfektions-Geräte ausschließlich für flexible, thermolabile Endoskope. Die Desinfektion kann wegen der geringen Hitzetoleranz nicht physikalisch, sondern nur chemisch erfolgen. Dabei wird typischerweise entweder Peressigsäure z. B. bei 40 °C oder Glutaraldehyd, z. B. bei 60 °C, für den Desinfektionsschritt verwendet. Da beide desinfizierenden Chemikalien Proteine fixieren,

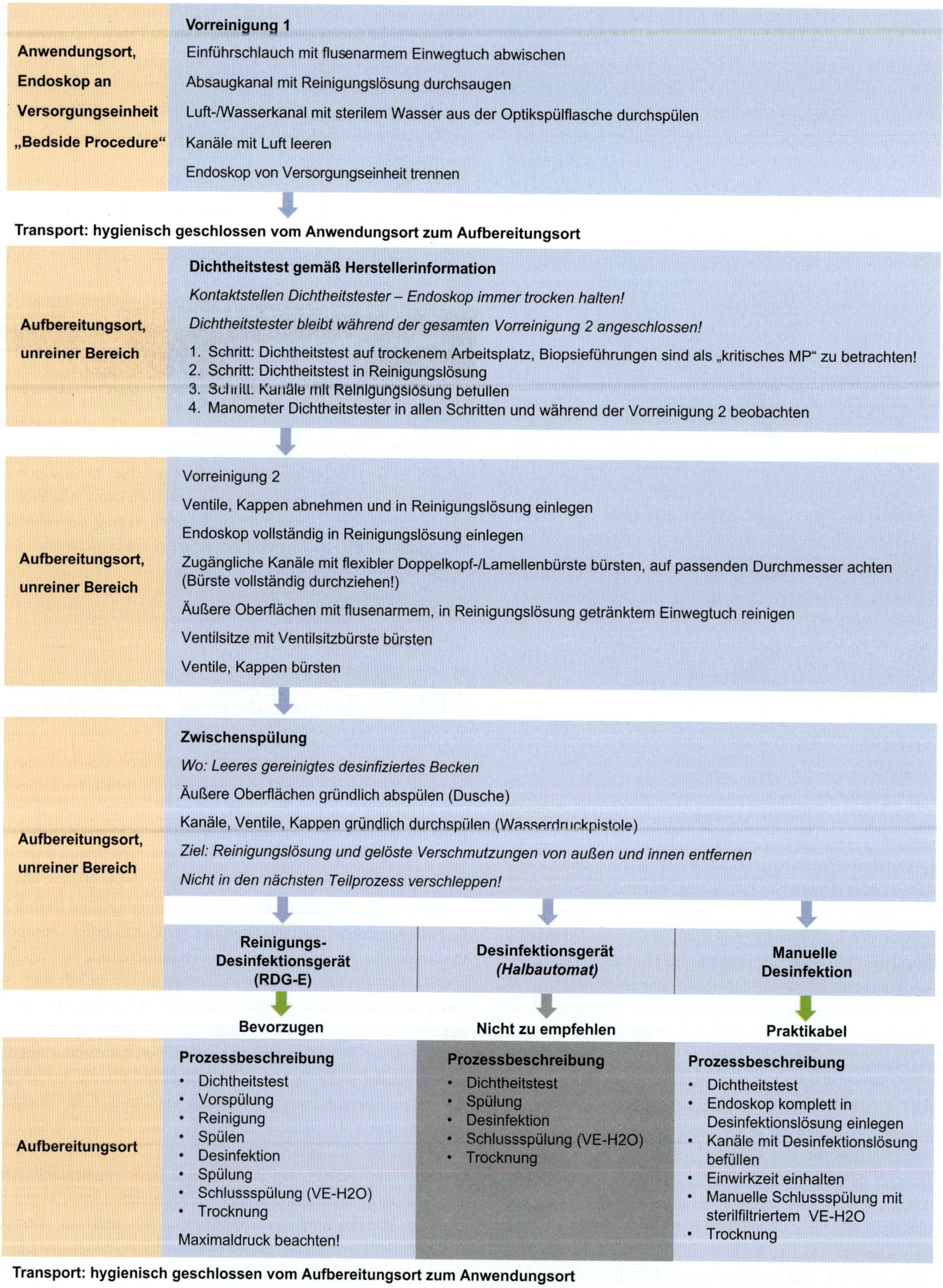

Abb. 34.8 Aufbereitungsverfahren gemäß KRINKO 2012 Anlage 8 (siehe Internationales FORUM Medizinprodukte & Prozesse, Herausgeber Fengler, Jubiläumsband 33 „20 Jahre – von der Reinigung zum Risikomanagement“) [L138]

34

kommt der unmittelbaren spülenden, und behutsam bürstenden händischen Vorreinigung große Bedeutung zu. Ohne eine unmittelbare „validierte manuelle Vorreinigung“ der flexiblen Endoskope (innen und außen unmittelbar nach erfolgter Endoskopie) ist die spätere Aufbereitung im RDG-E nicht sicher erfolgreich.

Bei der Schlussspülung im RDG-E können höhere Wasserqualitäten erforderlich sein, wenn das Endoskop ohne Sterilisation verwendet werden soll (z. B. Bronchoskop, Duodenoskop). Meist werden im RDG-E deshalb UV-Lampen, „Sterilfilter“ eingebaut und es wird eine thermische Behandlung des Schlussspülwassers (mit Abkühlung vor der Anwendung im RDG-E) zur Keimreduktion durchgeführt, um die erforderliche Qualität zu erreichen und für eine gewisse Zeit zu bewahren.

Manuelle Aufbereitung

Die manuelle Aufbereitung von MP ist bei unkritischen (Blutdruckmanschette, Stethoskop) und semikritischen MP (z. B. abdominelle, vaginale, rektale Ultraschallsonde) üblich. In den meisten Fällen liegen aber weder die erforderliche Sachkenntnis noch der Nachweis eines Zertifikats vor, um eine sachgerechte Aufbereitung vor Ort durchzuführen. Oft sind die Räumlichkeiten auch nicht für eine Aufbereitung geeignet. Bei semikritischen MP sollte nach Möglichkeit stets eine maschinelle Aufbereitung stattfinden. Leider ist dies bei einigen semikritischen MP wie z. B. Ultraschallsonden nicht möglich. Oft beschränkt sich die manuelle Aufbereitung vor Ort ausschließlich auf die Reinigung und Desinfektion mit einer Wischdesinfektion und geschieht meist durch „Ready-to-use-Wischtücher“, deren reproduzierbare Wirkung in Hinblick auf eine Validierung nicht gesichert ist.

In der AEMP werden in kleinem Umfang z. B. Flow-Sensoren von Beatmungs- und Lungenfunktionsgeräten manuell aufbereitet. Optimal wäre die anschließende Sterilisation in einem Niedertemperaturverfahren. So könnte zumindest der Sterilisationsvorgang validiert und mit der Sterilgutverpackung eine sichere Lagerung des sterilisierten MP gewährleistet werden.

MERKE

Nach Entnahme des MP aus der Verpackung ist eine Funktionskontrolle im OP **vor** dem Einsatz am Patienten unbedingt erforderlich.

Manuelle Aufbereitung mit maschineller Unterstützung durch Ultraschallbad/Steamer

Bei der ausschließlich manuellen Aufbereitung empfiehlt sich die Ultraschallbehandlung (z. B. Flow-Sensoren für die Lungenfunktion, aber Herstellerinformationen beachten). Nach dem Bad im Ultraschall (➤ Abb. 34.9) erfolgt zur Reinigung ein Abspülen mit VE-Wasser. Anschließend kann das so vorgereinigte MP im chemischen Tauchdesinfektionsbad desinfiziert werden (z. B. 4 % Desinfektionslösung/1 h, verwendbar 24 h). Die jeweiligen Verfahren, Einwirkzeit und Konzentration sind dem Hygiene- und Desinfektionsplan zu entnehmen. Nach der Entnahme aus dem Desinfektionsbad müssen die Flow-Sensoren gründlich abgespült werden (steriles keimfreies Apothekenwasser). Optimal wäre eine Sterilisation mit dem Niedertemperaturverfahren, da Bakteriensporen und Pseudozysten von Darmparasiten (verschleppt aus der flexiblen Koloskopie?) durch chemische Desinfektionsverfahren nicht inaktiviert werden.

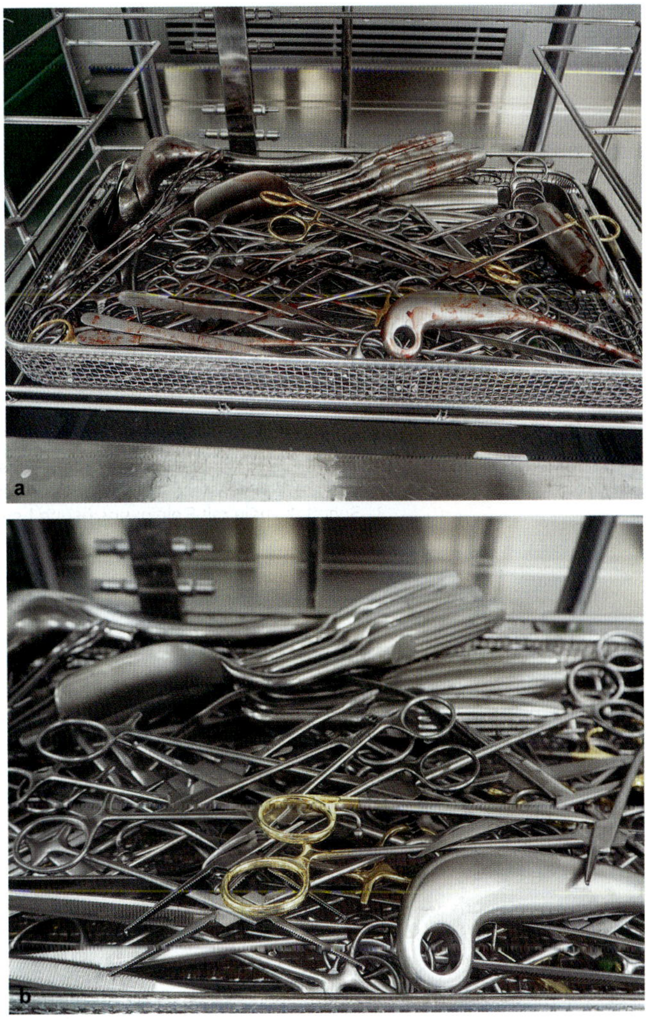

Abb. 34.9 5 Min. Vorreinigung im Ultraschallbad **a** vorher, **b** nachher. Anmerkung: Die Wirkung ist sichtbar und es ist daher plausibel, dass eine Laboruntersuchung keine zusätzlichen Erkenntnisse (bei unbekannter klinischer Ausgangsverschmutzung) brächte. [P1291]

Alle manuellen Verfahren sind durch Standardarbeitsanweisungen innerhalb eines QM-Systems zu definieren und müssen jedem MA bekannt und jederzeit (vor Ort) zugänglich sein. Wichtige Warnhinweise zur Arbeitssicherheit sind regelmäßig zu schulen und schriftlich dokumentiert nachzuweisen. Warnschilder bzw. Hinweistafeln können – z. B. als abwischbares Laminat, sichtbar im Aufbereitungsraum angebracht – das Risiko senken.

Neben Bürsten, Tüchern und Schwämmen bietet ein Dampfgerät **(Steamer)** eine gute Möglichkeit der Unterstützung bei der manuellen Reinigung. Hitzestabile Medizinprodukte können damit schonend und ohne Zerkratzen oder sonstige Beschädigung von Schmutz befreit werden. Der Dampfdruck ist einstellbar und liefert über einen Handgriff einen gebündelten Dampfstrahl, der auch gut in Spalten und Hohlräume gelangt. Dies geschieht im unreinen Bereich unter einer Absaughaube, damit keine kontaminierten Aerosole in der Raumluft das Personal gefährden und sich auf Flächen niederschlagen. Siehe KSA (kollektive Schutzausrüstung) durch höhenverstellbare, transparente Haubenabdeckung mit Wrasenabsaugung, sowie PSA (persönliche Schutzausrüstung) der Mitarbeiter (➤ Abb. 34.10).

Bei allen Aufbereitungstätigkeiten müssen die einzelnen Prozesse visuell (und taktil tastend) beurteilt werden. Es empfiehlt sich deshalb im unreinen Bereich neben einer (LED-)beleuchteten **Lupenlampe** (Vergrößerung 2–3 Dioptrien) auch eine optimierte Raumbeleuchtung, die am sog. **Feinarbeitsplatz** eine visuelle Beurteilung erleichtert bzw. ermöglicht. Raumlichtschaltungen bis 2.000 Lux sollten in einer modernen AEMP überall vorhanden sein.

MERKE

Eine optimierte und ausreichende Beleuchtung ermöglicht die visuell-taktile Beurteilung der Reinigung, rechtzeitiges Erkennen von Gefahren (Spitzen, scharfe Schneiden, offene Flüssigkeiten). Sie wirkt einer frühzeitigen Ermüdung des Personals entgegen und dient so der Sicherheit des Anwenders, Dritter und indirekt auch der Patientensicherheit.

Maschinelle Aufbereitung

In Europa hat sich die validierte maschinelle Aufbereitung seit ca. 20 Jahren als Stand der Technik durchgesetzt. Der optimierte Einsatz von Energie, Chemie, Mechanik und Zeit im Sinner-Kreis (Zeitschrift Getränkeindustrie 2004) zusammen mit dem abreichernden Transport- bzw. Reinigungsmittel Wasser führt zu ständigen Verbesserungen, auch in Hinblick auf die geeignete Beladungskonfiguration im Chargenwagen sowie der geeigneten Besprühung/Durchspülung des Spülguts (➤ Abb. 34.11).

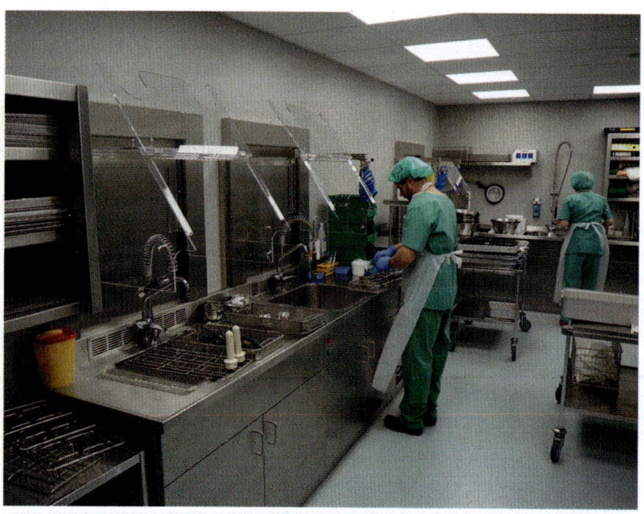

Abb. 34.10 KSA und PSA unreiner Bereich: Spülzeile mit Waschbecken und Ultraschallgerät zur Vorbereitung (Sortieren, Vorreinigung) der maschinellen Aufbereitung im RDG (Spülbecken jeweils mit Abdeckung und Wrasenabsaugung) [P1291]

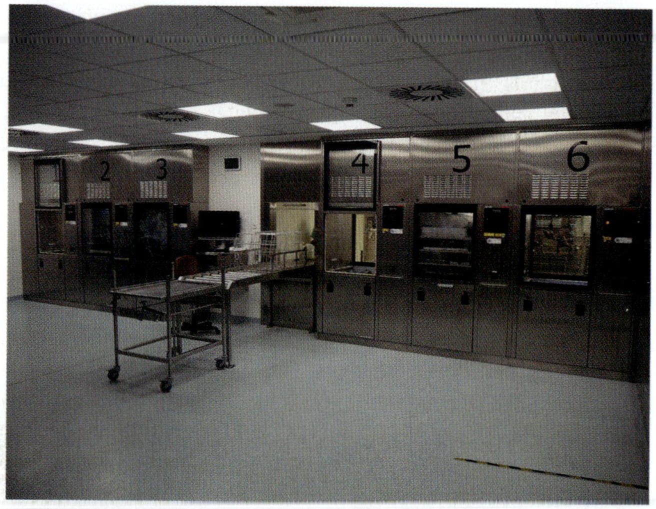

Abb. 34.11 RDG-Zeile unreiner Bereich/Beladeseite [P1291]

PRAXISTIPP

Gute **Arbeitsbedingungen** (GLP = Good Laboratory Practice) sind dabei die Voraussetzung für gute **Arbeitsergebnisse** (GM = Good Manufactory Practice). Da die Aufbereitung von Medizinprodukten ein äußerst komplexer Vorgang und im Einzelnen nicht vollständig erfassbar ist, kommt den Bemühungen der DGSV e. V., neben Sachkunde- und Fachkundelehrgängen ein neues Berufsbild zur „Fachkraft für Medizinprodukte/FMA" einzurichten, besondere Bedeutung zu. Die Zugangsvoraussetzung, Ausbildungsdauer und Unterrichtsstunden sind vergleichbar mit der OTA-Ausbildung. Die ersten MFA-Absolventen wurden 2019 in den Arbeitsmarkt entlassen und etablieren ein neues Berufsbild.

MERKE

Für die NTDF-Sterilisation müssen alle MP und die Verpackung absolut trocken sein. Poröse (textile) MP wie Tupfer und Kompressen sind für dieses Verfahren ungeeignet. Bis auf Vlies können Aluminiumcontainer, Kunststoffcontainer bzw. Papier-Folien-Verpackung wie bei der Dampfsterilisation verwendet werden.

34.4.5 Packbereich/reiner Bereich (reine Seite der AEMP)

Die frühere Bezeichnung unrein → rein → steril für die drei voneinander abgetrennten Räumlichkeiten verdeutlichte gleichzeitig die jeweiligen „Aggregatszustände" der Medizinprodukte (unrein, rein, steril). Die Aufgaben „Reinigen, Packen, Sterilisation" finden sich in Raumbezeichnungen einer AEMP wieder, zwischen Reinigen und Packen befindet sich die RDG-Zeile, die beide Räume voneinander raumhoch trennen soll. In einer großen AEMP besteht diese Trennwand fast nur aus den RDG und ggf. einer Containerwaschanlage. Es besteht noch ein geringer Blickkontakt zwischen dem unreinen und dem reinen Bereich (➤ Abb. 34.12) über die Rückgabeschleuse für die Beschickungswagen und durch die Glastüren der RDG, soweit die Gischt durch die Sprüharme den Blick zulässt. Aus hygienischen Gründen ist der Zugang zu beiden Räumlichkeiten nur über Personalschleusen und nach Wechsel der Bereichskleidung möglich. Personaltoiletten und eine Dusch-

34

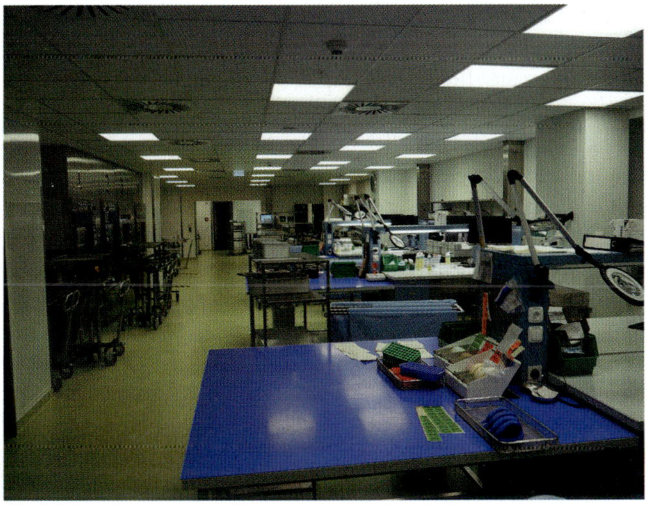

Abb. 34.12 Reine Seite der ZSVA/AEMP [P1291]

möglichkeit im unreinen Bereich befinden sich meist innerhalb der Umkleiden-/Personalschleusen. Eine farbliche Unterscheidung der Bereichskleidung ist zwar aus hygienischen Gründen nicht erforderlich, aber wegen der Überprüfbarkeit und Verwechslungsgefahr zu empfehlen. Weitere Sozialräume für Pause, Aufenthalt und Büro liegen meist anschließend im Durchgangsbereich zum Packbereich.

Besucher müssen sich aus hygienischen Gründen nicht umziehen. Sie können alle Bereiche der AEMP besichtigen, sollen aber unaufgefordert nichts anfassen. Dies gilt auch für das Sterilgutlager (Kappstein 2009). Jedes Krankenhaus legt jedoch die Hygienemaßnahmen für sich selbst fest und beschreibt diese in den Dokumenten „Hygieneplan und Desinfektionsplan" innerhalb des QM. Eine Regel besagt, dass bis 30 cm über dem Fußboden alles als nicht rein zu betrachten ist.

Der Packbereich muss genügend Platz und Ausstattung für die Aufgaben und Tätigkeiten bieten. Bei der Planung müssen die Flächenbedarfe anhand von Kapazitätsberechnungen und dem nötigen Platzbedarf für Personal und Ausstattung berechnet werden. Wir empfehlen u.a. eine geräuschdämpfende, wischbare (also desinfizierbare) und nicht reflektierende Oberfläche für die Packtische zu wählen. Die DGSV gibt auch hier durch ihre Empfehlungen wertvollen Rat im Fachausschuss Bau.

Prüfung auf Sauberkeit, technische Sicherheit, Montage zerlegter MP, Funktionskontrolle

Der Betreiber (Träger des Krankenhauses bzw. Geschäftsführung) ist für die Gewährleistung der technischen Sicherheit eines aufbereiteten MP zuständig. Der Betreiber ist verpflichtet, die AEMP mit Personal, Räumlichkeiten und apparativer Ausstattung ausreichend zu versorgen, damit die gestellten Aufgaben zur Aufbereitung von MP erfüllt werden können. Die Mitarbeiter der AEMP überprüfen die Sauberkeit, die technische Sicherheit, die Funktionsfähigkeit und betreiben die Instrumentenpflege vor dem Verpacken und der Sterilisation. Nach der Sterilisation ist eine Kontrolle ohne Öffnung bzw. Zerstörung der Sterilverpackung nicht mehr möglich. Deshalb ist der Anwender stets verpflichtet, unmittelbar vor der Anwendung die **Funktion** des MP nach seinen Möglichkeiten (am OP-Tisch) zu überprüfen (MPBetreibV), ebenso auf **Sauberkeit** (am Packtisch visuell, händisch). Bei sehr kleinen (Mikro- und MIC-)Instrumenten muss die visuelle Beurteilung auf Sauberkeit und Schäden bei optimierten Lichtverhältnissen und einer optischen Vergrößerung (LED-Lupenlampe, ➤ Abb. 34.13) geschehen. Die Grundbeleuchtung pro m^2 Packtisch soll mindestens 1.000 Lux betragen, um ein anstrengungsfreies dauerhaftes visuelles Beurteilen zu ermöglichen. Die Überprüfungen dürfen nicht zu einer Rekontamination der aufbereiteten MP führen (➤ Abb. 34.14). Auch Partikel/Fasern von sterilen Prüfstoffen (Trikotstoff) zur Ermittlung der Schneidfähigkeit, z. B. von Scheren, müssen mit 70 % Alkohol unmittelbar nach der Prüfung entfernt werden. Pflegemittel dürfen weder toxisch sein noch die Sterilisation behindern. Paraffinöle (= Instrumentenöl) müssen deshalb der Europäischen Pharmakopöe (Ph. Eur.) entsprechen.

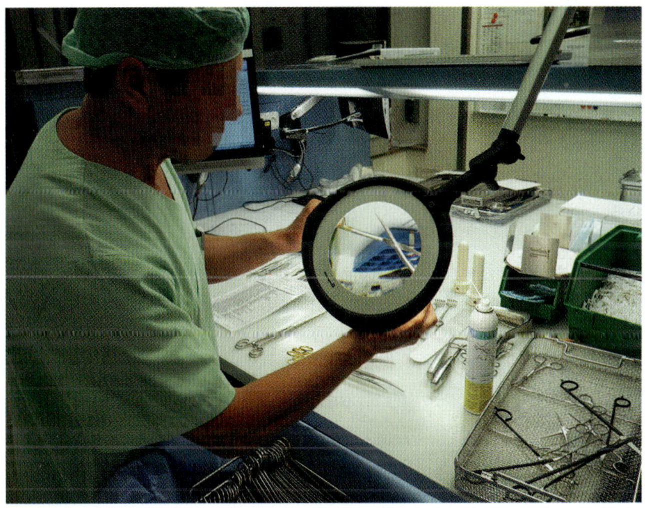

Abb. 34.13 Am Packtisch: Prüfung auf Sauberkeit mithilfe der LED-Lupenlampe [P1291]

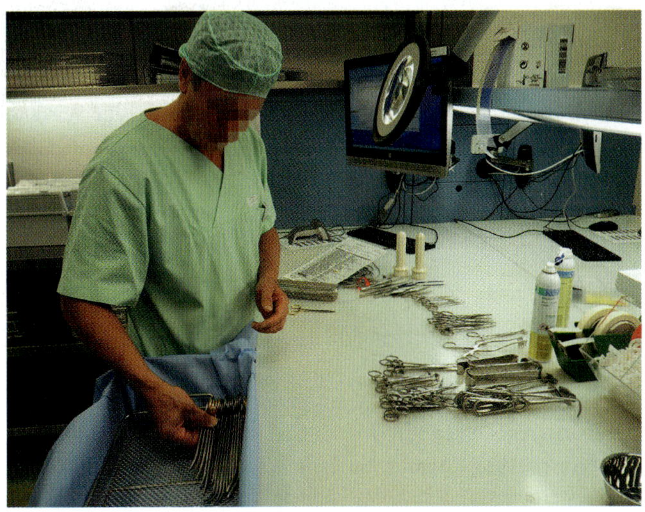

Abb. 34.14 Siebzusammenstellung: „Sieb packen" nach Packliste [P1291]

PRAXISTIPP

Keine **Montage** oder mechanische **Funktionskontrolle** vor dem Abkühlen und Ölen der (Gelenk-)Instrumente (Herstellerangabe) aus dem RDG. Herstellerangaben beachten (MPBetreibV)!

Werden bei den Überprüfungen Mängel erkannt, die nicht von der AEMP behoben werden können, müssen die MP ausgesondert (QM) und gegen intakte MP ausgetauscht werden. Alle Auffälligkeiten wie Korrosion, Rost, technische und funktionelle Mängel werden in einer geeigneten Statistik über die Jahre erfasst und ermöglichen so eine Analyse. Häufigkeit und Rückschlüsse auf die Ursachen und deren Beseitigung werden nur durch eine geeignete Dokumentation möglich, wichtig z. B. für die Kommunikation mit den Herstellern, im Gewährleistungs- und im Haftungsfall (QM).

MERKE

Das AEMP-Personal führt keinerlei Reparaturen durch! Es können nur einzelne Instrumententeile oder Teile wie Dichtungen, Federn, Membranen, Filter ausgetauscht und ersetzt werden, falls dies die Herstellerangaben so vorsehen.

Zunehmend werden Prüfgeräte eingesetzt, die die **technische Funktion und Sicherheit** messen und bestätigen können. So kann z. B. die elektrische Sicherheit der Isolation von MIC-Instrumenten und Bipolar-Pinzetten, die optische Funktion von Kaltlicht-Faserkabeln und starren Optiken mit geringem Aufwand sicher erkannt werden. Diese Geräte sind meist der visuellen Beurteilung überlegen und sollten deshalb verwendet werden. Kontrollen sollen anhand von Standardarbeitsanweisungen durchgeführt werden. Die Dokumentation kann z. B. durch Prüfprotokolle/Checklisten erfolgen (siehe auch Protokoll der Routinekontrollen sowie der sicherheitstechnischen Kontrollen [STK] und medizintechnischen Kontrollen [MTK] – QM-Handbuch).

Pflege, Wartung und Instandsetzung erfolgen unter Berücksichtigung der Angaben des Herstellers. Dieser gibt auch die maximalen Aufbereitungszyklen einzelner MP vor, sofern eine Begrenzung bei der Inverkehrbringung als angemessen festgelegt wurde. Das setzt jedoch eine lückenlose Rückverfolgbarkeit der Verwendungs- und Aufbereitungszyklen voraus, wie sie demnächst über die Unique Device Identification (UDI) gefordert werden wird, aber derzeit technisch noch nicht verbreitet und auch noch nicht praktikabel ist. Werden Instrumente bzw. MP über die maximal zulässige Wiederaufbereitung erneut aufbereitet, so trägt der Betreiber und nicht mehr der Hersteller die Verantwortung für die Produktsicherheit. Ein typisches Beispiel ist die Mehrfachverwendung von Einmalartikeln („einmal" im Sinne von „einmal am Patienten").

Verpackung kritischer MP für die Sterilisation

Die Verpackung besteht i. d. R. aus genormten (DIN EN ISO 58953) Sterilbarrieresystemen (SBS). Zusätzlich können die SBS mit einer Schutzverpackung (Staubschutzhülle, Transportverpackung) versehen werden. In der AEMP üblich sind: Hartverpackung aus Aluminium oder Kunststoff als Container (wie PPSU/Polyphenylsulphon) und Weichverpackung aus Vlies oder Papier-Folien-Verpackung. Vlies gibt es mit Zellstoffanteil plus Polyester (PET), z. B. 50 : 50, oder aus 100 % Polypropylen (PP), sog. SMS-Vlies, einer Kombination aus stärkeren Fäden und Schmelzfäden. Die Verpackung muss für das jeweilige Sterilisationsverfahren geeignet sein. Die meisten Sterilgutverpackungsarten und deren Varianten gibt es für die **Dampfsterilisation,** da dieses Verfahren in der AEMP am meisten angewandt wird. Für Niedertemperaturverfahren können bei der **NTDF (Niedertemperatur-Dampf-Formaldehyd) und Ethylenoxid-Sterilisation** auch Papier-Folien-Verpackungen und geeignete Kunststoffcontainer verwendet werden. Für die **Wasserstoffperoxid-Plasma-Sterilisation** müssen spezielle Kunststoffcontainer und Tyvek®-Vlies (100 % PE) eingesetzt werden.

Die Verpackung schützt das MP und gewährleistet die Sterilität bis zur Anwendung innerhalb einer Lagerzeit mit definiertem Verfalldatum (DIN EN ISO 58953).

Folien-Papier-Verpackung (Folie aus Verbund von PET/PP) und Tyvek®-Vlies-Verpackung werden mit einem (validierten) Siegelnahtgerät (bei unterschiedlichen Temperaturen) verschlossen. Die Geräte müssen regelmäßig gewartet, kalibriert, justiert und validiert werden, um die Dichtigkeit der Siegelnähte zu gewährleisten. Eine tägliche einfache Routineüberprüfung der Siegelnaht ist erforderlich. Vor und nach der Sterilisation findet eine chargenbezogene Sichtprüfung dieser „Weichverpackungen" auf Beschädigung der Siegelnaht und der Verpackung statt (➤ Abb. 34.15). Davon unberührt bleibt die Verpflichtung zur Prüfung unmittelbar vor dem Öffnen und vor der Anwendung.

Die Validierung von Verpackungsprozessen nach ISO 11607–2 kann nach der (aktuellen) DGSV-Leitlinie durchgeführt werden.

Verpackung semikritischer MP als Schutz vor Rekontamination

Bisher gibt es keine Verpackungsnorm für semikritische MP. Die KRINKO beschreibt den geforderten keimarmen Zustand und die

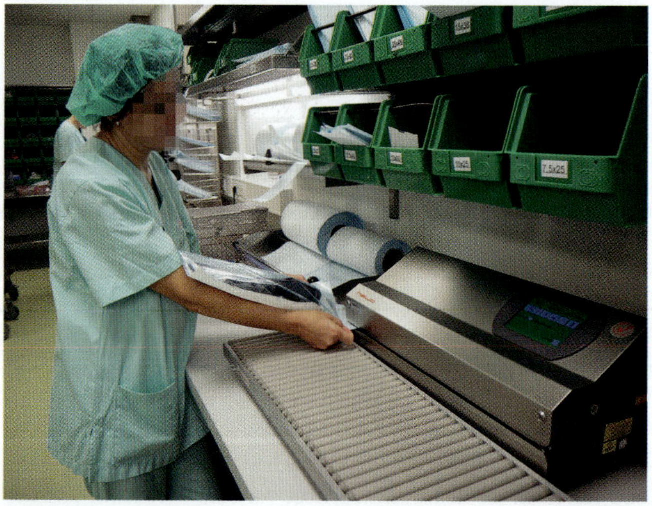

Abb. 34.15 Verschluss einer Weichverpackung Papier/Folie mit dem Siegelnahtgerät [P1291]

Anwendung der MP an krankhaft veränderter Haut und unsteriler Schleimhaut. Als „Verwendungsfrist" gibt die KRINKO neben der kontaminationsgeschützten Lagerung (Schublade) die alsbaldige Verwendung (z. B. arbeitstäglich) an. Hinweise für eine für semikritische MP geeignete Verpackungen (Sicherheitstaschen) sowie die Validierung des Verpackungsprozesses gibt es im Schriftenband 28 des FORUM Medizinprodukte und Prozesse 2016, S. 16, B. Amann, S. Krüger: „Langzeittest zur Lagerung semikritischer Medizinprodukte". Wasser- und staubdichte Sicherheitstaschen aus Plastikfolie ermöglichen eine hygienische Lagerung von semikritischen MP über Jahre.

MERKE

RKI-KRINKO: Auch bei MP, bei denen die Aufbereitung mit einer Desinfektion endet, muss die erfolgte Durchführung des Prozesses für den Anwender erkennbar sein (QM).

MERKE

Wasser- und staubdichte Sicherheitstaschen: Es muss bedacht werden, dass es keine vorgeschriebenen Barrieresysteme für desinfizierte MP gibt, deren Keimarmut „eine wachsende Größe" ist: Mit der Zeit sind wieder mehr Mikroorganismen auf der Oberfläche, die durch fortlaufende Zellteilung entstehen (in Abhängigkeit von den Wachstumsbedingungen).

Verpackungsarten und Verpackungssysteme

Alle Systeme von Sterilgutverpackungen haben Stärken und Schwächen, Vor- und Nachteile. Der Betreiber, Anwender und Aufbereiter muss vor Ort mit seinen Möglichkeiten und Ansprüchen die für seine MP geeignete Verpackung ermitteln. Für größere Krankenhäuser kann ein „Sowohl-als-auch" die Anwendung beider Systeme „Hart- und Weichverpackung" zulassen, um beim Überwiegen der Vorteile das jeweilige System anwenden zu können. Weichverpackung wird es immer geben, da nur so Einzelinstrumente sinnvoll verpackt werden können. Schwere Medizinprodukte und Gewichte lassen sich besser in einen Container verpacken und stapeln. Es ist also eine individuelle „Je-nach-Bedarf"-Entscheidung, die von allen Beteiligten gemeinsam entschieden werden sollte, um möglichst alle Bedürfnisse abzubilden.

Hygiene, hier in Form von Barrieresystemen zur Infektionsprävention, ist aufwendig und verbraucht Ressourcen (Energie, Wasser, weitere Betriebsstoffe). Bei allen Prozessen der Aufbereitung müssen auch Umweltbelange wie Ressourcenschonung, Nachhaltigkeit und Umweltfreundlichkeit beachtet werden. Alle Produkte und somit auch Verpackungssysteme benötigen Rohstoffe, Chemie, Energie und verursachen Personalkosten zu deren Herstellung, Aufbereitung und Entsorgung. Ob Einweg oder Mehrweg, alle Verpackungssysteme können ohne Beeinträchtigung ihrer Umwelt nicht produziert und betrieben werden. Auch bei den Verpackungssystemen müssen konkrete Berechnungen durchgeführt werden, die zur Entscheidungsfindung beitragen, welches das beste System für das jeweilige Krankenhaus und seine Möglichkeiten ist. Je nach Variabilität von Rohstoff-, Energie-, Chemie- und Personalkosten können sich die Argumente rasch verändern und das ein oder andere Verfahren teurer oder billiger machen. Wer mit mehreren Systemen gleichzeitig arbeitet, kann flexibler reagieren und sofort auf die geeignetere Verpackung zurückgreifen.

MERKE

Ökologie und Nachhaltigkeit werden auch in der MP-Aufbereitung bedeutsam. Aber ohne Verpackung gibt es kein steriles MP. Das sterile MP muss sich von der Außenwelt abgrenzen, um seine Sterilität zu behalten (Sterilbarriere). Solange die Verpackung unbeschädigt (und trocken geblieben) ist, kann die Sterilität innerhalb der Lagerfristen (z. B. 6 Monate nach DIN EN 58953, bei geschützter Lagerung/KRINKO) angenommen werden. Somit ist die Verpackung genauso wichtig wie die Reinigung und Sterilisation, da ohne diese Teilprozesse das Gesamtergebnis „steriles Medizinprodukt" nicht möglich ist.

34.5 Sterilisation/Sterilisationsverfahren – Sterilisatoren Be-/Entladezone/sterile Seite AEMP

MERKE

Sterilisation ist kein Ersatz für Reinigung und Sauberkeit. Man kann (z. B. semikritische) MP reinigen, ohne zu sterilisieren, aber niemals sterilisieren, ohne vorher zu reinigen! Bezeichnungen wie „steriler Schmutz" weisen auf Versagen in der Aufbereitung hin und dienen als Ausrede.

„Steril" im Sinne der AEMP bedeutet nach DIN 58900, Teil 1 „frei von vermehrungsfähigen Mikroorganismen". Nach der Europäischen Pharmakopöe wird „steril" mathematisch mit der Wahrscheinlichkeit von 10^{-6} angegeben. Das bedeutet, dass die Wahrscheinlichkeit des Vorhandenseins eines einzelnen vermehrungsfähigen Organismus < 1 : 1 Mio. ist.

Bei der Sterilisation von MP in der AEMP ist das sicherste, umweltfreundlichste und am meisten angewandte Verfahren die **Dampfsterilisation** mit gesättigtem Reinstdampf, genauer: Oberflächensterilisation mit Wasserdampf. Immer wenn eine Dampfsterilisation möglich ist, muss dieses Verfahren eingesetzt werden. Dies gilt für alle hitzestabilen MP (kritisch A und B). Für thermolabile, steril zur Anwendung kommende MP gibt es in der AEMP bisher drei Sterilisationsverfahren (innerhalb der EU nur mit einem zertifizierten QM). Die KRINKO/RKI formuliert die Möglichkeit für den Betreiber, auch ohne zertifiziertem QM, Kritisch-C-MP mit Niedertemperatursterilisationsverfahren zu sterilisieren. Wenn in den Herstellerangaben zur Aufbereitung von MP validierte Sterilisationsverfahren mit H_2O_2-„Plasma", Formaldehyd oder Ethylenoxid benannt wurden, darf auch ohne QM-Zertifikat mit diesen Verfahren sterilisiert werden.

MERKE

Die hier genannten Sterilisationsverfahren wirken nur partiell gegen das Prion-Protein. Die Dampfsterilisation bei 5 Min. Haltezeit und 134 °C, hat eine gewisse denaturierende und inaktivierende Wirkung gegenüber dem Prion, wobei eine Verlängerung der Haltezeit auf 18 Min. diesen Effekt verstärken kann. Gleiche partielle Wirkung gilt für die H_2O_2-„Plasma"-Sterilisation. Als Voraussetzungen für eine sichere Sterilisation gelten jedoch mittlerweile in Deutschland eine Reinigung im schwach alkalischen Bereich pH > 10 und eine Desinfektion.

34.5.1 Dampfsterilisation für thermostabile MP

MERKE

Die Dampfsterilisation ist das Mittel der ersten Wahl. Sie ist allen anderen Verfahren vorzuziehen.

Die Dampfsterilisation mit gesättigtem Wasserdampf (DIN EN 285) geschieht in validierten Prozessen der Sterilisatoren. Die Validierung bestätigt auch hier die Eignung des Sterilisators im Zusammenhang mit der Beladung inkl. der Qualifikation des Bedienpersonals. Moderne Geräte übernehmen und speichern alle relevanten Prozessdaten (IT) und erkennen Abweichungen. Der Programmablauf erfolgt immer automatisch. Nur ein störungsfreier Programmablauf lässt die Entladetüren öffnen und das noch heiße Sterilgut automatisiert herausfahren. Jegliche signifikante Programmabweichung von Druck, Vakuum, Temperatur und Zeit würde zum Abbruch führen. Trotz der hohen Zuverlässigkeit ist eine Überwachung durch qualifiziertes Personal notwendig. Das zur Chargenfreigabe befähigte Personal muss zuvor im QM-Handbuch bzw. Dienstplan benannt sein. Für die Chargenfreigabe (einer Dampfsterilisation) innerhalb einer AEMP ist mindestens Fachkunde I zum Technischen Sterilisationsassistenten (DGSV) erforderlich.

Wirkungsweise der Dampfsterilisation (Oberflächensterilisation):

Reiner gesättigter Wasserdampf (VE-Wasser Qualität nach DIN EN 285) ist ein ideales Sterilisiermittel und wird aus voll entsalztem (VE) Wasser durch Erhitzen hergestellt. Wasserdampf ist unsichtbar und, was wir meinen zu sehen, ist bereits kondensierter Dampf, sprich Kondensat. Wasserdampf ist ungiftig und erreicht während der Sterilisation alle Oberflächen in porösen Produkten (Textil, Zellstoff, Vlies), Spalten (Klemmen und Scheren) und Hohlräumen (Trokare, Schläuche). Nach DIN EN 556-1 erfolgt die Abtötung nach einem sog. Overkill, das bedeutet, dass ein Mehrfaches an zur Abtötung benötigter Energie (Hitze) während der Haltezeit (Sterilisationsphase während der Kondensation (Wasserdampf zu Kondensat)) an das Medizinprodukt abgegeben wird. Das Sterilisationssicherheitsniveau, SAL (= Sterilitiy Assurance Level), ist festzulegen.

Vor dem Hintergrund einer mehr als 100-jährigen Erfahrung mit der Dampfsterilisation und auf Basis der Erkenntnisse zur Abtötungskinetik genügt die Parameterüberprüfung für die Qualitätssicherung. Sterilisationstemperaturen von 121 °C (plus 3 °C Toleranz, Haltezeit 15 Min.) und 134 °C (plus 3 °C Toleranz, Haltezeit 3 Min.) sind in der EU üblich. Meist wird die Haltezeit mit einem sog. Sicherheitszuschlag auf 20 Min. bei 121 °C bzw. 5 Min. bei 134 °C verlängert. National können in europäischen Staaten mit Prionen-Problematik auch längere Haltezeiten verlangt werden. Frühere mikrobiologische Routinetests zum Nachweis der Sterilität sind nicht erforderlich, auch keine Chemoindikatoren, eine physikalische Verlaufskontrolle von Druck und Temperatur informiert ausreichend über den korrekten Prozessverlauf (statt mittels Endergebnis wie beim Bowie-Dick-Wäschetest aus den 1960er-Jahren). Derartige Ergebnisse sind stark an die Marken der Indikatorensysteme gebunden, ohne Kenntnis, ob die Parameter über die Zeit korrekt eingehalten wurden.

Das Speisewasser für die Erzeugung des gesättigten Reinstdampfs muss mittels mikrobiologischer Überprüfung einmal pro Jahr untersucht werden, neben der chemischen Analyse enthaltener Verunreinigungen. DIN EN 285 ist die Produktnorm für Dampfgroßsterilisatoren im Gesundheitswesen. Sie wird insbesondere wegen der Tabelle zu Grenzwerten der Rückstände in der Qualität des Speisewassers genutzt. ISO EN DIN 17665 „Sterilisation von Produkten für die Gesundheitsfürsorge – Feuchte Hitze – Teil 1: Anforderungen an die Entwicklung, Validierung und Lenkung der Anwendung eines Sterilisationsverfahrens für Medizinprodukte“ beschreibt u. a. die Prozessvalidierung.

Derzeit wird in der Neubearbeitung u. a. eine Integration der MP in Gruppen hinsichtlich der thermodynamischen Eigenschaften diskutiert.

Kleinere Dampfsterilisatoren sind im Krankenhaus nicht üblich, werden überwiegend in Arztpraxen betrieben und sind unter der DIN EN 13060 beschrieben. Sie unterliegen dabei weniger strengen Anforderungen und brauchen z. B. keine Druckkesselprüfung.

Denn das Prinzip der Dampfsterilisation ist ein Druckkessel, der erhitztes bzw. siedendes (VE-)Wasser unter stark erhöhtem Druck hält und dadurch den Siedepunkt entsprechend erhöht. In Meereshöhe ist der Übergang vom siedenden Wasser zu Wasserdampf bei 100 °C. Der Druck der Atmosphäre ist auf Meereshöhe am höchsten und somit ist der Siedepunkt von Wasser auch hier höher als im Gebirge, wo die Atmosphäre immer dünner und der Luftdruck und somit der Siedepunkt immer niedriger werden. Umgekehrt verhält es sich, wenn im Dampfdruckkessel der Druck zunimmt. Dann steigt der Siedepunkt bzw. die Temperatur, wo aus siedendem Wasser Wasserdampf wird. Am kühleren MP kondensiert der unsichtbare Wasserdampf zu sichtbarem Kondensat, gibt dabei plötzlich seine Hitze ab und tötet dadurch (weitestgehend) alle Mikroorganismen. Darüber hinaus sind Mikroorganismen, v. a. die Trockenform der Sporen, für Feuchte empfänglich, quellen und werden aufgrund der biologisch unverträglichen Temperaturen zerstört (v. a. Proteinkoagulation). Ein weiterer Aspekt der bioziden Wirkung ist der schlagartige Volumenwechsel von innen heraus beim Phasenübergang Gas/Flüssigkeit.

Um die Leistungsfähigkeit eines klassischen Großdampfsterilisators nachzuweisen, gehört zur täglichen Routinekontrolle, meist zu Beginn des Arbeitstages, der Bowie-Dick (BD)-Test. Der Test hat sich in den letzten Jahrzehnten bewährt, obwohl er für zu sterilisierende Wäschepakete konzipiert war und als Endpunktsbestimmung dem kontinuierlich messenden Datenlogger in der Aussagekraft unterlegen ist. In einem genormten Einwegprüfpaket aus Papier-Zellstoff-Lagen befindet sich in der Mitte der Packung ein chemischer Indikator. Durch einen vollständigen und eindeutigen Farbumschlag des Indikators, z. B. von dunkelblau nach schwarz, kann das Bedienpersonal sehr einfach eine Abweichung von der Mustervorgabe feststellen. Das Testpaket soll so auf Luftinseln, Leckage und mangelhafte Luftentfernung sowie Dampfdurchdringung hinweisen, indem an dieser Stelle auf dem Farbindikator der Farbumschlag ausgeblieben oder unvollständig ist. Eine Sterilisation mit Dampf ist nur möglich, wenn zuvor nahezu die gesamte Luft aus der Sterilisierkammer entfernt wurde. Kleine Luftblasen bis zu einer geringen Menge können innerhalb der zulässigen Grenzen, je nach Sterilisatortyp (individuell) toleriert werden. Darüber hinausgehende Luftinseln können eine sichere Sterilisation infrage stellen, da die Kondensation an diesen Luftblasen von Dampf verhindert wird. Dieses Problem der nicht kondensierbare Gase (NKG) ist stark beladungsabhängig und daher schwer in seiner (offenbar minimalen) Wirkung einzuschätzen, je nachdem, welche thermodynamischen Bedingungen herrschen (z. B. zu durchdringendes Volumen, aufzuheizende Masse, spezifisches Volumen, Wärmeleitfähigkeit der Werkstoffe u. v. m.).

Neben dem Bowie-Dick-Test als Testpaket gibt es inzwischen auch physikalische Messmethoden in Echtzeit als kontinuierlich messende Verlaufskontrolle (Datenlogger-Messgerät oder im Sterilisator fest verbaut). Dieser Funktionstest entscheidet, ob der Sterilisator an diesem Tag betrieben werden darf. Ein Vieraugenprinzip bei der Beurteilung, Entscheidung und Dokumentation des Ergebnisses wird empfohlen. Liegt kein vollständiger Farbumschlag vor, sollte der Test mit einem vergleichbaren BD-Indikator des gleichen Herstellers wiederholt und bei Bestätigung des ungenügenden Ergebnisses die Technik bzw. der Kundendienst informiert werden. Der defekte Sterilisator ist abzuschalten. Der ausgedruckte Reparaturauftrag (bzw. Warnhinweis) sollte deutlich sichtbar an der Beladeseite des defekten Sterilisators angebracht werden, damit die Stilllegung und der Grund (Fehler, Defekt) für alle Beteiligten sicher erkannt werden kann.

Programmablauf: Der Programmablauf besteht aus mehreren Abschnitten, die unterschiedliche Aufgaben erfüllen und nacheinander erfolgen. Bei Störung in einem einzelnen Programmabschnitt erfolgt der Abbruch mit Fehlermeldung.

1. Programmschritt: die **„Entlüftung"** der Sterilisationskammer. Mit einer starken Vakuumpumpe wird mehrfach die Luft aus der Kammer entfernt. Zwischen diesen Vakuumfraktionen strömt abwechselnd Dampf in die Kammer, sodass nach jeder Vakuumphase mindestens 90 % der Luft entfernt werden. Deshalb wird diese Phase auch als fraktioniertes Vorvakuum bezeichnet. Die Vakuumdampfzyklen bestehen aus 3–4 Wechselphasen, je nach Gerätetyp.
2. Programmschritt: die **„Steigezeit"**, in der allmählich die Sterilisationsbedingungen (Druck/Temperatur) hergestellt und erreicht werden.
3. Programmschritt: Die **„Plateau- oder Sterilisationszeit"**, auch Haltezeit genannt, ist die eigentliche Sterilisationsphase, in der Mikroorganismen und deren Sporen sicher inaktiviert werden. Die Temperatur bewegt sich nur noch gering innerhalb des Temperaturbandes von 1,5 °C, wobei 134 °C nicht unterschritten werden dürfen. Wichtig hierbei sind der Druck und die Zeit. Allmähliches Abkühlen wird mit ständigen Dampfstößen ausgeglichen, sodass sich Temperatur und Druck nur gering innerhalb der zulässigen Grenzen bewegen. In diesem Programmabschnitt ist außerdem ein Sicherheitszuschlag enthalten, sodass hier ein mehrfacher Overkill gegenüber den Mikroorganismen stattfindet,
4. Programmschritt: Die **„Trocknung"** geschieht durch starken Unterdruck mittels starker Vakuumpumpe, wobei auch bei niedrigeren Temperaturen Wassertropfen verdampfen und ständig abgepumpt werden. So können erhebliche Wassermengen getrocknet werden. Das Sterilgut ist nach der erfolgreichen Sterilisation meist trockener als vorher (empfohlene Routinekontrolle: Messung durch Wiegen mit Waage, Genauigkeit mindestens 1 g).
5. Programmschritt: die **„Belüftung"** der Kammer bis zum Druckausgleich mit dem Umgebungsdruck. Automatisches Öffnen der Tür auf Entladeseite und automatisiertes Heraustransportieren des Sterilgutes zum Abkühlen auf der Entladevorrichtung.

Beladeseite: Die Beladung (Charge) hat Einfluss auf das Ergebnis der Sterilisation. Im Krankenhaus handelt es sich auch meist um eine Mischbeladung aus unterschiedlichen Verpackungen und Behältern mit unterschiedlichen Volumen und Gewichten. Dabei ist es aus verfahrenstechnischen und wirtschaftlichen Gründen wichtiger, stets das Kammervolumen auszunutzen, anstatt nur auf die Einhaltung bestimmter Belademuster zu achten. Aus ergonomischen Gründen können schwere Container unten bzw. auf den unteren Ebenen und leichte Gebinde, wie Weichverpackungen, auf den oberen Ebenen bzw. oben abgelegt werden (➤ Abb. 34.16).

MERKE

Bei der Validierung (konkrete Leistungsüberprüfung) werden besonders ungünstige Mischbeladungen überprüft. Das Verfahren muss auch dann genauso sicher funktionieren wie bei „leichteren" Bedingungen.

Bei der Beladung und Beschickung ist darauf zu achten, dass die Verpackungen nicht die Kammerwände berühren. Die Beladung darf auch nicht direkt auf den Kammerboden gestellt werden.

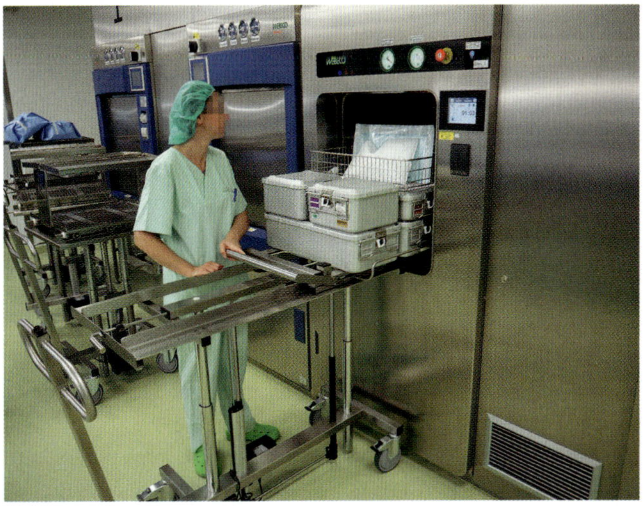

Abb. 34.16 Beladeseite Dampfsterilisator: Beschickung des Sterilisators [P1291]

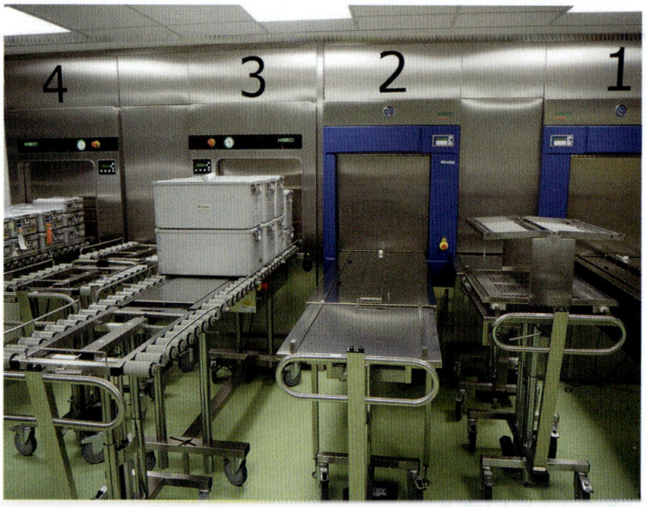

Abb. 34.17 Entladeseite Dampfsterilisator mit automatisierter Entladevorrichtung (sterile Seite) [P1291]

MERKE

Da das Kondensat an den Verpackungen ablaufen muss, ohne Senken zu bilden, haben sich Beladungsmuster gebildet, die die Prozesse unterstützen und sich besonders bei der Trocknung als günstig herausgestellt haben. So ist es zu empfehlen, Container auf Container und Körbe mit Weichverpackung über Körbe zu stellen. Niemals Weichverpackung direkt auf Sterilcontainer legen! Dies könnte den Dampfeintritt (über Deckelfilter bzw. Deckeleintrittsöffnung) in den Sterilisationscontainer erheblich erschweren. Weichverpackung aus Vliesbogenware sollte horizontal gelagert werden. Weichverpackung aus Papier-Folien-Verpackung sollte hochkant in einen Korb gestellt werden. Dabei sollte eine flache Hand bequem dazwischenpassen, um Ausdehnungen während der Vakuumphase Platz zu lassen und ein Aufplatzen der Weichverpackung zu verhindern. Weichverpackungen blähen sich im Verlauf der Druckwechsel erheblich auf und schrumpfen, d.h., sie benötigen Platz und dürfen dabei keine scharfen Kanten berühren.

Entladeseite: Während die Beladung meist manuell in den Sterilisator geschoben werden muss, erfolgt die Entladung der (noch heißen) Charge in den meisten Fällen automatisiert. Bis zur manuellen Freigabe durch das dafür autorisierte Personal muss die Charge abkühlen. Es ist evtl. günstig, wenn das Sterilisiergut während des gesamten Prozesses auf einem Beschickungswagen einzeln abgestellt und gelagert ist. Da ja auch der Beschickungswagen Zeit für die Energieaufnahme/-abgabe im Sterilisationsprozess benötigt, gibt es auch Systeme, die ohne Beschickungswagen auskommen, vergleichbar mit dem Bäcker, der das Brot auch ohne Gestell in den Ofen schiebt. Dabei ist darauf zu achten, dass die Container und Körbe so gestapelt werden, dass sie die Sterilisation und Trocknung nicht behindern (➤ Abb. 34.17).

Die Freigabe der Charge erfolgt meist komplett, wenn die gesamte Beladung nach 20–30 Min. Abkühlzeit trocken und unbeschädigt ist (➤ Kap. 34.5.4). Wenn alle Indikatoren (Chargenprozessindikator sowie Behandlungsindikatoren an der Verpackung) deutlich umgeschlagen sind und das Sterilisationsprotokoll keinerlei unzulässigen Abweichungen aufzeigt. Bei Container-Verschluss-Plomben oder sonstigen Verschlusssiegeln sollten diese vorhanden und geschlossen sein bzw. „geschlossen" anzeigen. Eine Manipulation am Verschlussmechanismus sollte nachträglich nicht oder nur mit Spezialwerkzeug möglich sein (DIN EN 868-3). Einzelne beschädigte, feuchte und unzureichend verschlossene Verpackungen/Behälter müssen neu verpackt und erneut sterilisiert werden.

MERKE

- Für die Freigabe einer Dampfsterilisations-Charge ist mindestens Fachkunde-I-qualifiziertes Personal notwendig.
- Alle Medizinprodukte, die mit Dampf sterilisiert werden können, sollen (müssen) mit Dampf sterilisiert werden (KRINKO RKI).

DEFINITION

Validierung: Die gültige Norm zur Validierung der Dampfsterilisationsprozesse ist die DIN EN ISO 17665. Diese besteht aus allgemeinen Maßnahmen, der Abnahmebeurteilung (IQ = Installationsqualifikation), der Funktionsbeurteilung (OQ) und der Leistungsbeurteilung (LQ oder PQ für Leistungsqualifizierung) sowie der Bewertung der Gesamtergebnisse und der Anerkennung der Validierung.

34.5.2 Niedertemperatursterilisationsverfahren für thermolabile MP

Ein kleiner Prozentsatz (ca. 1–3 %) von steril eingesetzten MP kann nicht mit Temperaturen > 60 °C aufbereitet und sterilisiert werden. Deshalb gibt es seit den 1960er-Jahren Niedertemperaturverfahren zur Sterilisation thermolabiler MP. Ohne diese Möglichkeit wären auch heute wichtige diagnostische oder operative Verfahren nicht möglich. Obwohl immer mehr dieser thermolabilen MP auch als Einweg-MP zur Verfügung stehen und immer mehr MP mit Dampf sterilisiert werden können, kann auf diese Niedertemperaturverfahren nicht verzichtet werden. Aufgrund der erhöhten Anforderungen ist ein besonderer Nachweis durch einen sog. Befähigungsschein („Begasungsschein") erforderlich. Diese Befähigung bezieht sich aktuell meist nur noch auf die Sterilisation mit Ethylenoxid. Bei der Sterilisation mit dem automatischen Niedertemperatur-Dampf-Formaldehyd-Verfahren ist dieser Befähigungsschein schon lange nicht mehr erforderlich.

Diese beiden letztgenannten, ehemals weitverbreiteten und damals einzigen Niedertemperatursterilisationsverfahren (EO und FO), spielen bei der Sterilisation im Krankenhaus nur noch eine untergeordnete Rolle. Seit Mitte der 1990er-Jahre hat das sog. Wasserstoffperoxid-„Plasma"-Sterilisationsverfahren Formaldehyd (FO) und Ethylenoxid (EO) aus den Krankenhäusern nahezu verdrängt, da das Gerät einfach in die AEMP geschoben und in die Steckdose gesteckt wird. Es macht aber eine teure Tyvek®-Verpackung erforderlich. Eine beschreibende ISO-Norm mit einer Beschreibung der Prüfverfahren ist im Entstehen.

Ethylenoxid-Gassterilisation

Die Ethylenoxid-Gassterilisation ist weltweit verbreitet und wird neben der Strahlensterilisation (Kennzeichnung „R-sterile" für

34

Radiatio mit Gammastrahlen) im großen Maßstab in der Industrie eingesetzt. Es handelt sich aufgrund der riesigen Produktionsmengen um das am sichersten standardisierte Sterilisationsverfahren weltweit, betrachtet im industriellen Maßstab.

Zu einem überwiegenden Teil werden thermolabile Einweg-MP mit diesem Medium sterilisiert. Dies wird auf der Sterilgutverpackung mit „EO STERILE" deutlich sichtbar gekennzeichnet. Ethylenoxid ist außerordentlich reaktionsfähig und reagiert so mit allen Bestandteilen einer Zelle, geht eine direkte Verbindung ein und hat so eine hohe antimikrobielle Wirksamkeit, die von anderen Verfahren nicht erreicht wird. Es existiert eine seit vielen Jahren bewährte Messtechnik für EO.

Ethylenoxid ist als biozider Stoff natürlich auch für Menschen toxisch. Die Sicherheitsvorschriften sind streng und eindeutig, da kleinste Reste von Ethylenoxid aufzuspüren sind. Aus Sicherheitsgründen sind moderne EO-Sterilisatoren vollautomatisiert. Es besteht keine Möglichkeit eines Eingriffs nach dem Prozessstart. Die Prozesssicherheit verlangt die Abwesenheit jeglicher EO-Rückstände beim Öffnen der Kammer, was aber die verpackten MP einschließt. Deswegen gibt es typischerweise eine stunden- bis tagelange Entlüftungszeit. Das Verfahren ist auf eine längere Programmdauer ausgerichtet, da neben der Resorptionszeit besonders aufwendige wie langwierige Desorptionsphasen und Ethylenoxid-Entsorgungsphasen folgen.

Der Anwender muss neben einer allgemeinen Fachkunde (und Erfahrung) außerdem den Berechtigungsschein für dieses Verfahren erwerben, der regelmäßig durch weitere Schulungen erneuert werden muss. In der DIN EN 1422 sind die grundlegenden Voraussetzungen und Anforderungen an die Sicherheit und den Betrieb von Ethylenoxid-Sterilisatoren beschrieben.

MERKE

Notfallmäßig können mit den Niedertemperaturverfahren keine MP aufbereitet und sterilisiert werden. Eine durchschnittliche Aufbereitungszeit von vier Stunden für den gesamten Routineaufbereitungsprozess bis zum sterilen MP kann nur mit einer Dampfsterilisation erreicht werden. Niedertemperatursterilisationsverfahren benötigen für den gesamten Sterilisationsprozess etwa zwei bis vier Stunden, was für einen Notfall ungeeignet und zu lange ist. Es müssen entsprechend genügend thermolabile Ersatz-MP (oder Einweg-MP) vorgehalten werden.

Da das Ethylenoxid-Verfahren aufgrund des hohen Aufwands nur noch vereinzelt in den AEMP der Krankenhäuser anzutreffen ist, wird an dieser Stelle nicht näher auf dieses Verfahren, insbesondere die Sicherheitstechnik, eingegangen.

Wasserstoffperoxid- bzw. Wasserstoffperoxid-Plasma-Sterilisation

Die H_2O_2-Plasma-Sterilisation geschieht während der Sterilisationsphase im Unterdruck. Hierbei wird H_2O_2 in einen gasförmigen Zustand versetzt. Das chemisch instabile (metastabile) H_2O_2 reagiert mit seinen Hydroxylradikalen (die schwache 0-0-Verbindung zerfällt und freie bindungsfreudige Radikale entstehen) sehr aggressiv auf Eiweiße und weitere biologische Substanzen und wirkt deshalb stark biozid. Es gibt auch Weiterentwicklungen der H_2O_2-Plasma-Sterilisation, bei denen ein weiteres aggressives Agens, z. B. Ozon, zusätzlich angewandt wird.

Auch hier gilt wie bei der Dampfsterilisation ein „Sterility Assurance Level" bzw. SAL $\leq 10^{-6}$.

MERKE

Für die H_2O_2-Plasma-(Ozon)-Sterilisation müssen dafür freigegebene Verpackungssysteme bzw. Sterilbarrieresysteme (SBS) verwendet werden. Stark absorbierende Stoffe (Papier, Zellulose) sind als Verpackung für diese Sterilisationsmethode ungeeignet. Geeignet für dieses Verfahren sind spezielle Polyethylenfolien oder spezielles Vlies aus Polypropylen sowie (spezielle) Container aus Kunststoff.

PRAXISTIPP

Das H_2O_2-Plasma-Sterilisationsverfahren stellt für die Krankenhäuser das teuerste Sterilisationsverfahren dar. Anschaffungs- und Betriebskosten liegen deutlich über den anderen Sterilisationsverfahren wie Dampf- oder NTDF. Die Grenzen dieses Verfahrens liegen hier bei englumigen bzw. mehrlumigen Medizinprodukten wie flexiblen Ureterorenoskopen und weiteren flexiblen Endoskopen wesentlich niedriger als bei anderen Niedertemperatur- bzw. Sterilisationsverfahren. Besonders mehrlumige und längere flexible Endoskope können oft nur mit einer erheblichen Verlängerung der Prozess- bzw. Programmzeit und einem zusätzlichen Booster erfolgreich sterilisiert werden, sodass hier die Programmdauer zwei Stunden betragen kann. Da meist die Kapazität der Sterilisierkammer nur für ein oder zwei flexible Endoskope (à 2 h Prozessdauer) ausreicht, bietet dieses Verfahren auch hier keine zeitlichen kapazitiven Vorteile gegenüber anderen Verfahren. Es ist aber im Sinne eines „plug and play" leicht installierbar.

Für die H_2O_2-Plasma-Sterilisation gibt es bisher noch keine eigene Norm. Bei der Validierung muss daher die übergeordnete Norm DIN EN ISO 14937 berücksichtigt werden.

Durch die Bezeichnung „Plasma" kann der Eindruck erweckt werden, dass es sich hierbei um ein weiteres Verfahren handelt, welches sterilisierende Eigenschaften aufweist. Das Plasma wird erst nach der Sterilisationsphase durch ein starkes elektrisches Wechselfeld aus einem Hochfrequenzgenerator erzeugt. Es soll nach der Sterilisationsphase auf den MP noch verbliebene H_2O_2-Reste zersetzen und somit beseitigen (Patienten- und Mitarbeiterschutz). Das sog. Plasma dient nicht der Sterilisation, sondern der Beseitigung unerwünschter Reaktionsprodukte zur Verfahrenssicherheit.

Wasserstoffperoxid-Ozon-Sterilisation

Seit 2018 gibt es (wie bereits erwähnt) eine weitere Variante der H_2O_2-Plasma-Sterilisation. Neben dem vaporisierten H_2O_2 wird zusätzlich Ozon als weiteres Sterilisiermedium während der Sterilisationsphase verwendet. Es können hierbei längere flexible Endoskope sterilisiert und die bisherigen Grenzen der Niedertemperatursterilisation mit H_2O_2 bezüglich Lumen-Durchmesser/-Anzahl und Länge erweitert werden.

Sicherlich sind hier weitere Entwicklungen zu erwarten, da Krankenhäuser für die (relativ wenigen) Kritisch-C-MP-Aufbereitungsprozesse Verfahren schätzen, bei denen man das Gerät an den passenden Ort schieben kann, eine Steckdose ist schnell installiert.

Formaldehyd-Dampfsterilisation

Das Niedertemperatur-Dampf-Formaldehyd-Verfahren (NTDF-Verfahren) wurde entsprechend der alten Norm zusammen mit der EO-Sterilisation als Gassterilisation bezeichnet, obwohl es sich nicht wie beim Ethylenoxid um ein Gas handelt. Vielmehr handelt es sich um eine Dampfsterilisation, die bei einem Vakuum zusammen mit 2–3 % Formaldehydzusatz im Kondensat und einer Standardtemperatur von 60 °C thermolabile MP sterilisiert. In der aktuellen europäischen Norm wurde die frühere Bezeichnung Formaldehyd-Gas-Sterilisation abgeschafft und durch NTDF ersetzt.

Anders als bei der EO-Sterilisation wirkt Formaldehyd nur an der Oberfläche der MP und diffundiert kaum. Formaldehyd ist wasserlöslich und kann so über mehrere Evakuierungsphasen mit sterilem Dampfkondensat ausgewaschen werden. Wie bei modernen Sterilisatoren üblich, verläuft das Programm automatisiert, sodass eine Fehlbedienung oder ein Eingreifen während des Prozesses nicht möglich ist. Da Formaldehyd als mindergiftig und mindergefährlich eingestuft wurde, ist ein Befähigungsschein für den Bediener nicht mehr erforderlich, kann aber immer noch erworben werden. Die Norm für dieses Verfahren ist die DIN EN 14180.

Formaldehyd ist als trockenes Gas gegen Mikroorganismen nur schwach wirksam. Erst zusammen mit Wasser bildet sich Methylenglykol als wirksames Sterilisiermedium. Dieses äußerst reaktive Agens führt zur Denaturierung von Eiweiß und hat so eine mikrobiozide Wirkung. Eiweiß bzw. Protein bestehen aus Aminosäuregruppen. Diese reagieren mit dem Formaldehydgemisch und werden dabei irreversibel inaktiviert.

Der Vorteil der NTDF-Sterilisation liegt neben der Eignung für die Sterilisation von thermolabilen MP v. a. bei der Sterilisation von engen und besonders langen Hohlkörpern. Hier gibt es innerhalb der MP kaum Grenzen, flexible Endoskope mit vielen Kanälen und besonderer Länge sterilisieren zu können. Außerdem ist die Beschaffung eines NTDF-Sterilisators wesentlich günstiger als die anderer Niedertemperatursterilisator-Systeme. Auch Verpackungs- und Betriebskosten können der äußerst kostengünstigen Dampfsterilisation gleichgestellt werden.

PRAXISTIPP

Da thermolabile MP in den meisten Fällen schwach alkalisch bei 55 °C im RDG-E aufbereitet werden, besteht hier schon eine Sicherheit gegenüber Prionen, ohne die jedes Sterilisationsverfahren (inkl. Dampf) unsicher wäre. Also sollte das NTDF-Verfahren nicht generell wegen der Prionenproblematik ausgeschlossen werden, zumal es bei besonders langen flexiblen Endoskopen eingesetzt werden kann, wo das Wasserstoffperoxid-Plasma-Verfahren – auch mit Booster – nicht mehr ausreichen würde. Die FDA (US Food and Drug Administration) empfiehlt deshalb Duodenoskope mit EO zu sterilisieren. FO (Formaldehyd) wird nicht erwähnt, weil dieses Verfahren in den USA nicht üblich ist, da es u. a. Vorbehalte wegen seiner angeblich karzinogenen Wirkung gibt. Diese „Krebsgefahr" ist jedoch bei der NTDF-Sterilisation wegen der vorgeschriebenen Grenzwerte für Patient und Personal auszuschließen. Sie ist auch unverständlich mit Blick auf die weitverbreitete Verwendung als Formalin mit immerhin 37 % Formaldehyd und Methanol in Anatomie und Pathologie von Krankenhäusern. Mit FO sterilisierte Beatmungsteile dürfen auch in der Neonatologie zum Beatmen verwendet werden. Aktuelle Entwicklungen von NTDF-Sterilisatoren können mit wesentlich kürzeren Chargenzeiten von nur noch 90 Minuten sicher sterilisieren und nähern sich somit den Chargenzeiten der Dampfsterilisatoren an.

Die Norm für die NTDF-Sterilisation ist die DIN EN 25424, die zusammen mit der Gerätenorm EN 14180 die Voraussetzungen und Anforderungen an Installation, Validierung, Kontrollen und Routinebetrieb etc. beschreibt, einschließlich Freigabe des Sterilguts zur weiteren Verwendung.

Einzelheiten zum Niedertemperaturverfahren mit Formaldehyddampf sind dem Handbuch „Handbuch Krankenhaus- und Praxishygiene“ von A. Kramer et al. zu entnehmen. Bemerkenswert ist insbesondere, dass für große flexible Duodeno- oder Koloskope ausreichende Kammervolumen und die bemerkenswert kurze Prozessdauer, die inzwischen annähernd so kurz wie bei der Sterilisation mit gespanntem Dampf ist. (Kramer et al. 2022)

34.5.3 Kennzeichnung der Sterilgutverpackung

Gemäß DIN 58953-7 sind die Sterilbarrieresysteme (SBS) mit folgenden Informationen zu kennzeichnen:

- Name und ID-Nummer des Aufbereiters/Herstellers, des Packpersonals (verschlüsselt wg. Datenschutz)
- Produktbezeichnung, z. B. Unfallchirurgie großes Grundsieb Nr. 1
- Chargenbezeichnung, z. B. durch Barcodeaufkleber mit Angabe der Sterilisationscharge
- Sterilisierdatum, Verfalldatum (bei geschützter Lagerung)
- Bei Bedarf Hinweise zur Lagerung, Handhabung, Wartung
- Kennzeichnung „STERILE“ oder „STERIL“ (Indikatoraufdruck „Steril“)

Beschriftungen werden in einer modernen AEMP kaum noch manuell durchgeführt, da mit der Produktion Aufkleber für die Kennzeichnung auf der Verpackung ausgedruckt werden. Bei Folien-Papier-Verpackung wird bei der Erstellung der Siegelnaht im Siegelgerät auf der Papierseite automatisiert ein Ausdruck erstellt. Sollten manuelle Beschriftungen notwendig sein, können diese mit einem geeigneten Marker auf die Folienseite der Papier-Folien-Verpackung geschrieben werden. Dies muss außerhalb der Füllzone (jenseits der Siegelnaht) geschehen.

MERKE

Durch die Kennzeichnung soll der Anwender schon von außen sicher erkennen, was sich in der Verpackung befindet und ob der Inhalt „STERIL" ist bzw. das Verfalldatum noch nicht erreicht wurde.

34.5.4 Freigabe der sterilen MP/Chargenkontrolle/Prozessparameterkontrolle

Die Freigabe des Sterilgutes ist ein besonders verantwortlicher Teilschritt am Ende des Aufbereitungsprozesses. Dass mit der Freigabe betraute Personal muss seine Entscheidung weisungsunabhängig und eigenständig verantworten. Es ist neben einer nachweislichen Ausbildung auch ein hohes Maß an Erfahrung notwendig, um Abweichungen vom gewünschten Prozess zu erkennen. So verlangen Aufsichtsbehörden, dass das für die Freigabeentscheidung vorgesehene Personal schriftlich festgelegt wird und z. B. im Dienstplan identifizierbar sein muss. Da das Sterilgut nur anhand seiner Außenverpackung visuell beurteilt werden kann, ist hier ein hohes Maß an Erfahrung und Verantwortung erforderlich.

Für die Freigabeentscheidung ist mindestens Fachkunde I zum Technischen Sterilisationsassistenten notwendig. Bei Niedertemperaturverfahren sollte dies durch die Schichtleitung, z. B. mit Fachkunde II, erfolgen. Im Zweifelsfall sollte immer der nächste Vorgesetzte zurate gezogen und z. B. das Vieraugenprinzip angewandt werden oder eine erneute Sterilisation (inkl. Verpackung) erfolgen.

MERKE

RKI-KRINKO: Aus Gründen des Qualitätsmanagements sind die zur Freigabe berechtigten Personen schriftlich zu benennen (QM). Die Aufbereitung endet mit der dokumentierten Freigabe zur Anwendung.

Bei der Beurteilung sollten folgende **Mindestkriterien** überprüft werden:

- Übereinstimmung der Prozessparameter (Sterilisator) mit denen im Validierungsbericht und Überprüfung des korrekten Prozessablaufs des erfolgten Sterilisationsprogramms → Kontrolle der Prozessparameter, z. B. über PC und/oder Chargendokument.
- Unversehrtheit der Sterilisierverpackung (Siegelnaht unvollständig? Container beschädigt?).
- Farbumschlag verwendeter Chemobehandlungsindikatoren, „Prozessindikator auf jeder Verpackung".
- Farbumschlag verwendeter „Prüfkörper mit Chemochargenindikator" oder elektronisches Kontrollsystem.
- Trockenheit der Verpackung spätestens nach 30 Minuten nach Entnahme aus dem Sterilisator.
- Vollzähligkeit der (geschlossenen) Verschlusssiegel (soweit verwendet, sie können von jemand ausgetauscht worden sein).
- Mechanisches Containerverschlusssystem (visuell erkennbar) aktiviert.
- Dokumentation der Ergebnisse, Freigabe, Teil- oder Einzelfreigabe, Stornierung bzw. Nichtfreigabe der Charge. Nicht erfolgte Freigaben müssen dokumentiert werden. Dies kann elektronisch über Eingaben am PC (Barcode/Steuerbarcode) geschehen oder schriftlich auf dem Chargenprotokollausdruck.
- Ausdruck des Chargenprotokolls mit Unterschrift/Namenszeichen des Prüfers.
- Freigabe durch Scanner, Steuerbarcodes mithilfe einer geeigneten Software (= MP).
- Archivierung der Dokumentation (bis zu 30 Jahre! Siehe BGB § 199 „Verjährung von Schadensersatzansprüchen").

PRAXISTIPP

Natürlich sollte auch der Praktikant, OTA-Schüler oder neue AEMP-Mitarbeiter während der Einarbeitung oder während des Praktikums den Umgang mit dem Sterilisator durchführen und erlernen können. Dies kann jedoch aufgrund der hohen regulatorischen Ansprüche bezüglich der Mitarbeiter- und Patientensicherheit nur zusammen mit ausreichend ausgebildetem AEMP-Personal bzw. Praxisanleiter/Mentor geschehen und es sollten stets beide Personen unterschreiben, wobei die Verantwortung der Ausbilder trägt.

34.5.5 Nichtfreigabe der nicht sicher sterilen bzw. unsterilen MP

Im Zweifelsfall darf keine Freigabe erfolgen. Zu beanstandende wie schadhafte oder durchnässte Verpackungen müssen erneuert werden. Weichverpackungen sind Einweg-MP und müssen vor jeder weiteren Sterilisation vollständig entfernt und erneuert werden. Innenvlies in einem Sterilcontainer sollte ebenso erneuert werden.

Sollte bei der Wiederholung der Sterilisation bei der erneuten Freigabeentscheidung der gleiche Fehler auftreten, muss der betroffene Sterilisator stillgelegt und der technische Dienst bzw. der Kundendienst informiert werden. Der stillgelegte Sterilisator muss deutlich sichtbar gekennzeichnet werden.

Bei Trocknungsproblemen liegt das Problem selten am Sterilisator. Moderne Geräte würden z. B. den Ausfall der Vakuumpumpe, die zum Trocknen notwendig ist, sofort anzeigen. Hier sollte auf den Kunststoffanteil und das verpackte Luftvolumen geachtet werden, da ein hoher Kunststoffanteil meist die Ursache ist. Kunststoffe enthalten zu wenig Wärmeenergie, um die Trocknung zu unterstützen. Instrumente aus Metall in den Chargen werden nahezu immer sicher trocken. Diesen Effekt kann jeder bei der häuslichen Spülmaschine feststellen: Teller und Besteck sind heiß und trocken, während Kunststoffe nachgetrocknet werden müssen.

Ebenso kann es bei deutlicher Überschreitung des Gewichts (z. B. > 10 kg/Container) zu Trocknungsproblemen kommen.

Liegen keinerlei Angaben des Herstellers zur Sterilisation der MP vor und können keine Vergleiche mit artverwanden Medizinprodukten gezogen werden, erfolgt so lange keine Freigabeentscheidung, bis der Beweis für die Eignung und Wirkung des Verfahrens erbracht werden kann.

Der Betreiber (z. B. Träger des Krankenhauses) trägt juristisch die Verantwortung für die sachgerechte Aufbereitung von Medizinprodukten innerhalb seiner Organisation. Deshalb sollte dieser stets bei Abweichungen informiert werden. Seit 2017 muss nahezu jede Gesundheitseinrichtung einen Sicherheitsbeauftragten für MP vorweisen und diesen bereits auf der Homepage erkennbar benennen, damit bei Vorkommnissen rasche Gegenmaßnahmen getroffen werden können (z. B. Meldung bei [Beinahe-]Vorkommnissen an das BfArM).

Aus Personalschutzgründen müssen u. U. auch defekte Instrumente, unvollständige (Implantate-Sets), Leihinstrumente sterilisiert werden, um diese dann sicher einem Reparaturbetrieb oder der Leihfirma übergeben zu können. Hier darf die dokumentierte Freigabe nur für diese Zwecke erfolgen und die Rückgabe in den OP muss z. B. durch besondere Kennzeichnung sicher verhindert werden.

34.5.6 Dokumentation

Dokumentation und Aufbewahrungsvorschriften müssen anhand der Regularien in jeder Organisation festgelegt und organisiert werden. Es empfiehlt sich, wichtige Daten und Dokumente, die über Jahrzehnte archiviert werden müssen, an zwei verschiedenen Örtlichkeiten aufzubewahren, um bei Katastrophen wie Brand oder Hochwasser einen Totalverlust vermeiden zu können. Grundsätzlich sind für die Dokumentation sämtliche Datenträger zulässig, sofern die Daten nicht nachträglich verändert werden können und während der Aufbewahrungsfrist stets verfügbar und lesbar sind. Der Gesetzgeber gibt das Speichermedium (schriftlich, elektronisch, Mikroverfilmung) nicht vor, sondern legt die Aufbewahrungsfristen fest. Die MPBetreibV beschreibt z. B. solche Fristen. Wie bereits erwähnt, legt das BGB im § 199 die Verjährungsfrist für Schadensersatzansprüche auf 30 Jahre fest.

Eine Dokumentation muss den Mindestansprüchen eines Dokumentes entsprechen, sich dabei auf das Wesentliche beschränken und dennoch vollständig sein. Es müssen also alle Dokumente lückenlos bzw. belegbar (keine Buchung ohne Beleg!) vorliegen.

Ein Dokument (lat. documentum, der Beweis, Schriftstück, Urkunde) dient in letzter Konsequenz bei gerichtlichen Auseinandersetzungen als Absicherung für den Betreiber und die Verantwortlichen der AEMP, eine sachgerechte Sterilisation durchgeführt zu haben.

MERKE

RKI-KRINKO: Die Ergebnisse sind so zu dokumentieren, dass eine Rückverfolgbarkeit auf die jeweilige Charge bei MP der Gruppen kritisch A, B und C gewährleistet ist.

Zur alltäglichen Dokumentation kann man auch die Verwendung von Farbcodierungen im Arbeitsalltag rechnen, um Routen und Verfahrensabläufe besser kenntlich zu machen und die Produktion sterilisierter MP zu strukturieren, sodass es gar nicht erst zu gerichtlichen Fragestellungen kommen kann.

34

34.6 Transport und Lagerung

34.6.1 Transport (Definition und Festlegung)

Da eine AEMP oder ZSVA meist eine zentral liegende Abteilung ist, müssen entfernt liegende (Funktions-)Abteilungen, Operationsabteilungen und Ambulanzzentren über verschiedene Transportsysteme mit Steril- und Desinfektionsgut versorgt werden. Innerhalb eines großen Hauses kann dies mit automatisierter Beförderungstechnik (sog. AWT-Anlagen, automatischer Wagentransport > Abb. 34.18) geschehen. Besonders große Einrichtungen haben meist in Untergeschossen einen regelrechten Bahnhof mit Zugmaschinen und vielen Transportanhängern, die durch einen Wagenführer gesteuert werden müssen und so auch über Verbindungsgänge mehrere Häuser beliefern können.

VORSICHT

Transportsicherung nicht vergessen!

Liegt der Zentral-OP direkt neben einer AEMP/ZSVA, kann die Versorgung über gemeinsam verwaltete Sterilgutlager bzw. Entnahmeschränke (verschließbare Türen auf beiden Seiten) direkt geschehen. Auf eine hygienische Trennung ist jedoch zu achten und der Personenverkehr sollte sich auf die jeweiligen Abteilungen beschränken. AEMP/ZSVA und Zentral-OP sind zwei voneinander (z. B. lüftungstechnisch) getrennte und abgeschlossene Abteilungen (separate Material- und Personalschleusen).

Bei Transporten außerhalb des Hauses müssen die gleichen sicheren hygienischen Regeln gelten wie innerhalb eines Hauses. Vor-Ort-Überprüfungen und Messungen während des Transports (Datenlogger) können Rückschlüsse auf Temperatur und Luftfeuchtigkeit geben, die es erforderlich machen können, geeignete Bedingungen (z. B. Standheizung, Klimatisierung im Innenraum bzw. Kälte-Wärme-Isolationsmaßnahmen) zu schaffen. Transportsicherungen dürfen keinesfalls vergessen werden.

PRAXISTIPP

Eigene Untersuchungen bei Außer-Haus-Transporten haben gezeigt, dass auch bei großen Temperaturunterschieden im Winterhalbjahr keine nennenswerten Temperaturschwankungen innerhalb des geschlossenen Transportwagens und im Inneren des Sterilgutcontainers gemessen wurden, die zu einer Kondensation der Luftfeuchtigkeit hätten führen können (diese lagen deutlich unter den Messwerten, die bei der Routinewischdesinfektion nach einer OP durchgeführt wurde).

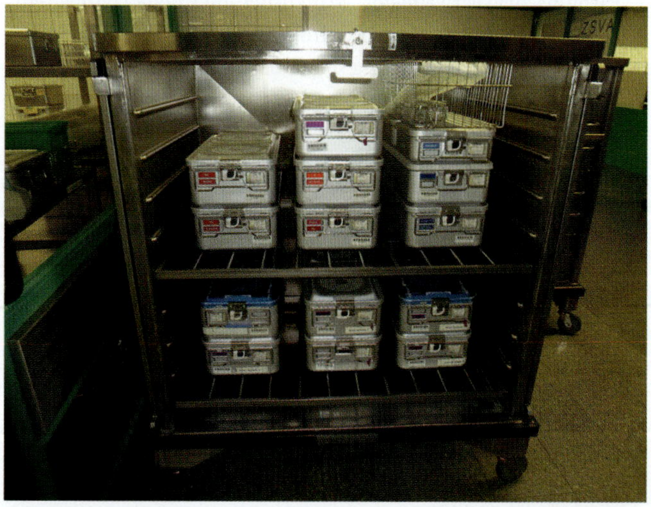

Abb. 34.18 AWT-Wagen mit Sterilcontainern für internen Transport über AWT-Anlage [P1291]

MERKE

RKI-KRINKO: Transport und Lagerung dürfen die Eigenschaften des aufbereiteten Medizinprodukts nicht nachteilig beeinflussen.

34.6.2 Lagerung (Dauer, Bedingungen)

Die Lagerung muss ebenso geschützt und sauber erfolgen. Eine geschlossene, geschützte Lagerung soll die Staubentstehung auf den Verpackungen reduzieren. Der Staub ist der limitierende Faktor bei der Lagerung. Auch bei optimalen, vor Staub, Licht, Feuchtigkeit, Hitze, Kälte, Sonnenlicht (Ozon, UV) und Ungeziefer (z. B. Kakerlaken, Schimmelpilz) geschützten Bedingungen entsteht im staubdichten Schrank während der Lagerzeit Staub. Deshalb sollte auch bei geschützter Lagerung die Lagerzeit nach DIN EN 58953 auf sechs Monate beschränkt sein. Natürlich können die Lagerzeiten durch hauseigene (valide), z. B. mikrobiologische, Überprüfungen bei optimalen Bedingungen erhöht werden. Beim Einsatz von Staubschutzhüllen kann die Lagerfrist auf bis zu fünf Jahre erweitert werden.

MERKE

Staub als Träger kann immer Bakterien, Viren und Pilze sowie Sporen enthalten. Beim Öffnen der Sterilverpackung kann ein derartiges Partikel durch Luftturbulenzen sehr leicht in das Innere der Verpackung und somit auf das Sterilgut gelangen und dieses kontaminieren, also unsteril machen. Solange eine unversehrte Sterilgutverpackung nicht geöffnet wurde, kann das Sterilgut auch viele Jahre steril bleiben. Jedoch kontaminiert sich die Außenseite jeglicher Verpackungssysteme mit der Zeit, obwohl auch die Außenseite stets keimarm bleiben sollte. Aus diesem Grund gibt es u. a. sog. Zweifachverpackungen, die von der unsterilen Person (Springer) komplett geöffnet werden müssen, damit die steril angezogene Person (Instrumentierende/r) nur in die Innenseite der Innenverpackung greifen muss. Ein Öffnen mittels Durchspießen des Instruments durch die Papierseite (wie bei Spritzen und Kanülen leider üblich) ist unhygienisch und muss unterbunden werden (stattdessen Auf- und Auseinanderziehen).

Bei der Lagerung von industriell erzeugter, steriler (Einweg-)Ware muss darauf geachtet werden, dass die Transport-Versandverpackung vor der Übernahme in ein Sterilgutlager bzw. an der Materialschleuse entfernt wird. Dies kann auch die Schrumpffolie sein. Häufig ist die Umverpackung (Karton) als Lagerverpackung gedacht und sollte deshalb nicht entfernt werden (Beispiel: Umverpackung von sterilen OP-Handschuhen).

Bei Reinraumbedingungen können z.B Sterilgutcontainer auch offen in Regalen, mit Mindestabstand zum Boden von 30 cm, gelagert werden. Ansonsten sind offen gelagerte MP für den unmittelbaren Gebrauch gedacht und nach 48 h unsteril und nicht mehr lagerfähig (DIN 58953, Teil 1–9).

VORSICHT

Desinfektion ist eine „schwindende" Eigenschaft. Ein Bakterium vermag sich in 20 Min. zu teilen, d. h., die Anzahl verdoppelt sich bei geeigneten Umweltbedingungen wie Raumtemperatur und normaler Luftfeuchtigkeit. Deswegen ist die intakte Sterilbarriere eine so wichtige Eigenschaft sterilisierter Güter, die Lagerung muss aufmerksam kontrolliert werden.

LITERATUR

Deming WE. Out of the Crisis. Massachusetts Institute of Technology, Cambridge 1982. 88.

Fengler ThW. Doktorarbeit, 2006. www.cleanical.de/publikationen-medien-cleanical.html (letzter Zugriff: 13.12.2022).

Fengler ThW (Hrsg.). Internationales FORUM Medizinprodukte & Prozesse 1999–2020.

Kramer A, Assadian O, Exner M, Hübner N-O, Simon A, Scheithauer S (Hrsg.). Krankenhaus- und Praxishygiene. München: Elsevier Urban & Fischer, 2022. 32–38 (Reinigung) und 56–69 (Sterilisation).

Reason J. Human error: models and management. In: British Medical Journal. Band 320, Nr. 7237, 2000, 768–770,

Robert Koch-Institut (RKI). Empfehlung der KRINKO, 2012. www.rki.de/DE/Content/Infekt/Krankenhaushygiene/Kommission/Downloads/Medprod_Rili_2012.html (letzter Zugriff: 7.9.2022).

www.cleanical.de (letzter Zugriff: 7.9.2022).

Zeitschrift Getränkeindustrie 11/2004: Der Sinner'sche Kreis: Basis einer erfolgreichen Reinigung und Desinfektion

Register

N

O